U0233491

脊柱诊断影像学

DIAGNOSTIC IMAGING: SPINE

脊柱影像诊断学

DIAGNOSTIC IMAGING: SPINE

世界影像学名著系列

脊柱诊断影像学

DIAGNOSTIC IMAGING: SPINE

（第4版）

原　　著	Jeffrey S. Ross
	Kevin R. Moore
主　　审	赵　斌
主　　译	袁慧书　王翠艳
副 主 译	郎　宁　黄世廷
	巩武贤　彭洪娟

北京大学医学出版社

JIZHU ZHENDUAN YINGXIANGXUE (DI 4 BAN)

图书在版编目（CIP）数据

脊柱诊断影像学：第 4 版 / （美）杰夫瑞 S. 罗斯(Jeffrey. S. Ross)，（美）凯文 R. 莫尔(Kevin. R. Moore) 原著；袁慧书，王翠艳主译. — 北京：北京大学医学出版社，2025.1
书名原文：DIAGNOSTIC IMAGING: SPINE, 4th Edition

ISBN 978-7-5659-3059-1

Ⅰ.①脊…　Ⅱ.①杰…②凯…③袁…④王…　Ⅲ.①脊柱病—影像诊断　Ⅳ.①R681.504

中国国家版本馆CIP 数据核字(2023) 第 233916 号

北京市版权局著作权合同登记号：图字：01-2022-4992

Elsevier (Singapore) Pte Ltd.
3 Killiney Road, #08-01 Winsland House I, Singapore 239519
Tel: (65) 6349-0200; Fax: (65) 6733-1817

脊柱诊断影像学（第 4 版）

主　　译：袁慧书　王翠艳
出版发行：北京大学医学出版社
地　　址：（100191）北京市海淀区学院路 38 号　北京大学医学部院内
电　　话：发行部 010-82802230；图书邮购 010-82802495
网　　址：http：// www.pumpress.com.cn
E－mail：booksale@bjmu.edu.cn
印　　刷：北京信彩瑞禾印刷厂
经　　销：新华书店
责任编辑：冯智勇　　责任校对：靳新强　　责任印制：李　啸
开　　本：889 mm × 1194 mm　1/16　印张：74　字数：2990 千字
版　　次：2025 年 1 月第 1 版　2025 年 1 月第 1 次印刷
书　　号：ISBN 978-7-5659-3059-1
定　　价：580.00 元
版权所有，违者必究
（凡属质量问题请与本社发行部联系退换）

译者名单

北京大学第三医院

高丽香　郎　宁　王　丰　王　莹　邢晓颖
袁慧书　曾祥柱

山东第一医科大学附属省立医院

高　飞　巩武贤　黄世廷　林祥涛　彭洪娟
任福欣　沈业隆　苏美霞　王翠艳　王光彬
王海鹏　王海燕　王姗姗　于金玉　张　琰

山东中医药大学附属医院

毛存华

山东大学

丁菲儿　王焱炜

秘书

王　丰

原著合作者

Nicholas A. Koontz, MD

Sara M. O'Hara, MD, FAAP

Usha D. Nagaraj, MD

译者前言

　　随着社会发展、工作强度的增加以及影像学检查的普及，脊柱相关疾病发病率呈快速上升趋势，而发病年龄呈下降趋势。这意味着医务工作者对脊柱疾病的诊治工作更加重要。影像学技术的推陈出新无疑也对放射科医师、技师及其他相关人员的知识储备提出了更高的要求。为了让大家适应新时期要求以及更好地了解和掌握脊柱疾病的诊断知识，我们组织翻译了《脊柱诊断影像学》(第4版)。

　　本书之前的版本在业内获得良好的反响。精炼的要点、一目了然的文本格式、丰富的图片都是其突出的优势和成功的基石。第4版保留了基本的框架模式，新增了多种诊断疾病，包括脑脊液漏相关疾病、黑色素性施万细胞瘤、rhBMP-2并发症等，并对图像、文字内容和参考文献进行了更新。本书几乎涵盖了全部脊柱疾病，各章节都有逻辑地介绍了各类脊柱疾病的影像学表现、鉴别诊断、病理学特征、临床特点和诊断要点。各章节开始还包含对每种疾病关键知识的总结，方便读者快速查找和掌握重点内容。

　　本书适用于影像学专业的各级医师和研究生阅读和学习，也可为骨科医师、神经外科医师、放射科技师及其他相关专业人员提供极具价值的参考。衷心希望本书能为您的临床工作及相关研究工作提供帮助。

　　最后，诚挚感谢各位译者和北京大学医学出版社为本书出版所做的贡献。

袁慧书　　王翠艳

献　　词

得智慧、得聪明的，这人便为有福。

——箴言 3:13

JSR

　　我非常有幸再一次与 Jeffrey Ross 博士以及 Elsevier 优秀的编辑和制作人员合作。他们在许多微小的细节上花费了无数的时间，才使得这本优秀的著作脱颖而出。尽管他们的大部分工作并没有署名，但这些成员的重要性毋庸置疑。我对他们表示深深的感谢。我还要感谢我的妻子和同事，在他们的直接或间接支持下，我才能顺利地完成这个项目。

KRM

原著前言

欢迎阅读第 4 版《脊柱诊断影像学》。《脊柱诊断影像学》从 2004 年第 1 版出版至今已经过去 16 年，从第 3 版出版至今已有 5 年。第 4 版增加了许多新图像、新病种（如脑脊液漏）、新诊断、新的艺术呈现形式以及新的文本内容和参考文献。本书同样以非常精彩的格式呈现，虽然每种疾病相互独立，但是在较大的章节中彼此会有逻辑联系。每一种疾病的诊断"要点"仍然以框的形式放置在相关内容开始的突出位置，方便读者快速浏览最重要的内容。文本内容保留了诊断影像学系列图书标志性的项目符号形式，大量重要信息以方便阅读和引人注目的形式展示。段落式文本包括本章节主要内容的介绍，其中的表格方便读者快速浏览重要数据和参数。

与其他作者以及 Elsevier 工作人员的合作令人惊喜，我们非常幸运能和这样出色的团队互动和学习。我们希望本书能对您有所帮助，希望您不仅将它作为参考书，还能将它作为基本组成部分应用于您的临床实践中。

Jeffrey S. Ross, MD
Consultant
Neuroradiology Division
Department of Radiology
Mayo Clinic in Arizona
Professor of Radiology
Mayo Clinic College of Medicine
Phoenix, Arizona

Kevin R. Moore, MD
Pediatric Radiologist and Neuroradiologist
Primary Children's Hospital
Salt Lake City, Utah

致　　谢

统筹编辑
Nina I. Bennett, BA

插图主管
Richard Coombs, MS

文本编辑
Arthur G. Gelsinger, MA

Rebecca L. Bluth, BA

Terry W. Ferrell, MS

Megg Morin, BA

Kathryn Watkins, BA

图片编辑
Jeffrey J. Marmorstone, BS

Lisa A. M. Steadman, BS

插图
Lane R. Bennion, MS

Laura C. Wissler, MA

艺术指导和设计
Tom M. Olson, BA

产品编辑
Emily C. Fassett, BA

John Pecorelli, BS

目　录

目　录

目　录

目　录

目 录

目 录

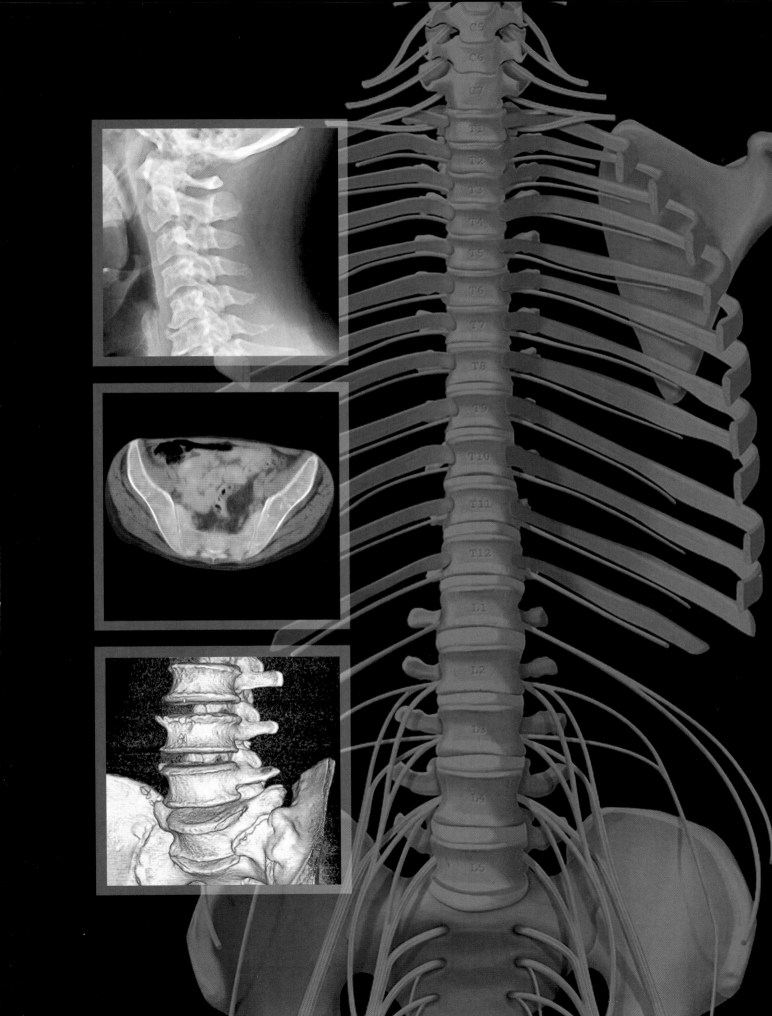

第一篇
先天性和遗传性疾病

正常解剖变异

Chiari 畸形

神经管发育异常

尾部发育异常

影像解剖

人体共有 33 个椎体，每个椎体由两部分构成：腹侧圆柱形的椎体和背侧的椎弓。

7 个颈椎、12 个胸椎、5 个腰椎椎体

- 5 个椎体融合而成的骶椎
- 4~5 个不规则尾骨构成尾椎

椎弓

- 2 个椎弓根，2 个椎板，7 个突起（1 个棘突、4 个关节突、2 个横突）
- 椎弓根连接椎体的背外侧
- 椎弓根由一对弓起的扁平椎板相连
- 椎板的背部由棘突覆盖
- 横突从弓起的椎板的侧方伸出

2 个关节突构成可活动关节。

- 上关节突关节面朝向背侧
- 下关节突关节面朝向腹侧

椎弓峡部是指寰椎以下所有能运动的脊椎位于上、下关节突关节面之间的椎弓。峡部可以接受从上关节突垂直传递过来的生物机械压力，而下关节突保持与背弓的连接（峡部裂）。C2 比较特殊，它的上关节突关节面在前，下关节突关节面在后。这种关系使其椎弓峡部较长，是 hangman 骨折的发生部位。

颈椎

相对于椎弓和椎管来说，颈椎的椎体较小，其左右径 > 前后径。椎体上面后缘两侧向上的突起称为钩突，横突的末端分成两部分并围成横突孔。椎动脉走行于横突孔内，一般开始于第 6 横突孔。

C1 没有椎体，由前、后弓围成椎孔，上关节面朝上，呈卵圆形且较大，下关节面则呈环形。横突很大，有融合的前、后结节。

C2 复合体包括枢椎椎体和齿突，齿突由胚胎期 C1 椎体中心发育而来。

C7 呈横行，其棘突最大。

胸椎

- 椎体呈心形，由上至下逐渐增大
- 椎体宽厚，两侧有连接肋骨的关节面（肋凹）
- 棘突较长，斜向下朝向尾端
- 上关节面较薄，朝向后方
- T1 有一个完整的关节面包绕第 1 肋骨头，下面还有半个关节面与第 2 肋形成关节
- T12 椎体类似上部腰椎，其下关节面偏向侧方

腰椎

腰椎椎体较大、宽而厚，没有横突孔和肋关节面。椎弓根强大，朝向后方。上关节突朝向背内侧，且双侧几乎相对，下关节突朝向外前方。

关节

不动关节是指不能运动的软骨关节，出现在 10 岁以内的发育期。钩椎关节位于两侧椎弓骨化中心和椎体连接处。

可动关节是真正的滑液关节，包括关节突关节、肋椎关节、寰枢椎关节及骶髂关节。寰枢椎关节为枢轴型关节，其他的为滑动型关节。

微动关节是指没有滑液、可动的结缔组织关节。骨愈合是指两块骨之间的纤维软骨融合，比如椎间盘。韧带联合在脊柱较常见，例如成对的黄韧带、横突间韧带和棘间韧带。棘上韧带是不成对的韧带联合。

寰枕（atlantoocipital, AO）关节由寰椎侧块和枕骨髁之间的可动关节和寰枕膜之间的韧带联合构成。前寰枕膜是前纵韧带（anterior longitudinal ligament, ALL）的延伸，后寰枕膜和黄韧带相似。

寰枢关节是枢轴型关节。横韧带可以维持齿突和寰椎前弓之间的关系。在横韧带 / 齿突和寰椎 / 齿突交界处存在有滑液。

椎间盘

椎间盘由三部分构成：软骨性终板、纤维环和髓核。由头侧向尾侧椎间盘的高度逐渐增加。纤维环由同心圆形的胶原纤维构成，起支持中央髓核的作用。这些胶原纤维通过夏贝氏纤维（Sharpey fibers）插入椎体皮质，并附着于前纵韧带和后纵韧带（posterior longitudinal ligament, PLL）。Ⅰ型胶原主要位于纤维环的周围，Ⅱ型胶原主要位于纤维环的内部。纤维环后部的正常形状决定于其相邻终板的形状，通常在轴位上其后缘略凹，而 L4/5、L5/S1 可平直或略后凸。仅从轴位图像上显示后凸并不一定代表退变性突出。

髓核是胚胎脊索的残留物，由富含水分的不能压缩的蛋白聚糖大分子和散在的软骨细胞构成。蛋白聚糖形成主要的大分子成分，包括 6- 磷酸软骨素、硫酸角质素和透明质酸。蛋白聚糖由蛋白核和吸附在上面的许多糖胺聚糖链构成。髓核由纤维环围绕呈椭圆形，并略偏椎体背侧。出生时，水分占髓核的 85%~90%。随着年龄增长，水分逐渐减少。在矢状位 T2WI 上常可见到髓核的中央有条横行的线样低信号，就是核间裂。这个区域含有更多的纤维组织，不要误认为椎间盘内积气或钙化。

前纵韧带（ALL）

沿着椎体的腹侧面从颅骨行至骶骨，在颈椎段最窄，与每个椎体的末端紧密连接，而和椎间盘中间部的连接较松弛。

后纵韧带（PLL）

沿着椎体的背侧面从颅骨行至骶骨，呈节段性齿状表现，在椎间隙区较宽，而在椎体水平则较窄、较厚。

颅颈韧带

位于脊髓前方，包括前、中、后三层。前层韧带构成脊索韧带（包括尖韧带和翼状韧带）。尖韧带是一小束纤维，连接齿突尖部与枕骨大孔前缘。翼状韧带较厚，水平走行，连接齿突尖部侧面和枕骨髁前内侧。中层韧带构成十字韧带。横韧带较粗大，水平走行，连接齿突后部和 C1 侧块的内侧部。颅尾部分纤维束从横韧带向上走行至枕骨大孔，向下走行至 C2 椎体。覆膜是 PLL 的延续，连于枕骨大孔前缘。

椎动脉

椎动脉是由双侧锁骨下动脉发出的第一支分支，向上走行在横孔中。第 1 段指从起始端至进入横突孔处（通常为 C6）。最常见的变异是左侧椎动脉起自主动脉弓，位于左侧颈总动脉和左侧锁骨下动脉之间（2%~6%），这种情况下，椎动脉常常在 C5 进入横突孔。第 2 段为横突孔段，至 C2 水平，神经根从此段椎动脉后方经过。第 3 段从 C2 水平开始，向外侧弯曲并进入 C1 横突孔，然后再向内侧走行在 C1 椎体上面的槽内。第 4 段始于后寰枕膜侧缘动脉穿过硬脊膜和蛛网膜之处，走行于延髓腹侧，直至双侧汇合成基底动脉。

脊柱血供

成对的节段动脉（肋间动脉、腰动脉）从主动脉发出后向背外侧走行至椎体中部，近横突处分为外侧支和背支。外侧支供应背部肌肉，背支经过侧方至隐窝处发出分支，主要供应骨骼和椎管内结构。中央支后供应椎间盘和椎体，椎板前支供应椎弓内侧面、黄韧带和局部硬脊膜外组织。神经支进入神经孔供应软脊膜、蛛网膜和脊髓。椎板后支供应覆盖椎板的肌肉并分支供应骨骼。

神经

- 脊神经共 31 对，并按节段分组：颈段 8 对，胸段 12 对，腰段 5 对，骶段 5 对，尾段 1 对
- 脊髓上升是指由于脊髓和脊柱的生长速度不同而造成的上升现象
- 节段越低，神经根越长，则越倾斜
- C1 神经从 C1 脊髓节段发出并从 C1 椎体上方出椎管
- C8 神经从 C7 脊髓节段发出并从 C7-T1 水平出椎管
- T6 神经从 T5 脊髓节段发出并从 T6-T7 水平出椎管
- T12 神经从 T8 脊髓节段发出并从 T12-L1 水平出椎管
- L2 神经从 T10 脊髓节段发出并从 L2-L3 水平出椎管
- S3 神经从 T12 脊髓节段发出并从 S3 椎孔出椎管

脊膜分为硬脊膜、蛛网膜和软脊膜。

硬脊膜较厚，紧张，与硬脑膜相对应。硬脊膜外间隙充填着脂肪、疏松结缔组织和静脉。硬脊膜随着神经根延续，穿过椎孔后和神经外膜融合。硬脊膜的顶端连接于枕骨大孔，尾端连接于尾骨背侧。

蛛网膜位于脊膜中层，较薄，脆弱，与颅内蛛网膜相延续，与硬脊膜之间隔以潜在的硬脊膜下间隙。

软脊膜是脊膜内层，纤薄的结缔组织与脊髓紧密相贴。纵行纤维在两侧增厚称为齿突韧带，位于前后根之间，与硬脊膜之间有 21 个连接点；在背侧增厚称为后隔，连接脊髓背侧与背侧硬脊膜中间部。

（王焱炜、王翠艳 译）

参考文献

1. Gailloud P: Spinal vascular anatomy. Neuroimaging Clin N Am. 29(4):615-33, 2019
2. Shanechi AM et al: Spine anatomy imaging: an update. Neuroimaging Clin N Am. 29(4):461-80, 2019
3. Griessenauer CJ et al: Venous drainage of the spine and spinal cord: a comprehensive review of its history, embryology, anatomy, physiology, and pathology. Clin Anat. 28(1):75-87, 2015
4. Fardon DF et al: Lumbar disc nomenclature: version 2.0: recommendations of the combined task forces of the north american spine society, the american society of spine radiology, and the american society of neuroradiology. Spine (Phila Pa 1976). 39(24):E1448-65, 2014
5. Santillan A et al: Vascular anatomy of the spinal cord. J Neurointerv Surg. 4(1):67-74, 2012
6. Modic MT et al: Lumbar degenerative disk disease. Radiology. 245(1):43-61, 2007
7. Battie MC et al: Lumbar disc degeneration: epidemiology and genetics. J Bone Joint Surg Am. 88 Suppl 2:3-9, 2006
8. Grunhagen T et al: Nutrient supply and intervertebral disc metabolism. J Bone Joint Surg Am. 88 Suppl 2:30-5, 2006
9. Haughton V: Imaging intervertebral disc degeneration. J Bone Joint Surg Am. 88 Suppl 2:15-20, 2006

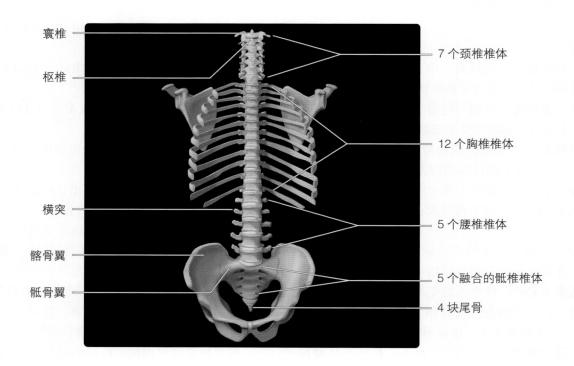

寰椎 — 7 个颈椎椎体

枢椎

横突 — 12 个胸椎椎体

髂骨翼 — 5 个腰椎椎体

骶骨翼 — 5 个融合的骶椎椎体

— 4 块尾骨

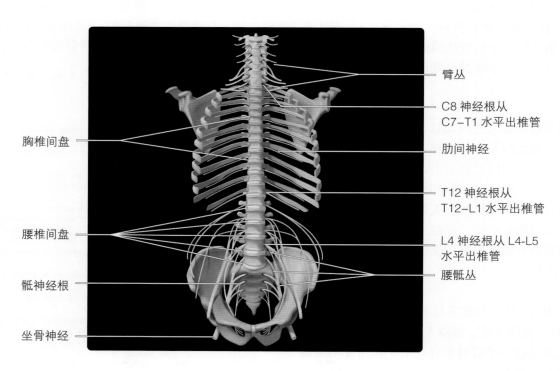

臂丛

C8 神经根从
C7–T1 水平出椎管

胸椎间盘 — 肋间神经

T12 神经根从
T12–L1 水平出椎管

腰椎间盘 — L4 神经根从 L4-L5
水平出椎管

骶神经根 — 腰骶丛

坐骨神经

（上图）脊柱冠状位示意图显示 7 个颈椎、12 个胸椎、5 个腰椎、5 个融合的骶椎和 4 块尾骨之间的关系。注意颈椎椎体较小，神经孔朝向 45° 方向及 C1、C2 椎体的特殊形状。胸椎椎体为心形，椎间盘较薄，并有肋骨连接固定。腰椎椎体最大，有明显的横突和较厚的椎间盘

（下图）冠状位示意图显示脊神经根出口。C1 神经根从枕骨和 C1 椎体之间出椎管，而 C8 神经根从 C7-T1 椎体水平出椎管。胸段和腰段神经根从其椎弓根下面出椎管

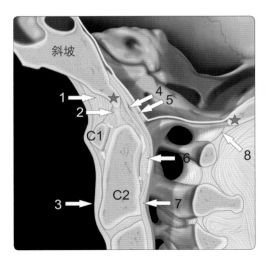

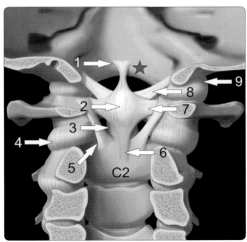

（左图）颅颈交界区（CVJ）矢状位显示：1）前寰枕膜，2）尖韧带，3）前纵韧带，4）十字韧带，5）覆膜，6）横韧带，7）后纵韧带，8）后寰枕膜。红星＝枕骨大孔前缘，蓝星＝枕骨大孔后缘

（右图）CVJ后面观：1）十字韧带上部，2）十字韧带，3）齿突前部至十字韧带，4）寰枢关节，5）寰枢关节副韧带，6）十字韧带下部，7）横韧带，8）翼状韧带，9）寰枕关节。红星＝枕骨大孔前缘

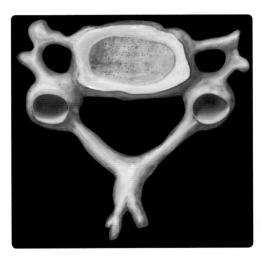

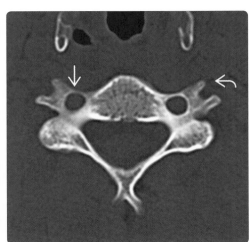

（左图）颈椎上面观：椎体横径较大；椎管较宽，呈三角形；椎弓根朝向后外侧；椎板较薄。侧块上有椎孔，内走行着椎动脉和椎静脉

（右图）C5椎体椎弓根水平切面：横突孔明显（➡），内容纳椎动脉的垂直段。前后结节（➡）是颈部肌肉附着点

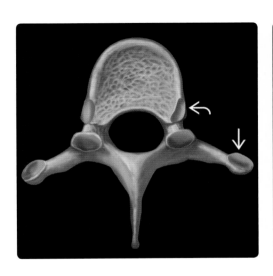

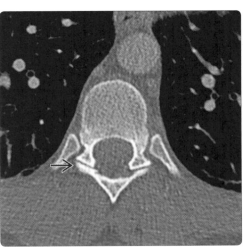

（左图）胸椎体上面观：胸椎的特点是棘突和横突都较长。肋关节复合体包括肋横突关节（➡）和肋椎关节（➡）。小关节呈冠状位

（右图）胸椎椎弓根水平切面：这一层面清楚地显示了呈冠状位的小关节（➡）。椎弓根较薄、细长，邻近肋关节

（**左图**）腰椎上面观：大而坚固的椎体连着厚厚的椎弓根，椎弓根朝向横突。小关节保持斜向，有利于腰椎的柔韧性

（**右图**）腰椎侧位 3D 扫描显示大的椎体连接着厚厚的后部组件，上、下关节突向侧方成角。横突向侧方伸出以利于肌肉附着。椎弓峡部连接于关节突之间

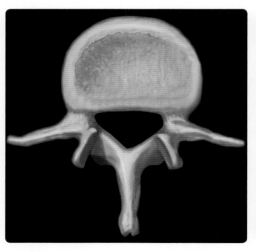
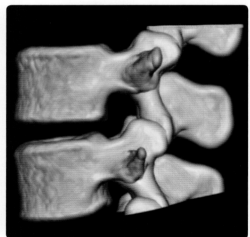

（**左图**）腰椎斜冠状位片示：典型的"Scotty 狗"形状，狗脖子即椎弓峡部（➡）

（**右图**）腰椎斜位 3D 扫描显示"Scotty 狗"的表面解剖结构：横突（鼻子）（➡），上关节突（耳朵）（➡），下关节突（前腿）（➡），椎弓峡部（脖子）（➡）。椎弓根形成的"眼睛"在 CT 重建图像上显示不清

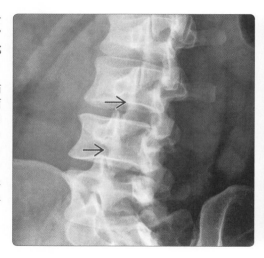
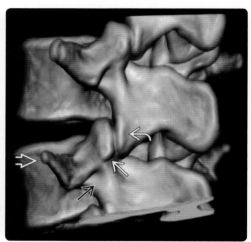

（**左图**）剖面图显示腰椎椎体连接于椎间盘、前纵韧带（➡）、后纵韧带（➡）。后方是成对的椎弓根、横突、小关节、椎板和棘突。成对的黄韧带（➡）和棘间韧带（➡）连接后部组件与位于中线的棘上韧带（➡）

（**右图**）示意图显示脊髓及其覆盖物：1）硬脊膜，2）硬脊膜下间隙，3）蛛网膜，4）蛛网膜下隙，5）软脊膜，6）脊髓前动脉，7）硬膜外间隙，8）根袖

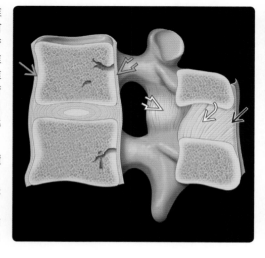
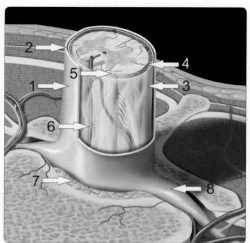

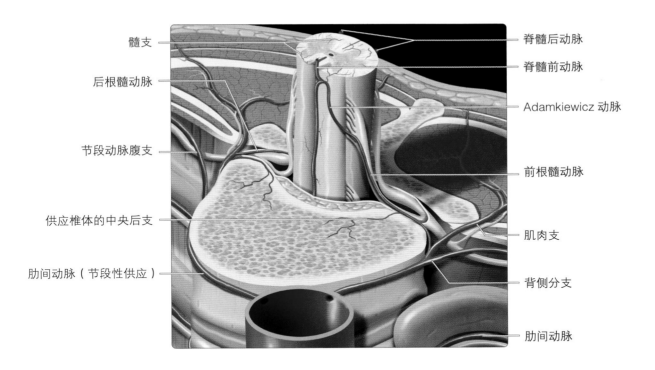

髓支
后根髓动脉
节段动脉腹支
供应椎体的中央后支
肋间动脉（节段性供应）

脊髓后动脉
脊髓前动脉
Adamkiewicz 动脉
前根髓动脉
肌肉支
背侧分支
肋间动脉

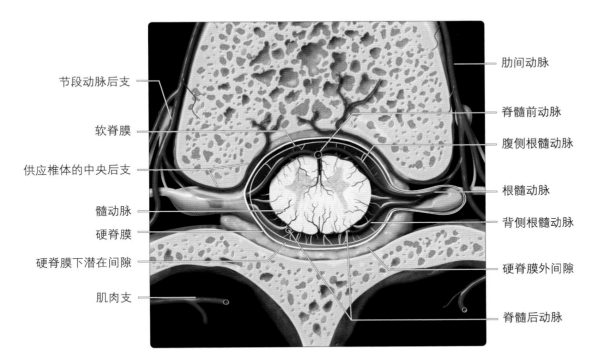

节段动脉后支
软脊膜
供应椎体的中央后支
髓动脉
硬脊膜
硬脊膜下潜在间隙
肌肉支

肋间动脉
脊髓前动脉
腹侧根髓动脉
根髓动脉
背侧根髓动脉
硬脊膜外间隙
脊髓后动脉

（上图）胸髓及 T10 血供的斜轴位示意图显示：节段性的肋间动脉从低位胸主动脉发出。Adamkiewicz 动脉是胸髓的主要供血动脉，通过脊髓前动脉来供应脊髓前部。Adamkiewicz 动脉呈典型的"簪子"形弯曲，它的第一段先向上走行，然后改向下方走行

（下图）轴位示意图显示前、后根髓动脉和脊髓前、后动脉相吻合。脊髓中的穿髓动脉是较大的终支，其侧支很少，脊髓的"分水岭"区在中央灰质区

专业术语

影像测量技术，颅底颅骨测量法，颅底线

基于病理的成像组织

本章详细介绍了用于评价脊柱的多种测量方法。对于读者来说最重要的是下文中的表格和确定各条线和角的图。在这里总结了颅底、风湿性疾病的经典测量方法以及一些最常用的评价外伤的测量方法。另外介绍的几种测量方法是一些混合法及一些不能在表中解释清楚的方法（例如：公式法）。

Torg–Pavlov 比

- 椎管直径与椎体宽度比值（最初是在下颈椎平片上定义的）

其应用具有争议。在侧位平片上 <0.8 提示颈椎管狭窄，可能会增加脊髓损伤的风险。

椎管最大压缩率

- $=1 - (Di/[(Da + Db)/2]) \times 100\%$

需要计算正常椎体水平（紧邻损伤的上方或下方）和最大压缩处的椎管前后径。正常水平径线在椎体中部水平测量，Di 是最大损伤处椎管的前后径，Da 是距离损伤上方最近的正常水平椎管前后径，Db 是距离损伤下方最近的正常水平椎管前后径。

在脊髓损伤时，正中矢状位的 T1WI 和 T2WI 可以提供对脊髓压迫的客观的、定量的、可靠的评价，而单靠 CT 是做不到的。

脊髓最大压迫率（%）

- $=1 - (di/[(da + db)/2]) \times 100\%$

需要测量距离脊髓损伤上方和下方最近的正常脊髓前后径和压迫最明显水平的脊髓前后径。di 是损伤最明显处的脊髓前后径，da 是距离损伤上方最近的正常水平脊髓前后径，db 是距离损伤下方最近的正常水平脊髓前后径。如果有脊髓水肿，则于水肿范围上方或下方相对正常的椎体中间水平测量。

后凸畸形的 Cobb 测量法

沿着畸形上方相邻的正常椎体上终板和下方相邻的正常椎体下终板各画一条线，延伸到骨性椎管前方，然后各画一条垂线，测量两条垂线之间的夹角。

后凸畸形的切线测量法

在侧位片上沿着受累椎体后缘画一条线，再沿着上方紧邻的未受累椎体的后缘画一条线，测量两条垂线之间的夹角。

中心点（矩心、质心）

也称椎体的几何中心，通过连接椎体相对角连线交点来确定。

上部椎体偏移度（apical vertebral translation, AVT）

前后（AP）位平片上冠状位侧弯弧度的顶的侧方移位与骶骨中心垂线（center sacral vertical line, CSVL）有关。AVT 即上端椎体的中心点和 CVSL 之间的水平距离。

矢状位平衡

矢状位平衡是利用侧位片上 C7 铅垂线来定义的，远端参考点为骶椎后上缘。如果 C7 铅垂线落在参考点的前面，则为正值；如果 C7 铅垂线落在参考点的后面，则为负值。

（王焱炜、王翠艳 译）

参考文献

1. Chang DG et al: Traumatic atlanto-occipital dislocation: analysis of 15 survival cases with emphasis on associated upper cervical spine injuries. Spine (Phila Pa 1976). 45(13):884-94, 2020
2. Le Huec JC et al: Sagittal balance of the spine. Eur Spine J. 28(9):1889-905, 2019
3. Martinez-Del-Campo E et al: Computed tomography parameters for atlantooccipital dislocation in adult patients: the occipital condyle-C1 interval. J Neurosurg Spine. 24(4):535-45, 2016
4. Riascos R et al: Imaging of atlanto-occipital and atlantoaxial traumatic injuries: what the radiologist needs to know. Radiographics. 35(7):2121-34, 2015
5. Andreisek G et al: Consensus conference on core radiological parameters to describe lumbar stenosis - an initiative for structured reporting. Eur Radiol. 24(12):3224-32, 2014
6. Karpova A et al: Reliability of quantitative magnetic resonance imaging methods in the assessment of spinal canal stenosis and cord compression in cervical myelopathy. Spine (Phila Pa 1976). 38(3):245-52, 2013
7. Radcliff KE et al: Comprehensive computed tomography assessment of the upper cervical anatomy: what is normal? Spine J. 10(3):219-29, 2010
8. Rojas CA et al: Evaluation of the C1-C2 articulation on MDCT in healthy children and young adults. AJR Am J Roentgenol. 193(5):1388-92, 2009
9. Angevine PD et al: Radiographic measurement techniques. Neurosurgery. 63(3 Suppl):40-5, 2008
10. Bono CM et al: Measurement techniques for upper cervical spine injuries: consensus statement of the Spine Trauma Study Group. Spine (Phila Pa 1976). 32(5):593-600, 2007
11. Furlan JC et al: A quantitative and reproducible method to assess cord compression and canal stenosis after cervical spine trauma: a study of interrater and intrarater reliability. Spine (Phila Pa 1976). 32(19):2083-91, 2007
12. Pang D et al: Atlanto-occipital dislocation: part 1–normal occipital condyle-C1 interval in 89 children. Neurosurgery. 61(3):514-21; discussion 521, 2007
13. Pang D et al: Atlanto-occipital dislocation–part 2: the clinical use of (occipital) condyle-C1 interval, comparison with other diagnostic methods, and the manifestation, management, and outcome of atlanto-occipital dislocation in children. Neurosurgery. 61(5):995-1015; discussion 1015, 2007
14. Bono CM et al: Measurement techniques for lower cervical spine injuries: consensus statement of the Spine Trauma Study Group. Spine (Phila Pa 1976). 31(5):603-9, 2006
15. Fehlings MG et al: The optimal radiologic method for assessing spinal canal compromise and cord compression in patients with cervical spinal cord injury. Part II: results of a multicenter study. Spine (Phila Pa 1976). 24(6):605-13, 1999
16. Rao SC et al: The optimal radiologic method for assessing spinal canal compromise and cord compression in patients with cervical spinal cord injury. Part I: an evidence-based analysis of the published literature. Spine (Phila Pa 1976). 24(6):598-604, 1999
17. Harris JH Jr et al: Radiologic diagnosis of traumatic occipitovertebral dissociation: 1. Normal occipitovertebral relationships on lateral radiographs of supine subjects. AJR Am J Roentgenol. 162(4):881-6, 1994
18. Harris JH Jr et al: Radiologic diagnosis of traumatic occipitovertebral dissociation: 2. Comparison of three methods of detecting occipitovertebral relationships on lateral radiographs of supine subjects. AJR Am J Roentgenol. 162(4):887-92, 1994
19. Powers B et al: Traumatic anterior atlanto-occipital dislocation. Neurosurgery. 4(1):12-7, 1979

颅颈交界（CVJ）常规测量

测量	定义	正常	异常
Chamberlain 线（扁平颅底）	硬腭后缘与枕骨大孔后缘连线	齿突不超过此线上方 2.5 mm	齿突超过此线上方 2.5 mm
McGregor（颅底）线	硬腭后缘至枕骨鳞部最低点	齿突尖不超过此线上方 4.5 mm	齿突尖超过此线上方 4.5 mm
McRae 线	枕骨大孔前缘至后缘	整个齿突位于此线下方	<19 mm
Wackenheim 斜坡线	鞍背至斜坡顶	整个齿突位于此线腹侧	齿突平分此线
Fischgold 二腹肌沟线	二腹肌沟间连线	整个齿突位于此线下方	齿突平分此线
Fischgold 乳突间线	两乳突尖部间连线	齿突尖位于此线以下 3 mm 至此线以上 10 mm 之间	齿突尖超过此线以上 10 mm
寰齿前间隙	C1 前弓后缘至齿突前缘	平片，儿童：<4.5 mm；CT 矢状位重组，儿童：<2.6 mm；平片，成人：男 <3.0 mm；女 <2.5 mm；CT 矢状位，成人：男女均 <2.0 mm	平片，儿童：>4.5 mm；CT 矢状位重组，儿童：>2.6 mm；平片，成人：男 >3.0 mm；女 >2.5 mm；CT 矢状位，成人：男女均 >2.0 mm
寰枕关节间隙	枕骨髁中心点至 C1 侧块上关节凹间距	平片，儿童：<5 mm；CT，儿童：<2.5 mm；CT，成人：1.5 mm	平片，儿童：>5 mm；CT，儿童：>2.5 mm
寰枢关节间隙	冠状位 C1-C2 关节中点连线	CT，成人：<3.4 mm；CT，儿童：<3.9 mm	CT，成人：>3.4 mm；CT，儿童：>3.9 mm

类风湿关节炎（RA）测量

测量	定义	正常	异常
Ranawat 线	沿齿突长轴测量 C2 椎弓根中心点至寰椎中心平面的距离	男性 <15 mm，女性 <13 mm	男性 ≥15 mm，女性 ≥13 mm
Redlund-Johnell 线	McGregor 线至 C2 下缘中点距离	男性 <34 mm，女性 <29 mm	男性 ≥34 mm，女性 ≥29 mm
Clark 分段	在矢状位将齿突平分为 3 段	寰椎前弓位于第 1 段	寰椎前弓位于中间 1/3（第 2 段）或尾段 1/3（第 3 段）
寰齿后间隙（PADI）	从齿突后缘至 C1 后弓前缘之间的水平距离		越窄越严重，并与潜在的神经损害有关
椎管有效矢状径（SAC）	MR 矢状位图像上硬膜背侧缘至腹侧缘的前后距离	>13 mm	RA 患者如果 SAC<13 mm 则需要考虑减压
椎管矢状径（SCD）	从椎体后缘至棘突椎板线之间的水平距离		平片上 <14 mm，MR 可对椎管狭窄进一步评价

外伤后 CVJ 测量

测量	定义	正常	异常
颅底齿突间距（BDI）	枕骨大孔前缘至齿突上缘的距离	平片，儿童 <12~12.5 mm；CT 矢状位，儿童 <10.5 mm，成人 <8.5 mm	>12 mm（Harris 测量）
颅底枢椎间距（BAI）	枕骨大孔前缘至 C2 后缘延长线的距离	平片，0~12 mm	变化较大，不建议用作主要诊断依据
Powers 比值	枕骨大孔前缘和 C1 后弓之间距离与枕骨大孔前缘和 C1 前弓后缘之间距离之比	<1.0	>1.0（仅见于前脱位）；后脱位和垂直脱位时此值正常，易漏诊
髁距之和	双侧枕骨髁中心点至 C1 侧块上关节凹间距离之和	CT，成人：<3.0 mm	≥3.0 mm 是寰枕脱位的 CT 最敏感征象

（左图）颅颈交界矢状位示意图示 Wackenheim 斜坡线（红色）延伸至齿突切线处。从鞍背至斜坡尖部连线

（右图）颅颈交界矢状位示意图示 Chamberlain 线（红线），从硬腭至枕骨大孔后缘连线；McGregor 线（黄线），从硬腭至枕骨大孔后缘最低点连线

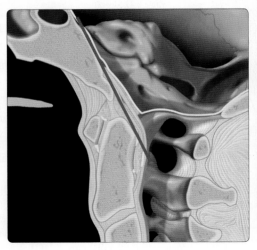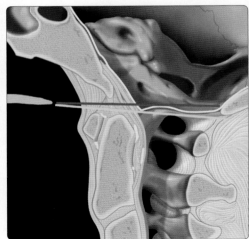

（左图）颅颈交界矢状位示意图示构成 Powers 比值（BC/OA）的连线，<1.0 为正常，BC= 枕骨大孔前缘至 C1 后弓距离，OA= 枕骨大孔后缘至 C1 前弓后缘中点距离

（右图）颅颈交界矢状位示意图示 Lees 方法中的连线。BC2SL 和 C2O 在正常情况下应该分别与齿突后上缘和寰椎后弓前上缘最高点相切。分离提示寰枕脱位（AOD）

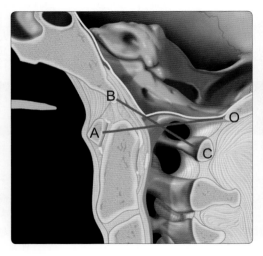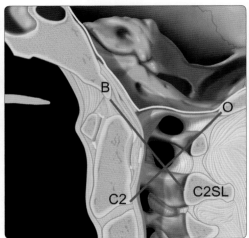

（左图）矢状位示意图，红线代表枕骨大孔前缘齿突间距（BDI），在平片上儿童应 <12~12.5 mm，在成人 CT 中应 <8.5 mm。黑线代表枕骨大孔前缘枢椎间距（BAI）（➡），从枕骨大孔前缘至 C2 后缘延伸线，在平片上应 <12 mm。紫线示 C1-C2 棘突椎板线（成人 <8 mm）

（右图）矢状位示意图示寰齿间距（绿色）和椎管矢状径（红色）

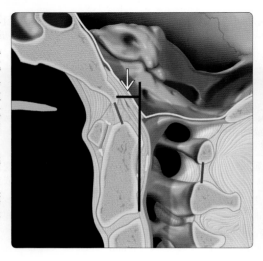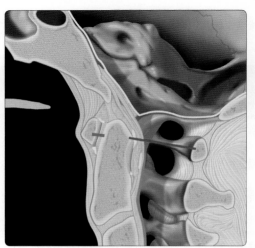

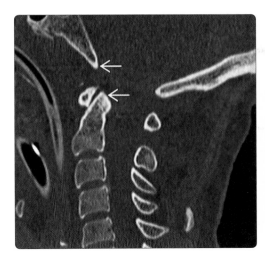

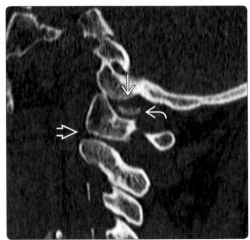

（左图）寰枕脱位（AOD）成年患者CT矢状位重组示BDI增宽>8.5 mm（➡）。注意正常的Wackenheim线

（右图）AOD患者CT矢状位重组示C0-C1联合增宽（➡），枕骨髁向前半脱位。关节间隙层面可见枕骨髁撕脱骨片（➡）。注意C1-C2位置正常（➡）

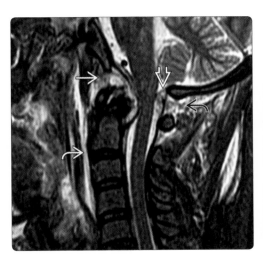

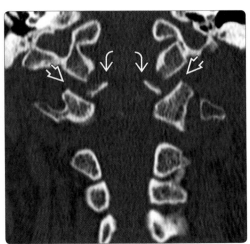

（左图）AOD患者矢状位MR T2抑脂图像显示：由于翼状韧带和尖韧带撕裂导致的BDI增宽、T2信号增高（➡）。注意椎体前方软组织水肿（➡）和后方棘间韧带撕裂（➡）。后方硬脊膜外出血（➡）导致蛛网膜下腔变窄

（右图）AOD患者CT冠状位重组示C0-C1关节间隙明显增宽（➡），大约1.5 mm。可见双侧枕骨髁对称性撕脱骨折（➡）。髁距之和≥3.0 mm是AOD的CT最敏感征象

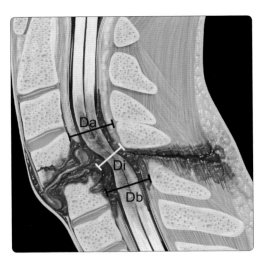

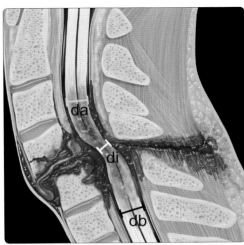

（左图）矢状位示意图示椎管最大压缩率。Di是损伤最明显处的椎管前后径，Da是距离损伤上方最近的正常椎管前后径，Db是距离损伤下方最近的正常椎管前后径

（右图）矢状位示意图示脊髓最大压迫率。di是损伤最明显处的脊髓前后径，da是距离损伤上方最近的正常脊髓前后径，db是距离损伤下方最近的正常脊髓前后径

（**左图**）矢状位示意图示 Redlund-Johnell 线（红色），定义为 McGregor 线（黄色）和 C2 椎体下缘中点之间的距离

（**右图**）矢状位示意图示 Ranawat 测量，定义为 C2 椎弓根中心（紫色）至寰椎中心平面（黄色）的距离，沿齿突轴线测量

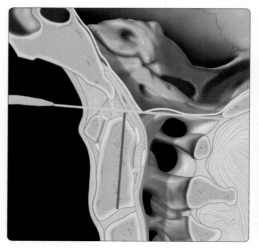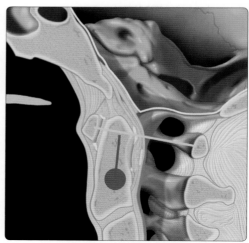

（**左图**）矢状位示意图示 Clark 3 段，用来测量 RA 中的颅底凹陷。如果 C1 前弓位于第 2 段或第 3 段，则存在颅底凹陷

（**右图**）矢状位示意图示两种不同的测量方法：① McRae 线（黄色）定义为从枕骨大孔前缘到后缘的连线，齿突应该低于此线。McRae 线的长度应 >19 mm。② Torg-Pavlov 比，为椎管直径（红色）与椎体宽度（黑色）之比。正常值 >0.8

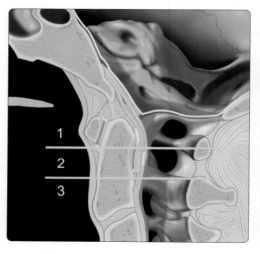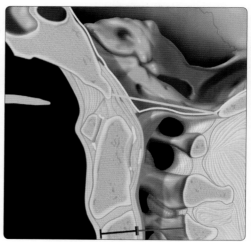

（**左图**）冠状 CT 示 Fischgold 二腹肌沟线（黄色）连接两个二腹肌陷凹（正常时齿突位于此线以下），Fischgold 乳突间线（红色）连接双侧乳突（齿突超过此线上方 10 mm 为异常）

（**右图**）RA 患者矢状位 CT 示齿突向上移位，Wackenheim 斜坡线和 Chamberlain 线异常。齿突变细，似铅笔尖。注意寰齿间隙明显增宽

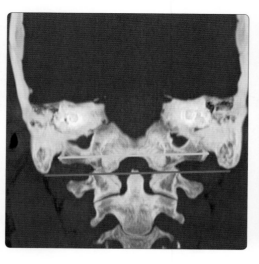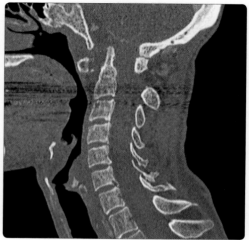

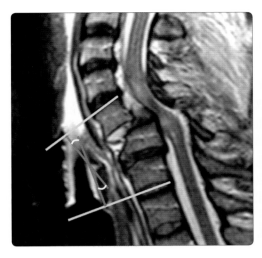 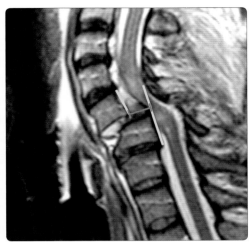

（左图）矢状位示颈椎后凸 Cobb 角测量方法。沿着病变椎体上方相邻的正常椎体上终板和下方相邻的正常椎体下终板各画一条线（黄色），两条线的垂线（红色）之间的夹角称为 Cobb 角（白色）

（右图）矢状位示椎体后缘切线法。沿骨折水平的椎体后缘与其上方正常的椎体后缘画线。可以测量两者之间的距离（红色）或角度

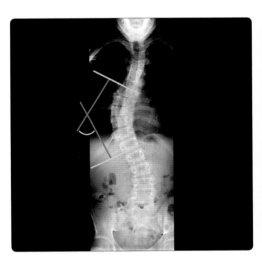 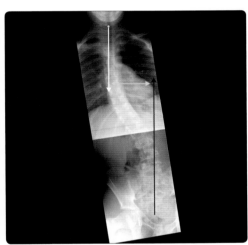

（左图）AP 位平片示 Cobb 角测量方法。沿着侧凸最明显的上方椎体的上缘和下方椎体的下缘分别画一条线（黄色），各作一条垂线，测量两条垂线之间的夹角（白色）

（右图）AP 位平片示冠状位平衡总体评价方法，通过测量 C7 铅垂线（白色）与骶椎中央垂线（CSVL）（黑色）之间的距离（黄色）来确定。正值为右移，负值为左移

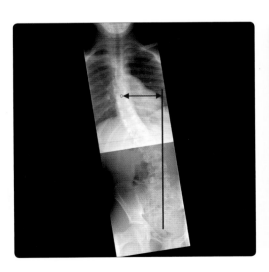 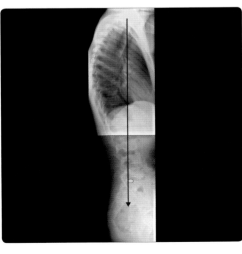

（左图）AP 位平片示上部椎体偏移度（AVT）测量。测量侧弯弧上端椎体的中心点（黄色）与骶椎中央垂线（CSVL）（黑色）之间的距离（箭头线）

（右图）侧位平片示矢状位平衡评价方法。由 C7 中心点的铅垂线（黑色线）与骶椎后上缘（黄色）之间的距离来确定前后移位，当垂线位于参考点前方时为正平衡

术语
- 类似病变的 MR 伪像

影像学
- 伪影造成的"假病灶"常常表现怪异，分布与解剖结构无关
  - 可见于脊柱任何部位
- 常见伪影
  - 截断（Gibbs）伪影
  - 相位重影
  - 运动伪影
  - CSF（脑脊液）搏动伪影
  - 化学位移伪影
  - 卷折伪影
  - 磁敏感伪影
  - 拉链伪影
  - 梯度卷积伪影
  - 脂肪饱和失败 ± 不恰当的水饱和
  - 高磁场中正常骨髓 T1 低信号（≥ 3.0 T）

主要鉴别诊断
- 脊髓空洞积水症
- CSF 种植性转移
- 动脉瘤或动静脉畸形
- 脊髓出血
- 骨髓浸润或替代

临床信息
- 伪影的位置常常与临床表现不相关
- 除了在出血、金属异物或金属植入物等情况的磁敏感伪影

诊断思路
- 当遇到怪异的影像表现时一定要想到伪影的可能

（左图）矢状位 STIR MR 示从下胸髓延伸至圆锥的线样 T2 高信号（➡），是腹壁运动产生的运动伪影。由于这种高信号一直延续到圆锥尖部，所以考虑为伪影，不同于真正的脊髓空洞症

（右图）轴位抑脂 T2WI MR 示明显的硬膜囊（➡）周期性伪影（➡），沿着相位编码的方向传递

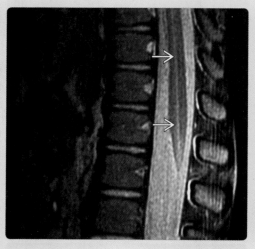
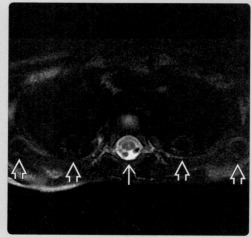

（左图）用于 CSF 种植性转移检测的矢状位 T2WI MR 示硬膜下异常 T2 低信号（➡），是胸椎段明显的 CSF 搏动伪影。邻近横突向下的角度可将其与发育不良的 T1 肋骨相鉴别

（右图）轴位 T2WI MR（用于 CSF 种植性转移检测）证实硬膜下低信号为 CSF 搏动伪影（➡）。这种低信号既不像正常的解剖结构，也不像典型的种植性转移，因此可以正确诊断为伪影

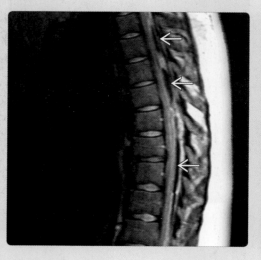
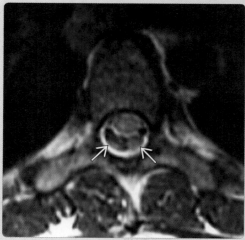

术语

缩略语

- 特殊吸收率（specific absorbed radiation, SAR），射频（radiofrequency, RF）

同义词

- "相位重影"，"Gibbs" 伪影，"blooming" 伪影

定义

- 像病变的 MR 伪影

影像学

一般表现

- 最佳诊断依据
  - 伪影造成的"假病灶"常常表现怪异，分布与解剖结构无关
- 位置
  - 可见于脊柱的任何位置
    - 其表现决定于伪影的类型
- 大小：大小不一
- 形态
  - 与组织和解剖结构无关的怪异影像
    - MR 易产生伪影
    - 大部分都有独特的表现，若阅片者留心则容易将其识别
  - 相比较而言，CT 运动伪影在重组图像中更易与脊柱骨折或先天性异常相混淆。

MR 表现

- 截断（Gibbs）伪影
  - 与在进行 K- 空间数据傅立叶转换时应用的计算机序列截断相关的数学伪影
    - 原始数据重建时不可能计算无限量的序列
    - 为了实际需求将样本量有限化，因此数学计算方程式被"截断"或缩短
  - 可见于相位方向和读出方向，但更常见于相位编码方向，因为在此方向常常采集较少的样本
  - 发生于对比差别大的界面，产生亮暗交替的带状伪影，很像病变
  - 在脊柱，看上去可能会像脊髓变粗 / 变细或像空洞
  - 减少此伪影的方法包括增加相位编码方向的采集次数或减小 FOV
- 相位重影（phase ghosting artifacts）
  - 在相位编码方向周期性产生
  - 相位重影尤其见于在 FOV 内存在周期性运动时
    - 包括心脏和呼吸运动、血管中的血液流动及 CSF 搏动
  - 和许多伪影一样，相位重影更常见于相位编码方向，因为此方向采集时间常常比频率编码方向短
    - 因此，这些伪影沿着相位编码方向传播，而不是运动方向

- 运动伪影
  - 患者自主 / 不自主运动（随机的）或血管内血液流动（周期性）
  - 见于相位编码方向
  - 可能会混淆为脊髓内或硬膜内病变
    - 通常可以识别为伪影，但有时会掩盖脊髓病变或使诊断困难
  - 如果运动不是周期性的（例如，肠蠕动），将不会出现伪影，但会使图像质量下降
  - 减少此伪影的方法包括：提前指导患者配合制动、呼吸补偿、镇静、快速扫描
- CSF 流动伪影
  - 周期性运动伪影的一种
  - CSF 流动造成的质子失相位可能会像硬膜下血肿、椎间盘突出、CSF 转移或脊髓内病变
  - 流动补偿技术可以减少此伪影的产生
- 化学位移伪影
  - 脂肪和水中的质子进动频率存在微小差异
    - 在 1.5 T 脂肪和水中质子进动频率差异为 220 Hz
  - 脂肪和水的空间编码误差导致低频率范围一侧叠加产生亮带，高频率范围一侧相减产生暗带
  - 可用于确定脂肪的存在
- 卷折伪影（aliasing）
  - 当成像部位大于 FOV 时发生
  - 频率编码方向和相位编码方向都可产生，但更常见于相位编码方向
  - 也可见于 3D 序列的层面选择方向（由于增加了额外的相位编码方向）
  - 增加 FOV 和相位编码方向采集次数可以减少相位编码方向的伪影，用"无相位卷折"软件也行
  - 频率编码方向的卷折伪影可以用尼奎斯特（Nyquist）频率上方的过采样去掉
- 磁敏感伪影
  - 金属或血液成分干扰局部磁场均匀性，导致信号丢失或图像变形
  - 常见于脊柱术后金属器械植入者
  - 新的金属不敏感脉冲序列有助于减少此伪影
  - 可用于诊断出血性或钙化性病变，如：海绵状血管畸形、脊髓出血
- 拉链伪影
  - 属于相位编码方向最常见伪影
  - 由设备、扫描参数或外在噪声（电视或收音机频率、房间内荧光灯的闪烁、患者监测仪等）相关的射频噪声引起
  - 通常容易识别，但可能会混淆重要的诊断结果或产生假病灶
- 梯度卷折伪影
  - 由梯度变形导致的大视野扫描时（>30 cm）图像边缘变形

○ 可以通过 GDC（梯度变形矫正）来减轻
- 脂肪饱和失败 ± 不恰当水饱和
  ○ 选择性射频脉冲（脂肪饱和）用来饱和脂肪波峰中心频率
  ○ 磁场不均匀性改变了脂肪中心频率，因此脂肪饱和脉冲频率不能掩盖脂肪峰，脂肪饱和失败
  ○ 如果脂肪饱和脉冲频率恰好掩盖水峰，则导致不恰当的水抑制
- 高磁场中正常骨髓 T1 低信号（≥3.0 T）
  ○ 产生原因是为了避免 SAR 值超过标准，在合理时间内采集 T1WI 而改变了成像参数
  ○ 翻转恢复 T1WI 序列比 SE 序列 SAR 值强度低，常用于 3.0 T 脊柱成像
  ○ 与 SE T1WI 相比，骨髓信号相对较低，类似病理性骨髓浸润

影像成像方法

- 成像建议
  ○ 采用恰当的成像参数、流动补偿、饱和带、充分镇静或舒适的检查来尽量减少伪影

鉴别诊断

脊髓空洞

- 脊髓椎管扩张，没有（脊髓积水）或有（脊髓空洞）脊髓损伤和脊髓软化、偏心空洞
- 一般不会延伸至圆锥；可能呈囊状
- 类似截断伪影或相位重影

CSF 种植性转移

- 一般可以至少在两个方位观察到
- 易与 CSF 搏动伪影混淆
- 必要时交换相位和频率编码方向以证实是否伪影

动脉瘤或动静脉畸形

- 基于相位重影的周期性伪影可以诊断血管或组织内流空
- 不存在技术问题的 MR 图像中如果不出现这种伪影，则提示血流速度减低或栓塞

脊髓出血

- 海绵状血管畸形、脊髓外伤后血肿、肿瘤
- 类似于相位重影、射频泄漏、运动伪影
- 用梯度回波（GRE）序列寻找磁敏感伪影，证明出血性病灶周边的低信号环

骨髓浸润或替代

- 骨髓替代或消融、纤维化
- 造血性肿瘤、骨髓替代或消融性病变、骨硬化病
- 与高场强（≥3.0 T）用 T1 FLAIR 行 T1WI 时相似
- 比 SE T1WI 中骨髓信号低

临床信息

临床表现

- 常见体征 / 症状
  ○ 伪影的位置常常与临床表现不相关
  ○ 除了在出血、金属异物或医疗器械等情况的磁敏感性伪影

转归及预后

- 无

治疗

- 不需治疗

诊断思路

思考点

- 伪影常常具有特征性表现，如果阅片者留心则可以识别

报告技巧

- 遇到形态怪异的表现时一定要想到伪影的可能
  ○ 如果不能确定为 MR 伪影，则考虑真性病变
  ○ 临床症状对于鉴别诊断非常重要

（王焱炜、王翠艳 译）

参考文献

1. Chiang IC et al: Benefits and pitfalls of iterative decomposition of water and fat with echo asymmetry and least-squares estimation (IDEAL) imaging in clinical application of the cervical spine MR. Clin Radiol. 74(1):78.e13-21, 2019
2. Jungmann PM et al: Advances in MRI around metal. J Magn Reson Imaging. 46(4):972-91, 2017
3. Lee YH et al: Fat-suppressed MR imaging of the spine for metal artifact reduction at 3T: comparison of STIR and slice encoding for metal artifact correction fat-suppressed T2-weighted Images. Magn Reson Med Sci. 15(4):371-8, 2016
4. Zaitsev M et al: Motion artifacts in MRI: a complex problem with many partial solutions. J Magn Reson Imaging. 42(4):887-90, 2015
5. Mohankumar R et al: Pitfalls and pearls in MRI of the knee. AJR Am J Roentgenol. 203(3):516-30, 2014
6. Motamedi D et al: Pitfalls in shoulder MRI: part 1–normal anatomy and anatomic variants. AJR Am J Roentgenol. 203(3):501-7, 2014
7. Motamedi D et al: Pitfalls in shoulder MRI: part 2–biceps tendon, bursae and cysts, incidental and postsurgical findings, and artifacts. AJR Am J Roentgenol. 203(3):508-15, 2014
8. Dagia C et al: 3T MRI in paediatrics: challenges and clinical applications. Eur J Radiol. 68(2):309-19, 2008
9. Fries P et al: Magnetic resonance imaging of the spine at 3 tesla. Semin Musculoskelet Radiol. 12(3):238-52, 2008
10. Shapiro MD: MR imaging of the spine at 3T. Magn Reson Imaging Clin N Am. 14(1):97-108, 2006
11. Elster AD et al: Questions and Answers in Magnetic Resonance Imaging. St. Louis: Mosby. 123-47, 2001

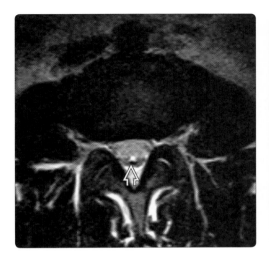

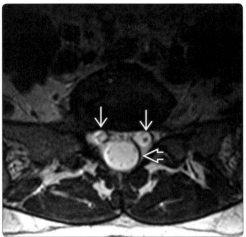

（左图）脊髓拴系患者轴位 T2WI MR 示经典的化学位移伪影（➡），证实终丝内含有脂肪成分。高信号和低信号交替的方式证明频率编码方向为 AP

（右图）轴位 T2WI MR 显示硬膜囊（➡）和神经根袖（➡）处明显的化学位移伪影，反映水（神经根袖内 CSF）和周围脂肪（硬膜外）的存在。频率编码方向为右向左

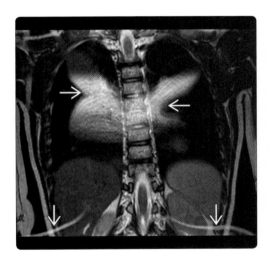

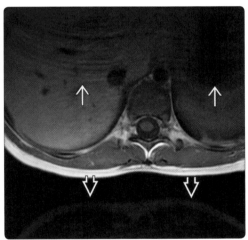

（左图）冠状位 T2WI MR 示背部脂肪（➡）卷折至胸椎。这些伪影可以通过增加 FOV 而消除，但如果不同时增加相位采集次数的话，空间分辨力会降低

（右图）轴位 T1WI MR 显示从腹部向脊柱传递的呼吸运动伪影（➡），以及腹部卷折到背部后方的卷折伪影（➡）

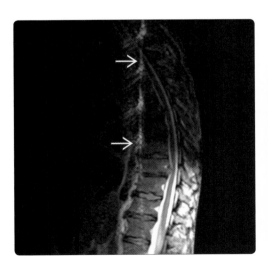

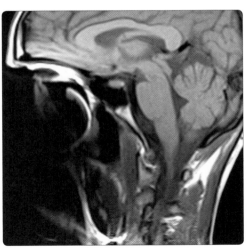

（左图）矢状位 T2WI MR 示胸椎上部明显的信号丢失和图像质量下降，反映 MR 检查时开了不合适的多余线圈。在头尾方向还存在显著的拉链伪影（➡）

（右图）矢状位 T1WI MR 示额叶下部和面部软组织明显的变形，反映金属义齿伪影

（左图）矢状位 T1WI MR（鞍上颅咽管瘤术后已知 CSF 播散性转移）脊柱检查时发现脑桥前方一转移灶（➡）

（右图）矢状位 T1WI 强化抑脂 MR（鞍上颅咽管瘤术后已知 CSF 播散性转移）示显著的带状磁敏感伪影（➡），2° 脂肪饱和不均匀，几乎全部掩盖了 CSF 播散转移灶（➡）

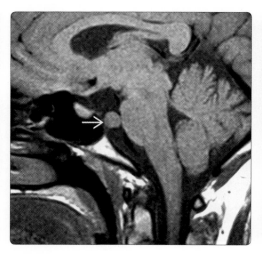
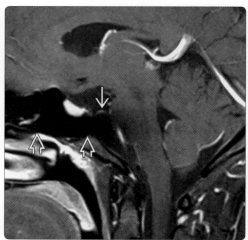

（左图）矢状位 T1WI MR 示严重的水平条带状射频界面伪影，使图像质量轻微下降。在图像下部近中央处还可见到不完全的拉链伪影（➡）

（右图）胸椎轴位 T2WI MR 示在图像的上中部显著的拉链伪影（➡）。和大多数拉链伪影一样，并不会严重影响诊断质量

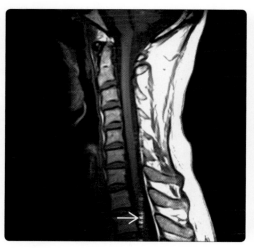
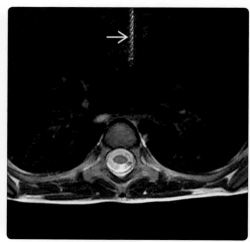

（左图）一位神志错乱的不配合患者矢状位 T1WI MR 示严重的运动伪影使图像质量很低，不能诊断。一定不要试图用这样的图像进行诊断，因为伪影或与病灶相像或掩盖病灶

（右图）轴位 T1WI 强化抑脂 MR 示 AP 方向的严重呼吸运动伪影，还可看到主动脉搏动的周期性相位重影（➡）

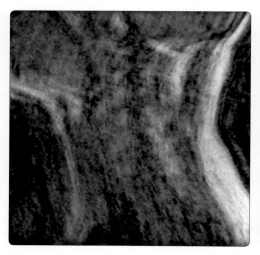
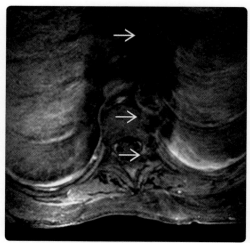

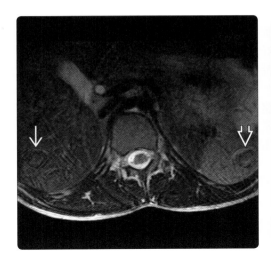
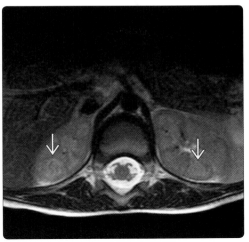

（左图）轴位 T2WI MR 示硬膜囊的周期性相位编码伪影很像肝脏（➡️）和脾（⇨）内的病灶。硬膜囊和伪影间的距离是一样的，这是周期性相位重影的一个特点，了解此特点有助于识别伪影

（右图）轴位 T2WI MR 示硬膜囊和脊髓的周期性相位重影像双肾病变（⇨）

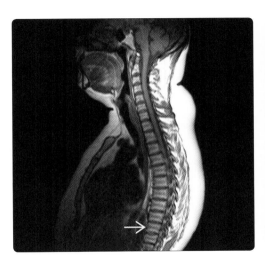
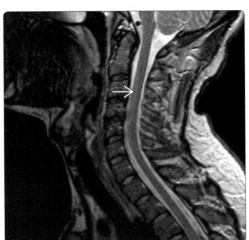

（左图）矢状位 T1WI MR 示下段胸椎的梯度变形伪影。这类伪影的特点是使用大的 FOV 成像时图像边缘由于梯度扭曲而变形（➡️）

（右图）矢状位 T2WI MR 示颈髓内相位重影（➡️），类似空洞积水症而影响诊断，是由于没在颈椎前方放置饱和带造成的

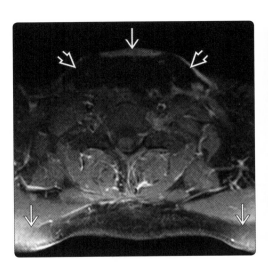
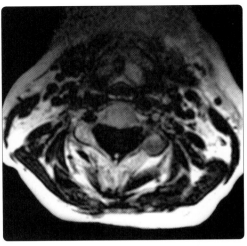

（左图）轴位 T1WI 强化抑脂 MR 示利用化学法脂肪饱和技术造成的抑脂不均匀，可以看到脂肪抑制失败导致的高信号带（➡️）和不恰当水抑制导致的低信号带（⇨）

（右图）轴位 T1WI 强化抑脂 MR 示化学法脂肪抑制技术完全失败，由于不恰当的水抑制把水的信号完全抑制了。这类伪影常见于形态结构较复杂区域，如颈胸交界

术语
- 与病变相似的正常解剖变异

影像学
- MR 多方位成像评价软组织最好
- 平片和骨 CT 对显示骨骼解剖最有用

主要鉴别诊断
- 外伤或退变性椎体半脱位
- 横突骨折
- 脊椎分段和形成异常
- 椎体血管瘤
- 椎间盘突出
- 脊柱后方裂
- 尾退化综合征

临床信息
- 常常在患者因其他问题做检查时偶然发现
- 患者无症状，或症状与发现问题位置不相符
  - 正常寿命，不增加死亡率
- 如果不能确定为正常变异，可能会导致不必要的检查或治疗

诊断思路
- 许多正常变异很常见，有经验的医师往往可以正确诊断
- 有些变异并不常见，容易误诊。需要高度注意，明确诊断
- 当遇到意外的检查结果时，鉴别诊断中要考虑到正常变异

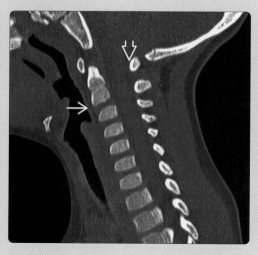
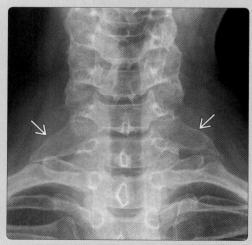

（左图）一幼儿矢状位骨 CT 显示 C2 和 C3 轻度半脱位（➡）。所有其他脊柱线都正常，特别是 C1 到 C3 后棘突椎板线（➡），证实为假性半脱位

（右图）颈椎正位片示 C7 横突异常增长（➡），有些患者的低位臂丛干覆盖在 C7 横突上可以产生临床臂丛病变

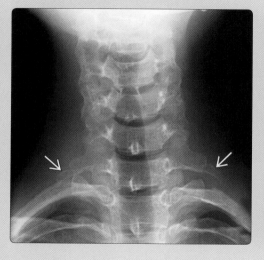
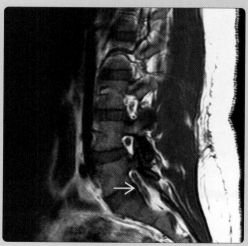

（左图）颈椎正位片示与 C7 相连的未退化的小肋骨（➡）。其下方相邻成角的横突可以将其与发育不良的 T1 肋骨相鉴别

（右图）沿 L5 椎弓根内侧平面矢状位 T1WI 显示一条由于联合神经根横跨 L5 椎间盘水平的垂直方向的神经根（➡）。随着更多水平走行的上根，下根的垂直方向越来越典型

术语

定义

- 与病变相似的正常解剖变异

影像学

颈椎假性半脱位

- 典型者最常见于 C2/3 水平，当处于屈曲位时 C2 或 C3 显示为向前半脱位
- 见于幼儿上颈椎未完全骨化时
  - 见于老年人时尚有争议，可能存在真正的韧带损伤
- 无棘突椎板线撕裂以及患者的年龄是正确诊断的关键

C1 环不完整

- C1 环未完全骨化
- 缺乏神经病理征，无临床症状，常因其他原因行影像检查时发现

颈肋

- C7 退化不全的小肋骨
  - C7 横突增长，临床可以触及
- 通常无症状或有臂丛病理征或胸廓出口综合征
- 横突的方向有利于区别颈肋和胸肋
  - 颈椎横突朝向尾端，胸椎横突朝向头端

移行椎

- 在胸腰椎或腰骶椎移行部位发生的变异
- 常见变异包括 S1 腰化、L5 骶化、L1 肋退化不全、T12 肋骨发育不良
- 会影响椎体计数
  - 如果在影像学报告中采用了良好的计数方法，通常不会引起重大临床问题
- 变异的上方或下方活动节段可能会更易发生退行性变

骨髓内局灶性脂肪化

- 脊椎骨髓腔内局灶性脂肪聚集
- 在所有序列上与脂肪的信号、密度一致
- MR 脂肪抑制序列有助于确诊
- 主要的临床意义是与椎体血管瘤相似

异位肾

- 盆腔肾，位置低于正常肾脏位置，多接近中线
- 可能会与椎前肿瘤相似
- 确定皮髓质形态结构对避免不必要的活检或切除很重要

联合神经根

- 2 个相邻的脊神经根从一个共同的变异的神经根袖内穿出
- 脊神经可以各自从正确的神经孔穿出，也可能从同一个神经孔穿出
- 在图像上类似神经鞘肿瘤或椎间盘突出

腰椎后部发育不良

- L5 或 S1 后部不完全融合
  - "隐性脊柱裂"的叫法已经过时，并不建议用
- 常见于无症状人群
- 如果没有皮肤异常或相关的神经异常，就可考虑为正常变异

硬膜囊高位终止

- 正常硬膜囊一般终止于 S2 以下水平
  - 范围在 L3 椎体下 1/3~S5 椎体上 1/3
  - <5% 终止于 S1 以上水平
- 神经体征正常时可认为正常解剖变异
- 脊髓异常或骶椎发育不良时要考虑到尾退化综合征的可能

影像成像方法

- 最佳成像方法
  - MR 多方位成像评价软组织最好
  - 平片和骨 CT 显示骨骼解剖最有价值

鉴别诊断

外伤或椎体退变性半脱位

- 类似颈椎假性半脱位
- 继发于外伤或退变的真正移位
- 特征性的棘突椎板线中断，不支持假性颈椎半脱位的诊断
- 常常与骨折或退行性骨质变化同时存在
- 年龄一般较假性颈椎半脱位患者大

横突骨折

- 类似颈肋或胸肋发育不良或腰肋
- 边缘锐利，没有骨皮质
- ± 脊柱周围血肿，其他损伤

脊椎分段或形成异常

- 真正的脊椎形成或分段异常
  - 蝴蝶椎和半椎体，椎体融合，附件融合
- 与胸腰椎移行变异或腰骶椎移行变异相似
- 要考虑到相关综合征及合并的内脏异常

椎体血管瘤

- 类似椎体骨髓腔内局灶性脂肪化
- 大部分没有症状，在因其他疾病做检查时发现
  - 少数有不典型血管基质（没有脂肪），可能会延伸至椎体外，甚至发生病理性骨折
  - 主要临床意义是与椎体原发和继发的恶性肿瘤相鉴别
- 圆形、变粗的椎体骨小梁有助于确诊良性血管瘤

椎间盘突出

- 类似神经根联合、神经鞘瘤
- 影像表现多种多样
  - 椎间盘碎片不均匀强化，有助于和神经鞘瘤或正常的后根神经节鉴别
  - 可能与神经根联合相似，在神经根袖里面寻找增加的神经数目和变异的神经鞘起源

神经鞘肿瘤

- 类似联合神经根、椎间盘突出
- 神经纤维瘤、施万细胞瘤是最常见的脊柱神经源性肿瘤
- 强化方式有助于和正常或联合神经根、椎间盘突出相鉴别

脊柱裂

- 类似偶发的变异性脊柱后部融合不全
- 可以是开放式的，也可以是闭合式（皮肤覆盖）
- 常常合并脊髓低位和终丝异常 ± 脂肪瘤

尾退化综合征

- 类似孤立偶发的硬膜囊高位终止
- ＜ 5 个骶椎节段＋尾骨
- 脊髓或呈楔形、高位终止（1 型）或延长并低位（2 型）
- 与盆腔脏器异常、其他先天性脊柱畸形相关

病理

一般表现

- 病因学
  - 正常变异

大体病理 & 手术所见

- 与影像学表现一致

镜下所见

- 正常组织成分

临床信息

临床表现

- 最常见体征 / 症状
  - 常在因其他原因而行影像检查时偶然发现
  - 患者常常无症状，或需要影像检查的症状与表现位置不相符

人口统计学

- 年龄
  - 见于任何年龄段

流行病学

- 变异大

转归与预后

- 正常变异；不影响寿命或死亡率
- 如果不能识别为正常变异，可能会导致不必要的诊断试验和治疗

治疗

- 不需治疗

诊断思路

思考点

- 许多正常变异是常见的
  - 有经验的医师往往可以正确诊断
- 有些变异并不常见，容易误诊
  - 需要多加思索以正确诊断
  - 当遇到意外的检查结果时要把正常变异考虑到鉴别诊断内

（王焱炜、王翠艳 译）

参考文献

1. Caranci F et al: Magnetic resonance imaging correlates of benign and malignant alterations of the spinal bone marrow. Acta Biomed. 89(1-S):18-33, 2018
2. Laouissat F et al: Classification of normal sagittal spine alignment: refounding the Roussouly classification. Eur Spine J. 27(8):2002-11, 2018
3. Woo TD et al: Radiographic morphology of normal ring apophyses in the immature cervical spine. Skeletal Radiol. 47(9):1221-8, 2018
4. O'Brien WT Sr et al: The dens: normal development, developmental variants and anomalies, and traumatic injuries. J Clin Imaging Sci. 5:38, 2015
5. Shikhare SN et al: Variants and pitfalls in MR imaging of the spine. Semin Musculoskelet Radiol. 18(1):23-35, 2014
6. Thawait GK et al: Spine segmentation and enumeration and normal variants. Radiol Clin North Am. 50(4):587-98, 2012
7. Gaca AM et al: Evaluation of wedging of lower thoracic and upper lumbar vertebral bodies in the pediatric population. AJR Am J Roentgenol. 194(2):516-20, 2010
8. Hanson EH et al: Sagittal whole-spine magnetic resonance imaging in 750 consecutive outpatients: accurate determination of the number of lumbar vertebral bodies. J Neurosurg Spine. 12(1):47-55, 2010
9. Lotan R et al: Clinical features of conjoined lumbosacral nerve roots versus lumbar intervertebral disc herniations. Eur Spine J. 19(7):1094-8, 2010
10. De Martino RR et al: Thoracic outlet syndrome associated with a large cervical rib. Vasc Endovascular Surg. 43(4):393-4, 2009
11. Kanchan T et al: Lumbosacral transitional vertebra: clinical and forensic implications. Singapore Med J. 50(2):e85-7, 2009
12. White PW et al: Cervical rib causing arterial thoracic outlet syndrome. J Am Coll Surg. 209(1):148-9, 2009
13. Song SJ et al: Imaging features suggestive of a conjoined nerve root on routine axial MRI. Skeletal Radiol. 37(2):133-8, 2008
14. Serhan HA et al: Biomechanics of the posterior lumbar articulating elements. Neurosurg Focus. 22(1):E1, 2007
15. Soleiman J et al: Magnetic resonance imaging study of the level of termination of the conus medullaris and the thecal sac: influence of age and gender. Spine (Phila Pa 1976). 30(16):1875-80, 2005
16. Lustrin ES et al: Pediatric cervical spine: normal anatomy, variants, and trauma. Radiographics. 23(3):539-60, 2003
17. Shaw M et al: Pseudosubluxation of C2 on C3 in polytraumatized children–prevalence and significance. Clin Radiol. 54(6):377-80, 1999
18. Castellvi AE et al: Lumbosacral transitional vertebrae and their relationship with lumbar extradural defects. Spine (Phila Pa 1976). 9(5):493-5, 1984

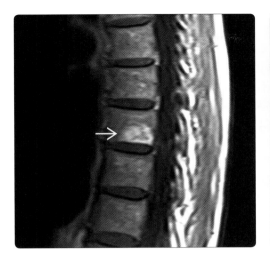

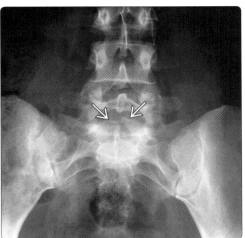

（左图）胸椎矢状位 T1WI MR 示中段胸椎椎体内局灶性边界清晰的高信号（➡）。没有椎体后部的断裂。骨髓内局灶性脂肪化要与小血管瘤鉴别，两者都没有临床表现

（右图）腰椎 AP 位平片（下背部痛）显示偶然发现的 S1 椎板中线部位不完全融合（➡）

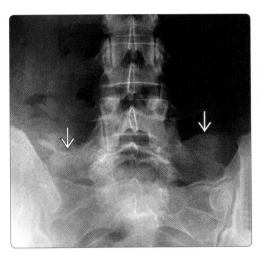

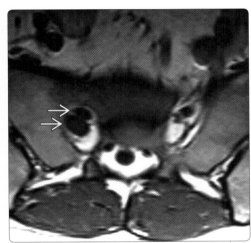

（左图）正位片显示 L5 横突与双侧骶翼融合（➡，"L5 骶化"）

（右图）骶椎轴位 T1WI MR 显示 S1 右侧骶孔内两个卵圆形团块（➡），为联合神经根

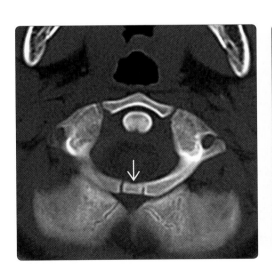

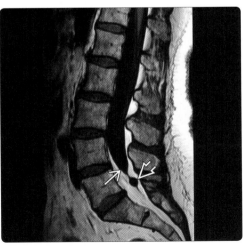

（左图）轴位 CT 显示 C1 后弓中线有一个变异型副骨化中心（➡）。C1 前弓显示单一骨化中心的常规解剖结构。这种罕见的变异无症状且稳定

（右图）矢状位 T1WI MR（正常神经查体）显示偶发的硬膜囊高位终止于 L5 椎体中部水平（➡），合并小的神经周围囊肿（➡）。圆锥位于正常 L1 水平，终丝没有增粗

术语

- 颅颈交界（craniovertebral junction, CVJ）解剖结构异常或变异

影像学

- 斜坡 / 枕骨髁，C1 前弓或齿突变扁或畸形
- 在伸展或屈曲时表现为不稳定性
- ± 增强的肉芽组织样肿块（"关节面血管翳"）
  - 可逆性异常往往有最大的关节面血管翳

主要鉴别诊断

- CVJ 发育异常
  - 软骨发育不全，唐氏综合征
- 炎性或退变性关节炎

- 获得性颅底压迫
- 外伤

病理

- 宫内第 4~7 周时进行 CVJ 的神经和骨组织发育
- *PAX1* 基因与前寰椎异常分割有关
- 在许多不可逆的病变里面存在骨性硬化或纤维联合
- 在不稳定或可逆性病变运动区周围肉芽组织增生

临床信息

- 枕部疼痛或枕部下方颈痛，当屈曲或伸展时加重
- 常在轻微外伤后出现症状

诊断思路

- 屈曲 / 伸展动态成像来确定稳定性、可恢复性

（左图）轴位骨 CT（扁平颅底）显示异常的、扁平的斜坡，其冠状位异常，显示了一个突出的中线骨裂缺损（➡）

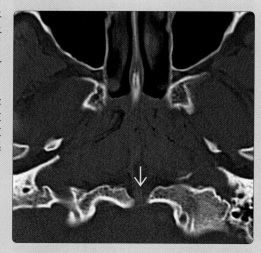

（右图）矢状骨 CT 显示寰枢椎不稳患者同时存在第三髁和齿突。注意斜坡尖端的骨突，代表第三髁（➡）。游离骨移位（➡），C1 前弓增大（➡）

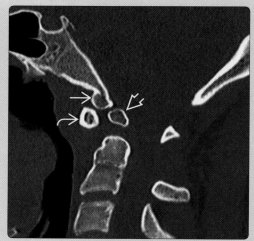

（左图）矢状骨 CT 显示游离骨（➡）与斜坡（➡）异常融合。C1 前弓（➡）和游离骨也可见重构变化。C1 后弓（➡）发育不全，位于椎管内，枕骨孔下方

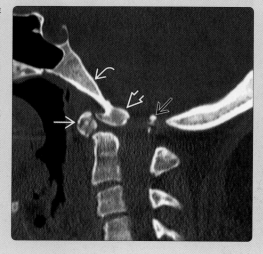

（右图）同一患者矢状 FLAIR MR 显示颈脊髓 C1 水平异常 T2 信号，反映寰枢椎不稳及轻度 C1 环（➡）发育不全相关损伤

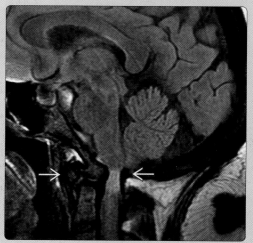

术语

缩略语

- 颅颈交界（craniovertebral junction, CVJ），颅脑交界（craniocerebral junction, CCJ）

同义词

- CVJ 异常，CCJ 变异或异常

定义

- 颅底 - 上颈椎关节结构变异

影像学

一般表现

- 最佳诊断思路
  - 斜坡 / 枕骨髁、C1 前弓或齿突扁平或畸形
- 位置
  - 颅颈交界（CVJ）

X 线表现

- 平片
  - 扁平颅底，颅底凹陷，C1 环融合，C1/2 关节不对称，后脱位，发育不良 / 不发育，齿突骨性游离，C2/3 融合（Klippel-Feil 综合征）

透视

  - 观察 C0/1、C1/2 在屈曲和伸展时的稳定性

CT 表现

- 强化 CT
  - ± 增强的肉芽组织肿块（"关节面血管翳"）
    - 可逆性病变常常具有最大的关节面血管翳
- 骨 CT
  - 与平片表现相似；矢状位和冠状位重组图像可以减少结构重叠

MR 表现

- T1WI
  - 骨异常 ± 软组织肉芽肿，脊髓压迫，后脑异常
- T2WI
  - 类似 T1WI；诊断脊髓情况最好
- T1WI + C
  - ± 强化的"关节面血管翳"

影像成像方法

- 成像建议
  - 动态屈曲 / 伸展位平片来确定生物机械性、不可恢复性的不稳定
  - 多方位 T1WI、T2WI 评价脊髓、软组织；屈曲 / 伸展位 MR 可以最佳观察位置改变对神经的压迫情况
  - 骨 CT 多方位重组来评价骨结构，并帮助制定手术计划

鉴别诊断

发育性 CVJ 异常

- CVJ 狭窄或寰枢椎不稳定 2°

  - 软骨发育不全
  - 黏多糖病
  - 唐氏综合征
  - 先天性代谢异常

炎症性和退变性关节炎

- ±CVJ 融合，C1 前弓相对齿突前移位，颅底凹陷，可能会有椎管狭窄导致脊髓压迫 2°
  - 类风湿关节炎
  - 反应性关节炎
  - 银屑病关节炎
  - 强直性脊柱炎
  - 退变性关节炎（骨关节病）

临床表现包括脊髓病、疼痛、肢体变形

  - 明显的特征性临床表现、病史和实验室检查异常可以确定诊断

获得性颅底压迫

- 枕骨髁位置上移在枕骨大孔平面上方，平片示齿突尖超过 Chamberlain 线
- 2° 到骨软化
  - Paget 病
  - 成骨不全
  - 佝偻病
  - 类风湿关节炎
  - 甲状旁腺功能亢进

外伤

- CVJ 损伤相对不常见但致死率高
- 骨折和 / 或韧带损伤
- 锐利的骨皮质中断不支持先天发育性异常

病理

一般表现

- 病因学
  - CVJ 神经和骨组织发育在胚胎第 4~7 周时进行，可出现发育不良、分段 / 融合异常、CVJ 强直
  - *PAX1* 基因与前寰椎异常分割有关
- 伴发异常
  - 侏儒症，下颌异常，腭裂，先天性耳发育畸形，短颈，Sprengel 畸形，漏斗胸，弓形足，并指 / 趾
- 先天性 CVJ 异常相对较少见
  - 严重程度从良性、无症状到潜在致命性及不稳定性导致脊髓 / 脑干压迫
- 异常的类型和严重程度取决于解剖结构和几条"参考线"之间的关系
  - Chamberline 线：枕骨大孔后缘至硬腭后缘的连线
  - McGregor 线：从硬腭后上缘至枕骨鳞部最低点

分期、分级及分类

- 枕骨硬化畸形
  - 大多数枕骨异常与颅底高度减低有关 ± 颅底凹陷有关（齿突尖超过 McGregor 线上方 > 4.5 mm）

- 第三髁、髁发育不良、颅底枕骨发育不良、寰枕融合、斜坡裂
- 扁平颅底 = 先天性颅颈角 > 135°
- 可以合并后脑疝、脊髓空洞（≤ 30%）
- C1 环异常
  - C1 融合（"C1 枕骨化"）：分节段异常——第 1 脊柱骨节和第 4 枕骨骨节之间纤维联合或骨联合
    - ± 枕颈骨性联合；多数 C1 环融合无症状，如果齿突与后弓间距离 < 19 mm 则很容易产生症状
  - C1 畸形：发育不全、发育不良、C1 弓裂、"寰椎劈裂"（前后弓裂）
  - 可合并 Klippel-Feil 综合征、颅底凹陷、Chiari 1 畸形
- C2 异常：C1/2 分段异常，齿突发育不良
  - 大多数局限于齿突；部分（发育不良）甚至完全缺如（不发育），小骨终端永存，齿突游离骨
    - 小骨终端永存：终端骨骨化失败——在齿突尖部偶发的"切迹"
    - 齿突游离骨：在齿突尖部边界清晰的骨片 + C1 前弓增大
  - 与韧带松弛相关的齿突异常——寰枢关节不稳定
    - 十字韧带不完整——C1/2 不稳定，可能存在神经缺陷，甚至导致死亡
    - 最常见于唐氏综合征、Morquio 综合征、Klippel-Feil 综合征和骨骼发育异常

大体病理及手术所见

- 在很多不可逆的异常内存在骨性强直或纤维联合
- 在不稳定或可逆性异常者活动区域内可见肉芽组织增生

镜下所见

- 各种正常的组织成分，包括骨、纤维组织和肉芽组织

临床信息

临床表现

- 常见体征 / 症状
  - 枕骨下方颈部疼痛（85%）；临床表现可能类似"基底性偏头痛"
  - 后枕部头痛在屈曲或伸展时加重
- 其他体征 / 症状
  - 脊髓病，脑干 / 脑神经缺陷，虚弱，下肢共济失调
- 血管症状（15%~20%）；短暂性脑缺血发作（TIA），眩晕，转头时出现视觉症状

临床资料

- 通常表现为正常；明显的形态异常提示与症状相关
- 轻微外伤后常常出现症状

人口统计学

- 年龄
  - 从婴儿至成年人，决定于严重程度
- 性别
  - 男 = 女
- 流行病学
  - 相对不常见：占儿童人口数量的 0.14%~0.25%
- 转归及预后
  - 常常出现缓慢进展性的有定位体征的神经症状；有些患者终生无症状
  - 偶尔，神经症状为爆发性，甚至四肢瘫痪、猝死
  - 未知的异常在轻微外伤或麻醉时会存在损伤的危险性
  - 早期诊断有助于在出现症状或永久性神经病变之前进行治疗

治疗

- 初期如果没有出现不稳定或神经缺陷的话可保守治疗
  - 牵引，颈椎矫形器，运动限制
- 有症状，保守治疗又复发的
  - 骨牵引区分可逆性和不可逆性异常，在手术前减轻症状
  - 矫正生物机械性异常并减压 ± 融合

诊断思路

思考点

- 寻找异常与相关类型之间的联系
- 对个体的诊断一定要具体以采用最好的治疗方式

影像解读要点

- 屈曲 / 伸展动态成像来确定稳定性、可恢复性
- CT 及重组有利于评价骨性异常

（王焱炜、王翠艳 译）

参考文献

1. Alshafai NS et al: The far lateral approach to the craniovertebral junction: an update. Acta Neurochir Suppl. 125:159-64, 2019
2. Basaran R et al: Morphometric analysis of posterior fossa and craniovertebral junction in subtypes of Chiari malformation. Clin Neurol Neurosurg. 169:1-11, 2018
3. Gaunt T et al: Abnormalities of the craniovertebral junction in the paediatric population: a novel biomechanical approach. Clin Radiol. 73(10):839-54, 2018
4. Menezes AH: Nosographic identification and management of pediatric craniovertebral junction anomalies: evolution of concepts and modalities of treatment. Adv Tech Stand Neurosurg. 40:3-18, 2014
5. Menezes AH: Craniocervical fusions in children. J Neurosurg Pediatr. 9(6):573-85, 2012
6. Muhleman M et al: The proatlas: a comprehensive review with clinical implications. Childs Nerv Syst. 28(3):349-56, 2012
7. Menezes AH: Craniocervical developmental anatomy and its implications. Childs Nerv Syst. 24(10):1109-22, 2008
8. Smoker WR et al: Imaging the craniocervical junction. Childs Nerv Syst. 24(10):1123-45, 2008

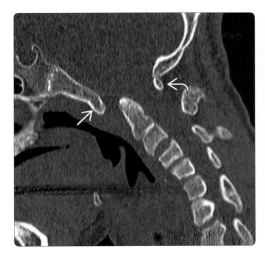

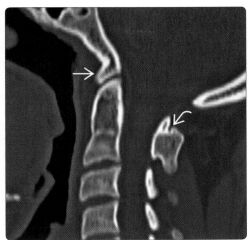

（左图）前屈位矢状位 CT 显示 C1 前弓（➡）与颅底融合，C1 后弓（➡）与枕骨部分融合。寰齿间隙增宽，轻度颅底凹陷

（右图）矢状位骨 CT 示先天性 C1 前弓与斜坡融合（➡），后弓与 C2 棘突（➡）融合。此类 CVJ 异常可能会使 CVJ 活动度减低

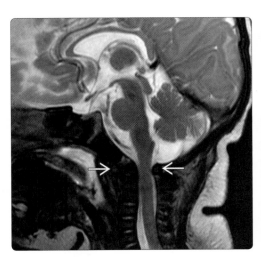

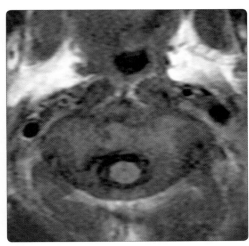

（左图）矢状位 T2WI MR（VACTERL 联合畸形）显示继发于 C1 环发育不良的中重度椎管狭窄（➡）。脊髓在该水平有轻度 T2 高信号，提示脊髓软化。C2-3 处有一个发育不全的椎间盘间隙，反映了先天性分节段失败

（右图）C1 水平轴位 T1WI MR（VACTERL 联合畸形）证实继发于 C1 环发育不良的中重度椎管狭窄

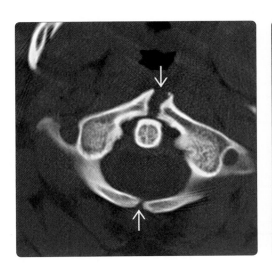

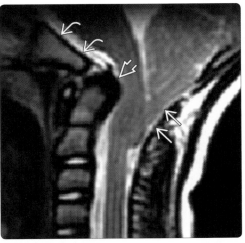

（左图）轴位骨 CT 显示 C1 先天性融合异常，前弓和后弓都有裂（➡）。尽管形态怪异，但这一系列表现并不一定导致颈椎不稳

（右图）矢状 T2 MR 显示斜坡角变平（➡）和异常齿突（➡），伴有邻近低信号血管襻的迂曲。此外，MRI 显示先前未被怀疑的 Chiari 1 型畸形伴小脑扁桃体异位（➡）

术语

- 拉丁语：小后桥
- 同义词：弓状孔、矢状孔、椎孔管、关节后管、关节后/髁后椎动脉环、上关节后孔、寰椎后孔

影像学

- 沿 C1 上弓的骨顶覆盖 C1 椎动脉孔
  ○ 椎动脉穿过骨管
- 可能是一部分，也可能是完整的
- 单侧或双侧

主要鉴别诊断

- 宽 C1 后弓

病理

- 推测是由于寰枕后韧带或关节囊外侧段骨化所致

- 正常形态骨

临床信息

- 最常见：无症状
- 其他症状
  ○ 椎基底动脉缺血或梗死
  ○ 眩晕
  ○ 头痛
  ○ 颈痛

诊断思路

- 在侧块螺钉置入术中容易发生椎动脉损伤
- 通常由创伤或颈部疼痛进行 X 线摄片时偶然发现
- 多平面骨 CT 三维重建显示椎动脉沟环最佳

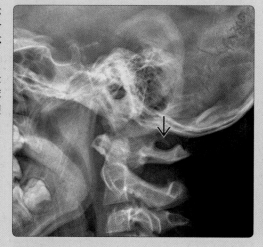

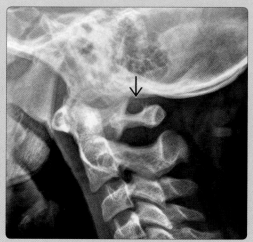

（左图）上颈椎侧位片显示 C1 椎动脉孔上方有部分骨顶（➡），为椎动脉沟环（不完全变异）的特征

（右图）上颈椎侧位片显示 C1 椎动脉孔上方有一个薄的完整骨顶（➡），典型的椎动脉沟环（完全变异）

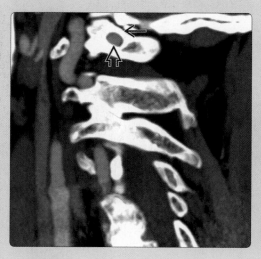

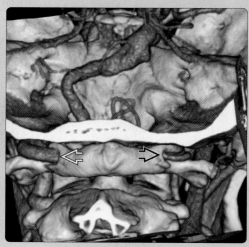

（左图）矢状 CTA 显示完整的 C1 弓，沿着 C1 弓的上侧在椎动脉（➡）上方有坚固的骨覆盖物（完整的椎动脉沟环，➡）

（右图）CT 血管三维重建的 AP 视图显示左侧椎动脉占优势（➡），右侧椎动脉较小（非优势，➡）。两者均由 C1 弓上方的完整骨桥覆盖

术语

同义词

- 弓状孔、矢状孔、椎孔管、关节后管、关节后 / 髁后椎动脉环、关节上后孔、寰椎后孔

定义

- 连接关节盂后结节和 C1 后弓的骨弓
- 拉丁语：小后桥

影像学

一般特征

- 最佳诊断依据
  - C1 上弓骨桥覆盖椎动脉
- 定位
  - C1 弓椎孔
  - 单侧或双侧
- 形态
  - 部分或完整

X 线表现

- 平片
  - C1 椎动脉孔上方存在部分或完全骨顶

CT 表现

- 骨 CT
  - 完整或不完整的骨桥覆盖 C1 椎孔
- CTA
  - 椎动脉通过椎动脉沟环形成的骨隧道

MR 表现

- C1 椎动脉孔上方存在部分或全部骨顶
- MRA
  - 包含同侧椎动脉

成像建议

- 最佳成像方法
  - 多平面骨 CT 三维重建

鉴别诊断

增宽的 C1 后弓

- 将椎动脉沟环误认为增宽的 C1 后弓→椎动脉

病理学

一般表现

- 病因学
  - 推测是由于寰枕后韧带或关节囊外侧段骨化所致
- 伴发异常
  - 无

分期、分级和分类

- 完全：完整的骨环
- 不完全：部分骨环缺失
- 钙化：线状或无定形钙化

大体病理和手术所见

- 形态正常骨
- 可能类似于 C1 后弓

临床信息

临床表现

- 常见体征 / 症状
  - 无症状
- 其他体征 / 症状
  - 椎 - 基底动脉缺血或梗死
  - 眩晕
  - 头痛
  - 颈痛
  - 肩 / 臂痛
  - 猎人弓（Bow hunter）综合征

人口统计学

- 年龄
  - 无关联
- 性别
  - 女 > 男
- 流行病学
  - 报告的流行率在 3%～38%

诊断思路

思考点

- 在侧块螺钉置入术中容易发生椎动脉损伤
- 多平面骨 CT 三维重建显示椎动脉沟环最佳
- 通常由创伤或颈部疼痛进行 X 线摄片时偶然发现

（王焱炜、王翠艳 译）

参考文献

1. Arslan D et al: The ponticulus posticus as risk factor for screw insertion into the first cervical lateral mass. World Neurosurg. 113:e579-85, 2018
2. Lo Giudice A et al: Frequency and type of ponticulus posticus in a longitudinal sample of nonorthodontically treated patients: relationship with gender, age, skeletal maturity, and skeletal malocclusion. Oral Surg Oral Med Oral Pathol Oral Radiol. 126(3):291-7, 2018
3. Lukianchikov V et al: Minimally invasive surgical treatment for vertebral artery compression in a patient with one-sided ponticulus posticus and ponticulus lateralis. World Neurosurg. 117:97-102, 2018
4. Saleh A et al: How common is the ponticulus posticus?: A computed tomography based analysis of 2917 patients. Spine (Phila Pa 1976). 43(8):E436-41, 2018
5. Sanchis-Gimeno JA et al: The decreasing prevalence of the arcuate foramen. World Neurosurg. 110:521-5, 2018
6. Pękala PA et al: Prevalence of foramen arcuale and its clinical significance: a meta-analysis of 55,985 subjects. J Neurosurg Spine. 27(3):276-90, 2017
7. Song MS et al: Ponticulus posticus: morphometric analysis and Its anatomical Implications for occipito-cervical fusion. Clin Neurol Neurosurg. 157:76-81, 2017
8. Tambawala SS et al: Prevalence of ponticulus posticus on lateral cephalometric radiographs, its association with cervicogenic headache and a review of literature. World Neurosurg. 103:566-75, 2017
9. O'Donnell CM et al: Vertebral artery anomalies at the craniovertebral junction in the US population. Spine (Phila Pa 1976). 39(18):E1053-7, 2014
10. Mellado JM et al: MDCT of variations and anomalies of the neural arch and its processes: part 2–articular processes, transverse processes, and high cervical spine. AJR Am J Roentgenol. 197(1):W114-21, 2011

术语

- 同义词：永久终末小骨
- 持续到成年的未融合齿突尖端骨化中心

影像学

- 青少年或成人正常大小齿突上方皮质边缘完整的孤立小骨
  - 可能是异位或正位
- 软组织翳提示寰枢椎不稳
- 脊髓软化、脑干受压罕见

主要鉴别诊断

- 齿突小骨
- Ⅰ型或Ⅱ型齿突骨折
- 正常未融合齿突顶端结合软骨
- 齿突退行性重塑

病理

- 终末小骨通常在 3 岁时出现；12 岁时与齿突融合
- 终末小骨位于横韧带上方
  - 寰枢椎不稳定较齿突小骨少见
  - 不稳定齿突终末小骨通常为异位

临床信息

- 通常无症状
  - 颈部疼痛或与颅颈交界区（CVJ）不稳定相关的脊髓病不常见

诊断思路

- ＞12 岁，在齿突顶端有永久终末小骨的患者考虑齿突终末小骨
- 异位小骨，软组织翳过多，或 21 三体患者需要评估寰枢椎不稳

（左图）矢状位骨 CT 显示齿突终末小骨（➡）与齿突尖端相邻。小骨处于正位，颅椎交界（CVJ）对齐正常

（右图）冠状位骨 CT 证实一个小的正位齿突终末小骨（➡）。注意，邻近小骨的齿突尖端有轻微的扁平，支持将其归类为永久性齿突终末小骨

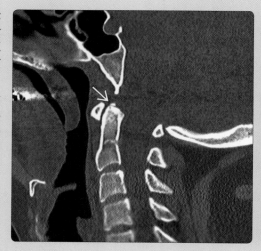
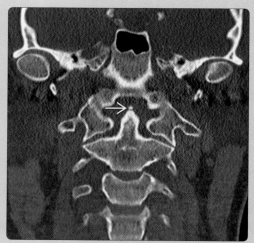

（左图）矢状位骨 CT 显示位于齿突尖端和斜坡之间的一个小的异位齿突终末小骨（➡）。齿突的尖端已经重塑

（右图）矢状位骨 CT 显示 C1 前弓相对于接近正常大小的齿突（➡）半脱位（➡）。可见有一个大的齿突终末小骨（➡），虽然尚有争议，但由于齿突接近正常大小，更倾向于将其归类为齿突终末小骨而不是齿突小骨

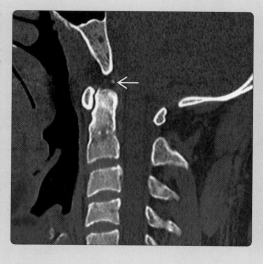
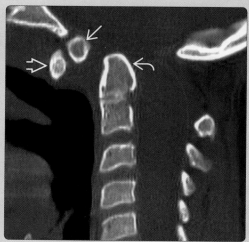

术语

同义词

- 永久终末小骨

定义

- 持续到成年的未融合齿突尖端骨化中心

影像学

一般表现

- 最佳诊断依据
  - 青少年或成人正常大小齿突上方皮质边缘完整的孤立小骨
- 大小
  - 可变（几毫米至 ＞10 mm）
- 形态学
  - 齿突顶部的圆形小骨

X 线表现

- 平片
  - 皮质边缘完整的独立小骨位于齿突的其余部分上方
  - 如果不稳定，屈曲/伸展 X 线片可能显示相对于齿突的小骨运动

CT 表现

- 骨 CT
  - 齿突顶端的孤立圆形小骨
    - 环状硬化性皮质边缘
    - 可能异位，也可能正位

MR 表现

- 小骨和齿突之间可能存在残余软骨结合
  - 在小骨和齿突之间可能见到软骨
- 软组织翳提示寰枢椎不稳
- 脊髓软化、脑干受压罕见

成像建议

- 最佳成像方法
  - 多平面骨 CT

鉴别诊断

齿突小骨

- 圆形皮质化骨缘
- 异位或原位骨位
- 齿突发育异常、发育不良
- 寰枢椎不稳比齿突终末小骨更常见

I 型或 II 型齿突骨折

- 齿突下缘碎片无皮质
- 软组织肿胀，外伤临床病史对诊断有帮助

正常未融合齿突顶端结合软骨

- 小的终末骨位于齿突尖端的"V"内
- 年轻患者（＜12 岁）

齿突退行性重塑

- 骨赘，退行性血管翳

- 比永久终末小骨更常见，特别是在成年人中

病理学

一般表现

- 病因学
  - 寰椎从 5 个主要骨化中心开始骨化
    - 齿突在妊娠第 1~5 个月开始骨化
  - 齿突尖端起源于单独的继发性骨化中心
    - 起源于第 4 枕骨骨节
    - 终末小骨通常在 3 岁时出现；12 岁时与齿突融合

大体病理与手术所见

- 终末小骨位于横韧带上方
  - 如果存在颅颈交界（CVJ）不稳定，则可能有活动的小骨
  - 寰枢椎不稳定较齿突小骨少见

临床信息

临床表现

- 最常见的体征/症状
  - 通常无症状
- 其他体征/症状
  - 颈部疼痛或与颅颈交界（CVJ）不稳定相关的脊髓病

转归及预后

- 大多数患者无症状
- 需要手术治疗的真性寰枢椎不稳非常罕见
  - 不稳定齿突终末小骨通常是异位
  - 出现在晚年或与 21 三体有关

治疗

- 通常不需要治疗
- CVJ 不稳定可能需要手术融合

诊断思路

思考点

- ＞12 岁，在齿突顶端有永久终末小骨的患者考虑齿突终末小骨
- 异位小骨，软组织翳过多，或 21 三体患者需要评估寰枢椎不稳

（王焱炜、王翠艳 译）

参考文献

1. Hedequist DJ et al: Os odontoideum in children. J Am Acad Orthop Surg. 28(3):e100-7, 2020
2. Hedequist DJ et al: Os odontoideum in children. J Am Acad Orthop Surg. ePub, 2019
3. O'Brien WT Sr et al: The dens: normal development, developmental variants and anomalies, and traumatic injuries. J Clin Imaging Sci. 5:38, 2015
4. Perdikakis E et al: The odontoid process: various configuration types in MR examinations. Eur Spine J. 23(5):1077-83, 2014
5. Pang D et al: Embryology and bony malformations of the craniovertebral junction. Childs Nerv Syst. 27(4):523-64, 2011
6. Viswanathan A et al: "Orthotopic" ossiculum terminale persistens and atlantoaxial instability in a child less than 12 years of age: a case report and review of the literature. Cases J. 2:8530, 2009
7. Constantoyannis C et al: Atlantoaxial instability and myelopathy due to an ossiculum terminale persistens. Med Sci Monit. 10(10):CS63-7, 2004

联合神经根

要 点

术语

- 联合神经根（conjoined nerve root, CNR）、复合神经根袖
- 非对称性异常起源的神经根袖增大，其内含有两条神经根

影像学

- 增大的神经根袖包含两条神经根，位于原来两条神经根的中间位置
  - 神经根一般从各自神经孔水平分别发出
  - 偶尔两条神经根从同一神经孔（常常低位）发出

主要鉴别诊断

- 神经鞘瘤（NST）
- 椎间盘突出
- 滑膜囊肿

- 神经根袖周围（Tarlov）囊肿

病理

- 复合神经根袖较正常神经根袖增大，并于两条正常神经根袖之间出硬膜囊
- 大多数为单侧

临床信息

- 常无症状
- 有症状者表现为神经根病

诊断思路

- 更常见于尸检时或手术中，而非影像检查中
- 在脊柱手术前需要识别的重要解剖变异，以免造成神经损伤
- 鉴别诊断包括：神经鞘瘤、椎间盘突出或滑膜囊肿

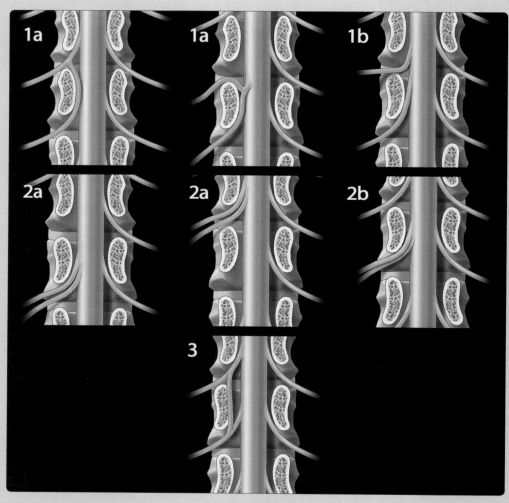

图示神经根异常发出模式的 Neidre 分类（1983）。1 型异常表现为两条神经根起源于共同的硬脑膜鞘，这是影像学上最常见的类型，存在扩张的共同根袖且均垂直方向离开下根。2 型异常是两条神经根穿过 1 个孔。3 型异常是指相邻的神经根被连接根以吻合的形式连接

术语

缩略语

- 联合神经根（CNR）

同义词

- 复合神经根袖

定义

- 非对称性异常起源的神经根袖增大，其内包含两条神经根

影像学

一般表现

- 最佳诊断依据
  - 增大的神经根袖包含两条神经根，位于原来两条神经根的中间位置
- 位置
  - 腰椎≫颈椎、胸椎、骶椎
    - L4/5＞L5/S1＞L3/4
- 大小
  - 联合神经根袖大于正常的神经根袖
  - 神经根大小正常（除非发炎）
- 形态学
  - 非对称性起源的神经根袖扩大
    - 神经根一般从各自神经孔水平分别发出
    - 偶尔两条神经根从同一神经孔（常常低位）发出
    - 在 1 个水平的脑脊液充填的神经孔内没有背根神经节（DRG），另外一个神经孔内可见两条增强的 DRG

X 线表现

- 平片
  - 神经孔扩大
  - 一侧椎板发育不良或缺如

CT 表现

- 强化 CT
  - 神经孔扩大，± 椎板发育不良或缺如
  - 非对称性同侧骨侧隐窝轻度扩张
    - 游离椎间盘碎片突出不常见
  - DRG 强化

MR 表现

- T1WI
  - 神经孔扩大，± 椎板发育不良或缺如
  - 在神经孔处被高信号的脂肪包绕的神经根易于识别
- T2WI
  - 与 T1WI 表现相似
  - 在非对称的扩大的神经根袖内见到多于正常的神经根
- T1WI C+
  - 正常的 DRG 强化
  - 残余神经不强化（术后，神经可能会有强化）

超声表现

- 灰阶超声
  - 单个神经根袖内见到两条神经根

非血管介入

- 脊髓造影
  - CT 脊髓造影会见到多于正常的神经根
    - 在相当于对侧神经根发出水平的中间位置可见两条神经根从一个充满对比剂的神经根袖发出
    - 神经根或从正确的神经孔分别发出，或保持联合从同一个神经孔发出
  - 大部分情况 MRI 可以显示得很好
    - 对于 MR 成像禁忌者可以通过脊髓造影解决问题

影像成像方法

- 最佳成像方法
  - MR
- 成像建议
  - 矢状位和轴位 MRI
    - T1WI 和 T2WI 都需要
      - 矢状位成像时一定要延伸至神经孔外侧
      - 需要对比增强以定位 DRG
  - CT 脊髓造影可以很好地显示神经根袖和骨性结构的关系
    - 用于 MR 不能确定时或有禁忌证时

鉴别诊断

神经鞘瘤（NST）

- 联合神经根很像施万细胞瘤或神经纤维瘤
- 较大的肿瘤可呈哑铃形
- 通常整个 NST 会明显强化；而联合神经根只有 DRG 会正常强化

椎间盘突出

- 椎间盘碎片边缘强化，邻近椎间隙
- 神经根袖在正常位置出硬膜囊

滑膜囊肿

- 严重退行性关节病
- 神经根袖在正常位置出硬膜囊

神经根袖周围囊肿

- 神经根袖周围囊肿随神经走行进入神经孔
- 囊肿常常取代 DRG 的位置

病理

一般表现

- 病因学
  - 不明确
- 伴发异常
  - 偶有发育性腰椎管狭窄
  - 常常在尸检时或手术中发现，而不是影像检查时
  - 可能会在没有椎间盘突出、椎体滑脱或侧隐窝狭窄压

迫的情况下出现坐骨神经痛
- ○ 有症状（但未诊断）的神经根联合是背痛综合征的一个可能原因

大体病理及手术所见
- 大多数为单侧
- 神经根袖在两条正常神经根袖之间的位置出硬膜囊，并较正常神经根袖增大
  - ○ 联合神经根常常从独立的神经孔出椎管
  - ○ 少数两条神经根从一个神经孔发出（常从较低的神经根位置发出）
  - ○ 如果不能正确评价这种解剖变异，会导致误诊为神经根肿瘤或在临床出现神经根病症状时误行手术治疗

镜下所见
- 正常神经、硬膜组织

临床信息

临床表现
- 常见体征 / 症状
  - ○ 通常无症状
  - ○ 有症状患者表现为神经根病
    - 联合神经根容易被椎间盘压迫；侧隐窝的骨性狭窄
    - 突出的椎间盘在分叉的神经根下面→疼痛，无力，联合神经根在侧隐窝内、椎弓根间固定后继发的卡压征象
- 直腿试验可能出现假阳性

临床资料
- ○ 在背部疼痛的影像学检查中偶然发现
- ○ 患者表现为颈神经根病或腰神经根病

人口统计学
- 年龄
  - ○ 无差异
- 性别
  - ○ 男 = 女
- 流行病学
  - ○ 发生率 0.3%~2% ；有些研究认为达到 10.6%

转归及预后
- 无症状患者不需要治疗
- 由联合神经根引起罕见症状者可能需要手术治疗
- 有症状但未能诊断的联合神经根可能是无法诊断的背痛综合征的病因
  - ○ 为了防止在椎间盘手术时失败，应该提前确定神经根异常

治疗
- 如果没有症状可以保守观察
- 对于有证实的神经根病者可行选择性减压手术
  - ○ 单侧椎板切除术以及椎间孔切开术、椎弓根切除术和椎间盘切除术可以最好地减轻症状

诊断思路

思考点
- 在脊柱手术前需要识别重要的解剖变异以免造成神经损伤
- 鉴别诊断包括：神经鞘瘤、椎间盘突出或滑膜囊肿

影像解读要点
- 背根神经节强化和神经孔结构扩大可能会被误诊为神经鞘瘤

（王焱炜、王翠艳 译）

参考文献

1. Can H et al: Lumbosacral conjoined root anomaly: anatomical considerations of exiting angles and root thickness. Turk Neurosurg. 27(4):617-22, 2017
2. Harsha KJ et al: Positive straight leg raising test secondary to conjoined lumbosacral nerve roots. Neurology. 85(21):1913, 2015
3. Engar C et al: Conjoined lumbosacral nerve roots: direct demonstration on MR neurography. Clin Imaging. 38(6):892-4, 2014
4. Popa I et al: Intraoperative conjoined lumbosacral nerve roots associated with spondylolisthesis. Eur J Orthop Surg Traumatol. 23 Suppl 1:S115-9, 2013
5. Trimba R et al: Conjoined nerve roots of the lumbar spine. Spine J. 12(6):515-24, 2012
6. Taghipour M et al: Conjoined lumbosacral nerve roots: analysis of cases diagnosed intraoperatively. J Spinal Disord Tech. 22(6):413-6, 2009
7. Song SJ et al: Imaging features suggestive of a conjoined nerve root on routine axial MRI. Skeletal Radiol. 37(2):133-8, 2008
8. Artico M et al: Conjoined lumbosacral nerve roots: observations on three cases and review of the literature. Neurocirugia (Astur). 17(1):54-9, 2006
9. Scuderi GJ et al: Conjoined lumbar nerve roots: a frequently underappreciated congenital abnormality. J Spinal Disord Tech. 17(2):86-93, 2004
10. Bottcher J et al: Conjoined lumbosacral nerve roots: current aspects of diagnosis. Eur Spine J, 2003
11. Haijiao W et al: Diagnosis of lumbosacral nerve root anomalies by magnetic resonance imaging. J Spinal Disord. 14(2):143-9, 2001
12. Savas R et al: Hypoplastic lumbar pedicle in association with conjoined nerve root MRI demonstration. Comput Med Imaging Graph. 22(1):77-9, 1998
13. Sener RN: Sacral pedicle agenesis. Comput Med Imaging Graph. 21(6):361-3, 1997
14. Prestar FJ: Anomalies and malformations of lumbar spinal nerve roots. Minim Invasive Neurosurg. 39(4):133-7, 1996
15. Chu CR et al: Cervical conjoined nerve root variant: preoperative imaging and surgical conformation. Case report. J Neurosurg. 80(3):548-51, 1994
16. Firooznia H et al: Normal correlative anatomy of the lumbosacral spine and its contents. Neuroimaging clinics of North America 3(3): 411-24, 1993
17. Gomez JG et al: Conjoined lumbosacral nerve roots. Acta Neurochir (Wien). 120(3-4):155-8, 1993
18. Phillips LH 2nd et al: The frequency of intradural conjoined lumbosacral dorsal nerve roots found during selective dorsal rhizotomy. Neurosurgery. 33(1):88-90; discussion 90-1, 1993
19. Okuwaki T et al: Conjoined nerve roots associated with lumbosacral spine anomalies. A case report. Spine. 16(11):1347-9, 1991
20. Maiuri F et al: Anomalies of the lumbosacral nerve roots. Neurol Res. 11(3):130-5, 1989
21. Goffin J et al: Association of conjoined and anastomosed nerve roots in the lumbar region. A case report. Clin Neurol Neurosurg. 89(2):117-20, 1987
22. Torricelli P et al: CT diagnosis of lumbosacral conjoined nerve roots. Findings in 19 cases. Neuroradiology. 29(4):374-9, 1987
23. Hoddick WK et al: Bony spinal canal changes that differentiate conjoined nerve roots from herniated nucleus pulposus. Radiology. 154(1):119-20, 1985
24. Neidre A et al: Anomalies of the lumbosacral nerve roots. Review of 16 cases and classification. Spine. 8(3):294-9, 1983

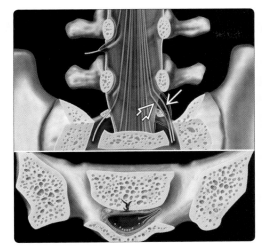

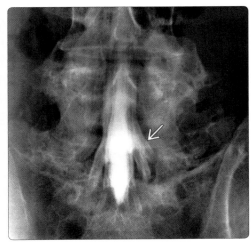

（左图）组合示意图显示神经根解剖变异，两条神经根 [左侧 L5（▱）和 S1（⇲）] 通过同一个硬膜囊袖并从同一个神经孔（左侧 S1 水平）穿出，而不是像通常的各自从同名的神经孔穿出

（右图）AP 位脊髓造影示典型的联合神经根形态，可见增大变形的神经根袖（➡）包含两条神经根（L5、S1），每条将从其同名的神经孔穿出

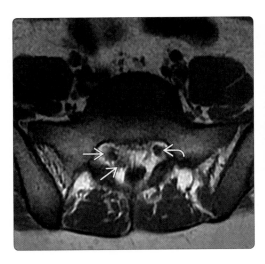

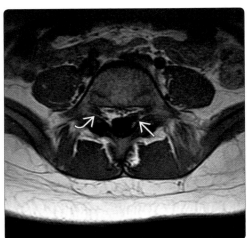

（左图）轴位 T1WI MR 示两根神经根（S1 和 S2）（➡）在左侧 S1 神经根袖水平紧密相邻（↗）。这代表右侧的 S1 和 S2 神经根通过共同的神经根袖离开

（右图）轴位 T1WI MR 显示 L5 和 S1 神经根从同一个神经根袖（➡）穿出左侧硬膜囊。相反，右侧 L5 神经根（➡）则常规地从侧隐窝伸至 L5 神经孔

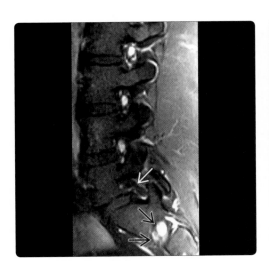

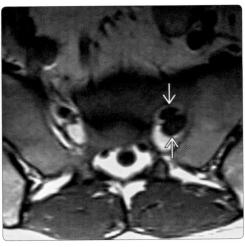

（左图）矢状位 T1WI 强化 FS MR 显示除了左侧 L5/S1（➡）以外每个水平正常强化的背根神经节（DRG）。相反，在 S1 神经孔可见两个强化的 DRG（⇲），提示 L5 和 S1 DRG 都在 S1 神经孔内，是一种不常见的联合神经根变异

（右图）轴位 T1WI MR 示左侧 L5 和 S1 联合神经根的两个 DRG（➡）都在左侧 S1 神经孔内，而在左侧 L5 神经孔内未见到 DRG（未显示）

术语

- 椎缘骨（limbus vertebra, LV）、边缘突起（rim apophysis, RA）
- 椎体软骨结节形成变异

影像学

- 儿童：椎体前上角的透光性骨质缺损
- 成人：三角形的骨皮质碎片
  - LV 的大小和邻近椎体的缺损大小相近
- 中腰段 > 中颈段，前缘≫后缘

主要鉴别诊断

- 急性椎体骨折
- 许莫氏结节
- 前缘骨赘碎片

- 突出的椎间盘钙化

病理

- 早期 RA 与椎体之间隔着一薄层软骨，后来与椎体融合（18~20 岁）
  - 在完全融合之前是椎间盘 / 椎体的相对薄弱点
- 在骨性融合之前脱出的髓核疝入 RA 和椎体之间就形成 LV，即椎体边缘永久性游离的小骨片

临床信息

- 常常在因慢性背痛而检查时发现
- 偶然发现
- 常常难以意识到或记清楚诱发事件

诊断思路

- LV 片段大小与椎体缺损相近

（左图）矢状位示意图示与年龄相关的颈椎椎缘骨。儿童患者（左）的椎间盘突出在未骨化的碎片（➥）下面很像椎体"缺损"，而骨化后（右）就形成典型的成人的 LV（➡）

（右图）矢状位骨 CT 显示典型的 C5 椎体 LV（➡）。另外，C7 椎体前缘（➾）可见缺损和骨小梁压缩，是急性骨折的表现

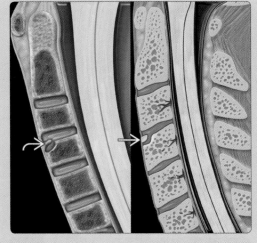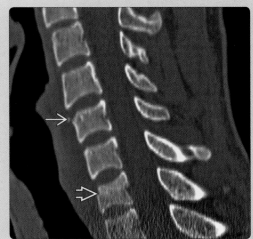

（左图）侧位平片示 L4 和 L5 椎缘骨（➡）。另外，两个水平都可见到椎体前上缘的"草坪"（divot）比椎缘骨片大，是因为在椎缘骨后面的骨皮质合并有许莫氏结节（➾）

（右图）矢状位 T1WI MR 证实 L4 和 L5 椎体 LV（➡）。另外，在 LV 骨缺损的后方同时存在典型许莫氏结节（➾）的解剖变异

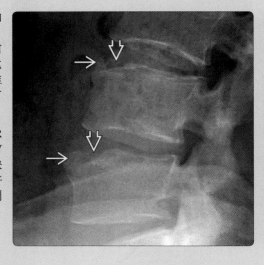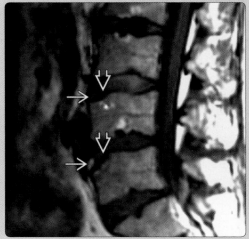

术语

缩略语
- 椎缘骨（LV）

同义词
- "椎体碎片滑脱"

定义
- 椎体软骨结节形成变异
  - 椎间盘在软骨与终板结合部穿透，形成边缘突起（RA）

影像学

一般表现
- 最佳诊断依据
  - 椎体前上缘与骨质缺损相匹配的小皮质骨片
- 位置
  - 中腰段 ＞ 中颈段
  - 前缘≫后缘
- 大小
  - 小（≈1~3 mm）
- 形态
  - 椎体边缘的未融合小骨片
    - 腰椎 LV：前上缘≫后缘
    - 颈椎 LV：前下缘 ＞ 前上缘

X 线表现
- 平片
  - 儿童：椎体前上角透明缺损
    - 可能看不到骨片（未骨化）
  - 成人：三角形的皮质骨片
    - 与邻近椎体的皮质缺损大小相当

CT 表现
- 骨 CT
  - 椎体骨皮质缺损与椎缘骨片相似
    - 亚急性或慢性期骨片和椎体边缘常常会硬化
    - 在儿童椎缘骨片常常看不到
  - ± 脊柱退行性变征象
    - 轻微驼背
    - 椎间盘变薄

MR 表现
- T1WI
  - 低信号的骨片常常与前纵韧带混在一起
    - 椎缘骨片很微小，但在矢状位片仔细观察也会看到
    - ± 轻微驼背
    - ± 椎间盘变薄
  - （急性期）邻近椎体内可能会有轻微骨髓水肿低信号
- T2WI
  - 低信号的骨片常常与前纵韧带混在一起
  - 椎间盘高信号延伸至骨片和椎体之间
    - 附加说明：在成人由于退行性变椎间盘脱水会导致突出椎间盘呈低信号，但往往会和椎体间隙内间盘的信号一致
- STIR
  - （急性期）邻近椎体内可能会有轻微骨髓水肿高信号
  - 其他表现与 T2WI 相似

非血管介入
- 椎间盘造影：椎间盘内对比剂流入骨片和椎体之间可证实诊断

影像成像方法
- 最佳成像方法
  - 侧位平片往往可以诊断
- 成像建议
  - 平片即可证实诊断
  - 在出现急性症状时（如果需要）MR 有助于进一步评价水肿或炎症

鉴别诊断

急性椎体骨折
- LV 常常被误诊为急性椎体骨折
- 急性椎体骨折一般会有骨小梁模糊，骨折片周围软组织肿胀

许莫氏结节
- 许莫氏结节发生部位更接近椎体中央部，而 LV 更接近边缘

前缘骨赘碎片
- 退行性变骨赘脱落时很像 LV
- 邻近椎体没有相匹配的供点

钙化的椎间盘突出
- 发生部位常常与 LV 不同
- 没有相匹配的椎体边缘骨质缺损

病理

一般表现
- 病因学
  - 椎体发育过程中其上缘和下缘覆盖着一层中间薄、边缘较厚的软骨板→软骨边
  - 边缘的软骨内骨化始于 7~9 岁→形成边缘突起（RA）
  - 纤维环的最外层纤维（Sharpey 纤维）植入 RA，使椎间盘固定于脊柱
  - 在隆起与椎体融合（18~20 岁）之前，两者之间隔着这层薄的软骨
    - 在完全融合之前是椎间盘／椎体的相对薄弱点
    - 在骨性融合之前，当髓核疝入 RA 和椎体之间时就形成了 LV，永久游离的椎体边缘小骨片
- 伴发异常

○ 骨软骨炎（Scheuermann 病）
○ 许莫氏结节
- 由髓核向纤维环下方疝入（软骨终板结合部、骨边缘）
  ○ 发生在骨片和椎体融合之前
  ○ 骨片仍然和椎体分离
- 因为邻近椎体大小不同的原因（上 < 下），椎体前上缘可能更易受累
  ○ 屈曲时，椎间盘前部受力挤压下面较大的椎体上终板
  ○ 将髓核挤入软骨盘，使得骨片和椎体分离

大体病理及手术所见
- 带有骨皮质的小骨片，疝入的椎间盘将其与椎体分离

镜下所见
- 松质骨、透明软骨和无细胞透明组织（间盘）
- 嗜碱性退行性变，透明软骨内常见灶性出血

临床信息

临床表现
- 常见体征 / 症状
  ○ 慢性背痛
  ○ 偶尔出现症状
- 临床资料
  ○ 发生部位不同可能会出现不同症状
    - 前缘缺损→症状常较轻；脊柱僵直或不能向前弯
    - 后缘缺损→症状类似神经根病（腰椎）或脊髓压迫症（颈椎）
  ○ 常常意识不到或记不清楚诱因
  ○ 查体发现运动范围降低，± 驼背，或棘突压痛

人口统计学
- 年龄
  ○ 成人 > 儿童及青少年
- 性别
  ○ 男 > 女
- 流行病学
  ○ 成人较常见，儿童相对少见
  ○ 很多情况下可能是外伤导致
    - LV 更常见于爱活动或运动员儿童；可能记不清外伤史

转归及预后
- 诊断后不需要更进一步的检查
  ○ 症状常常在几个月或几年后消失
- 有些患者的 LV 可能会发展为前部的许莫氏结节

治疗
- 保守治疗
  ○ 镇痛剂
  ○ 理疗

○ 急性期限制体力活动
- 不建议手术

诊断思路

思考点
- LV 是发育未成熟的骨骼损伤的结果
- 对有 LV 患者关键是要排除背痛的其他重要原因

影像解读要点
- 成人的 LV 比儿童的容易诊断
  ○ 查到典型的边界清晰的三角形骨片
- LV 骨片与椎体骨质缺损大小相当
  ○ 有助于将 LV 和其他疾病鉴别，如钙化的椎间盘或骨折的椎体骨赘

（王焱炜、王翠艳 译）

参考文献

1. Carrasco Cubero C et al: Mechanical low back pain as a presentation of anterior limbus vertebra. Reumatol Clin. 13(3):176-7, 2017
2. Zhang W et al: Limbus vertebra on bone scintigraphy in a pediatric patient. Clin Nucl Med. 40(11):915-6, 2015
3. Mutlu V et al: Cervical limbus vertebra presenting as a hypopharyngeal mass. Spine J. 14(6):1079-80, 2014
4. Yen Y et al: Giant limbus vertebra mimicking a vertebral fracture. QJM. 107(11):937-8, 2014
5. Huang PY et al: Imaging features of posterior limbus vertebrae. Clin Imaging. 36(6):797-802, 2012
6. Chang CH et al: Clinical significance of ring apophysis fracture in adolescent lumbar disc herniation. Spine (Phila Pa 1976). 33(16):1750-4, 2008
7. Peoples RR et al: Whole-spine dynamic magnetic resonance study of contortionists: anatomy and pathology. J Neurosurg Spine. 8(6):501-9, 2008
8. DePalma MJ et al: Nonspondylolytic etiologies of lumbar pain in the young athlete. Curr Sports Med Rep. 5(1):44-9, 2006
9. Shirado O et al: Lumbar disc herniation associated with separation of the ring apophysis: is removal of the detached apophyses mandatory to achieve satisfactory results? Clin Orthop Relat Res. (431):120-8, 2005
10. Chen LH et al: Intervertebral disc herniation in adolescents. Chang Gung Med J. 27(1):22-8, 2004
11. Asazuma T et al: Lumbar disc herniation associated with separation of the posterior ring apophysis: analysis of five surgical cases and review of the literature. Acta Neurochir (Wien). 145(6):461-6; discussion 466, 2003
12. Mendez JS et al: Limbus lumbar and sacral vertebral fractures. Neurol Res. 24(2):139-44, 2002
13. Mupparapu M et al: Radiographic diagnosis of Limbus vertebra on a lateral cephalometric film: report of a case. Dentomaxillofac Radiol. 31(5):328-30, 2002
14. Bonic EE et al: Posterior limbus fractures: five case reports and a review of selected published cases. J Manipulative Physiol Ther. 21(4):281-7, 1998
15. Martinez-Lage JF et al: Avulsed lumbar vertebral rim plate in an adolescent: trauma or malformation? Childs Nerv Syst. 14(3):131-4, 1998
16. Swischuk LE et al: Disk degenerative disease in childhood: Scheuermann's disease, Schmorl's nodes, and the limbus vertebra: MRI findings in 12 patients. Pediatr Radiol. 28(5):334-8, 1998
17. Talha A et al: Fracture of the vertebral limbus. Eur Spine J. 6(5):347-50, 1997
18. Henales V et al: Intervertebral disc herniations (limbus vertebrae) in pediatric patients: report of 15 cases. Pediatr Radiol. 23(8):608-10, 1993
19. Cao LB et al: Imaging study of lumbar posterior marginal intraosseous node. An analysis of 36 cases. Chin Med J (Engl). 105(10):866-9, 1992
20. Epstein NE: Lumbar surgery for 56 limbus fractures emphasizing noncalcified type III lesions. Spine. 17(12):1489-96, 1992
21. Epstein NE et al: Limbus lumbar vertebral fractures in 27 adolescents and adults. Spine. 16(8):962-6, 1991

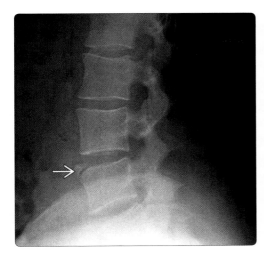

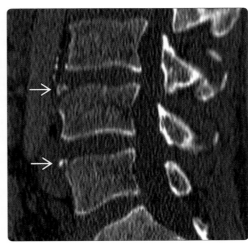

（左图）侧位平片示典型的皮质清晰的较大 L5 椎缘骨（➡）

（右图）矢状位骨 CT 示 L4 和 L5 椎体前上缘边界清晰的骨片（➡），典型的未连接边缘骨片表现（椎缘骨）。最常见于单个椎体前上缘，下缘和后缘较少见

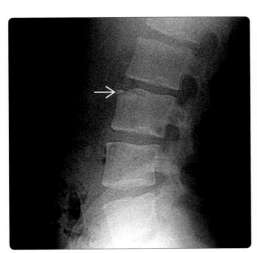

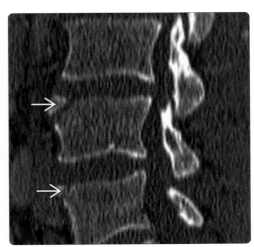

（左图）侧位平片示典型的 L3 椎体椎缘骨（➡）。三角形的骨片正好与 L3 椎体前上缘的骨质缺损相对应

（右图）矢状位骨 CT 示 L4 和 L5 椎体椎缘骨（➡）的典型表现，多发椎体椎缘骨较单发者少见。注意骨片的大小、形态与 L4 和 L5 椎体前上缘的骨质缺损相似

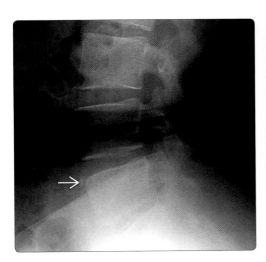

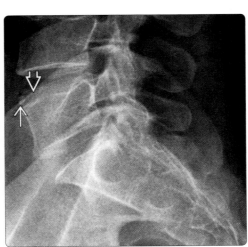

（左图）侧位平片示一骨皮质清晰的小骨片（➡）正好与 L5 椎体前上缘的"草坪"相对应

（右图）另一例显示椎缘骨合并前部许莫氏结节。侧位平片示一骨皮质清晰的小骨片（➡），比邻近椎体骨皮质缺损小，该缺损是由上方的椎缘骨和骨片后面的较大许莫氏结节（➡）构成

术语

- 同义词：终丝纤维脂肪瘤，脂性终丝，"终丝内脂肪"
- 无症状，表现为终丝内脂肪或正常终丝表现

影像学

- 终丝内线样脂肪信号 / 密度
- 圆锥位置正常
- 没有脊髓拴系征象

主要鉴别诊断

- 椎管内脂肪瘤
- 脊髓拴系
- 脂肪脊髓膨出
- 表皮样囊肿 / 皮样囊肿
- 蛛网膜下腔出血

- 肿瘤的顺磁性效应

病理

- 终丝内检测到小灶性脂肪
  - 大体病理和显微镜下都可见到典型的多脂性组织
  - 可见于 4%~6% 的尸检
- 无症状的终丝纤维脂肪瘤在腰骶背部没有皮肤异常

临床信息

- 无症状，偶尔发现
- 偶然发现于 4%~6% 的尸检

诊断思路

- 有症状者提示诊断为椎管内脂肪瘤，而不是无症状的纤维脂肪瘤
- 如果病灶较大，有症状，终丝增粗 >2 mm，则考虑椎管内脂肪瘤

（左图）腰骶椎矢状位示意图示终丝脂肪浸润（➡）。圆锥（➡）位于 L1/2 正常水平

（右图）矢状位 T1WI MR 示终丝脂肪浸润（➡）。不是很明显的圆锥（➡）位于 L1/2 正常水平。此患者的终丝脂肪瘤更倾向于偶发，而不是其步态异常的原因

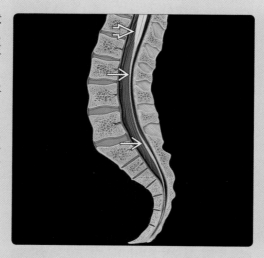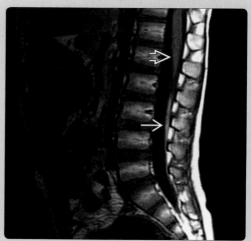

（左图）轴位腰椎示意图示硬膜囊内脂性终丝（➡）的典型表现。如图中所示，脂性终丝位于硬膜囊的后部，没有占位效应

（右图）轴位 T1WI MR 证实终丝的脂肪浸润（➡），表现为特征性 T1 高信号和化学位移伪影。圆锥位于 L1/2 正常水平（未显示）。一般来说，在轴位 T1WI MR 中最容易显示脂性终丝

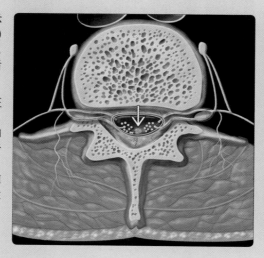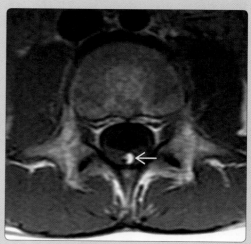

术语

同义词

- 终丝纤维脂肪瘤，脂性终丝，"终丝内脂肪"

定义

- 无症状的正常终丝内出现脂肪
- 圆锥位置正常并没有脊髓拴系征象

影像学

一般表现

- 最佳诊断依据
  - T1WI MR 上终丝内出现线样脂肪信号 / 密度
- 位置
  - 终丝（圆锥水平至骶骨水平）
- 大小
  - 不同长度，横径 1~5 mm
    - 如果横径 >2 mm 被认为是"脂肪瘤"

CT 表现

- CT 平扫
  - 硬膜囊内背侧点状脂肪密度
  - 不合并脊柱裂
- 强化 CT：无强化

MR 表现

- T1WI
  - 矢状位显示头尾方向的线样高信号
    - 可发生于圆锥至骶骨间的任意位置
  - 位于硬膜囊内背侧 1/2 的终丝部位
  - 抑脂序列呈低信号
- T2WI
  - 和脂肪信号相同
- 强化 T1WI
  - 无强化

影像成像方法

- 最佳成像方法
  - MR：T1WI 可显示典型的脂肪信号、正常的圆锥位置和形态
- 成像建议
  - 抑脂 T1WI 来确定高信号是否为脂肪

鉴别诊断

椎管内脂肪瘤

- 更大的脂肪团块（>5 mm）
- 终丝增粗（>2 mm）
- 圆锥低位或显示不清

脊髓拴系

- 终丝增粗，圆锥显示不清，与终丝之间无明显界限

脂肪脊髓膨出

- 背部闭合不全
- 表皮样 / 皮样囊肿

- 硬膜囊内混合性肿块，脂肪抑制不均匀

蛛网膜下腔出血

- 硬膜囊内可见液 - 液平面

含有顺磁性物质的肿瘤

- 黑色素瘤、黑色素性脑膜瘤或者施万细胞瘤可能会在 T1WI 上呈高信号

病理

一般表现

- 病因学
  - 先天性
- 伴发异常
  - 无症状的终丝纤维脂肪瘤下背部无皮肤斑块
- 终丝内脂肪浸润

大体病理及手术所见

- 正常的终丝内小灶性脂肪浸润

镜下所见

- 典型的脂肪组织

临床信息

临床表现

- 常见体征 / 症状
  - 无症状，偶然发现

人口统计学

- 年龄
  - 儿童和成人
- 性别
  - 男 = 女
- 流行病学
  - 见于 4%~6% 的尸检

转归及预后

- 正常变异

治疗

- 无症状者无须治疗

诊断思路

思考点

- 有症状者提示诊断为椎管内脂肪瘤，而不是无症状的纤维脂肪瘤
- 如果病灶较大，有症状，终丝增粗 >2 mm，则考虑椎管内脂肪瘤

（王焱炜、王翠艳 译）

参考文献

1. Orman G et al: Ultrasound to evaluate neonatal spinal dysraphism: a first-line alternative to CT and MRI. J Neuroimaging. 29(5):553-64, 2019
2. Harada A et al: Intraspinal lesions associated with sacrococcygeal dimples. J Neurosurg Pediatr. 14(1):81-6, 2014
3. Thompson EM et al: Clinical significance of imaging and histological characteristics of filum terminale in tethered cord syndrome. J Neurosurg Pediatr. 13(3):255-9, 2014

术语

- 同义词：内生骨疣，硬化性骨岛，钙化性骨岛，压缩性骨岛

影像学

- 松质骨内单发或多发的小灶性硬化区
- 明显的骨密度条纹（"多刺的放射状物"）混合有所在骨的骨小梁结构
- 所有 MR 序列中均为低信号

主要鉴别诊断

- 转移瘤
- 许莫氏结节
- 退行性终板
- 骨样骨瘤
- 骨斑点症
- 骨梗死

病理

- 发育性或先天性软骨内成骨过程中骨再吸收异常
- 压缩骨质与邻近骨小梁相连，没有软骨或纤维成分

临床信息

- 无症状，在因其他原因做检查时偶然发现
- 稳定性病灶；大小不随时间改变
- 无须治疗

诊断思路

- 特征性的密度、边缘，没有骨质破坏或软组织肿块，则考虑为内生骨疣
- MR 多发小灶性低信号要考虑到恶性转移性疾病（前列腺或乳腺来源）

（左图）25 岁结节性硬化症患者胸椎冠状位骨 CT 显示多发硬化骨密度灶（➡），并伴有多个骨岛

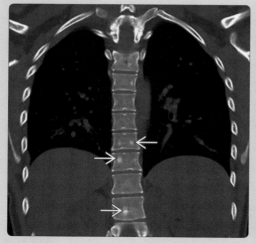

（右图）同一患者胸椎轴位骨 CT 证实椎体和后部附件分布有多个骨岛

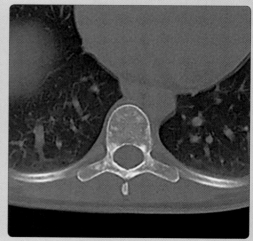

（左图）同一患者腰椎轴位强化 T1 FS MR 显示骨岛内低信号（➡）

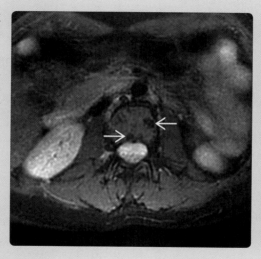

（右图）该患者腰椎轴位 T2 FS MR 证实骨岛内低信号，这是骨岛的一种典型表现（➡）。T1WI 和 T2WI 均呈特征性低信号

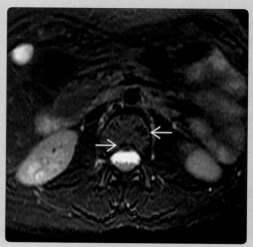

术语

同义词

- 同义词：内生骨疣，硬化性骨岛，钙化性骨岛，压缩性骨岛

定义

- 无症状灶性骨质硬化区

影像学

一般表现

- 最佳诊断依据
  - 松质骨内小灶性的硬化，伴羽毛状或刷状缘
- 位置
  - 可见于任何骨
    - 最常见于骨盆、股骨、肋骨和长骨
    - 较少见于脊柱；可累及椎体或附件
- 大小：1 mm 到几厘米
- 形态：圆形，边界清晰

X 线表现

- 平片
  - 松质骨内单发或多发灶性密度均匀的硬化灶
  - 明显的骨密度条纹（"多刺的放射状物"）混合有所在骨的骨小梁结构

CT 表现

- CT 平扫
  - 类似平片，不含软组织成分

MR 表现

- T1WI
  - 局灶性低信号
- T2WI
  - 局灶性低信号
- 强化 T1WI
  - 无强化

核医学表现

- 骨扫描
  - 通常正常，但可能会有浓聚，尤其是在较大病灶

影像成像方法

- 最佳成像方法
  - 评价单发不能确定的病灶：CT
  - 评价多发病灶：MR

鉴别诊断

转移瘤

- 多发病灶，常累及硬膜外

许莫氏结节

- 椎间盘不规则疝入终板（2°）

终板退行性变

- 邻近终板，± 强化

骨样骨瘤

- 骨膨胀，中央瘤巢

骨斑点症

- 多发性骨岛

骨梗死

- 边缘不清晰或斑片状异常信号，± 强化

病理

一般表现

- 病因学
  - 发育性或先天性软骨内成骨过程中骨再吸收异常

大体病理及手术所见

- 高密度骨组织

镜下所见

- 连接骨小梁的致密骨结构
- 无软骨或纤维成分

临床信息

临床表现

- 常见体征 / 症状
  - 无症状
- 临床资料
  - 常在因其他疾病检查时偶然发现

人口统计学

- 年龄
  - 见于所有年龄组
- 性别
  - 男 = 女
- 流行病学
  - 高达 14% 的患者脊柱受累

转归及预后

- 稳定病灶，大小不随时间改变

治疗

- 无须治疗

诊断思路

思考点

- MR 多发小灶性低信号要考虑到恶性转移性疾病（前列腺或乳腺来源）

影像解读要点

- 特征性的密度、边缘，无骨质破坏或软组织肿块，则考虑为内生骨疣

（王焱炜、王翠艳 译）

参考文献

1. Nouh MR et al: Magnetic resonance imaging of the spinal marrow: basic understanding of the normal marrow pattern and its variant. World J Radiol. 7(12):448-58, 2015

2. Mugera C et al: Sclerotic lesions of the spine: MRI assessment. J Magn Reson Imaging. 38(6):1310-24, 2013

术语

- 同义词：终室，第 5 室

影像学

- 脊髓椎管远段轻度囊样扩张
- 没有神经胶质增生或脊髓软化
- 无结节样或病理性强化
- 圆锥位置正常（T12 → L2）

主要鉴别诊断

- 脊髓椎管的短暂性扩张
- 脊髓空洞积水症
- 囊性脊髓肿瘤
- 脊髓软化

病理

- 在胚胎发育（第 9 周）的尾段脊髓次级神经形成过程中产生
- 是脊髓圆锥内由 CSF 充填的腔，由室管膜闭合

临床信息

- 通常为偶然发现的无症状患者不需要治疗
- 很少数患者因为囊扩大而出现症状者可以手术减压

诊断思路

- 圆锥位置正常的椎管远端孤立性轻度扩张几乎都是正常情况下偶然发现的
- 影像检查的主要目的是与囊性脊髓肿瘤或脊髓空洞鉴别
  - 钙化、分隔、结节、强化及偏心性位置都不支持终室，需要进一步评价
- 排除其他可疑病变，首先是空洞和脊髓拴系

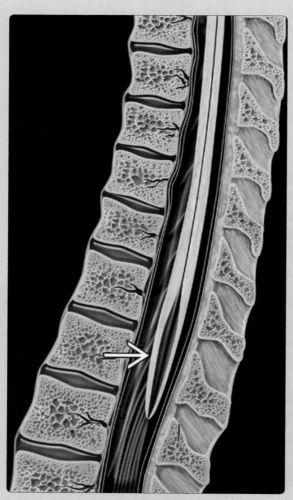

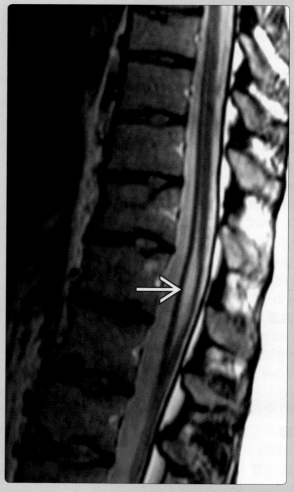

（左图）矢状位示意图示典型的终室表现（➡），局限于圆锥部位的脊髓远段椎管梭形扩张

（右图）矢状位 T2WI MR 示典型的终室影像表现（➡），圆锥部位的脊髓远段椎管光滑扩张。多发椎体许莫氏结节与此病并不相关

术语

同义词
- 终室，第 5 室

定义
- 在圆锥 / 近段终丝水平脊髓椎管扩张产生的脊髓中央部位 CSF 信号 / 密度

影像学

一般表现
- 最佳诊断依据
  - 远段脊髓椎管轻度扩张，没有脊髓信号异常、结节或强化
- 位置
  - 远段脊髓和脊髓圆锥
- 大小
  - 2~4 mm（横径）；长度极少超过 2 cm
  - ＜1/3 脊髓长度
- 形态
  - 脊髓中央部 CSF 信号 / 密度的扩张，边缘光滑，无肿块
  - 圆锥位置正常（T12 → L2）

CT 表现
- 强化 CT
  - 远段脊髓椎管扩张，呈 CSF 密度
  - 无肿块及强化

MR 表现
- T1WI
  - 远段脊髓椎管扩张呈 CSF 样低信号
    - 注意区分与椎管扩张相似的相位重影伪影
  - 圆锥位于正常水平（T12 → L2）
  - 无终丝增粗或脂肪瘤
- T2WI
  - 远段脊髓椎管扩张呈 CSF 样高信号
  - 扩张的椎管无分隔
- 强化 T1WI
  - 无相关的肿块或强化
  - 与囊性脊髓肿瘤鉴别

超声表现
- 灰阶超声
  - 位置正常的圆锥内轻度无回声、无分隔的椎管扩张
  - 神经根和圆锥搏动正常
  - 无终丝增粗（＜2 mm）或脂肪瘤
- M 型超声
  - 用于证实正常的神经根和圆锥搏动

影像成像方法
- 最佳成像方法
  - 多方位 MR 成像
- 新生儿
  - 超声筛查先天脊柱畸形
    - 通常是在描述骶骨凹陷特征时发现的
    - 将终室与脊髓空洞或肿瘤相鉴别
    - 异常表现需要由 MR 证实
- 儿童、成人和婴儿（超声表现阳性者）
  - 矢状位薄层 T1WI & T2WI MR（3 mm 层厚）
  - 轴位 T1WI & T 2WI（3~4 mm 层厚）扫描远段脊髓至骶骨
    - 排除脊柱隐裂、脂肪瘤或终丝增粗的最佳方法
  - 矢状位和轴位 T1WI 强化 MR，用于排除肿块或结构变形

鉴别诊断

脊髓椎管短暂性扩张
- 正常变异
- 新生儿中央管轻度扩张
- 第 1 周内消失

脊髓空洞积水症
- 脊髓远段 1/3（或更多）囊样扩张
- 单发或合并其他先天性脊柱异常（达 30%）

脊髓囊性肿瘤
- 星形细胞瘤
- 室管膜瘤
- 血管母细胞瘤
- 鉴别点：脊髓信号异常，脊髓扩张，实性成分强化

脊髓软化灶
- 外伤史，血管性事件，或其他脊髓损害
- 脊髓萎缩，±T2 高信号（胶质增生）

病理

一般表现
- 病因学
  - 胚胎发育过程（第 9 周）中，通过尾段脊髓的次级神经胚形成（以前称为神经管形成、退化与分化）
    - 代表初级神经形成部位和次级神经形成的中央管部位的结合点
    - 中央管常常在生后 1 周内退化；若退化不良，儿童或成人可见终室
- 伴发异常
  - 偶尔合并尾退化综合征或脊髓拴系

分期、分级及分类
- 根据症状分类系统有助于手术治疗方案的决策

大体病理及手术所见
- 脊髓圆锥内单发的由 CSF 充填的腔，由室管膜闭合
  - 通常表现为虚腔或室管膜残留

- 　　○ 少数患者表现为囊性扩张
- 没有胶质增生或肿瘤

镜下所见

- 脊髓的微观组织学正常
  - 囊性空腔，内衬室管膜细胞
  - 没有胶质增生或肿瘤

临床信息

临床表现

- 常见体征 / 症状
  - 在一些与其不相关的影像检查中偶然发现
    - 儿童中几乎均无症状
    - 成人通常在诊治坐骨神经痛时发现
- 其他体征 / 症状
  - 很少出现异常扩张或需要治疗的症状
    - 双侧坐骨神经痛
    - 马尾神经综合征
    - 下肢无力
    - 尿潴留
- 临床资料
  - 患者常常无症状或表现为与马尾或圆锥有关的非特异性神经系统症状

人口统计学

- 年龄
  - 最常见年龄 ＜5 岁；可发生于任何年龄
- 性别
  - 儿童中男 = 女
  - 成人中女 ＞ 男
- 流行病学
  - 2.6% 正常儿童（＜5 岁）MR 上可见终室
  - 成人较少发生；在 MR 成像广泛应用前，主要在尸检中发现

转归及预后

- 其大小在一生中可发生变化；中年最小，儿童早期及老年时最大
- 对死亡率及发病率没影响
  - 大多数病变大小稳定或退化；未见报道病变增大者
- 很少数患者因为有症状而手术，术后症状改善

治疗

- 对于无症状偶然发现的患者无须治疗
  - 依据临床表现，如果确实需要可进行 MR 随访
- 较少伴随囊性扩张的症状性患者需要手术减压和处理相关异常
  - 囊肿开窗 ± 囊肿分流至蛛网膜下腔、胸膜腔、腹膜腔

诊断思路

思考点

- 影像最重要的目的是区别囊性脊髓肿瘤和脊髓空洞
- 无症状的患者无须进一步影像评估
- 除非囊肿的扩张程度需要手术引流，症状性患者只需临床及 MR 随访监测

图像解读要点

- 圆锥位置正常的中央管远端孤立性轻度扩张几乎都是正常情况下偶然发现的
  - 钙化、分隔、结节、强化或偏心表现都不是终室的表现，需要进一步评估
  - 警惕：相位伪影与扩张的终室或空洞很相似，容易混淆
- 在诊断为偶然遇到的终室扩张前，要排除易导致脊髓空洞或脊髓拴系的其他异常

（王焱炜、王翠艳 译）

参考文献

1. Fletcher-Sandersjöö A et al: Surgical treatment for symptomatic ventriculus terminalis: case series and a literature review. Acta Neurochir (Wien). 161(9):1901-8, 2019
2. Lotfinia I et al: The cystic dilation of ventriculus terminalis with neurological symptoms: three case reports and a literature review. J Spinal Cord Med. 1-7, 2018
3. Severino R et al: Surgery or not? A case of ventriculus terminalis in an adult patient. J Spine Surg. 3(3):475-80, 2017
4. Zeinali M et al: Cystic dilation of a ventriculus terminalis. Case report and review of the literature. Br J Neurosurg. 1-5, 2017
5. Zhang L et al: Cystic dilation of the ventriculus terminalis: report of 6 surgical cases treated with cyst-subarachnoid shunting using a t-catheter. World Neurosurg. 104:522-7, 2017
6. Kawanishi M et al: Cystic dilation of the ventriculus terminalis. J Neurosci Rural Pract. 7(4):581-3, 2016
7. Bellocchi S et al: Multilobed cystic dilation of the ventriculus terminalis (CDVT). BMJ Case Rep. 2013, 2013
8. Ganau M et al: Cystic dilation of the ventriculus terminalis. J Neurosurg Spine. 17(1):86-92, 2012
9. Blondiaux E et al: Prenatal US evaluation of the spinal cord using high-frequency linear transducers. Pediatr Radiol. 41(3):374-83, 2011
10. Borius PY et al: [Ventriculus terminalis dilatation in adults: a case report and review of the literature.] Neurochirurgie. 56(5):386-90, 2010
11. de Moura Batista L et al: Cystic lesion of the ventriculus terminalis: proposal for a new clinical classification. J Neurosurg Spine. 8(2):163-8, 2008
12. Brisman JL et al: Cystic dilation of the conus ventriculus terminalis presenting as an acute cauda equina syndrome relieved by decompression and cyst drainage: case report. Neurosurgery. 58(3):E585; discussion E585, 2006
13. Sansur CA et al: Ventriculus terminalis causing back pain and urinary retention. Acta Neurochir (Wien). 148(8):919-20, 2006
14. Dullerud R et al: MR imaging of ventriculus terminalis of the conus medullaris. A report of two operated patients and a review of the literature. Acta Radiol. 44(4):444-6, 2003
15. Celli P et al: Cyst of the medullary conus: malformative persistence of terminal ventricle or compressive dilatation? Neurosurg Rev. 25(1-2):103-6, 2002
16. Kriss VM et al: Sonographic appearance of the ventriculus terminalis cyst in the neonatal spinal cord. J Ultrasound Med. 19(3):207-9, 2000
17. Unsinn KM et al: US of the spinal cord in newborns: spectrum of normal findings, variants, congenital anomalies, and acquired diseases. Radiographics. 20(4):923-38, 2000
18. Matsubayashi R et al: Cystic dilatation of ventriculus terminalis in adults: MRI. Neuroradiology. 40(1):45-7, 1998
19. Unsinn KM et al: Sonography of the ventriculus terminalis in newborns. AJNR Am J Neuroradiol. 17(5):1003-4, 1996
20. Choi BH et al: The ventriculus terminalis and filum terminale of the human spinal cord. Hum Pathol. 23(8):916-20, 1992

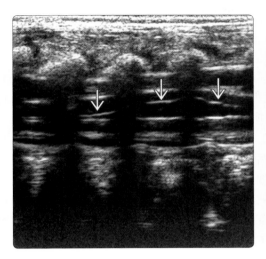
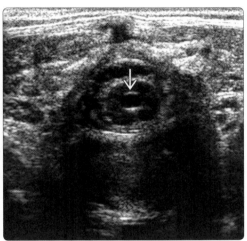

（左图）纵断面超声显示位于圆锥的远端中央管呈边缘光滑、纺锤状的扩张（➡）

（右图）横断面超声显示位于远端脊髓圆锥的中央管扩张（➡）。注意其位于中央并没有偏心的空洞或结节形成等不支持单纯终室的表现

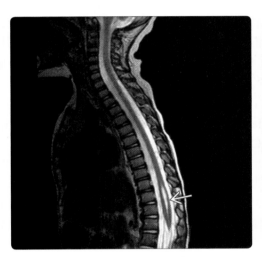
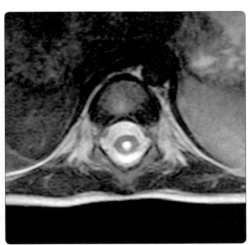

（左图）全脊柱矢状位 T2WI MR 显示典型的终室伴终末脊髓梭状扩张（➡）。脊髓的其余部分是正常的

（右图）圆锥轴位 T2WI MR 显示中央脊髓管平滑扩张，无结节或偏心

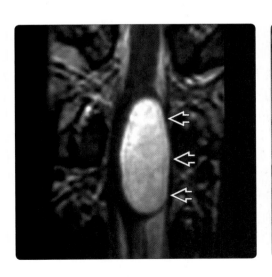
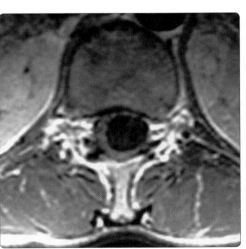

（左图）冠状位 T2WI MR 显示中央管仅局限于圆锥的囊性扩张，囊性扩张导致左侧侧索实质呈偏心性变薄（➡）

（右图）轴位强化 T1WI MR 显示圆锥末端偏心囊腔内无异常强化

Chiari 畸形的历史描述

在对 40 名后脑发育不良儿童进行尸检后，Hans Chiari 医生（1891）根据小脑脱垂的程度，描述了与脑积水相关的 3 种不同的后脑疾病（按 1~3 的描述顺序）。其表型包括神经管缺陷、脑膨出和脊柱发育不良的不同组合。随后的研究和报告由其他人已经阐明，这 3 种畸形尽管显示出一些表型相似之处，但除了①累及小脑和脊髓、②被认为是正常胚胎背向诱导失败外，它们之间既没有解剖学也没有胚胎学上的相关性。Chiari 4 畸形（CM4）的特征是小脑发育不全，而不是像其他真正的 Chiari 畸形那样出现小脑扁桃体异位，目前被认为是一种无关的情况，而不是真正的 Chiari 畸形。

Chiari 畸形的类型

目前已描述了 5 种 Chiari 畸形（Chiari 0~4）。此外，最近报道了 Chiari 1 畸形（CM1）的变种，其表型更为严重，被称为复杂 Chiari 畸形（CCM）。只有 Chiari 1、Chiari 2（CM2）、Chiari 3（CM3）和 CCM 与影像学相关。

Chiari 0 畸形（CM0）：CM0 的定义为临床 CM1 症状伴髓鞘水肿，影像学显示为正常小脑扁桃体水平。根据定义，枕下减压后临床症状和髓鞘水肿改善。CM0 的诊断是有争议的，并没有被普遍接受。除了脊髓空洞症的特征性表现和排除其他可能的鉴别诊断外，影像在 CM0 诊断或术前处理中没有重要作用。

CM1：CM1 是迄今为止在成人和儿童中遇到的最常见的 Chiari 畸形。脑 MR 成像可以通过识别患者的小脑扁桃体异位来增加 CM1 的检出率。CM1 的解剖学特征包括小脑扁桃体异位和下后脑移位。闩水平通常位于枕骨大孔平面或略高于枕骨大孔平面。小脑扁桃体的形状很重要；斜叶状的钩形扁桃体比小圆形（中等形态）或实质圆形（正常形态）的小脑扁桃体更有可能处于异常低位。

CCM：CCM 是最近发现的 CM1 的变异型。除了 CM1 的特征性表现外，CCM 还显示更明显的后脑突出，和与颅颈交界区异常或颅颈角（craniocervical angle, CXA）异常相关的潜在更明显的脑干腹侧受压。一个普遍的特征是所谓的 Chiari 1.5 畸形，这是一种更严重的后脑下突，伴有特征性的颈髓背部隆起（"扭结"），这是 CCM 最明显的影像特征。颅颈交界区异常（基底凹陷、齿突后屈）、颈髓腹侧受压，以及更多有症状的临床表现经常伴随更严重的下后脑疝，并衍生出术语 CCM 来描述这些具有"复杂"特征的 CM1 患者。与常规 CM1 相比，CCM 患者通常表现出更严重的临床表型，部分原因是扁桃体突出深度，但更重要的可能是由于颅颈交界区骨异常和 CXA 异常引起的腹侧颈髓受压的严重程度。CCM 的严重程度评估依赖与 CM1 相同的定量和定性颅骨测量和观察标准。

CM2：CM2 是典型的儿科诊断，由于患者通常能活到成年，因此也在成人影像检查中发现。CM2 典型表现为小脑下蚓部疝、喙状顶盖、后脑突出伴特征性髓质扭结，颅后窝较小。虽然 CM2 表面上可能与 CM1 相似，但它是一个完全不同的疾病，有着不同的病因。除了后脑异常，CM2 还具有脊柱和中胚层畸形的特点。从实际角度来看，CM2 与开放神经管闭合缺陷 100% 相关。腰骶部脊髓脊膜膨出（MMC）最为常见，其次是胸腰部 MMC，很少出现颈段 MMC。CM2 的典型解剖特征包括小脑蚓部下疝、延髓、脑桥和第四脑室向下移位，髓质"扭曲"，形状异常伸长的第四脑室，发育不全的小脑幕伴心形切迹，尖状的中脑顶盖（"喙状顶盖"）。颅后窝较正常小，窦汇（静脉窦汇合）位于下方。小脑通过切迹"包裹"在延髓和"塔"周围，顶盖呈"喙状"，中脑呈"心形"。

CM3：CM3 是三种真性 Chiari 畸形中最罕见的。最初，Chiari 医生将 CM3 描述为颅后窝内容疝出，包括通过 C1-C2 处的后部闭合不全缺损导致的小脑 ± 脑干疝出。这种严格的定义导致了这种诊断非常罕见，最好考虑为高位颈髓囊肿而不是真正的 Chiari 畸形变异。最近，许多影像学检查将 CM3 定义为低枕部或高枕部脑膜膨出，包含通过高枕部 ± 低枕部骨缺损导致的小脑 ± 脑干、脑膜、血管和脑脊液突出。病理上 CM3 严重程度以囊内容物分类，囊内容物可包括 1 个或多个脑膜、小脑、脑干 ± 颈髓、枕叶极、动脉和静脉血管，以及紊乱组织（神经元迁移异常、皮质发育不良）和胶质脑组织。同时发生的神经轴异常可能包括胼胝体异常、灰质异位、髓鞘水肿和脊髓拴系。表面上，颅内表现类似于 CM2，包括喙状顶盖和后脑下降，但现在认为顶盖和下脑干的表现实际上反映了与小脑移位到囊内有关的结构扭曲，而不是 CM2 的变体。尽管最近的报道表明某些患者的预后可能要好得多，但传统上认为预后不佳。这可能与放宽诊断标准，包括不太严重的畸形有关。

影像解剖学

定量测量：用于评估 Chiari 畸形的标准定量颅骨测量和观察包括**小脑扁桃体下降**（mm）、**闩水平**（mm）、与颅底 -C2 线的垂直距离（pB-C2，mm）和颅颈角（度）。小脑扁桃体水平（**小脑扁桃体下移**）

传统上是指从枕骨大孔平面（蝶骨基底和枕骨隆突之间的线）到扁桃体尖端的垂直距离。正常人小脑扁桃体位于枕骨大孔平面附近或上方。正常扁桃体水平的最低可接受限度并没有得到普遍认可，但大多数专家认为在无症状患者中，枕骨大孔以下 < 6 mm 是正常的。CM1 的后脑下降特征需要准确识别颈髓连接。髓质锥体的交叉通常被认为是延髓和脊髓之间的解剖学边界。然而，由于锥体交叉在标准分辨率磁共振成像中难以分辨，闩的位置被用作颈髓连接的替代标志，因为它很容易在矢状面成像中被识别。闩是一根细长的神经组织带，横向延伸至脊髓后核区域，形成脊髓中央管开口的背顶，并界定 Magendie 孔的下边缘。通过沿着第四脑室底部向下追踪，直到背侧髓质轮廓变化的上边缘，可以识别出闩。在正中矢状面磁共振成像上，使用从枕骨大孔平面到枕骨的线，在正常受试者枕骨大孔上方 10~12 mm 处测量闩定量水平。临床应用与颅底 -C2 线的垂直距离（pB–C2）和齿突形状评价脑干腹侧受压程度，指导治疗计划（儿童）。虽然严格来说，pB-C2 测量的范围是在后骨齿突，但在临床实践中，为了避免低估软组织翳对脑干压迫的贡献，pB-C2 测量包括齿突背侧的骨和软组织。重要的是，在儿科人群中确定的 pB-C2 标准不能直接应用于成人手术决策。CXA（颅颈角）是沿斜坡线与 C2 椎体 / 齿突轴线之间的夹角。CXA 很容易在矢状面磁共振成像上评估，并有助于评估可能导致腹侧颈髓受压的扁平后脑。在使用 CXA 进行手术决策时，头部位置的评估是非常重要的，因为若成像时颈部屈曲，CXA 可能会被人为降低。

定性评估：定性评估包括主观评估斜坡长度和目视检查是否存在易导致腹侧压迫的异常，包括齿突后屈、先天性颅颈交界区或颅底骨异常和基底凹陷。

动态扁桃体运动和脑脊液流动评估技术：开发生理学成像测试，定性或定量地评估颞窝和颅后窝脑脊液流动以及扁桃体运动已经引起了广泛的兴趣。虽然定性脑脊液血流成像可以在现代 MR 扫描仪上使用商业软件轻松完成，但血流数据的定量处理（和解释）需要大量人力，而且对许多临床影像中心来说具有一定难度。因此，这些技术尚未在临床实践中广泛应用于诊断和治疗计划。

发病率和病因

CM1：CM1 的发病率和患病率尚不清楚，因为许多病例是在影像学检查中偶然发现的。CM1 的病因尚不清楚，很可能是多因素的。虽然家族聚集和对双胞胎的研究提出了假定的遗传因素，但迄今为止尚未成

功找到特定遗传位点。考虑到 CM1 经常散发出现和异质性的临床表型，一些专家假设 CM1 是多基因遗传机制，而另一些专家推测 CM1 源于神经外胚层或中胚层异常。孤立的 CM1 被假定为中胚层起源，而与颅缝早闭症（综合征或非综合征）和其他神经系统疾病相关的 CM1 被假定为神经外胚层起源。支持这一理论的是，颅后窝形状（特别是发育不全的颅后窝）在成人和儿童 CM1 发生中都很重要（尽管更常见于儿童）。CM1 受检者由于枕叶发育不全（± 平顶）导致颅后窝体积减小，可能导致颅后窝过度拥挤和随后的小脑扁桃体下疝。另外，一些 CM1 患者的发育病因还包括异常的前寰椎分段异常。未合并残部的患者将表现出异常小、畸形的颅后窝和短小的斜坡。相反，其他寰椎分段异常且残部合并到斜坡中的患者显示斜坡拉长，产生或加重腹侧颈髓压迫。颅后窝和颅颈交界区异常在儿童年龄组中最常见。许多成年 CM1 患者并没有表现出能解释小脑扁桃体异位的颅颈交界变异或骨骼发育异常。

CCM：CCM 的确切发病率尚不清楚，但据说在 CM1 患者的症状人群中，特别是在儿童中，CCM 相对较常见。据推测，CCM 患者的发育异常可能导致尾脑干下降和与 CM2 畸形相似（但较轻）的后脑异常（尽管没有开放神经管缺陷），但迄今为止还没有确定分子基础。Chiari 1.5 畸形一词是用来描述同时伴有小脑扁桃体疝和下脑干疝的患者，下脑干疝和背侧颈髓畸形是 CM1 亚群患者的关键特征，表面上与 CM2 特征性后脑表现相似。遗憾的是，Chiari 1.5 畸形的名称也暗示了一种存在于 CM1 和 CM2 之间的临床类型。尽管这种可能性仍在争论中，大多数专家目前认为 CCM 是一个独特的类型，而不是 CM1 和 CM2 之间的连续体的畸形。由于一些患者监测期间的影像学表现从典型的 CM1 进展为 CCM，CCM 和 CM1 之间的关系得到加强。目前，CCM 和 CM1 表型被认为是代表 CM1 类型的解剖谱。

CM2：CM2 的病因有些争议。许多不同的理论，从分子原因到纯机械原因，都被用来解释 CM2 特征性表现，但遗憾的是，没有一种理论能解释 CM2 的所有表现。Penfield 和 Coburn（1938）提出的脊髓牵引理论认为，在脊椎生长过程中，脊髓固定在椎弓部水平会对脊髓产生牵引力和拉力，扰乱正常的脊髓上行，导致脑干和脊髓向下牵引到固定点。这一理论目前被认为是不正确的。一种分子遗传学理论假设 CM2 的产生是后脑分段和相关的区域结构初级遗传编程缺陷的结果。该异常基因尚不明确，但被认为是菱脑分

割基因中的一种，该基因也在枕骨基底和枕上骨的轴旁中胚层编程缺陷中起作用，导致颅后窝变小。另一种关于颅后窝骨发育异常的理论认为，上升的颈椎和下降的颅骨生长之间存在"碰撞"，导致 CM1 和 CM2 的表型异常。另外，"拥挤理论"（基于动物实验模型）推测，与多因素枕骨发育不良相关的颅后窝生长受限导致神经组织受压，然后神经组织"挤压"通过枕骨大孔，类似于牙膏从管中挤出。其他专家推测，开放式神经管缺损的脑脊液渗漏直接影响 CM2 的发育。少脑脊液理论认为，胎儿发育早期的神经管闭合缺陷会导致脑脊液从神经管中漏出，导致脑脊液容量不足，无法充分扩张胚胎脑室系统，导致颅后窝变小。最流行的少脑脊液理论可能是所谓的统一理论，该理论认为 CM2 源于妊娠期间（胎儿第 4 周）开放性脊柱发育不良引起脑脊液漏的后遗症。McLone 及其同事假设，脑脊液从开放的尾部神经胎盘中央管漏出会减少胚胎脑室系统的扩张。这导致周围间充质诱导压力降低，产生异常小的颅后窝。因此，随后菱脑在不充分的空间（颅后窝）内发育会导致后脑向下移位和突出。端脑和菱形脑室相关的不充分扩大分别导致端脑半球（导致脑室区神经元的无序迁移、皮质异位、脑回异常和胼胝体发育不良）和菱脑（影响小脑和脑干发育）的支持减少。CM2 畸形发生的生化危险因素一直是研究的热点。许多专家报道了与叶酸代谢异常相关的亚甲基四氢叶酸还原酶（MTHFR）突变和 CM2 的发生密切相关。MTHFR 突变加上妊娠期叶酸缺乏会增加神经管缺陷和 CM2 的风险。据报道，CM2 发病率为 0.44/1000 名新生儿。对妊娠患者实施叶酸替代治疗后，发病率有所下降。据报道，有 4%~8% 的风险影响第二个孩子。

CM3：从遗传学角度，MTHFR 基因出现 677C → T 突变（≤ 50%），但病因尚不明确。CM3 胚胎发生是基于 McLone 等的统一理论，该理论最初是用来解释 CM2 的，但有些人认为 CM2 和 CM3 都适用。

临床意义

只有 CM1（及其变种 CM0 和 CCM）患者出生时表型正常。CM2 和 CM3 在出生时就存在明显的外部解剖异常和神经功能障碍。

CCM 是用来解释为什么一些在影像上有更严重的畸形的 CM1 患者与更严重的临床病程相关。

鉴别诊断

颅内低压

- "从下牵拉"
- 颅内压过低导致脑中线凹陷，扁桃体和颈髓连接处向下移位
- 可能是自发的，也可能是医源性的

颅内占位效应

- "从上往下推"
- 颅内肿块或颅内压增高会导致颅内结构向下突出，包括小脑扁桃体

（王焱炜、王翠艳 译）

参考文献

1. Bordes S et al: Defining, diagnosing, clarifying, and classifying the Chiari I malformations. Childs Nerv Syst. 35(10):1785-92, 2019
2. Azahraa Haddad F et al: The newer classifications of the Chiari malformations with clarifications: an anatomical review. Clin Anat. 31(3):314-22, 2018
3. Shoja MM et al: Embryology and pathophysiology of the Chiari I and II malformations: a comprehensive review. Clin Anat. 31(2):202-15, 2018
4. Poretti A et al: Chiari type 1 deformity in children: pathogenetic, clinical, neuroimaging, and management aspects. Neuropediatrics. 47(5):293-307, 2016
5. Tubbs RS et al: Chiari IV malformation: correcting an over one century long historical error. Childs Nerv Syst. 32(7):1175-9, 2016
6. Young RM et al: The Chiari 3 malformation and a systemic review of the literature. Pediatr Neurosurg. 50(5):235-42, 2015
7. Moore HE et al: Magnetic resonance imaging features of complex Chiari malformation variant of Chiari 1 malformation. Pediatr Radiol. 44(11):1403-11, 2014
8. Brockmeyer DL: The complex Chiari: issues and management strategies. Neurol Sci. 32 Suppl 3:S345-7, 2011
9. McLone DG et al: The cause of Chiari II malformation: a unified theory. Pediatr Neurosci. 15(1):1-12, 1989

小脑扁桃体水平

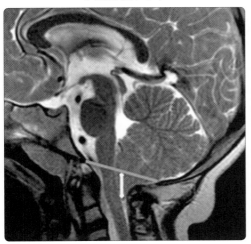

闩水平

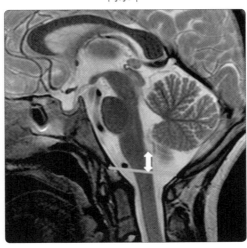

（左图）使用从枕骨大孔平面到扁桃体尖端的垂直线在中线测量小脑扁桃体水平

（右图）在矢状面 MR 中线下方沿第四脑室底部追踪，直到到达背侧髓质轮廓变化的上缘，从而识别闩。然后从枕骨大孔平面做垂线测量闩距离

与颅底 –C2 线的垂直距离

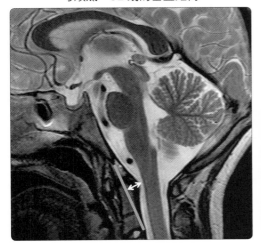

颅颈角

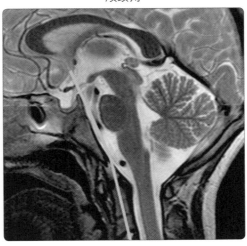

（左图）与颅底 -C2 线的垂直距离是从 C2 后基底到斜坡尖端垂直绘制的一条线。测量包括骨齿突背侧的骨和软组织，以避免低估软组织翳对脑干压迫的作用

（右图）颅颈角是指沿斜坡绘制的线与 C2 椎体 / 齿突轴线之间的夹角

正常颅后窝

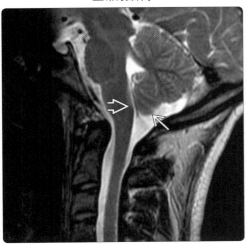

Chiari 1 畸形

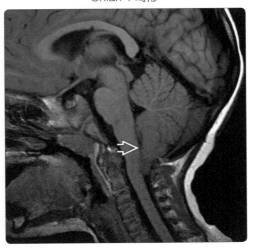

（左图）矢状位 T2 MR 显示颅后窝正常外观。圆形小脑扁桃体（➡）和闩水平（➡）都位于枕骨大孔平面之上

（右图）正中矢状位 T1WI MR 显示典型的扁桃体异位，小脑扁桃体尖枕骨大孔平面下移位。CSF 消失，扁平的闩（➡）向下移位，位于枕骨大孔平面附近

（左图）矢状位 T1MR 显示严重的小脑扁桃体异位（➡），符合 Chiari 1 畸形

（右图）矢状位 T2MR 证实有明显的小脑扁桃体异位（➡），枕骨大孔处的脑脊液消失。闩变扁平，难以辨别。高位颈髓有轻度增大和髓内 T2 信号异常强度（➡），符合脊髓空洞前状态

Chiari 1 畸形伴脊髓空洞前状态

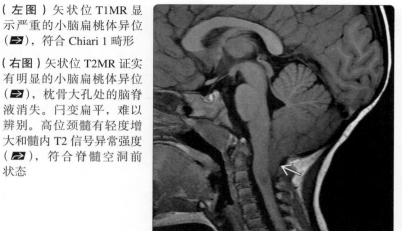

Chiari 1 畸形伴脊髓空洞前状态

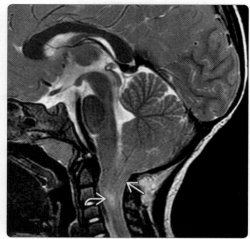

（左图）矢状 T2 MR 显示轻度小脑扁桃体异位（➡）和颈髓交界处大的背侧隆起（➡）。闩位于凸起的上边缘。也要注意节段性脊髓积水空洞症

（右图）同一例复杂 Chiari 畸形（CCM）患者的轴位 T1 MR 证实了异位扁桃体（➡）和偏心（本例）背侧隆起（➡）对枕骨大孔的影响

复杂 Chiari 畸形

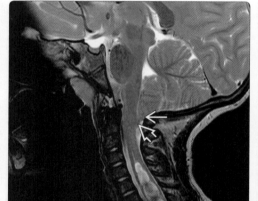

复杂 Chiari 畸形

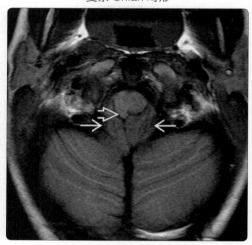

（左图）重度 CCM 患者矢状位 T2 MR 表现为轻度扁桃体异位（➡）和较大的颈髓背侧隆起（➡）。斜坡缩短、颅颈角减小和齿突后屈导致腹侧颈髓受压

（右图）同一患者的轴位 T2 MR 证实扁桃体顶部对枕骨大孔造成严重拥挤（➡），导致颈髓交界处变形。也请注意异常的颅后窝形状

复杂 Chiari 畸形

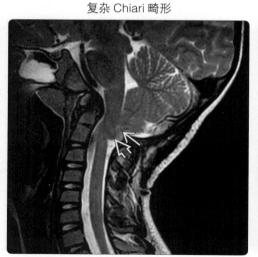

复杂 Chiari 畸形

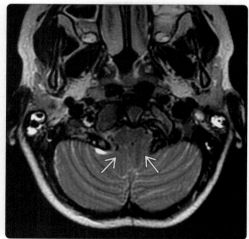

Chiari 2 畸形

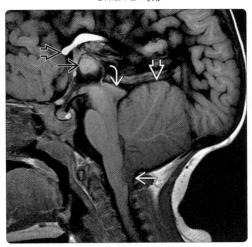

Chiari 2 畸形

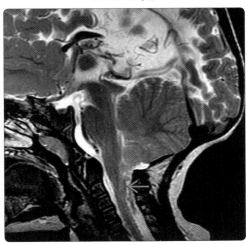

（左图）矢状位 T1 MR 显示 Chiari 2 畸形的典型特征。注意小脑蚓部异位（➡）、塔状小脑（➡）、喙状顶盖（➡）、丘脑间黏合增大（➡）和胼胝体发育不良（➡）

（右图）同一患者矢状位 T2 MR 显示 Chiari 2 畸形的相同典型特征。影像上可见颈髓交界较低（"扭结"，➡）

Chari 2 畸形伴脊髓脊膜膨出未修复

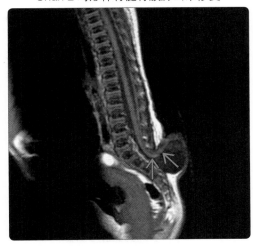

Chari 2 畸形伴脊髓脊膜膨出修复

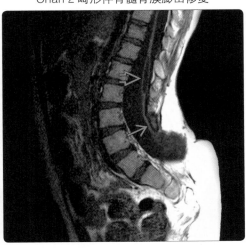

（左图）矢状位 T1 MR 显示婴儿 Chiari 2 畸形（未显示）和未修复的脊髓脊膜膨出。注意，脊髓的远端（➡）终止于背囊内。囊内没有皮肤覆盖

（右图）老年患者矢状位 T1 MR 显示脊髓脊膜膨出术后的外观。脊髓末端（➡）几乎总是紧密地沿着硬脊膜背侧闭合。注意闭合部位的脂肪和皮肤。这个患者还有一个空洞（➡）

Chiari 3 畸形

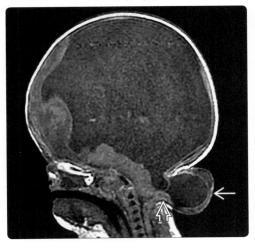

Chiari 3 畸形

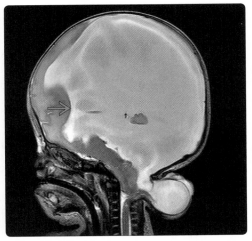

（左图）矢状位 T1 MR 显示枕骨下脑膨出（➡），内含小脑（➡），贯穿枕骨下和 C1/C2 闭合不全的骨缺损。脑干变形归因于牵引力作用

（右图）同一患者的矢状位 T2 MR 证实了 Chari 3 畸形的发现。其他发现包括严重梗阻性脑积水和胼胝体发育不全（➡）

术语

- Chiari 1 畸形（chiari 1 malformation, CM1）；同义词：Chiari 1 型，小脑扁桃体异位

影像学

- 尖状小脑扁桃体向枕骨大孔（枕骨大孔前后缘连线 / McRae 线）下方延伸 ≥ 5 mm，脑脊液间隙消失
- ± 齿突后屈、水平斜坡缩短、颅底凹陷、寰枕同化
- ± 脑干尾部下降，脑干受压，髓质扭结
- ± 脊髓积水空洞症、脊柱侧凸

主要鉴别诊断

- 正常低位小脑扁桃体
- Chiari 2 畸形
- 继发于颅内压增高的扁桃体疝
- 颅内低压

病理

- 最常见的原因是颅后窝小 / 发育不全；与开放性脊柱发育不良无关联
- 可能是颅缝过早闭合造成的
  - 原因包括分流性婴儿脑积水、骨发育不良、遗传综合征

临床信息

- 最常见的症状：枕部头痛
  - 高达 30% 的患者无症状
- 有症状患者的手术目的：恢复枕骨大孔脑脊液的正常流量
  - 枕下减压，C1 后弓切除 ± 硬脑膜成形术，小脑扁桃体烧灼术

诊断思路

- 寻找脊髓空洞的存在，增加手术干预的可能性

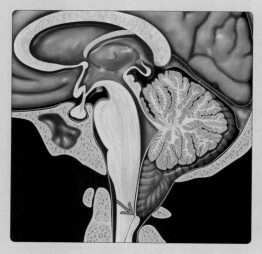

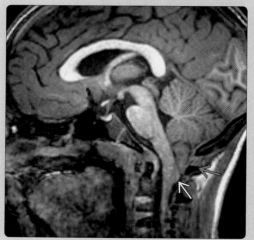

（左图）矢状图显示尖状小脑扁桃体延伸至枕骨大孔下方至 C1 后弓下方。囟（⊟）的位置也较低

（右图）8 岁男童偶然发现 Chiari 1 畸形（CM1），矢状位 T1 MR 显示，小脑扁桃体呈尖状低垂，达到 C1 后弓水平（➡），脑干向下移位，颈髓连接位于 C1 后弓下方（➡）

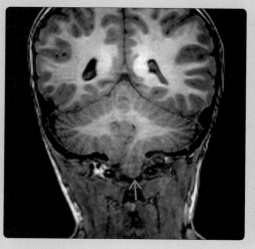

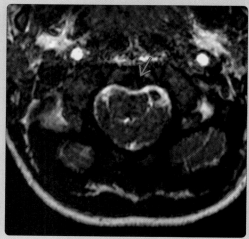

（左图）同一例 CM1 患者冠状位 T1 MR 显示左侧小脑扁桃体（⊟）低于右侧。CM1 可能累及一个或两个小脑扁桃体

（右图）同一患者经枕骨大孔的轴位 FIESTA MR 显示齿突后部移位（⊟）伴腹侧畸形，髓质尾侧移位。小脑扁桃体周围脑脊液间隙部分消失，提示枕骨大孔中度拥挤

术语

缩略词

- Chiari 1 畸形（CM1）

定义

- 受压 / 尖状小脑扁桃体，延伸至枕骨大孔下方，脑脊液间隙消失

影像学

一般表现

- 最佳诊断依据
  - 尖状小脑扁桃体（单侧或双侧），在枕骨大孔以下 ≥5 mm（枕骨大孔前后缘连线，即 McRae 线）
    - 没有就确切定义达成共识

CT 表现

- 轴位 CT 图像上的枕骨大孔拥挤
  - 矢状面重建图像非常有用
- 伴发的骨性异常可能包括颅后窝小，水平斜坡短，齿突后屈，颅底凹陷，颈椎、枕髁发育不良，节段性异常（如寰枕同化），脊柱侧凸等。

MR 表现

- T1WI，T2WI，FLAIR
  - 尖状（非圆形）小脑扁桃体，在枕骨大孔下方 5 mm 处延伸 ≥5 mm
  - 枕骨大孔拥挤，脑池小 / 消失 ± 脑干受压（扭曲）
  - ± 颅后窝小，第四脑室延长
  - ± 脊髓积水空洞症 / 脊髓空洞症、脊柱侧凸
  - 通常被认为是亚类型
    - Chiari 1.5：脑干疝
    - 复杂 Chiari：髓质扭曲，齿突后屈，异常的斜坡 - 颈角，寰枕同化，颅底凹陷，扁平颅底
- MR 电影
  - 枕骨大孔脑脊液流量受限 ± 脑干 / 小脑扁桃体运动增加（活塞式）

主要鉴别诊断

正常低位小脑扁桃体

- 扁桃体通常位于枕骨大孔之下

Chiari 2 畸形

- 开放性脊柱闭合不全的许多颅内表现以非常小的颅后窝为主，并伴有后脑疝

继发于颅内压增高的扁桃体疝

- 肿瘤、出血、脑积水、梗死

颅内低压

- 寻找"下坠"脑干

Chiari 0

- 无小脑扁桃体异位的脊髓空洞症；颅后窝减压术后空洞消失

病理学

一般表现

- 病因学
  - 原发性先天性畸形与继发性获得性形态学改变
  - 原发性：最常见的颅后窝发育不良理论
    - 软骨内枕骨发育不良→小颅后窝 + 后脑下疝
  - 继发性：颅缝过早闭合和 / 或全身性骨形成异常
    - 分流性婴儿脑积水
    - 骨发育不良或地中海贫血导致的颅骨增厚
    - 遗传综合征
  - 2%~10% 的特发性颅内高压（又称假性脑瘤）患者可见

临床信息

临床表现

- 最常见的体征 / 症状
  - 枕部头痛
    - 因咳嗽、Valsalva 运动、伸颈或体力消耗而加重
    - 少见：小脑、脑干、延髓、脊髓运动 / 感觉症状
  - 15%~30% 的成人 CM1 无症状，高达 35% 的 5~10 mm 扁桃体突出的儿童无症状

人口统计学

- 鉴于偶然发现的频率，真正的患病率是未知的
- 流行病学：占一般人群的 0.5%~3.5%
- 年龄：成人、儿童患者分布均匀

治疗

- 颅后窝减压术：枕下颅骨切除术 + C1 椎板切除术 ± 硬脑膜成形术
- 无症状或无脊髓空洞的轻微症状儿童保守治疗

诊断思路

思考点

- 扁桃体下降的程度并不总是与症状相关：CM1 经常偶然发现

（王焱炜、王翠艳　译）

参考文献

1. Atchley TJ et al: Systematic review and meta-analysis of imaging characteristics in Chiari I malformation: does anything really matter? Childs Nerv Syst. 36(3):525-34, 2020
2. Saletti V et al: Chiari I malformation in defined genetic syndromes in children: are there common pathways? Childs Nerv Syst. 35(10):1727-39, 2019
3. Poretti A et al: Chiari type 1 deformity in children: pathogenetic, clinical, neuroimaging, and management aspects. Neuropediatrics. 47(5):293-307, 2016
4. Arnautovic A et al: Pediatric and adult Chiari malformation type I surgical series 1965-2013: a review of demographics, operative treatment, and outcomes. J Neurosurg Pediatr. 15(2):161-77, 2015
5. Brockmeyer DL et al: Complex Chiari malformations in children: diagnosis and management. Neurosurg Clin N Am. 26(4):555-60, 2015

（左图）枕部头痛的 5 岁儿童矢状位 T2 MR 显示尖状低位小脑扁桃体（➡），并伴有脑脊液间隙消失。注意缩短的水平斜坡（➡），后屈的齿突（➡），以及 C3-C4 水平的节段异常（➡）

（右图）同一患者的冠状位 T2 MR 显示尖状低位小脑扁桃体（➡）突起延伸到 C1 环（➡）下方，这是 CM1 的典型表现

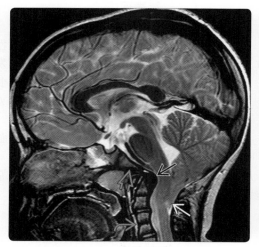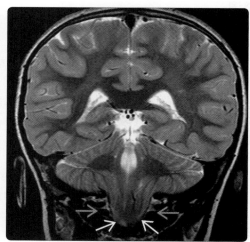

（左图）同一患者矢状位磁共振成像（CSF 活跃部位或静脉流动部位呈高信号）显示由于 CM1 导致颅颈交界区（➡）脑脊液流动缺失

（右图）16 岁女童枕部头痛的矢状位磁共振成像显示腹侧（➡）和背侧（➡）脑干正常的脑脊液血流相关信号。常规序列未检测到 CM1

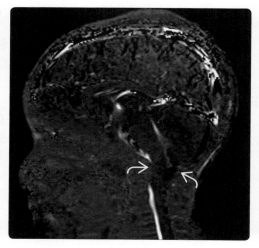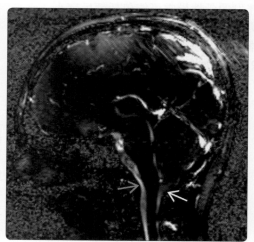

（左图）1 例反射亢进和重度 CM1 患者的矢状位骨 CT 显示齿突后屈（➡）和 C1 前弓（➡）增大（与重建的斜坡异常连接）

（右图）同一患者颈椎矢状位 T2 MR 显示齿突后屈（➡）、小脑扁桃体异位（➡）及伴发脊髓积水空洞症（➡）

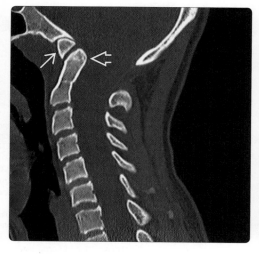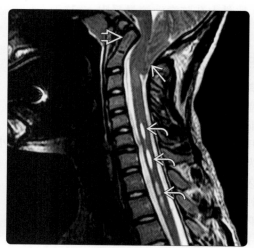

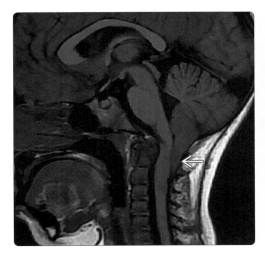
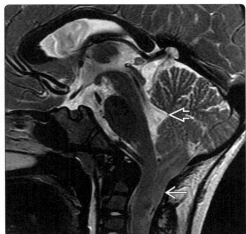

（左图）呼吸暂停发作患者的矢状位 T1 MR 显示严重的小脑扁桃体异位（➡）。颈髓交界处有轻微的凹陷，可能因颈部弯曲而加重

（右图）同一患者的矢状位 T2 MR 证实扁桃体异位（➡）延伸至 C2/C3 水平。小脑叶是倾斜的。第四脑室顶（➡）位置正常

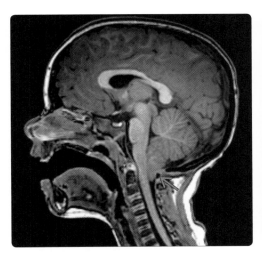
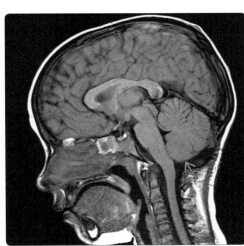

（左图）1 例 5 岁 CM1 女孩矢状位 T1 MR 表现为小脑扁桃体变尖并向下移位，位于枕骨大孔平面以下，C1 后弓（➡）远端

（右图）矢状位 T1 MR 显示同一患者行枕下减压术以及枕下颅骨切除术、C1 椎板切除术、扩张硬脑膜成形术后，小脑扁桃体回缩。无残留小脑异位，小脑下部（➡）形态正常呈圆形

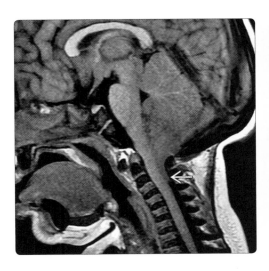
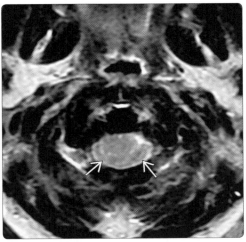

（左图）骨硬化病患者的矢状位 T1 MR 显示小脑扁桃体异位，延长的小脑扁桃体（➡）延伸至 C2/C3 水平。骨髓低信号反映弥漫性硬化

（右图）同一例骨质硬化和 CM1 患者的轴位 T2 MR 显示枕骨大孔的特征性拥挤，异位小脑扁桃体（➡）延伸到上颈椎管

术语
- 复杂 Chiari 畸形 (complex chiari malformation, CCM)，Chiari 1.5

影像学
- 小脑扁桃体突出症伴低位闩，延髓背侧 "肿块"
  ○ "肿块" 被认为代表异常锁骨，用作颈髓连接的标记
  ○ 扁桃体异常 "活塞" 运动，枕骨大孔和小脑扁桃体周围脑脊液流量减少
- ± 脊髓积水空洞症，腹侧颈髓质受压
- ± 齿突后屈、小颅后窝、斜坡畸形、颅底扁平

主要鉴别诊断
- Chiari 1 畸形
- Chiari 2 畸形

病理学
- 延髓锥体交叉是脊髓、延髓的解剖边界
  ○ 正常闩水平在枕骨大孔上方 10~12 mm
  ○ CCM 患者闩移位至枕骨大孔或以下

临床信息
- 头痛、脊髓病、延髓症状、嗜睡、发育不良
- 自然史症状渐进性严重

诊断要点
- 在小脑扁桃体突出 + 低位闩、延髓背侧 "肿块" 的情况下考虑 CCM
- CCM 被认为是 Chiari 1 畸形的亚型，临床更严重

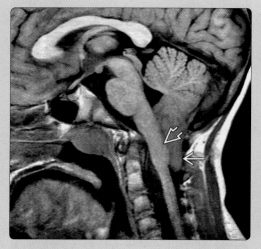
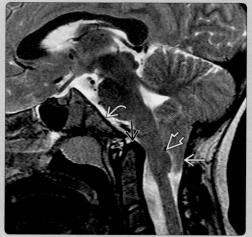

（左图）矢状位 T1WI 显示复杂 Chiari 畸形的典型特征，包括明显的小脑扁桃体异位（➡）和闩下移（➡）。第四脑室位置正常

（右图）矢状位 T2WI 显示特征性扁桃体异位（➡）和以枕骨大孔下方的闩（➡）位置为标志的颈髓交界处下移。齿突轻度后屈（➡），斜坡（➡）轻度缩短

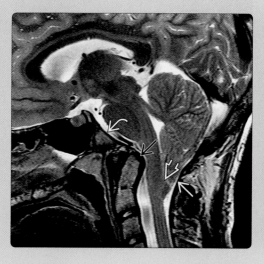
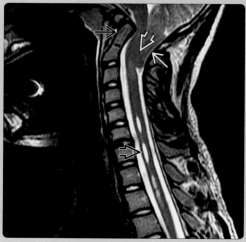

（左图）矢状位 T2WI 显示显著的闩（➡）和尖的异位小脑扁桃体（➡）。齿突向后屈曲（➡），斜坡（➡）缩短，伴有颅底扁平症的颅颈角度减小

（右图）矢状位 T2WI 显示明显的齿突（➡）后屈。还要注意严重的小脑扁桃体异位（向下延伸至 C3 水平，➡）和脊髓积水空洞症（➡）。显著向下移位的闩（➡）证实了复杂 Chiari 畸形

术语

缩略词
- 复杂 Chiari 畸形（CCM），Chiari 1.5

定义
- 小脑扁桃体尾部及脑干疝伴颈髓背侧"肿块"
- 常伴有颅颈交界（craniovertebral junction，CVJ）异常

影像学

一般特征
- 最佳诊断依据
  - 小脑扁桃体疝伴低位闩，延髓背侧"肿块"
- 位置
  - 颅后窝，CVJ
- 形态学
  - 延髓背侧"肿块"被认为代表异常锁骨，用作颈髓连接的标记

CT 表现
- 骨 CT
  - 可显示齿突后屈，小颅后窝，斜坡异常，扁平颅底

MR 表现
- T1WI
  - 小脑扁桃体异位 + 低位闩，背侧髓质"肿块"
    - 闩下降至枕骨大孔或以下
  - ± 齿突后屈，斜坡缩短
- T2WI
  - 与 T1WI 相同 ± 脊髓积水空洞症、颈髓腹侧压迫
- MR 电影
  - 扁桃体异常"活塞"运动，枕骨大孔和小脑扁桃体周围脑脊液流量减少

鉴别诊断

Chiari 1
- 小脑扁桃体异位 ± 低位闩
  - 闩下移较低，比 CCM 更温和，没有背侧"肿块"
  - ± 脊髓空洞，齿突后屈，扁平颅底，CVJ 异常
- 一般比 CCM 患者症状少

Chari 2
- 喙状顶盖、小脑扁桃体 / 蚓部异位、延髓扭曲、其他特征性脑表现
- 与脊髓脊膜膨出相关

病理学

一般特征
- 伴发异常
  - 扁平颅底，枕骨硬化症畸形，Klippel-Feil 谱

大体病理和手术所见
- 延髓锥体交叉是脊髓、延髓的解剖边界
  - 锥体交叉难以成像；闩作为颈髓交界处的影像标志
  - 闩是位于后核区之间的神经组织细带
    - 形成中央管口的背侧顶
    - 顶端是 Magendie 孔的下界
  - 正常闩水平在枕骨大孔上方 10~12 mm
  - CCM 患者闩移位至枕骨大孔或以下

临床信息

临床表现
- 最常见的体征 / 症状
  - 头痛
- 其他体征 / 症状
  - 脊髓病
  - 延髓症状
  - 嗜睡，发育不良

转归及预后
- 进行性严重症状
- 与典型的 Chiari 1 畸形相比，患者通常需要更早的手术治疗

治疗
- 一些患者（很少）症状轻微或无症状，只需要观察
- 有症状的患者一般需要一次以上的手术
  - 硬脑膜补片的标准 Chiari 减压术
  - 可能还需要齿突切除、CVJ 融合来解决扁平颅底、颈髓压迫问题

诊断思路

思考点
- 小脑扁桃体异位 + 低位闩延髓背侧"肿块"考虑 CCM
- 越来越多的人否认 Chiari 1.5 畸形这一术语
  - 错误地认为是介于 Chiari 1、Chiari 2 畸形之间的谱系
  - CCM 是描述这些患者的最佳术语

（王焱炜、王翠艳、林祥涛 译）

参考文献

1. Ho WSC et al: Complex Chiari malformation: using craniovertebral junction metrics to guide treatment. Childs Nerv Syst. 35(10):1847-51, 2019
2. Brockmeyer DL et al: Complex Chiari malformations in children: diagnosis and management. Neurosurg Clin N Am. 26(4):555-60, 2015
3. Middlebrooks EH et al: Normal relationship of the cervicomedullary junction with the obex and olivary bodies: a comparison of cadaveric dissection and in vivo diffusion tensor imaging. Surg Radiol Anat. 37(5):493-7, 2014
4. Moore HE et al: Magnetic resonance imaging features of complex Chiari malformation variant of Chiari 1 malformation. Pediatr Radiol. 44(11):1403-11, 2014
5. Brockmeyer DL: The complex Chiari: issues and management strategies. Neurol Sci. 32 Suppl 3:S345-7, 2011
6. Tubbs RS et al: A critical analysis of the Chiari 1.5 malformation. J Neurosurg. 101(2 Suppl):179-83, 2004

Chiari 2 畸形

术语

- 开放性脊髓闭合不全引起的颅内畸形，主要是后脑疝 [脊髓脊膜膨出（myelomeningocele，MMC）或脊髓膨出 / 脊髓裂]

影像学

- 小颅后窝：小脑通过枕骨大孔向下突出，通过切迹向上突出
- 延髓突出伴颈髓扭曲，喙状顶盖
- ± 脑室增大
- 大脑镰功能不全，中间带增厚，胼胝体发育不良，白质体积↓
- ± 室管膜下灰质异位，多小脑回
- 腔隙颅骨（lückenschädel）

主要鉴别诊断

- Chiari 1 畸形
- Chiari 3 畸形
- 低颅压
- 重度慢性分流性脑积水（先天性）

病理

- 继发于妊娠期（胎儿第 4 周）开放性椎管闭合不全所致的慢性宫内脑脊液漏出

临床信息

- 下肢瘫痪 / 痉挛，肠 / 膀胱功能障碍，脑干受压症状（吞咽困难、喘鸣、呼吸暂停），癫痫
- 子宫内修复 MMC 减少产后脑脊液引流需要，可以改善一些患者的神经预后

诊断思路

- 确定 Chiari 2 型畸形前确认有无开放性脊柱发育不全史
- 胎儿手术导致的 Chiari 2 表型较轻，后脑疝较少

（左图）一个 23 周 3 天胎龄胎儿的矢状位 FIESTA MR 显示在开放的骶骨脊柱发育不良（⇨）的情况下出现后脑疝（➡），与 Chiari2 畸形一致。第四脑室和枕池消失，符合根据胎儿分级系统的 3 级 Chiari 2 畸形

（右图）同一患者脑轴位 T2WI MR 显示颅骨典型双额凹（即柠檬征，⇨）和侧脑室相关的脑室肿大

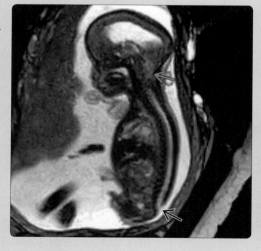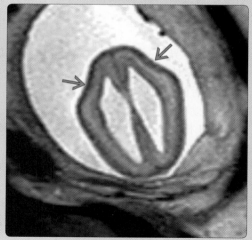

（左图）1 岁婴儿出生后脊髓脊膜膨出修复后，矢状位 T2WI MR 显示颅内 Chiari 2 畸形，包括小脑疝（⇨），延长、消失的第四脑室（➡），鸟喙状顶盖（⇨），扩大的中间块（⇨），和胼胝体发育不全（➡）

（右图）产前修复后 1 个月婴儿的矢状位 T1WI MR 显示无后脑疝；然而，Chiari 2 的其他表现仍存在，包括胼胝体发育不全（⇨），扩大中间块（➡）和鸟喙状顶盖（⇨）

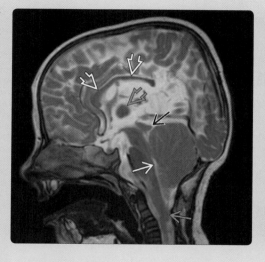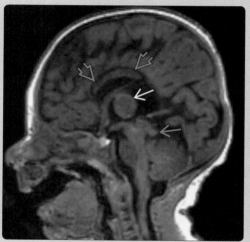

术语

定义

- Chiari 2 畸形：开放性脊椎闭合不全引起的颅内畸形，主要是后脑疝 [脊髓脊膜膨出（MMC）或脊髓膨出 / 脊髓裂]

影像学

一般表现

- 最佳诊断依据
  - 伴有下小脑和脑干疝的小颅后窝（PF）伴有开放性脊椎发育不全

X 线表现

- 平片
  - 腔隙性颅骨（lückenschädel）→颅内大量波浪状改变

MR 表现

- 后脑疝（出生后修复）
  - 尖状扁桃体 / 蚓部尾部下降至枕骨大孔
  - 小脑外观高耸，并通过扩大的切迹向上突出
  - 小脑半球包裹在脑干周围
  - 第四脑室延长、消失、下移，并伴有扁平的顶
  - 随时间变化的小脑萎缩；最严重的形式：小脑消失
- 产前修复后通常不会出现严重的后脑疝
- 小颅后窝伴小脑幕向下倾斜，低窦汇
- 喙状顶盖，脑干尾侧移位 ± 颈髓扭曲
- ± 脑室增大
- 中线异常：中间块增大，胼胝体发育不良 / 发育不全，透明隔缺失
- ± 神经元移行异常：异位、多小脑回、菱形脑突触
- 大脑镰功能不全伴脑回交错
- 分流后狭窄性脑回（细长，致密，不同于多小脑回）
- 开放性脊柱闭合不全的胎儿 MR 上并不总是出现明显的后脑疝（~8%）

超声表现

- 灰阶超声
  - 产前超声是早期诊断的关键
    - 柠檬征：颅骨双额凹陷
    - 香蕉征：小脑包裹脑干

鉴别诊断

Chiari 1 畸形

- 无相关开放性脊椎管闭合不全

Chiari 3 畸形

- 颅后窝内容物通过枕下脑膨出并伴有高度颈髓发育不良

低颅压

- 硬脑膜强化，静脉窦充血， ± 硬膜下积液
- 通常是在伴有体位性头痛脑脊液漏的情况下

严重、慢性分流性脑积水（先天性）

- 可导致脑组织塌陷，小脑上移

病理学

一般特征

- 病因学
  - McLone & Knepper 的统一理论
    - 神经胚形成异常→脑脊液通过神经管缺陷漏出→无法维持第四脑室膨胀状态→颅后窝软骨发育不全→颅后窝内脑组织扭曲移位
  - 怀孕期间叶酸缺乏是可预防的危险因素
    - 叶酸补充与疾病发生率↓相关

临床信息

临床表现

- 常见体征 / 症状
  - 不同程度的下肢轻瘫 / 痉挛、畸形足、肠 / 膀胱功能障碍
  - ± 癫痫，脑干压迫症状（吞咽困难、喘鸣、呼吸暂停）

人口统计学

- 流行病学
  - 发病率：0.44‰，叶酸替代疗法可降低发病率

治疗

- 外科手术治疗
  - MMC 通常在分娩后 48 小时内修复
  - 80%~90% 最终需要 CSF 引流
  - 分流无改善者行 PF 减压术
- 选择性的胎儿 MMC 修复
  - 必须有后脑疝和上节段脊柱缺损（T1-S1）
  - 减少引流的需要；可能会改善某些患者的神经预后

（王焱炜、林祥涛 译）

参考文献

1. Miller JL et al: Spinal dysraphia, Chiari 2 malformation, unified theory, and advances in fetoscopic repair. Neuroimaging Clin N Am. 29(3):357-66, 2019
2. Kim I et al: Decompression for Chiari malformation type II in individuals with myelomeningocele in the National Spina Bifida Patient Registry. J Neurosurg Pediatr. 22(6):652-58, 2018
3. Nagaraj UD et al: Hindbrain herniation in Chiari II malformation on fetal and postnatal MRI. AJNR Am J Neuroradiol. 38(5):1031-36, 2017
4. Barkovich AJ et al: Pediatric Neuroimaging. 6th ed. Philadelphia: Lippincott Williams & Wilkins. 554-60, 2019
5. Adzick NS et al: A randomized trial of prenatal versus postnatal repair of myelomeningocele. N Engl J Med. 364(11):993-1004, 2011

（**左图**）矢状位 T2WI MR 显示 Chiari 2 畸形的特征性表现，颅后窝很小，喙状顶盖（➡），蚓部 / 扁桃体延伸（➡）通过枕骨大孔。胼胝体发育不良（➡），患者脑脊液分流（➡）

（**右图**）T2WI 轴位 MR 显示胼胝体发育不良的侧脑室枕角增大，并伴有喙状顶盖（➡）

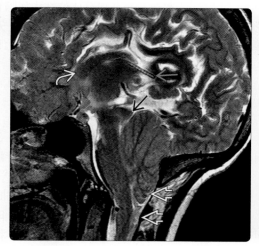
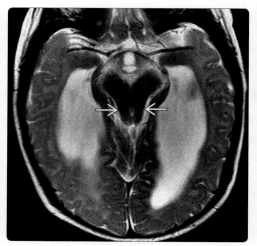

（**左图**）Chiari 2 型畸形患者上颅后窝水平的轴位 T2WI MR 显示典型的轴位影像学表现：小脑耸立状（➡）向上延伸，穿过宽的小脑幕切迹并环绕脑干

（**右图**）T2WI 轴位 MR 显示下移位的小脑组织导致枕骨大孔的特征性拥挤和扩大

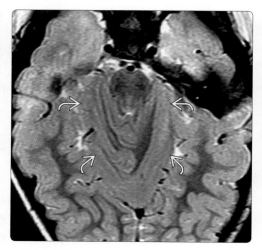
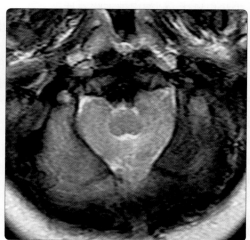

（**左图**）患者矢状位 T1WI MR 显示 Chiari 2 畸形颅内多处表现，包括轻度胼胝体发育不全、中间块增厚（➡）、喙状顶盖（➡）和后脑疝（➡）

（**右图**）同一患者的轴位 T2WI MR 显示侧脑室平行形态和多发室管膜下灰质异位（➡）。在分流器插入处可见轻微的右侧脑室边缘畸形（➡）

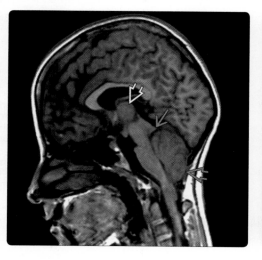
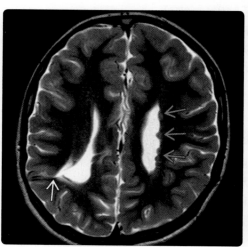

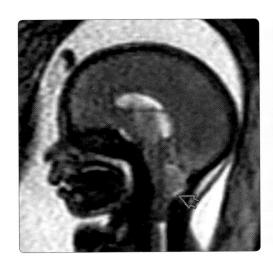

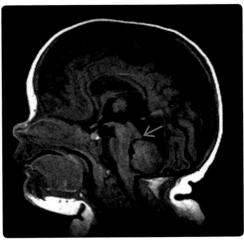

（左图）24 周胎龄 Chiari 2 畸形胎儿的矢状位 T2WI 显示后脑疝（➡）。第四脑室和枕池消失，符合 3 级 Chiari 2 畸形

（右图）同一患者在 1 个月大时的矢状位 T1WI MR 显示开放性脊椎管闭合不全产前修复术后后脑突出程度明显改善。这是产前修复后的典型表现。注意轻微的喙状顶盖（➡）

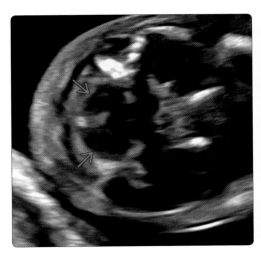

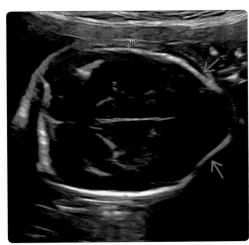

（左图）同一患者的颅后窝产科轴位超声显示小脑（➡）包绕脑干，通常被称为香蕉征

（右图）22 周 6 天胎龄胎儿的产科超声脑轴位图像显示双额部凹陷的颅骨（➡），与 Chiari 2 的柠檬征一致

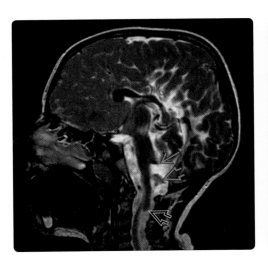

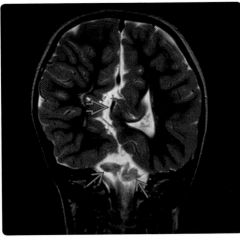

（左图）7 岁 Chiari 2 畸形患者矢状位 T2WI 显示非常小的小脑（➡）。这种程度的小脑体积减小有时被称为小脑消失，预示着更糟糕的临床前景。喙状顶盖（➡）和颈髓交界处（➡）向下移位，符合 Chiari 2 畸形

（右图）同一患者冠状位 T2WI 显示小脑半球（➡）体积减小，与小脑消失表型一致。也有大脑镰功能不全（➡）

术语
- Chiari 3 畸形（CM3）
- 同义词：Chiari Ⅲ，菱形脑膨出

影像学
- 低枕或高颈脑膜脑膨出，包括小脑 ± 脑干、脑膜、血管、脑脊液
- 枕骨中线骨缺损

主要鉴别诊断
- 孤立性枕脑膨出
- 其他枕脑膨出
  - 枕骨裂露脑
  - 综合征性枕脑膨出

病理学
- 严重程度按囊内容物分类

- 脑膨出内容物：脑膜、小脑、脑干 ± 颈髓、枕极、血管
  - 组织紊乱（神经元迁移异常，皮质发育不良）和胶质组织
  - 囊壁可能表现为灰质异位
- 相关畸形：胼胝体异常、灰质异位、脊髓积水空洞症、脊髓拴系

临床信息
- 小头畸形，严重发育迟缓，痉挛，肌张力减退，癫痫发作
- 机械性脑干牵引，呼吸恶化，下颅神经功能障碍

诊断思路
- 含小脑 ± 脑干的枕颈脑膨出合并 C1-C2 脊柱裂 =CM3
- 明显畸形；不只是 Chiari 2 畸形合并脑膨出

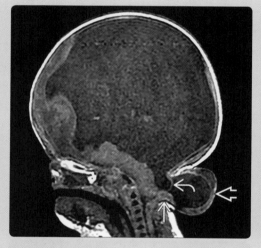
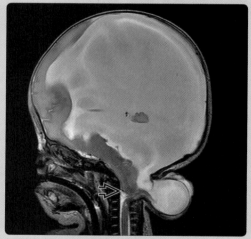

（左图）矢状位 T1WI，婴儿头部较大，枕下软组织肿块，显示小脑（➡）和脑膜（➡）移位为皮肤覆盖的脑膨出（➡）。在 C1-C2 有一个闭合不全的缺损，在枕骨后部有一个骨缺损

（右图）同一患者的矢状位 T2 MR 证实了 T1 的异常发现。还要注意严重的脑干扭曲和基底动脉（➡）向后移位。这位患者还表现出严重的脑中线异常，并伴有脑积水

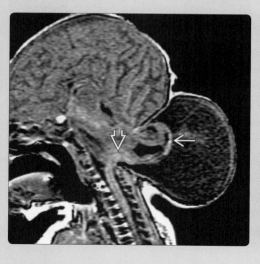
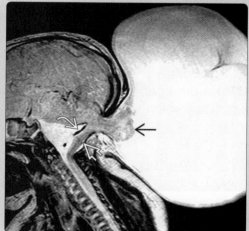

（左图）矢状位 T1WI 显示一个巨大的脑膜脑膨出，由脑膜、脑脊液、小脑（➡）、脑干（➡）和上颈髓通过下枕骨和上颈椎的骨缺损突出。

（右图）矢状位 T2WI MR 显示枕骨腹侧软骨部分和枕骨大孔处有大面积缺损。小脑胶质组织（➡）突入一个大囊中。注意脑干（➡）和基底动脉（➡）的移位

术语

同义词

- Chiari Ⅲ，菱形脑膨出

定义

- 经高位颈椎 ± 低位枕骨缺损合并脑膨出 + 脊髓膨出

影像学

一般特征

- 最佳诊断依据
  - 覆盖皮肤包含小脑的上颈脑膜脑膨出

CT 表现

- 平扫 CT
  - 含小脑的中线后部脑膨出
  - 小颅后窝 ± 扇形斜坡、腔隙性颅骨
- 骨 CT
  - 枕骨、上颈椎骨性闭合不全骨缺损
- CTA
  - 基底动脉随脑干"牵引"入脑膨出囊
  - 脑膨出囊内 ± 静脉 / 硬脑膜窦
  - 异常或 / 和下垂静脉、硬脑膜窦

MR 表现

- T1WI
  - 高位颈脑膨出囊内含脑膜和小脑 ± 脑干、上颈髓
  - 脑池、第四脑室、硬膜窦可延伸至脑膨出（50%）
- T2WI
  - 脑膨出囊中的组织可能是亮的（胶质增生）、束状的（坏死）或低信号的（出血）

成像建议

- 最佳成像手段
  - 多平面脑 MR + MRV 表现枕颈脑膨出、血管特征
  - 多平面骨 CT 评估骨缺损

鉴别诊断

孤立性枕脑膨出

- 枕骨大孔存在，缺乏颅内 Chiari 2 畸形表现

其他枕脑膨出

- 枕骨裂露脑
- 枕脑膨出综合征
  - Meckel-Gruber 综合征，Goldenhar-Gorlin 综合征，MURCS 综合征（MU= 苗勒氏管，R= 肾，C= 颈椎）Walker-Warburg 综合征，羊膜带综合征

病理学

一般特征

- 遗传学
  - 亚甲基四氢叶酸还原酶（MTHFR）基因上的 677C → T 突变（≤ 50%）
- 相关异常

  - 胼胝体异常、灰质异位、脊髓积水空洞症、脊髓拴系
  - 既往报道合并颅内 Chiari 2 畸形（CM2）表现
    - 现在认为，顶盖、下部脑干的改变实际上反映了与小脑移位到囊内有关的扭曲

大体病理及手术所见

- 脑膨出内容物：脑膜、小脑、脑干 ± 颈髓、± 枕极、± 血管

镜下特点

- 囊内散乱的（神经元迁移异常、皮质发育不良、胶质样变性）脑组织

临床信息

临床表现

- 最常见的体征 / 症状
  - 枕部 / 上颈脑膨出，小头畸形
  - 由胎儿 US/MR 或出生时意外发现
- 其他体征 / 症状
  - 机械性脑干牵引，呼吸恶化，下颅神经功能障碍
- 临床资料
  - 严重发育迟缓，痉挛，张力减退，癫痫发作

人口统计学

- 年龄
  - 新生儿
- 性别
  - 女 > 男 [与所有神经管缺陷（NTD）一样]
- 流行病学
  - 罕见；占所有 Chiari 畸形的 1%~4.5%

转归及预后

- 取决于突出组织的数量和类型
- 预后通常很差；严重残疾，过早死亡
  - 最近的报道描述了一小部分更乐观的结果

治疗

- 手术切除，脑膨出修复
  - 切除或修复囊（囊内大部分结构无功能）
  - 如果囊内的中枢神经系统组织数量 > 颅内→不需手术治疗
- 脑脊液分流治疗脑积水

诊断思路

思考点

- 新生儿 Chiari 3 表现为低枕脑膨出

（王焱炜、林祥涛　译）

参考文献

1. Azahraa Haddad F et al: The newer classifications of the chiari malformations with clarifications: an anatomical review. Clin Anat. 31(3):314-22, 2018
2. Cesmebasi A et al: The Chiari malformations: a review with emphasis on anatomical traits. Clin Anat. 28(2):184-94, 2015
3. Young RM et al: The Chiari 3 malformation and a systemic review of the literature. Pediatr Neurosurg. 50(5):235-42, 2015

术语

定义

形态发生域

- 具有发育成不同解剖结构潜力的胚胎细胞区

梯度域

- 描述形态发生域从潜能细胞逐渐分化为不同骨骼和器官

同源基因

- 控制胚胎早期分化的基因组
- 位于各自染色体上
- 沿前后轴同表达顺序一样呈线性排列

成像建议

多方位 MRI 对软组织、神经组织和韧带显示最佳。轴位多排 CT 结合矢状位和冠状位重建对骨解剖显示最佳。

胚胎学

脊椎按特定的顺序生长，脊柱和脊髓是同时形成的。胚胎期脊椎首先于后部发生，以后于其他部位逐渐同步发生。这些部位生长速率不同，因此在特定时间段各部位处于不同的生长阶段。脊椎头部（大约圆锥水平）形成于初级神经胚，尾部形成于次级神经胚（又称管化和退变分化）。大多数脊椎发育异常都可用发育过程中一个或多个出错解释。

原始神经胚胎

胚胎脊椎于第 2 孕周 Henson 节点形成时开始，并位于第 3 周神经板形成的初始阶段（由两胚层发育为三胚层）。脊索形成于第 16~17 天，途径 Kovalevsky 神经肠管，完成了脊索管到卵黄囊短暂羊膜通信。这个时期的异常会形成神经原肠类囊肿。神经管第 3 周形成折叠并于第 3 周末闭合，仅残留头部和尾部的暂时性开口，即神经孔。神经管正常于 25~27 天闭合，为原始神经胚胎形成结束的标志。神经管的闭合是后神经弓正常发育的必要条件。

在原始神经胚胎形成过程中，在分离过程中神经管与外胚层分离，如果未成熟前即分离，神经间质进入神经沟及室管膜，发生脂肪瘤类畸形。相反，如果未发生分离，会形成神经外胚层管阻止间质进入，形成局限性或广泛神经管闭合不全及神经管缺陷，包括脊髓脊膜膨出、背部皮下窦道及脊髓囊肿样突出。值得注意的是神经管提前闭合与不闭合可同时发生。

过早分离

外胚层神经管的分离异常导致神经周围间质进入神经沟并分化为脂肪，会阻止神经管闭合，导致脂肪瘤形成 ± 后脊髓闭合障碍。最常见的分离异常为脂肪

性脊髓脊膜膨出及硬膜内（近髓质）脂肪瘤。脂肪性脊髓脊膜膨出（lipomyelomeningocele, LMMC）是一种皮肤覆盖的、神经基板闭合异常所形成的脂肪瘤，脂肪瘤经由后方脊柱发育缺陷与表皮持续相连。在所有病例中，脂肪瘤连于脊髓，脂肪性脊髓脊膜膨出占脊髓闭合不全的 20%~56%，占腰骶部皮肤覆盖肿块的 20%。脊髓脂肪瘤分为硬膜内及末端脂肪瘤。硬膜内型脂肪瘤大多数邻近圆锥。相反，末端脂肪瘤的多样性与过早分离和尾部细胞团的异常多样分化有关，或两种机制共同作用的结果。方便起见，一些作者将所有过早分离紊乱形成的脂肪瘤归为脂肪瘤样畸形，并且认为 LMMC 和脂肪瘤样畸形存在较多重叠。

不分离

相反，因不分离导致的畸形与致畸剂或短暂 / 长时期内脊髓与外胚层不分离所致的脊索发育异常有关。最常见的异常是皮毛窦，发生于从皮肤到圆锥或脊髓中央管间形成的纤维条索窦道，或中央脊髓管道。皮毛窦道有一个远离肛门（＞2.5 cm）的非典型凹口，并常伴有其他皮肤畸形。它们最常发生于腰骶部，然后是枕部。窦部皮肤开口程度与累及的脊髓节段有关。其均有一定程度闭合不全，也许就像棘突隐裂形成过程一样。更广泛的闭合不全会产生脊髓脊膜膨出，合并叶酸缺乏。这种情况下胎儿表现为开口并渗液的皮肤缺陷。腰骶部及胸腰部的脊髓脊膜膨出是最常见的，颈及胸部相对少见。其常合并 Chiari2 畸形。

重要的背部假性皮毛窦是骶尾部小凹和藏毛窦。骶尾部小凹常见，是与尾骨相连的较低的皮肤凹陷。这些常见于臀沟内，绝不与椎管相连，无须治疗。藏毛窦有一个较低的窦口，不与椎管相连，有时表现为后期皮肤感染。

二级神经胚形成（椎管化和退化分化）

到胚胎第 30 天，位于尾神经管下的神经管发育已经开始，其位于未分化原条内骶尾部细胞团，随后逐渐退化。此阶段没有原始神经胚形成那么精密，也会导致更多奇异的畸形。最具特征性的是骶尾部细胞团内囊肿形成，室管膜线状管道并逐渐与神经管相连。第 48 天，一条短暂的终室在将来的圆锥内形成。如果这持续到出生，就会形成永存终室或第 5 脑室，通常无临床意义。椎管化及退化分化失败导致骶尾部退化类疾病，尾部脊髓囊状突出、骶前脊膜膨出（ASM）、脊髓拴系类疾病或骶尾部畸胎瘤。妊娠第 3 个月，脊髓扩展至整个生长中脊柱的全长，脊柱延长比脊髓要快，导致妊娠中脊髓位置相对上升，在出生后不久脊髓圆锥所在水平与成人一致。如果脊髓圆锥在出生 1

个月后仍低于 L2 水平则很可能是异常。

骶尾部细胞团异常会因其畸形分化及退化分化的程度不同而产生不同的后果，推测病因是代谢或毒害因素在第 4 个妊娠周前作用于尾部细胞团。虽然最近有关于 HLBX9 基因缺陷的报道，但大多数病例是散发的。15%~20% 受影响的尾退化综合征（CRS）患者的母亲是糖尿病患者。然而，只有 1% 的糖尿病母亲的后代患有 CRS，这也与椎体、肛门、心脏、气管、食管、肾和四肢（VACTERL）异常及 Currarino 三联征有关，即脐突出、膀胱外翻、肛门闭锁。

尾部细胞团发育不全（不良）导致尾退化综合征（CRS），有两种类型：第一型较严重，表现为末端脊柱缩短、较高的楔形圆锥终止并伴随相关异常。第二型较轻，表现为低位脊髓拴系及轻微相关畸形。一般来说，脊髓末端位置越高，骶部畸形越严重。CRS 最严重的表现是腰骶部缺如，其脊髓末端位于胸部较低位置，合并严重骶椎发育不全，下肢融合，其被称作 "美人鱼综合征"。与之相比，最轻的 CRS 病例只有部分骶椎部分缺如，临床无症状。CRS 常与许多其他先天畸形有关，包括肾 / 肺组织发育不全，以及直肠肛门畸形，也经常与其他先天脊柱畸形如脊髓脊膜膨出、节段及融合畸形、脊柱纵裂畸形等相关，因此影像检查也要排除有无此类畸形的存在。

ASM 是一类比 CRS 少见的尾部细胞团发育异常，是骶前脊膜从增大的骶孔膨出而形成的骶前囊样肿块。此类病例较少，一部分发病者可能患有 Currarino 三联征或硬脑膜发育不良综合征（神经纤维瘤病 1 型，Marfan 综合征）。与其他尾部细胞团发育不全类似，也易患有肛门直肠畸形、骶管发育不全及皮样 / 表皮样肿瘤。

末端脊髓囊状膨出较为少见，表现为囊状突出的脊髓横贯脊髓末端。常合并肛门直肠及其他内脏畸形，应早期处理，同时也产生了较高的发病率及死亡率。

最常见的尾部细胞团发育异常类疾病可能是脊髓拴系综合征（tethered cord syndrome, TCS）。语义上，TCS 仅指患者圆锥低位及终丝增粗，而不是其他脊柱及脊髓畸形，即使这些病例看上去像 "拴系" 且临床表现相似。重要的是要将 TCS 作为一种临床诊断，影像学应在术前计划中发挥作用，而不是用于建立初步诊断。在影像上，TCS 可以表现为脊髓绷紧、无明确圆锥，或圆锥低位伴随终丝增粗、缩短，以及合并各种变异的脂肪瘤畸形。

最后，如果原始条索不能完全退化，遗留尾部残留，畸胎瘤（SCT）会发生于残留的全能细胞

（Hensen 节点）。SCT 来自三种细胞胚层，包含各种成熟和不成熟成分。

椎体形成与分段

椎体与脊髓同时形成。神经胚形成期间，轴索诱使周边起源于原条的中胚叶形成成对的体节块（肌节、骨节）。肌节形成脊柱周围的肌肉和皮肤，骨节中间及侧面结构生成椎体、椎间盘、脊膜、韧带（中间）和脊柱后部（外侧）。脊索诱发错误导致脊索神经板不完整分裂，导致脊索分裂综合征（神经管原肠囊肿及脊髓纵裂）。在第 24 天，脊柱分节开始并持续到第 5 周。在此期间，椎体内产生水平骨裂，远段的半个椎体与头端椎体的下半部联合成一个 "新" 椎体。椎体内的脊索逐渐退化，骨间脊索残余成为椎间盘髓核。在 40~60 天之间，椎体及椎弓根开始软骨化并逐渐骨化，这个过程从出生到青少年都在进行。骨化开始于胸椎下部及腰椎上部并向头侧及足侧发展。颈部原发性骨化中心在神经弓中心的后面，从下部颈椎（C6、C7）开始并吻合，成骨细胞迁移到后部形成神经弓，并形成棘突。神经弓因肌节的影响走行于椎体间，因此每条神经弓与两条连续的肌节相联系。椎体水平神经节的缺如是单侧椎弓融合的发病基础（先天性融骨）。

脊椎形成及分节畸形起自脊椎形成过程中的异常，这些异常通常（部分或全部）是因为脊椎形成错误或脊椎形成后的分段障碍（VSF）。异常的脊椎可能是多余的，也可能替代正常的椎体。按照一般规律，分节及融合畸形越严重，则其他内脏器官或神经轴畸形的发生率越高。推测 PAX1 表达异常是分节异常的病因，其他内脏及神经轴疾病也常发生。脊柱形成异常的程度和位置预示了其形态；单侧软骨中心缺陷及成骨障碍会发生半椎体畸形；成骨中心的不连接造成蝴蝶椎；相反，脊柱分节障碍则形成复合体或脊椎分节不全及后部融合。脊椎分节不全常合并半椎体及蝴蝶椎，使许多学者将它们归入 "分节及融合异常"（SFAs）这个专业术语；许多综合征以 SFAs 为特征，包括 Klippel-Feil 综合征和 Jarcho-Levin 综合征（脊柱发育不良）。因此，SFAs 不仅表示一种特异疾病的征象，它更像是某个综合征发展过程中的影像标记。

脊髓

脊髓与脊柱同时形成，在脊髓内，神经管周围的中央层面的神经上皮细胞形成脊髓灰质，最外层形成边缘层，形成髓鞘并形成神经白质。中央的神经上皮细胞沿中央管分化为室管膜细胞。神经鞘细胞形成脊神经节、自主神经节、施万细胞、软脑膜及肾上腺髓质。

脊索异常

以神经肠源性囊肿、脊髓纵裂为主的脊索异常类疾病会形成严重的先天性脊柱畸形。神经肠源性囊肿是内衬有肠黏膜的脊柱内囊肿，最常发生于胸椎段，其次是颈椎段。它们源于胚胎第 3 周原始神经内胚层和外胚层之间，推定异常的、持续的连接。正常时胚胎期脊索将腹内胚层（前肠）和背外胚层（皮肤、脊髓）分开，神经肠源性囊肿导致二者分开异常并阻碍中胚层的生长，使小片原肠残留于椎管。这个原肠残留可能孤立生长为囊肿或与肠道、皮肤或两者均相连，形成瘘或窦道，构成了脊柱背部肠源性发育畸形。最严重的患者残留原始 Kovalevsky 椎管通道，但即使较轻的患者也常常会出现椎体分段异常。

脊髓纵裂（diastematomyelia, DSM）与神经肠源性囊肿发生过程类似，导致脊髓分为两半，每个都有腹根及背根。每个半脊髓可能对称也可不对称，其中一个或两个均可发生脊髓积水或拴系。因为脊索影响椎体发育，脊椎分段异常常合并脊柱纵裂。是否存在（1 型或 2 型）骨或纤维分隔以及脊髓是否位于同一个硬膜囊内对术前计划很重要。有时，神经根会黏附于硬脊膜并使脊髓拴系，被称为"隐性脊膜膨出"；DSM 可能孤立存在或合并其他脊柱畸形，特别是脊髓脊膜膨出；因此在矫正脊柱畸形或脊柱侧弯前要寻找是否有 DSM 存在。

原因不明的先天性和发育性畸形

其他少见、重要的但病因未明的疾病包括单纯背侧脊髓脊膜膨出及侧方脊髓脊膜膨出。背侧脊髓脊膜膨出发生于背侧，常位于腰骶部，表现为皮肤覆盖的脊髓脊膜膨出而没有神经成分穿过后部缺陷。实际上，在脊髓脊膜膨出中发育不良的神经根或其他神经组织并不罕见。侧方脊髓脊膜膨出表现为脑脊液充填的肿块并通过神经孔向神经根鞘内延伸，伴有毗邻的椎弓根和椎间孔的骨性重塑。

（王焱炜、林祥涛 译）

参考文献

1. Kim JW et al: Limited dorsal myeloschisis: reconsideration of its embryological origin. Neurosurgery. 86(1):93-100, 2020
2. Rhodes RH: Congenital spinal lipomatous malformations. Part 1. Spinal lipomas, lipomyeloceles, and lipomyelomeningoceles. Fetal Pediatr Pathol. 1-52, 2019
3. Rhodes RH: Congenital spinal lipomatous malformations. Part 2. Differentiation from selected closed spinal malformations. Fetal Pediatr Pathol. 1-37, 2019
4. Ausili E et al: Occult spinal dysraphisms in newborns with skin markers: role of ultrasonography and magnetic resonance imaging. Childs Nerv Syst. 34(2):285-91, 2018
5. Chaturvedi A et al: Malformed vertebrae: a clinical and imaging review. Insights Imaging. 9(3):343-55, 2018
6. Shoja MM et al: Embryology of the craniocervical junction and posterior cranial fossa, part I: development of the upper vertebrae and skull. Clin Anat. 31(4):466-87, 2018
7. Ward L et al: The role of the notochord in amniote vertebral column segmentation. Dev Biol. 439(1):3-18, 2018
8. Lee SM et al: Limited dorsal myeloschisis and congenital dermal sinus: comparison of clinical and MR imaging features. AJNR Am J Neuroradiol. 38(1):176-82, 2017
9. Scaal M: Early development of the vertebral column. Semin Cell Dev Biol. 49:83-91, 2016
10. Babu R et al: Concurrent split cord malformation and teratoma: dysembryology, presentation, and treatment. J Clin Neurosci. 21(2):212-6, 2014
11. Gupta P et al: Congenital spinal cord anomalies: a pictorial review. Curr Probl Diagn Radiol. 42(2):57-66, 2013
12. Rufener S et al: Imaging of congenital spine and spinal cord malformations. Neuroimaging Clin N Am. 21(3):659-76, viii, 2011
13. Rossi A et al: Current classification and imaging of congenital spinal abnormalities. Semin Roentgenol. 41(4):250-73, 2006
14. Tortori-Donati P et al: Magnetic resonance imaging of spinal dysraphism. Top Magn Reson Imaging. 12(6):375-409, 2001
15. Tortori-Donati P et al: Spinal dysraphism: a review of neuroradiological features with embryological correlations and proposal for a new classification. Neuroradiology. 42(7):471-91, 2000
16. Pang D: Sacral agenesis and caudal spinal cord malformations. Neurosurgery. 32(5):755-78; discussion 778-9, 1993
17. Pang D et al: Split cord malformation: part I: a unified theory of embryogenesis for double spinal cord malformations. Neurosurgery. 31(3):451-80, 1992

神经管胚胎学

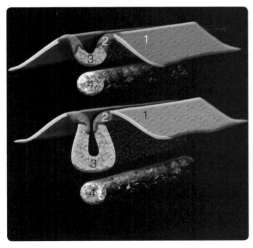

神经管胚胎学

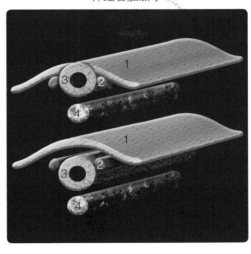

（左图）胚胎神经管的 3D 示意图显示神经板（上）及神经沟（下）的形成，注意上皮细胞（1）、神经脊（2）、神经外胚层（3）及脊索（4）

（右图）胚胎神经管形成的 3D 示意图显示正常神经管的闭合（上）及随之的分离（下）。注意上皮细胞（1）、神经脊（2）、神经外胚层（3）及脊索（4）

脂肪性脊髓脊膜突出

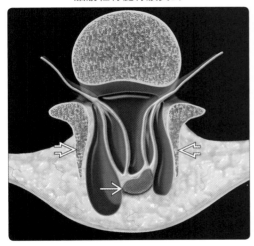

脂肪性脊髓脊膜突出

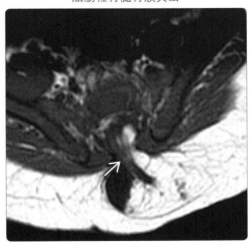

（左图）轴位示意图示过早分离伴有脂肪脊髓脊膜膨出，神经基板（➡）从后部未融合区（➡）脱离至膨出的硬膜囊内

（右图）轴位 T1WI MR 显示一细长的脊髓基板（➡）插入远端脂肪瘤畸形，该畸形通过后部闭合不全的缺损"气囊"进入皮下脂肪内的脑脊液信号囊肿

软脊膜下圆锥脂肪瘤

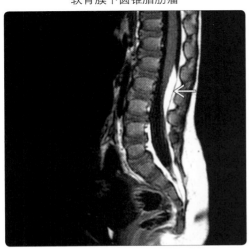

软脊膜下圆锥脂肪瘤

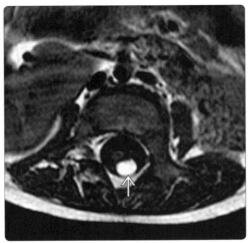

（左图）矢状位 T1WI MR 显示髓旁或软脊膜下圆锥脂肪瘤（➡）的典型高信号表现。圆锥位于 L2/L3 的低位。典型的脂肪瘤起因于过早分离

（右图）同一患者的轴位 T1WI MR 证实脂肪瘤（➡）位于硬膜内，与圆锥背面关系密切。此外，畸形的右肾和空的左肾窝被证明是交叉融合的肾异位

（**左图**）轴位示意图示典型的脊髓脊膜膨出（不分离），并见神经根从硬膜囊穿过（➡）与邻近皮下脂肪及皮肤相连

（**右图**）轴位 T1WI MR（未修复的腰椎脊髓脊膜膨出）示不分离现象，表现为闭合不全，神经基板（➡）表面缺少皮肤覆盖。神经直接与外周环境相接触

脊髓脊膜膨出

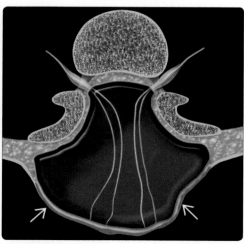

脊髓脊膜膨出

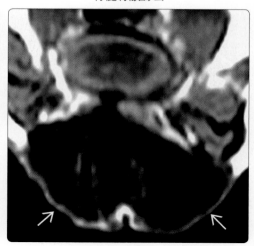

（**左图**）矢状位示意图示不分离现象，通过皮毛窦（➡）连接皮肤和圆锥。多毛的表皮血管性病变提示窦口位置。注意沿着窦道异位走行的表皮样结构（➡）

（**右图**）矢状位 T1WI MR 显示低信号皮毛窦穿过 L5 后段，并通过硬膜内（➡）拴系 L2/L3 处的低位圆锥。已经放置了维生素 E 胶囊来标记窦的皮肤开口（➡）

背侧皮毛窦

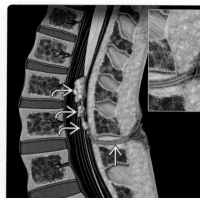

背侧皮毛窦

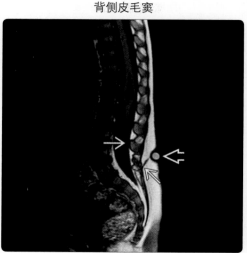

（**左图**）矢状位示意图示异常的二级神经胚，导致严重的尾椎退化，脊柱末端位于腰椎下段水平。圆钝、高位的圆锥（➡）是 1 型 CRS 的特征性表现

（**右图**）矢状位 T1WI MR（尾椎退化）示脊柱异常终止于腰椎下部。异常的圆锥（➡）呈典型的圆钝边缘，骶椎缺如导致髂骨翼向中间移位（➡）

尾椎退化

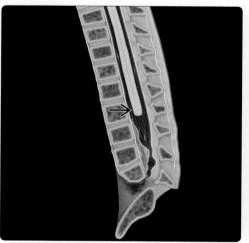

尾椎退化

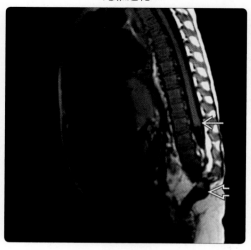

脊髓拴系

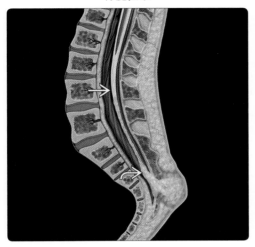

脊髓拴系

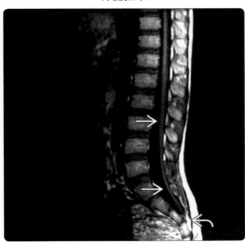

（左图）矢状位示意图（脊髓拴系）示低位脊髓异常延伸（➡），并嵌入粗短的脂性终丝末端的脂肪瘤内（➡）

（右图）矢状位 T1WI MR（脊髓拴系）显示异常延长的脊髓（➡）至少延长至 L5 位置，逐渐移行为增粗的终丝，末端终止于一个小脂肪瘤（➡）。没有脊髓空洞或积水征象

骶尾部畸胎瘤

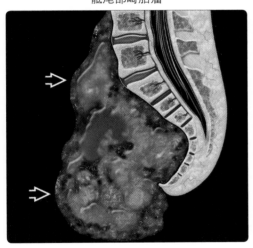

骶尾部畸胎瘤

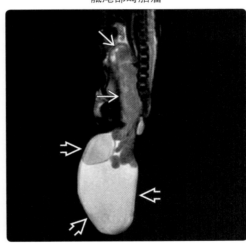

（左图）矢状位示意图（AAP Ⅱ型骶尾部畸胎瘤）示位于骶骨腹侧一个不均匀的、伴有坏死的异质性肿瘤（➡）。内胚层和外胚层成分含量大致相似，因此定义为 APP Ⅱ型。没有骶骨侵犯是其特征表现

（右图）矢状位 T2WI MR（AAP Ⅱ型骶尾部畸胎瘤）示盆腔内囊实性混杂肿块。体内部分（➡）以实性成分为主，体外部分（➡）更多为囊性成分

骶前脊膜膨出

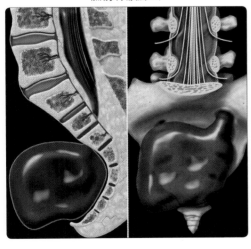

骶前脊膜膨出

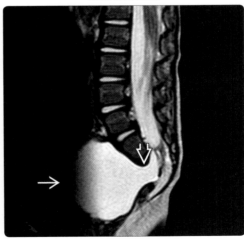

（左图）矢状位及冠状位示意图示典型的骶前脊膜膨出，伴腹侧脊膜通过扩张的骶孔膨出

（右图）矢状位 T2WI MR（骶前脊膜膨出）旁正中矢状层面显示硬膜囊穿过异常扩张的骶孔（➡）向腹侧膨出（➡）

（左图）矢状图显示典型的末端脊髓囊状膨出伴脊柱后部发育不良和典型的囊肿内囊肿

（右图）矢状位 T1WI MR 显示典型的末端脊髓囊状膨出，低位脊髓拴系，并伴有远端脊髓积水（➡），横穿蛛网膜下腔阻塞引起的脑膜膨出（➡）。还要注意骶骨发育不良

末端脊髓囊状膨出

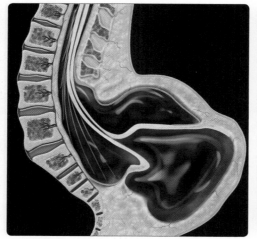

末端脊髓囊状膨出

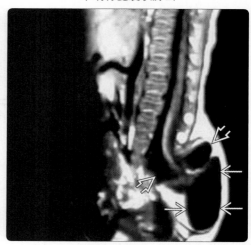

（左图）24 个月婴儿骶尾椎矢状位骨 CT 显示 5 块骶椎及前 3 块尾椎的正常骨化，下方的软骨板隐约可见，呈包含骨化中心的软组织密度

（右图）轴位骨 CT（3 天婴儿）示椎体（➡）及椎弓（➡）骨化中心的正常 CT 表现，其间为软骨结合（➡）

正常骨化

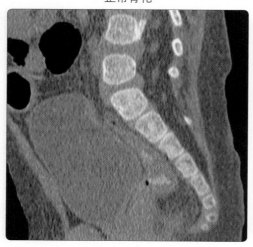

正常骨化

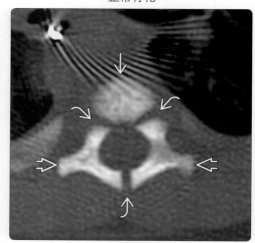

（左图）AP 位平片示 2 个胸部半椎体（➡）。这些半椎体分别位于两边，抵消了局限性脊椎侧弯。这种平衡模式侧弯较"不平衡"的半椎体造成的侧弯不容易进展

（右图）冠状位 T1WI MR 示，胸椎侧弯伴随广泛的椎体分段障碍。发育不良的椎体间存在低信号，提示为这个年轻、骨骼发育未成熟的患者还未骨化的软骨

椎体形成障碍

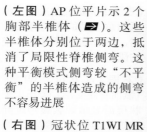

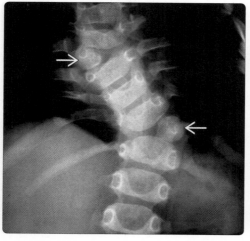

椎体分段障碍

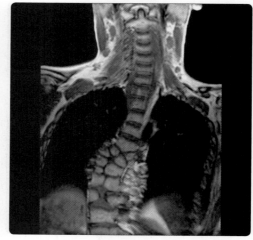

脊髓纵裂

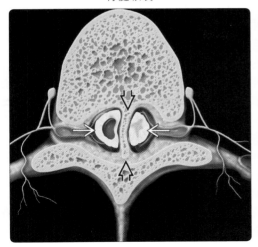

脊髓纵裂

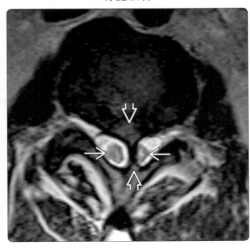

（左图）轴位示意图示 1 型脊髓纵裂，显示骨脊（⇒）连接椎体和后部成分，将脊髓分为两半（➡），每半脊髓均有一个硬膜囊，右侧部分伴有脊髓空洞

（右图）轴位 T1WI MR 示典型 1 型脊髓纵裂，骨脊（⇒）将硬膜囊及脊髓分为两半（➡），每个均有其硬膜囊

脊索分裂综合征

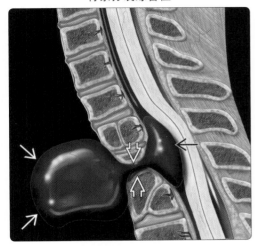

脊索分裂综合征

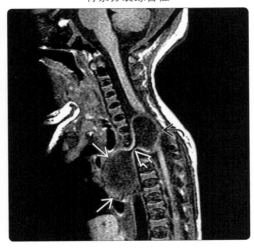

（左图）矢状位示意图（脊索分裂综合征）示上部胸椎节段异常伴 Kovalevsky 管持续存在（⇒），使得纵隔神经肠源性囊肿（➡）和硬膜外神经肠源性囊肿（⇒）相通

（右图）矢状位 T1WI MR 示巨大哑铃形神经肠源性囊肿。纵隔内部分（➡）通过 Kovalevsky 管（⇒）延伸至椎管腹侧，形成椎管内神经肠源性囊肿（⇒）

背侧脊髓脊膜膨出

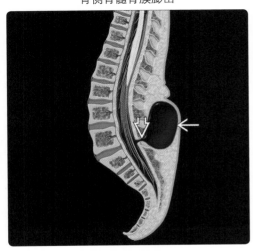

背侧脊髓脊膜膨出

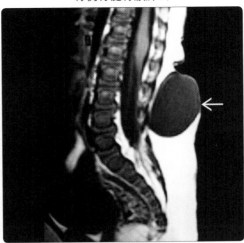

（左图）矢状位示意图示背侧脊髓脊膜膨出，一种未知病因畸形。膨出的囊（➡）与硬膜囊通过一缝隙（⇒）相连，脊膜膨出的囊内无神经成分

（右图）矢状位 T1WI MR 示典型背部脊髓脊膜膨出。膨出的硬脊膜囊（➡）通过一缝隙向后部延伸，提示轻度局部闭合性脊柱裂

术语

- 脊髓脊膜膨出（myelomeningocele, MMC）和脊髓膨出（myelocele, MC）包括开放性（未覆盖皮肤）脊柱闭合不全的谱系。
- MMC：椎管外带有可测量囊的神经基板
- MC：神经基板与皮肤表面齐平

影像学

- 胎儿 US/MR：腰骶部闭合不全 ± 薄壁 MMC 囊 + Chiari 2 的颅内表现（柠檬征、香蕉征、± 脑室增大）
- 通常只在修复后进行产后脊柱成像：预期缺损被软组织覆盖
  - 后部骨性闭合不全缺损和脊髓延长持续存在
  - 神经基板（脊髓的远端非神经段）插入远端鞘囊的背侧

主要鉴别诊断

- 闭合性（皮肤覆盖）脊柱发育不全
- 术后假性脊膜膨出

临床信息

- 最常见的神经缺陷：下肢、肠和膀胱功能障碍
- 随后的神经功能恶化促使影像学评估其他发现，如硬脑膜环狭窄、脊髓缺血、髓鞘水肿、皮样/表皮样、蛛网膜囊肿、脑干压迫、分流功能障碍

诊断思路

- 延迟性神经恶化最常见的脊椎原因：脊髓再拴系（临床诊断）
  - 脊椎 MR（± 脑成像）以寻找其他原因
- 出生后的脊柱成像时，追问临床病史以确认开放性脊柱闭合不全的病史
  - 在产前影像上显示的 MMC 和 MC

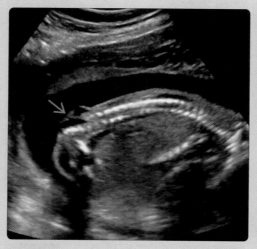
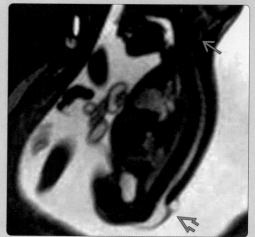

（左图）孕 20 周时进行的矢状位灰度扫描显示开放的腰骶椎管发育不良，与脊髓脊膜膨出（MMC）一致，神经基板（➡）插入囊后部

（右图）同一胎儿 22 周胎龄时的矢状位 FIESTA MR 再次显示腰骶部 MMC（➡），颅后窝示 Chiari 2 畸形（➡）

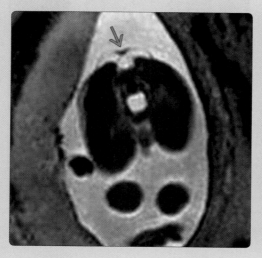
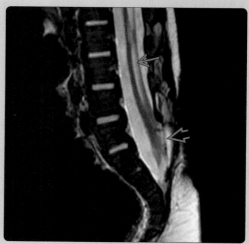

（左图）轴位 T2WI SSFSE MR 显示，同一胎儿腰骶部 MMC 的神经基板（➡，无神经化远端脊髓）沿 MMC 囊的背侧暴露在椎管外

（右图）同一患者 6 个月大时脊柱的矢状位 T2WI MR 显示，术后 MMC 修复后脊髓（低基板，➡）持续延长。并出现了脊髓空洞（➡），这是一种常见的并发症

术语

同义词

- 脊髓脊膜膨出、脊髓裂 [脊髓膨出（MC）]、开放性脊柱裂、脊柱裂

定义

- 脊髓脊膜膨出（MMC）：开放性（缺乏皮肤覆盖）脊髓发育不良，神经基板（细长脊髓暴露的扁平端）突出于皮肤表面，背向椎管
- MC：开放性脊髓发育不良伴神经基板与皮肤表面齐平

影像学

一般表现

- 最佳诊断依据
  - 后骨成分缺失，脊髓 / 神经根低位，术后皮肤切口改变
    - 由于感染的风险，产后修复前很少进行影像学检查
  - >90% 在 Chiari 2 畸形中有明显的后脑疝
- 位置
  - 绝大多数累及腰椎或腰骶椎
- 大小
  - 由小到大，取决于脊柱缺损的长度和 MMC 囊的大小
- 形态学
  - 修复前：脊髓延长，神经基板插入脊髓鞘囊背面脊柱脊髓发育不良缺损水平，无论椎管外有可测量的囊（MMC）或无可测量的囊（MC）

X 线表现

- 后路骨性脊柱闭合不全伴椎弓根增宽

CT 表现

- CT 平扫
  - 后路骨性脊柱闭合不全伴椎弓根增宽

伴发异常

- 脊柱 CT：节段性畸形、脊柱侧凸
- 脑 CT：脑室扩大（分流异常的情况下），Chiari 2 畸形的颅内表现

MR 表现

- 胎儿 MR
  - 脊髓异常伸长，神经基板延伸至骨性脊柱发育不良 ± MMC 囊水平
  - Chiari 2 畸形颅内表现
- 出生后 MR：T1WI、T2WI
  - MMC 闭合术后的软组织改变
  - 脊髓紧贴后鞘囊的平坦神经基板延伸
    - 缺损水平的正常后硬膜外脂肪缺失
  - 术后并发症
    - 脊髓积水空洞症
    - 皮样 / 表皮样囊肿或蛛网膜囊肿压迫脊髓
    - 缩窄性硬脑膜环
    - 血管受损引起的脊髓缺血

- 相关畸形：脊髓裂畸形（31%~46%）（可能导致半侧脊髓脊膜膨出）、背侧皮毛窦、节段性畸形、尾部发育不全

超声表现

- 产科超声→出生前诊断
  - 椎弓开放，椎板分离，± 可测量的 MMC 囊
  - Chiari 2 脑表现（颅骨柠檬征、小脑香蕉征、± 脑室增大、± 小头畸形）
  - ± 马蹄内翻足，± 下肢运动

影像学建议

- 最佳成像方法
  - MR
- 成像建议
  - 胎儿成像
    - 超声初步诊断：三维超声有助于识别骨缺损程度
    - 胎儿 MR 评估宫内修复潜力
  - MR
    - 矢状位及轴位 T1WI、T2WI；必须包括整个骶骨
    - 3D SSFP 图像有助于显示蛛网膜囊肿或术后积液
    - DWI 有助于鉴别皮样 / 表皮样囊肿

鉴别诊断

闭合性（隐性）脊柱裂

- 皮肤覆盖性骨缺损
- 多种类型：脂肪脊髓脊膜膨出、脂肪脊髓膨出、脊髓膨出、脑脊髓膜膨出

术后假性脊膜膨出

- 病史和临床检查可鉴别
- 寻找手术椎板切除区，缺少典型脊柱裂神经和骨质的改变

病理学

一般表现

- 病因学
  - 妊娠第 3 周神经管闭合失败
    - 由于神经外胚层细胞表面缺乏特异性受体的表达
    - 可能是多因素：叶酸缺乏、毒素、基因
  - 慢性机械性损伤及羊水暴露（化学性损伤）导致神经障碍加重
- 遗传学
  - *PAX3* 配对盒基因紊乱→ Waardenburg 综合征
  - 亚甲基四氢叶酸还原酶（MTHFR）突变伴叶酸代谢异常
    - MTHFR 突变 + 叶酸缺乏→神经管闭合缺陷风险（NTD）增加
  - 13,18 三联体（14% NTD 胎儿）
- 相关异常
- 脊柱侧后凸畸形：神经肌肉不平衡 ± 椎体节段异常

－ 发病率更严重（Cobb 角 >45°），在近端（胸部 ~90%）比远端（L4 及以下 ~10%）更常见
- 脊柱纵裂，背侧皮毛窦
- 脊髓积水空洞症（~50%）

大体病理及手术所见

- 红色、暴露的神经基板产生并泄露 CSF，通过骨中线缺陷突出
- 通常有脊髓拴系

临床信息

临床表现

- 常见体征和症状
  - 出生时临床表现明显：暴露的神经基板通常伴有脑脊液漏
  - 下肢、肠、膀胱功能障碍
    - 较高程度的脊柱缺损与较大的运动和躯体感觉缺陷相关
- 其他体征和症状
  - 约 80%~85% 接受产后修复的患者需要脑脊液分流，尽管胎儿修复的报道率较低

人口统计学

- 年龄
  - 总是出生时出现
- 性别
  - 男 < 女 =1：3
- 流行病学
  - 发病率（0.5~1.0）/1000 新生儿
  - 危险因素包括母亲叶酸缺乏、肥胖、抗癫痫治疗（降低了叶酸的获取）
  - 世界范围内 MMC 患病率的下降归因于预防性补给叶酸、产前诊断并终止受影响的胎儿，或其他未知因素

转归与预后

- 大多数（~73%）术后出现稳定的运动障碍
  - 神经系统恶化提示并发症
    - 最常见的是瘢痕拴系；约 1/3 的病例有再拴系的症状
    - 影像学寻找其他原因
      □ 脊髓积水空洞症→分离性感觉丧失
      □ 脊髓型颈椎病→上肢痉挛无力
      □ 脑干受压→呼吸困难、脑神经功能障碍、误吸 / 窒息
      □ 分流异常
- ~2/3 智力正常，~ 23% 癫痫发作 ≥ 1 次
- 膀胱、肠和性功能障碍
  - ~80% 的膀胱可节制（大多数需要导尿）
  - ~38% 需要肠疗法
- 下肢功能障碍
  - ~ 46% 的人成年后仍能保持步行
- 死亡率：10%~30% 在成年前死亡

○ 大多数在婴儿期和幼儿期死于脑干 / 小脑功能障碍
○ 第二高峰出现在成年早期，由分流功能障碍引起

治疗

- 怀孕妇女补充叶酸
- MMC 关闭 < 产后48 h，以稳定神经缺陷，防止感染
- 子宫内手术修复：↓需要分流，↓ Chiari 2 表现；可以改善神经功能
- 术后并发症的后续处理
  - 松解脊髓拴系，脑脊液分流

诊断思路

思考点

- 开放性脊柱闭合不全很少在出生后修复前成像
- MMC 和 MC 的鉴别取决于产前影像学，并对胎儿手术方式有影响
- 大多数开放性脊柱闭合不全在出生后修复后可见后脑疝，但产前修复后未见
- 修复后，通常不能确定修复的是哪种类型的脊柱发育不良（甚至是开放性或封闭性脊柱发育不良），必须与临床病史相联系

影像解读要点

- 脊髓拴系是临床排除性诊断，神经基板常附着于手术部位
  - 影像检查引起症状的其他并发症，如空洞、蛛网膜囊肿、皮样 / 表皮样囊肿

（王焱炜、林祥涛 译）

参考文献

1. AlRefai A et al: Fetal myelomeningocele surgery: only treating the tip of the iceberg. Prenat Diagn. 39(1):10-5, 2019
2. Nagaraj UD et al: Myelomeningocele versus myelocele on fetal MR images: are there differences in brain findings? AJR Am J Roentgenol. 211(6):1376-80, 2018
3. Nagaraj UD et al: Spinal imaging findings of open spinal dysraphisms on fetal and postnatal MRI. AJNR Am J Neuroradiol. 39(10):1947-52, 2018
4. Nagaraj UD et al: Hindbrain herniation in Chiari II malformation on fetal and postnatal MRI. AJNR Am J Neuroradiol. 38(5):1031-6, 2017
5. Caldarelli M et al: Recurrent tethered cord: radiological investigation and management. Childs Nerv Syst. 29(9):1601-9, 2013
6. Messing-Jünger M et al: Primary and secondary management of the Chiari II malformation in children with myelomeningocele. Childs Nerv Syst. 29(9):1553-62, 2013
7. Sweeney KJ et al: Spinal level of myelomeningocele lesion as a contributing factor in posterior fossa volume, intracranial cerebellar volume, and cerebellar ectopia. J Neurosurg Pediatr. 11(2):154-9, 2013
8. Barkovich AJ et al: Pediatric Neuroimaging. 5th ed. Wolters Kluwer Health/Lippincott Williams & Wilkins. 863-70, 2012
9. Adzick NS et al: A randomized trial of prenatal versus postnatal repair of myelomeningocele. N Engl J Med. 364(11):993-1004, 2011
10. Chao TT et al: Fetal spine findings on MRI and associated outcomes in children with open neural tube defects. AJR Am J Roentgenol. 197(5):W956-61, 2011
11. Adzick NS: Fetal myelomeningocele: natural history, pathophysiology, and in-utero intervention. Semin Fetal Neonatal Med. 15(1):9-14, 2010
12. Rufener SL et al: Congenital spine and spinal cord malformations–pictorial review. AJR Am J Roentgenol. 194(3 Suppl):S26-37, 2010
13. Ertl-Wagner B et al: Fetal magnetic resonance imaging: indications, technique, anatomical considerations and a review of fetal abnormalities. Eur Radiol. 12(8):1931-40, 2002
14. Rintoul NE et al: A new look at myelomeningoceles: functional level, vertebral level, shunting, and the implications for fetal intervention. Pediatrics. 109(3):409-13, 2002
15. Tortori-Donati P et al: Spinal dysraphism: a review of neuroradiological features with embryological correlations and proposal for a new classification. Neuroradiology. 42(7):471-91, 2000

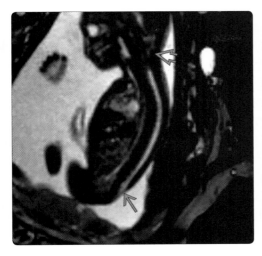

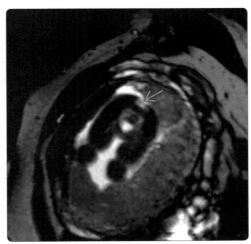

（左图）22 周胎龄胎儿的矢状位 FIESTA MR 显示骶骨脊柱（➡）小而开放的脊柱发育不良，没有可测量的囊，与脊髓膨出（又称脊髓裂）一致。也显示 Chiari 2 畸形（➡）的颅后窝表现

（右图）骶髓膨出胎儿的轴位 FIESTA MR 显示神经基板（➡）与皮肤表面齐平

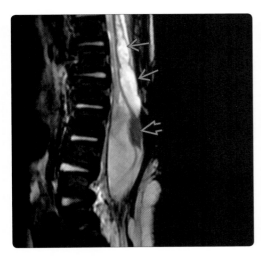

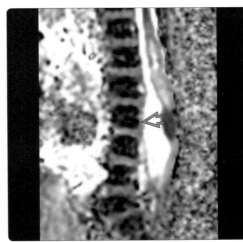

（左图）6 月龄，产前有腰骶开放性脊柱发育不良修复史，矢状位 T2WI MR 显示脊髓空洞（➡）及修复部位（➡）附近异常软组织信号

（右图）同一患者矢状位 ADC 图显示软组织（➡）扩散受限，符合皮样 / 表皮样囊肿。这是一种修复并发症，可导致脊髓拴系综合征

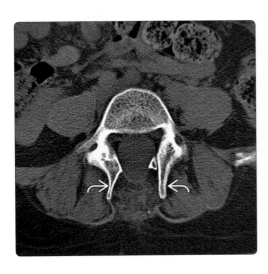

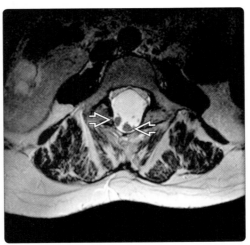

（左图）轴位骨窗 CT（手术修复脊髓脊膜膨出）示后部脊柱闭合不全，伴随并行未闭合的椎板和棘突（➡）

（右图）轴位 T2WI MR 用来评估静态神经功能缺失期后，延迟的神经功能恶化，示胸髓分成两半（➡），反映了先前未诊断的脊髓纵裂 2 型

术语

- 以脂肪瘤伴背侧缺损为特征的闭合性（皮肤覆盖）脊柱发育不良的亚型
- 椎管内基板 - 脂肪瘤界面 [脂肪脊髓膨出（lipomyelocele, LMC）]或椎管外膨出伴邻近蛛网膜下腔 / 脊膜扩张 [脂肪脊髓脊膜膨出（lipomyelomeningocele, LMMC）]

影像学

- 细长的脊髓末端位于神经基板，背侧附着于脂肪瘤组织
  - 俯卧位时不会单独 / 向腹侧移动
  - 蛛网膜下腔扩大至腹侧神经基板
- ± 脊髓空洞、脊髓裂开畸形、节段性畸形、尾部发育不全（第 2 组）
- 肛门直肠和泌尿生殖道畸形占 5%~10%

主要鉴别诊断

- 其他闭合性脊柱闭合不全

- 开放性脊柱闭合不全：脊髓脊膜膨出、脊髓膨出
- 骶尾部畸胎瘤

病理

- 神经外胚层和皮肤外胚层的过早分离→使间充质进入封闭的神经管，阻止了神经形成的进行

临床信息

- 臀部上方有皮肤覆盖的柔软肿块
- 40%~60% 出生时神经正常
- 后背 / 腿痛，下肢无力，感觉丧失，膀胱 / 肠管功能失调

诊断思路

- 脊髓拴系综合征术后再拴系是临床诊断
- 影像学的作用是寻找并发症和（或）其他相关异常

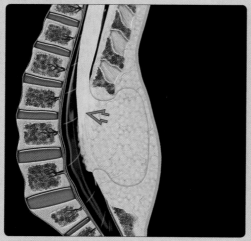
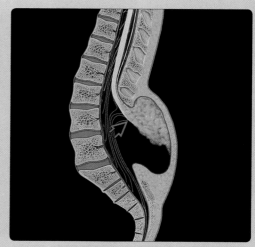

（左图）矢状位图显示腰骶部脂肪脊髓膨出（LMC）。细长低位的脊髓附着在脂肪瘤组织上，该组织通过脊柱闭合不全缺损延伸至皮下脂肪。注意，基板 - 脂肪瘤界面（⇨）位于椎管内

（右图）腰椎脂肪脊髓脊膜膨出（LMMC）矢状位图显示脊髓终丝延长，基板 - 脂肪瘤界面（⇨）位于椎管外。注意后部脊柱闭合不全

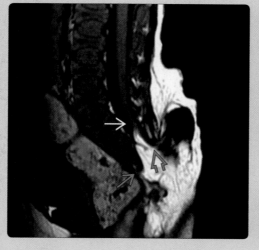
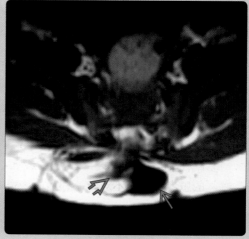

（左图）新生儿 LMMC 矢状位 T1WI MR 显示低位圆锥（➡），基板 - 脂肪瘤界面（⇨）向背侧延伸通过缺损的后部。注意相关的骶骨发育不良和尾骨发育不全（⇨），与 2 组尾部发育不全一致

（右图）同一 LMMC 患者轴位 T1WI 显示椎管外扭转的基板 - 脂肪瘤界面（⇨），相邻脊膜（⇨）扩张

术语

缩略词

- 脂肪脊髓脊膜膨出（LMMC），脂肪脊髓膨出（LMC）

同义词

- 伴有背部缺损的脂肪瘤（包括 LMCs 和 LMMCs 谱系）
- 脂肪脊髓裂

影像学

一般表现

- 最佳诊断依据
  - 皮肤覆盖（封闭）脊柱闭合不全伴延长的脊髓终止于脂肪瘤组织（基板 - 脂肪瘤界面），通过骨性脊柱闭合缺损与背侧皮下脂肪相连
  - LMMC：基板 - 脂肪瘤界面位于椎管外，周围蛛网膜下腔 / 鞘囊扩张
  - LMC：基板 - 脂肪瘤界面位于椎管内
  - LMMC 和 LMC 在同一范围内，在某些情况下可能很难区分
- 位置
  - 腰骶部
- 大小
  - 皮下肿块自几乎不可见（LMC）至巨大（LMMC）大小不一
  - 硬膜内 / 硬膜外脂肪瘤成分的范围可变

X 线表现

- 平片
  - 脊椎后部骨性成分缺失
    - 正位观察最佳

CT 表现

- CT 平扫
  - 低密度背部脂肪性肿块通过后部缺损附着于神经基板
- 骨 CT
  - 多水平闭合不全，主要累及腰骶椎
  - 后侧骨质不同程度的缺如、发育不全和扩大
  - 在基板水平椎管扩大
  - ~40% 伴有分段异常；~25% 骶骨发育不良 / 发育不全

MR 表现

- T1WI，T2WI
  - LMMC：基板 - 脂肪瘤通过背侧闭合不全缺损在椎管外与完整的椎板直接相连
    - 伴脊膜从缺损处膨出
      - 含有不同量的 T2 高信号脑脊液
    - 40% 的患者脂肪瘤不对称，导致神经根长度不等的神经基板扭转
  - LMC：基板 - 脂肪瘤界面在椎管内

- 神经基板周围皮下脂肪和硬膜内脂肪瘤组织的不同程度扩张
  - 变薄的圆锥 / 神经基板附着于 T1 高信号脂肪瘤肿块
    - 脂肪瘤与皮下脂肪通过骨缺损相连
    - 不同程度的髓内、硬膜内或硬膜外脂肪瘤
  - 神经基板腹侧蛛网膜下腔扩大
  - 髓鞘水肿占 20%~25%

超声表现

- 灰阶超声
  - 棘突后中线骨化和未骨化成分缺乏
    - 缺乏回声骨伴声影
    - 缺乏低回声软骨
  - 细长的脊髓混合圆锥 / 基板合并鞘内回声性脂肪团块
    - 通过背侧脊柱闭合不全的缺损突出到皮下脂肪中
    - 俯卧位时不会单独移动
    - 神经根没有正常的搏动

影像学建议

- 最佳成像方法
  - 多层面 MR
  - MR 进一步确定术前异常和评估术后并发症或神经症状恶化
- 成像建议
  - 矢状位和轴位 T1 全面显示脂肪瘤范围
- 超声检查新生儿远端脊柱是否存在皮肤红斑

鉴别诊断

其他闭合性脊柱闭合不全

- 有皮下肿块
  - 脊膜膨出：由硬脊膜和蛛网膜组成的充满脑脊液的囊突出
  - 末端脊髓囊膨出：晚期空洞疝入后部皮肤覆盖的囊
- 无皮下肿块
  - 硬膜内脂肪瘤：硬膜囊内的脂肪与皮下脂肪分离
  - 背侧皮毛窦：皮下道延伸至 / 进入椎管，± 表皮样 / 皮样囊肿（可能含有脂肪）

开放脊柱闭合不全

- 脊髓脊膜膨出 / 脊髓膨出
  - 出生时临床症状明显；新生儿期很少在修复前进行成像
  - 越来越多的胎儿 MR 成像可能用于宫内修复
  - 术后表现可能类似闭合性脊柱闭合不全
- 通常伴有 Chiari 2 畸形
- 无硬膜内脂肪瘤

骶尾部畸胎瘤

- 大的不均匀实性和 / 或囊性骶前肿块
  - ± 脂肪，Ca^{++}
- 外部成分往往比内部成分大得多

- 可以显示椎管内伸展
- 可能显示梗阻 / 功能障碍引起的膀胱和 / 或肠道扩张

病理学

一般表现

- 病因学
  - 在第 3 及第 4 周神经外胚层与表皮外胚层分离，内折闭合形成神经管（原发性神经管形成和连接障碍）
    - 在 LMMC/LMC 中，皮肤外胚层间充质组织进入未完全闭合的神经管→阻碍神经生长
    - 间质混入神经皱褶内
    - 神经皱褶保持开放状态，在未成熟分离处形成神经基板
    - 原始神经管室管膜诱使间充质形成脂肪（没有被完全接受）→脂肪瘤
- 伴发异常
  - 肛直肠及泌尿生殖系统畸形（5%～10%）
  - 末端脊髓纵裂（≤ 10%）
  - 皮样 / 表皮样囊肿、皮毛窦、错构瘤、血管瘤、蛛网膜囊肿罕见
  - 骶部发育不全约占 25%（第 2 组尾部发育不全）
  - 脐膨出、泄殖腔外翻、肛门闭锁、脊柱缺损（OEIS 综合征）与 LMMC/LMC 高度相关

大体病理及手术所见

- 硬膜外和硬膜内脂肪瘤的范围不同；硬膜外脂肪瘤可以同时包裹背侧及腹侧神经根，硬膜内脂肪瘤只包裹背侧神经根或终丝 / 圆锥

镜下所见

- 邻近脂肪瘤背侧基板表面无室管膜内衬
- 被覆以混杂有岛状神经胶质细胞、平滑肌纤维的结缔组织

临床信息

临床表现

- 常见体征和症状
  - 臀间褶皱上方皮下脂肪团块
  - 40%～60% 出生时神经功能异常
  - 背 / 腿疼痛，下肢瘫痪，骶部感觉丧失，膀胱 / 肠道功能紊乱
- 其他体征 / 症状
  - 脊柱侧凸，肢体萎缩，矫形足畸形
- 相关表现
  - EIS 综合征：脐膨出，泄殖腔外翻，肛门闭锁，脊柱缺损
  - 泌尿生殖系统：肾发育不全，子宫裂，双阴道
  - 脑：枕部脑膨出，Chiari 1 畸形，脑积水

  - 脊柱：Klippel-Feil 综合征，尾部发育不全，脊髓裂畸形

人口统计学

- 年龄
  - 婴儿期（最常见）至成年
- 性别
  - 女 > 男
- 流行病学
  - 约 1/4 000 名活产儿；真实发病率未知，有些病例无症状
  - 孕妇补充叶酸并不影响发病率（与开放性脊柱闭合不全不同）

转归与预后

- 40%～60% 出生时神经功能正常
- 16%～88% 的患者随后会出现症状
- 据报道，手术后会有一些恢复（但未完全恢复神经功能）
- 据报道，一些患者在修复后出现晚期临床恶化

治疗

- 手术修复：切除脂肪瘤，解除脊髓拴系，修复硬脊膜
- 手术时间目前仍有争议
  - 一些人主张早期预防性手术（< 1 岁），另一些人认为延迟到出现症状再行首次手术

诊断思路

影像解读要点

- 脊髓拴系综合征 / 术后再拴系临床诊断；利用影像学寻找并发症和（或）其他相关异常

（王焱炜、高飞、林祥涛 译）

参考文献

1. Meena RK et al: Contiguous diastematomyelia with lipomyelomeningocele in each hemicord-an exceptional case of spinal dysraphism. World Neurosurg. 123:103-7, 2019
2. Wagner KM et al: Surgical management of lipomyelomeningocele in children: challenges and considerations. Surg Neurol Int. 8:63, 2017
3. Goodrich DJ et al: Symptomatic retethering of the spinal cord in postoperative lipomyelomeningocele patients: a meta-analysis. Childs Nerv Syst. 32(1):121-6, 2016
4. Nagaraj UD et al: Differentiating closed versus open spinal dysraphisms on fetal MRI. AJR Am J Roentgenol. 207(6):1316-23, 2016
5. May L et al: Lack of uniformity in the clinical assessment of children with lipomyelomeningocele: a review of the literature and recommendations for the future. Childs Nerv Syst. 29(6):961-70, 2013
6. Segal LS et al: The spectrum of musculoskeletal problems in lipomyelomeningocele. J Child Orthop. 7(6):513-9, 2013
7. Barkovich AJ et al: Pediatric Neuroimaging. 5th ed. Philadelphia: Lippincott Williams & Wilkins. 877-82, 2012
8. Sarris CE et al: Lipomyelomeningocele: pathology, treatment, and outcomes. Neurosurg Focus. 33(4):E3, 2012
9. Rufener SL et al: Congenital spine and spinal cord malformations–pictorial review. AJR Am J Roentgenol. 194(3 Suppl):S26-37, 2010
10. Pierre-Kahn A et al: Congenital lumbosacral lipomas. Childs Nerv Syst. 13(6):298-334; discussion 335, 1997

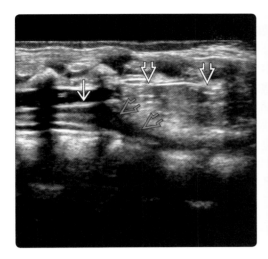
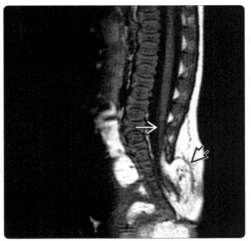

（左图）婴儿 LMC 脊柱超声矢状面显示脊髓末端（➡）直接插入 L2 水平的回声性椎管内脂肪瘤团块（⇨）。基板 - 脂肪瘤界面（▱▷）位于椎管内

（右图）矢状位 T1WI MR 显示 LMC，低位脊髓（➡）附着于脂肪瘤（▱▷），并与皮下脂肪相连。注意 LMMC 和 LMC 是一个谱系，如果基板 - 脂肪瘤界面在椎管内，可能并不总是很清楚

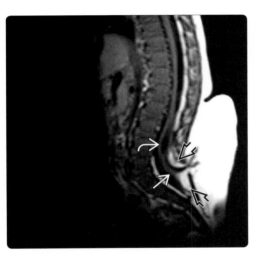
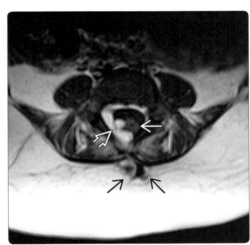

（左图）矢状位 T1WI MR 示低位脊髓基板（➡）直接插入一延伸至相邻较大皮下脂肪瘤的腰骶脂肪瘤性肿块内（▱▷）。远端脊髓同样可见脊髓空洞（➡）

（右图）同一位患者的轴位 T1WI MR 示远端脊髓（➡）插入了转位的神经基板和脂肪瘤内（⇨）。部分基板 - 脂肪瘤界面可能位于椎管内或椎管外（▱▷），与 LMMC/LMC 谱系一致

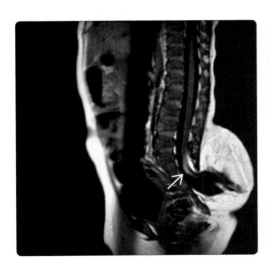
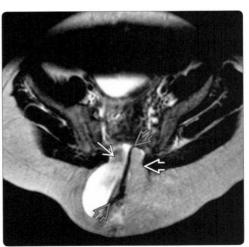

（左图）矢状位 T1WI MR 示脊髓低位（➡）插入一经后方皮肤缺损处与皮下脂肪相连续的较大脂肪瘤内。最低水平完整的后方附件位于 S1 水平

（右图）轴位 T2WI MR 于上骶部水平示低位脊髓（➡）与脂肪脊髓脊膜膨出的脂肪瘤成分（⇨）的关系，基板 - 脂肪瘤界面的化学位移伪影（▱▷）证实了其脂肪成分

脂肪瘤

要点

术语
- 硬膜内（近脊髓、软膜下）或终末脂肪瘤

影像学
- 脂肪瘤与脊髓关系密切（硬膜内）或脊髓末梢 / 终丝插入其内
- 脂肪瘤遵循脂肪信号、密度和回声

主要鉴别诊断
- 脂肪脊髓膨出 / 脂肪脊髓脊膜膨出
- 终丝纤维脂肪瘤
- 皮样囊肿

病理
- 在神经胚形成期，表皮外胚层与神经外胚层的不成熟分隔（不成熟分离）
  - 周围间质进入内衬有室管膜的脊髓中央管，阻碍了神经管的闭合导致基板开放
  - 间质分化为脂肪
- 皮肤闭合畸形（闭合神经管缺陷）

临床信息
- 症状与脂肪瘤水平，脊髓压迫有关
- 婴儿期小脂肪瘤可明显增长

诊断思路
- CT 上明显的低密度，T1WI 高信号为脂肪瘤特征
- 运用 MR 化学脂肪饱和技术或反转恢复技术以证实脂肪成分

（左图）轴位示意图示，胸椎的背侧脊髓闭合不全（➨）周围环绕一背侧近脊髓圆锥脂肪瘤（➡），包绕背侧脊神经根

（右图）轴位 T1WI MR 示背侧近脊髓圆锥脂肪瘤（软膜下）的典型高信号（➡）。注意硬膜内位置与背侧圆锥（➨）表面的密切关系

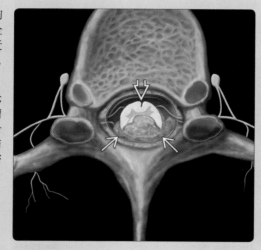
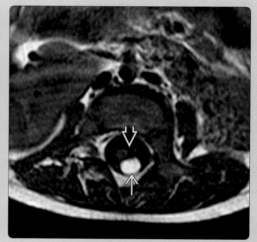

（左图）轴位 T2WI 证实脂肪瘤（➡）位于硬膜内，与圆锥背侧表面关系密切。注意频率编码方向上的化学位移伪影，这证实了脂肪成分。也要注意肾脏的交叉融合异位（➡）

（右图）轴位 T2WI FS MR 显示圆锥旁髓旁脂肪瘤（➡）均匀信号丢失，证实脂肪成分。非脂肪性组织的缺失是脂肪瘤的有力证据

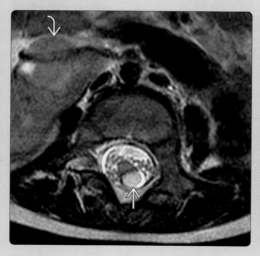
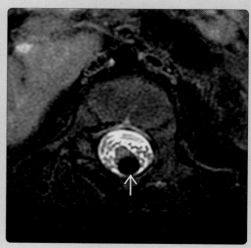

术语

同义词

- 硬膜内（近脊髓、软膜下）或终末脂肪瘤

定义

- 脊髓脂肪瘤与脊髓（硬膜内）关系密切或脊髓末梢 / 终丝插入其内（末端）

影像学

一般表现

- 最佳诊断依据
  - 硬膜内高信号肿块（T1WI）
- 部位
  - 硬膜内
    - 胸部（30%）＞颈胸部（24%）＞颈部（12%）＞腰骶椎
    - 背侧（73%）＞侧方 / 前外侧（25%）＞前方（2%）
  - 末端
    - 腰骶部
- 大小
  - 范围：微小至巨大
- 形态学
  - 病变不一，从单纯终丝脂肪瘤至复杂畸形

X 线表现

- 平片
  - 硬膜内脂肪瘤
    - 低密度肿块伴或不伴闭合不全；后方附件常完整，但示 2° 局限性椎管开放至骨侵蚀
  - 终末脂肪瘤
    - 低密度肿块伴或不伴后方闭合不全

CT 表现

- CT 平扫
  - 硬膜内脂肪瘤：局灶小叶性硬膜内低密度肿块伴或不伴相应水平中央管、神经孔扩大
  - 终末脂肪瘤：终丝末端伸长的低密度肿块；可经闭合不全缺损延伸至皮下脂肪

MR 表现

- T1WI
  - 硬膜内脂肪瘤
    - 硬膜内小叶状卵圆形 / 圆形高信号肿块，与脊髓关系密切
    - 伴或不伴椎管开放、局限性闭合不全
    - 在脂肪抑制序列信号强度下降
  - 终末脂肪瘤
    - 与远端脊髓 / 终丝相连的高信号肿块；经腰骶部闭合不全处延伸至皮下脂肪
    - 纤细"伸展"的脊髓常拴系伴或不伴空洞
- T2WI
  - 与 T1WI 信号及形态相似

- 伴或不伴脊髓压迫（硬膜内）：脊髓高信号
- STIR
  - 信号下降证实脂肪成分
- 强化 T1WI
  - 脂肪瘤不强化
- MR 电影
  - 圆锥运动减少→脊髓拴系

超声表现

- 灰阶超声
  - 椎管内肿块回声伴或不伴圆锥运动减少

非血管介入

- 脊髓造影
  - 硬膜内或终末低密度肿块部分被高密度造影剂环绕
  - 较大肿瘤可致脊髓阻滞

影像成像方法

- 最佳成像方法
  - 多层面 MR
- 成像建议
  - 婴儿可行超声检查；证实 MR 的阳性病例
  - 矢状位及轴位 T1WI 以确定（多发）脂肪瘤范围及与神经基板、邻近组织的关系

鉴别诊断

脂肪脊髓膨出 / 脂肪脊髓脊膜膨出

- 被覆皮肤（闭合的）神经基板脂肪瘤复合物从闭合不全处连续至皮下脂肪
- 肿块常较明显，伴或不伴皮肤红斑

终丝纤维脂肪瘤

- 常见（4%~6% 人群），多数无症状但有症状患者表现为"脊髓拴系"
- 终丝高密度 / 低密度肿块伴或不伴拴系，圆锥低位

皮样囊肿

- 混杂密度 / 信号强度肿块；缺少均质高密度伴或不伴皮毛窦以帮助鉴别

病理

一般表现

- 病因学
  - 在神经胚形成期表皮外胚层与神经外胚层的不成熟分隔（分离）
    - 周围间质进入内衬有室管膜的脊髓中央管，阻碍了神经管的闭合导致基板开放
    - 间质分化为脂肪
    - 相同机制（非分离）→皮毛窦；解释了它们惯常的联系
- 伴发异常
  - 硬膜内脂肪瘤：伴或不伴脂肪瘤水平局限性闭合不全；分隔异常少见
  - 终末脂肪瘤：骶部发育不良，肛直肠畸形，泌尿生殖

系统畸形（5%~10%），末端脊髓纵裂，上皮样囊肿，皮毛窦，血管瘤，蛛网膜囊肿
- 如伴泌尿生殖系统畸形、肛直肠畸形，更易发生骶部异常（≥90%）

分期、分级和分类
- 传统分类分为硬膜内和终末脂肪瘤畸形
  - 含糊混乱；许多脂肪瘤畸形在脂肪瘤和脂肪脊髓脊膜膨出之间
  - 硬膜内脂肪瘤
    - 部分包膜的无柄脂肪块（55%）或外生脂肪块（45%）完全包裹在硬膜囊内
    - 中线脊髓"开放"；硬膜下脂肪瘤位于裂开的脊髓之间
  - 终末脂肪瘤
    - 包裹严密的脂肪块附着在脊髓/终丝上；经常通过腰骶背侧闭合不全与皮下脂肪相连。
    - 几乎均有脊髓拴系，拉长变薄±脊髓积水空洞症（20%）
- 2009 分类方案建议根据有无硬脊膜缺损将脂肪瘤分成 2 组
  - 在胚胎学、临床表现、手术结果、并发症和预后等方面较传统分型有更好的解释
  - 无硬膜缺损的脂肪瘤
    - 终丝脂肪瘤、无硬膜缺损的尾部脂肪瘤、髓内脂肪瘤
  - 有硬膜缺损的脂肪瘤
    - 背部脂肪瘤、有硬膜缺损的尾部脂肪瘤、移行脂肪瘤、脂肪脊髓膨出、脂肪脊髓脊膜膨出

大体病理及手术所见
- 由正常脂肪组成
  - 婴儿期脂肪细胞明显长大；婴儿期小脂肪瘤可明显长大
  - 相反，如果患者体重减轻脂肪瘤体积也会减小

镜下所见
- 均质成熟脂肪肿块被线样纤维组织分隔成小叶状
  - 伴或不伴钙化、骨化、肌纤维、神经、神经胶质组织、蛛网膜、室管膜

临床信息

临床表现
- 常见体征/症状
  - 颈部、胸部硬膜内脂肪瘤：缓慢进展的单一的或下肢轻瘫、痉挛、皮肤感觉丧失、深感觉丧失
  - 腰骶部硬膜内脂肪瘤：下肢迟缓极度麻痹、括约肌功能障碍
  - 末端脂肪瘤：肠/膀胱功能障碍、下肢极度虚弱/感觉异常、足畸形、脊柱侧凸

- 其他体征/症状
  - 怀孕可使症状恶化
- 临床资料
  - 硬膜内脂肪瘤：患者主诉无力及病变水平感觉异常
    - 覆盖的皮肤通常看起来正常，没有皮肤红斑。
  - 终末脂肪瘤：患者临床表现为"脊髓拴系症状"及皮肤红斑（常见）

人口统计学
- 年龄
  - 目前发病高峰为 3 岁
    - <5 岁（24%）
    - 20~30 岁（55%）
    - 50 岁（16%）
- 性别
  - 硬膜内：男≤女
  - 终末：男＜女
- 流行病学
  - 硬膜内脂肪瘤（4%）
    - 在原发脊柱内肿瘤中所占比例<1%
  - 脂肪脊髓（脊膜）膨出（包括终末脂肪瘤）（84%）
  - 终丝脂肪瘤（12%）

转归与预后
- 婴儿期小脂肪瘤可明显长大
- 有症状患者不经手术不能自发改善症状
  - 需要注意：如果患者减轻体重，脂肪瘤会缩小

治疗
- 手术切除，脊髓拴系松解（如果允许）

诊断思路

思考点
- 婴儿即使脂肪瘤较小也需随访；可能明显长大

影像解读要点
- CT 明显的低密度和 T1WI 高信号为脂肪瘤特征
- 运用 MR 化学脂肪饱和技术或反转恢复技术以证实脂肪成分

（王焱炜、高飞、林祥涛 译）

参考文献

1. Pang D: Surgical management of complex spinal cord lipomas: how, why, and when to operate. a review. J Neurosurg Pediatr. 23(5):537-56, 2019
2. Rhodes RH: Congenital spinal lipomatous malformations. part 1. spinal lipomas, lipomyeloceles, and lipomyelomeningoceles. Fetal Pediatr Pathol. 1-52, 2019
3. Jones V et al: The pathology of lumbosacral lipomas: macroscopic and microscopic disparity have implications for embryogenesis and mode of clinical deterioration. Histopathology. 72(7):1136-44, 2018
4. Seki T et al: Surgical outcomes of pediatric patients with asymptomatic tethered cord syndrome. Asian Spine J. 12(3):551-5, 2018
5. Morota N et al: New classification of spinal lipomas based on embryonic stage. J Neurosurg Pediatr. 19(4):428-39, 2017

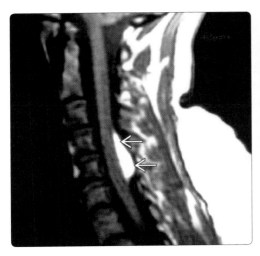

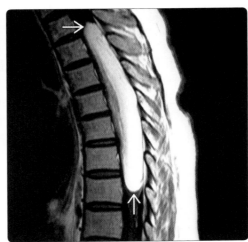

（左图）矢状位 T1WI 显示典型的硬膜下脂肪瘤（➡）附着于颈髓背侧。注意脂肪瘤水平的骨性椎管有轻微的重塑及扩大

（右图）矢状位 T1WI 显示沿胸髓背侧有一边界清楚的高信号肿块（➡），是软脊膜下脊髓脂肪瘤的典型表现

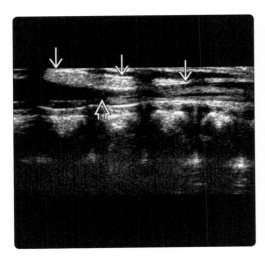

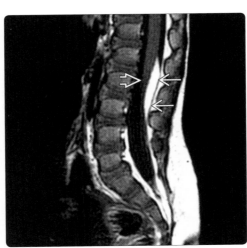

（左图）腰椎侧位灰阶实时超声显示在 L3 水平有回声的背侧硬膜内肿块（➡），代表髓旁（软脊膜下）脂肪瘤，拴系低位圆锥尖端（➡）

（右图）同一患者的矢状位 T1WI 显示硬膜内巨大的髓旁（软脊膜下）圆锥脂肪瘤（➡），与 L3 水平异常低位的圆锥（➡）密切相关

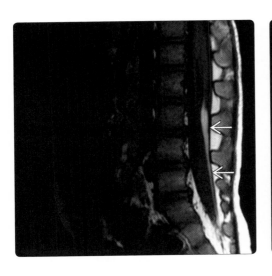

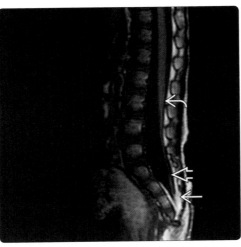

（左图）矢状位 T1WI 显示粗终丝脂肪瘤（➡），低位脊髓终止于 L2/L3

（右图）矢状位 T1WI 显示低位脊髓圆锥延长（➡），终止于 L4 节段。增粗的终丝（➡）在尾部有脂肪浸润，并插入一个小的末端脂肪瘤（➡）。注意骶骨发育不良，反映尾部退化谱系

术语

- 同义词：皮肤窦道（dermal sinus tract, DST）
- 中线 / 中线旁线样复层扁平上皮窦道

影像学

- 窦道叠置于皮肤脂肪背景之上，二者易于区分
- 常常终于脊髓圆锥（腰骶部）或脊髓中央管（颈部、胸部）

主要鉴别诊断

- 低位尾骨中线凹陷
- 藏毛窦
- 无皮肤窦道的（上）皮样肿瘤
- 局限性背侧脊髓闭合不全（LDM）

病理

- 仅在表皮外胚层与神经外胚层分离过程中的外接点局灶性融合→局灶性节段粘连
- 脊髓的上升与椎管有关，延伸黏附至长管状窦道内

临床信息

- 婴儿期→ 30 岁
- 无症状（偶然发现皮肤凹陷）或者感染，神经功能障碍继发于脊髓拴系或压迫

诊断思路

- 必须鉴别皮肤窦道与单纯骶骨小凹或皮毛窦
- 为手术计划确定窦道进程、终点

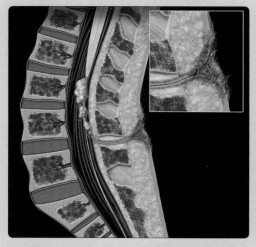
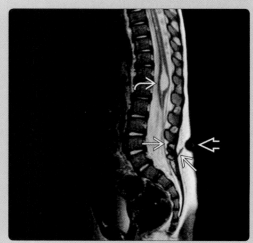

（左图）矢状示意图示，一皮下窦道从皮肤表面延伸至椎管内并终止于圆锥，伴表皮样囊肿。一处带有毛细血管瘤并毛簇（皮肤标记）的皮肤浅凹陷提示窦道开口

（右图）矢状位 T2WI MR 示低信号之皮毛窦（➡）从 L5 椎体后方附件延伸穿过至硬膜内，脊髓圆锥低位，拴系于 L2/3 水平，（➡）。放置一枚维生素 E 胶囊来标记皮肤上的窦道开口（➡）

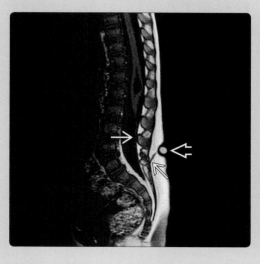
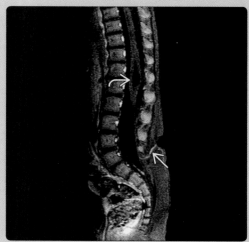

（左图）矢状位 T1WI MR 示皮毛窦低信号（➡）从 L5 椎体后方附件延伸至硬膜内，脊髓圆锥低位，拴系于 L2-L3 水平。一枚维生素 E 胶囊标记皮肤上的窦道开口（➡）

（右图）矢状位 T1WI 脂肪抑制强化 MR 示皮肤窦道轻度强化、无脓肿（➡）。注意脊髓中央管末端扩张（➡），由于脊髓低位及存在皮毛窦，所以很可能代表了脊髓空洞症而非终室

术语

同义词

- 皮肤窦道（DST）

定义

- 从皮肤表面向内延伸至不同位置的中线/中线旁线样复层扁平上皮窦道

影像学

一般表现

- 最佳诊断依据
  - T1WI 叠置于皮肤脂肪背景之上的低信号窦道
- 部位
  - 腰骶部（60%）＞尾部（25%）＞胸部（10%）＞颈部（1%）
- 大小
  - 纤细窦道（数毫米）；长度多变
- 形态学
  - 皮下窦道 ± 闭合不全
  - 长度长短不一；可终止于皮下组织，或延伸至终端
    - 终端常为脊髓圆锥（腰骶部）或脊髓中央管（颈部、胸部）

X线表现

- 平片
  - ± 闭合不全，层状缺损

CT 表现

- 强化 CT
  - ±（表）皮，伴或不伴环状强化（脓肿、蛛网膜炎），或神经根凝结［粘连性蛛网膜炎、先前感染、（表）皮缺损］
- 骨 CT
  - 骨检查结果为从正常→层状/棘状突起内的沟槽→多层次闭合不全不等

MR 表现

- T1WI
  - 皮下脂肪内的低信号窦道
    - 脊柱外窦道向下向腹侧至腰背筋膜，在椎管内转向上行
  - 背部硬膜悬吊提示穿透硬膜
    - 硬膜内窦道几乎无法跟踪；与马尾，终丝无法区分
  - ±（表）皮样囊肿
    - 皮样囊肿：从低信号至高信号（脂肪）
    - 表皮样囊肿：低信号
    - 硬膜外病变可以较微小；寻找神经根或脊髓移位
    - 破损的（表）皮样囊肿难发现；寻找神经结，CSF"污迹"
  - ± 脊髓拴系
    - 腰骶部窦道可致脊髓拴系，圆锥低位

- 胸部、颈部窦道，脊髓圆锥位于正常位置
- T2WI
  - 皮下脂肪内的低信号窦道伴液体
  - ± 高信号（表）皮样囊肿
  - ± 神经根凝结（粘连性蛛网膜炎）
- DWI
  - ± 高信号表皮样囊肿
- 强化 T1WI
  - ± 髓内/髓外脓肿、感染或化学蛛网膜炎
- MR 电影
  - 自由流动的 CSF 与固态的上皮肿瘤之间对比增强
  - 无正常圆锥搏动

超声表现

- 灰阶超声
  - 显示从皮肤至椎管的窦道全长
    - 皮下窦道为轻度低回声，难于检测
    - 清晰显示蛛网膜下窦道内无回声的 CSF
  - ± 圆锥低位，终丝增粗，神经活动度下降，囊内肿块

非血管介入

- 脊髓造影
  - 背部硬膜悬吊，±（表）皮样囊肿，神经根凝结

影像成像方法

- 最佳影像依据
  - 多层面 MR
- 成像建议
  - 矢状位及轴位 T1WI、T2WI
    - 调整窗宽/窗位以达到显示皮下窦道的最佳效果
  - 6 个月以内婴儿超声可作为 MR 补充；以 MR 证实超声的阳性病例

鉴别诊断

低位中线尾骨凹陷

- 2%~4% 的婴儿
- 微小（＜5 mm），低位（距肛门＜2.5 cm），向下或水平向尾骨延伸
- 通常没有相关肿物，其他皮肤红斑

藏毛窦

- 常见；几乎常为偶然发现
- 口位置较低，不进入椎管

不伴皮下窦道的（上）皮样肿瘤

- 无皮肤红斑或皮下窦道

局限性背侧脊髓闭合不全

- 最近描述的局灶性脊髓闭合不全可能类似于背侧皮毛窦
- 局灶性中线皮肤缺损伴连接皮肤损伤至脊髓的纤维神经束
- 与感染或皮样/表皮样囊肿无关

病理学

一般表现

- 病因学
  - 仅在表皮外胚层与神经外胚层分离过程中的外接点局灶性融合→局灶性节段粘连
    - 脊髓的上升与椎管有关，延伸黏附至长管状窦道内
- 伴发异常
  - （上）皮样肿瘤（30%～50%）
    - 中线窦口常为皮样
    - 中线旁窦口常为上皮样
    - 可为复合性，最常见于圆锥
  - 硬膜外 / 硬膜下脓肿、脑膜炎或髓内脓肿：葡萄球菌或大肠埃希菌
  - 脂肪瘤（15%～20%）
  - 皮肤红斑；血管瘤，色素异常，多毛症，脂肪瘤，皮垂，或多皮下窦道（罕见）
- 3 种临床上重要的皮下窦道
  - 胚胎学不同组成的低位骶部或尾部皮毛窦；总是终止于骶部或尾部韧带，不延伸至蛛网膜下腔
  - 藏毛窦：口部位置低，不入椎管
  - 先天性背部皮毛窦伴有不典型陷凹 [大者（＞5 mm），远离肛门（＞2.5 cm），合并其他病变]
- 中线陷窝是儿童神经外科医生最常用参照物
  - 不考虑深度，臀部皱褶下的陷凹以盲端终止，不入椎管
  - 窦道开口于皮区水平与脊髓分节附着水平有关

大体病理及手术所见

- 窦道长短不一；可以终止于髓外
- 窦道髓内延伸 ≥50%
  - 可终止于蛛网膜下腔、脊髓圆锥、终丝、神经根、脊髓表面神经纤维节或（表）皮样囊肿
- 明显皮下窦道
- （表）皮样肿瘤
  - ± 干酪样、脂性物质（皮样）或分散的珍珠白（表皮样）肿瘤
  - 被膜常常黏附于周围神经结构

镜下所见

- 复层鳞状扁平上皮窦道
- 上皮囊肿：脱落上皮
- 皮样囊肿：皮肤附件

临床特点

临床表现

- 最常见体征和症状
  - 无症状；偶然发现的皮肤陷凹

- 窦道下继发神经缺陷拴系或脊髓压迫
- 其他征象 / 症状
  - 脑膜炎、脊柱内脓肿（致病菌逆行）
- 临床资料
  - 臀沟以上的不典型骶部陷窝，针尖开口，± 皮肤红斑

人口统计学

- 年龄
  - 婴儿至 30 岁
- 性别
  - 男 = 女
- 流行病学
  - 低位骶尾部陷窝：全体婴儿的 2%～4%
  - 藏毛窦：常见
  - 皮下窦道（DST）：不常见，中线 ＞ 中线旁开口

转归与预后

- 脊髓拴系、（表）皮样囊肿扩大、脊髓或马尾占位效应、脑膜炎 / 脓肿后遗症引起的进行性神经性恶化
  - 早期手术治疗可能得以正常的神经发育
- 对于结果的最重要影响因素是在发展为感染、神经压迫症状之前彻底切除

治疗

- 手术切除皮毛窦，脊髓拴系松解，并发症的治疗
- 长期应用抗生素（如果有感染的情况）

诊断思路

思考点

- 必须鉴别皮肤窦道（DST）与单纯骶骨小凹或藏毛窦
- 不考虑深度、臀沟以下以盲端终止并不伸入椎管的陷凹
- 对于臀沟以上的所有陷凹保持高度怀疑

影像解读要点

- 确定窦道行程、终点对手术计划是极为重要的
- 高达 50% 的皮毛窦与（表）皮样肿瘤有关
- 矢状位图像硬膜 "乳头" 表明侵入硬膜

（王焱炜、高飞、林祥涛 译）

参考文献

1. Lee JY et al: Congenital dermal sinus and limited dorsal myeloschisis: "spectrum disorders" of incomplete dysjuction between cutaneous and neural ectoderms. Neurosurgery. 84(2):428-34, 2019
2. Prasad GL et al: Spinal intramedullary abscess secondary to dermal sinus in children. Eur J Pediatr Surg. 29(3):229-38, 2019
3. Lee SM et al: Limited dorsal myeloschisis and congenital dermal sinus: comparison of clinical and MR imaging features. AJNR Am J Neuroradiol. 38(1):176-82, 2017
4. Singh I et al: Spinal dorsal dermal sinus tract: an experience of 21 cases. Surg Neurol Int. 6(Suppl 17):S429-34, 2015
5. Fallah A et al: Congenital dermal sinus and cyst in adulthood. Can J Neurol Sci. 36(1):114-6, 2009
6. Guggisberg D et al: Skin markers of occult spinal dysraphism in children: a review of 54 cases. Arch Dermatol. 2004 Sep;140(9):1109-15. Review. Erratum in: Arch Dermatol. 141(4):425, 2005

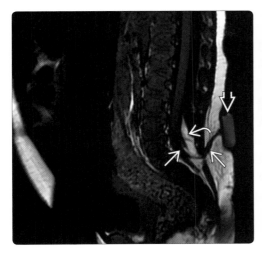

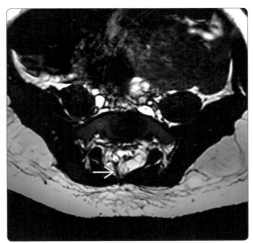

（左图）7周龄婴儿的矢状位 T1 MR 显示高度不典型皮肤凹陷［由维生素 E 胶囊标记（➡）］，窦道（➡）呈低信号，穿过脊柱背侧脂肪瘤（➡）连接至低位脊髓

（右图）同一患者的轴位 FIESTA 证实皮毛窦通过背侧一个小的局灶性闭合不全的通路（➡）

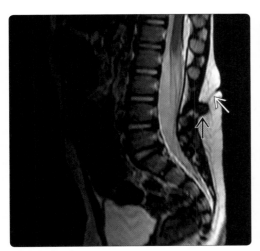

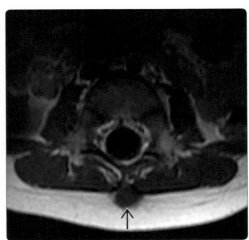

（左图）3 岁女童，不典型皮肤凹陷，矢状位 T2 MR 显示皮毛窦道（➡）底部一个圆形低信号肿块［推测为皮样囊肿（➡）］

（右图）同一患者的轴位强化 T1WI MR 证实皮样囊肿（➡）内低信号强度，未见异常强化

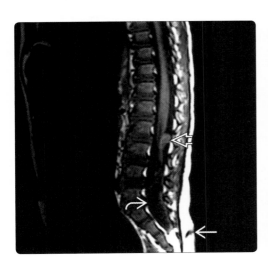

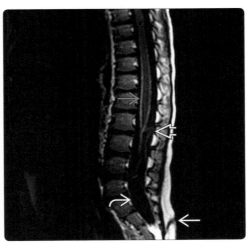

（左图）发热患者矢状位 T1WI MR 示 在 L2-3 水平（➡）及 L5- 骶骨水平（➡）低至等信号的硬膜内肿块（上皮样囊肿）。皮毛窦道自低位骶椎向背侧延伸（➡）

（右图）同一位背侧皮毛窦道（➡）并脊膜炎患者矢状位强化 T1WI MR 显示软脊膜及马尾弥漫性异常强化（➡）。注意骶（➡）腰（➡）椎水平边缘轻微强化的上皮样囊肿

术语
- 同义词：骶部小凹

影像学
- 低位骶部小凹通过纤维束连接至尾骨
  - 常常位于臀间裂内
  - 根据定义，无硬膜内扩展
- 大小可变，深一些的小凹常常能引起医生及家长的关注

主要鉴别诊断
- 背部皮毛窦
- 藏毛窦

病理
- 先天性的

- 通道常为闭锁的，偶尔可能会开放且腔中含有液体

临床信息
- 无症状，常由父母在换尿布或洗澡时发现
  - 随着患者年龄的增长，陷凹越来越不明显
  - 没有明确的特殊疗法；消除家长疑虑
- 偶尔表现为急性炎症或脓液

诊断思路
- 与背侧皮毛窦区分非常重要，因其需要手术切除
  - 低位陷凹常开口于臀沟以下，但不全为尾部小凹
  - 凹陷位置高、漏液多见于背侧皮毛窦
- 寻找 MR 上被高信号脂肪包绕的低信号通道
- 经常用 MR 可见的标记物标记皮肤陷凹

（左图）矢状示意图，腰骶椎低位骶部小凹 [用维生素 E 胶囊标记（➭）]，通过纤维束连接至尾骨尖（➡），未延伸至硬膜内，并且圆锥/硬膜内结构正常

（右图）矢状位 T2WI MR 示低信号之由维生素 E 胶囊标记（➭）的低位骶部小凹。脊髓圆锥正常终止于 L1 水平，小凹及通道（➡）直接连接至尾骨（➡），无硬膜内延伸

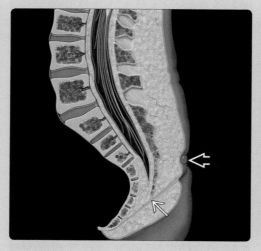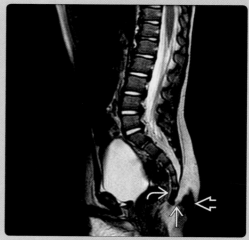

（左图）矢状位 T1WI MR 示深骶骨小凹，由维生素 E 胶囊标记（➭）。脊髓圆锥正常终止于 L1 水平。小凹显示了典型的"焊点"样改变，通过短的纤维管靠近尾骨（➡）

（右图）轴位 T1WI MR 示由维生素 E 胶囊标记（➭）的骶部小凹及通道（➡）直接连接至尾骨（➡），无硬膜内延伸

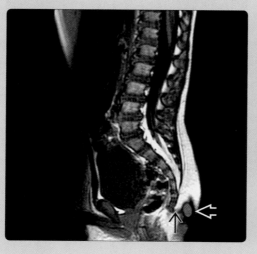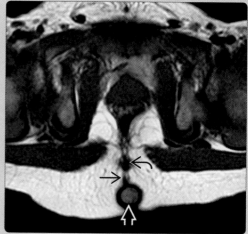

术语

同义词
- 骶部小凹

定义
- 低位骶部小凹通过纤维束连接至尾骨
- 根据定义，无硬膜内扩展

影像学

一般表现
- 最佳诊断依据
  - 延伸于表皮陷凹及尾骨之间的皮下通道
- 位置
  - 低位，常常位于臀沟以下
- 大小
  - 多变，深一些的小凹常常能引起医生及家长的关注
- 形态学
  - 通道常为闭锁的，偶尔可能会开放且腔中含有液体

CT 表现
- 强化 CT
  - 由于通道显示不佳，所以对诊断性评估作用有限

MR 表现
- T1WI
  - 低信号束从小凹延伸至尾骨尖
  - 由于周围有脂肪包被，通道显示明显
- T2WI
  - 低信号束从小凹延伸至尾骨尖
  - 偶尔可见开通的管腔，T2 为液体高信号
    - 此类患者患皮肤脓肿的风险更大
- T1WI C+FS
  - 纤维束和皮下组织可以强化，尤其伴发炎症时

超声表现
- 灰阶超声
  - 越过小凹成像提示尾骨尖；可能能够追踪通道至尾骨
  - 可以证实圆锥位置正常；在低风险陷凹病例中有周期性运动
  - 一般来说在生后前 3 个月，即后方附件骨化前有所帮助

影像成像方法
- 成像建议
  - 经常用 MR 可见的标记物标记皮肤陷凹
  - T1WI MR 通常为最有用的脉冲序列

鉴别诊断

背部皮毛窦
- 开口通常高于尾部小凹；可能不位于中线或伴皮肤红斑
- 圆锥常低位，可能会出现拴系
- 窦腔显示患脑脊膜炎的风险增加，为手术切除适应证

藏毛窦
- 一般在影像学上无价值，除非检测到皮下脓肿
- 不清楚单纯尾部小凹的病因

病理学

一般表现
- 病因学
  - 先天性
- 伴发异常
  - 报道了一些偶然发现纤维脂肪瘤的病例

大体病理及手术所见
- 纤维束与闭锁管腔相连
- 无硬膜内扩展

临床特点

临床表现
- 常见体征 / 症状
  - 无症状，常由父母在换尿布或洗澡时发现
- 其他体征 / 症状
  - 有时表现为急性炎症或流脓

转归与预后
- 随着患者年龄的增长，陷凹越来越不明显

治疗
- 没有明确的特殊疗法；消除家长疑虑

诊断思路

思考点
- 尾部小凹绝不与硬膜囊相通
- 与背侧皮毛窦区分非常重要，因其需要手术切除

影像解读要点
- 寻找 MR 上被高信号脂肪包绕的低信号通道

（王焱炜、高飞、林祥涛 译）

参考文献

1. Oh JE et al: Filum terminale lipoma revealed by screening spinal ultrasonography in infants with simple sacral dimple. Childs Nerv Syst. 36(5):1037-42, 2019
2. Ausili E et al: Occult spinal dysraphisms in newborns with skin markers: role of ultrasonography and magnetic resonance imaging. Childs Nerv Syst. 34(2):285-91, 2018
3. Choi JH et al: Outcome of ultrasonographic imaging in infants with sacral dimple. Korean J Pediatr. 61(6):194-9, 2018
4. Albert GW: Spine ultrasounds should not be routinely performed for patients with simple sacral dimples. Acta Paediatr. 105(8):890-4, 2016
5. Wilson P et al: Screening for spinal dysraphisms in newborns with sacral dimples. Clin Pediatr (Phila). 55(11):1064-70, 2016
6. Kucera JN et al: The simple sacral dimple: diagnostic yield of ultrasound in neonates. Pediatr Radiol. 45(2):211-6, 2014

术语

- 同义词：皮样肿瘤
- 良性脊髓肿瘤，在胚胎学上由皮肤及其附属物组成

影像学

- 腰骶部或马尾部与脑脊液等信号 / 密度肿块 ± 散在的脂肪信号 / 密度
- 肿块导致相应椎体水平骨质破坏、椎管扩张、椎弓根或椎板变扁
- 与表皮样囊肿相比，弥散受限者较少见

鉴别诊断

- 蛛网膜囊肿
- 神经肠源性囊肿

病理

- 先天或后天起源

- 先天性囊肿是起源于表皮组织残留或局灶性扩张的皮肤窦道
- 囊肿充满了厚实的奶酪样、脂样及浅黄色的物质（脱落的角蛋白、脂质）
- 伴发皮肤窦道、椎体分段障碍、闭合性脊柱裂等异常

临床信息

- 大多为无症状或进展缓慢的压迫性神经根 / 脊髓病
- 与皮肤窦道相关的感染性脊膜炎
- 急性化学性脊膜炎 2 度至破裂，炎性胆固醇结晶破入脑脊液

诊断思路

- CT 和 MR 通常诊断困难；病灶内脂肪有助于诊断

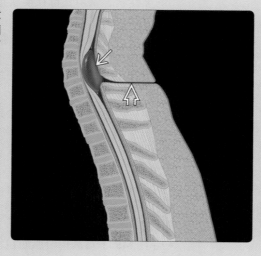
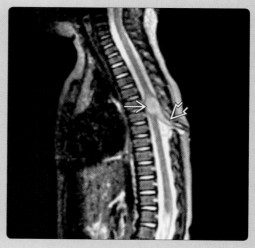

（左图）颈胸椎矢状位示意图示一个较大的椎管背侧皮样囊肿（➡），与皮下窦道相通（⇱）。脊髓明显受压

（右图）矢状位 T2WI 示（脊髓病变）一个高信号的皮样肿瘤，髓内成分（➡）与髓外成分相连，沿着皮下窦道（⇱）至皮肤表面

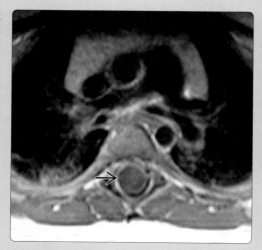
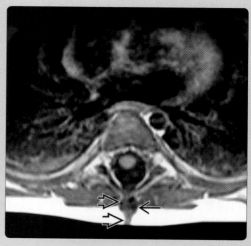

（左图）轴位 T1WI MR（脊髓病变）显示一个皮样囊肿（➡），完全位于脊髓内

（右图）轴位 T1WI MR 示（脊髓病变）皮样囊肿沿着皮下窦道（⇱）与皮肤相通。在皮下窦道内还有一个小的皮样囊肿（➡）

术语

同义词

- 皮样肿瘤，"皮样"

定义

- 良性椎管肿块
- 由胚胎学上皮肤及其附属物（毛囊、汗腺和皮脂腺）组成

影像学

一般表现

- 最佳诊断依据
  - 腰骶椎或马尾部与脑脊液等信号 / 密度肿块 ± 散在的脂肪信号 / 密度
- 位置
  - 腰骶椎（60%）、马尾（20%）
    - 40% 髓内，60% 髓外硬膜下；硬膜外罕见
  - 颈椎、胸椎少见
- 大小
  - 范围：软脊膜下小肿块到巨大肿块
- 形态
  - 单叶或多小叶样圆形或卵圆形肿块

X 线表现

- 平片
  - 局灶性椎体骨质压迫吸收
  - 椎管扩大
  - 椎弓根和椎板变扁
  - ± 椎体后部裂

CT 表现

- 强化 CT
  - 边界清晰的等密度肿块 ± 脂肪低密度区，钙化
    - ± 轻微强化
- 骨 CT
  - 局限性骨质压迫吸收，椎管扩大，肿块水平椎弓根和椎板变扁

MR 表现

- T1WI
  - 低或高信号肿块
    - 低信号反映来自汗腺分泌物中水含量增加
    - 脂肪高信号对于囊肿很有特征性，但是很少出现
    - 固有 T1 值缩短，利于区分皮样囊肿与表皮样囊肿
- T2WI
  - 高信号肿块
- FLAIR
  - 相对于 CSF 略高信号，有助于发现隐匿性皮样囊肿，与蛛网膜囊肿相鉴别
- DWI
  - 与表皮样囊肿相比，很少出现弥散受限

- 强化 T1WI
  - ± 轻微环形强化，感染后环形强化明显

超声表现

- 灰阶超声
  - 内部低回声肿块，局部高回声（如果脂肪存在）

非血管性介入

- 脊髓造影
  - 邻近亮 CSF 的与 CSF 或脂肪等密度肿块
  - 有症状的患者常见脊髓造影阻滞
  - 结合 CT 最有价值（CT 脊髓造影）
  - 大部分被 MR 成像取代
    - 主要用于具有 MR 禁忌证（起搏器、电子设备等）的患者

影像成像方法

- 最佳成像方法
  - MR；MR 禁忌者或不能诊断者可行脊髓 CT 造影
- 成像建议
  - 矢状位、轴位 T1WI 及 T2WI，范围包括完整的圆锥、马尾直至尾骨尖

鉴别诊断

蛛网膜囊肿

- 在所有序列中与 CSF 信号 / 密度相同
- DWI MR 有助于鉴别蛛网膜囊肿（与 CSF 信号相同）和皮样囊肿（高信号）

神经肠源性囊肿

- 硬膜下囊肿；通常位于脊髓腹侧，但也可以在背侧或髓内
- ± 脊椎畸形，高密度 / 低信号蛋白质成分
- 明确诊断依赖病理

病理学

一般表现

- 病因学
  - 先天性
    - 起源于表皮组织残留或局灶性扩张的皮肤窦道
  - 获得性
    - 医源性损伤
    - 由于腰椎穿刺（非套管性腰穿针）或手术（脊髓脊膜膨出关闭）引起活性皮样和表皮样组织植入
    - 细胞缓慢生长直至引起症状
    - 新生儿时期，腰椎穿刺与随后的表皮样囊肿及皮样囊肿有着非常密切的相关性
- 伴发异常
  - 皮毛窦（20%）
  - 脊椎异常（脊髓纵裂、半椎体、脊柱侧凸）
  - 闭合性脊柱裂（骶前脊膜膨出、隐性脊柱裂）：罕见
- 良性"肿瘤"

- 起源于发育成皮肤及其附属物（毛囊、汗腺、皮脂腺）的细胞

大体病理及手术所见

- 边界清楚，光滑，单房或多房囊肿
- 囊壁可因皮肤附属物或钙化而增厚
- 囊内容物为厚实的、奶酪样、脂样、浅黄色的物质

镜下所见

- 外层结缔组织囊内衬复层鳞状上皮，包含毛囊、皮脂腺、汗腺
- ± 炎症（如果破裂）
- 中心包含脱落的上皮细胞角蛋白、脂类物质

临床信息

临床表现

- 常见体征 / 症状
  - 无症状
  - 缓慢进展的压迫性神经根 / 脊髓病
- 其他体征 / 症状
  - 马尾神经综合征
  - 感染性脊膜炎；最常见与皮毛窦相关
  - 化学性脊膜炎：继发于破裂并炎性胆固醇结晶破入 CSF

人口统计学

- 年龄
  - 通常在 20 岁之前出现症状
- 性别
  - 男 = 女
- 流行病学
  - （表）皮样囊肿占所有脊髓肿瘤的 1%~2%，占 15 岁前脊髓肿瘤的 10%
  - 皮样和表皮样囊肿在脊柱中的发生率大致相等；单纯表皮样囊肿约占 40%，单纯皮样囊肿约占 35%，5% 为混杂囊肿

转归与预后

- 如不治疗，症状会缓慢进展
- 完整手术切除是解除神经压迫症状的最好方法
  - 不完全切除复发率高，恶性转移极罕见

治疗

- 标准治疗是完整手术切除

诊断思路

思考点

- 先天性病变通常出现在幼儿或青少年

影像解读要点

- CT 和 MR 通常较难诊断；病灶内脂肪有助于诊断
  - 需要高度警惕；寻找对周围结构的占位效应

（王焱炜、高飞 译）

参考文献

1. Khalighinejad F et al: Spinal intradural extramedullary dermoid cyst. World Neurosurg. 134:448-51, 2020
2. Patwari S et al: Thoracic dorsal dermal sinus with secondarily infected intramedullary dermoid cyst. Asian J Neurosurg. 14(3):975-7, 2019
3. AbouZeid AA et al: The Currarino triad: what pediatric surgeons need to know. J Pediatr Surg. 52(8):1260-8, 2017
4. Graillon T et al: Intramedullary epidermoid cysts in adults: case report and updated literature review. Neurochirurgie. 63(2):99-102, 2017
5. Garg K et al: Isolated central canal rupture of spinal dermoid. Report of 3 cases. J Neurosurg Spine. 21(3):361-6, 2014
6. Mishra SS et al: Thoracic congenital dermal sinus associated with intramedullary spinal dermoid cyst. J Pediatr Neurosci. 9(1):30-2, 2014
7. Vadivelu S et al: Infected lumbar dermoid cyst mimicking intramedullary spinal cord tumor: observations and outcomes. J Pediatr Neurosci. 9(1):21-6, 2014
8. Liu H et al: Microsurgical treatment of spinal epidermoid and dermoid cysts in the lumbosacral region. J Clin Neurosci. 19(5):712-7, 2012
9. van Aalst J et al: Intraspinal dermoid and epidermoid tumors: report of 18 cases and reappraisal of the literature. Pediatr Neurosurg. 45(4):281-90, 2009
10. Danzer E et al: Intradural inclusion cysts following in utero closure of myelomeningocele: clinical implications and follow-up findings. J Neurosurg Pediatr. 2(6):406-13, 2008
11. Ramos E et al: Congenital dermoid tumor in a child at initial myelomeningocele closure: an etiological discussion. J Neurosurg Pediatr. 2(6):414-5, 2008
12. Kasliwal MK et al: Symptomatic central canal rupture heralding the presence of an asymptomatic conus dermoid. J Neurooncol. 84(1):39-40, 2007
13. Kukreja K et al: Differentiation between pediatric spinal arachnoid and epidermoid-dermoid cysts: is diffusion-weighted MRI useful? Pediatr Radiol. 37(6):556-60, 2007
14. Muthukumar N et al: Intramedullary dermoid in a low lying conus tethered by a fatty filum - embryological implications. Acta Neurochir (Wien). 149(11):1173-5, 2007
15. Coppens JR et al: Presumed rupture of a conus medullaris dermoid cyst with cervical intramedullary fat and lipomatous infiltration of the cauda equina. Case illustration. J Neurosurg Spine. 5(2):178, 2006
16. Terai T et al: Adult onset tethered cord syndrome associated with intradural dermoid cyst. a case report. Spinal Cord. 44(4):260-2, 2006
17. Najjar MW et al: Dorsal intramedullary dermoids. Neurosurg Rev. 28(4):320-5, 2005
18. Goyal A et al: Spontaneous rupture of spinal dermoid cyst with disseminated lipid droplets in central canal and ventricles. J Neurosurg Sci. 48(2):63-5, 2004
19. Ziv ET et al: Iatrogenic intraspinal epidermoid tumor: two cases and a review of the literature. Spine. 29(1):E15-8, 2004
20. Bretz A et al: Intraspinal epidermoid cyst successfully treated with radiotherapy: case report. Neurosurgery. 53(6):1429-31; discussion 1431-2, 2003
21. Ferrara P et al: Intramedullary epidermoid cyst presenting with abnormal urological manifestations. Spinal Cord. 41(11):645-8, 2003
22. Amato VG et al: Intramedullary epidermoid cyst: preoperative diagnosis and surgical management after MRI introduction. Case report and updating of the literature. J Neurosurg Sci. 46(3-4):122-6, 2002
23. Graham D et al: Greenfield's Neuropathology. 7th ed. London: Arnold. 964-6, 2002
24. Scarrow AM et al: Epidermoid cyst of the thoracic spine: case history. Clin Neurol Neurosurg. 103(4):220-2, 2001
25. Kikuchi K et al: The utility of diffusion-weighted imaging with navigator-echo technique for the diagnosis of spinal epidermoid cysts. AJNR Am J Neuroradiol. 21(6):1164-6, 2000
26. Potgieter S et al: Epidermoid tumours associated with lumbar punctures performed in early neonatal life. Dev Med Child Neurol. 40(4):266-9, 1998
27. Machida T et al: Acquired epidermoid tumour in the thoracic spinal canal. Neuroradiology. 35(4):316-8, 1993
28. Toro VE et al: MRI of iatrogenic spinal epidermoid tumor. J Comput Assist Tomogr. 17(6):970-2, 1993
29. Lunardi P et al: Long-term results of the surgical treatment of spinal dermoid and epidermoid tumors. Neurosurgery. 25(6):860-4, 1989
30. Shikata J et al: Intraspinal epidermoid and dermoid cysts. Surgical results of seven cases. Arch Orthop Trauma Surg. 107(2):105-9, 1988
31. Phillips J et al: Magnetic resonance imaging of intraspinal epidermoid cyst: a case report. J Comput Tomogr. 11(2):181-3, 1987

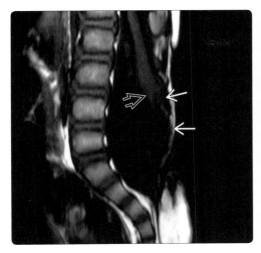

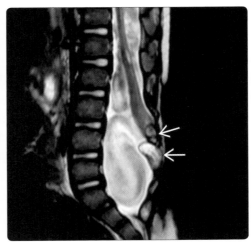

（左图）1例脊髓脊膜膨出宫内修复的患者，矢状位 T1 MR 显示 3 个肿块（➡），位于靠近硬膜闭合的脊髓末端（⇨）处，比脑脊液信号略低（医学博士 B. Koch 提供）

（右图）同一患者的矢状位 T2 MR 证实 3 个囊肿内信号不均匀（➡）。手术病理显示皮样型表皮包涵体囊肿（Courtesy B. Koch, MD.）

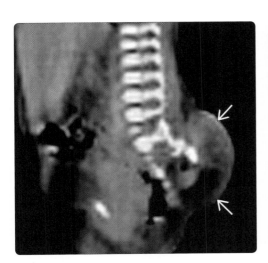

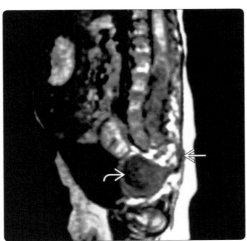

（左图）一个 Currarino 三联体婴儿矢状位 CT 平扫示尾部退化，并伴有一个混杂密度皮样囊肿（➡）通过较宽的后部裂与椎管相连续

（右图）Currarino 三联体婴儿矢状位 T1WI MR 示一个小的混杂信号皮样"肿瘤"（➡），并伴发特征性的骶前脊膜膨出（➡）

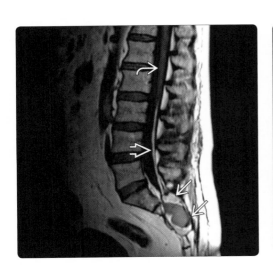

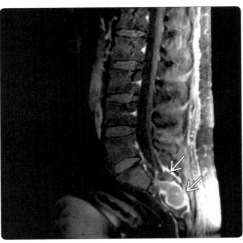

（左图）矢状位 T1WI MR 示一个混杂信号强度的硬膜外骶管皮样囊肿（➡），内部信号强度不均。低位脊髓（➡）被一较长的脂性终丝拴系（➡）

（右图）矢状位强化 T1 FSMR（骶骨皮样囊肿伴脂性终丝、脊髓拴系）显示皮样囊肿边缘不均匀强化（➡），囊肿及脂性终丝内固有脂肪信号受抑制

术语

- 良性非肿瘤性脊髓肿块，在胚胎学上起源于表皮（皮肤）组织

影像学

- 腰骶或马尾处与 CSF 等信号 / 密度的肿块
  ○ 40% 在髓内，60% 在髓外
  ○ 获得性的表皮样囊肿几乎总是发生在马尾

主要鉴别诊断

- 蛛网膜囊肿
- 神经肠源性囊肿

病理

- 先天性（60%）

○ 起源于表皮残留成分或皮窦

- 获得性（40%）
  ○ 医源性的，由于腰椎穿刺或手术（脊髓脊膜膨出关闭术）后活性表皮组织植入造成
- 明亮的白色珍珠般的囊包含奶酪样、蜡样、珠样物质

临床特点

- 无症状或缓慢进展的压迫性神经根 / 脊髓病
- 如果不治疗，症状会缓慢进展
- 完整手术切除是解除神经压迫症状的最好方法

诊断思路

- 表皮样囊肿可以是先天性的或获得性的
- 获得性的表皮样囊肿几乎总是发生在马尾

（左图）胸腰椎矢状位示意图示马尾和圆锥部位的一个白色珍珠样表皮样囊肿（➡），是腰椎穿刺后获得性表皮样囊肿的典型部位

（右图）矢状位 T1WI MR 示一个马尾内髓外硬膜下低信号肿块（➡），这个患者婴儿时期做过腰椎穿刺术。肿块的信号强度较 CSF 略高，并没有明显高信号的脂性成分提示皮样囊肿

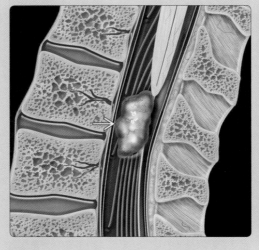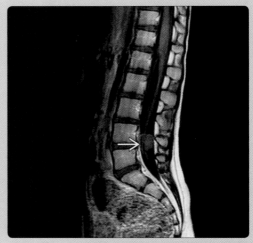

（左图）一位婴儿时期曾经做过腰椎穿刺的患者矢状位 T2WI 示在马尾内有一个边界清楚的髓外硬膜下肿块（➡）。马尾被囊肿挤压变形并向前移位，囊肿信号强度较 CSF 信号略低

（右图）轴位 T2WI MR 示硬膜内高信号的表皮样囊肿（➡）使马尾神经根受压向前向侧方移位（➡），囊肿几乎填满了整个椎管。这是腰椎穿刺后获得性表皮样囊肿的典型位置

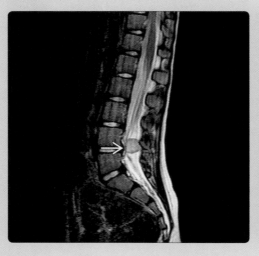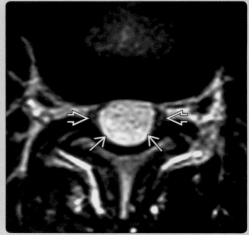

术语

同义词

- 表皮样肿瘤

定义

- 良性非肿瘤性脊髓肿块，在胚胎细胞学上起源于表皮（皮肤）组织

影像学

一般表现

- 最佳诊断依据
  - 腰骶或马尾处与 CSF 等信号 / 密度的肿块
- 位置
  - 40% 在髓内，60% 在髓外，硬膜外者罕见
    - 上胸椎（17%），下胸椎（26%），腰椎（22%），马尾（35%）
  - 获得性囊肿几乎总是发生在马尾
- 大小
  - 范围：软脊膜下微小肿块至巨大肿块
- 形态学
  - 单房或多房的圆形 / 椭圆形肿块

X 线表现

- 平片
  - 表皮样囊肿所在脊柱水平的局灶性椎体骨质压迫吸收，椎管扩大，椎弓根和椎板变扁

CT 表现

- 强化 CT
  - 边界清楚的低密度肿块，CT 值与 CSF 相似 ± 钙化（罕见）
    - 在平扫图像中偶尔出现高密度，反应蛋白含量高、出血或细胞碎屑
    - 轻微或无明显强化（除非感染）
- 骨 CT
  - 表皮样囊肿所在脊柱水平的局灶性椎体骨质压迫吸收，椎管扩大，椎弓根和椎板变扁

MR 表现

- T1WI
  - 一般与 CSF 信号相同
  - 偶尔信号略高于 CSF，反映了含有蛋白或细胞碎屑（"白色表皮样"）
- T2WI
  - 信号强度高于 CSF
- FLAIR
  - 信号略高于 CSF
    - 有助于发现隐匿性表皮样囊肿，与蛛网膜囊肿相鉴别
- DWI
  - 弥散受限呈高信号，相应的 ADC 图上是低信号
    - 鉴别表皮样囊肿与蛛网膜囊肿（与 CSF 信号相同）
- 强化 T1WI
  - ± 微弱环形强化
  - 合并感染时可明显强化

超声表现

- 灰阶超声
  - 低回声肿块，内部微弱回声

非血管性介入

- 脊髓造影
  - 邻近高亮 CSF 的与 CSF 密度相同的肿块
    - 结合骨 CT 最有价值
  - 有症状的患者常见脊髓阻滞
  - 已经大部分被无创伤性 MR 所代替

影像成像方法

- 最佳成像方法
  - 多方位 MR
    - CT 脊髓造影仅用于存在 MR 禁忌证和 MR 不能诊断的患者
- 成像建议
  - 矢状位、轴位 T1WI 和 T2WI，包括整个圆锥和马尾，直至尾骨尖
  - DWI 用于评价弥散受限

鉴别诊断

蛛网膜囊肿

- 所有序列上与 CSF 的信号 / 密度相似
- DWI 有助于区分蛛网膜囊肿（与 CSF 等信号）和表皮样囊肿（高信号）

神经肠源性囊肿

- 硬膜下囊肿；通常位于脊髓腹侧，但也可以在背侧或髓内
- ± 脊椎畸形，高密度 / 高信号蛋白质成分
- 明确诊断依赖病理

病理学

一般表现

- 病因学
  - 先天性（60%）
    - 起源于表皮的残余成分或皮窦
  - 获得性（40%）
    - 由于腰椎穿刺（非套管性腰穿针）或手术（脊髓脊膜膨出关闭术）后活性表皮组织植入造成医源性损伤
    - 细胞缓慢生长直至引起症状
    - 新生儿时期的腰椎穿刺与随后出现的表皮样囊肿之间有着密切相关性
- 伴发异常
  - 皮毛窦（20%）
  - 脊椎异常（脊髓纵裂、半椎体、脊柱侧凸）
  - 闭合性脊柱裂（骶前脊膜膨出，隐匿性脊柱裂）：罕见

大体病理和手术所见

- 明亮的白色珍珠样囊肿；可以较光滑、分叶或结节状
- 囊肿内容奶酪样、蜡样、珍珠样物质
- 可能很容易分开剥离，也可能紧密固定于周围结构（局部感染的结果）

镜下所见

- 外层结缔组织囊内衬复层鳞状上皮；钙化罕见
- 中心包含脱落的上皮细胞角蛋白、胆固醇结晶；免疫组化 EMA 和细胞角蛋白阳性

临床信息

临床表现

- 常见体征 / 症状
  - 无症状
  - 缓慢进展的压迫性神经根 / 脊髓病
- 其他体征 / 症状
  - 感染性脊膜炎，常常与皮毛窦有关
  - 化学脑膜炎：继发于囊肿破裂并炎性胆固醇结晶破入到 CSF 内时
  - 马尾神经综合征

人口统计学

- 年龄
  - 表皮样囊肿生长缓慢；症状通常出现在成年早期（30～50 岁）
- 性别
  - 男＞女
- 流行病学
  - （表）皮样囊肿占所有脊髓肿瘤的 1%～2%，占 15 岁前脊髓肿瘤的 10%
  - 皮样和表皮样囊肿在脊柱中的发生率大致相等；单纯表皮样囊肿约占 40%，单纯皮样囊肿约占 35%，5% 为混杂囊肿

转归及预后

- 如不治疗，症状会缓慢进展
- 完整手术切除是解除神经压迫症状的最好方法
  - 不完全切除复发率高，恶性转移极其罕见

治疗

- 标准治疗是完整手术切除
- 对表皮样囊肿来说，不适合放疗
  - 可作为姑息性手术或不能手术的患者的选择方式

诊断思路

思考点

- 表皮样囊肿可以是先天性的或获得性的
  - 获得性表皮样囊肿几乎总是发生于马尾
- 通常诊断晚于皮样囊肿（30～50 岁）

影像解读要点

- CT 和 MR 常常难以明确诊断
  - 诊断需要高度警惕；寻找对周围结构的占位效应
  - FLAIR 和 DWI 有助于将表皮样囊肿和 CSF、蛛网膜囊肿相鉴别

（王焱炜、高飞 译）

参考文献

1. Dodson V et al: Epidermoid cyst of the lumbar spine after lumbar puncture: a clinical, radiographic, and pathologic correlation. World Neurosurg. 137:363-6, 2020
2. Maeda T et al: An epidermoid cyst of the thoracic spine in an elderly patient. World Neurosurg. 127:113-6, 2019
3. Beechar VB et al: Spinal epidermoid tumors: case report and review of the literature. Neurospine. 15(2):117-22, 2018
4. Funao H et al: A rare case of intradural and extramedullary epidermoid cyst after repetitive epidural anesthesia: case report and review of the literature. World J Surg Oncol. 15(1):131, 2017
5. Park MH et al: Iatrogenic intraspinal epidermoid cyst. Korean J Spine. 11(3):195-7, 2014
6. Yin H et al: Surgery and outcomes of six patients with intradural epidermoid cysts in the lumbar spine. World J Surg Oncol. 12(1):50, 2014
7. Velamati R et al: Meningitis secondary to ruptured epidermoid cyst: case-based review. Pediatr Ann. 42(6):248-51, 2013
8. Morita M et al: Intraspinal epidermoid tumor of the cauda equina region: seven cases and a review of the literature. J Spinal Disord Tech. 25(5):292-8, 2012
9. Gonzalvo A et al: Intramedullary spinal epidermoid cyst of the upper thoracic region. J Clin Neurosci. 16(1):142-4, 2009
10. Bernard PA: Lumbar punctures: always use a stylette. J Child Neurol. 23(8):969; author reply 969, 2008
11. Danzer E et al: Intradural inclusion cysts following in utero closure of myelomeningocele: clinical implications and follow-up findings. J Neurosurg Pediatr. 2(6):406-13, 2008
12. Manara R et al: Chronic cystic lesion of the sacrum: characterisation with diffusion-weighted MR imaging. Radiol Med. 113(5):739-46, 2008
13. Piana G et al: Epidermoid-cyst of the conus medullaris: usefulness of DWI. J Neuroradiol. 35(5):304-5, 2008
14. Tekkök IH: Intramedullary epidermoid cysts. J Neurosurg Spine. 8(2):202-3; author reply 203, 2008
15. Yen CP et al: Epidermoid cysts associated with thoracic meningocele. Acta Neurochir (Wien). 150(3):305-8; discussion 308-9, 2008
16. Gao B et al: Mollaret meningitis associated with an intraspinal epidermoid cyst. Pediatrics. 120(1):e220-4, 2007
17. Gerlach R et al: Large intramedullary abscess of the spinal cord associated with an epidermoid cyst without dermal sinus. Case report. J Neurosurg Spine. 7(3):357-61, 2007
18. Kukreja K et al: Differentiation between pediatric spinal arachnoid and epidermoid-dermoid cysts: is diffusion-weighted MRI useful? Pediatr Radiol. 37(6):556-60, 2007
19. Ogden AT et al: Intramedullary inclusion cysts of the cervicothoracic junction. Report of two cases in adults and review of the literature. J Neurosurg Spine. 7(2):236-42, 2007
20. Per H et al: Iatrogenic epidermoid tumor: late complication of lumbar puncture. J Child Neurol. 22(3):332-6, 2007
21. Rajpal S et al: Tethering tracts in spina bifida occulta: revisiting an established nomenclature. J Neurosurg Spine. 7(3):315-22, 2007
22. Refai D et al: Iatrogenic intradural epidermoid cyst after lumbar puncture. Case illustration. J Neurosurg. 106(4 Suppl):322, 2007
23. Jeong IH et al: Iatrogenic intraspinal tumor: case report. Pediatr Neurosurg. 42(6):395-8, 2006
24. Tang L et al: Diffusion-weighted imaging distinguishes recurrent epidermoid neoplasm from postoperative arachnoid cyst in the lumbosacral spine. J Comput Assist Tomogr. 30(3):507-9, 2006
25. Lai SW et al: MRI of epidermoid cyst of the conus medullaris. Spinal Cord. 43(5):320-3, 2005
26. Park JC et al: Iatrogenic spinal epidermoid tumor. A complication of spinal puncture in an adult. Clin Neurol Neurosurg. 105(4):281-5, 2003
27. Amato VG et al: Intramedullary epidermoid cyst: preoperative diagnosis and surgical management after MRI introduction. Case report and updating of the literature. J Neurosurg Sci. 46(3-4):122-6, 2002
28. Avellino AM et al: Diffusion-weighted magnetic resonance image of a pediatric spinal epidermoid cyst. Pediatr Neurosurg. 34(6):325-6, 2001
29. Teksam M et al: Intraspinal epidermoid cyst: diffusion-weighted MRI. Neuroradiology. 43(7):572-4, 2001

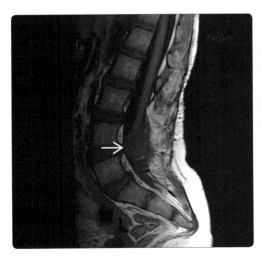

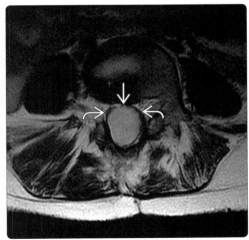

（左图）Klippel-Feil 综合征患者行脊髓拴系松解术后，矢状位 T1WI 显示马尾神经内有 T1 低信号肿块（➡）。信号强度略高于脑脊液。注意手术后后部的变化

（右图）同一患者的轴位 T2WI MR 证实表皮样囊肿（➡）内 T2 高信号，马尾神经（➡）向周围移位

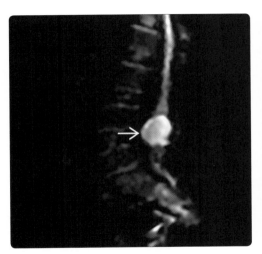

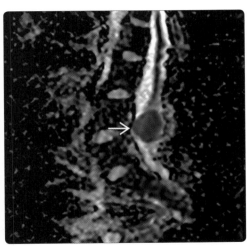

（左图）同一患者的矢状位 DWI MR 显示表皮样囊肿（➡）内信号明显高信号（弥散受限）

（右图）同一患者的矢状面 ADC 图证实，表皮样囊肿（➡）呈明显的低信号，符合真正的扩散受限，有力地证实了表皮样囊肿的诊断

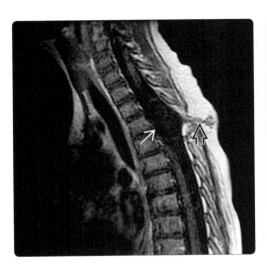

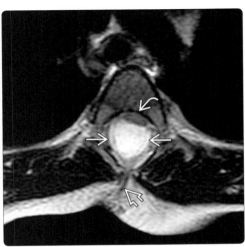

（左图）矢状位 T1WI MR 示一胸椎皮毛窦（➡），从皮肤表面延伸至椎管内，并伴发一较大的硬膜下表皮样囊肿（➡），脊髓受压移位

（右图）轴位 T2WI MR 示一皮毛窦（➡），通过胸椎棘突裂从皮肤表面延伸到椎管内，并与一硬膜下表皮样囊肿（➡）相连。注意脊髓受压并向腹侧移位（➡）

脊髓拴系

术语
- 伴特征性症状的脊髓圆锥位置异常低位及活动受限

影像学
- 最佳证据：低位脊髓圆锥
  - 可能有终丝增粗 ± 脂肪浸润或脂肪性肿块
  - 伴有拴系的临床体征和症状
- 一般影像特征
  - 圆锥低于 L2-L3 椎间盘水平
  - 可能出现紧绷或直接贴在背侧硬膜囊上
    - 圆锥不随脑脊液搏动而运动
    - 俯卧位时圆锥不向腹侧移位
- 终丝增粗 >2 mm（在轴向/横向图像上位于 L5-S1 水平）

病理
- 皮肤红斑高达 50%

- 毛斑、血管瘤、皮肤赘生物、不典型凹陷
- 拴系也见于临床上明显的开放性和封闭性脊髓发育不良

- 拴系的终丝组织结构异常
  - 致密结缔组织的胶原纤维增多、透明样变和毛细血管扩张

临床信息
- 下肢无力，痉挛，步态及感觉异常，膀胱功能障碍
- 症状最常出现于身体迅速生长阶段（青春期，学龄期 4~8 岁）
- 手术松解后大多数人显示神经功能缺损得到改善或稳定

诊断思路
- 脊髓拴系是临床诊断
- 即使圆锥在正常水平也会出现脊髓拴系临床症状

（左图）2 岁，步态异常，矢状位 T2 MR 显示圆锥异常伸长，终止于 L4-L5 水平（➡）。注意终末椎管脂肪增多（➡）

（右图）该患者的矢状位 T1 MR 证实圆锥（➡）延长异常低位及终丝（▭）轻度脂肪浸润。终丝插入末端脂肪瘤（➡）

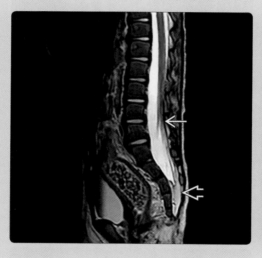
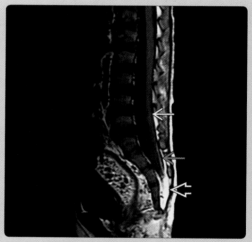

（左图）5 月龄，下脊柱有皮肤胎记的 T2 矢状位 MR 显示脊髓圆锥（➡）异常低位且位于背侧。注意脊髓远端中央管（➡）有轻度脊髓空洞

（右图）同一婴儿 L5-S1 水平的轴位 T2 MR 进一步显示终丝（▭）异常增粗，直接附着于背侧膜囊。这些影像是拴系的典型表现

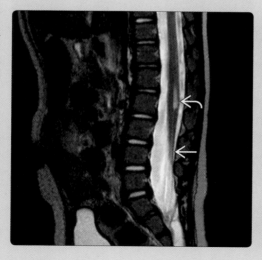
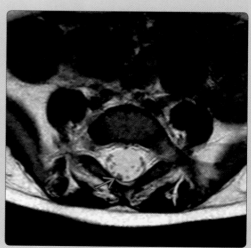

术语

同义词

- 脊髓拴系综合征（tethered cord syndrome，TCS）、终丝牵拉征（tight filum terminale syndrome，TFTS）

定义

- 与圆锥低位、脊髓被粗短的终丝末端拴系相关的症状和影像表现

影像学

一般表现

- 最佳诊断依据
- 俯卧位时，低位圆锥不显示正常的向前／腹侧运动
  - 是否有增厚的终丝 ± 脂肪浸润或脂肪瘤样肿块
  - 伴有拴系的临床症状和体征
    - 下肢疼痛、无力、痉挛；步态异常；深部肌腱反射异常；膀胱功能障碍
- 位置
  - 在 ≥ 98% 的正常人群中，脊髓圆锥位于 L2 水平或 L2 下缘以上水平
    - 0~2 月龄脊髓圆锥就应当恢复正常位置
    - 不论任何年龄，圆锥末端位于 L2/3 水平以下即为异常
      - 在没有体征／症状的情况下是否有意义值得怀疑
  - 脊髓圆锥和终丝在硬膜囊中的背侧
    - 俯卧位时仍保持原位
      - 正常脊髓俯卧时落在硬膜囊前 2/3 处
- 大小
- 终丝增粗（L5-S1 水平 > 2 mm；轴位 MR）

X 线表现

- 平片
- 可能正常，但常出现局限性脊柱裂或背部附件融合不完全
- ± 脊柱侧弯（20%）

MR 表现

- T1WI
- 增粗终丝 ± 周围高信号脂肪
  - 终丝粗 > 2 mm（在 L5-S1 水平，轴位 MR）
- ± 圆锥低位；可能难以区分圆锥与增粗的终丝
- T2WI
- 脂性终丝→化学位移伪影
  - 脂肪抑制后信号降低
- MR 电影
  - 脊髓活动度减低
    - 多种内在问题
      - 对运动评价的主观性
      - 未定义正常运动的程度
      - 图像质量不稳定
      - 解除拴系后，即使症状缓解，仅 ≤ 1/3 的患者脊髓圆锥恢复正常活动度
- 俯卧位腰椎 MR
  - 俯卧位的圆锥向腹侧活动度减低与拴系相关
  - 需要儿童神经外科医生认可俯卧位成像的有效性

影像成像方法

- 最佳成像方法
- 6 个月以下，超声：良好的筛查工具
  - 在小于 6 个月的儿童中可以很容易地识别出圆锥
  - 对椎体进行计数
    - 从最低肋骨自上往下计
    - 通过腰骶交界处的椎体形态改变从下往上计
    - 如果这些计数方法数出的椎体数目不一致（可能伴有低位圆锥），则可以使用胸椎和腰椎前位片来评估带肋椎体数目
  - 6 个月以上：MR 成像
    - 初步评估患者 >6 个月
    - 超声检查异常的 6 个月以内婴儿进一步诊断
- 成像建议
  - 薄层矢状位、轴位 T1WI 及 T2WI
  - ± 俯卧位快速 SSFSE T2 MR 或 MR 电影记录运动
    - 对于仅在圆锥水平上的拴系准确率可能不会提高

鉴别诊断

正常的低位圆锥变异

- 无症状，终丝无增粗
- 要求进行临床随访

开放或闭合的脊柱裂

- 不同程度的骨和软组织缺损 ± 椎管内容物疝出，细长的脊髓拴系到缺损／肿块中
  - 皮毛窦道
  - （表）皮样囊肿
  - 脊柱脂肪瘤
  - 脂肪性脊髓脊膜膨出
  - 脊髓脊膜膨出
  - 脊膜膨出
  - 脊髓纵裂

术后圆锥低位

- 松解术后持续圆锥低位，无症状
- 不能仅凭影像表现除外再次拴系，要按照临床诊断标准诊断脊髓再次拴系

病理

一般表现

- 病因学
  - 不完全退行性分化，末端脊髓退化不完全或终丝延伸受阻

○ 脊髓拴系引起神经纤维、小动脉、小静脉拉伸→损害了马尾和神经根的氧化代谢→脊髓空洞积水、脊髓软化

- 伴发异常
  ○ 皮肤红斑（50%）
    – 毛斑、血管瘤、皮肤赘生物、不典型骶骨凹陷
  ○ 腰骶椎发育不良，VACTERL 综合征
  ○ 开放或闭合的脊柱裂
  ○ 脊柱侧弯
    – 功能性适应脊髓长度变化，降低髓内紧张度
  ○ 脊髓积水空洞、脊髓软化（25%）

大体病理和手术所见

- 纤维性终丝增粗（55%），增粗的终丝内伴发小纤维脂肪瘤（23%）、丝性囊肿（3%）
- 终丝可能不明显；脊髓有时延长，直接终止于一末端小脂肪瘤

镜下所见

- 即使圆锥位置正常，拴系的终丝组织学也是异常的
  ○ 正常终丝：主要是胶原纤维
  ○ 脊髓拴系终丝：结缔组织增多，致密的胶原纤维，透明样变，毛细血管扩张

临床信息

临床表现

- 常见体征 / 症状
  ○ 步态痉挛，乏力，肌肉萎缩
  ○ 感觉下降、下肢反射异常
  ○ 下背部痛和腿痛，早晨最重，劳累可加剧
  ○ 膀胱功能障碍
- 其他体征 / 症状
  ○ 足部形状异常（通常为马蹄内翻足）
- 临床资料
  ○ 成人和儿童表现不同
    – 儿童：尿失禁，脊柱侧弯，乏力
    – 成人：首发疼痛（继发于退行性变），随后乏力 ± 尿失禁

人口统计学

- 年龄
  ○ 症状最常见于身体迅速生长阶段（青春期，学龄期 4~8 岁），或继发性驼背（老年性）
  ○ 成年人的患病率可能被低估
- 性别
  ○ 男 = 女
- 流行病学
  ○ 患病率未知；可能比预测得要多

转归及预后

- 渐进的、不可逆的神经损伤
- 大多数患者脊髓松解手术后，神经功能缺陷症状改善或稳定

– 运动无力（12%~60%）
– 感觉障碍（40%~60%）
– 疼痛（50%~88%）
– 膀胱功能障碍（19%~67%）
○ 如果症状持续时间较短或术后圆锥移动到正常位置则预后较好

- 手术后症状复发比较罕见，较快复发可能为脊髓再次拴系

治疗

- 有症状的患者：早期预防性手术
  ○ 切除拴系肿块、松解脊髓、修补硬脊膜
  ○ 在评估的早期阶段进行脊柱缩短手术，以避免物理性脊髓松解术和延迟性并发症
- 无症状的患者，影像表现提示拴系：处理尚存在争议
  ○ 有些人提倡预防性手术以降低发病率；无症状的患者比有症状的患者预后要好
  ○ 其他人则建议预防性手术只用于体力劳动或运动多的无症状成年人
    – 一些术后患者会出现 TCS 症状

诊断思路

思考点

- TCS 是临床诊断
  ○ 超声筛查脊椎异常可能性高的婴幼儿
    – 基于皮肤红斑或相关异常
  ○ MR 评估有症状的患者是否存在影响手术计划的潜在脊柱异常
    – 区分继发于紧张 / 增粗的终丝末端的拴系与继发于其他病变的拴系
- 即使圆锥位置正常，也可能会出现脊髓拴系临床症状

影像解读要点

- 在轴位图像确定终丝水平
  ○ 矢状位上马尾可能会与圆锥尖相混淆，与延长的圆锥相仿
- 在 L5/S1 水平测量终丝厚度（在头侧端牵拉可能会导致终丝变细而使测量结果在正常范围内）
- 认识到脊柱侧弯限制了正常的脊髓活动
  ○ 弯曲脊髓的弓弦效应

（王焱炜、高飞 译）

参考文献

1. Archer J et al: Spinal column shortening for secondary tethered cord syndrome in children: 2-dimensional operative video. Oper Neurosurg (Hagerstown). 16(6):E168, 2019

2. Wang H et al: Homogeneous spinal-shortening axial decompression for tethered cord syndrome: modified spinal column shortening. World Neurosurg. 127:e517-22, 2019

3. Shukla M et al: Adult versus pediatric tethered cord syndrome: clinicoradiological differences and its management. Asian J Neurosurg. 13(2):264-70, 2018

4. Stamates MM et al: Magnetic resonance imaging in the prone position and the diagnosis of tethered spinal cord. J Neurosurg Pediatr. 21(1):4-10, 2018

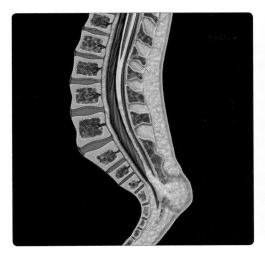

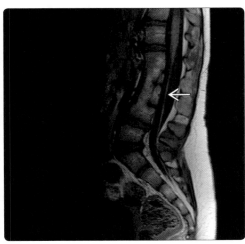

（左图）腰骶椎矢状位示意图描绘了 TCS 的各种表现，低位且有空洞的拴系脊髓，终丝增粗伴纤维脂肪瘤进入末端脂肪瘤，并通过后部脊柱裂与皮下脂肪相连

（右图）矢状位 T2WI MR（椎体异常，临床脊髓拴系）示先天性 L1-L4 椎体分节异常形成局限性脊柱后凸。脊髓终止于 L1/2 水平，但是终丝（➡）异常增粗、紧绷，有脂肪浸润

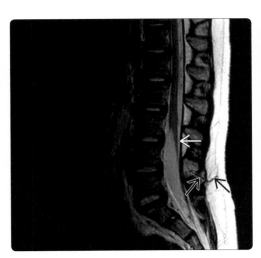

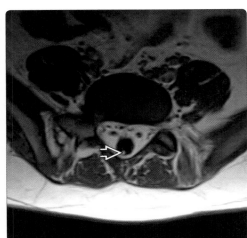

（左图）矢状位 T2 MR 显示位于后方的低位圆锥（➡）紧绷，尖端靠近 L4。仔细检查图像显示皮毛窦道（⊟）

（右图）同一患者的轴位 T1 MR 证实了一个小的纤维脂肪瘤（⊟）的存在。纤维脂肪瘤可能是偶然观察到的患者脊髓拴系到背侧皮毛窦

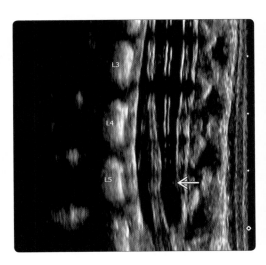

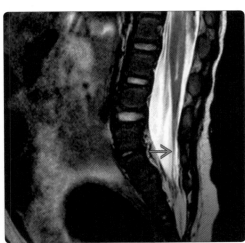

（左图）一个 8 天大的具有 VACTERL 综合征的婴儿的腰椎矢状超声显示，脊髓圆锥尾部（➡）延伸至 L5-S1 水平。尽管患者俯卧，但圆锥仍保持背侧位

（右图）同一儿童的矢状位 T2 MR 再次显示圆锥位置较低，终丝（⊟）增粗，提示拴系。没有发现任何肿块。高达 40% 的 VACTERL 综合征儿童被诊断为脊髓拴系

术语

- 节段性椎体发育不全（segmental spinal dysgenesis, SSD）、尾部退化综合征（caudal regression syndrome, CRS）

影像学

- 节段性腰椎或胸腰椎体、脊髓局部发育不全或不发育
- 先天性脊柱锐角后凸或后侧凸畸形
- 远端椎体骨性结构通常正常（除非并发 CRS）

主要鉴别诊断

- 多椎体节段性紊乱（multiple vertebral segmentation disorders, MVSD）
- 先天性椎体移位（congenital vertebral displacement, CVD）
- 椎体内侧发育不全（medial spinal aplasia, MSA）

- 尾退化综合征
- 交界性神经管缺损（junctional neural tube defect, JNTD）

病理

- 特征性节段性椎体、脊髓异常
  - 上段脊髓正常
  - 脊髓发育不全或缺如、脊髓后凸处椎体发育不全
  - 病变层面以下椎管内脊髓粗大、增厚、低位

临床信息

- 胸椎或腰椎后凸
- 脊柱后凸处可触及骨刺
- 痉挛性瘫痪或截瘫

诊断思路

- SSD 和 CRS 可能是一种畸形谱表现出的两种不同表型
- 残缺的程度与残余脊髓功能、临床症状严重程度相关

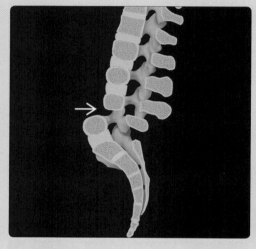
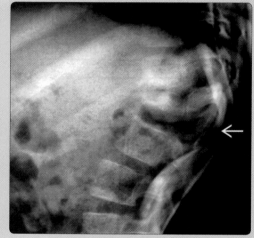

（左图）矢状位示意图示低位腰椎的节段性椎体发育不全（SSD），伴上段腰椎后脱位（➡）。在病变水平存在脊柱裂，但还未形成脊柱后凸

（右图）胸腰椎的侧位脊髓造影显示相对轻度的节段性椎体发育不全，伴局部脊柱后凸及相应水平的重度硬膜囊狭窄（➡）

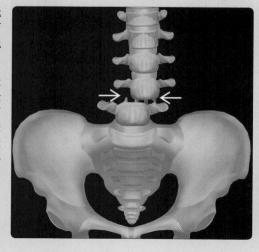
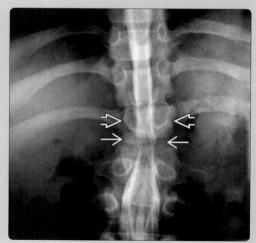

（左图）冠状位示意图示低位腰椎的节段性椎体发育不全，伴上段腰椎侧方脱位（➡）

（右图）前后位的脊髓造影显示下胸椎发育不全（➡），下方的椎体未发育（➡），导致椎管狭窄并进一步表现为脊髓造影柱变窄。此外还可见脊柱局部轻度侧凸，可能与椎体节段性不稳有关

术语

缩略词

- 节段性椎体发育不全（SSD）、尾部退化综合征（CRS）

定义

- 复杂的先天性脊椎畸形
  - 节段性腰椎或胸腰椎体、脊髓局部不发育或发育不全
  - 远端椎体骨性结构通常正常（除非并发 CRS）

影像学

一般表现

- 最佳诊断依据
  - 节段性椎体局部发育不全或不发育伴严重的先天性脊柱后凸或侧后凸，脊髓节段性萎缩
- 位置
  - 胸腰椎、腰椎 > 腰骶椎
- 大小
  - 大小不一
- 形态学
  - SSD 形态表现多样，并非一种表现
    - 重度：脊柱锐角后凸或后侧凸畸形，脊髓难辨，脊柱后凸处可触及骨刺
    - 轻度：脊柱后凸较轻，脊髓节段性变细，病变水平椎管发育不良
  - 典型的脊髓形态
    - 上段脊髓正常
    - 脊髓萎缩或离断，病变水平神经根缺失
    - 病变水平以下的脊髓增粗、低位
      - □ 神经根指向头侧

影像成像方法

- 最佳成像方法
  - 多方位 MR
- 成像建议
  - 矢状位及冠状位 MR 对评估脊髓状况最有帮助
  - 多方位及三维骨 CT 对发现椎体异常及制订手术计划很有帮助

X 线表现

- 平片
  - 中度到重度的先天性脊柱后凸
    - 脊柱后凸中心处椎体发育不全
  - 位于病变层面的节段性骨性异常
    - 椎管局部狭窄、椎体发育不全或不发育、脊柱半脱位（提示不稳定）
  - 位于病变层面的椎管明显狭窄或中断
    - 椎管异常位于脊柱后凸中心处
  - ± 肋骨异常（裂、融合或缺失）

  - ± 其他层面的椎体形态和节段异常

CT 表现

- 骨 CT
  - 与 X 线表现相似，但更容易发现椎体异常

MR 表现

- T1WI
  - 病变层面的硬膜囊明显狭窄、脊髓异常及神经根缺失
  - 脊髓一般不正常
  - 低位的脊髓圆锥终止于 L3 或以下水平
  - 在腰骶部 SSD 患者，发育不全的脊髓与终丝混在一起
- T2WI
  - 与 T1WI 表现相同

超声表现

- 灰阶超声
  - 与 MR 表现相似
  - 诊断作用有限：可用于不能行 MR 检查的新生儿

鉴别诊断

交界性神经管缺损

- 最近报道的以初级和次级神经管之间的功能性分离为特征的先天性脊椎管闭合不全
  - 上、下脊髓由无功能的带状结构连接
- 推测是由初级和次级神经形成过程之间的发育异常引起的
- 有些假设可能与 SSD 一致

多椎体节段性紊乱

- 短躯干矮小症，伴发多种肋骨异常
  - Jarcho-Levin 综合征、脊椎胸廓发育不全及脊椎肋骨发育不全
- 整个脊柱异常而非局灶性发育不全

先天性椎体移位

- 单一椎体水平错位→椎管偏心移位
- 椎弓根在 CVD 存在，在 SSD 缺失
- 脊髓紧张、受压，但发育正常
- 闭合性脊柱裂不常见
- 继发于椎体不稳 ± 脊髓受压，神经缺陷程度通常较轻

脊柱内侧发育不全

- 脊柱内侧发育不全（MSA）：单独的脊柱节段性缺失（主要发生于低位胸椎及腰椎）
- 先天性脊柱后侧凸 + 截瘫
- 可能代表为重度 SSD；不鼓励使用"MSA"一词

尾退化综合征

- 尾部细胞团块发育紊乱造成的畸形
- 尾骨、脊髓发育异常或缺失
- 单独或与 SSD 同时发生

病理

一般表现

- 病因学
  - 病因尚未明确，可能的机制包括
    - 与母亲患糖尿病、用药、中毒有关
    - 与异常节段性供血血管有关
  - 胚胎学上认为可能在原肠胚形成过程中，椎体发育不全水平诱导位置细胞凋亡的基因异常表达
    - 特殊细胞的异常消除→在 1 期神经胚形成过程中几乎没有神经外胚层细胞诱导形成神经板的可能
    - 1 期神经胚形成异常→脊髓节段性发育不全或不发育
      - 异常节段层面上神经根的缺失可能继发于躯体运动神经元的凋亡
    - 神经板内神经胚形成发生于病变以下层面→低位的脊髓节段通常存在
  - SSD 及 CRS 虽然都是单一节段性脊柱 / 脊髓畸形，但二者可表现为不同的表型
    - 胚胎纵轴上异常节段所在的位置决定畸形类型
      - 中段→SSD
      - 尾段→CRS
      - 两个异常节段→两个水平的 SSD 或 SSD+CRS
- 伴发异常
  - 椎体形成及分节异常
  - 闭合性脊柱裂（脊髓纵裂、皮肤窦道、脊髓末端囊状膨出、脂肪瘤、终丝增粗）
  - 内脏异常（肾脏、心脏、神经源性膀胱）
  - 骨骼畸形（马蹄内翻足、下肢畸形）
  - 皮肤红斑（血管瘤、皮肤窦道、毛簇）

分期、分级及分类

- 诊断标准
  - 腰椎或胸腰椎椎体发育不全伴脊柱后凸
  - 局部脊髓发育不全或缺失伴神经根缺失
  - 下肢畸形伴截瘫

大体病理及手术所见

- 上段脊髓正常
- 位于脊柱后凸中心处的脊髓、椎体畸形
  - 其上方和下方椎体异常
- 病变层面以下椎管内脊髓粗大、增厚、低位

临床信息

临床表现

- 常见体征 / 症状
  - 胸、腰椎后凸并可触及骨刺
  - 痉挛性瘫痪或截瘫
  - 神经源性膀胱
- 其他体征 / 症状
  - 少数可表现为正常或轻度下肢神经功能受损→随后恶化
- 临床资料
  - 婴儿可表现为严重下肢畸形、髋关节屈曲外展、膝关节屈曲、马蹄内翻足→"佛"坐姿
  - 中度到重度运动功能受损

人口统计学

- 年龄
  - 在婴儿期间即可确诊
- 流行病学
  - 罕见

转归及预后

- 进展性脊柱后凸
- 神经缺陷的程度取决于发育不良的程度、残余脊髓的功能
  - ~100% 的患者最终都进展到严重的运动功能受损

治疗

- 目标包括保持椎体稳定性、阻止脊柱后凸的进展
  - 早期椎体融合 ± 脊髓减压，患者可不用支撑而站起来
  - 对于减缓神经功能减退，手术治疗效果比支架好
- 拴系松解术的作用不大
  - 神经功能减退的原因是节段性的脊髓、神经根发育不全或缺失，而不是脊髓拴系

诊断思路

思考点

- 形态异常的严重程度与残余脊髓的功能、临床症状的严重程度相关
- SSD 和 CRS 可能是一种畸形谱表现出的两种不同表型

（王焱炜、任福欣 译）

参考文献

1. Wang KC et al: Do junctional neural tube defect and segmental spinal dysgenesis have the same pathoembryological background? Childs Nerv Syst. 36(2):241-50, 2020
2. Chellathurai A et al: Segmental spinal dysgenesis-"redefined". Asian Spine J. 13(2):189-97, 2019
3. Naik S et al: Segmental spinal dysgenesis: a rare congenital spinal malformation. Indian J Radiol Imaging. 29(4):480-1, 2019
4. Pavlova OM et al: Surgical treatment of thoracolumbar segmental spinal dysgenesis: optimal type of fusion. World Neurosurg. 106:551-6, 2017
5. Tortori-Donati P et al: Segmental spinal dysgenesis: neuroradiologic findings with clinical and embryologic correlation. AJNR Am J Neuroradiol. 20(3):445-56, 1999

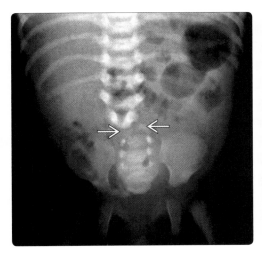

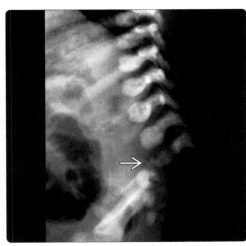

（左图）AP 位 X 线片（腰骶部 SSD）显示相对于下位腰椎节段的上位腰椎半脱位与发育不全节段（➡）的不稳定有关

（右图）腰骶椎侧位 X 线片显示相对于骶骨的上位腰椎后脱位，位于发育不全的脊椎节段（➡）以上。移位的椎体发育不良，畸形变

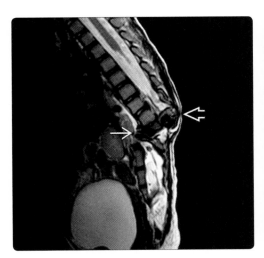

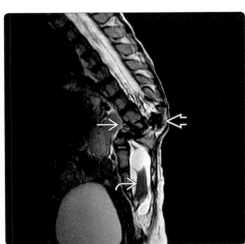

（左图）矢状位 T2WI MR 示位于病变水平的椎管完全分离（➡），伴显著的脊柱后凸及近端脊髓萎缩。脊柱后凸中心处可触及明显的骨刺（➡）

（右图）矢状位 T2WI MR 示位于病变水平的椎管完全分离（➡）。可见脊柱明显后凸及骨刺（➡）。远端脊髓粗大（➡）并与胸段脊髓分离

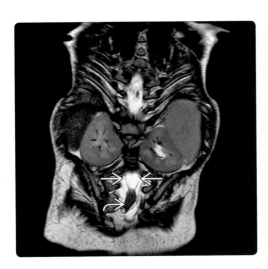

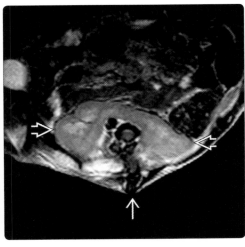

（左图）冠状位 T2WI MR（严重的腰骶部 SSD）示远端脊髓（➡）与病变水平上方的胸段脊髓（未显示）完全分离。指向头端的神经根（➡）在腰骶部 SSD 上比较常见

（右图）轴位 T2WI MR（严重的腰骶部 SSD）示伴发的马蹄肾畸形（➡）。中线上的骨刺（➡）于脊柱后凸中心处向背侧突出，临床上很容易触及

术语

- 尾退化综合征（caudal regression syndrome, CRS）、骶骨发育不全、腰骶部发育不全

影像学

- 尾部生长发育异常及相关软组织异常的一组疾病
- 严重程度：从尾骨缺失到腰骶椎发育不全
- 2 种主要类型
  - 1 型：脊髓远端发育不全，严重骶骨骨性异常
  - 2 型：脊髓呈锥形、低位、远端延长并拴系，轻度骶骨异常

主要鉴别诊断

- 脊髓拴系
- 闭合性脊柱裂
- 隐性骶脊膜膨出

病理

- 1 型：骶管发育不全较严重，脊髓末端呈高位、棒状（前角细胞的数量少）
- 2 型：骶管发育不全较轻，脊髓末端呈低位、锥形，其远端因终丝牵拉、脂肪瘤、脂肪脊髓脊膜膨出、脊髓末端囊状膨出等原因而导致拴系

临床信息

- 范围：神经系统正常到严重受损
- 有症状者包括从轻微的足部异常至下肢完全瘫痪和小腿远端萎缩。

诊断思路

- 有泌尿生殖系统及肛门直肠异常的患者要注意寻找有无尾椎异常

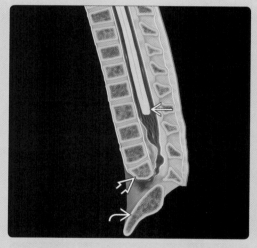

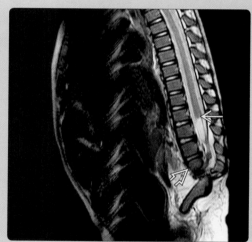

（左图）1 型 CRS 患者的腰骶椎矢状位示意图示骶骨高位截断（➡）及髂骨翼向中间移位（➡）。圆锥（➡）异常高位截断，末端呈圆钝的楔形

（右图）矢状位 T2WI MR（1 型 CRS）示骶骨截断（➡）及脊髓异常高位截断于 T12-L1 椎体水平，呈典型的圆钝的楔形圆锥（➡）

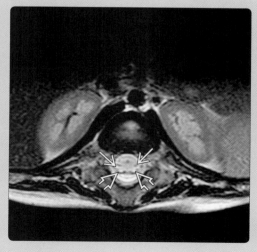

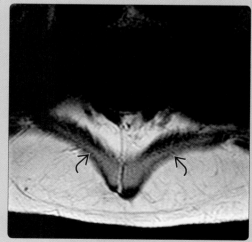

（左图）紧邻圆锥下方水平的轴位 T2WI MR（1 型 CRS）示异常的圆锥突然截断，马尾神经根的腹侧（➡）和背侧（➡）相对正常

（右图）骨盆水平轴位 T2WI MR（1 型 CRS）示双侧发育不良的髂骨翼（➡）在中线处相接，中间没有发现正常的骶骨

术语

缩略词

- 尾退化综合征（CRS）

同义词

- 骶骨发育不全、腰骶部发育不全

定义

- 尾部生长发育异常及相关软组织异常的一组疾病

影像学

一般表现

- 最佳诊断依据
  - 腰骶部发育不全
  - 脊髓远端异常
- 位置
  - 腰骶椎
- 大小
  - 尾椎不同程度缩小
- 形态学
  - 严重程度不一，从尾骨缺失到腰骶部发育不全
    - 部分或完全单侧发育不全伴腰骶关节倾斜
    - 双侧完全性腰骶部发育不全；脊柱在胸椎处结束
  - 尾椎体通常融合
  - 邻近完整椎体上方的椎管重度狭窄
    - 骨性椎体赘生物、纤维带连接的棘突裂及严重的远端椎管狭窄

X 线表现

- 平片
  - 腰骶部骨性发育不良

CT 表现

- 增强 CT
  - 腰骶部发育不全伴远端椎管狭窄
  - ± 神经 /DRG 明显增强

MR 表现

- T1WI
  - 椎体发育不全 / 发育不良
  - 1 型：脊髓远端发育不全（脊髓末端呈楔形），骶骨严重骨性异常
    - ± 中央椎管扩张，圆锥内 CSF 囊
  - 2 型：脊髓呈锥形、低位、远端伸长并拴系，骶骨骨性异常程度轻
- T2WI
  - 与 T1WI 表现相同；显示椎管狭窄较好
- 强化 T1WI
  - 肥大的 DRG/ 神经根可能增强

影像成像方法

- 成像建议
  - 对于婴儿，如果不能做 MR，可选超声
  - MR 用于证实超声诊断，制订治疗计划
  - 矢状位 MR 可显示腰骶部缺损、脊髓远端的形态以及是否有拴系 / 脂肪瘤
  - 轴位 MR 可检测骨性椎管狭窄、脊髓积水及相关损伤

鉴别诊断

脊髓拴系

- 脊髓低位 ± 增厚、粗大的终丝，无尾部发育不全
- 轻度骶骨发育不全在临床上很难分辨
  - 有或无相关的异常影像表现对鉴别诊断有所帮助

闭合性脊柱裂

- 不伴严重椎体发育不全的背侧闭合不全（如脂肪脊髓脊膜膨出）

隐性骶脊膜膨出

- 骶骨变薄、结构改变，有时与尾部退化相似
- 目前考虑硬膜外蛛网膜囊肿而非真性脊膜膨出

病理

一般表现

- 病因学
  - 正常尾骨发育→形成椎管及退化分化（次级神经胚形成）
    - 肛门直肠及泌尿生殖结构同时形成
  - 怀孕 4 周之前受损→尾部细胞团发育异常
    - 高血糖症、感染、中毒或缺血损伤影响脊髓、椎体的形成
    - 胚胎发育和形成过程中视黄酸、SHH 信号缺陷
    - 神经管、脊索发育异常→神经元和中胚层细胞移行受损
- 遗传学
  - 大部分病例散发
  - 近期报道存在显性遗传方式；HLBX9 基因缺陷（7 号常染色体）
    - HLBX9 基因也在胰腺表达→糖尿病高血糖与尾骨退化可能有关
- 伴发异常
  - 脊髓拴系
    - ≈100%CRS 患者圆锥终止于 L1 水平以下
    - 终丝增粗（65%）± 皮样囊肿及脂肪瘤
  - 其他脊柱异常
    - 椎体异常（22%），脊髓纵裂，终丝积水（10%），脊髓脊膜膨出（35%~50%），脂肪脊髓脊膜膨出（10%~20%），脊髓末端囊状突出（15%），骶前脊膜膨出（10%），末端脂肪瘤（＜10%）
  - 先天性心脏缺损（24%），肺发育不良
  - 泌尿生殖系统异常（24%）
    - 肾脏发育不全 / 异位，肾盂积水，米勒管畸形，输尿管膀胱畸形
  - 肛门直肠的畸形（特别是肛门闭锁）

- 肛门闭锁程度高→更加严重的腰骶部发育不良，泌尿生殖系统异常
  ○ Currarino 三联征：部分骶骨发育不全，第一骶椎完整，骶前肿块，肛门直肠畸形
  ○ 肌肉骨骼畸形；极端的例子→下肢融合（并肢畸形）
- 尾部细胞团发育不良的后遗症
- 下肢畸形、腰骶部发育不良、肛门直肠畸形、肾脏/肺发育不良
  ○ 最严重的情况→并肢畸形（美人鱼综合征）
  ○ 20%→拴系的皮下损伤（2 型）

分期、分级和分类

- 1 型：尾部发育不全较严重，脊髓高位终止、呈棒状（前角细胞数量减少）
  ○ 在部分或完全发育不全的患者都可发现脊髓远端发育不全并楔形变，脊髓末端位于 L1 水平以上
  ○ 圆锥末端位于 L1 水平以上与骶骨畸形终止于 S1 或其以上水平密切相关
- 2 型：尾部发育不全较轻，脊髓末端呈低位、锥形，其远端因终丝牵拉、脂肪瘤、脂肪脊髓脊膜膨出、脊髓末端囊状膨出等原因而拴系
  ○ 圆锥末端位于 L1 水平以下与骶骨畸形终止于 S2 或其以下水平密切相关
  ○ 脊髓拴系更常见于轻度骶骨发育不全患者
- Renshaw 标准：美国目前用于确定社会保障福利的标准
  ○ Ⅰ型：完全或部分单侧骶骨发育不全
  ○ Ⅱ型：部分骶骨不发育，双侧对称性缺损，髂骨与正常或发育不良的 S1 椎体间不动关节连接（最常见）。
  ○ Ⅲ型：有或无腰椎 + 骶骨完全不发育，髂骨关节位于最低椎体两侧
  ○ Ⅳ型：有或无腰椎 + 骶骨完全不发育，最低椎体尾侧终板位于融合的髂骨或微动髂骨关节上方

大体病理及手术所见

- 椎体发育不良的严重程度、脊髓拴系的有无和骨性椎管直径影响手术方案的制订

临床信息

临床表现

- 常见体征/症状
  ○ 神经性的输尿管膀胱功能失调（几乎所有患者）
  ○ 感觉运动麻痹（2 型 >1 型）
    - 运动麻痹严重程度高于感觉
    - 即使是重度患者，骶骨感觉范围正常
- 其他体征/症状
  ○ 无神经性症状（1 型 >2 型）
- 临床资料
  ○ 范围包括：神经系统正常→完全性腰骶部发育不全及下肢融合（并肢畸形）

- 通常伴发髋部缩小、臀肌萎缩、臀沟浅
- 有症状的患者表现范围从轻度足部不适到完全下肢瘫痪和小腿远端萎缩
  - 运动平面通常高于感觉平面
  - 椎体发育不全平面与运动平面相关但与感觉平面无关

人口统计学

- 年龄
  ○ 严重者在子宫内（产科超声）或出生时就可发现
  ○ 轻者可能到成年才被发现
- 性别
  ○ 男 = 女
- 流行病学
  ○ 新生儿中所占比例为 1/7500（轻度 > 重度）
  ○ 15%~20% 婴儿的母亲有糖尿病；1% 糖尿病母亲的后代受影响
  ○ 与以下疾病有相关性：VACTERL（10%），脐突出，膀胱外翻，肛门闭锁，脊柱异常（10%）及 Currarino 三联征

转归及预后

- 依据严重程度而变化多样

治疗

- 如果有临床症状可行手术治疗解除拴系
- 手术减压/硬脊膜成形术可恢复脊髓远端狭窄患者的神经功能
- 畸形矫正术可改善下肢功能

诊断思路

思考点

- MR 是识别异常及制订手术计划的最好影像检查方法

影像解读要点

- 对有泌尿生殖系统及肛门直肠异常的患者要注意寻找有无尾椎异常，反之亦然

（王焱炜、任福欣 译）

参考文献

1. Vissarionov S et al: Surgical correction of spinopelvic instability in children with caudal regression syndrome. Global Spine J. 9(3):260-5, 2019
2. Szumera E et al: Atypical caudal regression syndrome with agenesis of lumbar spine and presence of sacrum - case report and literature review. J Spinal Cord Med. 41(4):496-500, 2018
3. Mehta DV: Magnetic resonance imaging in paediatric spinal dysraphism with comparative usefulness of various magnetic resonance sequences. J Clin Diagn Res. 11(8):TC17-22, 2017
4. Boruah DK et al: Magnetic resonance imaging analysis of caudal regression syndrome and concomitant anomalies in pediatric patients. J Clin Imaging Sci. 6:36, 2016
5. Chikkannaiah P et al: Sirenomelia with associated systemic anomalies: an autopsy pathologic illustration of a series of four cases. Pathol Res Pract. 210(7):444-9, 2014
6. Pang D: Sacral agenesis and caudal spinal cord malformations. Neurosurgery. 32(5):755-78; discussion 778-9, 1993
7. Renshaw TS: Sacral agenesis. J Bone Joint Surg Am. 60(3):373-83, 1978

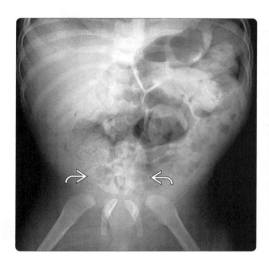

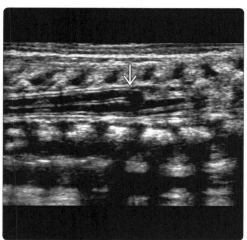

（左图）AP 平片显示严重的 1 型 CRS。最后一个完整的椎体位于 L3 关节，双侧髂骨翼（➦）发育不全

（右图）脊柱纵向超声（1 型 CRS）显示脊髓远端轻度变细，末端呈楔形或棒状（➥），位于 T1 水平，由 X 线确认）

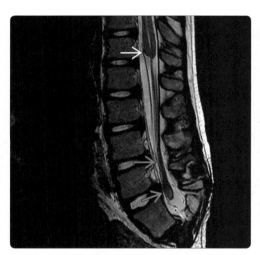

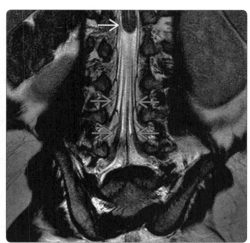

（左图）矢状位 T2 MR（1 型 CRS）显示异常钝化的圆锥（➥）终止于 T12。末端脊髓有轻度脊髓空洞症。另请注意马尾神经和背根神经节（DRG）的肥大（⊟）

（右图）同一患者（1 型 CRS）的冠状位 T2 MR 证实异常圆锥形状（➥），以及远端神经和 DRG（⊟）的异常增大（肥大）

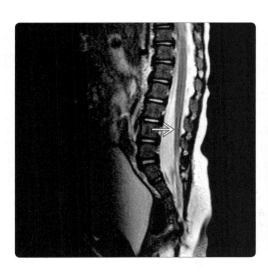

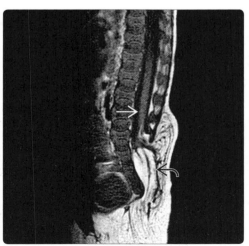

（左图）矢状位 T2WI MR（2 型 CRS）示轻度变异的 CRS。在这个病例中，S1-4 可见，S5 及尾骨缺如。脊髓（➥）低位并紧绷，这表明脊髓可能被拴系

（右图）另一位患者的矢状位 T1WI MR（2 型 CRS）示轻度骶骨发育不全及后部脊柱裂，伴发脊髓低位、末端变细（➥），终止于一较大脂肪瘤（➥）

末端脊髓囊状膨出

术语

- 同义词：末端空洞性脊髓膨出

影像学

- 复杂的脊柱畸形→隐性脊柱闭合不全，大的皮肤覆盖的背部肿块
- 空洞性、低位拴系脊髓横贯背侧脊膜膨出，终止于扩张的末端囊肿（脊髓囊状膨出）
- 多层面 MR 成像显示一系列畸形最佳

主要鉴别诊断

- 骶前脊膜膨出
- 单纯性背侧脊膜膨出
- 骶尾畸胎瘤

- 脊髓脊膜膨出

病理学

- 是次级神经胚形成尾部细胞团异常的结果
- 相关异常：膀胱肠外翻，肛门闭锁，脐膨出，盆腔畸形，马蹄内翻足，生殖器发育不全畸形，肾异常

临床信息

- 出生即有皮肤覆盖的大的背部肿块
- 通常出生时神经功能完整；以后可能发展为下肢感觉障碍

诊断思路

- 早期诊断和手术→使神经系统功能恢复正常的最好机会
- 非神经系统的预后主要与相关畸形的严重程度有关

（左图）矢状位示意图示一低位、空洞性脊髓（➡）伸入一扩大的蛛网膜下腔（脊膜膨出，➡），终止于一脊髓囊状膨出（➡）

（右图）矢状 T1W MR 示一低位空洞性脊髓（➡）穿过一脊膜膨出（➡），扩张成一个大的末端囊肿（➡）。注意背侧纤维束韧带（➡）。注意该病例背部肿块是由脊膜膨出和脊髓囊状膨出引起的

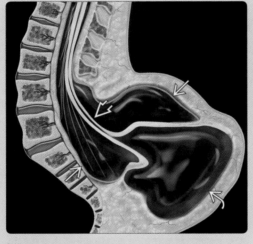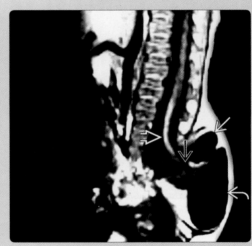

（左图）矢状位 FIESTA 电影 MR 示骶骨中断。脊髓异常低位并向尾部延伸（➡），穿过一尾部囊肿（➡，脊膜膨出）。末端脊髓呈喇叭口样进入脊膜膨出内一个次级末端囊肿（➡，囊内囊），即形成了末端脊髓囊状膨出畸形

（右图）冠状位 T2WI 末端脊髓（➡）呈火炬样，中央管过渡到末端脊髓囊状膨出（➡）

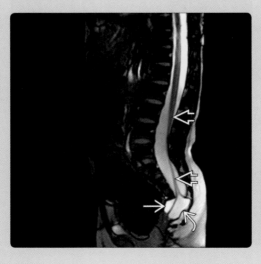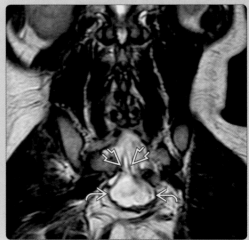

术语

同义词

- 末端空洞性脊髓膨出

定义

- 复杂的脊柱畸形→空洞性、低位拴系的脊髓穿过脊膜膨出，终止于脊髓囊状膨出

影像学

一般表现

- 最佳诊断依据
  - 空洞性拴系的脊髓穿过背部脊膜膨出终止于扩张的终室囊肿
- 位置
  - 骶骨 / 尾骨
- 大小
  - 肿块大小不一（直径 ＞10 cm）
- 形态学
  - 隐性脊柱闭合不全，大的皮肤覆盖的肿块，末端脊髓囊肿穿过脊膜膨出

X 线表现

- 平片
- 腰骶椎闭合不全伴或不伴软组织肿块
- 伴或不伴耻骨未分离（通常伴膀胱外翻）

CT 表现

- CT 平扫
  - 腰骶椎闭合不全
  - 空洞脊髓穿过脊膜膨出囊肿，终止于尾部末端囊肿

MR 表现

- T1WI
  - 低信号头侧背部脊膜膨出→背部肿块
  - 远端拴系脊髓示喇叭口 - 火焰样末端脊髓进入低信号尾部末端囊肿
- T2WI
  - 脊膜膨出头侧缘背部低信号纤维韧带限制了脊髓
  - 纤维脂肪瘤组织环绕双囊

超声表现

- 灰阶超声
  - 矢状面：脊髓穿过低回声、扩张的蛛网膜下腔（脊膜膨出），终止于脊髓囊肿
  - 横断面：分裂的空洞性背侧脊髓进入脊膜膨出

非血管介入

- 脊髓造影
  - 空洞性脊髓穿过脊膜膨出，终止于尾部孤立的对比剂充填的脊膜膨出囊
  - 延迟图像→伴或不伴对比剂渗入脊髓空洞 / 末端囊

影像成像方法

- 最佳成像方法
  - 多平面 MR
- 成像建议
  - 矢状 MR 图像能诊断和评估空洞长度、囊肿大小及明确相关畸形异常
  - 轴位 MR 图像能清晰显示脊柱裂范围，评估相关异常

鉴别诊断

骶前脊膜膨出

- 骶前脊膜膨出突入并穿过扩大的骶神经孔进入骨盆

单纯性背侧脊膜膨出

- 背侧脊膜膨出穿过局限性闭合不全突出
- 脊髓很少拴系或空洞

骶尾畸胎瘤

- 类似临床皮肤肿块表现
- 通过囊肿里面的实体瘤成分及钙化鉴别

脊髓脊膜膨出

- 开放性脊柱闭合不全；没有皮肤覆盖，临床上显而易见
- 与 Chiari 2 型脑畸形有关

病理学

一般表现

- 病因学
  - 推测是由于次级神经胚形成尾部细胞团异常所致；通常与其他骶尾部重叠畸形相关
    - CSF 不能从早期神经管正常流出→终丝膨大形成囊肿→干扰了上覆的背侧间质细胞，但没有干扰表皮外胚层
    - 后方组织不能正常形成→脊柱裂伴皮肤完整
    - 终室扩张→膨胀使蛛网膜脊髓内衬→脊膜膨出
    - 囊肿膨大阻止脊髓上升→脊髓拴系
    - 远端脊髓渐进性膨大造成尾部突出低于末端脊膜膨出，进入外部的蛛网膜腔，形成远端脊髓喇叭口样扩大
    - 尾部运动节段中断→出生时或以后症状进展
  - 一些推测→大多数严重者表现为持续的终室病谱
- 相关异常
  - 膀胱肠外翻，肛门闭锁，脐膨出，盆腔畸形，马蹄内翻足，生殖器发育不全畸形，肾异常
  - 相关综合征
    - 尾部退化综合征
    - OEIS 综合征群（omphalocele，exstrophy of bladder，imperforate anus，and spinal anomalies 脐膨出，膀胱外翻，肛门闭锁，脊柱异常）
  - Chiari 1 和 Chiari 2 畸形，脑积水，椎体节段异常（很少）

- 典型病理三联征
  - 皮肤覆盖的腰骶椎闭合不全
  - 蛛网膜内衬的脊膜膨出直接与脊髓蛛网膜下腔相连续
  - 低位空洞性脊髓穿过脊膜膨出，扩展到大的连续的室管膜内衬的末端囊肿

大体病理及手术所见

- 腰骶椎闭合不全伴发育不全，宽大外翻的椎板
- 近端（较小的、头侧）囊类似于典型的脊膜膨出，内表面衬有蛛网膜及厚纤维层
- 远端脊髓疝出于纤维带下方，在大多数头侧椎板裂内侧穿过脊膜膨出→末端囊（较大，尾部）
  - 脊髓被纤维束缩窄于椎管出口处，并发远端扩张的脊髓空洞积水
  - 远端脊髓神经根源自于蛛网膜内脊髓节段的腹侧面，穿过脊膜膨出，再一次进入椎管后从根袖或骨裂穿出
- 末端囊肿不直接与蛛网膜下腔相通

镜下所见

- 脊膜突出，内衬蛛网膜、厚纤维层
- 末端囊肿，内衬室管膜、不典型增生的神经胶质细胞；直接与中央脊髓管相通
- 脊髓外表面的软脊膜、蛛网膜与脊膜膨出相连续

临床信息

临床表现

- 最常见体征/症状
  - 表现为出生时大的皮肤覆盖的背部肿块
    - 皮肤正常或表现为血管瘤、血管痣或多毛症
    - 无背部肿块的患者很少出现进行性神经功能障碍
  - 诊断时多数神经系统完整
- 其他体征/症状
  - 后发或未治疗的病变可发展为进行性下肢麻痹
- 临床资料
  - 通常出生时神经功能完整，但也可以表现为下肢感觉缺失
  - 大的肿块越过臀沟界限，向上延伸至会阴
- 伴或不伴中线盲肠和膀胱外翻以及其他可见畸形

人口统计学

- 年龄
  - 新生儿
- 性别
  - 女＞男
- 流行病学
  - 罕见：皮肤覆盖的腰骶部肿块占 1%～5%
    - 常见于泄殖腔外翻的患者
  - 散发；无家族性发病

- 推测与致畸性维 A 酸、乙内酰脲、盐酸洛哌丁胺相关
- 无证据表明与糖尿病相关（与尾部退化综合征不同）

转归与预后

- 正常智力潜能
- 肿块大小与缺陷易随着时间进展，手术修复后可能部分或全部恢复
  - 神经外科干预的主要目的是减小肿块大小和松解拴系的脊髓
  - 诊断后立即手术以便阻止神经功能异常、囊肿增大进展
  - 持续的神经功能缺陷通常是永久性的
- 总体预后主要与其他异常相关（OEIS 综合征群）
  - 没有腹壁缺损的患者比有缺损的患者神经预后更好

治疗

- 早期诊断和手术修复能最大限度恢复正常神经功能
- 延迟确诊和手术增加发病概率和下肢轻瘫的进展

诊断思路

思考点

- 早期诊断和手术→使神经功能恢复正常的最好机会
- 非神经系统的预后主要与相关畸形的严重程度有关

影像判读要点

- 拴系的空洞样脊髓穿过脊膜膨出，终止于孤立的尾部囊肿是诊断末端脊髓囊肿膨出的特征性成像表现

（王焱炜、任福欣 译）

参考文献

1. Takamiya S et al: Myelocystocele mimicking myelomeningocele: a case report and review of the literature. World Neurosurg. 119:172-5, 2018
2. Bansal S et al: "Giant" terminal myelocystocele: a rare variant of spinal dysraphism. Asian J Neurosurg. 10(4):350-2, 2015
3. Catala M: Terminal myelocystocele. Neurosurgery. 72(4):E697-8, 2013
4. Lee JY et al: Pathoembryogenesis of terminal myelocystocele: terminal balloon in secondary neurulation of the chick embryo. Childs Nerv Syst. 29(9):1683-8, 2013
5. Muthukumar N: Terminal myelocystocele with holocord syringomyelia: Short report. J Pediatr Neurosci. 8(2):171-2, 2013
6. Pang D et al: Terminal myelocystocele: surgical observations and theory of embryogenesis. Neurosurgery. 70(6):1383-404; discussion 1404-5, 2012
7. Tandon V et al: Terminal myelocystocele: a series of 30 cases and review of the literature. Pediatr Neurosurg. 48(4):229-35, 2012
8. Durnford AJ et al: Spontaneous regression of a terminal myelocystocele and associated syringomyelia: a case report. Childs Nerv Syst. 26(3):403-6, 2010
9. Hashiguchi K et al: Holocord hydrosyringomyelia with terminal myelocystocele revealed by constructive interference in steady-state MR imaging. Pediatr Neurosurg. 44(6):509-12, 2008
10. Morioka T et al: Neurosurgical management of occult spinal dysraphism associated with OEIS complex. Childs Nerv Syst. 24(6):723-9, 2008
11. Muthukumar N: Terminal and nonterminal myelocystoceles. J Neurosurg. 107(2 Suppl):87-97, 2007
12. Gupta DK et al: Terminal myelocystoceles: a series of 17 cases. J Neurosurg. 103(4 Suppl):344-52, 2005

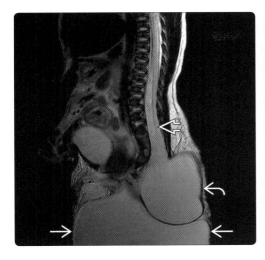
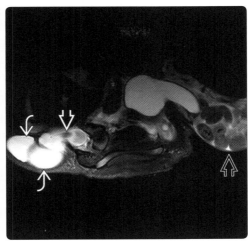

（左图）新生儿的矢状 T2 MR 显示多发性先天性异常，包括脐膨出和巨大的覆盖皮肤的背部肿块，显示低位脊髓（➡），终止于脊髓囊膨出部位（➡），周围有一个巨大的脊膜膨出（➡）

（右图）同一患者的轴位 T2 FS MR 显示，低位远端脊髓（➡）穿过后方的闭合不全缺损，终止于脊髓囊膨出（➡）。巨大的脐膨出（➡）包括膀胱、肠道和肝脏

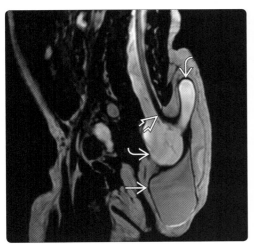
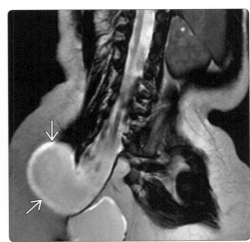

（左图）新生儿背部覆盖皮肤肿块的矢状位 FIESTA 图像证实了延长的脊髓（➡）直接终止于脊髓囊膨出（➡）。脊膜膨出（➡）的信号强度略有不同

（右图）同一患者的冠状 T2 MR 显示脊膜膨出（➡）与扩张的末端硬膜囊相连，穿过宽阔的后方闭合不全缺损。本图未显示脊髓囊状膨出

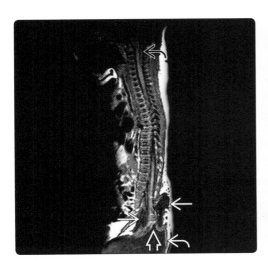
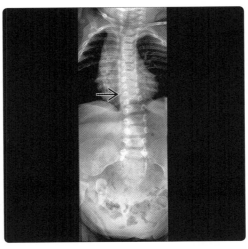

（左图）新生儿矢状位 T1WI MR 示低位脊髓中央管穿过脊膜膨出（➡）后扩大至一大的尾部囊肿（➡）。注意尾部脊髓呈"喇叭口"（➡）样扩张。这个婴儿还存在相关的 Chiari 1 畸形（➡）

（右图）末端脊髓囊状膨出患者前后位 X 线片示相关的骶骨发育不全、宽耻骨联合（膀胱外翻）、骶骨后部未融合以及胸椎中段半椎体（➡）

术语

- 骶前脊膜膨出（anterior sacral meningocele, ASM）
- 因局部侵蚀或骶尾部椎体发育不良，骶前脊膜向前疝入骨盆

影像学

- 脊膜由于前方骨质缺损而疝出，形成与硬膜囊相连的骶前囊肿
- 骶骨缺损 ± 弯曲（弯刀状）轮廓

主要鉴别诊断

- 骶尾部畸胎瘤
- 骶骨脊索瘤
- 神经肠源性囊肿
- 囊性神经母细胞瘤
- 卵巢囊肿

病理学

- Currarino 三联征：肛门直肠畸形；尾部退化综合征；表皮样 / 皮样瘤或其他拴系病变

临床信息

- 便秘，尿频，尿失禁，痛经，性交痛，下腰部 / 盆部疼痛
- 大部分患者有泌尿系统或肠道疾病；在影像评估时发现了 ASM

诊断思路

- 与硬膜囊相连续的囊肿是诊断 ASM 的必要条件
- 软组织肿块或钙化提示肿瘤
- 影像成像方法
  - 超声用于新生儿筛查
  - MR 用于对骶前囊肿的定位，并可提示囊液性质

（左图）矢状位示意图（左）显示，骶骨前面被一巨大的骶前脊膜囊肿（➡）压迫而重构。冠状位（右）显示一骶前脊膜囊肿从扩大的神经管中疝出（➡）

（右图）正中矢状位 T2WI 显示，经典弯刀状骶骨与邻近的骶前囊肿的关系（骶前脊膜膨出）（➡）

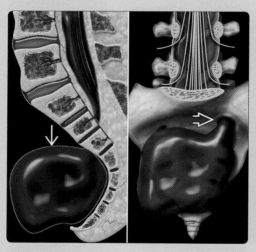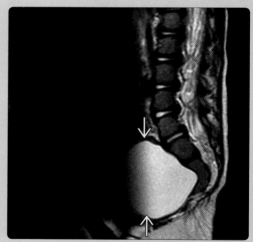

（左图）旁正中矢状位 T2WI 显示骶前一巨大的向前突出的囊肿（➡），与硬脊膜相连通，并通过扩大的神经管（➡）进入骨盆

（右图）轴位 T2WI 显示左骶神经孔扩大（➡），脊膜穿过该孔形成突入骨盆的腹侧疝，形成典型的骶前脊膜膨出（➡）

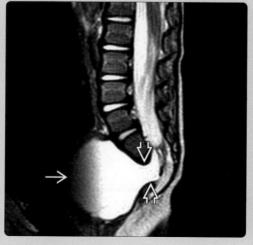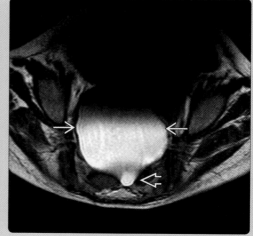

术语

缩略词

- 骶前脊膜膨出（ASM）

定义

- 因局部侵蚀或骶尾部椎体发育不良，骶前脊膜向前疝入骨盆

影像学

一般特点

- 最佳诊断依据
  - 骶前囊肿，与硬膜囊相连，由前方骨质缺损处疝出
- 位置
  - 骶骨/尾骨
- 大小
  - 不定
- 形态学
  - 单房或多房囊肿；常缺乏神经组织，可有神经根穿过
  - 骶骨缺损，神经孔扩大
    - 单侧或双侧，对称或不对称，单发或多发

X 线表现

- 平片
  - 扩大的骶管和神经孔
  - 扇形骶骨前壁
    - 侧位片见弯刀状骶骨
  - ± 脊柱侧凸

CT 表现

- 增强 CT
  - 骶骨缺损，伴大小不定的骶前囊肿
    - ± 神经根穿过骶骨缺损处
  - ± 脂肪瘤/皮样囊肿（低密度）
  - 不强化

MR 表现

- T1WI
  - 骶骨缺损，伴大小不定的骶前囊肿
    - 矢状位显示囊肿/硬膜囊相连续
  - 伴或不伴脊髓拴系、脂肪瘤/皮样囊肿（高信号）
- T2WI
  - 脑脊液样均匀高信号区（与硬脊膜内脑脊液信号相近）
  - 显示神经根穿过骶骨缺损处的最佳成像序列
- T2*GRE
  - 囊内无低信号（如钙化）
    - 有助于与骶尾部畸胎瘤的鉴别诊断
- DWI
  - 低信号区（弥散↑）证实有脑脊液成分，排除表皮样囊肿（高信号）
- T1WIC ＋
  - 不强化

超声表现

- 灰阶超声
  - 骨盆内囊样低回声肿块，向骶骨前方疝出
  - 如之前/同时有炎症或感染，可有复杂的内部回声

非血管介入

- 脊髓造影
  - 囊肿与硬膜囊相连续
    - 鞘内注射后与 CT 联合应用，最有诊断价值
  - 很少使用，除非有 MR 禁忌证或不能诊断

影像成像方法

- 最佳成像方法
  - MR 证实囊肿与硬膜囊相连续
    - T1WI 可显示表皮样囊肿、脂肪瘤/皮样囊肿
    - T2WI 显示 ± 神经组织包裹
  - CT 对骨缺损及其边缘是否有钙化的显示效果最佳（骨缺损边缘钙化提示为骶尾骨畸胎瘤）
- 成像建议
  - 超声用于新生儿重症监护病房婴儿的初步筛查和特征分析
  - 矢状位和轴位 MR 用于确诊超声疑似病例，以及术前计划和术后监测

鉴别诊断

骶尾部畸胎瘤

- 囊性骶尾部畸胎瘤与骶前脊膜膨出鉴别困难
- 软组织肿块，增强后有强化及钙化有指示作用
- 尾骨通常正常

神经肠源性囊肿

- 囊肿通常位于椎管内 ± 脊柱裂，椎体形成异常
- 通常是蛋白质；T1 高信号

囊性神经母细胞瘤

- 常有钙化
- 转移性病灶有指示作用

卵巢囊肿

- 超声显示周围的卵巢组织，可确诊

骶骨脊索瘤

- 骶骨混合囊实性破坏性肿块
  - 不与硬膜囊相通
- 很少见于儿童；发病高峰为 50~60 岁
- MR T2WI 上明显高信号
- CT 骨窗显示骨破坏的边界

病理学

一般特点

- 病因学
  - 胚胎发生尚不明确；归类于尾细胞团形成异常范畴内
    - 骶骨或尾骨受侵蚀或发育不全，易形成硬脊膜囊疝，并向前疝入骨盆
    - 5% 伴发直肠后肿瘤

- ○ 可能的关联
  - 简单型：马方综合征，神经纤维瘤病 1 型（NF1）
  - 复杂型：家族性，部分骶骨发育不全，肛门闭锁或肛门狭窄，脊髓拴系
- 遗传学
  - ○ 大部分病例散发
  - ○ 少数显示遗传倾向
    - Currarino 三联征：常染色体显性遗传，伴变异（基因 *HLXB9*，染色体 7q36）
    - 硬膜显著扩张（NF1、马方综合征、同型半胱氨酸尿症）
- 伴发异常
  - ○ Currarino 三联征：肛门直肠畸形；尾部退化综合征；表皮样 / 皮样囊肿或其他肿块拴系病变

大体病理及手术所见

- 较大的脊膜膨出可见骶骨重构→经典"弯刀状"
- 扩大的骶硬脊膜囊，通过骶骨缺损处以狭窄的颈与盆腔囊肿相连
- 囊肿内有或无神经组织

镜下所见

- 硬膜囊组织的特征性表现
- 可有前驱炎症的表现

临床信息

临床表现

- 最常见的体征 / 症状
  - ○ 便秘，尿频，尿失禁，痛经，性交痛，下腰部 / 盆部疼痛
    - 继发于盆腔脏器受压
- 其他体征 / 症状
  - ○ 坐骨神经痛，直肠 / 膀胱逼尿肌张力降低，低位髋部的皮肤麻木 / 感觉异常（神经根压迫）
  - ○ 脑脊液在骶前脊膜膨出和脊髓蛛网膜下腔间流动，可引起间歇性体位性高或低压性头痛
  - ○ 重复感染 ± 脑膜炎（不常见）
  - ○ 罕见报道由占位效应引起的自然流产或分娩困难
- 临床资料
  - ○ 大部分患者有泌尿系统或肠道疾病；影像学评估时发现骶前脊膜膨出
  - ○ 偶尔见于（低压性）头痛的患者

人口统计学

- 年龄：20～30 岁时开始出现症状
- 性别：男 = 女（儿童）；男 < 女（成人）
- 流行病学：罕见；比背侧脊膜膨出少见

预后与转归

- 手术修复成功后预后良好

治疗

- 从骶骨后方进入，修补与硬脊膜囊相连的膨出的脊膜
  - ○ 如果囊肿内不包含神经成分，修补更简单，可对囊肿

颈部进行简单结扎
- 内镜治疗→复发率较低

诊断思路

思考点

- 超声用于婴儿筛查
- MR 可确诊、定位，对囊液的性质起提示作用，进一步证实超声发现的病变
- CT 骨窗可显示特征性的骨质改变，从而特异性诊断本病

影像解读要点

- 与硬膜囊相连的囊肿是诊断必要条件
- 囊肿内有 / 没有神经组织对于手术计划十分重要
- 软组织肿块或钙化提示肿瘤

（王焱炜、任福欣 译）

参考文献

1. Jeltema HR et al: Severe bacterial meningitis due to an enterothecal fistula in a 6-year-old child with Currarino syndrome: evaluation of surgical strategy with review of the literature. Childs Nerv Syst. 35(7):1129-36, 2019
2. Hollenberg AM et al: Rupture of a giant anterior sacral meningocele in a patient with Marfan syndrome: diagnosis and management. World Neurosurg. 119:137-41, 2018
3. Chakhalian D et al: Multidisciplinary surgical treatment of presacral meningocele and teratoma in an adult with Currarino triad. Surg Neurol Int. 8:77, 2017
4. Croci DM et al: Thalidomide embryopathy as possible cause of anterior sacral meningocele: a case report. Birth Defects Res. 109(17):1390-2, 2017
5. Gupta S et al: Recurrent abortion and tethered cord syndrome caused by anterior sacral meningocele: a report of a rare case with a review of the literature. World Neurosurg. 101:815.e5-7, 2017
6. Balioğlu MB et al: Sacral agenesis: evaluation of accompanying pathologies in 38 cases, with analysis of long-term outcomes. Childs Nerv Syst. 32(9):1693-702, 2016
7. Porsch RM et al: Sacral agenesis: a pilot whole exome sequencing and copy number study. BMC Med Genet. 17(1):98, 2016
8. Shastin D et al: A rare case of anterior sacral meningocoele presenting as cauda equina syndrome. Br J Neurosurg. 29(3):428-9, 2015
9. Duru S et al: Currarino syndrome: report of five consecutive patients. Childs Nerv Syst. 30(3):547-52, 2014
10. Kemp J et al: Holocord syringomyelia secondary to tethered spinal cord associated with anterior sacral meningocele and tailgut cyst: case report and review of literature. Childs Nerv Syst. 30(6):1141-6, 2014
11. Aydoseli A et al: Anterior sacral meningocele in a patient with Currarino syndrome as a cause of ileus. Br J Neurosurg. 27(6):833-5, 2013
12. Beyazal M: An asymptomatic large anterior sacral meningocele in a patient with a history of gestation: a case report with radiological findings. Case Rep Radiol. 2013:842620, 2013
13. Castelli E et al: Huge anterior sacral meningocele simulating bladder retention. Urology. 81(2):e9-10, 2013
14. Polat AV et al: Anterior sacral meningocele mimicking ovarian cyst: a case report. Med Ultrason. 15(1):67-70, 2013
15. Isik N et al: The shrinking of an anterior sacral meningocele in time following transdural ligation of its neck in a case of the Currarino triad. Turk Neurosurg. 18(3):254-8, 2008
16. Miletic D et al: Giant anterior sacral meningocele presenting as bacterial meningitis in a previously healthy adult. Orthopedics. 31(2):182, 2008
17. Sánchez AA et al: Rectothecal fistula secondary to an anterior sacral meningocele. J Neurosurg Spine. 8(5):487-9, 2008
18. Trapp C et al: Laparoscopic treatment of anterior sacral meningocele. Surg Neurol. 68(4):443-8; discussion 448, 2007
19. Phillips JT et al: Anaerobic meningitis secondary to a rectothecal fistula arising from an anterior sacral meningocele: report of a case and review of the literature. Dis Colon Rectum. 49(10):1633-5, 2006
20. Shamoto H et al: Anterior sacral meningocele completely occupied by an epidermoid tumor. Childs Nerv Syst. 15(4):209-11, 1999
21. Lee SC et al: Currarino triad: anorectal malformation, sacral bony abnormality, and presacral mass--a review of 11 cases. J Pediatr Surg. 32(1):58-61, 1997

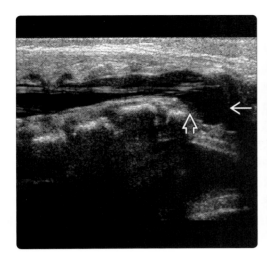

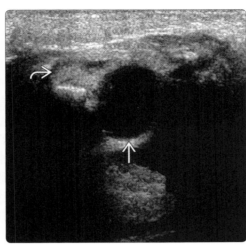

（左图）婴儿的纵向灰阶超声显示囊状末端硬膜囊腔（➡）扩张穿过骶椎前部缺损（➡）

（右图）同一患者的横向超声证实，位于骶骨腹侧的盆腔囊肿（骶前脊膜膨出，➡）使邻近的直肠（➡）向前移位

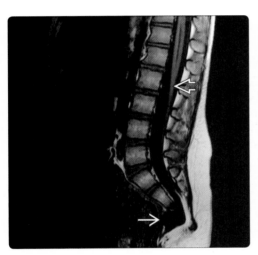

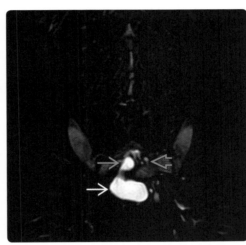

（左图）矢状位 T1 MR 显示脊髓拴系患者的下端脊髓延长低位（➡），并伴有脊髓空洞，同时偶然发现骶前囊性病变（➡）延伸至 S3 骶小孔

（右图）该患者冠状位 T2 FS MR 证实骶前脊膜膨出（➡）通过扩大的右侧 S3 孔（➡）形成骶前囊肿。注意正常大小的左侧 S3 孔包含正常的背根神经节（➡）

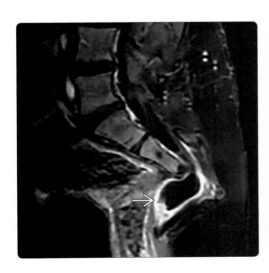

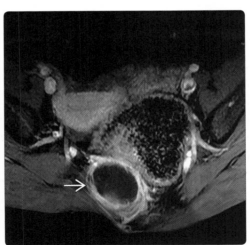

（左图）同一患者 6 年后（直肠流出清亮的液体）的矢状位强化 T1 FS MR 显示脊膜膨出壁增厚（➡）和明显强化，与临床诊断的脊膜炎相符

（右图）同一患者的轴位强化 T1 FS MR 证实炎性骶前脊膜膨出不规则增厚和强化（➡）

术语

- 骶骨内的脊椎硬膜外蛛网膜囊肿（arachnoid cyst, AC），位于硬膜囊末端的尾侧
  - 骶部脊膜囊肿，ⅠB 型脊膜囊肿
- 同义词：隐匿性骶骨内脊膜膨出（过时术语）

影像学

- 骶管边缘光滑性扩张
  - 膨大但不会超过骶骨边缘
  - 无椎间孔的扩张或重塑
- 骶椎椎体后部呈特征性的扇贝状改变
- 无囊壁强化

主要鉴别诊断

- Tarlov 囊肿
- 背侧脊膜膨出
- 硬膜发育不全

病理

- 骶部蛛网膜下腔的憩室膨胀形成囊肿，引起继发性的骶管重塑
- 硬膜外蛛网膜囊肿；无脊膜疝出（不是真正的脊膜膨出）
- 膨出的囊与硬膜囊以细孔相连
- 囊内无神经成分

临床信息

- 通常无症状；偶然在 MR 上发现
  - 无症状患者无须特别治疗
  - 手术指征包括系列检查发现囊肿体积增大，出现由囊肿导致的症状

诊断思路

- AC 以中线为中心；囊肿中心穿过椎间孔提示为 Tarlov 囊肿
- 囊肿可能是在影像学检查中偶然发现的

（左图）腰骶椎矢状位示意图显示骶管内的硬膜外囊肿（➡），位于硬膜囊末端（S2 水平）的下部。可见骶管边缘的骨性重塑

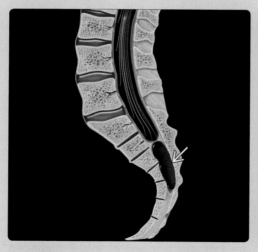

（右图）矢状位 T1WI MR 显示骶骨椎管内硬膜外一个小的液体信号囊肿（➡）。该位置是隐匿性骶骨脊膜膨出的典型位置，现称为硬膜外蛛网膜囊肿。囊肿内未见实性组织或脂肪

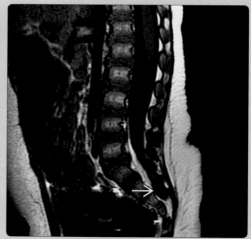

（左图）矢状位 T2WI MR 显示一个小的骶骨内硬膜外蛛网膜囊肿（➡）位于椎管尾端。圆锥（➡）位置正常。值得注意的是，囊肿的信号强度比硬脊膜囊内的脑脊液略亮，反映了蛋白含量的增加

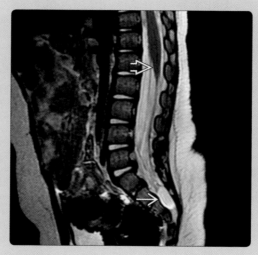

（右图）经骶骨内蛛网膜囊肿（➡）水平的轴位 T2WI MR 证实骶骨水平的囊肿对尾骨椎管轻度扩张重塑

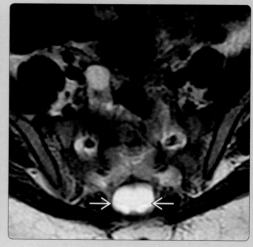

骶骨内硬膜外蛛网膜囊肿

术语

同义词
- 骶部脊膜囊肿，ⅠB 型脊膜囊肿

定义
- 位于骶骨的脊椎硬膜外蛛网膜囊肿（AC）

影像学

一般表现
- 最佳诊断依据
  - 位于骶管中心的光滑的囊性扩张
- 位置
  - 骶骨
- 大小
  - 膨大，但不超过骶骨边缘
- 形态学
  - 骶部硬膜外脊膜囊肿；内部无神经结构

X 线表现
- 平片
  - 骶管扩张
  - 椎体后部呈扇贝状改变

CT 表现
- CT 平扫
  - 脑脊液密度囊肿，引起骶管扩张
  - 硬膜外囊肿导致神经根移位
- 强化 CT
  - 无囊壁强化
- 骨 CT
  - 骶骨重塑，边缘光滑，骶管扩张
  - 无椎间孔的扩张或重塑

MR 表现
- T1WI
  - 脑脊液信号的硬膜外骶内囊肿，邻近硬膜囊尾侧
- T2WI
  - 信号同脑脊液
  - 囊内无神经成分
- DWI
  - 低信号，可除外上皮样肿瘤
- 强化 T1WI
  - 无囊壁强化

超声表现
- 灰阶超声
  - 骶内囊性低回声，无明显神经成分

非血管性介入
- 脊髓造影
  - 骶管远端扩张，在硬膜外对远端充满对比剂的硬膜囊形成压迫
    - ± 囊肿对比显影（在连接硬膜囊与囊肿的峡部足够大的情况下）

其他影像学表现
- 脑脊液相位对比流动敏感电影成像可显示脑脊液搏动，这种征象可能有助于明确囊壁

影像成像方法
- 最佳成像方法
  - 磁共振成像是最佳的初步诊断工具
  - CT 脊髓造影可能有助于显示囊肿与蛛网膜下腔之间的联系
    - 延迟脊髓造影可更好地显示囊肿对比剂充填
- 成像建议
  - 矢状位和轴位 T1WI 和 T2WI 可用来发现囊肿、明确囊肿与邻近结构的关系

鉴别诊断

Tarlov 囊肿
  - 病因与骶骨内硬膜外 AC 相似；先天性神经根脊膜鞘膨大
  - 较大的囊肿可导致骶骨重塑，但呈偏心性，以椎间孔为中心
  - 常为多发

背侧脊膜膨出
- 真性脊膜膨出；通过椎管闭合不全的部位突出至皮下组织

硬膜发育不全
- 椎体扇贝状改变通常出现在腰椎，以及骶椎，± 侧方脊膜膨出
- 寻找与病因相关的特征性影像学表现和临床可见的皮肤红斑

病理学

一般表现
- 病因学：骶部蛛网膜下腔的憩室由于活瓣样机制膨胀形成骶骨囊肿→继发骶管重塑
- 伴发异常
  - Tarlov 囊肿
  - 脊椎后部闭合不全
  - 脊髓拴系综合征
- 硬膜外蛛网膜囊肿
  - 无脊膜疝出，因此不是真正的脊膜膨出
  - 囊内无神经成分
- 囊肿与硬膜囊以细孔相连，从而使脑脊液可以在两者之间连续性流动
- 脑脊液搏动 ± 椎管内压力升高（通过狭小孔颈），压力侵蚀并重塑椎管

分期、分级及分类
- Nabors 分类：ⅠB 型脊膜囊肿

大体病理及手术所见
- 骶椎椎板切除→骶椎椎板变薄
  - 囊肿可能与远端硬膜囊以狭小孔颈相连，从而使脑脊

液可以单向（大部分）流入囊肿内

- 与无症状囊肿相比，有症状的囊肿少与蛛网膜下腔相交通

镜下所见

- 囊肿内衬纤维结缔组织 ± 单层蛛网膜内层

临床信息

临床表现

- 常见体征 / 症状
  - 无症状；偶然在 MR 上发现
  - 有症状：慢性下背部疼痛，坐骨神经痛，会阴感觉异常，膀胱功能障碍
  - 少见征象 / 症状
    - 间歇性、严重的下背部疼痛
    - 不典型的肠道症状，严重便秘，大便失禁
    - 脊髓拴系综合征
- 临床特征
  - 由骶神经根压迫导致的特异性症状
  - 体位变化或 Valsalva 动作可加重症状

人口统计学

- 年龄
  - 青少年→老年
  - 儿童罕见
- 性别
  - 一些研究报道男 > 女，另一些报道男 < 女
- 流行病学
  - 脊椎脊膜囊肿不常见
    - 占所有脊椎肿瘤的 1%～3%
  - 隐匿性骶部脊膜膨出的患病率尚不明确，但 < Tarlov 囊肿的患病率

转归及预后

- 大部分患者没有症状，无须特殊治疗
  - 无症状囊肿最常见，通常是 MR 偶然发现后才就诊
- 有症状患者或囊肿非常大的患者可能需要手术
  - 手术干预的指征包括一系列检查发现囊肿体积增大，出现由囊肿导致的症状
  - 术后恢复预后良好

治疗

- 对无症状囊肿，尤其是小囊肿，建议进行保守治疗
- 有症状囊肿需采取治疗措施
  - 经皮囊肿抽吸可暂时缓解症状
    - 可用于最终治疗前进行的实验性诊断
    - 经皮囊肿抽吸并纤维蛋白凝胶黏合治疗能够长期可靠地减少症状
  - 手术治疗→骶骨椎板切除术暴露并切除囊肿
    - 可能不需要完整地切除整个囊肿
    - 主要目标是闭合硬膜缺损从而消除单向瓣膜交通，

防止囊肿复发
- 如果组织粘连而无法完全切除，可部分切除后壁或造袋至蛛网膜下腔

诊断思路

思考点

- MR 是诊断骶部囊肿并制订手术计划的最佳影像学检查方法
- 基于手术探查和组织学检查，最终明确囊肿的基本特征
- 囊肿可能是在影像学检查中偶然发现的

影像诊断要点

- 经典的骶内囊肿表现为边缘光滑的骶骨扩张，伴有神经根向外移位
- AC 以中线为中心；囊肿中心穿过椎间孔提示为 Tarlov 囊肿

（王焱炜、任福欣 译）

参考文献

1. Satyarthee GD: Pediatric symptomatic sacral extradural arachnoid cyst: surgical management review. J Pediatr Neurosci. 13(2):211-3, 2018
2. Tanaka T et al: Electrodiagnostic and advanced neuroimaging characterization for successful treatment of spinal extradural arachnoid cyst. World Neurosurg. 109:298-303, 2018
3. Habibi Z et al: Sacral extradural arachnoid cyst in association with split cord malformation. Spine J. 16(9):1109-15, 2016
4. Azad R et al: Role of screening of whole spine with sagittal MRI with MR myelography in early detection and management of occult intrasacral meningocele. Asian J Neurosurg. 8(4):174-8, 2013
5. Lohani S et al: Intrasacral meningocele in the pediatric population. J Neurosurg Pediatr. 11(6):615-22, 2013
6. Bond AE et al: Spinal arachnoid cysts in the pediatric population: report of 31 cases and a review of the literature. J Neurosurg Pediatr. 9(4):432-41, 2012
7. Vaccaro M et al: A woman with abdominal pain and headache. Neurol Sci. 30 Suppl 1:S141-3, 2009
8. Hamamcioglu MK et al: Intrasacral extradural arachnoid cysts. Neurol Med Chir (Tokyo). 48(5):223-6, 2008
9. Liu JK et al: Spinal extradural arachnoid cysts: clinical, radiological, and surgical features. Neurosurg Focus. 22(2):E6, 2007
10. Choi JY et al: Spinal extradural arachnoid cyst. Acta Neurochir (Wien). 148(5):579-85; discussion 585, 2006
11. Nishio Y et al: A case of occult intrasacral meningocele presented with atypical bowel symptoms. Childs Nerv Syst. 20(1):65-7, 2004
12. Sato K et al: Spinal extradural meningeal cyst: correct radiological and histopathological diagnosis. Neurosurg Focus. 13(4):ecp1, 2002
13. Diel J et al: The sacrum: pathologic spectrum, multimodality imaging, and subspecialty approach. Radiographics. 21(1):83-104, 2001
14. Patel MR et al: Percutaneous fibrin glue therapy of meningeal cysts of the sacral spine. AJR Am J Roentgenol. 168(2):367-70, 1997
15. Okada T et al: Occult intrasacral meningocele associated with spina bifida: a case report. Surg Neurol. 46(2):147-9, 1996
16. Doi H et al: Occult intrasacral meningocele with tethered cord–case report. Neurol Med Chir (Tokyo). 35(5):321-4, 1995
17. Tatagiba M et al: Management of occult intrasacral meningocele associated with lumbar disc prolapse. Neurosurg Rev. 17(4):313-5, 1994
18. Davis SW et al: Sacral meningeal cysts: evaluation with MR imaging. Radiology. 187(2):445-8, 1993
19. Bayar MA et al: Management problems in cases with a combination of asymptomatic occult intrasacral meningocele and disc prolapse. Acta Neurochir (Wien). 108(1-2):67-9, 1991
20. Doty JR et al: Occult intrasacral meningocele: clinical and radiographic diagnosis. Neurosurgery. 24(4):616-25, 1989
21. Nabors MW et al: Updated assessment and current classification of spinal meningeal cysts. J Neurosurg. 68(3):366-77, 1988

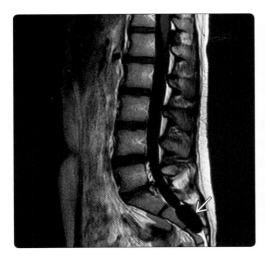
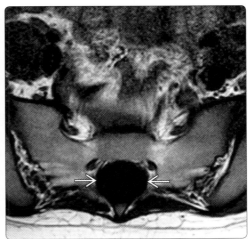

（左图）强化矢状位 T1WI MR 显示骶管内 S2-S3 水平的硬膜外囊肿（➡）。病变位于硬膜外、硬膜囊末端（S2 水平）的尾侧。注意病变对硬膜囊末端产生的占位效应，使其向上方轻度移位（正常情况下终止于 S2/3 附近）

（右图）轴位 T1WI MR 证实中央蛛网膜囊肿（➡）位于骶管内。邻近和覆盖的后椎体有重塑和扩张

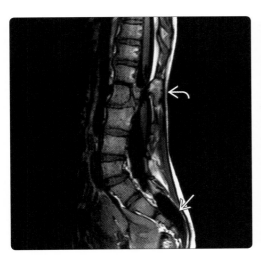
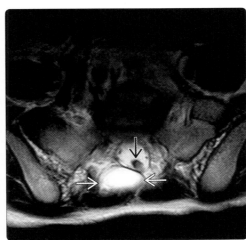

（左图）脊髓纵裂伴 Klippel-Feil 综合征患者（➡）矢状位 T1WI MR 显示位于骶管末端的脊髓拴系低位和水肿以及呈液体信号的囊肿（➡），伴有骶管重塑及扩张

（右图）轴位 T2WI 显示硬膜囊内低位拴系的脊髓（➡），位于椎管内偏心位置的骶骨硬膜外蛛网膜囊肿（➡）的前方和上方

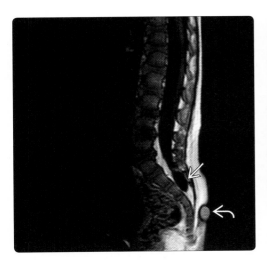
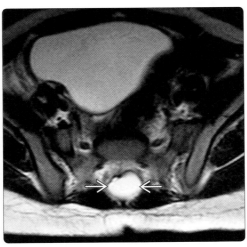

（左图）矢状位 T1WI MR 在检查临床明显但不相关的骶部凹陷（以维生素 E 胶囊标记，➡）时偶然发现一个小的硬膜外蛛网膜囊肿（➡）

（右图）轴位 T2WI MR 证实硬膜外骶部蛛网膜囊肿（➡），病变引起光滑的骨性重塑和椎管扩大以及邻近硬膜外脂肪移位

术语

- 畸胎瘤由来自 >1 个胚层的不同类型的实质细胞组成，通常包括 3 个
- 骶尾部畸胎瘤（sacrococcygeal teratoma, SCT）起源于尾骨，可能在体内和体外生长（后者更常见）

影像学

- 总是与骶前成分有关；体外生长比体内生长更常见
- 不均匀混合的实性和囊性肿块
  - 钙化、脂肪、出血、囊肿、各种软组织肿块
  - 实性成分可以显示中等至高度的血管分布

主要鉴别诊断

- 盆腔横纹肌肉瘤
- 神经母细胞瘤
- 脊髓脊膜膨出或脊髓囊肿

病理学

- 恶性特征随年龄增长而增加，Ⅳ 型
- 美国儿科外科分会分类
  - Ⅰ 型（47%）：主要在体外
  - Ⅱ 型（34%）：哑铃形，盆腔内和体外均有
  - Ⅲ 型（9%）：主要位于腹部/盆腔内
  - Ⅳ 型（10%）：完全位于体内，无体外成分

临床信息

- 生后出现，为良性肿瘤的患者预后良好
- 包括尾骨在内的完全手术切除
- 5%~15% 的复发风险

诊断思路

- MR 是确定椎管内范围的最佳诊断方法

（左图）图中显示了肿瘤分型：Ⅰ 型主要在体外，Ⅱ 型有大小相等的体内、外肿块，Ⅲ 型腹内部分更大，而 Ⅳ 型完全位于体内

（右图）双胎妊娠的冠状位 SSFP MR 显示胎儿从会阴延伸出一个大的、主要是外生的肿块。注意肿块内的实性（➡）和囊性（➡）区域。由于流经肿瘤的血流量较大，下腔静脉（➡）非常明显。但未见积水

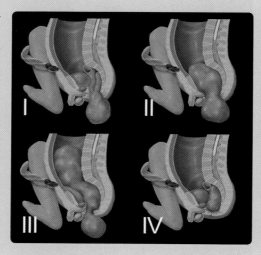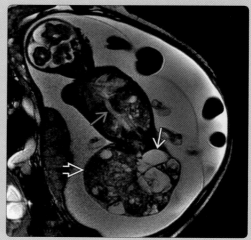

（左图）新生儿 X 线平片显示臀部突出肿块，骨盆和会阴软组织饱满，耻骨下不规则钙化（➡）

（右图）同一婴儿的冠状位 T2 MR 显示一个不均匀的实性肿块，向外突出（➡），哑铃状向内延伸（➡），本病例为 Ⅱ 型骶尾部畸胎瘤（SCT），显示主动脉分叉（➡）

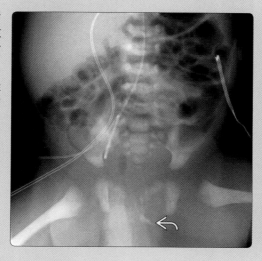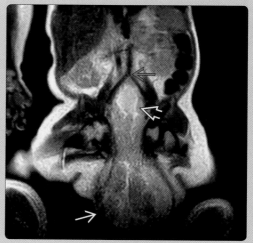

术语

缩略词
- 骶尾部畸胎瘤（SCT）

同义词
- 畸胎瘤，尾骨生殖细胞瘤

定义
- 畸胎瘤由 >1 个胚层的不同类型的实质细胞组成，通常包括 3 种
  - 肿瘤可能含有毛发、牙齿、软骨和脂肪等组织
- SCT 起源于尾骨，可能在体内和体外生长（后者更常见）
- 既有良性的，也有恶性的

影像学

一般表现
- 最佳诊断依据
  - 大的、实性、囊性或混合性肿块，带有大的外生性会阴 / 臀部成分和相对较小的骶前成分
  - 可见钙化、骨、脂肪、液平、各种软组织肿块
- 位置
  - 起源于尾骨，但可以向任何方向生长
    - 骶前成分始终存在
  - 寻找椎管内延伸
- 大小
  - 体积从几毫升到很大，有可能超过胎儿体重
- 形态学
  - 典型异质性：多种组织类型，钙化

X 线表现
- 典型表现为婴儿外部的大肿块
- 可能存在钙化

透视表现
- Ⅳ 型 SCT 可能在便秘或排尿问题的透视检查中偶然发现
- 患者很少有膀胱出口梗阻的长期后遗症

CT 表现
- 平扫 CT
  - 能很好地显示脂肪成分、钙化和液平
  - 不均匀肿块包绕尾骨，但通常无骨质破坏
- 强化 CT
  - 实性和囊性成分的增强模式不同

MR 表现
- 异质性，类似于 CT
- T1WI ± FS 证实脂肪最好
- 钆对比增强不能预测肿瘤良恶性
- 确定椎管内延伸的最佳方法

超声表现
- 灰阶超声
  - 超声可能会因为体积大和内部钙化而显示不佳
  - 不均匀回声团块
    - 钙化和脂肪高回声，而囊性区域呈低至无回声
- 彩色多普勒
  - 实性成分可以显示中等至高度的血管分布
  - 在供应肿瘤的附近血管中可以看到动脉窃血

核医学表现
- PET
  - 相比于最初诊断，在恶性复发的评估中更常用

影像成像方法
- 最佳成像方法
  - 产前超声检查是最常见的初始诊断方法
  - 产前或产后 MR 以确定肿块的全部范围和辅助手术计划

主要鉴别诊断

盆腔横纹肌肉瘤
- 无钙化、脂肪或囊变的实性肿块（通常）

神经母细胞瘤
- 可能发生在盆腔 Zuckerkandl 器官处
- 有钙化的实性肿块

脊髓脊膜膨出或脊髓囊肿
- 背侧闭合不全；神经基板与异常脊髓相连

盆腔内其他肿块
- 需考虑到 Burkitt 淋巴瘤、卵巢肿瘤、淋巴管畸形、血液病

病理学

一般表现
- 病因学
  - 可能起源自末端脊髓 / 脊索的全能干细胞
- 遗传学
  - 无遗传性
- 伴发异常
  - 10% 的 SCT 合并其他先天性畸形，主要是后肠和泄殖腔区域的缺陷，超过一般人群预期基线率的 2.5%
  - SCT 是 Currarino 家族中继前脊膜膨出后第二常见的病变（常染色体显性三联征、骶前肿块、部分骶部发育不全和肛门直肠缺损）
  - 有家族倾向性报告，一些人建议对无症状的兄弟姐妹进行筛查
- 恶性特征增加的风险因素
  - 确诊时的年龄

- ○ 内生型（Ⅳ 型最差）
- ○ 男性
- ○ 坏死或出血

分期、分级和分类

- 美国儿科外科分会分类
  - ○ Ⅰ 型（47%）
    - 主要在体外
  - ○ Ⅱ 型（34%）
    - 哑铃形，盆腔内和体外均有
  - ○ Ⅲ 型（9%）
    - 主要位于腹部 / 盆腔内
  - ○ Ⅳ 型（10%）
    - 完全位于体内；无体外成分

大体病理及手术所见

- 典型畸胎瘤：多种组织类型，处于不同的分化、成熟阶段
- 实性和囊性成分常见

镜下所见

- 肿瘤可成熟或不成熟
- 只有 17% 的 SCT 有恶性特征

临床信息

临床表现

- 最常见的体征 / 症状
  - ○ 常在产前诊断
    - 较大的胎儿肿瘤需要剖宫产或宫内手术干预（开放性胎儿手术、射频或肿瘤热消融）
  - ○ 大多数其他肿瘤是在出生后的几天内诊断出来的
    - 临床上容易诊断外生性肿块
    - 完全内生性肿块可能会延误诊断，出现泌尿症状或便秘
- 其他体征 / 症状
  - ○ 宫内并发症：胎儿 SCT 血供可以相当丰富并迅速生长→积水、瘤内出血或破裂→胎儿死亡
    - 妊娠 30 周前积水：死亡率 >90%
      - □ 实性肿块更容易出现积水
      - □ 多普勒参数有助于预测积水
    - 可能发生母体镜像综合征（子痫前期）

人口统计学

- 年龄
  - ○ 通常在胎儿或新生儿中诊断
  - ○ 可能在 1 岁时延迟诊断，但很少更晚
- 流行病学
  - ○ 患病率：1/（14 000～40 000）新生儿（瑞典）

转归与预后

- 术后出现，为良性肿瘤的患者预后较好
  - ○ 有广泛盆腔肌切除术后步态异常和早期关节病变的报道

- ○ 很少有长期的膀胱和肠道问题
- 5%～15% 的复发风险
  - ○ 术中肿瘤溢出和不完全切除风险↑
- 1 岁以后确诊且仅位于体内的肿块具有较高的恶性潜能
  - ○ 恶性肿瘤可有不同的预后
  - ○ 血清 α- 胎蛋白是术后有用的肿瘤标志物
- 恶性成分可在出现症状时或复发时发现
  - ○ 卵黄囊肿瘤最常见
  - ○ 胚胎性癌居第二位
  - ○ 通过强化化疗，5 年无复发存活率在 76%～90%
- 荷兰的一项研究显示成年女性幸存者的生育力正常

治疗

- 包括尾骨在内的完全手术切除
- 良性肿瘤不需要额外的治疗
- 化疗（铂类药物）和放射治疗恶性肿瘤
- 考虑对出现积水的子宫介入治疗时必须权衡利益和早产的风险

（王焱炜、任福欣、王光彬 译）

参考文献

1. Fumino S et al: Japanese clinical practice guidelines for sacrococcygeal teratoma, 2017. Pediatr Int. 61(7):672-8, 2019
2. Amin R et al: Extraspinal sacrococcygeal ependymoma masquerading as sacrococcygeal teratoma in the pediatric patient. Pediatr Surg Int. 34(1):109-12, 2018
3. Hambraeus M et al: Long-term outcome of sacrococcygeal teratoma: a controlled cohort study of urinary tract and bowel dysfunction and predictors of poor outcome. J Pediatr. 198:131-6.e2, 2018
4. Kremer MEB et al: The incidence of associated abnormalities in patients with sacrococcygeal teratoma. J Pediatr Surg. 53(10):1918-22, 2018
5. Lee SM et al: Antenatal prediction of neonatal survival in sacrococcygeal teratoma. J Ultrasound Med. 37(8):2003-9, 2018
6. Yoon HM et al: Sacrococcygeal teratomas in newborns: a comprehensive review for the radiologists. Acta Radiol. 59(2):236-46, 2018
7. Padilla BE et al: Sacrococcygeal teratoma: late recurrence warrants long-term surveillance. Pediatr Surg Int. 33(11):1189-94, 2017
8. Hambraeus M et al: Sacrococcygeal teratoma: a population-based study of incidence and prenatal prognostic factors. J Pediatr Surg. 51(3):481-5, 2016
9. Kremer ME et al: Evaluation of chemotherapeutic sequelae and quality of life in survivors of malignant sacrococcygeal teratoma. Pediatr Surg Int. 32(3):261-8, 2016
10. Adekola H et al: The clinical relevance of fetal MRI in the diagnosis of type IV cystic sacrococcygeal teratoma--a review. Fetal Pediatr Pathol. 34(1):31-43, 2015
11. Dirix M et al: Malignant transformation in sacrococcygeal teratoma and in presacral teratoma associated with Currarino syndrome: a comparative study. J Pediatr Surg. 50(3):462-4, 2015
12. Sananes N et al: Technical aspects and effectiveness of percutaneous fetal therapies for large sacrococcygeal teratomas - a cohort study and a literature review. Ultrasound Obstet Gynecol. 47(6):712-9, 2015
13. Coleman A et al: Sacrococcygeal teratoma growth rate predicts adverse outcomes. J Pediatr Surg. 49(6):985-9, 2014
14. Garg R et al: Sacrococcygeal malignant germ cell tumor (SC-MGCT) with intraspinal extension. J Pediatr Surg. 49(7):1113-5, 2014
15. Kremer ME et al: Evaluation of pregnancy and delivery in 13 women who underwent resection of a sacrococcygeal teratoma during early childhood. BMC Pregnancy Childbirth. 14:407, 2014
16. Ladino Torres MF et al: Spine ultrasound imaging in the newborn. Semin Ultrasound CT MR. 35(6):652-61, 2014
17. Partridge EA et al: Urologic and anorectal complications of sacrococcygeal teratomas: prenatal and postnatal predictors. J Pediatr Surg. 49(1):139-42; discussion 142-3, 2014
18. Yao W et al: Analysis of recurrence risks for sacrococcygeal teratoma in children. J Pediatr Surg. 49(12):1839-42, 2014

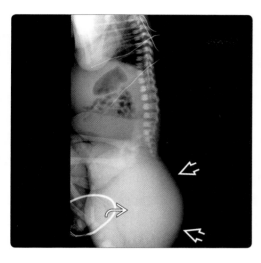

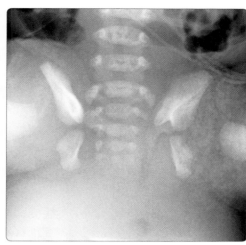

（左图）侧位 X 线片显示新生儿有一个巨大的外生性肿块（➡），从骶尾部延伸出来。肿块内可见少量微弱的钙化（➡），这是 SCT 的典型表现

（右图）同一婴儿的正位 X 线片显示耻骨和坐骨骨间距大，骨盆肿瘤使其张开

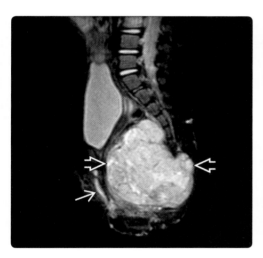

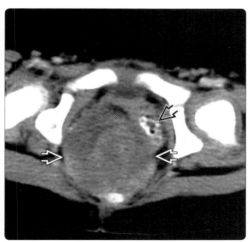

（左图）矢状位 STIR MR（AAP Ⅲ 型）显示一个主要位于盆腔内的不均质骶骨肿块（➡）。肿瘤向前方及上方推压直肠和膀胱（➡）。未发现异常骶髓信号或肿瘤通过骶骨裂孔向椎管内延伸

（右图）轴位强化 CT（AAP Ⅲ 型）显示一不均质性的、轻度强化的较大盆腔肿瘤（➡）致使直肠向前、左方移位（➡）。直肠与肿瘤间没有发育良好的脂肪层

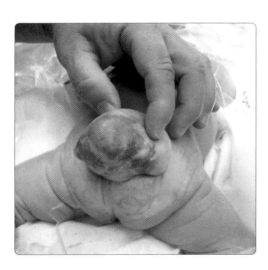

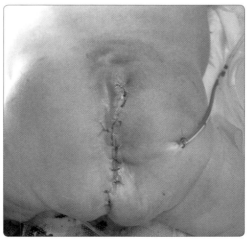

（左图）临床照片显示一名婴儿在接受 Ⅰ 型 SCT 切除前。横断面成像有助于勾画盆腔 / 腹内肿瘤的范围，并制订合适的手术方案

（右图）临床照片显示 SCT 切除后的臀部外观。几个月后，臀部皱褶基本恢复正常

术语

● 缩略语：颅颈交界区（CVJ）

基于解剖的影像问题

颅底、寰椎（C1）和枢椎（C2）的发育与下颈椎的发育相比，胚胎学表现截然不同，因此需要单独讨论。颅颈交界区由枕骨、寰椎和枢椎以及周围的肌肉、软组织和韧带构成，充当颅底和脊椎之间的关节。

影像成像方法

与其他成像模式相比，多平面磁共振成像（MRI）对于评价软组织、神经组织和韧带提供了较高的对比度，是一种理想的成像手段。而使用正交重建多层螺旋 CT 技术可以更好地显示 CVJ 的骨性解剖和病理。

胚胎学

枕骨和颅底后部

枕骨和颅底的发育很复杂，起自 4 个枕生骨节。第 1 和第 2 枕生骨节形成枕底，组成斜坡的下半份。蝶枕结合区分枕底和蝶骨的蝶底部。第 3 枕生骨节形成外枕骨和颈静脉结节。第 4 枕生骨节参与形成斜坡前结节，枕骨大孔前缘和枕髁由前寰椎椎弓的腹侧段形成。

枕骨在胚胎学上有软骨成骨和膜内成骨。枕骨和寰椎体节的发育不全和不发育将引起先天性颅底和寰椎的异常（寰枕同化）。

寰椎（C1）

第 4 枕生骨节联合寰椎体节形成寰椎前弓（椎体）和支撑韧带。寰椎由 3 个初级骨化中心（1 个椎体、2 个椎弓）构成，三者由神经中心骨骺线和软骨分开。后骨化中心的发育通常发生在前骨化中心之前。

枢椎（C2）

枢椎起自第 1 和第 2 颈体节。第 1 颈生骨节形成齿突，枢椎椎体由第 2 颈生骨节发育而来。枢椎面和后弓也起自第 2 颈生骨节。枢椎由 5 个初级和 2 个次级骨化中心发育而成。齿突和枢椎体之间由神经中心骨骺线分开。末端的齿突小骨在出生时并未骨化，通常到 3 岁时一直可见，到 12 岁时与齿突融合。然而，尖端的齿状裂一直持续到青春期。第 1 颈体节形成寰椎椎弓，寰椎椎弓不能分离成寰椎前弓和齿突将引起寰椎和齿突的发育不全 / 不发育或者融合。

基于病理的影像问题

枕骨和颅底异常

枕骨骨节细胞分裂异常可能导致**颅底凹陷症**，评估其严重程度最好用 CVJ 颅骨测量法。颅底凹陷症患者常伴有**颅底扁平症**（颅底与上部颈椎的夹角变平）。

颅底后凸，与**颅底扁平**相反，当颅颈角异常增加，导致斜坡垂直方向时，会导致基底后凸。这是颅

面疾病（如 Apert 综合征）患者的特征性表现。目前尚不清楚与垂直斜坡有关的具体临床后遗症。

枕底发育不全表现为斜坡缩短（短斜坡）以及颅骨和脊柱关系的异常；常与枕髁发育不全同时发生。有些患者也同时伴有颅底凹陷症，其严重程度依受累的枕骨骨节数而异。

枕髁发育不全是第 3 枕骨骨节发育异常的继发性改变。在这种畸变中，前寰椎的局部发育异常通常与外枕骨和颈静脉结节发育不全导致的颅底高度降低以及颅底凹陷症有关。枕髁发育不全既可以是单侧的也可以是双侧的，既可以是对称的也可以是不对称的。

第三髁的特征是在枕骨孔前部边缘有一个骨性中线突，与齿突尖端或 C1 前弓连接。此异常表现为前寰椎（第 4 枕骨骨节）的下弓内侧残余。临床表现从无症状到颈椎旋转受限不等。基底突是原寰椎的外侧残余，以单侧或双侧旁正中突为特征。

第 4 枕骨骨节和第 1 颈椎骨节的节段性损伤会导致**寰枕融合**或同化（寰椎的枕骨化）。同化可能只局限于前弓、后弓、侧块或者都有。C1 前弓和枕骨大孔前唇的融合使得斜坡尖端呈特征性的逗号样的结构并使枕骨大孔的前后径减小。寰枕融合表现为 C1 前弓的枕骨化和 C1 后弓与 C2 椎骨后部的融合（"寰椎块"）。另外，高达 70% 的寰枕融合患者同时伴有完全或不完全的 C2/3 融合。

寰椎（C1）异常

寰椎髓椎体软骨化的早期融合引起 C1 环的减小，这种异常改变被称之为**完全性后弓发育不全**，结果可引起骨性椎管狭窄，临床表现为显著的椎管狭窄并需要手术减压。

大部分的寰椎异常都反映了后弓形成的不完全。其中，C1 后弓的不完全形成相对普遍发生（4%）并且通常是不对称的。骨性缺失中有 97% 都在中线处，3% 为侧裂。

不完全性前弓融合相对少见。C1 的前弓通常是由一个骨化中心形成的，形成一个在两神经弓之间的旁正中软骨结合的前结节。如果前弓由成对的旁正中骨化中心形成，并且随后的软骨形成异常，就会导致前弓融合异常。如果后弓也是不完全融合，就会形成一个"分离的寰椎"。当只存在不完全性 C1 前弓融合时，通常是无症状的，而在伴发脑膜或脊髓异常或者与后弓融合异常同时发生的情况下可能会出现明显的临床表现。在这些情况下，评估其动态不稳定性是非常重要的。

后桥代表 C1 椎动脉孔上方的部分或全部骨顶。这种变异可能是单侧的，也可能是双侧的，推测是由

于寰枕后韧带或关节囊外侧段骨化引起的。虽然通常无症状，但它可能使椎动脉易于受压或创伤性损伤。

枢椎（C2）异常

永久终末小骨是一种稳定的的正常解剖变异，临床意义不大，是由于前寰椎和齿突其他部分的融合缺陷引起的。终末小骨被很好地包裹而且齿突剩余部分大小正常，这有助于和游离齿突区分开。

游离齿突的游离部分是圆的，被包裹的小骨位于颅底骨和枢椎体之间，取代正常的齿突。枢椎体呈现出一个平滑的、环形上界，即残存的发育不全的齿突，而且C1前弓通常会膨大。目前对游离齿突的病因学尚存在争议，其中发育和外伤后这两大病因受到广泛认可。由于游离端和C2体之间的沟扩展到C2上关节面之上，所以十字韧带功能不全和寰枢不稳（AAI）时有发生。游离齿突的发生率与许多先天性疾病相关，如Down综合征、Morquio综合征、脊椎骨骺发育不良和Klippel-Feil综合征（KFS），因此对先天性CVJ异常的评定变得尤为重要。

一种罕见的游离齿突变异是Avis小骨，它与斜坡尖端融合。有症状的患者报告局部机械性颈痛、斜颈、头痛，以及罕见的神经压迫症状。

齿突发育不全通常认为是骨骼发育不良综合征（脊髓骨骺发育不良、黏多糖贮积症和侏儒症）的一种，常单独发生且并不常见。完全性齿突发育不全非常罕见，其特点为在C2椎体的上方有"凿开样"表现。在更严重的病例中会出现齿突尖韧带和翼状韧带的附着异常，造成寰枢不稳。

临床启示

Klippel–Feil综合征（KFS）

1912年Klippel和Feil描述了经典临床三联征：短颈、发线低和颈部运动受限，然而只有一部分患者满足这三个特征。KFS分为三种类型。KFS I 型表现为典型的多样特征性累及颈段和胸段椎体的分节异常。KFS II 型是最常见的类型，表现为1~2对颈椎（通常是C2/3和C5/6）的分节异常。KFS III 型是指 I 型或者 II 型伴发低位胸段或腰段椎体分节异常。CVJ异常通常包括基底部凹陷、齿突发育不全和寰枕融合。除此之外，进展性颈椎病患者在邻近的非节段性椎体水平的过度活动易于导致KFS患者在遭受相对较小创伤情况下就产生颈髓或椎动脉损伤。

Down综合征（21三体综合征）

21三体综合征患者常出现寰枕不稳（AOI）、寰枢不稳（AAI）或两者同时存在。在患有Down综合征的儿童中，AAI的发生率估计为9%~30%，而AOI则高达61%。相对于正常人群而言，在21三体综合征的患儿中也更易发生其他类型的CVJ异常。

软骨发育不全

软骨发育不全是最常见的先天性短肢侏儒综合征，其特点为软骨成骨异常。因此，CVJ异常发生在软骨内成骨的区域。因此，颅骨、面骨、颅底以及枕骨大孔都发育不完全，而颅盖部（膜内成骨区）发育正常。软骨发育不全患者常出现枕骨大孔狭窄，并且临床意义重大。其他相关的CVJ异常有枕底发育不全、扁平颅底以及齿突发育不全。

黏多糖症（MPS）

MPS是一种遗传性溶酶体贮存障碍性疾病，是由于降解特定的黏多糖的酶失活引起的。CVJ异常是发病和死亡的主要原因，尤其是在Morquio（IV型）和Hurler（I型）变异型，包括齿突发育不全、韧带不稳、齿突处软组织血管翳以及C1后弓对脊髓的压迫。

（王焱炜、任福欣、王光彬 译）

参考文献

1. Sarat Chandra P: Craniovertebral junction anomalies: changing paradigms, shifting perceptions: where are we and where are we going? Neurospine. 16(2):209-11, 2019
2. Gaunt T et al: Abnormalities of the craniovertebral junction in the paediatric population: a novel biomechanical approach. Clin Radiol. 73(10):839-54, 2018
3. Lopez AJ et al: Anatomy and biomechanics of the craniovertebral junction. Neurosurg Focus. 38(4):E2, 2015
4. Benglis D et al: Neurologic findings of craniovertebral junction disease. Neurosurgery. 66(3 Suppl):13-21, 2010
5. Hankinson TC et al: Craniovertebral junction abnormalities in Down syndrome. Neurosurgery. 66(3 Suppl):32-8, 2010
6. Menezes AH et al: Remnants of occipital vertebrae: proatlas segmentation abnormalities. Neurosurgery. 64(5):945-53; discussion 954, 2009
7. Kumar R et al: Craniovertebral junction anomaly with atlas assimilation and reducible atlantoaxial dislocation: a rare constellation of bony abnormalities. Pediatr Neurosurg. 44(5):402-5, 2008
8. Menezes AH: Craniocervical developmental anatomy and its implications. Childs Nerv Syst. 24(10):1109-22, 2008
9. Smoker WR et al: Imaging the craniocervical junction. Childs Nerv Syst. 24(10):1123-45, 2008
10. Gholve PA et al: Occipitalization of the atlas in children. Morphologic classification, associations, and clinical relevance. J Bone Joint Surg Am. 89(3):571-8, 2007

（左图）轴位骨 CT 显示异常的斜坡裂缝（⬇），伴有冠状位异常的扁平的斜坡

（右图）矢状位 T2 MR 显示明显的齿突后屈（⬇）伴颅底内陷（腭部位置可以估计出 Chamberlain 线）。注意小脑扁桃体异位（⬇）和明显的颈髓背侧隆起（⬇），是复杂的 Chiari 畸形的特征

枕底发育不全

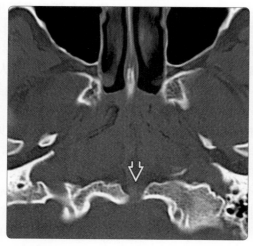

颅底凹陷

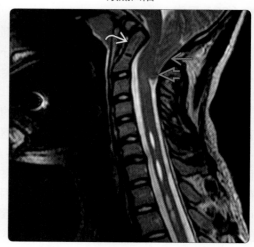

（左图）Klippel-Feil 综合征患者矢状位骨 CT 显示齿突（⬇）异常增大和形状怪异，导致严重的颅底凹陷

（右图）矢状骨 CT 显示颅缝早闭症（Apert 综合征）患儿明显面中发育不全，颅颈角增大，斜坡接近垂直（⬇）

颅底凹陷

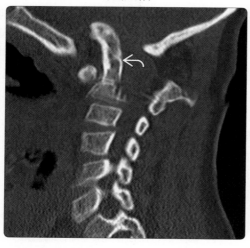

颅底后凸

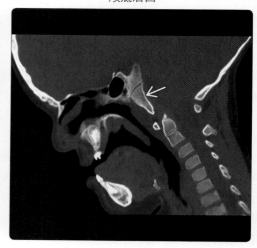

（左图）矢状骨 CT 显示枕骨大孔前缘有一个大的中线突起（⬇），代表髁状突。注意 C1 前弓（⬇）的重塑和假关节的发展

（右图）轴位骨 CT 显示在前枕骨大孔处稍偏的中线突（⬇），为第三髁的特征

第三髁

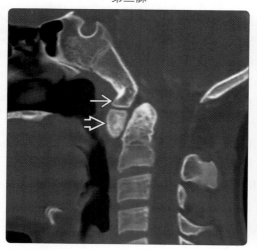

第三髁

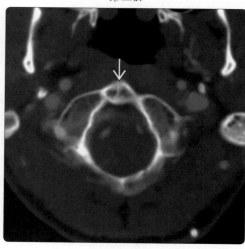

基底突

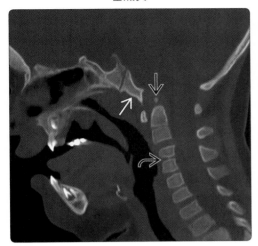

基底突

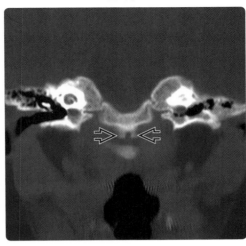

（左图）Apert 综合征和面中发育不全患者的矢状骨 CT 显示异常截断的斜坡（➡），钝化，楔形终止。齿突大小正常，有小的正常永久终末小骨（➡）。还注意到 C3-C4 椎体分节异常（➡）

（右图）Apert 综合征患者的冠状位骨 CT 显示斜坡尖端成对的小椎旁突（➡）代表基底突

枕髁发育不全

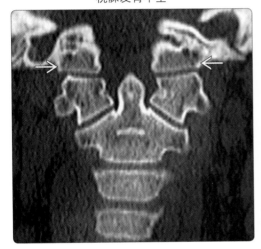

寰枕同化

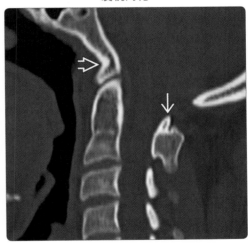

（左图）寰枕不稳患者的冠状骨 CT 显示两个枕髁（➡）先天异常的扁平轮廓，这是一种易导致颅颈交界区力学异常和寰枕半脱位的解剖变异

（右图）矢状骨 CT 重建显示 C1 前弓和斜坡（➡）同化，形成弧形斜坡。还注意到 C1 后弓（➡）与 C2 棘突融合，引起轻度的椎管狭窄

寰枕同化

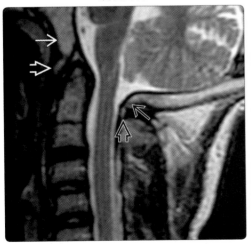

寰枕同化

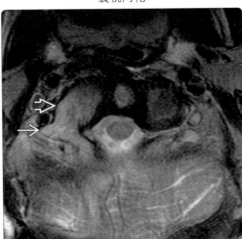

（左图）矢状位 T2 MR 显示寰枕同化患者 C1 前弓（➡）与斜坡（➡）融合，C1 后弓（➡）与枕骨（➡）融合

（右图）同一位寰枕同化患者的轴位 T2 MR 显示右侧 C1 侧突（➡）与枕骨（➡）融合

（左图）寰椎的轴位示意图显示双侧椎弓初级骨化中心（➡）和单个 C1 前骨化中心（➡）的正常的胚胎发育。未骨化软骨与骨化中心相连

（右图）2 周婴儿轴位骨 CT 显示 3 个寰椎初级骨化中心。此时寰椎大部还是未骨化的软骨。成对的齿突骨化中心（➡）位于 C1 前弓（➡）的后方

正常寰椎形成

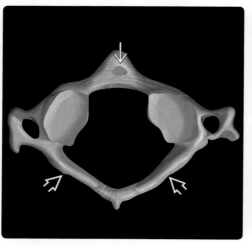

正常新生儿寰椎

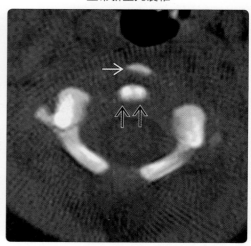

（左图）轴位骨 CT 显示 C1 环前后未完全融合，伴有明显的中线裂（➡）。齿突（➡）保持正常对位

（右图）左侧 C1 后环仅残留少量骨化。轴位骨 CT 证实 C1 侧块（➡）和完整 C1 前弓的存在。后弓结构存在异常，右侧的 C1 后弓（➡）大部存在，但是左侧的 C1 后弓只有少量骨化残余（➡）

C1 环裂

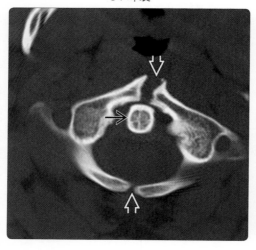

C1 后弓不完整

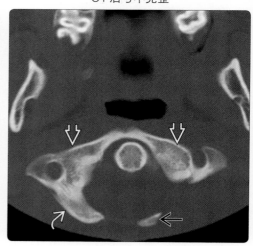

（左图）轴位骨 CT 显示 C1 后弓内的副骨化中心（➡），正常变异

（右图）颈椎侧位平片显示 C1 椎动脉孔上方的骨顶（➡）。这个孔的完整覆盖称为完整的后桥。这些患者颈椎创伤或手术后椎动脉受伤的风险增加

寰椎副骨化中心

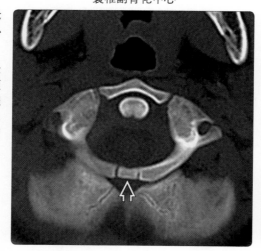

后桥

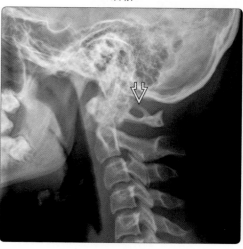

134

正常枢椎形成

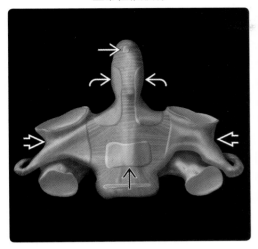

正常新生儿枢椎

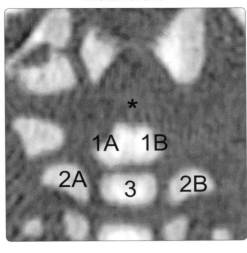

（左图）未成熟的枢椎的冠状位图像显示 5 个 C2 初级骨化中心 [椎体（➡），侧块和椎弓（⇒），齿突（➡）] 的正常表现。末端的次级小骨（➡）也开始骨化

（右图）2 周婴儿的冠状位骨 CT 显示 5 个 C2 初级骨化中心（1~3）。齿突和侧块骨化中心成对出现。齿突尖端（*）在此发育阶段是软骨性的

齿突发育不良

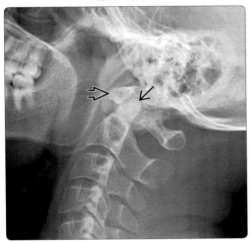

齿突游离小骨变异

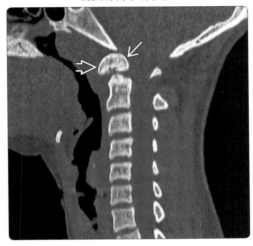

（左图）侧位影像显示先天性齿突发育不全（➡），C1/2 位置关系正常。C1 前弓轻微代偿性扩大（➡）。动态屈 - 伸位图像（未提供）证实没有动态的不稳定性

（右图）颈椎矢状位骨 CT 显示先天性 C1 前弓（➡）和齿突融合（➡）。齿突下缘和底的不规则边界可能提示是以往未被发现的创伤后遗症

Avis 小骨

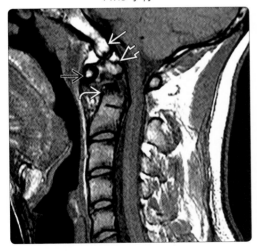

Avis 小骨

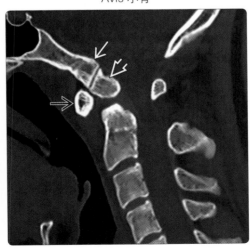

（左图）矢状位 T1 MR 显示邻近球状斜坡尖端（➡）的圆形骨块（➡）。齿突（➡）被截断，C1 前弓（➡）前移

（右图）同一患者的矢状位骨 CT 显示，圆形骨肿块（➡）代表齿突与异常斜坡尖端（➡）的纤维连接，是 Avis 小骨的一种变异。C1 前弓（➡）移位提示寰枢椎不稳

术语
- 副乳突、枕旁突、颈静脉突、颈静脉旁突
- 颅底向寰椎横突尾侧突出的增大骨突（C1）
- 不常见的变异（~0.5%）

影像学
- 多种变异，从小的骨隆起（髁旁结节）到游离端突或与 C1 横突相连
  - 如果没有附着于枕骨，孤立的、杆状的骨成分突称为副髁状突
  - 部分可能是来自于乳突小房气化。

主要鉴别诊断
- C1 同化为枕骨

- 枕骨髁与 C1 侧块骨融合
- Klippel-Feil 综合征
  - 多个颈椎椎体和后部的多种融合
- 前寰椎分节异常
  - 枕骨髁或枕骨大孔腹侧骨架状突起

临床信息
- 通常无症状
- 可能导致颈部运动和关节活动度受限
- 罕见病例需手术切除髁旁突缓解慢性头痛
- 罕见报道相关椎管狭窄

诊断思路
- 多种影像学表现：可能产生疼痛或活动受限

（左图）冠状位 CT 平扫显示右侧枕髁（➡）突出一个大的骨块，并与扩大的 C1 右横突和新关节（⇗）融合。椎动脉通过一条清晰的管道穿过骨块（➡）

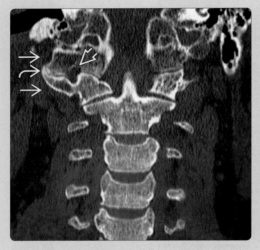

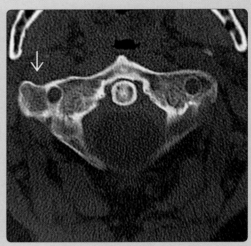

（右图）轴位平扫 CT 显示右侧髁突与右侧 C1 横突明显增大的连接处（➡）。髁突表现出相当大的变异，从小结节到大骨突不等

（左图）冠状骨 CT 显示与上横突变异密切相关的右 C1 横突异常延长至枕髁（➡）。新关节相当发达（⇗）

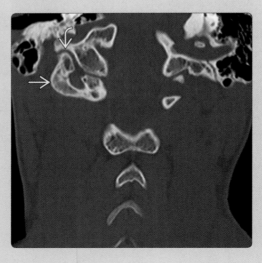

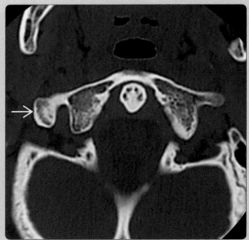

（右图）同一患者的轴骨 CT 显示异常延长的 C1 横突（➡）。这是在对一位从马上摔下的患者影像检查中偶然发现的

术语

同义词

- 副乳突、枕旁突、颈静脉突、颈静脉旁突

定义

- 颅底向寰椎横突尾侧突出的增大骨突（C1）
- 寰椎突为镜像突，起源于寰椎横突，投射至枕髁
- 不常见的变异（~0.5%）

影像学

一般特征

- 最佳诊断证据
  - 从枕骨髁外侧向下延伸到 C1 横突的宽骨皮质突
  - 在头外直肌附着点位置，可能很小，也可能不存在
- 位置
  - 外侧颅底至 C1 横突
- 大小
  - 从小结节到伴有滑膜关节的大骨突大小不等
- 形态学
  - 皮质化的正常骨骼
    - 有或没有关节或新关节
  - 多种变异，从小的骨隆起（髁旁结节）到游离端突或与 C1 横突相连。
    - 如果没有附着于枕骨，孤立的、杆状的骨成分突称为副髁状突
    - 部分可能是来自乳突小房气化

CT 表现

- 骨 CT
  - 有皮质的锥形骨突延伸至 C1，伴或不伴真或假关节形成的横突

鉴别诊断

C1 同化为枕骨

- 枕骨髁与 C1 侧块骨融合
- 高达总人口的 3%
- 范围从寰椎与枕骨的完全融合到它们之间的离散骨桥
- 17% 的 C0-C1 同化为侧突同化

Klippel-Feil 综合征

- 多个颈椎椎体和后部的多种融合

前寰椎分节异常

- 枕骨髁或枕骨大孔腹侧骨架状突起
- 可能导致脊髓受压，脑神经麻痹

病理学

一般特征

- 病因学
  - 第 4 周左右宫内第 1 颈椎体节发育不良的表现
    - 枕骨来源于枕骨大孔周围的枕基部、枕部和枕上部
    - 枕骨基部分化成 4 个体节
    - 枕骨第 4 体节尾部与颈椎第 1 体节颅部融合形成寰椎
    - 原寰椎被同化成枕骨，形成关节髁突和齿突顶端
    - 第 1 颈椎体节尾侧 1/2 与第 2 颈椎体节头部融合，形成寰椎和齿突
      - 髁旁突代表第 1 颈椎体节 1/2 的残迹

临床信息

临床表现

- 最常见的体征 / 症状
  - 通常无症状
  - 可能导致颈部运动和关节活动度受限
  - 罕见病例需手术切除髁旁突缓解慢性头痛
  - 罕见报道相关椎管狭窄
- 其他体征 / 症状
  - 可能伴发其他异常
    - C1 前弓与枕骨前孔的同化
    - C2-C3 融合
    - 双侧舌下神经管
  - 可能容易加速 C1-C2 水平的退化

诊断思路

思考点

- 多种影像学表现：可能产生疼痛或活动受限

（王焱炜、任福欣、王光彬 译）

参考文献

1. Schumacher M et al: Paramastoid process: literature review of its anatomy and clinical implications. World Neurosurg. 117:261-3, 2018
2. Isidro A et al: Surgical treatment for an uncommon headache: a gap of 4800 years. Cephalalgia. 37(11):1098-101, 2017
3. Murlimanju BV et al: The paracondylar skull base: anatomical variants and their clinical implications. Turk Neurosurg. 25(6):844-9, 2015
4. Stathis G et al: Paracondylar process, a rare normal variant: the value of MRI in the diagnosis. Surg Radiol Anat. 34(3):281-4, 2012
5. Mellado JM et al: MDCT of variations and anomalies of the neural arch and its processes: part 2–articular processes, transverse processes, and high cervical spine. AJR Am J Roentgenol. 197(1):W114-21, 2011
6. McCall T et al: Symptomatic occipitocervical paracondylar process. J Neurosurg Spine. 12(1):9-12, 2010
7. Shah MJ et al: Surgical removal of a symptomatic paracondylar process. J Neurosurg Spine. 10(5):474-5, 2009
8. de Graauw N et al: The paracondylar process: an unusual and treatable cause of posttraumatic headache. Spine (Phila Pa 1976). 33(9):E283-6, 2008
9. Prescher A et al: Anatomic and radiologic appearance of several variants of the craniocervical junction. Skull Base Surg. 6(2):83-94, 1996

术语
- 同义词：C1 裂

影像学
- C1 前、后弓缺损 → 2 个半侧 C1
  - 缺损通常位于中线，但也可能位于旁正中
  - 较宽的间隙表明 C1 半环孤立的侧向运动，不稳定
- ± 环发育不良 → 椎管狭窄、脊髓受压、脊髓软化、空洞

主要鉴别诊断
- Jefferson C1 骨折
- 孤立性 C1 前弓缺损
- 孤立性 C1 后弓缺损

病理学
- C1 脊索弓同时发育不全，侧方 C1 骨节 → 合并 C1 前、后弓缺损

- 环状缺损通常含有纤维结缔组织，而不是软骨
  - 结缔组织比软骨更脆弱 → 半环可能裂开
- 无发育不良或明显间隙的 C1 前、后弓双裂通常稳定

临床信息
- 预后在很大程度上取决于环缺损的严重程度、颅颈交界区（CVJ）的稳定性、C1 环发育不良
  - 单纯性寰椎裂（最小间隙）通常无症状，偶然发现
  - 有较大弓缺损的寰椎裂更容易不稳定 → 颈痛、斜颈、脊髓病

诊断思路
- 寰椎裂是一种罕见的先天性畸形
  - 稳定性取决于畸形的严重程度、横韧带的完整性
- 探查相关颅底、CVJ 异常

（左图）轴位骨 CT 显示发育不全的 C1 环前后尺寸短，环状结构裂，以前后弓中线缺损为特征（➡）。齿突（➡）增厚且发育不全

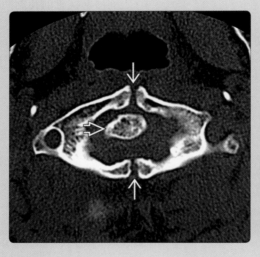
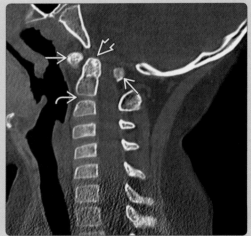

（右图）C1 环裂患者的矢状位骨 CT 显示轻度发育不全齿突（➡）的形成和异常发育不全的 C1 环（➡），导致严重的椎管狭窄。注意相关的 C2/C3 分节异常（➡）

（左图）轴位骨 CT 显示 C1 环前后均有较大的中线骨缺损（➡）。巨大的间隙提示不稳定

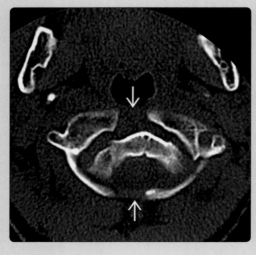
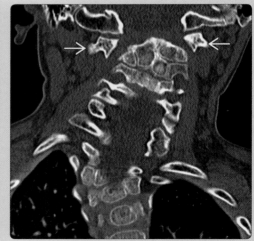

（右图）冠状位骨 CT 显示先天性脊柱侧凸和广泛的颈胸段椎体分节异常。C1 侧块（➡）孤立向相反方向移位，是寰椎分离的形态。这是一个非常不稳定的结构，需要手术融合

术语

同义词

- C1 裂

定义

- C1 前、后弓缺损→2 个半侧 C1

影像学

一般特征

- 最佳诊断证据
  - C1 弓前、后的中线间隙
- 位置：颅颈交界区（CVJ）
- 大小：裂隙从窄到宽不等
- 形态学
  - 前、后 C1 弓缺损
    - 缺损通常位于中线，但也可能位于旁正中

CT 表现

- 骨 CT
  - 左、右 C1 半环
    - ± 环发育不良→椎管狭窄、脊髓受压
    - 较宽的间隙表明 C1 半环独立的侧向运动，不稳定

MR 表现

- T1MR
  - 环状缺损通常含有纤维结缔组织，而不是软骨
- T2MR
  - 寰椎横韧带（TAL）在薄层轴位 T2WI 上最清晰
  - ± 脊髓受压、脊髓软化、空洞

鉴别诊断

Jefferson C1 骨折

- 骨折边缘非皮质骨
- 外伤史，软组织损伤检查有助于诊断

孤立性 C1 前弓缺损

- C1 环裂隙大小不一
- 可能与斜坡畸形有关

孤立性 C1 后弓缺损

- C1 后弓裂
- 比前弓缺损常见 10 倍

病理学

一般特征

- 病因学
  - 寰椎通常由 3 个初级骨化中心形成
    - 前骨化中心→前结节
    - 2 个外侧中心→侧块、后弓、后结节（约第 4 年）
    - 第四骨化中心（变异，2% 人群）在 2 个椎弓之间形成后结节
  - C1 脊索弓同时发育不全，侧方 C1 骨节→合并 C1 前、后弓缺损

- 伴发异常
  - 颅底异常
  - Klippel-Feil 谱系

大体病理及手术所见

- 环状缺损通常含有纤维结缔组织，而不是软骨
  - 结缔组织比软骨更脆弱→半环可能裂开
- 无发育不全或明显间隙的 C1 前、后弓双裂通常稳定
  - 前弓缺损小，插入结节，TAL 通常完整
  - 拱形缝隙通常在成年后保持开放
- 如果前弓缺损较大或单侧 C1 侧块发育不全，插入结节 / TAL 破坏→不稳定
- 同时伴 C1 环发育不全→脊髓受压，继发于椎管狭窄的脊髓软化

临床信息

临床表现

- 最常见的体征 / 症状
  - 单纯性寰裂（最小间隙）通常无症状，偶然发现
  - 有较大弓缺损的寰椎裂更容易不稳定→颈痛、斜颈、脊髓病
- 其他体征 / 症状
  - 颈髓缺血，外伤后四肢瘫痪

人口统计学

- 流行病学
  - 0.1% 的尸检病例显示有寰椎裂

转归及预后

- 很大程度上取决于环缺损的严重程度、颅颈交界区的稳定性、C1 环发育不全

治疗

- 无症状患者→观察
- 不稳定、有症状的患者→手术恢复稳定

诊断思路

思考点

- 寰椎裂是一种罕见的先天性畸形
  - 稳定性取决于畸形的严重程度、TAL 的完整性
- 探查相关颅底、CVJ 异常

（王焱炜、任福欣、王光彬 译）

参考文献

1. Salunke P et al: 'Congenital anomalies of craniovertebral junction presenting after 50 years of age': an oxymoron or An unusual variation? Clin Neurol Neurosurg. 165:15-20, 2018
2. da Silva OT et al: Role of dynamic computed tomography scans in patients with congenital craniovertebral junction malformations. World J Orthop. 8(3):271-7, 2017
3. Petraglia AL et al: Bipartite atlas in a collegiate football player - not necessarily a contraindication for return-to-play: A case report and review of the literature. Surg Neurol Int. 3:126, 2012
4. Pang D et al: Embryology and bony malformations of the craniovertebral junction. Childs Nerv Syst. 27(4):523-64, 2011
5. Tachibana A et al: Torticollis of a specific C1 dislocation with split atlas. Spine (Phila Pa 1976). 35(14):E672-5, 2010

术语

- 同义词：Klippel-Feil 综合征
- 以 2 个或更多颈椎融合为主要特点的先天性脊柱畸形，可伴有胸椎和腰椎融合

影像学

- 单或多个水平先天性颈椎分段及融合异常
- C2-3（50%）＞C5-6（33%）＞CVJ、上段胸椎
- 椎体通常比正常小
- 在融合的未发育的椎间盘和或椎体后部融合水平椎体狭窄（"细腰"）

主要鉴别诊断

- 幼年型特发性关节炎
- 手术融合
- 慢性椎间盘炎后遗症

- 强直性脊柱炎

病理学

- 没有广泛认可的病因学；4~8 周胚胎损伤假说
- 散发性；在患者中存在不同表达的家系基因成分

临床信息

- 经典三联征（33%~50%）：颈短，后发际线低，颈部活动受限
- 然而在实际临床中，临床和解剖学表现差异很大

诊断思路

- 大部分 KFS 的发病和几乎全部死亡患者与内脏系统功能损伤程度有关
- 查找不稳定性、渐进性的退行性改变、脊髓／脑干受压

（左图）矢状位示意图显示 C5-6 椎骨和棘突的先天性分节异常（融合，➡），表现为椎间盘不发育，以及代表性的"细腰"型先天性融合

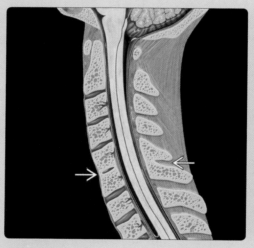

（右图）侧位图显示典型的先天性的 C2、C3 分段障碍（融合），表现为特征性椎间盘不发育（➡），以及小关节和棘突的融合。椎间盘的表现有助于与颈椎后融合区分

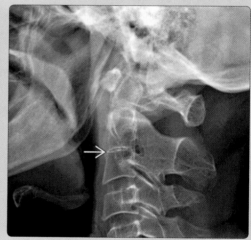

（左图）矢状位骨 CT（KFS 2 型）显示 C4-C5（➡）单节段分节异常，棘突融合

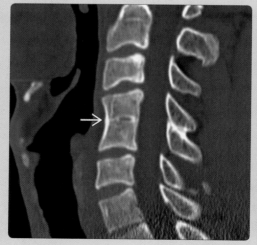

（右图）同一患者的冠状位骨 CT 显示，左侧 C4-C5 椎间盘间隙轻度发育不全（➡），导致左侧颈椎曲度凸出

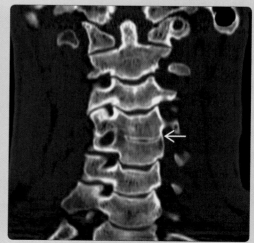

术语

同义词

- Klippel-Feil 综合征（Klippel-Feil syndrome, KFS）

定义

- 以 2 个或更多颈椎融合为主要特点的先天性脊柱畸形，可伴有胸椎和腰椎融合

影像学

一般表现

- 最佳诊断依据
  - 单个或多个水平颈椎先天性分段及融合异常
- 位置
  - C2-3（50%）＞C5-6（33%）＞CVJ、上段胸椎
- 大小
  - 椎体＜正常大小，于融合椎间盘处呈锥形
  - 不发育的椎间盘高度和直径减小
- 形态学
  - 在融合的未发育的椎间盘和或椎体后部融合水平椎体狭窄（"细腰"）

X 线表现

- 平片
  - 单个或多个融合椎骨水平不发育、椎间隙狭窄
    - 间盘间隙异常，关节面及棘突融合
    - 可有相邻椎间盘的退行性改变
  - ± 肩椎骨
  - 动态屈 - 伸位图像：融合节段运动缺乏，未融合节段运动增强

CT 表现

- 骨 CT
  - 典型的骨质表现，伴或不伴退行性改变
  - 矢状位、轴位上椎管的直径正常
    - 管腔狭窄反映了继发于邻近融椎的退行性改变
    - 管腔扩大→考虑脊髓空洞症

MR 表现

- T1WI
  - 颈椎融合；椎体 ± 关节面及椎体后部附件
  - 伴或不伴退行性改变、椎关节强直、椎间盘突出（特别是低位颈椎）
  - 伴或不伴 CVJ 骨性异常、Chiari Ⅰ畸形
- T2WI
  - 骨改变同 T1WI；脊髓信号正常
  - 脊髓或神经根受压迫，脊髓空洞症，脑干异常，脊髓裂

影像学建议

- 最佳成像工具
  - 平片用于评价和追踪颈椎的不稳定性和退行性改变
  - MR 用于排除脊髓受压，监测退行性改变
- 成像建议
  - 连续的正中位及过屈 / 过伸位平片成像用于检测渐进性的颈椎不稳定性和退行性疾病
  - 多平面 MR 用于评价椎管狭窄、脊髓受压、软组织退行性改变
  - 超声或强化 CT 用于检测并发现相关的内脏器官异常

鉴别诊断

幼年型特发性关节炎

- 很难与块状融合的脊椎区分
- 寻找其他受影响的关节及病史

手术融合

- 没有间盘空隙处的"细腰"，小关节很少有关节僵硬
- 手术史是诊断的关键

慢性椎间盘炎后遗症

- 终板边界不规则，没有"细腰"，伴或不伴后凸
- 核实既往的脊柱感染

强直性脊柱炎

- 韧带连续骨化（竹节样脊柱）合并对称性骶髂关节病变
- HLA-B27 阳性（95%）

病理学

一般特点

- 病因学
  - 没有广泛认可的病因学；4~8 周胚胎损伤假说
    - 假定环境因素包括致畸剂、孕产妇酗酒
    - 与其他综合征（胎儿酒精综合征、Goldenhar 综合征、Wildervanck- 颈眼耳综合征）相关
- 遗传学
  - 散发性最常见
    - 家族遗传时，可为常染色体显性遗传或隐性遗传
    - 与 *GDF6* 基因（KFS1 OMIM #118100）或 *GDF3* 基因（KFS3 OMIM #613702）突变相关的常染色体显性遗传
    - 与 *MEOX1* 基因（KFS2 OMIM #214300）或 *MYO18B* 基因（KFS4 OMIM #616549）突变相关的常染色体隐性遗传
- 相关异常
  - 半椎体、蝴蝶椎、脊柱裂
  - 脊柱侧凸（通常为先天性），± 脊柱后凸（60%）
  - 齿突发育不全，颅底凹陷，C1 同化，枕骨颈椎不稳
  - 脊髓空洞症，脊柱纵裂（20%），Chiari Ⅰ畸形（8%），神经管肠源性囊肿或皮样囊肿（很少）
  - 颈髓神经裂 ± 联带运动（20%）
  - 高肩胛畸形 ± 肩椎骨（15%~30%）；单侧或者双侧
  - 感音神经性听觉丧失（30%），外耳异常，胃肠道、泌尿生殖系统异常（35%），先天性心脏病（14%），上肢畸形，面瘫
- 不论程度如何，常通俗地将所有患有先天性颈部融合异常的患者称为 KFS

- 先天性颈部融合继发于颈节分节异常

分期，分级和分类

- 1 型（9%）：颈椎、胸椎以上大量融合，严重的神经病学损伤，多数有相关畸形
- 2 型（84%）：一个或多个颈椎间隙融合
- 3 型（7%）：颈椎和低位胸椎、腰椎融合

大体病理和手术所见

- 手术所见与影像学发现相关

镜下特征

- 骨、椎间盘组织学正常

临床信息

临床表现

- 常见体征 / 症状
  - 主诉外观异常，颈部或神经根痛，慢性进行性或者急性脊髓病
    - 大量融合常于婴儿及幼童期由于外观畸形被发现
  - 婴儿、儿童的神经问题通常继发于 CVJ 异常
  - 低位颈椎的融合（除了大量融合）通常在 30 岁以后发现，表现为退行性改变或者相邻节段出现不稳定性
- 其他体征 / 症状
  - 声带损伤（通常为 1 级以上融合）
  - 联带运动（镜像运动）：20%，上肢 ＞ 下肢，随着时间减少
- 临床表现
  - 经典三联征（33%~50%）：颈短，后发际线低，颈部活动受限
  - 临床表现和解剖学表现差异很大
    - 许多患者尽管受累程度严重但临床表现正常
    - 颈部运动受限，通常与临床发现一致

人口统计学

- 年龄
  - 20~30 岁；可能跨越整个年龄段
- 性别
  - 男 ≤ 女
- 流行病学
  - 发病率 1/42 000 出生儿

转归与预后

- 融合段相邻椎体渐进性加速的退行性改变
- 有 3 种模式存在较大风险的不稳定性
  - C0-C3 融合，枕颈融合
  - 长段颈椎融合，C0/1 异常融合
  - 两个融合段间单一开放间隙
- 继发于颈段关节不稳定的轻度外伤所引起神经损伤的风险↑
  - 高风险患者：两块脊椎分节不全，寰椎枕骨化，颅底凹陷症，颈椎融合，椎管狭窄

治疗

- 避免接触性运动、职业和娱乐性活动，以免造成头部或者颈部外伤
- 调整活动，支撑、牵引能减轻症状
- 保守治疗神经病变，显著疼痛或者渐进性的不稳定性→减压治疗 ± 脊椎融合

诊断思路

思考点

- 大部分 KFS 的发病和几乎全部死亡患者与内脏系统功能损伤程度有关

影像解读要点

- 查找不稳定性、渐进性的退行性改变及脊髓、脑干受压

（王焱炜、任福欣、王光彬 译）

参考文献

1. Moses JT et al: The prevalence of Klippel-Feil syndrome in pediatric patients: analysis of 831 CT scans. J Spine Surg. 5(1):66-71, 2019
2. Gruber J et al: The prevalence of Klippel-Feil syndrome: a computed tomography-based analysis of 2,917 patients. Spine Deform. 6(4):448-53, 2018
3. Stelzer JW et al: Klippel-Feil syndrome with Sprengel deformity and extensive upper extremity deformity: a case report and literature review. Case Rep Orthop. 2018:5796730, 2018
4. Saker E et al: The intriguing history of vertebral fusion anomalies: the Klippel-Feil syndrome. Childs Nerv Syst. 32(9):1599-602, 2016
5. Al-Tamimi YZ et al: Fracture through fused cervical segments following trauma in a patient with Klippel-Feil syndrome. Br J Neurosurg. 28(3):408-10, 2014
6. Dornbos D 3rd et al: Vertebral artery dissection after neck extension in an adult patient with Klippel-Feil syndrome. J Clin Neurosci. 21(4):685-8, 2014
7. Jasper A et al: The multiple associations of Klippel-Feil syndrome. Acta Neurol Belg. 115(2):157-9, 2014
8. McLaughlin N et al: Klippel-Feil syndrome associated with a craniocervico-thoracic dermoid cyst. Surg Neurol Int. 4(Suppl 2):S61-6, 2013
9. Ogihara N et al: Surgical treatment of Klippel-Feil syndrome with basilar invagination. Eur Spine J. 22 Suppl 3:S380-7, 2013
10. Kumar D et al: Klippel-Feil syndrome with unilateral renal agenesis and renal failure. J Assoc Physicians India. 60:68-9, 2012
11. Apaydin M et al: Partial posterior split cervical spinal cord with Klippel-Feil syndrome. JBR-BTR. 93(1):30, 2010
12. Samartzis D et al: 2008 Young Investigator Award: the role of congenitally fused cervical segments upon the space available for the cord and associated symptoms in Klippel-Feil patients. Spine (Phila Pa 1976). 33(13):1442-50, 2008
13. Samartzis D et al: The extent of fusion within the congenital Klippel-Feil segment. Spine (Phila Pa 1976). 33(15):1637-42, 2008
14. Smoker WR et al: Imaging the craniocervical junction. Childs Nerv Syst. 24(10):1123-45, 2008
15. Yildirim N et al: Klippel-Feil syndrome and associated ear anomalies. Am J Otolaryngol. 29(5):319-25, 2008
16. Samartzis D et al: Sprengel's deformity in Klippel-Feil syndrome. Spine (Phila Pa 1976). 32(18):E512-6, 2007
17. Samartzis DD et al: Classification of congenitally fused cervical patterns in Klippel-Feil patients: epidemiology and role in the development of cervical spine-related symptoms. Spine (Phila Pa 1976). 31(21):E798-804, 2006
18. Schaffer AA et al: Developmental anomalies of the cervical spine in patients with fibrodysplasia ossificans progressiva are distinctly different from those in patients with Klippel-Feil syndrome: clues from the BMP signaling pathway. Spine (Phila Pa 1976). 30(12):1379-85, 2005
19. Tracy MR et al: Klippel-Feil syndrome: clinical features and current understanding of etiology. Clin Orthop Relat Res. (424):183-90, 2004
20. Royal SA et al: Investigations into the association between cervicomedullary neuroschisis and mirror movements in patients with Klippel-Feil syndrome. AJNR Am J Neuroradiol. 23(4):724-9, 2002

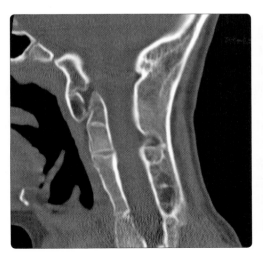
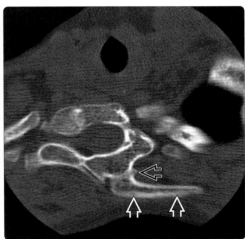

（左图）矢状位骨 CT（KFS 1 型）显示所有颈椎骨和椎体后部的广泛融合，表现为椎骨和椎间盘的发育不全。这个患者还有融合的 C1 突入颅底（寰椎枕骨化）

（右图）轴位骨 CT（KFS 1 型，严重分节异常）显示左侧单侧的肩椎骨（➡）关节（➡）

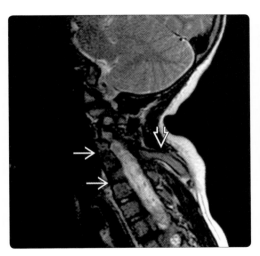
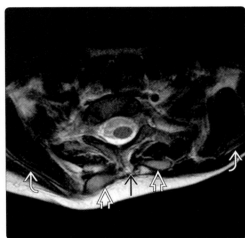

（左图）矢状位 T2WI MR（KFS1，双侧肩椎骨）显示颈椎前凸畸形变直和多脊椎骨分节异常（➡）。肩胛脊椎骨（➡）位于背侧皮下软组织和椎体后部附件间

（右图）轴位 T2WI MR 显示双侧肩胛脊椎骨（➡）的走行，从棘突后部附件（➡）至肩胛骨（➡）

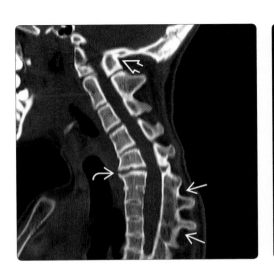
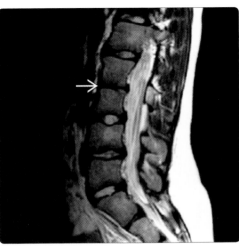

（左图）颈胸椎矢状位重建骨 CT 显示颈椎和胸椎广泛融合。注意 C1 棘突与枕骨融合（➡），C6-T4 椎体后部融合（➡）。C5-C6 节段未融合，有加速退变（➡）

（右图）腰部脊柱的矢状位 T2WI MR（KFS 3 型）证实异常分段累及到腰椎（➡）以及颈椎和胸椎

术语

- 脊椎发育不良，分节及融合异常（segmentation and fusion anomaly, SFA），"紊乱椎"
- 部分或完全脊椎形成异常

影像学

- 呈锐角的、单一曲度的或局限性的脊柱侧弯
- 半椎体、蝴蝶椎通常比正常脊椎小

主要鉴别诊断

- 椎骨骨折，急性病史
- 遗传性脊柱发育不良

病理学

- PAX-1 基因在脊柱发育中表达紊乱
- 很多综合征有脊柱发育异常的表现

- 伴发异常包括神经管闭合不全、脊髓裂综合征、内脏异常（61% 的先天性脊柱侧凸患者）

临床信息

- 许多人无症状或在脊柱侧凸检查时被发现
- 患综合征的患者通常在婴儿时期被发现
  - 异常的脊柱弯曲 ± 神经中枢缺陷，四肢或者内脏异常
  - 呼吸困难（继发于融合肋、脊柱侧后凸的胸廓运动受限）

诊断思路

- 查找并描述相关的内脏异常很重要
- 畸形的类型决定了脊柱侧凸发展的倾向性

（左图）胸腰椎冠状位图解显示椎骨形成异常有多种不同的类型，L1 和 L4 段为"平衡"半椎体（➡），L11 为蝴蝶椎（➡）

（右图）后前位平片示右侧 T7 和左侧 T11 半椎体（➡），引起局部的脊柱侧弯。由于之间各自弯曲度相互抵消，考虑到其预后及治疗计划的制订，这种形态被认为是的一种"平衡"

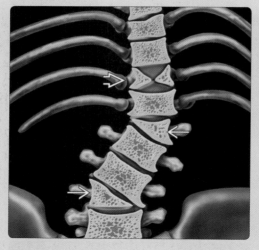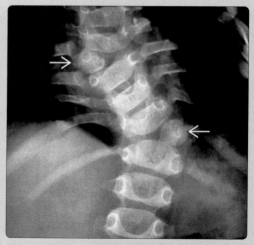

（左图）冠状位 T2WI 显示左侧 T6 和右侧 T8 为半椎体（➡），有轻微的向左弯曲，这是因为两个半椎体相互"平衡"，这种侧弯不会快速进展

（右图）轴位 T2WI 显示半椎体上存在异常的椎间盘间隙。冠状面是对半椎体进行诊断时最直接的方位，通常很难在矢状位和轴位上进行诊断

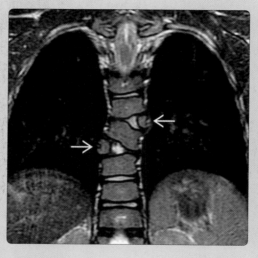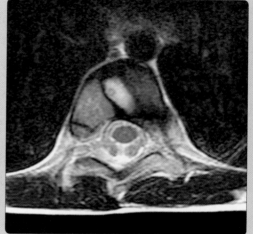

术语

同义词
- 脊椎发育不良，分节及融合异常，"紊乱椎"

定义
- 部分或完全脊椎形成异常（failure of vertebral formation, FVF）
  - 部分形成异常→楔形椎
  - 完全形成异常→脊椎发育不全、半椎体、蝴蝶椎

影像学

一般表现
- 最佳诊断依据
  - 呈锐角的、单一曲度的或局限性的脊柱侧弯
- 位置：最常见于胸腰椎
- 大小
  - 半椎体、蝴蝶椎通常比正常脊椎小
- 形态学
  - 脊椎形成不全；椎体可能是正面、背面、侧面或中间缺失

X 线表现
- 平片
  - 椎体形成异常
  - ± 脊柱侧弯
    - 双侧半椎体配对 → "平衡" 脊柱侧弯曲度
    - 一个或更多单侧半椎体 → "失衡"、不能代偿的脊柱侧弯弧度
  - "计算" 脊椎水平的最好方式，确定脊柱侧弯的存在和严重程度

CT 表现
- 骨 CT
  - 椎体裂、半椎体、蝴蝶椎的矢状或冠状面
    - 在轴位评估椎体异常困难；重建矢、冠状面有帮助
  - ± 后部附件神经管闭合不全，融合异常
    - 在轴位最容易评价
  - 三维 CT 重建图像能最好地显示脊椎异常，便于手术规划

MR 表现
- T1WI
  - 椎体形成异常
  - 正常骨髓、椎间盘信号强度
- T2WI
  - 类似于 T1WI 的发现
  - 伴或不伴脂肪瘤、脊髓拴系、脊髓纵裂、脊髓压迫症

影像成像方法
- 最佳成像方法
  - MR
- 成像建议
  - 长胶片的负重摄片→定量脊柱侧弯，"计数" 以明确定位异常椎体水平
  - 多平面 T1WI 和 T2WI MR →辨认脊椎异常、评估脊髓和软组织
    - 冠状面和矢状面是观察大部分脊椎和脊髓异常的最好层面
  - 3D 骨 CT 成像有助于脊柱侧凸和脊椎异常术前方案的制订

鉴别诊断

椎骨骨折，急性病史
- 病理性改变；创伤性改变；每个水平有 2 个椎弓根
- 皮质缺损的不规则骨折边缘 ± 软组织水肿、脊髓损伤

遗传性脊椎发育不良
- 黏多糖贮积症
- 软骨发育不全
- 可通过特征性的影像学表现、临床表现和实验室检查进行鉴别

病理学

一般表现
- 病因学
  - 完全不发育：在发育早期，两个软骨生发中心都没有发育
  - 侧半椎体：1 个软骨中心没有发育；另一边的骨化中心随后也停止发育
  - 矢状裂缝椎骨（蝴蝶椎）：在每个成对的旁正中软骨中心都有独立的骨化中心（未合并）
  - 冠状裂缝骨：腹侧和背侧都有独立的骨化中心形成
  - 后半椎体：在骨化阶段后期停止发育
- 遗传学
  - 脊椎发育过程中 *PAX-1* 基因表达紊乱
  - WNT、成纤维细胞生长因子（FGF）和 Notch 信号通路对脊柱胚胎发育也很重要
  - 很多综合征有脊椎发育异常的表现
- 伴发异常
  - 神经管闭合不全、脊髓裂综合征
    - 脊髓纵裂、脊髓空洞、脊髓拴系 / 脂性终丝、先天性肿瘤、内脏器官异常
  - 其他脊椎发育异常
    - 部分重复畸形（多余半椎体）
    - 分节异常（椎体体部、后部神经管闭合不全，椎弓根、椎弓融合）
  - 内脏异常：见于 61% 的先天性脊柱侧凸患者
    - 与气管食管瘘的常见联系 [部分椎体、肛门、心脏、气管、食管、肾脏和四肢（VACTERL）]
  - 椎体分节异常（VSF）中并发椎管内异常更常见，混合性异常比 FVF 更常见
- 正常椎骨形成包括 3 个连续阶段
  - 膜发生阶段：内侧的生骨节（椎体）和外侧的生肌节

（椎旁肌肉）分段形成
- 软骨形成阶段：生骨节横向分离并和邻近的生骨节相结合→在椎体和神经弓内有成对软骨形成的位点
- 成骨阶段：软骨内成骨形成于单个的骨化中心
- 分节和融合异常是由于异常的脊柱形成
  - 椎骨异常可能位于椎管上，也可能取代了正常的椎体
  - 更严重的 SFA →伴有相关的内脏器官异常的可能性更高
- 影像学结果显示的脊椎异常是依据有缺陷的椎体部分
  - 前部形成异常（常见）→锐角后凸
  - 后部形成异常（罕见）→脊柱过度前屈
  - 侧部形成异常（常见）→典型的先天性脊柱侧凸半椎体
- 一侧脊椎异常还可再分为嵌顿型、非嵌顿型、分节的、不分节的或者半分节
  - 嵌顿型：椎体呈上下型以容纳半椎体→通常不形成侧弯
  - 非嵌顿型：存在于侧弯最高点，弯曲的幅度取决于楔形部分的大小
  - 分节的（游离）：正常椎间盘在半椎体的上下→不平衡的生长导致进行性脊柱侧凸
  - 不分节的：在楔形椎体间缺乏椎间隙，邻近椎体正常
  - 半分节：在一侧有正常的椎间盘间隙，另一侧不分节
- 分节性脊髓发育不全（SSD）= 罕见的先天性异常，表现为脊椎或脊髓的某一节段发育异常
  - 脊髓过细或在异常水平的难辨；多数病例中大的、低位的脊髓节段向尾部聚集成局部异常
  - 形态学紊乱的严重性与残存的脊髓功能和临床缺陷的程度有关

大体病理及手术所见
- 通常骨密度正常，除非伴发代谢异常
- 手术所见椎体形态与影像学表现相符

镜下所见
- 骨组织学显示正常，除非伴发代谢性异常

临床信息

临床表现
- 常见体征 / 症状
  - 无明显症状
  - 异常的脊柱弯曲 ± 神经中枢缺陷、四肢或内脏异常
- 其他体征 / 症状

  - 呼吸困难（继发于融肋和脊柱后凸侧弯的胸腔运动受阻）→罕见
- 临床资料
  - 大部分是无症状的或者在脊柱侧凸检查时被发现
  - 有症状的患者大多都是婴儿时期就被发现

人口统计学
- 年龄
  - 通常在婴儿期→儿童早期即可诊断
  - 症状较轻的患者可于成年发现
- 性别
  - 男≈女
- 流行病学
  - 单发或伴发其他疾病
  - 有遗传性，可引起多系统异常

转归与预后
- 脊柱侧凸通常是渐进性的
  - 为防止严重畸变的发展要进行预期观察、早期干预

治疗
- 对症状较轻者采用保守治疗（矫正、观察）
- 外科切除和 / 或融合以阻止中重度脊柱后凸侧弯

诊断思路

思考点
- 症状起源或关联→对查找并描述相关的内脏异常很重要

影像解读要点
- 寻找相关的节段异常，其他的神经系统和内脏异常
- 畸形的类型决定了脊柱侧凸发展的倾向性

（王焱炜、任福欣、王光彬 译）

参考文献

1. Yang N et al: TBX6 compound inheritance leads to congenital vertebral malformations in humans and mice. Hum Mol Genet. 28(4):539-47, 2019
2. Chaturvedi A et al: Malformed vertebrae: a clinical and imaging review. Insights Imaging. 9(3):343-55, 2018
3. Pahys JM et al: What's new in congenital scoliosis? J Pediatr Orthop. 38(3):e172-9, 2018
4. Chen W et al: Progress and perspective of TBX6 gene in congenital vertebral malformations. Oncotarget. 7(35):57430-41, 2016
5. Johal J et al: Hemivertebrae: a comprehensive review of embryology, imaging, classification, and management. Childs Nerv Syst. 32(11):2105-9, 2016
6. Trenga AP et al: Patterns of congenital bony spinal deformity and associated neural anomalies on X-ray and magnetic resonance imaging. J Child Orthop. 10(4):343-52, 2016
7. Ghandhari H et al: Vertebral, rib, and intraspinal anomalies in congenital scoliosis: a study on 202 Caucasians. Eur Spine J. 24(7):1510-21, 2015
8. Thawait GK et al: Spine segmentation and enumeration and normal variants. Radiol Clin North Am. 50(4):587-98, 2012

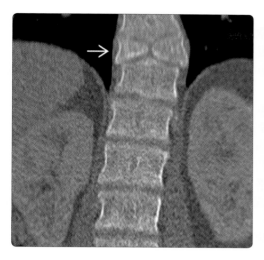

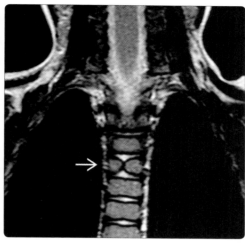

（左图）创伤评估过程中获得的冠状位骨 CT 显示意外发现胸椎蝴蝶椎（➡）。其特有的形状和皮质边缘可区分蝴蝶椎与急性骨折

（右图）胸椎冠状位 T2WI MR 显示典型的胸椎蝴蝶椎（➡）。这是一个偶然的发现。蝴蝶椎体通常不会导致脊柱侧弯，可能没有任何症状

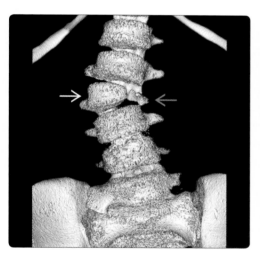

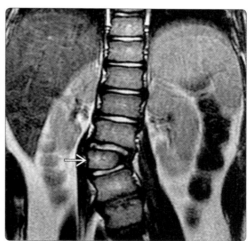

（左图）冠状位 3D 骨 CT 显示不平衡 L3 右侧半椎体（➡）导致脊柱局部向右侧凸，在这个例子中，左侧可见残存的第 3 腰椎椎弓根和后部附件（➡）

（右图）通过胸腰脊髓的冠状位 T2WI 对脊柱侧凸进行评价发现 L3 右侧半椎体（➡）分节且不平衡。这种单侧不平衡的结构导致先天性的脊柱局部向右侧弯

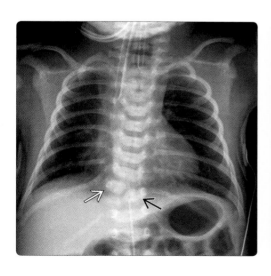

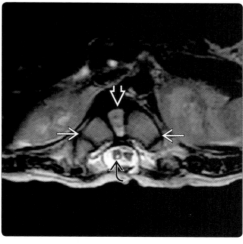

（左图）新生儿气管食管瘘胸部 AP 片显示右侧 T10（➡）和左侧 T11（➡）半椎体，伴有肋骨发育不良。这些发现可明确 VACTERL 关联的诊断

（右图）轴位 T2WI MR（脊髓脊膜膨出，脊髓纵裂）在第 10 胸椎水平可见一个外形奇特、增宽的蝴蝶椎（➡）及异常椎间盘（➡）。注意右半脊髓（➡）可见脊髓空洞症

术语
- 同义词：分节异常，分节及融合异常（segmentation & fusion anomaly, SFA），阻滞椎

影像学
- 异常的椎骨融合导致脊柱侧凸且角度锐利
  - 范围单一 → 大范围受累
  - 腰椎 > 颈椎 > 胸椎
- 可能有脊柱侧凸、后凸和脊髓压迫
- 寻找相关的融合椎弓根、肋骨、后部附件

主要鉴别诊断
- 幼年慢性关节炎
- 外科椎骨融合
- 慢性间盘炎后遗症
- 强直性脊柱炎

病理学
- *PAX-1* 基因的表达错乱→在脊柱发育过程中脊索的信号指令异常
- 许多伴发疾病与 SFA 相关
- 相关疾病还包括神经轴异常，肾、胃肠及先天性的心脏疾病

临床信息
- 通常无症状或伴有脊柱后、侧凸
- 神经损伤，肢体或内脏异常及呼吸困难较少见
- 脊柱侧凸通常是进行性的

诊断思路
- 临床表现多变，这是由 SFA 的类型及相关伴发疾病决定的
- 阻滞椎体通常大于单个正常椎体

（左图）前后位 X 线片显示 L4、L5 椎体分节异常（➡），形成阻滞椎。另外，右半侧骶骨发育不良（➡）

（右图）腰椎矢状位 T2WI 显示 L4-L5 椎体先天性分节异常（➡）。前椎体相对后椎体发育不良，导致轻度后凸角度和腰椎前凸变直。也注意到骶骨发育不全

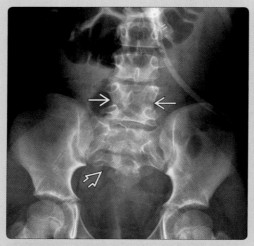
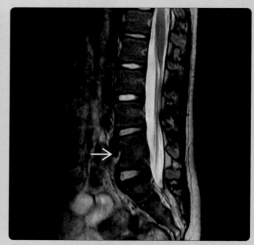

（左图）冠状位骨 CT 可见多发椎体分节异常，并伴有几个右侧半椎体未能分节（➡）。脊柱分节异常导致杂乱的畸形椎

（右图）冠状三维骨 CT 重建显示由于脊柱分节异常导致多个脊柱侧凸，包括向右凸的胸椎和向左后侧凸的胸腰椎。三维 CT 是发现异常脊柱特征并制订脊柱侧凸和后凸治疗计划的最好方法

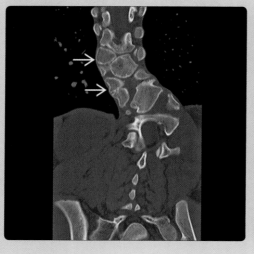
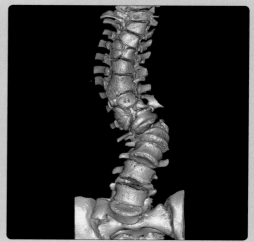

术语

同义词

- 分节异常，分节及融合异常（SFA），阻滞椎，脊柱紊乱

定义

- 由错乱的胚胎发育导致的脊柱畸形（阻滞椎、神经弓融合、椎弓根柱）存在脊柱分节异常

影像学

一般表现

- 最佳诊断依据
  - 异常的椎骨融合导致脊柱侧凸且角度锐利
- 位置
  - 腰椎 > 颈椎 > 胸椎
- 大小
  - 范围单一→大范围累及
  - 阻滞椎通常比正常的一个椎体大
- 形态学
  - 不完全的椎体分节，后附件融合，畸形椎体合并一个或多个层面椎骨

X 线表现

- 平片
  - 畸形且融合的椎骨 ± 脊柱侧凸、后凸
  - 直立侧位和前后弯曲位评估脊柱侧凸患者的承重能力

CT 表现

- 骨 CT
  - 不完全的椎体分节
    - 畸形的椎体合并一层或多层椎骨
    - ± 融合的椎弓根、肋骨及后部附件

MR 表现

- T1WI
  - 畸形且融合的椎体及后方组织
  - ± 脊柱侧凸
  - 正常的脊髓信号强度
- T2WI
  - 与 T1WI 的表现相似
  - ± 脊柱侧凸、脊髓压迫

成像建议

- 最佳成像工具
  - 负重平片评估脊柱侧凸，计数异常椎骨水平
  - MR
    - 多方位 T1WI 扫描可评估椎体解剖结构
      - 冠状及矢状面是观察椎体异常的最好方位
    - T2WI 评估脊髓病变、压迫情况
  - 重建三维 CT 可观察骨质结构，制订外科手术计划

鉴别诊断

幼年慢性关节炎

- 与颈部的阻滞椎很难区分
- 寻找其他受影响的关节及相关的临床病史

外科椎骨融合

- 在椎间盘水平没有"细腰"，小关节很少强直
- 手术史是诊断的关键

慢性间盘炎后遗症

- 皮质终板边缘不规则，没有"细腰"
- 注意脊髓感染的既往史

强直性脊柱炎

- 连续致密的韧带骨化（竹节样脊髓）＋对称的骶髂（SI）关节病变
- HLA-B27 阳性 95%

病理学

一般表现

- 病因学
  - 脊柱形成畸形导致分节和融合异常
  - 最轻也是最常见的类型是在胸腰、腰骶椎处的不确定椎体（过渡椎）
- 遗传学
  - PAX-1 基因的表达错乱，在脊柱发育过程中脊索的信号指令异常
  - WNT、FGF 和 Notch 信号通路调控椎体形成
    - 每个体节随后被细分为腹内侧骨化体（形成椎体）和背外侧皮肌化（形成身体骨骼肌和背侧真皮）。
    - 轴旁中胚层或体节形成的任何缺陷都可能导致先天性脊椎畸形
  - 许多伴发疾病与 SFA 相关
    - Klippel-Feil（颈椎 FSA）综合征较常见，基因位于 8q22.2
    - 脊椎胸廓结构不良（Jarcho-Levin）少见，胸椎融合呈蟹足状排列，并伴有肋骨融合
    - VACTERL（V= 脊椎畸形，A= 肛门畸形，C= 心脏畸形，TE= 气管食管瘘，L= 肢体畸形）
- 伴发异常
  - 其他神经轴异常（40%）
    - 闭合不全，脊索裂综合征
    - 部分或完全发育异常（脊柱发育不全，半椎体，蝴蝶椎）
    - 部分重复（额外半椎体）
  - 脊柱侧凸
  - 肾、胃肠及先天性心脏疾病
- 正常胚胎学：椎骨形成包括 3 个连续时期
  - 膜发生阶段：内侧的生骨节（椎体）和外侧的生肌节（椎旁肌肉）分段形成

○ 软骨形成阶段：生骨节横向分离并和邻近的生骨节相结合→在椎体和神经弓内有成对软骨形成的位点

○ 成骨阶段：软骨内成骨形成于单个的骨化中心

分期、分级和分类

● 阻滞椎：≥2 个体节分裂异常

○ 融合的椎骨可能有正常的高、短或长

椎间盘通常退化或缺如

○ 常伴有上方或下方的半椎体/椎缺如、后部附件融合

● 椎弓异常

○ 在中线处无法融合，闭合不全（±单侧椎弓根发育不全）

○ 未融合的棘突，L5、S1＞C1＞C7＞T1＞低位胸椎

○ 多水平后部融合→先天性的椎体柱

大体病理及手术所见

● 骨密度正常，除非伴发代谢异常

● 术中所见椎体形态与影像学表现相符

镜下所"见"

● 骨组织正常，除非伴发代谢异常

临床信息

临床表现

● 常见体征/症状

○ 无症状

○ 脊柱后凸、侧弯

● 其他体征/症状

○ 神经损伤（通常是脊髓病变），肋骨或内脏异常

○ 呼吸困难（脊柱侧凸，继发于肋骨融合术的胸部运动障碍）

● 临床资料

○ 无症状者偶然发现或表现为异常的脊椎弯曲

人口统计学

● 年龄

○ 严重病例见于婴儿/儿童时期，成人症状较轻

● 性别

○ 男≈女；取决于相关症状

● 流行病学

○ 孤立性或伴发综合征，单发或多发

○ 在脊柱侧凸中 SFAs 占 18%，当有遗传因素和多系统异常时发病率会增加

转归与预后

● 渐进性脊柱侧凸

○ 单侧部分融椎伴有对侧半椎体→进展迅速，导致严重的先天性脊柱侧弯

○ 单独的块状椎很少产生脊柱侧弯

● 异常分节可能会继续融合

治疗

● 对症状较轻者采用保守治疗（矫正、观察）

● 外科切除和/或融合以阻止中、重度脊柱后凸侧弯

诊断思路

思考点

● 临床表现多变，这是由 SFA 的类型及相关伴发疾病决定的

影像解读要点

● 冠状 MR、后前位平片能很好检查和发现 SFAs，并评估脊椎异常的程度

（王焱炜、任福欣、王光彬 译）

参考文献

1. Chaturvedi A et al: Malformed vertebrae: a clinical and imaging review. Insights Imaging. 9(3):343-55, 2018
2. Pahys JM et al: What's new in congenital scoliosis? J Pediatr Orthop. 38(3):e172-9, 2018
3. Tian Y et al: "Sandwich deformity" in Klippel-Feil syndrome: a "full-spectrum" presentation of associated craniovertebral junction abnormalities. J Clin Neurosci. 53:247-9, 2018
4. Chen W et al: Progress and perspective of TBX6 gene in congenital vertebral malformations. Oncotarget. 7(35):57430-41, 2016
5. Gupta N et al: Vertebral and intraspinal anomalies in Indian population with congenital scoliosis: a study of 119 consecutive patients. Asian Spine J. 10(2):276-81, 2016
6. Johal J et al: Hemivertebrae: a comprehensive review of embryology, imaging, classification, and management. Childs Nerv Syst. 32(11):2105-9, 2016
7. Trenga AP et al: Patterns of congenital bony spinal deformity and associated neural anomalies on x-ray and magnetic resonance imaging. J Child Orthop. 10(4):343-52, 2016
8. Ghandhari H et al: Vertebral, rib, and intraspinal anomalies in congenital scoliosis: a study on 202 Caucasians. Eur Spine J. 24(7):1510-21, 2015
9. Ramadorai U et al: Incidental findings on magnetic resonance imaging of the spine in the asymptomatic pediatric population: a systematic review. Evid Based Spine Care J. 5(2):95-100, 2014
10. Solomon BD et al: An approach to the identification of anomalies and etiologies in neonates with identified or suspected VACTERL (vertebral defects, anal atresia, tracheo-esophageal fistula with esophageal atresia, cardiac anomalies, renal anomalies, and limb anomalies) association. J Pediatr. 164(3):451-7.e1, 2014
11. Xue X et al: Klippel-Feil syndrome in congenital scoliosis. Spine (Phila Pa 1976). 39(23):E1353-8, 2014
12. Eckalbar WL et al: Scoliosis and segmentation defects of the vertebrae. Wiley Interdiscip Rev Dev Biol. 1(3):401-23, 2012
13. Thawait GK et al: Spine segmentation and enumeration and normal variants. Radiol Clin North Am. 50(4):587-98, 2012
14. Kawakami N et al: Classification of congenital scoliosis and kyphosis: a new approach to the three-dimensional classification for progressive vertebral anomalies requiring operative treatment. Spine (Phila Pa 1976). 34(17):1756-65, 2009
15. Menezes AH: Craniocervical developmental anatomy and its implications. Childs Nerv Syst. 24(10):1109-22, 2008
16. Tsirikos AI et al: Congenital anomalies of the ribs and chest wall associated with congenital deformities of the spine. J Bone Joint Surg Am. 87(11):2523-36, 2005
17. Arlet V et al: Congenital scoliosis. Eur Spine J. 12(5):456-63, 2003
18. Cornier AS et al: Controversies surrounding Jarcho-Levin syndrome. Curr Opin Pediatr. 15(6):614-20, 2003
19. Isono M et al: Limited dorsal myeloschisis associated with multiple vertebral segmentation disorder. Pediatr Neurosurg. 36(1):44-7, 2002
20. Kim YJ et al: Surgical treatment of congenital kyphosis. Spine. 26(20):2251-7, 2001
21. Nagashima H et al: No neurological involvement for more than 40 years in Klippel-Feil syndrome with severe hypermobility of the upper cervical spine. Arch Orthop Trauma Surg. 121(1-2):99-101, 2001
22. Suh SW et al: Evaluating congenital spine deformities for intraspinal anomalies with magnetic resonance imaging. J Pediatr Orthop. 21(4):525-31, 2001
23. Jaskwhich D et al: Congenital scoliosis. Curr Opin Pediatr. 12(1):61-6, 2000
24. Yildiran A et al: Semantic and nosological confusions on multiple vertebral segmentation defects. Pediatr Neurosurg. 33(3):168, 2000

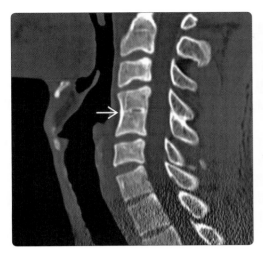

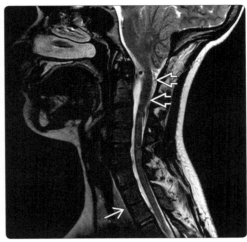

（左图）矢状骨CT（Klippel-Feil综合征）显示C4-C5（➡）处轻度单节段先天性分节异常，典型表现为未发育的椎间盘间隙和融合的棘突处出现狭窄的"细腰"

（右图）矢状位T2WI MR（Chiari 2畸形）显示特征性的颅后窝畸形并小脑引部延伸进上部颈椎管（⇉），并且在C7和T1节段（➡）有棘突和关节面的融合

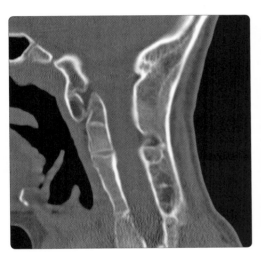

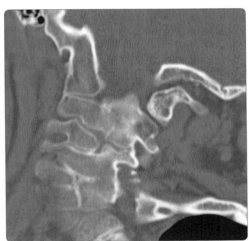

（左图）矢状位骨CT（重度Klippel-Feil综合征）显示所有颈椎融合以及C1与颅底的融合。椎管狭窄是先天性分节异常的典型表现

（右图）冠状位骨CT（重度Klippel-Feil综合征）显示齿突发育不全以及右侧枕髁与C1和C2侧块融合。左侧C1侧块既没有和枕髁也没有和C2侧块融合

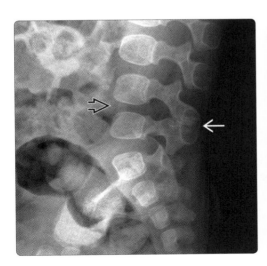

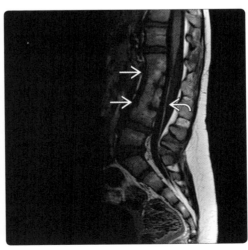

（左图）侧位X线片显示L4和L5节段棘突和椎弓分节异常（➡）。L4/5椎间盘也出现狭窄和发育不全（⇨）

（右图）矢状位T1WI显示了L1-L4（➡）先天性分节异常。可见残存的椎间盘和腰椎后凸。脊髓终止于L1-2水平，增厚的脂肪浸润引起终丝固定（➡）

术语
- 缩略词：脊髓纵裂畸形（split cord malformation, SCM）
- 同义词：脊髓纵裂（diastematomyelia, DSM），"纵裂"

影像学
- 脊髓纵向分裂成两半，每一半都有一个中央管、脊髓后角和脊髓前角
  - 两半脊髓经常在分隔的上、下方再次融合
  - ± 纤维性或骨性分隔
- 与脊柱分节异常有关
- 影像评估
  - 考虑超声可以筛查有皮肤凹陷或其他皮肤特征的胎儿
  - 磁共振成像最能确定特征
  - 补充骨 CT ± 脊髓造影可以为外科手术确认骨分隔的解剖位置

主要鉴别诊断
- 重复脊髓（双脊髓）

病理学
- 脊裂综合征是脊髓纵裂、背侧肠源性瘘管 / 窦道及背侧肠源性囊肿 / 憩室的集合
- 脊髓分裂成对称或不对称的两半
- 1 个（Ⅱ型）或 2 个（Ⅰ型）硬膜囊

临床信息
- 在临床上很难与缺乏皮肤红斑表现的脊髓拴系病变区分开
  - 皮肤红斑病变提示脊髓纵裂水平（＞50%）；"鹿尾样"的毛发斑最常见

诊断思路
- 在患有皮肤红斑病变、后部节段融合、临床脊髓拴系的患者中寻找脊髓纵裂
- 骨性或纤维性纵裂间隔存在 = Ⅰ型脊髓纵裂，有更严重的症状和异常表现，预后更差

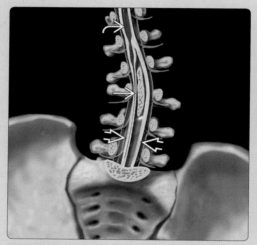
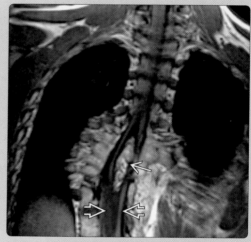

（左图）腰椎冠状图解示意存在骨性分隔的Ⅰ型脊髓纵裂（➡），伴有低位脊髓空洞症（⬈）。2 个半脊髓（⬌）均连续进入骶部

（右图）冠状 T1WI MR（Ⅰ型 SCM）显示多个脊椎节段异常，伴发中线处一较大骨性分隔（➡）将胸髓分为 2 个半脊髓（⬈）。注意伴发的多个后部附件和肋骨融合

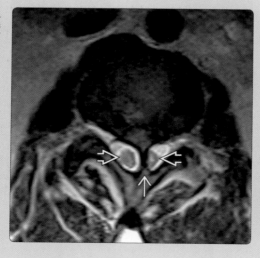
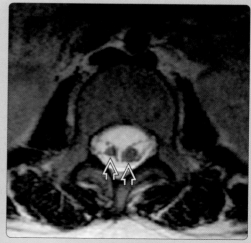

（左图）轴位 T2WI MR 示硬脊膜内 2 个半脊髓（⬌），由骨性分隔（Ⅰ型 SCM）隔开（➡）。左侧半脊髓显示脊髓空洞

（右图）轴位 T2WI MR（Ⅱ型 SCM）显示 2 个独立的半脊髓（⬌）位于单个硬脊膜管内。未发现骨性或纤维性间隔。左半脊髓不对称增大，但每个半脊髓都有一个腹根和一个背根

术语

缩略词

- 脊髓纵裂畸形（SCM）

同义词

- 脊髓纵裂（DSM），"纵裂"

定义

- 脊髓纵向分裂成两半，每一半都有一个中央管、脊髓后角和脊髓前角

影像学

一般表现

- 最佳诊断特点
  - 纤维或骨性间隔将脊髓分裂成两半
    - 脊髓裂和骨性间隔常与节间融合同时发生
- 位置
  - 胸腰裂（85% 在 T9 和 S1 之间）≫上段胸椎、颈椎裂
- 大小：范围局限 → 广泛
- 形态学
  - 两半脊髓经常在分隔的上、下方再次融合
  - ± 分隔（纤维性、骨软骨性或骨性），增厚的终丝，脊髓拴系

影像学表现

- X 线
  - 量化脊柱后侧凸，"计数"脊柱异常分节的椎体水平
  - 在病例中骨性分隔的发现率 ＜50%

CT 表现

- CT 平扫
  - 骨性分隔比较常见；纤维性分隔少见
  - 脊柱分节异常

MR 表现

- T1W1
  - 两个半脊髓 ± 脊髓空洞积水症（50%）
  - 分隔呈等信号（纤维）或高信号（骨质）
- T2W1
  - 两个半脊髓 ± 一侧或两侧脊髓的脊髓积水（50%），周围有高信号的脑脊液
  - 低信号（纤维或骨性的）分隔；纤维分隔在轴位或冠状位最好观察
- T2*GRE
  - 脊髓造影使高的脑脊液与低信号的骨组织区分，突出了低信号的骨性分隔

超声表现

- 灰阶超声
  - 产科超声→后方回声增强，延伸至脊柱附件
  - 出生后的检查→分隔，脊髓拴系

非血管介入

- 脊髓造影
  - 脊髓裂，1 或 2 个硬膜囊
  - 可以准确描述其分隔部位和脊膜膨出（如果存在），与 CT 联合使用更有价值

影像成像方法

- 最佳成像方法
  - MRI
- 成像建议
  - 考虑超声可以筛查有皮肤凹陷或其他皮肤特征的胎儿
  - MRI 为最具确定性的检查
    - 冠、轴位图像可以清晰显示半脊髓和骨性分隔
    - T1W1 可评估终丝病变（例如纤维脂肪瘤）和椎体异常
    - T2W1 可确定硬膜囊的数量 ± 脊髓空洞积水症
    - T2*GRE 可发现分隔
- 补充骨 CT 及脊髓造影术可以为外科手术确认骨分隔的解剖位置
  - 矢状及冠状位重建图像可以很好的描述骨质解剖和骨性分隔的范围

鉴别诊断

重复脊髓

- 2 条完整的脊髓，每个包含 2 个前角和 2 个后角
  - 非常少见，只在双椎管的患者身上出现，许多学者都怀疑这种情况是否存在，认为这是脊髓纵裂的一种严重表现

病理学

一般表现

- 病因学
  - 脊索裂隙综合征
    - 先天性的脊索分裂→脊索裂隙综合征：脊髓纵裂、背侧肠源性瘘管 / 窦道及背侧肠源性囊肿 / 憩室
  - 脊索直接影响椎体的形成→分节异常
    - 侧面的切迹导致半椎体
    - 裂隙导致蝴蝶椎
- 遗传学
  - 散发性的，极少有家族性病例的报道
- 伴发异常
  - 其他类型的脊索裂隙综合征（20%）
  - 先天性的脊髓畸形（85%）
    - 分节和融合异常（SFA）
    - 节段间椎板融合（60%），实际上是 DSM 的典型特征
    - 椎管闭合不全（脊髓膨出 / 脊髓脊膜膨出 15%~25%，半脊髓膨出 15%~20%）
    - 脊髓拴系（75%），终丝增粗（40%~90%）
    - 一侧或双侧半脊髓空洞症（50%），通常高于 DSM
    - 先天性脊柱侧凸（79%）
    - Chiari 2 畸形（15%~20%）
    - 脊髓脂肪瘤（26%）
    - 皮样囊肿（13%）
- 分隔在活动中抑制脊髓的正常移动→症状进展

- 脊髓的损伤是通过直接压迫和牵拉造成→脊髓缺血
- 脊髓裂隙是指在分隔的上下方仍为一条脊髓
  - 大部分的半脊髓（91%）在尾端融合成一条终丝
- 根部可能会附着于硬膜→"脊膜膨出"

分期，分级和分类

- Ⅰ型 SCM
  - 每侧脊髓都有独立的硬脊膜囊和蛛网膜下腔
  - 骨或纤维性分隔
  - 比Ⅱ型症状更明显
- Ⅱ型 SCM
  - 单一硬脊膜囊和蛛网膜下腔
  - 没有骨性分隔；± 纤维条带拴系脊髓
  - 当有脊髓积水和脊髓拴系时，才会有临床表现，一般情况下无临床症状

大体病理及手术所见

- 矢状裂将脊髓分为对称或者不对称的两部分，存在于一个或两个硬膜囊内
  - 对称性：每侧脊髓都有一个中央管、被软脊膜包绕的后角/根和前角/根各一个
  - 不对称性：脊髓分为前、后两部分（不完全脊髓纵裂）
- 2个硬膜囊，每个都有独立的多个脊髓节段，包含软脊膜、蛛网膜以及硬膜囊（50%）
  - 在下部裂隙的骨性或软骨性分隔来自于椎板或椎体
  - 有更为严重的脊椎异常（阻滞椎或蝴蝶椎、半椎体和后部脊椎裂）
  - 脊髓积水常见
- 单个硬膜囊、蛛网膜下腔（50%）
  - 没有骨性分隔；几乎都有纤维带穿过下部裂隙，插入硬膜→脊髓拴系
  - 脊椎异常症状较轻（通常只有蝴蝶椎）
  - 神经根可能附于硬膜并脊髓拴系→"脊膜膨出"

镜下所见

- 每侧脊髓都有单独的室管膜的连于中央管、前角/根和后角/根
- 分隔可能是主要由皮质骨（最常见）、松质骨或骨组织 + 软组织构成

临床信息

临床表现

- 主要体征/症状：
  - 临床上，不能与其他原因引起的脊髓拴系相区别
  - 背部有高出皮肤表面的红斑表明脊髓纵裂水平（> 50%）；常有"鹿尾样"毛发斑块
  - 其他体征及症状
    - 在成人及大龄儿童中出现渐进性脊柱后凸
    - 大约 50% 畸形足需整形，尤其是马蹄足
    - 泌尿系统功能障碍
- 临床资料
  - 轻度患者正常 ± 皮肤红斑

  - 重度患者→脊柱后凸侧弯、神经系统异常和肌肉骨骼异常

人口统计学

- 年龄
  - 儿童时期作出诊断，成年后出现异常的不常见
- 性别
  - 儿童：F≫M
  - 成人：M＜F（1：3.4）
- 流行病学
  - 先天性脊柱侧凸占 5%

转归与预后

- 如果不经治疗会出现稳定的或进行性的残疾
  - 迟发或者先前状况稳定的患者遭到相对轻的背部损伤或外科脊柱推拿术后可能会产生症状
- ≥90% 的患者在术后情况都会稳定或好转
  - 警告：脊柱侧凸在外科拴系松解术后很难有所缓解

治疗

- 对症状进行性加重以及有脊柱侧凸手术先兆（尤其是SCM Ⅰ 型）的患者实行脊髓拴系外科松解术、分隔切除术以及硬膜修复术

诊断思路

思考点

- 影像学检查结果可见分隔；DSM Ⅰ 型症状和畸形更加严重，并且预后较差
- 在有皮肤红斑、后部节段融合、临床脊髓拴系的患者中寻找 DSM

影像解读要点

- 节段间椎板融合的分节异常实际上是脊髓纵裂的特征性表现

（王焱炜、王光彬 译）

参考文献

1. Alnefaie N et al: Split cord malformation: presentation, management, and surgical outcome. World Neurosurg. 136:e601-7, 2020
2. Morioka T et al: Neurosurgical pathology of limited dorsal myeloschisis. Childs Nerv Syst. 34(2):293-303, 2018
3. Lee SM et al: Limited dorsal myeloschisis and congenital dermal sinus: comparison of clinical and MR imaging features. AJNR Am J Neuroradiol. 38(1):176-82, 2017
4. Schmidt C et al: Meningocele manqué: a comprehensive review of this enigmatic finding in occult spinal dysraphism. Childs Nerv Syst. 33(7):1065-71, 2017
5. McComb JG: A practical clinical classification of spinal neural tube defects. Childs Nerv Syst. 31(10):1641-57, 2015
6. Alzhrani GA et al: Multi-level split cord malformation: do we need a new classification? J Clin Imaging Sci. 4:32, 2014
7. Burnei G et al: L3-L5 Teratological spondylolysis with diastematomyelia and L4 radicular syndrome followed by spondyloschisis without myelomeningocele due to somato-arcuate shifting. Spine J. 5(1):202-4, 2014
8. Muroi A et al: Split medulla in association with multiple closed neural tube defects. Childs Nerv Syst. 26(7):967-71, 2010
9. Ayvaz M et al: Is it necessary to operate all split cord malformations before corrective surgery for patients with congenital spinal deformities? Spine (Phila Pa 1976). 34(22):2413-8, 2009
10. Liu W et al: Characteristics of osseous septum of split cord malformation in patients presenting with scoliosis: a retrospective study of 48 cases. Pediatr Neurosurg. 2009;45(5):350-3. Epub 2009 Nov 11. Erratum in: Pediatr Neurosurg. 45(5):406, 2009

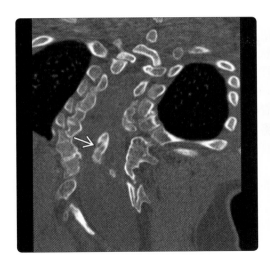

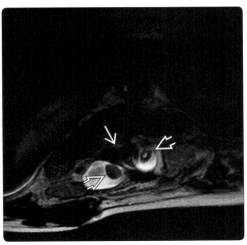

（左图）在广泛胸椎结构和分节异常的患者中，冠状位骨 CT 显示典型的骨髓含有脊髓纵裂骨性分隔（➡️，Ⅰ型 SCM）

（右图）胸椎轴位 T2WI MR 显示异常宽的椎体，椎管内突出的骨性分隔（➡️，Ⅰ型 SCM）。2 个半脊髓（⇨）分别位于不同的硬脊膜囊内。注意到轻度的左半脊髓空洞症

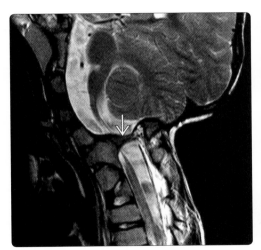

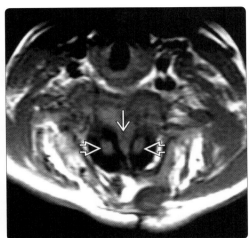

（左图）矢状 T2WI MR（Ⅰ型 SCM）显示严重的颅颈部脊椎分节异常及明显的骨性分隔（➡️）穿高位颈部的硬膜囊。双侧半脊髓向外移位且未在本层面显示

（右图）轴位 T1WI MR（Ⅰ型 SCM）显示明显的骨性分隔（➡️）穿硬膜囊且分割了两侧的脊髓（⇨）

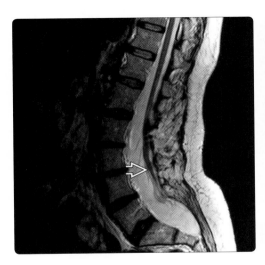

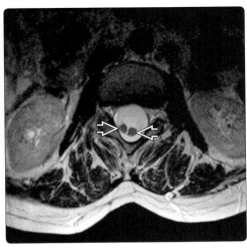

（左图）矢状 T1WI MR（Ⅱ型 SCM，出生时闭合性脊髓脊膜膨出）显示腰髓背侧的脊髓脊膜膨出闭合术后所见，远端硬膜囊扩张，延长的脊髓基板附着于 L4/5 水平背侧硬膜囊闭合处（⇨）

（右图）轴位 T2WI MR（Ⅱ型 SCM，脊髓脊膜膨出）显示胸髓分离为 2 个半脊髓（⇨）不伴骨性及纤维性分隔

术语
- 部分重复椎→1个或多个赘生（"额外的"）椎体

影像学
- 不典型的脊柱侧弯（成角锐利，单个或局限性弯曲）伴有1个或多个"赘生的"半椎体
- "赘生"半椎体常与局部的脊柱侧凸相关

主要鉴别诊断
- 蝴蝶椎
- 椎体骨折

病理学
- 正常的脊柱骨化紊乱→半椎体
- 颈胸或胸腰连接部分的变异→"赘生的"半椎体

- 赘生的半椎体可能插入相邻的椎体间导致不平衡的阻滞椎，局部脊柱侧弯

临床信息
- 可无症状或表现为神经肌肉侧弯
- 继发于严重脊柱侧弯所致胸部运动障碍的呼吸衰竭（罕见）
- 转归：脊柱侧凸可能随躯体生长而进展，需要治疗

诊断思路
- 患者可能表现正常，也可能表现为先天性脊柱侧凸 ± 红斑
- 赘生半椎体表现为发育异常侧的椎弓根缺失；与骨折鉴别

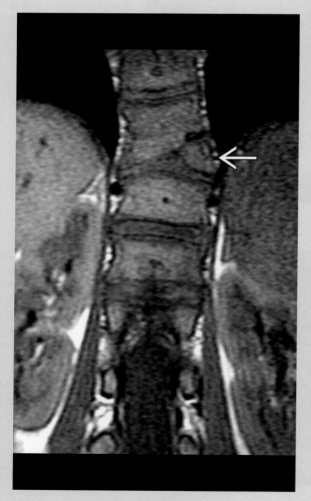

冠状 T1WI MR 显示左侧胸椎的一个小赘生半椎体（➡）导致低位胸椎向左轻度侧凸

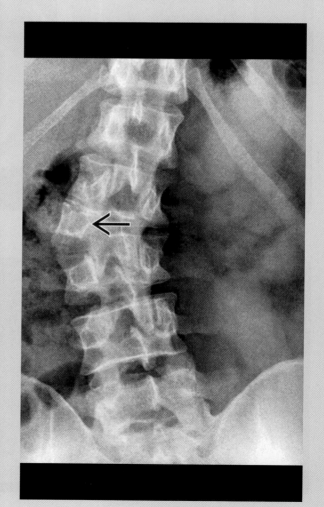

后前位平片显示多个位于右侧 L2 与 L3 椎体间水平典型的赘生半椎体（➡），导致脊柱向右侧凸。注意在这一节段只有一个椎弓根

术语

同义词
- 赘生椎

定义
- 部分重复椎→1个或多个赘生"额外的"椎体

影像学

一般表现
- 最佳诊断依据
  - 不典型的脊柱侧弯（成角锐利，单个或局限性弯曲）伴有1个或多个"赘生的"半椎体
- 位置
  - 胸腰段 > 颈段

X线表现
- 平片
  - 脊柱侧凸并一侧赘生的半椎体
  - 计数胸椎和腰椎的"额外"椎骨

CT表现
- 骨CT
  - 一侧赘生的半椎体

MR表现
- T1WI
  - 一侧赘生的半椎体 ± 闭合不全、脊髓异常
- T2WI
  - 与T1WI一致

影像成像方法
- 最佳成像工具
  - 后前（AP）位平片
- 成像建议
  - 后前位平片用于"计数"定位异常椎体的水平
- 长胶片负重站立位平片评价脊柱侧凸
- 多平面MR图像评估椎体解剖，评价相关神经系统异常

鉴别诊断

蝴蝶椎
- 2个侧块；看起来像有中部裂隙的"双侧半椎体"
- 两侧分离的骨化中心未融合

椎体骨折
- 病理性或外伤性（病史危急）
- 皮质异常不连续 ± 软组织水肿，脊髓受损
- 2个椎弓根水平异常

病理学

一般表现
- 病因学
  - 正常椎体骨化紊乱→半椎体

- 颈胸或胸腰结合部变异→"额外的"半椎体节段

伴发异常
  - 脊柱裂，脊索裂综合征，尾椎退化，其他椎体节段异常，内脏器官异常

大体病理及手术所见
- 半椎体可与邻近椎体合并→不平衡的阻滞椎

临床信息

临床表现
- 最常见的体征/症状
  - 无明显症状
  - 神经肌肉性脊柱侧凸；通常是进行性的
- 其他体征/症状
  - 继发于严重的脊柱侧凸引起的胸部活动受限的呼吸衰竭（少见）
  - 神经性异常，肢体/内脏异常

人口统计学
- 年龄
  - 较严重的病例见于婴儿或儿童
  - 较轻的病例见于青少年，多为儿科医师在学校脊柱侧弯影像检查中偶然发现
- 性别
  - 男 = 女
- 流行病学
  - 独立存在或并发症状之一，单发或多发
    - 许多综合征与脊椎分节或融合异常有关
    - 当多个系统先天性异常，父母为近亲时可增加发病概率

转归与预后
- 多变：脊柱侧弯可随躯体的生长而进展，需要治疗

治疗
- 较轻的病例可保守治疗
- 较严重病例需外科治疗以阻止/矫正脊柱侧弯

诊断思路

思考点
- 排除相关的异常

影像解读要点
- 赘生的半椎体表现为发育异常侧的椎弓根缺失；与骨折鉴别

（王焱炜、王光彬 译）

参考文献

1. Tague RG: Proximate cause, anatomical correlates, and obstetrical implication of a supernumerary lumbar vertebra in humans. Am J Phys Anthropol. 165(3):444-56, 2018
2. Thawait GK et al: Spine segmentation and enumeration and normal variants. Radiol Clin North Am. 50(4):587-98, 2012

术语
- "隐性脊柱裂"是过时的名词，应被淘汰
- 棘突/椎板中线不融合，无潜在的神经或硬脊膜异常

影像学
- 棘突/板层在中线融合异常
  - 在后部骨缺损处无异常的神经、硬脊膜或脂肪瘤组织
  - 硬膜囊、圆锥位置及终丝粗细正常
- 腰骶连接处（L5＞S1）≫颈椎（C1＞C7＞T1），胸椎

主要鉴别诊断
- 闭合型脊柱裂
- 外科椎板切除术改变
- 不完全骨化的正常进展

病理学
- 病因不明
  - 可能与异常神经形成过程无关

临床信息
- 最常见的患者表现为腰痛及腿痛；该表现为影像检查时偶然发现
- 背部有时可发现皮肤凹陷
- 如无表皮红斑表现则常无症状

诊断思路
- 后部不完全融合为偶然发现且少有神经症状
  - 平片是经济的筛选工具，但阳性发现很少有意义
  - MR 对于排除潜在异常效果最佳，但对表皮红斑或神经性病变诊断率很低

（左图）腰骶椎后前位平片（由于下背部疼痛而行影像检查）显示偶然发现的 S1 椎板不完全融合（➡）

（右图）轴位 T1WI MR 显示典型的中线后部结构不完全融合（➡）。该发现是由于下背部疼痛而做 MR 检查时偶然发现的

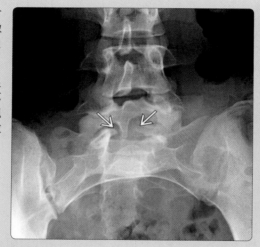 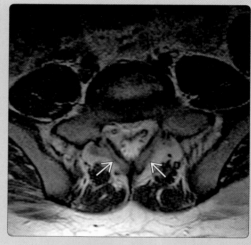

（左图）冠状骨 CT 显示 L5 椎板（➡）倾斜不对称旋转并重叠，这种结构被认为可以产生旋转应力，致使小关节过早退行性变

（右图）一名脊柱后部附件倾斜不对称旋转并椎板不完全融合的患者的腰骶连接处轴位骨 CT 进一步显示无移位的 L5 缺损（➡），可能与关节间的旋转应力有关

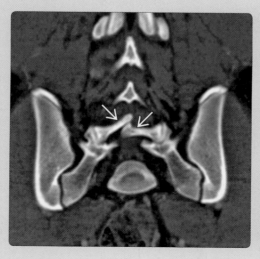 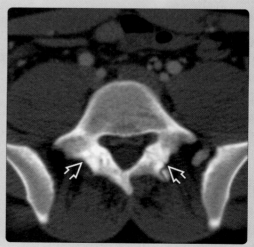

术语

同义词
- 隐性脊柱裂是过时的名词

定义
- 棘突 / 板层中线融合异常，不伴潜在的神经或硬膜异常

影像学

一般表现
- 最佳诊断依据
  - 腰骶后部附件不完全融合
- 位置
  - 腰骶连接处（L5＞S1）≫ 颈部（C1＞C7＞T1），胸部
- 大小
  - 缺损一般很小
- 形态学
  - 后部附件未在中线融合；边缘圆钝，有皮质层，以及可能有重叠

X 线表现
- 平片
  - 中线处棘突 / 椎板未融合

MR 表现
- T1WI
  - 硬脊膜囊、圆锥位置及终丝粗细正常
  - 在后部骨缺损处无异常神经、硬脊膜、或脂肪瘤组织
- T2WI
  - 与 T1WI 一致

影像成像方法
- 成像建议
  - 对有低风险的骶椎凹陷的新生儿应用超声
  - 多平面 MR 应用于脊髓拴系，神经异常 + 表皮红斑

鉴别诊断

闭合性脊柱裂
- 脂肪瘤，脊髓拴系，背部脊膜膨出，背部皮窦

椎板切除术后
- 外科手术史，寻找切口疤痕，脊柱旁肌肉去神经，椎板切除术后缺损

正常骨化过程
- 正常 L5 椎板 5~6 岁前可不闭合

病理学

一般表现
- 病因学
  - 不清，可能与神经胚胎发育过程异常无关

大体病理及手术所见
- 未融合的棘突及椎板覆于正常硬脊膜囊上

镜下所见
- 椎板组织学上为正常皮质骨

临床信息

临床表现
- 常见体征 / 症状
  - 如无表皮红斑则常无症状
  - 偶尔背部皮肤凹陷
    - 臀裂内的凹陷不需要进一步评估
    - 臀裂之上的凹陷有其他伴发异常的可能性；需要进一步 MR 检查
- 其他体征 / 症状
  - 与下尿路功能障碍和夜间遗尿的关系已被描述但未被普遍接受
  - 不对称的椎板不闭合可能产生旋转应力，加速退行性改变
- 临床资料
  - 患者表现为下背部或腿疼；发现常为影像学检查时偶然发现

人口统计学
- 年龄
  - 所有年龄（一些研究表明，成人的患病率与儿童相比大大降低）
    - 可能代表延迟闭合
- 性别
  - 女 > 男
- 流行病学
  - 在美国人口中占 30% 以上

转归与预后
- 无明显临床表现，常偶然发现

治疗
- 保守治疗

诊断思路

思考点
- 后部不完全融合为偶然发现，少有神经症状

（王焱炜、王光彬 译）

参考文献

1. Sakai T et al: Bony healing of discontinuous laminar stress fractures due to contralateral pars defect or spina bifida occulta. Spine Surg Relat Res. 3(1):67-70, 2019
2. Urrutia J et al: Does the prevalence of spondylolysis and spina bifida occulta observed in pediatric patients remain stable in adults? Clin Spine Surg. 30(8):E1117-21, 2017
3. Urrutia J et al: Spondylolysis and spina bifida occulta in pediatric patients: prevalence study using computed tomography as a screening method. Eur Spine J. 25(2):590-5, 2014
4. Shin SH et al: Spina bifida occulta: not to be overlooked in children with nocturnal enuresis. Int J Urol. 20(8):831-5, 2013

术语

- 囊肿沿神经轴排列，有分泌黏液的立方或柱状上皮，类似消化道
  - 来源于移位的内胚层组织
- 同义词：肠性囊肿，肠源性囊肿，内胚层囊肿

影像学

- 沿着神经轴（通常是椎管内）的囊肿＋椎体异常
- 大多数为脊髓腹侧硬膜内髓外单侧单房囊肿
- 可能与其他闭合性脊髓发育不良有关
- ± 相关瘘管及纵隔／腹腔囊肿

主要鉴别诊断

- 蛛网膜囊肿
- （表）皮样囊肿
- 脊膜前膨出

病理学

- 肠和脊髓结构通过永久性神经肠管连接（也称为 Kovalevsky 管）
- 脊索分离综合征症候群亚型
  - 偶发性或症候群（Klippel-Feil，VACTERL，OEIS）
  - 与椎体畸形相关、脊髓纵裂、脂肪瘤、皮肤窦道和脊髓拴系

临床信息

- 一些患者可以无明显症状，但大多数病例都表现为进展性神经退行性变

诊断思路

- 囊肿的位置、大小、脊髓受压程度和相关畸形的严重程度决定预后
- 查找相关的纵隔或腹部囊肿、相通的瘘管或椎体畸形

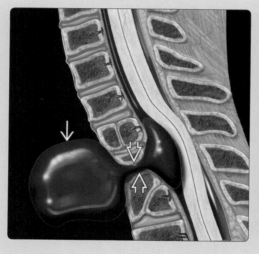
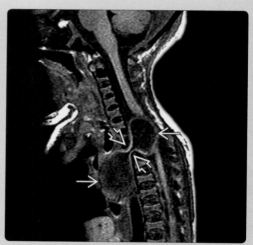

（左图）矢状位示意图显示一较大纵隔肠源囊肿囊肿（➡）通过神经肠管（也称为 Kovalevsky 管，➨）膨出进入腹侧椎管。囊肿凸向背侧并压迫胸段脊髓

（右图）矢状位 T1WI MR 显示一较大哑铃状肠源性囊肿（➡）经永久性神经肠管（➨）自纵隔膨入中央管，有明显的脊髓压迫（Courtesy S. Blaser, MD.）

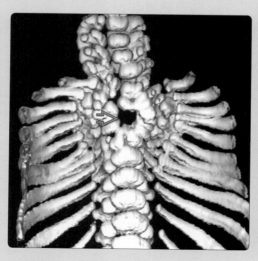
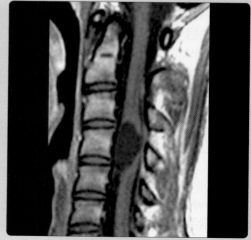

（左图）同一患者的 3D 冠状位骨 CT 显示广泛的椎体节段异常，多处融合的肋骨，以及一个大的、永久性的神经肠管（➨），合并复杂的胸段肠囊肿和椎管延伸（Courtesy S. Blaser, MD.）

（右图）矢状位强化 T1WI MR 显示 C4 水平清晰的囊性病变。囊肿嵌入脊髓腹侧，但未见异常强化或邻近椎体重塑

术语

同义词

- 肠性囊肿，肠源性囊肿，内胚层囊肿

定义

- 囊肿沿神经轴排列，有分泌黏液的立方或柱状上皮，类似消化道
  - 来源于移位的内胚层组织
  - 归类为无皮下肿块的复杂闭合性脊髓发育不良

影像学

一般表现

- 最佳诊断依据
  - 椎管内囊肿 + 椎体异常
  - 如果有脊椎异常，建议进行病理检查
- 位置
  - 通常在椎管内（~90%）：多数位于下颈椎或上胸椎
    - 可以是后纵隔/腹内或两者兼有，通过椎体缺损进行连通
  - 大多数为硬膜内髓外（~90%）
    - 其余 10% 分布在髓内和硬膜外位置
  - 脊髓内腹侧≫背侧
  - 可能是颅内的（10%~25%）
    - 颅后窝颅内神经源性囊肿最多（70%~90%）
- 大小
  - 范围：小→大
- 形态学
  - 单个、光滑壁、单房性囊肿

X 线表现

- 平片
  - 椎管扩张，椎弓根间距扩大
  - 分节异常
  - 脊柱侧凸

CT 表现

- 骨 CT
  - 局限性椎管扩张
  - 分节异常（~50%）
  - 脊柱后部闭合不全缺损

MR 表现

- T1WI，T2WI
  - 边界清楚，液体强度，单房囊状病变 ± 脊椎异常
  - 囊肿内液体信号可变，可与脑脊液一致或含有蛋白质/出血成分（↑ T1，↓ T2）
  - 脊髓占位效应，相关的脊髓软化
  - ± 相关瘘管及纵隔/腹腔囊肿
  - ± 其他相关闭合性脊髓发育不良：脊髓裂畸形、脂肪脊膜膨出、硬膜内脂肪瘤、背侧皮肤窦道、脊髓拴系
- 强化 T1WI
  - 轻度边缘强化或无
- DWI
  - 囊肿内容物可表现出轻度弥散受限

超声表现

- 灰阶超声
  - 脊髓内低回声囊性病变

核医学表现

- 囊肿摄取 Tc-99m（胃黏膜）明确诊断

影像成像方法

- 最佳成像方法
  - 多平面 T1WI、T2WI 评估椎体畸形、脊髓压迫程度及囊肿与周围结构关系
  - 骨 CT 及 CT 三维重建评价骨质异常及外科解决方案

鉴别诊断

蛛网膜囊肿

- 所有脉冲序列显示脑脊液密度/信号
- 椎管背侧 > 腹侧
- 脊椎异常罕见

（表）皮样囊肿

- 多位于圆锥/马尾水平
- ↑ T1 脂肪信号（皮样囊肿）+ 弥散受限（表皮样囊肿）
- ± 窦道，脊髓拴系，皮肤凹陷

脊膜前膨出

- 与硬脊膜连续的凸向前方的哑铃状病灶
- 与腹侧骨缺损相关

囊性肿瘤

- 在强化图像上寻找更薄的边缘增强：结节状强化应该引起关注

神经鞘瘤

- 明显强化，很少见于正中线，通常与神经根或脑神经有关

病理学

一般表现

- 病因学
  - 由胚胎第 3 周原始内胚层和外胚层不完全分离所致
    - 脊索通常分为背侧外胚层（皮肤和脊髓）和腹侧内胚层（前肠）
    - 分离异常→脊索分裂或脊索偏离到黏附侧
    - 与内胚层（原始前肠）不完全分离的脊索层阻碍中胚层发育→小部分原肠在发育中的椎管内停留
  - 严重病例中肠和脊髓结构通过永久性神经肠管连接（也称为 Kovalevsky 管）
    - 正常情况下，该管在妊娠第 23~25 天通过原始凹陷短暂连接羊膜腔和卵黄囊
    - 肠管持续存在程度预示异常的严重程度
- 伴发异常
  - 其他共存的闭合性脊柱发育不良 ± 皮肤红斑

- 脊髓纵裂，脂肪瘤，背侧皮肤窦道，脊髓拴系
  - Klippel-Feil 综合征
  - 消化道畸形
    - 重复，瘘管，肛门闭锁
  - VACTERL 三联征，脐膨出，（膀胱）外翻，（肛门）闭锁和脊柱异常（OEIS）、心脏异常、肾脏畸形

分期、分级和分类

- 世界卫生组织（WHO）分类：其他畸形性肿瘤及肿瘤样病变
- 组织学上分为 3 种类型（Wilkins & Odum）
  - A 型：类似呼吸道或消化道，单层、假复层上皮或两者共存
  - B 型：A 型 + 黏膜或浆液腺、平滑肌结缔组织、淋巴组织或神经组织
  - C 型：A 型 + 室管膜或其他神经胶质成分
- 分型与其他相关的临床参数（部位、大小、切除后的结果）无关

大体病理及手术所见

- 单发单房（偶见多房）光滑囊肿，其内为清澈囊液或蛋白样黏性液体（奶样、奶油色、微黄色及黄色）
  - ± 囊肿与脊髓和 / 或椎骨连接
  - 背侧脊髓肠管经过软骨构成的 Kovalevsky 管横穿小的发育不良的椎体

临床信息

临床表现

- 常见体征 / 症状
  - 取决于位置、大小、脊髓中枢受压程度
    - 头痛
    - 颈 / 神经根疼痛加重，椎管内压力升高
    - 步态异常，进行性下肢瘫痪或感觉异常
    - 脑神经病变，感觉运动障碍
- 其他体征 / 症状
  - 急性症状罕见，通常由感染引起脑膜炎
  - 可偶然发现

人口统计学

- 年龄
  - 大多数出现在青少年中
    - 婴儿通常不会出现症状，除非较大
    - 囊肿合并相关畸形较单发囊肿出现时间早
- 性别
  - 男性：女性 =2：1
- 流行病学
  - 少见：占脊髓"肿瘤"的 0.7%~1.3%

转归与预后

- 一些无症状患者通过尸体解剖证实
- 大多数患者表现为进展性神经退化
- 多数患者在外科切除后症状明显改善
- 成人恶变病例罕见

治疗

- 主要治疗目标：完全手术切除，但由于囊肿位于腹侧或存在髓内成分，并不总能达到
  - 若无法完整切除、引流，可以选择部分切除
  - 1/3 的部分切除病例报告有症状复发

诊断思路

思考点

- 囊肿的位置、大小、脊髓受压程度和相关畸形的严重程度决定病程及预后

影像解读要点

- 寻找相关的纵隔及腹部囊肿、相通的瘘管及椎体畸形

（王焱炜、王光彬 译）

参考文献

1. Menéndez RH et al: Neurenteric cyst of the ventral craniocervical junction: case report and a literature review. World Neurosurg. 125:257-60, 2019
2. Çay A et al: Prenatal diagnosis of mediastinal neurenteric cyst: a case report and review of the literature. J Med Ultrason (2001). 45(4):633-9, 2018
3. Kitamura Y et al: Supratentorial neurenteric cyst with spontaneous repetitive intracystic hemorrhage mimicking brain abscess: a case report. Neurosurg Rev. 37(1):153-9, 2014
4. Al-Ahmed IH et al: Neurosurgical management of neurenteric cysts in children. J Neurosurg Pediatr. 11(5):511-7, 2013
5. Gauden AJ et al: Intracranial neuroenteric cysts: a concise review including an illustrative patient. J Clin Neurosci. 19(3):352-9, 2012
6. Jhawar SS et al: Intramedullary spinal neurenteric cyst with fluid-fluid level. J Neurosurg Pediatr. 9(5):542-5, 2012
7. Savage JJ et al: Neurenteric cysts of the spine. J Craniovertebr Junction Spine. 1(1):58-63, 2010
8. Theret E et al: Huge intramedullar neurenteric cyst with intrathoracic development in a 1 month-old boy: excision though the anterior approach. A case report and review of the literature. Acta Neurochir (Wien). 152(3):481-3, 2010
9. Aydin AL et al: Prenatal diagnosis of a large, cervical, intraspinal, neurenteric cyst and postnatal outcome. J Pediatr Surg. 44(9):1835-8, 2009
10. Surash S et al: Malignant transformation of a neurenteric cyst in the posterior fossa following complete excision. Br J Neurosurg. 23(4):458-61, 2009
11. Asagiri K et al: A case of split notochord syndrome with congenital ileal atresia, the total absence of a colon, and a dorsal enteric cyst communicating to the retroperitoneal isolated ceca with a vesical fistula. Pediatr Surg Int. 24(9):1073-7, 2008
12. Preece MT et al: Intracranial neurenteric cysts: imaging and pathology spectrum. AJNR Am J Neuroradiol. 27(6):1211-6, 2006
13. Wakisaka M et al: Giant transdiaphragmatic duodenal duplication with an intraspinal neurenteric cyst as part of the split notochord syndrome: report of a case. Surg Today. 34(5):459-62, 2004
14. Kapoor V et al: Neuroradiologic-pathologic correlation in a neurenteric cyst of the clivus. AJNR Am J Neuroradiol. 23(3):476-9, 2002
15. Kumar R et al: Intraspinal neurenteric cysts–report of three paediatric cases. Childs Nerv Syst. 17(10):584-8, 2001

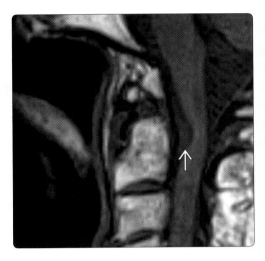
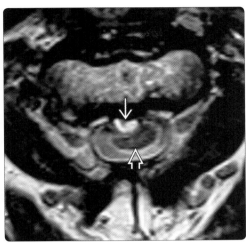

（左图）矢状位 T1WI MR（Klippel-Feil 综合征）显示一较小髓外肠源性囊肿（➡），伴有椎体缺陷和游离齿突小骨的颅骨变异，轻度压迫腹侧脊髓

（右图）Klippel-Feil 综合征患者 T2WI MR 显示一高信号硬膜内髓外肠源性囊肿（➡）致颈段脊髓受压、变形、移位（➡）

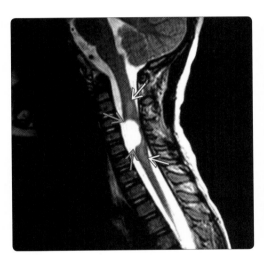
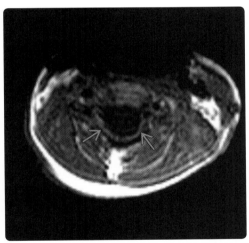

（左图）4 岁儿童颈椎矢状位 T2WI MR 显示薄壁脑脊液信号强度囊肿（➡），有较大的髓内成分和相邻的 T2WI 脊髓信号异常（➡）。未发现相关的分节异常

（右图）同一患者的轴位 T1WI MR 显示囊肿周围的脊髓组织的爪状征（➡），提示髓内而非髓外位置。这个囊肿被切除并确认为神经肠源性囊肿

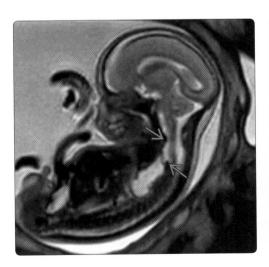
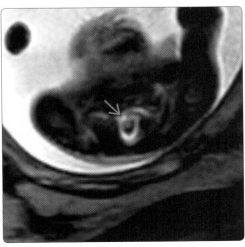

（左图）23 周妊娠胎儿 MR 的矢状位 T2 SSFSE 显示一个巨大的颈胸段脊柱腹侧发育不良缺损（➡），一薄壁将椎管与先天性膈疝所致的胸内胃分开

（右图）同一胎儿轴位 FIESTA MR 显示囊肿壁缺损，可直接与椎管及胸内胃相连（➡），推测为神经肠源性囊肿

术语

- 同义词：小骨（ossicle, OS）
- 齿突尖端呈皮质状、椭圆形或圆形的小骨块

影像学

- 位于齿突界限清楚、骨皮质均匀平滑的圆形或卵圆形小骨块
- ±C1（寰椎）椎弓前部的肥大
- ± 脊髓挫伤、脊髓软化（如果有颅颈部不稳的情况）

主要鉴别诊断

- 持续存在的终末小骨
- C2 椎体齿突骨折（Ⅱ型）

病理学

- 基于小骨位置有两种类型
  - 原位：小骨位于解剖学位置
  - 异位：小骨位于除正常位置外的任何位置（被认为较不稳定）
- 寰椎横韧带（TAL）功能不全→C1/C2 不稳定

临床信息

- 通常无症状
  - 游离体偶然地在其他原因进行成像时被发现（例如：创伤）
- 有症状的患者
  - 局部机械性的颈痛，斜颈，头痛或其他神经系统的症状
- 预后多变；大部分取决于 CVJ（颅颈交界区）的稳定性

诊断思路

- 当发现存在游离齿突时评估 CVJ 的动态稳定性

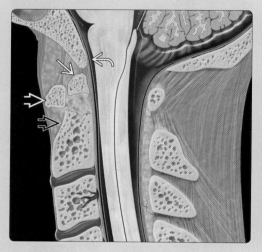
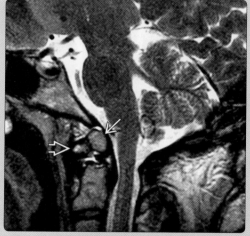

（左图）颈椎矢状示意图显示一正位游离齿突（➡），骨与齿突（⇗）轻微分离，朝向斜坡（↙）。注意与略增大的 C1 前弓保持正常距离（⇨）

（右图）颅颈交界区矢状位 T2WI 显示正位游离齿突（➡），与前 C1 弓（⇨）接近。颈髓是正常的

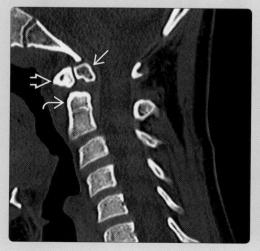
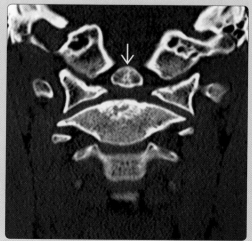

（左图）矢状位骨 CT 显示 C1 前弓（⇨）增大，伴轻度异位游离齿突（➡），与发育不良的圆形齿突（↪）不相连。注意齿突与 C1 和斜坡保持对齐

（右图）冠状位骨 CT 明确了圆形游离齿突（➡）与 C2 椎体不连。游离齿突稍稍向左侧移位。枕髁和 C1 侧块的排列正常

术语

同义词

- 游离小骨（OS）

定义

- 齿突尖端呈皮质状、椭圆形或圆形的小骨块
- 根据小骨位置分两种类型
  - 正位：小骨位于解剖学位置
  - 异位：小骨位于其他位置
    - 游离齿突多邻近枕骨大孔，或与斜坡或 C1 椎弓前缘融合

影像学

一般表现

- 最佳诊断依据
  - 小骨位于发育不良的齿突尖端 + 增大的 C1 前弓
- 位置
  - 颅颈交界区（CVJ），邻近齿突
- 大小
  - 多变；典型者较正常齿突小
- 形态学
  - 圆形或卵圆形骨皮质均匀平滑的小骨块
    - 从 C2 基底部和齿突分离
    - 小骨块与椎体不直接相连
  - ±C1（寰椎）前弓肥大

X 线表现

- 平片
  - 齿突处边界清楚的小骨 + 增大的 C1 前弓
  - 伴或不伴寰枢椎屈伸不稳定

CT 表现

- 骨 CT
  - 齿突处边界清楚的小骨 + 增大的 C1 前弓
  - 小骨可与斜坡或 C1 前弓融合

MRI 表现

- T1WI
  - 齿突处边界清楚的小骨 + 增大的 C1 前弓
  - 小骨、C1 前弓骨髓信号正常
- T2WI
  - 同 T1WI
  - ± 颅颈交界区不稳造成的脊髓挫伤、脊髓软化

影像成像方法

- 最佳成像方法
  - 多平面骨 CT 显示骨的解剖
  - 多平面 MRI 评估脊髓及软组织
- 成像建议
  - 轴位骨 CT 及其矢状位、冠状位重建
  - 矢状位、轴位、冠状位 T2WI 最有帮助
    - 在过伸过屈位上成像评估稳定性及对脊髓的影响

鉴别诊断

永久存在的终末小骨

- 终末小骨未骨化的正常变异→偶然发现的齿突的"切迹"，相邻的圆形小骨
- 终末小骨的小骨块比游离齿突小得多；位于 C1 椎弓水平寰椎横韧带（TAL）的上方
- 与临床上不稳症状无关

C2 椎体齿突骨折（Ⅱ型）

- 齿突骨折不愈合
- 齿突的大小和形状正常
- 枢椎底部与齿突间隙明显狭窄
- C1 前弓大小正常

病理学

一般表现

- 病因学
  - 有争议；已提出的一些观点
    - "先天性"理论
      - 枕骨骨节、原寰椎和 C1 重排骨节的异常胚胎发生
      - 骨化时齿突过度活动→先天性齿突与枢椎融合失败
      - 解释了在非常年轻患者和家族内发现的游离齿突
    - "创伤性"理论
      - 齿突联合闭合前（5~6 岁）骨折所致的后遗症→逐步发展为游离齿突
      - 随着发育，翼状韧带将齿突碎片带离枢椎根部
      - 头侧的齿突碎片继续接受尖端血管的血供
      - 无血管的尾侧部分吸收→典型圆形小骨块
      - 解释了显示有游离齿突的患者为什么先前的颈部图像是正常的
- 伴发异常
  - 在 Morquio 综合征、多发骨骺发育不全、Klippel-Feil 综合征、Down 综合征的报告中出现频率高
- 相关的颅颈部的胚胎学（枕骨 -C3 生骨节）
  - 在正常胚胎发生过程中，第 4 枕骨骨节（原寰椎）分为腹侧、头侧和背侧尾部
    - 腹侧寰椎组件→枕骨大孔前孔、枕髁
      - 部分寰椎腹侧分离与寰椎胸椎椎体合并→齿突
      - 前寰椎中心→尖端齿突韧带
    - 寰椎、TAL 起源于前寰椎
      - 齿突是指在妊娠 6~7 周从 C1 环分离，融合到枢椎体后的寰椎椎体
  - 骨成分是通过软骨骨化形成的
    - 齿突基底出生前骨化
    - 枢椎体约 4 岁时与齿突融合
    - 齿突尖和齿突在 12 岁左右融合

分期，分级和分类

- 正位：小骨位于解剖学位置
- 异位：小骨位于除正位外的任何位置
  - 游离齿突多邻近枕骨大孔，或与斜坡或 C1 椎弓前缘融合
  - 不如正位的游离齿突稳定
- 平片测量标准
  - 寰齿前间距（AADI）
    - 临床上用于测量 C1/2 椎体的不稳性
    - 警告：游离齿突常伴椎弓移位甚至明显的寰枢椎不稳
  - 寰齿后间距（PADI）
    - 齿突后缘与 C1 后弓前缘的间距
    - 间接反映脊髓可活动空间（SAC）
      - 软组织增生（滑膜囊肿、血管翳）↓ SAC 但在平片上易被掩盖
    - 代替 MR 或 CT，可测量脊髓实际可用空间
      - MR 测量出的脊髓压迫可能先于症状出现
    - 寰齿后间距小于 13 mm，与进行性神经退变相关
  - 寰齿后间距不稳定指数
    - 过伸过屈位 SAC 改变
  - 直接测量枢椎椎体上寰椎的位移
    - C2 椎体前部上线与 C1 前弓后缘下线之间的间隙
    - 大于 3 mm 为病理性分离

大体病理及手术所见

- 游离齿突可能不稳定
  - TAL 通常绕于齿突基部
  - 可能不能正常附着于齿突
    - TAL 功能不全→寰枢椎不稳

临床信息

临床表现

- 常见体征 / 症状
  - 常无症状
    - 常因其他原因进行影像学检查时偶然发现小骨（例如：外伤）
  - 有症状的患者有局部机械性颈痛、斜颈、头痛
    - 因为无症状游离齿突常见，常较难确定其与所表现症状的关系
- 其他体征 / 症状
  - 外伤后暂时的或永久的轻度瘫痪
  - 进行性的脊髓病
  - 无力
  - 运动失调
  - 低位脑神经病变
  - 脊椎血管受压→颈髓、脑干局部缺血
  - 猝死（极少）

人口统计学

- 年龄
  - 多样
- 流行病学
  - 准确的患病率及发病率未知

转归与预后

- 多变；主要取决于 CVJ 韧带稳定性
- AADI 与 PADI 提示其稳定性

治疗

- 建议大部分偶然被诊断为游离齿突的患者采取非手术治疗
  - 无明显不稳的影像学证据的无症状患者→观察
  - 有机械症状的有症状患者→手术治疗
    - 颈部牵引、理疗、颈圈固定、限制活动、抗炎药
- 稳定手术用于脊椎不稳、神经功能下降或顽固性疼痛

诊断思路

思考点

- 当发现存在游离齿突时用过伸 / 过屈位评估 CVJ 的动态稳定性
- 异位游离齿突比正位更不稳定

（王焱炜、王光彬 译）

参考文献

1. Goel A et al: Os odontoideum: analysis of 190 surgically treated cases. World Neurosurg. 134:e512-23, 2020
2. Helenius IJ et al: Os odontoideum in children: treatment outcomes and neurological risk factors. J Bone Joint Surg Am. 101(19):1750-60, 2019
3. Sato H et al: Familial Os odontoideum: proatlas segmentation abnormality. World Neurosurg. 130:146-9, 2019
4. Buyukkaya A et al: Characteristic imaging findings of os odontoideum. Spine J. 14(12):3052-3, 2014
5. Kulkarni GB et al: Profile oF patients with craniovertebral junction anomalies with posterior circulation strokes. J Stroke Cerebrovasc Dis. 23(10):2819-26, 2014
6. Visocchi M et al: Os odontoideum syndrome: pathogenesis, clinical patterns and indication for surgical strategies in childhood. Adv Tech Stand Neurosurg. 40:273-93, 2014
7. Pang D et al: Embryology and bony malformations of the craniovertebral junction. Childs Nerv Syst. 27(4):523-64, 2011
8. Arvin B et al: Os odontoideum: etiology and surgical management. Neurosurgery. 66(3 Suppl):22-31, 2010
9. Visocchi M et al: Reducible and irreducible os odontoideum in childhood treated with posterior wiring, instrumentation and fusion. Past or present? Acta Neurochir (Wien). 151(10):1265-74, 2009
10. Wada E et al: Os odontoideum as a consequence of a posttraumatic displaced ossiculum terminale. A case report. J Bone Joint Surg Am. 91(7):1750-4, 2009
11. Klimo P Jr et al: Os odontoideum: presentation, diagnosis, and treatment in a series of 78 patients. J Neurosurg Spine. 9(4):332-42, 2008
12. Menezes AH et al: Anatomy and biomechanics of normal craniovertebral junction (a) and biomechanics of stabilization (b). Childs Nerv Syst. 24(10):1091-100, 2008
13. Menezes AH: Craniocervical developmental anatomy and its implications. Childs Nerv Syst. 24(10):1109-22, 2008
14. Menezes AH: Craniovertebral junction database analysis: incidence, classification, presentation, and treatment algorithms. Childs Nerv Syst. 24(10):1101-8, 2008

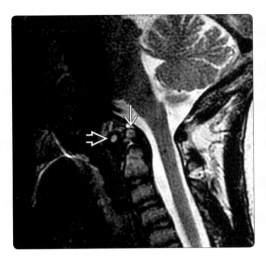
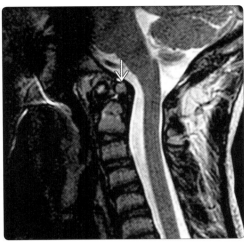

（左图）T2WI MR 屈位示游离齿突（➡）前部相对于枢椎 C2 异位。C1 前弓（➡）和齿突的正常距离仍存在，但伸位像游离齿突相对于 C2 的位置有所改变（寰枢椎不稳）

（右图）矢状位 T2WI MR 伸位示正常齿突位置（➡）。屈位 T2WI 示齿突前缘移位提示寰枢椎不稳

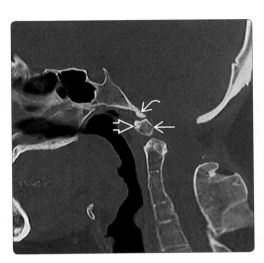
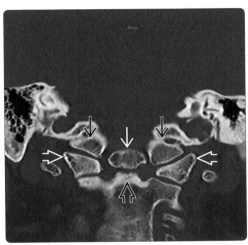

（左图）矢状位骨 CT 显示 Klippel-Feil 综合征患者上颈椎广泛的分节异常。此外，有一个小骨（➡）"融合"到 C1 前弓（➡）。注意斜坡尖端的重塑（➡）

（右图）同一患者的冠状位骨 CT 明确了小骨（➡）与齿突剩余部分（➡）、C1 侧块（➡）和枕骨髁（➡）的关系

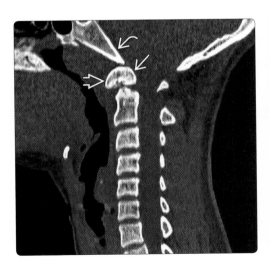
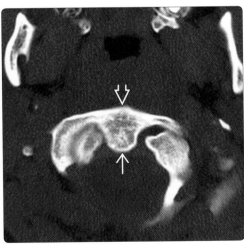

（左图）颈椎的矢状位骨 CT 示先天性 C1 前弓（➡）和大的游离齿突（➡）融合。正常斜坡（➡）和齿突关系尚存。图示下颈椎尚正常且无额外的椎体分节异常

（右图）轴位骨 CT 确定了正位齿突（➡）与 C1 前弓（➡）中线处先天性融合。C1 后弓完整（未显示）

术语

- 侧方脊膜膨出（lateral meningocele, LM），胸椎旁脊膜膨出（lateral thoracic meningocele, LTM），腰椎旁脊膜膨出（lateral lumbar meningocele, LLM）

影像学

- 脑脊液填充的硬膜/蛛网膜囊穿过神经孔向一侧突出
- 椎弓根侵蚀，神经孔扩大，硬膜发育不良
- 双侧脊膜膨出：考虑为神经纤维瘤（NF1），马方综合征

主要鉴别诊断

- 神经鞘瘤
- 神经根（脊膜）囊肿
- 慢性炎性脱髓鞘性多发神经病变
- 前肠重复囊肿

病理学

- 病因学上继发于先天性脊膜发育不良
- 邻近脊膜膨出处椎弓根、椎弓板及椎体呈扇贝样改变
- 扩大的中央椎管、神经孔

临床信息

- 无症状（最常见）或与脊髓/神经根受压相关的非特异性的运动或感觉症状
- 多无症状，除非巨大或脊柱侧弯引起症状
- 非常大的脊膜膨出→呼吸窘迫（脊膜膨出压迫一侧胸腔）

诊断思路

- 脑脊液密度/信号强度的肿块向一侧穿过扩大的神经孔
- 脊柱旁脊膜膨出需要查找 NF1 或者结缔组织病的病史或色斑

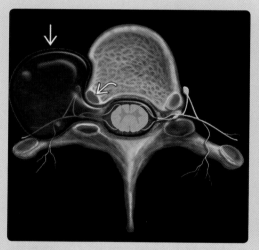
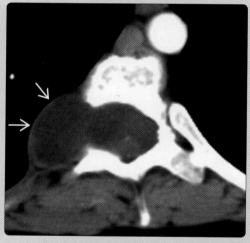

（左图）轴位示意图展示一个大的左侧胸椎旁脊膜膨出（➡）造成椎弓根侵蚀（⬀）、横突重塑及神经孔扩大

（右图）胸部轴位强化 CT（神经纤维瘤病 1 型）显示外侧脊膜膨出（➡）。注意同侧椎弓根完全侵蚀，神经孔扩大

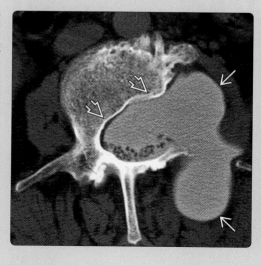
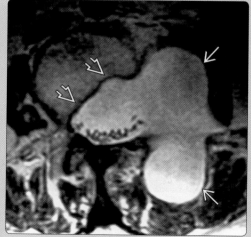

（左图）轴位脊髓造影后 CT 平扫（神经纤维瘤病 1 型）显示一大的左侧腰椎旁脊膜膨出（➡），以及广泛的由于脊膜发育不良造成的椎体扇形改变（⬀），导致左侧椎弓根显著侵蚀并同侧神经孔扩大

（右图）轴位 T2WI MR 图像（神经纤维瘤病 1 型）显示一个大的左侧腰椎旁脊膜膨出（➡）合并广泛的硬膜发育不良及椎体重塑（⬀）和显著的左侧椎弓根侵蚀

术语

缩略词

- 侧方脊膜膨出（LM）

同义词

- 胸椎旁脊膜膨出（LTM），腰椎旁脊膜膨出（LLM）

定义

- 脊膜发育不良→脑脊液充填的硬膜 / 蛛网膜囊通过神经孔向一侧突出

影像学

一般表现

- 最佳诊断依据
  - 脑脊液信号 / 密度的脊膜通过神经孔突出到达邻近的肋间 / 硬膜外间隙
- 位置
  - 胸椎 ＞ 腰椎
  - 右 ＞ 左，10% 为双侧
    - 双侧脊膜膨出通常伴有 1 型神经纤维瘤病（NF1），但也可见于马方综合征
- 大小
  - 通常为 2~3 cm；从很小到巨大
- 形态
  - 脊柱旁脑脊液信号 / 密度的 "囊"
    - 与神经孔相连续
    - ± 脊膜膨出水平呈角度锐利的脊柱侧弯

X 线表现

- 平片
  - 椎弓根侵蚀 ± 神经孔扩大
    - 经常伴有椎体后方的扇形改变（脊膜扩张）
    - ± 角度锐利的脊柱后弯 / 脊柱侧弯（脊膜膨出位于异常凸侧的近端）

CT 表现

- 强化 CT
  - 脑脊液密度的肿块通过扩大的神经孔延伸
  - 无强化；有利于与神经鞘瘤、神经炎 [慢性炎症性脱髓鞘性多发性神经病变（CIDP）] 鉴别
- CTA
  - ± 在系统性结缔组织病背景下的主动脉瘤、夹层
- 骨 CT
  - 宽神经孔；± 椎弓根变细，椎体后部扇形改变（常见）
  - 重建图像可能显示局部脊柱侧弯（冠状面）和硬膜扩张（矢状面）

MR 表现

- T1WI
  - 与硬膜囊相连续的脑脊液信号强度（低信号）肿块
  - 椎弓根变细，神经孔增宽 ± 椎体后方扇形改变

- T2WI
  - 与硬膜囊相连续的脑脊液信号强度（高信号）肿块；罕见脊膜膨出内含神经成分
- 增强 T1WI
  - 无强化；与神经鞘瘤或炎症（CIDP）鉴别

超声表现

- 灰阶超声
  - 与扩张的椎管相连续的后纵隔或腰椎旁囊性低回声肿块
    - 推移并压迫邻近脊髓
  - 超声是宫内（胎儿）及新生儿筛选的主要诊断手段
- 脉冲多普勒
  - 无血流模式
- 彩色多普勒
  - 无血管低回声肿块

非血管介入

- 脊髓造影
  - 硬膜内造影剂从硬膜囊经增大的神经孔填充囊肿
    - 确认与硬膜囊的连续性
    - 可能需要延迟造影
    - 使脊膜膨出患者采取适应体位以增加造影剂充盈

影像成像方法

- 最佳成像方法
  - MR
- 成像建议
  - 使用超声进行新生儿筛选；用 MR 随访验证超声检查阳性者
  - MR 成像用于诊断及术前准备
  - 骨 CT 评价椎弓根、椎体（尤其是计划手术时）

鉴别诊断

神经鞘瘤

- T2WI 信号低于脑脊液，T1WI 信号高于脑脊液
- 对比增强提示肿瘤
  - 注意：有些神经鞘瘤表现为囊性，有些神经纤维瘤轻度强化。

神经根（脊膜）囊肿

- 神经孔内的脑脊液样信号强度 / 密度囊肿
  - 囊肿与硬膜分离，与脊膜膨出不同
- 神经根可确定为囊肿内或囊肿旁的独立结构

慢性炎性脱髓鞘多发性神经病变

- 神经根实性梭形增大，有强化
- 临床及实验室检查有特征性

前肠重复囊肿

- 气管源性最常见；可含有 GI 黏膜
  - 很少与神经孔连续
- 邻近椎管 ± 椎体异常 = 神经肠源性囊肿

病理学

一般表现

- 病因学
  - 脊膜膨出继发于先天性脊膜发育不良
    - 脊膜薄弱使硬膜囊受脑脊液搏动影响导致的局部扩张→扩大的神经孔
    - 继发的骨重塑导致进一步疝出
  - 椎体后部呈扇形改变并硬膜发育不良→同病因
- 遗传学
- 与 NF1 明显相关（85%）
  - 最常见的后纵隔肿物
  - 较少见于 Ehlers-Danlos 综合征、马方综合征
  - 最近报道了与 *NOTCH3* 突变相关的 LM 综合征
- 伴发异常
  - 偶然孤立发现
  - ± 合并存在于腰椎和胸椎旁脊膜膨出
  - ± 遗传疾病特异性发现
    - NF1：硬膜扩张，神经鞘瘤，CNS 肿瘤，嗜铬细胞瘤，肺间质性纤维化，皮肤及皮下神经纤维瘤病
    - 马方综合征：硬膜扩张，血管夹层 / 动脉瘤，晶状体脱位，关节松弛
    - LM 综合征：多发性侧位胸腰椎脊膜膨出 ± Chiari 1 畸形，脊髓空洞，脑积水，脊髓拴系
- 硬膜憩室，椎弓根侵蚀，神经孔增宽，椎体后部扇形变

大体病理和手术所见

- 邻近脊膜膨出的椎弓根、椎弓板及椎体扇贝样变
- 中央椎管、神经孔扩大
- 脊髓位置多变；通常向远离脊膜膨出移位
- 脊柱侧弯凸面指向脊膜膨出的方向

镜下所见

- 硬膜 / 蛛网膜包裹的脊膜囊膨出

临床信息

临床表现

- 常见体征 / 症状
  - 无症状（最常见）
  - 与脊髓或神经根压迫相关的非特异性运动或感觉症状
- 其他体征 / 症状
  - 呼吸窘迫（新生儿）；巨大脊膜膨出压迫胸腔
- 临床资料
  - 无症状患者（偶然发现）
  - ± 脊柱侧弯评估
  - NF1：皮肤牛奶咖啡斑，皮肤及皮下神经纤维瘤，± 脊柱后侧凸
  - 结缔组织病：常见身材高，关节活动度大，晶状体脱位，± 智力正常，± 脊柱侧弯

人口统计学

- 年龄
  - 最常见于 40~50 岁
- 性别
  - 男 = 女
- 流行病学
  - NF1 和遗传性结缔组织病中不常见但明显多于单发病例

转归与预后

- 多无症状，除非巨大或者脊柱侧弯引起症状
- 大小多不变；偶尔缓慢生长
- 可在脑积水分流后消失
- 手术切除后预后极佳

治疗

- 选择、风险及并发症
  - 手术结扎硬膜囊的颈、解除脊膜膨出
  - 矫正 / 稳定脊柱侧凸

诊断思路

建议

- 脊柱旁脊膜膨出需查找 NF1 或者结缔组织病的病史或色斑

影像解读要点

- MR 显示无强化的脑脊液信号强度 / 密度的肿块向一侧穿过扩大的神经孔

（王焱炜、王光彬 译）

参考文献

1. Cuoco JA et al: Neurosurgical management of lateral meningocele syndrome: a clinical update for the pediatric neurosurgeon. Pediatr Neurosurg. 55(1):2-11, 2020
2. Brown EC et al: Neurosurgical management in lateral meningocele syndrome: case report. J Neurosurg Pediatr. 19(2):232-8, 2017
3. Prasad GR et al: Lateral meningomyelocele in a neonate: a case report. J Neonatal Surg. 5(1):4, 2016
4. Alves D et al: Lateral meningocele syndrome: additional report and further evidence supporting a connective tissue basis. Am J Med Genet A. 161A(7):1768-72, 2013
5. Kumar BE et al: Bilateral multiple level lateral meningocoele. J Clin Imaging Sci. 3:1, 2013
6. Kumar V et al: Spontaneous subarachnoid pleural fistula: a rare complication of lateral thoracic meningocele. Neurol India. 58(3):466-7, 2010
7. Haddad R: Multiple asymptomatic lateral thoracic meningocele. Eur J Cardiothorac Surg. 33(1):113, 2008
8. Yen CP et al: Epidermoid cysts associated with thoracic meningocele. Acta Neurochir (Wien). 150(3):305-8; discussion 308-9, 2008
9. Fiss I et al: Rapidly progressive paraplegia due to an extradural lumbar meningocele mimicking a cyst. Case report. J Neurosurg Spine. 7(1):75-9, 2007
10. Pettorini BL et al: Thoracic lipomeningocele associated with diastematomyelia, tethered spinal cord, and hydrocephalus. Case report. J Neurosurg. 106(5 Suppl):394-7, 2007
11. Kaur N et al: Lateral sacral meningomyelocele as a gluteal swelling--an unusual presentation. J Indian Med Assoc. 103(10):554, 556, 2005
12. Oner AY et al: Isolated true anterior thoracic meningocele. AJNR Am J Neuroradiol. 25(10):1828-30, 2004
13. Baysefer A et al: Lateral intrathoracic meningocele associated with a spinal intradural arachnoid cyst. Pediatr Neurosurg. 35(2):107-10, 2001

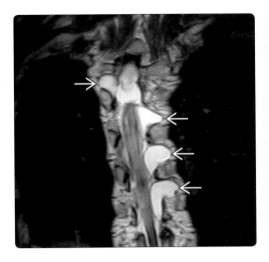

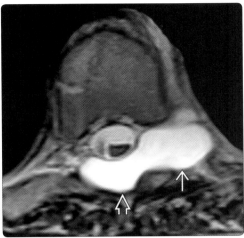

（左图）冠状位 T2WI MR（马方综合征，脊柱侧凸）显示多个脑脊液信号，侧方胸椎脊膜（➡）膨出延伸至邻近扩大的神经孔

（右图）轴位 T2WI MR（马方综合征）显示一大的左侧胸椎旁脊膜膨出（➡），通过扩大重塑的神经孔向外延伸。脊膜膨出（➡）相连的椎管内硬膜外部分使硬膜囊向前移位

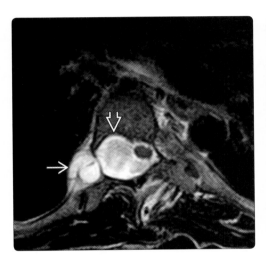

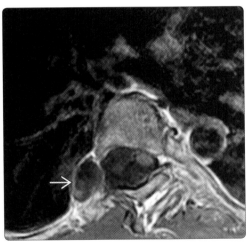

（左图）轴位 T2WI MR（神经纤维瘤病 1 型）显示中胸椎脊膜囊硬膜扩张（➡）特征性的骨质重塑，右侧脊柱旁脊膜膨出（➡）通过扩大的神经孔延伸到脊柱旁软组织内

（右图）轴位强化 T1WI MR 图像（神经纤维瘤病 1 型）显示胸椎旁脊膜膨出（➡）通过扩大的神经孔延伸。没有显示出提示为神经纤维瘤的组织强化

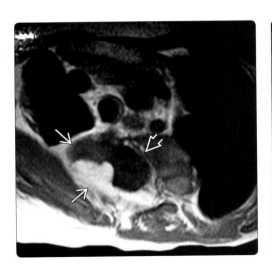

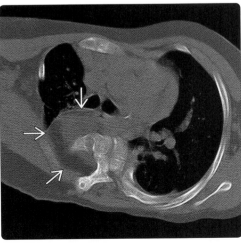

（左图）轴位 T1WI MR 图像显示复杂的含脂肪的脊膜膨出（➡）延伸至脊柱右旁组织内。注意椎体后部的扇形改变（➡）及右侧椎弓根缺如

（右图）轴位骨窗 CT 显示复杂的含脂肪胸椎侧脊膜膨出向一侧延伸（➡）包绕椎体，并于脊膜膨出水平神经孔扩大，右椎弓根缺如

术语

- 同义词：单纯脊膜膨出，单纯脊柱脊膜膨出，后方脊膜膨出

影像学

- 皮肤覆盖的背侧硬膜囊通过后方骨质缺损处膨出
  - 硬膜、蛛网膜及脑脊液向背侧疝入脊柱皮下组织内
  - 偶尔终丝或神经根疝入缺损区
- 脊髓圆锥低位或正常

主要鉴别诊断

- 脂肪脊髓脊膜膨出
- 脊髓末端囊样突出
- 脊髓脊膜膨出

病理学

- ± 脊髓积水、脊髓拴系、脊髓纵裂
- 脊膜膨出总有皮肤覆盖；皮肤可有发育不良或溃疡

临床问题

- 可触及皮肤覆盖的肿块或有其他症状行影像检查时偶然发现
  - 患者通常神经方面正常
- 其他出现的体征 / 症状包括背疼、脊膜炎、脊柱性头痛
- 颈、胸脊膜膨出较腰段更可能有症状

诊断思路

- 成像目的是发现病变、判断为简单还是复杂形态学改变并排除其他脊柱异常
  - 手术前判断囊内是否含有神经成分很重要

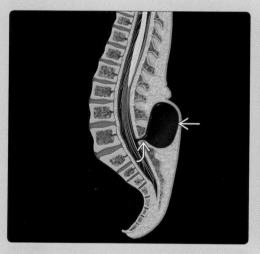
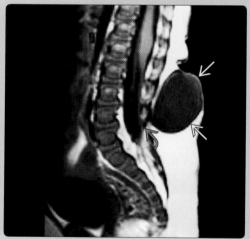

（左图）腰骶椎矢状位示意图显示一典型背侧脊柱脊膜膨出囊（➡）通过闭合不全的后部附件突出并以一细的峡部（➡）连接脊膜囊

（右图）矢状位 T1WI MR 图像显示一临界性低位圆锥位于 L2 水平，并见大的皮肤覆盖的脑脊液信号肿块（➡）位于皮下组织内。肿块（背侧脊膜膨出）通过一非常细的穿过后部附件的液体信号的蒂与脊膜囊交通（▱）

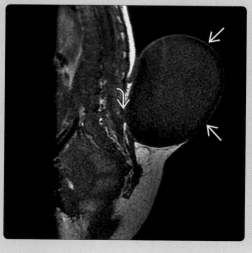
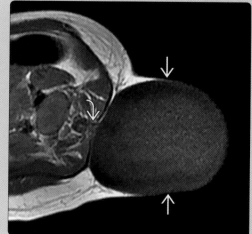

（左图）婴儿背部大肿块的矢状位 T1WI MR 显示一个大的充满液体的背部囊肿（➡），椎管和囊间有狭窄的峡部（▱）

（右图）同一例患者的轴位 T1WI MR 证实峡部延伸穿过一个小的背侧不全缺损（➡）。覆盖的皮肤很薄而且发育不良。手术闭合时囊内未发现神经成分（➡）。由于囊肿较大，这些患者通常最好是卧位而不是仰卧位

术语

同义词

- 单纯脊膜膨出，单纯背侧脊膜膨出，后部脊膜膨出

定义

- 硬膜、蛛网膜、脑脊液向背侧疝入脊柱皮下组织内

影像学

一般表现

- 最佳诊断依据
  - 皮肤覆盖的背侧硬膜囊通过后方骨质缺损处膨出
- 位置
  - 沿脊柱背侧椎管的任何位置；腰骶交界区、骶段≫颈段、胸段
- 大小
  - 小而局限，大则累及多椎体水平
- 形态
  - 无蒂或有蒂的脑脊液信号／密度的囊合并脊柱闭合不全
  - 可有（复杂型）或无（单纯型）神经组织

X 线表现

- 平片
  - 背侧脊柱闭合不全；缺损通常局限于 1~2 个椎体
  - 椎管增宽，椎弓根间距增加

CT 表现

- CT 平扫
  - 低密度的脑脊液硬膜囊肿
  - 表面皮肤完整；可有溃疡
- 骨 CT
  - 闭合不全 ± 脊椎管增宽，椎弓根间距增加
    - 轻症病例可能只表现棘突缺如或局限性脊柱裂
    - 较重病例显示多节段脊柱裂、椎管扩大

MR 表现

- T1WI
  - 皮肤覆盖的低信号强度的硬膜囊肿
  - 脊髓圆锥低位或正常
  - 偶尔终丝或神经根疝入缺损区
- T2WI
  - 高信号强度的硬膜囊肿
  - 脊髓圆锥低位或正常
  - ± 终丝或神经根于缺损区内

超声表现

- 灰阶超声
  - 低回声脑脊液填充的囊通过后方缺损区突出 ± 包裹神经组织
  - 显示脊髓圆锥水平及周期性运动
  - 宫内及新生儿筛查首选手段
    - 产科超声可发现宫内大的脊膜膨出→改变分娩计划

- 因为椎管的骨化超声对较大儿童／成人的诊断作用较小→后方声影

非血管介入

- 脊髓造影
  - 背侧闭合不全、椎管增宽、椎弓根距离增加
  - 硬膜囊通过闭合不全的后部附件疝出
    - 硬膜囊与蛛网膜下腔交通
      - 可随体位或 Valsava 动作改变大小
    - ± 神经成分、终丝位于缺损区内
  - 脊髓造影大多被 MR 替代
    - 对 MR 禁忌证的患者为首选并可解释临床表现与 MR 不一致的原因

影像成像方法

- 最佳成像方法
  - MR 成像显示硬膜囊特征及相关的椎体及脊髓异常效果最好
- 成像建议
  - 矢状位和轴位 T1WI 及 T2WI
    - 矢状位图像用于评价脊髓
    - 轴位 T1WI 对评价闭合不全的大小和排除脂肪瘤最有用
    - 轴位 T2WI 最易发现囊内神经组织

鉴别诊断

脂肪脊髓脊膜膨出

- 通过除了囊以外的在缺损区的神经组织和脂肪来鉴别

脊髓末端囊样膨出

- 脊髓积水、低位脊髓通过脊膜膨出而突出

脊髓脊膜膨出

- 开放性脊柱闭合不全；临床表现具有诊断意义

局限性背侧脊髓裂

- 局灶性闭合性神经管缺损，伴有纤维神经柄，内含神经胶质组织，将皮肤病变连接到下面的脊髓

病理学

一般表现

- 病因学
  - 未知
    - 没有广泛接受的统一的关于发病机制的理论解释
- 伴发异常
  - ± 脊髓积水、脊髓拴系、脊髓纵裂
  - Chiari Ⅱ 型畸形；远少见于脊髓脊膜膨出
- 经典理论认为单纯脊膜膨出是孤立性异常，脊髓圆锥水平正常
  - 然而有的作者报道脊膜膨出合并圆锥低位和其他脊髓异常，并质疑脊膜膨出是一种孤立性病变是否正确
- 脊膜膨出总有皮肤覆盖
  - 皮肤可有发育不良或溃疡

- 颈段病变被认为属于颈椎脊髓脊膜膨出的范畴

大体病理及手术所见

- 手术或大体病理中几乎总是有异常的神经根、神经节细胞和 / 或胶质结节
  - 疝出的脊膜膨出囊包含硬膜和蛛网膜
  - 覆盖的组织完整，除非继发皮肤溃疡

镜下所见

- 脊膜膨出以蛛网膜和薄壁血管为边界
  - 蛛网膜粘连可阻塞囊颈
- 覆盖的皮肤显示萎缩的上皮，缺少突起及正常皮肤附件

临床信息

临床表现

- 常见体征 / 症状
  - 可触及的皮肤覆盖的肿块
    - 可能是在其他症状的影像检查中偶然发现
- 其他体征 / 症状
  - 背疼
  - 脊膜炎（破裂或漏出的脊膜膨出）
  - 头痛，高低交替的颅内压的其他体征 / 症状
- 临床资料
  - 患者通常神经方面正常并因可触及的背部肿块来就诊
  - 颈、胸段脊膜膨出较腰段更可能有症状

人口统计学

- 年龄
  - 胎儿到成人
- 性别
  - 男 = 女
- 流行病学
  - 1/10 000 出生儿

转归与预后

- 多样；取决于囊的大小和内容物、覆盖皮肤状况及有无脊膜炎
- 皮肤覆盖让外科矫正更具 "选择性"
  - 大多数新生儿要求出院回家前手术

治疗

- 无症状患者可以保守观察
- 有症状患者需要手术切除、硬膜缺损修补

诊断思路

思考点

- 超声判断脊膜膨出婴儿的脊髓水平、有或无神经成分

- MR 是明确评价脊膜膨出特征和其他脊柱异常的最佳手段
  - 使用稳态技术（CISS/FIESTA）最好地显示神经根 / 粘连 / 肿块

影像解读要点

- 成像目的是发现病变、判断是简单还是复杂的形态学改变并除外其他脊柱异常
  - 手术前判断囊内是否有神经成分很重要
  - 脊膜膨出可能是最显著的异常表现，以至于掩盖其他较不明显但临床上更重要的病变

（王焱炜、王光彬 译）

参考文献

1. Morioka T et al: Neurosurgical pathology of limited dorsal myeloschisis. Childs Nerv Syst. 34(2):293-303, 2018
2. Lee SM et al: Limited dorsal myeloschisis and congenital dermal sinus: comparison of clinical and MR imaging features. AJNR Am J Neuroradiol. 38(1):176-82, 2017
3. Mehta DV: Magnetic resonance imaging in paediatric spinal dysraphism with comparative usefulness of various magnetic resonance sequences. J Clin Diagn Res. 11(8):TC17-22, 2017
4. McComb JG: A practical clinical classification of spinal neural tube defects. Childs Nerv Syst. 31(10):1641-57, 2015
5. Kole MJ et al: Currarino syndrome and spinal dysraphism. J Neurosurg Pediatr. 13(6):685-9, 2014
6. Moriyama T et al: Postoperative spinal cord herniation with pseudomeningocele in the cervical spine: a case report. Spine J. 13(10):e43-5, 2013
7. Le TC et al: Dorsal thoracic spinal cord herniation: report of an unusual case and review of the literature. Spine J. 12(10):e9-12, 2012
8. Singh N et al: Multiple neural tube defects in a child: a rare developmental anomaly. Surg Neurol Int. 3:147, 2012
9. Rao ZX et al: Congenital spinal intradural arachnoid cyst associated with intrathoracic meningocele in a child. J Zhejiang Univ Sci B. 11(6):429-32, 2010
10. Duz B et al: Cervical congenital midline meningoceles in adults. Neurosurgery. 63(5):938-44; discussion 944-5, 2008
11. Sanli AM et al: Giant true dorsal thoracic meningocele in a school-age child. Case report. J Neurosurg Pediatr. 1(5):399-401, 2008
12. Rossi A et al: Spinal dysraphism: MR imaging rationale. J Neuroradiol. 31(1):3-24, 2004
13. Akay KM et al: The initial treatment of meningocele and myelomeningocele lesions in adulthood: experiences with seven patients. Neurosurg Rev. 26(3):162-7, 2003
14. Barazi SA et al: High and low pressure states associated with posterior sacral meningocele. Br J Neurosurg. 17(2):184-7, 2003
15. Bekavac I et al: Meningocele-induced positional syncope and retinal hemorrhage. AJNR Am J Neuroradiol. 24(5):838-9, 2003
16. Graham D et al: Greenfield's Neuropathology. 7th ed. London, Arnold. 380, 2002
17. Ersahin Y et al: Is meningocele really an isolated lesion? Childs Nerv Syst. 17(8):487-90, 2001
18. Tortori-Donati P et al: Spinal dysraphism: a review of neuroradiological features with embryological correlations and proposal for a new classification. Neuroradiology. 42(7):471-91, 2000
19. Unsinn KM et al: US of the spinal cord in newborns: spectrum of normal findings, variants, congenital anomalies, and acquired diseases. Radiographics. 20(4):923-38, 2000
20. Steinbok P et al: Cervical meningoceles and myelocystoceles: a unifying hypothesis. Pediatr Neurosurg. 23(6):317-22, 1995
21. DeLaPaz RL: Congenital anomalies of the lumbosacral spine. Neuroimaging Clinics of North America. 3(3):429-31, 1993

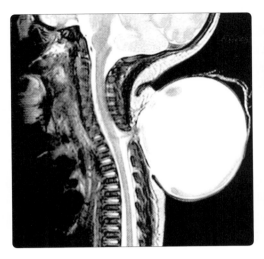
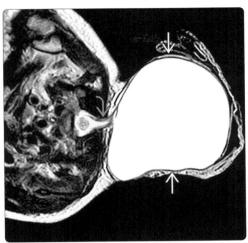

（左图）矢状位 T2WI MR 显示一大的颈胸段背侧脊膜膨出通过一细的闭合不全峡部延伸至皮下组织内（Courtesy S. Blaser, MD.）

（右图）轴位 T2WI MR 图像显示一大的颈胸段背侧脊膜膨出通过一细的闭合不全峡部（➣）延伸至皮下组织内。与标准定义相符合，囊内（➡）无神经成分且颈段脊髓正常

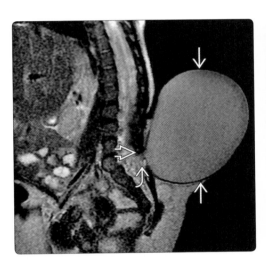
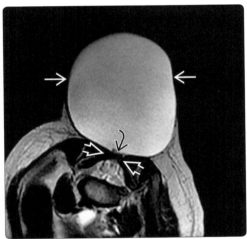

（左图）婴儿背部皮肤覆盖肿块的矢状位 T2WI MR 显示一个大的背侧脊膜膨出（➡），通过一个薄的充满脑脊液的峡部与硬膜囊相连（➣）。注意局灶性后部椎管闭合不全（➔）

（右图）轴位 T2WI MR 显示一个大的脑脊液信号脊髓背侧脊膜膨出（➡）穿过一个局灶性脊柱后部闭合不全（➣）。注意细的峡部内的液流（➔）

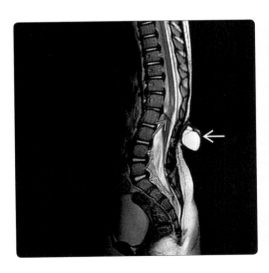
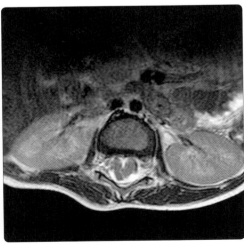

（左图）矢状位 T2WI MR 显示下腰椎处皮肤覆盖囊性肿块（➡）。脊髓位于低位，圆锥在 L5 处终止。一个斜向的低信号纤维带（➔）穿过脊髓并进入囊性背部肿块

（右图）轴位 T2WI MR 显示由于纤维带穿过脊髓实质造成的脊髓扭曲，位于脊膜膨出水平以上，表现为短节段性脊髓纵裂（手术证实）

硬膜发育不良

要　点

术语
- 同义词：硬膜扩张

影像学
- 椎体后部的光滑重塑，骨性椎管扩张，± 脊柱后凸
  - 椎弓根变薄，椎弓根间距增宽，前后附件侵蚀
- 硬膜囊的扩展、膨胀性的扩大
- 在矢状位显示最佳

主要鉴别诊断
- 先天椎体发育不良
- 脊椎肿瘤或脊髓空洞
- 强直性脊柱炎 - 马尾综合征

病理学
- 病因包括 NF1、结缔组织病（马方综合征，Ehlers-Danlos 综合征，Loey-Dietz 综合征，高胱氨酸尿症）、特发性
- 与侧胸或腰椎脊膜膨出、前骶部脊膜膨出、脊柱后凸、关节过度活动、晶状体异常、动脉瘤、动脉夹层、周围或中心肿瘤有关
- 扩张区的硬脑膜非常薄、脆弱

临床信息
- 最常表现为背痛 ± 神经根病
- 其他主诉包括头痛、尿失禁、盆腔症状
- 取决于严重程度和潜在病因，或可发生于任何年龄

诊断思路
- 识别特定的影像线索，整合现有的临床资料，有利于做出更明确的诊断
- 确定潜在的病因对制订治疗计划、遗传咨询和决定预后很重要

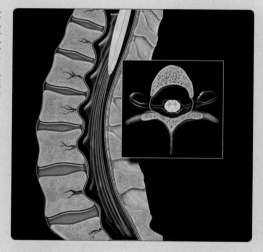
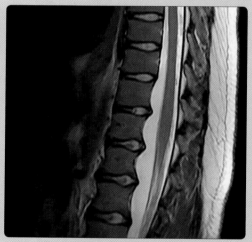

（左图）腰骶椎矢状位示意图显示椎体后部扇形改变及中央椎管扩张。注意硬膜囊基本填充了椎体后部的凹陷。同样显著的是（内置图）双侧腰椎旁脊膜膨出

（右图）矢状位 T2WI MR（马方综合征）显示明显的后胸腰椎多节段扇贝状改变，导致椎管直径增加

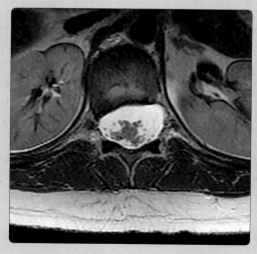
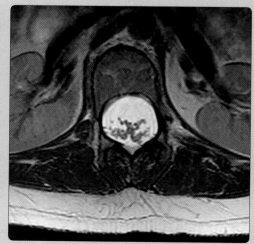

（左图）同一患者的轴位 T2WI MR 显示椎管偏心性扩张并伴有椎体后部扇形改变。左侧神经孔也增宽，提示外侧脊膜膨出形成的开始

（右图）同一患者的轴位 T2WI MR 表现为椎管对称性增大，椎弓根变薄

术语

同义词

- 硬膜扩张

定义

- 扩张的硬膜囊及椎体后部扇贝状改变

影像学

一般表现

- 最佳诊断依据
  - 椎体后部光滑 C 形的扇贝样改变并硬膜囊扩张
- 位置：腰椎 > 颈、胸椎
- 大小：轻微→广泛异常
- 形态
  - 扩张的硬膜囊，椎管重塑及椎体后部扇贝状改变

X 线表现

- 平片
  - 椎体后部的光滑重塑，骨性椎管扩张，± 脊柱后凸
  - 骨质疏松（高胱氨酸尿症）

CT 表现

- 强化 CT
  - 椎体后部呈扇贝样→椎管扩张
    - 在矢状位显示最佳
  - 椎弓根变薄，椎弓根间距增宽，前后附件侵蚀，扩张的脑脊液密度硬膜囊
- CTA
  - ± 动脉夹层或动脉瘤；提示潜在病因是马方综合征或 Ehler-Danlos 综合征

MR 表现

- T1WI
  - 椎体后部重塑，骨性椎管扩张，硬膜囊扩张，± 脊柱后凸
  - ± 椎弓根变细，脊柱旁脊膜膨出（多个）
- T2WI
  - 与 T1WI 相似表现
  - 最有利于评价神经成分与硬膜囊的相对位置
- MRA
  - ± 动脉夹层或动脉瘤（马方综合征、Ehler-Danlos 综合征）

超声表现

- 灰阶超声
  - 低回声扩张的硬膜囊，椎管增宽

血管造影表现

- 传统
  - 对显示脊柱异常没有用；是查找伴随血管异常的首选手段
  - 升主动脉瘤（郁金香球茎样表现）提示马方综合征

非血管介入

- 脊髓造影
  - 椎体后部扇形改变，造影剂充填扩大的硬膜囊，± 脊柱旁脊膜膨出

成像建议

- MR 显示骨质异常较好
- 另外，MR 是确定硬膜发育不良前排除是否是由脊髓空洞或肿瘤引起椎骨扩张的首选手段

鉴别诊断

先天椎体发育不良

- 软骨发育不全
- 黏多糖病
- 成骨不全（迟缓）
- 查找恰当的家族史、临床特征

脊椎肿瘤或脊髓空洞

- 星形细胞瘤
- 室管膜瘤
- 神经鞘瘤
- 脊髓空洞
- 特征性影像表现有利于正确诊断

强直性脊柱炎 – 马尾综合征

- 不规则腰椎管扩张
- 提出硬膜扩张的病因：滑膜增生性炎症→马尾综合征
- 强直性脊柱炎的影像及临床特征

病理学

一般表现

- 病因学
  - 基因异常
    - 神经纤维瘤病 1 型（NF1）：原发性间充质疾病
    - 马方综合征：未知的原发性结缔组织缺陷
    - Ehler-Danlos 综合征：>10 种不同的胶原合成缺陷
    - 高胱氨酸尿症：半胱氨酸 β- 合成酶缺乏
    - Loeys-Dietz 综合征：TGF-β 信号通路成分的突变：TGFBR1，TGFBR2，SMAD3，TGFB2
  - 特发性
- 遗传学
  - NF1：常染色体显性（17q12 染色体）
  - 马方综合征：常染色体显性
  - 高胱氨酸尿症：常染色体隐性
  - Ehler-Danlos 综合征：常染色体显性
  - Loeys-Dietz 综合征：常染色体显性
- 伴发异常
  - 胸或腰脊柱旁脊膜膨出，骶前脊膜膨出
  - 脊柱后侧凸
  - 关节高活动性，晶状体异常，动脉瘤，动脉夹层（结缔组织病）
  - 周围或中枢肿瘤（NF1）
  - 动脉瘤
- 遗传易感→原发脊膜发育不良→脊膜薄弱→扩张、椎体

后部继发性重塑及椎弓根变细→进一步硬膜囊扩张

大体病理和手术所见

- 扩张的脑脊液脊膜囊，椎体后部重塑
- 扩张区域的硬膜非常薄、脆弱

镜下所见

- 扩张区域硬膜变薄

临床信息

临床表现

- 最常见体征 / 症状
  - 背痛→神经根病
    - 马方综合征患者中 >50% 中至重度疼痛，硬膜扩张的有无及程度与背疼相关
    - 没有背痛的马方综合征患者中常有硬膜扩张（41%）；然而仅有硬膜扩张不一定表示患者会有症状
  - 其他体征 / 症状
    - 头痛
    - 尿失禁，盆腔症状
- 临床资料
  - NF1：丛状神经纤维瘤，脊柱后凸，视神经胶质瘤和其他星形细胞瘤，牛奶咖啡斑，腋窝雀斑，四肢假关节
  - 马方综合征：身材高，关节活动过度，蜘蛛指，脊柱侧凸，关节和晶状体脱位
  - 同型半胱氨酸尿症：高大、蜘蛛指、脊柱侧凸、智力障碍、癫痫、晶状体脱位
  - Ehler-Danlos 综合征：± 身材高，薄的高弹性皮肤，关节高活动性，脆弱的结缔组织
  - Loeys-Dietz 综合征：典型的临床三联征，包括：染色体增多症、悬垂裂或腭裂以及主动脉瘤曲折

人口统计学

- 年龄
  - 可发生于任何年龄，取决于其严重程度
- 性别：男 = 女
- 种族差异
  - NF1：所有种族；阿拉伯 - 以色列亚群发病率较高
  - 马方综合征：所有种族
  - 高胱氨酸尿症：北欧族系
  - Ehler-Danlos 综合征：白种人，欧洲人
- 流行病学
  - NF1：1/4000，50% 新发突变；硬膜扩张常见
  - 马方综合征：1/5000（USA）；硬膜扩张见于 >60% 患者
  - 高胱氨酸尿症：世界范围 1/34 4000；硬膜扩张较马方综合征少见
  - Ehler-Danlos 综合征：1/40 0000（世界范围）；硬膜扩张较马方综合征少见

转归与预后

- 多样性；取决于潜在病因
  - Marfan 综合征和 Loeys-Dietz 综合征的硬脑膜扩张进展

- 发病率和致死率主要与血管病变相关
  - 血管脆弱→动脉夹层和动脉瘤易感→早逝

治疗

- 针对存在的潜在病因治疗
- 脊膜膨出修复术，更严重者行脊柱侧弯手术

诊断思路

思考点

- 三类疾病导致椎体后部扇贝样改变
  - 硬膜扩张
  - 椎管内压增加
  - 先天椎体发育不良
- 确定潜在病因对制订治疗计划、遗传咨询和决定预后很重要

影像解读要点

- 识别特定的影像线索，整合现有的临床资料，有利于做出更明确的诊断
- 查找病因疾病的影像学征象
  - "郁金香球茎征" 主动脉瘤→马方综合征
  - 骨质疏松→高胱氨酸尿症
  - 假关节，CNS/PNS 肿瘤→ NF1

（王焱炜、王光彬 译）

参考文献

1. Polster SP et al: Dural ectasia in neurofibromatosis 1: case series, management, and review. Neurosurgery. 86(5):646-55, 2020
2. Böker T et al: Dural ectasia in Marfan syndrome and other hereditary connective tissue disorders: a 10-year follow-up study. Spine J. 19(8):1412-21, 2019
3. Kohns DJ: Interventional spine considerations for dural ectasia in a patient with Marfan syndrome. Am J Phys Med Rehabil. 97(1):e6-8, 2018
4. Razek AAKA: MR imaging of neoplastic and non-neoplastic lesions of the brain and spine in neurofibromatosis type I. Neurol Sci. 39(5):821-7, 2018
5. Sheridan GA et al: Dural ectasia associated with Mounier-Kuhn syndrome: a novel association in the context of spinal stenosis. BMJ Case Rep. 2017, 2017
6. Elgafy H et al: Sacral erosion and insufficiency fracture secondary to dural ectasia in patient with Marfan syndrome. Spine J. 16(5):e301-2, 2016
7. Kow CY et al: Incidental dural ectasia associated with scoliosis. Spine J. 16(1):e25-6, 2016
8. Jain VV et al: Dural ectasia in a child with larsen syndrome. J Pediatr Orthop. 34(7):e44-9, 2014
9. Kono AK et al: Prevalence of dural ectasia in Loeys-Dietz syndrome: comparison with Marfan syndrome and normal controls. PLoS One. 8(9):e75264, 2013
10. Mesfin A et al: Ten-year clinical and imaging follow-up of dural ectasia in adults with Marfan syndrome. Spine J. 13(1):62-7, 2013
11. Sznajder M et al: Spinal imaging contributes to the diagnosis of Marfan syndrome. Joint Bone Spine. 77(5):445-50, 2010
12. García-Estevez DA et al: [Dural ectasia in the cervical spine and neurofibromatosis type 1.] Rev Neurol. 48(1):51, 2009
13. Sanz-Ayan MP et al: [Dural ectasia and lumbar pain associated with Marfan syndrome.] Rev Neurol. 47(10):559-60, 2008
14. Kotil K et al: Lumbar radiculopathy in ankylosing spondylitis with dural ectasia. J Clin Neurosci. 14(10):981-3, 2007
15. Knirsch W et al: Dural ectasia in children with Marfan syndrome: a prospective, multicenter, patient-control study. Am J Med Genet A. 140(7):775-81, 2006
16. Habermann CR et al: MR evaluation of dural ectasia in Marfan syndrome: reassessment of the established criteria in children, adolescents, and young adults. Radiology. 234(2):535-41, 2005
17. Tsirikos AI et al: Assessment of vertebral scalloping in neurofibromatosis type 1 with plain radiography and MRI. Clin Radiol. 59(11):1009-17, 2004

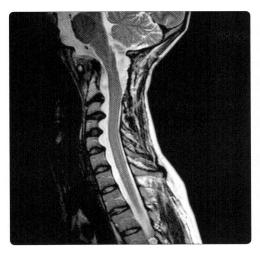
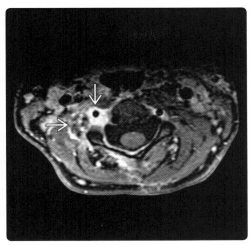

（左图）矢状位 T2WI MR 图像（神经纤维瘤病 1 型）显示与硬膜发育不良相关的显著的椎体后部扇形改变（C2-C6），导致椎管前后径增宽。在病变水平未发现硬膜内或神经孔的神经纤维瘤

（右图）轴位强化 T1WI FS MR 图像确认了椎管前后径增大及一个浸润性的有增强的丛状神经纤维瘤（➡），对神经纤维瘤病 1 型有诊断意义

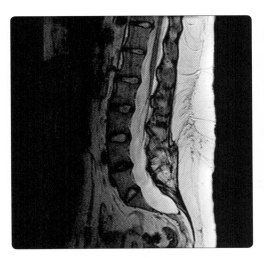
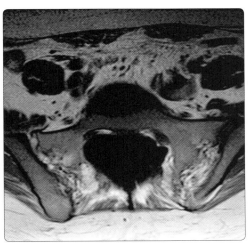

（左图）矢状位 T2WI MR 腰骶椎图像（脊柱侧弯，Loey-Dietz 结缔组织综合征）显示椎体后部显著的扇形改变和硬膜囊扩张，骶骨有明显的变薄和后部扇形改变

（右图）轴位 T1WI MR 图像（脊柱侧弯，Loey-Dietz 结缔组织综合征）确认了脊膜囊扩张并硬膜发育不良特征性的骶椎骨性椎管重塑

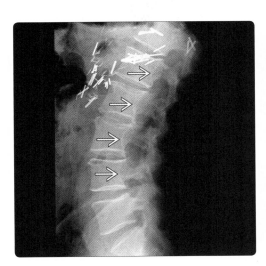
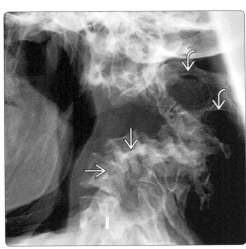

（左图）侧位平片（神经纤维瘤病 1 型）显示多腰椎水平硬膜发育不良典型的弯曲的椎体后部重塑（➡）。血管夹指示了之前嗜铬细胞瘤切除部位

（右图）侧位平片（神经纤维瘤病 1 型）显示显著的椎体后部扇形改变（➡），局部脊柱极度后凸和显著的神经孔扩大（➡）

神经纤维瘤病 1 型

要点

术语
- 同义词：Von Recklinghausen 病，周围型神经纤维瘤病
- 中胚层发育不良并多发神经纤维瘤、脊柱畸形、肿瘤性和非肿瘤性脑病变和皮肤斑

影像学
- 脊柱侧后凸 ± 多发神经根肿瘤、丛状神经纤维瘤（PNF）、硬膜扩张 / 脊柱旁脊膜膨出
- 肿瘤大小不一

主要鉴别诊断
- 神经纤维瘤病 2 型（中枢型神经纤维瘤病）
- 慢性炎性脱髓鞘多发神经病（chronic inflammatory demyelinating polyneuropathy, CIDP）
- 先天肥大性多神经根神经病

病理学
- 常染色体显性

- 特征病变是丛状神经纤维瘤，然而 NF1 有 3 种脊髓 NF：
  ○ 局灶性 NF（所有 NF 的 90%）
  ○ 弥漫性 NF
  ○ 丛状 NF（NF1 的病理性诊断）

临床信息
- 异常色素沉积（牛奶咖啡斑、腋窝雀斑、Lisch 结节）
- 局灶性或大角度脊柱侧后凸 ± 脊髓病
- 可触及的脊柱或皮肤肿块

诊断思路
- 多发神经鞘瘤，≥1 个神经纤维瘤，伴椎体畸形的严重脊柱侧后凸→考虑 NF1
- 无可见的皮斑不能排除 NF1
- 脂肪饱和（FS）T2 或 STIR MR 可最佳显示特征性的 PNF 外观

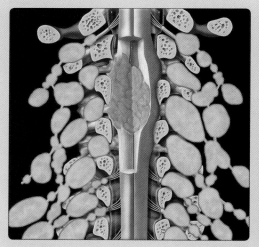
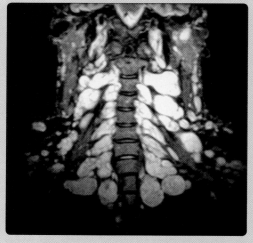

（左图）颈椎冠状位示意图显示神经纤维瘤病 1 型（NF1）的多个表现，包括一个大的髓内肿瘤和双侧臂丛丛状神经纤维瘤

（右图）冠状位 STIR MR 显示累及双侧臂丛神经的广泛性丛状神经纤维瘤（PNF）。其中一些肿瘤表现为特征性的中心低信号靶点，这是 PNF 的病因学表现

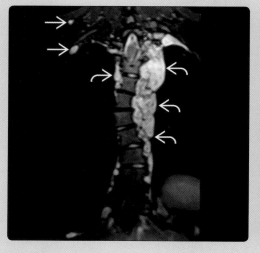
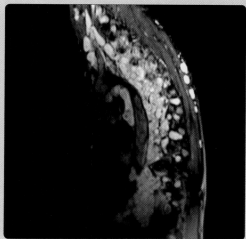

（左图）冠状位 STIR MR 显示广泛的丛状神经纤维瘤（➡）累及双侧椎旁交感神经链并且累及多根肋间神经（➡）

（右图）旁正中获取的矢状位 STIR MR 显示无数 T2 高信号丛状神经纤维瘤累及脊神经、交感干、双侧臂丛和多根皮神经

术语

缩略语

- 神经纤维瘤病 1 型（Neurofibromatosis type 1, NF1），神经根神经纤维瘤（nerve root neurofibroma, NF）

同义词

- Von Recklinghausen 病，周围型神经纤维瘤病

定义

- 以丛状及神经根神经纤维瘤、脊柱畸形、肿瘤性和非肿瘤性脑病变及皮肤斑为特征的常染色体显性中胚层发育不良

影像学

一般表现

- 最佳诊断依据
  - 脊柱侧后凸 ± 多发神经根肿瘤、丛状神经纤维瘤（PNF）、硬膜扩张/脊柱旁脊膜膨出
- 位置：整个颅脊柱轴
- 大小
  - 肿瘤大小从微小到巨大
- 形态
  - 驼背/脊柱侧后凸通常严重且异乎寻常
  - 位于神经根的神经源性肿瘤和丛状神经肿块、皮肤病变

X 线表现

- 平片
  - 驼背/脊柱侧后凸、椎体扇贝样改变、椎弓根和后部附件发育不全、带状肋骨

CT 表现

- CT 平扫
  - 低密度梭形或局灶性神经根增粗 ± 不均质脊髓增粗（胶质瘤）
  - 硬膜扩张 ± 脑脊液密度的脊柱旁脊膜膨出（多发）
- 强化 CT
  - 多样性轻度/中度肿瘤强化
- 骨 CT
  - 椎体表现近似平片；继发于硬膜扩张椎管、神经孔增宽 ± 脊髓肿瘤

MR 表现

- T1WI
  - NF：髓内胶质肿瘤信号强度较正常脊髓、神经根、肌肉呈低至等信号
- T2WI
  - NF：脊髓肿瘤较正常脊髓、神经根呈高信号
    - NF "靶" 征（高信号强度环，中心低/等信号强度）提示神经源性肿瘤；PNF ＞ NF ＞ 恶性周围神经鞘瘤（MPNST）
  - 偶见 T2 高信号病灶；研究不多，但推测为类似脑部病变的脊椎病变
- STIR
  - NF，脊髓肿瘤较正常神经根、脊髓、肌肉呈高信号
- 强化 T1WI
  - NF 轻至中度不等强化程度、脊髓肿瘤强化

核医学表现

- PET
  - FDG 标准吸收值（SUV）MPNST ＞ 良性肿瘤

影像成像方法

- 最佳成像工具
  - MR
- 成像建议
  - 平片来定量并随访脊柱后凸、脊柱侧弯
  - 多平面强化 MR（尤其是 STIR，脂肪饱和 T2 和强化 T1 C+ MR）来评价脊髓、神经根病变
  - 骨 CT 为最佳界定骨质解剖的手段以便制订手术计划

鉴别诊断

神经纤维瘤病 2 型（中枢型神经纤维瘤病）

- 多发颅内神经鞘瘤和脑膜瘤、脊髓神经鞘瘤和脊膜瘤
- 脊柱畸形不常见
- 临床、实验室和基因检测表现不同于 NF1

慢性炎性脱髓鞘性多发性神经病

- 脱髓鞘、髓鞘生成反复发作→"圆葱皮"脊髓、周围神经增粗
- 在影像特点上类似 PNF（丛状神经纤维瘤）
- 无 NF1 的皮斑

先天性肥大性多发性神经根神经病

- Charcot-Marie-Tooth 病（腓骨肌萎缩症）、Dejerine-Sottas 病
- 神经根增粗在影像检查中类似 PNF
- 无 NF1 皮斑

病理学

一般表现

- 病因学
  - 有假说认为 NF1 肿瘤抑制基因 "关闭" →组织增殖、肿瘤发生
- 遗传学
  - 常染色体显性；17q12 染色体，外显率→ 100%
    - NF 基因产物（神经纤维瘤蛋白）是肿瘤抑制因子
  - ~50% 新发突变（父系遗传；父亲年龄 35 岁→新发突变增加 2 倍）
- 伴发异常
  - 脑异常：巨头，局部区域信号异常（FASI），蝶骨翼发育不良，胶质瘤，智力障碍，癫痫，脑积水，中脑导水管狭窄
  - 其他神经内分泌肿瘤（嗜铬细胞瘤、类癌），慢性髓性白血病（CML）发生率增加
  - 先天性低头，胫骨、前臂假关节，肢端过度增生
  - 肌纤维发育不良，颅内动脉瘤，多发性硬化的发生

率增加

- 丛状神经纤维瘤是 NF1 的特征
- 脊柱侧后凸是 NF1 最常见的骨质异常；严重程度呈多样性，轻度、非进展→严重弯曲
  - 营养不良性脊柱侧弯：短节段，角度锐利，<6 个椎体节段，倾向→严重畸形
  - 非营养不良性脊柱侧弯：类似青少年特发性脊柱侧弯，通常 8~10 个脊椎节段，右侧弯曲
  - 严重颈椎后凸高度提示 NF1
- 硬膜扩张：原发性骨质发育不良，某些区域继发于髓内肿瘤所致压力侵蚀
- 继发于骨质发育不良的"带状"肋骨 ± 肋间 NF

分期、分级和分型

- 神经纤维瘤病共识会议（NIH，1987）
  - 以下 2 个或多个标准
    - >6 个牛奶咖啡斑，在成人 ≥ 15 mm，或在儿童 ≥ 5 mm
    - ≥2 个任何类型的神经纤维瘤或者 ≥ 1 个丛状神经纤维瘤
    - 腋窝或腹股沟雀斑
    - 视神经胶质瘤
    - ≥ 2 个 Lisch 结节（虹膜错构瘤）
    - 特异性骨质病变（蝶骨翼发育不良，长骨变细 ± 假关节）
    - NF1 患者的一级亲属

大体病理和手术所见

- NF1 有 3 种已认识的脊髓 NF
  - 局灶性 NF（所有 NF 的 90%）
    - NF1 和非 NF1 患者中最常见的 NF
    - 皮肤、深部神经、脊神经
    - NF1：大、多发更常累及深部神经（坐骨神经、臂丛神经）
    - 很少恶性变
  - 弥漫性 NF
    - 浸润性皮下肿瘤；累及脊神经根罕见，大多数（90%）与 NF1 无关
  - 丛状 NF（NF1 的病理性诊断）
    - 主要神经干 / 丛弥漫性增大→粗大绳索样（"虫袋"）神经增粗并邻近组织变形
    - 通常是大的、双侧、多节段的，好发于坐骨神经、臂丛神经
    - ~5% 概率恶性变→肉瘤

镜下所见

- 肿瘤性施万细胞 + 沿神经束的外周神经纤维母细胞
  - 胶原纤维、黏液 / 黏液基质、肿瘤、神经束混杂
  - S100 阳性，有丝分裂相罕见（除非恶性变）

临床信息

临床表现

- 常见体征 / 症状
  - 骨骼畸形常见（25%~40%）
    - 局灶性或角度锐利的脊柱侧后凸 ± 脊髓病变
    - 肢端弓形或过度生长
  - 可触及的脊柱或皮下肿块
  - ≥90% NF1 患者色素异常（牛奶咖啡斑、腋窝雀斑、Lisch 结节）
- 临床资料
  - 临床表现严重程度高度多样性
  - 经典 NF1 三联征：皮肤病变、骨骼畸形和智力缺陷

人口统计学

- 年龄
  - 儿童期诊断；轻微受累的患者可到成人期才得以诊断
- 性别：男 = 女
- 种族差异
  - 阿拉伯 - 以色列亚群发病频率增加
- 流行病学：常见（1：4000）

转归与预后

- 脊柱后凸、脊柱侧弯常呈进展性
- NF 生长通常慢；快速生长与妊娠、青春期或恶变有关

治疗

- 保守观察；依照临床症状学、肿瘤表现进行干预
- 有症状的局灶性 NF、脊髓肿瘤行外科切除
- PNF 呈侵袭性，极少可切除；观察 ± 生物治疗或化疗（沙利度胺、抗组胺药、成熟剂、抗血管生成药）干预
- 对有症状的或严重脊柱侧后凸者可行脊椎融合术

诊断思路

思考点

- 多发神经鞘瘤，≥1 个神经纤维瘤，伴椎体畸形的严重脊柱侧后凸→考虑 NF1
- 无可见的皮斑不能除外 NF1

影像解读要点

- 脂肪饱和 T2 或 STIR MR 可最佳显示特征性的 PNF 外观

（王焱炜、王光彬 译）

参考文献

1. Wang J et al: Early and midterm outcomes of surgical correction for severe dystrophic cervical kyphosis in patients with neurofibromatosis type 1: a retrospective multicenter study. World Neurosurg. 127:e1190-200, 2019
2. Crawford AH et al: Management of cervical instability as a complication of neurofibromatosis type 1 in children: a historical perspective with a 40-year experience. Spine Deform. 6(6):719-29, 2018
3. D'Amico A et al: Medullary unidentified bright objects in neurofibromatosis type 1: a case series. BMC Pediatr. 18(1):91, 2018
4. Razek AAKA: MR imaging of neoplastic and non-neoplastic lesions of the brain and spine in neurofibromatosis type I. Neurol Sci. 39(5):821-7, 2018
5. Rüegger AD et al: Spinal cord hyperintensities in neurofibromatosis type 1: are they the cord equivalent of unidentified bright objects in the brain? Pediatr Neurol. 86:63-5, 2018
6. Waqar M et al: C2 neurofibromas in neurofibromatosis type 1: genetic and imaging characteristics. J Neurosurg Spine. 1-7, 2018
7. Nguyen R et al: Characterization of spinal findings in children and adults with neurofibromatosis type 1 enrolled in a natural history study using magnetic resonance imaging. J Neurooncol. 121(1):209-15, 2015

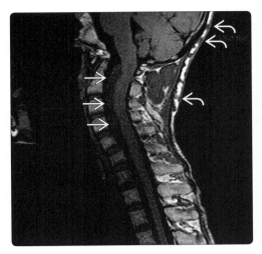

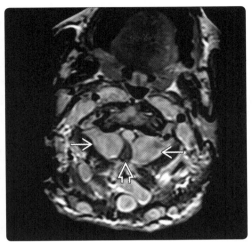

（左图）矢状位 T1WI MR 图像显示广泛的髓外硬膜内神经纤维瘤（➡）位于脊髓腹侧，将脊髓向后推移。多发皮下软组织神经纤维瘤同样可见于后部（➡）

（右图）上颈椎轴位强化 T1 C+ MR 图像显示大量软组织和脊髓神经纤维瘤显著受累。注意导致严重脊髓（➡）压迫的原因是双侧 C2 神经纤维瘤（➡）

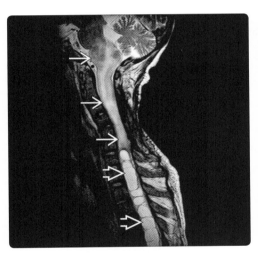

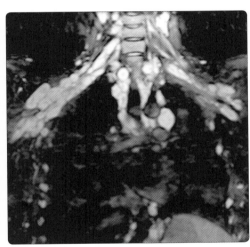

（左图）矢状位 T2WI MR 图像显示一个大的膨胀性髓内脊髓肿瘤（星形细胞瘤）扩展至脑干（➡）。有一个大的肿瘤性脊髓空洞（➡）。同样注意颈椎反屈，可能继发于脊髓活检的椎板切除术

（右图）冠状位 STIR MR 图像显示无数丛状神经纤维瘤累及双侧脊神经、交感干和双侧臂丛，多处肋间神经同样广泛受累

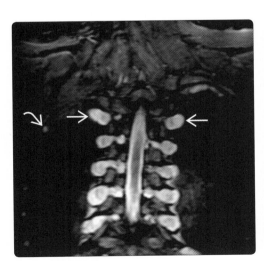

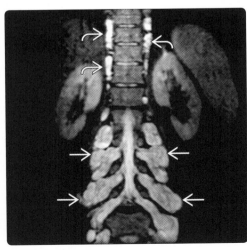

（左图）冠状 STIR MR 图像显示双侧胸神经根神经纤维瘤（➡）沿神经孔延伸至椎旁组织。肋间小神经纤维瘤（➡）也很常见。神经纤维瘤在 STIR 图像上呈中等高信号

（右图）冠状位 STIR MR 图像显示双侧腰神经根神经纤维瘤（➡）通过神经孔延伸至椎旁组织。交感干的小的丛状神经纤维瘤（➡）也可显示

术语
- 罕见常染色体显性遗传病，22 号染色体缺陷，所有患者均有 CNS 肿瘤

影像学
- 神经鞘瘤：硬膜内、髓外；可发生在任何部位
- 脑膜瘤：硬膜内、髓外；通常累及胸椎，但可发生在任何部位
- 室管膜瘤：髓内；通常为上颈髓或圆锥，但可发生在任何部位

主要鉴别诊断
- 血管母细胞瘤
- 非综合征性神经鞘瘤
- 非综合征性脑膜瘤
- 非综合征性室管膜瘤

病理学
- 22q12 缺失与 NF2 基因产物 Merlin 蛋白丢失相关（也称 Schwannomin）

- 2 型神经纤维瘤病（NF2）的确定性诊断
  - 双侧 CN Ⅷ（前庭神经）神经鞘瘤
  - NF2 患者的一级亲属 + 单侧早发的前庭神经神经鞘瘤或者以下任意两项：脑膜瘤、胶质瘤、神经鞘瘤、青少年后囊下晶状体浑浊
- NF2 的推测性诊断
  - 早期发生的单侧 CN Ⅷ 神经鞘瘤（＜30 岁）+ 以下之一
    - 脑膜瘤、胶质瘤、神经鞘瘤、青少年后囊下晶状体浑浊
  - 多发脑膜瘤（＞2）和单侧前庭神经神经鞘瘤或以下之一
    - 胶质瘤、神经鞘瘤、青少年后囊下晶状体浑浊

诊断思路
- 用脑和全脊柱的强化 MR 进行筛查

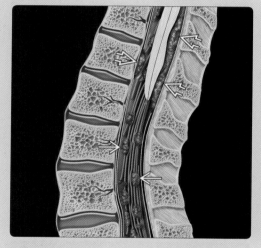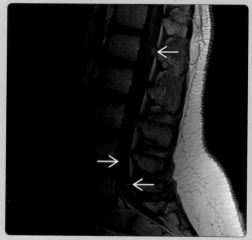

（左图）矢状位示意图显示沿马尾的多发类圆形神经鞘瘤（➡）及位于硬膜的扁平基底脑膜瘤（➡）压迫脊髓圆锥

（右图）一例神经纤维瘤病 2 型（NF2）患者矢状位强化 T1WI MR 图像显示强化的多发硬膜内神经鞘瘤（➡）散布于马尾，是 NF2 的特征性表现

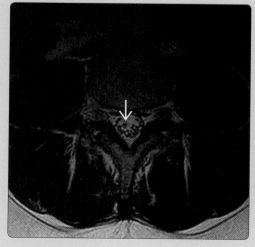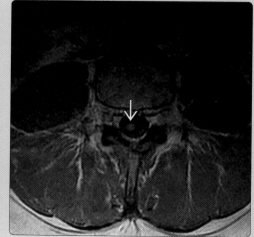

（左图）同一患者的轴位 T2 MR 显示神经鞘瘤（➡）有 1 处轻度高信号，起源于马尾神经

（右图）同例患者的轴位强化 T1 MR 证实马尾神经神经鞘瘤明显增强（➡），肿块在强化 T1 MR 上比在 T2 上更明显

术语

缩略词

- 神经纤维瘤病 2 型（NF2），非综合征（NS）

同义词

- 双侧听神经神经纤维瘤病，中枢型神经纤维瘤病（二者都已废弃）

定义

- 22 号染色体缺陷常染色体显性遗传病，所有患者均有 CNS 肿瘤
- NF2 肿瘤助记词：多发遗传性神经鞘瘤、脑膜瘤和室管膜瘤（Multiple Inherited Schwannomas, Meningiomas, and Ependymomas, MISME）

影像学

一般表现

- 最佳诊断依据
  - 组织类型多样的多发脊髓肿瘤
- 位置
  - 神经鞘瘤
    - 硬膜内、髓外；可发生在任何部位
    - 髓内少见；原发或继发于神经根肿瘤
    - 可能会向外延伸
  - 脑膜瘤：硬膜内、髓外；通常累及胸椎，但可发生在任何部位
  - 室管膜瘤：髓内；典型的位于上颈髓或圆锥，但可发生在任何部位

MR 表现

- T1WI
  - 神经鞘瘤
    - 边界清晰、类圆形中等信号肿块
    - 可有出血或囊变
    - 髓内少见，居于中央
  - 脑膜瘤：中到低信号强度
  - 室管膜瘤
    - 中到略高信号强度
    - 居于中央伴脊髓扩张
- T2WI
  - 神经鞘瘤
    - 边界清晰、类圆形、高信号肿块
    - 可出血或囊变
  - 脑膜瘤
    - 可信号不均
    - 较易清楚显示常出现的脊髓压迫
  - 室管膜瘤：高信号；位于中央伴脊髓扩张
    - 边界不清的高信号病变可能是低级别星形细胞瘤
    - 任何髓内病变可有脊髓空洞
- 强化 T1WI
  - 神经鞘瘤：明显强化；较小时均质，大且囊变者不均质
  - 脑膜瘤：明显强化（常略低于神经鞘瘤）并强化均匀
  - 室管膜瘤：位于中央的肿块，有强化

影像成像方法

- 最佳成像手段
  - MR+ 钆剂
- 成像建议
  - 对比剂增强成像是发现不论大小的病变的最佳方法

鉴别诊断

血管母细胞瘤

- 常与 von Hippel-Lindau 相关
- 起源于软脑膜，相关囊肿

非综合征性神经鞘瘤

- 局灶性，常为单发病变

非综合征性脑膜瘤

- 孤立性附着于硬膜的病变

非综合征性室管膜瘤

- 常单发，与综合征性肿瘤影像表现一致

神经鞘瘤病

- 非常罕见的疾病（1：4 万至 1：17 万），与 NF1、NF2 相似
- 以多发性周围神经神经鞘瘤为特征
- 前庭神经鞘瘤、脑膜瘤、室管膜瘤非常罕见（不像 NF2）

淋巴瘤

- 可能被覆于脊髓表面

转移瘤

- 偏心性，极少位于脊髓中央
- 脊髓病变倾向于大片水肿

病理学

一般表现

- 病因学
  - 22 号染色体缺失，最终 Merlin 蛋白功能失活
    - 首发事件是 22 号染色体缺失
    - "二次打击理论"：剩余单个 NF2 拷贝突变；大多数为隐性突变
    - 结果产生顶端切除的、功能差或者无功能的 Merlin 蛋白
- 遗传学
  - 常染色体显性遗传综合征
  - 22q12 缺失与 NF2 基因产物 Merlin 蛋白丢失有关（也称 Schwannomin）

分期、分级和分型

- NF2 的确定性诊断
  - 双侧 CN Ⅷ（前庭神经）神经鞘瘤
  - NF2 患者的一级亲属 + 单侧早发的神经鞘瘤（年龄 <30 岁）或者以下任意两项
    - 脑膜瘤、胶质瘤、神经鞘瘤、青少年后囊下晶状体浑浊

- NF2 的推测诊断
  - 早发的单侧 CN Ⅷ 神经鞘瘤（＜30 岁）+ 以下之一
    - 脑膜瘤、胶质瘤、神经鞘瘤、青少年后囊下晶状体混浊
  - 多发脑膜瘤（＞2）和单侧前庭神经神经鞘瘤或以下之一
    - 胶质瘤、神经鞘瘤、青少年后囊下晶状体浑浊
- 家族性研究发现支持肿瘤分级的基因型 - 表型关联
  - 无义和框移突变
    - 常与严重疾病表型相关
    - 这些患者髓内肿瘤概率更高
    - 所有脊髓肿瘤数量更多；髓内和髓外
    - 症状首发、诊断 NF2 和进行影像检查时年龄较小
  - 错义和大段基因缺失与轻度表型相关
  - 剪切位点突变；重度或轻度表型
    - 取决于受累的内含子和其对蛋白功能的影响
- 髓内肿瘤 3 大特征
  - 位于脊髓实质中央
  - 明显强化
  - 多发，常多到无法计数

大体病理和手术所见

- 多发具有不同组织类型的肿瘤

镜下所见

- Merlin 与近质膜的细胞骨架相关并抑制细胞增生、黏附和迁移
- Merlin 单克隆抗体免疫组化显示与施万细胞一致的免疫染色
- NF2 组织病理上与非综合征性患者没有不同；区别是多样性

临床信息

临床表现

- 最常见体征 / 症状
  - 近半数最初表现为听力丧失
  - 近 45% 有髓外肿瘤者表现出脊髓压迫的体征 / 症状
    - 随位置不同而不同
    - 同平面及以下无力和感觉缺失
    - 痉挛，疼痛，肠 / 膀胱功能失禁
- 临床资料
  - 基因检验发现率 ~65%
  - 青少年后囊下晶状体浑浊常见
  - 10%~20% 患者有视网膜和脉络膜错构瘤
  - 牛奶咖啡斑 ＜50%
  - 轻度至无皮肤神经纤维瘤
  - 皮肤神经鞘瘤约占 67%

人口统计学

- 年龄
  - 遗传性疾病孕期即有
  - 于 20~30 岁出现症状

- 性别
  - 男 = 女
- 种族差异
  - 没有种族倾向
- 流行病学
  - 世界范围 1/5 万出生儿
  - 首次影像检查时硬膜内脊髓肿瘤发生率近 65%
  - 84% 为髓内肿瘤
  - 87% 为硬膜内髓外肿瘤

转归与预后

- 许多患者寿命相对正常
- 极少有患者需要对髓内肿瘤治疗干预，常保持稳定
- 硬膜内髓外肿瘤常需手术治疗
  - 髓外肿瘤患者较髓内肿瘤患者行手术治疗的比例高 5 倍
  - 高手术率是由于肿瘤多且常常出现脊髓压迫
  - 神经鞘瘤更常见且数量多于脑膜瘤，总体上行手术治疗者更多
  - 脑膜瘤解释了有症状性病变的不成比例的数目
    - 脑膜瘤占髓外肿瘤 ~12% 但占需行手术切除的髓外肿瘤的 37%
    - 提示 NF2 的脑膜瘤更具侵袭性

治疗

- 肿瘤切除是 NF2 的主要治疗方式
- 髓内肿瘤：定期进行影像学复查并适当结合临床
  - 大多数髓内肿瘤为相对惰性病程，必须考虑其他脊髓 / 颅内肿瘤的预期负荷
  - 即使是有症状的患者也可能不需要标准的积极治疗
- 硬膜内髓外肿瘤：早期切除快速生长的或有症状的肿瘤
- 需要对一级亲属进行评估

诊断思路

思考点

- 具有多个且不同病理类型的脊髓肿瘤高度提示 NF2

影像解读要点

- 用脑和全脊髓的强化 MR 进行筛查
- 脊髓肿瘤患者影像随访应该基于肿瘤位置、数量和可能组织类型的基础上

（王焱炜、王光彬 译）

参考文献

1. Ahlawat S et al: Current status and recommendations for imaging in neurofibromatosis type 1, neurofibromatosis type 2, and schwannomatosis. Skeletal Radiol. 49(2):199-219, 2020
2. Fisher MJ et al: 2016 Children's Tumor Foundation conference on neurofibromatosis type 1, neurofibromatosis type 2, and schwannomatosis. Am J Med Genet A. 176(5):1258-69, 2018
3. Ardern-Holmes S et al: Neurofibromatosis type 2. J Child Neurol. 32(1):9-22, 2017
4. Lawson McLean AC et al: Growth dynamics of intramedullary spinal tumors in patients with neurofibromatosis type 2. Clin Neurol Neurosurg. 146:130-7, 2016

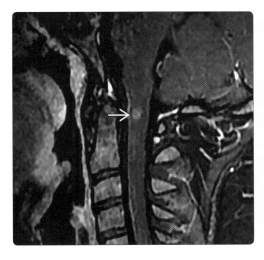

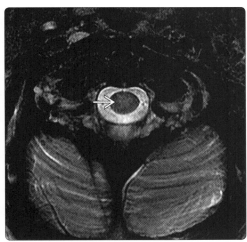

（左图）矢状位强化 T1 FS MR 显示颈脊髓内小的强化髓内病变（➡）。这些小细胞室管膜瘤通常是偶然发现的，无症状且影像学检查易于发现

（右图）同一例患者的轴位 T2 FS MR 显示肿瘤轻度高信号（➡），占位效应极小。小室管膜瘤未见囊状帽

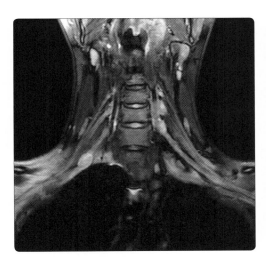

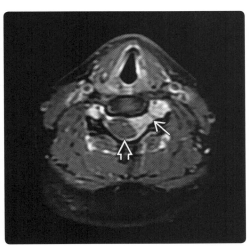

（左图）1 例广泛斑块的 NF2 患者冠状位 3D T2 FS MR 显示双侧臂丛成分增大且高信号，与多发性臂丛神经鞘瘤相符

（右图）1 例广泛的 NF2 相关肿瘤患者的轴位强化 T1 FS MR 显示一个巨大的哑铃状颈部神经鞘瘤（➡），延伸穿过邻近的神经孔。肿瘤对邻近脊髓（➡）产生占位效应和移位

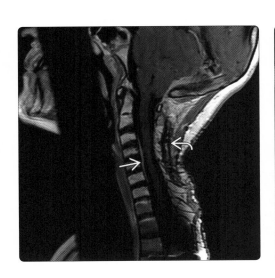

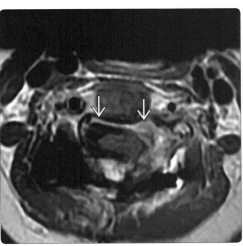

（左图）1 例患有 NF2 和多发性肿瘤的青少年患者的矢状位强化 T1 MR，曾接受过椎板切除术（➡）以切除神经鞘瘤，希望有所改善。薄薄的腹侧硬脑膜强化的肿块（➡）代表斑块型脑膜瘤

（右图）同一患者的轴位强化 T1 MR 显示斑块型脑膜瘤的左腹侧部分偏心性增大（➡）

影像学
- 多个边界清楚的包裹性肿块，沿着脑神经或周围神经的走行而不累及 CN Ⅷ
- 强化 MR 是神经鞘瘤的主要影像学表现方式

主要鉴别诊断
- 神经纤维瘤病 2 型（NF2）
- 散发性神经鞘瘤
- 神经纤维瘤病 1 型（NF1）
- 散发性神经纤维瘤

病理学
- *SMARCB1* 基因种系突变
  - 散发性（非综合征性）神经鞘瘤中未发现 *SMARCB1* 突变
  - NF2 中未发现 *SMARCB1* 突变

临床信息
- 发病率与 NF2 相似（约 1/4 万）
- 通常表现为疼痛，可能导致残疾
  - 与 NF2 相比，NF2 更常表现为神经功能缺陷
- 发病高峰在 30~60 岁之间
  - 与 NF1 相比（通常在 10 岁以内诊断）
  - 与 NF2 相比（通常在 10~20 岁诊断）
- 正常寿命
  - 与 NF2 相比（预期寿命↓）

诊断思路
- 患者 ＞30 岁
  - 多发性非前庭神经鞘瘤
    - 考虑神经鞘瘤病的诊断
    - 并推荐颞骨 / 内耳道高分辨率 MR 成像来筛查 NF2

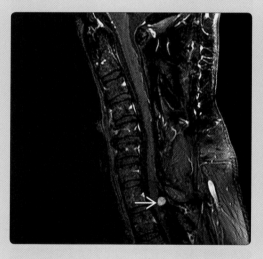
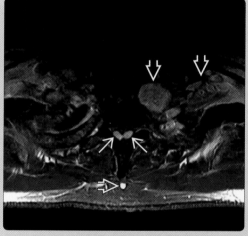

（左图）成年神经鞘瘤病患者矢状位强化 T1 FS MR 显示增强的硬膜内髓外肿块（➡，神经鞘瘤）导致脊髓移位。临床上在全身发现了许多其他肿瘤（未显示）

（右图）同一患者的轴位强化 T1 MR 显示 2 个硬膜内神经鞘瘤（➡）和许多脊柱外神经鞘瘤（⇨），符合神经鞘瘤病的临床诊断

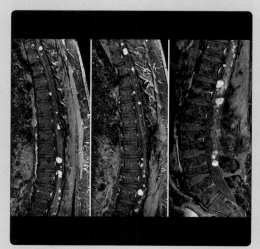
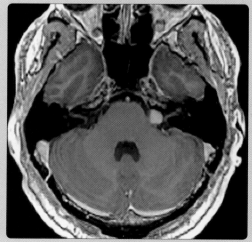

（左图）胸椎和腰椎矢状位强化 T1 FS MR 显示许多硬膜内增强肿块，代表神经鞘瘤

（右图）同一神经鞘瘤病患者的脑轴位强化 T1 MR 显示左侧桥小脑角肿块。这代表三叉神经鞘瘤而不是前庭神经鞘瘤。CN Ⅷ 神经鞘瘤排除神经鞘瘤病，提示 2 型神经纤维瘤病（NF2）

术语

定义
- 神经鞘瘤病：不累及前庭神经的多发性周围神经系统神经鞘瘤

影像学

一般表现
- 最佳诊断依据：多个边界清楚的包裹性肿块，沿着脑神经或周围神经的走行而不累及 CN Ⅷ

CT 表现
- 平扫 CT
  - 与大脑相比密度略高
  - 观察对相邻骨、椎间孔的影响
    - 光滑扩大
    - 薄薄的、硬化的、看起来像外科手术的边缘
- 强化 CT：多样，通常不均匀强化

MR 表现
- 由于 Antoni A 和 Antoni B 区域的数量不同，所有序列上的信号强度都是可变的
- T2WI、PD、FLAIR 和 STIR 呈高信号
- 强化 T1WI 上典型的明显不均匀增强

影像成像方法
- 最佳成像手段
  - 强化 MR 是神经鞘瘤病的主要影像学表现方式

病理学

一般表现
- 遗传学
  - 涉及 SMARCB1 基因的生殖系参与的复杂的、尚未完全了解的遗传学特征，在散发性、非综合征性神经鞘瘤中未发现
    - 22 号染色体上发现肿瘤抑制基因
    - 可能涉及病变组织中涉及 SMARCB1 和 NF2 基因的多点突变现象

分期、分级和分型
- 基本标准（必须全部满足 4 个标准）
  - 患者不得满足任何现有的 2 型神经纤维瘤病（NF2）诊断标准
  - MRI 上没有前庭神经鞘瘤的证据
  - 与 NF2 没有一级亲属关系
  - 没有已知的 NF2 基因突变
- 明确诊断
  - 年龄 >30 岁，≥2 个非皮内神经鞘瘤（1 个经组织学证实）；或 1 例病理证实的神经鞘瘤，一级亲属符合诊断标准
- 可能诊断
  - 年龄 <30 岁和 ≥2 个非皮内神经鞘瘤（1 个组织学证实）；或年龄 >45 岁、≥2 个非皮内神经鞘瘤（1 个

组织学证实）；或神经鞘瘤的影像学证据，一级亲属符合明确诊断标准
- 节段性神经鞘瘤病
  - 符合明确或可能的神经鞘瘤病的标准，但局限于 1 个肢体或 ≤5 个相邻脊柱部位

临床信息

临床表现
- 最常见体征 / 症状
  - 疼痛，典型的神经性疼痛；可能致残
    - 与 NF2 相比，NF2 更常表现为神经功能缺陷
  - 症状通常出现在生命的第二个或第三个 10 年
    - 与 NF1（第一个 10 年）和 NF2（第二个 10 年）相比

人口统计学
- 流行病学
  - 报告的发病率从 1/4 万到 1/170 万，可能更接近 1/4 万（与 NF2 类似）

转归与预后
- 预期寿命正常，而 NF2 患者预期寿命降低

治疗
- 通过疼痛管理控制症状
- 只有在脊髓受压或神经鞘瘤症状明显的情况下才能进行手术治疗
- 放射治疗没有作用；化疗的作用不断演变

诊断思路

思考点
- 如果出现以下情况，患者可能患有神经鞘瘤病
  - 年龄 >30 岁、>1 个神经鞘瘤、无前庭神经鞘瘤

影像解读要点
- 30 岁以下的患者不要诊断为神经鞘瘤病，因为前庭神经鞘瘤可能还没有发展起来
  - 诊断时患者的年龄↑、神经鞘瘤的可能性↑则 NF2 的可能性↓

报告提示
- 在年龄 >30 岁的患者中，多发性非前庭神经鞘瘤的出现提示放射科医生建议诊断为神经鞘瘤病，并建议对颞骨 / 内耳道进行高分辨率 MR 成像以筛查 NF2

（王焱炜、王光彬 译）

参考文献

1. Alaidarous A et al: Segmental schwannomatosis: characteristics in 12 patients. Orphanet J Rare Dis. 14(1):207, 2019
2. Evans DG et al: Schwannomatosis: a genetic and epidemiological study. J Neurol Neurosurg Psychiatry. 89(11):1215-9, 2018
3. Kehrer-Sawatzki H et al: The molecular pathogenesis of schwannomatosis, a paradigm for the co-involvement of multiple tumour suppressor genes in tumorigenesis. Hum Genet. 136(2):129-48, 2017
4. Ahlawat S et al: Current whole-body MRI applications in the neurofibromatoses: NF1, NF2, and schwannomatosis. Neurology. 87(7 Suppl 1):S31-9, 2016
5. Plotkin SR et al: Update from the 2011 International Schwannomatosis Workshop: from genetics to diagnostic criteria. Am J Med Genet A. 161(3):405-16, 2013

软骨发育不全

要 点

术语
- 累及脊柱和四肢的常染色体显性侏儒症

影像学
- 椎弓根短
  - 椎弓根间距减低并向低位腰椎发展
- 椎体轻度扁平和 / 或前部楔形
- 胸腰椎后凸，腰椎过度前凸
- 枕骨大孔小
- 其他
  - 生长受限在近端肢体更明显（肢根型侏儒症）
  - “香槟杯”骨盆，方形髂骨翼

主要鉴别诊断
- 假性软骨发育不全
- 软骨发育不良
- 骨畸形性发育不良
- 脊椎骨骺发育不良
- 致死性发育不良
- 成骨不全

病理学
- *FGFR-3* 异常，责任基因定位在 4p16.3
- 通常为自发突变（80%）
- 导致软骨内骨化缺陷
- 常染色体显性遗传

临床信息
- 最常见的非致死性骨发育不良
- 椎管狭窄导致高发病率
  - 外科矫形治疗进展性 / 未解决的脊柱后凸
  - 严重者施行枕骨大孔减压术；可缓解症状

诊断思路
- 是在妊娠晚期发现骨化正常的短肢侏儒症的最可能的原因

（左图） 示意图展示了向尾侧的渐进性狭窄的椎弓根间距。轴位内插图显示椎弓根短、椎弓根间距减小、相应椎管狭窄

（右图） 腰椎前后位平片示椎弓根间距狭窄，L1（→）-L4（→）椎弓根间距渐进性狭窄导致腰椎管横轴位狭窄。分流管反映了与枕骨大孔狭窄相关的脑积水处理

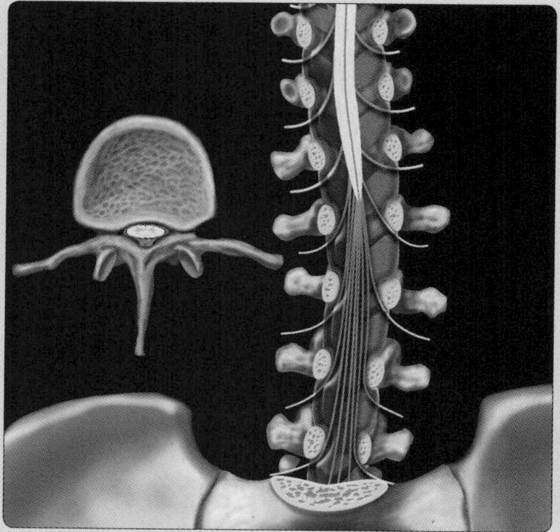

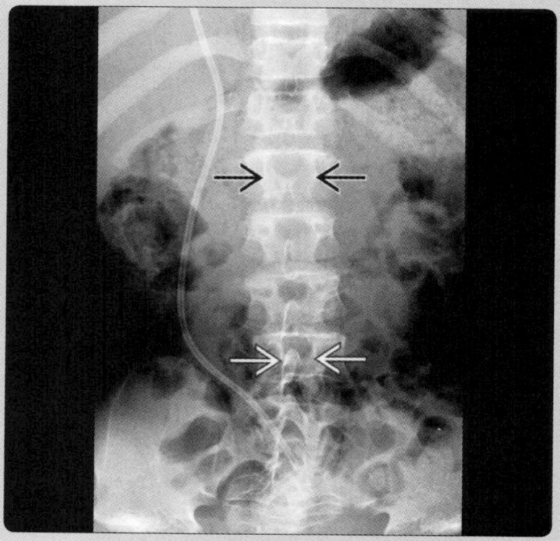

（左图） 1 例伴有软骨发育不全的婴儿矢状位 T2MR 显示枕骨大孔区狭窄，导致颈髓受压。注意狭窄节段脊髓内异常的 T2 信号（→）。突出的前额隆起（→）是软骨发育不全的特征

（右图） 同一患者的轴位 T2MR 证实枕骨大孔明显狭窄，特别是在前后位。脊髓显示异常的中央 T2 高信号（→）

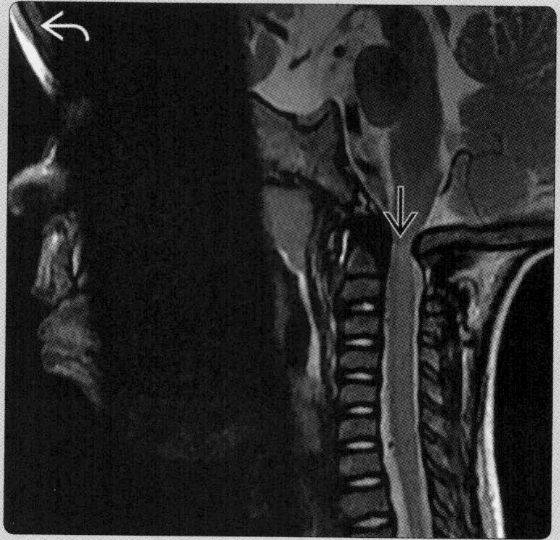

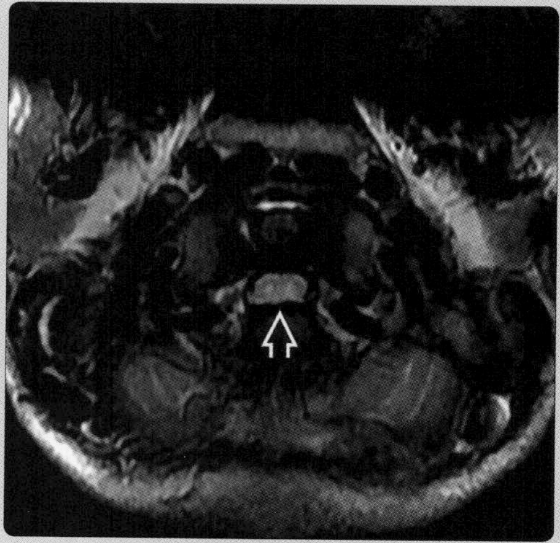

术语

同义词
- 软骨发育不全性侏儒症

定义
- 累及脊柱和四肢的常染色体显性侏儒症
- OMIM #100800

影像学

一般表现
- 最佳诊断依据
  - 椎体变扁并椎弓根短
  - 腰椎椎弓根间距向尾端减小（与正常关系相反）
- 位置
  - 脊椎、颅骨、骨盆和四肢的特征性骨质改变
- 形态
  - 累及躯干和四肢的严重侏儒症
    - 近端肢体生长受限更明显（肢根型侏儒）
  - 椎体轻度变扁
  - 椎弓根变短
  - 腰椎过度前凸
  - 胸腰椎后凸

X 线表现
- 平片
  - 椎弓根增厚变短
    - 椎弓根间距减低并向低位腰椎发展
  - 椎体形态异常
    - 儿童期呈子弹形（前端钝圆）
    - 轻度变扁和 / 或前部轻微楔形
  - 胸腰椎后凸
    - 初始为可弯曲的畸形，定位于 T10 至 L4
    - 随着儿童开始独立行走缓解
  - 腰椎过度前凸
  - 可能有轻度脊柱侧凸
  - C1-C2 不稳罕见
  - 脊椎外表现
    - "香槟杯"骨盆：骨盆入口扁平宽阔
    - 方形髂骨翼
    - 长骨短，以近端肢体最显著（肢根型）
    - 肋骨短
    - "三叉戟手"：第二、三、四指骨长度相等
    - 颅骨大、颅底窄
  - 骨密度正常

CT 表现
- CT 平扫
  - 枕骨大孔小
  - 椎体轻度变扁（成人）或呈子弹形（儿童）
  - 椎弓根变短、椎弓根间距减小
    - 椎管和神经孔有明显狭窄的倾向性，另伴轻度退变

- 椎体后部扁形变
- 畸形或可致压缩骨折

MR 表现
- 形态学改变见 CT 部分描述
- 椎间盘突出常见
- T2WI/STIR
  - 颈延髓交界、脊髓、神经根受压→脊髓内病变信号（高信号）
- 动态 MR 评估颅颈交界区（CVJ）稳定性和脊髓受压位置最佳

非血管介入
- 脊髓造影
  - 椎管狭窄；脊髓和神经根受压
  - 椎间盘突出常见

影像成像方法
- 最佳成像手段
  - 一出生时前后位"婴儿平片"显示特征性的颅骨、脊椎、骨盆异常
- 成像建议
  - 所有婴儿和儿童的通过枕骨大孔的轴位、矢状位 MR 评估狭窄情况

超声表现
- 纯合子型可于中期妊娠时做出诊断
- 妊娠晚期超声检查示生长受限明显

鉴别诊断

假性软骨发育不全
- 面部特征和颅骨正常
- 通常于儿童早期而不是出生时发现
- 椎体扁平不一定可见

软骨发育不良
- 面中部发育不良
- 与软骨发育不全相似但较轻：枕骨大孔狭窄，椎弓根间距减低

骨畸形性发育不良
- 面部特征以小颌畸形为标志
- 椎体扁平；椎弓根间距狭窄
- 脊柱侧弯和后凸
- C1-C2 不稳
- 四肢不全脱位（"搭车人拇指"）
- 畸形足

脊椎骨骺发育不良
- 面部特征和颅骨正常
- 严重的椎体扁平
- C1-C2 不稳和齿突发育不良
- 骨骺骨化延迟
- 扁平骨骺
- 长骨变短
- 婴儿耻骨骨化缺失

致死性发育不全

- 致死性侏儒症
- 严重的扁平椎
- 细长骨干
- 钟形胸廓

成骨不全

- 婴儿型表现为短粗骨干，多发骨折
- 较轻型发生在儿童或成年期，身高矮小、扁平椎、骨质减少、骨折、骨骼畸形

病理学

一般特征

- 病因学
  - 成纤维细胞生长因子受体 3（FGFR-3）异常
  - 软骨化骨形成缺陷
  - 椎体椎弓根早期融合
  - 椎弓根短粗、椎管横径和前后径狭窄
    - 椎管狭窄症状通常出现于 30 ~ 40 岁
  - 神经孔常变窄
- 遗传学
  - 基因定位于染色体 4p16.3
    - 与软骨发育不全、致死性侏儒症位于同一染色体
  - 通常为自发性突变（80%）
  - 常染色体显性遗传
  - 纯合子表型罕见，较杂合子表型更严重
- 相关异常
  - 睡眠呼吸暂停，婴儿猝死
    - 继发于颅颈交界区狭窄导致的继发性脑干压迫
  - 胸壁畸形可致呼吸困难
  - 肢体延长过程可产生神经病学症状

大体病理与外科学征象

- 椎管狭窄
  - 椎弓根短、椎板厚
  - 椎间盘膨出、突出导致狭窄
  - 可发生于脊髓任何水平
  - 导致成人发病的重要原因
- 枕骨大孔狭窄
  - 几乎发生于所有儿童软骨发育不全患者
  - 随儿童成长常出现功能异常
- 胸腰椎后凸畸形
  - 与婴儿期肌张力减退有关
  - 通常随着婴幼儿开始独立行走、躯干肌加强而缓解
  - 儿童期患病率高达 94%，10 岁后降至 11%，40 ~ 50 岁提高至 35%

临床信息

临床表现

- 最常见的征象 / 症状
  - 侏儒症，出生时具有明显面部特征

- 其他征象 / 症状
  - 婴幼儿肌无力
  - 枕骨大孔处脊髓压迫所致婴幼儿睡眠呼吸暂停
  - 胸腰椎后凸
  - 椎管狭窄
- 临床资料
  - 出生时肢根性侏儒样外观
  - 额部隆起、鼻梁塌陷等特征性表现
  - 智力正常
  - 肥胖是常见的临床信息
  - 婴儿期骨骼发育不良的临床过度诊断

人口统计学

- 年龄
  - 先天性，通常在婴儿期明确诊断
- 性别
  - 男 = 女
- 流行病学
  - 最常见的非致死性骨骼发育异常（1:26 000 活产婴儿）

转归与预后

- 椎管狭窄导致高发病率

治疗

- 选择、风险及并发症
  - 婴幼儿脊柱后凸可采用坐姿修正 + 胸腰椎矫形支架治疗
  - 外科矫形治疗进展性 / 未解决的脊柱后凸
  - 严重病例采用枕骨大孔外科减压，可缓解症状
  - 椎管狭窄外科减压治疗
  - 生长激素治疗促进骨骼生长
  - "Ilizarov 肢体延长法" 疗效目前尚存在争议

诊断思路

思考点

- 是在妊娠晚期发现骨化正常的短肢侏儒症的最可能的原因

影像解读要点

- 脊柱成像必须包括枕骨大孔以评估是否狭窄

（王焱炜、林祥涛 译）

参考文献

1. Ahmed M et al: The natural history of thoracolumbar kyphosis in achondroplasia. Eur Spine J. 28(11):2602-7, 2019
2. Pauli RM: Achondroplasia: a comprehensive clinical review. Orphanet J Rare Dis. 14(1):1, 2019
3. Yecies D et al: Safety of dynamic magnetic resonance imaging of the cervical spine in children performed without neurosurgical supervision. World Neurosurg. 116:e1188-93, 2018
4. Calandrelli R et al: Quantitative approach to the posterior cranial fossa and craniocervical junction in asymptomatic children with achondroplasia. Neuroradiology. 59(10):1031-41, 2017
5. Khan BI et al: Prevalence of scoliosis and thoracolumbar kyphosis in patients with achondroplasia. Spine Deform. 4(2):145-8, 2016
6. Mukherjee D et al: Dynamic cervicomedullary cord compression and alterations in cerebrospinal fluid dynamics in children with achondroplasia: review of an 11-year surgical case series. J Neurosurg Pediatr. 14(3):238-44, 2014

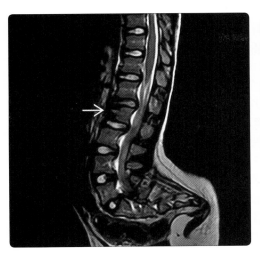

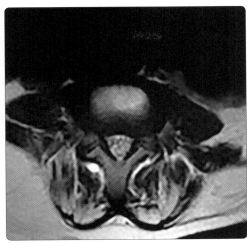

（左图）矢状位 T2W1 MR 显示弥漫性中央管狭窄伴后腰椎扇形改变。L2 椎体呈喙状（➡），反映前椎体软骨不完全骨化

（右图）同一患者的轴位 T2WI MR 显示明显的腰椎中央管狭窄，归因于椎弓根较短，并伴有马尾神经根在硬膜囊内的拥挤

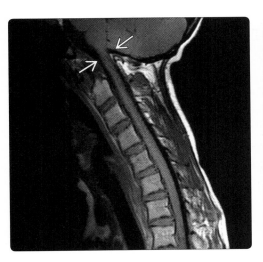

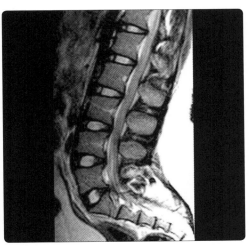

（左图）矢状位 T1WI 显示枕骨大孔狭窄（➡）导致颈髓交界处受压。也有弥漫性先天性椎管狭窄，可归因于椎弓根较短

（右图）该患者的矢状 T2WI MR 证实弥漫性先天性椎管狭窄延伸至腰椎，具有典型的短椎弓根和椎体后部扇形改变。在圆锥和马尾可发现少量蛛网膜下腔液体

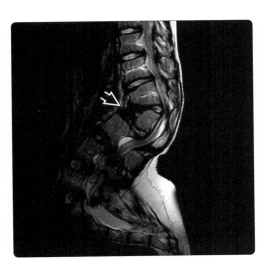

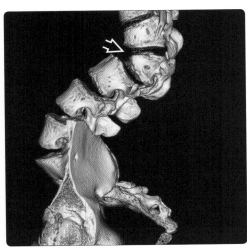

（左图）腰椎矢状 T2WI MR 显示先天性 L2 前椎体发育不全（➡），产生局灶性先天性后凸，加重由短椎弓根引起的先天性椎管狭窄。其余腰椎椎体呈特征性的后椎扇形改变

（右图）同一患者的矢状位三维重建骨 CT 证实明显的 L2 椎体发育不良（➡）。三维骨 CT 为外科计划提供骨性关系

黏多糖病

术语
- 因糖胺多糖（glycosaminoglycans, GAGs）降解酶缺乏导致的异构溶酶体贮积性疾病
- 多发性骨质疏松症（dysostosis multiplex, DM）：在黏多糖病（mucopolysaccharidoses, MPS）中可见多种多样的骨发育不良特征

影像学
- 齿突发育不良及其他 C1/C2 异常→寰枢椎半脱位→脊髓受压
- 胸腰椎前凸（锐角后凸），椎体呈喙状
- 桨形肋骨（近端细，远端宽）

主要鉴别诊断
- Legg-Calvé-Perthes 病
- 镰状细胞病

- Gaucher 病
- 脊柱骨骺发育不全
- 多发性骨骺发育不全
- 脊柱干骺端发育不良

病理学
- GAG 在全身结缔组织中普遍存在
- 骨髓及多脏器溶酶体中 GAG 积聚→功能障碍

临床信息
- 非亲缘供者脐带血干细胞移植：MPS Ⅰ-H、Ⅵ
  - 最好在 2 岁前、无中枢神经系统疾病时进行
- 酶替代疗法：MPS Ⅰ、Ⅱ、Ⅵ
  - 酶不能跨越血脑屏障

诊断思路
- DM 的骨骼特征需要进行代谢相关性评估

（左图）颈椎侧位平片（Hunter 综合征，MPS Ⅱ）示椎体前下部轻度鸟嘴样变，一般来说，MPS Ⅱ 与 MPS Ⅰ-H 表现相似，但相对程度较轻

（右图）Morquio 综合征（MPS Ⅳ）患者的胸腰椎侧位片显示典型的 L1 前椎体发育不全导致严重的后凸。其他胸椎和腰椎发育不全和异常。还要注意宽阔的桨状肋骨

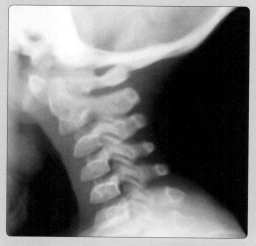
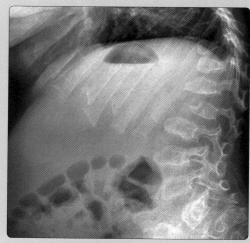

（左图）患有 MPS Ⅰ-H 的幼儿矢状位 T2MR 显示 C1 处椎管狭窄和脊髓受压。椎管狭窄是由后纵韧带/覆盖膜增厚（➡）、齿突血管翳（⇗）和后方 C1 环骨髓扩张（➔）等多因素引起的

（右图）同一患者的轴位 T2 MR 证实脊髓受压（▱）伴轻度脊髓高信号。交叉韧带的横纤维增厚（⇗），导致椎管狭窄

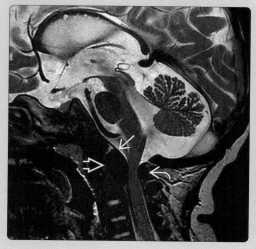
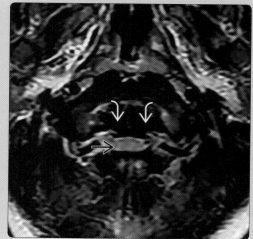

术语

缩略词

- 黏多糖病（MPS）；MPS Ⅰ-H：Hurler 综合征；MPS Ⅰ-S：Scheie 综合征；MPS Ⅰ-H/S：Hurler-Scheie 综合征；MPS Ⅱ：Hunter 综合征；MPS Ⅲ：Sanffilippo 综合征；MPS Ⅳ：Morquio 病；MPS Ⅴ：不存在，现在归类为 MPS Ⅰ-S；MPS Ⅵ：Maroteaux-Lamy 综合征；MPS Ⅶ：Sly 综合征或 β- 葡萄糖醛酸酶缺乏症；MPS Ⅷ：不存在；MPS Ⅸ：透明质酸酶缺乏症

定义

- 由于糖胺聚糖（GAG）降解酶缺乏导致的溶酶体贮积性疾病
  - GAGs 以前被称为黏多糖
- 多发性骨质疏松症（DM）：在 MPS 中可见多种多样的骨发育不良特征
- DM 组：包括所有导致骨骼发育不良的贮积性疾病
  - MPS，黏脂类，其他（Gaucher，Niemann-Pick，神经节苷脂贮积病，岩藻糖苷贮积症，甘露糖苷病，唾液酸沉积症）

影像学

X 线表现

- 关键特征
  - 胸腰椎前凸（锐角后凸），椎体呈喙状
  - 桨形肋骨（近端细、远端宽）
  - 锁骨短、厚
  - 骨盆：髂骨小且下尖，陡峭，髋臼顶形成不良，髋关节半脱位，髋外翻，股骨头畸形 ± 缺血性坏死（AVN）
  - 第 2~5 掌骨尖状近端
  - 小管状骨骨干增宽

其他表现

- MPS Ⅰ-H 代表其他 MPS 类型的 DM 特征
- MPS Ⅰ-H，Hurler 综合征：严重 DM
  - 脑部：异常白质；髓鞘形成延迟；血管周围间隙、脑沟、脑室大小增大
  - 颅骨：扩大；矢状缝和人字缝早期闭合；颅底增厚；J 形鞍区
  - 面部：下颌髁突平 / 凹 ± 颞下颌关节（TMJ）强直；乳突气化不足
  - 颅颈交界区：脊髓受压
  - 脊柱：发育不良的齿突伴 C1/C2 半脱位；C3/C4 半脱位；胸腰椎后凸
    - 可能导致椎管狭窄 ± 脊髓空洞症
  - 胸和肩：气管狭窄；肋骨宽而呈桨形；锁骨短而粗；肩胛骨隆起，关节窝畸形
  - 骨盆和髋关节：髂骨较小，下方呈锥形；髋臼陡峭，成形不良；股骨头半脱位和发育畸形 ± AVN；髋关节外翻

  - 膝关节：膝外翻
  - 手臂：肱骨颈内翻（斧形肱骨）；宽的肱骨中干；桡骨和尺骨远端骨赘向彼此倾斜
  - 手腕：腕部小而不规则
  - 手：掌宽短，尖状近端在第 2~5 掌骨；近端和中指骨宽；滑膜炎和爪状畸形，扳机指
  - 心血管：心肌病；动脉狭窄；二尖瓣 / 主动脉瓣狭窄
- MPS Ⅰ-S：Scheie 综合征
  - 轻度 DM
- MPS Ⅱ：Hunter 综合征
  - 轻到重度 DM
- MPS Ⅰ-H/S：Hurler-Scheie 综合征
  - 轻至中度 DM
- MPS Ⅲ A-D：Sanfilippo 综合征
  - 轻度或无 DM
  - 轻度：智力障碍，无 DM
- MPS Ⅳ A-B：Morquio 综合征
  - A 型：严重 DM
    - 由于以下 ≥1 项导致 C1/C2 节段脊髓受压
      - 横韧带松弛
      - GAG 沉积导致硬膜增厚
      - 齿突发育不全 ± 纤维软骨未分化前软组织肿块及反应性改变
      - C1 后弓凹陷
      - C1/C2 处慢性半脱位→韧带肥大→颅颈交界区进一步狭窄→脊髓进一步受压
      - 颈髓压迫可导致脊髓病和呼吸衰竭
    - 脊柱畸形致后凸形成，导致胸 / 胸腰椎水平脊髓受压
    - 狭窄柔软的气管在颈部屈曲时塌陷
    - 鸡胸
    - 股骨头 AVN
    - 肋宽但不呈桨形
  - B 型：中度 DM
- MPS Ⅵ：Maroteaux-Lamy 综合征
  - 轻度到重度 DM
  - 严重者可能有类似于 Ⅳ 型的颈髓和胸髓受压
- MPS Ⅶ：Sly 综合征
  - 轻度至重度 DM
    - 股骨头：AVN
- MPS Ⅸ：透明质酸酶缺乏病
  - 轻度 DM：非常罕见

影像成像方法

- 最佳检查手段
  - 大多数都是在 X 线片上发现的
    - 可能需要脑部和脊椎 MR 检查

鉴别诊断

Legg-Calvé-Perthes 病

- 特发性股骨头动静脉畸形

- 与髋部分离，无其他 MPS/DM 特征

镰状细胞病

- 以非裔美国人为主的血红蛋白病
- 广泛性骨髓增生与骨坏死

Gaucher 病

- DM 组中的贮积性疾病（不是 MPS）
- 骨质疏松症伴髓质扩张
- 骨坏死，H 形椎体

脊柱骨骺发育不全

- 无 MPS 的临床或实验室特征
- 扁平型骨骺与异常骨骺

多发性骨骺发育不全

- 无 MPS 的临床或实验室特征
- 多处骨骺的表现

脊柱干骺端发育不良

- 无 MPS 的临床或实验室特征
- 脊柱和干骺端表现

病理学

一般表现

- 病因学
  - 酶缺乏可阻碍 GAG 降解
  - 骨髓及多脏器溶酶体中 GAG 积聚→功能障碍
- 遗传学
  - 所有 MPS 均常染色体隐性遗传（除外 MPS Ⅱ，X 连锁隐性遗传）
    - MPS Ⅰ-H、Ⅰ-S 和 Ⅰ-H/S 具有相同的生化缺陷和表型严重程度谱
  - MPS Ⅰ-H/S：＞110 个基因突变报告

临床信息

临床表现

- 常见体征 / 症状
  - 表型谱（轻度到重度）
    - 最常见：器质性肥大症、DM、智力残疾 / 发育迟缓
  - 45% 的 MPS Ⅰ 儿童的父母报告孩子的面部特征发生了变化（儿童疾病的第一个线索）
  - 大脑：语言和学习技能的退化→智力障碍（不包括 MPS Ⅳ 和 Ⅵ）
  - 头 / 脸：大头，毛发粗糙，面部特征，突出，角膜浑浊，复发性中耳炎，鼻孔张开，舌头突出，听力降低
  - 颈部：腺扁桃体肿大，打鼾，睡眠呼吸暂停，气管支气管软化
  - 脊柱和胸部：胸腰椎凸（MPS Ⅰ-H 的 6~14 月龄），脊柱侧凸，成年 MPS Ⅲ 患者脊柱滑脱，鸡胸
  - 呼吸系统：频繁的肺炎
  - 心血管：瓣膜增厚、狭窄、功能不全；心肌病、心力衰竭
  - 腹部：因肝脾肿大而隆起，脐 / 腹股沟疝，肠假性梗阻，特发性腹泻
  - 一般表现：短小（MPS Ⅰ-S 除外）、爪形手、扳机指、厚皮、腕管综合征、关节活动度↓
  - 胎儿水肿：MPS Ⅳ、Ⅶ
  - 全身麻醉：由于声门上组织过多、气道管径和稳定性↓、MPS Ⅰ、Ⅱ、Ⅳ、Ⅵ 和Ⅶ的 C1/C2 关节不稳定导致风险↑

人口统计学

- 年龄
  - 临床起病通常小于 6 岁
  - 放射学表现：可能在出生时就存在
- 流行病学
  - 所有类型 MPS 的总发病率约为 1/20000 例活产

转归与预后

- 根据类型和严重程度的不同而不同
- 未经治疗的寿命：MPS Ⅰ-H＜10 年，MPS Ⅱ 约 15 年
- 接近正常寿命：MPS Ⅰ-S

治疗

- 中枢神经系统损伤的预防：围产期筛查→尽早治疗
- 使用非亲缘供者脐带血进行干细胞移植
  - 取代传统的骨髓移植
  - 脐带血中大多数原始干细胞具有增殖优势，且减少频发、严重的移植物抗宿主疾病
  - 早期移植有益：MPS Ⅰ-H（但不能阻止骨发育不良），MPS Ⅵ
    - 最好在 2 岁前，无中枢神经系统疾病时进行
  - 移植无效：MPS Ⅱ、MPS Ⅲ
    - 未能控制脑病
- 酶替代疗法：MPS Ⅰ、Ⅱ、Ⅲ
  - 酶不能跨越血脑屏障
- 外科手术
  - 脑积水：脑室腹腔分流（干细胞移植前并发症较少）
  - 角膜浑浊：角膜移植
  - 脊柱：C1/C2 稳定，颅颈交界区减压，渐进性后凸融合
  - 气道阻塞或咽鼓管阻塞：扁桃体和腺样体切除术
  - 心脏瓣膜病：瓣膜置换术
  - 腕管减压术
  - 疝修补术

诊断思路

报告提示

- DM 的骨骼特征需要进行代谢相关性评估

（王焱炜、林祥涛 译）

参考文献

1. Remondino RG et al: Clinical manifestations and surgical management of spinal lesions in patients with mucopolysaccharidosis: a report of 52 cases. Spine Deform. 7(2):298-303, 2019
2. Giussani C et al: Cerebral and occipito-atlanto-axial involvement in mucopolysaccharidosis patients: clinical, radiological, and neurosurgical features. Ital J Pediatr. 44(Suppl 2):119, 2018

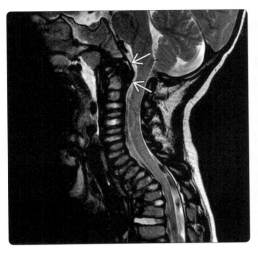

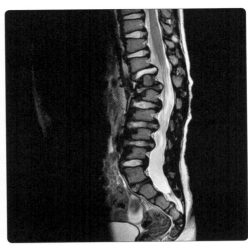

（左图）4 岁的 Hurler 综合征患儿矢状位 T2 MR 显示弥漫性椎体发育不良伴局灶性上胸椎后凸。覆盖的后纵韧带（➡）呈特征性增厚

（右图）同一患者胸腰椎矢状位 T2 MR 显示 T12 和 L1 前椎体发育不良，导致局灶性后凸

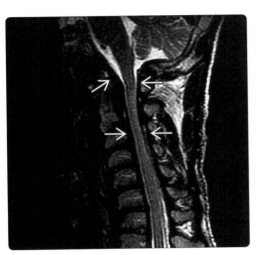

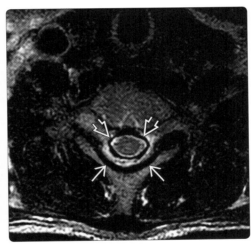

（左图）青少年 Hurler 综合征（MPS I-H）的矢状位 T2 MR 显示弥漫性椎管狭窄，部分原因是骨髓扩张，但主要是继发于明显的韧带增厚（➡）

（右图）同一位 MPS I-H 患者的轴位 T2 MR 证实黄韧带（➡）和硬脊膜（➡）明显增厚

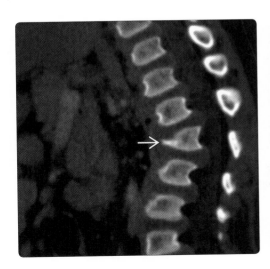

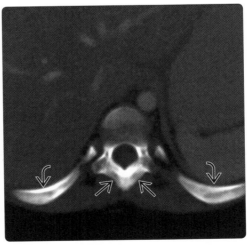

（左图）Maroteaux-Lamy 综合征（MPS Ⅵ型）患者矢状位骨 CT 显示胸腰椎交界区轻度椎体发育不良及下部鸟嘴样变（➡）并导致局部脊柱后凸畸形

（右图）该患者的轴位骨 CT 证实，除桨状肋骨（➡）外，脊柱后部粗大（➡），这是 MPS 轴位骨成像的特征

术语
- 遗传性血红蛋白病，导致贫血和红细胞变形（镰状）并阻塞血管

影像学
- 43%~70% 患者脊柱受累
- 骨梗死
  - 片状或弥漫性骨硬化
  - 椎体中央终板压缩畸形导致 H 形椎体
- 骨量减少，骨质疏松性椎体压缩骨折
- 塔椎：邻近梗死 / 塌陷的椎体代偿性垂直生长
- 骨髓炎：罕见于脊柱

主要鉴别诊断
- 地中海贫血
- 肾性骨病
- 骨硬化病
- 脊柱骨骺发育不全（spondyloepiphyseal dysplasia, SED）

- 弥漫性骨转移

病理学
- 常染色体隐性遗传
  - 非洲、中东和东地中海地区
- 相关异常
  - 烟雾病，多发梗死
  - 股骨头、肱骨头骨梗死
  - 生长障碍
  - 胆石症（胆红素结石）
  - 因多次输血导致的含铁血黄素沉着症

临床信息
- 镰状细胞危象：吸氧、输液、止痛、输血
- 感染发生率高

诊断思路
- H 形脊椎强烈提示诊断

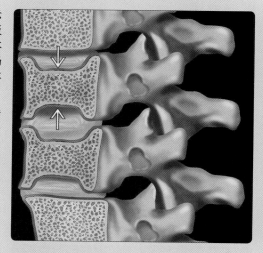

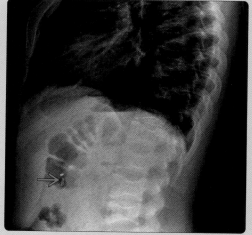

（左图）矢状位示意图示骨梗死所致椎体中央终板塌陷（➡），易累及椎体中份，而椎体周边高度仍保持不变，导致 H 形椎体形成

（右图）在患有镰状细胞病（SCD）和背部疼痛的青少年中，侧位 X 线片显示胸椎和腰椎有许多 H 形椎体。还要注意胆石症胆囊切除术后的腹部夹（➡）

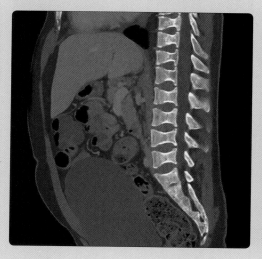

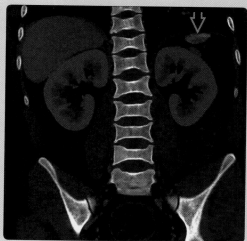

（左图）同一 SCD 患者的矢状位骨 CT 证实下胸椎和腰椎的所有椎体均呈 H 形结构。一些椎骨的斑片状硬化区表明以前有骨梗死

（右图）同一患者的冠状位骨 CT 显示在冠状面也有明显的中央椎体高度下降。还要注意的是，脾（➡）非常小，继发于先前的脾梗死（自体脾切除术）

术语

同义词

- 镰状细胞性贫血，HbSS 病

定义

- 遗传性血红蛋白病，导致贫血和红细胞变形（镰状）并阻塞血管
- 纯合子型：HbSS（镰状细胞性贫血）
- 杂合子型：HbSA（镰状细胞特征，无症状），HbSC（较轻形式）
- 镰状细胞危象：严重骨痛、腹痛和胸痛的急性发作

影像学

一般特征

- 最佳诊断依据
  - （矢状位成像）由椎体中央终板塌陷畸形导致的 H 形椎体
- 位置
  - 43%~70% 的患者脊柱受累
  - 骨梗死更常见于四肢长骨

X 线表现

- 平片
  - 骨梗死
    - 由慢性、反复的骨梗死所致斑片状或弥漫性骨质硬化
    - 脊柱椎体中央终板压缩畸形导致 H 形椎体
  - 骨质疏松
    - 骨质疏松性椎体压缩骨折呈双凹状或楔形
  - 塔椎
    - 邻近梗死 / 塌陷的椎体代偿性垂直生长
  - 骨髓炎
    - 罕见于脊柱

CT 表现

- CT 平扫
  - 中轴骨骨髓腔可见斑点状骨质硬化
  - （矢状位或冠状位重建成像）椎体中央终板塌陷畸形导致的 H 形椎体
  - 骨质疏松性椎体压缩骨折

MR 表现

- T1WI
  - 骨髓呈低信号的原因：骨髓增生、慢性骨梗死导致的硬化、感染、伴有铁沉积的输血依赖性 HbSS 病
  - 圆形的椎旁软组织肿块反映其髓外造血，可见于严重的慢性贫血
- T2WI，STIR
  - 骨髓增生（造血性）：T2WI 中 - 低信号
  - 伴有铁沉积的输血依赖性 HbSS 病：T2WI 极低信号
  - 急性骨梗死：骨髓呈弥漫性高信号
  - 骨髓炎：骨髓呈弥漫性高信号
  - 圆形的椎旁软组织肿块反映其髓外造血，可见于严重的慢性贫血
- 强化 T1WI
  - 骨梗死：边缘呈轻度花环样强化
  - 骨髓炎：弥漫性强化或毛糙的边缘强化
    - 局灶性骨皮质缺损 / 强化处可见邻近软组织强化

影像成像方法

- 最佳成像手段
  - 平片

核医学表现

- 骨扫描
  - 骨梗死：急性期放射活性缺失，恢复期和重建过程中放射活性增加
  - 骨髓炎：活性增加
- Tc-99m 胶体硫
  - 急性骨梗死：骨髓摄入减少或缺失
  - 骨髓炎：骨髓摄取正常或减少
    - 超早期（＜1 周）感染骨髓摄取可能正常
- Ga-67 显像
  - 急性骨梗死：骨髓摄取与 Tc-99m 胶体硫显像相同
  - 骨髓炎：与 Tc-99m 胶体硫骨显像相比骨髓摄取增加或不均匀增加
- 白细胞标记显像
  - 骨髓炎：Tc-99m 胶体硫骨显像中扫描活性增加而实际无相应活性

鉴别诊断

地中海贫血

- 缺血性骨坏死没有镰状细胞贫血常见

影像学相似疾病

- 肾性骨病
  - 椎体终板增厚、致密
- 骨硬化病
  - 弥漫性骨硬化
  - "骨中骨"征象
- 脊柱骨骺发育不全（SED）
  - 椎体杯状终板
- 弥漫性骨转移
  - T1WI 骨髓弥漫性低信号，T2WI 呈中等至高信号
  - 白血病、淋巴瘤
  - 神经母细胞瘤

病理

一般特征

- 病因学
  - 血红蛋白四聚体 β 链异常
  - 红细胞在脱氧作用下有"镰状"变性的趋势

- RBC 柔韧性减低→毛细血管阻塞→缺血性梗死
○ 脾肿大（RBC 分离、破坏）→萎缩（自发性梗死）
  - 自发性梗死导致宿主对以下微生物抵抗力降低
    □ 伤寒沙门氏菌、肺炎链球菌、流感嗜血杆菌、脑膜炎奈瑟菌、肺炎克雷伯菌
  - 肺炎
  - 骨髓炎
  - 脑膜炎
  - 脓毒症
○ H 形椎体
  - 中央终板的血供来自于椎体营养动脉的长分支
    □ 镰状细胞更易导致其闭塞
  - 终板的周围部分由短的骨膜穿支血管供应
  - 中央骨坏死→中部塌陷→矢状位 H 形椎体
○ 骨密度异常发生率高，尤其是腰椎
  - 骨密度增高由骨梗死愈合所致
  - 骨密度减低由慢性、严重贫血所致
    □ 骨髓成分增生导致骨小梁减少、骨质减少
    □ 骨坏死
  - 一项研究显示，镰状细胞病骨密度减低的发病率为 79.6%，与年龄、性别无关
  - 骨质疏松性椎体压缩骨折
  - 其他不全骨折
- 遗传学
  ○ 常染色体隐性遗传
  ○ 血红蛋白 HbS 结构缺陷：第 6 位谷氨酸被缬氨酸替代
- 相关异常
  ○ 烟雾病，多发梗死
  ○ 股骨头和肱骨头梗死
  ○ 生长障碍
    - 肢体长度不同
  ○ 胆石症（胆红素结石）
  ○ 因多次输血所致的含铁血黄素沉着症

临床信息

临床表现

- 常见体征 / 症状
  ○ 镰状细胞危象
    - 血管阻塞危象引起的疼痛发作，最常累及骨
  ○ 溶血性贫血
- 临床资料
  ○ 复发性疼痛危象，黄疸，生长迟滞，卒中
  ○ 感染的发病率高
    - 肺炎球菌败血症，脑膜炎
    - 骨髓炎常见于儿童

人口统计学

- 年龄

○ 婴儿期前 6 个月受到胎儿血红蛋白（HbF）升高的保护
- 种族特点
  ○ 非洲、中东和东地中海地区
- 流行病学
  ○ 1% 为黑人纯合子型 HBSS，杂合子型 HbSA 占 8%~13%（无症状）
  ○ 3% 黑人为 HbS 携带者
  ○ 一项研究显示，镰状细胞骨危象入院患者中 26% 累及脊柱
    - 是仅次于下肢的第二位最常受累的骨骼

转归与预后

- 纯合子型死亡年龄 <50 岁

治疗

- 镰状细胞危象：吸氧、输液、止痛、输血
- 预防接种疫苗以防止感染

诊断思路

思考点

- H 形脊椎强烈提示诊断

（王焱炜、林祥涛 译）

参考文献

1. Rudy HL et al: Review of sickle cell disease and spinal pathology. Global Spine J. 9(7):761-6, 2019
2. De Luna G et al: High bone mineral density in sickle cell disease: prevalence and characteristics. Bone. 110:199-203, 2018
3. Eid R et al: Spinal cord infarction in hemoglobin SC disease as an amusement park accident. Pediatrics. 138(3), 2016
4. Nix JS et al: Spinal bone marrow necrosis with vertebral compression fracture: differentiation of BMN from AVN. Skeletal Radiol. 43(9):1337-40, 2014
5. Das D et al: MRI appearances of extramedullary haematopoiesis presenting with cauda equina syndrome in sickle cell disease. Clin Radiol. 66(12):1219-22, 2011
6. Gupta R et al: Pattern of bone mineral density in sickle cell disease patients with the high-Hb F phenotype. Acta Haematol. 123(1):64-70, 2010
7. Porter JB: Pathophysiology of transfusional iron overload: contrasting patterns in thalassemia major and sickle cell disease. Hemoglobin. 33 Suppl 1:S37-45, 2009
8. Sarrai M et al: Bone mass density in adults with sickle cell disease. Br J Haematol. 136(4):666-72, 2007
9. Kim SK et al: Natural history and distribution of bone and bone marrow infarction in sickle hemoglobinopathies. J Nucl Med. 43(7):896-900, 2002
10. Lonergan GJ et al: Sickle cell anemia. Radiographics. 21(4):971-94, 2001
11. Skaggs DL et al: Differentiation between bone infarction and acute osteomyelitis in children with sickle-cell disease with use of sequential radionuclide bone-marrow and bone scans. J Bone Joint Surg Am. 83-A(12):1810-3, 2001
12. States LJ: Imaging of metabolic bone disease and marrow disorders in children. Radiol Clin North Am. 39(4):749-72, 2001
13. Umans H et al: The diagnostic role of gadolinium enhanced MRI in distinguishing between acute medullary bone infarct and osteomyelitis. Magn Reson Imaging. 18(3):255-62, 2000
14. Roger E et al: Sickle cell disease of the spine in children. Can J Surg. 42(4):289-92, 1999
15. Marlow TJ et al: "Tower vertebra": a new observation in sickle cell disease. Skeletal Radiol. 27(4):195-8, 1998
16. Kahn CE Jr et al: Combined bone marrow and gallium imaging. Differentiation of osteomyelitis and infarction in sickle hemoglobinopathy. Clin Nucl Med. 13(6):443-9, 1988

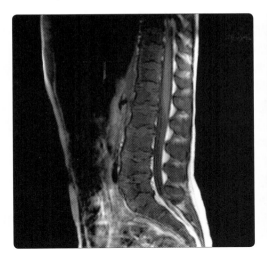
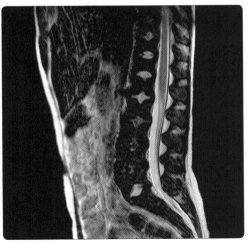

（左图）1例继发于 SCD 的重度贫血患儿矢状位 T1 MR 显示骨髓低信号，中央椎体多平面塌陷，形成 H 形椎体。脊椎所有节段的骨髓受累是典型的全身性疾病

（右图）矢状位 T2 MR（同一例患者）显示骨髓各层明显弥漫性低信号。这通常反映了继发于贫血的骨髓细胞和多次输血引起的铁沉积。每节均可见 H 形椎体

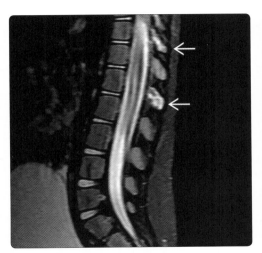
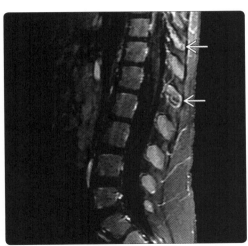

（左图）在一位患有 SCD 和急性背痛的儿童中，矢状位 STIR MR 显示多发性棘突异常高信号（➡），反映骨梗死。注意椎体显示正常高度

（右图）同一患者的矢状位强化 T1 FS MR 证实异常棘突（➡）内异常骨髓强化，提示亚急性缺血。其他椎体节段外观正常。这个患儿的脊椎骨髓中还没有积聚铁

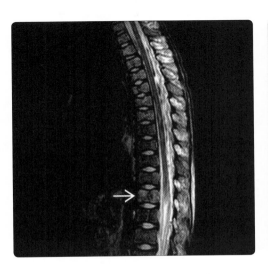
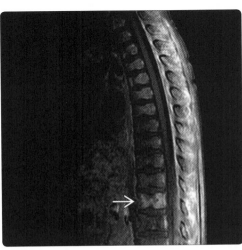

（左图）矢状位 STIR MR（SCD 伴急性背痛患者）显示 SCD 特有的多节段 H 形胸椎压缩性骨折。在许多椎体和棘突可见骨髓水肿，代表急性骨髓缺血和先前梗死的低位胸椎（➡）

（右图）同一患者矢状位强化 T1 FS MR 显示陈旧性梗死椎体明显增强（➡），但急性梗死棘突增强相对轻微

术语

- Ⅰ型胶原蛋白基因病变导致骨质脆弱
- 根据临床、遗传学和影像学标准分为 4 种类型

影像学

- 严重的骨量减少症
- 椎体骨折，脊柱后凸畸形
- 多发长骨、肋骨骨折
- 骨骺增大，干骺端"爆米花"样钙化
- 髓腔几乎完全被脂肪填充
  - 初级骨小梁稀疏但排列正常
  - 次级小梁近乎缺失

主要鉴别诊断

- 非意外性创伤
- 先天性侏儒症
- 骨质疏松症

病理学

- Ⅰ型胶原蛋白大量突变→"脆"骨
  - 多数为常染色体显性遗传
  - 遗传性或自发性突变
- 相关异常包括：蓝巩膜，早期听力丧失，牙齿脆弱，皮肤薄弱，关节松弛

临床信息

- 继发于多发脊柱、四肢骨折的身材矮小、脊柱后凸、生长板畸形
- X 线检查提示该诊断，辅助检查明确诊断

诊断思路

- 主要的鉴别诊断是需排除非意外性创伤
- 颅底凹陷症，其他脊髓并发症可能难以通过 X 线检出
  - 考虑行 MR 或 CT 检查

（左图）矢状位骨 CT 显示扁平颅底（⇗）和严重的颅底凹陷，重塑的齿突（➡）和 C1 前弓（◻➡）通过枕骨大孔向上移位。脊椎后部置入金属件以阻止颅底凹陷

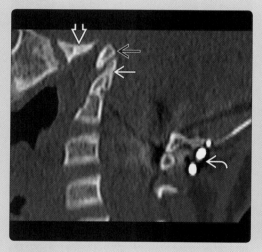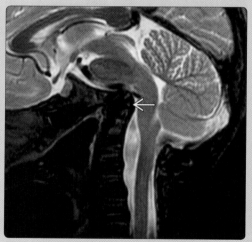

（右图）矢状位 T2WI 显示严重的颅底扁平和颈椎下垂，并伴有齿突（➡）进入枕骨大孔的基底压迹，产生腹侧颈髓压迫

（左图）冠状位 T2WI MR 证实颅底内侧向上倾斜（⇗）与骨软化和严重颅底凹陷相关，会导致脑干和小脑半球受压

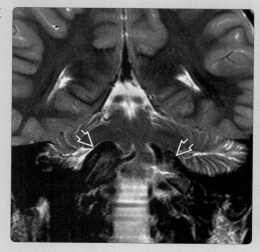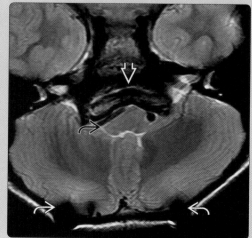

（右图）轴位 T2WI MR 证实斜坡处（⇗）脊髓变形（◻➡）与颅底凹陷有关。金属敏感性伪影（➡）示脊柱外科融合器以阻止颅骨下降

术语

同义词

- 脆骨症

定义

- Ⅰ型胶原蛋白基因病变导致的骨质脆弱
- 根据临床、遗传学和影像学标准分为 4 种类型
  - 重型：出生前和儿童早期多发骨折导致骨骼变短、增厚
  - 轻型：骨质薄弱

影像学

一般表现

- 最佳诊断征象
  - 严重的骨质疏松并多发骨折、脊柱后凸畸形
- 位置
  - 全部中轴骨和附件骨
- 形态学
  - 常见多发骨折

X 线表现

- 平片
  - 骨质疏松
    - 骨皮质变薄，次级骨小梁吸收，原始骨小梁更明显
  - 脊柱后凸畸形
  - 椎体骨折，扁平椎、"鳕鱼椎"
    - 鳕鱼椎：椎体上下终板杯口样变形
  - 多发长骨、肋骨骨折，并胸廓前后径增大
    - 弓状畸形是由 X 线片上可见的骨折和微骨折导致
  - 骨骺增大
  - 干骺端 "爆米花" 样钙化
    - 软骨结节钙化是由外伤造成的生长板碎裂所致
  - 骨盆：髋臼突出，髋内翻

CT 表现

- 骨 CT
  - 骨皮质变薄
  - 髓腔几乎完全被脂肪填充
    - 初级骨小梁稀疏但排列正常
    - 次级骨小梁近乎缺失
  - 脊柱后凸
  - 颅底凹陷
  - 耳硬化症（颞骨）

MR 表现

- T1WI
  - 脊柱后凸
  - 骨折、脂肪浸润导致异常骨髓信号
- T2WI
  - 同 T1WI 表现
  - ± 脊髓受压，脊髓空洞症

超声表现

- 灰阶超声
  - 颅骨骨化不全，短肋，短肢畸形
  - 可于妊娠中期做产前诊断

核医学表现

- 骨扫描
  - 骨折部位的放射示踪剂摄取量增加

其他检查方法表现

- 双能 X 线吸收测定法（DEXA）或 CT 显示骨密度降低
  - 帮助诊断轻型成骨不全症并用于疗效随访

影像成像方法

- 最佳成像手段
  - X 线检查用于诊断脊柱后凸特征
  - MR 适合评价脊髓压迫、颅底凹陷症

主要鉴别诊断

非意外性创伤

- 骨质密度正常
- 骨折可与成骨不全（OI）表现相同
- 需要详细的病史、家族史
- 必要时行基因检测

先天性侏儒症

- 椎体高度减低
- 矮小
- 脊柱侧凸
- 骨密度改变
- 常见的病因
  - 软骨发育不全
  - 致死性侏儒症
  - 脊柱骨骺发育不全

骨质疏松症

- 骨皮质变薄，初级骨小梁增粗，次级骨小梁吸收
- 平片检查敏感性较低，最好依据骨密度测定评价
- "鳕鱼椎"，压缩骨折常见
- 病因多样

病理学

一般特征

- 病因学
  - Ⅰ型胶原蛋白大量突变→ "脆" 骨
    - Ⅰ型胶原蛋白存在于骨骼、皮肤、巩膜中
- 遗传学
  - 多数为常染色体显性遗传
  - 遗传性或自发性突变
- 相关异常
  - 蓝巩膜
  - 早期听力丧失
  - 牙齿脆弱
  - 皮肤薄弱

- ○ 关节松弛
- ○ 呼吸、心脏问题

分期、分级和分类

- 1 型：最常见
  - ○ 长骨薄弱、纤细
  - ○ 童年骨折发病率高，青春期后减低
  - ○ 脊柱后凸畸形，缝间骨
  - ○ 蓝巩膜
- 2 型：通常于幼年致命
  - ○ 出生时由于多发骨折导致骨骼短、宽、畸形
- 3 型：常染色体隐性遗传；罕见
  - ○ 出生时骨折、脊柱后凸畸形
- 4 型：与 1 型相似
  - ○ 脊柱后凸畸形，缝间骨
  - ○ 成年时巩膜颜色正常，可于童年时呈蓝色
- 最近提出 Ⅴ～Ⅶ型，但放射学难以区分
  - ○ 这些类型不局限于 Ⅰ 型胶原蛋白的基因，病因尚不明确
- 术语"先天的"和"迟滞的"不再使用

大体病理与手术所见

- 骨皮质变薄，呈蛋壳样
- 松质骨小梁减少
- 近期或陈旧骨折

镜下所见

- 缺少正常排列的骨小梁
- 骨缝间见类骨组织突出
- 正常形态的成骨细胞数量增多
- 生长板碎裂

临床信息

临床表现

- 常见体征 / 症状
  - ○ 脊柱、四肢多发骨折
  - ○ 脊柱后侧凸
- 其他体征 / 症状
  - ○ ± 耳聋，蓝巩膜
- 临床资料
  - ○ 继发于骨折的身材矮小、脊柱后凸、生长板异常
  - ○ X 线检查提示该诊断，辅助检查明确诊断
    - 皮肤活检
    - 基因检测
    - 注意：上述两种方法都可能为假阴性

人口统计学

- 年龄
  - ○ 通常出生时即表现明显
  - ○ 轻型者可于成年后发病
- 性别
  - ○ 男 = 女
- 流行病学
  - ○ 4/10 万出生人口

转归与预后

- 重型者以前是致命的，现在可存活至成年
- 生长障碍随疾病严重程度不同而不同
- 青春期后骨折发病率降低

治疗

- 保守治疗
  - ○ 二磷酸盐内科治疗效果不一
    - 一些研究表明，二磷酸盐可降低脊柱侧弯的进展率
  - ○ 应避免延长固定时间，因其易加重骨质疏松
- 外科治疗
  - ○ 脊柱融合术治疗脊柱后凸
    - 积极的外科减压稳定手术可以阻止颅底凹陷发展，促进良好的长期功能结果
    - 使用磁性"生长棒"治疗脊柱侧凸
      - □ 硬件机械故障风险高
    - 后凸成形术可能是未来的另一种治疗方法
  - ○ 长骨骨折放置髓内钉
    - 为创伤性最小的内固定，可快速拆除
    - 有助于防止畸形和远期骨折

诊断思路

思考点

- 主要的鉴别诊断是非意外性创伤

影像解读要点

- 颅底凹陷症，其他脊髓并发症可能难以通过 X 线检出
  - ○ 考虑行 MR 或 CT 检查

（王焱炜、林祥涛 译）

参考文献

1. Kashii M et al: Development of scoliosis in young children with osteogenesis imperfecta undergoing intravenous bisphosphonate therapy. J Bone Miner Metab. 37(3):545-53, 2019
2. Gardner A et al: The use of magnetically controlled growing rods in paediatric osteogenesis imperfecta with early onset, progressive scoliosis. J Surg Case Rep. 2018(3):rjy043, 2018
3. Liu G et al: The genetic implication of scoliosis in osteogenesis imperfecta: a review. J Spine Surg. 3(4):666-78, 2017
4. Persiani P et al: Association between spondylolisthesis and L5 fracture in patients with osteogenesis imperfecta. Eur Spine J. 26(12):3106-11, 2017
5. Wallace MJ et al: The spine in patients with osteogenesis imperfecta. J Am Acad Orthop Surg. 25(2):100-9, 2017
6. Costa FW et al: Clinical aspects, imaging features, and considerations on bisphosphonate-related osteonecrosis risk in a pediatric patient with osteogenesis imperfecta. Case Rep Dent. 2014:384292, 2014
7. Vardakastani V et al: Increased intra-cortical porosity reduces bone stiffness and strength in pediatric patients with osteogenesis imperfecta. Bone. 69:61-7, 2014
8. Khandanpour N et al: Craniospinal abnormalities and neurologic complications of osteogenesis imperfecta: imaging overview. Radiographics. 32(7):2101-12, 2012
9. Fürstenberg CH et al: The role of kyphoplasty in the management of osteogenesis imperfecta: risk or benefit? Eur Spine J. 19 Suppl 2:S144-8, 2010
10. Leng LZ et al: Management of acute cervical compression fractures in two patients with osteogenesis imperfecta. Spine (Phila Pa 1976). 35(22):E1248-52, 2010
11. Sasaki-Adams D et al: Neurosurgical implications of osteogenesis imperfecta in children. Report of 4 cases. J Neurosurg Pediatr. 1(3):229-36, 2008
12. Ibrahim AG et al: Basilar impression and osteogenesis imperfecta: a 21-year retrospective review of outcomes in 20 patients. J Neurosurg Spine. 7(6):594-600, 2007

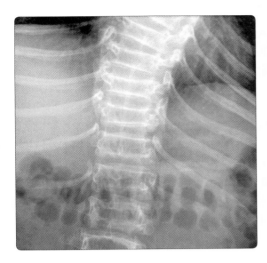
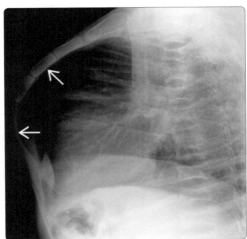

（左图）AP片显示严重的骨质减少、扁平型脊柱、脊柱侧凸、薄肋、小的不规则椎弓根和硬化带（由于双磷酸盐治疗），这是治疗后严重成骨不全症（OI）的特征

（右图）该患者的侧位片进一步显示鸡胸（➡），并证实后凸的胸椎因异常变直而变得扁平

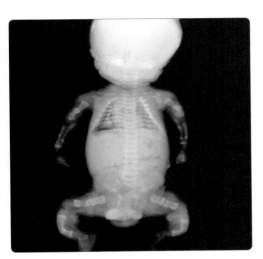
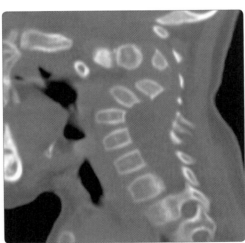

（左图）一胎儿尸检时前后位X线片显示四肢和肋骨大量骨折，且肋骨处于不同的修复形态，亦可见特征性扁平椎体以及颅盖骨的不全骨化

（右图）矢状骨CT显示严重的颈椎后凸伴平直和明显的椎管狭窄。这位患者需要减压和后路融合（未显示）来治疗脊髓病

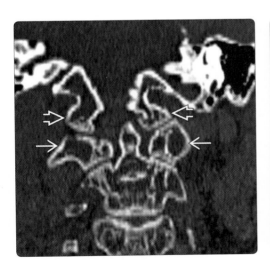
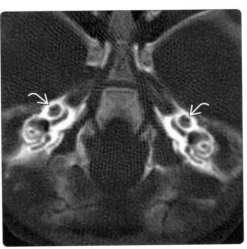

（左图）因严重的头痛（1型OI）行颈椎冠状位骨CT，证实严重的弥漫性骨质减少，枕骨髁（➡）或C1侧块（➡）未见塌陷

（右图）轴位CT骨窗示广泛骨密度减低，耳窦（正常情况下为人体最致密的骨）骨密度正常。本例亦可见耳蜗和前庭器官发育不良（➡）

术语
- 伴有多器官错构瘤的遗传性肿瘤性疾病

影像学
- 最佳诊断依据
  - 脑：室管膜下钙化性结节（错构瘤）
  - 脊柱：多灶性骨硬化（骨岛）
- 脊柱平片 /CT
  - 圆形、椭圆形、火焰状骨硬化区
    - 密度均匀或混杂
    - 不引起骨骼膨大，不跨越骨性边界
  - 骨囊肿（尤其是手指骨）
- 脊柱 MR：多骨各序列低信号灶

主要鉴别诊断
- 散发淋巴管肌瘤病（lymphangioleiomyomatosis, LAM）
- 成骨转移性疾病

- Paget 病
- 致密性成骨不全症
- 维生素 A/D 过多症
- 骨髓纤维化
- 骨硬化症
- 骨岛

病理学
- TSC1/TSC2 突变导致细胞分化、增殖异常
- TSC、TSC/LAM 患者较散发 LAM 患者在 CT 扫描时显示骨硬化病变更常见及多发

临床信息
- 典型临床三联征：面部血管纤维瘤（90%）、智力障碍（50%～80%）、癫痫（80%～90%）

诊断思路
- 在胸部 CT 评估 LAM 患者时寻找硬化性骨病变

（左图）25 岁女性结节性硬化症（TSC）患者矢状位 CT 显示胸椎及胸骨（➔）内多个椎体硬化灶（➡）

（右图）同一患者冠状位骨 CT 显示多个散在致密骨病变，与骨岛一致。骨岛的多样性是 TSC 的特征

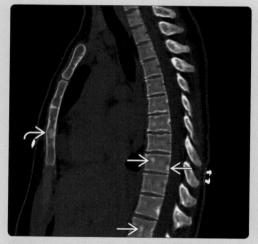
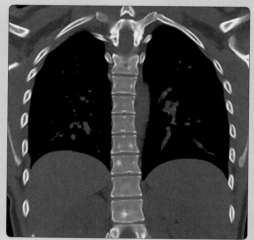

（左图）同一患者 T2 FS MR 显示腰椎（最大，➡）内多个低密度灶，无占位效应或骨质破坏。该患者也有多个肾囊肿（未显示），符合 TSC 诊断

（右图）同一患者轴位强化 T1 FS MR 显示病变一直呈低信号（➡），无异常强化。T1 和 T2 影像上的表现与同期骨 CT 上的硬化病灶有很好的相关性

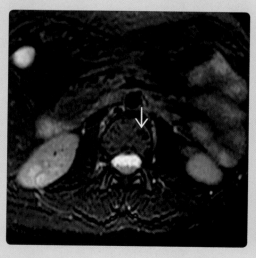
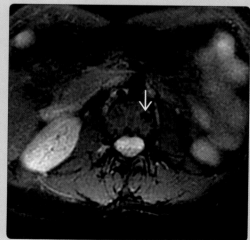

术语

缩略语

- 室管膜下巨细胞星形细胞瘤 (subependymal giant cell astrocytoma, SGCA)、室管膜下结节 (subependymal nodule, SEN)、淋巴管肌瘤病 (lymphangioleiomyomatosis, LAM)

同义词

- 结节性硬化症 (tuberous sclerosis complex, TSC)、Bourneville-Pringle 综合征

定义

- 伴有多器官错构瘤的常染色体显性遗传疾病

影像学

一般表现

- 最佳诊断依据
  - 脑：室管膜下钙化性结节（错构瘤）
  - 脊柱：多灶性骨硬化（骨岛）
- 大小：几毫米至几厘米
- 形态学：圆形、卵圆形、火焰状硬化斑

X 线表现

- 平片
  - 骨硬化区呈圆形、卵圆形或火焰状
    - 大小从几毫米至几厘米
    - 密度均匀或混杂
    - 不引起骨骼膨大，不跨越骨性边界
  - 偶可见波纹状骨膜新生骨

CT 表现

- CT 平扫
  - 颅脑：SEN 分布：尾状核丘脑沟 > 前角 > 颞角
    - 50% 钙化（1 年后进展）
  - 脊柱：多灶性骨硬化累及椎体和附件，表现与平片相似

MR 表现

- FLAIR
  - 脑：条状或楔形白质内高信号（自脑室向皮质放射状分布）
  - 脊柱：多骨各序列均呈低信号
- 强化 T1WI
  - 脑
    - MR 显示 SEN 增强优于 CT
    - 30%~80% 有增强（Monro 孔处增大的 SEN=SGCA）
    - 12% 皮质/室管膜下结节强化
  - 脊柱：硬化或成骨性病变无增强
- MRA
  - 狭窄、闭塞或大血管动脉瘤
    - 颅内动脉、胸主动脉、腹主动脉动脉瘤
    - 血管性错构瘤可能会破坏血管

影像成像方法

- 最佳成像方法
  - CT 观察骨性病变
  - 强化 MR 评价脑病变

血管成像表现

- 传统 DSA/MRA：血管发育不良（罕见 = 烟雾病、动脉瘤）

鉴别诊断

散发型 LAM

- 伴有 LAM 的患者发现 4 个以上骨硬化性病变者与 TSC 相关性将显著增加

成骨转移性疾病

- 前列腺 > 乳腺 > 结肠；可弥漫分布

Paget 病

- 骨小梁增厚、不规则

致密性成骨不全症

- 骨质致密、侏儒症

维生素 A/D 过多症

- 骨质致密、变脆

骨髓纤维化

- 脊柱硬化，但不累及外周骨

骨硬化症

- 骨皮质增厚，"骨中骨"表现

骨岛

- 少而小的骨硬化灶
- 通常是孤立的或少数的，不广泛

病理学

一般表现

- 病因学：伴有多器官错构瘤的遗传性肿瘤性疾病
- 遗传学
  - 近 50% TSC 患者通过遗传患病
    - De novo（从头测序）：自发性突变/胚源性嵌合
    - 常染色体显性遗传，外显率高但易变异
  - TSC 肿瘤抑制基因突变致细胞异常分化、增殖
  - 两个不同的位点：TSC1（9q34.3）编码 "hamartin"，TSC2（16p13.3）编码 "tuberin"
- 相关异常
  - 肾：血管平滑肌脂肪瘤（AML）和囊肿（40%~80%）
  - 心脏：横纹肌瘤（50%~65%）随时间推移，大多数可消失
  - 肺：囊性淋巴管肌瘤病/纤维化
  - 实质器官：腺瘤、平滑肌瘤
  - 皮肤：叶状脱色斑（大多数），包括头皮、头发；面部纤维血管瘤；鲨皮样斑块见于 20%~35% 的青春期后患者
  - 四肢：甲下纤维瘤 15%~20%；囊性骨病变；波纹状骨膜新生骨形成
  - 眼：巨大脉络膜疣(50%)，视网膜星形细胞瘤(可退化)
  - 成年 TSC 患者多伴有牙齿永久性蚀斑

分期、分级和分类

- 诊断标准修订（结节性硬化协会）

○ 确诊结节病 =2 个主要诊断，或 1 个主要诊断 +2 个次要诊断

○ 拟诊结节病 =1 个主要诊断 +1 个次要诊断

○ 疑似结节病 =1 个主要诊断，或 2 个及以上次要诊断

- 主要诊断指标
  ○ 皮质结节
  ○ 室管膜下结节
  ○ 室管膜下巨细胞星型细胞瘤
  ○ 心脏横纹肌瘤，单发或多发
  ○ 淋巴管肌瘤病
  ○ 肾血管平滑肌脂肪瘤
  ○ 面部纤维血管瘤或前额斑块
  ○ 脱色斑（＞3 枚）
  ○ 甲周或甲下纤维瘤
  ○ 鲨革样皮疹（结缔组织痣）
  ○ 多发视网膜错构瘤结节

- 次要诊断指标
  ○ 骨囊肿
    - 通常发生在手指骨
    - 未见报道涉及中轴骨
  ○ 牙釉质蚀斑
  ○ 错构瘤性直肠息肉
  ○ 脑白质放射状移行束
  ○ 牙龈纤维瘤
  ○ 非肾性错构瘤
  ○ 视网膜脱色斑
  ○ "彩屑" 样皮肤病变
  ○ 多发肾囊肿

- TSC/LAM 与散发性 LAM
  ○ 体部 CT 检查可能无法鉴别
  ○ 二者都可有肺囊肿，肝和（或）肾血管平滑肌脂肪瘤，以及淋巴管肌瘤病
  ○ 修订后的诊断标准指出 "淋巴管肌瘤病和血管平滑肌脂肪瘤同时存在时，需伴有 TSC 的其他特征才能做出确定性诊断"
  ○ TSC、TSC/LAM 患者较散发 LAM 患者在 CT 扫描时显示骨硬化病变更常见及多发

临床信息

临床表现

- 常见体征 / 症状
  ○ 典型临床三联征：面部血管纤维瘤（90%）、智力障碍（50%~80%）、癫痫（80%~90%）
    - 3 种同时存在（"结节性硬化症"）：30%
- 临床资料
  ○ 癫痫（婴儿痉挛症于非常幼小时发作），面部纤维血管瘤，色素脱失性皮肤病变
    - 婴幼儿：婴儿痉挛症（65%）、孤独症（50%）→预后不良
    - 婴儿痉挛症发作先于面部病变、鲨皮样斑块出现

人口统计学

- 年龄
  ○ 可于任何年龄诊断
    - 出生第一年内婴儿痉挛症或阳性家族史
    - 儿童：孤独症样行为，智力缺陷，癫痫，或皮肤病变
    - 成人诊断需于脑部检查中存在症状性 SGCA

治疗

- 癫痫治疗，氨基烯酸可缓解婴儿痉挛症
- 单发的癫痫致痫灶或众多结节中明确的致痫灶可手术切除
- 对于阻塞 Monro 孔的 SGCAs 予以手术切除
- 口服雷帕霉素可使 SGCA 缩小（也可能是病变自然退化）
- 骨岛不需要治疗

诊断思路

影像解读要点

- LAM 患者在 CT 检查评价时，骨窗图像可显示硬化性或溶骨性骨病变

（王焱炜、林祥涛 译）

参考文献

1. Salussolia CL et al: Genetic etiologies, diagnosis, and treatment of tuberous sclerosis complex. Annu Rev Genomics Hum Genet. 20:217-40, 2019
2. Randle SC: Tuberous sclerosis complex: a review. Pediatr Ann. 46(4):e166-71, 2017
3. Henske EP et al: Tuberous sclerosis complex. Nat Rev Dis Primers. 2:16035, 2016
4. Strowd RE et al: Cutaneous manifestations in neuro-oncology: clinically relevant tumor and treatment associated dermatologic findings. Semin Oncol. 43(3):401-7, 2016
5. DiMario FJ Jr et al: Tuberous sclerosis complex. Pediatr Clin North Am. 62(3):633-48, 2015
6. Li P et al: Rib and vertebral bone fibrous dysplasia in a child with tuberous sclerosis complex. Am J Med Genet A. 167A(11):2755-7, 2015
7. Lew PP et al: Imaging of disorders affecting the bone and skin. Radiographics. 34(1):197-216, 2014
8. Krueger DA et al: Tuberous sclerosis complex surveillance and management: recommendations of the 2012 International Tuberous Sclerosis Complex Consensus Conference. Pediatr Neurol. 49(4):255-65, 2013
9. Northrup H et al: Tuberous sclerosis complex diagnostic criteria update: recommendations of the 2012 Iinternational Tuberous Sclerosis Complex Consensus Conference. Pediatr Neurol. 49(4):243-54, 2013
10. Avila NA et al: CT of sclerotic bone lesions: imaging features differentiating tuberous sclerosis complex with lymphangioleiomyomatosis from sporadic lymphangioleiomyomatosis. Radiology. 254(3):851-7, 2010
11. Ess KC: Tuberous sclerosis complex: a brave new world? Curr Opin Neurol. 23(2):189-93, 2010
12. Orlova KA et al: The tuberous sclerosis complex. Ann N Y Acad Sci. 1184:87-105, 2010
13. Salerno AE et al: Vascular involvement in tuberous sclerosis. Pediatr Nephrol. 25(8):1555-61, 2010
14. Lin DD et al: Neuroimaging of phakomatoses. Semin Pediatr Neurol. 13(1):48-62, 2006
15. Stosic-Opincal T et al: Spine MRI findings in a patient with tuberous sclerosis: a case report-part I. Spine (Phila Pa 1976). 30(7):844, 2005
16. Stosic-Opincal T et al: Spine MRI findings in a patient with tuberous sclerosis: a case report--part II. Spine (Phila Pa 1976). 30(8):992-3, 2005
17. Erbay SH et al: Rapid development of optic glioma in a patient with hybrid phakomatosis: neurofibromatosis type 1 and tuberous sclerosis. AJNR Am J Neuroradiol. 25(1):36-8, 2004
18. Gasparetto EL et al: Tuberous sclerosis and fibrous dysplasia. AJNR Am J Neuroradiol. 24(5):835-7, 2003
19. Borman P et al: Osteopoikilosis: report of a clinical case and review of the literature. Joint Bone Spine. 69(2):230-3, 2002
20. Jonard P et al: Tc-99m HDP bone scan showing bone changes in a case of tuberous sclerosis or Bourneville's disease. Clin Nucl Med. 26(1):50-2, 2001
21. Roach ES et al: Tuberous Sclerosis Consensus Conference: recommendations for diagnostic evaluation. National Tuberous Sclerosis Association. J Child Neurol. 14(6):401-7, 1999
22. Roach ES et al: Tuberous sclerosis complex consensus conference: revised clinical diagnostic criteria. J Child Neurol. 13(12):624-8, 1998

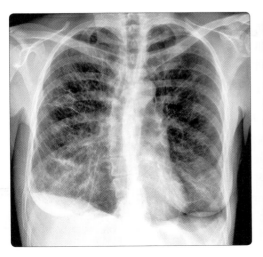
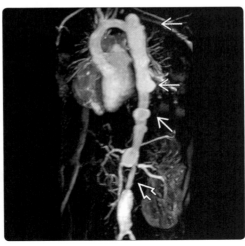

（左图）TSC/淋巴管平滑肌瘤（LAM）患者前后位胸片示肺容积增大，双侧对称性网格状影以及双侧胸膜渗出。仅 5% 的 TSC 患者有进展性肺疾病

（右图）斜冠状位动态增强主动脉 MRA 示胸主动脉、腹主动脉动脉瘤样扩张（➡），伴有长段狭窄（➡）。颅内动脉瘤是 TSC 除血管平滑肌脂肪瘤外最常见的血管异常

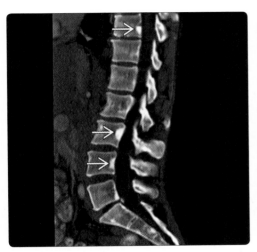
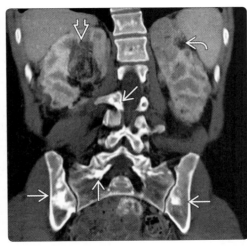

（左图）矢状位骨 CT 显示一 TSC 患者多发骨硬化性病灶累及椎体后份（➡）

（右图）冠状位骨 CT 显示多发骨硬化性病灶累及髂骨翼、骶骨和椎体（➡），右肾有一巨大血管平滑肌脂肪瘤（➡），其中央为脂肪密度，左肾上极有一小 AML（➡）。75% 的 TSC 儿童患者伴有 AML

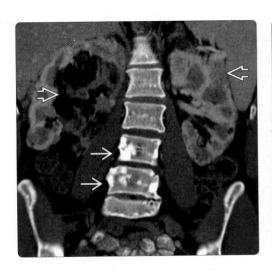
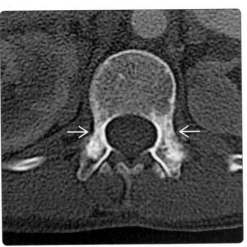

（左图）冠状位骨 CT 示一 TSC 患者的局灶骨硬化性病变累及多个椎体（➡）。可见双侧 AMLs（➡）。80% 的 AML 患者没有 TSC。散发性 AML 大多为单发、单侧，多为女性

（右图）轴位骨 CT 示椎体后份和双侧椎弓根局灶性硬化性病灶（➡）。TSC 脊柱骨硬化性病变易累及椎体后份和椎弓根。硬化性病灶可能为骨内错构瘤

术语

- 大理石骨病
- 遗传性破骨细胞失调的异质分组

影像学

- 弥漫性骨质密度增高，骨皮质明显增厚，骨骼弓状变形，频发骨折
- ± 髓外造血

主要鉴别诊断

- 正常新生儿
- 肾性骨营养不良
- 成骨转移性疾病
- Paget 病
- 致密性成骨不全症
- 维生素 A/D 过多症
- 骨髓纤维化

病理学

- 有类似表现的遗传缺陷的异质分组
  - 婴儿期发病（先天型）
  - 中间期发病
  - 成年期发病（迟发型）
- 所有都是破骨活动异常的特征表现

临床信息

- 骨折、疼痛、神经病学症状
  - 长骨骨折较脊柱骨折常见
- 婴儿型可致生长失调

诊断思路

- 骨硬化症的致密骨特点具有鉴别意义
- "骨中骨"表现不具有诊断特异性，也可见于青春期骨骼快速生长的青少年

（左图）颈椎侧位平片（婴儿型骨硬化症）示显著骨质硬化，注意 C2 附件骨折（➡）与脆性骨相关，导致 C2/3 前部成角

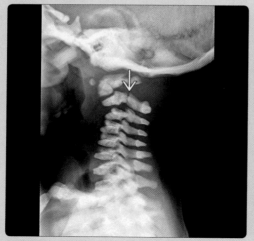
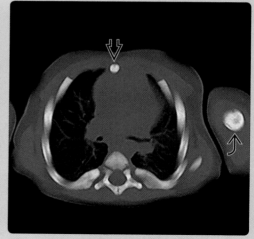

（右图）小儿骨质硬化的轴位骨 CT 显示所有肋骨和椎体的膨大和弥漫性硬化。注意剑突（➡）和肱骨（➡）骨髓置换取代了硬化骨

（左图）矢状位 T1WI MR（婴儿型骨硬化症）示骨髓呈普遍异常低信号，反映了弥漫性骨髓替代和硬化。小脑扁桃体（➡）位置异常，可能继发于颅后窝骨质改变

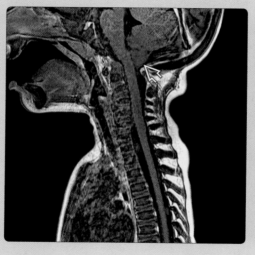
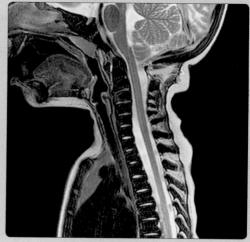

（右图）矢状位 T2WI MR（婴儿型骨硬化症）示所示诸骨由骨髓替代及骨质硬化所致的骨髓普遍异常低信号，包括脊柱、颅底、胸骨

术语

同义词

- 大理石骨病

定义

- 遗传性破骨细胞失调的异质分组
- 包括常染色体显性和隐性多种遗传形式

影像学

一般特征

- 最佳诊断依据
  - 弥漫性骨质密度增高
- 位置：全身骨骼

X 线表现

- 平片
  - 骨骼弓状变形、频发骨折
  - 婴儿型：骨质致密，骨髓腔闭合
  - 迟发型：骨皮质增厚，"骨中骨"表现

CT 表现

- 骨 CT：骨皮质显著增厚

MR 表现

- 硬化骨质 T1WI、T2WI 均呈低信号
- ± 髓外造血

影像成像方法

- 最佳成像手段：X 线平片

鉴别诊断

正常新生儿

- 硬化终板呈"三明治"样表现

肾性骨营养不良

- "橄榄球球衣"脊柱、软组织钙化

成骨转移性疾病

- 前列腺 > 乳腺 > 结肠；可能广泛分布

Paget 病

- 增厚、不规则的骨小梁，大椎体

致密性成骨不全症

- 致密骨、侏儒症、特征性的关节畸形

维生素 A/D 过多症

- 骨质致密、脆骨症

骨髓纤维化

- 脊柱硬化，外周骨不受累

病理

一般特征

- 病因学
  - 异常的破骨活动
- 遗传学
  - 婴儿型：常染色体隐性遗传
  - 中间、延迟型：常染色体显性遗传

- 相关异常
  - 肾小管酸中毒、肝脾肿大、颅神经病变（颅神经孔狭窄），大脑钙化（大理石脑综合征）
- 有类似表现的遗传学缺陷的异质分组

分期、分级和分型

- 婴儿期发病（先天型）
- 中间期发病
- 成年期发病（迟发型）

大体病理及手术所见

- 致密、质脆的骨质增加了骨折的风险

镜下特点

- 骨质致密、结构紊乱

临床信息

临床表现

- 常见体征 / 症状
  - 婴儿型可致生长失调
- 其他体征 / 症状
  - 骨折、疼痛、神经病学症状

人口统计学

- 年龄
  - 重型常于婴儿期有相关表现；轻型可无症状，偶然检查发现
- 流行病学
  - 发病率多达 5.5/10 万新生儿

转归与预后

- 婴儿型通常导致死亡
- 轻型具有较高骨折风险

治疗

- 内科：限制钙摄入、骨化三醇、类固醇、甲状旁腺素
- 骨髓移植（婴儿型）
  - 成功移植后 1～2 年，平片所见异常可消退

诊断思路

思考点

- 骨硬化症的致密骨特点具有鉴别意义

影像解读要点

- "骨中骨"表现不具有诊断特异性，也可见于青春期骨骼快速生长的青少年

（王焱炜、林祥涛　译）

参考文献

1. Gómez Varela C et al: Radiological findings in autosomal recessive infantile osteopetrosis. Reumatol Clin. 15(6):e153-5, 2019
2. Ahmadpour A et al: Cervical spine fractures in osteopetrosis: a case report and review of the literature. J Biomed Res. 32(1):68-76, 2018
3. Rathod AK et al: Traumatic multiple cervical spine injuries in a patient with osteopetrosis and its management. Eur Spine J. 26(Suppl 1):229-35, 2017
4. Shigenobu K et al: Rugger-jersey spine in osteopetrosis. BMJ Case Rep. 2017:bcr2017220275, 2017
5. Sobacchi C et al: Osteopetrosis: genetics, treatment and new insights into osteoclast function. Nat Rev Endocrinol. 9(9):522-36, 2013

Gaucher 病

要点

术语
- 脂质贮积病
- 溶酶体葡糖脑苷脂酶缺乏导致葡糖脑苷脂沉积于巨噬细胞（Gaucher 细胞）中

影像学
- 肝脾肿大
- 骨病变
  - 椎体终板塌陷，股骨锥形烧瓶样变形，AVN（缺血性坏死），病理性骨折
- 由于葡糖脑苷脂沉积致骨髓信号减低

主要鉴别诊断
- Niemann-Pick 病（NPD）
- 镰状细胞病，脊柱
- Legg-Calvé-Perthes 病

病理学
- 葡糖苷（脂）酰鞘氨醇积聚于肝、脾、骨髓及肺巨噬细胞（Gaucher 细胞）中

临床信息
- 所有 3 型
  - 肝脾肿大
  - 继发于骨梗死的急性骨危象
  - 全血细胞减少症
- 2、3 型
  - 同 1 型 ± 发育迟缓和眼球运动异常
- 重组酶替代治疗（ERT）

诊断思路
- 临床指标对酶替代疗法的反应比影像学反应更快

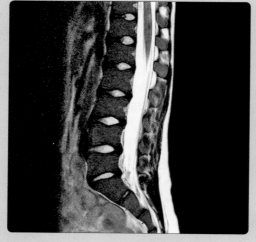
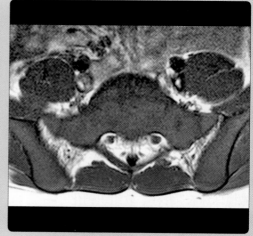

（左图）MR 矢状位 T2WI 示未经治疗的 Gaucher 病典型脊柱表现，椎间盘轻度"气球样"改变及终板改变。T2WI 骨髓信号减低比在 T1WI 上明显。没有其他异常信号改变（Courtesy S.Blaser，MD）

（右图）一未经治疗的 Gaucher 患者轴位 T1WI MR 成像显示典型的骨髓 T1 信号减低（Courtesy S. Blaser, MD.）

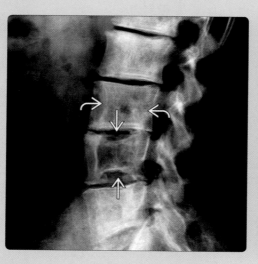
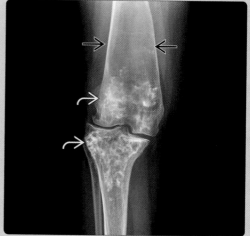

（左图）腰椎的侧位平片显示椎体中心的硬化、蜿蜒的线状密度影（➤）代表骨梗死周边的混杂密度边界。在其他椎体水平有类似的表现。这种梗死导致 L4 椎体椎板中心塌陷（➡）

（右图）右膝前后位平片显示股骨远端膨大的干骺端（➡）及皮质变薄，呈经典的"锥形烧瓶"样畸形。蜿蜒的骨硬化线表明骨梗死（➤）

术语

定义

- 溶酶体葡糖脑苷脂酶缺乏导致脂质沉积病→葡糖脑苷脂沉积于巨噬细胞（Gaucher 细胞）中

影像学

一般特征

- 最佳诊断依据
  - 股骨远端锥形烧瓶样变形

X 线表现

- 平片
  - 椎体终板塌陷，股骨锥形烧瓶样变形，AVN，病理性骨折

CT 表现

- 强化 CT
  - 肝脾肿大

MR 表现

- T1WI
  - 早期髋部 AVN
  - 由于葡糖脑苷脂沉积致骨髓信号减低
  - 继发于椎体终板塌陷的椎间盘"气球样"变
- T2WI
  - 同 T1WI，骨髓信号减低更明显

鉴别诊断

Niemann-Pick 病（NPD）

- 神经磷脂酶缺乏导致的脂质沉积失调
- 发育停滞、肝脾肿大、迅速进展的神经退行性变→通常于 2~3 岁死亡

镰状细胞病，脊柱

- 遗传性血红蛋白病
- H 形椎体，骨梗死，骨髓炎

Legg-Calvé-Perthes 病

- 髋部 AVN 常见
- 无脊柱改变

病理学

一般表现

- 病因学
  - 以 Gaucher 细胞中糖脂沉积异常为特征的 3 种临床亚型
    - 肝、脾、肺中葡糖苷（脂）酰鞘氨醇积聚
    - 骨髓浸润
  - 2、3 型神经病学异常由毒性糖脂在脑细胞中积聚导致
- 遗传学
  - 常染色体隐性遗传
- 伴发异常
  - 患者、携带者的帕金森病发病率升高

分期、分级和分类

- 3 种临床亚型
  - 1 型：无神经病变表现
  - 2 型：急性神经病变表现
  - 3 型：慢性神经病变表现

镜下所见

- Gaucher 细胞（糖脂荷载巨噬细胞）为病理学标志，胞质基质沉积致"皱纹纸"表现和胞核移位

临床信息

临床表现

- 常见体征 / 症状
  - 肝脾肿大
  - 骨梗死致急性骨危象
- 其他体征 / 症状
  - 全血细胞减少症
  - ± 发育迟滞，眼球运动异常（2、3 型）

人口统计学

- 年龄
  - 1 型：发病年龄可变（儿童至成人）
  - 2、3 型：儿童早期发病
- 性别
  - 男 = 女（3 型均是）
- 流行病学
  - 1 型多见于东欧犹太人
    - 德系犹太人最普遍的遗传性疾病
  - 3 型多见于瑞典 Norrbottnain 地区（1/5 万人口）

治疗

- 重组酶（伊米苷酶，重组葡糖脑苷脂酶注射剂）替代疗法（ERT）
- 髋关节置换，或其他矫形外科手术治疗骨骼病变

诊断思路

思考点

- 临床指标对酶替代疗法的反应比影像学反应更快

（王焱炜、高飞 译）

参考文献

1. Degnan AJ et al: Gaucher disease status and treatment assessment: pilot study using magnetic resonance spectroscopy bone marrow fat fractions in pediatric patients. Clin Imaging. 63:1-6, 2020
2. Hughes D et al: Gaucher disease in bone: from pathophysiology to practice. J Bone Miner Res. 34(6):996-1013, 2019
3. Meyer BJ et al: Extraosseous Gaucher cell deposition without adjacent bone involvement. Skeletal Radiol. 43(10):1495-8, 2014
4. Razek AA et al: Apparent diffusion coefficient of the vertebral bone marrow in children with Gaucher's disease type I and III. Skeletal Radiol. 42(2):283-7, 2013
5. Poll LW et al: Whole body MRI in type I Gaucher patients: evaluation of skeletal involvement. Blood Cells Mol Dis. 46(1):53-9, 2011

术语

- 同义词：尿黑酸尿，尿黑酸尿症
- 继发于组织内尿黑酸沉积的异常色素沉着

影像学

- 严重椎间盘退行性改变
- 椎间盘线样钙化
- 早发性四肢大关节骨关节炎

主要鉴别诊断

- 退行性椎间盘病变
- 强直性脊柱炎
- 骨关节炎
- 痛风
- 血液透析性关节病
- 焦磷酸钙沉积症（CPPD）

病理学

- 尿黑酸氧化酶缺乏
- 关节炎是由组织内尿黑酸积聚所致
  - 软骨变脆、退行性变

临床信息

- 黑色尿
- 背部疼痛
- 四肢大关节（髋关节、膝关节、肩关节）的早发快速退行性关节炎

诊断思路

- 极其罕见；应先考虑导致椎间盘钙化的其他疾病，如严重脊柱退行性变，再考虑褐黄病
- 对于严重脊柱退行性改变的青少年患者应考虑行尿液尿黑酸检查

（左图）胸椎侧位 X 线片显示各椎间盘水平特征性钙化，注意 2 个钙化的椎间盘（➡），各脊柱水平亦显示严重的终板退行性改变

（右图）侧位脊柱 X 线片显示椎间盘内的钙化（➡）并严重退变所致椎间隙明显狭窄

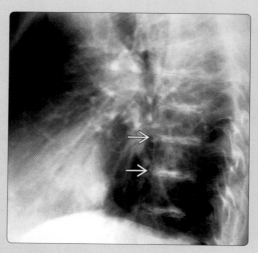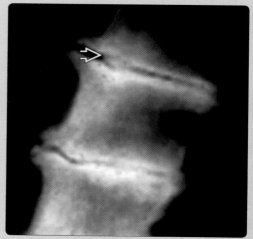

（左图）腰椎侧位 X 线片显示椎间盘明显狭窄、钙化（➡），亦可见前纵韧带和后纵韧带骨化（➡），类似强直性脊柱炎的表现

（右图）腰椎前后位 X 线片显示椎间盘明显狭窄、钙化（➡），此外亦可见退行性脊柱侧凸（向左侧凸）

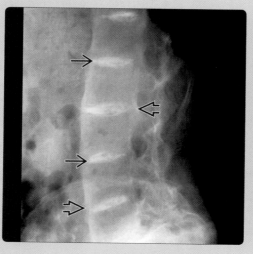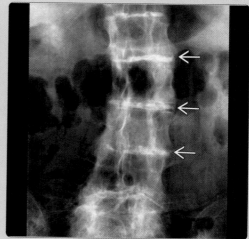

术语

同义词

- 尿黑酸尿，尿黑酸尿症

定义

- 褐黄病：尿黑酸氧化酶缺乏→异常色素沉着
- 尿黑酸尿症：尿中检测到尿黑酸

影像学

一般表现

- 最佳诊断征象
  - 椎间盘钙化，严重退行性改变
- 位置
  - 腰椎 > 胸椎 > 颈椎

X 线表现

- 平片
  - 脊柱
    - 椎间盘钙化，早发性椎间盘退行性病变
    - 脊柱强直
    - 脊柱侧凸、后凸畸形
    - 骶髂关节炎
  - 脊柱外表现
    - 早发性四肢大关节骨关节炎
    - 耻骨联合纤维软骨钙化

CT 表现

- 骨骼 CT
  - 椎间盘钙化
  - 早发性椎间盘退行性病变

MR 表现

- T1WI：严重慢性椎间盘、骨髓退行性改变
- T2WI：同 T1WI 表现

鉴别诊断

退行性椎间盘病变

- 椎间盘性椎体硬化
- 退行性变可致椎间盘钙化而不伴有褐黄病

强直性脊柱炎

- 环状韧带（而非椎间盘）钙化 + 关节强直

骨关节炎

- 四肢大关节表现可与褐黄病相似

痛风

- 极少累及脊柱；阳性病例可见终板破坏、痛风结节

血液透析性关节病

- 结晶体和（或）淀粉样蛋白沉积
- 终板破坏，椎间盘周围钙化
- 通常累及颈椎

焦磷酸钙沉积症

- 透明软骨、纤维软骨关节周围结构钙化

- 一般常累及髋关节、耻骨联合、肩关节、膝关节、腕关节，不累及脊柱

病理学

一般表现

- 病因学
  - 尿黑酸氧化酶缺乏
- 遗传学
  - 常染色体隐性遗传
- 伴发异常
  - 大关节炎
    - 尿黑酸积聚→脆性软骨、软骨退变
    - 并非所有尿黑酸尿症患者都发展为褐黄病性关节炎
  - 心脏褐黄病→加速冠心病

大体病理与手术所见

- 手术中可见黑色椎间盘
- 皮肤、黏膜、巩膜、结缔组织、汗液和尿液棕色或黑色色素沉着

镜下所见

- 细胞内色素沉着
- 软骨色素沉着，退行性变

临床信息

临床表现

- 最常见体征 / 症状
  - 黑色尿，背痛，四肢大关节炎

转归与预后

- 脊柱、髋关节、膝关节、肩关节进展性退行性变
- 合并冠状动脉疾病可增加死亡率

治疗

- 尼替西农可减少尿黑酸产生
  - 远期疗效尚不明确

诊断思路

思考点

- 极其罕见；应先考虑导致椎间盘钙化的其他疾病，如严重脊柱退行性变，再考虑褐黄病

（王焱炜、林祥涛 译）

参考文献

1. Zatkova A et al: Alkaptonuria: current perspectives. Appl Clin Genet. 13:37-47, 2020
2. Rahimizadeh A et al: Symptomatic pseudarthrosis in ochronotic spine: case report. J Neurosurg Spine. 26(2):220-8, 2017
3. Gil JA et al: Orthopedic Manifestations of ochronosis: pathophysiology, presentation, diagnosis, and management. Am J Med. 129(5):536.e1-6, 2016
4. Harun M et al: A rare cause of arthropathy: an ochronotic patient with black joints. Int J Surg Case Rep. 5(8):554-7, 2014
5. Lal M et al: Alkaptonuric ochronosis. Orthopedics. 37(12):e1141-9, 2014
6. Sag AA et al: T1 hyperintense disc in alkaptonuria. Spine (Phila Pa 1976). 37(21):E1361-3, 2012
7. Bayindir P et al: Radiologic features of lumbar spine in ochronosis in late stages. Clin Rheumatol. 25(4):588-90, 2006

结缔组织疾病

术语

- 一组具有相似影像学表现的先天性骨骼肌肉疾病

影像学

- 结缔组织病的影像学表现非常相似
  - 明确诊断依靠体格检查及其他器官异常
  - 最常见的影像学表现是硬膜囊扩张 ± 脊柱侧弯、侧方脊膜膨出
- 腰骶椎 > 胸椎

主要鉴别诊断

- 神经纤维瘤病 I 型
- 神经鞘瘤
- Tarlov 囊肿
- 骨发育不良
- 血清学反应阴性的脊柱关节病

病理

- 结缔组织病有多种遗传缺陷
  - 马方综合征、Ehlers-Danlos 综合征和 Stickler 综合征通常具有相同的特征
- 相关异常通常涉及多个器官系统

临床信息

- 以后背痛为主
- 腰椎硬膜囊扩张通常无症状，胸椎发病可引起椎管内脊髓受压
- 心脏病导致的未成年人死亡很常见
- 由于关节的高活动度造成骨和关节损伤

诊断思路

- 因脊柱侧凸行胸椎 MR 或 CT 时，注意寻找主动脉扩张
- "马方体型"并非仅见于马方综合征

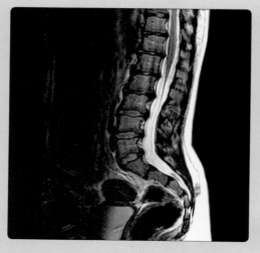
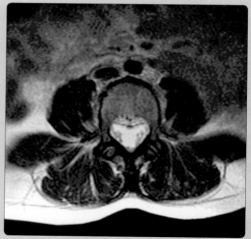

（左图）矢状位 T2WI MR（马方综合征）示腰椎椎体后缘轻度扇贝状改变，类似轻度表现常见于伴有轻度硬膜囊扩张或脊柱侧弯的青年人

（右图）轴位 T2WI MR（马方综合征）示硬膜囊扩张，骨性椎管呈心形重塑或扩张

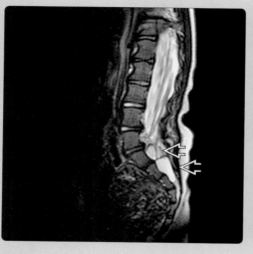
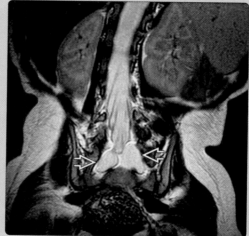

（左图）矢状位 T2WI MR 示伴有脊柱侧弯的马方综合征患者继发于骨重塑后的椎管前后径增加。椎体后缘扇贝状改变及神经根鞘囊肿形成（➡），并延伸至椎管内

（右图）冠状位 T2WI MR（马方综合征）示脊柱右凸，椎管横断面增宽，椎弓根变薄。骶管双侧神经根鞘囊肿形成（➡）

术语

定义

- 一组具有相似影像学表现的先天性骨骼肌肉疾病
  - 最常见的类型是马方综合征、Ehlers-Danlos 综合征（Ehlers-Danlos syndrome, EDS）、Loey-Dietz 综合征、Stickler 综合征
  - Ehlers-Danlos 综合征也称皮肤弹性过度症

影像学表现

一般表现

- 最佳诊断依据
  - 伴或不伴脊柱侧弯的硬膜囊扩张及侧方脊膜膨出
- 位置：腰骶椎 > 胸椎
- 大小
  - 脊膜膨出、扩张的硬膜囊可较大

X 线表现

- X 线平片
  - 结缔组织病表现类似
- 明确诊断依靠体格检查及其他器官异常
  - 一些有助于特异性诊断的表现
    - 马方综合征
      □ C1 和 C2 向前平移
      □ C1 和 C2 旋转性半脱位
      □ 齿突高度增加
      □ 颅底凹陷
      □ 椎体双凹征
    - EhlersDanlos 综合征
      □ 扁平椎
  - 硬膜囊扩张
    - 椎体后缘呈扇贝形
    - 椎弓根间距增宽
    - 椎弓根变薄、受损
    - 骶骨受侵蚀
  - 脊柱侧弯
    - 通常呈 S 形弯曲，和特发性脊柱侧弯表现相同
      □ 有时弯曲复杂
      □ 常出现驼背
  - 骨量减少
    - 马方综合征中常不易发现，骨密度测量可确诊

CT 表现

- 骨 CT
  - 硬膜囊扩张
    - 硬膜囊的宽度 L5>L4
    - 椎体后缘呈扇贝状
    - 骶前脊膜膨出
    - 神经周围囊肿
- CT 脊髓造影
  - 显示扩张的程度，评价脊髓受压

  - 对比剂在扩大的脑脊液间隙内稀释，骶骨前脊膜膨出或憩室内对比剂充填可不均匀

MR 表现

- T1WI
  - 扩大的脑脊液间隙（硬膜囊扩张）
  - 骨破坏、重建
  - 骶前脊膜膨出很难发现（与肠道分不清）
- T2WI
  - 脑脊液间隙扩大
  - 由于流动伪影信号可不均匀
  - 可见脊髓后憩室或囊肿造成胸髓受压
  - 观察骶前脊膜膨出比 T1WI 更好
- STIR：与 T2WI 类似
- TIWI 增强扫描：无异常强化

影像成像方法

- 最佳成像工具：多方位 MR
- 成像建议：包括全骶椎的矢状位、轴位图像

鉴别诊断

神经纤维瘤病 Ⅰ 型

- 脊柱侧弯
- 硬膜囊扩张
- 神经鞘瘤
- 骨质结构脆弱

神经鞘瘤

- 椎体后缘呈扇贝状
- 椎弓根变薄
- T2WI 信号不均匀
- 注入钆后强化

Talov 囊肿

- 骶椎神经周围囊肿
- 一般在 MR 和 CT 上偶然发现

骨发育不良

- 脊柱侧弯
- 椎体变形和骨折
- 身材矮小

血清学反应阴性的脊柱关节病

- 椎体后缘扇贝状改变少见
- 脊椎破坏进展为关节僵硬

病理学

一般特征

- 病因学
  - 结缔组织病有多种遗传缺陷
    - 马方综合征：原纤蛋白 -1 为弹性和非弹性结缔组织的重要组成成分
    - EDS Ⅰ ~ Ⅲ 与胶原蛋白 V 型突变相关（*COL5A1*，*COL5A2*，*COL5A3* 基因）
    - EDS Ⅳ 与胶原蛋白 Ⅲ 型异常有关

- EDS Ⅶ 与胶原蛋白 Ⅰ 型异常有关
- Stickler 综合征：大部分有 *COL2A1* 基因的突变
- Loeys-Dietz 综合征：TGF-β 信号通路（*TGFBR1*、*TGFBR2*、*SMAD3*、*TGFB2*）的突变
- 遗传学
  - EDS：基于基因异常的异质群体以不同的方式遗传
    - EDS Ⅰ、Ⅱ（经典型）：常染色体显性遗传，占病例中的 80%
    - EDS Ⅲ（高变异型）：常染色体显性遗传
    - EDS Ⅳ（血管型）：显性和隐性遗传
    - EDS Ⅶ（关节松弛型）：常染色体显性遗传
  - 马方综合征：常染色体显性遗传，临床症状严重程度变化各异
    - 位于染色体 15q21 的 *FBN-1* 基因突变
    - ＞90 种 *FBN-1* 基因突变
    - ＞25% 的患者是新的变异
  - Loeys-Dietz 综合征：常染色体显性遗传
  - Stickler 综合征
    - 常染色体显性遗传，骨关节炎，关节活动过度，轻度脊椎骨骺发育不良
- 相关异常
  - 马方综合征、EDS 和 Stickler 综合征有共同的特点
    - 主动脉根部扩张
    - 二尖瓣脱垂
    - 身材异常高大，细长体型
    - 关节活动度大
    - 细长指
    - 蓝巩膜
  - 马方综合征
    - 晶状体异位、视网膜剥脱、鸡胸或漏斗胸、髋臼前突、腿不等长
  - EDS
    - 弹性过度、脆弱的皮肤
    - 脆弱的血管
    - 多发动脉瘤
    - 周围神经病
    - 三指节畸形的拇指
    - 桡尺骨融合
    - 有的类型有肠道的扩张和穿孔
  - 高胱氨酸尿症
    - 脊椎侧凸、骨质减少、细长指、韧带松弛、智力障碍、晶状体异位
  - Loeys-Dietz 综合征
    - 器官过距、悬垂或腭裂、有弯曲的主动脉瘤
  - Stickler 综合征
    - 面中部发育不良，小颌畸形

分级、分期和分型

- EDS 有很多类型

临床信息

临床表现

- 常见体征 / 症状
  - 硬膜囊的扩张往往无症状
  - 脊髓症状伴胸椎硬膜的扩张
  - 背痛有高发病率
- 其他特征 / 症状
  - 头痛、坐骨神经痛
- 临床资料
  - "马方体型" 不是马方综合征所特有

人口统计学

- 年龄
  - 通常儿童早期就表现明显
  - 可能要到成年后才会出现
- 性别
  - 马方综合征：男 = 女
  - EDS：男 ＞ 女
- 流行病学
  - EDS：1 : 20 000
  - 马方综合征：1 :（10 000～20 000）
  - Loeys-Dietz 综合征：患病率未知

转归与预后

- 通常由于心脏疾病导致死亡
  - 如果不治疗平均寿命 ＜40 年
- 由于关节的高活动度造成骨和关节损伤
  - 可通过改变生活方式避免关节过度承重而减轻损伤

治疗

- 手术治疗脊柱侧凸与特发性脊柱侧凸相比增加了并发症的发生率
- 手术治疗主动脉扩张可使患者接近正常寿命
  - 马方综合征的生存时间从 1972 年的 32 岁上升到 1996 年的 61 岁
- 手术治疗 EDS 伴发皮肤和结缔组织脆弱

诊断思路

思考点

- 因脊柱侧凸行胸椎 MR 或 CT 时，注意寻找主动脉扩张

（王焱炜、高飞　译）

参考文献

1. Böker T et al: Dural ectasia in Marfan syndrome and other hereditary connective tissue disorders: a 10-year follow-up study. Spine J. 19(8):1412-21, 2019
2. Kirby DJ et al: Spondylolisthesis is common, early, and severe in Loeys-Dietz syndrome. J Pediatr Orthop. 38(8):e455-61, 2018
3. McArthur N et al: Stickler syndrome in children: a radiological review. Clin Radiol. 73(7):678.e13, 2018
4. Meester JAN et al: Differences in manifestations of Marfan syndrome, Ehlers-Danlos syndrome, and Loeys-Dietz syndrome. Ann Cardiothorac Surg. 6(6):582-94, 2017
5. Fuhrhop SK et al: High prevalence of cervical deformity and instability requires surveillance in Loeys-Dietz syndrome. J Bone Joint Surg Am. 97(5):411-9, 2015

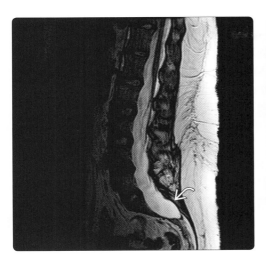

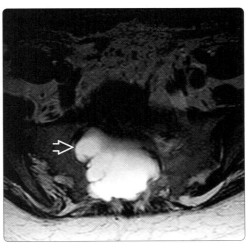

（左图）腰椎矢状位 T2WI MR（Loey-Dietz 综合征）显示椎体后缘呈扇贝状和末端硬囊膜扩张（➦），特别注意骶骨的严重重塑和侵蚀

（右图）腰椎轴位 T2WI MR（Loey-Dietz 综合征）证实显著扩张的囊壁与硬脊膜形成的憩室（➥）延伸到相邻的骶神经孔内。也要注意椎体后缘和神经管明显的骨性重塑

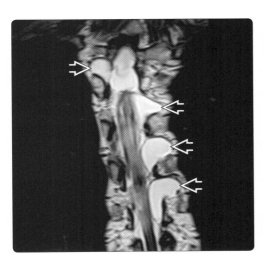

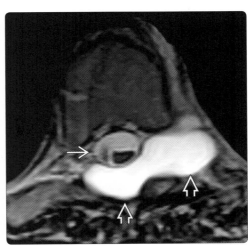

（左图）冠状位 T2WI MR（马方综合征）显示形成的双侧硬脊膜憩室（侧方脊膜膨出）（➥）延伸到神经孔，并使脊髓移位

（右图）轴位 T2WI MR（马方综合征）显示一侧大的胸椎脊膜膨出（➡）使硬膜囊移位（➥）于背侧扩张进入骨性神经管。注意到明显的骨性重塑，其使椎管扩大，减轻了囊肿的压迫症状

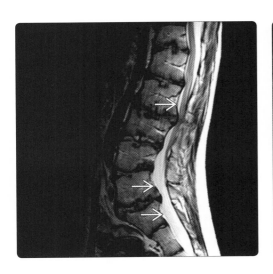

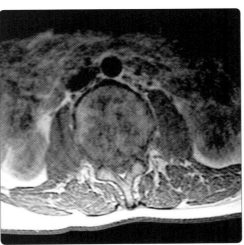

（左图）矢状位 T2WI MR（高胱氨酸尿症）显示硬脊膜发育不良相对轻微的椎体重塑（➥），同时显示椎间盘退行性改变导致的严重神经管狭窄

（右图）轴位 T1WI MR（高胱氨酸尿症）于腰椎间盘水平证实继发于退行性改变的严重椎管狭窄，其作用大于硬脊膜发育不良造成椎管扩大的作用

术语

- 主要累及椎体、近端骨骺中心的广泛性骨骼发育不良
- 患者四肢、颈部和四肢骨短而手足大小正常

影像学

- 扁平椎，椎骨发育不全及钙化不良、骨骺异常
- ±C1/2 血管翳，齿突游离小骨
- 股骨头骨骺骨化延迟→股骨头扁平，早发骨性关节炎

主要鉴别诊断

- 脊椎干骺端发育不良
- 脊椎骨骺干骺端发育不良
- 多发性骨骺发育不良
- 影响长骨的干骺端，不影响骨骺
- 影响长骨的干骺端和骨骺

病理

- 先天性脊柱骨骺发育不良（spondyloepiphyseal dysplasia, SED）
  - Ⅱ型胶原蛋白合成异常
- 迟发型 SED
  - *TRAPPC2*（*SEDL*）基因突变（囊泡转运蛋白）

临床信息

- 先天性 SED：出生时即可诊断，四肢近端短，手足正常
- 迟发型 SED：出生时正常，在青春期或成年出现不成比例身材短小

诊断思路

- 成人出现躯干短小、早发性对称性大关节骨性关节炎考虑迟发型 SED

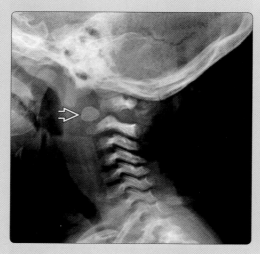
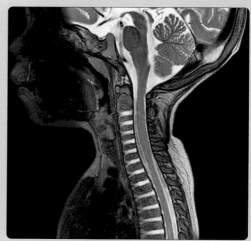

（左图）侧位颈椎平片示轻度扁平椎、椎体和齿突骨化延迟（由 MR 证实，平片未显示），初始报告错将不全骨化的齿突（➡）描述为齿突游离小骨

（右图）矢状位 T2WI MR 示扁平椎，不存在齿突游离小骨和颅椎关节半脱位

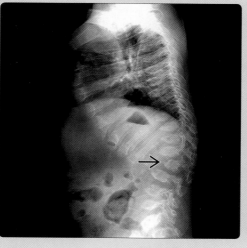
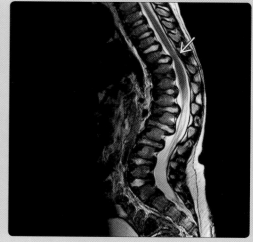

（左图）胸椎侧位 X 线片（脊柱后凸、脊髓病）显示除了在胸腰椎连接处继发于 L2（➡）椎体发育不良的局部后凸外，还有典型的扁平椎

（右图）胸椎矢状位 T2WI MR（脊柱后凸、脊髓病）证实了下胸椎管狭窄并导致局部脊髓受压及脊髓 T2 高信号（➡）

术语

缩略词
- 脊椎骨骺发育不良（SED）

定义
- 主要累及椎体、近端骨骺中心的广泛性骨骼发育不良
  - 患者表现为躯干、颈部和四肢短而手足大小正常
- 被分类为躯干矮小综合征（躯干受累 > 下肢）
- 2 种主要 SED 类型为：先天型 SED 和迟发型 SED
  - 多种罕见亚型也有报道

影像学

一般表现
- 最佳诊断依据
  - 扁平椎，骨骺中心异常
- 位置
  - 脊椎、大关节
- 形态
  - 骨化异常广泛分布于骨骼
    - 骨化异常的严重程度可轻可重

影像成像方法
- 最佳成像手段
  - 平片筛查
  - 多平面 CT 和 MR 用于进一步评价和术前准备

X 线表现
- 扁平椎，椎体发育不全和骨化不全
- 有或无齿突游离小骨
- 股骨头骨骺的骨化延迟→股骨头变扁，早发性骨性关节炎

CT 表现
- 强化 CT
  - ±C1 齿突关节的血管翳
- 骨 CT
  - 扁平椎、椎体发育不全和骨化不全
  - ± 齿突游离小骨

MR 表现
- T1WI
  - 和骨 CT 一致
  - 较好地显示脊髓和软组织（血管翳）的异常
- T2WI
  - 和 TIWI 一致
  - 更好地显示脊髓软化或脊髓空洞症

鉴别诊断

脊椎干骺端发育不良
- 全身骨骼发育异常，椎体明显受累
- 影响长骨的干骺端而不是骨骺部分

脊椎骨骺干骺端发育不良
- 全身骨骼发育异常，椎体明显受累
- 影响干骺端和长骨的骨骺部分

多发性骨骺发育不良
- 主要影响（多个）骨骺
- 临床症状和体征相对轻微
  - 关节痛；最常见累及髋关节和膝关节
  - 早发性关节炎，异常"鸭步"态
- 有些成年人表现轻微的身材矮小，但是很多是正常身高

病理学

一般特征
- 病因学
  - 先天性 SED
    - Ⅱ型胶原蛋白合成异常（α-1 链）
      □ Ⅱ型胶原蛋白是骨骺、骨骺软骨基质蛋白、髓核、玻璃体（眼）的主要组成部分。
      □ 受 Ⅱ型胶原蛋白影响的其他骨骼发育不良包括软骨发育不全 2 型、软骨发育不良、Kniest 发育不良、Stickler 发育不良、常染色体遗传的迟发型 SED 和脊椎骨骺干骺端（Strudwick）发育不良
  - 迟发型 SED
    - 编码囊泡转运蛋白的 TRAPPC2（SEDL）基因突变
- 遗传学
  - 先天性 SED
    - COL2A1 基因突变，位于 12 号染色体的长臂（12q14.3）
      □ 大多数患者是随机的新的基因突变的结果
    - 常染色体显性遗传（男 = 女）
    - 很少有常染色体隐性遗传被报道
  - 迟发型 SED
    - 在基因水平与先天性 SED 不同
    - 大多数是 X 连锁隐性遗传（男≫女）
    - 很少有常染色体遗传被报道
    - 由 TRAPPC2（SED1）（SED late）基因（Xp22）突变造成
      □ 编码囊泡转运蛋白
- 相关异常
  - 颈椎不稳定，脊椎侧弯（脊柱侧凸、后凸、前凸），视力（近视、视网膜脱离），听力丧失，四肢异常（髋内翻、膝外翻、马蹄内翻足、继发性大关节退行性变），肾病综合征

分期、分级和分型
- 骨软骨发育不全的国际术语和分类
  - 先天性 SED 和迟发型 SED 最常见
  - 其他少见的 SED 变异
    - SED Maroteaux 型：只累及肌肉骨骼系统
    - 迟发性 SED Toled 型：肌肉骨骼＋角膜浑浊
    - 迟发性 SED（Wynne-Davies）：进展性关节病（类似于青少年感染性关节炎）
    - SED 伴短指／趾
    - 迟发型 SED Namaqualand 型（NSED）

- 假性 Morquio 病
- 假性软骨发育不全型 SED

临床信息

临床表现

- 最常见体征 / 症状
  - 先天性 SED
    - 四肢近端短而手足正常
    - 智力正常
    - 腭裂常见
    - 短颈 ± 鸡胸
    - 脊柱侧凸、后凸畸形
    - 腰椎前凸，新生儿髋关节屈曲挛缩
    - 髋内翻→特征性"鸭步"
  - 迟发型 SED
    - 出生时表现正常
      □ 随后，发现不对称躯干变短
      □ 症状隐匿，可至青春期或成年后出现髋痛、脊柱侧凸
    - 认知、活动正常
    - 原发性肩、髋和膝关节骨骺受累
    - 髋关节表现可能与双侧 Legg Calvé Perths 病相似
- 其他征象 / 症状
  - 先天性 SED
    - 牛眼、继发性青光眼、斜视
    - 近视 + 视网膜脱离（＞50%），白内障
  - 迟发型 SED
    - 齿突发育不良、齿突游离小骨所致寰枢椎不稳
    - 肾病综合征
- 临床资料
  - 先天性 SED
    - 四肢近端短，手足正常，腹部突出，面部平坦，眼睛宽大，"鸭步"态
  - 迟发型 SED
    - 出生时表现正常
    - 随后于青春期或成年发展为躯干不对称变短、桶状胸

人口统计学

- 年龄
  - 先天性 SED 于出生时即可确诊
  - 迟发型 SED 晚发病，出生时表现正常
    - 青春期时出现临床表现
    - 影像学表现可能更早出现
- 性别
  - 先天性 SED：男 = 女
  - 迟发型 SED：男 ≫ 女

- 种族
  - 无种族倾向性
- 流行病学
  - 罕见
    - 先天性 SED 世界范围内患病率 3.4/ 百万人口
    - 世界范围内发病率 1/10 万出生婴儿

转归与预后

- 不增加死亡率
- 骨关节炎儿乎是骨发育不全不可避免的并发症

治疗

- 以治疗骨骼肌肉畸形为主，其次为并发症治疗

诊断思路

思考点

- 先天性 SED 以扁平椎、骨骺发育不全为特点
- 迟发型 SED 在成年后有躯干变短和桶状胸伴早期对称性骨关节炎的表现

（王焱炜、高飞 译）

参考文献

1. Al Kaissi A et al: The managment of cervical spine abnormalities in children with spondyloepiphyseal dysplasia congenita: observational study. Medicine (Baltimore). 98(1):e13780, 2019
2. Serhan Er M et al: Upper cervical fusion in children with spondyloepiphyseal dysplasia congenita. J Pediatr Orthop. 37(7):466-72, 2017
3. Terhal PA et al: A study of the clinical and radiological features in a cohort of 93 patients with a COL2A1 mutation causing spondyloepiphyseal dysplasia congenita or a related phenotype. Am J Med Genet A. 167(3):461-75, 2015
4. Veeravagu A et al: Neurosurgical interventions for spondyloepiphyseal dysplasia congenita: clinical presentation and assessment of the literature. World Neurosurg. 80(3-4):437.e1-8, 2013
5. Cassart M: Suspected fetal skeletal malformations or bone diseases: how to explore. Pediatr Radiol. 40(6):1046-51, 2010
6. Nishimura G et al: Spondylo-epiphyseal dysplasia, Maroteaux type (pseudo-Morquio syndrome type 2), and parastremmatic dysplasia are caused by TRPV4 mutations. Am J Med Genet A. 152A(6):1443-9, 2010
7. Sasaki-Adams DM et al: Level of the conus in pediatric patients with skeletal dysplasia. J Neurosurg Pediatr. 5(5):455-9, 2010
8. Turner LM et al: Spondyloepiphyseal dysplasia congenita. Fetal Pediatr Pathol. 29(1):57-62, 2010
9. Bal S et al: Spondyloepiphyseal dysplasia tarda: four cases from two families. Rheumatol Int. 29(6):699-702, 2009
10. Carter EM et al: Genetic and orthopedic aspects of collagen disorders. Curr Opin Pediatr. 21(1):46-54, 2009
11. Dahlqvist J et al: Multiple epiphyseal dysplasia. Acta Orthop. 80(6):711-5, 2009
12. Kim OH et al: A distinct form of spondyloepimetaphyseal dysplasia with joint laxity (SEMDJL)-leptodactylic type: radiological characteristics in seven new patients. Skeletal Radiol. 38(8):803-11, 2009
13. Xia XY et al: A novel insertion mutation in the SEDL gene results in X-linked spondyloepiphyseal dysplasia tarda in a large Chinese pedigree. Clin Chim Acta. 410(1-2):39-42, 2009
14. Cui YX et al: Rapid molecular prenatal diagnosis of spondyloepiphyseal dysplasia congenita by PCR-SSP assay. Genet Test. 12(4):533-6, 2008
15. Klimo P Jr et al: Congenital anomalies of the cervical spine. Neurosurg Clin N Am. 18(3):463-78, 2007
16. Di Motta D et al: Spondyloepiphyseal dysplasia tarda: description of one case. Chir Organi Mov. 90(3):309-13, 2005
17. Morita M et al: Thoracolumbar kyphosing scoliosis associated with spondyloepiphyseal dysplasia congenita: a case report. Spine J. 5(2):217-20, 2005

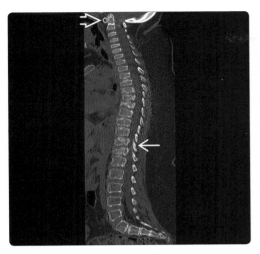

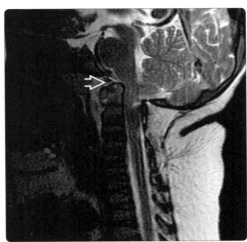

（左图）整个脊柱的矢状位骨 CT 显示广泛的椎体异常，其中颈椎和胸椎椎体最为严重。颅骨下沉（➡），齿突通过枕骨大孔向上延伸，胸腰椎连接处有严重的椎管狭窄（➡）

（右图）该患者的矢状 T2WI MR 证实由于颅骨下沉（➡），齿突向上延伸穿过枕骨大孔，导致颈髓腹侧受压

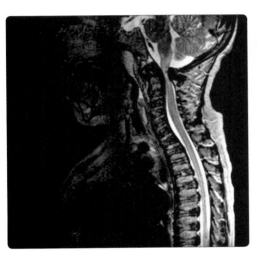

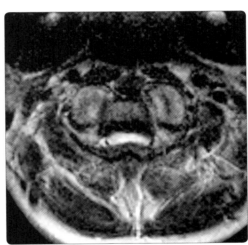

（左图）矢状位 T2WI MR 示显著的扁平椎，骨性椎管中度狭窄，枕骨大孔重度狭窄致脊髓受压和髓内异常 T2 信号

（右图）轴位 T2WI MR 证实严重的椎管前后径狭窄和脊髓受压，注意椎管横径变窄程度较前后径轻

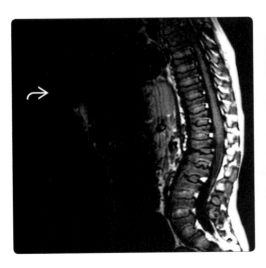

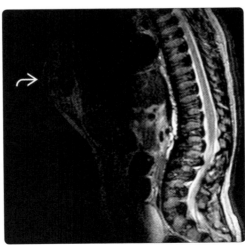

（左图）矢状位 T1WI MR 示严重的扁平椎和相关的胸腰椎交界区轻度脊柱后凸，注意胸骨呈鸡胸样改变（➡）

（右图）矢状位 T2WI MR 示严重的扁平椎和相关的胸腰椎交界区轻度脊柱后凸（➡）。临床上，该桶状胸患者呈鸡胸改变

脊柱、椎间盘及椎旁肌

脊髓、硬脊膜及血管

颅颈交界区

枕髁骨折分为三种类型：

- Ⅰ型：横向粉碎性骨折；如果对侧骨质完整为稳定性骨折
- Ⅱ型：枕髁骨折合并颅底骨折；大部分为稳定性骨折
- Ⅲ型：由于翼状韧带的张力增大导致的撕脱性骨折；可能导致枕颈部不稳定

　　最近的数据（Maserati 2009）表明初始评估需重点关注枕颈部错位。初步检查显示骨折并错位的患者应行内固定融合术或 Halo 支架外固定，影像学发现的其他情况可使用硬质围领固定。

寰枕关节分离（脱位）

　　枕骨和 C1 之间的韧带完全断裂（脱位）或部分断裂（半脱位），可向以下 3 个方向移位：①颅骨相对于脊柱向前上方移位，最常见；②单纯牵拉损伤致颅骨上移；③颅骨后方脱位，最不常见。

　　大量测量方法用于评价颅颈结合部外伤，CT 或 MRI 能更好地显示软组织，很多在平片上的测量方法已经淘汰。文献著作中常用的测量方法有：

　　枕骨大孔 - 齿突尖隙（BDI）：矢状位 CT 片上大于 10 mm 为异常。

　　枕髁移位总距离，双侧枕髁和寰椎上关节面中点之间的距离之和，大于 4.2 mm 为异常。

　　成人单侧大于 2 mm 亦为异常。儿童至 18 岁 C0-C1 间隙上限宽度 2 mm。

　　其他测量方法，如 Powers 比值、Lee 线，缺乏足够敏感性和特异性，不推荐应用。

　　CT 应用于评估急性创伤后，平片中 Harris 测量或 "12 法则" 包括枕骨大孔 - 齿突间隙（BDI）和枕骨大孔前缘中点到枢椎体后侧皮质连线的距离（BAI）应用较局限。

C1 骨折：

- 前弓垂直或轴向骨折并颈长肌撕裂
- 双侧前弓骨折并寰枢关节后部脱位 = 犁状骨折
- 侧块 = 如果对侧半环尚完整，则稳定；少见
- 后弓 = 常见
- Jefferson 骨折 = 侧块相对于 C2 移位超过 6.9 mm，提示横韧带断裂和潜在的不稳定性

寰枢关节不稳定：

- C1-2 非生理性移位
- 多种多样的原因
- →横韧带断裂（最常见）
- →齿突骨折
- →不稳定性 Jefferson 骨折
- →C1 侧块或 C2 骨折
- →单侧翼状韧带断裂
- →翼状韧带和覆膜断裂

寰枢关节旋转固定的分型（Fielding 1977）

- Ⅰ型 = 齿突的转位，没有向前平移（ADI 未增大）
- Ⅱ型 = 一边侧块旋转合并向前平移 3~5 mm（横韧带损伤）
- Ⅲ型 = 侧块旋转并向前平移 >5 mm（横韧带和翼状韧带损伤）
- Ⅳ型 = 齿突后方 C1 椎体后脱位（少见；致命）

齿突

- Ⅰ型 = 齿突尖撕脱骨折
- Ⅱ型 = C2 椎体上齿突横断骨折
- Ⅲ型 = 累及 C2 椎体上部骨折

C2 环骨折（Effendi 1981）

- Ⅰ型 = 双侧峡部骨折并前向半脱位 <3 mm（稳定）
- Ⅱ型 = 峡部骨折并前脱位 + 椎间盘韧带损伤所致 C2 椎体向前移位
- Ⅲ型 = 峡部骨折并 C2-C3 小关节脱位

C2 椎体骨折（Fujimura 1996）

- Ⅰ型 = C2 椎体前下终板泪滴样骨折
- Ⅱ型 = 椎体剪切样水平骨折（比 Ⅲ 型齿突骨折更往下）
- Ⅲ型 = C2 椎体爆裂骨折
- Ⅳ型 = 前后向不稳定性骨折

颈部骨折分型

过屈

- 单纯压缩骨折
- 前半脱位：后纵韧带撕裂
- 双侧小关节脱位：不稳定
- 过屈泪滴状骨折：不稳定
- Clay shoveler's 骨折：C7-T1 棘突骨折

过屈并旋转

- 单侧小关节脱位（小关节交锁）
- 可能小关节骨折
- X 线片显示椎体向前移位小于 1/2 椎体前后径

过伸并旋转

- Pillar 骨折

椎体压缩

- Jefferson 骨折 = 前、后弓骨折并碎裂成 2、3、4 部分呈放射状移位
- 爆裂骨折 = 累及中柱的骨性后移

过伸

- 过伸脱位
- C1 前弓撕脱骨折 = 颈长肌嵌入 C1 前结节
- C2 过伸泪滴样骨折
- C1 后弓骨折 = 枕骨与 C2 棘突间压缩
- 薄片样骨折 = 关节突和棘突之间
- Hangman 骨折 = 双侧 C2 峡部骨折
- 过伸骨折：脱位 = 双侧小关节骨折 ± 脱位

侧屈

- 钩突骨折

下颈椎损伤分型（Vaccaro 2007）

- 3 个主要部分：椎体骨折形态、椎间盘韧带复合体的完整性和神经功能
- 每个部分从最轻到最严重细化评分（见表 1）

胸腰椎骨折分型：

Holdsworth 双柱分型（1963）

- 被 Denis 分型取代
- 前柱 =ALL、椎体、椎间盘、PLL
- 后柱 =PLL 后方的骨性和韧带结构

Denis 三柱分型（1983）

- 前柱：ALL、纤维环、椎体前部
- 中柱：椎体后部、纤维环、PLL
- 后柱：小关节、后部附件、韧带
- 3 柱理论与下颈部损伤有关

Denis 爆裂骨折的分型（1984）

- Denis A 型：
- 轴向负荷，累及前、中柱；不稳定
- 累及上、下方终板
- Denis B 和 C 型：
- 俯屈和轴向负荷，前、中柱；可能不稳定
- B 型累及上方终板（最常见）
- C 型累及下方终板
- Denis D 型：
- 轴向负荷并旋转；3 柱受累；不稳定
- Atlas 修订 D 型损伤（1986）
- D1 爆裂骨折并侧向移位，D2 爆裂骨折并前后移位
- Denis E 型：
- 侧面压缩；3 柱受累；可能不稳定

Magerl AO 病理形态学理论（1994）

- A、B、C 型反映了最常见的损伤类型
- 每个类型有 3 组，每组有 3 个亚型（3-3-3 组合）
- A 型轴向负荷所致椎体压缩骨折，横断面无软组织损伤（66%）
- B 型前部和后部结构分离，有软组织损伤（14.5%）
- C 型轴向扭转外力致前部和后部结构断裂合并旋转（19%）
- A~C 型、组间、亚型间的严重程度逐渐加重
- A1 稳定型最常见（楔形骨折）
- A3 相当于 Denis 分型中的"爆裂性骨折"
- 不稳定型：A3.2、A3.3、B、C 型

McCormack "负载分配"分类（1994）

- 旨在评价是否需要椎弓根螺钉内固定重建前柱
- 也可用于评估粉碎程度和生物力学不稳定性
- 粉碎分级：
- →椎体损伤的数量
- →骨折处碎块的排列
- →矫正的脊柱后凸程度

胸腰段的损伤分型和严重程度评分（TLICS）（Vaccaro 2006）

- 3 个部分组成最终评分来指导治疗
- 损伤机制、后纵韧带复合体的完整性和神经状态（见表 2）

不稳定性骨折

颈椎

- 寰枢椎分离
- 寰枕关节脱位
- 枕髁骨折并序列不整
- Jefferson 骨折伴 C1 侧块移位 ＞7 mm 或骨折端分离 ＞7 mm
- Hangman Ⅱ、Ⅲ
- 齿突 Ⅰ、Ⅱ 型
- 下颈椎的前部半脱位 ＞3.5 mm
- 过屈骨折脱位
- 过屈泪滴状骨折
- 过伸骨折脱位
- 爆裂骨折

（巩武贤、王姗姗 译）

参考文献

1. Schleicher P et al: Treatment of injuries to the subaxial cervical spine: recommendations of the spine section of the German Society for Orthopaedics and Trauma (DGOU). Global Spine J. 8(2 Suppl):25S-33S, 2018
2. Vaccaro AR et al: AOSpine subaxial cervical spine injury classification system. Eur Spine J. 25(7):2173-84, 2016
3. Vaccaro AR et al: The surgical algorithm for the AOSpine thoracolumbar spine injury classification system. Eur Spine J. 25(4):1087-94, 2016
4. Pizones J et al: Prospective analysis of magnetic resonance imaging accuracy in diagnosing traumatic injuries of the posterior ligamentous complex of the thoracolumbar spine. Spine (Phila Pa 1976). 38(9):745-51, 2013
5. Walters BC et al: Guidelines for the management of acute cervical spine and spinal cord injuries: 2013 update. Neurosurgery. 60 Suppl 1:82-91, 2013
6. Vaccaro AR et al: The subaxial cervical spine injury classification system: a novel approach to recognize the importance of morphology, neurology, and integrity of the disco-ligamentous complex. Spine (Phila Pa 1976). 32(21):2365-74, 2007
7. Vaccaro AR et al: Reliability of a novel classification system for thoracolumbar injuries: the Thoracolumbar Injury Severity Score. Spine (Phila Pa 1976). 31(11 Suppl):S62-9; discussion S104, 2006
8. Vaccaro AR et al: A new classification of thoracolumbar injuries: the importance of injury morphology, the integrity of the posterior ligamentous complex, and neurologic status. Spine (Phila Pa 1976). 30(20):2325-33, 2005
9. Leone A et al: Occipital condylar fractures: a review. Radiology. 216(3):635-44, 2000
10. Oner FC et al: MRI findings of thoracolumbar spine fractures: a categorisation based on MRI examinations of 100 fractures. Skeletal Radiol. 28(8):433-43, 1999
11. Brandser EA et al: Thoracic and lumbar spine trauma. Radiol Clin North Am. 35(3):533-57, 1997
12. Vollmer DG et al: Classification and acute management of thoracolumbar fractures. Neurosurg Clin N Am. 8(4):499-507, 1997
13. Dickman CA et al: Injuries involving the transverse atlantal ligament: classification and treatment guidelines based upon experience with 39 injuries. Neurosurgery. 38(1):44-50, 1996
14. Fujimura Y et al: Classification and treatment of axis body fractures. J Orthop Trauma. 10(8):536-40, 1996
15. Noble ER et al: The forgotten condyle: the appearance, morphology, and classification of occipital condyle fractures. AJNR Am J Neuroradiol. 17(3):507-13, 1996
16. Benzel EC et al: Fractures of the C-2 vertebral body. J Neurosurg. 81(2):206-12, 1994
17. Magerl F et al: A comprehensive classification of thoracic and lumbar injuries. Eur Spine J. 3(4):184-201, 1994
18. McCormack T et al: The load sharing classification of spine fractures. Spine (Phila Pa 1976). 19(15):1741-4, 1994

下颈椎损伤的分型：

	描述	评分
形态学		
	无异常	0
	压缩	1
	爆裂	+1 = 2
	分离（关节突关节，过伸）	3
	旋转 / 平移（小关节脱位，不稳定泪滴状）	4
关节盘 – 韧带复合体：		
	完整	0
	模糊（仅 MR 信号异常，单纯的椎间隙扩大）	1
	损伤	2
脊髓状态		
	完整	0
	根性损伤	1
	完全性脊髓损伤	2
	不完全性脊髓损伤（大部分紧急情况下比完全性脊髓损伤更有价值）	3
	存在神经功能缺陷的连续的脊髓压迫（改良）	+1

由总评分决定手术与否：1~3 分非手术治疗；＞5 分建议手术治疗（Vaccaro 2007）

胸腰部损伤严重程度评分

	描述	限定词	评分
损伤机制			
	压缩		
		单纯压缩	1
		侧方成角 ＞15°	1
		爆裂	1
	平移 / 旋转		3
	分离		4
后纵韧带复合体			
	完整		0
	疑似 / 模糊的损伤		2
	损伤		3
脊髓状态			
	神经根受累		2
	脊髓、圆锥受累（不完全性）		3
	脊髓、圆锥受累（完全性）		2
	马尾受累		3

分数由 3 部分组成。≤ 3 分非手术治疗，4 分不确定，≥ 5 分建议手术治疗。对于损伤机制，使用最严重等级且伤害是累加的。例如：分离损伤并爆裂骨折、无成角，评分为：1（单纯压缩）+ 1（爆裂）+ 4（分离）= 6 分（Vaccaro 2006）

枕骨大孔 – 齿突间隙

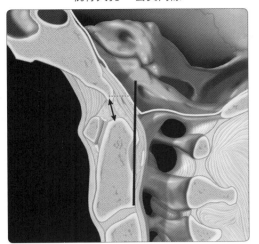

寰枕关节脱位枕骨大孔 – 齿突间隙

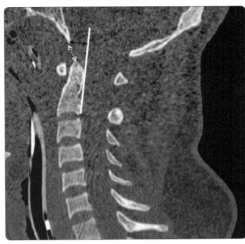

（左图）矢状位图像示 BDI（↔）和 BAI（┈┈┈）。BAI 是枕骨大孔前缘中点到枢椎体后侧皮质连线（黑线）的距离。矢状位 CT，BDI＞10 mm 为异常。平片 BAI＞12 mm 为异常

（右图）寰枕关节脱位患者 CT 矢状位重建图像示枕骨大孔前缘至齿突（↔）和枕骨大孔至枢椎后缘皮质距离（◄┈►）异常。白线代表后轴线

C0–C1 和 C1–C2 分离 CT

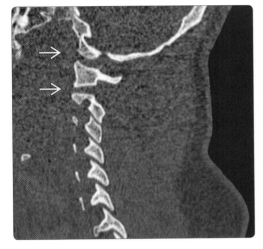

C0–C1 和 C1–C2 分离的 MR

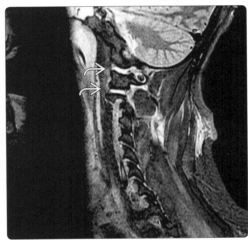

（左图）AOD 患者旁矢状位平扫 CT 示 C0-C1 和 C1-C2 小关节间隙增宽（➡）。枕髁移位总距离（双侧枕髁和寰椎上关节面中点之间的距离之和）大于 4.2 mm 为异常

（右图）矢状位 STIR MR 图像示 C0-C1 和 C1-C2 关节异常增宽和高信号（➡）。患者因寰枕关节和寰枢关节脱位行枕骨到 C3 后缘的融合术

C1 前弓骨折

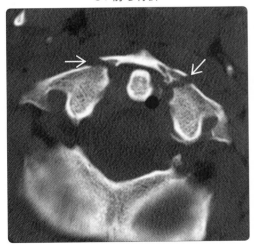

C1 前后弓骨折

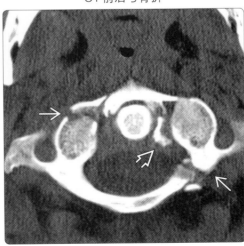

（左图）轴位平扫 CT 示 C1 前弓多发骨折累及 C1 环（➡），椎管未受累

（右图）轴位平扫 CT 显示 C1 骨折累及前弓、后弓（➡）和 C1 环中央部横韧带附着区的撕脱骨折（➡）

（左图）C2 椎体冠状位图示 I、II、III 型齿突骨折

（右图）冠状位 CT 示倾斜的 III 型骨折累及齿突基底部和 C2 椎体上部（➡），伴有 C2 左侧块的碎裂

齿突骨折类型

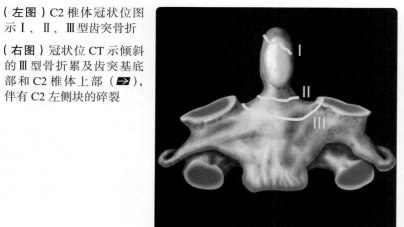

III 型齿突骨折

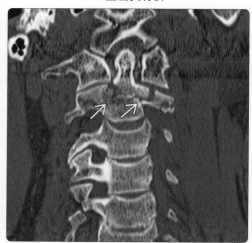

（左图）矢状位 CT 示 C2 附件骨折（➡），无明显移位

（右图）轴位 CT 显示外伤所致的 C2 附件骨折，典型的 hangman 骨折。这一患者为 Levine 和 Edwards 修正 Effendi 分类系统中最轻微的损伤类型（I 型），为稳定性骨折

C2 附件骨折

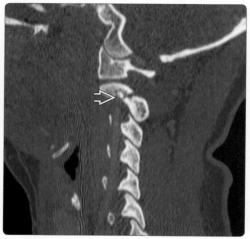

C2 双侧附件骨折

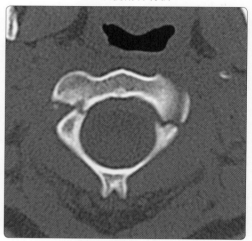

（左图）矢状位图示不稳定性颈椎屈曲过度损伤，累及前（➡）、后纵韧带（➡）、椎间盘和棘间韧带（➡），合并硬膜外出血和脊髓挤压

（右图）X 线侧位片显示 C4-C5 小关节过屈脱位，合并双侧小关节"跳跃"。这种损伤为三柱损伤

下颈椎过屈损伤

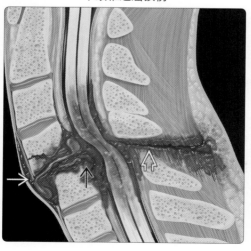

过屈脱位

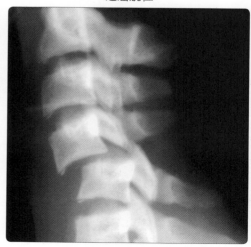

过伸损伤

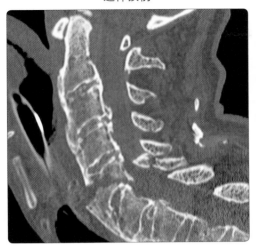

过伸脱位

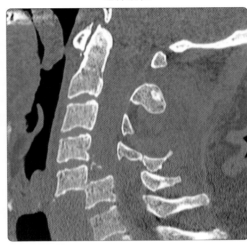

（左图）强直性脊柱炎患者矢状位CT示过伸骨折，横向骨折线穿过C5椎体并延伸到棘突的基底部，上关节面骨折并向后移位，显示过伸机制。注意典型的AS前纵韧带骨化

（右图）矢状位CT示C5-C6水平上颈椎完全性脱位。相对于C6，C5椎体滑移超100%

双侧小关节交锁

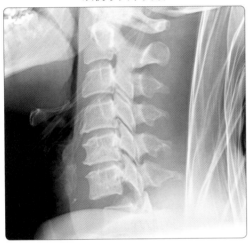

单侧小关节脱位

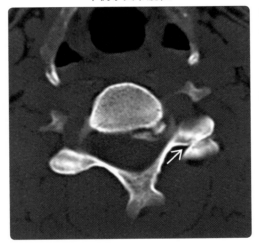

（左图）侧位片示过屈损伤并双侧小关节交锁、椎间隙增宽、相对C7，C6椎体50%前半脱位、棘突间距增宽

（右图）轴位CT骨窗示左侧小关节脱位（➡）。小关节对应关系倒转，C6下关节面位于C7上关节面之前（背对背排列）

压缩骨折

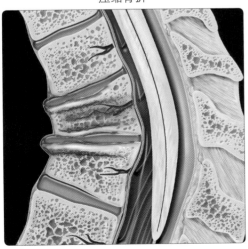

Chance 骨折

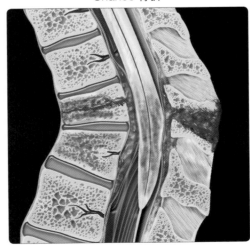

（左图）矢状位图示胸腰段楔形压缩骨折，累及前柱，中后柱正常

（右图）矢状位图示胸腰段"安全带"骨折，自椎体横向延伸到后部（3柱全受累）

术语
- 枕骨和 C1 间稳定韧带的断裂

影像学
- 椎前软组织增厚（无特异性）
- 双侧 CCI 总和 ≥ 3 mm，敏感性为 1，假阴性率为 0
- BDI 增大，> 8.5 mm（成人 CT）
- 单侧 AOI 增宽，> 1.5 mm（成人）
- MRI T2WI/STIR 序列显示韧带损伤最佳

鉴别诊断
- 枕髁骨折
- C1 Jefferson 骨折
- 齿突骨折
- 成人类风湿关节炎

病理
- 高速机动车事故

- 合并伤
  - 脑干和颅神经损伤
  - 枕髁、C1 和 C2 骨折

临床信息
- < 1% 的急性颈椎损伤
- 常常立即致命
- 准确诊断和固定后预后较好

诊断思路
- 任何影像学征象的敏感性都不是 100%
- CT 首选
- 双侧 CCI 总和 ≥ 3 mm 是 AOD 最敏感的 CT 征象
- 不推荐 Powers 比率，敏感性及特异性较低
- 发现颅颈结合部蛛网膜下腔出血时，应首先排除寰枕关节损伤

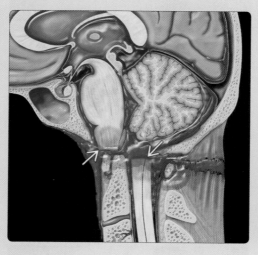
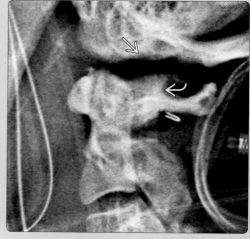

（左图）矢状位图示致命性寰枕关节脱位（AOD），颅颈结合部（CCJ）见条索状横断（→）。可发生脊髓牵张型损伤，导致神经功能障碍

（右图）侧位平片示枕髁（→）与 C1（→）分离。Powers 比率 > 1，BAI > 12 mm、BDI > 12 mm 是平片判断寰枕关节脱位的标准，但不推荐，首选 CT

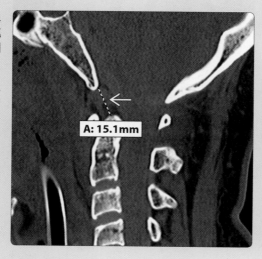
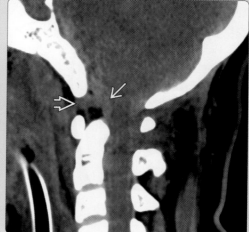

（左图）矢状位 CT 重建显示 BDI 增大（→）。CT 成人正常距离 ≤ 8.5 mm，侧位平片 ≤ 12 mm

A: 15.1mm

（右图）矢状位 CT 软组织窗示高密度硬膜下血肿（→）。齿突上间隙可见异常软组织密度灶（→），与韧带周围出血一致。尸检发现 AOD 必然发生的覆膜和翼状韧带断裂

术语

缩略语
- 寰枕脱位（atlantooccipital dislocation, AOD）

同义词
- 颅颈脱位
- 枕骨寰椎脱位

定义
- 枕髁与 C1 ± C1/2 间稳定韧带的断裂

影像学

一般表现
- 最佳诊断依据
  ○ 枕髁和 C1 间隙增宽
  ○ 颅底与齿突间距增大
- 位置
  ○ 颅颈结合部轴向离断可导致寰枕关节或寰枢关节脱位
    - 无论 C0-C1 或 C1-C2 损伤，尸检研究表明存在十字韧带上下拉伸、翼状韧带方向和尖韧带隆起异常
    - 一研究报道 >1/3 颅颈结合部脱位的患者同时存在 C0-C1 和 C1-C2 的牵拉伤

X 线表现
- 不推荐，建议直接 CT 扫描
- 椎前软组织增厚（非特异性）
- 颅底到齿突之间距离（BDI）增大，>12 mm
- Powers 比率（不推荐）
  ○ BC= 斜坡底部到 C1 后弓前缘骨皮质的距离
  ○ AO=C1 前弓后缘皮质到枕骨大孔后缘的距离（颅后点）
  ○ BC：AO >1.0 提示创伤性寰枕关节前脱位
  ○ 敏感性很低，很难确定标志
- Wachenheim 线
  ○ 沿斜坡后缘的线
    - 正常通过齿突尖后缘
  ○ 常规从齿突后缘延伸
  ○ 在寰枕纵向或后脱位时，此线通过齿突后缘
  ○ 寰枕关节前脱位时，此线通过齿突中心甚至更前方
- BAI（Basion-axial interval）
  ○ 枕骨大孔前缘中点到枢椎体后侧皮质连线的距离
  ○ 正常成人：+12 mm 到 -4 mm
  ○ 正常儿童：+12 mm 到 0 mm
- 寰枕间距（AOI）：枕髁和 C1 间距
  ○ >4 mm 有诊断价值
  ○ 关节间隙正常双侧对称
  ○ AOD 可一侧间隙增宽
- X 线局限性：曝光不足，患者移动，保持体位困难，尤其是颅颈结合部显示结构困难

透视表现
- 可在透视下施加牵引力来评价 C0-C1 是否增宽

CT 表现
- 枕髁与 C1 间距（CCI）（矢状位和冠状位测量每个关节，4 个距离相等）
  ○ 儿童：正常 CCI 1.28 ± 0.26 mm
    - 异常 CCI ≥ 4 mm
  ○ 成人：正常 CCI 0.7~1.0 mm
    - **异常 CCI ≥ 1.5 mm**
    - **双侧总和 ≥ 3.0 mm**
- 枕部到 C1 椎缘中线距离 >4.2 mm
  ○ 由于颈托过度伸展体位，可人为缩短
- BDI 范围：1.4~9.1 mm
  ○ 正常成人 <8.5 mm（97.5% 正常人最大值）
- C1-C2 间距 >7.8 mm
  ○ C1-C2 关节面间距 >3 mm
- C1 相对于枕骨大孔前、后移位
  ○ C1 与枕髁关节面对应不良在矢状位图像显示较好
- 寰枕关节或 C1 前弓撕脱骨折
- 头颈结合部蛛网膜下腔出血与 AOD 相关，发现头颈结合部蛛网膜下腔出血时需首先检查寰枕关节是否损伤

MR 表现
- STIR T2WI 显示韧带损伤最佳
  ○ 16 例儿童患者中有 71% 可见覆膜撕裂
  ○ 尖韧带、翼状韧带、寰枢前韧带不能显示
    - 这些韧带在正常的颅颈结合部高分辨 MR 中连贯显示
  ○ 寰枢后部覆膜常保持完整
  ○ 患者 MR 和 CT 上只显示韧带损伤而对位正常，罕见
    - 透视下颈部牵引可有利于保持稳定性
- 增宽、充满液体的枕髁和 C1 间隙 >2 mm
  ○ 可为单侧
- C1 相对于颅底向前、向后移位
  ○ 在矢状位图像上显示最佳
- 上颈椎硬膜外和/或硬膜下血肿
- 颅后窝蛛网膜下出血
- 椎动脉损伤
- 椎体前血肿

成像建议
- 最佳成像方法
  ○ CT 或 MR 评价
  ○ CT 有利于快速分诊
  ○ MR 显示韧带损伤的程度
- 扫描建议
  ○ 建议设置完整评价颅颈结合部外伤的扫描程序
    - 冠状位和矢状位 STIR、重 T2 加权序列，如 MR 水成像

- 轴位图像扫描上缘包括枕髁
- 3D T2 容积序列有助于识别头颈结合部韧带
  - CTA/MRA 评价椎体解剖结构和颈动脉挫伤

鉴别诊断

枕髁骨折
- CT 多平面重组显示最佳
- 枕髁撕裂可能与 AOD 有关

C1 Jefferson 骨折
- C1 前后弓骨折
- 常见 C1 侧块侧方移位

齿突骨折
- 齿突 Ⅱ 型骨折经常导致齿突向后移位
- 可干扰 Powers 比率的准确性

寰枢旋转半脱位
- C1 侧块与齿突不对称
- 枕髁 -C1 关节、寰椎与齿突间距正常

Down 综合征
- 非创伤性寰枕不稳定
  - 翼状韧带松弛导致 C1-C2 关节过度运动
  - 15%~20% Down 综合征患者存在翼状韧带松弛

成人类风湿关节炎
- 非创伤性寰枕不稳定
  - 血管翳破坏关节和韧带的稳定
- 平片可显示骨质侵蚀
- CT/MR 可显示血管翳

病理

一般表现
- 病因学
  - 高速机动车事故
    - 脊柱与颅脑间剪切伤
    - 颅脑与脊柱垂直方向分离
- 伴发的异常
  - 颅内出血
  - 脑干和颅神经损伤
  - 枕髁、C1 和 C2 骨折
  - 韧带撕裂，C1-C2
  - 面部骨折
  - 胸部外伤

分期、分级和分型
- 纵向 AOD
  - 垂直移位
  - 由颅脑和脊柱的垂直向牵拉力导致
- 前方 AOD
  - 颅骨位于 C1 前方
  - 由头部前向剪切力导致

- 后方 AOD
  - 颅骨位于 C1 后方
  - 由头部后向剪切力导致

临床信息

表现
- 常见症状 / 体征
  - 呼吸衰竭、颅神经损伤和运动障碍
  - 20% 患者无神经症状，需要高度怀疑
- 其他症状 / 体征
  - 迟发神经功能受损可能由创伤后假性脑膜膨出所致
    - 伴发脑积水时可见

人口统计资料
- 年龄
  - 儿童更常见
    - 儿童头相对较大，寰枕关节水平走向
- 流行病学
  - <1% 的急性颈椎损伤

转归与预后
- 常瞬间致命
- 早期诊断和固定后预后较好
- 颅底 - 齿突间隙 >16 mm 则预后不良
- 损伤评分严重和完全神经损伤无存活可能

治疗
- 枕骨到 C2 融合术

诊断思路

影像解读要点
- 任何影像学征象的敏感性都不是 100%
- 双侧 CCI 总和 ≥ 3 mm 是 AOD 最敏感的 CT 征象
- 不推荐 Powers 比率
  - 在创伤平片中颅底结构难以显示清楚
  - 不能识别后向和垂直向脱位
- 所有上颈椎前方软组织肿胀的患者应该行 CT 扫描

（巩武贤、王姗姗 译）

参考文献

1. Chang DG et al: Traumatic atlanto-occipital dislocation: analysis of 15 survival cases with emphasis on associated upper cervical spine injuries. Spine (Phila Pa 1976). 45(13):884-94, 2020
2. Martinez-Del-Campo E et al: Computed tomography parameters for atlantooccipital dislocation in adult patients: the occipital condyle-C1 interval. J Neurosurg Spine. 24(4):535-45, 2016
3. Theodore N et al: The diagnosis and management of traumatic atlanto-occipital dislocation injuries. Neurosurgery. 72 Suppl 2():114-26, 2013
4. Chaput CD et al: Defining and detecting missed ligamentous injuries of the occipitocervical complex. Spine (Phila Pa 1976). 36(9):709-14, 2011
5. Chaput CD et al: Survival of atlanto-occipital dissociation correlates with atlanto-occipital distraction, injury severity score, and neurologic status. J Trauma. 71(2):393-5, 2011
6. Chang W et al: Diagnostic determinants of craniocervical distraction injury in adults. AJR Am J Roentgenol. 192(1):52-8, 2009

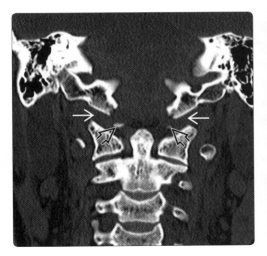 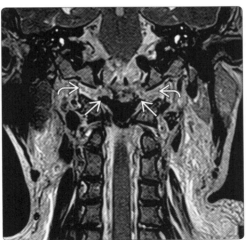

（左图）冠状位 CT 重建图像示寰枕关节间隙增宽（➡），双侧枕髁可见撕脱小骨片（⇨）。翼状韧带附着处骨折等同于韧带撕裂，导致颅颈结合部不稳定

（右图）MR 冠状位 T2WI 示双侧寰枕关节间隙增宽，其内见高信号（➱），双侧翼状韧带中断（➡）

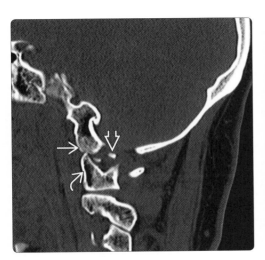 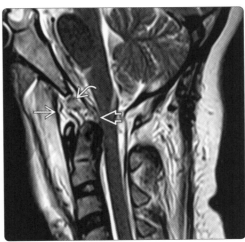

（左图）矢状位 CT 示寰枕关节前向半脱位（➡），可见移位的枕髁小骨折片（➱）

（右图）矢状位 MR T2WI 示颅颈结合部韧带广泛异常和覆膜变细、不规则（➡）。寰枕前覆膜不规则并前向拉伸（➡）。齿突上间隙内见异常低信号软组织（➱），提示尖韧带、翼状韧带和 Barkow 韧带损伤

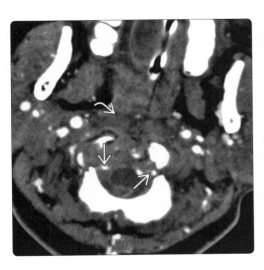 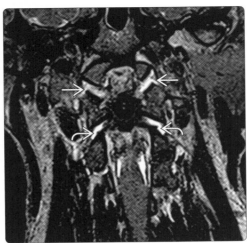

（左图）轴位 CTA 示双侧椎动脉管腔不规则和狭窄（➡）。椎前软组织隆起、水肿（➱）。血管损伤程度包括痉挛、破裂甚至完全离断，血液外溢

（右图）冠状位 T2WI MR 示双侧寰枕关节（➡）、寰枢关节分离（➱）。AOJ 过伸和 AAJ 过屈机制可解释这种联合损伤

影像学

- 最佳成像方法 T2WI FS 或 STIR MR
  - T2 异常高信号或脊柱韧带的不连续
- 过伸-过屈曲位平片：节段不稳定
  - >3.5 mm 为半脱位
- STIR 和 T2WI FS 评价脊柱韧带损伤
  - 正常的韧带在 T1WI 和 T2WI 是细的、连续的低信号
  - 韧带内高信号提示水肿、出血或炎症（牵拉性损伤、劳损、部分撕裂）
  - 韧带结构在 T2WI 上完全不连续提示为断裂

病理学

- 超越组织弹性极限的节段性椎体强制运动
- 并发症
  - 脊柱不稳
  - 外伤性间盘突出
  - 椎骨骨折

临床信息

- 脊柱不稳诱发渐进性畸形或压迫脊髓、神经根
  - 瞬时性（损伤后即导致不稳定）
  - 延迟性（损伤 >20 天后发病）

诊断思路

- CT 能有效排除临床明显的损伤，敏感性 98.5%
  - 小的损伤 CT 易漏诊，常神经系统检查异常，临床症状较重，需 MR 检查
- 颈椎无骨折时，椎体腹侧韧带损伤罕见（<0.7%）

（左图）矢状位 STIR MR 示胸部过伸性损伤时前纵韧带（ALL）撕裂（➡）和自椎间隙前方延伸到下椎体上终板的骨折（➡）

（右图）矢状位 T2WI MR 示颈部过屈损伤棘间韧带高信号（➡），黄韧带（➡）和后纵韧带（PLL）（➡）断裂。椎前软组织信号增高增宽

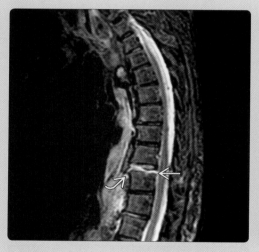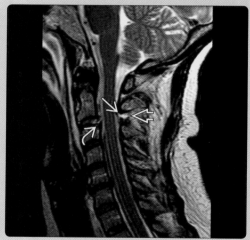

（左图）STIR MR 矢状位显示过屈牵拉性损伤 C6-C7 水平关节脱位和 ALL（➡）、PLL（➡）断裂。颈背部肌肉组织水肿

（右图）轴位 T2* GRE MR 示横韧带中线右侧信号增高（➡），韧带撕裂导致右侧齿突-侧块间隙不对称，轻度增宽（➡）

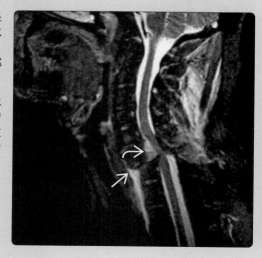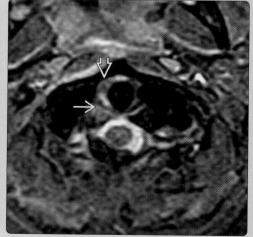

影像学

一般表现

- 最佳诊断依据
  - T2 异常高信号或脊柱韧带结构不连续
- 部位
  - 解剖
    - 前纵韧带（anterior longitudinal ligament, ALL）
      - 沿脊柱腹侧延伸的长韧带
      - 自 C1 前弓到骶椎
    - 后纵韧带（posterior longitudinal ligament, PLL）
      - 沿椎体背侧在椎管内延伸
      - 自 C2 椎体到骶椎
    - 黄韧带
      - 连接相邻椎体椎板的成对韧带
    - 棘间韧带
      - 连接相邻椎体棘突纤细的韧带结构
    - 棘上韧带
      - 连接 C7 到骶椎棘突尖部的纤维条索
    - 椎骨关节突、关节囊韧带复合体
      - 关节囊和周围的结缔组织
      - 对抗椎骨关节突关节分离/半脱位

X 线表现

- 平片
  - 传统放射学图像无法显示韧带损伤
  - 可通过观察椎体脱位推断出韧带断裂
- 过伸-过屈位片
  - 不稳定
    - ＞3.5 mm 为半脱位
  - 可以在神经功能无受损患者伴颈部疼痛、颈部活动正常和常规平片正常时检查
    - 颈椎常规 X 线检查不正常、活动受限（屈伸之间活动度＜60°）：疼痛或活动受限可导致检查不准确
    - 许多研究者报道常规颈椎 X 线图像正常的患者，过伸过屈位片存在局限性和无效性

CT 表现

- CT 平扫
  - CT 对韧带损伤不敏感
  - 韧带撕裂可通过观察椎体脱位程度推断

MR 表现

- T1WI
  - 韧带结构表现为完整并连续的低信号
  - 在 T1WI 上显示韧带不连续提示断裂
- T2WI
  - T2WI FS、STIR
    - 用于评价脊柱韧带损伤受到青睐和广泛支持
    - 韧带内高信号提示水肿、出血或炎症（牵拉性损伤、劳损、部分撕裂）
    - 韧带结构在 T2WI 上完全不连续提示断裂
  - 在不同研究中韧带损伤有不同的 MR 表现
    - 当 MR 与手术探查直接评价韧带结构比较时，不同研究者认为其相关性为良好、中等或相关性差
    - 韧带损伤的不同 MR 表现可能与检查的时间有关
      - 水肿或出血可能在损伤后 24 小时内不会达到顶峰
      - 软组织水肿会在伤后 72 小时开始消退

推荐成像方法

- 最佳成像方法
  - CT 可有效排除临床上明显的损伤，敏感性 98.5%
    - 患者神经系统检查异常可作为进行影像检查的触发器，小的损伤易漏诊且症状较重的患者允许 MRI 进一步检查
  - MR 评价颈椎软组织结构最优

扫描方案建议

  - 矢状位 T1、T2 和 STIR；轴位 T1 和 T2*

鉴别诊断

结晶性关节病

- 二水焦磷酸钙化合物沉积性疾病（CPPD）、羟磷灰石沉积
- 韧带增厚，混杂信号

脊柱旁脓肿

- 与脊椎椎间盘炎有关
- 蜂窝织炎（尤其是由脊柱结核引起）可扩散到几个脊柱节段累及 ALL、PLL

钙化性肌炎、大肠埃希菌

- 颈椎前软组织增厚，T2 高信号
- 炎症位于 ALL 的腹侧

病理学

一般表现

- 病因学
  - 脊柱软组织损伤有多种发生机制
  - 每种颈椎或胸腰椎损伤都有相应的骨质损伤类型，大多数病例中，比软组织变化更典型
  - 颈枕部损伤（C0-C2）
    - Jefferson 骨折
      - 寰椎横韧带损伤或 C1 一侧侧块结节撕裂骨折
    - Hangman 骨折
      - 椎间盘和 PLL 撕裂并伴有Ⅱ型损伤
      - Ⅱ型：＞3 mm 移位＆＞10° 成角
    - 枕髁骨折
      - 枕髁内下缘撕脱骨折（Anderson & Montesano Ⅲ型骨折）
      - 覆膜和对侧翼状韧带撕裂
  - 颈椎
    - 过伸移位
      - ALL 断裂

□ PLL 损伤伴有更严重的相关损伤；相邻上椎体向后移位
- 过屈压缩
  □ 棘间韧带和棘上韧带损伤
  □ PLL 损伤合并更多更严重合并伤；相邻上椎体向后移位
- 过屈移位
  □ 棘间韧带和棘突上韧带断裂
  □ 小关节囊韧带复合体平面的撕裂
  □ PLL 撕裂和 ALL 各种不同程度损伤合并小关节脱位
- 侧向过屈
  □ 小关节囊韧带复合体张力失效，受力侧
- 急性颈部扭伤
  □ 尸检中发现黄韧带、ALL 和小关节囊韧带复合体的拉伤或断裂
  □ 翼状韧带的损伤或中断
  □ 颈部急性扭伤的韧带损伤在 MR 上常较隐蔽
○ 胸腰椎
- 爆裂骨折
  □ ALL、PLL 和 / 或棘间韧带或棘上韧带的各种断裂
- 胸腰椎屈曲移位骨折（Chance 骨折变异）
- 棘间韧带 ± 小关节囊韧带复合体的断裂
- 骨折脱位
  □ 3 柱损伤：ALL、PLL、小关节囊韧带复合体和 / 或棘间韧带和棘上韧带断裂
- 过伸
  □ ALL 断裂
● 并发症
○ 外伤性关节盘突出
○ 椎骨骨折

大体病理和手术特征
● 韧带部分或完全断裂
● 水肿、出血

临床信息

临床表现
● 常见体征 / 症状
○ 疼痛，外伤后残疾
○ 脊柱不稳诱发渐进性畸形或压迫脊髓、神经根
- 瞬时性不稳（损伤后即不稳）
- 迟发性不稳（损伤后 ＞20 天发病）
○ 外伤平片显示骨折、脊柱不稳
○ 脊髓损伤的风险因机制、损伤严重程度而异
● 其他征象 / 症状
○ 闭合性颅脑损伤，多发外伤

转归与预后
● 不同程度神经损伤

诊断思路

影像解读要点
● 颈椎无骨折时，椎体腹侧韧带损伤罕见（＜0.7%）

（巩武贤、王姗姗 译）

参考文献

1. VandenBerg J et al: Blunt thoracolumbar-spine trauma evaluation in the emergency department: a meta-analysis of diagnostic accuracy for history, physical examination, and Imaging. J Emerg Med. 56(2):153-65, 2019
2. Inaba K et al: Cervical spinal clearance: a prospective Western Trauma Association multi-institutional trial. J Trauma Acute Care Surg. 81(6):1122-30, 2016
3. Aarabi B et al: Subaxial cervical spine injury classification systems. Neurosurgery. 72 Suppl 2:170-86, 2013
4. Rihn JA et al: Using magnetic resonance imaging to accurately assess injury to the posterior ligamentous complex of the spine: a prospective comparison of the surgeon and radiologist. J Neurosurg Spine. 12(4):391-6, 2010
5. Malham GM et al: Traumatic cervical discoligamentous injuries: correlation of magnetic resonance imaging and operative findings. Spine (Phila Pa 1976). 34(25):2754-9, 2009
6. Vaccaro AR et al: Injury of the posterior ligamentous complex of the thoracolumbar spine: a prospective evaluation of the diagnostic accuracy of magnetic resonance imaging. Spine (Phila Pa 1976). 34(23):E841-7, 2009
7. Hwang H et al: Threshold cervical range-of-motion necessary to detect abnormal intervertebral motion in cervical spine radiographs. Spine (Phila Pa 1976). 33(8):E261-7, 2008
8. Vaccaro AR et al: The subaxial cervical spine injury classification system: a novel approach to recognize the importance of morphology, neurology, and integrity of the disco-ligamentous complex. Spine (Phila Pa 1976). 32(21):2365-74, 2007
9. Krakenes J et al: Magnetic resonance imaging assessment of craniovertebral ligaments and membranes after whiplash trauma. Spine (Phila Pa 1976). 31(24):2820-6, 2006
10. Albrecht RM et al: Severity of cervical spine ligamentous injury correlates with mechanism of injury, not with severity of blunt head trauma. Am Surg. 69(3):261-5; discussion 265, 2003
11. Mirza SK et al: Classifications of thoracic and lumbar fractures: rationale and supporting data. J Am Acad Orthop Surg. 10(5):364-77, 2002
12. Vaccaro AR et al: Magnetic resonance imaging analysis of soft tissue disruption after flexion-distraction injuries of the subaxial cervical spine. Spine (Phila Pa 1976). 26(17):1866-72, 2001
13. Yoganandan N et al: Whiplash injury determination with conventional spine imaging and cryomicrotomy. Spine (Phila Pa 1976). 26(22):2443-8, 2001
14. Benedetti PF et al: MR imaging findings in spinal ligamentous injury. AJR Am J Roentgenol. 175(3):661-5, 2000
15. Keiper MD et al: MRI in the assessment of the supportive soft tissues of the cervical spine in acute trauma in children. Neuroradiology. 40(6):359-63, 1998

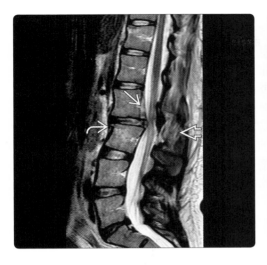
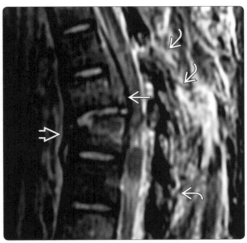

（左图）矢状位 STIR MR 示屈曲 - 牵张损伤 L2-3 棘间韧带断裂（➡）造成的水肿，注意 L2 相对于 L3 的轻度滑脱和 L3 椎体前缘压缩性骨折（➡），可见硬膜外小血肿（➡）

（右图）矢状位 STIR MR 示屈曲 - 牵张损伤棘间韧带断裂导致的血肿 / 出血（➡），PLL 自 T4、T5 椎体剥离（➡），T6 椎体骨折（➡）和波浪状 ALL

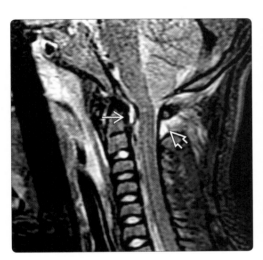
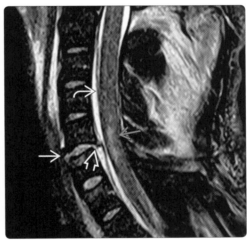

（左图）矢状位 STIR MR 示棘间韧带断裂所致 C1/2 椎弓间的高信号（➡）和齿突背侧增厚的高信号（➡），提示横韧带损伤

（右图）矢状位 STIR MR 示 ALL（➡）和 PLL（➡）断裂、腹侧硬膜外出血所致硬脊膜后移（➡）。存在脊髓挫伤，表现为髓内高信号（➡）

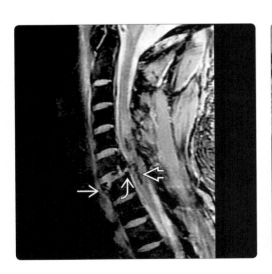
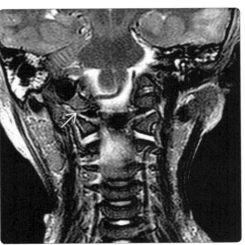

（左图）矢状位 T2* GRE MR 示合并双侧小关节跳跃征的过屈损伤，PLL 断裂（➡）、C7 椎体前小骨折（➡），同时存在 C5-C7 颈髓挫伤和血肿（➡）

（右图）冠状位 T2WI MR 示儿童右侧枕髁骨折（图像未显示）的患者右侧翼状韧带自枕髁部分撕裂（➡）

术语

- 枕髁骨质断裂

影像学

- 线性、粉碎性或撕脱骨折
  - X 线平片因结构重叠不敏感
  - CT 示穿过枕髁的透亮线 ± 骨折片移位
  - T1、STIR MR 示骨髓水肿
  - MR 示椎前或项韧带水肿

主要鉴别诊断

- 附件骨化中心
- 脊髓炎
- 原发或继发性颅底肿瘤
- 类风湿性关节炎

病理学

- 高能钝伤，多为机动车事故
- 与安全气囊打开相关的颅颈交界区损伤

临床信息

- 主诉通常与颅脑损伤的严重程度有关
  - 多数患者因颅内损伤导致 GCS 评分轻 / 中度降低
  - 颅脑损伤是预后的决定性因素
- 脑神经功能障碍（达 30%）
- 寰枢椎的旋转固定导致的痉挛性斜颈

诊断思路

- 严重创伤患者易忽略的骨折

（左图）轴位 CT 平扫显示右侧枕髁轻度移位骨折，枕髁骨皮质中断并断端向内移位（➡）

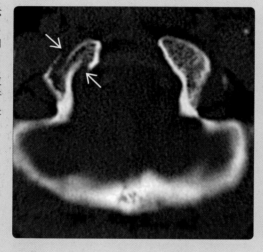

（右图）同一患者的冠状位重建 CT 显示了透亮骨折线并轻微移位，C1 关节未受累

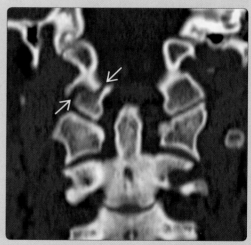

（左图）CT 平扫矢状位重建显示枕髁相对于 C1 严重的前向脱位（➡），能看到枕髁的小骨折（➤）

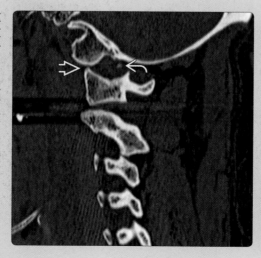

（右图）矢状位 MR STIR 显示枕髁水平的高信号骨折线（➡），相邻骨髓腔内信号正常

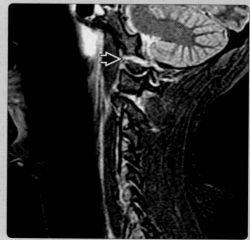

术语

定义

- 枕髁骨质断裂

影像学

一般表现

- 最佳诊断要点
  - CT 见穿过枕髁的透亮线 ± 移位的碎骨片
- 位置
  - 单侧或双侧枕髁
- 形态学
  - 线性、粉碎性或撕脱骨折
- 枕髁解剖
  - 向前内侧倾斜
  - 中间最窄，斜坡尾部从侧面向中间
  - 寰枕关节是杯状关节 = 凸的枕髁表面和凹的寰椎上关节面
    - 冠状位，关节在内侧向下倾斜
  - 每一枕髁下有舌下神经管（髁前），包含第 12 对脑神经
  - 髁突和舌下神经管管外侧、颈动脉管后部是颈静脉孔
    - 神经部包括第 9 对脑神经、岩下窦
    - 血管部包括第 10、11 对脑神经和颈静脉球
  - 关节有纤维囊，融入寰枕前后膜
  - 翼状韧带从齿突上外侧横向延伸至枕髁内侧
    - 非常坚韧；骨结构常先于韧带断裂
    - 约束侧屈及旋转，限制颅骨在寰椎上过度旋转
  - 覆膜附着于 C3、C2 椎体背侧表面、齿突、枕骨大孔前缘
    - 后纵韧带头侧的延续
    - 约束伸、屈、垂直反转
  - 枕髁骨折症状与复杂神经血管结构关系密切
    - 神经根的压缩和牵拉
    - 直接的脑干损伤或血管损伤

影像学

- X 线表现
  - 非常不敏感（一研究 51 例中有 0 例），由于
    - 前后位：上颌骨和枕骨重叠
    - 侧位片：乳突重叠
    - 张口位：昏迷、气管插管、严重受伤的患者中很难获得张口位图像
  - 可能能看到椎前软组织肿胀

X 线透视

- 过伸 / 过屈位 X 线透视评估寰枕韧带损伤、不稳定
  - CT 初步评估后进行，避免尚未诊断的骨折在屈伸时无意间造成脱位

CT 表现

- CT 骨窗
  - 直接的髁突骨折
  - ± 伴发的颅底骨折、寰椎骨折和 / 或轴向
  - ± 寰枕关节半脱位
- CTA 评估椎基底动脉破裂或损伤

MR 表现

- STIR
  - 寰枕关节半脱位，翼状韧带断裂，关节积液
  - 骨髓水肿
    - 超急性期可非常轻微
  - 椎前或项韧带水肿
  - ± 脊髓水肿或出血
  - ± 枕骨大孔硬膜外、硬膜下出血
- MRA
  - 评估椎基底动脉系统破裂 / 损伤

血管造影

- CTA/MRA 可疑或不能分辨椎动脉损伤时需行导管血管造影

成像建议

- 最佳成像方法
  - 骨多层 CT 平扫
  - MR 用于软组织
- 成像建议
  - 薄层（≤ 1 mm）轴位 CT，骨算法重建
    - 矢状面和冠状面重建图像非常有用
  - MR：包括矢状面和冠状面 STIR

鉴别诊断

附件骨化中心

- 枕髁前方
- 有骨皮质

骨髓腔异常

- 感染：骨髓炎
- 肿瘤
  - 转移性肿瘤
  - 原发性肿瘤
- 炎症：类风湿关节炎

病理学

一般表现

- 病因
  - 高能钝伤，最常见于机动车事故
  - 与安全气囊打开相关的颅颈交界区损伤
- 伴发异常
  - 颅内出血、脑挫伤
  - 颈椎骨折（通常为 C1 或 C2）
  - 胸、腹部及四肢损伤

分期、分级与分类

- Anderson & Montesano 分类（1988）
  - Ⅰ型：粉碎性
    - 组成部分同侧屈曲的的轴向负荷损伤；嵌入骨折
      □ 枕髁粉碎性骨折，无移位
    - 最不常见
  - Ⅱ型颅底骨折延伸
    - 颅底骨折延伸至枕髁，通常由直接打击头骨造成
    - 覆膜和翼状韧带完整，稳定性保持
  - Ⅲ型：骨片撕脱
    - 枕髁下内侧撕脱伤，通常由严重的对侧屈曲和旋转引起
    - 可显示内侧移位的碎片、部分或完全断裂的覆膜和对侧翼状韧带
    - 斜坡下部可受累
    - 最常见（75%）
- Tulli 分类（1997）
  - 1型（最常见）：无移位，稳定
  - 2A型：移位性骨折，韧带完整，稳定
  - 2B型：移位性骨折，任一或多个放射学不稳定依据
    - 寰枕关节向一侧轴向旋转 >8°
    - 寰枕关节平移 >1 mm
    - C1 相对于 C2 突出 >7 mm
    - C1 相对于 C2 向一侧的轴向旋转 >45°
    - C1 相对于 C2 平移 >4 mm
    - C2 椎体后缘与 C1 后环距离 <13 mm
    - 韧带断裂的 MR 证据：横韧带断裂
- Hanson 分类（2001）
  - 以 Anderson & Montesano 分类为基础
  - 细分Ⅲ型为稳定型和不稳定型

临床信息

表现

- 常见体征/症状
  - 主诉通常与颅脑损伤的严重程度相关
  - 脑神经（CN）的损伤（高达 30%）
    - 第 9~12 对脑神经 1 个或多个（常为 12）
    - 40% 外伤后几天到几个月后出现，可能与骨折碎片移位或骨痂的形成有关
    - Collet-Sicard 综合征 = 第 9~12 对脑神经全部损伤
  - 上颈部疼痛，颅骨活动能力受损
- 其他症状/体征
  - 咽后壁血肿致吞咽困难
  - 伴随寰枢椎旋转固定的痉挛性斜颈
  - 半瘫或全瘫
  - 椎基底动脉供血不足

- 临床概况
  - 枕髁骨折没有特异性的提示指征
  - 多数患者因颅内损伤导致 GCS 昏迷评分轻/中度降低

人口统计学

- 性别
  - 男：女 = 3：1
- 流行病学
  - 高能钝伤患者中发病率高达 19%
    - 真正的发病率、患病率仍然未知
  - CT 和磁共振成像的普遍使用，报道越来越多

转归与预后

- 单侧神经损伤的功能恢复一般较好
- 颅脑损伤是预后的决定因素
- 尽管骨愈合良好，颅颈交界区活动受限及疼痛持续存在，特别是Ⅲ型
  - 儿童骨愈合较好，颅颈交界区活动可正常或无疼痛

治疗

- Anderson & Montesano 分类
  - Ⅰ型和Ⅱ型认为是稳定的（覆膜与对侧翼状韧带完好）
    - 保守治疗→半硬质或硬质围领
  - 如存在韧带损伤，Ⅲ型是潜在的不稳定损伤
    - 评估不稳定性→屈/伸活动
    - 硬质围领固定，颅骨牵引或外科固定治疗
- Tulli 分类
  - 1型：不需要特殊治疗
  - 2A型：可用硬质围领固定
  - 2B型：外科手术器械或颅骨牵引
- 手术治疗有争议
  - 可能的适应证：神经血管减压和/或稳定
  - 通常行后路融合术（枕寰枢融合）

诊断思路

要点

- 严重创伤患者易忽略的骨折

（巩武贤、王姗姗 译）

参考文献

1. Dagtekin A et al: Management of occipitocervical junction and upper cervical trauma. J Craniovertebr Junction Spine. 9(3):148-55, 2018
2. Theodore N et al: Occipital condyle fractures. Neurosurgery. 72 Suppl 2:106-13, 2013
3. Maddox JJ et al: Non-operative treatment of occipital condyle fractures: an outcomes review of 32 fractures. Spine (Phila Pa 1976). 37(16):E964-8, 2012
4. Malham GM et al: Occipital condyle fractures: incidence and clinical follow-up at a level 1 trauma centre. Emerg Radiol. 16(4):291-7, 2009
5. Maserati MB et al: Occipital condyle fractures: clinical decision rule and surgical management. J Neurosurg Spine. 11(4):388-95, 2009

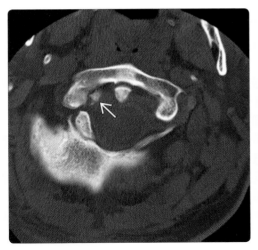

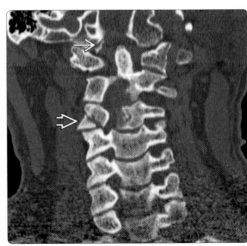

（左图）轴位 CT 平扫示右侧枕髁下缘撕脱骨折（➡）并向内侧移位

（右图）同一患者冠状重建 CT 示右侧枕髁下缘撕脱骨折（➡）。C3 右侧侧块可见斜行骨折线（➡）

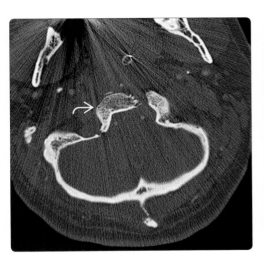

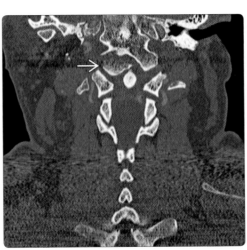

（左图）轴位 CT 平扫示右侧枕髁撕脱骨折（➡），旋转并向内下移位，位于齿突上方

（右图）同一患者冠状位重建 CT 示右侧枕髁撕脱骨折（➡），旋转并向内下移位，位于齿突上方

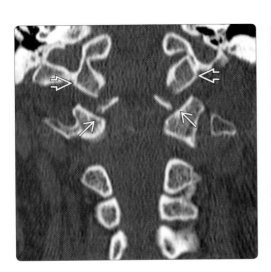

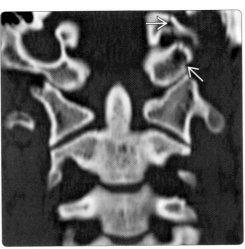

（左图）冠状位重建 CT 示双侧对称的枕髁撕脱骨折（➡），枕髁下后方碎骨片（➡）。寰枕关节脱位，C0-C1 间隙增宽

（右图）冠状位重建 CT 示枕髁粉碎性骨折的一骨折线（➡）延伸到左枕髁边缘并通过舌下神经管

术语

- C1 环骨折

影像学

- C1 前后弓多发性骨折（2、3 或 4 部分骨折）
- C1 侧块相对于 C2 侧缘的联合偏移 ≥ 7 mm 提示横韧带中断
- C1 后柱撕脱的骨碎片插入横韧带提示不稳定骨折
- 寰枢间距增宽
  - ≥ 4 mm 提示横韧带断裂
  - ≥ 7 mm 可认为横韧带断裂
- 合并 C2 骨折（Hangman 骨折，齿突骨折）
- 下颈椎骨折不常见
- 脊髓挫伤可见 T2WI 高信号

鉴别诊断

- 寰椎先天性变异、裂和畸形
- 寰枢椎旋转对位不良
- 儿童寰椎假性分离

病理学

- 外力通过枕髁向下传递到倾斜的 C1 上，头部和颈部僵硬直立
- 横韧带通常完整
- 如横韧带断裂，骨折的稳定性依赖于翼状韧带的完整性

临床信息

- 无不稳定性骨折、其他水平损伤和血管损伤时，神经症状不常见

（左图）颅颈连接处的侧位片示 C1 后弓模糊的透亮线（➴）

（右图）冠状位平片上齿突和 C1 侧块间隙被枕骨掩盖，可见侧块向外移位超出 C2 边缘（➡）

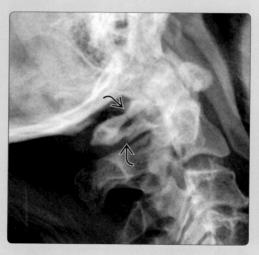
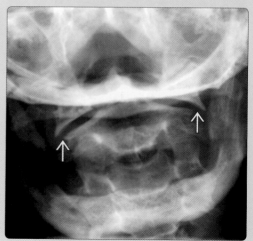

（左图）轴位 CT 平扫示骨折线（➡）经过 C1 前后弓，小骨折片提示寰椎横韧带附着处撕裂骨折（➡）

（右图）冠状位重建 CT 示 C1 双侧块相对于枕髁和 C2 侧块的侧方移位（➡），可见由横韧带粗隆撕脱的小骨片（➴）

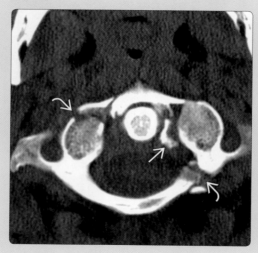
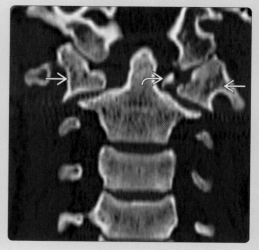

术语

同义词
- 寰椎爆裂骨折

定义
- C1 环骨折

影像学

一般表现
- 最佳诊断依据
  - 张口位 X 线片示 C1 侧块相对于 C2 边缘侧方移位

X 线表现
- X 线片
  - C1 骨质异常
  - 张口位上 C1 侧块和齿突间距增宽
    - 正常的旋转会导致明显的脊柱脱位，类似骨折
    - C1 侧块相对于 C2 侧缘的联合偏移 ≥ 7 mm 提示横韧带中断
      - 潜在不稳定性骨折
  - 寰枢间距增宽
    - ≥ 4 mm 提示横韧带断裂
    - ≥ 7 mm 可认为横韧带断裂
      - 潜在不稳定性骨折
  - 上部椎前软组织肿胀
  - 合并 C2 骨折（Hangman 骨折，齿突骨折）
  - 下颈椎骨折不常见

透视表现
- 不稳定时可见半脱位

CT 表现
- CT 平扫
  - 轴位 CT 显示骨折累及部位最佳
    - C1 前后弓多发性骨折（2、3 或 4 部分骨折）
    - C1 后柱撕脱的骨碎片插入横韧带提示不稳定骨折
  - 可显示椎弓断裂的多样性
  - 出血时可见硬膜下的高密度
- CTA
  - 椎基底动脉综合征时显示椎动脉不完整

MR 表现
- T1WI
  - C1 前方软组织肿胀
  - C1 皮质断裂
- T2WI
  - 椎前软组织水肿
  - 脊髓挫伤时可显示脊髓高信号水肿
    - 脊髓水肿内出现低信号提示实质出血
- MRA
  - 椎动脉损伤、断裂或闭塞

血管造影表现
- CTA 或 MRA 可疑或不能确定椎动脉损伤时，血管造影检查有帮助
- 血管内介入

推荐成像方法
- 最佳影像学检查方法
  - 多层螺旋 CT 平扫
- 扫描建议
  - 张口位 X 线片显示的 C1 侧方移位均需行 CT 扫描
  - 横轴位薄层（≤ 1 mm）骨算法重建
    - 最短扫描时间，减少运动伪影
    - 矢状位和冠状位重建图像对诊断有帮助
      - 特别是冠状位可以用来评估侧块的一侧半脱位
  - 观察整个颈椎及上胸椎
    - 24%~48% 的病例合并有此部骨折
  - 轴位、矢状位 T1WI 和 T2WI 以及矢状位 STIR 用来评价骨折形态、位置、韧带损伤、软组织水肿

鉴别诊断

寰椎先天性变异、裂和畸形
- C1 相对 C2 移位 1~2 mm
- 寰椎裂后弓发生率 4%，前弓发生率 0.1%
- 97% 的后弓裂位于中线，3% 位于椎动脉沟
- 可见多种寰椎椎弓发育不良
- 后弓一侧部分发育不良最常见
- 裂和先天性畸形都表现为光滑或外缘有明显骨皮质

寰枢椎旋转对位不良
- 多发生于单侧，伴头部旋转、外展

儿童期寰椎假性分离
- 常见于 3 个月到 4 岁的儿童，因微创伤就诊发现
- 90% 见于 2 岁及以上儿童
- 由寰椎和枢椎发育速度不一致导致
- Jefferson 骨折很少见于儿童，因其骨骼可塑性高，C1 椎弓的软骨结合区具有缓冲作用

病理学

一般表现
- 病因学
  - 轴向压缩性外力作用于颅顶
  - 外力通过枕髁向下传递到倾斜的 C1 上，头部和颈部僵硬直立
    - 楔形效应
  - 横韧带通常完整
  - 如横韧带断裂，骨折的稳定性依赖于翼状韧带的完整性
- 伴发异常
  - 其他水平骨折
  - 椎动脉受损：断裂或闭塞
  - 脊髓损伤（少见）

分期、分级及分类
- 没有统一的广泛接受的寰椎骨折分类系统

- Jefferson（1920）
  - Ⅰ型：骨折仅累及后弓
  - Ⅱ型：骨折仅累及前弓
  - Ⅲ型：双侧后弓骨折伴单侧或双侧前弓骨折
    - 典型 Jefferson 骨折是Ⅲ型爆裂骨折
- Gehweiler（1980）
  - 1 型：前弓孤立性骨折
  - 2 型：孤立的，主要为双侧后弓骨折
  - 3 型：寰椎前、后弓复合型骨折（Jefferson Ⅲ型）
    - 横韧带完整、稳定（3A）
    - 横韧带断裂、不稳定（3B）
  - 4 型：侧块骨折
  - 5 型：C1 横突骨折
- Landells（1988）
  - 1 型：骨折仅累及前弓或后弓
  - 2 型：骨折同时累及前后弓（Jefferson Ⅲ型）
  - 3 型：侧块骨折 ± 前后弓骨折

临床信息

临床表现

- 常见症状和体征
  - 压迫伤（如跳水）后上颈部疼痛
  - 颈部肌肉痉挛
  - 活动受限
  - 头部歪斜
- 其他症状和体征
  - 无不稳定性骨折、其他水平损伤、椎动脉损伤时，神经症状不常见
    - 上颈髓损伤
      - □ 可能会出现严重后果，包括呼吸暂停
    - 小脑后下动脉损伤，特别是 Wallenberg 综合征
- 临床概况
  - 发生在创伤后
  - 上颈部疼痛

统计学

- 流行病学
  - C1 骨折占所有脊椎损伤的 6%
  - 1/3 的 C1 骨折为典型的爆裂型 Jefferson 骨折
  - 婴幼儿少见

转归与预后

- 稳定性骨折
  - 大部分病例保守治疗可治愈

治疗

- 孤立性无移位的寰椎前弓、后弓和侧块骨折
  - 颈部外固定
  - 硬质围领、枕下颌固定支架和 Halo-vest 支架固定
  - 8~12 周
  - 治愈率 96%
- 横韧带完整的寰椎前、后弓联合骨折
  - 硬质围领、枕下颌固定支架和 Halo-vest 支架固定
  - 10~12 周
- 横韧带断裂的寰椎前、后弓联合骨折
  - Halo-vest 支架固定 12 周或手术内固定融合术

诊断思路

思考点

- 压迫伤伴严重颈部疼痛的患者应常规行 CT 检查
- 评估损伤是否累及横突孔
- 评估低位的其他骨折非常重要

影像诊断要点

- C1 椎弓中部的缺损边缘有完整的皮质提示先天裂
- 婴儿张口位片 C1 侧块相对于 C2 边缘 1~2 mm 的移位可是正常变异

（巩武贤、王姗姗 译）

参考文献

1. Fiedler N et al: Epidemiology and management of atlas fractures. Eur Spine J. ePub, 2020
2. Buchmann N et al: C1-C2 posterior screw fixation in atlantoaxial fractures revisited: technical update based on 127 cases. Eur Spine J. 29(5):1036-42, 2019
3. Ryken TC et al: Management of isolated fractures of the atlas in adults. Neurosurgery. 72 Suppl 2:127-31, 2013
4. Munera F et al: Imaging evaluation of adult spinal injuries: emphasis on multidetector CT in cervical spine trauma. Radiology. 263(3):645-60, 2012
5. Kakarla UK et al: Atlas fractures. Neurosurgery. 66(3 Suppl):60-7, 2010
6. Chen YF et al: Imaging of craniovertebral junction. Neuroimaging Clin N Am. 19(3):483-510, 2009
7. Klimo P Jr et al: Cervical spine trauma in the pediatric patient. Neurosurg Clin N Am. 18(4):599-620, 2007
8. Korinth MC et al: Jefferson fracture in a child–illustrative case report. Pediatr Neurosurg. 43(6):526-30, 2007
9. Lustrin ES et al: Pediatric cervical spine: normal anatomy, variants, and trauma. Radiographics. 23(3):539-60, 2003
10. Torreggiani WC et al: Musculoskeletal case 20. Jefferson fracture (C1 burst fracture). Can J Surg. 45(1):16, 65-6, 2002
11. Connor SE et al: Congenital midline cleft of the posterior arch of atlas: a rare cause of symptomatic cervical canal stenosis. Eur Radiol. 11(9):1766-9, 2001
12. Harris J Jr: The cervicocranium: its radiographic assessment. Radiology. 218(2):337-51, 2001
13. Judd DB et al: Pediatric atlas fracture: a case of fracture through a synchondrosis and review of the literature. Neurosurgery. 46(4):991-4; discussion 994-5, 2000
14. Jefferson G: Fracture of the atlas vertebra. Report of four cases, and a review of those previously recorded. Br J Surg. 7(27):407-22, 1919

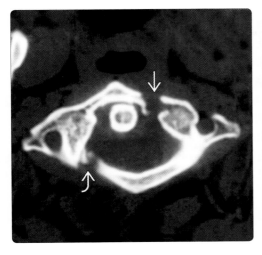

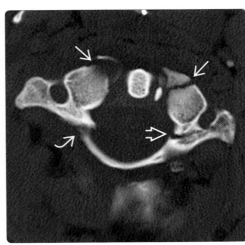

（左图）轴位 CT 平扫示 C1 爆裂骨折，可见断端的前部（➡）与后部（➡）向侧方移位

（右图）轴位 CT 平扫显示前弓对称性骨折（➡），后弓右侧骨折（➡），骨折线通过左侧侧块延伸进入横突孔（➡）

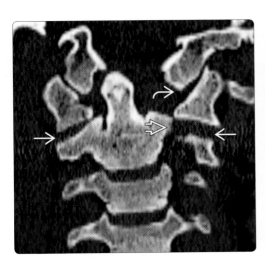

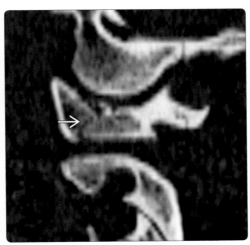

（左图）冠状位重建 CT 显示 C1 侧块移位，因 C1 丧失正常高度，齿突尖位于枕骨大孔边缘。注意枕骨 / C1 关节（➡）和 C1/2 小关节断裂（➡）。左侧 C2 侧块存在压缩骨折（➡）

（右图）矢状位重建 CT 显示 C1 爆裂骨折（➡）的各个部分，累及右侧块，凸显来自枕髁的轴向负荷在这种损伤机制中的作用

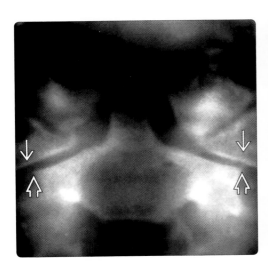

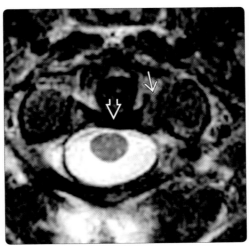

（左图）前面观，经齿突深面断层图像可见 C1 侧块（➡）相对于 C2（➡）横向移位

（右图）轴位 T2WI 显示一名 C1 爆裂骨折（➡）患者的横韧带完整。注意左侧撕脱骨折（➡）未累及韧带

寰枢椎旋转固定

影像学
- 三位置 CT 扫描显示 C1 相对 C2 的旋转运动异常

主要鉴别诊断
- AARF 病因学
  - 创伤
  - 鼻咽感染（Grisel 综合征）
  - 头颈部手术史

病理学
- Pang Ⅰ 型 AARF：无论如何反向旋转校正，都不会改变或 C1-C2 交叉
- Pang Ⅱ 型 AARF：通过强制校正减小 C1-C2 分离角，但 C1 不与 C2 交叉

- Pang Ⅲ 型 AARF：只有头部转向对侧较明显时，显示 C1-C2 交叉

临床信息
- 持续性头部旋转，尝试矫正时出现疼痛（痛性斜颈）
- 头部通常向下颌相对的一侧侧屈（"知更鸟" 外观）

诊断思路
- Fielding-Hawkins Ⅲ、Ⅳ 型涉及寰椎横韧带和其他稳定韧带外伤性破裂
  - 紧急和严重损伤，需要立即手术以保护脊髓
  - 更严重的损伤不同于单纯旋转固定，后者不会出现急性不稳（如 Pang Ⅰ-Ⅲ AARF）

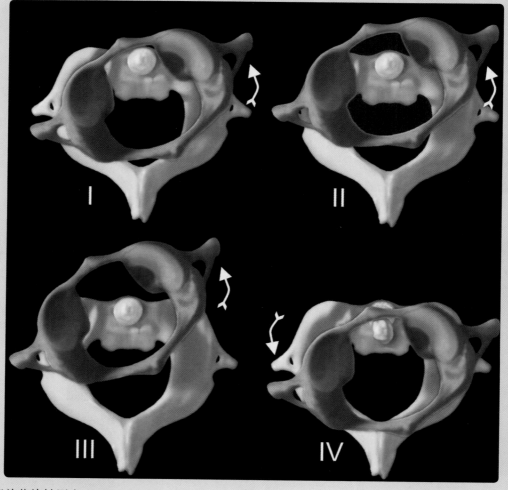

示意图示寰枢关节旋转固定 Fielding-Hawkins 分型（1977）。Ⅰ 型显示 C1 旋转移位，无韧带异常；Ⅱ 型显示 C1 前移 3~5 mm，伴横韧带异常；Ⅲ 型显示 C1 在 C2 上的前移 >5 mm，伴横韧带和翼状韧带异常；Ⅳ 型最不常见，显示 C1 向后移位。箭头显示移动方向

术语

缩略语

- 寰枢关节旋转固定（atlantoaxial rotatory fixation，AARF）

同义词

- 寰枢椎旋转半脱位

定义

- 旋转固定或半脱位：C1-C2 复合体持续旋转畸形，导致斜颈和头部处于"知更鸟"位置；寰齿间隔（atlanto dental interval，ADI）正常
- 旋转脱位：C1 的侧块相对于 C2 的前移导致的更严重损伤，ADI 扩大

影像学

一般表现

- 最佳诊断依据
  - 三位置 CT 扫描显示 C1 相对于 C2 旋转运动异常
- 部位
  - C1-C2 关节

X 线表现

- X 线表现
  - 难以诊断
  - C1 侧块向前旋转，看起来更宽、更接近中线（内侧偏移）
  - 对侧侧块较窄且远离中线（横向偏移）

CT 表现

- CT 平扫
  - 三位置 CT 扫描显示 C1 和 C2 运动曲线异常

成像建议

- 扫描方案
  - 三次扫描范围包全枕骨到 C2 椎体
    - 头自然位置（指定为 P）
    - 检查者将头转向 0 位（指定为 P0）
    - 头转向对侧可承受的最大位置（指定为 P_）
      - 按照惯例，指向下颌的一侧被认定为 +
      - C1 在 P 位所有角度均为（+）；另一侧所有角度为（–）
  - 运动曲线
    - 0 位 CT，转向右侧的角度（下颌转向左）指定为（+）；对侧角度是（–）
      - C1 矢状轴是前后结节之间的连线
      - C2 矢状轴是连接中线椎体突起和后方脊柱裂的连线
      - C1-C2 的矢状轴角度和垂直角度为 0°
    - 分别计算出三个位置的分离角：C1 的角度减去 C2 角度

鉴别诊断

AARF 病因学

- 创伤
  - 可能非常小
    - 暴力创伤导致更严重的形式
  - 常伴有下颌对侧的锁骨骨折
- 鼻咽感染（Grisel 综合征）
  - 多种所谓的机制，包括感染蔓延至肋椎关节；滑膜炎症
- 头颈部手术史
  - 耳咽部炎症伴头部旋转或过伸；全身麻醉和肌松剂的使用
- 类似的
  - 与下颌对侧胸锁乳突肌过度活动或挛缩有关的肌性斜颈
  - 肋椎关节分节运动异常和不稳定
  - 齿突骨关节炎
  - 发育性不稳定（唐氏综合征、黏多糖病、神经纤维瘤病）

病理学

分期、分级及分类

- Fielding-Hawkins（1977）
  - Ⅰ型：寰椎旋转固定无前移位（位移 <3 mm）
    - 最常见的类型
  - Ⅱ型：寰椎旋转固定并向前移位 3~5 mm
    - 伴有横韧带异常
  - Ⅲ型：寰椎旋转固定移位 >5 mm
    - 伴横韧带和翼状韧带异常
  - Ⅳ型：寰椎旋转固定伴后移位
    - 罕见
- Pang（2005）
  - 根据三位置 CT 运动曲线分为 5 型
    - 不包括 Fielding-Hawkins Ⅲ、Ⅳ型中 C1 相对于 C2 急性一过性不稳的病例
  - Pang Ⅰ型 AARF：无论如何反向旋转校正，都不会改变或 C1-C2 交叉
  - Pang Ⅱ型 AARF：通过强制校正减小 C1-C2 分离角，但 C1 不与 C2 交叉
  - Pang Ⅲ型 AARF：只有头部转向对侧较明显时，显示 C1-C2 交叉
    - 运动曲线穿过 C1 左侧 x 轴 20°
  - Ⅳ型：肌性斜颈力学正常，无 C1-C2 关节损伤
  - Ⅴ型：诊断灰色地带
    - 运动曲线介于正常和Ⅲ型 AARF 之间

Pang 分类法简表

组别	C1–C2 运动	说明	名称
I	水平运动曲线；C1-C2(°) 降低 <20%	骨性交锁；最严重的 C1-2 固定形式	I 型 AARF
II	C1-C2(°) 降低 >20%；运动曲线从右向左倾斜，但不与 x 轴交叉；C1 与 C2 不交叉	非锁定，但难于活动	II 型 AARF
III	C1 在 C1 左侧与 C2 交叉 = -20°（远离正常的 0°）	中度异常固定	III 型 AARF
IV	运动曲线正常	正常旋转动力学	肌性斜颈
V	曲线在正常曲线的左侧；C1 在 -8° 和 -20° 之间穿过 C2	痉挛和轻度关节固定	诊断灰色地带保守治疗
AARF= 寰枢椎旋转固定			

摘自 Pang D et al：Atlantoaxial rotary fixation：parts 1-3. Neurosurgery. 55(3): 614-25, 2004; 57(5): 941-72, 2005

临床信息

临床表现

- 常见症状与体征
  - 持续性头部旋转，尝试矫正时出现头痛（痛性斜颈）
  - 头部通常向与下颌相对的一侧侧屈（"知更鸟"外观）
    - 将患者头部向下颌所偏向的对侧旋转时会有强烈的阻力
    - 将患者头部向下颌偏向侧进一步旋转时几乎无阻力或疼痛
      - 关节半脱位中的独特表现，其他身体部位的沿脱位方向的移动引起疼痛
- 其他症状与体征
  - 下颌一侧胸锁乳突肌明显痉挛
  - 枕神经痛

流行病学

- 年龄
  - 儿童期多发（18 个月 ~18 岁）
- 性别
  - 男性多于女性

转归与预后

- 急性期治疗效果好（Pang I ~ III 型）
- 治疗持续时间短，<4 个月，在一项研究中，非急性患者需要 Halo 支架固定或手术融合
- 亚急性患者的治疗过程较长，预后较差；许多患者需要 Halo 支架固定
- Pang I 、II 型 AARF 的慢性患者预后最差，持续性异常运动比例很高，需要融合术
- 总体上说，急性 Pang III 型 AARF 具有良好预后，慢性 I 型 AARF 预后最差

治疗

- 急性和亚急性患者复位成功后须用 Guilford 支具固定 3 个月
- 复发者可牵引并额外的 3 个月 Guilford 支具固定
- 二次复发 Halo 支架固定 3 个月
- 三次复发或 Halo 固定后复发，C1-C2 后部融合

诊断思路

思考点

- Fielding-Hawkins III 型、IV 型涉及寰椎横韧带和其他稳定韧带外伤性破裂
  - 紧急和严重损伤，需要立即手术，以保护脊髓
  - 更严重的损伤不同于单纯旋转固定，后者不会出现急性不稳

影像诊断要点

- 伴有斜颈痛的儿童必须行三位置 CT 扫描
  - 确诊 AARF
  - 通过动态运动曲线进行严重性分级

（巩武贤、王姗姗 译）

参考文献

1. Henderson FC Sr et al: Atlanto-axial rotary instability (Fielding type 1): characteristic clinical and radiological findings, and treatment outcomes following alignment, fusion, and stabilization. Neurosurg Rev. ePub, 2020
2. Spiegel D et al: Atlantoaxial rotatory displacement in children. World J Orthop. 8(11):836-45, 2017
3. Neal KM et al: Atlantoaxial rotatory subluxation in children. J Am Acad Orthop Surg. 23(6):382-92, 2015
4. Beier AD et al: Rotatory subluxation: experience from the Hospital for Sick Children. J Neurosurg Pediatr. 9(2):144-8, 2012
5. Landi A et al: Atlantoaxial rotatory dislocation (AARD) in pediatric age: MRI study on conservative treatment with Philadelphia collar–experience of nine consecutive cases. Eur Spine J. 21 Suppl 1:S94-9, 2012
6. Pang D: Atlantoaxial rotatory fixation. Neurosurgery. 66(3 Suppl):161-83, 2010
7. Heuer GG et al: Treatment of pediatric atlantoaxial instability with traditional and modified Goel-Harms fusion constructs. Eur Spine J. 18(6):884-92, 2009
8. Pharisa C et al: Neck complaints in the pediatric emergency department: a consecutive case series of 170 children. Pediatr Emerg Care. 25(12):823-6, 2009
9. Ishii K et al: Pathognomonic radiological signs for predicting prognosis in patients with chronic atlantoaxial rotatory fixation. J Neurosurg Spine. 5(5):385-91, 2006
10. Pang D et al: Atlantoaxial rotatory fixation: part 3-a prospective study of the clinical manifestation, diagnosis, management, and outcome of children with alantoaxial rotatory fixation. Neurosurgery. 57(5):954-72; discussion 954-72, 2005
11. Pang D et al: Atlantoaxial rotatory fixation: part 1–biomechanics of normal rotation at the atlantoaxial joint in children. Neurosurgery. 55(3):614-25; discussion 625-6, 2004

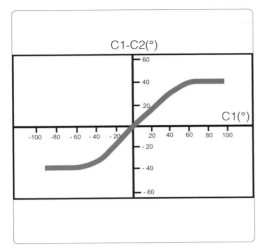

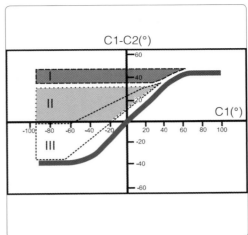

（左图）正常运动曲线显示从右到左全范围的轴位旋转中 C1 和 C2 之间的关系。X 轴代表 C1 角度（头的位置）。Y 坐标代表 C1-C2 角度，是 C1 和 C2 之间的分离角度（Pang 2004）

（右图）显示三位置 CT 扫描得出的三种类型寰椎旋转固定（Pang I ～ III）病理性运动曲线的大体区域。分类取决于临床信息，因为区域 II、III 有重叠（Pang 2005）

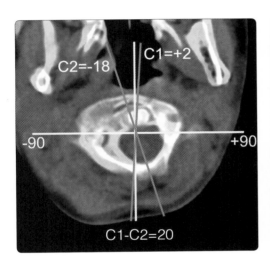

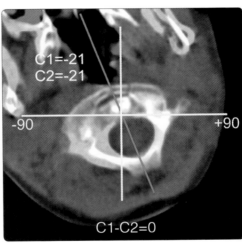

（左图）轴位 CT 平扫（中间位）显示一 Pang II 型 AARF 患者的三位置研究。通过 C1 和 C2 的层面有重叠。C1 的角度是 +2°；C2 的角度是 –18°，两者之间的差是 +20°

（右图）轴位 CT 平扫（头转向右侧）显示一 Pang II 型 AARF 患者的三位置研究。C1 的角度是 –21°；C2 的角度是 –21°，两者之间的差是 0°

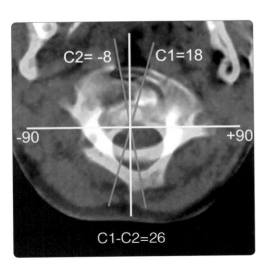

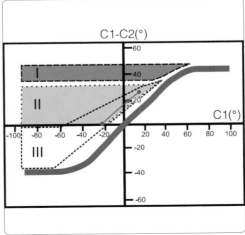

（左图）轴位 CT 平扫（头转向左侧）显示一 Pang II 型 AARF 患者的三位置研究。通过 C1 和 C2 的层面有重叠。C1 的角度是 +18°；C2 的角度是 –8°，两者之间的差是 +26°

（右图）头部 CT 研究的三个位置图（黑点）显示运动曲线落在 Pang II 型 AARF 的区域内

（**左图**）Fielding Ⅰ型旋转
固定：CT平扫前后位定位
像显示头向右侧重度旋转
且C1右侧紧贴齿突（➡）

（**右图**）Fielding Ⅰ型旋转
固定：头部向右旋转患者
轴位CT示C1相对于C2
明显旋转，寰齿间距正常
且无骨折

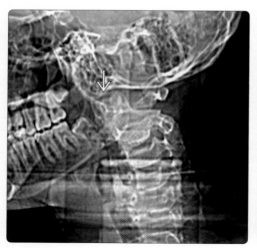 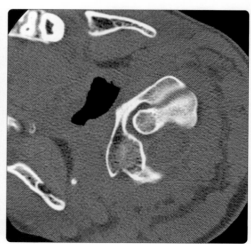

（**左图**）Fielding Ⅰ型旋转
固定：由于患者旋转导致
的斜位CT显示C1弓相对
于正常齿突旋转。寰齿间
距正常

（**右图**）Fielding Ⅰ型旋转
固定：容积CT重建前面
观显示旋转的C1形态和正
常齿突形态。旋转轴在前
寰齿关节周围，与完整的
韧带复合体一致

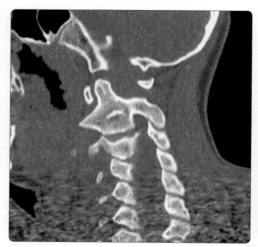 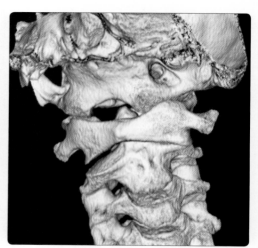

（**左图**）Fielding Ⅰ型旋转
固定：容积CT重建侧面
观显示旋转的C1形态和正
常齿突形态。旋转轴在前
寰齿关节周围，与完整的
韧带复合体一致

（**右图**）Fielding Ⅰ型旋转
固定：麻醉状态下解除固
定后冠状CT显示C1、C2
关系正常

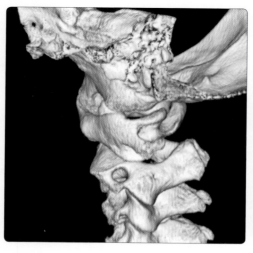 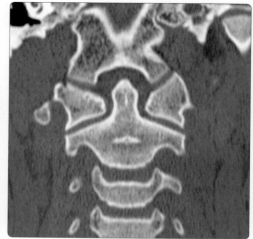

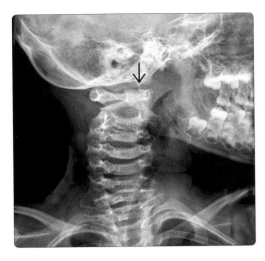

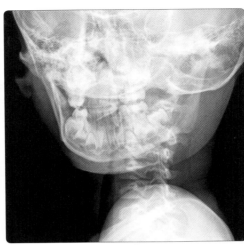

（左图）Fielding-Hawkins Ⅰ型 AARF：平片检查显示头向左旋转，无骨折。注意 C1 旋转的典型表现，C1 左侧靠近 C2，右侧 C1/2 间隙增宽

（右图）Fielding-Hawkins Ⅰ型 AARF：侧位片显示头向右侧重度旋转接近 90°

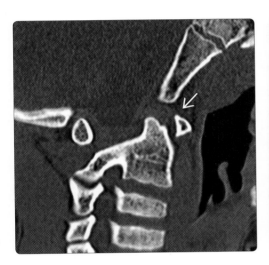

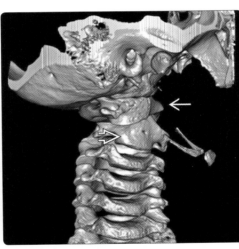

（左图）Fielding-Hawkins Ⅰ型 AARF：矢状位 CT 重建因旋转难以判读，未见骨折，寰齿前间隙正常（➡）

（右图）Fielding-Hawkins Ⅰ型 AARF：CT 3D 重建显示 C1（➡）相对轻微旋转的 C2（➡）明显向左侧旋转

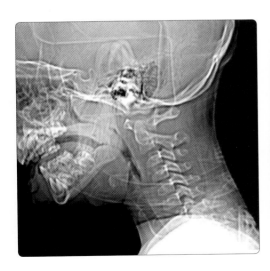

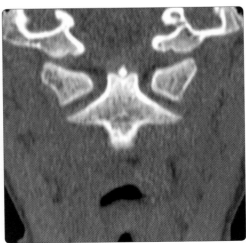

（左图）Fielding-Hawkins Ⅰ型 AARF 的典型模式：在麻醉下复位后，CT 矢状位正常

（右图）Fielding-Hawkins Ⅰ型 AARF 的典型模式：复位后冠状位 CT 显示 C1 侧块和 C2 椎体关系正常

术语

- Ⅰ型齿突顶端翼状韧带附着点撕脱骨折
  - 常为稳定损伤
  - 常伴有更广泛的颅颈损伤
- Ⅱ型齿突基底部横行骨折
  - 最有可能在没有手术融合的情况下发展为骨不连
- Ⅲ型从齿突基底部延伸到C2椎体的斜行骨折

影像学

- 平片直接显示骨折线
  - 急性病例C2椎前软组织肿胀
  - 侧位片示齿突和C1移位
- CT扫描方案：薄层（≤1 mm）多层CT，快速扫描以尽可能减少运动伪影
  - 必须进行矢状位和冠状位重建

- MR
  - MR显示骨折移位导致的硬膜囊受压
  - 如有脊髓损伤，T2WI上呈高信号
  - 无压缩的骨折和/或牵张骨折可能不产生骨髓水肿，可能导致MR假阴性

主要鉴别诊断

- 齿突游离
- 先天性变异：第三枕髁
- 类风湿关节炎：C1/C2半脱位
- 病理性C2骨折
- 永存骨骺

病理

- 老年人骨质疏松易发生Ⅱ型骨折和骨不连

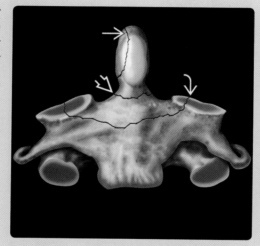

（左图）前面观绘图显示齿突尖的撕裂骨折（Ⅰ型）（→），齿突基底部横行骨折（Ⅱ型）（⇒），齿突骨折延伸到C2椎体（Ⅲ型）（➡）

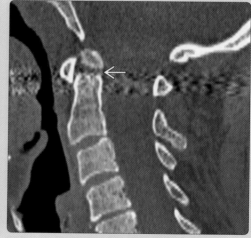

（右图）CT矢状位重建显示通过齿突尖端的无移位骨折（Ⅰ型）（→）

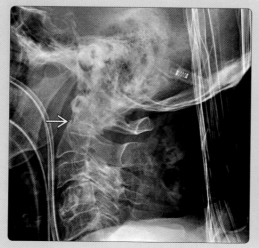

（左图）侧位片显示通过齿突基底部的细微Ⅱ型骨折（➡），向后移位并轻微伸展，提示不稳定损伤

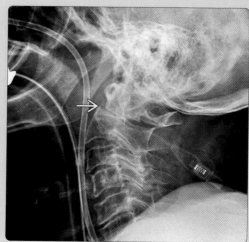

（右图）轻度过伸侧位片显示通过齿突底部的骨折（Ⅱ型）（➡），远端骨折碎片移位

C2 齿突骨折

术语

同义词
- 齿突骨折

定义
- Ⅰ型齿突顶端翼状韧带附着点撕脱骨折
- Ⅱ型齿突基底部横行骨折
- Ⅲ型从齿突基底部延伸到 C2 椎体的斜行骨折

影像学

一般表现
- 最佳诊断依据
  - 侧位片 C1 椎弓相对 C2 向前或向后移位，椎前软组织肿胀
  - 骨折可在张口位片显示

X 线表现
- 平片
  - Ⅰ型前后位片可显示齿突前部斜行骨折线
  - Ⅱ型
    - 齿突基底部透亮骨折线
    - C1 椎弓和齿突相对 C2 向后移位
  - Ⅲ型
    - 从齿突基底部延伸到 C2 椎体的透亮骨折线
    - 骨折可能延伸到 C2 椎体上关节面
    - 侧位片枢椎环中断
  - 所有类型：椎前软组织肿胀

透视
- 评价融合术后的稳定性

CT 表现
- CT 平扫
  - 急性病例 C2 椎前软组织肿胀
  - 齿突顶端（Ⅰ型）、基底部（Ⅱ型）± 延伸到枢椎体（Ⅲ型）透亮骨折线
- CTA
  - 在适当的情况下可随时用于脑血管损伤筛查

MR 表现
- T1WI
  - 骨髓水肿导致异常低 T1 信号
  - 皮质中断
  - 可直接观察骨折部位的皮质缺损
  - 椎前软组织增厚
- T2WI
  - 骨髓水肿导致 C2 骨髓中的高信号可变且不一致
    - 无压缩的骨折和 / 或牵张骨折可能不产生骨髓水肿，可能导致 MR 假阴性
  - 高信号软组织水肿
  - 骨折移位导致硬膜囊受压
  - 如有脊髓损伤，T2WI 上呈高信号
  - 硬膜外血肿在超急性期和急性期信号从高到低变化

核医学表现
- 骨扫描
  - 损伤一段时间后愈合期骨折示踪剂浓聚
  - 可用于评估手术修复后的假关节
  - 75 岁以上或虚弱的患者可在受伤后数天或长达 2 周内无示踪剂浓聚

影像成像方法
- 最佳成像方法
  - 多排 CT 平扫
- 成像建议
  - 平片（尤其是侧位片和张口位片），首选 CT
  - 薄层（＜1 mm）轴位 CT 骨重建
    - 快速扫描减少运动伪影
    - 必须矢状位和冠状位重建
  - 冠状位和矢状位 T1WI、矢状位 T2WI、矢状位 STIR、轴位 T1WI 和 T2WI 或 T2* 可评价骨折形态、移位、韧带损伤和软组织水肿

鉴别诊断

齿突游离
- 齿突与枢椎不连
- 平片和 CT 可见皮质缘
- 无软组织肿胀
- 近期无外伤史和无疼痛

病理性 C2 骨折
- 可导致齿突病理骨折
- 转移、感染和其他炎性关节炎

类风湿关节炎：C1/C2 半脱位
- 滑膜增生侵蚀齿突
- 松弛，半脱位

永存骨骺
- 超过 12 岁齿突尖骨骺不融合

先天性变异：第三枕髁
- 枕骨大孔处第一骨节残余形成许多异常骨质结构中的一种
- 中线骨桩偏离枕骨大孔前缘，可与齿突连接，类似于 Ⅰ 型齿突骨折

病理学

一般表现
- 病因学
  - 头部突然向前或向后运动，颈部僵硬直立，关节交锁
  - 老年人骨质疏松易发生 Ⅱ 型骨折和骨不连
- 相关异常
  - Ⅰ型齿突骨折很少单独发生，通常是颅颈广泛损伤的一部分
- 胚胎学：解剖
  - 5 个初级骨化中心和 1 个次级骨化中心形成 C2

○ 齿突游离是指齿突中心软骨结合部未融合，需注意与 5~7 岁儿童中穿行于软骨结合部融合前的隐匿性骨折鉴别

○ Ⅱ型骨折常沿 C2 椎体和齿突之间的融合线走行

○ 终末小骨是齿突顶端二次骨化中心，12 岁时融合

分级、分期与分类

- Anderson and D'Alonzo（1974）分类
  ○ Ⅰ型：齿突上部斜行骨折
  ○ Ⅱ型：齿突基底部与椎体交界处骨折
  ○ Ⅲ型：齿突骨折并延伸至椎体
- Hadley 修订（1988）
  ○ ⅡA：齿突基底部粉碎性骨折伴游离骨折片
    − 高度不稳定
- Grauer 修订（2005）
  ○ ⅡA：轻微或无移位的骨折，无粉碎；外固定治疗
  ○ ⅡB：齿突骨折移位，从前上延伸到后下，或横向；如可复位，用螺钉前路固定治疗
  ○ ⅡC：骨折从前下延伸至后上或明显粉碎性骨折，考虑行后路内固定融合术

临床信息

临床表现

- 常见症状 / 体征
  ○ 颈痛
- 其他症状 / 体征
- 脊髓病变
- 临床资料
  ○ 老年骨质疏松患者多见
  ○ 波动性长束征、痉挛可能只发生在创伤较小的老年患者中，临床可能漏诊

人口统计

- 流行病学
  ○ 占颈椎骨折的 7%~17%

转归与预后

- 老年患者慢性骨折不愈合或纤维愈合
- 不愈合在未融合的老年患者中常见
  ○ 可通过长时间固定形成纤维性稳定
- 融合可使骨骼稳定

治疗

- 骨折类型决定治疗方案
- Ⅰ型骨折
  ○ 通常是稳定性损伤
    − 移位严重的为不稳定病例
  ○ 简单的固定治疗

- Ⅱ型骨折
  ○ 最可能导致不愈合
  ○ 可能需要手术融合达到稳定
- Ⅲ型骨折
  ○ 牵引后支架固定治疗后，不愈合少见

诊断思路

思考点

- MR STIR 显示椎前软组织水肿（慢性不愈合者消失）
  ○ 骨髓水肿在牵拉性损伤中不是可靠征象
- T1WI 矢状位和冠状位图像显示骨质的中断及移位程度
  ○ 急性病例显示水肿导致骨髓信号丢失
  ○ 信号正常提示慢性骨不连
- 过屈 / 过伸位片或透视可用于稳定性评估

影像解读要点

- 未愈合齿突边缘硬化提示远端骨折的慢性不愈合
- 高分辨率 T2WI 轴位 MR 图像可以评价横韧带完整性

（巩武贤、王姗姗 译）

参考文献

1. Donnally CJ 3rd et al: The most influential publications in odontoid fracture management. World Neurosurg. 123:41-8, 2019
2. Iyer S et al: Management of odontoid fractures in the elderly: a review of the literature and an evidence-based treatment algorithm. Neurosurgery. 82(4):419-30, 2018
3. Wagner SC et al: Controversies in the management of geriatric odontoid fractures. J Orthop Trauma. 31 Suppl 4:S44-8, 2017
4. Brinckman MA et al: Marrow edema variability in acute spine fractures. Spine J. 15(3):454-60, 2015
5. Ryken TC et al: Management of isolated fractures of the axis in adults. Neurosurgery. 72 Suppl 2:132-50, 2013
6. Patel AA et al: Surgical treatment of unstable type II odontoid fractures in skeletally mature individuals. Spine (Phila Pa 1976). 35(21 Suppl):S209-18, 2010
7. Pryputniewicz DM et al: Axis fractures. Neurosurgery. 66(3 Suppl):68-82, 2010
8. Smith HE et al: Trends in epidemiology and management of type II odontoid fractures: 20-year experience at a model system spine injury tertiary referral center. J Spinal Disord Tech. 23(8):501-5, 2010
9. Koech F et al: Nonoperative management of type II odontoid fractures in the elderly. Spine (Phila Pa 1976). 33(26):2881-6, 2008
10. Shears E et al: Surgical versus conservative management for odontoid fractures. Cochrane Database Syst Rev. (4):CD005078, 2008
11. Klimo P Jr et al: Cervical spine trauma in the pediatric patient. Neurosurg Clin N Am. 18(4):599-620, 2007
12. Grauer JN et al: Proposal of a modified, treatment-oriented classification of odontoid fractures. Spine J. 5(2):123-9, 2005
13. Muller EJ et al: Non-rigid immobilisation of odontoid fractures. Eur Spine J. 12(5):522-5, 2003
14. Rao PV: Median (third) occipital condyle. Clin Anat. 15(2):148-51, 2002
15. Martin-Ferrer S: Odontoid fractures. J Neurosurg. 95(1 Suppl):158-9, 2001
16. Sasso RC: C2 dens fractures: treatment options. J Spinal Disord. 14(5):455-63, 2001
17. Hadley MN et al: New subtype of acute odontoid fractures (type IIA). Neurosurgery. 22(1 Pt 1):67-71, 1988
18. Anderson LD et al: Fractures of the odontoid process of the axis. J Bone Joint Surg Am. 56(8):1663-74, 1974

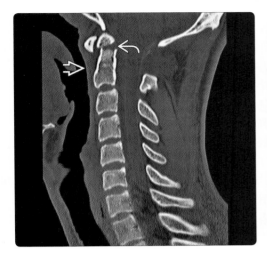

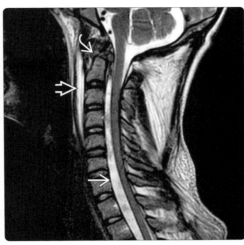

（左图）CT 矢状位重建图像示齿突 I 型骨折（➡），齿突上部水平骨折线，椎前软组织增厚（➡）

（右图）同一患者 MR 矢状位 T2WI 示：齿突上部骨质异常（➡）无骨髓水肿，椎前软组织增厚、水肿（➡）。腹侧广泛硬膜外血肿和假性脊膜膨出（➡），T2WI 呈轻度不均质高信号

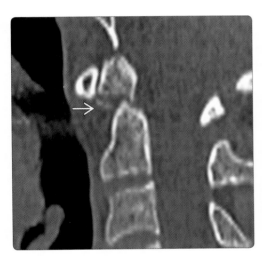

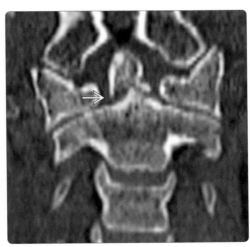

（左图）CT 矢状位重建示骨折线（➡）贯穿齿突的基底部（II 型），齿突中度向前移位

（右图）同一患者 CT 冠状位重建图像显示通过齿突基底部的不规则骨折线（➡），齿突轻度向右侧移位

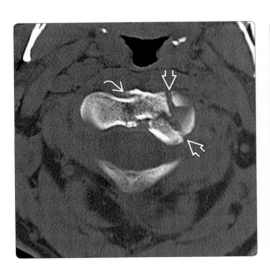

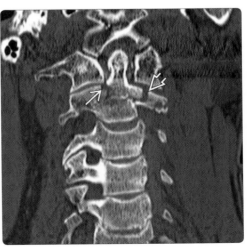

（左图）轴位 CT 平扫示齿突基底部严重的粉碎性骨折，并延续到椎体及左侧侧块（➡）（伴有 III 型骨折的 C2 爆裂骨折）

（右图）同一患者冠状位 CT 重建图像示骨折线从齿突基底部（➡）延伸穿过 C2 椎体及左侧侧块（➡）

C2 爆裂骨折

术语
- C2 椎体粉碎性骨折
- 骨折端前后方向移位

影像学
- 骨折端前后移位
- C2 肥大征
- 常合并 Hangman 骨折，不稳定性损伤
- 骨折端移位可侵及椎管
- CTA 或 MRA 可筛查椎动脉有无损伤
  - 尤其是骨折累及横突孔时

主要鉴别诊断
- C2 屈曲位泪滴样骨折
- 其他非齿突、非 Hangman C2 椎体骨折
- 病理性骨折

病理学
- 大部分 C2 骨折是由高能损伤导致

- C2 椎体的 Fujimara（1996）分类（非齿突、非 Hangman C2 椎体骨折）
  - 撕脱骨折
  - 横行骨折
  - 爆裂骨折
  - 径向骨折

临床信息：
- 高能、高速创伤
- 可伴颅脑损伤
- 一般保守 / 非手术治疗
- 骨折无法复位、伴发 Hangman 骨折、寰枢关节错位时需手术治疗

诊断思路
- C2 爆裂骨折可累及椎体、椎弓根、侧块和横突孔

（左图）轴位 CT 平扫图像示 C2 椎体粉碎骨折伴右侧侧块粉碎骨折（➡），骨性碎片轻度向后移位，硬膜囊受压变平（➡）。C2 爆裂损伤可由孤立的或联合性过伸、过屈外力导致

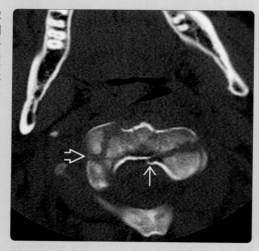

（右图）冠状位 CT 示严重的 C2 爆裂骨折，骨折延伸至上关节面，左侧 C1-C2 小关节增宽（➡）

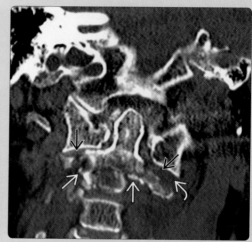

（左图）轴位骨窗 CT 示 C2 粉碎性爆裂骨折（➡）累及左侧横突孔（➡）。过度屈曲主要破坏前缘，如后缘被破坏，主要为过度伸展导致。过伸 - 过屈联合损伤可导致前后缘的破坏中断

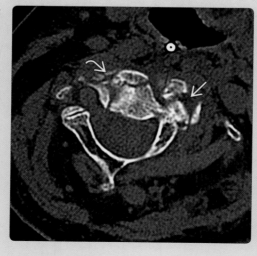

（右图）轴位 CTA 示 C2 爆裂骨折（➡）累及左侧横突孔导致左侧椎动脉闭塞（➡）

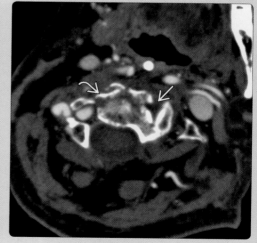

术语

同义词
- 非齿突、非 Hangman 型、各种 C2 骨折

定义
- 累及 C2 椎体、椎弓根、上关节突、横突孔的粉碎性骨折
- 骨折端前后方向移位

影像学

一般表现
- 最佳诊断依据
  - C2 椎体粉碎性骨折并骨折端前后方向移位
  - 骨折端移位，侧位片 C2 椎体增宽
- 部位
  - C2 椎体
- 形态学
  - 粉碎性骨折致 C2 椎体形态瓦解

X 线表现
- 平片
  - 侧位片
    - 可能不能直接显示骨折线
    - 骨折端前后方向移位
    - C2 肥大征
    - 椎前软组织肿胀
    - 常伴发 Hangman 骨折
  - 正位片
    - C2 椎体内粉碎性骨折线
    - 移位程度提示损伤的轻重
    - 可延伸至侧块

CT 表现
- CT 平扫
  - C2 椎体粉碎性骨折
  - 累及椎体后缘皮质
  - 骨折端移位
    - 可压迫椎管
  - 上部的椎前软组织肿胀
  - 出血时，硬膜外腔可见高密度灶
- CTA
  - 筛查椎动脉破裂或闭塞
    - 尤其是骨折累及横突孔者

MR 表现
- T1WI
  - 水肿 / 出血导致 C2 椎体内出现低信号
  - C2 椎体缘皮质中断
  - 椎前软组织水肿
- T2WI
  - 椎前水肿增厚的软组织呈高信号

- 骨折的移位碎骨块压迫硬膜囊
- 如有脊髓挫伤，髓内见高信号
  - 脊髓水肿区内低信号与脊髓出血有关
- STIR
  - C2 椎体及邻近软组织呈高信号，水肿和出血所致
- T2*GRE
  - 对椎管或髓内（实质性血肿）出血极度敏感
- MRA
  - 椎动脉损伤导致椎动脉轮廓不规则（破裂）或闭塞
    - 轴位 MR T1WI 脂肪抑制序列提高壁间血肿显示率

血管造影表现
- CTA/MRA 模棱两可或怀疑椎动脉损伤者有用

核医学表现
- 骨扫描
  - 75 岁以上或过度疲劳的患者在几天到 2 周左右不会出现浓聚

成像建议
- 最佳成像方法
  - 多层 CT 平扫
- 程序建议
  - 平片初步检查，需要 CT 扫描
  - 薄层（≤1 mm）、骨算法重建、轴位 CT
    - 快速扫描以减少运动伪影
    - 必须重建矢状位和冠状位的图像
  - 冠状和矢状位 T1WI，矢状位 T2WI 或 STIR，轴位 T1 和 T2WI，评估骨折形态、移位、韧带损伤、软组织水肿
  - 如脊髓损伤，T2*GRE 扫描可发现出血

鉴别诊断

Ⅲ 型齿突骨折
- 骨折由齿突的基底部延伸至 C2 椎体（Anderson 分类）
- 骨折常延伸到 C2 侧块、上关节面
- 骨折端无或轻微向后移位
- 无垂直骨折线穿过 C2 椎体

C2 屈曲位泪滴样骨折
- 椎体前下部泪滴样骨折，屈曲排列
- 后柱分离
  - 小关节半脱位或分离
  - 在侧位片上棘突向外伸展
- 与爆裂性骨折相鉴别在临床上很重要
  - 最严重、最不稳定的颈椎骨折
  - 稳定性和治疗方法不同
  - 常规 X 线检查常难以区分

其他非齿突，非 Hangman 型 C2 椎体骨折
- 过伸位泪滴样骨折、横向和垂直的 C2 椎体骨折

病理性骨折
- 松质骨和皮质骨的破坏

- 软组织肿块
- 椎体后皮质向硬膜外腔弓形突出

病理学

一般表现

- 病因
  - 大部分 C2 骨折由高能损伤导致（机动车事故、跌落）
  - 爆裂机制
    - 压力引起轴向负荷
    - 突发"爆炸性"压力导致椎体碎裂
    - 碎片离心分布
    - 椎体后缘碎骨片进入椎管，可能冲击或压迫脊髓
  - 伴发 Hangman 骨折提示不稳定骨折
- 伴发畸形
  - Hangman 骨折常伴发 C2 椎体爆裂性骨折
  - 脊髓挫伤 ± 血肿形成
    - 罕见，C2 水平椎管直径较宽
  - 椎动脉损伤，迟发性神经后遗症
  - 闭合性的颅脑损伤

分期、分级及分类

- Fujimara（1996）C2 椎体骨折的分类
  - 撕脱骨折：C2 椎体前下缘三角形碎片（过伸位泪滴样骨折）
  - 横行骨折：C2 椎体横断面骨折
    - 远离齿突基底部（Ⅲ型齿突骨折）
  - 爆裂骨折：椎体轴向粉碎性骨折，前后方向移位
  - 径向骨折：垂直骨折，从邻近齿突基底部到 C2 椎体下终板
- Benzal（1994）C2 椎体骨折分类
  - Ⅰ型：垂直、冠状骨折
    - 有些文献错误地描述为变异型 Hangman 骨折
  - Ⅱ型：垂直、矢状骨折
  - Ⅲ型：横行、轴向骨折
    - 包括Ⅲ型齿突骨折

大体病理和手术所见

- 粉碎性骨折
- 包绕骨折部位的血肿中包含血液、细胞、组织碎片
- 炎症从几个小时内一直延续数天至骨痂形成

临床信息

表现

- 常见体征 / 症状
  - 症状多种多样，从没有症状到四肢瘫痪
    - 可伴有短暂症状
  - 脊髓损伤

- 脊髓休克：肌肉松弛，反射消失，肛门括约肌功能丧失，大便失禁，阴茎异常勃起，球海绵体肌反射消失
  - 神经源性休克：低血压，心动过缓，周围皮肤发红 / 干燥 / 发热
  - 自主功能障碍：肠梗阻，尿潴留，体温异常
  - 四肢轻瘫
- 临床资料
  - 高能、高速创伤
    - 高风险活动：跳水，骑马，橄榄球，体操，滑雪，悬吊式滑翔
  - 轴向损伤，可伴颅脑损伤

人口统计学

- 年龄
  - 颈椎损伤：80% 发生在 18~25 岁
- 流行病学
  - 25% 的 C2 骨折不能划分为齿突和 Hangman 骨折
    - C2 爆裂性骨折类型不常见

转归与预后

- 伴发 Hangman 骨折大多为不稳定损伤

治疗

- C2 椎体骨折常采取保守治疗 / 非手术治疗
  - 牵引
  - 固定
- 骨折无法复位、伴发 Hangman 骨折的爆裂性骨折、寰枢关节错位
  - 考虑手术治疗
  - 没有标准的手术方法
- 骨髓损伤
  - 类固醇在急性脊髓损伤中的应用存在争议
  - 处理标准包括支持动脉氧合和脊髓灌注压

诊断思路

影像解读要点

- 骨折可累及椎体、椎弓根、侧块和横突孔

（巩武贤、王姗姗 译）

参考文献

1. Robinson AL et al: C2 fracture subtypes, incidence, and treatment allocation change with age: a retrospective cohort study of 233 consecutive cases. Biomed Res Int. 2017:8321680, 2017
2. Assaghir Y: Burst C2 fractures combined with traumatic spondylolisthesis: can atlantoaxial motion be preserved? Including some technical tips for reduction and fixation. Global Spine J. 6(6):555-62, 2016
3. Debernardi A et al: Traumatic injuries to the craniovertebral junction: a review of rare events. Neurosurg Rev. 37(2):203-16; discussion 216, 2014
4. Pryputniewicz DM et al: Axis fractures. Neurosurgery. 66(3 Suppl):68-82, 2010
5. German JW et al: Nonoperative management of vertical C2 body fractures. Neurosurgery. 56(3):516-21; discussion 516-21, 2005

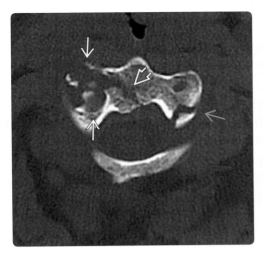

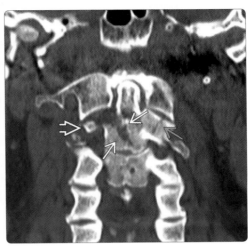

（左图）轴位 CT 平扫示 C2 椎体粉碎骨折，骨折块前移（➡）。注意通过椎体中部（➡）和左侧的（➡）斜行骨折线

（右图）冠状位平扫 CT 示累及 C2 椎体右侧的粉碎骨折（➡），延伸至与后部结构的结合部（➡）。注意左侧的垂直骨折（➡）

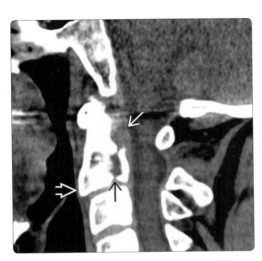

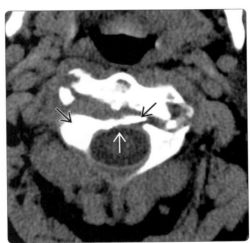

（左图）矢状位 CT 重建示 C2 椎体垂直、冠状骨折（➡）。腹侧椎管内小的硬膜外血肿（➡）。C2 相对于 C3 略向前半脱位（➡）

（右图）轴位 CT 平扫示 C2 椎体冠状骨折，骨碎片后移（➡），挤压腹侧脑脊液间隙（➡）。初始治疗提倡使用外固定，据报道骨不连率为 1.6%

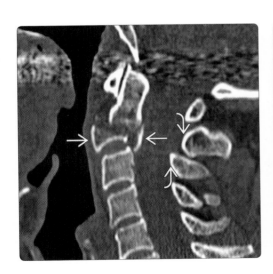

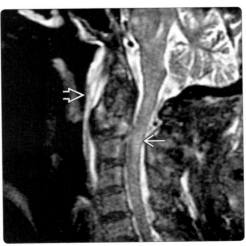

（左图）矢状骨窗 CT 示 C2 椎体爆裂骨折碎片离心性移位（➡），背侧碎片侵入腹侧椎管。C2-3 椎板线中断（➡）

（右图）同一患者矢状位 MR STIR 序列示 C2 爆裂骨折碎块后移位，压迫硬膜囊，脊髓损伤表现为模糊的 T2 高信号（➡），椎前软组织水肿（➡）

C2 Hangman骨折

术语
- 枢椎创伤性滑脱（traumatic spondylolisthesis of axis, TSA）
- C2 双侧椎弓峡部骨折

影像学
- C2 椎弓峡部骨折
  - 骨折可累及 C2 椎体
- C2 椎体相对 C3 向前移位
- C1 椎弓和颅底骨与 C2 椎体一同前移
- C2、C3 后部与椎板线仍保持一致
- 俯屈增大 C2-C3 半脱位
- 累及椎动脉孔时应考虑椎动脉损伤
  - 考虑 CTA 检查
- 33% 的病例合并其他水平骨折，C1 最常见

- 薄层（1 mm）螺旋 CT 矢状位和冠状位重建
  - 任何侧位片上 C2 相对 C3 向前半脱位时，均需 CT 检查
- 椎前软组织 T2 高信号（水肿）
  - 脊髓损伤：T2、STIR 序列评估脊髓信号

病理学
- TSA 是由轴位负荷下过度伸展 / 屈曲所致
- 真正的 Hangman 骨折见于绞刑，由于突发的、剧烈的过度拉伸引起

临床信息
- Ⅰ型：稳定损伤，无永久性损害
- Ⅱ型、Ⅲ型：大概率出现后遗症、残疾

（左图）轴位 CT 平扫示青少年伸展过度性损伤 C2 双侧椎弓峡部无移位骨折（➡）

（右图）同一患者矢状位 CT 重建图像示骨折无移位（➡），骨折线斜向穿过 C2 左侧椎弓峡部

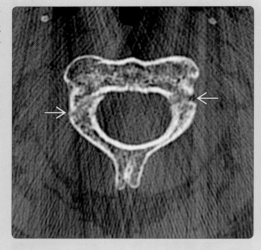
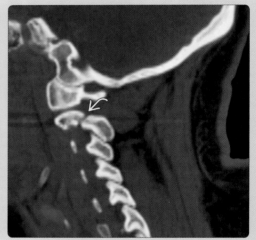

（左图）侧位平片示 C2 两侧椎弓峡部骨折并分离（➡），C2 相对 C3 前脱位。C2-3 椎板线连续（➡），C2 水平中断（➡）

（右图）矢状 MR STIR 示 C2-3 前滑脱，后纵韧带（➡）和棘间韧带（➡）断裂。椎体前软组织水肿（➡），腹侧硬膜下血肿（➡）导致椎管狭窄和脊髓受压

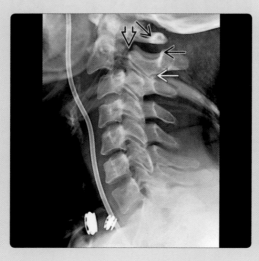
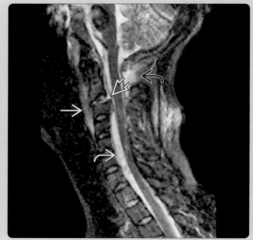

术语

同义词

- 枢椎创伤性滑脱（TSA）

定义

- C2 双侧椎弓峡部骨折
- C2 椎体从小关节面、椎弓部撕脱

影像学

一般表现

- 最佳诊断依据
  - 典型影像表现
    - C2 峡部骨折
    - C2 椎体相对 C3 向前移位
    - C1 椎弓和颅底骨与 C2 椎体一同前移
      □ 有可能看不到峡部断裂
    - C2 和 C3 后部与椎板线仍保持一致
    - 俯屈增大 C2-C3 半脱位
  - CT 显示骨折的形态最佳
  - 上颈椎椎前软组织肿胀常见
- 部位
  - C2 双侧椎弓峡部

X 线表现

- 平片
  - C2 椎体相对于 C3 前方半脱位
  - C2 椎弓峡部透亮线
  - 椎前软组织肿胀
  - C1 椎弓和颅底骨与 C2 椎体一同向前移
  - C2 和 C3 后部与椎板线仍保持一致

透视

- 俯屈增大 C2-C3 半脱位
- 可用于评估融合的稳定性

CT 表现

- 平扫
  - 骨窗
    - C2 峡部双侧骨折
    - 有多种骨折形式
      □ 骨折累及 C2 椎体
      □ 单侧峡部骨折，对侧椎弓根或椎板骨折
    - 齿突通常不受累
    - 33% 的病例合并其他水平骨折，C1 最常见
    - C2 水平椎管的前后径扩大
  - 软组织窗
    - 椎前软组织肿胀
    - 硬膜外血肿
- CTA
  - 可显示并发的椎动脉损伤（断裂、闭塞）

MR 表现

- T1WI
  - C2 椎弓水肿呈低信号
- T1WI FS
  - 如果存在血管损伤，血管周围高信号
- T2WI
  - 椎前软组织增厚呈高信号
  - 脊髓肿胀和高信号（水肿）提示脊髓损伤
    - 存在血肿时可见局灶性或不规则的脊髓内低信号
- STIR
  - 由于周围软组织水肿和出血，C2 椎弓呈高信号
- T2*GRE
  - 髓内或椎管内出血，磁敏感性被放大（低信号）
- MRA
  - 伴发血管损伤时椎动脉的轮廓不规则（断裂）或闭塞

成像建议

- 方案
  - 任何侧位片上 C2 相对 C3 向前半脱位均需 CT 检查
  - 评估整个颈椎（甚至上胸椎）：33% 的病例伴发其他水平骨折
  - 薄层（1 mm）螺旋 CT 在矢状位和冠状位重建
    - 需评估骨折、半脱位程度、椎管状况
  - 如出现神经症状，需行颈椎 MR 检查
  - 骨折累及横突孔时需 MRA 和 CTA 检查
  - 导管造影血管内介入治疗

鉴别诊断

假性半脱位

- 上颈椎的生理性前滑脱，常见于幼儿（＜8 岁）
- 青少年颈椎韧带松弛
- C2-C3 常见，C3-C4 其次
- X 线侧位片上轻度弯曲时可见
- 无软组织肿胀
- 椎板排列正常

C2-C3 旋转半脱位

- C2 单侧椎弓、椎弓根骨折

原发性颈椎椎弓峡部裂

- 罕见的先天异常
- 持续未骨化的胚胎软骨

病理学

一般表现

- 病因学
  - TSA 是由于轴位负荷下过度伸展 / 屈曲所致
    - 真正的 Hangman 骨折见于绞刑，由于突发的、剧烈的过度拉伸导致
      □ 典型的绞刑绳结挂在颏下，使 C2-C3 椎间盘及韧

　　　　带完全中断

　　　　　□ 在自缢者中未见
　　　　－ 创伤性 TSA 可有不同的机制，对脊柱的结果类似
- 伴发异常
  ○ 其他水平骨折，常不相邻
    － C1 骨折最常见

分期、分级及分类

- Effendi 改良法（Levine and Edwards 1985）
  ○ Ⅰ型：细线状骨折，无移位；C2-3 椎间盘无中断
    － 骨折脱位 <3 mm，C2-3 间盘无成角，前纵韧带完整
  ○ Ⅱ型：骨折伴 C2 相对 C3 ≥3 mm 的前脱位，C2-3 椎间盘异常
    － 移位性椎弓骨折伴明显 C2-3 前凸成角 >11°
  ○ ⅡA 型：C2-C3 移位程度最小，但与屈曲牵张相关的后凸角 >11°
  ○ Ⅲ型（罕见）：前方骨折片移位，单侧或双侧小关节半脱位、脱位
- 非典型 Hangman 骨折：骨折累及椎体后部皮质
  ○ 轴向非对称骨折或骨折水平累及 C2 椎体

临床信息

临床表现

- 常见体征 / 症状
  ○ 急性颈痛
- 其他体征 / 症状
  ○ 神经功能受损
  ○ 小脑卒中提示椎动脉断裂或闭塞
- 临床资料
  ○ 创伤后上颈部疼痛
  ○ 少数病例（25%）出现神经系统后遗症
    － 此处椎管较宽，骨折可进一步减压
  ○ 椎动脉损伤可导致迟发性神经症状
    － 后循环梗死

人口统计学

- 流行病学
  ○ 现在见到的病例几乎都是事故导致而不是由于绞刑
    － 只有极少数绞刑者可见 C2 椎弓骨折
  ○ TSA 占颈椎骨折和 / 或脱位的 4%~7%
  ○ 孤立 TSA 占颅颈骨折的 7%

转归与预后

- 取决于是否存在神经损伤
- Ⅰ型：病变稳定，不会造成永久性神经功能损伤
- Ⅱ型：20% 为短暂性神经功能损伤，5% 为永久性神经功能损伤
- Ⅲ型：永久性功能丧失的风险较高

- 如椎动脉损伤，可出现迟发性脑卒中
- 退变加速

治疗

- 保守治疗
  ○ 固定
- 不稳定的骨折采用融合术
  ○ C2-3 严重成角、C2-3 椎间盘断裂和（或）外固定不能复位骨折

诊断思路

思考点

- 检查椎体序列，侧位 X 线平片观察软组织厚度（≤4 mm）；如异常，行 CT 检查
- 评价横突孔的完整性；应用 MRA/CTA 排除椎动脉损伤

影像解读要点

- C2-3 椎体前方半脱位且椎板序列正常，即使平片未见骨折，仍需行 CT 检查

（巩武贤、王姗姗 译）

参考文献

1. Patel JYK et al: Unstable hangman's fracture: anterior or posterior surgery? J Craniovertebr Junction Spine. 10(4):210-5, 2019
2. Al-Mahfoudh R et al: Management of typical and atypical hangman's fractures. Global Spine J. 6(3):248-56, 2016
3. Hadley MN et al: Introduction to the guidelines for the management of acute cervical spine and spinal cord injuries. Neurosurgery. 72 Suppl 2:5-16, 2013
4. Ryken TC et al: Management of isolated fractures of the axis in adults. Neurosurgery. 72 Suppl 2:132-50, 2013
5. Pryputniewicz DM et al: Axis fractures. Neurosurgery. 66(3 Suppl):68-82, 2010
6. Yanni DS et al: Fixation of the axis. Neurosurgery. 66(3 Suppl):147-52, 2010
7. Congress of Neurological Surgeons: Isolated fractures of the axis in adults. Neurosurgery. 50(3 Suppl):S125-39, 2002
8. Congress of Neurological Surgeons: Management of combination fractures of the atlas and axis in adults. Neurosurgery. 50(3 Suppl):S140-7, 2002
9. Ranjith RK et al: Hangman's fracture caused by suspected child abuse. A case report. J Pediatr Orthop B. 11(4):329-32, 2002
10. Harrop JS et al: Acute respiratory compromise associated with flexed cervical traction after C2 fractures. Spine. 26(4):E50-4, 2001
11. Samaha C et al: Hangman's fracture: the relationship between asymmetry and instability. J Bone Joint Surg Br. 82(7):1046-52, 2000
12. Agrillo U et al: Hangman's fracture. Spine. 24(22):2412, 1999
13. Guiot B et al: Complex atlantoaxial fractures. J Neurosurg. 91(2 Suppl):139-43, 1999
14. Josten C: [Traumatic spondylolisthesis of the axis.] Orthopade. 28(5):394-400, 1999
15. Williams JP 3rd et al: CT appearance of congenital defect resembling the Hangman's fracture. Pediatr Radiol. 29(7):549-50, 1999
16. Greene KA et al: Acute axis fractures. Analysis of management and outcome in 340 consecutive cases. Spine. 22(16):1843-52, 1997
17. Nunez DB Jr et al: Cervical spine trauma: how much more do we learn by routinely using helical CT? Radiographics. 16(6):1307-18; discussion 1318-21, 1996
18. Starr JK et al: Atypical hangman's fractures. Spine. 18(14):1954-7, 1993
19. Levine AM et al: The management of traumatic spondylolisthesis of the axis. J Bone Joint Surg Am. 67(2):217-26, 1985

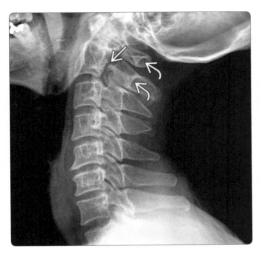
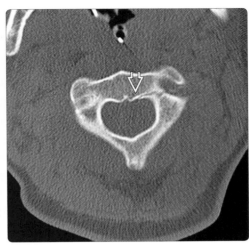

（左图）颈椎侧位片显示 C2 峡部透亮线（➡），C1-C2 轻微前移，椎板线明显排列不齐（➡）

（右图）轴位 CT 平扫示"非典型"创伤性枢椎滑脱（TSA），左侧峡部骨折累及到 C2 椎体后下缘（➡）。如出现移位，这种非典型骨折可"剪伤"椎管内容物

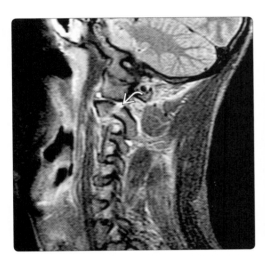
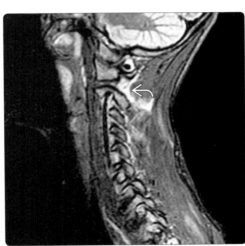

（左图）矢状位 MR STIR 示 C2 椎弓峡部骨皮质中断（➡），可见轻微软组织水肿，无骨髓水肿

（右图）另一例 C2 椎弓峡部骨折，矢状位 MR STIR 只显示轻微邻近软组织水肿（➡），未显示骨折

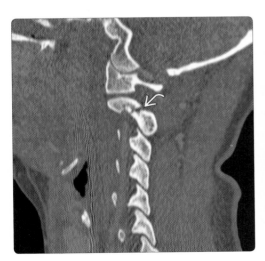
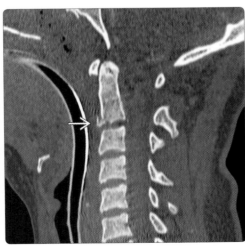

（左图）CT 矢状面重建示 C2 峡部骨折（➡）

（右图）同一患者正中矢状位 CT 重建示 C2 椎体前下部一微小泪滴样骨折（➡）

术语

- 未成熟骨骼损伤后椎体骺环（ring apophysis, RA）骨折或撕脱
- 后骺环骨折

影像学

- 骨骼未成熟患者从椎骨终板边缘移位的同心骨碎片
- 可累及上下终板，椎缘骨常为上终板
- 骨折碎片常位于中线

主要鉴别诊断

- 前终板角屈曲骨折
- Schmorl 结节
- 椎间盘钙化或骨化
- 椎间盘节段钙化；后骨赘

- 椎间盘突出症

病理

- 椎缘骨：髓核疝出于骺环和椎体间
- 椎体后缘骺环骨折：2 种可能的机制
  - 同椎缘骨
- 突出的髓核保留 Sharpey 纤维，骺环撕裂

临床信息

- 急性背痛（青少年）
- 青少年运动员急性腰痛
- 大多数椎体后缘骺环骨折 / 椎缘骨患者与体育活动有关

诊断思路

- 幼儿中 MR 比 X 线片或 CT 更敏感（骺环未骨化）
- T2WI FS/STIR MR 对评估相关韧带损伤至关重要

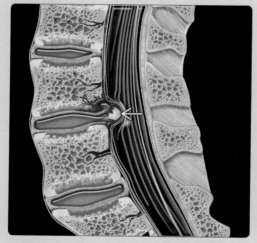
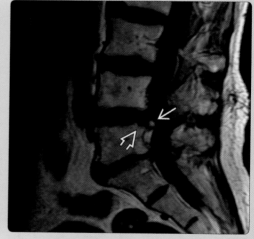

（左图）矢状位示意图示急性腰椎骺环骨折累及椎体后下角（➡），伴有移位和出血，邻近的硬膜囊受压

（右图）矢状 T1 MR 示椎缘骨由于骨髓脂肪呈 T1 高信号（➡）。L5 后上终板可见小缺损（➡）

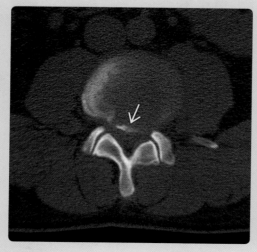
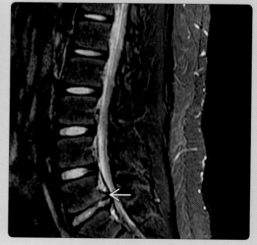

（左图）轴位 CT 平扫示后终板撕脱的骨碎片突入椎管（➡）

（右图）同一患者矢状位 MR STIR 显示了骨髓水肿（➡）及骨折线。注意合并短椎弓根导致的先天性椎管狭窄，加剧了临床症状

术语

同义词

- 椎体骨突骨折，椎缘骨，终板撕脱骨折，骨突滑脱，腰椎后缘软骨结节

定义

- 椎体骨突骨折或未成熟骨骺损伤后椎体骺环撕脱
  - 前环骨突骨折称为椎缘骨
  - 后环骨突骨折称为椎体后缘骺环骨折

影像学

一般征象

- 最佳诊断信息
  - 骨骼未成熟患者从椎体终板边缘移位的同心骨碎片
- 位置
  - 腰骶椎最常见，颈胸椎罕见
    - L3-S1
    - 椎体后缘骺环骨折常见于 L4、S1
  - 可累及上下终板，椎缘骨常为上终板
  - 骨折碎片常位于中线
- 大小
  - 碎片大小多种多样
- 形态学
  - 典型的边缘状形态，碎片无定形

X 线表现

- 平片
  - 终板角缺损，骨折片移位
  - >50% 难于辨认骨折片（软骨成分或骨质吸收）

CT 表现

- 骨 CT
  - 急性
    - 椎体后缘骺环骨折：背侧终板后缘的弧形或矩形骨碎片
    - 常可确认椎体来源部位
    - 椎缘骨：与椎体后缘骺环骨折相似，但位于前部 ± 轻微脊柱后凸
  - 亚急性或慢性
    - 来源部分边缘及骨折片硬化
    - 缺损部位常增大（尤其是椎缘骨）

MR 表现

- T1WI
  - 椎体角骨髓缺损，椎间盘伸入缺损区
  - 低信号骨折片与邻近韧带难以区分
  - 椎体后缘骺环骨折 +Sharpey 纤维矢状位 MR 呈 "Y" 或 "7" 形
- T2WI
  - 终板缺损，骨折片和椎体间椎间盘高信号
  - 椎间盘高度减小 ± 椎间盘脱水
    - 随时间延长逐渐加重
  - 急性病例下方骨髓水肿
- STIR
  - 与 T2WI 相似，水肿信号更明显
- T2* GRE
  - 慢性病变中硬化边缘显示更清晰
- T1WI C+
  - 急性病例缺损区骨髓强化

非血管介入

- 脊髓造影
  - 椎体后缘骺环骨折表现为硬膜外充盈缺损

核医学表现

- 骨扫描
  - 急性病灶放射性浓聚

其他表现

- 椎间盘造影：造影剂进入椎体和碎片之间的间隙

成像建议

- 最佳检查方法
  - 多层 CT 骨重建和软组织重建
- 扫描方案建议
  - 矢状位和轴位重建图像对诊断至关重要

鉴别诊断

前终板角屈曲骨折

- 见于年长儿童、骨骺闭合的成人
- 脊髓损伤较椎体后缘骺环骨折更常见

Schmorl 结节

- 终板缺损在椎间隙内而非终板角
- 急性期伴水肿和强化

椎间盘钙化或骨化

- 病因未明的疼痛性儿童髓核钙化
  - 多水平常见，颈椎 > 胸椎，偶尔无症状
  - 钙化和症状可自发消退

椎间盘节段性钙化；后骨赘

- 长期椎间盘退行性变导致，儿童少见
- 碎片位于椎间盘水平，不在上缘或下缘
- 骨化后可见骨髓

椎间盘突出症

- 青少年少见，10 岁内罕见（创伤性）

病理学

大体表现

- 病因学
  - 椎缘骨：髓核疝出于骺环和椎体间
  - 椎体后缘骺环骨折：2 种可能的机制
    - 同椎缘骨
    - 突出的髓核保留 Sharpey 纤维，骺环撕裂
- 遗传学

○ 常见于休门氏病
- 伴随病变
  - 椎间盘突出
  - 脊柱后凸
- 胚胎解剖学
  - 发育中的椎体上下缘被薄的、周边增厚的软骨板覆盖→软骨边缘嵴
  - 边缘嵴软骨 7~9 岁开始骨化→骺环
  - 骺环在 X 线片、矢状位或冠状位 CT 上表现为椎体角的三角形小骨片
  - 骺环与椎体间由薄层软骨板分隔，18~20 岁骨骺与椎体融合→融合前为椎间盘 / 椎体复合体的薄弱点
  - 纤维环最外层纤维（Sharpey 纤维）嵌入骺环，连接椎间盘与脊柱

分级、分期与分类
- 改良 Takata 分类法
  - Ⅰ型：椎体后缘皮质撕脱（最常见）
  - Ⅱ型：中央皮质和松质骨骺环骨折
  - Ⅲ型：单侧碎片骺环骨折
  - Ⅳ型：跨越整个椎体后缘

大体病理和术中特征
- 移位的骨 / 软骨边缘碎片 ± 椎间盘组织
- Sharpey 纤维和后纵韧带常完好无损

镜下特征
- 松质骨、透明软骨和无细胞透明组织（椎间盘）
- 常见透明软骨嗜碱性变性和灶性出血

临床信息

临床表现
- 常见症状 / 体征
  - 急性病例表现为青少年背痛
- 临床概况
  - 青少年运动员急性腰痛
  - 大多数患者与体育活动有关
- 椎体后缘骺环骨折：主要表现
  - 急性≫中枢性腰痛 ± 坐骨神经痛的长期病史
    - 66% 有轻微创伤或举重事件（举重、体操）
  - 体格检查：类似于椎间盘突出
- 椎缘骨：无刺激因素，慢性背痛病史；偶然发现
  - 体格检查：ROM 降低 ± 脊柱后凸和棘突压疼

人口统计学
- 年龄
  - 童年晚期至青少年

- 性别
  - 男 > 女（椎体后缘骺环骨折组男性高达 85%）
- 流行病学
  - 青少年腰椎间盘手术中 20% 为椎体后缘骺环骨折（33% 为 14~17 岁）

转归与预后
- 椎缘骨：症状在数月（通常）至数年（罕见）内消退
  - 多篇文献报道椎缘骨可演变为位于前部的 Schmorl 结节
- 椎体后缘骺环骨折：手术效果好；偶尔轻微的短期功能受损

治疗
- 椎缘骨：保守，急性症状时应用镇痛药和限制活动
- 椎体后缘骺环骨折：手术治疗为主；保守治疗少有成效
  - 单侧或双侧椎板切开术，去除骨片 ± 椎间盘

诊断思路

影像解读要点
- 在幼儿中 MR 比 X 线片或 CT 更敏感（骺环未骨化）
- T2WI FS/STIR MR 对评估相关韧带损伤至关重要

（巩武贤、王姗姗 译）

参考文献

1. Conlee EM et al: Posterior vertebral endplate fractures: a retrospective study on a rare etiology of back pain in youth and young adults. PM R. 11(6):619-30, 2019
2. Zheng ZZ et al: Full-endoscopic lumbar discectomy for lumbar disc herniation with posterior ring apophysis fracture: a retrospective study. World Neurosurg. ePub, 2018
3. Singhal A et al: Ring apophysis fracture in pediatric lumbar disc herniation: a common entity. Pediatr Neurosurg. 49(1):16-20, 2013
4. Wu X et al: A review of current treatment of lumbar posterior ring apophysis fracture with lumbar disc herniation. Eur Spine J. 22(3):475-88, 2013
5. Wu XY et al: Posterior lumbar ring apophysis fracture. Orthop Surg. 3(1):72-7, 2011
6. Chang CH et al: Clinical significance of ring apophysis fracture in adolescent lumbar disc herniation. Spine (Phila Pa 1976). 33(16):1750-4, 2008
7. Sairyo K et al: Three-dimensional finite element analysis of the pediatric lumbar spine. Part I: pathomechanism of apophyseal bony ring fracture. Eur Spine J. 15(6):923-9, 2006
8. Asazuma T et al: Lumbar disc herniation associated with separation of the posterior ring apophysis: analysis of five surgical cases and review of the literature. Acta Neurochir (Wien). 145(6):461-6; discussion 466, 2003
9. Mendez JS et al: Limbus lumbar and sacral vertebral fractures. Neurol Res. 24(2):139-44, 2002
10. Bonic EE et al: Posterior limbus fractures: five case reports and a review of selected published cases. J Manipulative Physiol Ther. 21(4):281-7, 1998
11. Martinez-Lage JF et al: Avulsed lumbar vertebral rim plate in an adolescent: trauma or malformation? Childs Nerv Syst. 14(3):131-4, 1998
12. Talha A et al: Fracture of the vertebral limbus. Eur Spine J. 6(5):347-50, 1997

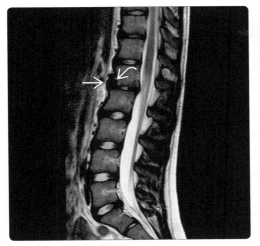

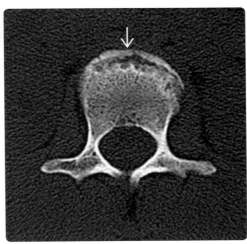

（左图）慢性腰椎骺环骨折矢状位 T2WI MR 示与相邻水平的正常骺环相比 L1 骺环前下方的移位和重塑（➡）。注意移位的骺环和 L1 椎骨之间的椎间盘组织（➡）

（右图）同一患者的轴位骨 CT 将骺环骨折特征性显示为骺环移位（➡），而非孤立的前椎间盘突出

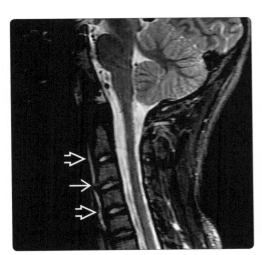

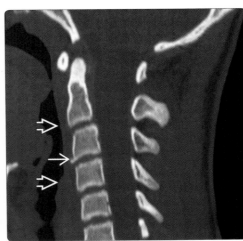

（左图）急性颈椎骺环骨折的矢状位 STIR MR 示 C3 椎体前下角的骨髓水肿和撕脱（➡）。注意与急性损伤相关的椎前水肿（➡），前纵韧带完整

（右图）同一患者的矢状位骨 CT 显示 C3 前下骺环撕脱（➡），椎前软组织增厚（➡），气道前移，证实为急性损伤

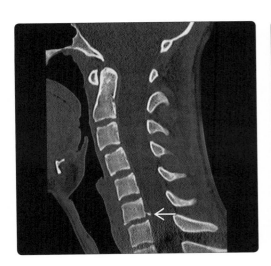

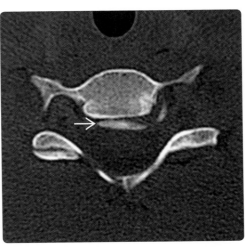

（左图）颈椎后部骺环骨折的矢状位骨 CT 示 C6 椎体后下方的小骨折碎片（➡）伴轻度 C6-C7 前滑脱。注意小的骨碎片代表移位的 C6 后下方骺环（与其他水平相比可见局部骨质缺损）

（右图）同一患者的轴位骨 CT 显示 C6 骨碎片（➡）代表移位的 C6 骺环

颈椎过屈损伤

要点

术语
- 颈椎过度屈曲与压缩或过度屈曲与牵拉 / 剪切有关的损伤

影像学
- 过度屈曲伴压缩
  - 颈椎受力屈曲，轴向负荷位于脊柱前方
  - 主要损伤前柱和其后的中柱
- 过度屈曲伴分离
  - 近乎垂直于躯干的头端外力强制颈椎屈曲
  - 主要损伤颈椎后柱和中后柱
  - 局部后凸畸形，棘突间隙增大，小关节分离、高位或关节面跳跃
  - 常见于颈椎中部和下部
- 最佳成像方法
  - 薄层螺旋 CT（≤1 mm）矢状位和冠状位重建
  - MR（尤其 STIR 和 GRE）评估软组织结构和脊髓

主要鉴别诊断
- 爆裂骨折
- 屈曲旋转损伤
- Whiplash 骨折

病理
- 脊柱不稳
- 脊髓损伤，神经根病
- 伴发闭合性颅脑损伤，复合伤

临床信息
- 固定、轴向牵引、手术融合
- 手术减压治疗脊髓损伤
- 不推荐使用甲泼尼龙治疗急性脊髓损伤

（左图）矢状位示意图示 C4-C5 屈曲损伤伴半脱位、椎间盘断裂、椎间盘突出（➡）、韧带断裂（⇢）、脊髓受压和硬膜外出血（➤）

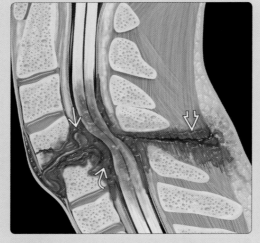

（右图）矢状位 T2WI MR 示 C5、6 严重的屈曲损伤，C5 半脱位，屈曲畸形，脊髓严重受压（➡）及脊髓水肿。注意后部韧带损伤（⇢）

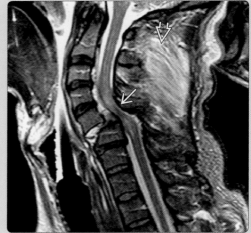

（左图）矢状位强化 CT 示屈曲损伤患者的 C6 下关节面（➡）位于 C7 上关节面（⇢）的前方（称为关节面跳跃）

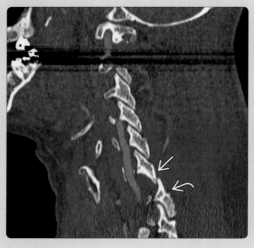

（右图）轴位增强 CT 示屈曲损伤中出现关节面跳跃，C6 下关节面（➡）在 C7 上关节面（⇢）之前（称为"关节面裸露征"或"汉堡征"）

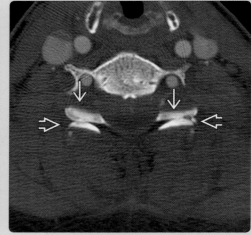

术语

定义
- 颈椎过度屈曲与压缩或过度屈曲与牵拉 / 剪切有关的损伤

影像学

一般表现
- 最佳诊断依据
  - 脊柱局部后凸，前柱压缩畸形或泪滴样骨折
  - 脊柱局部后凸，棘突间隙增宽，小关节分离、高位或关节面跳跃
- 位置
  - 中、下颈椎常见
- 轴向压缩致过度屈曲损伤
  - 损伤水平脊柱过度后凸
  - 相邻棘突之间距离可增大
  - 上终板前缘挫伤至椎体前端楔形变（轻度损伤）
  - 前下椎体斜冠状骨折伴下椎体后滑（屈曲泪滴状）
    - 严重，不稳定损伤
  - ± 小关节分离
- 牵张或剪切导致的过度屈曲损伤
  - 损伤水平脊柱后凸
  - 相邻棘突间距增大
  - ± 椎体上终板前缘挫伤
  - 分离（＞2 mm），关节半脱位（关节对位＜50%），前滑脱小关节分离或关节面跳跃
    - 100% 椎体前移 = 浮动椎

MR 表现
- T2WI
  - 需要自前而后完整评估
    - 椎前软组织（水肿或出血）
    - 前纵韧带（ALL）可完好无损
    - 椎间盘可分离或信号增高
    - 后纵韧带（PLL）可完好无损
    - 硬膜外腔可正常或出血
    - 可存在椎间盘突出
    - 脊髓可信号异常（水肿或出血）
    - 棘间韧带和棘上韧带可完好或信号增高
- STIR
  - 椎前韧带水肿
  - 泪滴骨折或椎体压缩致骨髓水肿
  - 如脊髓损伤，髓内信号增高
  - 硬膜外出血压迫硬膜囊
- T2*GRE
  - 脊髓出血为低信号

成像方法推荐
- 最佳检查方法
  - 薄层螺旋 CT（≤1 mm）矢状面和冠状位重建
- 成像方案
  - CT 是评估骨折及小关节增宽 / 半脱位的最佳方法
  - MR（尤其 STIR 和 GRE）评估韧带和脊髓

鉴别诊断

爆裂骨折
- 粉碎性、碎片离心移位的椎体骨折

屈曲旋转损伤
- 单侧小关节半脱位或骨折

Whiplash 骨折
- 主要为韧带损伤

病理学

一般表现
- 病因学
  - 过屈压缩
    - 颈椎受力屈曲，轴向负荷作用于脊柱略前方
    - 主要损伤前柱和中柱
    - 压缩变形，泪滴样骨折
    - 损伤层面后滑脱，椎管变窄，脊髓受压
  - 过屈伴分离或剪切
    - 颈椎强制屈曲，负荷几乎垂直于躯干
    - 主要损伤后柱和中后柱
      □ 棘间韧带断裂导致棘突间距增宽
      □ 小关节分离导致半脱位或高位
      □ 更严重外力，前滑脱关节面跳跃
      □ 后纵韧带撕裂
- 伴发异常
  - 脊柱不稳
  - 脊髓损伤，神经根病
  - 闭合性颅脑损伤，复合伤

分期、分级及分类
- 颈椎损伤有多种不同分类方法
- Holdsworth（1970）
  - 统一的颈椎、胸椎和腰椎分类，包括韧带的作用
  - 屈曲、屈曲 - 旋转、伸展、垂直压缩、直接剪切
    - 稳定和不稳定
  - 高度下降＞50% 被视为韧带断裂的征象，不稳定
- Marar（1974）
  - 相关的神经损伤机制
  - 没有治疗指南
    - 第 1 组：完全性脊髓损伤（双侧小关节和爆裂性骨折）
    - 第 2 组：中心脊髓损伤（伸展损伤）
    - 第 3 组：脊髓前角综合征（垂直压缩和泪滴）
    - 第 4 组：感觉完整的部分运动丧失（单侧小关节脱位）

- – 第 5 组：Brown-Séquard 综合征
- Allen（1982）
  - 基于 4 个主要力学矢量（屈曲、伸展、压缩、牵引）的 6 个主要机制类别
  - 神经损伤的风险随每种损伤程度的增加而增加
  - 神经系统预后的预测指标
    - 压缩屈曲（CF）
    - 垂直压缩（VC）
    - 屈曲分离
    - 压缩扩展
    - 分离扩展
    - 侧屈
- Moore（2006）
  - 基于颈椎 4 柱（前柱、后柱、右侧柱、左侧柱）的形态学分类
  - 每列给出的分数表明骨和韧带损伤
    - 评分 0~20，20 最差
- Vaccaro（2007）
  - 下颈椎损伤分类系统
  - 三大特征 [损伤形态、椎间盘韧带复合体（DLC）状态、神经系统状况]
  - 得分越高（5 分或更多）= 损伤越严重，需要手术治疗
  - 形态
    - 无异常 =0
    - 压缩 =1
    - 压缩伴爆裂修正 = +1=2
    - 分离 = 3
      - □ 小关节高位，过度伸展
    - 旋转 / 平移 = 4
      - □ 小关节脱位、不稳定泪滴骨折、严重的屈曲压缩
  - DLC
    - 完整 = 0
    - 不确定 = 1
      - □ 孤立性棘间增宽，仅 MR 影像信号改变
    - 中断 = 2
      - □ 椎间盘间隙扩大、小关节高位、脱位
  - 神经系统状态
    - 完整 = 0
    - 根部损伤 = 1
    - 完全脊髓损伤 = 2
    - 不完全性脊髓损伤 = 3
    - 神经功能障碍下的持续脊髓压迫 = +1
- 稳定性
  - 不稳定定义为"在生理负荷下，脊柱失去维持椎骨之间关系的能力，不会对脊髓或神经根造成损伤或其后的刺激，此外没有过度疼痛的畸形"

- White（1976）
  - 5 或更多 = 不稳定
    - 前部结构被破坏或无法发挥作用 = 2
    - 后部结构被破坏或无法发挥作用 = 2
    - 相对矢状面平移 >3.5 mm = 2
    - 相对矢状面旋转 >11° =2
    - 拉伸试验阳性 = 2
    - 脊髓损伤 = 2
    - 神经根损伤 = 1
    - 椎间盘异常变窄 = 1
    - 预期的危险负荷 = 1

临床信息

临床表现
- 常见体征 / 症状
  - 颈椎创伤后的疼痛、残疾 ± 神经根病、脊髓病

转归与预后
- 因神经损伤程度而异
- 可促进退行性疾病

治疗
- 固定，轴向牵引，手术融合
- 手术减压治疗脊髓损伤
- 不推荐使用甲泼尼龙治疗急性脊髓损伤

（巩武贤、王姗姗 译）

参考文献

1. Alawadhi A et al: Lateral medullary syndrome due to left vertebral artery occlusion in a boy postflexion neck injury. Child Neurol Open. 6:2329048X19867800, 2019
2. Davidson C et al: Traumatic cervical spine injury during sexual activity. J Surg Case Rep. 2019(6):rjz202, 2019
3. Gunda D et al: Pediatric central nervous system imaging of nonaccidental trauma: beyond subdural hematomas. Radiographics. 39(1):213-28, 2019
4. Yue JJ et al: Teardrop fracture following head-first impact in an ice hockey player: case report and analysis of injury mechanisms. Int J Spine Surg. 10:9, 2016
5. Aarabi B et al: Management of acute traumatic central cord syndrome (ATCCS). Neurosurgery. 72 Suppl 2:195-204, 2013
6. Berry C et al: Compressive flexion and vertical compression injuries of the subaxial cervical spine. Semin Spine Surg. 25(1): 36-44, 2013
7. Gelb DE et al: Initial closed reduction of cervical spinal fracture-dislocation injuries. Neurosurgery. 72 Suppl 2:73-83, 2013
8. Hadley MN et al: Introduction to the guidelines for the management of acute cervical spine and spinal cord injuries. Neurosurgery. 72 Suppl 2:5-16, 2013
9. Ivancic PC: Neck injury response to direct head impact. Accid Anal Prev. 50:323-9, 2013
10. Walters BC et al: Guidelines for the management of acute cervical spine and spinal cord injuries: 2013 update. Neurosurgery. 60 Suppl 1:82-91, 2013
11. Ivancic PC: Head-first impact with head protrusion causes noncontiguous injuries of the cadaveric cervical spine. Clin J Sport Med. 22(5):390-6, 2012
12. Dusseldorp JR et al: Unrecognized ligamentous instability due to high-energy, low-velocity mechanism of injury. J Clin Neurosci. 17(1):139-41, 2010
13. Bono CM et al: Measurement techniques for lower cervical spine injuries: consensus statement of the Spine Trauma Study Group. Spine (Phila Pa 1976). 31(5):603-9, 2006

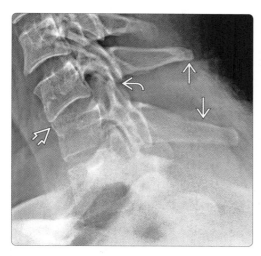

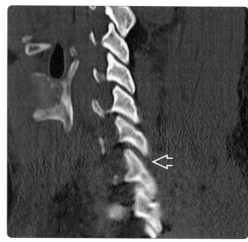

（左图）侧位片示 C6-C7 椎间隙前部变窄（→），后部棘突间距增宽（→），小关节分离（→）（关节面对位 <50%）

（右图）颈椎侧柱矢状位骨 CT 示 C6-C7 小关节分离和间隙增宽（→）（>2 mm），提示韧带损伤

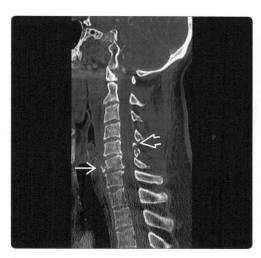

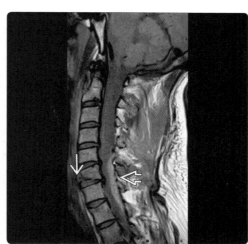

（左图）该创伤患者的矢状位 CT 血管造影显示 C6 前下方泪滴形骨折（→），后部附件骨折（→）

（右图）矢状位 T1WI MR 显示 C6 屈曲损伤，前下角骨折和前纵韧带（ALL）断裂（→），后部硬膜外出血（→）

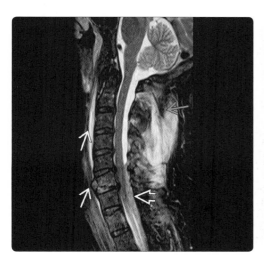

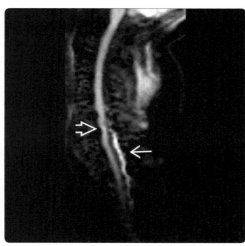

（左图）该屈曲泪滴损伤患者的矢状位 T2 TSE MR 示 C6 信号增高和腹侧皮质中断（→）。大量硬膜外出血严重压迫脊髓（→）。注意腹侧和背侧水肿（→）

（右图）矢状位 DWI MR 显示大量后部硬膜外出血呈高信号（→），颈髓弥散信号相对正常（→）

（左图）矢状位平扫骨窗CT示C7前部楔形爆裂性骨折（➡），C6相对于C7前方半脱位，椎间隙前部增宽，椎板重叠（➡）

（右图）矢状位STIR MR示C7和T1骨折骨髓水肿（➡）伴广泛的椎前水肿，后部软组织和韧带水肿（➡），后部硬膜外血肿中度压迫脊髓（➡），无脊髓出血

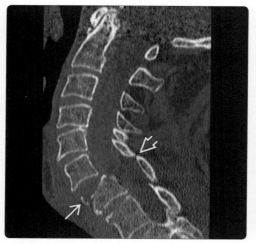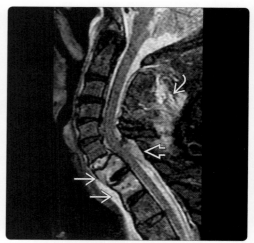

（左图）CT血管造影显示严重的过度屈曲损伤典型的CT和MR表现：C5-C6椎体半脱位伴C6前上角骨折（➡）和棘突间隙明显增宽，提示棘间韧带断裂（➡）

（右图）矢状位CT血管造影显示C5-C6关节面跳跃（➡），C6上关节突骨折（➡）。椎动脉管腔正常

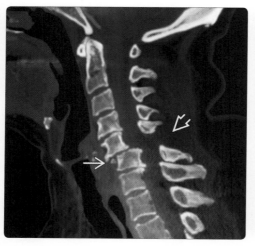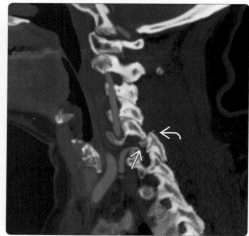

（左图）矢状位T2 TSE MR示C6和C7骨折致低信号骨皮质中断（➡），广泛的脊髓出血和水肿（➡）、创伤性椎间盘突出（➡）及广泛的后部软组织水肿（➡）

（右图）该患者轴位T2*GRE MR示广泛的脊髓出血，表现为中央低信号（➡），提示功能恢复不良

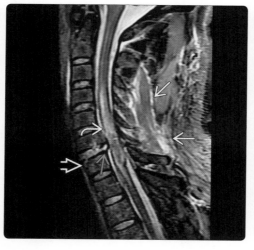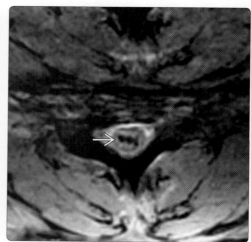

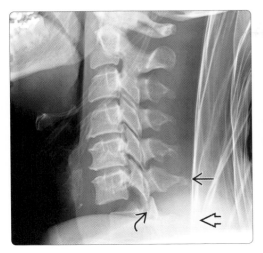

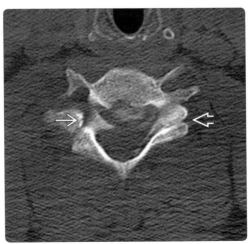

（左图）侧位片示 C6（➡）和 C7（➡）棘突间隙增宽，C6 的下关节面跳跃至 C7 的上关节面前方（➡）

（右图）严重屈曲损伤并伴有小关节半脱位患者的轴位骨窗 CT 示椎体和后部附件骨质粉碎（➡），伴有小关节移位（➡）

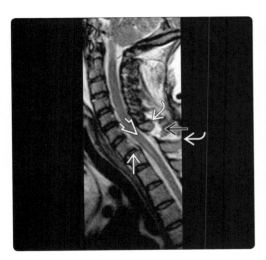

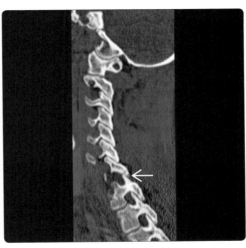

（左图）矢状位 T2WI MR 示 C7 相对 T1 前滑脱（➡），棘突呈扇形（➡），棘间韧带水肿（➡）和脊髓水肿（➡）

（右图）矢状位骨窗 CT 显示 C7 下关节突位于 T1 上关节突上（➡）

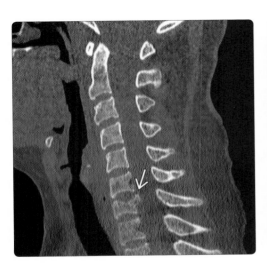

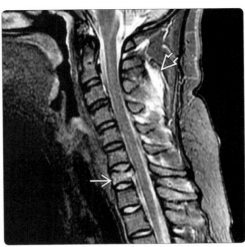

（左图）因屈曲和轴向负荷所致 C7 爆裂骨折患者矢状位骨窗 CT 显示椎体后上小骨折片后移（➡），后部附件间隙无增大表明韧带无断裂

（右图）矢状位 STIR MR 显示 C7 因爆裂性骨折而出现骨髓水肿（➡），伴有轻微的后移和腹侧硬膜囊轻度受压，脊髓信号正常，颈后部水肿（➡）与 C2 骨折（未显示）有关

第二篇 创伤

术语
- 颈椎过度伸展与压缩或过度伸展与牵拉 / 剪切有关的损伤

影像学
- 轴向压缩过伸伤
  - 单侧或双侧附件骨折
  - 严重时可见创伤性前滑脱；韧带断裂 ± 下椎体上终板压缩骨折
- 分离或剪切过伸伤
  - 即使是严重损伤，X 线表现可能很轻微
  - 前纵韧带断裂，椎间隙前部增宽
  - 无后滑脱的下椎体前缘微小移位骨折（延伸泪滴状）
- 最佳成像方法
  - 薄层螺旋 CT 矢状和冠状位重建
  - MR（尤其 STIR 序列）评估韧带和脊髓

鉴别诊断
- 屈曲泪滴骨折
- 铲土者骨折
- 挥鞭伤

病理
- 脊髓损伤
  - 尤其是脊髓中心压迫综合征
  - 先天性椎管狭窄加重潜在损伤

临床信息
- 颈部创伤后的疼痛、残疾 ± 神经根病、脊髓病

（左图）侧位片显示椎前软组织轻度肿胀（➡），还应注意到先前存在的颈椎病的轻度变化

（右图）矢状位 STIR MR 显示同一患者椎前水肿（➡）和前纵韧带断裂（➡）。C6-C7 椎间隙内的非生理性高信号反映了该水平的过度伸展 - 牵张损伤对椎间盘椎体复合体的破坏，椎体后软组织水肿（➡）

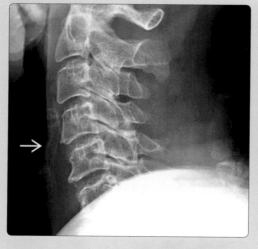
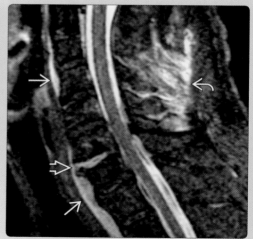

（左图）轴位 CT 平扫示双侧 C7 关节柱（➡）因过度伸展压缩损伤致轻度移位骨折

（右图）轴位 CT 平扫示由过度伸展压缩损伤导致的双侧椎板轻度移位骨折（➡）

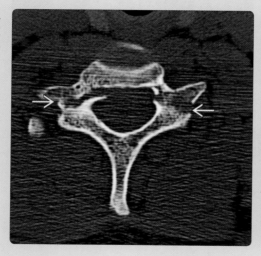
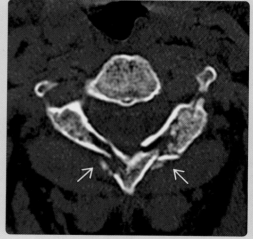

术语

定义

- 颈椎过度伸展与压缩或过度伸展与牵拉/剪切有关的损伤

影像学

一般表现

- 最佳诊断依据
  - 颈椎椎弓骨折
  - 椎间隙前部扩大，椎前软组织肿胀
- 定位
  - 常位于颈椎中下段
- 轴向压缩过伸伤
  - 单侧或双侧附件骨折
    - 椎板骨折（>1个相邻的水平可见）
    - 小关节或椎弓根骨折或压缩
  - 严重损伤时可见创伤性前滑脱；韧带断裂 ± 下椎体上终板压缩骨折
- 分离或剪切过伸伤
  - 即使是严重损伤，影像学表现可能不明显
  - 前纵韧带断裂，椎间隙前部增宽
  - 椎前水肿、出血
  - 相邻椎体后移位，后纵韧带断裂
  - 无后滑脱的下椎体前缘微小移位骨折（延伸泪滴状）
    - C2 水平常见延伸泪滴状骨折

MR 表现

- STIR
  - 椎前软组织水肿、出血
  - 前纵韧带断裂，椎间隙前部扩大，信号增高
  - 骨挫伤、骨折可引起骨髓水肿
  - 脊髓损伤可见髓内信号增高

成像建议

- 最佳成像方法
  - 薄层 CT（≤1 mm）矢状位和冠状位重建
- 成像建议
  - CT 评价骨折最优
  - MR（尤其 STIR）评估韧带和脊髓

鉴别诊断

屈曲泪滴

- 椎体前下"泪滴"样骨折，比"泪滴延伸"样骨折范围广
- 弯曲排列，后柱分离
  - 小关节半脱位/分离
  - 侧位片棘突间距增大
- 上相邻椎体后移，椎管狭窄

铲土者骨折

- 用力不当，项韧带骤然收缩，导致棘突撕脱骨折
- 椎板通常不受影响，侧位片上椎板线正常

挥鞭伤

- 主要为韧带损伤，神经损伤少见

病理学

一般表现

- 病因
  - 压缩过伸
    - 轴向负荷矢量作用于脊柱后部强制颈椎伸展
    - 对后柱结构（椎板、小关节）以及中柱后部造成原发性损伤
  - 牵引或剪切过伸
    - 背向力矢量强制伸展颈椎
    - 前柱及其后部中柱原发性损伤
      □ 前纵韧带断裂，椎间隙前部增宽
      □ 上相邻椎体后移
      □ 移位自发性复位，影像学可低估椎管损伤的程度
- 伴发异常
  - 脊髓损伤
    - 尤其是脊髓中心压迫综合征
    - 先天性椎管狭窄加重潜在损伤
  - 神经根病变
  - 椎动脉破裂、闭塞
  - 脊柱不稳
  - 闭合性颅脑损伤，复合损伤

临床信息

临床表现

- 常见症状/体征
  - 疼颈部创伤后的疼痛、残疾 ± 神经根病、脊髓病

转归与预后

- 依据神经损伤的程度而不同

治疗

- 固定，轴向牵引，手术融合
- 脊髓损伤者外科减压
- 脊髓水肿：高剂量类固醇极速（小于1天）

（巩武贤、王姗姗 译）

参考文献

1. Henninger B et al: Cervical disc and ligamentous injury in hyperextension trauma: MRI and intraoperative correlation. J Neuroimaging. 30(1):104-9, 2020
2. Thompson C et al: Hyperextension injury of the cervical spine with central cord syndrome. Eur Spine J. 24(1):195-202, 2015
3. Morishita Y et al: The pincers effect on cervical spinal cord in the development of traumatic cervical spinal cord injury without major fracture or dislocation. Spinal Cord. 51(4):331-3, 2013

第二篇 创伤

（左图）矢状位 CT 平扫（骨窗）示 MR 成像对进一步确定创伤患者细微或可疑 CT 异常的重要性。C6-C7 前部椎间隙轻度增宽（➡）和椎前软组织肿胀（➡）

（右图）矢状位 STIR MR 示 C6-C7 明显过伸损伤，ALL 中断（➡），椎间盘异常高信号，广泛的椎前水肿／出血（➡）

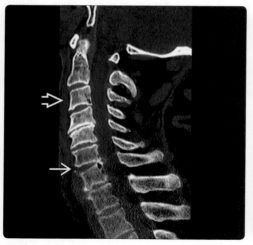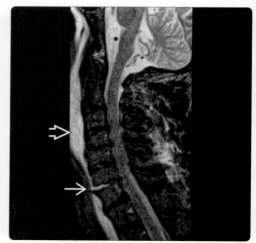

（左图）矢状位 CT 平扫（骨窗）示过度伸展损伤，C4-C5 椎间盘间隙扩大（➡），C4 椎板和棘突骨折（➡）

（右图）过伸损伤患者轴位 CT 平扫（骨窗）示 C4 椎板和棘突骨折（➡），C4 后体与椎弓根交界处垂直方向骨折（➡）

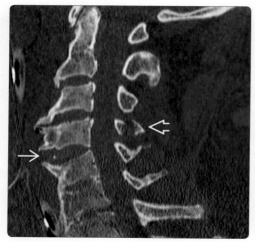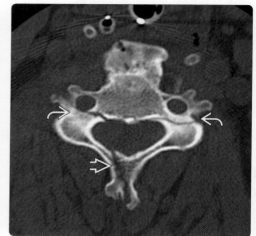

（左图）中立位侧位片示椎间隙正常。C5-C6 和 C6-C7 椎间隙过伸位片变得异常

（右图）过伸损伤患者过伸位侧位平片显示 C5-C6 和 C6-C7 前部椎间隙增宽（➡），符合 ALL 断裂

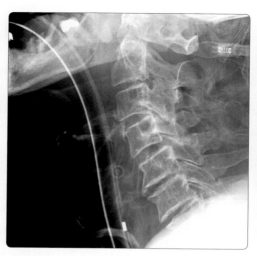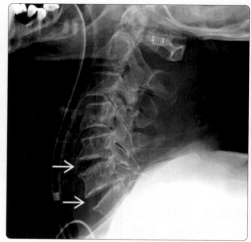

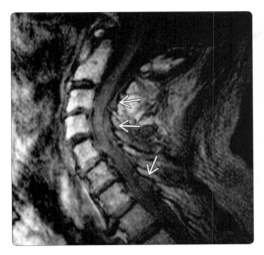

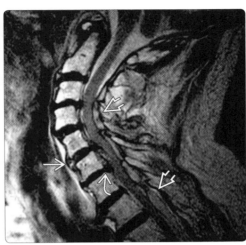

（左图）过伸损伤患者矢状位 T1WI MR 示异常中等信号的急性硬膜外出血（➡），位于 C3 下方的硬膜囊周围，脊髓弥漫性受压

（右图）过伸损伤矢状位 T2WI MR 示 C5-C6 水平 ALL 断裂呈异常高信号（➡），广泛的硬膜囊周围急性硬膜外出血（➡），弥散性颈椎关节强直（➡）

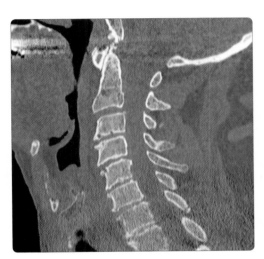

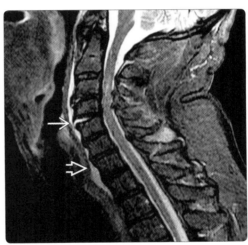

（左图）创伤患者意识障碍和颈部严重疼痛，矢状位 CT 平扫（骨窗）未见明显异常，提示该患者需要进行 MR 检查

（右图）该患者矢状位 STIR MR 示 C4-C5 水平 ALL 中断和椎间盘处的异常高信号（➡），注意椎前软组织水肿（➡）

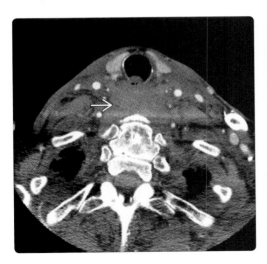

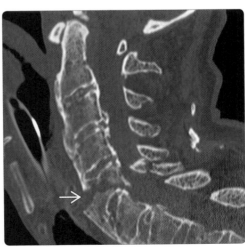

（左图）严重颈椎过伸损伤患者的轴位 CT 血管造影显示椎前大血肿（➡）

（右图）颈椎矢状位 CT 平扫（骨窗）显示该强直性脊柱炎患者的 C5 水平骨折脱位（➡）并累及棘突底部

术语
- 轴向负荷导致的颈椎粉碎性骨折

影像学
- 椎体高度降低
- 骨折面垂直方向
  - 延伸至终板和后部皮质
- 碎片离心移位
  - 椎管损伤
  - MR 脊髓损伤
- 通常为中或下颈椎

主要鉴别诊断
- 屈曲泪滴骨折
- 过伸泪滴骨折
- 良性压缩骨折
- 病理性压缩骨折

病理
- 颈部中立位轴向载荷
- 粉碎的骨折碎片离心移位
- 移位入椎管→脊髓损伤
  - 脊髓损伤常见

临床问题
- 不同的神经系统症状，从无症状至四肢轻瘫
- 治疗
  - 可保守治疗
    - 牵引、固定
  - 不稳定的损伤可能需要手术稳定
    - ± 如存在脊髓损伤，行椎管减压术

诊断思路
- 颈椎爆裂性骨折中常见脊髓损伤

（左图）矢状位重建 CT 骨窗示 C7 爆裂性骨折，椎体高度降低，骨碎片（➡）向后移位进入椎管

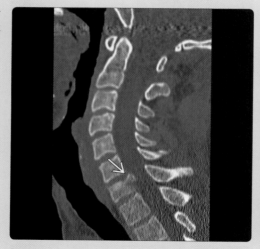

（右图）矢状位 STIR MR 示 C7 爆裂性骨折，骨折碎片（➡）向后移位进入椎管，压迫脊髓。脊髓中没有异常信号，可见少量腹侧硬膜外出血（➡）。背部软组织水肿（➡）

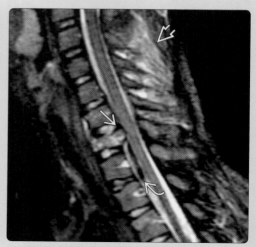

（左图）轴位 CT 窗示椎体碎片移位入椎管（➡），右椎弓根骨折（➡），为典型爆裂性骨折 CT 表现，导致椎体高度降低和骨碎片向后移位进入椎管

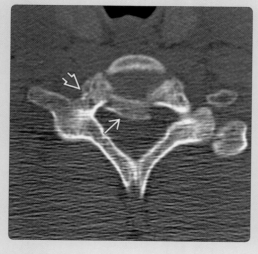

（右图）轴位 CT 平扫示前后向的爆裂骨折（➡），椎弓根间距增宽，椎弓多发骨折（➡）

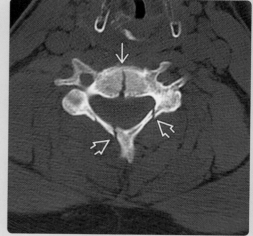

术语

定义

- 颈椎粉碎性骨折
- 垂直轴向负荷压缩骨折

影像学

一般表现

- 位置
  - 通常为中或下颈椎

X 线表现

- 平片
  - 椎体压缩畸形
  - 后皮质中断
    - 碎片移位到椎管内
  - 椎前软组织肿胀

CT 表现

- 骨 CT
  - 粉碎性椎体骨折，高度降低
    - 垂直向的骨折平面，延伸至终板和后部皮质
    - 碎片离心位移
    - ± 椎弓根间距增宽，椎弓骨折
- CTA
  - 如骨折延伸至横突孔，则筛查椎动脉破裂或闭塞

MR 表现

- T1WI
  - 椎体楔形变、皮质中断
  - 水肿导致骨髓呈低信号
  - 椎前软组织水肿
- T2WI
  - 移位的骨折碎片挤压硬膜囊，使其显示不清
  - 脊髓挫伤水肿呈高信号
- STIR
  - 对软组织和脊髓异常信号显示最佳
- T2* GRE
  - 对椎管或脊髓出血导致的磁敏感伪影最敏感
- MRA
  - 椎动脉血管损伤轮廓不规则（破裂）或闭塞

推荐成像方法

- 最佳成像方法
  - 多层螺旋 CT 平扫
- 成像建议
  - 薄层轴位 CT 重建
  - MR 评估脊髓损伤和出血，包括矢状 STIR 和轴位 T2* GRE

鉴别诊断

屈曲泪滴骨折（屈曲 – 压缩）

- 椎体前下部泪滴样骨折碎片，屈曲排列

- 后柱分离
  - 小关节半脱位 / 分离
  - 侧位片棘突张开

过伸泪滴骨折

- C2 前下缘三角形撕脱骨折片

良性压缩骨折

- 无终板到终板的粉碎或骨折片后移
- 颈椎骨质疏松型罕见；如存在则认为是病理性

病理性压缩骨折

- 松质骨和皮质骨破坏、软组织肿块
- 后皮质弓形突入硬膜外腔

病理学

一般表现

- 病因学
  - 颈部处于中立位时的轴向负荷增大
  - 粉碎骨折碎片离心移位
    - 移位进入椎管→脊髓损伤
  - 椎体侧面增大→椎弓骨折
    - 可为不稳定损伤
- 相关异常
  - 后移位常致脊髓损伤

大体病理和手术所见

- 椎体粉碎性骨折、血肿

临床信息

临床表现

- 最常见体征 / 症状
  - 不同的神经系统症状，从无症状到四肢轻瘫
- 临床概况
  - 高能量 / 高速轴向负荷创伤后严重颈部疼痛、残疾

治疗

- 不稳定的损伤需要手术固定，其他可保守治疗
- 牵引、固定
- ± 如存在脊髓损伤，可行椎管减压

诊断思路

思考

- 颈椎爆裂性骨折中常见脊髓损伤

（巩武贤、王姗姗 译）

参考文献

1. Lekic N et al: Why you should wear your seatbelt on an airplane: burst fracture of the atlas (jefferson fracture) due to in-flight turbulence. J Orthop. 17:78-82, 2020
2. Narayana Kurup JK et al: Catastrophic cervical spinal injury in an amateur college wrestler. BMJ Case Rep. 2017, 2017
3. Schleicher P et al: [Subaxial cervical spine injuries: treatment recommendations of the German orthopedic and trauma society.] Z Orthop Unfall. 155(5):556-66, 2017
4. Munera F et al: Imaging evaluation of adult spinal injuries: emphasis on multidetector CT in cervical spine trauma. Radiology. 263(3):645-60, 2012

（左图）轴位骨窗 CT 示 C5 爆裂损伤复杂骨折，前后向椎体骨折（➡）伴右椎弓根（➡）和椎板骨折移位（➡）

（右图）矢状位 STIR MR 示压缩性骨折造成骨髓水肿（➡），无对线不良。脊髓挫伤（➡），后部韧带和肌肉损伤（➡）

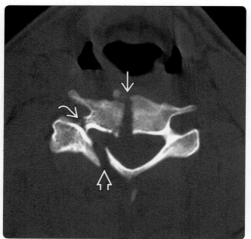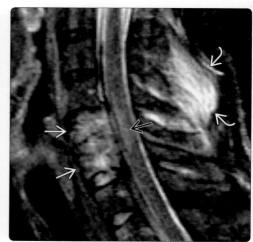

（左图）一名头朝下跳入浅水游泳池的患者的矢状位 CT 骨窗示 C6 爆裂骨折（➡），椎体高度减低，后部移位至椎管内，后部附件细小骨折（➡）

（右图）同一患者轴位 CT 骨窗示矢状（➡）和冠状（➡）方向的骨折平面，附件骨折轻微移位（➡）和小关节跳跃

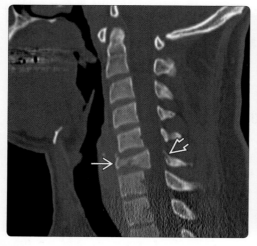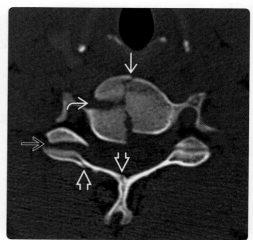

（左图）轴位 CT 平扫（骨窗）示典型颈椎椎体爆裂骨折（➡），包括横向和矢状骨折，损伤中旋转部分致右侧小关节和椎板骨折（➡）

（右图）矢状位 STIR MR 示 C4 压缩骨折（➡），损伤中屈曲部分导致的轻微 C3-C4 畸形和后部韧带水肿（➡）。脊髓广泛挫伤（➡）

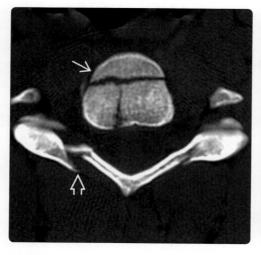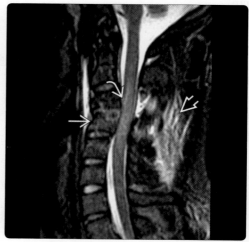

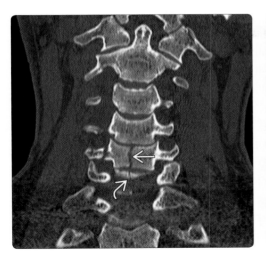 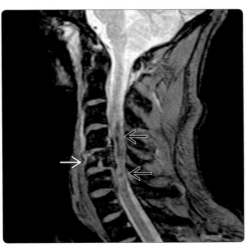

（左图）C5 爆裂骨折患者冠状位 CT 重建示 C5 椎体垂直骨折（➡），C6 椎体上部骨折（➡）

（右图）矢状位 T2* GRE MR 显示该 C5 爆裂骨折（➡）患者的颈髓内广泛水肿和低信号出血（➡）。C5 椎体后部中度向后突入椎管

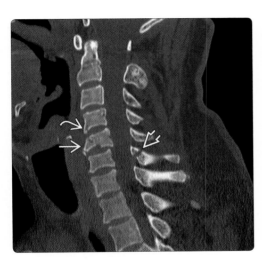 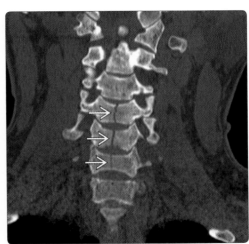

（左图）矢状位 CT 平扫（骨窗）示 C5 爆裂骨折（➡）伴轻度高度下降，以及 C4 继发性轻度爆裂骨折（➡）和 C6 后部附件骨折并移位（➡）

（右图）冠状位 CT 平扫（骨窗）示 C4、C5 和 C6 爆裂性骨折，主要为矢状骨折平面（➡）穿过受累椎体

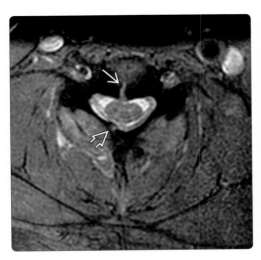 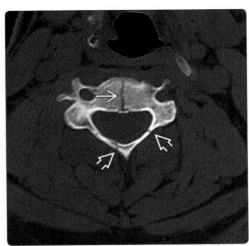

（左图）颈椎爆裂骨折患者的轴位 GRE MR 显示前后向骨折线（➡）通过后部皮质。右椎板骨折（➡）

（右图）轴向压缩损伤和颈椎爆裂骨折外伤患者轴位 CT 平扫（骨窗）示前后向骨折（➡）。左右椎板均骨折（➡）

颈椎过伸 − 旋转损伤

要 点

术语
- 颈椎过伸损伤
  - 偏心力作用造成的颈椎旋转和不对称损伤

影像学
- 后柱的不对称过伸损伤
- C2 以下
  - 最常见位置 =C6 和 C7
- 关节面骨折
  - 与神经根病有关
- 关节柱骨折
- 椎弓根和同侧椎板同时骨折 = 颈椎关节柱创伤性游离
- 可见到损伤水平的旋转畸形
- 最佳成像方法
  - 薄层螺旋 CT（≤1 mm）
  - 矢状面和冠状面重建
- MR（尤其是 STIR）评估韧带和脊髓
- 平片应包括斜位片，评估小关节对位、关节柱

鉴别诊断
- 颈椎过屈损伤
- 颈椎过屈 - 旋转损伤
- 颈椎侧屈损伤

病理
- 旋转不稳定
- 神经根病

临床信息
- 手术融合可恢复旋转稳定

诊断思路
- 患者可存在旋转不稳定
- 脊髓损伤不常见

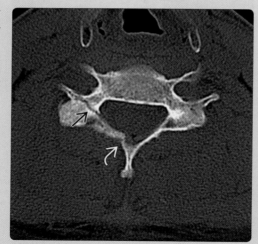
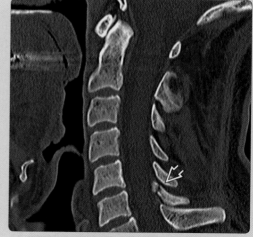

（左图）轴位 NECT 示右侧 C6 关节柱的单侧骨折（⇨）延伸到椎板（➜）

（右图）同一患者的矢状位重建 CT 显示关节柱骨折延伸至同侧椎板（➻）

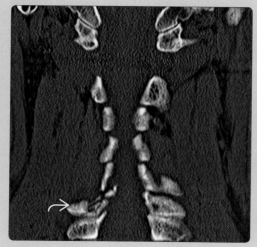
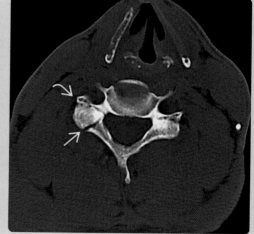

（左图）过伸旋转损伤的冠状位重建 CT 显示右侧 C7 关节柱单侧粉碎性轻度移位骨折（➲）

（右图）轴位 NECT（骨窗）显示右侧 C6 关节柱（➲）和椎板骨折（➜），导致关节柱创伤性游离

术语

定义
- 颈椎过伸损伤伴偏心力引起的旋转和不对称损伤

影像学

一般表现
- 最佳诊断依据：脊柱后柱不对称性、过度伸展性损伤
- 部位：C2 以下；最常见于 C6 和 C7
- 小关节面骨折
  - 单纯骨折或压缩性 / 粉碎性骨折
  - 上关节面骨折常与神经根病有关
- 关节柱骨折
  - 单纯骨折或压缩性 / 粉碎性骨折
  - 可累及椎板
- 椎弓根和椎板同时骨折——颈椎关节柱创伤性游离
  - 不稳定性骨折
- 可见损伤水平的旋转畸形

MR 表现
- T1WI
  - 可见颈椎排列不规整，但显示骨折不敏感
- STIR
  - 软组织水肿
  - 骨挫伤和骨折导致骨髓水肿

成像方法推荐
- 最佳成像方法
  - 薄层（≤1 mm）螺旋 CT 矢状位和冠状位重建

成像建议
  - 平片应包括斜位，评估小关节对位、关节柱
  - CT 评估骨折最优
  - MR（特别是 STIR）评估韧带、脊髓

鉴别诊断

颈部过度屈曲损伤
- 脊柱后柱损伤，通常呈对称性
- 脊髓损伤更常见
- 无排列紊乱

颈部过度屈曲 – 旋转损伤
- 分离性损伤而不是负重性损伤，小关节半脱位、高位或跳跃
- 旋转性序列不齐更明显

颈部侧屈损伤
- 存在椎体骨折

病理

一般表现
- 病因学
  - 颈椎被迫过伸
  - 偏心性外力作用导致小关节、关节柱及椎板非对称性

- 负荷或剪切损伤
  - 小关节及关节柱骨折、粉碎、挤压伤
  - 椎板骨折
  - 更严重损伤时可出现旋转性滑脱
- 相关异常
  - 旋转不稳定
  - 神经根病

临床信息

临床表现
- 常见症状 / 体征
  - 颈部外伤后疼痛、活动受限
  - 神经根病
  - 脊髓损伤不常见

转归与预后
- 与神经损伤程度有关
- 可加速退行性变

治疗
- 治疗方式选择、风险、并发症
  - 制动，轴向牵引
    - 保守治疗失败率为 0%~50%
  - 手术融合 ± 椎管减压

诊断思路

思考
- 患者可出现旋转不稳定
- 脊髓损伤不常见

（巩武贤、王姗姗 译）

参考文献

1. Ho AL et al: Predictors of cervical vertebral and carotid artery dissection during blunt trauma: experience from a level 1 trauma center. World Neurosurg. ePub, 2020
2. Halfpap JP et al: Cervical spine fracture with vertebral artery dissection. J Orthop Sports Phys Ther. 46(10):929, 2016
3. Nadeau M et al: A biomechanical assessment of soft-tissue damage in the cervical spine following a unilateral facet injury. J Bone Joint Surg Am. 94(21):e156, 2012
4. Rasoulinejad P et al: The importance of the posterior osteoligamentous complex to subaxial cervical spine stability in relation to a unilateral facet injury. Spine J. 12(7):590-5, 2012
5. Tchako A et al: A cervical spine model to predict injury scenarios and clinical instability. Sports Biomech. 8(1):78-95, 2009
6. Rao SK et al: Spectrum of imaging findings in hyperextension injuries of the neck. Radiographics. 25(5):1239-54, 2005
7. Lifeso RM et al: Anterior fusion for rotationally unstable cervical spine fractures. Spine. 25(16):2028-34, 2000
8. Klein GR et al: Efficacy of magnetic resonance imaging in the evaluation of posterior cervical spine fractures. Spine. 24(8):771-4, 1999
9. Makan P: Neurologic compromise after an isolated laminar fracture of the cervical spine. Spine. 24(11):1144-6, 1999
10. London PS: Extension injuries of the neck. Injury. 18(4):223, 1987
11. Allen BL Jr et al: A mechanistic classification of closed, indirect fractures and dislocations of the lower cervical spine. Spine (Phila Pa 1976). 7(1):1-27, 1982
12. Woodring JH et al: Fractures of the articular processes of the cervical spine. AJR Am J Roentgenol. 139(2):341-4, 1982
13. Dolan KD: Cervical spine injuries below the axis. Radiol Clin North Am. 15(2):247-59, 1977
14. Nieminen R: Fractures of the articular processes of the lower cervical spine. An analysis of 28 cases treated conservatively. Ann Chir Gynaecol Fenn. 63(3):204-11, 1974

第
二
篇
创
伤

术语

- 侧向力作用于头或上颈部造成的颈椎侧屈损伤

影像学

- 中、下颈椎更常见
  - 横突或钩突骨折
  - 钩突骨折
  - 椎体一侧压缩骨折
  - 关节柱和／或关节突粉碎性骨折
  - 正面观可见受撞击侧韧带损伤，局部成角
- 最佳成像方法
  - 薄层（≤1 mm）螺旋 CT 矢状位和冠状位重建

鉴别诊断

- 颈部过伸旋转损伤
- 颈部过屈旋转损伤

病理学

- 相关损伤
  - C0-C2 非对称性骨折
  - 枕髁
  - C2 上关节突
  - 臂丛或脊髓损伤

临床信息

- 椎体单侧轻度压缩考虑为稳定性损伤

（左图）前面观示意图示左侧 C3-C4 和 C4-C5 小关节囊韧带由于侧屈损伤导致断裂（➡）

（右图）矢状位骨 CT 显示小关节（➡）和椎弓根（➥）严重粉碎性骨折。这些单侧非移位骨折的愈合在生理负荷下是不可预测的，可保守治疗或手术融合治疗

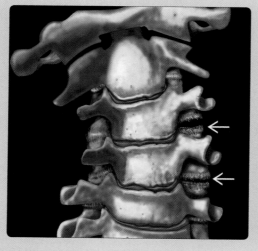
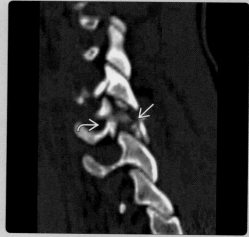

（左图）冠状位 CT 重建显示左侧 C7 关节突粉碎性骨折（➥），病因是与头部和颈部的强迫侧屈相关的压缩

（右图）侧屈损伤患者的轴位 NECT 显示 C7 右侧横突无移位骨折（➡）

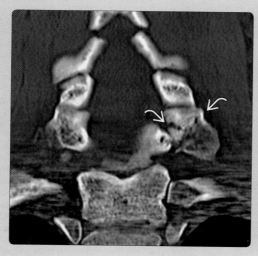
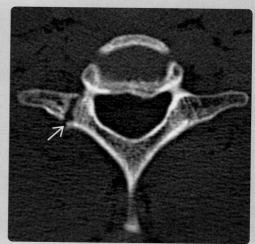

术语

定义

- 侧向力作用于头部或上颈部造成的颈椎侧屈损伤
  - 此类别损伤中包含的骨折类型差异很大，具体取决于所使用的特定分类系统（机制与形态）

影像学

一般表现

- 最佳诊断依据
  - 椎体侧面和/或小关节压缩骨折
- 中到下颈椎
  - 横突或钩突骨折
  - 椎体侧面压缩骨折
    - 椎体侧面楔形变
    - 可见前后向椎体骨折
    - 颈椎局部侧向成角畸形
  - 关节柱和/或关节突粉碎性骨折
    - 平片可能难以显示
    - 同侧椎弓骨折
  - 撞击侧韧带损伤，正面观局部成角
    - 小关节分离

MR 表现

- T1WI
  - 骨髓水肿呈低信号
    - ± 椎体侧面楔状变形，冠状位片上显示最佳
- STIR
  - 骨折导致骨髓水肿
    - 椎体侧面
    - 关节突
  - 椎旁软组织水肿
  - 韧带受损表现为受损侧高信号

成像方法推荐

- 最佳成像方法
  - 薄层（≤1 mm）螺旋 CT 矢状位和冠状位重建
- 成像建议
  - X 线平片需包括正位及斜位片，侧位片易漏诊

鉴别诊断

颈部过伸旋转损伤

- 非对称性后柱损伤
  - 未见关节突高度变化
- 椎体侧面无楔形变

颈部过屈旋转损伤

- 非对称性后柱损伤
  - 小关节分离，半脱位，骨折
  - 关节突骨折，椎弓骨折
- 椎体侧面无楔形变

病理学

一般表现

- 病因学
  - 外力致颈椎向一侧弯曲
  - 椎体侧面、关节突、对侧横突压缩性损伤
  - 伤势较重者，可见到同侧牵张性韧带损伤
- 相关异常
  - C0-C2 非对称性骨折
    - 枕髁
    - C1 侧块
    - C2 上关节突
  - 臂丛或脊髓损伤
  - 其他水平颈椎骨折

分级、分期及分类

- Allen 机械学分类（1982）
  - 侧屈是主要的压缩性损伤模式，导致一侧椎弓骨折，对侧轻微的牵张性损伤
  - 更严重的损伤导致椎体移位
- Harris 分类（1986 年）：钩突断裂
- 下颈椎损伤分类系统（SLIC）（2007）
  - 旋转/平移损伤 4 分

临床信息

临床表现

- 常见症状/体征：颈部外伤所致疼痛、活动障碍
- 其他症状
  - 臂丛神经损伤
  - 神经根病

转归与预后

- 根据神经损伤程度多变

治疗

- 治疗方案、风险、并发症
  - 椎体单侧轻度压缩考虑为稳定性损伤
  - 更广泛的畸形、关节柱/椎弓受累、显著的神经损伤，可能需要手术融合

（巩武贤、王姗姗 译）

参考文献

1. Quarrington RD et al: The effect of axial compression and distraction on cervical facet mechanics during anterior shear, flexion, axial rotation, and lateral bending motions. J Biomech. 83:205-13, 2019
2. Caravaggi P et al: Kinematics of the cervical spine after unilateral facet fracture: an in vitro cadaver study. Spine (Phila Pa 1976). 42(18):E1042-9, 2017
3. Aarabi B et al: Comparative effectiveness of surgical versus nonoperative management of unilateral, nondisplaced, subaxial cervical spine facet fractures without evidence of spinal cord injury: clinical article. J Neurosurg Spine. 20(3):270-7, 2014
4. Aarabi B et al: Subaxial cervical spine injury classification systems. Neurosurgery. 72 Suppl 2:170-86, 2013
5. Vaccaro AR et al: The subaxial cervical spine injury classification system: a novel approach to recognize the importance of morphology, neurology, and integrity of the disco-ligamentous complex. Spine (Phila Pa 1976). 32(21):2365-74, 2007

颈椎后柱损伤°

要 点

术语

- 脊柱后柱是指颈椎后纵韧带背侧的结构

影像学

- 椎体上下关节面、椎体及椎弓根和 / 或椎板的骨折
- 棘间韧带、黄韧带和 / 或小关节关节囊韧带断裂
- 颈椎后柱损伤机制
  - 过伸伴轴向压缩
  - 过屈伴轴向压缩
  - 过屈并分离
  - 横向弯曲损伤
  - 骨折脱位，伴有旋转的过伸或过屈损伤
- 影像成像方法
  - 骨评估推荐用 CT
  - 韧带结构评估推荐用 MR

病理学

- 下颈椎损伤分级表
  - 下述三个项目的分值总和作为总分值
    - 形态：压缩 1，爆裂 2，分离 3，平移旋转 4
    - 间盘韧带复合体：完整 0，不确定 1，断裂 2
    - 脊髓神经情况：正常 0，神经根损伤 1，脊髓神经完全损伤 2，脊髓神经不完全损伤 3
- 评分 ≥ 5 分，建议手术治疗

临床信息

- 治疗方案的制订依赖于损伤机制和潜在的不稳定性

诊断要点

- 与颈椎前柱及中柱相关的损伤需要确定损伤的机制

（左图）一位滑雪者 24h 前撞树后颈痛，颈椎侧位片显示：C6-7 椎体局部后突和明显前滑脱；可见关节突的滑脱（➡）和卡顿

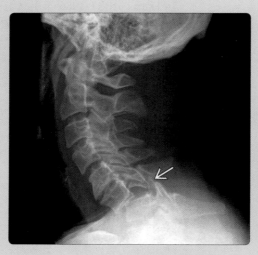

（右图）同一患者轴位 CT 骨窗中证实双侧关节突滑脱和卡顿（➡）；这种滑脱的关节突也被称为"反汉堡包征"

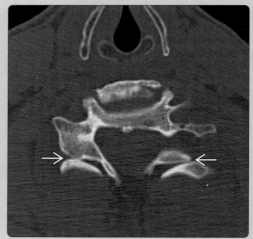

（左图）CT 轴位骨窗图像显示典型的单侧关节突的滑脱（➡），继发于颈椎的过屈旋转损伤。关节突关节脱位的出现被称为"关节裸露征""汉堡包征"和"反汉堡包征"

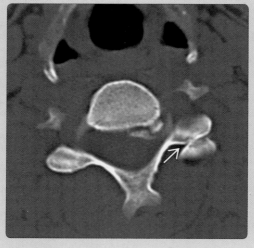

（右图）老年外伤患者过伸伴旋转损伤后 CT 轴位骨窗显示 C7 椎弓根（➡）及 C7 椎板（➡）骨折

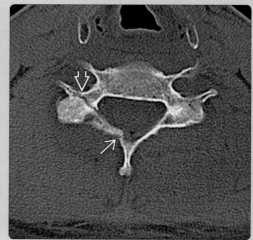

术语

定义

- 脊柱后柱是指颈椎后纵韧带背侧的结构
  - 上下关节面、椎弓根、椎板和棘突
  - 关节囊
  - 黄韧带
  - 棘间韧带和棘上韧带

影像

一般征象

- 后柱损伤是颈椎多种损伤机制的组成部分
- 后柱压缩损伤
  - 过伸伴轴向压缩
    - 椎板骨折
    - 关节面、椎弓根压缩骨折
  - 过屈伴轴向压缩
    - 棘间韧带断裂：棘间距离变宽
    - 关节突关节分离
  - 侧弯损伤
    - 椎弓根和 / 或关节突沿屈曲方向的粉碎骨折
- 后柱牵拉损伤
  - 屈曲过度与牵张
    - 棘间韧带断裂：棘间距离变宽
    - 分离（＞2 mm），半脱位（关节脱位 ＜50%），高于或脱离小关节
  - 侧屈损伤
    - 屈曲相反方向的关节面分离
- 后柱剪切破坏
  - 骨折脱位，旋转力量造成过屈过伸损伤
    - 关节面水平的骨折或骨折脱位
    - 侧块、椎弓根、椎板骨折

MR 表现

- T2WI 和 STIR
  - 软组织结构破坏呈 T2WI 高信号
    - 棘间韧带
      - □ 脊柱韧带复合体最弱部分
      - □ 仅棘间韧带内信号异常，仍可能为稳定骨折
    - 黄韧带
    - 关节囊
      - □ 脊柱韧带复合体最强部分
      - □ 损伤后提示为不稳定骨折
  - 后柱骨折造成相应水平骨髓内 T2WI 异常高信号

成像方法推荐

- 最佳成像方法
  - 薄层螺旋 CT 评估骨质结构
    - 冠状位、矢状位重建图像来评价骨折
  - 磁共振评估韧带结构

病理学

分期、分级和分类

- 下颈椎损伤分级表
  - 下述三个项目的分值总和作为总分值
    - 评分 ≥ 5 分，建议手术治疗
  - 内容
    - 形态：压缩 1，爆裂 2，分离 3，平移旋转 4
    - 间盘韧带复合体：完整 0，不确定 1，断裂 2
    - 脊髓神经情况：正常 0，神经根损伤 1，脊髓部位完全损伤 2，脊髓部位不完全损伤 3

临床信息

临床表现

- 最常见症状
  - 疼痛，颈椎创伤后的残疾
  - 神经根病

转归与预后

- 取决于神经损伤的程度
- 退行性改变加速
- 脊柱不稳

治疗

- 治疗方案、风险、并发症
  - 治疗方案取决于确定损伤机制和潜在的不稳定性
  - 治疗形式包括
    - 固定
    - 牵引
    - 外科融合术 / 器械

诊断思路

图像解读要点

- 与颈椎前柱及中柱相关的损伤需要确定损伤的机制
- 损伤机制的特点一定程度上能改变患者管理
  - 高能外伤可能导致不能明确归因于单一机制的损伤

（于金玉、王海燕 译）

参考文献

1. Yang JS et al: Can posterior ligament structure be functionally healed after anterior reduction and fusion surgery in patients with traumatic subaxial cervical fracture-dislocations? World Neurosurg. 134:e243-8, 2020
2. Yokota K et al: Progression of local kyphosis after conservative treatment for compressive cervical spine fracture with spinal cord injury. J Orthop Surg Res. 14(1):98, 2019
3. Aarabi B et al: Subaxial cervical spine injury classification systems. Neurosurgery. 72 Suppl 2:170-86, 2013
4. Dvorak MF et al: The surgical approach to subaxial cervical spine injuries: an evidence-based algorithm based on the SLIC classification system. Spine (Phila Pa 1976). 32(23):2620-9, 2007
5. Vaccaro AR et al: The subaxial cervical spine injury classification system: a novel approach to recognize the importance of morphology, neurology, and integrity of the disco-ligamentous complex. Spine (Phila Pa 1976). 32(21):2365-74, 2007

定义
- 创伤性纤维环破裂并髓核突出

影像学
- 位置：颈椎 > 胸椎 >> 腰椎
- X 线检查对椎间盘病变不敏感
  - 不伴有影像学异常的脊髓损伤（SCIWORA）
- 与脊柱骨折、小关节半脱位等相关
- MR 可用来评价椎间盘、椎管内软组织
  - 椎间盘剥脱、前方脑脊液环绕征 ± 脊髓或神经根压迫
  - ± 脊髓受压水肿

主要鉴别诊断
- 非创伤性椎间盘突出

- 硬膜外脓肿、蜂窝织炎
- 硬膜外肿瘤

临床信息
- 脊髓前索综合征与外伤性椎间盘突出密切相关
- 马尾神经综合征伴腰椎间盘突出：2 度腰骶神经根压迫造成疼痛、失禁
- 5%~54% 椎间盘突出伴有颈椎外伤
- 椎间盘突出压迫脊髓是非椎间盘切除、颈椎小关节脱位复位术后并发症

诊断思路
- 颈椎小关节脱位复位前先行 MR 检查
- 在尝试闭合复位前建议行 MR 检查以排除椎间盘突出或血肿所引起的脊髓前受压

（左图）T2WI 矢状位显示过屈 - 压缩性外伤，C6-7 为中心后凸，后纵韧带损伤（➡），椎间隙前部变窄，椎间盘向后突出（➡）并椎管狭窄。可见棘突倾斜、少量背侧硬膜外血肿（➡）

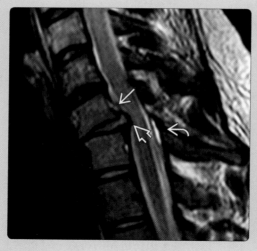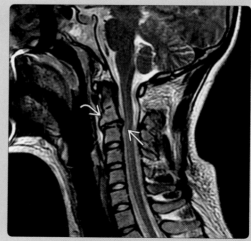

（右图）T2WI 矢状位显示 C2 椎体屈曲位泪滴状骨折（➡），C2-3 脊柱后凸加重，可见创伤性椎间盘突出（➡）并 C2-3 水平硬膜囊受压变窄

（左图）T1WI 显示 C5-6 前屈损伤并半脱位，椎体前出血（➡），椎间盘突出挤压腹侧脊髓（➡）

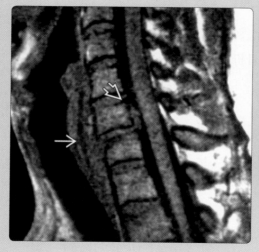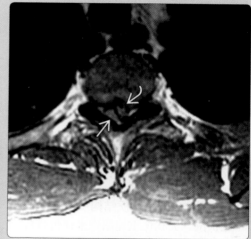

（右图）T1WI 轴位显示创伤性胸椎间盘突出（➡）并椎管狭窄和脊髓受压（➡）

要点

定义

- 创伤性纤维环破裂伴髓核突出

影像学

一般表现

- 最佳诊断征象
  - MR 和 CT 成像中有椎间盘突出的影像学依据并有脊柱外伤史
- 部位
  - 颈椎 > 胸椎 ≫ 腰椎
  - 关节突脱位水平或邻近水平
- 大小
  - 多样
- 形态学特点
  - 与退行性椎间盘突出表现相同

X 线表现

- 平片
  - 对椎间盘病变不敏感
    - 不伴有影像学异常的脊髓损伤（SCIWORA）
  - 可见椎间隙变窄
  - 可见其他脊柱损伤表现
    - 脊柱后凸、创伤性脊柱前移、小关节脱位
    - 骨折、压缩变形

CT 表现

- NECT
  - 硬膜囊前或前外侧软组织密度
    - 很难与硬膜外血肿鉴别
  - ± 椎间隙变窄
  - 脊柱骨折、小关节脱位
- CT 脊髓成像
  - 脊髓腹侧硬膜囊外肿块压迫硬膜囊前方 ± 脊髓或神经根受压

MR 表现

- T2WI
  - 椎间盘剥脱、前方脑脊液环绕 ± 脊髓或神经根压迫
  - ± 脊髓受压水肿
  - ± 后纵韧带（PLL）损伤

成像方法推荐

- 最佳检查方法
  - MR 是评价椎间盘、椎管内软组织的有效手段

鉴别诊断

非创伤性椎间盘突出

- 影像学表现与外伤性椎间盘突出相似，但缺少脊柱外伤的征象

硬膜外脓肿、蜂窝织炎

- 通常与椎间盘炎有关，并可见矫正器影

- 病变范围 >1 个椎体，可以进展

硬膜外肿瘤

- 椎体转移瘤向硬膜外压迫，侵袭性血管瘤，淋巴瘤

病理学

一般征象

- 病因学
  - 椎体负荷时纤维环把髓核包于椎间隙内
  - 外伤致纤维环损伤后，突出的髓核向后突出压迫脊髓和神经根
- 相关异常
  - 脊髓损伤，尤其是脊髓前索综合征
  - 椎小关节脱位，后纵韧带撕裂

临床信息

征象

- 最常见症状
  - 疼痛，颈椎外伤后功能障碍 ± 神经根病，脊髓病
  - 脊髓前索综合征与创伤性椎间盘突出密切相关
    - 痛觉、温度觉消失，触觉和震动觉正常
  - 马尾神经综合征：腰骶神经根压迫造成疼痛、2 度失禁

人口统计学

- 流行病学
  - 5%～54% 的椎间盘突出由颈椎外伤所致

转归与预后

- 随着神经损伤的程度而不同

治疗

- 文献报道外伤性椎间盘突出压迫脊髓是非椎间盘切除、颈椎小关节脱位复位术后并发症。
- 虽有争议，复位前 MR 检查排除前路挤压。
  - 在尝试闭合复位前行 MR 检查以排除椎间盘突出或血肿引起的脊髓前受压

诊断思路

思考点

- 颈椎小关节脱位复位前先行 MR 检查

（于金玉、王海燕 译）

参考文献

1. Kim JH et al: Traumatic lumbar disc herniation mimicking epidural hematoma: a case report and literature review. Medicine (Baltimore). 98(18):e15438, 2019
2. Sane JC et al: Early presentation of traumatic cervical disc herniation with neurologic deficit and without an adjacent bone lesion. Int Orthop. 43(4):785-90, 2019
3. Dahdaleh NS et al: An algorithm for the management of posttraumatic cervical spondyloptosis. J Clin Neurosci. 20(7):951-7, 2013
4. Kasimatis GB et al: The adult spinal cord injury without radiographic abnormalities syndrome: magnetic resonance imaging and clinical findings in adults with spinal cord injuries having normal radiographs and computed tomography studies. J Trauma. 65(1):86-93, 2008
5. Hadley MN: Initial closed reduction of cervical spine fracture-dislocation injuries. Neurosurgery. 50(3 Suppl):S44-50, 2002

术语

- 由于轴向压力导致的椎体骨折，范围包括椎体前、中柱 ± 后柱

影像学

- 常发生在胸腰椎交界处
- 椎体高度压缩
- 骨折累及椎体后骨皮质
  - ± 椎体后骨皮质后移
  - ± 垂直方向后部骨折
  - ± 前后位放射片上椎弓根间距增宽
- 轴位 T2WI MR 是观察脊髓挫伤的最佳方法

主要鉴别诊断

- 压缩性骨折
- Chance 骨折
- 肿瘤所致病理性骨折

- 骨折脱位

病理

- 最常见病因是高处跌落伤
- 伴有其他脊柱骨折、骨盆和下肢骨折

临床信息

- 外伤性背痛，± 下肢神经功能障碍
- 骨折片随时间推移在椎管内重塑
  - 损伤后 1 年内，椎管狭窄程度明显降低

诊断思路

- 椎体后部骨折的位置有助于区分 Chance 骨折和爆裂性骨折
  - 爆裂骨折：垂直方向椎体后部骨折反应轴向负荷力
  - Chance 骨折：水平方向椎体后部骨折反映分散牵张力

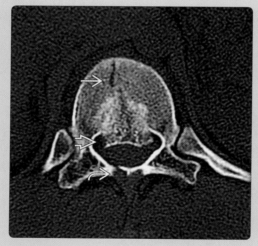
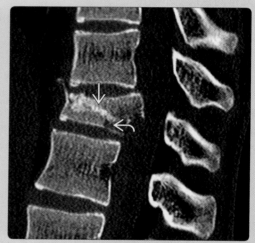

（左图）轴位 CT 骨窗显示椎体上矢状方向骨折线（➡）。轴向承载力一直延续到右侧椎板（➡）。椎体后缘皮质明显后移（➡）

（右图）在同一患者矢状位 CT 骨窗可见一致密线（➡），提示骨小梁嵌插。还可见一冠状方向骨折线（➡）延伸至椎体皮质

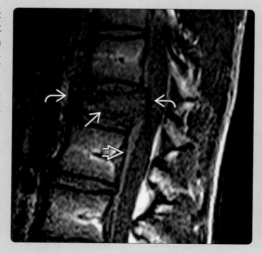
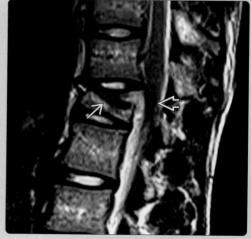

（左图）同一个患者的矢状位 T1WI MR 显示椎体变形（➡）和硬膜外血肿（➡）。然而，因周围的红骨髓，骨折线难以显示

（右图）在矢状位 T2WI MR 中显示了骨髓血肿附近的低信号骨折线（➡）。脊髓圆锥尖端（➡）向后移位

术语

定义

- 由于轴向压力导致的椎体骨折，范围包括椎体前、中柱 ± 后柱
- 前柱：前纵韧带（ALL）、椎体前 1/2、前纤维环
- 中柱：后纵韧带（PLL）、椎体后 1/2、后纤维环
- 后柱：椎弓、小关节囊韧带、黄韧带、棘间和棘上韧带

影像学

一般征象

- 位置
  - 常发生在胸腰椎交界处
  - 60% 的胸腰段脊柱损伤发生 T11 和 L1 之间
    - 该区域称为过渡区
  - 胸椎与肋骨 / 胸骨相对稳定
- 形态
  - 椎体变扁
  - 骨折延伸到椎体后骨皮质
    - ± 椎体后骨皮质后移

X 线表现

- 前后位、侧位片显示椎体压缩
  - 椎体前部压缩通常比后部重
- 骨折累及椎体后骨质
  - 避免把中央血管的压迹误认为后皮质的骨折线
- 椎体后骨质可能发生移位
  - 通常累及椎体上部
- 可能发生椎弓骨折
  - 垂直方向
  - 前后位平片显示椎弓根间距离扩大
    - 发生于更严重的爆裂骨折
    - 椎弓根轴向压力的骨折会向侧方移位
    - 通常椎弓根间距离在尾部的方向增大
  - 例如，T12 椎间距离 <L1 椎间距离 <L2 椎间距离
  - 更严重的损伤中可见椎板的骨折

CT 表现

- 骨折累及椎体后骨皮质
  - 常有矢状位的骨折线
  - 常伴严重粉碎性骨折
- ± 椎管内骨折碎片后移
  - 应该报告椎管狭窄百分数
- ± 垂直方向椎体后部骨折
- ± 椎弓根间距离扩大
- 多发外伤的患者可用常规 CT 腹部扫描进行诊断

MR 表现

- 骨折线可能难以显示
  - 在所有序列中均为低信号
- 骨折线周围带样骨髓水肿

- T1WI 呈低信号
  - 可能受红骨髓信号干扰
- T2WI、STIR 为高信号
- T2WI 上可见椎体后部骨皮质后移
  - 轴位 T2WI 可以评估神经受压情况
- 脊髓挫伤在轴位 T2WI 显示最佳
  - 神经内有高信号
  - 矢状位图像有可能出现相似伪影

影像成像方法

- 最佳成像方法
  - CT 制订手术计划
  - MR 评价脊髓损伤 / 硬膜外血肿
- 推荐扫描方案
  - 冠状、矢状位重建必不可少

鉴别诊断

压缩性骨折

- 椎体后部骨皮质完整
- 无椎体后部骨折
- 骨密度正常患者的椎体高度压缩 <40%～50%

Chance 骨折

- 椎体前缘压缩
- 椎体后部水平裂缝
- 小关节 + 棘突分离
- 椎体后部骨皮质后移可能发生（"爆裂 -Chance 骨折"）

肿瘤所致病理性骨折

- 更常见于压缩性骨折，有时可为爆裂性骨折
- 肿瘤可被骨折和血肿掩盖
- MR 常显示圆形异常信号灶
  - 可与外伤性带状骨折相鉴别
- CT 可显示骨小梁、骨皮质破坏
  - 对鉴别其他部位的肿瘤也有帮助

骨折脱位

- 由于剪切损伤或分离
- 椎体滑脱
- STIP MR 可显示 ALL、PLL 损伤

病理学

一般表现

- 病因
  - 最常见病因是高空坠落
  - 不完全性骨折：轻微伤
- 相关异常
  - 硬脊膜撕裂
  - 相邻或非相邻的其他脊柱骨折
  - 骨盆骨折
  - 下肢骨折：跟骨、胫骨平台、胫骨远端
- 椎体基底的椎间孔可能是椎体后部最薄弱部分
  - 椎体后部骨折容易导致骨折片进入椎管

- 青少年可见椎体后部青枝骨折
- 神经损伤程度取决于腰椎爆裂骨折的位置
- 低位腰椎爆裂骨折可很少或没有神经系统体征

分期、分级和分类

- Denis 分类
  - A 型：上下终板均骨折
    - 在下腰椎常见
  - B 型：上终板骨折
    - 最常见类型
    - 胸腰椎交界处常见
  - C 型：下终板骨折
  - D 型：由于旋转力以及轴向压力致爆裂和旋转不良
  - E 型：由于侧屈以及轴向压力致爆裂和侧向压缩
  - 椎体不稳：最少累及 2/3 椎体，但不止于此
  - 脊神经不稳定：神经损伤，尤其是脊髓
- 胸腰椎损伤类型及严重程度评分（TLICS）
  - 3 种损伤类型：①损伤形态，②后纵韧带复合体（PLC）的完整性，③患者的神经状况
  - 3 个类型分值总和为严重程度评分
  - 确定损伤类型对预测生物力学和脊柱神经的稳定性及选择恰当的治疗意义重大

临床信息

表现

- 最常见征象
  - 外伤后背痛，± 下肢神经功能障碍

人口统计学

- 流行病学
  - 建筑工人
  - 登山者
  - 跳伞运动员
  - 滑雪运动员
  - 有时骨质疏松致不完全骨折
  - 少见于肿瘤所致病理性骨折

转归与预后

- 骨折片随时间推移在椎管内重塑
  - 损伤后 1 年内，椎管狭窄程度明显降低
  - 侧位 X 线片即可诊断，CT 扫描为最佳方法

治疗

- 治疗选择、风险、并发症
  - 损伤刚发生后常规使用激素治疗
  - 神经功能正常、轻度骨折和下腰椎骨折的患者通常选择保守治疗

- 长期预后与椎体融合相似
- 以下症状，采用椎板切除和后路融合术
  - 神经功能障碍
  - 脊柱后凸畸形 ＞20°～30°
  - 小关节半脱位
  - 椎体高度压缩 ＞50%

诊断思路

讨论

- 新发损伤，CT 不能准确测量椎管内骨折片位置
  - 碎片会在最初后移的位置向前移动
- 与下肢和骨盆骨折关系密切

诊断要点

- 由于脊柱生理弯曲的存在，轴向压力往往不能同时压缩 3 个椎体
  - 爆裂骨折时常见棘突间距轻度扩大
  - 以下征象提示 Chance 骨折
    - 椎体后部横向骨折
    - 小关节分离
- 椎体后部骨折的位置有助于区分 Chance 骨折和爆裂骨折
  - 爆裂骨折：垂直方向椎体后部的骨折反映轴向负荷力
  - Chance 骨折：水平方向椎体后部骨折反映牵张力

报告建议

- 基于影像学和临床信息评估脊柱的稳定或不稳定
- 最好仅根据影像学报告损伤程度，而不要判定脊柱稳定或不稳定

（于金玉、王海燕 译）

参考文献

1. Chi JH et al: Congress of neurological surgeons systematic review and evidence-based guidelines on the evaluation and treatment of patients with thoracolumbar spine trauma: novel surgical strategies. Neurosurgery. 84(1):E59-62, 2019
2. Hoh DJ et al: Congress of neurological surgeons systematic review and evidence-based guidelines on the evaluation and treatment of patients with thoracolumbar spine trauma: nonoperative care. Neurosurgery. 84(1):E46-9, 2019
3. Zhang X et al: The mechanism of thoracolumbar burst fracture may be related to the basivertebral foramen. Spine J. 18(3):472-81, 2018
4. Khurana B et al: Traumatic thoracolumbar spine injuries: what the spine surgeon wants to know. Radiographics. 33(7):2031-46, 2013
5. Vaccaro AR et al: A new classification of thoracolumbar injuries: the importance of injury morphology, the integrity of the posterior ligamentous complex, and neurologic status. Spine (Phila Pa 1976). 30(20):2325-33, 2005
6. Leferink VJ et al: Burst fractures of the thoracolumbar spine: changes of the spinal canal during operative treatment and follow-up. Eur Spine J. 12(3):255-60, 2003
7. Denis F: The three column spine and its significance in the classification of acute thoracolumbar spinal injuries. Spine (Phila Pa 1976). 8(8):817-31, 1983

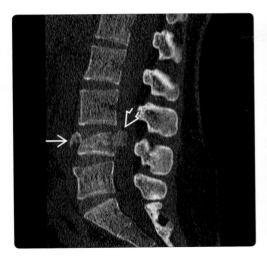 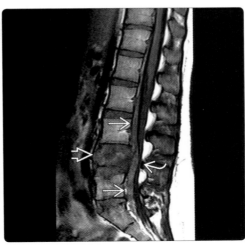

（左图）矢状位 CT 显示 L4 椎体爆裂骨折并骨折片向前移位（➡）和严重后移位（➡）

（右图）矢状位 MR T1WI 显示骨折的 L4 椎体（➡）内低信号。后移的骨折片压迫硬膜囊前方并伴有较大的硬膜外出血（➡）。由于骨折片后移和硬膜外出血（➡）造成严重的硬膜囊受压

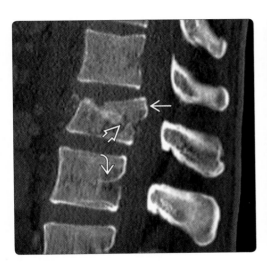 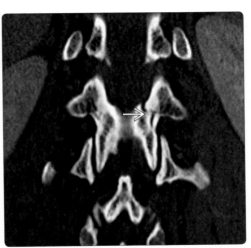

（左图）矢状位 CT 显示 L1 爆裂骨折并后方骨皮质后移（➡）。骨折线延伸到后血管沟（➡）。正常的血管沟（➡）有平滑的轮廓和特征性位置与骨折线相鉴别

（右图）在同一患者 CT 冠状位骨窗显示一个垂直的峡部骨折（➡），这相对于屈曲牵张所致的水平方向的后方附件骨折而言，是轴向负荷损伤的特征

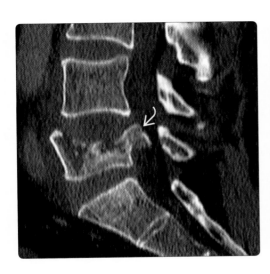 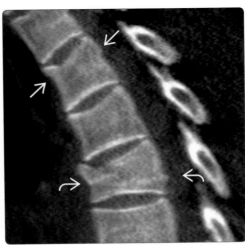

（左图）矢状位 CT 骨窗显示 L5 严重爆裂骨折伴椎管内较大骨折片（➡）。尽管椎管狭窄，但患者神经功能正常

（右图）矢状位 CT 骨窗显示 T5（➡）和 T3（➡）爆裂性骨折，由于胸部的肋骨和胸骨对胸廓的稳定作用，上胸椎爆裂骨折意味着严重的伤害力

术语

- 脊柱后柱（根据 Denis 分类）定义为后纵韧带背侧的结构

影像

- 小关节和椎板的骨折常被视为广泛的胸腰椎损伤中的一部分
  - 爆裂骨折
    - 椎板骨折并椎弓根间隙增大
  - Chance 骨折
    - 通过椎弓根的横向牵拉骨折
  - 骨折脱位
    - 通过小关节的剪切性骨折
  - 过伸伤
    - 脊柱棘突及椎板骨折
- 每一种损伤模式中脊柱前、中柱受累最明显
- 60% 的胸腰椎骨折发生在 T12 和 L2 之间

- 胸廓和胸骨为大多数胸椎提供了结构的稳定性
- 成像建议
  - 薄层螺旋 CT 多平面重建
  - MR 用来显示韧带、椎间盘、脊髓

病理学

- 高能冲击下大多数脊柱损伤会导致小关节突和椎板骨折
  - 机动车事故
  - 跌落伤
  - 运动相关损伤
  - 贯穿伤
- 相关异常
  - 神经根病
  - 脊髓损伤
  - 硬脊膜撕裂

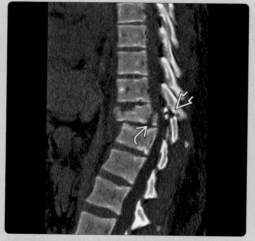

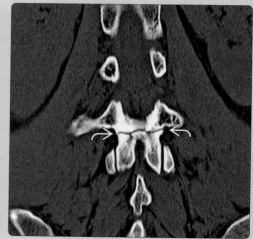

（左图）胸椎骨折-脱位的患者 CT 骨窗矢状位重建显示胸椎椎板（➡）及椎体后部（➡）骨折，同时伴有损伤水平以上的椎体前楔形变和轻度创伤性前滑脱

（右图）椎体 Chance 骨折患者的 CT 骨窗冠状位重建显示一穿过 L4 椎板（➡）及关节峡部的水平骨折

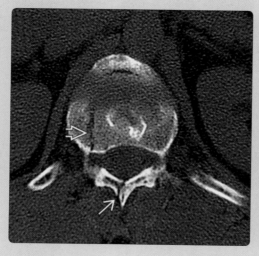

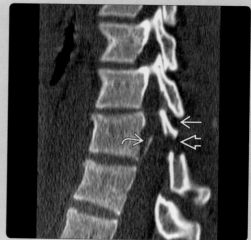

（左图）轴位 NECT 显示 T12（➡）的爆裂骨折，同时在棘突右侧也有一个细骨折线经过椎板（➡）

（右图）一位低位胸椎屈曲-牵拉损伤的患者 CT 骨窗矢状位重建显示骨折线穿过右侧椎板和椎弓峡部（➡）并伴小关节突（➡）的牵拉。椎体后部见后纵韧带附着的微小撕脱骨折（➡）

术语

同义词

- 神经根（椎弓根）骨折
- 脊柱后柱骨折

定义

- 脊柱后柱是指（根据 Denis 分类）后纵韧带背侧的结构
  - 上、下关节突关节面，关节支柱，椎板和棘突
  - 关节突关节囊
  - 黄韧带
  - 棘间和棘上韧带

影像学

一般征象

- 最佳诊断依据
  - 关节面和椎板的骨折常被视为广泛的胸腰椎损伤中的一部分
- 定位
  - 60% 的胸腰椎骨折位于 T12-T2 间
    - 骨性胸腔（肋骨）和胸骨为胸椎提供结构稳定性
- 爆裂骨折
  - 轴向负荷损伤，导致前、中柱的粉碎性骨折
  - 骨折片离心移位可以引起椎板骨折
    - 在 X 线片上椎弓根间距增宽
- 过度屈曲 - 牵张和 Chance 骨折
  - 脊柱向前强制性弯曲
    - 屈曲 - 牵张：移位（＞2 mm）、关节半脱位（关节对位＜50%）、静止或关节突关节脱位
      - 在 CT 上显示关节面裸露征
    - Chance 骨折：横穿椎弓根、脊柱、椎板的骨折
- 骨折 - 脱位
  - 脊柱的剪切损伤导致前后或横向位移
  - 椎弓骨折
  - 关节突的水平骨折伴前脱位
- 过伸
  - 强迫性脊柱过伸
  - 椎板、棘突骨折
    - 尤其是后部冲击机制
    - 可能出现在几个相邻的水平

影像学表现

- X 线表现
  - 脊柱排列不齐
    - 创伤性脱位伴骨折脱位
      - 小关节面骨折
    - 局部后凸伴脊柱过度屈曲或过伸损伤
      - 横穿椎弓根、脊柱、椎板的 Chance 骨折
  - 椎板骨折和椎弓根间距离增宽伴不稳定爆裂骨折

- 背部直接撞击造成椎板、棘突骨折
- 血肿导致椎管旁线增宽

CT 表现

- CT 脊髓成像
  - 可以看到鞘内注射造影剂从撕裂的硬脊膜外溢
    - 如硬脊膜撕裂，可以在骨折处寻找神经根压迫

MR 表现

- T2WI，STIR
  - 韧带断裂周围的软组织水肿
  - 骨髓水肿和积液与后柱骨折相关
  - 与硬脊膜撕裂有关的硬膜外液体
  - 脊髓信号升高提示挫伤

影像成像方法

- 最佳成像方法
  - 薄层螺旋 CT 多平面重建
  - MR 用来显示韧带、椎间盘、脊髓

病理学

一般表现

- 病因
  - 机动车事故
  - 跌落伤
  - 运动相关损伤
  - 贯穿伤
- 相关异常
  - 神经根病
  - 脊髓损伤
  - 硬脊膜撕裂

（于金玉、王海燕 译）

参考文献

1. Min Y et al: The surgical treatment strategies for thoracolumbar spine fractures with ankylosing spondylitis: a case report. BMC Surg. 19(1):99, 2019
2. Smith JS et al: Treatment of adult thoracolumbar spinal deformity: past, present, and future. J Neurosurg Spine. 30(5):551-67, 2019
3. Su Q et al: 3D computed tomography mapping of thoracolumbar vertebrae fractures. Med Sci Monit. 25:2802-10, 2019
4. Zhao Q et al: Complications of percutaneous pedicle screw fixation in treating thoracolumbar and lumbar fracture. Medicine (Baltimore). 97(29):e11560, 2018
5. Schnake KJ et al: AOSpine classification systems (subaxial, thoracolumbar). J Orthop Trauma. 31 Suppl 4:S14-23, 2017
6. Bernstein MP et al: Chance-type fractures of the thoracolumbar spine: imaging analysis in 53 patients. AJR Am J Roentgenol. 187(4):859-68, 2006
7. Vaccaro AR et al: A new classification of thoracolumbar injuries: the importance of injury morphology, the integrity of the posterior ligamentous complex, and neurologic status. Spine (Phila Pa 1976). 30(20):2325-33, 2005
8. Haba H et al: Diagnostic accuracy of magnetic resonance imaging for detecting posterior ligamentous complex injury associated with thoracic and lumbar fractures. J Neurosurg. 99(1 Suppl):20-6, 2003
9. Denis F: Spinal instability as defined by the three-column spine concept in acute spinal trauma. Clin Orthop. (189):65-76, 1984
10. Denis F: The three column spine and its significance in the classification of acute thoracolumbar spinal injuries. Spine. 8(8):817-31, 1983

术语
- 横向力导致剪切损伤 ± 屈曲和 / 或旋转

影像学
- 创伤性脊柱滑脱伴附件和 / 或椎体骨折
  - 脊柱在损伤平面的断裂 / 滑脱，累及 3 柱
  - 椎间盘完全破裂或通过椎体的水平骨折并移位
  - 韧带断裂周围软组织水肿
- 脊髓损伤常见但并非不可避免

主要鉴别诊断
- Chance 骨折
  - 分散的、通过椎弓根的水平骨折，无滑脱
- 爆裂骨折

  - 椎体粉碎性骨折延伸到后骨皮质

病理
- 垂直施加于脊柱的力量，伴有旋转和 / 或屈曲
- 剪切伤，累及 3 柱
- 高能创伤机制

临床信息
- 严重创伤患者，高能创伤机制
- 下肢瘫痪，感觉障碍
- 脊髓休克性低血压

诊断思路
- 骨折脱位发生瘫痪、脊柱不稳的概率高

（左图）矢状位骨 CT 显示，一名成年患者在赛车时撞树，出现严重的胸椎骨折脱位，并伴有脊柱尾侧完全后侧移位和嵌插。下段脊柱后面部分留在脊柱前端（⇨）

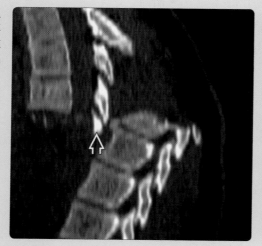

（右图）同例外伤患者 T2 矢状位 MR 证实完全的脊髓横断（⇨）及明显软组织损伤

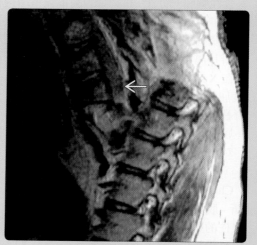

（左图）CT 骨窗矢状位重建显示的 T11 椎体粉碎骨折伴 T10-11 前缘骨折脱位（⇨）。由于 75% 的椎体前移和骨折片（⇨）突入椎管导致严重的椎管狭窄。显示 T5 和 T7 轻度压缩骨折（⇨）

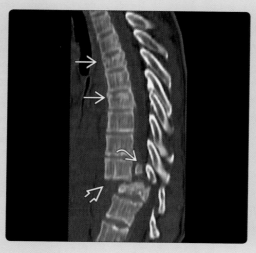

（右图）在同一患者的轴位 NECT 骨窗显示 T10 边缘（⇨）相对 T11 前移位（⇨）。血肿导致椎旁软组织增厚

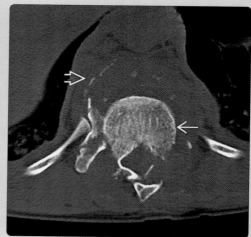

术语

- 横向力导致剪切损伤 ± 屈曲和 / 或旋转

影像学

一般征象

- 最佳诊断依据
  - 创伤性脊椎滑脱伴附件和 / 或椎体骨折

影像学表现

X 线表现

  - 前后位或侧位平片显示外伤水平的脊柱移位 ± 旋转
  - 椎间隙扩大或椎体的横行骨折
  - 椎体高度不变，压缩微小甚至无压缩

CT 表现

- CT 骨成像
  - 脊柱在损伤水平断裂和滑脱，累及 3 柱
  - 椎间盘完全破裂或通过椎体的水平骨折并移位
  - 骨折横穿关节面并向前滑脱
  - 骨折穿过椎弓：椎弓根，椎弓板

MR 表现

- T2WI，STIR
  - 与椎体、附件骨折相关的骨髓水肿和积液
  - 增宽的椎间隙内异常信号
  - 韧带损伤
    - 韧带损伤伴软组织水肿
    - 前纵韧带（ALL）断裂，后纵韧带（PLL）前滑脱，ALL 剥脱致后滑脱
  - 常见脊髓损伤
    - 脊髓信号增强 = 挫伤
    - 脊髓欠连续 = 横断
- T2*GRE
  - 脊髓内低信号表明出血，预示预后较差

影像成像方法

- 最佳成像方法
  - 薄层螺旋 CT 骨窗并多层面重建
  - MR 扫描观察韧带、椎间盘、脊髓

鉴别诊断

Chance 骨折

- 前支点周围强制屈曲所致损伤
- 分散的、通过椎弓根的水平骨折，无滑脱

爆裂骨折

- 椎体粉碎性骨折延伸到后骨皮质
- 椎体压缩；无椎体前移

病理

一般特征

- 病因
  - 垂直施加于脊柱的力量，± 旋转和 / 或弯曲
  - 剪切伤，累及 3 柱
  - 高能创伤机制
- 相关异常
  - 闭合的头部损伤
  - 胸腹部的致命伤

大体病理和手术特征

- 脊髓挫伤、出血、横断
  - 在各种骨折类型所致的双侧椎弓根骨折脱位及损伤水平椎弓与椎体分离的损伤中，脊髓一般可不受累
  - 几乎全有脊柱不稳

临床信息

表现

- 常见征象 / 体征
  - 严重创伤患者，高能创伤机制
  - 下肢瘫痪，感觉障碍，括约肌张力消失
- 其他症状
  - 脊髓休克性低血压

转归与预后

- 脊髓、神经根高损伤率
  - 瘫痪的风险高（＞80%）
- 瘫痪的并发症
  - 深静脉血栓；褥疮
- 常有与其他损伤相关的合并症

治疗

- 手术融合 ± 减压；加强修复

诊断思路

思考

- 骨折脱位发生瘫痪、脊柱不稳的概率高

（于金玉、王海燕 译）

参考文献

1. Tang X et al: Clinical characteristics and treatment of fracture-dislocation of thoracic spine with or without minimal spinal cord injury. J Back Musculoskelet Rehabil. ePub, 2019

2. Rahimizadeh A et al: Complete thoracolumbar fracture-dislocation with intact neurologic function: explanation of a novel cord saving mechanism. J Spinal Cord Med. 41(3):367-76, 2018

3. Khurana B et al: Traumatic thoracolumbar spine injuries: what the spine surgeon wants to know. Radiographics. 33(7):2031-46, 2013

4. Pirouzmand F: Epidemiological trends of spine and spinal cord injuries in the largest Canadian adult trauma center from 1986 to 2006. J Neurosurg Spine. 12(2):131-40, 2010

5. Hsieh CT et al: Complete fracture-dislocation of the thoracolumbar spine without paraplegia. Am J Emerg Med. 26(5):633, 2008

Chance 骨折

要 点

术语
- 脊柱前柱压缩损伤伴中后柱牵拉伤

影像学
- 通常发生在 T11-L3，偶尔发生在胸中段
- 椎体前部楔形骨折
- 局灶性后凸 ± 骨折
- 脊柱后部骨或韧带损伤
  - 横向的椎体附件的骨折和／或
    - 关节面分离
    - 椎间距增宽
    - MR 显示韧带断裂
- 无椎体半脱位

鉴别诊断
- 剪切伤
- 牵拉伤

- 爆裂骨折
- 创伤压缩骨折
- 病理性椎体骨折

病理
- 支点周围前部压缩，后部分离
- 变化
  - 骨的 Chance 骨折
  - 韧带的 Chance 骨折（罕见）
  - 骨质疏松性 Chance 骨折
- 15%~80% 有明显腹部损伤（肠和肠系膜最常见）

诊断思路
- MR 显示棘突间血肿不足以诊断韧带断裂
  - 血肿也可能是由压缩损伤所致
  - MR 可检查韧带的断裂
- Chance 骨折可见后椎体骨皮质后移，与爆裂骨折相似

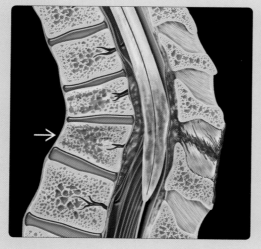
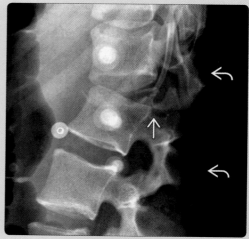

（左图）矢状位图显示脊柱韧带的 Chance 损伤。椎体压缩骨折（➡），但后部可见韧带牵张损伤

（右图）侧位平片显示另一不同的脊柱韧带损伤类型。棘突间距增大（⬅）表明棘上、棘间韧带断裂。骨折（➡）穿过椎弓根和上关节突关节面累及椎体

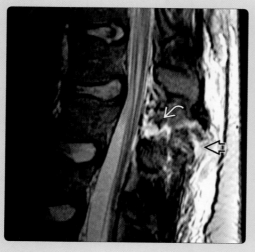
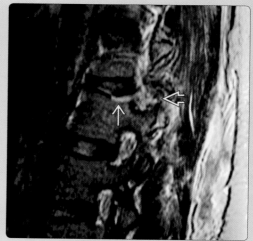

（左图）同一患者 T2WI MR 矢状位图像显示棘上（⬅）、棘间韧带（➡）断裂。ALL 和 PLL 完整

（右图）同一患者 T2WI MR 矢状位图像显示椎体骨折（➡）和关节面断裂（➡）。Chance 骨折和韧带损伤的并发症多样，但所有类型均显示前部压缩、后部分离，无从前向后的力量

术语

同义词

- 屈曲 - 牵张型骨折，"安全带"骨折

定义

- 前柱压缩伴随中后柱牵拉伤
- 前柱：前纵韧带（ALL）、椎体的前 1/2、前纤维环
- 中柱：后纵韧带（PLL）、椎体的后 1/2、后纤维环
- 后柱：后椎弓、关节囊韧带、黄韧带、棘间和棘上韧带
- 移行带：T11-L1 椎体，易骨折

影像学

一般表现

- 最佳诊断依据
  - 椎体前部楔形变和后部骨折和（或）椎间隙增宽（韧带损伤）
- 定位
  - 通常发生在 T11-L3 水平
    - 78% 发生在 T12-L2 水平
  - 偶尔发生在胸椎中段
  - 在一个水平发生前部损伤的同时可能在相邻的水平发生后部损伤

X 线表现

- 平片
  - 椎体前缘楔形变
    - 由于骨小梁受压嵌入引起的硬化横行骨折线
    - 通常椎体高度压缩＞40%~50%
    - 对于骨密度正常的患者，椎体的楔形骨折通常要比压缩骨折常见
  - 脊柱局灶性后凸 ± 骨折
  - 脊椎后柱的骨或韧带损伤
    - 关节面分离
    - 棘突间距离增加
    - 横向后椎体断裂
      □ 骨折碎片通常轻微分离
  - 无椎体的不全脱位
  - X 线前后位图像的空椎体征
    - 棘突移位造成射线可透性增加所致

CT 表现

- 椎体骨折，常为粉碎性
  - 横向的椎体后柱骨折
  - 后部韧带损伤
    - 关节面分离：关节面裸露征
    - 棘间距离增加
    - 局部脊柱后凸
  - 轴位像上椎弓根越来越模糊："椎弓根消融"征
  - 可能伴有后骨皮质的轻微屈曲或后移

MR 表现

- 所有序列上骨折线皆为低信号
- 水肿带可围绕骨折压缩面
  - 椎体前缘变扁
  - T1WI 上呈低信号，T2WI、STIR 上呈高信号
- 前纵韧带尚连续
  - 可能部分从椎体附件剥离
- 椎体后部的骨折往往很难看到
  - 可能是牵张骨折急性期并无骨髓水肿
- 棘间韧带及棘上韧带不连续
  - 可见于韧带或骨与韧带复合体上
- 观察脊髓挫伤和出血

影像成像方法

- 最佳成像方法
  - CT 扫描可作急性评估，MR 可作更完整的评估
- 推荐扫描方案
  - 冠状 / 矢状位重建必不可少

鉴别诊断

剪切伤

- 原因：横向剪切力
- 椎体 3 柱全部断裂
  - 椎骨的前、后或侧方移位
- 区别于 Chance 骨折的椎骨移位和前纵韧带断裂

牵拉伤

- 原因：垂直的牵张力或过度伸展
- 椎体 3 柱全部断裂
- 椎骨牵张或滑脱
- 区别于 Chance 骨折的椎骨移位和前纵韧带断裂

爆裂骨折

- 原因：轴向负荷力
- 累及椎体后部的皮质
  - ± 后骨皮质的后移
- 后部垂直方向的骨折
  - 在 Chance 骨折中，椎体后部骨折是横向的
- 椎间距正常
- MR 可能有后部的血肿，但棘间韧带完好无损

创伤压缩骨折

- 原因：轴向负荷力 ± 屈曲
- 椎体高度损失 ＜40%
- 没有椎体后部的骨折
- 正常椎间距

骨质疏松性压缩骨折

- 原因：正常负重压力或轻微外伤
- 椎体可能完全变扁
- 椎弓根可能受累
- 经常发生在多个层次
- 骨质疏松症通常在 X 线片明显

病理性椎体骨折

- 原因：正常负重压力或轻微外伤
- 椎体可能完全变扁
- 在 CT 上可显示骨小梁破坏
- 在骨折的部位肿瘤可能很难看到
- CT 或 MR 其他层次经常可以看到骨髓替换

病理

一般表现

- 病因
  ○ 机动车辆事故或跌伤
    - 支点周围前部压缩，后部分离
    - 损伤的模式取决于支点的位置
  ○ 经典模式：只有膝上安全带而没有肩部安全带
    - 安全带支点在脊柱前
    - 脊柱前柱压缩、后柱牵拉
  ○ 胸椎中部的 Chance 骨折的支点在椎体中柱
    - 后柱牵拉破坏
    - 前柱压缩破坏
- 相关异常
  ○ 15%~80% 有明显的腹部损伤（肠和肠系膜最常见）
  ○ 椎体后部骨皮质的后移伴神经的损伤概率很高

分期、分级及分类

- 脊柱 Chance 骨折
  ○ 椎体骨折
  ○ 椎体后部骨折：椎弓根，横突，椎板，棘突
- 韧带的 Chance 骨折（罕见）
  ○ 椎间盘
  ○ 关节面脱位
  ○ 棘间韧带破裂
- 骨与韧带的 Chance 骨折
- 骨折和韧带损伤的不同组合

临床信息

表现

- 常见征象
  ○ 创伤性背痛 ± 神经损伤

人口统计学

- 流行病学
  ○ 占胸腰椎骨折的 5%~11%
  ○ 损伤的发病率随着机动车安全带使用率增加而减少

转归与预后

- 患者可能成为脊柱后凸畸形

治疗

- 治疗选择、风险、并发症
  ○ 骨受损
    - 严重不稳定
    - 经常用支具保守治疗
    - 如果复位不能维持可能需要固定
  ○ 骨韧带复合体、韧带损伤
    - 除非进行融合，否则预后不良

诊断思路

影像解读要点

- MR 显示棘突间血肿不足以诊断韧带断裂
  ○ 也可能是由压缩损伤所致
- Chance 骨折也可能引起后椎体骨皮质的后移，类似爆裂骨折
  ○ Chance 骨折中脊柱后部的骨折是水平的，而爆裂骨折则是垂直的
- 骨密度正常的患者严重的脊柱前部楔形骨折通常提示是 Chance 骨折

（于金玉、王海燕 译）

参考文献

1. García-Pérez D et al: Occult thoracic disco-ligamentous Chance fracture in computed tomography: a case report. Eur Spine J. ePub, 2020
2. Andras LM et al: Chance fractures in the pediatric population are often misdiagnosed. J Pediatr Orthop. 39(5):222-5, 2019
3. Bourghli A et al: Management of a high thoracic chance fracture. Eur Spine J. 27(7):1547-52, 2018
4. Damar Ç et al: A Chance fracture and accompanying injuries secondary to seat belt trauma in childhood. Spine J. 16(10):e647-8, 2016
5. Khurana B et al: Traumatic thoracolumbar spine injuries: what the spine surgeon wants to know. Radiographics. 33(7):2031-46, 2013
6. Pizones J et al: Prospective analysis of magnetic resonance imaging accuracy in diagnosing traumatic injuries of the posterior ligamentous complex of the thoracolumbar spine. Spine (Phila Pa 1976). 38(9):745-51, 2013
7. Lenarz CJ et al: Comparative reliability of 3 thoracolumbar fracture classification systems. J Spinal Disord Tech. 22(6):422-7, 2009
8. Tillou A et al: Is the use of pan-computed tomography for blunt trauma justified? A prospective evaluation. J Trauma. 67(4):779-87, 2009
9. Bernstein MP et al: Chance-type fractures of the thoracolumbar spine: imaging analysis in 53 patients. AJR Am J Roentgenol. 187(4):859-68, 2006
10. Groves CJ et al: Chance-type flexion-distraction injuries in the thoracolumbar spine: MR imaging characteristics. Radiology. 236(2):601-8, 2005
11. Hsu JM et al: Thoracolumbar fracture in blunt trauma patients: guidelines for diagnosis and imaging. Injury. 34(6):426-33, 2003
12. Liu YJ et al: Flexion-distraction injury of the thoracolumbar spine. Injury. 34(12):920-3, 2003
13. Sapkas GS et al: Thoracic spinal injuries: operative treatments and neurologic outcomes. Am J Orthop. 32(2):85-8, 2003
14. Sheridan R et al: Reformatted visceral protocol helical computed tomographic scanning allows conventional radiographs of the thoracic and lumbar spine to be eliminated in the evaluation of blunt trauma patients. J Trauma. 55(4):665-9, 2003
15. Wintermark M et al: Thoracolumbar spine fractures in patients who have sustained severe trauma: depiction with multi-detector row CT. Radiology. 227(3):681-9, 2003
16. Beaunoyer M et al: Abdominal injuries associated with thoraco-lumbar fractures after motor vehicle collision. J Pediatr Surg. 36(5):760-2, 2001
17. Greenwald TA et al: Pediatric seatbelt injuries: diagnosis and treatment of lumbar flexion-distraction injuries. Paraplegia. 32(11):743-51, 1994
18. Anderson PA et al: Flexion distraction and chance injuries to the thoracolumbar spine. J Orthop Trauma. 5(2):153-60, 1991
19. Reid AB et al: Pediatric Chance fractures: association with intra-abdominal injuries and seatbelt use. J Trauma. 30(4):384-91, 1990
20. Rogers LF: The roentgenographic appearance of transverse or chance fractures of the spine: the seat belt fracture. Am J Roentgenol Radium Ther Nucl Med. 111(4):844-9, 1971
21. Chance GQ: Note on a type of flexion fracture of the spine. Br J Radiol. 21(249):452, 1948

Chance 骨折

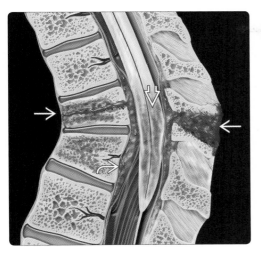

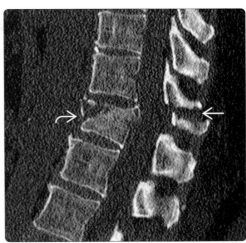

（左图）矢状位图显示脊柱的 Chance 骨折累及椎体、椎弓根、棘突（➡），合并硬膜外血肿（➡）和神经根的损伤（➡），骨质的 Chance 损伤愈合往往比韧带损伤愈合更容易

（右图）CT 矢状位骨窗显示椎体的 Chance 骨折（➡）伴前缘压缩骨折和后突的横行骨折（➡）

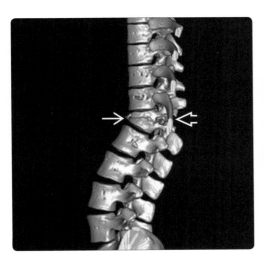

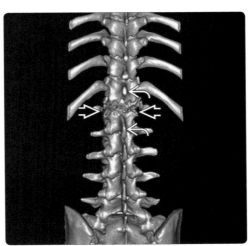

（左图）胸腰椎矢状 3D 重建显示脊柱韧带的 Chance 骨折。L1 前段椎体楔形变并且水平骨折线（➡）穿过椎弓根和后部元件伴有棘突宽展（➡）

（右图）同一例患者的冠状面 3D 重建显示水平方向的椎体后部骨折（➡）且棘间隙增宽（➡）

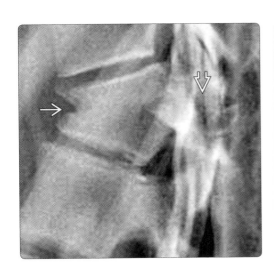

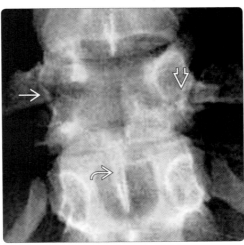

（左图）T11 椎体 Chance 骨折的侧位片显示：T11 椎体（➡）前面的压缩和椎板的牵拉骨折（➡）

（右图）同一患者的前后位 X 线片显示：椎体变扁和右侧椎弓根（➡）及左侧关节间的水平骨折（➡），T11 棘突向下移位（➡）

（左图）T2WI 矢状面显示 T12 和 L1 椎体（➡）前部的骨髓水肿与椎体压缩损伤一致。穿过 T12 椎弓根的轻微的水平裂缝提示后面存在一个干扰力（➡）

（右图）MR 矢状位 T2WI-SPIR 示 3 个节段（➡）的椎体前部的压缩。后部牵张只局限在受累的中央水平（➡）

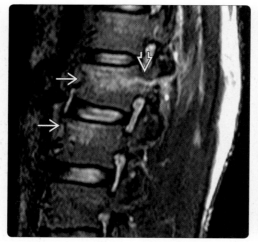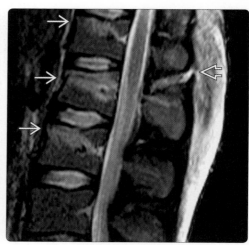

（左图）矢状位 CT 显示有一位骨软骨病的 Chance 骨折患者。在骨软骨病患者能看到前部压缩楔形变（➡）和脊柱局部后凸，棘突间隙的增宽可能是 Chance 骨折另一个有用的征象（➡）

（右图）同一患者的矢状位 T2WI-SPIR 证实后韧带的损伤（➡），骨髓水肿（➡）是急性损伤的表现，相邻椎体显示骨挫伤（➡）和压缩骨折（➡）

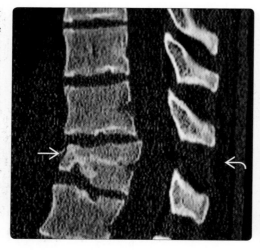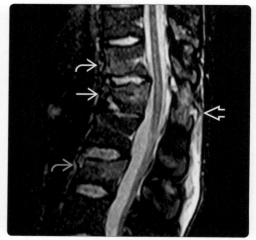

（左图）侧位 X 线片显示 Chance 骨折的特征：硬化的椎体骨折线（➡）和后部附件的透亮骨折线（➡）伴稍微分离，术后第一次 X 线片显示切开复位内固定（ORIF）后仅有轻微的后凸

（右图）2 个月后，同一患者的侧位片显示 T12 椎体复位失败并出现严重的前部压缩（➡），T11 椎体的固定螺钉已经向上移动（➡）

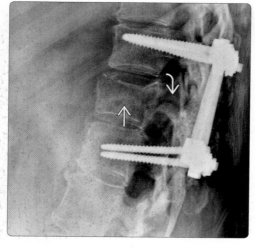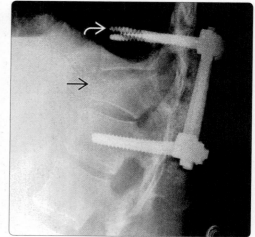

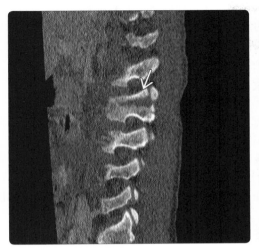
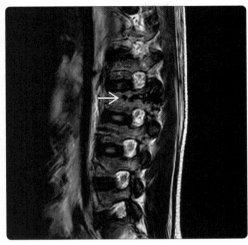

（左图）一位儿童的矢状位CT显示典型椎弓根水平的Chance骨折（➡），存在椎体后部的牵张和前部的压缩

（右图）矢状位T2WI MR显示L2椎弓根内（➡）水平方向低信号灶，这是由于患儿Chance骨折所致。注意在急性骨折中骨髓信号没有明显的升高。MR中骨髓水肿不能作为骨折诊断的依据

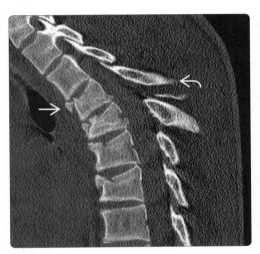
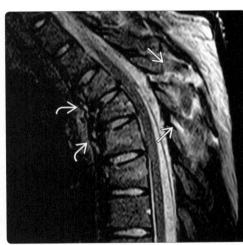

（左图）矢状位CT骨窗显示：一个上胸椎的Chance骨折伴椎体前部的压缩骨折（➡）和后部棘突的分裂（➡），其下方3个椎体断裂并可疑后部韧带损伤

（右图）同一患者的矢状位T2WI-SPIR示：椎间韧带及棘突上韧带在2个水平上断裂（➡），前纵韧带从受累椎体（➡）部分剥离但是仍然保持连续

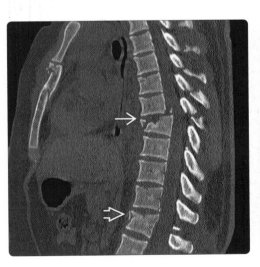
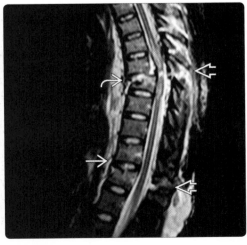

（左图）矢状位CT骨窗显示在T7-8（➡）的一个剪切损伤伴胸骨骨折。此外在T12椎体（➡）还有一个Chance骨折，脊髓的损伤往往涉及多个水平，增加检查的危险性

（右图）同一个患者的MR矢状位SPIR可以用来对比两种类型的骨折，剪切损伤中前纵韧带（➡）是撕裂，而Chance骨折不是（➡）。两种损伤都有后韧带的断裂（➡）

术语

- 过伸损伤

影像学

- 椎间盘前间隙增宽，椎体后部骨折
- 下胸椎 > 上胸椎或腰椎
- "纯"伸展过度损伤
  - 脊柱前柱 ± 中柱牵拉破坏
  - 椎间盘前间隙增宽
  - ± 轻度后滑脱
  - MR 显示前纵韧带和椎间盘纤维环的破裂
  - 椎板和棘突的骨折
  - 可能损伤小关节面
  - 畸形常常较小，在 CT 或平片可表现为很小的损伤迹象
- 过伸型骨折 - 脱位

  - 胸腰椎骨折脱位亚型
  - 其机制为具有显著横向剪切力的过伸
  - 向前的定向力使椎体相对于上邻近椎体前脱位
  - 椎体 3 柱全破坏，不稳定性损伤
  - 完全性脊髓损伤并截瘫的发病率高

鉴别诊断

- 胸椎和腰椎爆裂骨折
- 牵张骨折：下胸椎
- 骨折脱位

临床信息

- 过伸是罕见的胸腰椎损伤的机制
- 多见于强直性脊柱炎，弥漫性特发性骨质增生（DISH）患者

诊断思路

- 韧带的过伸损伤在平片或 CT 上可能看不到任何征象

（左图）NECT（骨窗）矢状位显示：胸椎的过伸损伤中沿着上终板边缘（➡）穿过椎体下部的骨折。骨折前部增宽符合过伸性损伤

（右图）STIR MR 矢状位示前纵韧带（ALL）、下椎体（➡）异常高信号，后纵韧带（PLL）及脊柱后部没有异常高信号

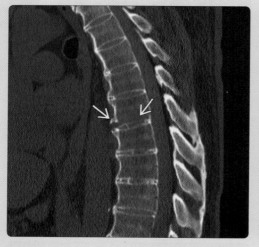
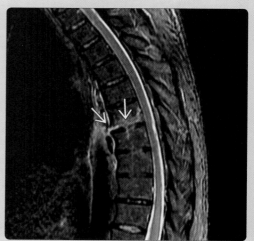

（左图）一位强直性脊柱炎患者的 CT 矢状位显示过伸骨折 - 脱位损伤（➡）：损伤以下的脊柱向前移位，导致严重的椎管损伤，可以看到尾部远端的压缩骨折（➡）

（右图）CT 矢状位显示：骨折轻度分离，斜行骨折线（➡）延伸到中部胸椎椎体，反映过伸骨折 - 脱位损伤模式。垂直骨折最少累及下部两个椎体（➡）

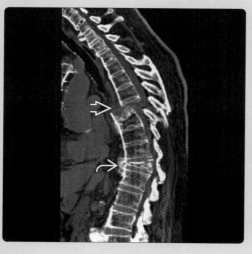
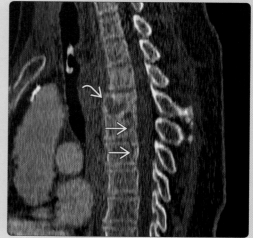

术语

缩略词

- 胸腰椎过伸损伤（thoracolumbar hyperextension injury，TLHI）

同义词

- 伸展-牵拉损伤；过伸-脱位损伤；伐木工截瘫

影像学

一般表现

- 最佳诊断依据
  - 椎间盘前间隙增宽，椎体后部骨折
- 定位
  - 下胸椎＞上胸椎或腰椎
- "单纯"过伸性损伤
  - 椎体前柱 ± 中柱牵拉破坏
    - 椎间盘前间隙增宽
    - 轻度后滑脱
    - MR 上显示前纵韧带和椎间盘纤维环的破裂
    - 罕见的并发症：椎间盘间隙内可见多段肠管或食管
  - 棘突、椎板的断裂
    - 尤其是后部撞击模式下
    - 可能出现在多个相邻水平
  - 可能有关节面受伤
    - 骨折
    - 关节间隙增宽
  - 畸形常常较少，在 CT 或平片可表现为很小的损伤迹象
    - 有必要高度怀疑以辨别脊柱损伤的潜在不稳定性
- 过伸骨折-脱位
  - 胸腰椎骨折脱位的亚型
  - 其机制为具有显著横向剪切力的过伸
  - 向前的定向力使椎体相对于上邻近椎体前脱位
    - 彻底破坏椎间盘和椎体的骨折
    - 椎弓的骨折
      - 可出现在多个相邻的水平
  - 椎体 3 柱全破坏，不稳定性损伤
  - 完全脊髓损伤并截瘫的发病率高
    - 伐木工截瘫是在一系列的报道中胸腰椎伸展过度损伤，在伐木者中发生率高（50%）

MR 表现

- T2WI/SPIR
  - 软组织水肿/韧带的损伤
  - 信号增高、椎间盘增宽表明椎间盘结构的破坏
  - ALL ± 后纵韧带（PLL）信号中断
  - 脊髓信号增高提示脊髓损伤
    - 脊髓连续性中断提示脊髓横断伤

影像成像建议

- 最佳成像方法
  - 薄层螺旋 CT 合并矢状位和冠状位重建为骨折最佳显示方式
  - MR 用于评价伴有神经症状的脊髓损伤或用来评价 X 线遗漏的韧带损伤

鉴别诊断

胸椎和腰椎爆裂骨折

- 轴向负荷力导致的结构破坏
- 累及后皮质的椎体粉碎性骨折

牵张骨折：下胸椎

- 机制为前支点附近的强迫性过屈，而不是过伸
- 棘间距离增宽，前柱相对稳定

骨折–脱位

- 由于剪切力导致的椎体破坏
- 过伸是胸腰椎骨折-脱位的罕见机制

病理

分期、分级及分类

- 罕见类型的损伤，在许多脊髓分类系统被遗漏
- 过伸型骨折脱位是 Magerl B3 型

临床信息

人口统计学

- 流行病学
  - 过伸是罕见的胸腰椎损伤的机制；多见于强直性脊柱炎、弥漫性特发性骨质增生（DISH）病例

转归与预后

- 伴骨折脱位的截瘫发病率高

治疗

- 固定、支撑
- 手术融合，特别是对于单纯的韧带损伤或截瘫

诊断思路

图像诊断要点

- 韧带的过伸损伤在平片或 CT 上可能看不到任何征象

（于金玉、王海燕 译）

参考文献

1. Tan T et al: Patients with ankylosing spondylitis suffering from AO Type B3 traumatic thoracolumbar fractures are associated with increased frailty and morbidity when compared with patients with diffuse idiopathic skeletal hyperostosis. J Spine Surg. 5(4):425-32, 2019
2. Lindtner RA et al: Fracture reduction by postoperative mobilisation for the treatment of hyperextension injuries of the thoracolumbar spine in patients with ankylosing spinal disorders. Arch Orthop Trauma Surg. 137(4):531-41, 2017
3. Rustagi T et al: Fractures in spinal ankylosing disorders: a narrative review of disease and injury types, treatment techniques, and outcomes. J Orthop Trauma. 31 Suppl 4:S57-S74, 2017
4. Reinhold M et al: AO spine injury classification system: a revision proposal for the thoracic and lumbar spine. Eur Spine J. 22(10):2184-201, 2013

术语

- 椎体骨折压迫前骨皮质，椎体中／后柱不受累

影像学

- 椎体前部比后部变扁
  - 骨密度正常的患者椎体压缩＜40%～50%
- ± 椎体终板异常
- ± 前皮质不规则
- 脊柱中、后柱正常
- 最多见于中、下胸椎

鉴别诊断

- 压缩 - 牵张损伤（Chance 骨折）
- 爆裂骨折
- 肿瘤所致病理骨折
- 许莫氏结节
- 休门氏脊柱后突

- 生理性椎体楔形变
- 椎缘骨

临床信息

- 最常见的胸椎骨折类型是由于钝性创伤
  - 年轻患者：严重跌伤
  - 骨质疏松患者：不全性骨折
- 美国骨科医师学会（AAOS）治疗指南（2011）
  - 反对运用椎体成形术治疗神经功能完好的骨质疏松性脊柱压缩骨折
- AAOS 指南建议使用降钙素 4 周
  - 伊班膦酸钠和雷奈酸锶可以预防额外有症状的骨质疏松性骨折

诊断思路

- 患者通常在其他脊柱水平有额外的压迫性、爆裂性、Chance 或剪切性骨折

（左图）矢状面显示两种类型的压缩骨折。最常见的一种是上终板受压（➘）。孤立的下终板压缩（➘）是罕见的。请注意，在这些病例中，前骨皮质成角畸形，但没有局灶终板成角

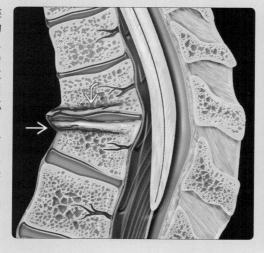

（右图）矢状面显示另外两种类型的压缩骨折。累及两个终板（➘）的骨折是常见的，而椎体冠状方向骨折伴楔状畸形（➘）是罕见的

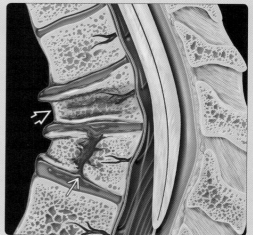

（左图）矢状位 CT 骨窗显示压缩性骨折，导致椎体终板的成角畸形（➘）和前缘骨皮质脱落（➘）。椎体后方的正常血管沟（➘）不应与骨折混淆

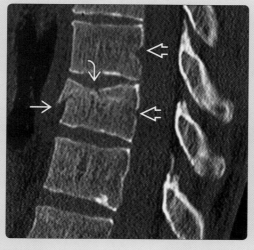

（右图）矢状骨 CT 显示多发损伤。T12 压缩骨折（➘）有冠状分裂。T10 和 T11 骨折不是压缩性骨折，因为椎体后部骨皮质存在后移（➘）

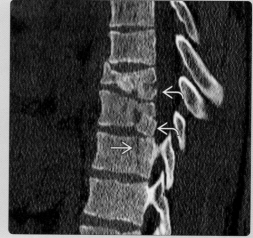

术语

同义词

- 楔形压缩骨折

定义

- 椎体骨折压迫前骨皮质，脊柱中 / 后柱不受累

影像学

一般征象

- 最佳诊断依据
  - 椎体楔形变
- 定位
  - 可能涉及多个连续或不连续的层面
  - 中下胸椎及上腰椎最常见

X 线片

- 前后位片显示棘旁血肿
- 椎体楔形变
  - 椎体前部比后部变扁
  - 骨密度正常的患者椎体压缩 ＜40%～50%
    - 如果压缩较大，可能是 Chance 骨折
- 椎体终板异常
  - 最常见的是上终板
  - 可能涉及两个终板
  - ＜5% 仅涉及下终板
- 压缩的椎体终板轮廓多变
  - 局部的成角畸形
  - 斜行
  - 圆形凹陷（多见于骨质疏松性压缩性骨折）
- 很少发生椎体冠状面骨折
- 椎体前部骨皮质成角畸形或下移
- 椎体后部皮质完好
- 中、后脊柱正常
- 在骨质疏松患者可表现为扁平椎
- 上胸椎较少受累
  - 在 X 线片上很难观察到
  - "泳姿位"摄片

CT 表现

- 骨折最佳显示图像是冠状位和矢状位重建图像
- 水平的硬化骨折线
  - 因为骨小梁嵌塞
  - 不延伸至椎体后骨皮质
  - 经常为粉碎性骨折
- 终板和 / 或椎体前皮质畸形
  - 成角或移位（骨皮质下移）
- 无椎体后部的骨折
- 在重建图像上椎体后部对位正常
- 许多创伤中心现在常规进行 CT 扫描，而不需要 X 线片

MR 表现

- 骨折线在所有序列中均为低信号
  - 在 STIR 序列中可能会被骨髓水肿所掩盖
  - 形态与 CT 表现相符
- 骨折线周围可见带状水肿
  - T1WI 中低至中信号
  - T2WI、STIR 呈高信号
- 棘旁血肿可类似肿瘤
- 骨折、骨髓水肿、棘旁血肿在增强扫描中有强化

核医学表现

- 骨扫描
  - 急性 3 期均为阳性
  - 与感染、肿瘤、夏科氏关节病、退行性不稳难以区别

影像成像方法

- 最佳成像工具
  - CT 最能区分 Chance 骨折和爆裂骨折
- 扫描方案建议
  - 多层螺旋 CT 薄层重叠重建
  - 矢状面 / 冠状面重建是观察韧带损伤的关键

鉴别诊断

Chance 骨折

- 脊柱前柱的压缩＋中、后柱的牵张
- 水平方向椎体后部的骨折 **或**
- 关节突关节和棘间韧带的断裂
- MR 有助于确认后脊柱韧带的损伤

爆裂骨折

- 损伤机制与压缩骨折相同（轴向载荷）
- 累及椎体后部皮质
- ± 椎体后部骨质后移
- 由于肋骨的稳定作用不常见于胸椎

肿瘤导致的病理性骨折

- 骨皮质破坏
- 骨小梁破坏，CT 上呈圆形肿块
- MR 上呈圆形或弥漫性骨髓水肿
- 转移不但会累及椎体后部而且也累及椎体
- 棘突旁肿块可能是由于血肿（良性压缩骨折）或肿瘤扩展所致
- 经常在远离骨折的水平上看到更多的肿瘤病灶
- 弥散成像、同反相位在鉴别诊断中的有用性值得怀疑

许莫氏结节

- 椎体终板圆形凹陷
- 通常边缘平滑
- 骨折可因许莫氏结节扩大
- MR 可显示骨折引起的骨髓水肿或椎间盘源性水肿

休门氏脊柱后突

- 累及 3 个相邻椎体或椎体楔形变 ＞5°
- 许莫氏结节
- 椎体终板不平

生理性椎体楔形变

- 包含 T11、T12 和 / 或 L1
- 椎体轻度压缩
- 通常累及上、下终板
- 椎体边缘无成角异常

椎缘骨

- 环形隆突融合失败
- 在椎体的前角产生小的三角形骨
- 皮质边缘与急性骨折有所区别

老年人，陈旧性骨折

- 无棘旁血肿，MR 骨髓水肿有助于区分急性 / 亚急性骨折和慢性畸形

病理

一般表现

- 病因
  - 轴向负荷 ± 屈曲
  - 由于正常的胸椎后凸，轴向负荷对椎体前部的影响大于后部
- 相关异常
  - 其他脊柱骨折，连续或非连续
  - 骨盆＋下肢骨折

临床信息

表现

- 常见症状 / 体征
  - 急性创伤伴局部背部疼痛
  - 无或轻微创伤的老年患者突然背部疼痛
  - 其他症状 / 体征
    - 神经根病
    - 脊柱的后凸畸形

人口统计

- 流行病学
  - 最常见的胸椎骨折类型为钝性外伤
  - 2 种不同的人群：大创伤 VS 不全性骨折
  - 年轻患者：严重创伤
  - 骨质疏松患者：不全性骨折

转归与预后

- 骨密度正常的患者保守治疗后痊愈良好
- 年轻患者过早退行性椎间盘疾病风险增加
- 骨质疏松患者可能会有进行性骨折导致的慢性疼痛
- 骨质疏松患者的脊柱后凸畸形常呈进行性
- 有 1 个骨质疏松压缩骨折的患者发生其他骨折的风险增加
- 可能有延迟的神经症状

治疗

- 保守治疗通常恢复良好
- 椎体成形术或椎体后凸成形术常用于慢性疼痛或脊柱后凸畸形的患者

  - 对治疗结果的影响尚有争议
  - 美国骨科医师学会（AAOS）治疗指南（2011）
    - 反对运用椎体成形术治疗神经功能完好的骨质疏松性脊柱压缩骨折
      - 强烈推荐
- 双磷酸盐、降钙素可以减少疼痛和进一步骨质疏松性骨折的风险
  - AAOS 指南建议使用降钙素治疗 4 周
    - 伊班膦酸钠和雷奈酸锶可以预防额外有症状的骨折
  - 长期使用双磷酸盐与股骨骨折相关

诊断思路

思考点

- 患者通常在其他脊柱水平有额外的压迫性、爆裂性、Chance 或剪切性骨折

影像诊断要点

- 压缩性骨折累及下终板，同时上终板正常，更可能是病理性骨折
- 创伤后胸部正侧位片上的棘旁软组织增厚通常是胸廓骨折的最初影像学征象
- 侧位胸片上增加的胸椎后凸通常是骨质疏松性压缩性骨折的最初影像学征象
- 若脊柱中柱或后柱异常，则不是压缩性骨折

（于金玉、王海燕 译）

参考文献

1. Chen Z et al: Risk factors of secondary vertebral compression fracture after percutaneous vertebroplasty or kyphoplasty: a retrospective study of 650 patients. Med Sci Monit. 25:9255-61, 2019
2. Cheng J et al: Percutaneous vertebroplasty vs balloon kyphoplasty in the treatment of newly onset osteoporotic vertebral compression fractures: a retrospective cohort study. Medicine (Baltimore). 98(10):e14793, 2019
3. Mattie R et al: Comparing percutaneous vertebroplasty and conservative therapy for treating osteoporotic compression fractures in the thoracic and lumbar spine: a systematic review and meta-analysis. J Bone Joint Surg Am. 98(12):1041-51, 2016
4. Kroon F et al: Two-year results of a randomized placebo-controlled trial of vertebroplasty for acute osteoporotic vertebral fractures. J Bone Miner Res. 29(6):1346-55, 2014
5. Rho YJ et al: Risk factors predicting the new symptomatic vertebral compression fractures after percutaneous vertebroplasty or kyphoplasty. Eur Spine J. 21(5):905-11, 2012
6. Esses SI et al: The treatment of symptomatic osteoporotic spinal compression fractures. J Am Acad Orthop Surg. 19(3):176-82, 2011
7. Klazen CA et al: Vertebroplasty versus conservative treatment in acute osteoporotic vertebral compression fractures (Vertos II): an open-label randomised trial. Lancet. 376(9746):1085-92, 2010
8. Capeci CM et al: Bilateral low-energy simultaneous or sequential femoral fractures in patients on long-term alendronate therapy. J Bone Joint Surg Am. 91(11):2556-61, 2009
9. Kallmes DF et al: A randomized trial of vertebroplasty for osteoporotic spinal fractures. N Engl J Med. 361(6):569-79, 2009
10. Folman Y et al: Late outcome of nonoperative management of thoracolumbar vertebral wedge fractures. J Orthop Trauma. 17(3):190-2, 2003
11. Haba H et al: Diagnostic accuracy of magnetic resonance imaging for detecting posterior ligamentous complex injury associated with thoracic and lumbar fractures. J Neurosurg. 99(1 Suppl):20-6, 2003
12. Hsu JM et al: Thoracolumbar fracture in blunt trauma patients: guidelines for diagnosis and imaging. Injury. 34(6):426-33, 2003

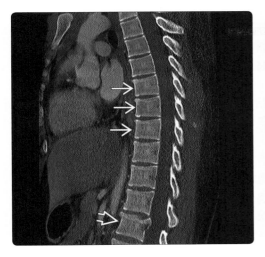 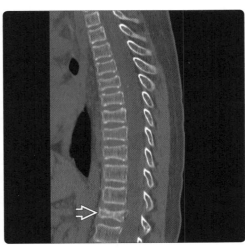

（左图）青少年矢状位CT骨窗（创伤、急性背痛）显示T7-T9椎体前部轻度楔形骨折（➡）。注意前高度丧失和反映小梁受压的上硬化带。相比之下，L1为爆裂性骨折（➡）伴有后部皮质破裂

（右图）矢状位CT骨窗显示（成骨不全）严重的骨质减少和许多压缩性骨折。与腰椎爆裂骨折（➡）不同的是椎体后部骨皮质完好无损

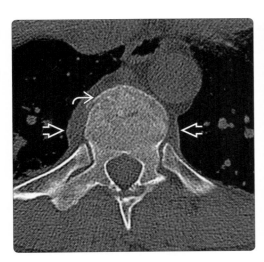 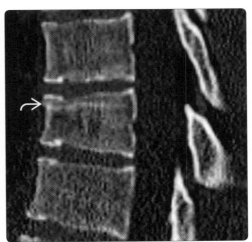

（左图）轴位CT骨窗显示压缩性骨折（➡）穿过椎体前部。棘旁血肿（➡）是一个有用的继发性损伤征象。矢状面重构图像对于区分压缩性骨折和爆裂性骨折非常重要

（右图）矢状位CT骨窗显示压缩性骨折，椎体高度轻微压缩。硬化带（➡）代表骨小梁嵌插

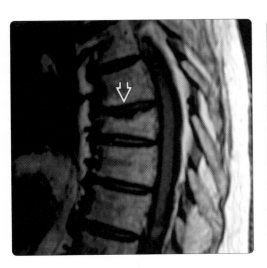 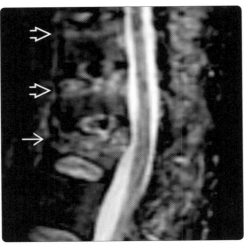

（左图）MR的T1WI矢状位显示骨质疏松患者椎体上部皮质呈杯状凹陷（➡）。低信号的骨折线紧贴骨皮质下方。骨质疏松症患者经常描述轻微或无创伤，但有急性发作的背痛

（右图）MR矢状面STIR显示相比于T10、T11压缩骨折（➡）的T12爆裂骨折（➡），在压缩骨折中，椎体后骨皮质不受累

术语

- 腰椎关节突或椎弓骨折（不包括椎弓根和峡部）

影像学

- 外伤
  - 腰椎关节突骨折 - 脱位是腰椎骨折脱位的组成部分
  - S1 上关节突骨折合并 Denis Ⅱ 型骶骨骨折（20%）
  - 腰椎被直接冲击引起的横突骨折
  - 爆裂骨折可能合并椎板骨折
- 小关节疲劳性骨折常见于运动员
- 腰椎手术并发症：下关节突骨折是腰椎手术失败的原因之一
- 关节突骨折在 X 线片上常常是阴性，除非在斜位片显示
- 薄层螺旋 CT 矢状和冠状重建图像是显示腰椎后部结构的最佳工具

鉴别诊断

- 峡部骨折
- 发育不良的肋骨或副肋

病理

- 病因包括创伤、运动损伤、椎板切除术后关节突骨折

临床信息

- 治疗
  - 保守治疗：支具固定和疼痛治疗
  - 对不稳定和持续性疼痛行融合术

诊断思路

- 下关节突骨折是腰椎手术失败综合征的原因之一

（左图）轴位 NECT（骨窗）显示左侧 L1 横突呈线状骨折（➡），伴有轻微移位

（右图）轴位 NECT 显示 L3 上关节突骨折（➡）。一名年轻的曲棍球运动员，他在比赛时突然出现腰痛（Courtesy W.O. Shaffer, MD.）

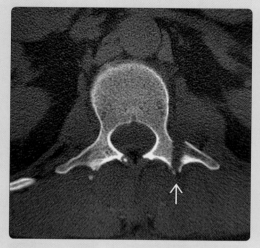 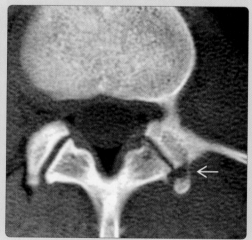

（左图）矢状位 NECT（骨窗）显示外伤性峡部骨折（➡）。前纵韧带（➡）撕脱表明椎体前柱急性断裂

（右图）腰椎矢状位重建 CT 显示 L2 爆裂骨折（➡）伴前部楔形变，L2 下关节突无骨折移位（➡），L1 椎板骨折无移位（➡）

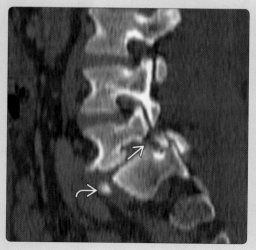 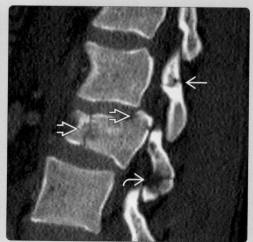

术语

定义

- 腰椎关节突或椎弓骨折（不包括椎弓根和峡部）

影像学

一般表现

- 最佳诊断依据
  - 骨折线通过腰椎关节突、横突、椎板和棘突
- 形态学
  - 外伤
    - 腰椎关节突骨折和或脱位是腰椎骨折 - 脱位的组成部分
      □ L5-S1 最常见，上关节突骨折
    - S1 上关节突骨折合并 Denis Ⅱ型骶骨骨折（20%）
    - 腰椎被直接冲击引起的横突骨折
    - 爆裂骨折可能合并椎板骨折
  - 小关节疲劳性骨折常见于运动员
  - 腰椎手术并发症：下关节突骨折是腰椎手术失败综合征的原因之一
    - 并发于椎板切除术或植入假体椎间盘后

X 线表现

- X 线
  - 关节突骨折在 X 线片上常常是阴性，除非在斜位片显示

CT 表现

- 通过关节突、横突、椎板和棘突的线性缺损
- ± 疲劳骨折并小关节骨性硬化

MR 表现

- STIR
  - 脊髓水肿；周围软组织水肿和血肿
  - 小关节骨折
    - 小关节内或周围液体增多
    - 关节囊韧带复合体破坏

核医学表现

- 骨扫描
  - 骨折部位放射性浓聚
    - 伴有外伤，示踪剂活度可能很多天内不出现直到开始愈合
  - 关节面骨折由于太小难以看见
    - 当被看见时难与峡部裂（更常见）区分；SPECT 有助于诊断

影像成像方法

- 最佳成像方法
  - 薄层螺旋 CT 矢状位和冠状位重建图像

鉴别诊断

椎弓峡部裂

- 年轻运动员腰痛常见的原因

发育不良的肋骨或副肋

- 与 T12 或 L1 椎体相连的小肋骨；正常变异，非骨折

病理

一般特征

- 病因学
  - 创伤
    - 高能机制，例如 MVA、坠落
      □ 在一系列 MVA 意外中关节突骨折的发生率为 35%
    - 腰骶椎脱位：剪切力 ± 牵拉
    - 横突、棘突骨折：直接冲击腰椎区域
    - 爆裂骨折：无弯曲的直接轴向力
  - 运动损伤
    - 竞技运动员的疲劳骨折
    - 急性骨折：腰部旋转引起的椎小关节负载，然后向后或后侧冲击椎体（曲棍球中的防守）
  - 椎板切除缺失渐渐累及下关节突的中间缘；脆弱的结构有骨折倾向
- 相关异常
  - 腹膜后损伤伴横突骨折

临床信息

表现

- 临床信息
  - 运动员：急性或慢加急痛；运动时加重，休息时减轻
  - 创伤受害者：腰痛、神经根病和 / 或马尾综合征

转归与预后

- 尽管症状消失，一系列患者（5/5）分离的腰椎小关节仍不愈合

治疗

- 保守治疗：支具固定和疼痛治疗
- 对不稳定和持续的疼痛行融合术

（于金玉、王海燕 译）

参考文献

1. Alijanipour P et al: Isolated multiple lumbar transverse process fractures with spinal instability: an uncommon yet serious association. Eur Spine J. ePub, 2019
2. Khurana B et al: CT for thoracic and lumbar spine fractures: can CT findings accurately predict posterior ligament complex injury? Eur Spine J. 27(12):3007-15, 2018
3. Khurana B et al: Traumatic thoracolumbar spine injuries: what the spine surgeon wants to know. Radiographics. 33(7):2031-46, 2013
4. Kaya RA et al: Modified transpedicular approach for the surgical treatment of severe thoracolumbar or lumbar burst fractures. Spine J. 4(2):208-17, 2004
5. Mori K et al: Traumatic bilateral locked facet at L4-5: report of a case associated with incorrect use of a three-point seatbelt. Eur Spine J. 11(6):602-5, 2002

术语

- 骨盆环破裂：骨盆前后部均有骨折和／或韧带损伤

影像学

- 常规平片很难显示
  - 据报道，高达 60% 的患者在 CT 检查前漏诊
  - 椎孔的弧形线破坏提示 Denis Ⅱ 型骨折
  - 侧位压缩性骨折引起患侧骶椎宽度减少
  - 侧位片上横向骨折线常引起成角畸形
- CT 显示移位不如平片明显
  - CT 确定骨折与椎管、椎孔的位置关系
- 骨折在 MR 上很难显示
  - MR 对评估神经根损伤有帮助
  - 顺着骶椎平面的斜冠状 T1WI、STIR 有帮助

鉴别诊断

- 应力性骨折
- 肿瘤
- 二次骨化中心
- 正常变异尾椎

病理

- 伴有腰椎和骨盆骨折以及神经、血管和输尿管损伤
- Denis 分型（按解剖位置）
  - Ⅰ 型：骶孔侧缘
  - Ⅱ 型：通过骶孔
  - Ⅲ 型：通过骶管

诊断思路

- 在高能损伤中寻找骨盆环的破裂

（左图）轴位 CT 骨窗显示左骶骨翼骨折（➡）在骶孔侧缘（Denis Ⅰ 型）和中央椎体骨折穿过骶孔（⇨）（Denis Ⅲ 型）。正如此病例一样，Denis Ⅲ 型骨折可垂直穿过骶管，也可横穿整个骶管

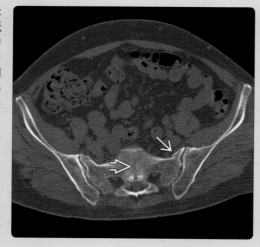

（右图）轴位骨 CT 显示两侧骶骨骨折（⇨）延伸到 S1 水平神经孔（Ⅱ 型）

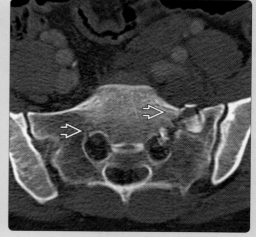

（左图）前位 3D 重建 CT 显示一椎体剪切伤。左侧有垂直的 Ⅱ 型骨折（⇨）和 S4 水平的 Ⅲ 型骨折（➡）。注意相关前骨盆环骨折和耻骨联合的垂直移位

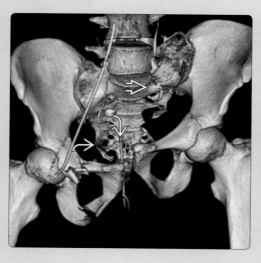

（右图）前位 3D 重建 CT 显示右侧骶骨 Denis Ⅱ 型骨折（➡）。正常骶尾连接处（⇨）不要误认为是骨折。前骨盆环骨折和耻骨联合破裂亦可见

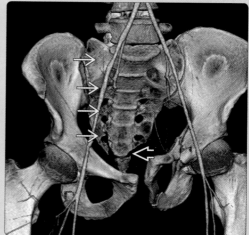

术语

定义

- 骨盆环：骨盆骨围绕着盆腔器官形成斜水平环状结构
- 骨盆环破裂：骨盆前后部均有骨折和 / 或韧带损伤
  - 后环骨折：坐骨棘后方，常位于骶骨或骶髂关节
  - 前环骨折：坐骨棘前方，常位于耻骨支

影像学

一般表现

- 最佳诊断依据
  - 骶孔轮廓（弧形线）破坏
- 形态学
  - 95% 垂直或斜行
  - 5% 水平
  - U 形或 H 形骨折：水平 + 横向

X 线表现

- 常规平片很难显示
  - 据报道，高达 60% 的患者在 CT 检查前漏诊
- 骶孔的弧形线破坏提示 Denis II 型骨折
  - 骶孔上的弧形线正常为光滑曲线
  - 弧形线呈角时提示骨折
- 侧位压缩性骨折引起患侧骶椎变窄
- 骨折线位移往往不常见
- 水平骨折线在侧位片上显示最佳
  - 骶骨成角畸形
- 多次观察可提高显示率
  - 骨盆入口处观察：与尾部呈 25°
  - 骨盆出口处观察：与头侧呈 25°
  - Ferguson 法观察骶骨：与头侧呈 15°
- 儿童可见骶骨青枝骨折

CT 表现

- 确定骨折与椎管、椎孔的位置关系
- 显示移位不如平片明显
- 评估骨折移位的最精准的方法
  - 轴位图像：前后移位，水平移位，椎管受压
  - 冠状重建：垂直移位
  - 矢状重建：前后移位，成角

MR 表现

- 因为骶骨薄和斜置，骨折可能漏诊或被误诊为肿瘤
  - 顺着骶椎平面的斜冠状 T1WI、STIR 有帮助
- 评估神经根损伤
  - 急性外伤撕裂可能被周围血肿掩盖
  - STIR 序列上评价骶神经丛损伤

影像成像方法

- 最佳成像方法
  - CT 骨窗并多平面重建
- 扫描方案建议
  - 通常沿着骶骨平面成角重建有帮助

鉴别诊断

骶髂关节破坏 / 错位

- 可能需要 CT 以鉴别骨折

应力性骨折

- 起病隐匿或严重致残的背痛
- 无外伤史
- 骨质疏松引起不全性骨折
- 运动员疲劳骨折
- 通过髂骨翼的垂直方向骨折
  - 单侧或双侧
  - < 50% 患者的水平部结构连接两个垂直方向骨折
    - 被称作"Honda"或"H"征
- 骨折前部常出现真空现象

肿瘤

- 平片上骶孔弧形线消失
- CT 上骨小梁呈圆形或椭圆形区破坏
- T2WI 上圆形或椭圆形高信号区
- 外伤血肿可类似软组织肿块

二次骨化中心

- 可见于儿童和青少年骶骨侧缘
- 位于皮质呈圆形
- 通常两侧对称

正常变异尾椎

- 骶尾连接处可有成角的轮廓

创伤性腰骶椎错位

- 由高速行驶受伤、交通事故或坠落
- 腰骶韧带完全分离
- 非常罕见
- L5 相对于骶骨的向前、向后、侧方移位
- 诊断采用侧位片或 CT

病理学

一般表现

- 病因
  - 没有骨盆环破坏的骶骨骨折通常是由于跌倒引起
    - 如果患者坐着或仰卧着地可发生横行骨折
    - 骶尾连接处骨折是由轻微跌倒引起
  - 3 种骨盆环破裂的机制
    - 前后受压（"开书样"）
      □ 垂直方向的骶骨骨折，常轻度移位
    - 侧位压缩（T 形骨折）
      □ 垂直方向骨折
      □ 嵌插可引起骶翼的硬化线和 / 或骶翼中外侧缩窄
    - 垂直剪切（高处坠落）
      □ 可能有垂直移位，可自行复位
      □ ±L5 横突骨折
- 相关异常
  - 95% 的患者伴有骨盆环的骨折

○ 腰骶关节损伤
  - 1/3 的骶骨骨折伴骨盆环骨折
  - 小关节损伤或 L5/S1 椎间盘损伤
○ L5 横突骨折
  - 由腰骶韧带撕裂引起
  - 高度怀疑不稳定性骨折
○ 腰椎体骨折
  - 伴有神经功能损伤的椎体骨折，可能会导致临床忽视骶骨骨折
○ 神经系统损伤
  - 40% 骨折脱位
  - 神经根或骶丛
  - 横断或牵拉伤
  - 纵向骶椎移位更常见
○ 血管损伤
  - 可能需要介入治疗
  - 创伤时增强 CT 可见活动性出血
○ 下肢骨折
○ 后部软组织撕裂伤
● 神经损伤可能被同时发生的更高层面的损伤所掩盖

分期、分级、分类

● Denis 分类（按区域分）
  ○ Ⅰ型：骶孔侧缘
    - 50% 的骶骨骨折
    - 垂直或斜行方向
    - 6%~24% 的神经受损
    - L5 神经根可能在骨折中受压
  ○ Ⅱ型：通过骶孔
    - 34% 的骶骨骨折
    - 垂直或斜行方向
    - 28% 的患者有神经功能障碍
    - 创伤性远端综合征
      □ 骶骨翼和横突之间的 L5 神经根受压
  ○ Ⅲ型：通过骶管
    - 16% 骶骨骨折
    - 横向或垂直
    - 横向 Denis Ⅲ 型骨折
      □ 也可延伸到 Ⅰ 和或 Ⅱ 区
      □ 35% 有神经根撕裂；
      □ "骶骨爆裂骨折"：横向骨折向后掉入椎管
      □ 骨折分离移位可发生在退化的 S1-S2 椎间盘
      □ 57%~60% 神经受损
    - 垂直 Denis Ⅲ 型骨折
      □ 多数人有神经功能受损
      □ 肠道、膀胱和性器官功能障碍
    - Gibbons 神经功能受损评价系统

□ 1 级：无神经功能受损
□ 2 级：只有感觉改变
□ 3 级：控制能力差
□ 4 级：大小便失禁

临床信息

表现
● 最常见的体征 / 症状
  ○ 高速创伤后后骨盆疼痛或压痛
  ○ 其他症状 / 体征
    - 神经功能受损
    - 肠和膀胱症状

转归与预后
● 不稳定外伤需要开放复位内固定（ORIF）
● 神经损伤
  ○ 无论治疗与否 S1 和 S2 受损将在一年内改善
    - 除非神经根撕裂
  ○ 硬脊膜撕裂将导致脑脊液漏

治疗
● 稳定性损伤：卧床休息，缓慢过渡到承重
● 不稳定损伤：采用经翼螺钉固定

诊断思路

图像诊断关键点
● 高速损伤中寻找相关骨盆环损伤
● 如果出现 L5 横突骨折，要怀疑骶骨骨折

（于金玉、王海燕 译）

参考文献

1. Eren B et al: Is spinal computed tomography necessary in pediatric trauma patients? Pediatr Int. 62(1):29-35, 2020
2. Lee JS et al: Factors associated with gait outcomes in patients with traumatic lumbosacral plexus injuries. Eur J Trauma Emerg Surg. ePub, 2019
3. Kempen DHR et al: Neurological outcome after traumatic transverse sacral fractures: a systematic review of 521 patients reported in the literature. JBJS Rev. 6(6):e1, 2018
4. Bydon M et al: Sacral fractures. Neurosurg Focus. 37(1):E12, 2014
5. Bederman SS et al: Fixation techniques for complex traumatic transverse sacral fractures: a systematic review. Spine (Phila Pa 1976). 38(16):E1028-40, 2013
6. Ruatti S et al: Technique for reduction and percutaneous fixation of U- and H-shaped sacral fractures. Orthop Traumatol Surg Res. 99(5):625-9, 2013
7. Porrino JA Jr et al: The importance of sagittal 2D reconstruction in pelvic and sacral trauma: avoiding oversight of U-shaped fractures of the sacrum. AJR Am J Roentgenol. 194(4):1065-71, 2010
8. Schmid R et al: Lumbosacral dislocation: a review of the literature and current aspects of management. Injury. 41(4):321-8, 2010
9. Sugimoto Y et al: Risk factors for lumbosacral plexus palsy related to pelvic fracture. Spine (Phila Pa 1976). 35(9):963-6, 2010
10. Hak DJ et al: Sacral fractures: current strategies in diagnosis and management. Orthopedics. 32(10), 2009
11. Kuklo TR et al: Radiographic measurement techniques for sacral fractures consensus statement of the Spine Trauma Study Group. Spine. 31(9):1047-55, 2006
12. Bellabarba C et al: Midline sagittal sacral fractures in anterior-posterior compression pelvic ring injuries. J Orthop Trauma. 17(1):32-7, 2003

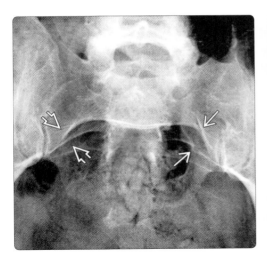
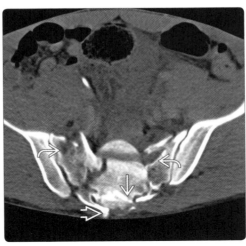

（左图）前后位平片显示由于侧缘受压导致左边 Denis Ⅱ 型骨折。注意左侧弧形线（➡）与平滑的右侧（➡）相比成角畸形

（右图）轴位骨 CT 显示由于跳伞运动事故导致非常严重的粉碎性骶骨骨折，包括横向骨折（➡）、和通过椎孔的垂直骨折（➡）及通过椎管的垂直骨折（➡）

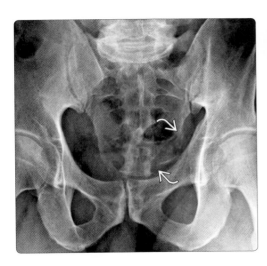
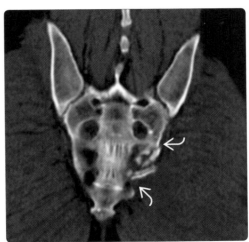

（左图）前后位平片显示 Denis Ⅱ 型骨折（➡）。由于有软组织阴影的遮盖，此区域骨折很容易漏。该例中最重要的线索是相比于正常右侧，左侧骶骨侧缘轮廓的破坏

（右图）同一患者冠状斜位 CT 骨窗与骶骨平面成角，更容易显示该骨折（➡）

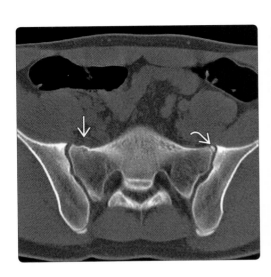
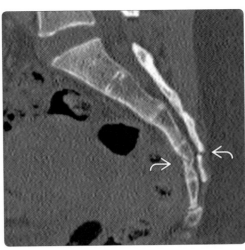

（左图）一儿童的轴位 CT 骨成像显示右骶骨的变形的骨折（➡）。左侧显示一正常骨突（➡）可由它的圆形硬化边辨认出

（右图）矢状 CT 骨成像显示由于跌落引起的横向分离的骶骨骨折（➡）。由于这些骨折位于轴面，除非进行 CT 重建或骶骨侧位 X 线片，否则可能会遗漏

椎弓根应力骨折

要点

术语

- 不全性骨折：由于异常脆弱的骨骼受到生理应力而导致的骨折
- 疲劳性骨折：由于对正常骨骼的应力增加而造成的骨折

影像学

- CT、平片：垂直方向的透亮骨折线穿过椎弓根
  - 相关的骨性硬化反映了骨痂愈合和（或）先前存在的应力改变
  - ± 对侧椎体后部缺损（峡部裂、椎弓根骨折）
- MR：急性或其他生理应力引起的不稳定骨折患者出现的经椎弓根的 T1WI 低信号、T2WI 高信号
  - 随着愈合骨髓恢复正常或变成脂肪髓质
- 骨扫描：应力性骨折处示踪剂浓聚

鉴别诊断

- 腰椎关节突关节病
- 椎弓峡部裂
- 转移性疾病
- 原发骨肿瘤

病理学

- 疲劳性骨折：正常骨的应力增加和（或）重复应力超出骨修复能力
- 不全性骨折：生理应力作用于脆弱骨引起的骨折

诊断思路

- 椎弓根骨折是椎弓根小梁异常 STIR 高信号原因之一
- 椎弓根骨髓信号强度变化在接受腰椎 MR 检查的患者中约占 1.7%

（左图）腰椎体轴位图显示，单侧固定和中间椎板切除后的右侧椎弓根放置螺丝钉（➤），改变椎体应力机制导致左侧椎弓根应力性骨折（➤）

（右图）通过 L5 左侧椎弓根（➤）的慢性应力性骨折，继发于该患者单侧椎弓根螺丝钉放置（➤）和多部位椎板切除引起应力机制改变

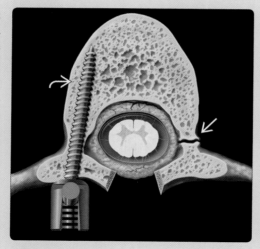
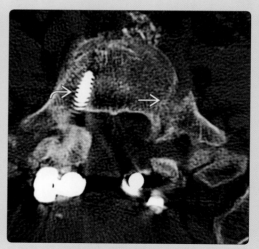

（左图）MR 矢状 T2WI 示椎弓根应力性骨折呈低信号，周围高信号水肿（➤）。在该患者先前螺钉固定和椎弓板切除手术的椎弓根钉道也显示高信号（➤）

（右图）MR 矢状 STIR 显示由应力性骨折引起 L5 椎弓根高信号（➤）延伸到上关节突关节和峡部。骨折线是线性的低信号（➤）

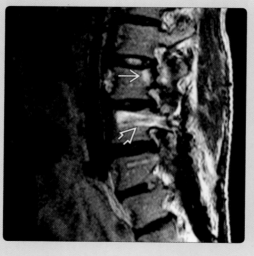
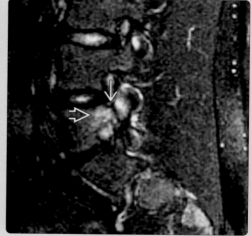

术语

同义词

- 椎弓根裂

定义

- 不全性骨折：由于异常脆弱的骨骼受到生理应力而导致的骨折
- 疲劳性骨折：由于对正常骨骼的应力增加而造成的骨折

影像学

一般表现

- 最佳诊断征象
  - 平片和 CT 骨窗上穿过椎弓根的透亮骨折线
- 定位
  - 腰椎＞颈椎＞胸椎
- 形态学
  - 经椎弓根垂直方向的骨折
    - 可能不完全
  - 慢性机械应力引起的骨重塑
    - 骨皮质增厚，骨小梁硬化

X 线表现

- 平片
  - 通过椎弓根的线性骨折线
  - ± 邻近骨硬化
    - 椎间孔大小不等：前后位 X 线片显示椎弓根扩大、硬化

CT 表现

- CT 骨成像
  - 冠状方向上经椎弓根的骨折
    - 相关骨硬化反映了骨愈合和（或）先前存在的应力改变
    - 慢性椎弓裂可进展为肥大性假关节变性
  - 检查对侧椎体后部是否异常
    - 椎弓根骨折
    - 椎弓峡部裂
    - 椎板切除术后缺损
  - ± 椎间盘和小关节退行性改变

MR 表现

- T1WI
  - 急性或其他生理应力引起的不稳定骨折患者出现的经椎弓根的 T1WI 低信号
    - 反应性水肿或骨髓被纤维血管替代
  - 骨折线可见清晰线性 T1 低信号
    - 可被周围 T1WI 等信号的小梁掩盖
  - 随不稳定生理应力的消除，骨髓可逐渐恢复正常或转成脂肪髓质信号（T1 呈高信号）
- T2WI、STIR
  - 急性或其他生理应力引起的不稳定骨折导致椎弓根骨髓内的 T2 高信号
    - 反应性水肿或骨髓被纤维血管替代
  - 骨折线和或骨皮质不连续，可见线性 T2 高信号
    - STIR 序列中髓质的改变比 T2WI 更明显
  - 随不稳定生理应力的消除，骨髓可逐渐恢复正常或转成脂肪髓质信号（T2WI 呈中高信号，STIR 呈低信号）
- T1WI C+
  - T1 骨髓低信号区（骨髓被纤维血管替代）在对比剂注入后强化

核医学表现

- 骨扫描
  - 椎弓根应力性骨折由代偿引起放射性核素浓聚
    - SPECT 有助于准确区分椎弓峡部裂
  - 相关异常引起的摄取增加，例如对侧椎弓峡部裂

影像成像建议

- 最佳成像方法
  - MR（STIR 或抑脂 T2WI）对椎弓根髓质改变最敏感
    - 对椎弓根裂无特异性，除非骨折可直接显示
  - CT 骨窗对骨折和查找修复性硬化有帮助

鉴别诊断

腰椎小关节病

- 在小关节病上方或下方的椎弓根可见 T1 低信号 /T2 高信号的髓质信号改变
- 病因不明
  - 小关节突关节病引起的炎症
  - 生理应力不稳定性 / 应力变化的骨性反应
  - 微骨折

椎弓峡部裂

- 急性椎弓峡部裂的患者同侧椎弓根骨髓呈 T1 低信号 T2 高信号改变
  - 容易愈合，尤其在更年轻的患者

转移瘤

- 多发病灶
- T1 低信号 T2 高信号
- CT 上骨皮质和髓质破坏

原发性骨肿瘤

- 成骨细胞瘤
- 骨样骨瘤

佩吉特病

- 骨膨胀皮质增厚和骨小梁粗糙
- 可能发生病理性骨折

病理

一般表现

- 病因
  - 疲劳骨折
    - 对正常骨骼的应力增加或重复应力，超出修复能力

→机械性骨折
- 运动员
  □ 典型的需要脊柱旋转的运动，例如棒球和板球
- 椎弓先前存在缺失
  □ 椎弓先天性缺失
  □ 对侧峡部裂
  □ 椎板切除
- 中晚年到老年患者
  □ 椎间盘退行性改变将轴向负荷传导到椎体后部
  □ 小关节退行改变降低了小关节前后位方向稳定能力
  □ 后部机械压力增加（包括椎弓根）→机械性骨折
- 脊柱融合术并发症
  □ 增加的压力转移到融合部边缘的椎体—机械性骨折
○ 不全骨折
- 生理水平应力作用于脆弱骨引起
  □ 骨质疏松、放疗、佩吉特病等

临床信息

表现
- 常见征象
  ○ 急性或慢性背痛
- 其他症状
  ○ ± 神经根病
  - 可反应硬脊膜炎症或同时存在的椎关节硬化改变导致的神经根压迫
- 临床征象
  ○ 患者新发或突发恶化的背痛

人口统计学资料
- 年龄
  ○ 身体活泼的青少年、年轻人和竞技运动员
  ○ 有退行性颈椎病的中晚年和老年患者
- 性别
  ○ 无性别差异
- 流行病学
  ○ 与椎弓峡部裂相比不常见

转归与预后
- 随着外伤愈合疼痛消失

治疗
- 保守治疗常为首选
  ○ 减少活动
  ○ 支撑、固定
- 手术治疗（用椎弓根融合或螺钉一期修补）用于保守治疗失败后

诊断思路

思考
- 椎弓根骨髓信号强度变化见于 1.7% 接受腰椎 MR 检查的患者
  ○ 最常与三种异常中的一种相关：退行性关节突疾病，峡部骨折或椎弓根骨折

图像判读要点
- 椎弓根应力性骨折是椎弓根小梁异常 STIR 高信号原因之一。

（于金玉、毛存华 译）

参考文献

1. Jorge JP et al: Adjacent bi-level bilateral pedicle stress fractures after instrumented posterolateral lumbar fusion-a case report and review of the literature. Eur J Orthop Surg Traumatol. 29(5):1147-51, 2019
2. Estrada, JADH et al: Bilateral fracture of L5 pedicles in a patient with total disc replacement of L5-S1: a case report. Coluna/Columna [online]. 13(2):153-5, 2014. http://dx.doi.org/10.1590/S1808-18512014130200456
3. Borg B et al: Pedicle marrow signal hyperintensity on short tau inversion recovery- and t2-weighted images: prevalence and relationship to clinical symptoms. AJNR Am J Neuroradiol. 32(9):1624-31, 2011
4. El Rachkidi R et al: Atypical bilateral pedicle fracture in long-term bisphosphonate therapy. Spine (Phila Pa 1976). 36(26):E1769-73, 2011
5. Amari R et al: Fresh stress fractures of lumbar pedicles in an adolescent male ballet dancer: case report and literature review. Arch Orthop Trauma Surg. 129(3):397-401, 2009
6. Doita M et al: Bilateral pedicle stress fracture in a patient with lumbar spinal stenosis: a case report. J Spinal Disord Tech. 21(7):531-4, 2008
7. Vialle R et al: Acute L5 pedicle fracture and contralateral spondylolysis in a 12-year-old boy: a case report. Eur Spine J. 16 Suppl 3:316-7, 2007
8. Sadiq MZ: Bilateral pedicle stress fracture in the lumbar spine of a sedentary office worker. Eur Spine J. 15 Suppl 5:653-5, 2006
9. Sairyo K et al: Athletes with unilateral spondylolysis are at risk of stress fracture at the contralateral pedicle and pars interarticularis: a clinical and biomechanical study. Am J Sports Med. 33(4):583-90, 2005
10. Parvataneni HK et al: Bilateral pedicle stress fractures in a female athlete: case report and review of the literature. Spine (Phila Pa 1976). 29(2):E19-21, 2004
11. Bose B: Fracture of S1-2 after L4-S1 decompression and fusion. Case report and review of the literature. J Neurosurg. 99(3 Suppl):310-2, 2003
12. Ha KY et al: Bilateral pedicle stress fracture after instrumented posterolateral lumbar fusion: a case report. Spine (Phila Pa 1976). 28(8):E158-60, 2003
13. Hollenberg GM et al: Imaging of the spine in sports medicine. Curr Sports Med Rep. 2(1):33-40, 2003
14. Slipman CW et al: Sacral stress fracture in a female field hockey player. Am J Phys Med Rehabil. 82(11):893-6, 2003
15. Fourney DR et al: Early sacral stress fracture after reduction of spondylolisthesis and lumbosacral fixation: case report. Neurosurgery. 51(6):1507-10; discussion 1510-1, 2002
16. Kraft DE: Low back pain in the adolescent athlete. Pediatr Clin North Am. 49(3):643-53, 2002
17. Reitman CA et al: Lumbar isthmic defects in teenagers resulting from stress fractures. Spine J. 2(4):303-6, 2002
18. Shah MK et al: Sacral stress fractures: an unusual cause of low back pain in an athlete. Spine. 27(4):E104-8, 2002
19. Sheehan JP et al: Stress fracture of the pedicle after extensive decompression and contralateral posterior fusion for lumbar stenosis. Report of three cases. Neurosurg Focus. 13(2):E9, 2002
20. Sirvanci M et al: Pedicular stress fracture in lumbar spine. Clin Imaging. 26(3):187-93, 2002
21. Macdessi SJ et al: Pedicle fracture after instrumented posterolateral lumbar fusion: a case report. Spine (Phila Pa 1976). 26(5):580-2, 2001
22. Guillodo Y et al: Contralateral spondylolysis and fracture of the lumbar pedicle in an elite female gymnast: a case report. Spine (Phila Pa 1976). 25(19):2541-3, 2000
23. Robertson PA et al: Stress fracture of the pedicle. A late complication of posterolateral lumbar fusion. Spine (Phila Pa 1976). 18(7):930-2, 1993

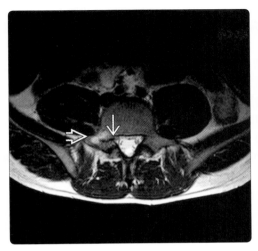

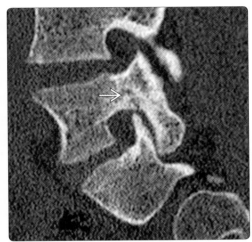

（左图）轴位 T2WI MR 显示一背部疼痛突然加剧的青年，其 L5 椎体右侧椎弓根（➡）高信号，而右侧椎弓根的应力骨折（➡）显示为低信号。左侧椎弓根正常

（右图）CT 矢状位重建显示一急性背痛青年的右侧 L5 椎弓根急性、未脱位的应力骨折（➡）

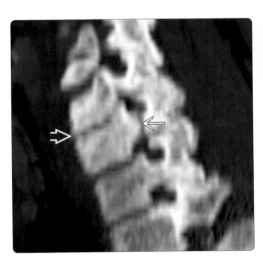

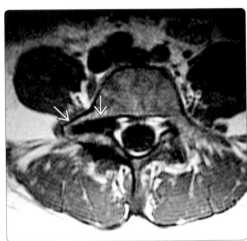

（左图）CT 斜矢状位骨窗显示 C5-6 水平椎弓根处一透亮的骨折线（➡），边缘硬化。患者经 C5-6 椎间盘切除术后，椎体融合失败（➡）

（右图）轴位 T1WI MR 显示右侧腰椎椎弓根慢性骨折（➡），并可见右侧椎弓根和横突大量骨质增生（低信号）和骨髓脂肪变性（高信号）

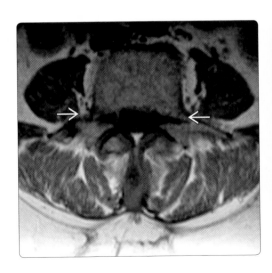

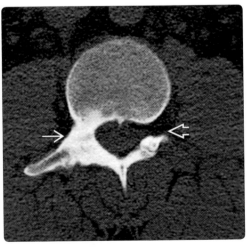

（左图）轴位 T1WI MR 显示 L4 双侧椎弓根线样低信号（➡），周围骨髓正常，反映椎弓根应力性骨折已愈合

（右图）轴位 CT 骨窗显示先天性左侧椎弓根发育不良（➡）。右侧椎弓根代偿性增大并见骨质硬化，其中心并见一个水平透亮影（➡）提示出现疲劳性应力骨折

术语
- 正常生理性应力作用于脆弱的（例如，骨质疏松）骶骨所致的骨折

影像学
- 经骶骨翼的垂直骨折
  - 单侧或双侧
  - 位于骶孔外侧（Ⅰ区），大致平行于骶髂关节
- ± 骶骨体横行骨折
- 骶骨翼腹侧骨皮质轻微中断
- 愈合期骶骨翼出现硬化带或不规则区域
- MR 显示骶骨骨髓水肿
  - T1WI 低信号，T2WI 高信号
  - STIR 或 FS-T2WI 明显高信号
  - 因广泛的背部疼痛行 MR 腰椎扫描时，可能会忽略以上征象

- 骨扫描中示踪剂摄取呈经典的 H 形分布：占 19%~62%
- 在一个系列中，骶外示踪剂摄取率为 70%
  - 骶骨多部位摄取率的提高可能被误认是转移性肿瘤

病理学
- 相关异常
  - 椎体压缩性骨折
  - 其他盆腔不全骨折（耻骨支、髂骨翼骨折）
  - 股骨粗隆间骨折

临床信息
- 在一系列统计中只有 43% 的单侧骨折和 0% 的双侧骨折可恢复至伤前水平
- 1 年死亡率：14.3%

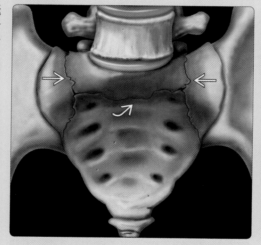
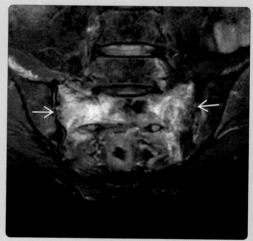

（左图）矢状面显示双侧骶骨翼垂直骨折（➡），骨折线位于骶孔侧方，骶骨体可见一横向断裂（⤻），形成经典的 H 形不完全骨折

（右图）骶骨的冠状面 STIR MR 显示，由于双侧骶骨不全性骨折，可见骶翼和骶体的弥漫性异常高信号（➡）

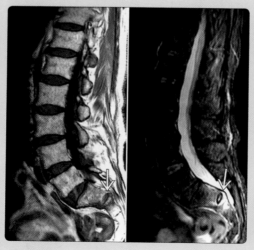
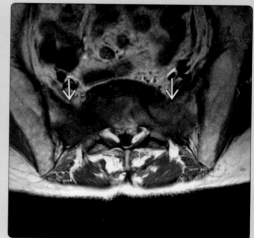

（左图）矢状位 T1WI（左）和 STIR（右）MR 显示骶骨不全性骨折；S1-S2 交界处呈异常信号并成角（➡）

（右图）轴位 T1WI MR 显示骶骨双侧信号异常，在骶骨中线（➡）延伸至骶骨体

术语

定义

- 正常生理性应力作用于脆弱的（例如，骨质疏松）骶骨所致的骨折

影像学

一般表现

- 最佳诊断依据
  - 髓内异常信号（T1WI 低信号；T2WI 或 STIR 高信号）
- 位置
  - 经骶骨翼的垂直骨折
    - 单侧或双侧
    - 位于骶孔外侧（Ⅰ区），大致平行于骶髂关节
  - ± 骶骨体横行骨折
- 形态
  - 单边，双边，H 形

X 线表现

- 平片
  - 约 1/2 表现正常
  - 骨质疏松
  - 骶骨翼垂直的硬化带
    - 症状发生后几个月可见骨折愈合
  - 骶骨翼皮质破坏
  - 罕见透亮骨折线
  - 可伴耻骨支骨折、腰椎压缩性骨折、髂骨翼骨折、股骨粗隆间骨折

CT 表现

- 骨 CT
  - 骨皮质轻微损伤
    - 骶骨翼腹内侧，骶髂关节内侧
    - 骨折常位于骶孔侧方
  - 直接显示骨折线，骶骨畸形
    - 观察矢状位图像以确定骶骨体骨折
  - 骶骨翼硬化带或不规则的区域
    - 愈合期
  - 真空现象：骨折或骶髂关节内气体
    - 可见不全骨折，无病理性骨折

MR 表现

- T1WI，T2WI，FS-T2WI/STIR
  - 骶骨骨髓水肿
    - 边界不清和不规则
    - T1 低信号，T2 高信号
      - 在 STIR 或 FS-T2WI 更明显
      - 骨髓脂肪变性在 FSE T2WI 上可能掩盖骨折
    - 单边，双边，H 形（冠状位扫描）
    - 骶髂关节附近
      - 不累及或跨越骶髂关节
    - 发病后 3 周内可见异常信号
    - 3 个月后可愈合
    - 因广泛的背部疼痛行 MR 腰椎扫描时，可能会忽略以上征象
      - 矢状位 STIR 序列诊断最佳
  - 可见分离的骨折线
    - 通常在 3 周至 3 个月内显示
    - 骶孔侧方，平行于骶髂关节
- T1WI C+
  - 可提高对骨折线的检出率
  - 骨折线呈低信号区，周围被增强的骨髓水肿围绕

核医学表现

- 骨扫描
  - 双侧或单侧骶部放射示踪剂摄取
  - ± 水平分量
  - 典型的骶骨 H 形示踪剂异常摄取：19%～62%
    - "本田"（H）标志
  - 敏感性高但特异性差
    - 骶外示踪剂摄取增加 70%
      - 由于耻骨骨折（50%）和脊柱骨折（46%）
      - 多处骶骨摄取率的提高可能被误认是转移性肿瘤

其他发现

- 骨密度测定示骨质疏松

影像成像建议

- 最佳成像工具
  - MR 对微小骨折的骨髓信号的变化最敏感
  - CT 能有效辅助于 MR
- 扫描方案建议
  - 矢状位、轴位和斜冠状位（骶骨体平面）；轴位和斜冠状位的 STIR 或 FS-T2WI；可以考虑增强扫描但通常没有必要

鉴别诊断

骶骨外伤骨折

- 95% 伴发其他骨盆骨折

骶骨转移瘤

- 骨髓异常，随机分布
- CT 可见骨质溶解，而不是皮质骨小梁和骨皮质的线性中断
- 骨外软组织肿块
- 骶骨外受累

脊索瘤

- 孤立肿块
- 骨皮质破坏，骨外软组织

骶骨骨髓炎

- 不明确，不对称的骨髓水肿
  - 可能累及骶髂关节两侧
- 骨质溶解
- 软组织水肿，脓肿，窦道
- 无骨折线

骶髂关节炎

- 邻近骶髂关节侵蚀，硬化，骨髓水肿
- 骶髂关节强直

骨关节炎

- 骶髂关节髂侧硬化
- 前骨赘

病理学

一般表现

- 病因
  - 诱发因素
    - 骨质疏松症
    - 骨盆放射治疗
    - 内源性或外源性糖皮质激素过量
    - 肾性骨病
    - 佩吉特病
    - 其他原因引起的骨质疏松
  - 可因轻微外伤导致
  - 有限元素模型显示，在骨质疏松症患者中，步行对骶骨施加的应力导致了大多数不全性骨折
  - 剪切力导致骶骨外侧翼垂直骨折
    - 裂缝水平成分为继发水平断裂
- 相关异常
  - 椎体压缩性骨折
  - 其他盆腔不全骨折
    - 耻骨支
    - 髋臼顶
    - 髂骨翼
  - 股骨粗隆间骨折
  - 神经症状罕见：括约肌障碍，下肢感觉异常

临床信息

表现

- 最常见征象
  - 非特异性臀部或腰椎疼痛
    - 运动加剧
    - 大腿或腹股沟放射痛
  - 骶部压痛
- 临床表现
  - 疼痛活动后加重
  - 休息缓解

人口统计资料

- 年龄：60~80 岁
- 性别：绝大多数发生在老年女性
- 种族：没有种族特异性
- 流行病学：发病率为 0.14%~1.8%

转归与预后

- 只有 43% 的单侧骨折和 0% 的双侧骨折可恢复至伤前水平
- 1 年死亡率：14.3%

治疗

- 保守治疗
  - 卧床休息
  - 避免负重
  - 镇痛药物治疗
  - 治疗骨质疏松症
- 骶骨成形术
  - 注射骨水泥

诊断思路

影像解读要点

- 腰椎 MRI 中不要遗漏可观察的骶骨（尤其是矢状位 STIR 序列）

（于金玉、毛存华 译）

参考文献

1. Gibbs WN et al: Sacral fractures and sacroplasty. Neuroimaging Clin N Am. 29(4):515-27, 2019
2. Pulley BR et al: Surgical fixation of geriatric sacral U-type insufficiency fractures: a retrospective analysis. J Orthop Trauma. 32(12):617-22, 2018
3. Park JW et al: Mortality following benign sacral insufficiency fracture and associated risk factors. Arch Osteoporos. 12(1):100, 2017
4. Eichler K et al: Outcome of long-axis percutaneous sacroplasty for the treatment of sacral insufficiency fractures with a radiofrequency-induced, high-viscosity bone cement. Skeletal Radiol. 43(4):493-8, 2014
5. Wilde GE et al: Sacral fractures after lumbosacral fusion: a characteristic fracture pattern. AJR Am J Roentgenol. 197(1):184-8, 2011
6. Lyders EM et al: Imaging and treatment of sacral insufficiency fractures. AJNR Am J Neuroradiol. 31(2):201-10, 2010
7. Linstrom NJ et al: Anatomical and biomechanical analyses of the unique and consistent locations of sacral insufficiency fractures. Spine (Phila Pa 1976). 34(4):309-15, 2009
8. Muthukumar T et al: Cauda equina syndrome presentation of sacral insufficiency fractures. Skeletal Radiol. 36(4):309-13, 2007
9. Schindler OS et al: Sacral insufficiency fractures. J Orthop Surg (Hong Kong). 15(3):339-46, 2007
10. Fujii M et al: Honda sign and variants in patients suspected of having a sacral insufficiency fracture. Clin Nucl Med. 30(3):165-9, 2005
11. Pommersheim W et al: Sacroplasty: a treatment for sacral insufficiency fractures. AJNR Am J Neuroradiol. 24(5):1003-7, 2003
12. White JH et al: Imaging of sacral fractures. Clin Radiol. 58(12):914-21, 2003
13. Dasgupta B et al: Sacral insufficiency fractures: an unsuspected cause of low back pain. Br J Rheumatol. 37(7):789-93, 1998
14. Grangier C et al: Role of MRI in the diagnosis of insufficiency fractures of the sacrum and acetabular roof. Skeletal Radiol. 26(9):517-24, 1997
15. Peh WC et al: Vacuum phenomena in the sacroiliac joints and in association with sacral insufficiency fractures. Incidence and significance. Spine (Phila Pa 1976). 22(17):2005-8, 1997
16. Grasland A et al: Sacral insufficiency fractures: an easily overlooked cause of back pain in elderly women. Arch Intern Med. 156(6):668-74, 1996
17. Peh WC et al: Imaging of pelvic insufficiency fractures. Radiographics. 16(2):335-48, 1996
18. Peh WC et al: Sacral insufficiency fractures. Spectrum of radiological features. Clin Imaging. 19(2):92-101, 1995
19. Stäbler A et al: Vacuum phenomena in insufficiency fractures of the sacrum. Skeletal Radiol. 24(1):31-5, 1995
20. Baker RJ Jr et al: Sacral insufficiency fracture: half of an "H". Clin Nucl Med. 19(12):1106-7, 1994
21. West SG et al: Sacral insufficiency fractures in rheumatoid arthritis. Spine. 19(18):2117-21, 1994
22. Blomlie V et al: Radiation-induced insufficiency fractures of the sacrum: evaluation with MR imaging. Radiology. 188(1):241-4, 1993
23. Weber M et al: Insufficiency fractures of the sacrum. Twenty cases and review of the literature. Spine. 18(16):2507-12, 1993
24. Kayes K et al: Radiologic case study. Sacral insufficiency fracture. Orthopedics. 14(7):817-8, 820, 1991

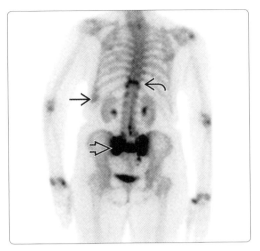

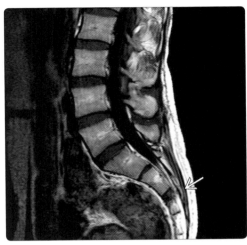

（左图）后部骨扫描显示因不全骨折而呈经典的"H"形分布的骶骨摄取增加（➡）。T12压缩骨折（➡）也有摄取，还有2处左下肋骨骨折（➡）

（右图）MR T1WI矢状位显示这个不全骨折的S3椎体（➡）中线有一个小的低骨髓信号灶。在每个腰椎MR中，矢状位的评估都很重要

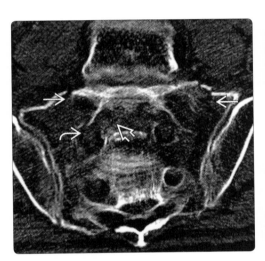

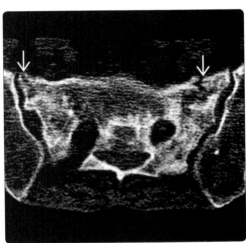

（左图）NECT的冠状位重建显示由于骶骨不全性骨折所致的弥漫性的骨质减少和双侧骶翼骨皮质缺损（➡）。右侧骨折延伸至右侧S1神经孔（➡），还有骶骨横行骨折（➡）

（右图）轴位NECT显示双侧骶翼（➡）的线状骨折，片状硬化症提示亚急性损伤的愈合

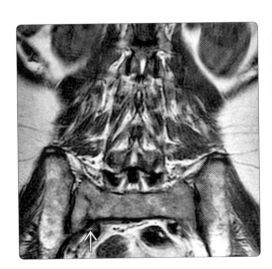

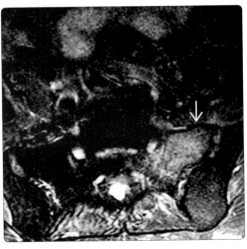

（左图）冠状位T1WI MR显示骶骨单侧不完全骨折。可见不规则低信号的骨折线（➡）

（右图）轴位FS-T2WI MR显示由于左侧骶骨翼的不完全骨折而呈弥漫高信号。局部不规则皮质可协助确定骨折的具体位置（➡）

要点

术语
- 放射学检查阴性的脊髓损伤（spinal cord injury without radiologic abnormality, SCIWORA）

影像学
- X 线平片、CT 通常表现为正常或阴性的急性损伤
- MR 常表现为异常
  - 脊柱韧带断裂，椎间盘突出，椎旁肌损伤，和（或）椎体终板亚骨骺生长区的离断

主要鉴别诊断
- 贯穿性脊柱创伤
- 电休克
- 产科并发症
- 先天性脊柱畸形

病理学
- 过伸过屈或纵向牵引为最常见的损伤机制
- 原发性脊髓损伤（primary spinal cord injury, SCI）和（或）脊髓梗死

临床信息
- 儿童、成人和胸髓的 SCIWORA 的亚型
  - 儿童 > 成人
- MR 上的脊髓损伤表现可以很大程度上决定预后
  - 放射性检查无异常型脊髓损伤的预后要优于放射检查异常的脊髓损伤
- 常伴创伤性脑损伤

诊断思路
- X 线平片，CT 表现阴性（定义为 SCIWORA）的脊髓损伤，但仔细观察仍可发现细微的异常。

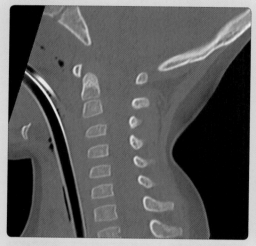
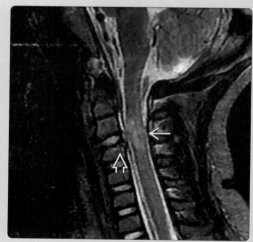

（左图）一例 2 岁患儿车祸伤后致肢体轻瘫，CT 矢状位骨窗未见异常。后出现肢体麻痹。MR 扫描要来评估软组织损伤

（右图）MR STIR 矢状位显示同一患者 C3 骨折（➡）并脊髓挫伤（➡），解释了相关的临床症状。由于 CT 未见异常，因而被认为是没有放射学异常的脊髓损伤（SCIWORA）

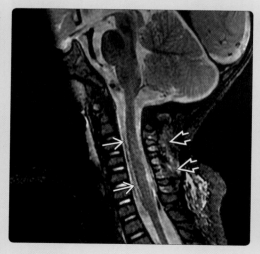
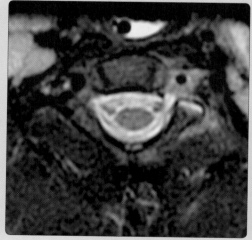

（左图）MR 矢状位 STIR（严重的头部创伤，颈椎 CT 正常）显示颈椎脊髓内异常增大，T2 信号增高（➡），同时棘间 / 棘上韧带水肿（➡）

（右图）MR 轴位 FS-T2WI（严重头部创伤，右侧偏瘫）证实脊髓内异常 T2 高信号，累及灰质和白质

术语

缩略语

- 放射检查阴性的脊髓损伤（SCIWORA），脊髓损伤（SCI）

定义

- 在前 MR 时代（Pang 和 Wilberger，1982）
  - 脊髓损伤客观存在，但 X 线片中看不到韧带损伤或骨折
  - 最初定义不包括穿透伤、电休克、产科并发症及先天性脊柱畸形等
- 在 MR 时代，SCIWORA 的称谓已过时
  - 椎间盘突出、脊髓硬膜外血肿、脊髓挫伤和出血等，在 CT 和 X 线片上可能是阴性的，但在 MR 上可能很明显

影像学

一般表现

- 最佳诊断依据
  - 外伤后，临床表现的神经功能缺损症状定位在脊髓，但缺乏能够解释的神经影像学异常
- 部位
  - 颈 ≫ 胸

X 线表现

- 可正常或呈慢性退行性改变
- 无骨折或半脱位

CT 表现

- 骨 CT
  - 可正常或呈慢性退行性改变
  - 无骨折或半脱位
  - 典型病例中，无小关节间隙或椎间隙的扩大
    - 高分辨力多层 CT 在某些情况下可能检测出细微的异常

MR 表现

- T1WI
  - 韧带断裂、椎间盘突出、椎旁肌损伤、椎体终板亚骨骺生长区的离断
- T2WI
  - 与 T1WI 相同；水肿较 T1WI 更加明显，但在没有抑脂时，会与亮脂肪信号难以鉴别
  - ± 脊髓损伤（范围从水肿→脊髓离断）
- STIR
  - 对脊髓损伤、韧带水肿和软组织损伤最敏感
- T2* GRE
  - ± 脊髓或硬膜外 / 硬膜下出血

影像成像方法

- 最佳成像方法
  - 多层面 MR 成像
- 扫描建议
  - 抑脂 T2WI 或 STIR，T2* GRE 是必要的

鉴别诊断

贯穿性脊髓损伤

- 骨损伤一般是明显的，但有时会被片状贯穿伤所掩盖
- 寻找伤口中残存的弹片

电休克

- 骨骼正常
- 寻找软组织或脊髓损伤

产科并发症

- 婴儿较大，母亲骨盆较小，肩位产
- 牵拉损伤可见损伤水平椎间隙扩大
- MR 是神经、脊髓、软组织损伤最敏感的检查方法
  - 分娩性臂丛神经和脊髓损伤在 X 线平片和 CT 上通常表现为阴性

先天性脊柱畸形

- 脊柱畸形在 X 线平片上一般显示明显
- 寻找相关的先天性椎管狭窄、脊柱后凸、脊髓纵裂畸形

病理学

一般表现

- 病因学
  - 损伤机制包括过伸过屈、纵向牵拉、脊髓缺血性损伤
    - 过伸过屈损伤是最常见的机制
    - 也可能是横向弯曲、纵向牵拉、旋转、轴向载荷或多机制损伤
  - 儿童易患 SCIWORA 的因素包括
    - 韧带松弛，活动过度的小儿颈椎、胸椎
      - □ 脊椎弹性 > 脊髓弹性
      - □ 脊椎允许的非生理性变形→直接脊髓挫伤或二次拉伸损伤
    - 脊髓的血液供应系统比成人更脆弱
  - 原发性脊髓损伤
    - 挫伤、离断或牵拉损伤
    - 穿透伤
      - □ 最常见的是脱落的骨碎片伤及脊髓和（或）节段性脊髓神经
      - □ 子弹或刀刃武器所致少见
  - 创伤性脊髓梗死
    - SCIWORA 的亚型
    - 创伤引起胸主动脉供应脊髓分支的闭塞
    - 通常表现为迟发性脊髓损伤
    - 合并胸廓或腹膜后钝性外伤、低血压的发病率很高
- 伴发异常
  - 创伤性脑损伤（TBI）是最常见的合并伤（37%）
  - 其他轴向、四肢骨骼损伤
  - 腹腔脏器损伤

大体病理及手术所见

  - 通常是单个损伤平面

临床信息

临床表现

- 常见体征 / 症状
  - 儿童 SCIWORA
    - 多见于上颈椎
    - 更可能有严重的神经损伤，迟发性神经功能缺损
  - 成人 SCIWORA
    - 比儿童 SCIWORA 更有争议
    - 常并发颈椎病或其他退行性变，降低对急性损伤的敏感性
    - 吸烟导致的血管损伤或血管疾病可能加重脊髓损伤的严重程度
  - 胸髓 SCIWORA
    - 高速直接撞击，安全带缓冲伤和低速机动车挤压伤

人口统计学

- 年龄
  - 相对成人来说，更常见于 8 岁以下的儿童
- 性别
  - 遵循创伤学人口统计数据
- 流行病学
  - 报道的儿童 SCIWORA 发生率为 3.3%～3.6%（包括前、后 MR 时代的研究）
  - 最常见的机制包括运动损伤、非事故创伤、机动车创伤

转归与预后

- MR 检查显示的脊髓异常的类型对预后有很高的参考价值
  - 影像学表现异常越严重→预后越差
- SCIWORA 的预后要好于放射检查中有明显创伤的脊髓损伤患者

治疗

- 许多 SCIWORA 病情是稳定的
  - 治疗基于损伤的结构及其对脊柱稳固的重要性
- 可以选择范围从针对稳定损伤的保守疗法到针对不稳定损伤的手术疗法

诊断思路

思考点

- SCIWORA 被定义为 X 线平片和 CT 检查阴性的脊髓损伤，尽管细微异常经仔细观察后有可能被发现
- MR 表现包括韧带和椎间盘损伤、脊髓离断、脊髓出血或正常
- SCIWORA 的表述在 MR 时代已经过时了，因为它没有将 CT 或平片上表现隐匿而 MR 能够检测到的软组织或脊髓损伤考虑在内
  - 更准确的说法是没有神经影像学异常的脊髓损伤（spinal cord injury without neuroimaging abnormality，SCIWONA）
  - SCIWONA 是目前尚未广泛使用的首字母缩写

（于金玉、毛存华 译）

参考文献

1. Bonfanti L et al: Adult spinal cord injury without radiographic abnormality (sciwora). Two case reports and a narrative review. Acta Biomed. 89(4):593-8, 2019
2. Asan Z: Spinal cord injury without radiological abnormality in adults: clinical and radiological discordance. World Neurosurg. 114:e1147-51, 2018
3. Atesok K et al: Posttraumatic spinal cord injury without radiographic abnormality. Adv Orthop. 2018:7060654, 2018
4. Boese CK et al: Spinal cord injury without radiographic abnormality (SCIWORA) in adults: MRI type predicts early neurologic outcome. Spinal Cord. 54(10):878-83, 2016
5. Khatri K et al: Spinal cord injury without radiological abnormality in adult thoracic spinal trauma. Arch Trauma Res. 3(3):e19036, 2014
6. Makino Y et al: Spinal cord injuries with normal postmortem CT findings: a pitfall of virtual autopsy for detecting traumatic death. AJR Am J Roentgenol. 203(2):240-4, 2014
7. Boese CK et al: Early magnetic resonance imaging in spinal cord injury without radiological abnormality in adults: a retrospective study. J Trauma Acute Care Surg. 74(3):845-8, 2013
8. Boese CK et al: Spinal cord injury without radiologic abnormalities in adults: a systematic review. J Trauma Acute Care Surg. 75(2):320-30, 2013
9. Mahajan P et al: Spinal cord injury without radiologic abnormality in children imaged with magnetic resonance imaging. J Trauma Acute Care Surg. 75(5):843-7, 2013
10. Phillips BC et al: Spinal cord avulsion in the pediatric population: case study and review. Pediatr Emerg Care. 29(10):1111-3, 2013
11. Rozzelle CJ et al: Spinal cord injury without radiographic abnormality (SCIWORA). Neurosurgery. 72 Suppl 2:227-33, 2013
12. Como JJ et al: The misapplication of the term spinal cord injury without radiographic abnormality (SCIWORA) in adults. J Trauma Acute Care Surg. 73(5):1261-6, 2012
13. Piatt JH Jr et al: Spinal cord injury without radiographic abnormality and the Chiari malformation: controlled observations. Pediatr Neurosurg. 48(6):360-3, 2012
14. Schottler J et al: Spinal cord injuries in young children: a review of children injured at 5 years of age and younger. Dev Med Child Neurol. 54(12):1138-43, 2012
15. Kasimatis GB et al: The adult spinal cord injury without radiographic abnormalities syndrome: magnetic resonance imaging and clinical findings in adults with spinal cord injuries having normal radiographs and computed tomography studies. J Trauma. 65(1):86-93, 2008
16. Polk-Williams A et al: Cervical spine injury in young children: a National Trauma Data Bank review. J Pediatr Surg. 43(9):1718-21, 2008
17. Yucesoy K et al: SCIWORA in MRI era. Clin Neurol Neurosurg. 110(5):429-33, 2008
18. Robles LA: Traumatic spinal cord infarction in a child: case report and review of literature. Surg Neurol. 67(5):529-34, 2007
19. Betz RR et al: Acute evaluation and management of pediatric spinal cord injury. J Spinal Cord Med. 27 Suppl 1:S11-5, 2004
20. Carreon LY et al: Pediatric spine fractures: a review of 137 hospital admissions. J Spinal Disord Tech. 17(6):477-82, 2004
21. Cirak B et al: Spinal injuries in children. J Pediatr Surg. 39(4):607-12, 2004
22. Pang D: Spinal cord injury without radiographic abnormality in children, 2 decades later. Neurosurgery. 55(6):1325-42; discussion 1342-3, 2004
23. Ergun A et al: Pediatric care report of spinal cord injury without radiographic abnormality (SCIWORA): case report and literature review. Spinal Cord. 41(4):249-53, 2003
24. Izma MK et al: Spinal cord injury without radiological abnormality (SCIWORA). Med J Malaysia. 58(1):105-10, 2003
25. Bosch PP et al: Pediatric spinal cord injury without radiographic abnormality (SCIWORA): the absence of occult instability and lack of indication for bracing. Spine (Phila Pa 1976). 27(24):2788-800, 2002
26. Brown RL et al: Cervical spine injuries in children: a review of 103 patients treated consecutively at a level 1 pediatric trauma center. J Pediatr Surg. 36(8):1107-14, 2001
27. Koestner AJ et al: Spinal cord injury without radiographic abnormality (SCIWORA) in children. J Trauma Nurs. 8(4):101-8, 2001
28. Kothari P et al: Injury to the spinal cord without radiological abnormality (SCIWORA) in adults. J Bone Joint Surg Br. 82(7):1034-7, 2000
29. Pollina J et al: Tandem spinal cord injuries without radiographic abnormalities in a young child. Pediatr Neurosurg. 30(5):263-6, 1999
30. Marinier M et al: Spinal cord injury without radiographic abnormality (SCIWORA). Orthop Nurs. 16(5):57-63; quiz 64-5, 1997
31. Kriss VM et al: SCIWORA (spinal cord injury without radiographic abnormality) in infants and children. Clin Pediatr (Phila). 35(3):119-24, 1996
32. Turgut M et al: Spinal injuries in the pediatric age group: a review of 82 cases of spinal cord and vertebral column injuries. Eur Spine J. 5(3):148-52, 1996

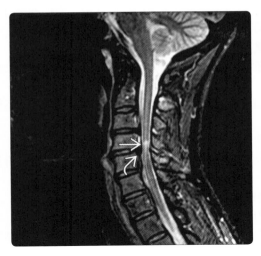
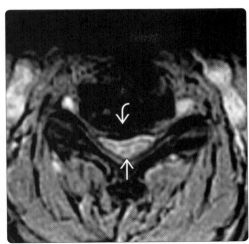

（左图）矢状位 STIR MR（车祸伤伴脊髓中央损伤综合征），急性损伤后颈椎的 X 线平片和 CT 均为阴性，但 MR 显示出了一个急性颈椎间盘突出症（➜）和脊髓挫伤（➡），合并原有的椎管狭窄，无明显急性韧带损伤

（右图）轴位 T2 * GRE MR（车祸伤伴脊髓中央损伤综合征）显示右侧近中央型腰椎间盘突出症（➡）和脊髓挫伤（➡）

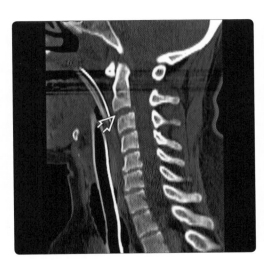
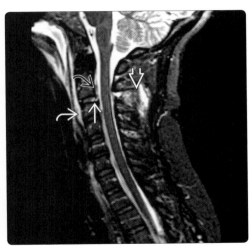

（左图）矢状骨 CT（车祸伤，闭合性颅脑损伤）显示 C2/3 椎间隙的轻度扩大（➡），以及 C2 相对于 C3 轻度前移。无骨折征象

（右图）矢状 STIR MR 显示，椎前积液（➡），硬膜外血肿（◲），C2-3 椎间隙异常积液信号（➡）。后部广泛软组织损伤，后纵韧带，棘上、棘间韧带断裂（➡）

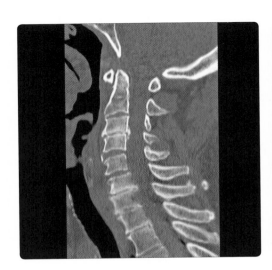
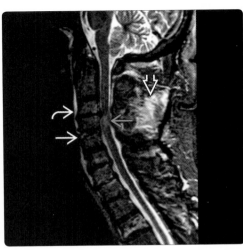

（左图）矢状骨 CT（戴头盔的骑车人被车撞伤伴急性上肢无力）显示多个椎间盘中重度退行性改变，但无急性骨折

（右图）矢状位 STIR MR（上肢无力伴脊髓中央损伤综合征）显示椎前积液（➡），C4-5 椎间盘损伤（➡），C3-4 椎间盘突出症导致的脊髓挫伤（◲），严重的后方肌肉损伤和棘间韧带损伤（➡）

术语
- 外伤后脊髓空洞（posttraumatic syrinx, PTS）

影像学
- 髓内梭形的伴随脑脊液样的高信号
  - 脊髓软化先于明显空洞形成 = 空洞前状态
- 囊样、膨胀性脊髓病变
  - 相对于脊髓萎缩可能表现为膨胀样病变
- 如果脑脊液流动可疑梗阻（如蛛网膜粘连），建议行相位对比脑脊液流动性检测

主要鉴别诊断
- Gibbs 伪影
- 非创伤性脊髓空洞
- 脊髓炎
- 脊髓软化

病理
- 目前的治疗认为脊髓空洞与创伤后蛛网膜瘢痕和脑脊液流动障碍有关

临床信息
- 症状包括痉挛、多汗、疼痛、感觉丧失、自主反射亢进
- 典型表现：止痛药不能缓解的重度疼痛；进行性感觉丧失
- 有进行性神经症状的患者可手术治疗
  - 一线治疗已经从引流转向恢复创伤部位的正常脑脊液流动
    - 脊髓松解
    - 硬膜成形术
    - 如果脊柱序列或稳定性有问题，可以增加脊柱整复或融合

（左图）随着时间的推移，影像学显示脊髓空洞逐渐延伸至空洞前的水肿区。C3-C4 融合和 C5-C6 椎体过屈伤后矢状位 MR T2WI 显示在 C5-C6 水平一清晰的脊髓空洞并有脊髓的扩张（➡）。由于脊髓的水肿，脊髓中 T2 高信号从脊髓空洞向上延伸至 C2 水平（⇒）

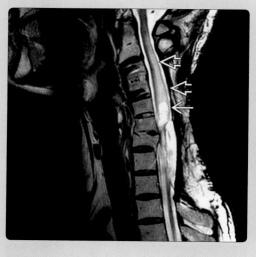

（右图）同一患者放置脊髓空洞腹膜分流管后（➡），随访矢状位 CT 可见分流管在空洞内，并且空洞尺寸减小（⇒）

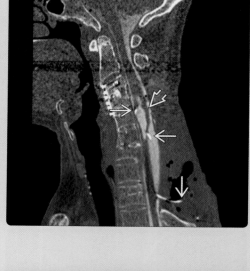

（左图）同一例患者 3 个月后 MR 的 T2 矢状位显示，脊髓空洞延伸至 C3 水平（➡）并伴有轻度脊髓水肿（⇒）。注意，分流管（➡）并没有阻止脊髓空洞的进展

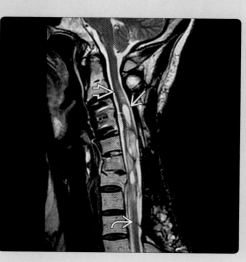

（右图）6 个月后 MR 的 T2 矢状位显示脊髓空洞达到 C3 水平（➡），并且脊髓空洞前水肿区显著增加，上部延伸至髓质内（⇒）并有局限性的延髓空洞（⇒）

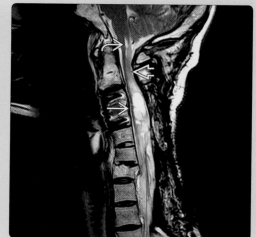

术语

缩略语

- 外伤后脊髓空洞（PTS）

同义词

- 脊髓空洞症，脊髓积水空洞症

定义

- 囊性的脊髓空腔，与中央管可能相通（脊髓积水）或不通（空洞）
  - 人为区分→多数使用"syringohydromyelia（脊髓空洞症）"
- PTS 意味着脊髓空洞的形成与先前的损伤有关
  - 创伤后完全恢复的患者和没有直接脊髓损伤的患者都可能发生脊髓空洞
- 头侧延伸至脑干髓质称为延髓空洞征

影像学

一般表现

- 最佳诊断依据
  - 囊状、膨胀性脊髓病变，MR 脑脊液信号增高
- 部位
  - 位于损伤部位头部者占 81%，尾部者占 4%，两端者占 15%
- 大小
  - 平均长度：6 cm；范围：5 mm 到脊髓全长
- 形态
  - 充满脑脊液信号的纵向脊髓空腔
  - 常呈梭形"串珠状"外观

X 线表现

- X 线平片
  - 慢性脊柱损伤的迹象

CT 表现

- CT 平扫（NECT）
  - 平扫往往很难发现中央空腔

MR 表现

- T1WI
  - 相对于脊髓实质呈梭形髓内低信号
- T2WI
  - 类似于脑脊液信号的梭形髓内高信号
    - 脊髓软化先于明显空洞形成 = "空洞前状态"
    - 可能开始为非脑脊液信号样的小囊肿→凝聚成较大的明显水样信号的囊肿
  - 相邻脊髓可正常或萎缩
- 脑脊液流动
  - 矢状 2D 电影相位对比技术检测脑脊液存在及流动方向
  - 可能会显示出异常的脑脊液动力学表现

超声表现

- 术中超声：显示部位、程度

非血管性介入

- 脊髓造影
  - 脊髓内局灶性改变
  - 延迟 CT 脊髓造影
    - 延迟扫描空洞见对比剂填充
    - 可能会因改变体位而改变大小，典型者从俯卧到仰卧时体积缩小
  - 还可能在损伤平面看到蛛网膜炎及粘连或脊髓造影的阻塞

影像成像方法

- 最佳成像方法
  - T2WI，T1WI C+ MR
- 成像建议
  - 横轴位图像便于确定位置和明确相邻解剖结构的关系
  - 矢状位图像在确定病变累及范围上最有用
  - 初始增强检查可排除肿瘤；通常无须持续观察
  - 如果脑脊液流动可疑梗阻（如蛛网膜粘连），建议行相应对比脑脊液流动性检测

鉴别诊断

Gibbs 伪影

- 亮或暗的线，平行或邻近差异较大的两种组织的边界
- 常见于 T2WI 上明亮的脑脊液和暗淡的脊髓交界处

非创伤性脊髓空洞

- Chiari 畸形 I 型
- 脊髓肿瘤
  - 脊髓室管膜瘤，星形细胞瘤
  - 血管母细胞瘤
  - 脊髓扩张；典型的有强化
- 特发性
  - 非创伤性脊髓积水
  - 终末脑室炎（远端脊髓）

脊髓炎

- 脱髓鞘疾病（如：多发性硬化、视神经脊髓炎）

脊髓软化

- 脊髓体积缩小，胶质细胞增生
- T1WI 上看不到空洞中央的脑脊液信号

病理学

一般表现

- 病因学
  - 目前的治疗认为，中央管扩张与创伤后蛛网膜瘢痕形成和创伤水平脑脊液流动障碍有关
    - 可能继发于脊髓内挫伤、软化或出血
  - "单向阀"理论：囊腔内脑脊液只进不出
  - "晃动和吸入"理论：活动时（例如用力、打喷嚏、剧

烈咳嗽等）硬膜外静脉血流流动增加，脊髓周围的压力上升，由于脑脊液流动的中断致使压力不能消散，从而迫使脑脊液进入囊腔

大体病理及手术所见

- 脊髓灰质的空洞化发生在脊髓的中央或偏心位置

镜下所见

- 部分受损区与完全损伤区相邻
- 可能开始是小范围的空化，后合并成较大的囊
- 被厚的胶质纤维壁包裹的管状脊髓空洞（Rosenthal 纤维）
  - 主要影响交叉的痛觉和温觉神经纤维
- 粘连常呈现为伴有瘢痕的脊髓拴系
- 在压力变化时腔内液体流动运动可增大

临床信息

临床表现

- 常见体征 / 症状
  - 痉挛、多汗、疼痛、感觉丧失、自主反射亢进
  - 外伤后数年可能导致神经功能衰退
    - 据报道，潜伏期为 6 个月至 35 年不等
    - 平均时间间隔为 9~13 年
  - 颈椎：很少累及中枢神经，25% 的人有延髓异常
  - 少见新发的排尿功能障碍及神经性关节病
- 临床资料
  - 最常见的症状为疼痛，可能会在咳嗽、打喷嚏或紧张时加重
    - 轴性 > 根性疼痛
  - 典型表现：止痛药不能缓解的严重疼痛；进行性感觉丧失
    - 痛觉和温度觉消失，脊髓丘脑束损伤
  - 儿童罕见
    - 大多数儿童脊髓空洞仅表现为简单的脊髓积水或与 Chiari 畸形有关

人口统计学

- 年龄
  - 可能发生在任何年龄；受伤时的平均年龄为 28 岁（范围：16~67 岁）
- 性别
  - 男性 > 女性
- 流行病学
  - 继发空洞的产生最常见于外伤
  - PTS 发生率难以确定
    - 脊髓损伤（SCI）患者每年因多种原因恶化的风险为 2%
      - 不稳定、脊髓拴系、脊髓受压、脊髓空洞症

转归与预后

- 多样化，取决于潜在的病因

- PTS 的发病与年龄增加、颈胸椎水平、骨折脱位、未减压即行脊柱内固定、完全性脊髓损伤有关
- 随着空洞的扩大
  - 涉及到以前未受影响的神经组织
  - 导致渐进性脊髓病
  - 病情变化或出现新的症状
- 肌肉萎缩 ± 痉挛
- 神经性（Charcot/ 夏科氏）关节病可能长期出现

治疗

- 有进行性神经症状的患者可手术治疗
- 一线治疗已经从引流管转向恢复创伤部位的正常脑脊液流动
  - 脊髓松解
  - 硬膜成形术
  - 如果脊柱序列或稳定性有问题，可以增加脊柱整复或融合
- 其他外科建议
  - 脊髓横断术是治疗完全脊髓病变患者脊髓空洞的有效方式
- 分流与频繁修复导致的远期并发症发生率高有关
  - 只治疗与脊髓空洞相关的症状，不治疗与拴系或粘连有关的症状

诊断思路

影像解读要点

- 主要成像目标是确定瘘管的位置和范围，并排除其他病变

（于金玉、毛存华 译）

参考文献

1. Holmström U et al: Neurosurgical untethering with or without syrinx drainage results in high patient satisfaction and favorable clinical outcome in post-traumatic myelopathy patients. Spinal Cord. 56(9):873-82, 2018
2. Ahuja CS et al: Traumatic spinal cord injury. Nat Rev Dis Primers. 3:17018, 2017
3. Klekamp J: Treatment of posttraumatic syringomyelia. J Neurosurg Spine. 17(3):199-211, 2012
4. Fehlings MG et al: Posttraumatic syringomyelia. J Neurosurg Spine. 14(5):570-2; discussion 572, 2011
5. Aghakhani N et al: Surgical treatment of posttraumatic syringomyelia. Neurosurgery. 66(6):1120-7; discussion 1127, 2010
6. Ewelt C et al: Impact of cordectomy as a treatment option for posttraumatic and non-posttraumatic syringomyelia with tethered cord syndrome and myelopathy. J Neurosurg Spine. 13(2):193-9, 2010
7. Falci SP et al: Posttraumatic spinal cord tethering and syringomyelia: surgical treatment and long-term outcome. J Neurosurg Spine. 11(4):445-60, 2009
8. Reis AJ: New surgical approach for late complications from spinal cord injury. BMC Surg. 6:12, 2006
9. Vannemreddy SS et al: Posttraumatic syringomyelia: predisposing factors. Br J Neurosurg. 16(3):276-83, 2002
10. Lee TT et al: Outcome after surgical treatment of progressive posttraumatic cystic myelopathy. J Neurosurg. 92(2 Suppl):149-54, 2000
11. Jinkins JR et al: MR of parenchymal spinal cord signal change as a sign of active advancement in clinically progressive posttraumatic syringomyelia. AJNR Am J Neuroradiol. 19(1):177-82, 1998
12. Falcone S et al: Progressive posttraumatic myelomalacic myelopathy: imaging and clinical features. AJNR Am J Neuroradiol. 15(4):747-54, 1994

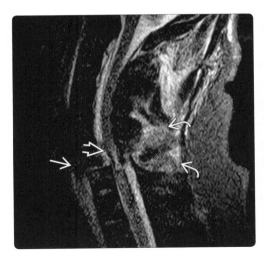

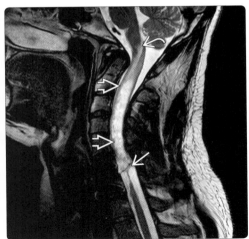

（左图）矢状位 T2 MR 显示 C6-7 水平（➡）的骨折脱位，并且在脊髓表面可见由于出血导致的 T2 低信号（➡）。黄韧带和棘间韧带断裂（↙）

（右图）同一患者的矢状位 T2 MR 显示，在脊髓损伤（➡）以上水平脊髓空洞增大（➡）。脊髓的扩张和水肿，向上延伸到延髓（➡）

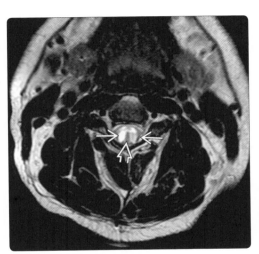

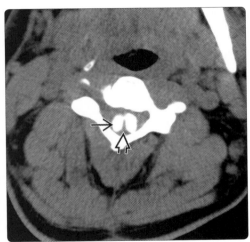

（左图）轴位 T2 MR 显示在脊髓的左右侧面可见与脊髓空洞相通的髓内高信号（➡）。有一个残存的组织裂隙，把脊髓空洞分隔开来（➡）

（右图）周围 CT 脊髓造影显示（➡），脊髓空洞内充满对比剂。组织裂隙把脊髓空洞分开（➡）

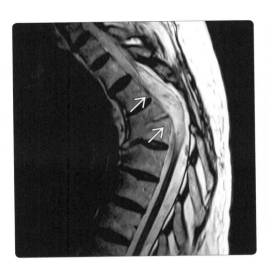

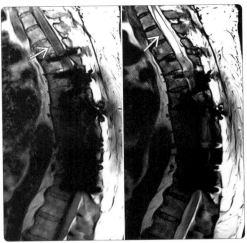

（左图）MR 的 T2 矢状位显示胸椎创伤后局限性后凸，胸髓弥漫性扩张伴异常高信号（➡）。行 2 节段椎板切除术后以减压胸椎管

（右图）MR 矢状位 T1（左）和 T2（右）图像显示：胸椎中部骨折前后路椎弓根螺钉固定产生的广泛金属伪影。有一个大的朝向头部的脊髓空洞（➡），从中段胸椎延伸至颈椎

术语
- 由正常脑脊液流动途径阻塞或改变引起的脊髓水肿并可逆的状态

影像学
- 脊髓中央 T2 信号增加，T1 信号轻微下降且不明确，病理情况下脊髓扩张导致脑脊液流动动力学改变

主要鉴别诊断
- 创伤后脊髓空洞症
- 非创伤脊髓空洞症
  - Chiari 1 型畸形
  - 肿瘤相关（室管膜瘤、星形细胞瘤、血管母细胞瘤）
  - 特发性
- 脊髓炎
  - 脱髓鞘病变
  - 病毒感染
  - 血管炎（vasculitis, SLE）
- 梗死
- 脊髓软化
- Ⅰ型硬膜动静脉瘘
- 颅后窝硬膜瘘伴椎管内引流
- 放射性脊髓病 / 坏死

诊断要点
- 空洞前水肿可能是脊髓空洞症持续发展的一个点
- 在 MR 研究中可能被误认为脊髓空洞症
- 可能与进行性创伤后脊髓软化脊髓病有关

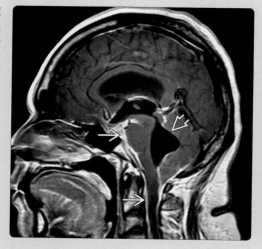 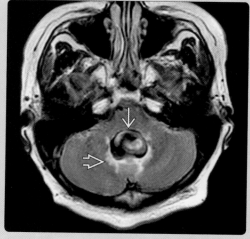

（左图）颅脑矢状位 T1WI 强化 MR 显示重度脑积水（➡），弥漫的球孢子菌病所致的基底膜脑膜炎伴弥漫软脑膜强化（➡）

（右图）在这个球孢子菌病脑膜炎病例中，通过颅后窝的轴位 Flair MR 显示跨室管膜的水肿（➡）包围明显扩张的第四脑室（➡）

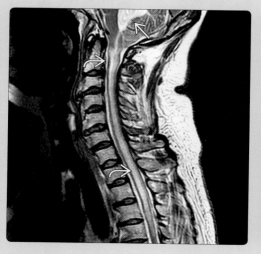 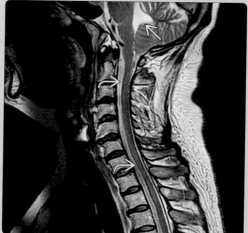

（左图）T2WI 矢状位 MR 显示广泛的颈髓空洞前水肿（➡），这是由于球孢子菌病引起脑膜炎导致的明显脑积水（➡）。颈椎蛛网膜下腔和第四脑室流出受阻导致异常的液体流入脊髓

（右图）脑室分流后颈髓广泛（空洞前）水肿消退：侧脑室分流 7 天后 MR 随访可见颈髓内水肿消散（➡），第四脑室减小（➡）

术语

同义词

- 空洞前状态，脊髓间质水肿

定义

- 由正常脑脊液流动途径阻塞或改变引起的脊髓水肿并可逆的状态
- ± 脊髓空洞的存在

影像学

一般征象

- 最佳诊断依据
  - 脊髓中央 T2 信号增加，T1 信号轻微下降且不明确，病理情况下脊髓扩张导致脑脊液流动动力学改变
- 部位
  - 可变，最常见于颈髓
- 大小
  - 从不到 1 个椎体长度到纵向延伸不等

CT 表现

- CT 增强（CECT）
  - 脊髓造影可见与粘连性蛛网膜炎相关的脑脊液流动障碍（阻滞或部分阻滞）

MR 表现

- T1WI
  - 脊髓中部信号轻微减弱，边界不清
  - 不是一段脑脊液信号
- T2WI
  - 中央脊髓内信号增强，边缘不清（不像脊髓空洞的边缘和腔隙）
- T2*GRE
  - 在稳定状态（CISS）型成像中，结构干涉有利于对蛛网膜炎或蛛网膜下腔粘连的脑脊液腔隙的定位
- T1WI C+
  - 除非有继发性的病理改变，否则脊髓无强化
- MR 电影成像
  - 可见异常流动，表现为流动减少或无流动，或射流效应增加伴狭窄/不全梗阻

影像成像方法

- 最佳成像方法
  - MR 强化排除脊髓内其他炎症和肿瘤
  - 排除伴有脑膜炎的软脑膜强化
- 成像建议
  - CISS 成像能最佳评价膜或粘连

鉴别诊断

创伤后脊髓空洞症

- 囊性扩张性脊髓病变，所有序列上都有脑脊液信号
- 可能出现脑脊液流空

- 形成小腔

非创伤性脊髓空洞症

- Chiari 1 型畸形
- 肿瘤相关
  - 室管膜瘤
  - 星形细胞瘤
  - 血管母细胞瘤
- 先天性的

脊髓炎

- 脱髓鞘病变
  - 多发硬化
  - 视神经脊髓炎
  - 急性播散性脑脊髓炎
- 病毒感染
- 血管炎（SLE）

梗死

- 急性症状发作
- 脊髓前动脉疾病累及脊髓腹侧 2/3

脊髓软化

- 脊髓体积减小

I 型硬膜动静脉瘘

- 蛛网膜下腔有清晰血管流空并有长节段的脊髓水肿
- 颈椎不常见

颅后窝硬膜瘘伴椎管内引流

- 脊髓水肿伴明显的蛛网膜下腔流空，类似于椎管内硬膜瘘

放射性脊髓病/坏死

- 不规则增强
- 放疗后 1 个月至数年出现

病理

一般特征

- 病因
  - 脊髓空洞和空洞前病变的病理生理学存在争议，并有多种理论
  - 无论何种原因，颅颈交界区或颈椎的脑脊液流动发生改变或受限→进入颈髓和中央管的脑脊液率与脊髓中脑脊液消除率之间不匹配
    - 蛛网膜下腔脉压升高，导致脑脊液通过脊髓血管周围/间质间隙向中央管移动，导致脊髓水肿
      - 不与第四脑室相通且远离脑脊液梗阻部位的脊髓空洞的进展，可以通过中央管功能、狭窄程度和位置的变化来解释
      - 如果中央管不通畅，脑脊液进入脊髓实质的血管周围/间质间隙无法进入中央管形成孤立的囊肿，则可能发生空洞前病变
    - 脊髓空洞内的细胞外液可能来自脊髓的微循环，而不是直接来自脑脊液

□ 研究表明，脑脊液不仅存在于脉络膜丛中，也存在于脑实质和脊髓中

□ 髓内静脉系统吸收障碍引起的细胞外液增加可能是脊髓空洞症合并脊髓粘连性蛛网膜炎的重要机制

○ 多种潜在原因导致水肿

- Chiari Ⅰ型畸形伴枕骨大孔脑脊液阻塞
- 枕骨大孔占位
  □ 脑膜瘤
  □ 牙周假瘤
  □ 颅后窝蛛网膜囊肿
- 粘连性蛛网膜炎
  □ 外伤后
  □ 蛛网膜下腔出血后
  □ 感染或脑膜炎后
- 慢性脑膜炎
  □ 肺结核或球孢子菌病
- 脊髓空洞复发
  □ 脊髓空洞进展期前方可见水肿（罕见）
- 颈椎病并中央管狭窄
- 术后并发症
  □ 颅后窝减压术后并发颅后窝积水（罕见）

● 相关异常

○ 从脊髓空洞前到脊髓空洞变化可通过系列影像记录下来

○ 寻找脑脊液粘连阻塞的原因

- 脑脊液腔和蛛网膜囊肿形成伴粘连性蛛网膜炎

临床问题

临床表现

● 最常见的征象

○ 可能与非特异性脊髓病、功能降低有关

- 下肢轻瘫、麻木

○ 可能没有症状直到明显空洞病变和脊髓空洞形成

治疗

● 手术切除脑脊液流动改变或阻塞部位，可迅速消除脊髓水肿

● 若蛛网膜瘢痕较多，采用阔筋膜移植切除蛛网膜下腔减压也有满意的长期疗效

● 蛛网膜瘢痕广泛，预后差，复发率高

○ 胸腹腔分流术最有效

诊断思路

思考点

● 脊髓空洞前水肿是可逆性脊髓膨大并伴有 T1 和 T2 期延长的原因

○ 发生于脑脊液流动障碍

○ 在 MR 检查中可能被误认为是脊髓空洞症

● 空洞前水肿可能是脊髓空洞持续发展的一个点

○ 可能与中央管通畅病变相关

○ 可能与进行性创伤后骨髓软化脊髓病有关

（于金玉、毛存华 译）

参考文献

1. Gadde JA et al: Anatomical features of the cervical spinal canal in Chiari I deformity with presyrinx: a case-control study. Neuroradiol J. 30(5):405-9, 2017

2. Nixon JN et al: Presyrinx in a child with acquired Chiari I malformation. Pediatr Radiol. 43(4):506-11, 2013

3. Battal B et al: Cerebrospinal fluid flow imaging by using phase-contrast MR technique. Br J Radiol. 84(1004):758-65, 2011

4. Sekula RF Jr et al: The pathogenesis of Chiari I malformation and syringomyelia. Neurol Res. 33(3):232-9, 2011

5. Shaffer N et al: Cerebrospinal fluid hydrodynamics in type I Chiari malformation. Neurol Res. 33(3):247-60, 2011

6. Suzuki F et al: Subacute subdural hygroma and presyrinx formation after foramen magnum decompression with duraplasty for Chiari type 1 malformation. Neurol Med Chir (Tokyo). 51(5):389-93, 2011

7. Bonfield CM et al: Surgical management of post-traumatic syringomyelia. Spine (Phila Pa 1976). 35(21 Suppl):S245-58, 2010

8. Koyanagi I et al: Pathogenesis of syringomyelia associated with Chiari type 1 malformation: review of evidences and proposal of a new hypothesis. Neurosurg Rev. 33(3):271-84; discussion 284-5, 2010

9. Fernández AA et al: Malformations of the craniocervical junction (Chiari type I and syringomyelia: classification, diagnosis and treatment). BMC Musculoskelet Disord. 10 Suppl 1:S1, 2009

10. Ravaglia S et al: Presyrinx in children with Chiari malformations. Neurology. 72(22):1966-7, 2009

11. Yurube T et al: The vanishment of an intramedullary high-signal intensity lesion at the craniocervical junction after surgical treatment: a case report of the presyrinx state. Spine (Phila Pa 1976). 34(6):E235-9, 2009

12. Goh S et al: Presyrinx in children with Chiari malformations. Neurology. 71(5):351-6, 2008

13. Brodbelt A et al: CSF pathways: a review. Br J Neurosurg. 21(5):510-20, 2007

14. Ikushima I et al: High-resolution constructive interference in a steady state imaging of cervicothoracic adhesive arachnoiditis. J Comput Assist Tomogr. 31(1):143-7, 2007

15. Gan YC et al: Presyrinx state. J Neurosurg. 105(2 Suppl):156-7; author reply 157-9, 2006

16. Nair N et al: Cervical cord presyrinx. Br J Neurosurg. 20(3):175-6, 2006

17. Fischbein NJ et al: The "presyrinx" state: is there a reversible myelopathic condition that may precede syringomyelia? Neurosurg Focus. 8(3):E4, 2000

18. Milhorat TH: Is reversible enlargement of the spinal cord a presyrinx state? AJNR Am J Neuroradiol. 20(1):21-2, 1999

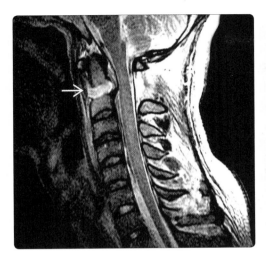

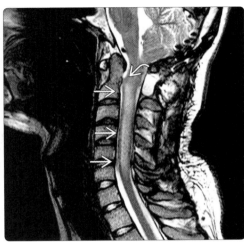

（左图）脊髓空洞前的脊髓水肿进展主要是由于外伤后蛛网膜炎或粘连。起初的 MR 显示 Ⅱ 型齿突骨折不愈合并且骨折断段分离较宽（➡）。脊髓内无异常信号

（右图）由于外伤后粘连造成脊髓空洞。枕后部 -C2 融合随访 2 年后，矢状位 T2WI MR 显示颈髓增宽伴弥漫性 T2 高信号（➡）。可见腹侧局灶性脊髓拴系区（➡）

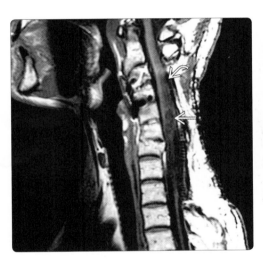

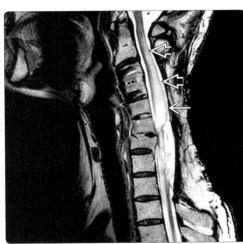

（左图）矢状位 T1WI MR 显示 C5-C6 屈曲损伤后，C5-C6 水平清晰的空洞（➡）伴脊髓扩张。由于脊髓空洞前水肿导致的 C3 和 C4 水平可见边界不清的低信号（➡）

（右图）矢状位 T2WI 显示由于空洞前脊髓水肿，脊髓内可见由空洞（➡）向头侧延伸至 C2 水平的脊髓内高信号（➡）。这是脊髓空洞进展的预期轨迹。如果脆弱的神经功能受到损害，空洞向头侧延伸可能是毁灭性的

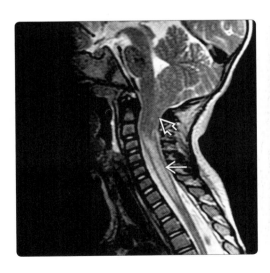

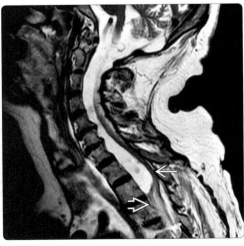

（左图）Chiari 1 型畸形伴空洞前水肿的矢状位 T2WI MR 表现为小脑扁桃体明显异位（➡），顶盖板和第四脑室位置正常。颈脊髓可见不伴脊髓空洞症的中央髓内空洞前水肿（➡）

（右图）矢状位 T2WI 显示蛛网膜下腔出血后广泛蛛网膜炎及粘连（➡）。异常的脑脊液流动和拴系作用导致了脊髓空洞前水肿（➡）

术语

- 脊髓损伤（spinal cord injury, SCI）
- 创伤性轴索损伤、脊髓水肿和（或）出血

影像学

- 创伤后脊髓内的 MR 异常信号
- 最常见的成人脊髓损伤发生在 C4-C6 水平
- 常见于青壮年（16~45 岁）伴有骨折或半脱位
- 老年人中，潜在的椎体退行性变（椎管狭窄）易导致脊髓损伤
- 无放射影像异常的脊髓损伤（SCIWORA）常见于儿童（<8 岁）
- CT 上脊髓损伤常为隐匿性

病理学

- 创伤后脊髓损伤（SCI）的总体发病率大约为 3.7%
- 高速运动所致的创伤多见于青壮年

- 大于 45 岁者，往往因为跌落而受伤；即使小于 1 米的跌倒也可能会导致老年人严重损伤

临床信息

- 无出血性水肿：常预后良好
- 有血肿则预后差，往往不能恢复
  - 髓内出血和脊髓肿胀程度是外伤性颈髓损伤后神经功能恢复的关键预测指标
- 在美国，每百万人每年有 30~60 例新发病例

诊断思路

- MR 矢状 STIR 为关键序列
  - 对脊髓水肿敏感
  - 可显示韧带 / 肌肉损伤
  - 可显示骨髓水肿
- 脊髓出血的矢状面和轴向梯度回波图像

（左图）患者在 MVA 数天后，上肢无力 > 下肢无力。矢状位 T2WI MR 显示多个椎间盘突出，椎管狭窄，以 C4-5 水平为著（➡）。末端轻度斑片状 T2 高信号，为非出血性脊髓挫伤（➡）

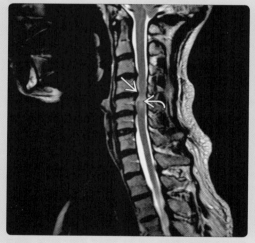

（右图）矢状位 T2WI MR 示患儿脊椎损伤（➡），自 C1 水平至上胸段脊髓内可见弥漫性挫伤。患儿跌落后出现四肢神经功能障碍。平片通常是正常的（SCIWORA）

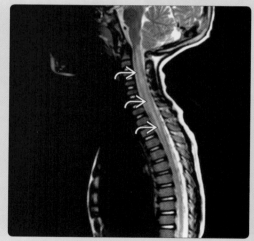

（左图）矢状位 T2WI MR 显示外伤患者 C4 水平脊髓内低信号的出血（➡），周围有水肿环绕，椎管严重狭窄。可见椎前水肿（➡）

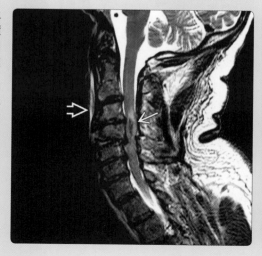

（右图）矢状位 T2WI MR 显示中段胸椎爆裂性骨折（➡），黄韧带断裂（➡）。可见脑脊液填充的间隙，说明脊髓完全横断（➡），伴周围软组织的水肿

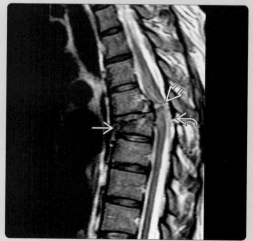

术语

缩略语
- 脊髓损伤（SCI）

定义
- 创伤性轴索损伤、脊髓水肿和（或）出血

影像学

一般表现
- 最佳诊断依据
  ○ MR 能显示创伤后的异常信号
- 部位
  ○ 最常见的成人脊髓损伤（SCI）发生在 C4-C6 水平
    - 因为儿童头较大、肌肉较弱、韧带较松弛原因，脊髓损伤在儿童中常发生于更高水平

X 线表现
- 平片
  ○ 骨折或半脱位常发病于青壮年（16~45 岁）
  ○ 老年人中，潜在的椎体退行性改变（椎管狭窄）易导致脊髓损伤
  ○ 无放射影像异常的脊髓损伤（SCIWORA）常见于儿童（＜8 岁）

CT 表现
- CT 平扫（NECT）
  ○ 诱发因素：脊椎病、椎管狭窄
  ○ 合并骨折、半脱位
  ○ 硬膜下 / 硬膜外血肿
  ○ 脊髓损伤在 CT 上通常呈隐匿性
    - 脊髓血肿有时可见（高密度）
- CTA
  ○ 快速筛查相关的血管损伤（颈椎）

MR 表现
- T1WI
  ○ 急性挫伤
    - 等低信号
    - 脊髓肿胀
  ○ 血肿：3 天后显示为高信号（高铁血红蛋白）
  ○ 横断：矢状 T1WI 显示脊髓不连续
  ○ 慢性挫伤：萎缩；± 囊肿、脊髓空洞
- T2W1
  ○ 急性挫伤（水肿）：呈高信号，创伤后的几天信号持续上升，然后保持高信号
  ○ 急性血肿呈低信号
    - 寻找创伤性椎间盘突出
  ○ 慢性血肿：含铁血黄素的沉积所致血肿呈低信号
    - 慢性挫伤：萎缩，胶质细胞增生；± 囊肿、脊髓空洞症
- T2*GRE：血肿略低（显示出血最好）
- MRA：快速筛查相关的血管损伤（颈椎）

非血管性介入
- 脊髓造影
  ○ 挫伤：局部脊髓肿胀对比度减低
  ○ 血肿：可能与含造影剂的空洞相似
  ○ 横断面：在受影响的轴位层面看不到脊髓

影像成像方法
- 最佳成像方法
  ○ MR 和梯度回波图像
- 扫描方案建议
  ○ 增加 STIR 和 GRE 序列

鉴别诊断

椎间盘突出并脊髓受压
- 非创伤性脊髓压迫症
- 继发于椎间盘膨出 / 突出、韧带肥厚、后纵韧带骨化（OPLL）等严重椎管狭窄

脊髓炎
- 脱髓鞘病变（如多发硬化）、急性播散性脑脊髓炎（ADEM）、横纹肌炎
- T2WI 上斑片状高信号，偶见梭形肿大
- 均可强化

脊髓海绵状血管瘤
- 最好用 GRE 序列观察
- 敏感性高而呈低信号，可多发
- 可无症状

脑膜或脊髓动静脉瘘
- 脊髓后方的流空信号：扩张的静脉

脊髓梗死
- 主动脉夹层→圆锥部梗死
- 椎体分离→颈髓梗死（罕见）

脊髓空洞症
- 脊髓中可见梭形液体

病理学

一般表现
- 病因
  ○ 创伤后 SCI 的总体发病率大约为 3.7%
  ○ MVA（45%），跌落（22%），打击（16%），运动损伤（13%）
    - 高速运动所致的创伤多见于青壮年
    - 大于 45 岁者，往往因为跌落而受伤；即使小于 1 米的跌倒也可能会导致老年人严重损伤
  ○ 颈椎病和椎管狭窄是老年人 SCI 伤的两个重要的危险因素

分期、分级及分类
- 美国脊髓损伤协会（ASIA）
  ○ A 级：在 S4-S5 层面，丧失运动 / 感觉功能
  ○ B 级：损伤水平以下无运动功能
  ○ C 级：损伤水平以下的超过 50% 的关键肌力小于 3/5

- D 级：损伤水平以下的超过 50% 的关键肌力大于 3/5
- E 级：正常
- 受损神经水平 = 大多数尾脊髓段，双侧感觉和运动功能正常

大体病理及手术所见

- 严重程度分类
  - 脊髓水肿无出血
  - 脊髓斑点状出血
  - 脊髓毁损并出血；完全横断

镜下所见

- 脊髓微循环的改变在 24~48 小时最大
- 髓内水肿 ± 中央灰质出血
  - 随创伤严重程度向外扩展
  - 水肿在 3~6 天达到高峰，之后消退
  - 出血趋于稳定
- 可能发生出血坏死、液化
- 慢性：混合胶质细胞和纤维瘢痕，空腔
  - 头侧和尾侧的轴索退变至损伤水平

临床信息

临床表现

- 脊髓前索综合征
  - 脊髓前 2/3 损伤
  - 运动功能、痛觉和温度觉受影响
  - 后路功能保留（本体感觉，精细触觉，振动觉）
  - 与外伤性椎间盘突出密切相关；也可见脊髓前动脉梗死
- 脊髓中央损伤综合征
  - 运动功能受损，主要累及上肢
  - 膀胱功能障碍
  - 不同程度的感觉丧失
  - 与陈旧性中央血肿相关，主要是白质损伤
- 脊髓后索综合征：罕见，脊髓后路功能丧失
- 脊髓半切综合征
  - 损伤 1/2 的脊髓
  - 同侧触觉及运动功能丧失
  - 对侧痛觉和温度觉丧失
  - 往往并发于中央脊髓综合征
- 自主神经反射亢进
  - 出现在 T6 水平以上的 SCI
  - 阵发性高血压性头痛
  - 可能导致脑出血、癫痫发作、心律失常甚至死亡
- 挫伤可能表现为无症状

人口统计学

- 年龄：平均年龄：30.5 岁；中值年龄：26 岁
- 性别：80% 以上为男性
- 流行病学
  - 在美国，每年每百万人有 30~60 例新发病例
  - 据 1996 年统计，美国每年约花费 97.3 亿美元用于 SCI 的治疗

转归与预后

- 挫伤，无出血
  - 恢复要超过 1~2 周
  - 神经功能恢复预后良好
- 有血肿：预后差，往往不能恢复
  - 髓内出血和脊髓肿胀程度是外伤性颈髓损伤后神经恢复的关键预测因素
  - 预后不良因素：C4、C5、C6 节段损伤，年龄 >50 岁
- 脊髓前索综合征：70% 可恢复行走
- 脊髓中央损伤综合征：< 50 岁的有 70% 可恢复行走，> 50 岁的约 40% 可恢复行走
- 脊髓后索综合征：行走通常是可以的，若本体感觉受损，就很难做到行走
- 脊髓半切综合征：90% 的可以行走
- 创伤后脊髓损伤综合征（又名创伤后渐进性脊髓病）
  - ≤2% 创伤后脊髓损伤
  - 脊髓丘脑症状（即疼痛、感觉丧失）
  - 囊肿可能出现在原来脊髓损伤的上部或下部

治疗

- 手术→稳定，减压
- 药物治疗
  - 呼吸支持
  - 脊髓休克
    - 损伤水平以下交感神经功能损失
    - 不受拮抗的迷走神经兴奋→心脏停搏→阿托品
  - 自主神经反射亢进
  - 神经源性膀胱：间歇性导管引流，以尽量减少潜在的并发症
  - 固定不动导致深静脉血栓风险增加
- 采用慢性病康复护理团队的方法

诊断思路

思考点

- 所有有症状的 SCI 患者均做 MR 扫描

影像解读要点

- 矢状 STIR 是关键序列

（于金玉、毛存华 译）

参考文献

1. Naduvanahalli Vivekanandaswamy A et al: Prognostic utility of magnetic resonance imaging (MRI) in predicting neurological outcomes in patients with acute thoracolumbar spinal cord injury. Eur Spine J. 29(6):1227-35, 2020
2. Jo AS et al: Essentials of spine trauma imaging: radiographs, CT, and MRI. Semin Ultrasound CT MR. 39(6):532-50, 2018
3. Aarabi B et al: Management of acute traumatic central cord syndrome (ATCCS). Neurosurgery. 72 Suppl 2:195-204, 2013
4. Munera F et al: Imaging evaluation of adult spinal injuries: emphasis on multidetector CT in cervical spine trauma. Radiology. 263(3):645-60, 2012
5. Grauer JN et al: The timing and influence of MRI on the management of patients with cervical facet dislocations remains highly variable: a survey of members of the Spine Trauma Study Group. J Spinal Disord Tech. 22(2):96-9, 2009
6. Miyanji F et al: Acute cervical traumatic spinal cord injury: MR imaging findings correlated with neurologic outcome–prospective study with 100 consecutive patients. Radiology. 243(3):820-7, 2007

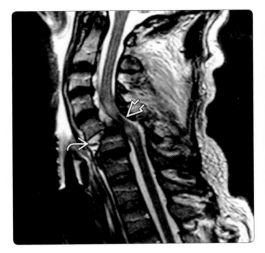

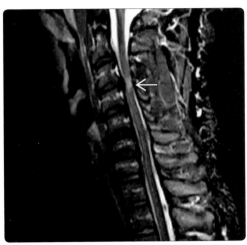

（左图）矢状位 MR T2WI 显示颈椎的屈曲损伤伴 C5-C6 半脱位（➡），神经弓张开。椎管变窄，颈髓受压挫伤，呈较低信号（➡），说明脊髓有出血

（右图）矢状位 MR STIR 显示先天性椎管狭窄和 C3-4 水平椎间盘突出压迫颈髓。患者出现创伤后上肢无力。注意脊髓挫伤的部位（➡）

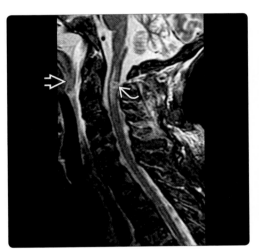

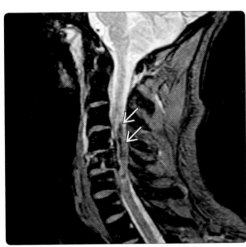

（左图）矢状位 MR STIR 显示，已知Ⅱ型齿突骨折的患者，广泛的椎前水肿（➡）。脊髓局灶性出血为较低信号区（➡），在头侧及尾侧被中央脊髓水肿包绕

（右图）矢状位 MR T2* GRE 显示 C5 椎体爆裂骨折的患者，由于血肿的敏感性（➡），可在 C3-C4 至 C6 中段水平脊髓内见明显广泛低信号血肿

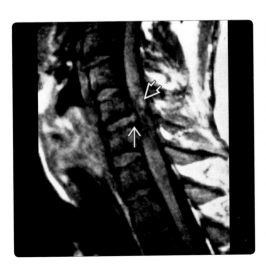

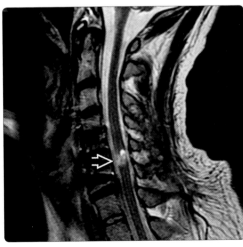

（左图）矢状位 MR T1WI 显示颈椎过度屈曲损伤后，在外伤性椎间盘突出部位（➡）有轻度肿胀，中段颈髓轻度增大呈不均匀低信号，相对于正常脊髓的高信号区域（➡）为亚急性脊髓出血

（右图）矢状位 MR T2WI 显示边界清晰的脊髓 C6-7 横断（➡）。患者四肢瘫痪。注意脊柱内固定术后，可见前路钢板和螺钉

（**左图**）矢状位 MR T1WI 显示 C6-C7 骨折脱位处骨髓水肿和半脱位（➡）伴有创伤后椎间盘突出（➡）。脊髓扩张并信号减低（➡）

（**右图**）矢状位 STIR MR 显示脊髓出血低信号（➡）伴邻近高信号脊髓水肿（➡）。后侧软组织广泛水肿（➡）外伤性椎间盘突出症也存在（➡）

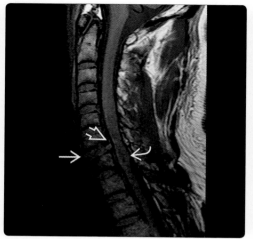
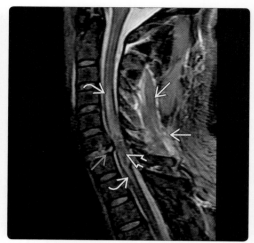

（**左图**）轴位 MR T2*GRE 显示外伤患者颈髓中央极低信号（➡），反映了脊髓出血。这提示功能恢复的预后不好

（**右图**）轴位 MR T2*GRE 显示广泛双侧脊髓出血（➡）低信号，周围见水肿的异常高信号环绕（➡）

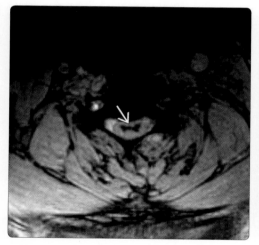
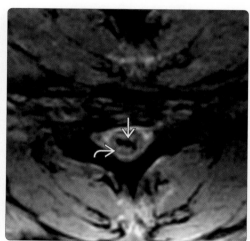

（**左图**）矢状位 MR T1WI 显示 C5 爆裂性骨折（➡）患者的骨折边界不清的骨髓水肿和脊髓梭状扩张伴广泛水肿（➡）

（**右图**）矢状位 MR STIR 显示 C5 爆裂性骨折患者脊髓梭状扩张伴广泛水肿（➡）和低信号出血（➡）。由于粉碎骨折和移位，骨折部位清晰（➡）。后韧带损伤也存在（➡）

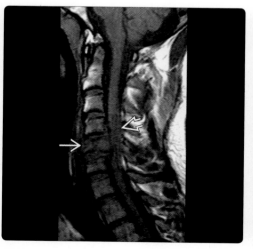
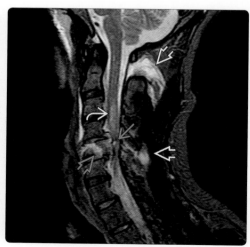

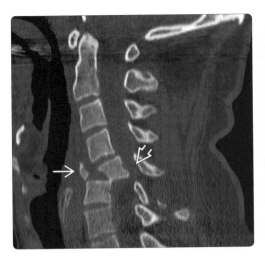
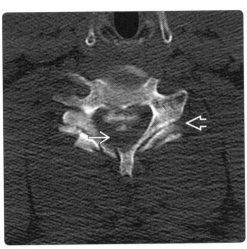

（左图）矢状位 NECT（骨窗）显示 C5 椎体严重的爆裂性屈曲骨折伴脱位（➡），有严重的椎管狭窄（➡）

（右图）同一患者轴位 CT（骨窗）可确定椎体骨折的严重程度和椎体后附件粉碎伴关节突移位（➡）。注意骨折碎片和脱位引起的椎管明显狭窄（➡）

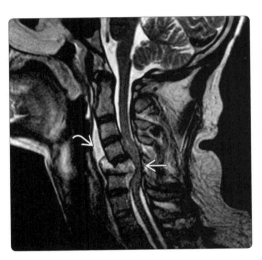
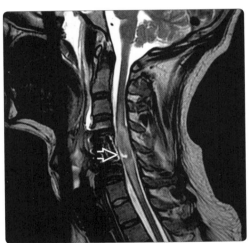

（左图）矢状位 MR T2WI 显示爆裂骨折伴严重脊髓压迫（➡）并有轻度脊髓水肿。可见广泛的椎前水肿高信号（➡）。患者表现为完全损伤，T2 MR 未显示脊髓损伤的广泛性

（右图）椎管减压术后（C5椎体切除术）矢状位 MR T2WI 更能显示脊髓损伤的真实情况。椎管扩张导致脊髓水肿和出血，并显示脊髓局部破裂（➡）

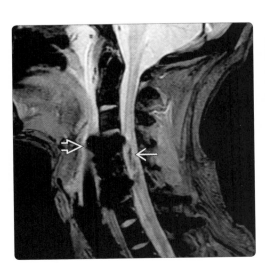
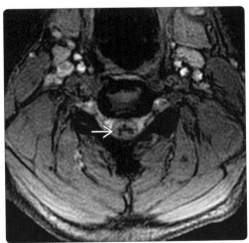

（左图）术后矢状位 MR T2* GRE 显示前路椎体切除术伴钢板螺钉固定后金属伪影（➡）及脊髓低信号出血（➡）

（右图）在 C5 爆裂性骨折脱位患者的轴位 MR T2* GRE 中可见颈椎内出血低信号（➡）

术语

- 脊髓中央损伤综合征（central cord syndrome, CCS），急性创伤性脊髓中央损伤综合征（acute traumatic central cord syndrome, ATCCS）
- 最常见的局部脊髓综合征（partial cord syndrome）
- 创伤性脊髓损伤，伴以下临床症状
  - 双侧肢体无力，上肢 > 下肢
  - 膀胱功能障碍，多种感觉丧失
- 中央灰质、皮质脊髓束和脊髓丘脑束损伤

影像学

- X 线平片可以显示颈椎病或先天性椎管狭窄
- MR 显示脊髓中央的 T2WI 高信号
- 大概率伴有骨折 / 脱位

病理学

- 常伴有先前椎管狭窄
  - 先天性椎管狭窄
  - 椎间盘突出症，骨质增生
  - 小关节 / 韧带肥厚

临床信息

- 手术时机尚存争议
- 10% 的 ATCCS 患者 MR 上有脊髓信号的改变，而无其他影像学异常
  - 药物治疗
- 20% 的 ATCCS 患者表现为急性椎间盘突出
  - 建议手术治疗
- 30% 的 ATCCS 患者存在颈椎骨折半脱位损伤
  - 推荐早期脊柱复位及脊髓减压
- 40% 的 ATCCS 患者有椎管狭窄，但没有骨性或韧带损伤的证据
  - 治疗方案存在争议

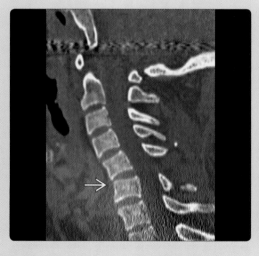
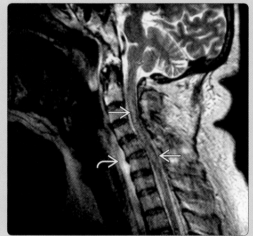

（左图）矢状位重组颈椎 CT 显示 C5-6 屈曲畸形（➡）并后部结构张开，该外伤患者过屈损伤并有明显的上肢无力症状

（右图）同一患者的 MR 矢状位 T2WI 再次显示局灶屈曲畸形。脊髓 C2-C3 和 C6-C7 呈广泛中等高信号（➡），表明脊髓内有挫伤。也要注意周围软组织水肿（➡）

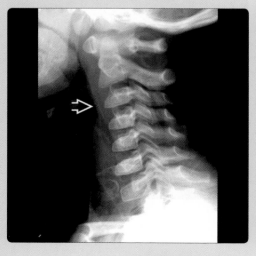
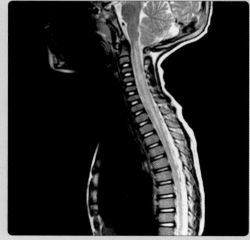

（左图）X 线侧位片示：患儿外伤后表现为脊髓中央综合征，可见边缘增厚的椎前软组织（➡），其他无明显发现

（右图）同一患儿的 MR 矢状位 T2WI 示：脊柱及椎前软组织正常（其他序列显示更好）。脊髓内从颈髓起始处到 T4-5 水平有广泛的高信号，表明脊髓有挫伤

术语

缩略语
- 脊髓中央损伤综合征（CCS）

同义词
- 局部脊髓综合征（partial cord syndrome）（亚型）

定义
- 常被称为：局部脊髓综合征
- 创伤性脊髓损伤，伴临床症状
  - 双侧肢体无力，下肢 > 上肢
  - 膀胱功能障碍
  - 多种感觉丧失
- 中央灰质、皮质脊髓束和脊髓丘脑束损伤

影像学

一般表现
- 最佳诊断依据
  - MR 显示脊髓中央 T2WI 高信号
- 部位
  - 主要表现在 C3-C4 到 C5-C6 水平

X 线表现
- 平片
  - 不推荐，急性损伤的 X 线平片表现通常为阴性
  - X 线平片可以显示颈椎病或先天性椎管狭窄

CT 表现
- CT 平扫
  - 可能显示
    - 椎间盘突出症
    - 韧带肥厚
    - 先天性椎管狭窄

MR 表现
- T1WI
  - 可能出现脊髓的水肿增粗
  - 椎管狭窄
- T2WI
  - 损伤处的高信号
  - 可能出现脊髓的水肿增粗
  - 椎管狭窄
- T2*GRE
  - 脊髓实质呈高信号
  - 会"夸大"椎管狭窄
  - 看不到脑脊液信号（因椎管狭窄和 / 或肿胀脊髓）
  - 少见：低信号表明有出血，预测为永久性损伤
    - 如果存在出血，通常不是中央脊髓综合征（CCS）

非血管性介入
- 脊髓造影术
  - 只有在没有 MR 时才做
  - 脊髓轻度肿大
  - 易导致椎管狭窄

影像成像方法
- 在任何情况下，创伤后出现脊髓受损症状时都要行 MR 检查

鉴别诊断

脊髓炎
- 脱髓鞘疾病（如 MS），急性播散性脑脊髓炎，横纹肌炎
- 亚急性演化，而不是外伤后直接发作

脊髓海绵状血管瘤
- GRE 序列显示最佳
- 可能多发
- 可能在可疑的脊髓创伤中偶然发现

脊髓空洞症
- 脊髓内的梭形液体
- 也可能有上肢无力，但是慢性的

脊髓梗死
- 继发于主动脉手术，非创伤性主动脉夹层，动脉硬化症，低血压 / 低灌注，血管炎
- 创伤后的梗死亚型，取决于
  - 外伤性主动脉夹层→脊髓梗死
  - 椎动脉夹层→颈髓梗死（罕见）

病理学

一般表现
- 病因学
  - 既往有颈椎病，与外伤、急性椎间盘突出有关
  - 常伴椎管狭窄
    - 先天性椎管狭窄
    - 椎间盘突出症，骨质增生
    - 小关节 / 韧带肥厚
  - 过伸性机制
    - 过长的黄韧带屈曲导致脊髓受压并损伤中央灰质
  - 轴突延伸

分期、分级及分类
- 美国脊髓损伤协会（ASIA）
  - A 级：在 S4-S5 层面，丧失运动 / 感觉功能
  - B 级：损伤水平以下无运动功能
  - C 级：损伤水平以下的 > 50% 的关键肌力 < 3/5
  - D 级：损伤水平以下的 > 50% 的关键肌力 > 3/5
  - E 级：正常
  - 受损神经水平：大多数尾脊髓段，双侧感觉和运动功能正常

大体病理及手术所见
- 脊髓受压、肿胀

镜下所见
- 皮质脊髓侧束的原发性损伤伴轴突丧失；主要是白质损伤
- 脊髓出血不一定存在
- 在急性和可逆性病例中央灰质是完整的

- Wallerian 变性发生在损伤中心的远端
- 皮质脊髓束的腹侧可有轻微的变性
- 慢性损伤中可导致支配手部肌肉的神经元的损伤

临床信息

临床表现

- 常见体征 / 症状
  - 多种表现
    - 少数病例表现为典型的椎管狭窄基础上过伸性损伤
    - 60% 为急性创伤性中枢脊髓综合征（患者有骨折半脱位、急性椎间盘突出和罕见的无 X 线异常的脊髓损伤）。
    - 最轻微的形式可能导致症状，如手部灼烧感，但神经系统检查正常（脊髓丘脑束挫伤）
    - 无论提供何种治疗，功能都有可能自动恢复
  - 双侧肢体无力，上肢＞下肢
    - 膀胱功能性障碍
    - 多种感觉丧失
  - 上肢 ASIA 运动评分至少＜下肢 ASIA 运动评分 10 分
  - 其他原因引起的外伤后上肢无力
    - 双侧臂丛神经损伤
    - 贝尔交叉性瘫痪
- 临床资料
  - 潜在的先天性或后天椎管狭窄患者外伤后脊髓症状
    - 双侧肢体无力，上肢＞下肢
    - 高能损伤机制多见于年轻患者
    - 老年人摔伤发生率高

人口统计学

- 种族
  - 亚洲人后纵韧带骨化症发病率较高，为诱发因素
- 流行病学
  - 研究估计，每 1 万名美国足球运动员中有 1.3 人为脊髓中央损伤综合征患者
  - 与椎管狭窄相关的创伤性麻痹发病率可达 25%

转归与预后

- 大概率自发性痊愈，从完全恢复到轻微残留的虚弱和痉挛
- 急性麻痹一般可以完全或接近完全逆转
- 预后与年龄有关
  - 大多数 50 岁以下的患者可以完全恢复
  - 70 岁以上的患者通常有明显的后遗症
- MR 中有严重脊髓压迫、广泛的水肿、出血都提示预后较差，很难恢复

治疗

- 一般来说，保守治疗与手术治疗效果相同
  - 推荐重症监护病房管理（Ⅲ级证据）
  - 建议在损伤后第 1 周进行心脏、血流动力学、呼吸监测，并将平均动脉血压维持在 85～90 mmHg，以改善脊髓灌注（Ⅲ级证据）
  - 骨折脱位损伤早期复位
- 4 组
  - 10% 的 ATCCS 患者 MR 上有脊髓信号的改变，但无其他影像学异常
    - 药物治疗
  - 20% 的 ATCCS 患者表现为急性椎间盘突出
    - 建议手术治疗
  - 30% 的 ATCCS 患者存在颈椎骨折半脱位损伤
    - 推荐早期脊柱复位及脊髓减压
  - 40% 的 ATCCS 患者有椎管狭窄，但没有骨性或韧带损伤的证据
    - 治疗方案存在争议

诊断思路

思考点

- 创伤后出现任何脊髓受损征象时，都应行 MR 检查。

影像诊断要点

- 虽然最初的描述少有影像学发现，但目前的研究表明，很大比例的 ATCCS 患者表现为骨折 / 脱位

（于金玉、毛存华 译）

参考文献

1. Yelamarthy PKK et al: Management and prognosis of acute traumatic cervical central cord syndrome: systematic review and Spinal Cord Society-Spine Trauma Study Group position statement. Eur Spine J. 28(10):2390-407, 2019
2. Hashmi SZ et al: Current concepts: central cord syndrome. Clin Spine Surg. 31(10):407-12, 2018
3. Wagner PJ et al: Controversies in the management of central cord syndrome: the state of the art. J Bone Joint Surg Am. 100(7):618-26, 2018
4. Brooks NP: Central cord syndrome. Neurosurg Clin N Am. 28(1):41-7, 2017
5. Aarabi B et al: Management of acute traumatic central cord syndrome (ATCCS). Neurosurgery. 72 Suppl 2:195-204, 2013
6. Fehlings MG et al: Current practice in the timing of surgical intervention in spinal cord injury. Spine (Phila Pa 1976). 35(21 Suppl):S166-73, 2010
7. Chen L et al: Effectiveness of surgical treatment for traumatic central cord syndrome. J Neurosurg Spine. 10(1):3-8, 2009
8. Harrop JS et al: Central cord injury: pathophysiology, management, and outcomes. Spine J. 6(6 Suppl):198S-206S, 2006
9. Collignon F et al: Acute traumatic central cord syndrome: magnetic resonance imaging and clinical observations. J Neurosurg. 96(1 Suppl):29-33, 2002
10. Hendey GW et al: Spinal cord injury without radiographic abnormality: results of the National Emergency X-Radiography Utilization Study in blunt cervical trauma. J Trauma. 53(1):1-4, 2002
11. Dai L: Magnetic resonance imaging of acute central cord syndrome: correlation with prognosis. Chin Med Sci J. 16(2):107-10, 2001
12. Jimenez O et al: A histopathological analysis of the human cervical spinal cord in patients with acute traumatic central cord syndrome. Spinal Cord. 38(9):532-7, 2000
13. Quencer RM et al: Acute traumatic central cord syndrome: MRI-pathological correlations. Neuroradiology. 34(2):85-94, 1992

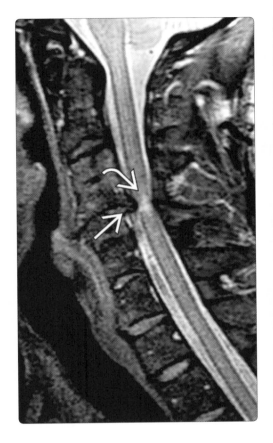

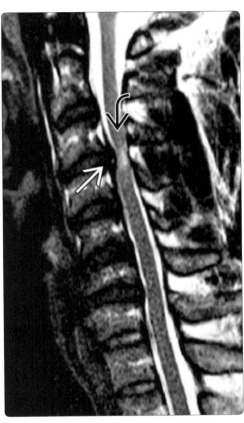

（左图）MR 矢状位 T2WI 显示外伤合并 CCS 患者脊髓 C4-5 水平局灶高信号灶（➜），证明患者有脊髓挫伤。注意在这个水平段有终板骨质增生导致的椎管狭窄（➜）

（右图）MR 矢状位 T2WI 显示脊髓 C3-4 水平的高信号（➜）。除了先天性的椎管狭窄，还有 C3-4 椎间盘突出（➜），从而导致椎管的显著狭窄

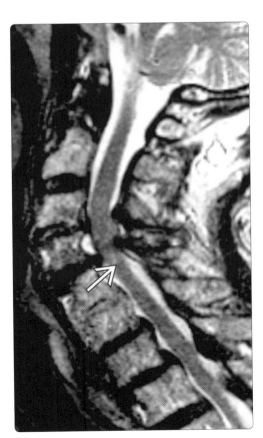

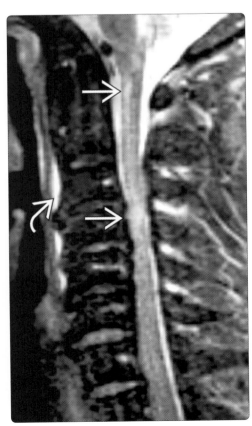

（左图）MR 矢状位 T2WI 显示颈椎的多节段退行性改变。在 C3-4 和 C4-5 水平有明显的椎管狭窄，合并椎间盘膨出，终板骨质增生和后纵韧带肥厚。这种创伤患者出现的临床症状为脊髓中央损伤综合征，影像学检查可见脊髓 C4-5 水平损伤（➜），局部见点状高信号

（右图）该外伤患者 MR 矢状位 STIR 显示：先天性椎管狭窄合并有轻微的退行性改变。T2WI 异常高信号位于颈髓起始部到 C4 水平（➜），提示此处脊髓的损伤。颈前软组织可见高信号（➜），表明有因过伸损伤而致的软组织信号变化

外伤性硬脊膜撕裂

要 点

术语
- 获得性硬脊膜缺损，伴脑脊液漏 ± 假性脊膜膨出

影像学
- 大多数创伤性脑脊液渗漏不是在术前发现的，而是在手术时发现的，在受伤部位周围有脑脊液渗漏
  - 可以看到硬膜外或椎旁脑脊液聚集
  - 脑脊液能渗入周围组织或被包裹，形成一个积液（假性脊膜膨出）
    - 长期的假性脊膜膨出可与骨重建有关
- 寻找相关的严重脊柱创伤（例如，爆裂骨折）
- CT 脊髓造影，放射性核素造影
  - 有助于确定撕裂位置，引导手术探查或放置止血贴
- 慢性患者低颅压的原因，如脊髓腹侧硬膜缺损、脑脊液 - 静脉瘘等

- 下垂的中脑
- 硬脊膜增厚，强化

病理学
- 诱发损伤
  - 爆裂性骨折伴硬脊膜撕裂
  - 神经根撕脱伤伴硬脊膜撕裂
  - 穿通伤
- 硬脊膜缺损导致脑脊液脊膜外形成脑脊液积液

临床症状
- 背部疼痛
- 局部软组织肿胀
- 低颅压综合征
  - 持续性、体位性头痛
  - 罕见：脑神经病变，视力障碍

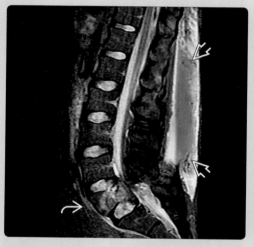

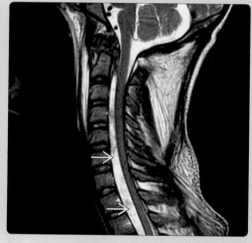

（左图）矢状位 STIR 示 L5（➥）粉碎性骨折，后方出现巨大的假性脊膜膨出（➡）继发硬膜撕裂和脑脊液漏。外伤性脊柱滑脱也与损伤部位严重的硬膜囊消失有关

（右图）MR 矢状位 T2WI 显示 I 型齿突骨折和较大的腹侧硬膜外液体积聚（➡），硬膜囊消失、背侧移位和颈髓轻度压缩

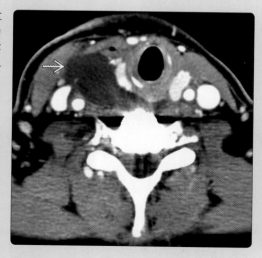

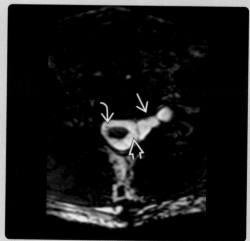

（左图）颈椎前路椎间盘切除术和融合术（ACDF）后，颈部轴位强化 CT 示一个大的假性脊膜膨出从手术部位延伸到椎前间隙，进入颈动脉和颈静脉之间（➡）

（右图）MR 轴位 FIESTA 序列显示创伤性神经根撕脱的并发症，在左边的 C7-T1 水平伴有明显的假脊膜膨出（➡）。注意左侧由于外伤性撕脱所致的硬膜内神经根的缺失（➡）。右侧硬膜内神经根正常（➡）

术语

同义词

- 创伤性硬脊膜膨出
- 假性脊膜膨出

定义

- 外伤性硬脊膜缺损，伴脑脊液漏 ± 假性脊膜膨出
  - 与自发性颅内低压（硬脑膜缺损、脑脊液 - 静脉瘘）的慢性渗漏不同

影像学

一般表现

- 部位
  - 大多数创伤性脑脊液渗漏不是在术前发现的，而是在手术时发现的，在受伤部位周围有脑脊液渗漏
    - 可以看到硬膜外或椎旁脑脊液聚集
    - 如果是椎旁的，则通过神经孔或椎体缺损相交通
- 形态
  - 脑脊液能渗入周围组织或被包裹，形成一个局限性积液

X 线表现

- 平片
  - 可以看到相关的脊柱创伤（例如，爆裂骨折）

CT 表现

- 骨 CT
  - 硬膜外或椎旁积液
  - 可能有椎体骨折
  - 慢性，可能会导致骨重塑，椎间孔扩大
  - CT 脊髓造影
    - 硬脊膜缺损处可以看到对比剂外渗
    - 有助于确定撕裂位置，引导手术探查或放置止血贴
    - 神经根撕脱
      - 椎间孔处对比剂积聚
      - 神经根缺失

MR 表现

- T1WI
  - 积液在 T1WI 呈低信号
  - 椎旁及硬膜外脂肪提供了天然的对比以确定积液范围
  - 急性期：骨髓水肿伴椎体骨折，T1WI 呈低信号
- T2WI
  - 积液在 T2WI 呈高信号
    - 像 FIESTA 序列，可以确定硬脊膜边缘和神经根的存在与否
  - 颅脑 MR 显示颅内低压迹象
    - 硬脊膜增厚
    - 下垂的中脑
    - 小脑扁桃体下疝
- STIR
  - STIR 序列液体呈高信号
  - 急性期：椎体骨折相关的骨髓水肿在 STIR 呈高信号
- T1WI C+
  - 基本没有与假性脊膜膨出相关的强化
  - 颅脑 MR 显示颅内低压迹象
    - 硬脊膜均匀增厚、强化
    - 垂体扩大、强化
      - 由于静脉怒张所致
  - MR 造影
    - 确定脑脊液漏新技术

影像成像方法

- 成像建议
  - CT 对椎体骨折的定位最有用
    - 薄层（1~2 mm）
    - 矢状和冠状位重建图像
  - CT 造影门槛较低
    - 鞘内注射对比剂有助于明确硬脊膜撕裂部位
  - MR 更易于发现积液以及观察神经结构
  - 臂丛神经 MR 观察外伤性神经根撕脱

核医学表现

- 放射性核素脊髓造影术
  - 有助于确定撕裂的位置，指导止血贴的放置

鉴别诊断

脑脊液漏综合征

- 包括所有病因引起的脑脊液体积 / 压力下降
- 临床症状
  - 严重的、持久性体位性头痛
  - 腰椎穿刺时脑脊液压力低
  - 腹侧硬膜缺损、神经根鞘膜漏、脑脊液 - 静脉瘘

创伤性硬膜外血肿

- 硬膜外血肿
- 某些脉冲序列中实性组织可能与 CSF 表现类似
- 实性组织不会与 CSF 所有序列都保持一致

椎旁硬膜外脓肿

- 椎间盘炎，硬膜外腔内直接播散
- 典型的显著增强
  - 局限性 = 脓肿
  - 弥漫性 = 蜂窝织炎

病理学

一般表现

- 病因学
  - 颈椎
    - 最常见的潜在创伤是寰枕脱位（AOD）、屈曲压迫或屈曲牵张机制
    - 神经根撕脱
      - 神经根牵拉（如：颈椎侧屈）

□ 神经根撕脱及神经根鞘撕裂
- 胸椎
  - 爆裂骨折和骨折错位是最常见的原因
- 腰椎
  - 爆裂骨折
    □ 轴向损伤，垂直方向断裂面，碎片离心式位移
    □ 硬脊膜腹侧被骨折碎片撕裂
  - 骨折脱位
- 其他
  - 穿通伤
    □ 刀
    □ 子弹
    □ 手术
- 相关的异常
  - 椎体骨折
  - 神经根撕脱
  - 穿通伤的证据
  - 手术史
  - 硬脊膜缺损导致神经根或脊髓疝
  - 神经根骨折嵌顿
    - 特别是爆裂性骨折及椎弓中断

大体病理和手术特点
- 硬脊膜撕裂

临床信息

临床表现
- 常见体征／症状
  - 局部软组织肿胀
  - 背部疼痛
  - 慢性持续性、体位性头痛
- 其他迹象／症状
  - 罕见：脑神经病变、视力障碍

人口统计学
- 流行病学
  - 在一系列不稳定脊柱骨折的手术治疗中
    - 颈部撕裂占 9%
    - 胸部撕裂占 10%
    - 腰部撕裂占 18%
  - 外伤性硬膜撕裂患者神经损伤发生率高
    - 完整的神经损伤（ASIA.A 级）约占 50%

转归与预后
- 外伤性硬膜撕裂与神经损伤的高发生率相关
  - 预后取决于原发性损伤类型
- 外伤性硬膜撕裂对患者术后的整体负面影响较小
  - 与选择性脊柱手术中医源性硬膜撕裂相似
  - 可能导致持续性脑脊液漏或假性脊膜膨出

治疗
- 止血补片
- 临时蛛网膜下腔引流
- 初级外科手术修复
  - 不稳定脊柱损伤行手术内固定
- 对于硬脊膜撕裂的处理没有统一方法
  - 使用多种修复技术和药物

诊断思路

思考点
- CT 脊髓造影用于术前评估任何有神经系统体征和爆裂骨折的患者

影像解读要点
- 椎体后方碎片进入椎管可能是导致硬膜前方撕裂的原因

（于金玉、毛存华 译）

参考文献

1. Clifton WE et al: Delayed myelopathy in patients with traumatic preganglionic brachial plexus avulsion injuries. World Neurosurg. 122:e1562-9, 2019
2. Lee MJ et al: CSF flow jet: novel CT myelogram finding of CSF leak through dural tear in traumatic pseudomeningocele. Clin Imaging. 61:33-5, 2019
3. Kareem H et al: Case series of posterior instrumentation for repair of burst lumbar vertebral body fractures with entrapped neural elements. J Spine Surg. 4(2):374-82, 2018
4. Luszczyk MJ et al: Traumatic dural tears: what do we know and are they a problem? Spine J. 14(1):49-56, 2014
5. Hoxworth JM et al: The role of digital subtraction myelography in the diagnosis and localization of spontaneous spinal CSF leaks. AJR Am J Roentgenol. 199(3):649-53, 2012
6. Seo BR et al: An unusual stab wound causing a traumatic pseudomeningocele at the craniocervical junction. J Clin Neurosci. 16(10):1365-7, 2009
7. Yokota H et al: Spinal cord herniation into associated pseudomeningocele after brachial plexus avulsion injury: case report. Neurosurgery. 60(1):E205; discussion E205, 2007
8. Horn EM et al: Spinal cord compression from traumatic anterior cervical pseudomeningoceles. Report of three cases. J Neurosurg Spine. 5(3):254-8, 2006
9. Sasaka KK et al: Lumbosacral nerve root avulsions: MR imaging demonstration of acute abnormalities. AJNR Am J Neuroradiol. 27(9):1944-6, 2006
10. Kraemer N et al: Intrathecal gadolinium-enhanced MR myelography showing multiple dural leakages in a patient with Marfan syndrome. AJR Am J Roentgenol. 185(1):92-4, 2005
11. Aydinli U et al: Dural tears in lumbar burst fractures with greenstick lamina fractures. Spine. 26(18):E410-5, 2001
12. Carl AL et al: Anterior dural laceration caused by thoracolumbar and lumbar burst fractures. J Spinal Disord. 13(5):399-403, 2000
13. Johnson JP et al: Traumatic lumbar pseudomeningocele occurring with spina bifida occulta. J Spinal Disord. 11(1):80-3, 1998
14. Pau A et al: Can lacerations of the thoraco-lumbar dura be predicted on the basis of radiological patterns of the spinal fractures? Acta Neurochir (Wien). 129(3-4):186-7, 1994
15. Maillard JC et al: Imaging in the exploration of lumbosacral plexus avulsion. Two cases. J Neuroradiol. 19(1):38-48, 1992
16. Denis F et al: Diagnosis and treatment of cauda equina entrapment in the vertical lamina fracture of lumbar burst fractures. Spine. 16(8 Suppl):S433-9, 1991
17. Silvestro C et al: On the predictive value of radiological signs for the presence of dural lacerations related to fractures of the lower thoracic or lumbar spine. J Spinal Disord. 4(1):49-53, 1991
18. Suh PB: Dural laceration occurring with burst fractures and associated laminar fractures. J Bone Joint Surg Am. 73(2):314, 1991
19. Cammisa FP Jr et al: Dural laceration occurring with burst fractures and associated laminar fractures. J Bone Joint Surg Am. 71(7):1044-52, 1989

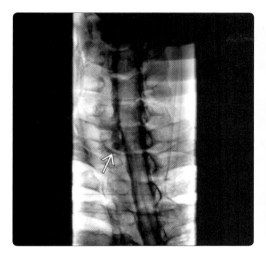

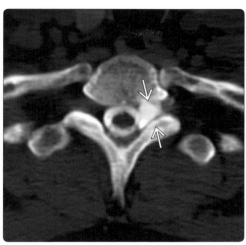

（左图）后前位颈椎卧位脊髓造影显示由于外伤性神经根撕脱导致左侧 C7-T1 水平造影剂填充假脊膜膨出（➡）

（右图）轴位 CT 脊髓造影显示明确的左侧 C7-T1 假性硬膜膨出（➡）来自于之前的外伤性颈神经根撕脱伤。假性脊膜膨出对硬膜囊的占位程度是可变的。高分辨率的 MR 对于硬脊膜内神经根撕脱程度有很好的诊断价值

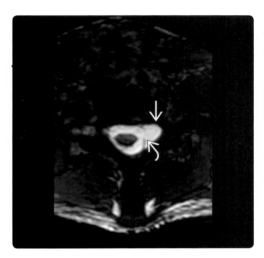

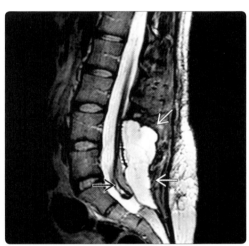

（左图）颈胸交界处的轴位 MR FIESTA 序列显示左侧假性硬膜突出（➡）和残留硬膜撕裂部位（➡）

（右图）矢状位 T2WI MR 显示大片的背侧积液（➡）。患者由于脂肪脊髓脊膜膨出行多段椎板切除术以解除脊髓拴系。注意脂肪团和低位脊髓裂（➡）

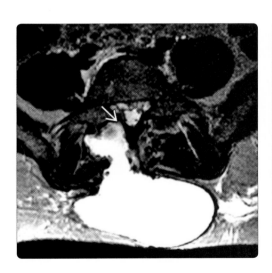

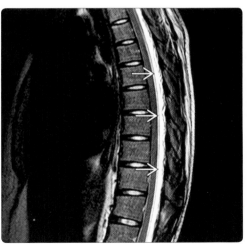

（左图）在另一患者的横断面 T2WI MR 腰背部软组织内较大的积液信号，从右半侧椎板切除术处（➡）向背侧皮下组织延伸。对硬膜囊没有位移或占位效应

（右图）矢状位 T2WI MR 显示背侧硬膜外广泛的积液（➡），这个年轻的女性患者腰椎穿刺后由于脑脊液漏出现严重头痛

术语

- 脊髓硬膜外血肿（spinal epidural hematoma, SEH）
- 外伤性脊髓硬膜外间隙积血

影像学

- 可在任何水平的脊柱
  - 通常会扩展到多个椎体水平
  - 梭形、椭圆形或管状
- 背侧硬膜外间隙更容易蔓延，腹侧延展会受限于的后纵韧带（posterior longitudinal ligament, PLL）及硬脊膜附着、椎间盘纤维环
- 矢状成像硬膜外脂肪信号"覆盖"血肿
  - 明确硬膜外（而不是硬膜下）位置
- MR 信号强度取决于血肿形成时间的长短

主要鉴别诊断

- 硬膜外脓肿（或蜂窝织炎）

- 硬膜外脂肪堆积
- 硬膜外肿瘤
- 髓外造血
- 后纵韧带骨化（OPLL）
- 游离的椎间盘碎片

病理学

- 血块的特征取决于分层部位和积聚时间
- 静脉来源比动脉来源更常见

临床症状

- 可能与严重压迫脊髓或马尾神经有关
- 有必要行手术疏散 / 解压，以减轻脊髓或马尾压迫

诊断要点

- 用对比剂强化和压脂来完整显示特征
- MR 定性困难时，CT 可以帮助确定出血

（左图）MR 矢状 STIR 显示前纵韧带（ALL）C5-6 水平（➡）中断和腹侧硬膜外小血肿（➡）。有颈髓挫伤（➡）。棘旁肌肉损伤表现为高信号（➡）

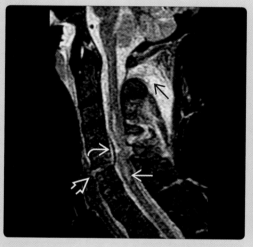

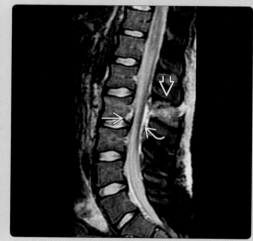

（右图）MR 矢状 STIR 显示了 L2 椎体 Chance 骨折的患者背侧硬膜外出血（➡）。该图像显示了骨折一部分累及椎体后部（➡）并 L1-2 的棘突间韧带断裂（➡）

（左图）MR 矢状面 STIR 显示 T1 椎体（➡）压缩畸形和从 C7 至 T2-3 水平（➡）的背侧硬膜外血肿压迫硬膜囊和颈胸段脊髓。注意，STIR 显示血肿的复杂信号是不同于均匀的脑脊液和脂肪抑制序列下硬膜外脂肪信号的

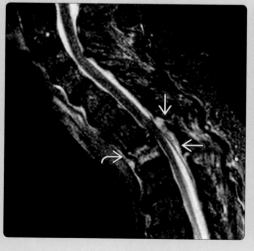

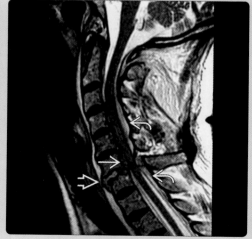

（右图）矢状位 T2WI 显示的 ALL 的破裂（➡）与创伤后 C6-C7 椎间盘突出（➡）。大片背侧硬膜外血肿（➡）并椎管狭窄、脊髓受压

术语

缩略语
- 脊髓硬膜外血肿（SEH）

定义
- 外伤后积聚的血液进入脊髓硬膜外间隙

影像学

一般表现
- 最佳诊断依据
  - 梭形，硬膜外肿块状突起，具有出血的 MR 信号特征
- 部位
  - 可以位于脊柱的任何水平
  - 硬膜囊背侧 > 腹侧
    - 背侧硬脊膜外间隙更容易蔓延
    - 腹侧延展局限于的后纵韧带（PLL）及硬膜附着、椎间盘纤维环的限制
- 大小
  - 通常延伸到多水平
    - 很少呈局灶性
- 形态
  - 通常呈梭形，椭圆形或管状
  - 矢状成像可以看到胸椎硬膜外血肿两端"帽状"的脂肪
    - 确定是硬膜外（而不是硬膜下）

CT 表现
- NECT（平扫）
  - 硬膜外高密度积液
- CECT（增强）
  - 血肿没有强化

MR 表现
- T1WI
  - 硬膜外积液，信号取决于血肿形成时间
    - 急性期出血 T1WI 信号可能与脊髓或脑脊液信号相似
    - 亚急性期（高铁血红蛋白）信号高于的脑脊液和脊髓
- T2WI
  - 硬膜外积液，信号取决于血肿形成时间
    - 信号多变
      - 急性期血肿 T2WI 信号可为等信号或稍高于脑脊液
      - 急性晚期至亚急性期血肿 T2WI 信号减弱
      - 慢性期血肿相对于脑脊液呈等信号 / 轻度高信号
- STIR
  - 相对于脊髓和硬膜外脂肪呈高信号
  - 与脑脊液相比信号不一
- T2*GRE
  - 显示出血产生的磁敏感伪影
- T1WI C +
  - 亚急性血肿可能会出现轻度周边强化

血管造影表现
- 常规的导管血管造影没有诊断作用
- 查找出血来源时通常为阴性

非血管性介入
- 脊髓造影
  - 蛛网膜下腔消失或变窄

影像成像方法
- 最佳成像方法
  - 多平面 MR
- 成像建议
  - 压脂序列（FS-T2WI，STIR）
    - 不包括硬膜外脂肪增多症

鉴别诊断

硬膜外脓肿（或蜂窝织炎）
- 最好增强
  - 外周（脓肿）或弥漫性（蜂窝织炎）
- 通常比 SEH 局限，1 或 2 个节段
- 如果伴有椎间盘炎，脊椎骨髓和椎间盘间隙会改变

硬膜外脂肪堆积
- 弥漫性多节段硬膜外突，几乎总是背侧呈团块样凸起
- 信号强度与所有序列上的脂肪一致
  - 压脂序列上无信号
- 临床特征有肥胖和代谢紊乱
- 发病可有或无临床症状

硬膜外肿瘤
- 通常很局限
- 相邻的骨经常受累
- 淋巴瘤表现可以类似 SEH
- 硬膜下（软脊膜）播散呈等信号，明显强化

髓外造血
- 多灶性呈分叶状椎旁及硬膜外的肿块
- 最常见于胸椎
- 伴红骨髓转换的弥漫性脊椎骨髓信号异常

后纵韧带骨化
- 颈部最常见的部位
- 腹侧硬膜外间隙
- 纵向低信号
  - 随着广泛的后纵韧带骨化（OPLL），骨髓腔可以扩大
    - T1 高信号类似亚急性血肿中的高铁血红蛋白
- CT 上很容易显示骨性成分

游离的椎间盘碎片
- 硬膜外占位，T1WI 中等信号 /T2WI 高信号
- 通常硬膜囊前方或前外侧

病理学

一般表现
- 病因学

- ○ 静脉起源较动脉常见
- ○ 自发性（1/3 患者）
  - 据报告与椎间盘突出症相关
- ○ 脊髓损伤
  - 脊椎骨折
  - 子弹或其他穿通伤
  - 创伤性椎间盘突出症，椎间盘纤维环破裂
  - 腹部钝伤
    - □ 其机制可能与脊髓静脉内压力突然升高导致血管破裂有关
- ○ 抗凝治疗
  - 香豆素
  - 抗血小板药物
- ○ 方法
  - 硬膜外麻醉
  - 神经阻滞
  - 小关节注射
  - 腰椎穿刺
- ○ 血管畸形，血管瘤
- 遗传学
  - ○ 遗传性出血体质是诱发因素

大体病理及手术所见

- 不同阶段的血块
- 血块的特征取决于分层部位和积聚时间

临床信息

临床表现

- 常见体征 / 症状
  - ○ 严重的局部背部疼痛
  - ○ 神经根病
  - ○ 运动、感觉障碍
  - ○ 括约肌障碍
- 临床资料
  - ○ 脊髓损伤
  - ○ 近期器械 / 穿通伤
  - ○ 出血体质，抗凝治疗

人口统计学

- 流行病学
  - ○ 不常见
    - SEH 在美国每年因各种原因发病率约 1/100 万
  - ○ 非创伤性和医源性病因比较常见
    - 凝血功能障碍
    - 医疗器械伤

转归与预后

- 可能与脊髓或马尾神经严重压迫有关

治疗

- 手术疏解 / 减压以减轻脊髓或马尾神经压迫可能是必要的

- 如果没有明显的神经损伤，外科医生可能会选择保守治疗 SEH
- 治疗潜在的凝血病变或华法林抗凝
  - ○ 注射维生素 K
  - ○ 新鲜冷冻血浆
  - ○ 4 种因子凝血酶原复合物（最快速抵抗华法林抗凝作用）

诊断思路

思考点

- 注射造影剂和饱和脂肪序列完成鉴别
  - ○ 活动性出血可明显强化

解读要点

- MR 定性困难时，CT 可以帮助确定出血

（于金玉、毛存华 译）

参考文献

1. Domenicucci M et al: Spinal epidural hematomas: personal experience and literature review of more than 1000 cases. J Neurosurg Spine. 27(2):198-208, 2017
2. Wolf M et al: Neuroimaging of the traumatic spine. Magn Reson Imaging Clin N Am. 24(3):541-61, 2016
3. Giugale JM et al: Traumatic brachial plexus root avulsion and cervical spine epidural hematoma in an 18 year old male. Spine J. 15(2):365-6, 2015
4. Pérez-Bovet J et al: Traumatic epidural retroclival hematoma with odontoid fracture and cardiorespiratory arrest. Spinal Cord. 51(12):926-8, 2013
5. Rangarajan V et al: Traumatic cervical epidural hematoma in an infant. J Craniovertebr Junction Spine. 4(1):37-9, 2013
6. Kiran NA et al: Two children with traumatic thoracic spinal epidural hematoma. J Clin Neurosci. 16(10):1356-8, 2009
7. Groen RJ: Non-operative treatment of spontaneous spinal epidural hematomas: a review of the literature and a comparison with operative cases. Acta Neurochir (Wien). 146(2):103-10, 2004
8. Kirwan R et al: Nontraumatic acute and subacute enhancing spinal epidural hematoma mimicking a tumor in a child. Pediatr Radiol, 2004
9. Liao CC et al: Experience in the surgical management of spontaneous spinal epidural hematoma. J Neurosurg. 100(1 Suppl):38-45, 2004
10. Chang FC et al: Contrast enhancement patterns of acute spinal epidural hematomas: a report of two cases. AJNR Am J Neuroradiol. 24(3):366-9, 2003
11. Kreppel D et al: Spinal hematoma: a literature survey with meta-analysis of 613 patients. Neurosurg Rev. 26(1):1-49, 2003
12. Lang SA et al: Spinal epidural hematoma and epidural analgesia. Can J Anaesth. 50(4):422-3, 2003
13. Muthukumar N: Chronic spontaneous spinal epidural hematoma – a rare cause of cervical myelopathy. Eur Spine J. 12(1):100-3, 2003
14. Steinmetz MP et al: Successful surgical management of a case of spontaneous epidural hematoma of the spine during pregnancy. Spine J. 3(6):539-42, 2003
15. Uribe J et al: Delayed postoperative spinal epidural hematomas. Spine J. 3(2):125-9, 2003
16. Allison EJ Jr et al: Spinal epidural haematoma as a result of warfarin/fluconazole drug interaction. Eur J Emerg Med. 9(2):175-7, 2002
17. Clark MA et al: Spinal epidural hematoma complicating thrombolytic therapy with tissue plasminogen activator--a case report. J Emerg Med. 23(3):247-51, 2002
18. Dardik A et al: Subdural hematoma after thoracoabdominal aortic aneurysm repair: an underreported complication of spinal fluid drainage? J Vasc Surg. 36(1):47-50, 2002
19. Houten JK et al: Paraplegia after lumbosacral nerve root block: report of three cases. Spine J. 2(1):70-5, 2002
20. Ravid S et al: Spontaneous spinal epidural hematoma: an uncommon presentation of a rare disease. Childs Nerv Syst. 18(6-7):345-7, 2002
21. Reitman CA et al: Subdural hematoma after cervical epidural steroid injection. Spine. 27(6):E174-6, 2002
22. Stoll A et al: Epidural hematoma after epidural block: implications for its use in pain management. Surg Neurol. 57(4):235-40, 2002
23. Sung JM et al: Acute spontaneous spinal epidural hematoma in a hemodialysis patient with a bleeding tendency. Nephron. 91(2):358-60, 2002

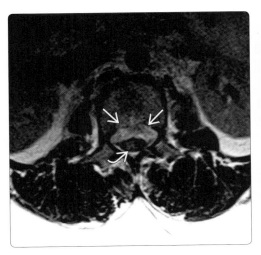 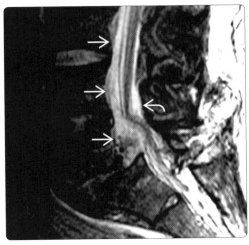

（左图）L1 爆裂骨折的患者腰椎 MR 轴位 T1 WI 显示大片腹侧硬膜外出血（➡），压迫脊髓圆锥（➡），T1WI 血肿信号与硬膜外脂肪类似，但略有不同

（右图）MR STIR 显示较大的腹侧（➡）和较小的背侧（➡）硬膜外血肿，患者双侧 L5 峡部骨折并急性外伤性滑脱。脊髓硬膜外血肿（SEH）压迫硬膜囊和马尾

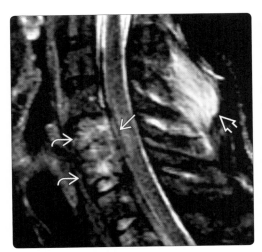 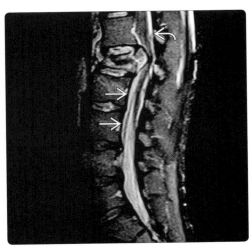

（左图）MR 矢状位 STIR 显示 C5 和 C6（➡）爆裂性骨折伴有腹侧小的 SHE（➡）。在棘突旁肌肉（➡）有出血、水肿。也能看到在腹侧脊髓内脊髓挫伤的轻微高信号

（右图）MR 矢状 STIR 显示 L1 爆裂骨折后移造成严重的硬膜囊受压。腹侧 SEH 向足侧延伸至 L4-5 水平（➡）。T12 水平（➡）也有一小片背侧硬膜外出血

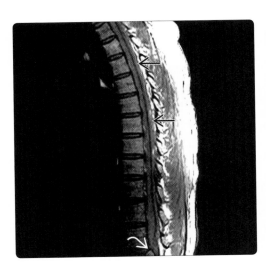 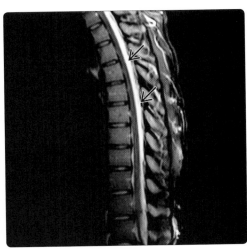

（左图）胸椎矢状 T1 WI MR 显示 L1 爆裂骨折（➡）的患者，可以看到一个薄且广泛的背侧硬膜外出血，夹在亮的硬膜外脂肪和暗的脑脊液之间（➡）

（右图）同一患者矢状 STIR MR 显示了广泛的背侧硬膜外血肿（➡），高信号明显与压掉的硬膜外脂肪的信号区别开

术语

- 外伤性脊髓硬膜下血肿（traumatic spinal subdural hematoma, tSSDH）
- 脊柱的硬脊膜和蛛网膜之间的积血

影像学

- 脊椎硬膜下肿块，呈分叶状，边缘光滑
  - 可能位于脊柱的任何水平
  - 矢状和轴位影像上均表现为双凸或透镜样外观
- MR 信号取决于血肿形成时间
  - MR 在评估大小 / 范围和对神经结构的影响方面最有价值
- 不同程度的压迫脊髓或神经根

主要鉴别诊断

- 外伤性硬膜外血肿
- 硬膜下脓肿
- 蛛网膜囊肿
- 脑膜瘤

临床信息

- 由于硬膜下间隙是相对无血管的，因而 SSDH 总体发病率罕见
  - tSSDH 发病特别罕见
- 可能与严重压迫脊髓或马尾神经有关
- 手术减压或经皮穿刺引流术可以减轻脊髓或马尾神经压迫
- 可考虑保守治疗
  - 根据血肿大小通常在数周或数月内吸收
  - 斜坡后硬膜下血肿需要评估可能的寰枕脱位

（左图）矢状位 T1WI MR 显示了一个典型斜坡早期亚急性硬膜下血肿（➡），表现出典型的蛛网膜分叶状边缘覆盖腹侧硬膜囊

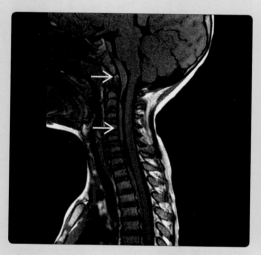

（右图）轴位 T1WI MR 显示下段颈椎早期亚急性硬膜下血肿（➡），表现出蛛网膜典型的分叶状边缘覆盖腹侧硬膜囊并压迫颈髓前外侧

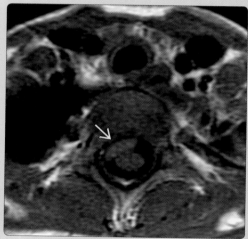

（左图）矢状位强化 CT 脊髓造影显示广泛的外伤性脊髓硬膜下血肿并伴有连续的向颅内蔓延（➡）。注意较大腹侧（➡）和较小的背侧的血肿（➡）

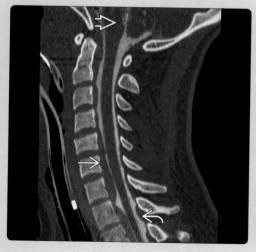

（右图）轴位平扫 CT 显示创伤后脊髓硬膜下血肿，中段颈椎（➡）水平有一个小的环形硬膜下血肿

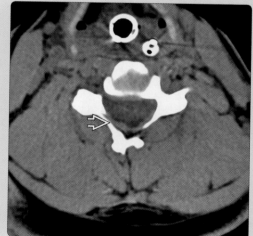

术语

缩略语
- 外伤性脊髓硬膜下血肿（tSSDH）

定义
- 脊柱的硬脊膜和蛛网膜之间的积血

影像学

一般表现
- 最佳诊断依据
  - 分叶状硬膜下肿块，边缘光滑
- 部位
  - 可能位于脊柱任意水平，并向颅后窝或从颅后窝蔓延
  - 颈椎最少见
- 大小
  - 局灶性或广泛的
  - 脊髓或神经根不同程度的受压
- 形态
  - 矢状位和轴位均为双凸或透镜状外观

X 线表现
- 可以看到相关的椎体骨折

CT 表现
- 硬膜下高密度积液
- 髓腔造影可能难以区别其他的硬膜外或硬膜下髓外病变

MR 表现
- T1WI
  - 硬膜下积液，信号取决于血肿的形成时间
    - 亚急性期（高铁血红蛋白）相对于脑脊液（CSF）和脊髓是高信号
- T2WI
  - 硬膜下积液，信号取决于血肿的形成时间
    - 相对于脑脊液信号从等、高信号（急性）到低信号（亚急性）变化
- STIR
  - 相对于脊髓和硬膜外脂肪呈高信号
  - 相比脑脊液信号变化不一
- T2* GRE
  - 由于血液磁敏感影响通常呈略低信号

影像成像方法
- 最佳成像方法
  - MR 在评估大小 / 范围和对神经结构的影响方面最有价值
- 成像建议
  - 造影有助于鉴别脑膜瘤或硬膜外脓肿

鉴别诊断

创伤性硬膜外血肿
- 矢状位图像上硬膜外血肿的脂肪帽征

- 大部分位于背侧硬脊膜外间隙
- 由于出血时间不同信号多变

硬膜下脓肿
- T1WI 等信号，T2WI 为高信号
- 周边强化；合并椎间盘炎会有椎体的变化

蛛网膜囊肿
- 所有的序列中信号均跟脑脊液一致，不强化
- 可能会出现在硬膜下或硬膜外间隙

脑膜瘤
- 典型的强化或密集的钙化

临床信息

临床表现
- 常见体征 / 症状
  - 常出现神经损伤的症状
  - 可能类似椎间盘突出的表现
  - 斜坡后硬膜下血肿需要评估是否有寰枕脱位
- 其他体征 / 症状
  - 可看到伴发的颅内硬膜下血肿

人口统计学
- 流行病学
  - 由于硬膜下间隙是相对无血管的，因而 SSDH 总体发病是罕见的
    - 非创伤性发病更为常见
      □ 凝血功能障碍、动静脉畸形或血管瘤

转归与预后
- 可能有脊髓或马尾神经严重受压有关
- 如果在不可逆的损伤之前解除压迫，预后一般较好
- 硬膜下血肿通常在数周或数月内吸收

治疗
- 可以考虑保守治疗
- 手术减压或经皮穿刺引流术可减轻脊髓或马尾神经压迫

（于金玉、毛存华 译）

参考文献

1. Golden N et al: Traumatic subacute spinal subdural hematoma concomitant with symptomatic cranial subdural hematoma: possible mechanism. World Neurosurg. 123:343-7, 2019
2. Koshy J et al: Neuroimaging findings of retroclival hemorrhage in children: a diagnostic conundrum. Childs Nerv Syst. 30(5):835-9, 2014
3. Park J et al: Acute spinal subdural hematoma with hemiplegia after acupuncture: a case report and review of the literature. Spine J. 13(10):e59-63, 2013
4. Tubbs RS et al: Retroclival epidural hematomas: a clinical series. Neurosurgery. 67(2):404-6; discussion 406-7, 2010
5. Cho DC et al: Traumatic subacute spinal subdural hematoma successfully treated with lumbar drainage: case report. J Spinal Disord Tech. 22(1):73-6, 2009

术语
- 颈动脉或椎动脉创伤

影像学
- 内膜片
- 狭长、锥形血管狭窄或闭塞（狭窄闭塞型）
- 假性动脉瘤
  - 夹层动脉瘤型
- 创伤性椎体分离通常累及 V2 或 V3 段
- 新月形壁内血肿

病理学
- 颈部直接钝伤
- 颈部突然旋转或过伸
- 直接穿刺或撕裂伤
- 夹层

- 夹层内膜撕裂，致喷射的动脉血进入血管壁，形成假腔

临床信息
- 临床症状
  - 患侧疼痛、耳鸣
  - 中枢神经系统缺血、卒中
    - 神经症状可能会滞后
  - Horner 综合征
- 钝性脑血管损伤在所有入院的创伤中占 0.1%~1.1%
- 系统抗凝以预防缺血性后遗症
- 较大的夹层动脉瘤可能需要开窗和 / 或血管内支架置入术治疗
- 假性动脉瘤的治疗包括支架置入或使用自体血管移植

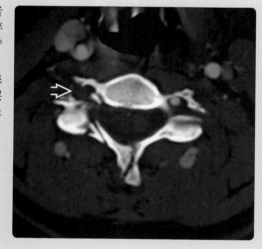
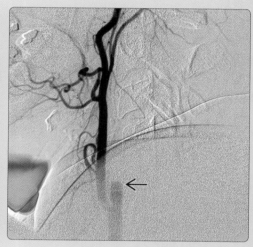

（左图）轴位 CTA 显示患者的 C5 椎体粉碎性骨折，碎骨片累及到右横突孔，导致右椎动脉（➡）闭塞

（右图）经右颈总动脉造影显示患者因颈总动脉夹层导致右颈内动脉闭塞，呈残端样显示（➡）

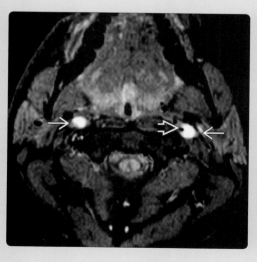
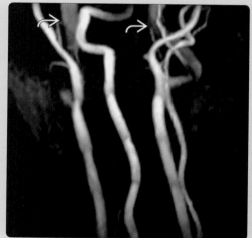

（左图）颈部的轴位 MR FS-T1WI 显示因双侧颈动脉夹层血管壁内高铁血红蛋白沉积而呈现环样高信号（➡）。右 ICA 闭塞，在左侧可见微小残余的流空血管腔（➡）

（右图）斜矢状 MRA MIP 图像显示相同患者颈内动脉远端管腔高铁血红蛋白信号（➡）。高铁血红蛋白高信号会混淆成 MRA 的流入增强效应，从而被误认为血流

术语

同义词

- 钝性脑血管损伤（BCVI）
- 颈动脉损伤（CAI）
- 椎动脉损伤（VAI）

定义

- 颈动脉或椎动脉创伤
  - 夹层
  - 血栓形成
  - 假性动脉瘤
  - 横断

影像学

一般表现

- 最佳诊断依据
  - 夹层
    - 内膜片
    - 狭长的锥形血管狭窄或闭塞（狭窄闭塞型）
      □ 颈动脉夹层闭塞时，常形成锥形、火焰状颈内动脉残端
    - 假性动脉瘤（夹层动脉瘤型）
  - 假性动脉瘤
    - 偏心性血管突出
- 部位
  - 颈内动脉
    - 颈动脉分叉开始或接近颈动脉分叉处的夹层最常见
    - 很少延伸到 ICA 颅内段
  - 椎动脉
    - 创伤性椎体分离通常累及 V2 或 V3 段
- 形态
  - 夹层
    - 血管管腔逐渐呈锥形变细、变窄
    - 撕裂内膜片是特征性诊断
  - 闭塞
    - 血管腔节段性或广泛的闭塞
  - 假性动脉瘤
    - 偏心血管扩张或突出

CT 表现

- CT 平扫（NECT）
  - 颈椎或颅底外伤
  - 与颅内椎动脉夹层相关的蛛网膜下腔出血
- CTA
  - 夹层
    - 光滑，锥形狭窄
    - 新月形壁内血肿
    - 内膜片
    - 血管闭塞
  - 假性动脉瘤

- 局限性偏心血管突出
- 通常不规则的长段血管扩张
- ± 血管周围血肿

MR 表现

- T1WI FS
  - 由于夹层壁内血栓形成呈新月形高信号
- T2WI
  - 由于血栓 / 闭塞或狭窄致血管内流空信号消失
- DWI
  - 由于血管闭塞或远端栓塞所致脑梗死
- MRA
  - 和 CTA 类似
  - 血栓可以在 TOF 图像上为高信号，不要误认为是血流的流入增强效应

超声表现

- 灰阶超声
  - 管腔狭窄或闭塞
  - 血栓回声
  - 可见颈动脉夹层的内膜片
  - 假性动脉瘤的血管管腔扩大
- M- 模式
  - 异常的血流动力学
    - 升高的速度
    - 高阻波形
    - 假性动脉瘤和往复血流

影像成像方法

- 最佳成像方法
  - CT 血管造影
    - 简单，快速，无创检查
    - 建议作为钝性颈椎外伤后符合 Denver 筛查标准的疑似 VAI 患者的筛查工具
  - MRA 并辅以轴位 FS-T1WI 也有帮助
  - 一些中心建议用血管造影筛选 BCVI

血管造影表现

- 虽然是评估血管损伤的金标准，但它经常被无创、更广泛使用的 CTA 检查取代
- 夹层
  - 内膜片为特征性诊断
  - 长而平滑的锥形狭窄区
- 假性动脉瘤
  - 不规则或偏心性血管腔扩大

鉴别诊断

动脉粥样硬化狭窄

- 狭窄通常较短
- 通常看到密集的钙化斑块
- 弥漫性狭窄远端管腔因自适应变窄而成为严重狭窄（狭窄程度 ≥ 95%）

第二篇 创伤

自发性夹层

- 没有外伤史
- 常伴有动脉基础疾病，如肌纤维发育不良或马方综合征

导管相关性血管痉挛

- 血管造影可见局限性、可逆性血管腔狭窄

多发性大动脉炎（Takayasu 血管炎）

- 炎症性血管炎影响中、大血管
- 主动脉弓平滑对称性狭窄

病理学

一般表现

- 病因学
  - 原因
    - 颈部直接钝伤
    - 颈部突然旋转或过伸
    - 直接穿刺或撕裂伤
  - 夹层
    - 动脉内膜的撕裂，致喷射的动脉血进入血管壁，形成假腔
    - 内膜瓣将管腔分为真腔和假腔
      □ 动脉夹层的病理特征
    - 假腔血液形成血栓并伴有完全的血管闭塞
      □ 壁内血肿形成弥漫性，平滑的锥形狭窄
    - 内膜下夹层，可能会导致假性动脉瘤形成

分期、分级和分类

- 关于 BCVIs 的改进版 Denver 检查标准
  - CT 不能解释的偏侧神经功能损伤
    - CT 梗死
    - 颈部血肿（无扩张）
    - 大量的鼻出血
    - 瞳孔不等大或 Horner 综合征
    - Glasgow 昏迷评分（GCS）＜8
    - 颈椎或颅底骨折
    - 面部严重骨折（Le Forte Ⅱ或Ⅲ）
    - 锁骨上有安全带印
    - 颈部杂音

大体病理及手术所见

- 夹层
  - 内膜缺损，管壁分层，壁间血肿
- 假性动脉瘤
  - 血管壁撕裂／变薄或破裂伴外膜组织内空洞样血凝块

临床信息

临床表现

- 常见体征／症状
  - 同侧疼痛、杂音、搏动性耳鸣
  - 中枢神经系统缺血、卒中（神经系统症状可能会滞后）
  - 颅神经病、Horner 综合征
  - 血肿扩大

人口统计学

- 流行病学
  - 所有创伤入院的患者中，BCVI 约占 0.1%～1.1%
  - 颅外血管夹层（所有病因）导致的脑卒中里缺血性卒中占 1%，在年轻人缺血性卒中里约占 5%

转归与预后

- 动态随访
- 大部分（57%）的小血管内膜在影像学随访中愈合
- 较大内膜片的夹层很少愈合，高达 43% 的发展为假性动脉瘤
- 假性动脉瘤可能治愈（25%），缩小（15%），稳定（60%）
- 外伤性颈血管闭塞，极少再通
- 创伤后颅外颈动脉夹层死亡率约 20%～40%
- 创伤后颅外椎动脉夹层死亡率约 4%～8%

治疗

- 系统抗凝以预防缺血性后遗症
- 较大的夹层可能需要开窗和／或血管内支架置入术
- 假性动脉瘤的治疗包括支架置入术或自身血管移植

诊断思路

思考点

- 对下列创伤患者行 CT 血管造影检查
  - 颈椎受伤，特别是骨折通过横突孔及小关节半脱位
  - 严重的头部和面部外伤
  - Horner 综合征
  - 颈部软组织损伤，特别是血肿持续扩大
  - 年轻患者（＜50 岁）伴颈部杂音
  - 已知的颅内损伤并不能解释的神经系统异常

影像解读要点

- 如果发现一处颈动脉或椎动脉损伤，应该仔细查看其他的动脉损伤

（于金玉、毛存华 译）

参考文献

1. Galardi MM et al: Cerebrovascular complications of pediatric blunt trauma. Pediatr Neurol. S0887-8994(19)30999-3, 2020
2. Rutman AM et al: Imaging and management of blunt cerebrovascular injury. Radiographics. 38(2):542-63, 2018
3. Stone DK et al: Management of blunt cerebrovascular injury. Curr Neurol Neurosci Rep. 18(12):98, 2018
4. Winn A et al: Blunt craniocervical trauma: does the patient have a cerebral vascular injury? Neuroimaging Clin N Am. 28(3):495-507, 2018
5. Harrigan MR et al: Management of vertebral artery injuries following non-penetrating cervical trauma. Neurosurgery. 72 Suppl 2:234-43, 2013
6. Munera F et al: Multi-detector row CT angiography of the neck in blunt trauma. Radiol Clin North Am. 50(1):59-72, 2012
7. Albuquerque FC et al: Craniocervical arterial dissections as sequelae of chiropractic manipulation: patterns of injury and management. J Neurosurg. 115(6):1197-205, 2011
8. Fusco MR et al: Cerebrovascular dissections--a review part I: spontaneous dissections. Neurosurgery. 68(1):242-57; discussion 257, 2011
9. Fusco MR et al: Cerebrovascular dissections: a review. Part II: blunt cerebrovascular injury. Neurosurgery. 68(2):517-30; discussion 530, 2011
10. Ringer AJ et al: Screening for blunt cerebrovascular injury: selection criteria for use of angiography. J Neurosurg. 112(5):1146-9, 2010

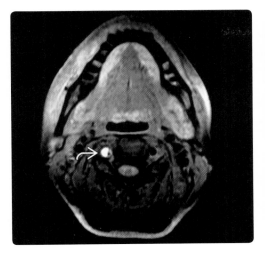

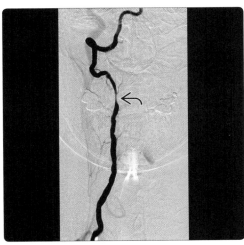

（左图）MR 轴位 T1WI FS 显示右椎动脉（➡）夹层呈新月形高信号。血管的外径扩大。注意内侧血管流空

（右图）同一个患者正位 DSA 显示由于右椎动脉局限性夹层，V2 段（➡）呈短梭形狭窄。远端血管是正常的

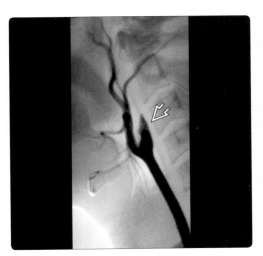

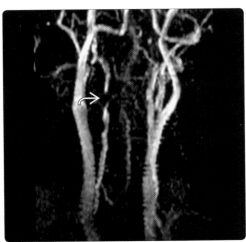

（左图）经左颈总动脉行侧位导管血管造影示左侧颈内动脉闭塞。注意 ICA（➡）火焰状残端

（右图）冠状位 2D TOF MRA MIP 投影示创伤性韧带损伤患者右侧椎动脉（➡）局限性夹层，相应部位血流信号局限性消失

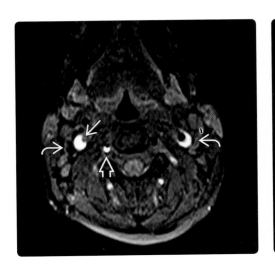

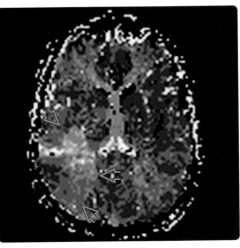

（左图）MR 轴位 T1WI FS 显示双侧颈内动脉（➡）及右侧椎动脉夹层（➡）形成的新月形高信号。由于右侧颈内动脉夹层的残余管腔闭塞（➡），血管流空信号消失

（右图）轴位 MR 灌注检查显示右侧大脑中动脉（MCA）（➡）供血区灌注峰值延后。由于颅内损伤，禁忌抗凝治疗，患者在随访中出现该区域梗死

（左图）C6-7 颈椎骨折患者的 2D TOF MRA MIP 显示右侧椎动脉流入增强消失（➦）。这表明右椎动脉闭塞

（右图）轴向 T2WI 显示由于右侧椎动脉闭塞，血液流空信号消失（➡）。右半侧脊髓内因缺血出现高信号灶（➟）。我们可以推测，这种半侧脊髓梗死情况可能是由于脊髓前动脉解剖变异所致，在这个水平脊髓前动脉通常是成对分布的

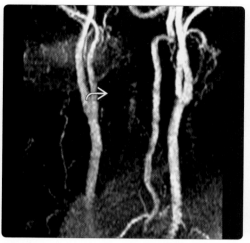
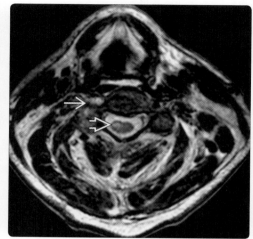

（左图）TOF MRA 显示右侧椎动脉 V3 段（➡）夹层管腔扩大，这主要是由于血栓的 T1 时间缩短所致。左椎动脉近端（➡）还有一处夹层

（右图）同一患者的轴位 DWI MR 显示在小脑、左侧脑桥（➟）的小梗死灶。该患者脊柱按摩几天后，出现右面部麻木和手臂无力

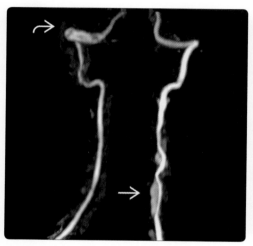
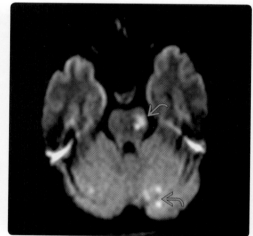

（左图）轴位的 TIWI FS MR 显示左侧椎动脉进硬膜囊处（➡）夹层，边缘显示薄的高信号，患者出现基底池蛛网膜下腔出血

（右图）冠状位 MRA MIP 图像显示急性颈动脉夹层导致左侧颈内动脉闭塞。请注意火焰形的残端（➡）

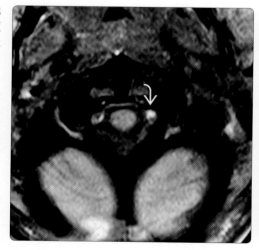
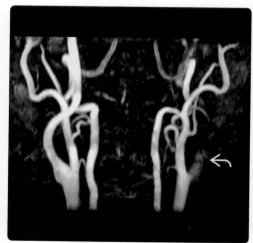

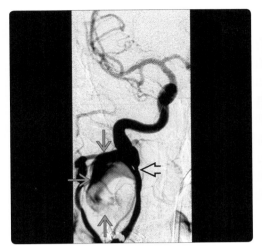

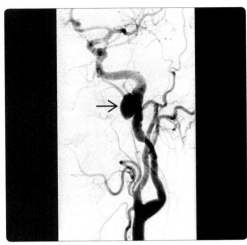

（左图）前后位颈动脉血管造影显示颅底水平以下（➡）右颈内动脉大的动脉瘤。早期注射后，对比剂沿着动脉瘤边缘缓慢流动，管腔内对比剂与血液未混匀。由于占位影响，ICA 向内侧移位。请注意局灶性狭窄（➡）伴狭窄后的扩张

（右图）左侧颈总动脉血管造影侧位投影显示假性动脉瘤（➡）近侧串珠状管腔是由于肌纤维发育不良所致

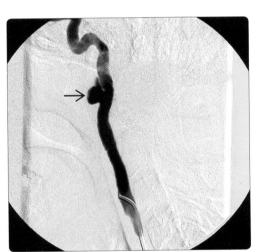

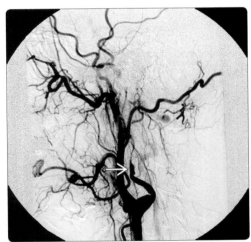

（左图）侧位 DSA 显示了左侧 ICA 位于颅底下方的一个不规则囊状突起（➡），证实是假性动脉瘤。DSA 通常低估假性动脉瘤的大小，忽略了周围典型的附壁血栓

（右图）颈动脉左侧位血管造影显示右颈内动脉（➡）呈锥形闭塞，反映潜在的夹层。请注意颅内的 ICA 分支消失

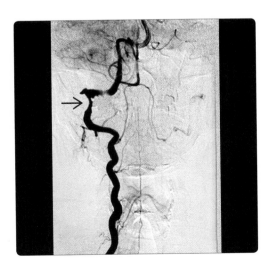

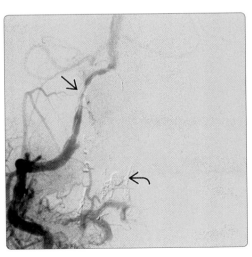

（左图）右位椎动脉造影显示由于夹层所致的右椎动脉（➡）远端可见一小段光滑，偏心狭窄

（右图）右侧椎血管造影正位显示右侧椎动脉的硬膜下段不规则狭窄（➡），这是由于椎动脉夹层和痉挛合并上颈脊髓动静脉畸形（AVM）的血管内栓塞所致。请注意栓塞材料（➡）

术语
- 创伤性硬膜动静脉瘘（dural arteriovenous fistula, dAVF）
- 创伤性动静脉瘘 AVF
- 椎体动静脉瘘 AVF

影像学
- DSA 是诊断和确定创伤性 dAVF "金标准"
  - DSA 显示 AVF 病灶与扩大引流静脉
  - 与自发性 dAVF 不同，通常充血性脊髓病变没有脊髓扩大/高信号
- 用于评估疑似颈部创伤性 dAVF 的造影方法包括选择性注射双颈外动脉 + 椎动脉，甲状颈主干和成对的节段动脉注射

- 血管造影显示类似自发性 dAVF，但病灶可能是椎间孔外型/椎旁型，而不是沿神经根走行

病理学
- 可见于脊柱任何部位，常见于颈部
- 通常是由直接穿透伤所致
- 也可能出现钝性创伤和椎体骨折

临床信息
- 症状可能与以下情况相关
  - 静脉高压性脊髓病
  - 扩大的引流静脉压迫
  - 盗血现象
- 血管内栓塞或手术结扎治疗

（左图）C2 骨折患者旁正中矢状 T1WI MR 显示腹侧硬膜外静脉丛扩大，内有明显的流空（➡）

（右图）轴位 T2 *GRE MR 显示硬膜外静脉丛扩张伴有明显流空（➡），导致颈椎侧隐窝神经根受压

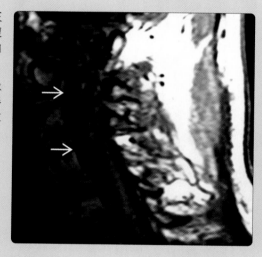
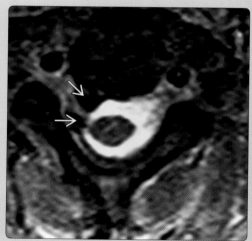

（左图）左椎动脉正位 DSA 显示靠近右侧椎动脉（⇨）V2、V3 的交界处高流量动静脉交通，在右椎动脉远端血流逆向反流供应扩张的硬膜外静脉丛（➡）和颈深静脉

（右图）腰部脊柱冠状 CT 脊髓造影显示（医源性）创伤后动静脉瘘形成的骶硬膜囊尾端静脉扩张（➡）、迂曲

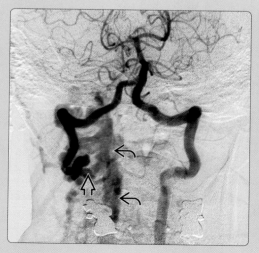
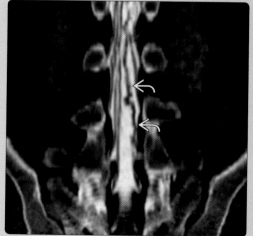

术语

缩略语
- 动静脉瘘（AVF）

同义词
- 椎体血管 AVF

定义
- 创伤性动静脉瘘（AVF）

影像学

一般表现
- 最佳诊断依据
  - DSA 显示动静脉瘘病灶及扩大引流静脉
- 部位
  - 硬膜下或硬膜外病灶
  - 可见于脊柱的任何部位，颈部最常见
- 大小
  - 小病灶
  - 可能具有广泛的引流静脉充血
- 形态
  - 小而密实的动静脉瘘病灶
  - 匐行性静脉

CT 表现
- 强化 CT
  - 扩张、强化的髓周或硬膜外静脉
- CT 造影
  - 由于硬膜外静脉丛扩张导致的匐行、扩张（硬膜内）的髓周静脉或硬膜外充盈缺损

MR 表现
- T1WI
  - 髓周或硬膜外因扩张引流静脉而产生流空信号
- T2WI
  - 与自发性 dAVF 不同，通常充血性脊髓病变没有脊髓扩大 / 高信号
  - 增大的引流静脉在髓周或硬膜外形成流空信号
    - 可压迫脊髓或神经根
- T1WI C+
  - 可能有明显扩张的引流静脉
- MRA
  - TOF 和对比增强技术已介绍

血管造影表现
- 常规
  - DSA 是诊断 / 确定 dAVF 的"金标准"
  - 用于评估疑似颈部创伤性 dAVF 的造影方案包括选择性注射双颈外动脉 + 椎动脉，甲状颈主干，成对节段动脉注射
  - 可见单发 AVF 病灶，髓周或硬膜外扩张的引流静脉增大
    - 血管造影显示类似自发性 dAVF，但病灶可能是椎间孔外型 / 椎旁而不是沿神经根走行

影像成像方法
- 最佳成像方法
  - 数字减影血管造影（DSA）

鉴别诊断

自发性硬脊膜动静脉瘘
- 表现为慢性进行性脊髓病的老年男性
- 充血性脊髓病导致脊髓扩张、高信号

脊髓动静脉畸形
- 硬膜内：病灶位于脊髓实质内或脊髓上
- 先天性血管病变

病理学

一般表现
- 病因学
  - 通常是由直接贯穿伤引起
    - 刺伤、枪伤
  - 也可伴钝挫伤和脊椎骨折

临床信息

临床表现
- 最常见的体征 / 症状
  - 杂音，疼痛
  - 乏力，麻痹，神经根病
  - 症状可能与以下情况相关
    - 静脉高血压性脊髓病
    - 扩大的引流静脉压迫
    - 盗血现象
- 其他体征 / 症状
  - 血肿进行性扩大
  - 蛛网膜下腔出血

人口统计学
- 流行病学
  - 罕见的病变，较自发 dAVF 发病率更低

转归与预后
- 不治疗将进展迅速

治疗
- MR 结合 MRA 提供了更好的 dAVF 检查方法，指导后续 DSA 确定瘘的位置
- 血管内栓塞或外科手术
  - 考虑到创伤小，栓塞首选

（于金玉、毛存华 译）

参考文献

1. Zanin L et al: Post traumatic vertebral arterio-venous fistula: a lifeline from tetraplegia? World Neurosurg. ePub, 2020
2. Brinjikji W et al: Spinal epidural arteriovenous fistulas. J Neurointerv Surg. 8(12):1305-10, 2016
3. Li F et al: Endovascular stent-graft treatment for a traumatic vertebrovertebral arteriovenous fistula with pseudoaneurysm. Ann Vasc Surg. 28(2):489.e11-4, 2014

术语

- 直接变性，继发变性
- 与神经元胞体连接的轴突破坏后，轴突和髓鞘断裂

影像学

- 损伤部位以上脊髓背索信号增强
- 脊髓损伤部位以下皮质脊髓束信号增强
- 多见于颈髓
- 下胸段脊髓和脊髓圆锥较少见，因为远端脊髓神经元较少
- 一般情况下脊髓损伤 7 周以上可见

主要鉴别诊断

- 多发性硬化症
- 病毒性脊髓炎
- 亚急性联合变性

- 创伤后脊髓空洞
- 脊髓梗死

病理学

- 第 1 阶段（前 4 周）：髓鞘的轴突物理降解，髓鞘没有改变
- 第 2 阶段（4～14 周）：髓鞘蛋白分解
- 第 3 阶段（＞14 周）：髓磷脂的脂肪分解和胶质细胞增生
- 第 4 阶段（晚期）：萎缩致体积减小

临床信息

- 一般有严重创伤导致的下肢轻瘫或瘫痪病史

诊断思路

- 重点是认识到其是脊髓损伤的后遗症，而不是新发的脊髓病变

（左图）矢状位 T2WI 显示 C4-5 和 C6-T1 先天性椎融合。患者既往曾行椎板切除术。C7 水平脊髓较大的局限性脊髓软化，表现为髓内高信号。患者先前有创伤与广泛颈椎前路融合及椎板切除术病史

（右图）轴位 T2* GRE MR 显示 C7 广泛脊髓软化（➡），伴脊髓实质的弥漫性高信号，正常的脊髓信号消失

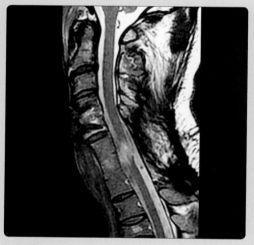
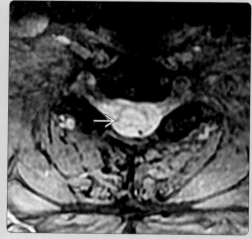

（左图）轴位 T2* GRE MR 显示脊髓病变以上的背束（➡）内高信号沃勒变性

（右图）轴位 T2* CRE MR 显示脊髓病变以下外侧皮质脊髓束（➡）内高信号沃勒变性

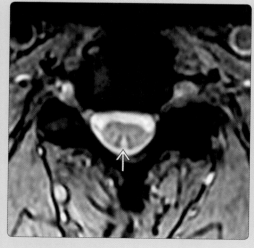
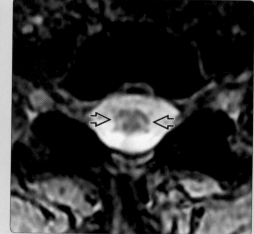

术语

同义词
- 直接变性，继发变性

定义
- 与神经元胞体连接的轴突破坏后，轴突和髓鞘解体

影像学

一般表现
- 最佳诊断依据
  - 损伤部位以上脊髓背索 T2WI 信号增强；脊髓损伤部位以下皮质脊髓束信号增强
- 部位
  - 颈髓 > 胸髓
- 大小
  - 纵向长短不一，一般跨越数个椎体节段
- 形态
  - 沿脊髓长轴的线状

MR 表现
- T2WI
  - 损伤部位以上脊髓背索信号增强
  - 脊髓损伤部位以下皮质脊髓束信号增强
    - 多见于颈髓
    - 下胸段脊髓和脊髓圆锥较少见，因为远端脊髓神经元较少
    - 一般情况下脊髓损伤 7 周以上可见

影像成像方法
- 最佳成像方法
  - MR 轴位 T2WI 或 GRE

鉴别诊断

多发性硬化症
- 多发性病变与正常脊髓交织存在

病毒性脊髓炎
- 长段弥漫性脊髓受累

亚急性联合变性
- 只累及脊髓背索

创伤后脊髓空洞
- 脊髓内脑脊液信号，脊髓扩张

脊髓梗死
- 脊髓腹侧含脊髓前动脉供血区

病理学

一般表现
- 病因学
  - 感觉束是脊髓后柱（薄束，楔束）把外周的触觉，本体感觉，振动感觉传入大脑

  - 皮质脊髓束主要位于脊髓的侧面
    - 较小的腹侧皮质脊髓束沿脊髓腹侧中线走行，通常看不见

分期、分级及分类
- 第 1 阶段（前 4 周）：髓鞘的轴突物理降解，髓鞘没有改变
- 第 2 阶段（4~14 周）：髓鞘蛋白分解
- 第 3 阶段（＞14 周）：髓磷脂的脂肪分解和胶质细胞增生
- 第 4 阶段（晚期）：萎缩致体积减小

临床信息

临床表现
- 常见症状 / 体征
  - 一般有严重创伤导致下肢轻瘫或瘫痪病史

诊断思路

影像解读要点
- 重点是认识到这是脊髓损伤的后遗症，而不是新发的脊髓病变

（于金玉、毛存华 译）

参考文献

1. Chen YJ et al: Wallerian degeneration beyond the corticospinal tracts: conventional and advanced MRI findings. J Neuroimaging.27(3):272-80, 2017
2. de Girolami U et al: Spinal cord. Handb Clin Neurol. 145:405-25, 2017
3. Koskinen E et al: Assessing the state of chronic spinal cord injury using diffusion tensor imaging. J Neurotrauma. 30(18):1587-95, 2013
4. Lindberg PG et al: Wallerian degeneration in lateral cervical spinal cord detected with diffusion tensor imaging in four chronic stroke patients. J Neuroimaging. 21(1):44-8, 2011
5. Guleria S et al: Retrograde Wallerian degeneration of cranial corticospinal tracts in cervical spinal cord injury patients using diffusion tensor imaging. J Neurosci Res. 86(10):2271-80, 2008
6. Matsusue E et al: Wallerian degeneration of the corticospinal tracts: postmortem MR-pathologic correlations. Acta Radiol. 48(6):690-4, 2007
7. Hagg T et al: Degenerative and spontaneous regenerative processes after spinal cord injury. J Neurotrauma. 23(3-4):264-80, 2006
8. Valencia MP et al: MRI findings in posttraumatic spinal cord Wallerian degeneration. Clin Imaging. 30(6):431-3, 2006
9. Beppu T et al: Utility of three-dimensional anisotropy contrast magnetic resonance axonography for determining condition of the pyramidal tract in glioblastoma patients with hemiparesis. J Neurooncol. 73(2):137-44, 2005
10. Buss A et al: Sequential loss of myelin proteins during Wallerian degeneration in the human spinal cord. Brain. 128(Pt 2):356-64, 2005
11. Kerschensteiner M et al: In vivo imaging of axonal degeneration and regeneration in the injured spinal cord. Nat Med. 11(5):572-7, 2005
12. Kakulas BA: Neuropathology: the foundation for new treatments in spinal cord injury. Spinal Cord. 42(10):549-63, 2004
13. Beattie MS et al: Cell death in models of spinal cord injury. Prog Brain Res. 137:37-47, 2002
14. Becerra JL et al: MR-pathologic comparisons of wallerian degeneration in spinal cord injury. AJNR Am J Neuroradiol. 16(1):125-33, 1995
15. Mascalchi M et al: MRI of wallerian degeneration in the cervical spinal cord. J Comput Assist Tomogr. 17(5):824-5, 1993
16. Kuhn MJ et al: Wallerian degeneration after cerebral infarction: evaluation with sequential MR imaging. Radiology. 172(1):179-82, 1989

第三篇
退行性病变和关节炎

退行性疾病

椎体滑脱与椎弓峡部裂

炎性关节炎、晶体性关节炎和其他关节炎

脊柱侧弯、后凸／驼背

椎间盘退变

概述 椎间盘退变是描述椎间盘退变性疾病形态学改变时常用的术语，是标准化术语。它是由一个跨学科的委员会推荐，并被多个学术团体认可的，是由一系列的病理术语和定义总结出来。这些术语是属于描述性的，而且是独立于成像方式之外的。

以下特殊术语不能提示病因、症状、预后或治疗等信息。

MR 信号强度：椎间盘退变可能会出现以下任何或所有情况：确切或可能的水分丢失，纤维组织增生，椎间隙变窄或增宽，纤维环断裂或黏液变性，椎体骨质增生以及终板或相邻骨髓的改变。

在 T2WI MR 上信号强度显著降低的**严重退变椎间盘**可显示线样高信号区，这可能代表退变复合体裂纹或裂隙内的自由水。椎间盘在 T1WI 上的信号强度变化，虽然远低于 T2WI MR 上的信号丢失，但也可以在退变中看到。

严重钙化的椎间盘内可能会出现信号减弱或缺失区。信号缺失是由于低移动质子密度，以及梯度回波成像对钙化组织异质磁化率的敏感性。

在密集钙化的椎间盘中也可能出现 T1 自旋回波序列上的局灶性或弥漫性高信号区。这些变化与继发于表面弛豫机制的 T1 弛豫时间有关。这些 T1 上的高信号强度区域不受脂肪抑制的影响，表明它是 T1 缩短效应而不是存在脂质。脂肪抑制技术中严重退化的椎间盘的高信号可能与脂肪骨髓的区域有关。

由相邻椎体嵌入或纤维断裂形成的纤维环之间的分离或撕脱在放射状或同心状的薄片上呈横向延伸的影像称为纤维环撕脱或断裂。在 MR 图像中，外层纤维环的这些改变在 T2WI 像中显示为高信号，或称为 PLL 复合物（所谓的"高强度区"）。这些区域在顺磁性对比序列之后也会得到强化，这是由二次反应组织修复造成的。

纤维环断裂是导致椎间盘退变的重要病因的假设还没有被证实。鉴于围绕"椎间盘内破裂"的争议一直在持续，这暗示着放射状撕裂不仅是进行性退变的一种表现的说法是无根据的。尽管没有数据清楚地支持这些变性改变和症状之间的明确因果关系，但由于椎间盘源性疼痛的争议性概念及其对椎间盘造影诊断有用性的影响，环状破裂是重要的考虑因素。某些患者无形态学异常，如疝或狭窄患者，这些患者的背部疼痛被认为是与髓核通过破裂的纤维环进入硬膜下腔有关。

关节突和韧带的退行性变可以发生在伴有或不伴有椎间盘退行性变的情况下，并且可以在影像学研究中很容易识别。这些变化最好是逐级描述，同时伴有椎间孔和椎管狭窄、关节突积液、囊肿和其他异常。

膨出与突出

"膨出"是用来描述椎间盘组织超出 25% 圆周（90°）且超出邻近骨突小于 3 mm 距离的术语。膨出不是突出，虽然椎间盘的一部分可以膨出且同时另一部分可以突出。

膨出往往是一种正常变异，特别是在儿童，所有的椎间盘都稍微超出椎体边缘。膨出可能与间盘退变有关，也可能是轴向过度负荷或转角运动导致韧带松弛的一种表现。有时，一个平面上的椎间盘膨出在另一个层面上表现为中央副韧带椎间盘突出。不对称的椎间盘组织膨出（＞占椎间盘周长的 25%）可以看作是对邻近畸形的适应，而不是突出的一种形式。

"突出"是间盘组织在任意方向上超出间盘空间的局限性移位。间盘空间的定义为从头至足方向上的，在椎体终板之间的不超过环形骨突外缘的空间，这里所说的骨突外缘不包括骨赘。如果突出的部分少于间盘外周的 25%，称为**局灶性**或**局部性**突出，如果突出部分在 25%~50% 之间，称为**宽基底性**。这个术语在最新版本的命名法中已被删去。

"突出"是指间盘空间内的间盘组织边缘的任意平面的最大距离小于相同层面的基底距离的突出。在实际应用中，这在矢状面上看起来像一个三角形，三角形的底在间盘边缘，顶点在硬膜外隙。

"脱出"是指在至少一个层面上超出间盘空间的间盘组织间的任一距离大于在同一平面上的基底边缘之间的距离，或者是当间盘空间内的间盘组织无连续性且这些间盘组织均在间盘空间内的突出。在实际应用中，这看起来像矢状面图像上的"牙膏"的标志，具有较大的部分在硬膜外隙中，较小的蒂连接到椎间盘。

如果发生脱出的间盘组织与间盘空间是不连续的，则被称为**隔离片段**（或**"游离片段"**）。如果挤压部分已经被从挤压点挤出移位，则不论它是否发生隔离都称为**"迁移"**。挤出的部分的信号强度在 T2WI 图像中可以升高或降低。所有椎间盘突出症，无论大小，都可与强化相联系起来，这些强化可能构成了硬膜外占位效应中的一大部分。急性椎间盘突出症也可能导致局灶性硬膜外出血。

隔离片段可以向后压迫后纵韧带前方，尤其是如果它们移位至后纵韧带不正对的椎体后时。隔离片段也会向前压迫后纵韧带。隔离片段可以造成侧隐窝及椎间孔骨皮质侵蚀及这些间隙的扩张，因此，在鉴别诊断神经孔和外侧隐窝扩张和占位时应考虑。

在极少数情况下，腰椎间盘突出症可能穿过硬脊膜和蛛网膜。这种硬脊膜内椎间盘突出表现被认为是慢性炎症导致的硬脑膜及后纵韧带的粘连。而这种粘连是移行到后纵韧带后方，与纤维环融合，或与上位或下位椎体边缘融合。硬脊膜内的椎间盘突出可能会强化而与肿瘤样病变的影像表现相似。

椎间盘突出症的特征并不总是明确的，它可能表现为一个平面的突出和另一个平面的脱出。如果在任何平面上有远离椎间盘空间的位移，则应称为脱出。封闭是指覆盖椎间盘突出的外环的完整性。

我们可以认为椎间盘突出疾病的发生是从纤维环破裂开始的，其过程为从局灶性突出（韧带纤维环未完全破裂）发展为弥漫性突出（脱出）。脱出完全突破了纤维环与后纵韧带的复合体。这些脱出可能会出现不同程度的维持，据报道隔离片段的线性的信号强度减低，脱出范围大的间盘能够清晰显示纤维环和韧带的破裂。这被认为是椎间盘突出对纤维环和韧带的二次拖拽。

纤维环及后纵韧带在间盘层面紧密相连，两者不容易区分，或者说相对很难区分。CT 和 MR 的成像技术限制无法区分突出的椎间盘密度或信号中是否有后纵韧带的成分。在横向平面上，间盘异常通常描述为中央区、中央旁区、关节面、椎间孔或椎间孔外型（远外侧）。在矢状面，最常描述为间盘，椎弓根上，椎弓根下，和椎弓根型。

应避免几个非标准术语。包括"间盘组织超出空间"（DEBIT），其已被突出和脱出取代。"突出的髓核"是一个过去的常用语，但不准确，应为很多突出并不是髓核突出（而是软骨和纤维环）。"破裂"的间盘在文章中没有任何意义，因为这涉及一个特定的创伤病因知识，几乎是方法的缺失。最后，"脱出"被同义的标准化名词"突出"取代。

退行性终板的变化

椎体、终板以及间盘间的关系可以用退化的和木瓜凝乳蛋白酶处理的间盘作为模型来研究。磁共振成像的一个常见征象是在椎间盘退变终板相邻的椎体骨髓信号强度的变化。这些变化主要表现为 3 种形式。

Ⅰ型变化表现为 T1WI 图像上信号强度降低和 T2WI 图像上的信号强度增高，这些变化在因腰椎疾病而做扫描的患者中的出现率接近 4%。Ⅰ型变化在木瓜凝乳蛋白酶处理的急性椎间盘退变模型中出现率约为 30%。

Ⅱ型改变表现为 T1WI-MR 信号强度增高，T2WI-MR 信号呈等信号或轻度高信号。这些改变见于约 16% 的病例。在Ⅰ型和Ⅱ型变化中，都有相关的退行性椎间盘疾病的证据。用 Gd-DTPA 观察到Ⅰ型椎体骨髓改变的轻度增强，其有时可以延伸以累及椎间盘本身。这种增强可能与邻近骨髓内的血管化纤维组织有关。

具有Ⅰ型变化的椎间盘的组织病理学切片显示相邻骨髓内终板和血管化纤维组织的破坏和裂缝，产生 T1 和 T2 时间的延长。具有Ⅱ型变化的椎间盘也显示有终板破裂的证据，在相邻椎体中有黄色骨髓替代，导致 T1 较短。不同终板类型之间似乎存在关系，因为已观察到Ⅰ型变化随时间转换为Ⅱ型变化，而Ⅱ型变化似乎保持稳定。

Ⅲ型改变表现为 T1WI 和 T2WI MR 信号强度降低。这些发现似乎与广泛性骨硬化的存在相关。

Ⅰ型变化的信号强度类似于椎体骨髓炎，两者区别点在于椎体骨髓炎的椎体 T2 信号增高，但椎间盘形态无改变。椎间盘强化提示有活动性炎症。血液透析性脊柱炎也可表现为椎间盘变窄、骨质增生硬化及终板形态不规则，这与椎体骨髓炎的表现相似。但一般来说，血液透析性强直性脊柱炎患者在 T1WI 和 T2WI 序列中椎间盘信号都降低。晶体病患者在长 TE/TR 序列中显示为高信号。

（苏美霞、彭洪娟 译）

参考文献

1. Koga H: Now is the time to standardize the terminology of full-endoscopic spine surgery. J Spine Surg. 6(2):363-5, 2020

2. Fardon DF et al: Lumbar disc nomenclature: version 2.0. Spine J. 14(11):2525-45, 2014

3. Fardon DF et al: Nomenclature and classification of lumbar disc pathology. Recommendations of the combined task forces of the North American Spine Society, American Society of Spine Radiology, and American Society of Neuroradiology. Spine (Phila Pa 1976). 26(5):E93-113, 2001

4. Milette PC: The proper terminology for reporting lumbar intervertebral disk disorders. AJNR Am J Neuroradiol. 18(10):1859-66, 1997

（左图）矢状图示椎间盘膨出：间盘周围边缘普遍超过椎体（➡）。轴位图上，大于 90° 范围的间盘边缘均超过椎体边缘时才称为膨出，小于 90° 则称为突出

（右图）矢状图示椎间盘突出：椎盘超出了椎间隙的边缘，突出的椎间盘占据了硬膜外的空间（➡）

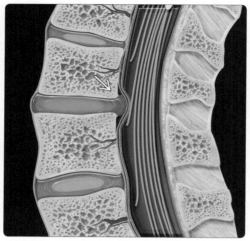
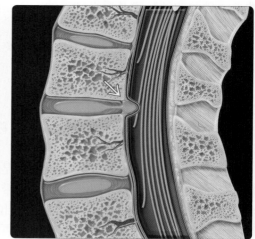

（左图）矢状图示椎间盘受挤压，间盘超出了椎间隙，脱出间盘的基底部小于硬膜囊内的部分（➡）

（右图）矢状图示间盘脱出并见游离部分，椎间盘超出了椎间隙，基底部比硬膜囊外的部分更窄（➡）。有一块从间盘分离（➡），成为一块游离或分离的椎间盘

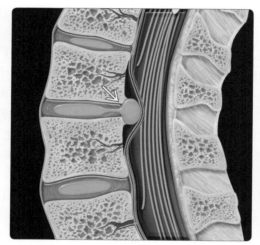
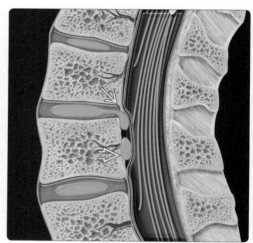

（左图）矢状 T1WI MR 显示严重的椎间盘退变和椎间盘突出，突出的部分延伸进入硬膜囊外间隙，L5/S1 水平可见向下移位的间盘游离片（➡）

（右图）矢状 T1WI MR 显示 L3/4 椎间盘严重向椎间孔突出（椎间孔疝）（➡），压迫了 L3 神经根。注意与下方正常走行的神经根相对照（➡）

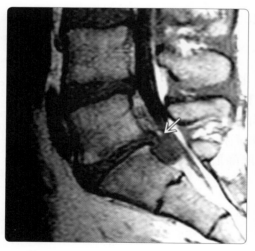
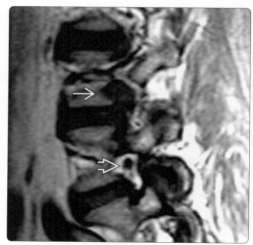

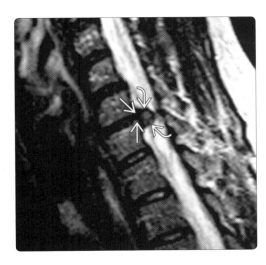

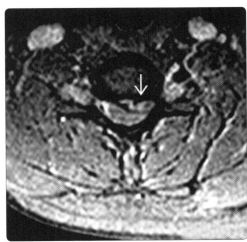

（左图）矢状 T2WI 显示：C5/6 椎间盘脱出，突出的基底部（➡）宽度小于突出到硬膜外的部分（➡）

（右图）轴位 T2*GRE MR 显示：一大块椎间盘向左后方突出，压迫硬膜囊，脊髓中度受压（➡）

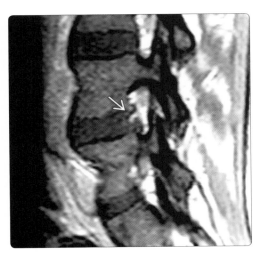

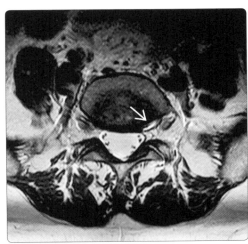

（左图）矢状 T1 C+ MR 显示：撕裂的纤维环被后方的纤维所束缚（➡），没有椎间盘突出，椎间孔的大小也正常

（右图）轴位 T2WI 显示：沿间盘的侧后方有纤维环的撕裂，表现为线样高信号，但无形态轮廓异常（➡）

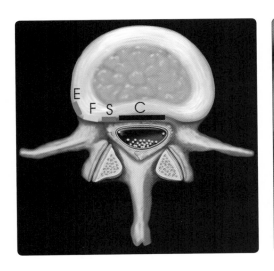

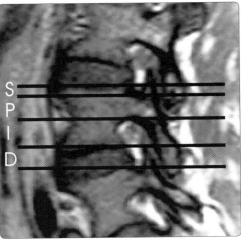

（左图）腰椎间盘轴位图：根据椎间盘突出的左右位置依次命名为：C（中央型）、S（关节型）、F（椎间孔型）和 E（椎间孔外型或远外侧型）。

（右图）经椎间孔的矢状位 T1WI MR 水平分类和命名：S（椎弓根上型），P（椎弓根型），I（椎弓根下型），D（间盘型）

术语
- 无显著特点的和多种因素共同影响椎体，导致其生物力学／形态学发生改变
- 无症状或合并颈背痛 ± 神经根型颈椎病

影像学
- 椎间隙变窄，椎间盘信号减低，即真空现象
- 终板的退变性改变 Ⅰ→Ⅲ 型
- T2 表现出髓核的信号减低，髓核高度降低（水平方向撕裂信号减低）
- 椎间盘退变时可见线性强化，许莫氏结节强化

主要鉴别诊断
- 椎间隙感染
- 透析性脊柱关节病

- 血清阴性脊柱关节病

病理学
- 导致椎间盘退变的因素有多种
- 长期重复进行重物搬运者会增加患病风险
- 一些研究表明，椎间盘源性腰痛具有高度家族性遗传倾向

临床信息
- 在美国，一生中患有背部疼痛的概率为 50%～80%
- 在成人中的患病率为 15%～30%
- 在小于 45 岁的人群中，背部疼痛是最常见的致残原因
- LBP 预后良好
  - LBP 症状具有自限性，可自行恢复（＜2 周）

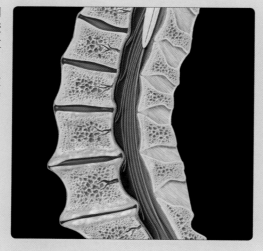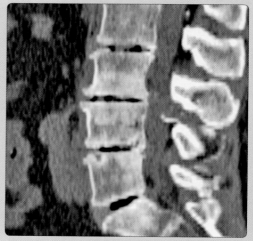

（左图）矢状图显示：椎间盘变性，L5/S1 椎间隙变窄，合并Ⅱ型脂肪终板改变，骨赘形成

（右图）CT 平扫矢状重组图像显示：多个严重的椎间隙变窄和真空现象。L3/4、L4/5 水平终板硬化。多个水平骨赘形成

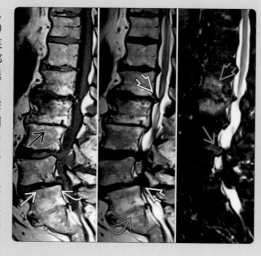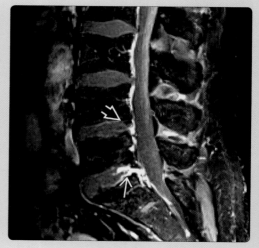

（左图）矢状位 T1（左）、T2（中）和 STIR（右）MR 显示退行性椎间盘疾病（DDD）的多个组成部分，包括多节段椎间盘退行性变、椎间盘高度丢失、真空现象（➡）、椎管狭窄（➡）、前凸（➡）、椎间盘膨出（➡）、Ⅰ型（➡）和Ⅱ型（➡）终板以及 L5/S1 退行性融合（➡）

（右图）矢状位 T1C+FS 腰椎 MR 显示 L5/S1 环状强化和终板强化（➡），与椎间盘退变和中央型小椎间盘突出有关。L4/5 处可见环形裂隙强化（➡）

术语

同义词

- 退行性椎间盘疾病（degenerative disc disease, DDD）、椎间盘退变、脊柱病

定义

- 无显著特点的和多种因素共同影响椎体，导致其生物力学/形态学发生改变
- 无症状或合并颈背痛 ± 神经根型颈椎病

影像学

一般表现

- 最佳诊断依据
  - T2WI 上椎间盘信号减低
- 部位
  - 椎间盘及其相邻终板
- 大小
  - 相对于正常椎间盘的高和中等信号，退变间盘有轻度信号减低和高度变低
- 形态
  - 髓核/纤维环的改变，与相邻的小关节/椎间孔的退行性改变

X 线表现

- 平片
  - 疾病后期显示椎间隙变窄，骨赘形成，骨性终板硬化（椎间盘源性硬化），真空现象

CT 表现

- CT 平扫
  - 可评估椎间盘的膨出和局灶性突出、小关节骨赘形成、椎管狭窄等

MR 表现

- T1WI
  - 椎间隙变窄，椎间盘信号减低，即真空现象
  - 终板的退变性改变 Ⅰ→Ⅲ
- T2WI
  - T2 表现出髓核的信号减低，髓核高度降低（水平方向撕裂信号减低）
  - 终板的退变性改变 Ⅰ→Ⅲ
- T1WI C +
  - 椎间盘退变时可见线性强化，许莫氏结节强化

非血管性介入

- 脊髓造影
  - 非特异性硬膜外缺损与椎管狭窄，骨赘形成，疝形成

核医学表现

- 骨扫描
  - DDD、骨赘形成和小关节退行性关节病患者显示弥漫性摄取增加

其他影像学检查表现

- 对于 DDD 患者，椎间盘造影的作用有限
  - 可用于验证，并评估相邻椎间盘的退变
  - 激发性椎间盘造影用于评估融合术的范围

影像成像方法

- 最佳成像方法
  - MR 可以显示椎间盘的内部信号改变，纤维环的破裂、膨出、突出以及椎管的狭窄
- 推荐参数
  - 标准 T1WI 和 T2WI 矢状/轴位成像（最大厚度为 4 mm）

鉴别诊断

椎间隙感染

- 终板破坏

血液透析性脊柱关节病

- T1WI 呈低信号，可能与化脓性感染难以区分

血清阴性脊柱关节病

- 终板的炎性改变可能与终板的 Ⅰ 型退变性改变相似

病理学

一般表现

- 病因学
  - 导致椎间盘退变的因素有多种
  - 长期重复进行重物搬运者会增加患病风险
  - 退变是否与社会心理因素有关尚有争议
  - 抑郁，精神紧张，对工作不满，高节奏工作，工作无保障等
  - 一些研究表明吸烟和肥胖亦可导背部疼痛
  - 体力负荷量和持续腰痛（LBP）之间存在线性相关
- 遗传学
  - 胶原蛋白Ⅸ的 2 个等位基因与坐骨神经痛和椎间盘突出症有关
  - 聚蛋白多糖的多态性及基质金属蛋白酶 -3 和 -7 等位基因与椎间盘退变相关
  - 一些研究表明，椎间盘源性腰痛具有高度家族性遗传倾向
- 伴发异常
  - 膨出的纤维环、椎间盘突出、骨质增生、椎间孔狭窄及椎管狭窄
  - 退行性滑脱
    - 男性 < 女性，40 岁以后更易发生，在美国，非裔女性的发病率是白人女性的 3 倍，L4/5 水平常见
- 有症状的椎体退变的病因尚不清楚
- 患者可表现为多种症状，如椎间隙狭窄、终板硬化、骨质增生、真空现象等

分期、分级及分类

- 分类系统
  - MR 对椎间盘进行分级时，分为 I → V 级
  - 组织学分类系统体现了与年龄相关的变化

大体病理及手术所见

- 椎间盘异常
  - 椎间盘因水合蛋白多糖的减少而变得含水量减低
  - 胶原含量增加
  - 带负电荷的蛋白多糖侧链减少
  - 椎间隙变窄
  - 间盘膨出，可伴有纤维环的撕裂和疝的形成
  - 纤维环与髓核之间的边界欠清
  - 髓核结构紊乱，被纤维与纤维软骨所代替
  - 纤维环细胞减少，II 型胶原细胞取而代之
- 终板异常
  - 终板逐渐变薄，玻璃样变
  - 随着扩散能力的下降，终板的营养功能下降
  - 终板骨髓发生 I ～ III 型转换，最终形成骨性终板
  - 骨赘形成
- 小关节
  - 椎间隙变窄→关节半脱位与关节囊松弛，韧带扭曲/增厚
  - 轴向负荷模式的改变导致关节退行性改变，骨赘形成

镜下所见

- 髓核逐渐结构紊乱，可见贯穿髓核的纤维撕裂
- 终板碎裂，被新生骨和肉芽组织所填充
- 造血红骨髓转换成含脂肪和纤维的黄骨髓（分别为 II 型、I 型终板变化）

临床信息

临床表现

- 常见症状/体征
  - 神经系统检查通常无症状
  - 腰背部或颈部疼痛
    - ± 神经根型颈椎病
  - 其他症状/体征
    - 活动范围受限
    - 拉伸可能会加剧疼痛

人口统计学

- 年龄
  - 背痛多发于 45～65 岁
- 性别
  - 男 = 女
- 流行病学
  - 背部疼痛的整体发生率约为每年 45 人/1000 人
  - 在美国，一生中患有背部疼痛的概率为 50%～80%

- 在成人中的患病率为 15%～30%
- 每年有 2%～5% 的人群因背部疼痛而接受治疗
- 1990 年有 1500 万人因背部疼痛而就诊
- 约 1% 的人群因背痛而残疾
- 在小于 45 岁的人群中，背部疼痛是最常见的致残原因
- 背部疼痛的患病高发年龄段为 40～60 岁

转归与预后

- LBP 预后良好
- LBP 症状具有自限性，可自行恢复（＜2 周）
- 7% 的患者急性发病，后演变为慢性疼痛
- 在经受慢性疼痛（＞3 个月）的患者中，1/3 有致残症状
- 超过 5 年病程的患者中，70% 的临床症状有改善

治疗

- 非手术治疗：卧床休息，运动，药物疗法，推拿，硬膜外激素注射
  - 接受治疗的 LBP 患者，短期内即可见效
- 手术治疗
  - 手术治疗为轴位疼痛最常见的方法，通常采用融合术

诊断思路

注意

- 30% 的正常人的椎间盘可存在异常信号

影像解读要点

- 椎间盘造影应包括 4 个要点
  - 椎间盘形态检查
  - 椎间盘压力及容积检查
  - 患者主观疼痛感觉
  - 在相邻椎间盘水平没有疼痛反应

（苏美霞、彭洪娟 译）

参考文献

1. Battié MC et al: Degenerative disc disease: what is in a name? Spine (Phila Pa 1976). 44(21):1523-9, 2019
2. Yoshihara H et al: National trends in the surgical treatment for lumbar degenerative disc disease: United States, 2000 to 2009. Spine J. 15(2):265-71, 2015
3. Jacobs WC et al: The evidence on surgical interventions for low back disorders, an overview of systematic reviews. Eur Spine J. 22(9):1936-49, 2013
4. Hadjipavlou AG et al: The pathophysiology of disc degeneration: a critical review. J Bone Joint Surg Br. 90(10):1261-70, 2008
5. Jandial R et al: Stem cell-mediated regeneration of the intervertebral disc: cellular and molecular challenge. Neurosurg Focus. 24(3-4):E21, 2008
6. Walker J 3rd et al: Discography in practice: a clinical and historical review. Curr Rev Musculoskelet Med. 1(2):69-83, 2008
7. Modic MT et al: Lumbar degenerative disk disease. Radiology. 245(1):43-61, 2007
8. Pfirrmann CW et al: Magnetic resonance classification of lumbar intervertebral disc degeneration. Spine. 26(17):1873-8, 2001
9. Jensen MC et al: Magnetic resonance imaging of the lumbar spine in people without back pain. N Engl J Med. 331(2):69-73, 1994
10. Modic MT et al: Degenerative disk disease: assessment of changes in vertebral body marrow with MR imaging. Radiology. 166(1 Pt 1):193-9, 1988

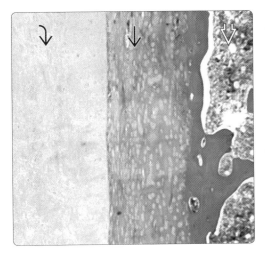

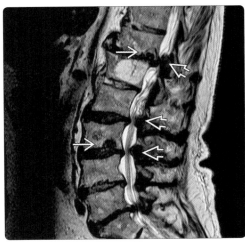

（左图）椎间盘 HE 染色显示正常的终板和髓核（➡），光滑的软骨结合部（➡），较薄的骨小梁，正常造血的红骨髓（➡）

（右图）矢状 T2WI MR 显示退行性椎间盘疾病的多种表现，包括 L3 和 T12 下终板的许莫氏结节（➡），椎间盘退变，多个椎间隙变窄，严重的多水平椎管狭窄，突出的椎间盘压迫硬膜囊，多水平韧带肥厚（➡）。注意 L1 偶发血管瘤

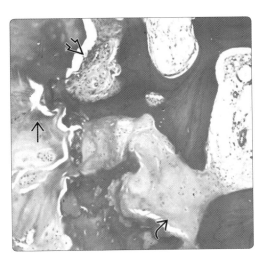

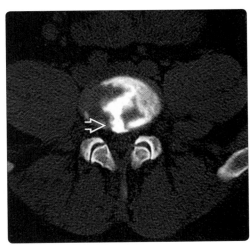

（左图）显微病理，HE 染色低倍镜观察，严重间盘及椎体退行性改变，退变的终板可见软骨断裂（➡），髓核出现裂隙和肉芽组织（➡），并见软骨终板疝（➡）

（右图）轴位椎间盘造影 CT 显示纤维环撕裂（➡），从中央的髓核向后方延伸到硬膜外间隙

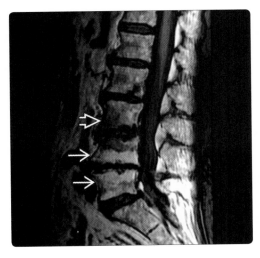

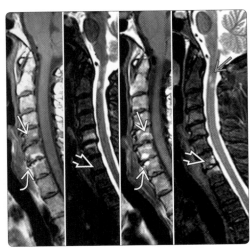

（左图）矢状 T1WI MR 显示 L4/5 水平终板呈明显的 Ⅱ 型退行性改变（黄骨髓）（➡），以及严重的椎间隙狭窄。相邻的 L3/4 水平为 Ⅰ 型改变，椎体呈低信号（➡），并伴轻度滑脱

（右图）矢状位 T1WI 和 T2WI MR 显示退行的终板在 2 年内发生变化：C5/6 Ⅰ 型转换为 Ⅱ 型（➡），正常者转换为 Ⅰ 型（➡），以及 C6/7 处的稳定脂肪 Ⅱ 型终板（➡）。注意，颈髓中存在不相关的 MS 斑块（➡）

（左图）轴位 T2WI MR 显示椎间盘向左后方突出，压迫硬膜囊（➡），这是自然退变导致的椎间盘突出

（右图）随访的轴位 T2WI MR 显示保守治疗后，以前图像上可见的较大的椎间盘突出部分现已明显缩小（➡）

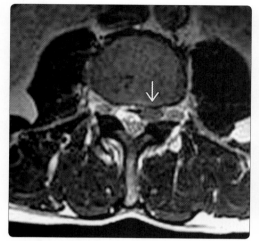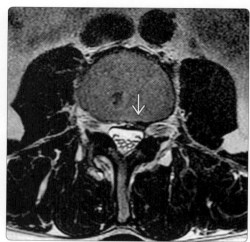

（左图）在初步诊断为典型的椎间盘突出症后的 7 个月再行 MR 扫描，可以看到原来的椎间盘突出的部位被明显的液体信号所取代，形成"椎间盘囊肿"（➡），这可能反映了在之前的椎间盘突出时有出血

（右图）矢状 T1WI MR 显示，慢性 L5 椎弓崩解（➡），多个椎间盘膨出、椎间孔内骨赘形成导致狭窄（➡）

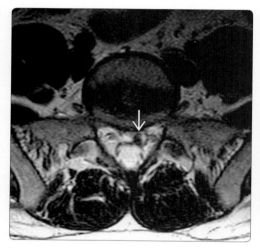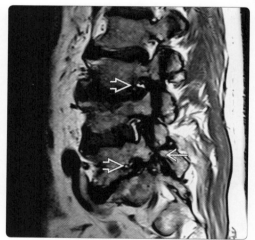

（左图）CT 平扫矢状重建显示，L5/S1 椎间隙变窄，椎体后方半脱位，椎间孔内骨赘形成并狭窄（➡）

（右图）CT 平扫矢状重建显示，L5/S1 椎间隙狭窄并真空现象（➡）。明显的关节退性变（➡）导致严重的椎间孔狭窄

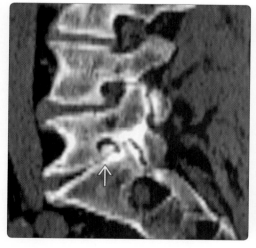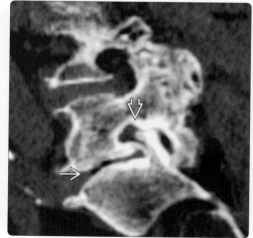

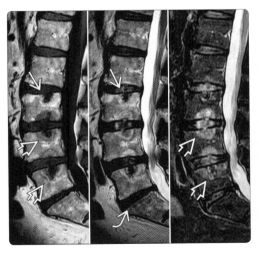

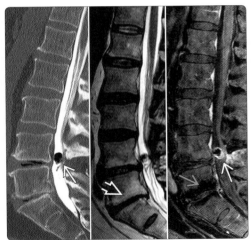

（左图）腰椎矢状位 T1WI（左）、T2WI（中）和 STIR（右）MR 显示慢性（➡）和急性许莫式结节。急性（➡）许莫氏结节显示突出的 T2 相邻骨髓信号。L5-S1 存在严重的椎间盘退变（➡）

（右图）矢状位 CT 脊髓造影（左）、T2（中）和 T1 C+FS MR（右）显示该患者严重的 L4/5 和 L5/S1 椎间盘退变，以及含有游离气体的硬膜内椎间盘突出（➡）并周边强化。注意 FS 图像（➡）上 L5/S1 的 II 型脂肪终板变性（➡）

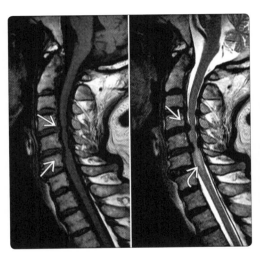

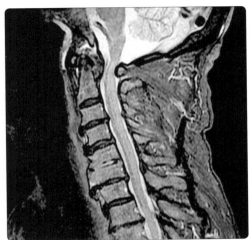

（左图）矢状位 T1WI（左）和 T2WI（右）MR 显示 C4/5、C5/6 椎间盘突出（➡）伴严重脊髓压迫。严重狭窄和慢性脊髓损伤/缺血导致脊髓水肿（➡）

（右图）矢状面 STIR MR 显示齿突背侧的低信号退行性假血管翳，并压迫硬膜囊和脊髓腹侧。有弥漫性下颈椎 DDD 伴 C5/6 融合

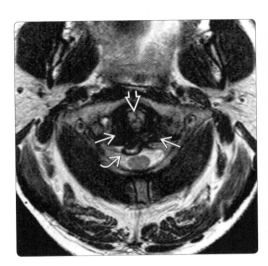

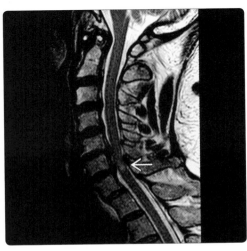

（左图）这例齿突后假性肿瘤患者 C1/2 水平的轴向 T2WI MR 显示齿突后（➡）低信号肿块（➡），并伴有关节旁退行性囊肿（➡）

（右图）矢状位 T2WI MR 显示多节段颈椎病，C5/6 和 C6/7 节段最严重。两个层面均显示椎管狭窄，伴有椎间盘骨赘复合体，脊髓腹侧间隙消失。C6/7 有脊髓软化症（➡）

终板退行性变

术语

- 椎体终板变化，Modic 变
  - Ⅰ型、Ⅱ型、Ⅲ型终板改变
- 与椎间盘退行性变相关的椎体终板的 MR 异常信号
  - Ⅰ型：T1 低信号，T2 高信号
  - Ⅱ型：T1 高信号，T2 等信号
  - Ⅲ型：T1、T2 均为低信号

主要鉴别诊断

- 椎间隙感染
- 透析性脊柱关节病
- 血清阴性脊柱关节病
- 转移性疾病

病理学

- Ⅰ型：代之以纤维化的骨髓
- Ⅱ型：代之以脂肪的骨髓
- Ⅲ型：代之以少量残余骨髓的硬化骨

临床信息

- Ⅰ型：在因椎间盘疾病变行 MR 检查的患者中占 4%
- Ⅱ型：在因椎间盘疾病变行 MR 检查的患者中占 16%
  - 通常在成功的节段融合后出现
- Ⅲ型：最少见，约占 1%
- Ⅰ型终板改变引起腰痛（椎间盘源性疼痛）尚存争议
  - 一些研究表明，Ⅰ型和Ⅱ型改变的腰椎间盘疼痛有很高的特异性（＞90%），但灵敏度低（20%~30%）
  - Ⅰ型改变的椎间盘造影阳性率较高

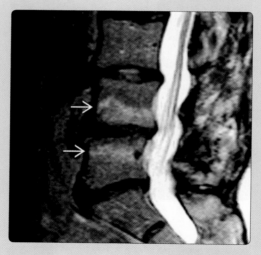
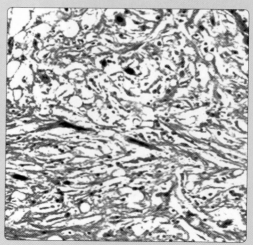

（左图）矢状 T2WI MR 显示 L4/5 椎间盘终板信号增高。L4/5 椎间盘呈低信号（➡），表明有椎间盘退变伴有轻微的后滑脱。无椎前或硬膜外软组织，提示无感染

（右图）显微病理，HE 染色低倍镜观察，Ⅰ型终板改变是由纤维血管替代造血红骨髓。梭形细胞间有明显的组织间隙和分散的毛细血管

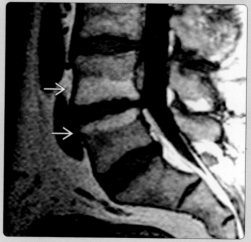
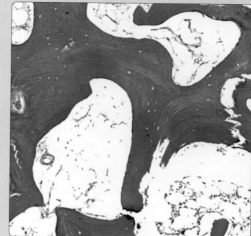

（左图）矢状 T1W1 MR 示 L4/5 椎间盘水平典型的Ⅱ型终板改变（➡）是由于脂肪骨髓的替代。可见 L4/5 椎间盘退行性变，高度变小和真空现象

（右图）显微病理，HE 染色低倍镜观察，可见Ⅱ型改变，即正常造血骨髓被脂肪所替代。注意有增粗的骨小梁和新的编织骨形成

术语

同义词

- 椎体终板变化，Modic 变
- Ⅰ型、Ⅱ型、Ⅲ型终板改变

定义

- 与椎间盘退行性变相关的椎体终板的 MR 异常信号
  - Ⅰ型：T1WI 低信号，T2WI 高信号
  - Ⅱ型：T1WI 高信号，T2WI 等信号
  - Ⅲ型：T1WI 和 T2WI 均为低信号

影像学

一般表现

- 最佳诊断依据
  - 与椎间盘退行性变相关的椎体终板同时发生的信号改变
- 部位
  - 可以发生在任何椎体，最常见于腰椎
  - 最常见于 L4-5、L5-S1 椎间盘
- 大小
  - 可变化：小的线性受累带到接近完整的椎体受累
- 形态
  - 线性带，与椎间盘平行

X 线表现

- X 线平片
  - 早期改变不敏感，Ⅲ型变化视为椎间盘源性的终板硬化

CT 表现

- CT 平扫
  - 早期改变不敏感，Ⅲ型视为终板硬化

MR 表现

- T1WI
  - Ⅰ型：终板低信号带
  - Ⅱ型：终板高信号带
  - Ⅲ型：终板低信号带
- T2WI
  - Ⅰ型：终板高信号带
  - Ⅱ型：终板呈等信号或稍高信号带
    - 所有脉冲序列中可见脂肪信号
  - Ⅲ型：终板低信号带
- T1WI C+
  - Ⅰ型：可显著增强
  - 一般与椎间盘增强呈线性相关

核医学表现

- 骨扫描
  - 所有椎间盘退变性疾病出现非特异性摄取增加
- PET
  - 终板退变代谢减低

- 终板感染代谢增加
- PET 对鉴别由于椎板感染及终板退化非常准确，特异性高
- 镓扫描
  - 退变性终板不出现摄取增加

影像成像方法

- 最佳成像方法
  - MR
- 成像建议
  - 矢状 T1WI 和 T2WI 有助于病变的诊断和分类

鉴别诊断

椎间隙感染

- 累及终板的低信号类似于Ⅰ型改变
- 终板破坏
- 椎间盘在 T2WI 呈高信号
- 椎旁或硬膜外软组织蜂窝织炎 / 脓肿

假关节病 / 骨不连

- 类似于Ⅰ型变化的累及终板的低信号
- 终板形态不规则

透析性脊柱关节病

- 累及终板的低信号类似于化脓性椎间隙感染
- 可能与化脓性椎间隙感染不容易鉴别

血清阴性脊柱关节病

- 终板的炎性改变（安德森病变）类似于Ⅰ型退行性终板
- 典型改变：方椎
- 晚期的变化表现为椎体和后侧的融合

转移性疾病

- 局灶性低信号及骨破坏 ± 硬膜外间隙浸润
- 低信号不是平行于终板的改变，与终板的Ⅰ型变化不同

病理学

一般表现

- 病因学
  - 未知
    - Ⅰ型：可能反映急性椎间盘退变
      - 在约 30% 的木瓜凝乳蛋白酶处理过的椎间盘中存在（急性椎间盘退变的良好模型）
    - Ⅱ型：可反映慢性椎间盘退变的结果
    - Ⅲ型：可能反映了慢性椎间盘退变的后遗症
    - 有争议的潜在原因是低度感染（丙酸杆菌）
- 遗传学
  - 据报道，与白细胞介素 1 基因位点的多态性有关
- 椎间盘退变
  - 椎间隙变窄
  - 椎间盘在 T2WI 上信号减低
- 替代正常造血骨
  - Ⅰ型：代之以纤维化的骨髓

- ○ Ⅱ型：代之以脂肪化的骨髓
- ○ Ⅲ型：代之以少量残余骨髓的硬化骨

分期、分级及分类

- Ⅰ型、Ⅱ型、Ⅲ型分类是可靠和可重复的
  - ○ 此分型是一致认可的

大体病理及手术所见

- 椎间盘退变及椎间盘脱水，骨性终板硬化

镜下所见

- Ⅰ.型：梭形细胞，毛细血管（血管纤维组织）具有明显的组织间隙，新生骨骨小梁增多
- Ⅱ型：脂肪细胞，显著的小梁骨与新生骨（编织骨）
- Ⅲ型：密集的编织骨

临床信息

临床表现

- 最常见的症状
  - ○ 终板改变在背痛中起的作用是有争议的
  - ○ 非特异性颈部或背部疼痛
  - ○ Ⅰ型终板改变与腰痛的关系（椎间盘源性疼痛）是有争议的
    - 一些研究表明，椎间盘造影中终板的改变与疼痛无明显相关性
    - 一些研究显示，在疼痛性腰椎间盘病变中，Ⅰ型、Ⅱ型变化特异性高（＞90%），但灵敏度低（20%~30%）
    - 一些研究表明，Ⅰ型与疼痛的关系比较密切（70%以上），但Ⅱ型与疼痛的关系不密切（10%）
    - 椎间盘造影中Ⅰ型变化的阳性率比较高
  - ○ Ⅱ型变化可能意味着更稳定的椎间盘单位
    - 通常发生在节段手术融合成功后
  - ○ 与安慰剂相比，慢性抗生素治疗（安慰剂对照试验）对Modic Ⅰ相关的慢性腰痛更有效
- 临床资料
  - ○ 腰痛不伴有神经放射痛

人口统计学

- 年龄
  - ○ 成人
- 性别
  - ○ 男＝女
- 流行病学
  - ○ 椎间盘退变的成人
  - ○ Ⅰ型：在因椎间盘疾病行MR检查的患者中占4%
  - ○ Ⅱ型：在因椎间盘疾病行MR检查的患者中占6%
  - ○ Ⅲ型：最少见，约占1%
    - 可以是混合型（Ⅰ/Ⅱ型或Ⅱ/Ⅲ型）

转归与预后

- 自然病史可变

- ○ Ⅰ型改变在几个月到几年后可以转换为Ⅱ型
- ○ Ⅱ型改变更稳定
  - 14%的Ⅱ型改变超过3年的随访才会有变化

治疗

- 治疗选择、风险、并发症
  - ○ 终板的退变性改变可能是无症状的
  - ○ 终板改变在脊柱融合中的作用存在争议
  - ○ 终板改变是采取脊柱融合术治疗椎间盘源性疼痛的一项标准

诊断思路

思考点

- 如果椎间盘在T2WI上呈高信号，可视为椎间隙感染
- 由于椎间盘撕裂，椎间盘退变也可以导致椎间盘在T2WI上信号增高

影像解读要点

- 区别早期椎间隙感染和严重的Ⅰ型终板的变化是困难或不可能的
- 终板的退变性改变不显示椎旁软组织增厚，而椎间隙感染中常见软组织信号
- 使用脂肪抑制T1WI轴位强化扫描可更好地确定椎旁软组织

（苏美霞、彭洪娟 译）

参考文献

1. Chen Y et al: Distribution of Modic changes in patients with low back pain and its related factors. Eur J Med Res. 24(1):34, 2019
2. Dudli S et al: Pathobiology of Modic changes. Eur Spine J. 25(11):3723-34, 2016
3. Albert HB et al: Antibiotic treatment in patients with chronic low back pain and vertebral bone edema (Modic type 1 changes): a double-blind randomized clinical controlled trial of efficacy. Eur Spine J. 22(4):697-707, 2013
4. Luoma K et al: Relationship of Modic type 1 change with disc degeneration: a prospective MRI study. Skeletal Radiol. 38(3):237-44, 2009
5. Thompson KJ et al: Modic changes on MR images as studied with provocative diskography: clinical relevance--a retrospective study of 2457 disks. Radiology. 250(3):849-55, 2009
6. Jensen TS et al: Vertebral endplate signal changes (Modic change): a systematic literature review of prevalence and association with non-specific low back pain. Eur Spine J. 17(11):1407-22, 2008
7. Rahme R et al: The modic vertebral endplate and marrow changes: pathologic significance and relation to low back pain and segmental instability of the lumbar spine. AJNR Am J Neuroradiol. 29(5):838-42, 2008
8. Zhang YH et al: Modic changes: a systematic review of the literature. Eur Spine J. 17(10):1289-99, 2008
9. Modic MT et al: Lumbar degenerative disk disease. Radiology. 245(1):43-61, 2007
10. Stumpe KD et al: FDG positron emission tomography for differentiation of degenerative and infectious endplate abnormalities in the lumbar spine detected on MR imaging. AJR Am J Roentgenol. 179(5): 1151-7, 2002
11. Weishaupt D et al: Painful lumbar disk derangement: relevance of endplate abnormalities at MR imaging. Radiology. 218(2):420-7, 2001
12. Ross JS et al: Assessment of extradural degenerative disease with Gd-DTPA-enhanced MR imaging: correlation with surgical and pathologic findings. AJNR Am J Neuroradiol. 10(6):1243-9, 1989
13. Modic MT et al: Degenerative disk disease: assessment of changes in vertebral body marrow with MR imaging. Radiology. 166(1 Pt 1):193-9, 1988

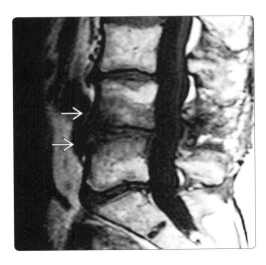

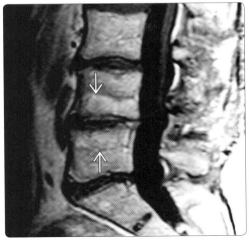

（左图）矢状位 TIWI MR 示 L4/5 终板显示低信号（➡）并可见多个椎间盘间隙出现真空征。终板边缘可见完整的低信号带

（右图）矢状 TIWI C+ MR 示 L4/5 Ⅰ型终板改变明显增强（➡）。由于椎间盘本身的退变引起的轻度线性增强存在于椎间盘内部，向后延伸至纤维环

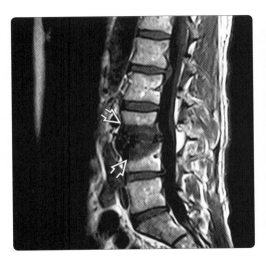

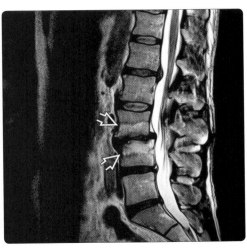

（左图）矢状位 T1WI MR 示 L3/4 进展性Ⅰ型终板改变，椎间盘狭窄，终板形态不规则，并可见相邻椎体的低信号（➡）。注意无骨质破坏及棘突旁肿块，提示无感染

（右图）矢状位 T2WI MR 示终板形态不规则，椎间盘变薄，相邻椎体高信号（➡），严重的终板改变与感染不易鉴别。可能需要密切结合临床或活检

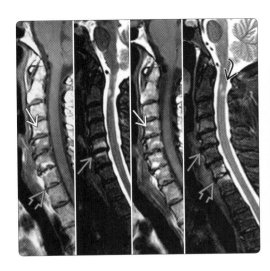

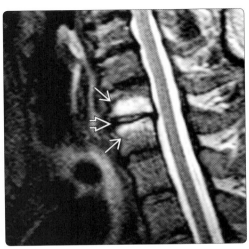

（左图）间隔 2 年的矢状位 T1 和 T2 MR 图像显示终板信号随时间的变化。C4/5 稳定的Ⅱ型改变（➡），C5/6 Ⅰ型转换为Ⅱ型，C7/T1 正常转换为Ⅰ型。患者也有慢性 MS

（右图）矢状位 T2WI MR 显示 C5/6 水平的Ⅰ型终板改变（➡），信号增强。由于椎间盘退变伴撕裂，椎间盘内信号轻微增强（➡）。不存在椎前软组织

术语

- 软骨损伤引起的关节异常

影像学

- 寰枢椎外侧关节 > 寰齿关节 > 枕颈关节
  - 寰枢椎外侧受累通常为单侧
- 关节间隙狭窄、软骨下硬化、骨赘
- 寰椎侧块不同程度塌陷
- 韧带松弛 + 韧带肥大
- 骨软骨体（小骨）
- 退行性血管翳
  - MR 上多样的软骨下信号变化
- 影像
  - 齿突张口位是最好的筛查方法
  - CT 是术前评估的最佳选择
  - 前屈 / 后伸侧位片或 CT 可用于评估关节稳定性

主要鉴别诊断

- 类风湿性关节炎
  - 双侧对称性疾病
  - 骨质减少、侵蚀
  - 无软骨下硬化、骨赘
- 焦磷酸钙沉积病
  - 寰齿关节
  - 广泛矿化

临床问题

- 女 > 男
- 发病率随年龄增长而增加
- 疼痛：枕、枕颈、单侧
  - 头痛
  - 相关点压痛 ± 耳鸣
- 颈部活动范围受限，尤其是旋转
- 脊髓病：与半脱位相关；韧带和滑膜肥大的占位效应

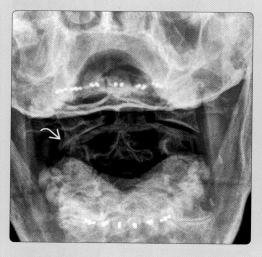
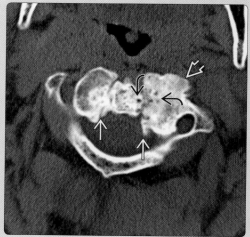

（左图）AP 齿突 X 线片显示右侧寰枢关节的骨关节病（OA），关节间隙明显变窄并伴有大骨赘（⤵）。请注意，关节间隙变窄是不均匀的，与正常的左侧关节相比较右侧更严重

（右图）轴位骨窗 CT 显示寰齿关节的关节炎变化，伴有关节间隙变窄、小的软骨下囊肿（➚）、硬化和骨赘（➡）。寰枢椎骨关节炎的肥厚性变化也很明显（➡）

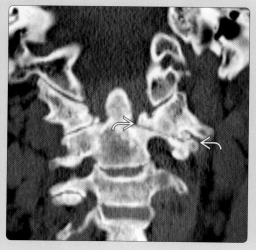
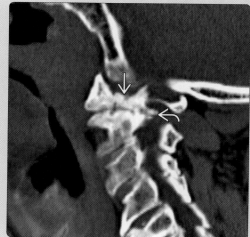

（左图）冠状骨 CT 显示晚期寰枢椎 OA。两个寰枢关节均受累，发病不对称（左 > 右）。广泛的骨赘形成（左侧）累及内侧和外侧关节边缘（➡）

（右图）矢状位骨 CT 显示严重的寰枢关节外侧骨关节炎。关节明显狭窄，广泛硬化，关节面不规则，骨赘形成（➡）。注意横向空间内的关节间隙变窄（➡）

术语

缩写

- 退行性关节病（degenerative joint disease, DJD）

同义词

- 骨关节病（osteoarthrosis, OA）、寰枢椎外侧关节骨关节炎、C1-C2 侧块关节炎
- 骨关节炎（虽广泛使用，但不受支持；OA 不是炎症过程）

定义

- 继发于软骨损伤的关节异常

影像学

一般特征

- 最佳诊断线索
  - 关节间隙狭窄，软骨下硬化，骨赘
- 位置
  - 中线寰齿关节常见
    - 可能是孤立的过程或与寰枢椎外侧关节 OA 相关
  - 外侧寰枢关节病变并不常见
    - 寰枢椎外侧受累通常为单侧
      - 不对称双侧骨性关节炎不常见
      - 双侧疾病可能是继发性骨性关节炎，通常来自创伤或其后遗症
  - 枕颈关节疾病是最不常见的

平片

- 关节间隙变窄
- 软骨下硬化
- 骨赘
- 晚期软骨丢失和软骨下骨磨损可能导致侧块塌陷
  - 侧块塌陷导致颅骨沉降
- 可能存在软骨下囊肿且大小不一
  - 巨大齿突囊肿增加骨折风险
- 相关的下颈椎退行性改变常见

CT 表现

- 对称的图像并提供更好的细节
- 更好地看到骨软骨体（小骨）
  - 大小可变
  - 发现于关节边缘的凹槽中
- 横韧带钙化最好用 CT 检查
  - OA 共同特点
  - 非特异性

MR 表现

- 最有助于排除其他病因和评估脊髓状态
- 软骨下信号是可变的
  - 与水肿相似
    - T1WI 上的信号降低
    - 液体敏感图像上的信号增加
  - 硬化 / 纤维化
    - T1WI 和液体敏感图像上的信号降低
  - 软骨下信号可能有混杂信号
- 包膜和韧带肥大
- 继发于侧块塌陷的韧带松弛
- 骨软骨体（小骨）
- 退行性血管翳（肥大滑膜）
  - 瘤样外观
  - T1WI 等信号
  - T2WI 上等、低信号
  - 囊性病灶 T1WI 低信号、T2WI 高信号
  - 占位效应导致脊髓受压

核医学发现

- 骨扫描
  - 单侧可见局灶性摄取增强
    - 即使使用 SPECT，也可能需要 CT 来区分枕颈疾病和寰枢椎疾病

C1–C2 关节造影

- 诊断和治疗
- 透视或 CT 引导
- 后外侧入路避免损伤椎动脉
- 对侧关节可能显影

影像学建议

- 最佳成像工具
  - 齿突张口位是最好的筛查方法
  - CT 是术前评估的最佳方法
    - 冠状面和矢状面 CT 重建提供最佳可视化效果
  - 前屈 / 后伸侧位片和 CT 可用于评估关节稳定性

鉴别诊断

成人类风湿关节炎

- 双侧对称分布
- 骨质减少是主要特征
  - 关节周围和（或）全身性
- 常见骨侵蚀
- 无软骨下硬化、骨赘、小骨
  - 如果类风湿关节炎不活跃且继发骨性关节炎，则可看到退行性改变
- 其他关节受累
  - 手和脚通常受到影响
  - 提示：在颈椎片上检查颞下颌关节是否受累

焦磷酸钙沉积病

- 寰齿关节比寰枢椎关节更常见
- 关节内部和周围广泛钙化
  - 关节内有斑点、无定形钙化
  - 横韧带和关节囊内钙化
- 假性肿瘤是常见特征，可能与血管翳相似
- 骨皮质下囊肿，尤其是齿突囊肿，比 OA 数量多，体积更大
- 骨赘形成不常见

假瘤

- MR 表现类似于血管翳，位于齿突后方
- CT 有助于区分
  - 无关节间隙狭窄、软骨下硬化、骨赘
- 可能代表焦磷酸钙沉积病的孤立表现

病理学

一般表现

- 软骨内的蛋白多糖和胶原减少导致减震能力降低
- 持续磨损会导致软骨损伤，包括广泛的变薄、撕裂、局部和全层缺陷
- 影像学研究中通常无法直接检测到的变化
  - 关节间隙变窄呈相关影像学表现
  - 一些关节中的软骨太薄，无法直接评估
  - 最初，软骨肿胀和纤维化；可能会看到软骨修复
  - 纤维软骨常填充关节软骨缺失的区域
- 软骨丧失导致减震功能降低，软骨下骨应力增加
- 软骨下骨的应力反应是血管增生、微小梁骨折和新骨形成
  - 血管增生与 MR 上的水肿样改变有关
  - 新骨形成表现为软骨下硬化
  - 骨小梁骨折导致骨塌陷
  - 可见无血管骨病灶
- 在关节边缘，血管增生导致软骨过度生长，进而形成新骨，形成骨赘

临床信息

临床表现

- 最常见的体征/症状
  - 疼痛
    - 单侧，与疾病同侧
    - 上颈部、枕下部、枕颈部、枕部或耳后疼痛
      - 以剧痛、闷痛或酸痛为特征的疼痛，限制头部活动
      - 穴位触痛
      - 捻发音
    - 也可能表现为头痛，尤其是在耳后位置
  - 退行性齿突囊肿和齿突后滑膜炎（假性血管翳）是齿突骨折的危险因素
    - 与没有骨折的患者相比，患有齿突骨折的老年患者患骨内齿突囊肿的可能性高 8 倍，患滑膜炎的可能性高 5 倍
- 其他症状
  - 颈部活动范围受限，尤其是旋转
    - 相关下颈椎疾病导致侧弯减弱
  - 脊髓病
    - 关节半脱位或寰枢椎血管翳的占位效应所致

人口统计学

- 年龄
  - 发病率随年龄增长而增加
    - 20 世纪 60 年代：5.4%
    - 20 世纪 90 年代：18.2%
- 性别
  - 女 > 男

自然史与预后

- 与其他部位的 OA 相关
  - 常见的其他部位包括颈椎、腰椎、髋关节、膝关节

治疗

- 通常保守治疗
  - 非甾体抗炎药
  - 颈托
- 类固醇注射：诊断和治疗
  - 确认关节为疼痛源的诊断信息
  - 治疗效果：可提供数周至数月的疼痛缓解
- 出现半脱位和神经症状时进行手术（融合）
- 血管翳引起的脊髓病症状出现时进行手术（减压和融合）
  - 随着时间的推移，单纯融合可能导致血管翳消退
  - 减压通常是经口减压；融合是经后方融合

诊断思路

思考

- 对于不明原因头痛的老年患者应考虑 OA，特别是椎后疼痛、枕部疼痛或枕颈疼痛。

（苏美霞、彭洪娟 译）

参考文献

1. Adogwa O et al: Improvements in neck pain and disability following C1-C2 posterior cervical instrumentation and fusion for atlanto-axial osteoarthritis. World Neurosurg. 139:e496-500, 2020
2. Fung M et al: Clinical and radiological outcomes of image guided posterior C1-C2 fixation for atlantoaxial osteoarthritis (AAOA). J Spine Surg. 4(4):725-35, 2018
3. Buraimoh MA et al: Lateral atlantoaxial osteoarthritis: a narrative literature review. Clin Spine Surg. 30(10):433-8, 2017
4. Shinseki MS et al: Association between advanced degenerative changes of the atlanto-dens joint and presence of dens fracture. J Bone Joint Surg Am. 96(9):712-7, 2014
5. Elliott RE et al: Outcomes of fusion for lateral atlantoaxial osteoarthritis: meta-analysis and review of literature. World Neurosurg. 80(6):e337-46, 2013
6. Yoshihara H et al: Surgical treatment for atlantooccipital osteoarthritis: a case report of two patients. Eur Spine J. 20 Suppl 2:S243-7, 2011
7. Julien TP et al: Subchondral cysts of the atlantoaxial joint: a risk factor for odontoid fractures in the elderly. Spine J. 9(10):e1-4, 2009
8. Finn M et al: Surgical treatment of nonrheumatoid atlantoaxial degenerative arthritis producing pain and myelopathy. Spine (Phila Pa 1976). 32(26):3067-73, 2007
9. Schaeren S et al: Atlantoaxial osteoarthritis: case series and review of the literature. Eur Spine J. 14(5):501-6, 2005
10. Aprill C et al: Occipital headaches stemming from the lateral atlanto-axial (C1-2) joint. Cephalalgia. 22(1):15-22, 2002
11. Zapletal J et al: Radiologic prevalence of advanced lateral C1-C2 osteoarthritis. Spine (Phila Pa 1976). 22(21):2511-3, 1997
12. Ghanayem AJ et al: Osteoarthrosis of the atlanto-axial joints. Long-term follow-up after treatment with arthrodesis. J Bone Joint Surg Am. 78(9):1300-7, 1996
13. Chevrot A et al: C1-2 arthrography. Skeletal Radiol. 24(6):425-9, 1995
14. Dreyfuss P et al: Atlanto-occipital and lateral atlanto-axial joint pain patterns. Spine (Phila Pa 1976). 19(10):1125-31, 1994

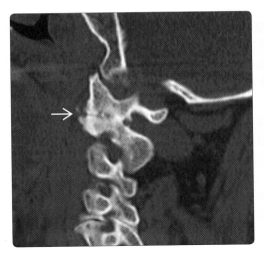
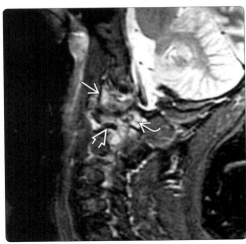

（左图）矢状面平扫CT显示 C1/2 外侧关节（➡）的严重退行性改变，伴有关节间隙缺失、软骨下硬化和终板形态不规则

（右图）矢状位 T2 MR 显示骨髓水肿，C1 侧块（➡）、C2 椎体（➡）和椎弓根的信号增强。C1/2 关节塌陷，无积液。注意 C2 椎弓根的位置（➡）

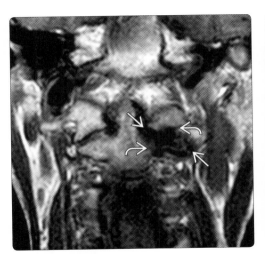
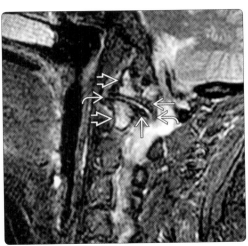

（左图）在冠状位 T1WI MR 上很容易看到寰枢椎外侧 OA。关节变窄且细长，骨赘形成（➡）。关节两侧存在广泛的软骨下低信号（➡）

（右图）矢状位 T2WI MR 显示寰枢椎外侧关节的晚期骨性关节炎。关节间隙变窄。骨赘存在于关节边缘（➡），广泛的水肿样信号（➡）与软骨下低信号（➡）混合

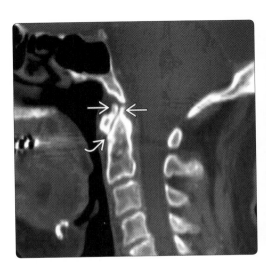
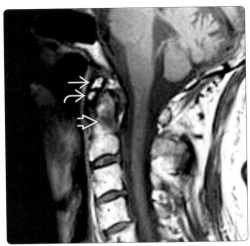

（左图）矢状位骨 CT 显示寰齿间隙变窄（➡），并伴有上方骨赘形成。缺乏骨化和骨赘的存在有助于排除焦磷酸钙沉积病

（右图）中线矢状位 T1WI MR 显示一个大的骨性结构（➡），位于 C1 椎体上方（➡）。该结构是位于中线关节边缘的大型骨赘。齿突内广泛的低信号是骨髓水肿（➡）

术语

- 椎间盘膨出
- 椎间盘延伸超过椎体边缘

影像学

- 椎间盘的延伸范围超出椎体边缘
  - 延伸短径：≤3 mm
  - ＞25% 椎间盘周长
  - 如果形态学异常小于椎间盘周长的 25%，则为突出而非膨出
- 光滑的腹侧硬膜外压迹，硬膜囊前缘受压
  - 除非伴有韧带肥大，否则椎管和关节下间隙通常不受累
- MR T1WI 和 T2WI 矢状和轴位像
- 椎间盘造影可以帮助识别有症状的椎间盘病变

主要鉴别诊断

- 椎间盘突出（＜椎间盘周长的 25%）
- 后纵韧带骨化
  - 在颈椎最常见（70%）
- 椎体终板骨刺形成
  - 椎体终板连续

病理学

- 膨出单独存在影响不大，但合并椎间盘退变和纤维环破裂可导致椎间盘源性疼痛

临床信息

- 腰痛
- 多达 39% 的成年人有无症状椎间盘膨出
- 保守治疗成功率 ＞80%~90%

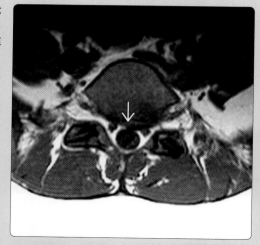
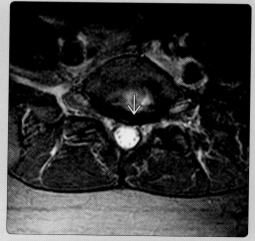

（左图）轴位 T1WI MR 示 L5/S1 椎间盘宽基底膨出（→）。椎间盘广泛超过椎体边缘，没有局部突出

（右图）轴位 FS-T2WI 示椎间盘膨出超过椎体边缘，呈低信号（→）。纤维环撕裂显示为高信号

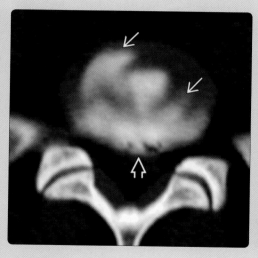
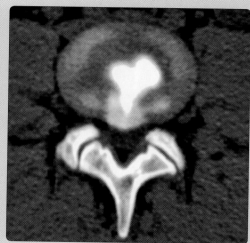

（左图）CT 平扫椎间盘造影显示多发的纤维环撕裂（→）。这些形成一个大的背侧纤维环的缺损，使对比剂蔓延到纤维环之外（→）。注意椎间盘后缘向硬膜外间隙的广泛膨出

（右图）轴位 CT 平扫椎间盘造影显示椎间盘放射状的撕裂延伸到背侧纤维环的中间 1/3，膨出的椎间盘凸向硬膜外间隙

术语

同义词

- 椎间盘膨出（annular bulge）

定义

- 椎间盘延伸超出椎体边缘
  - ＞25% 椎间盘周长
  - 超出椎体边缘 ＜3 mm

影像学

一般表现

- 最佳诊断依据
  - 椎间盘"膨胀"的范围超出椎体边缘
- 部位
  - 颈椎 C5/6 和 C6/7 最常见
  - 腰椎 L4/5 和 L5/S1 最常见
- 大小
  - 短径范围：≤3 mm
- 形态
  - 范围较广
    - ＞椎间盘周长的 25%
    - 如果形态学异常小于椎间盘周长的 25%，则为突出而非膨出

X 线表现

- 平片
  - 不可见，但与退行性改变有关
    - 椎间隙变窄，终板硬化
    - 小关节病
    - 退行性滑脱

CT 表现

- CT 平扫
  - 光滑的广基的椎间盘膨出
  - 椎间盘真空现象
- 骨 CT
  - 矢状和冠状位重建更好地显示骨质改变情况

MR 表现

- T1WI
  - 椎间盘膨出超出椎体边缘，呈低信号
  - 椎间盘高度减低/椎间隙变窄
- T2WI
  - 椎间盘膨出呈低信号
    - 水含量减少和纤维化
    - 首先出现线性低信号
    - 正常间盘退变可表现为轻度低信号改变
- T1WI C+
  - 退行性变加重纤维环破裂
  - 相邻椎体终板的血管骨髓可见强化

非血管性介入

- 脊髓造影
  - 光滑的腹侧硬膜外压迹，硬膜囊前缘受压
    - 椎管和关节下间隙通常不受累
  - 立位脊髓造影可能加重椎间盘膨出
    - 尤其 L4/5 椎间盘

核医学表现

- 骨扫描
  - 由于退行性变，终板和附件摄取放射性元素
  - 没有椎间盘病变的直接征象

其他的检查方法

- 椎间盘造影检查
  - 指征
    - 保守治疗失败
    - MR 表现正常或可疑
    - 与症状相关的椎间盘病变
    - 无椎间盘疝
  - 疼痛反应
    - 无症状，不同程度的疼痛，相同程度的疼痛，明确的疼痛
    - 一致性疼痛反应：对照椎间盘无疼痛反应
    - 在有症状的椎间盘的锐痛
  - 对比剂蔓延到硬膜前间隙
    - 同心圆状或环周撕裂
    - 放射状撕裂
  - Dallas 椎间盘 X 线表现
    - 0 级：局限在髓核
    - 1 级：髓核内侧 1/3
    - 2 级：髓核中间 1/3
    - 3 级：髓核外侧 1/3
      - □ 局灶性或 ＜30° 椎间盘周长
    - 4 级（April 和 Bogduk）：髓核外侧 1/3
      - □ ＞30° 间盘圆周
    - 5 级（Schellhas）
      - □ 超出纤维环向外延伸
      - □ 全层撕裂
      - □ 局灶性或弥漫性

影像成像方法

- 最佳成像方法
  - T1WI 和 T2WI 矢状和轴位像
  - 椎间盘造影可以帮助识别有症状的椎间盘病变

鉴别诊断

椎间盘突出

- 椎间盘形态异常，＜椎间盘周长的 25%
- 半径可能超过 3 mm

后纵韧带骨化

- 最常见于颈椎（70%）
- 连续的，节段性的，多发的，位于椎体后缘
- T1WI、T2WI 呈低信号
- 垂直方向延伸

- CT 示骨化的韧带和椎体后缘之间的透亮线

椎体终板骨刺

- 经常与椎间盘膨出相关
- 椎体终板骨质是连续的
- 可局灶性或弥漫性
- 局部可能存在骨髓信号

病理学

一般表现

- 病因学
  - 膨出单独存在影响不大，但合并椎间盘退变和纤维环裂隙可导致椎间盘源性疼痛
  - 环境因素
    - 抬举重物
    - 扭转
    - 屈伸
    - 急性创伤
  - 年龄增加
  - 不良的姿势
  - 反复微损伤
    - 终板损伤
    - 边缘损伤：连接小关节突边缘的外层纤维环水平撕裂
  - 椎间盘的营养供应中断
  - 髓核水含量降低
    - 蛋白聚糖使纤维软骨纤维化
    - 椎间盘硬度增加
  - 无效的缓冲
    - 椎间盘内压力降低
  - 力分布不均等
    - 对纤维环后部和后外侧的压力增大
    - 同心圆状撕裂 ± 放射撕裂导致椎间盘膨出、突出
- 遗传学
  - 椎间盘退变的遗传易感性
- 伴发异常
  - 脊柱侧凸
    - 不对称的横向膨出
  - 脊柱滑脱
    - 后膨出

镜下所见

- 椎间盘纤维环的退行性变
- 纤维环，髓核，或纤维软骨、小关节突的综合表现

临床信息

临床表现

- 最常见的症状
  - 腰痛
  - 其他体征 / 症状
    - 神经根型颈椎病
    - 神经性跛行

- 临床资料
  - 屈曲时和腹内压增高时疼痛加重
    - 椎间盘内压力增加
  - 平躺后髋关节和膝关节屈曲疼痛缓解

人口统计学

- 年龄：30～70 岁
- 流行病学：多达 39% 的成年人有无症状椎间盘膨出

转归与预后

- 82% 的患者 1 年后无进展
- 保守治疗成功率大于 80%～90%

治疗

- 保守
  - 非甾体抗炎药（NSAIDs）
  - 物理治疗
  - 硬膜外注射
    - 可的松 ± 利多卡因
- 手术
  - 如果顽固性疼痛行椎间盘切除术及内固定
    - 约 75% 的成功率

诊断思路

影像解读要点

- 轴位和矢状 CT 或 MR 鉴别椎间盘膨出和椎间盘突出症

（苏美霞、彭洪娟 译）

参考文献

1. Li Y et al: How should we grade lumbar disc herniation and nerve root compression? A systematic review. Clin Orthop Relat Res. 473(6):1896-902, 2015
2. Fardon DF et al: Lumbar disc nomenclature: version 2.0: recommendations of the combined task forces of the North American Spine Society, the American Society of Spine Radiology, and the American Society of Neuroradiology. Spine (Phila Pa 1976). 39(24):E1448-65, 2014
3. Hadjipavlou AG et al: The pathophysiology of disc degeneration: a critical review. J Bone Joint Surg Br. 90(10):1261-70, 2008
4. Walker J 3rd et al: Discography in practice: a clinical and historical review. Curr Rev Musculoskelet Med. 1(2):69-83, 2008
5. Modic MT et al: Lumbar degenerative disk disease. Radiology. 245(1):43-61, 2007
6. Urban JP et al: Pathophysiology of the intervertebral disc and the challenges for MRI. J Magn Reson Imaging. 25(2):419-32, 2007
7. Ido K et al: The validity of upright myelography for diagnosing lumbar disc herniation. Clin Neurol Neurosurg. 104(1):30-5, 2002
8. Lebkowski WJ et al: Degenerated lumbar intervertebral disc. A morphological study. Pol J Pathol. 53(2):83-6, 2002
9. Botwin KP et al: Role of weight-bearing flexion and extension myelography in evaluating the intervertebral disc. Am J Phys Med Rehabil. 80(4):289-95, 2001
10. Fredericson M et al: Changes in posterior disc bulging and intervertebral foraminal size associated with flexion-extension movement: a comparison between L4-5 and L5-S1 levels in normal subjects. Spine J. 1(1):10-7, 2001
11. Adams MA et al: Mechanical initiation of intervertebral disc degeneration. Spine. 25(13):1625-36, 2000
12. Luoma K et al: Low back pain in relation to lumbar disc degeneration. Spine. 25(4):487-92, 2000
13. Milette PC et al: Differentiating lumbar disc protrusions, disc bulges, and discs with normal contour but abnormal signal intensity. Magnetic resonance imaging with discographic correlations. Spine. 24(1):44-53, 1999
14. Sambrook PN et al: Genetic influences on cervical and lumbar disc degeneration: a magnetic resonance imaging study in twins. Arthritis Rheum. 42(2):366-72, 1999
15. Cowan NC et al: The natural history of sciatica: a prospective radiological study. Clin Radiol. 46(1):7-12, 1992
16. Sachs BL et al: Dallas discogram description. A new classification of CT/discography in low-back disorders. Spine. 12(3):287-94, 1987

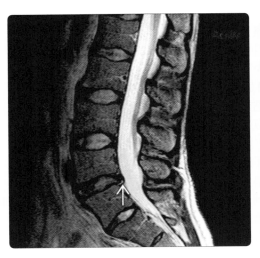

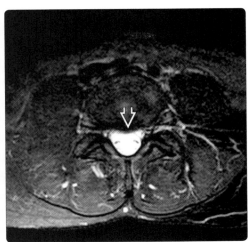

（左图）矢状位 T2WI 腰椎 MR 显示 L4/5 椎间盘变性信号减低，椎间盘膨出压迫硬膜囊，硬膜囊无明显变形。存在相关的高信号纤维环撕裂（➡）

（右图）轴位 T2 FS MR 显示椎间盘膨出轮廓向周围伸展，纤维环局部信号无异常（➡）

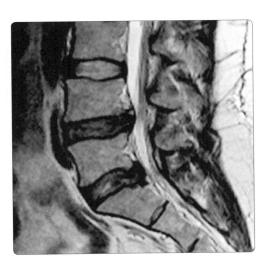

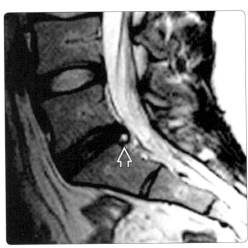

（左图）矢状位 T2WI MR 显示 L4/5 和 L5/S1 水平的椎间盘膨出。椎间盘退变，信号减低。L4/5 椎间隙轻度变窄

（右图）矢状 T2WI MR 显示在 L5/S1 膨出与椎间盘环状撕裂（➡）。L5/S1 椎间盘退变，信号明显减低

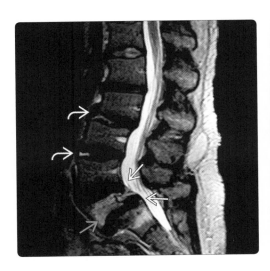

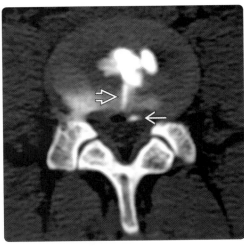

（左图）矢状位 T2WI MR 显示 2 级腰椎滑脱伴 L5/S1 椎间盘退变，伴 I 型终板退行性改变（➡）。L4 和 L5 椎间盘有广泛的"裸露"，不应与膨出（➡）混淆。注意 L2/3 和 L3/4 处的环形撕裂（➡）

（右图）轴位 CT 平扫椎间盘造影后显示椎间盘放射状撕裂（➡）。可见广基底的椎间盘膨出，少量对比剂向后渗出（➡）

术语

- 纤维环缺损；纤维环后部高信号区（high-intensity zone，HIZ）
- 同心圆状纤维环的纤维断裂
- 术语"撕裂"是不标准的，可能不准确地暗示急性创伤性病因

影像学

- T2WI 上低信号椎间盘内的局部高信号
- T1WI 增强时有强化
- 椎间盘后部局灶性强化
- 间盘造影是激发试验（激发症状），而不是诊断性成像方法

主要鉴别诊断

- 椎间隙感染

- 局灶性椎间盘突出症
- 含黄骨髓的椎间盘局灶性脂肪变或骨化

临床信息

- 大多数纤维环撕裂是无症状的
  - 尸检表明纤维环撕裂的患病率很高
  - MR 可显示纤维环断裂，但多数人无症状
- 椎间盘造影术的实用性仍有争议
- 与椎间盘退变直接相关
  - 神经支配是脑脊膜支和脊柱的腹侧神经
  - 纤维环撕裂可能使炎性物质从髓核漏出

诊断思路

- 要考虑到其他引起后背痛或椎间盘改变的原因（例如椎间隙感染）
- 偶见正常间盘出现 HIZ

（左图）矢状 PD FSE 显示在 L5/S1 椎间盘纤维环后部线性高信号，反映纤维环的断裂。在这个水平也有椎间盘轻度膨出

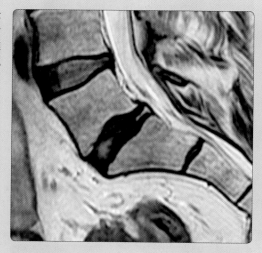

（右图）轴位 T2WI 显示在 L3/4 椎间盘椎间孔区新月形的高信号（➡）。矢状 T2WI（未显示）与轴位图像结合可显示在这个区域间盘撕裂的具体位置

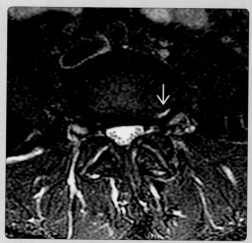

（左图）椎间盘造影侧位片显示 L4/5 水平的椎间盘和对比剂沿裂隙的渗漏，L5/S1 椎间盘退化。L5/S1 椎间盘注射对比剂产生症状，L4/5 椎间盘注射对比剂无症状

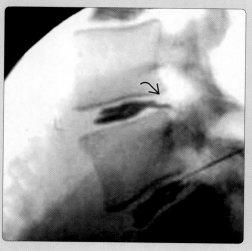

（右图）轴位骨 CT 同一患者的椎间盘造影后显示在 L4/5 水平对比剂漏入腹侧硬膜外腔，验证了纤维环裂隙的存在

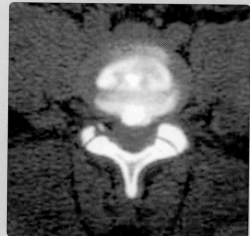

术语

同义词

- 纤维环缺损；纤维环后部高信号区（HIZ）
  - "撕裂"的病因容易错误地理解为急性外伤，而不是重复应力

定义

- 同心圆状纤维环的纤维断裂

影像学

一般表现

- 最佳诊断依据
  - 在 MR 上椎间盘后缘显示异常信号灶（HIZ）
- 部位
  - 腰椎，胸椎，或颈椎椎间盘后缘
- 大小
  - 通常呈局灶性，1~2 mm
- 形态
  - 周围界限清楚
  - 在退变椎间盘中常见
  - 经典的影像学表现
    - 在 T2WI 图像上显示纤维环局部 HIZ，周围正常纤维环为低信号
    - T1WI 增强时有强化

CT 表现

- 强化 CT
  - 强化 CT 可显示椎间盘边缘强化
  - CT 椎间盘造影后显示椎间盘内或后缘的对比剂渗漏

MR 表现

- T1WI
  - 平扫图像可无明显异常
- T2WI
  - 椎间盘边缘见高信号区
- T1WI C +
  - 在椎间盘后部的线性强化

其他检查方法

- 椎间盘造影显示对比剂从纤维环渗出
  - 实用性有争议
  - 间盘造影是激发试验（激发症状），而不是诊断性成像方法
    - 鉴别症状性撕裂 [内部椎间盘撕裂综合征（IDD）] 与偶发的间盘撕裂
    - 如果有典型疼痛发生时可行间盘造影
    - 典型的疼痛体征是否重现
    - 没有双盲前瞻性研究来验证 IDD 理论
    - 一些研究显示，椎间盘造影中，椎间盘撕裂与背部疼痛症状无明显相关性

影像成像方法

- 薄层矢状位重 T2 加权成像

- T1WI 增强扫描

鉴别诊断

椎间隙感染

- 椎间盘弥漫性信号改变
- 整个椎间盘和（或）终板同时强化
- 椎间盘相邻椎体骨髓信号异常
- 硬膜外脓肿

局灶性椎间盘突出症

- 高信号区代表纤维环缺损，椎间盘信号超出椎体边界
- 常伴发完整的纤维环放射状撕裂

含黄骨髓的椎间盘局灶性脂肪变或骨化

- T1WI 显示椎间盘边缘的 HIZ
- T2WI 或抑脂序列显示 HIZ 消失
- CT（或平片）显示后部椎间盘钙化

病理学

一般表现

- 病因学
  - 随年龄增长，纤维环呈局灶性层状增厚
  - 同心圆状撕裂
    - 对脊柱的重复应力导致纤维环板层平行分离、撕裂
  - 横向撕裂
    - 微小创伤在终板边缘的纤维环附着处产生损伤
  - 纵向裂缝或撕裂
    - 各种因素，包括营养血管的损失，导致通过外缘的全层撕裂
- 遗传学
  - 电子显微镜研究表明，"弱"胶原存在遗传易感性
  - 纤维环缺陷与家族性疾病有关，比如 Scheuermann 综合征
- 伴发异常
  - 椎间盘突出或脱出（疝）
- 纤维环由致密的、同心圆状、半月形胶原层组成
  - 垂直方向分布
  - 终板边缘的高度透明软骨（Sharpey 纤维）
  - 外侧缘含有小血管及神经纤维
  - 随年龄增加血管和神经纤维减少
  - 随年龄增加内层纤维环扩大
- 成人腰椎和颈椎椎间盘的纤维环不同
  - 颈椎间盘缺少后部的厚纤维环
  - 只有一层薄薄的垂直的胶原纤维存在
  - 后纵韧带间隙内包含椎间盘

分期、分级及分类

- 同心圆状撕裂与纤维化老化有关
- 在某些情况下，边缘撕裂和纵向撕裂可导致严重的临床后果
- Dallas 椎间盘造影术分级
  - 0 级：局限在髓核

- ○ 1 级：内 1/3 环
- ○ 2 级：中间 1/3 环
- ○ 3 级：外 1/3 环
  - 病灶小于椎间盘圆周的 30°
- ○ 4 级（April 及 Bogduk）：1/3 外环
  - 病灶大于椎间盘圆周的 30°
- 超出纤维环外
  - ○ 5 级（Schellhas）
  - ○ 全层撕裂
  - ○ 局灶性或弥漫性

大体病理及手术所见

- 在同心圆状撕裂中显示为层状的结构分离
- 纤维环边缘的横向断裂和放射状撕裂

镜下所见

- 撕裂部位可见微血管、肉芽组织
  - ○ 这是椎间盘撕裂强化的病理基础

临床信息

临床表现

- 最常见症状
  - ○ 背痛或坐骨神经痛
    - 脑膜返神经和躯体神经前支来源的神经支配
    - 是神经根分布区疼痛
    - 纤维环撕裂可能使炎性物质漏出
    - 纤维环撕裂大多数无症状
  - ○ 其他体征 / 症状
    - 椎间盘造影可激发疼痛
- 临床资料
  - ○ 慢性背痛或坐骨神经痛，没有神经根的机械损伤
  - ○ 纤维环撕裂是否会引起疼痛有争议
    - 撕裂多是偶然发现

人口统计学

- 年龄
  - ○ 20 岁以下的人约 25% 可显示纤维环缺损
  - ○ 多数成年人有隐匿性纤维环缺损
  - ○ 在一个荟萃分析中，纤维环缺损在所有年龄组中普遍存在，但没有随着年龄的增长而显著增加
- 性别
  - ○ 无性别差异
- 流行病学
  - ○ 尸检结果表明，撕裂患病率高
    - 随着年龄的增加而增加
  - ○ 与椎间盘退变正相关
  - ○ 椎间盘造影显示存在纤维环撕裂
  - ○ 退化椎间盘中约 80% 有纤维环撕裂
  - ○ MR 能显示大部分无症状的纤维环撕裂
    - 一些纤维环破裂仅能在 T1WI 上显示
    - 96% 的撕裂可强化
    - 大多数环形裂隙在 MR 随访中持续存在数月

转归与预后

- 大多数无症状或自限
  - ○ 炎症瘢痕愈合
- 引起慢性背痛和坐骨神经痛
- 多达 1/3 的慢性疼痛患者有反复发作的病程，无论有无治疗史

治疗

- 对症止痛药 NSAIDs
- 慢性疼痛的患者最终会选择融合手术

诊断思路

思考点

- 应排除其他来源的背痛或椎间盘病变（例如椎间隙感染）

影像解读要点

- 偶见的纤维环内 HIZ 是一种正常表现

（苏美霞、彭洪娟 译）

参考文献

1. Chelala L et al: Positive predictive values of lumbar spine magnetic resonance imaging findings for provocative discography. J Comput Assist Tomogr. 43(4):568-71, 2019
2. Brinjikji W et al: Systematic literature review of imaging features of spinal degeneration in asymptomatic populations. AJNR Am J Neuroradiol. 36(4):811-6, 2015
3. Eck JC et al: Guideline update for the performance of fusion procedures for degenerative disease of the lumbar spine. Part 6: discography for patient selection. J Neurosurg Spine. 21(1):37-41, 2014
4. Fardon DF et al: Lumbar disc nomenclature: version 2.0: recommendations of the combined task forces of the north american spine society, the american society of spine radiology, and the american society of neuroradiology. Spine (Phila Pa 1976). 39(24):E1448-65, 2014
5. Sharma A et al: Association between annular tears and disk degeneration: a longitudinal study. AJNR Am J Neuroradiol. 30(3):500-6, 2009
6. Bartynski WS et al: Postdiskogram CT features of lidocaine-sensitive and lidocaine-insensitive severely painful disks at provocation lumbar diskography. AJNR Am J Neuroradiol. 29(8):1455-60, 2008
7. Lander PH: Lumbar discography: current concepts and controversies. Semin Ultrasound CT MR. 26(2):81-8, 2005
8. Munter FM et al: Serial MR imaging of annular tears in lumbar intervertebral disks. AJNR Am J Neuroradiol. 23(7):1105-9, 2002
9. Slipman CW et al: Side of symptomatic annular tear and site of low back pain: is there a correlation? Spine. 26(8):E165-9, 2001
10. Weishaupt D et al: Painful lumbar disk derangement: relevance of endplate abnormalities at MR imaging. Radiology. 218(2):420-7, 2001
11. Schollmeier G et al: Observations on fiber-forming collagens in the anulus fibrosus. Spine. 25(21): 2736-41, 2000
12. Ahn JM et al: Peripheral focal low signal intensity areas in the degenerated annulus fibrosus on T2-weighted fast spin echo MR images: correlation with macroscopic and microscopic findings in elderly cadavers. Skeletal Radiol. 28(4):209-14, 1999
13. Mercer S et al: The ligaments and annulus fibrosus of human adult cervical intervertebral discs. Spine. 24(7): 619-26; discussion 627-8, 1999
14. Ito M et al: Predictive signs of discogenic lumbar pain on magnetic resonance imaging with discography correlation. Spine. 23(11):1252-8; discussion 1259-60, 1998
15. Saifuddin A et al: The value of lumbar spine magnetic resonance imaging in the demonstration of anular tears. Spine. 23(4):453-7, 1998
16. Stadnik TW et al: Annular tears and disk herniation: prevalence and contrast enhancement on MR images in the absence of low back pain or sciatica. Radiology. 206(1):49-55, 1998
17. Vernon-Roberts B et al: Pathogenesis of tears of the anulus investigated by multiple-level transaxial analysis of the T12-L1 disc. Spine. 22(22):2641-6, 1997
18. Yu SW et al: Tears of the anulus fibrosus: correlation between MR and pathologic findings in cadavers. AJNR Am J Neuroradiol. 9(2):367-70, 1988

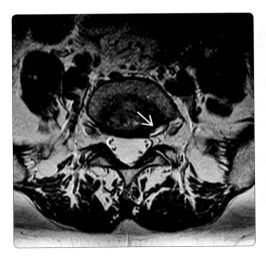
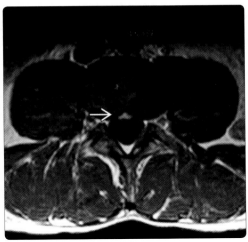

（左图）轴位 T2WI MR 示沿 L5/S1 椎间盘后外侧缘的环状裂隙，呈线状高信号（➡），病灶轮廓无异常

（右图）轴位 T1WI C+MR 显示 L4/5 水平纤维环内呈三角形强化，无因纤维环撕裂强化导致的椎间盘轮廓异常

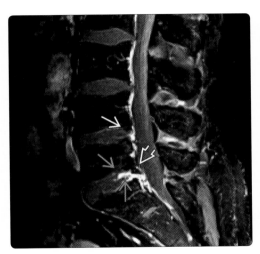
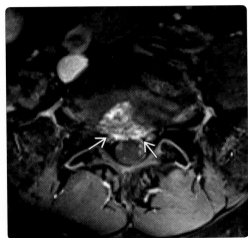

（左图）腰椎的矢状 T1 C+ FS MR 显示 L4/5 处有一个小的增强纤维环撕裂（➡）。L5/S1 处存在较大的裂隙，与环状膨出（➡）相关。注意由于椎间盘退变导致的分叉状强化，它与终板平行（➡），并与环状裂隙强化相延续

（右图）轴向 T1 C+ FS MR 显示由于环状撕裂（➡）和椎间盘退变导致的纤维环和椎间盘强化的大的三角形区域

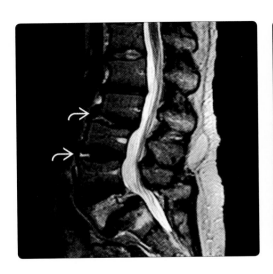
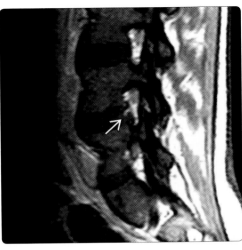

（左图）矢状 T2WI MR 示 L5/S1 水平严重的椎间盘退变和明显的 I 型终板改变及腰椎滑脱。注意，在 L2/3、L3/4 水平（➡）腹侧纤维环撕裂显示为线性高信号

（右图）矢状 T1WIC+ MR 示，由于 L4/5 水平椎间盘边缘纤维环撕裂导致椎间孔处病灶强化（➡），呈高信号

术语

- 突出的椎间盘，椎间盘脱出，椎间盘游离，椎间盘碎片
- 局限性（＜50% 椎间盘圆周）超过椎体边缘

影像学

- 椎管腹侧的占位，与椎间盘相延续
- 突出部分与椎间盘广基底相连
- 脱出的部分与椎间盘相连处狭窄甚至不相连
- 椎间盘游离：游离部分与椎间盘不相连
- 移位：椎间盘组织从突出部位移位，无论是否与椎间盘相连

主要鉴别诊断

- 后纵韧带骨化
- 骨赘
- 肿瘤

- 出血
- 脓肿

临床信息

- 40 岁以下的人群中约 10% 患有颈椎间盘突出
- 急性神经根病通常为自限性，可完全恢复
  - 颈部疼痛（90%）
  - 感觉异常（89%）
  - 神经根性疼痛（65%）
- 治疗
  - 保守治疗
  - 有多种手术入路，没有统一的标准

诊断思路

- 脊髓病变使用快速 STIR 序列
- 椎间盘成像使用轴位 GRE、T2* GRE 序列

（左图）矢状示意图显示：椎间盘脱出（➡），与椎间盘窄基底相连，硬膜囊和脊髓受压

（右图）矢状 T2WI MR 显示：C5/6 椎间盘脱出，脱出的部分延伸到硬膜外间隙中

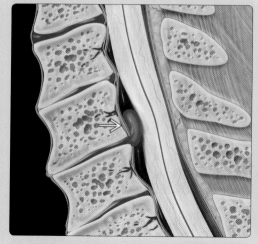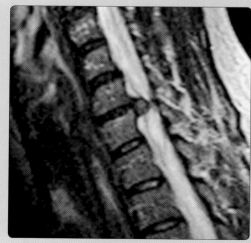

（左图）颈椎轴位 CT（上）和 T2*GRE（下）显示一个巨大的中央型椎间盘脱出（➡），严重压迫脊髓（➡），导致严重的椎管狭窄。注意 GRE 序列中脱出物的中等信号与软组织一致，而不是骨赘

（右图）矢状位 T2（左）和 T1 C+（右）MR 显示椎间盘突出（➡）伴向下移行（➡）。突出有周边强化。脓肿会显示周边强化，但 T2WI 上椎间盘不显示为低信号

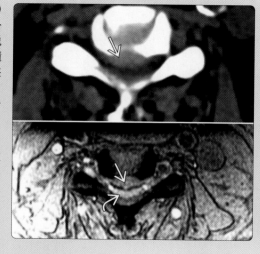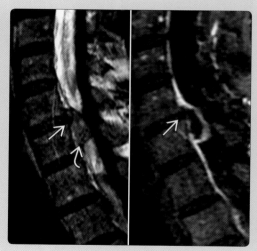

术语

缩略语

- 颈椎间盘突出症（cervical disc herniation, CDH）

同义词

- 椎间盘突出，椎间盘脱出，椎间盘游离，椎间盘碎片
- 非标准：脱出，脱出的髓核（herniated nucleus pulposus, HNP），疝出

定义

- 局限性（＜50% 盘圆周）超过椎体边缘

影像学

一般表现

- 最佳诊断依据
  - 椎管腹侧的小团状物，与椎间盘相连
- 部位
  - 腹侧硬膜外
  - C6/7 水平最常见，颈 7 神经根受压
  - C5/6 水平次常见，颈 6 神经根受压
- 大小
  - 多样，可变
- 形态
  - 突出
    - 椎间盘突出，与椎间盘广基底相连
    - 在任何平面突出椎间盘的最大直径大于同平面正常椎间盘的直径
    - 局限性突出：小于椎间盘圆周的 25%
    - 宽基底：大于椎间盘圆周的 25% 但小于 50%（＞50% 定义为膨出）
  - 脱出
    - 是指突出的部分与椎间盘相连处狭窄甚至不相连
    - 任何平面突出椎间盘的最大直径均大于同平面正常椎间盘的直径
    - 椎间盘脱出或游离：与椎间盘不相连
    - 移位：椎间盘组织从突出部位脱出，无论是否与椎间盘相连
  - 椎体内突出（许莫氏结节）

CT 表现

- CT 平扫
  - 腹侧硬膜外软组织密度凸向椎管内，与椎管盘相连
  - 压迫神经根和硬膜囊

MR 表现

- T1WI
  - 相对于椎间盘，表现为等信号
  - 如果有钙化或真空现象则显示为低信号
- T2WI
  - 等或低信号
- T2*GRE
  - 多种信号，反映椎间盘中的水（高信号）或钙化（低信号）
- T1WI C+
  - 椎间盘无增强
  - 由于肉芽组织的形成及硬膜外神经丛的扩张，静脉注射对比剂后，外周可增强
  - 有肉芽组织形成的很少出现弥漫性强化，由于扩散效应可出现延迟强化
- 压迫神经根及硬膜囊的程度不同，可变化
- 相同的或其他水平的椎间盘可见不同性质的退行性改变

非血管性介入

- 脊髓造影
  - 相应椎间盘水平硬膜囊充盈缺损
  - 消失或被阻断的神经根

影像成像方法

- 最佳成像方法
  - MR
- 成像建议
  - 矢状位、轴位 T1WI 和 T2WI；如果无法鉴别肿瘤或者感染，须行增强扫描

鉴别诊断

后纵韧带骨化

- 在所有序列中可见光整的低信号硬膜外间隙
- T1WI 信号可能增高，因为黄骨髓增多

骨赘

- 有锐利的边缘，不直接发生在椎间盘层面
- 因含黄骨髓，T1WI 信号增高

肿瘤

- 均匀强化，不规则，浸润性生长
- 病变部分不在椎间盘层面

出血

- 长条状，位于硬膜外间隙
- 位置靠后方
- T1WI 上，超急性期呈等信号，亚急性期呈高信号

脓肿

- 由于周边强化，可能与大的椎间盘突出表现相似
- T2WI 呈高信号，终板破坏

病理学

一般表现

- 病因学
  - 纤维环退行性撕裂
  - 可能发生于创伤后
  - 椎间盘通过裂口向外突出
  - 突出可与薄弱的纤维韧带复合体相连
- 遗传学
  - 先天胶原蛋白脆弱可诱发椎间盘退变性变

- 马方综合征患者的发病率高
- 伴发异常
  - 40 岁以上的人群中，约 20% 可见颈椎椎间孔狭窄
- 突出的间盘由髓核碎片、纤维环、软骨、游离骨赘组成

大体病理及手术所见

- 髓核
  - 含水量高、含胶原纤维少的胶原物质
  - 随着年龄的增长水分含量减少
- 纤维环
  - 纤维软骨，呈同心圆状的纤维及胶原物质

镜下所见

- 退变可见髓核裂隙、终板碎片、肉芽组织、增厚的骨小梁

临床信息

临床表现

- 最常见的症状
  - 临床症状受突出层面、位置、程度的影响
  - 颈部疼痛和僵硬，疼痛放射到肩部和上肢
  - 可能包括感觉异常、感觉过敏、肌无力
    - 颈部疼痛（90%）
    - 感觉异常（89%）
    - 神经根性疼痛（65%）
    - 肌无力（15%）
  - 中央性突出压迫脊髓
  - 一侧性突出压迫同侧脊髓
  - 一侧突出压迫前部颈神经根引起肌无力而无疼痛
  - 一侧突出压迫神经根和背侧神经节引起疼痛
- 临床资料
  - 首发于 40～50 岁
  - 危险因素包括：年龄，繁重的体力劳动，工作中的不满情绪，抑郁，头痛史

人口统计学

- 年龄
  - 成年人
- 性别
  - 男 > 女
- 流行病学
  - 40 岁以下的人群中约 10% 患有颈椎间盘突出

转归与预后

- 急性神经根病通常为自限性，可完全恢复
- 慢性非特异性疼痛更为多变
  - 90% 的患者 3 个月后可恢复
  - 30%～40% 的患者会出现持续或复发性疼痛

治疗

- 预后、风险、并发症

- 保守治疗
  - 锻炼和调理身体
  - 非甾体类抗炎药
  - 经皮电刺激
  - 硬膜外类固醇注射
  - 阿片类药物
  - 非典型镇痛剂如抗抑郁药、抗癫痫药物与抗精神病药
- 有多种手术入路，没有统一的标准
  - 前路椎间盘切除，有 / 无融合
  - 半椎板切除术和椎间孔成形术
  - 人工颈椎间盘置换术
  - 椎体次全切除、植骨或多水平椎板切除来治疗脊髓型颈病

诊断思路

思考点

- 如果所有序列上硬膜外见低信号，则考虑 OPLL

影像解读要点

- 确定间盘突出的程度、大小、位置（中央、中央旁、外侧），对硬膜囊和脊髓的影响，有无椎间盘水平的游离体
- 轴位 T1WI+ 梯度回波 T2* 能更好地显示椎间盘轮廓及信号的改变
- FLAIR 对的脊髓异常信号不敏感，如挫伤、软化
  - 使用快速 STIR 序列及标准快速自旋回波 T2WI 来诊断脊髓病变

（苏美霞、彭洪娟 译）

参考文献

1. Mazas S et al: Cervical disc herniation: which surgery? Int Orthop. 43(4):761-6, 2019
2. Joaquim AF et al: Cervical spine surgery in professional athletes: a systematic review. Neurosurg Focus. 40(4):E10, 2016
3. Tetreault L et al: Degenerative cervical myelopathy: a spectrum of related disorders affecting the aging spine. Neurosurgery. 77 Suppl 4:S51-67, 2015
4. Boselie TF et al: Arthroplasty versus fusion in single-level cervical degenerative disc disease: a Cochrane review. Spine (Phila Pa 1976). 38(17):E1096-107, 2013
5. Lawrence BD et al: Surgical management of degenerative cervical myelopathy: a consensus statement. Spine (Phila Pa 1976). 38(22 Suppl 1):S171-2, 2013
6. Gebremariam L et al: Evaluation of treatment effectiveness for the herniated cervical disk: a systematic review". Spine (Phila Pa 1976). 37(2):E109-18, 2012
7. Jacobs W et al: Single or double-level anterior interbody fusion techniques for cervical degenerative disc disease. Cochrane Database Syst Rev. (1):CD004958, 2011
8. Riew KD et al: Cervical disc arthroplasty compared with arthrodesis for the treatment of myelopathy. J Bone Joint Surg Am. 90(11):2354-64, 2008
9. Abbed KM et al: Cervical radiculopathy: pathophysiology, presentation, and clinical evaluation. Neurosurgery. 60(1 Supp1 1):S28-34, 2007
10. Lee SH et al: Anterior minimally invasive approaches for the cervical spine. Orthop Clin North Am. 38(3):327-37; abstract v, 2007
11. Fardon DF et al: Nomenclature and classification of lumbar disc pathology. Recommendations of the Combined Task Forces of the North American Spine Society, American Society of Spine Radiology, and American Society of Neuroradiology. Spine (Phila Pa 1976). 26(5):E93-113, 2001

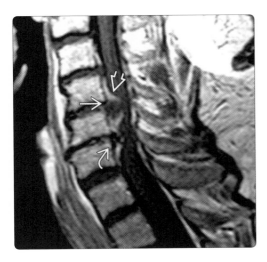

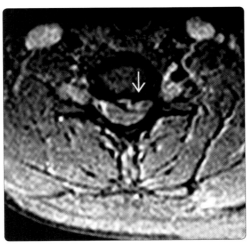

（左图）矢状位 T1WI C+MR 显示 C4/5 间盘突出（➡）压迫脊髓。较小的 C5/6 突出也压迫腹侧脊髓（➡）。周围强化（➡）与硬膜外神经丛和肉芽组织有关

（右图）轴位 T2*GRE MR 显示左侧突出（➡），压迫硬膜囊左侧及脊髓，向左侧椎间孔延伸

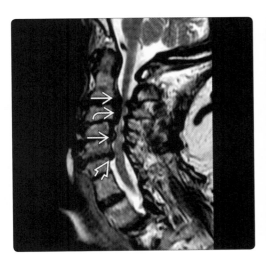

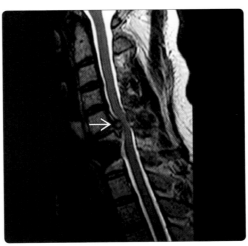

（左图）矢状 T2WI MR 示：多平面蛛网膜下腔严重狭窄，C4/5 水平脊髓 T2 信号异常，这是椎间盘突出（➡）、骨赘（➡）以及后纵韧带骨化（➡）多种原因造成的

（右图）矢状 T2WI 示：颈椎前路融合，C6/7 见金属伪影，C5/6 明显突出压迫腹侧脊髓（➡）

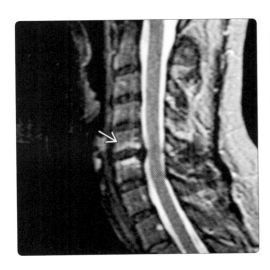

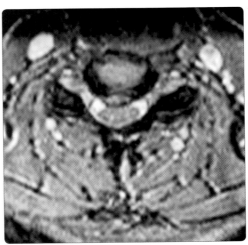

（左图）矢状 T2WI MR 示：C5/6（➡）水平小的中央型突出，未压迫硬膜囊，相应层面可见 I 型终板退行性改变，T2 为高信号

（右图）轴位 T2*GRE MR 示：局限性突出向后压迫脊髓，此突出部分小于 25% 椎间盘边缘

（**左图**）轴位 GRE MR 显示右侧椎间盘突出（➡）邻近脊髓前缘，在相应的 CT 检查中未显示钙化。低信号左侧突出（➡）在 CT 上有钙化

（**右图**）轴位平扫 CT（骨窗）显示位于左侧椎间盘突出（➡）内的小钙化病灶，在相应的 MR 上可以更好地识别。MR 上的右侧突出在这个水平上没有钙化，因此无法识别（➡）

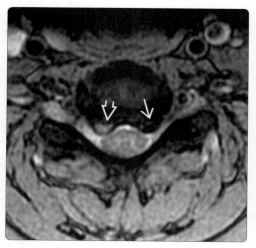
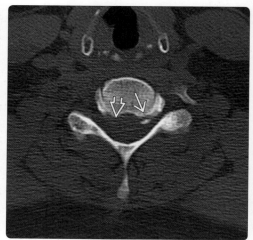

（**左图**）轴位 T2*GRE MR 显示左侧椎间盘明显突出，信号相对增高（➡），提示椎间盘软组织，或一处轻微钙化。轻微压迫脊髓

（**右图**）轴位平扫 CT（骨窗）显示左侧椎间盘突出底部的微小骨赘（➡）形成，在 MR 上也可显示

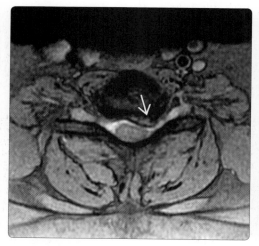
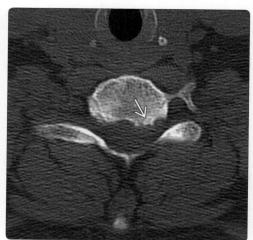

（**左图**）矢状位 T2 MR 显示 C3/4 水平（➡）明显的突出，严重压迫颈髓。C3/4 的脊髓 T2 高信号与骨髓软化症一致

（**右图**）矢状面平扫 CT（骨窗）显示 C3/4 水平的巨大椎间盘突出内广泛钙化（➡），硬膜囊间隙明显狭窄

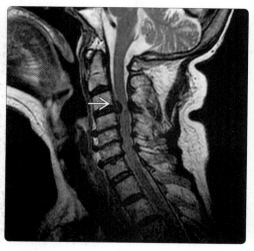
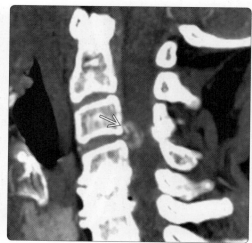

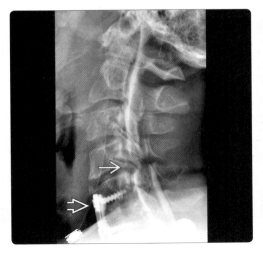

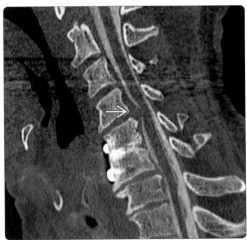

（左图）颈椎脊髓造影的侧位图显示，椎间盘突出导致腹侧硬膜外对比剂充盈缺损（➡）。在这个水平上蛛网膜下腔严重狭窄。该患者曾行颈椎前路椎间盘切除融合术（ACDF）（➡）

（右图）矢状位 CT 脊髓造影显示一个巨大的中央型椎间盘突出（➡），伴有轻度脊髓压迫。该患者 C5/6 处 ACDF 后有较好的融合

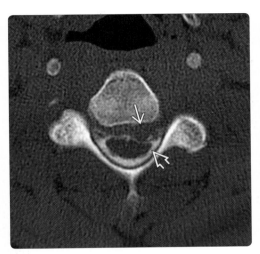

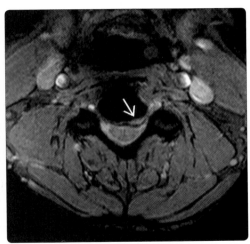

（左图）轴位 CT 脊髓造影显示左侧广基底的椎间盘突出（➡），硬膜囊下间隙消失，脊髓轻度受压（➡）

（右图）轴位 T2*GRE MR 显示左侧椎间盘突出（➡）为信号增强的广基底病灶，提示相关钙化或骨赘

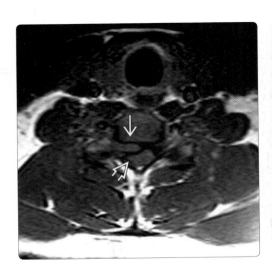

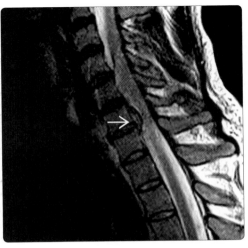

（左图）轴位 T1WI MR 显示巨大的椎间盘突出（➡），压迫右前外侧脊髓（➡）并延伸至右神经孔

（右图）矢状位 T2WI MR 显示 C6/7 椎间盘突出（➡），从椎间盘水平向头侧移位，提示有游离椎间盘碎片

影像学

- 椎管内小团状物质，与椎间盘相延续
  - 腹侧硬膜外
  - 上胸椎（T1-T3）少见
- 通过外周静脉注射对比剂，肉芽组织和扩张的硬膜外神经丛可显示为增强
  - 周边增强可能呈"被顶起的带状"或"帐篷状"改变

主要鉴别诊断

- 骨赘
  - 有锐利的边缘，不直接发生在椎间盘层面
- 肿瘤
  - 均匀强化
- 出血
  - 长条状，位于硬膜外间隙，靠后方
- 脓肿
  - 由于周边强化可能与大的椎间盘突出相似

临床信息

- 40 多岁
- 少见
- 胸椎椎间盘手术较少，占所有椎间盘手术的 1%~2%
- 脊椎软骨病史

诊断思路

- 钙化（65%）
- 多发椎间盘突出（14%）
- T2WI 是关键，因为 T1WI 上因钙化原因可能不能显示椎间盘突出
- 从 C2 和 L5 水平开始反复检查突出位置

（左图）矢状位 T2WI（左）和 T1WI（右）胸部 MR 图像显示巨大钙化的胸椎间盘突出（➡），严重压迫脊髓，脊髓向后移位。突出的椎间盘强化程度很小（➡）

（右图）轴位 CT（上）和 T2WI MR（下）图像显示一个巨大钙化的椎间盘突出（➡），明显压迫脊髓，脊髓向后和向右移位

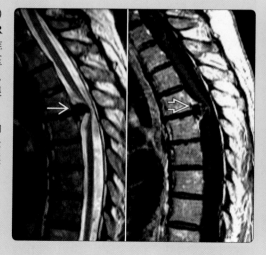
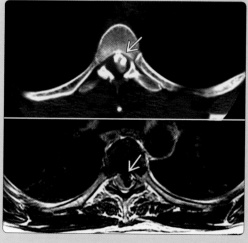

（左图）矢状 T2WI MR 示：下胸段椎间盘多发突出，严重压迫脊髓。胸椎间盘突出最常见于 T7-T12 水平

（右图）矢状 T1WI C+ MR 示：突出的间盘周围有明显增强，为"帐篷状"扩张的硬膜外神经丛和相关的肉芽组织强化

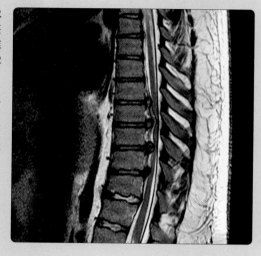
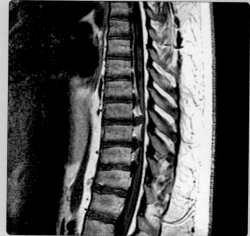

术语

缩略词

- 胸椎间盘突出症（TDH）

同义词

- 椎间盘突出，椎间盘脱出，椎间盘游离，椎间盘碎片
- 非标准：脱出，脱出的髓核（HNP），疝出
- 背侧椎间盘突出

定义

- 椎间盘局限性（<50% 盘圆周）超过椎体边缘

影像学

一般表现

- 最佳诊断依据
  - 椎管腹侧的小团状物，与椎间盘相连
- 部位
  - 腹侧硬膜外
  - T6-T11 最常见
  - 上胸椎（T1-T3）少见
- 大小：多样，可变
- 形态
  - 突出
    - 椎间盘突出，与椎间盘广基底相连
    - 在任何平面突出椎间盘的最大直径大于同平面正常椎间盘的直径
    - 局限性突出：小于椎间盘圆周的 25%
  - 脱出
    - 是指突出的部分与椎间盘相连处狭窄甚至不相连
    - 任何平面突出间盘的最大直径均大于同平面正常间盘的直径
    - 椎间盘脱出或游离：与椎间盘不相连
    - 移位：移位的椎间盘从突出部位脱出，无论是否与椎间盘不相连
  - 椎体内突出（许莫氏结节）

CT 表现

- CT 平扫
  - 腹侧硬膜外软组织密度凸向椎管内，与椎管盘相连
  - 压迫神经根和硬膜囊
  - 可以完全或部分钙化

MR 表现

- T1WI
  - 相对于椎间盘，表现为等低信号
  - 如果有钙化或真空现象则显示为低信号
  - 若病变信号非常低，只能通过压迫脊髓的间接征象推断有间盘突出
- T2WI
  - 因水合状态的不同，以及钙化的存在与否，导致信号多样
- STIR
  - 因水合状态的不同，以及钙化的存在与否，导致信号多样
- T2*GRE
  - 信号多样，反映了椎间盘中的水（高信号）或钙化（低信号）
- T1WI C+
  - 椎间盘无增强
  - 由于肉芽组织的形成及硬膜外神经丛的扩张，静脉注射对比剂后，外周可增强。
  - 周边增强可能呈"被顶起的带状"或"帐篷状"

非血管性介入

- 脊髓造影
  - 椎间盘水平硬膜囊充盈缺损
  - 消失或被阻断的神经根
  - 脊髓移位或受压

影像成像方法

- 最佳成像方法
  - MR
- 成像建议
  - 矢状位、轴位 T1WI 和 T2WI；如果无法鉴别肿瘤或者感染，需行增强扫描

鉴别诊断

骨赘

- 有锐利的边缘，不直接发生在椎间盘层面
- 因含黄骨髓，T1WI 信号增高

肿瘤

- 均匀强化
- 病变部位不在椎间盘层面
- 不规则浸润

出血

- 长条状，位于硬膜外间隙，靠后方
- T1WI 上，超急性期呈等信号，亚急性期呈高信号

脓肿

- 由于周边强化，可能与大的椎间盘突出表现相似
- T2WI 呈高信号
- 伴发终板破坏及椎间隙感染相关的骨髓炎

病理学

一般表现

- 病因学
  - 纤维环退行性撕裂
  - 创伤病史（37%）
  - 椎间盘通过裂口向外突出
  - 突出可与薄弱的纤维韧带复合体相连
- 遗传学
  - 先天胶原蛋白脆弱可诱发椎间盘退变性变
- 伴发异常
  - 脊柱的椎间盘退变征象

- 椎间盘高度减低 / 椎间隙变窄
- 椎间盘信号，T2WI 信号减低
- 真空现象
- Scheuermann 终板形态不规则
- 终板在间盘突出方向的线性重构
  - 其他胸椎水平的椎间盘膨出或脱离
- 突出的间盘由髓核碎片、纤维环、软骨、游离骨赘组成

大体病理及手术所见

- 髓核
  - 含水量高、含胶原纤维少的胶原物质
  - 随着年龄的增长水分含量减少
- 纤维环
  - 纤维软骨，呈同心圆状的纤维及胶原物质

镜下所见

- 退变可见髓核裂隙、终板碎片、肉芽组织、增厚的骨小梁

临床信息

临床表现

- 最常见的症状
  - 症状多样
  - 疼痛：轴性疼痛，局限性或神经根性疼痛（76%）
  - 脊髓病变
    - 运动障碍（60%）
    - 反射亢进，痉挛（58%）
    - 感觉障碍（61%）
    - 膀胱功能障碍（24%）
  - 其他症状 / 体征
    - 少见病例可出现腹部疼痛
- 临床资料
  - 首发于 40~50 岁
  - 继发于外伤
  - 有 Scheuermann 病史

人口统计学

- 年龄：成年人
- 性别：男 = 女
- 流行病学
  - 少见
  - 估计每 1000 例椎间盘突出患者中有 2~3 例发生于胸椎
  - 每年每百万人口中发生 1 例

转归与预后

- 无症状人群
  - 胸椎间盘突出症（37%）
- 胸椎间盘突出症患者
  - 像颈椎和腰椎椎间盘突出一样，多数没有严重的神经损伤
  - 20%~30% 的患者可能需要外科手术
  - 较小的突出（椎管狭窄程度 <10%）其程度相对稳定，基本无症状

- 较大的突出（椎管狭窄程度 >20%）也会逐渐减轻
- 可能多水平发生

治疗

- 预后、风险、并发症
  - 胸椎椎间盘突出较少手术，仅占 1%~2%
  - 顽固性疼痛和神经功能障碍需要手术治疗
  - 各种手术入路
    - 经胸廓
    - 经小关节间隙
    - 侧方肋骨胸椎骨横突切除术
    - 经椎弓根
  - 胸椎手术失败的原因
    - 判断水平失误
    - 脊髓损伤、血管损伤
    - 遗漏移位的椎间盘碎片
    - 遗漏硬膜内突出的椎间盘
    - 手术中视野局限

诊断思路

思考点

- 钙化（65%）
- 多发突出（14%）
- 硬膜内椎间盘突出症（7%）

影像解读要点

- T2WI 非常重要，因为椎间盘突出在 T1WI 上可能由于钙化而无法显示
- 从 C2 和 L5 水平依次反复观察椎间盘突出
- 轴位 T1WI 及梯度回波 T2* 能更好地确定椎间盘轮廓及信号的改变

（苏美霞、彭洪娟 译）

参考文献

1. Mazas S et al: Cervical disc herniation: which surgery? Int Orthop. 43(4):761-6, 2019
2. Joaquim AF et al: Cervical spine surgery in professional athletes: a systematic review. Neurosurg Focus. 40(4):E10, 2016
3. Tetreault L et al: Degenerative cervical myelopathy: a spectrum of related disorders affecting the aging spine. Neurosurgery. 77 Suppl 4:S51-67, 2015
4. Boselie TF et al: Arthroplasty versus fusion in single-level cervical degenerative disc disease: a Cochrane review. Spine (Phila Pa 1976). 38(17):E1096-107, 2013
5. Lawrence BD et al: Surgical management of degenerative cervical myelopathy: a consensus statement. Spine (Phila Pa 1976). 38(22 Suppl 1):S171-2, 2013
6. Gebremariam L et al: Evaluation of treatment effectiveness for the herniated cervical disk: a systematic review". Spine (Phila Pa 1976). 37(2):E109-18, 2012
7. Jacobs W et al: Single or double-level anterior interbody fusion techniques for cervical degenerative disc disease. Cochrane Database Syst Rev. (1):CD004958, 2011
8. Riew KD et al: Cervical disc arthroplasty compared with arthrodesis for the treatment of myelopathy. J Bone Joint Surg Am. 90(11):2354-64, 2008
9. Abbed KM et al: Cervical radiculopathy: pathophysiology, presentation, and clinical evaluation. Neurosurgery. 60(1 Supp1 1):S28-34, 2007
10. Lee SH et al: Anterior minimally invasive approaches for the cervical spine. Orthop Clin North Am. 38(3):327-37; abstract v, 2007
11. Fardon DF et al: Nomenclature and classification of lumbar disc pathology. Recommendations of the Combined Task Forces of the North American Spine Society, American Society of Spine Radiology, and American Society of Neuroradiology. Spine (Phila Pa 1976). 26(5):E93-113, 2001

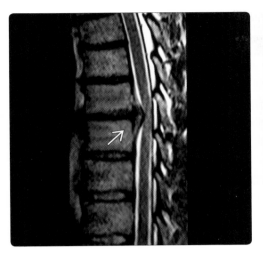

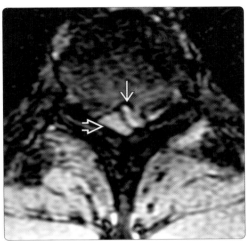

（左图）矢状位 T2WI MR 示：胸椎间盘巨大向后突出压迫脊髓前索（➡）。移位的后纵韧带和静脉造成斜线样边界

（右图）轴位 T2*CRE MR 示：上胸椎一处巨大的间盘突出（➡），左外侧胸髓受压（➡）

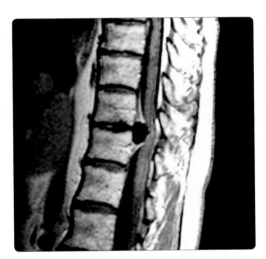

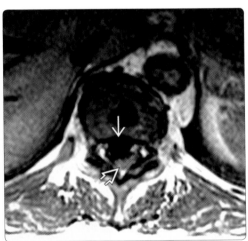

（左图）矢状位强化 T1WI MR 显示，椎间隙后方延续的大片低信号，反映了钙化的椎间盘脱出。突出的椎间盘硬膜外静脉扩张呈"帐篷样"突出

（右图）轴位 T1WI C+ MR 示：压迫胸髓腹侧（➡）的硬膜外钙化为低信号（➡）

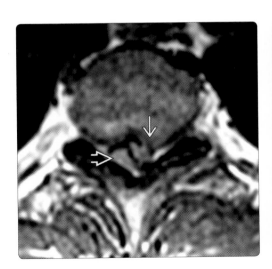

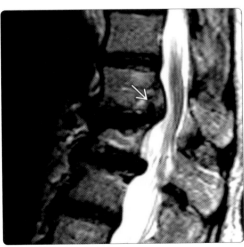

（左图）轴位 T1WI MR 显示左侧巨大脱出（➡）严重压迫胸髓左侧（➡）

（右图）矢状 T2WI 示：T10 椎体后缘脱出的间盘呈中等信号（➡）

术语

- 椎间盘局限性（＜25% 盘圆周）超过椎体边缘
- 突出
  - 突出部分与椎间盘宽基底相连
- 脱出
  - 突出部分与椎间盘相连处狭窄甚至不相连
- 游离，与椎间盘不相连

影像学

- 硬膜外前方占位与延伸至椎管的椎间盘间隙相邻
- 轴位：中央型、关节下（侧隐窝）型、椎间孔型或椎间孔外（远外侧）型
- 矢状位：椎间盘水平、椎弓根下水平、椎弓根水平、椎弓根上水平
- 与椎间盘相连的物质突出到椎管内前硬膜外间隙

主要鉴别诊断

- 硬膜外纤维化
- 硬膜外脓肿
- 硬膜外转移瘤
- 神经鞘瘤

临床信息

- 腰痛
- 神经根型：下肢后外侧放射痛
  - 直腿抬高试验阳性（Lasegues 征）
  - 马尾神经综合征
- 背部疼痛 ± 神经根症状会在 6~8 周内缓解
- 治疗
  - 保守治疗
  - 微创技术（多样）
  - 标准的开放技术，如椎间盘切开/切除术
    - 成功率 ≥90%

（左图）大的复发性椎间盘突出症的图像显示，髓核（→）通过后纤维环的大范围缺损（⇒）移位，腹侧硬膜囊间隙消失，硬膜囊内神经根移位

（右图）矢状位 T1 MR 显示 L5/S1 水平的巨大椎间盘脱出（→），其中较大部分组织向 L4/5 水平移位（⇒）。巨大的突出压迫使硬膜囊几乎完全消失

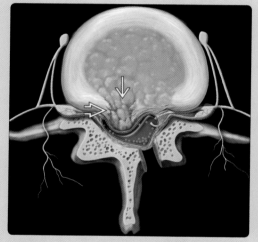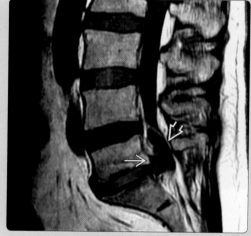

（左图）矢状位 T2 TSE 显示 L5/S1 水平的椎间盘有一个巨大的脱出，其中一个分离的成分（游离碎片）（→）向上移动

（右图）轴位 T2WI MR 显示椎间盘中央和左侧巨大突出（→），硬膜囊明显消失（⇒）。椎间盘突出延伸到左侧神经孔（⇒）

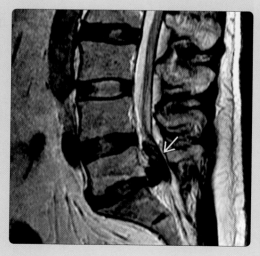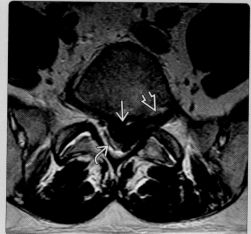

术语

同义词

- 非标准：髓核突出，椎间盘滑脱或脱出

定义

- 局限性（＜25% 盘圆周）超过椎间盘空间范围
- 突出
  - 突出部分与椎间盘广基底相连
    - 在任意平面突出椎间盘的最大径 ≤ 同层面基底部的直径
- 脱出
  - 椎间盘突出有窄基底或无基底
    - 在任意平面间盘突出的最大径 ＞ 同层面基底部的直径
- 游离：游离的片段
  - 脱出的间盘与椎间盘不相连
- 间盘移位
  - 间盘碎片脱离椎间盘所在位置
  - 无论是否相连续
- 椎体内突出：许莫氏结节（终板疝）

影像学

一般表现

- 最佳诊断依据
  - 腹侧硬膜外突入到椎管内的物质，与椎间盘相连
- 部位
  - 最常见于：L4/5、L5/S1
    - 约占腰椎间盘突出的 90%
  - 轴位图像
    - 中央型、关节下（侧隐窝）型、椎间孔型、椎间孔外（远外侧）型
  - 矢状面
    - 椎间盘水平、椎弓根下水平、椎弓根水平、椎弓根上水平
- 大小
  - 多样
- 形态
  - 局限性突出：小于椎间盘圆周的 25%
  - 非标准：广基底指大于椎间盘圆周的 25% 但小于 50%（与不对称膨出命名重叠）

CT 表现

- CT 平扫
  - 硬膜外前方的软组织密度
    - 压迫神经根和硬膜囊

MR 表现

- T1WI
  - 相较于椎间盘为等信号
- T2WI
  - 等至高信号
    - 取决于椎间盘含水程度
- T1WI C+
  - 周边强化
    - 注射对比剂 30 分钟后呈弥漫性增强
- 不同程度的神经根受压和中央管狭窄
  - 由于静脉淤血 ± 炎症，神经根强化
- 椎间盘信号减低，高度减低 / 椎间隙变窄

非血管性介入

- 脊髓造影
  - 硬膜外占位，压迫硬膜囊和神经根鞘

其他影像学表现

- 椎间盘造影术
  - 疼痛反应
    - 无疼痛，不同程度的疼痛，相同的疼痛，确切的疼痛
    - 加压产生确切疼痛时的阳性反应（椎间盘症状）
  - 对比剂超出纤维环边界
    - 5 级（Schellhas）
    - 全层撕裂

影像成像方法

- 最佳成像方法
  - MR：矢状位和轴位 T2WI 及 T1WI
- 成像建议
  - 术后患者应行增强扫描
    - 区别椎间盘突出与复发的瘢痕组织

鉴别诊断

硬膜外纤维化

- 早期呈均匀性强化
- 位于硬膜囊和神经根周围

硬膜外脓肿

- 寻找椎间盘炎和骨髓炎信息
- 周边强化

硬膜外转移瘤

- 骨受累
- 硬膜外头尾方向范围较长
- 周边延伸

神经鞘瘤

- 明显的增强
- 15% 呈哑铃形

病理学

一般表现

- 病因学
  - 环境因素
    - 重体力劳动
    - 扭伤
    - 屈伸
    - 急性创伤
  - 反复微创

- 边缘病变：外层纤维环边缘附着处的水平撕裂
  - 终板分离→椎间盘营养供应中断
- 髓核水含量降低
- 纤维环受力不均
  - 同心圆状纤维撕裂→放射状撕裂→椎间盘突出症
- 遗传学
  - 与腰椎间盘退变相关的基因变异
    - 胶原蛋白IX和XI基因
    - 维生素 D 受体基因
    - 聚集蛋白聚糖基因
- 伴发异常
  - 突出椎间盘下方的椎体改变
  - 邻近间盘的退变、突出和相邻椎体的融合
  - 脊柱侧弯
- 解剖
  - 中央髓核
    - 减震
    - 蛋白多糖和黏多糖
    - 水含量高
  - 移行区
  - 外周纤维环
    - 抗拉强度
    - 外周区：呈同心圆状的致密胶原纤维
    - 内侧区：纤维软骨

镜下所见

- 退变可见髓核、纤维、软骨组织、骨赘骨碎片的复合物

临床信息

临床表现

- 最常见的症状
  - 神经根型腰椎病：下肢后外侧放射痛
  - 其他体征 / 症状
    - 腰痛
    - 直腿抬高试验阳性（Lasegues 征）
    - 马尾神经综合征
- 临床资料
  - 腰椎前屈时症状更明显
    - 坐位、弯腰
    - 髓核内压力增加
  - 腹压增高疼痛加重
    - 咳嗽、打喷嚏
  - 平躺时疼痛缓解

人口统计学

- 年龄
  - 30～60 岁：平均为 40 岁
  - 随着年龄的增加，椎间盘突出位置逐渐移向头侧
- 性别：男性略多
- 流行病学
  - 高达 1/3 的成年人有无症状腰椎间盘突出

转归与预后

- 背部疼痛 ± 神经根症状会在 6～8 周内缓解
  - 单纯保守治疗
  - 约 90% 的患者会 6～8 周内缓解：70% 在头 4 周内缓解
- 5% 的椎间盘突出可复发

治疗

- 保守治疗
  - NSAIDs
  - 物理治疗
  - 硬膜外注射：可的松 ± 利多卡因
- 木瓜凝乳蛋白酶溶解
  - 因有并发症，很少使用
  - 并发症的发生率为 3.7%（椎间盘炎）
  - 作为安慰剂使用
- 手术适应证
  - 顽固性疼痛
  - 马尾神经综合征
  - 渐进性神经功能缺损
- 手术
  - 微创技术（多种术式）
    - 经皮椎间盘旋切减压术（dekompressor）、经皮腰椎间盘摘除术、激光椎间盘切除术
    - 经皮内窥镜下腰椎间盘摘除术
  - 标准开放术式，如椎板切开 / 椎间盘切除术
    - 成功率 ≥ 90%
    - 5% 腰椎手术失败综合征（"failed back"syndrome）

诊断思路

影像解读要点

- 最佳成像方位是矢状位，可显示突出和硬膜囊受压
  - 由于局灶性膨胀而呈"蘑菇形"改变

（苏美霞、彭洪娟 译）

参考文献

1. Carlson BB et al: Lumbar disc herniation: what has the Spine Patient Outcomes Research Trial taught us? Int Orthop. 43(4):853-9, 2019
2. Clark R et al: Surgical management of lumbar radiculopathy: a systematic review. J Gen Intern Med. 35(3):855-64, 2019
3. Marcia S et al: Image-guided percutaneous treatment of lumbar stenosis and disc degeneration. Neuroimaging Clin N Am. 29(4):563-80, 2019
4. El Barzouhi A et al: Reliability of gadolinium-enhanced magnetic resonance imaging findings and their correlation with clinical outcome in patients with sciatica. Spine J. 14(11):2598-60, 2014
5. Fardon DF et al: Lumbar disc nomenclature: version 2.0. spine J. 14(11):2525-45, 2014
6. el Barzouhi A et al: Magnetic resonance imaging in follow-up assessment of sciatica. N Engl J Med. 368(11):999-1007, 2013
7. Watters WC 3rd et al: An evidence-based review of the literature on the consequences of conservative versus aggressive discectomy for the treatment of primary disc herniation with radiculopathy. Spine J. 9(3):240-57, 2009
8. van den Hout WB et al: Prolonged conservative care versus early surgery in patients with sciatica from lumbar disc herniation: cost utility analysis alongside a randomised controlled trial. BMJ. 336(7657):1351-4, 2008
9. Weinstein JN et al: Surgical versus nonoperative treatment for lumbar disc herniation: four-year results for the Spine Patient Outcomes Research Trial (SPORT). Spine (Phila Pa 1976). 33(25):2789-800, 2008
10. Ito T et al: Types of lumbar herniated disc and clinical course. Spine. 26(6):648-51, 2001

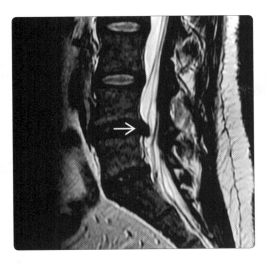
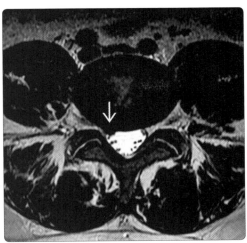

（左图）矢状位 T2WI MR 显示 L4/5 有舌状椎间盘脱出（➡）。突出椎间盘的最大高度与其底部相同，因此突出是正确的术语

（右图）轴位 T2WI MR 显示右侧 L4/5 水平椎间盘小的局灶性突出，延伸至右 L5 神经根区（➡）

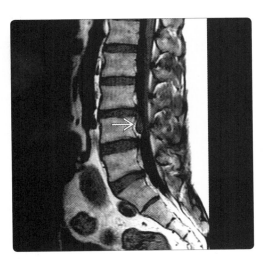
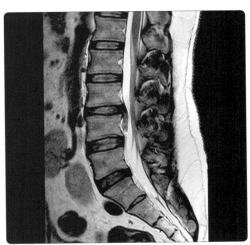

（左图）矢状位 T1WI MR 显示 L3/4 水平的巨大脱出，碎片下移至 L4 水平（➡），与脱离的椎间盘（游离碎片）一致

（右图）矢状位 T2WI MR 显示一个相对低信号的巨大椎间盘脱出，向下移位。腹侧硬膜囊受压间隙消失

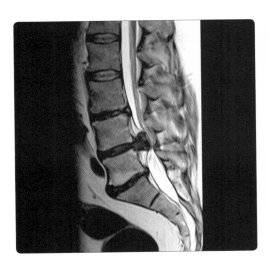
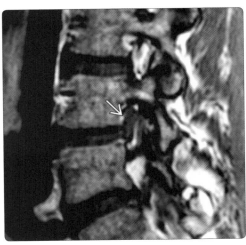

（左图）矢状位 T2WI MR 显示 L4/5 水平巨大的突出（➡），压迫硬膜囊，间隙消失，同水平马尾严重受压。L3/4 和 L5/S1 也存在较小的突出

（右图）矢状位 T1WI MR 显示 L4/5 椎间盘突出，压迫神经周围脂肪。L4 神经根走行改变

（左图）矢状位 T1WI MR 显示 L2/3 水平椎间盘突出，腹侧硬膜囊间隙受压（➡）。椎间盘组织在上方和下方均有延伸

（右图）矢状位 T2WI MR 显示 L2/3 椎间盘突出（➡）。注意蘑菇状或牙膏状突出物的外观，底部小于延伸至硬膜外腔的部分。L5/S1 可见终板脂肪变性

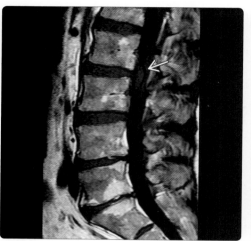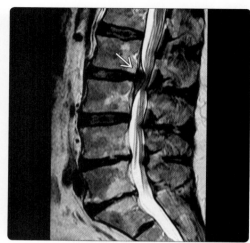

（左图）矢状位 T2WI MR 显示左侧巨大脱出，并从 L4/5 水平向下移位（➡）

（右图）矢状位术后增强 MR 显示，从 L4/5 延伸至圆锥水平（➡）的单个神经根的背侧和腹侧部分明显增强。单神经根强化不常见，但通常与椎间盘突出和神经根受压有关，这是由于神经根炎或根静脉充血所致

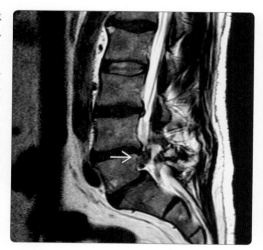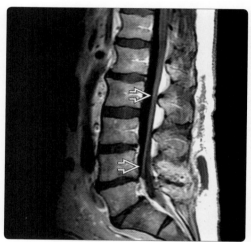

（左图）矢状位 T2WI MR 显示椎间盘囊肿的发展演变。最初的 MR 显示 L5/S1 椎间盘脱出，向 S1 椎体后上方下移（➡）

（右图）矢状位 T2WI MR 显示椎间盘囊肿的发展演变，明确的液体信号强度已取代最初的椎间盘突出信号（➡）。这一变化可能反映了先前与椎间盘突出症相关的出血的消退

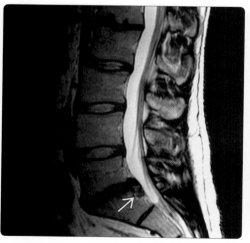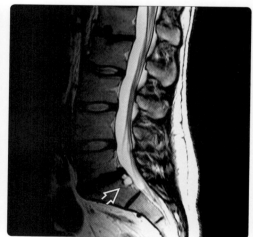

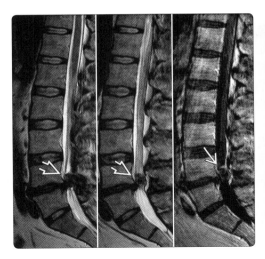

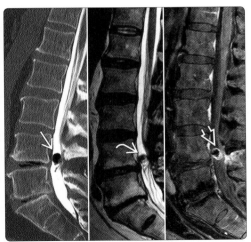

（左图）矢状位 T2（左、中）和 T1 C+（右）MR 经手术证实的硬膜内椎间盘突出（➡）显示为一个大的低信号圆形占位，周边弱强化（➡）。这一发现是非特异性的，但这些信号特征应该考虑椎间盘突出

（右图）矢状位 CT 脊髓造影图（左）、T2（中）和 T1 C+（右）MR 显示硬膜内气体（➡）在 MR 上呈极低的信号（➡），周围有轻微强化（➡），本例为椎间盘突出的硬膜内迁移

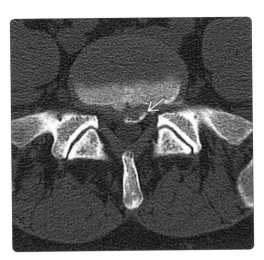

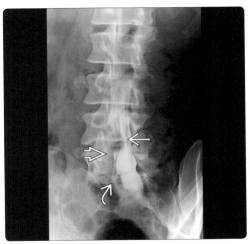

（左图）穿过 L5/S1 水平的轴位 NECT 显示中等大小的中央型椎间盘突出的部分钙化（➡）

（右图）脊髓造影显示，左侧 L4/5 对比剂存在硬膜外缺损（➡），左侧 L5 根切断，正常应该在 L5 椎弓根下方可见（➡）。注意正常的 S1 神经根（➡）

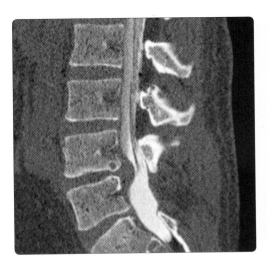

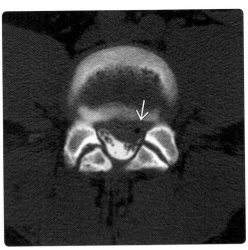

（左图）脊髓造影后的矢状面 CECT 显示 L4/5 水平的大椎间盘突出，使腹侧硬膜囊间隙消失，在对比剂造影中被视为非特异性硬膜外缺损

（右图）脊髓造影后的轴位 CECT 显示巨大的椎间盘突出，使腹侧硬膜囊间隙消失，并向左侧偏心延伸。由于椎间盘退行性变的真空现象，椎间盘突出内有一小部分气体（➡）

术语
- 椎间孔内椎间盘突出
- 椎间盘突入椎间孔

影像学
- 矢状位显示椎间孔内神经周围脂肪消失
- 软组织肿块和椎间盘相连
- 相对于椎间盘 T1WI 上呈等信号
- T2W1 上信号呈等、低或高信号
- 边缘可有强化
- 脊髓造影中常漏诊

主要鉴别诊断
- 神经鞘瘤

- 脊神经根憩室
- 较大的小关节骨赘

临床信息
- 可以稳定存在或自发缓解
- 严重的神经根性疼痛
- 在狭窄的神经根通道内产生占位效应
- 占所有椎间盘突出症的 5% ~ 10%
- 手术
  - 6~8 周的保守治疗失败后；进一步的损伤
  - 椎板间入路行部分内侧小关节切除术
  - 内镜下外侧入路较常用，但和开放手术相比效果相当

（左图）轴位 T1WI MR 示 L4/5 水平椎间盘向右外侧及椎间孔内突出（➡）。突出的椎间盘侵犯到椎间孔的外侧并延伸到神经节水平

（右图）轴位 T2WI MR 示 L4/5 水平椎间盘向右外侧及椎间孔内突出（➡），并且和椎旁软组织的信号相当。腰大肌轻度向外侧移位

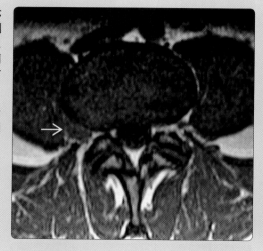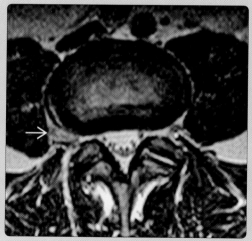

（左图）轴位 T1WI MR 示 L4/5 水平左侧椎间孔椎间盘突出（➡），在神经节水平与左 L4 神经根相接触（➡）

（右图）矢状位 T1WI MR 显示 L5/S1 椎间孔内椎间盘突出（➡），并压迫 L5 神经根使其向上方移位（➡）

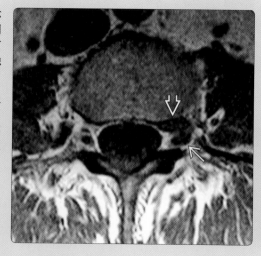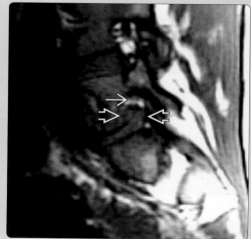

术语

同义词

- 外侧 / 极外侧椎间盘突出
- 非标准：外侧或椎间孔椎间盘突出（herniated nucleus pulposus, HNP）

定义

- 椎间孔内椎间盘突出
- 极外侧突出指椎间孔外侧椎间盘突出

影像学

一般表现

- 最佳诊断依据
  - 矢状位显示椎间孔内神经周围脂肪消失
    - 软组织肿块和椎间盘相连
- 部位
  - 腰椎：L3/4 和 L4/5 最常见
  - 颈椎：C5/6 和 C6/7 最常见
  - 胸椎：少见
    - 胸椎间盘突出发生率：3/1000
- 大小：受椎间孔限制
- 形态
  - 典型的"蘑菇征"
    - 矢状位上局限于椎间孔内

X 线表现

- 平片
  - 非特异性的退行性改变
    - 椎间隙变窄，终板硬化，小关节增生
    - 不能直接看到突出的椎间盘

CT 表现

- CT 平扫
  - 椎间孔软组织肿块
    - 和椎间盘密度相当
  - 椎间孔无扩大
- 强化 CT：可看到边缘强化
- 骨窗 CT：同 X 线表现；非特异性退行性改变

MR 表现

- T1WI：等信号
- T2WI
  - 等、低或高信号
    - 取决于其水合状态
- T1W1 C+
  - 边缘可有强化
  - 神经根不同程度受压
    - 接触，移位，变平
    - 神经根会有强化
      - 静脉充血 ± 炎性反应
  - 轴位显示椎间孔外结构较佳
    - 可能累及相邻的神经根

- 椎间隙变窄
- 终板退行性改变

非血管性介入

- 脊髓造影
  - 脊髓造影往往不能显示椎间孔型间盘突出
  - 敏感性 <13%
  - 脊髓造影后 CT 检查可提高敏感性

核医学表现

- 骨扫描
  - 作用有限
    - 终板和小关节对放射示踪剂有摄取

其他影像学检查

- 椎间盘造影
  - 造影剂外溢到椎间孔和椎间孔外的空间
    - 无创性

影像成像方法

- 最佳成像方法
  - 磁共振矢状位和轴位 T1WI 和 T2WI

鉴别诊断

神经鞘瘤

- 慢性重塑作用引起椎间孔扩大
- 轴位呈"哑铃征"
  - 15% 的神经鞘瘤有此征象
- 增强后弥漫性强化
  - 坏死部分无强化

脊神经根憩室

- 所有序列上呈脑脊液信号强度
- 无强化
- 脊髓造影时变得不透明呈磨玻璃样改变
- 椎间孔扩大

较大的小关节骨赘

- T1WI 和 T2WI 呈低信号
- 和小关节相延续
- 在椎间孔的头侧和后部
- CT 呈骨密度

终板骨赘

- 常伴有椎间盘突出
- 和终板相延续
- T1WI 和 T2WI 呈低信号
- 可以看到骨髓信号

病理学

一般表现

- 病因学
  - 环境因素：干重活、摔跤、屈伸、侧弯、急性创伤
  - 年龄
  - 不良姿势
  - 反复的微创伤

- – 终板损伤
- – 边缘损伤：外侧纤维环和环状骨边缘连接处的水平撕裂
  - ○ 椎间盘营养供应的中断
  - ○ 髓核水含量的下降
    - – 蛋白多糖被纤维软骨和纤维环替代
    - – 强度增加
    - – 椎间盘内压力降低
  - ○ 无效缓冲
  - ○ 纤维环受力分布不均
    - – 同心圆状 ± 放射状撕裂导致椎间盘突出
- 遗传学
  - ○ 遗传易感性
    - – 如果有阳性家族史
- 伴发异常
  - ○ 脊柱滑脱
  - ○ 脊柱侧弯
  - ○ 解剖
    - – 中央髓核
      - □ 蛋白多糖和氨基聚糖
      - □ 高含水量
      - □ 水含量随着年龄下降
      - □ 无血管
    - – 外周纤维环
      - □ 具有拉伸强度
      - □ 外层胶原纤维呈同心圆状板层排列
      - □ 内层纤维软骨

镜下所见

- 纤维环黏液瘤样退变
- 由髓核、纤维环碎片、软骨和零散的骨赘构成

临床信息

临床表现

- 常见体征 / 症状
  - ○ 严重的放射性疼痛
    - – 与其他类型突出相比症状更严重
    - – 在狭窄的神经根通道内产生占位效应
    - – 腰椎：25% 坐骨神经性疼痛和 75% 股神经性疼痛
  - ○ 其他症状 / 体征
    - – 肌无力
    - – 股牵拉试验阳性
- 临床资料
  - ○ 侧弯、坐立或腹内压增加会加重疼痛
  - ○ 髋和膝关节屈位休息可缓解疼痛

人口统计学

- 年龄
  - ○ 50～70 岁
    - – 比后外侧突出患者年龄要大
- 性别：无性别差异

- 种族：无种族差异
- 流行病学
  - ○ 不常见
    - – 占所有椎间盘突出症的 5%～10%

转归与预后

- 可以稳定或自发缓解
- 保守治疗可得到较好效果

治疗

- 保守治疗
  - ○ 没有或轻微的神经功能障碍
  - ○ NSAIDs
  - ○ 物理治疗
  - ○ 选择性神经根阻滞
    - – 可的松 ± 利多卡因
    - – 1 年后 60%～80% 的患者无症状
- 手术
  - ○ 指征
    - – 6～8 周保守治疗失败；进行性加重
  - ○ 腰椎
    - – 椎板间入路行部分小关节切除术
    - – 峡部开窗术保留小关节完整性
    - – 内镜下外侧入路较常用，但和开放手术效果相当
  - ○ 颈椎
    - – 前路或后路
    - – 椎板切除术 - 椎间孔切开术
    - – 椎间盘切除术；内固定

诊断思路

影像解读要点

- 矢状位寻找椎间孔占位和椎间盘相延续的线索

（苏美霞、彭洪娟 译）

参考文献

1. Fiorenza V et al: Percutaneous endoscopic transforaminal outside-in outside technique for foraminal and extraforaminal lumbar disc herniations-operative technique. World Neurosurg. 130:244-53, 2019

2. Lofrese G et al: Surgical treatment of intraforaminal/extraforaminal lumbar disc herniations: many approaches for few surgical routes. Acta Neurochir (Wien). 159(7):1273-81, 2017

3. Daghighi MH et al: Migration patterns of herniated disc fragments: a study on 1,020 patients with extruded lumbar disc herniation. Spine J. 14(9):1970-7, 2014

4. Fardon DF et al: Lumbar disc nomenclature: version 2.0: recommendations of the combined task forces of the North American Spine Society, the American Society of Spine Radiology, and the American Society of Neuroradiology. Spine (Phila Pa 1976). 39(24):E1448-65, 2014

5. Yoshimoto M et al: Microendoscopic discectomy for far lateral lumbar disk herniation: less surgical invasiveness and minimum 2-year follow-up results. J Spinal Disord Tech. 27(1):E1-7, 2014

6. Kotil K et al: A minimally invasive transmuscular approach to far-lateral L5-S1 level disc herniations: a prospective study. J Spinal Disord Tech. 20(2):132-8, 2007

7. Sasani M et al: Percutaneous endoscopic discectomy for far lateral lumbar disc herniations: prospective study and outcome of 66 patients. Minim Invasive Neurosurg. 50(2):91-7, 2007

8. Chang SB et al: Risk factor for unsatisfactory outcome after lumbar foraminal and far lateral microdecompression. Spine (Phila Pa 1976). 31(10):1163-7, 2006

9. Ashkenazi E et al: Foraminal herniation of a lumbar disc mimicking neurinoma on CT and MR imaging. J Spinal Disord. 10(5):448-50, 1997

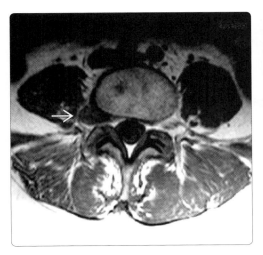

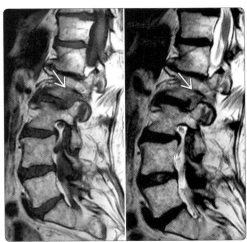

（左图）轴位 T1WI MR 显示一个巨大的软组织病变，与 L4/5 椎间盘边缘相邻，延伸至右椎间孔和外侧软组织内（➡）

（右图）矢状位 T1WI（左）和 T2WI（右）腰椎 MR 图像显示一个巨大的椎间孔内疝，充满 L2/3 椎间孔（➡），神经根模糊。突出物在 T1WI 上与椎间盘接近等信号，但在 T2WI 上信号增高，这是椎间盘突出的典型表现

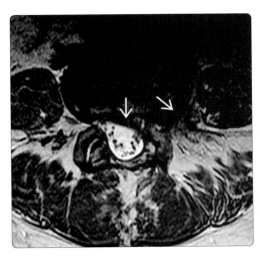

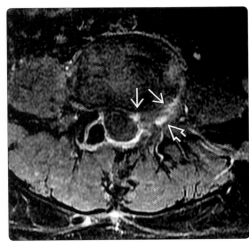

（左图）轴位 T2WI MR 示一术后患者广基底的椎间盘突出（➡），从中线左旁向左侧椎间孔延伸

（右图）轴位 T1WIC+ MRI 示复发性椎间孔型椎间盘突出；左侧椎间孔区突出间盘（➡）周围见轻度强化高信号（➡）

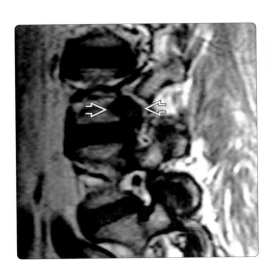

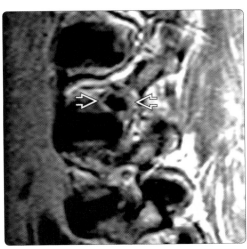

（左图）矢状位 T1WI MR 示 L4/5 水平大的突出（➡）完全充满椎间孔并脂肪信号消失。L4 神经根分辨不清

（右图）矢状位 T1WI C+ MR 显示 L4/5 水平椎间孔内椎间盘突出并伴周围强化高信号（➡）

要 点

术语
- 小关节病，小关节退行性疾病，退行性骨关节病

影像学
- 小关节骨质增生侵犯椎间孔并关节间隙变窄
- 小关节骨赘导致椎间孔狭窄
- 小关节外观呈"蘑菇帽"形
- 关节间隙狭窄伴硬化、骨质致密化
- 关节内积气（"真空现象"）
- 小关节周围炎性软组织可见强化
- 关节间隙狭窄，关节软骨变薄
- 小关节积液表现为线样高信号

主要鉴别诊断
- 化脓性小关节炎

- 滑膜囊肿
- 小关节骨折愈合
- 炎症性关节炎
- Paget 病
- 骨化性肌炎
- 转移瘤

临床信息
- 疼痛常在休息时加重，运动后疼痛得到缓解
- 小关节退变程度和疼痛的持续时间 / 严重程度相关性不大

诊断思路
- 薄层 CT 可以显示细节
- T2* 图像会过度评估椎间孔或椎管狭窄程度

（左图）侧位片显示 C2/3 水平小关节严重的增生性退行性关节病（➡），关节突明显增生

（右图）轴位 CT 平扫显示右侧小关节严重的退行性关节病

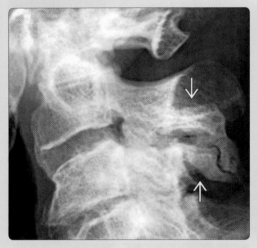
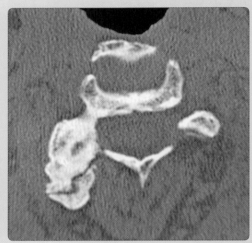

（左图）矢状位 CT 平扫显示多节段的增生性小关节退行性关节病，伴有"真空现象"（➡）、骨质增生和骨赘形成

（右图）轴位 T2* GRE MR 显示右侧钩突严重的增生性退行性骨关节病，椎间孔严重狭窄（➡）伴小关节退行性改变

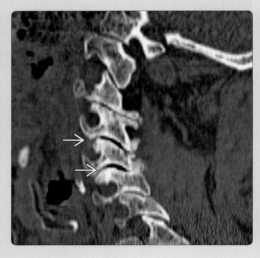
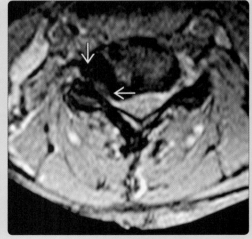

术语

同义词

- 小关节病，小关节退行性疾病，退行性骨关节病

定义

- 有滑膜内衬的颈椎小关节的骨关节炎

影像学

一般表现

- 最佳诊断依据
  - 小关节骨质增生侵犯椎间孔并关节间隙变窄
- 部位
  - 正常解剖
    - C2-C7 椎体各有 2 个成对的小关节
    - 小关节或关节突关节位于后方，呈倾斜方向
    - 钩椎关节（Luschka 关节）由椎体侧缘的椎体钩突形成
  - 小关节病变常见于中、下颈椎
- 大小
  - 小关节可能会显示轻微的改变或和其本身大小相近的大骨赘
- 形态
  - 小关节骨性增生和软骨侵蚀伴关节间隙变窄

X 线表现

- 平片
  - 对早期小关节退行性改变显示不佳
  - 晚期改变可以较好显示
  - 平片显示小关节病较好，但软组织除外
  - 斜位片显示小关节最清楚
    - 小关节骨赘形成导致椎间孔变窄
    - 关节间隙狭窄伴硬化、骨质致密化
    - 关节内积气（"真空现象"）

X 线透视下表现

- 同 X 线平片；可以观察到屈伸运动异常

CT 表现

- CT 平扫
  - CT 检测小关节病的存在和严重程度比平片更敏感
  - 小关节骨赘导致椎间孔变窄
  - 小关节外观呈 "蘑菇帽" 形
  - 关节间隙狭窄伴硬化、骨质硬化
  - 关节内积气（"真空现象"）
  - CT 脊髓造影可显示小关节和硬膜囊、神经根袖的关系
- 强化 CT
  - 小关节周围炎性的软组织常见
    - 甚至在没有感染的情况下表现为侵袭性

MR 表现

- T1WI
  - 小关节周围炎性软组织可见强化
    - 甚至在没有感染的情况下表现为侵袭性
- T2WI
  - 骨赘增生侵犯椎间孔
  - 关节间隙狭窄，关节软骨变薄
  - 小关节积液表现为线样高信号
- T2*GRE
  - 显示骨改变
  - 往往过度评估椎间孔或椎管狭窄的程度
- T1WI C+
  - 滑膜、硬膜外和椎间孔的静脉丛可见强化

非血管性介入

- 脊髓造影
  - CT 脊髓造影可以显示小关节和硬膜囊、神经根袖的关系

核医学表现

- 骨扫描
  - 退行性椎间盘病变，小关节病变的摄取增加

影像成像方法

- 平片可以显示小关节退行性改变的存在和严重程度
- 矢状位和轴位 T1WI 和 T2WI 可以最清楚地显示硬膜囊受压情况
  - 3D 梯度回波 T2* 用来显示椎间孔细节

鉴别诊断

化脓性小关节炎

- 延伸到邻近软组织的 T2 高信号

滑膜囊肿

- 最常见于颅椎连接处或下颈椎
- 寻找背侧硬膜外无强化的低 T2 信号病变
- 可能与椎体滑脱有关

小关节骨折愈合

- 外伤史，寻找骨折线

炎症性关节炎

- 寻找关节强直、骨侵蚀、颅骨下沉、寰枢椎关节半脱位（类风湿关节炎）

Paget 病

- 骨皮质增厚，骨小梁及骨性扩张

骨化性肌炎

- 外伤史，边界不清的钙化

肿瘤

- 转移瘤
- 淋巴瘤
- 肉瘤

病理学

一般表现

- 病因学
  - 老龄人群中常见
    - 可能和反复的微创伤及异常的生物力学相关
  - 可以在外伤后看到，伴强直或硬化改变，或相邻节段外科融合术后
- 遗传学
  - 考虑有遗传易感性但并未证实
- 伴发异常
  - 常合并脊柱硬化
- 滑膜关节的退行性（增生性）炎性改变
  - 除了早期局部软骨全层的坏死，进展过程和其他关节一样
- 正常骨矿化（和类风湿关节炎相比）
- 在枢椎半脱位的关节牵拉会产生气体（"真空现象"）
- 与滑膜囊肿、椎间盘退化性疾病相关

分期、分级及分类

- 分级系统（Pathria 分级）：基于影像学表现
  - 0 级：正常
  - Ⅰ级：关节间隙轻度狭窄，关节不规整
  - Ⅱ级：中度狭窄和关节不规整，硬化和骨赘形成
  - Ⅲ级：严重变窄，椎间隙几乎完全消失，硬化，骨赘形成

大体病理及手术所见

- 小关节病最常见的部位
  - 中 / 下颈椎，下腰椎
  - 胸椎罕见，由于胸肋关节稳固
- 关节间隙变窄、关节囊松弛可能会导致关节突间半脱位（退行性脊椎滑脱）

镜下所见

- 和其他部位滑膜关节改变相类似
  - 骨性增生
  - 关节软骨的纤维化和侵蚀
  - 骨密度保持不变

临床信息

临床表现

- 常见症状 / 体征
  - 机械性颈痛（小关节综合征）
    - 与支配小关节的颈神经背侧支的内侧支受刺激有关
    - 关节囊膨胀，炎性滑膜炎，关节突间滑膜绒毛嵌顿，或骨赘侵犯神经
    - 休息时加重，早晨较重，反复温和的运动可以缓解
  - 放射性疼痛
  - 其他症状 / 体征
    - 小关节病可以没有症状而在影像检查中偶然发现
    - 脊髓病变（很少见）
- 临床资料
  - 疼痛常在休息时加重，运动时缓解
  - 小关节退变程度和疼痛的持续时间 / 严重程度相关性不大

人口统计学

- 年龄
  - 通常在 60 岁以后
- 性别
  - 无性别差异
- 流行病学
  - 小关节退变始于 20 岁前

转归与预后

- 可表现为渐进的症状 / 体征
- 视严重程度而定

治疗

- 机械性疼痛采取保守治疗
- 类固醇注射：关节突或选择性神经根阻滞（如果神经根性疼痛）
- 手术
  - 椎间孔狭窄伴放射痛→椎间孔切开术
  - 半脱位
    - 颈椎→经侧块螺钉跨关节融合或经前路颈椎间盘切除并融合术

诊断思路

思考点

- 薄层 CT 斜位重建可以最好地显示椎间孔的骨性结构

影像解读要点

- 3D 梯度回波 T2* 图像会过度评估椎间孔或椎管的狭窄程度

（苏美霞、彭洪娟 译）

参考文献

1. Burnham T et al: The effectiveness of cervical medial branch radiofrequency ablation for chronic facet joint syndrome in patients selected by a practical medial branch block paradigm. Pain Med. ePub, 2020

2. Kouri A et al: Mimickers of cervical spondylotic myelopathy. JBJS Rev. 6(10):e9, 2018

3. Iyer A et al: Cervical spondylotic myelopathy. Clin Spine Surg. 29(10):408-14, 2016

4. Park MS et al: Facet joint degeneration of the cervical spine: a computed tomographic analysis of 320 patients. Spine (Phila Pa 1976). 39(12):E713-8, 2014

5. Varlotta GP et al: The lumbar facet joint: a review of current knowledge: part 1: anatomy, biomechanics, and grading. Skeletal Radiol. 40(1):13-23, 2011

6. Lehman RA Jr et al: Comparison of magnetic resonance imaging and computed tomography in predicting facet arthrosis in the cervical spine. Spine (Phila Pa 1976). 34(1):65-8, 2009

7. Shedid D et al: Cervical spondylosis anatomy: pathophysiology and biomechanics. Neurosurgery. 60(1 Supp1 1):S7-13, 2007

8. Ross JS: Magnetic resonance imaging of the postoperative spine. Semin Musculoskelet Radiol. 4(3):281-91, 2000

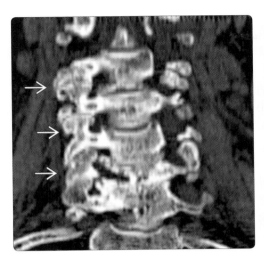

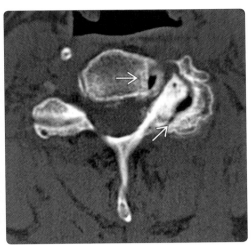

（左图）冠状位 CT 平扫显示多节段严重的小关节增生性退行性改变并椎间孔狭窄（➡）

（右图）轴位 CT 平扫显示左侧小关节严重的退行性改变并椎间孔狭窄。小关节及钩椎关节可见"真空现象"（➡）

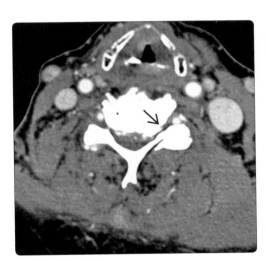

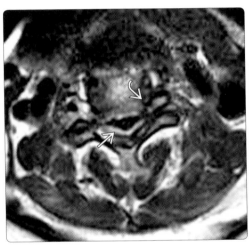

（左图）轴位强化 CT 示椎间盘膨出造成的严重椎管狭窄，并可见弥漫性广基底的前方突出和椎间盘钙化。双侧严重的椎间孔狭窄伴钩椎关节骨质增生（➡）和小关节退变

（右图）轴位 T2WI MR 显示脊髓明显变薄伴高信号环绕，前方为椎间盘骨赘复合体，后方为低信号的肥厚黄韧带（➡）。双侧椎间孔严重狭窄

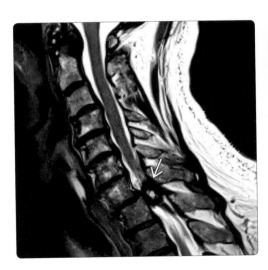

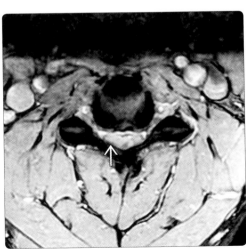

（左图）矢状位 T2 MR 显示 C7/T1 滑膜囊肿，边缘有较厚的低信号（➡）。T1 上方 C7 椎体前移与椎间盘退变相关

（右图）轴位 TIWI C+ MR 显示钩椎关节增生和小关节退变引起的椎间孔狭窄，由于慢性压迫和脊髓软化，脊髓内可见高信号（➡）

术语

- 小关节病，小关节退行性疾病，退行性骨关节病，小关节肥厚
- 有滑膜内衬的腰椎关节突关节的骨关节炎

影像学

- 小关节骨质增生侵犯椎间孔并关节间隙变窄
  - "蘑菇帽"形外观
  - 关节间隙狭窄伴硬化、骨质硬化、黄韧带肥厚
  - 关节内积气，渗出
  - 腰椎滑脱并不少见
- CT 检测小关节病的存在和程度比平片更敏感
  - 小关节增生性退行性关节病，尤其是上关节突延伸到腰椎间孔内

- MR 可以最好地显示硬膜囊和充满脂肪的椎间孔的受压情况
  - 小关节周围炎性软组织强化并不少见
- 如果有 MR 禁忌证或 MR 对关节突和椎间孔关系显示不佳时，可以考虑 CT 脊髓造影

主要鉴别诊断

- 化脓性小关节炎
- 炎症性关节炎
- Paget 病
- 肿瘤
  - 转移瘤
  - 淋巴瘤

诊断思路

- 寻找相关的滑膜囊肿线索

（左图）轴位 TIWI MR 显示小关节明显的增生性退行性关节病伴关节突肥大（➡），造成椎间孔中度狭窄（⇨）

（右图）轴位 T2WI MR 显示退行性关节突肥大，伴有双侧积液（➡），黄韧带增厚（➡），以及后方关节旁（滑膜）囊肿（➡）

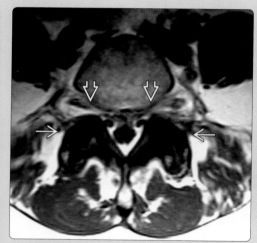
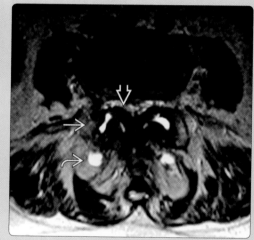

（左图）矢状位 TIWI MR 显示 L4/5，L5/S1 小关节退行性关节病伴骨性肥厚，骨质硬化显示为低信号，L5/S1 椎间孔狭窄，主要是由于 S1 上关节突肥厚造成（➡）

（右图）矢状位 T1WI C+ MR 示 L4/5，L5/S1 小关节强化（➡），由退行性关节病引起

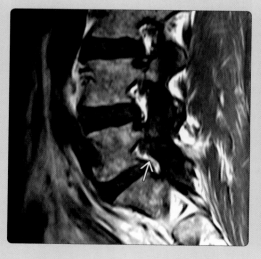
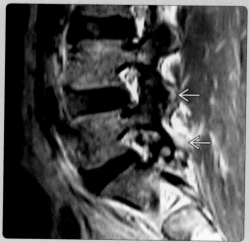

术语

同义词

- 小关节病，小关节退行性疾病，退行性骨关节病，小关节肥厚

定义

- 有滑膜内衬的腰椎关节突关节的骨关节炎

影像学

一般表现

- 最佳诊断依据
  - 小关节骨质增生侵犯椎间孔并关节间隙变窄
- 部位
  - 腰椎关节突关节
- 大小
  - 极小→和小关节自身大小相当的大骨赘
- 形态
  - 小关节骨性增生和软骨侵蚀伴关节间隙狭窄

X 线表现

- 平片
  - 轻度退变显示不佳，重度退变显示较好
  - 斜位片显示小关节最佳
    - "蘑菇帽"形外观
    - 关节间隙狭窄伴硬化、骨质密度致密
    - 关节内积气（"真空现象"）
    - 腰椎滑脱并不少见

X 线透视表现

- 和平片一样，能观察屈伸运动时的异常

CT 表现

- CT 平扫
  - CT 检测小关节病的存在和程度比平片更敏感
  - 小关节骨赘导致椎间孔变窄
  - 关节间隙狭窄伴硬化、骨质硬化
  - CT 脊髓造影可显示小关节和硬膜囊、神经根袖的关系
- 强化 CT
  - 小关节周围炎性软组织强化较常见
    - 即使无感染发生，也可能表现有侵袭性

MR 表现

- T1WI
  - 关节间隙狭窄，关节软骨变薄
    - 一些患者显示不同程度滑膜增厚
    - 滑膜刺激可引起滑膜增厚及关节间隙异常增宽
- T2WI
  - 骨赘增生引起椎间孔狭窄
  - 椎间孔狭窄往往有多种病因
    - 小关节增生性退行性关节病，尤其是上关节突延伸到椎间孔内
    - 韧带回缩 / 肥厚
    - 椎间盘膨出 / 骨赘延伸到腰椎间孔的下部
    - 小关节积液
- STIR
  - 可以看到骨髓水肿高信号，Ⅰ型终板样改变
- T2* GRE
  - 显示骨性改变较好
  - 往往过度评估椎间孔或椎管的狭窄程度
- T1WI C+
  - 小关节周围炎性软组织强化并不少见
    - 即使没有感染发生，也可能表现有侵袭性

非血管性介入

- 脊髓造影
  - CT 脊髓造影可显示小关节和硬膜囊、神经根袖的关系

核医学表现

- 骨扫描
  - 退行性椎间盘病变，小关节病变的摄取增加

影像成像方法

- 平片可以显示小关节退行性改变的存在和严重程度
- MR 可以最好地显示硬膜囊和充满脂肪的椎间孔的受压情况
- 如果有 MR 禁忌证或 MR 对关节突和椎间孔关系显示不佳时，可以考虑 CT 脊髓造影

鉴别诊断

化脓性小关节炎

- 延伸到软组织内的 T2 高信号，硬膜外脓肿或蜂窝织炎

炎症性关节炎

- 寻找小关节和骶髂关节强直 / 侵蚀的线索

Paget 病

- 骨皮质增厚，骨小梁及骨膨胀

肿瘤

- 转移瘤
- 淋巴瘤
- 软组织强化肿块，骨质破坏

肿瘤样钙质沉着症（TC）

- 大的呈分叶状的钙化，无强化的软组织肿块（很少见）

病理学

一般表现

- 病因学
  - 老龄人群
    - 可能和反复的微创伤及异常的生物力学相关
  - 可以在外伤后或相邻节段外科融合术后看到，伴强直或侧弯改变
- 遗传学
  - 没有基因学基础证实

- 伴发异常
  - 椎间孔狭窄，椎管狭窄
  - 滑膜囊肿，延伸到小关节
- 正常骨矿化（和类风湿关节炎相比）
- 滑膜关节的退行性（增生性）炎性改性
  - 除了早期局部软骨全层的坏死，进展过程和其他关节一样
- 在腰椎半脱位的关节牵拉中会产生气体（"真空现象"）
- 与滑膜囊肿、椎间盘退行性疾病和椎管狭窄相关
- 在矢状面呈水平方向和在轴位上成角的小关节受到的机械应力会加大

分期、分级及分类

- 分级系统（Pathria 分级）：基于影像学表现
  - 0 级：正常
  - Ⅰ级：轻度狭窄，关节不规整
  - Ⅱ级：中度狭窄和关节不规整，硬化和骨赘形成
  - Ⅲ级：严重变窄，椎间隙几乎完全消失，硬化，骨赘形成

大体病理及手术所见

- 关节间隙变窄、关节囊松弛可能会导致关节突间半脱位（退行性脊椎滑脱）

镜下所见

- 和其他部位滑膜关节改变相类似
  - 骨性增生
  - 关节软骨的纤维化和侵蚀
  - 骨密度保持不变

临床信息

临床表现

- 常见症状 / 体征
  - 机械性背痛（小关节综合征）为最常见症状
    - 腰背部僵硬
    - 与支配小关节的颈神经背支的内侧支受刺激有关
    - 关节囊膨胀，炎性滑膜炎，关节突间滑膜绒毛嵌顿，或骨赘侵犯神经
    - 休息时加重，早晨较重，反复温和的运动可以缓解
    - 疼痛集中在髋部、臀部或大腿，不延伸至膝下，无神经根性疼痛，过伸位时有所加重
    - 直腿抬高试验通常阴性
  - 其他症状 / 体征
    - 小关节病可以没有症状而在影像检查中偶然发现
- 临床资料
  - 疼痛常在休息时加重，运动时缓解
  - 小关节退变程度和疼痛的持续时间 / 严重程度相关性不大

人口统计学

- 年龄
  - 通常在 60 岁以后
  - 大部分成人中可以见到
- 性别
  - 无性别差异
- 流行病学
  - 小关节退变始于 20 岁前

转归与预后

- 可表现为渐进的症状 / 体征
- 视严重程度而定

治疗

- 机械性疼痛采取保守治疗
- 椎间孔狭窄伴放射痛：神经根阻滞，椎间孔切开术
- 半脱位
  - 腰椎：椎弓根螺钉和螺杆后路融合（很少联合前路椎体间融合）

诊断思路

思考点

- 薄层 CT 重建显示骨性结构细节

影像解读要点

- 椎间孔狭窄的多因素分析：小关节，韧带，椎间盘，骨赘
- 寻找相关的滑膜囊肿线索

（苏美霞、彭洪娟 译）

参考文献

1. Eldabe S et al: Best practice in radiofrequency denervation of the lumbar facet joints: a consensus technique. Br J Pain. 14(1):47-56, 2020
2. Campbell RJ et al: Interventions for lumbar synovial facet joint cysts: a comparison of percutaneous, surgical decompression and fusion approaches. World Neurosurg. 98:492-502, 2017
3. Huang AJ et al: Long-term outcomes of percutaneous lumbar facet synovial cyst rupture. Skeletal Radiol. 46(1):75-80, 2017
4. Park KD et al: Ultrasound versus fluoroscopy-guided cervical medial branch block for the treatment of chronic cervical facet joint pain: a retrospective comparative study. Skeletal Radiol. 46(1):81-91, 2017
5. Shuang F et al: Percutaneous resolution of lumbar facet joint cysts as an alternative treatment to surgery: a meta-analysis. PLoS One. 9(11):e111695, 2014
6. Tessitore E et al: Clinical evaluation and surgical decision making for patients with lumbar discogenic pain and facet syndrome. Eur J Radiol. 84(5):765-70, 2014
7. Carrino JA et al: Lumbar spine: reliability of MR imaging findings. Radiology. 250(1):161-70, 2009
8. Cohen SP et al: Lumbar zygapophysial (facet) joint radiofrequency denervation success as a function of pain relief during diagnostic medial branch blocks: a multicenter analysis. Spine J. 8(3):498-504, 2008
9. Malfair D et al: Imaging the degenerative diseases of the lumbar spine. Magn Reson Imaging Clin N Am. 15(2):221-38, vi, 2007
10. Manchikanti L et al: Evaluation of lumbar facet joint nerve blocks in the management of chronic low back pain: preliminary report of a randomized, double-blind controlled trial: clinical trial NCT00355914. Pain Physician. 10(3):425-40, 2007

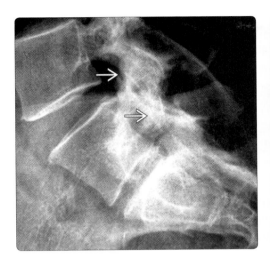

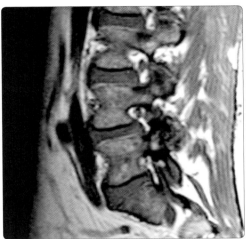

（左图）侧位片示 L4/5 和 L5/S1 水平小关节增生和骨质硬化性改变（➡️）

（右图）矢状位 T1WI MR 显示小关节退变引起 L3/4 至 L5/S1 各水平椎间孔狭窄（背侧），伴上关节突增生引起神经压迫

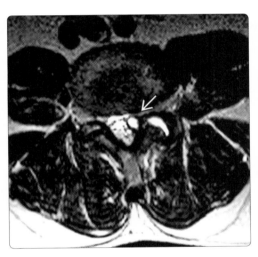

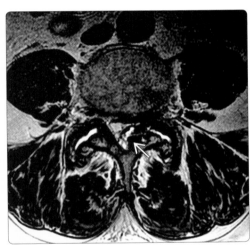

（左图）轴位 T2WI MR 显示左侧小关节退变伴积液和滑膜囊肿，压迫硬膜囊左背侧面（➡️）

（右图）轴位 T2WI MR 显示腰椎近关节突的局部囊性病变，中央 T2 高信号并累及 L4 左侧黄韧带（➡️），病变压迫硬膜囊的左后外侧份。双侧小关节严重退行性改变伴关节突肥大和双侧关节腔积液

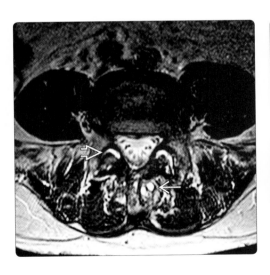

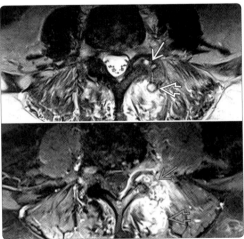

（左图）轴位 T2WI MR 显示棘突间韧带囊性退变（Baastrup 病）（➡️），小关节退变伴小的积液出现（➡️）

（右图）鉴别诊断：这名患有脓毒症小关节病的患者的轴位 T2WI（顶部）和 T1WI C+FS（底部）MR 图像显示囊性侵蚀（➡️）、小关节囊扩张（➡️）和弥漫性强化（▭），累及骨和邻近软组织（▭）

术语

- 关节旁囊肿
- 小关节腱鞘囊肿
- 小关节退变形成的滑膜囊肿

影像学

- 硬膜外后外侧方的囊性占位，和小关节相通
- 硬膜囊后外侧
- 邻近小关节
- 腰椎：占 90%

主要鉴别诊断

- 突出的椎间盘碎片
- 神经鞘瘤肿瘤
- 化脓性小关节炎 / 硬膜外脓肿
- 非对称性黄韧带肥厚

病理学

- 小关节骨关节病
- 小关节不稳和过度活动
- L4/5 水平活动性最大
- 退变性腰椎滑脱症

临床信息

- 慢性腰背痛，神经根性症状
- 可自发退化
- 有症状患者手术成功率高
- 颈胸椎的滑膜囊肿可引起脊髓病变
- 治疗
  - 保守治疗
  - 椎板切除术并囊肿切除术
  - 经皮囊肿抽吸 / 类固醇注射

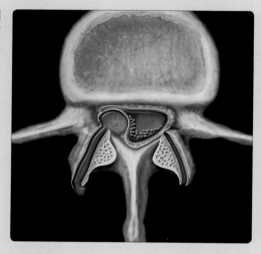

（左图）轴位模式图示右侧小关节滑膜囊肿。囊液使右小关节腔增宽，并进入关节面下隐窝。囊肿有占位效应，压迫硬膜囊

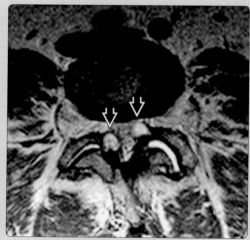

（右图）轴位 T2WI MR 显示 L4/5 双侧高信号占位，双侧小关节滑膜囊肿（➡）。双侧小关节退变伴积液

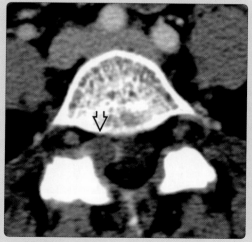

（左图）轴位强化 CT 显示右侧边界清楚的关节旁占位（➡），比 CSF 信号略高并边缘轻度强化

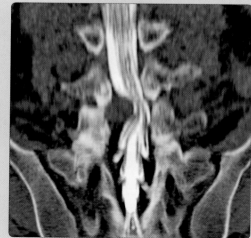

（右图）轴位骨窗 CT（脊髓造影后冠状重建）显示邻近 L4/5 小关节硬膜外肿块，硬膜囊受压变形移位

术语

同义词
- 关节旁囊肿
- 小关节腱鞘囊肿

定义
- 小关节退变形成的滑膜囊肿

影像学

一般表现
- 最佳诊断依据
  - 硬膜外后外侧方的囊性占位，和小关节相通
- 部位
  - 硬膜囊后外侧
  - 邻近小关节
  - 腰椎：占 90%
    - 70%~80% 在 L4/5
    - L3/4 和 L5/S1 水平：不常见
  - 不常见部位
    - 颈胸椎
    - 椎间孔内
    - 椎间孔外侧
    - 双侧的滑膜囊肿
- 大小：1~2 cm
- 形态：圆形、分叶状、边界清晰

X 线表现
- 平片
  - 退行性改变
    - 在滑膜囊肿水平最严重
      - 椎间盘高度减低
      - 椎间盘真空现象
      - 终板硬化、骨刺
      - 小关节病
      - 无峡部裂的腰椎滑脱症
      - 侧方移位
      - 脊柱侧弯

CT 表现
- CT 平扫
  - 液体密度，难以发现
  - 出血后密度增加
  - 囊壁钙化
  - 囊内或小关节内积气
- 强化 CT：轻度环状强化
- 骨 CT
  - 同 X 线平片表现
  - 矢状位和冠状位重建更好地显示骨细节
  - 很少侵及椎弓根

MR 表现
- T1WI

- 低信号
  - 类似 CSF 信号
- 高信号
  - 出血或蛋白质内容物
- T2WI
  - 高信号
    - 可以和小关节相通
    - 矢状位 T2WI 显示最佳
  - 低信号
    - 出血
  - 低信号环
- STIR
  - 高信号
- T1WI C+
  - 壁强化
  - 边界清楚
  - 伴黄韧带肥厚和小关节病
    - 椎管变化，关节下或侧隐窝狭窄
      - 横贯神经根的压迫
  - MR 的敏感性、特异性高

非血管性介入
- 脊髓造影
  - 硬膜外后外侧边界清楚的占位
  - 中央管和侧隐窝狭窄
  - 敏感性高
  - 特异性低

核医学表现
- 骨扫描
  - 椎体终板和后部结构摄取增加
    - 退行性改变

其他模式的检查发现
- 小关节造影
  - 对比剂→从小关节腔进入囊肿内
    - 有时表现并不总是相同的

影像成像方法
- 最佳成像方法
  - 腰椎 MR 检查
    - 轴位和矢状位 T2WI/STIR

鉴别诊断

突出的椎间盘碎片
- 和小关节不延续
- 常在腹侧硬膜外
- 后外侧不常见
- T2WI 信号不高

神经鞘肿瘤
- 髓外硬膜下最常见
- 少数表现"哑铃"状
- 明显强化

化脓性小关节炎 / 硬膜外脓肿

- 脓肿从小关节延伸出来
  - 类似滑膜囊肿
- 周围软组织水肿，强化
- 相邻骨髓水肿

非对称性黄韧带肥厚

- T2WI 低信号
- 广基底轮廓
- 弥漫性黄韧带肥厚

腱鞘囊肿

- 可能来自黄韧带
- 影像学上难以鉴别
- 病理上不同
- 含黏液样成分
- 纤维结缔组织囊包绕

病理学

一般表现

- 病因学
  - 腰椎应力负荷
  - 小关节骨关节病
  - 关节液积聚
  - 小关节不稳和过度活动
    - L4/5 活动性最大
  - 滑膜增生
  - 囊肿形成
- 伴发异常
  - 退变性腰椎滑脱症
  - 类风湿关节炎
  - 焦磷酸钙沉积病
- 结缔组织和滑膜增厚
- 总是与椎间盘、小关节退变相关

大体病理及手术所见

- 有包膜
- 浆液性，黏液性，± 出血
- 白色黏液样成分

镜下所见

- 纤维结缔组织
- 炎细胞浸润
- 钙质沉积
- 内衬富血管滑膜

临床信息

临床表现

- 常见体征 / 症状
  - 慢性腰背痛
  - 其他症状 / 体征
    - 出血造成急性疼痛
    - 神经根性症状

- 神经性间歇性跛行
- 马尾神经综合征
- 颈、胸髓病

人口统计学

- 年龄：≥ 60 岁
- 性别：女性多见
- 种族：没有种族差异

转归与预后

- 可自发退化
- 有症状患者手术成功率高

治疗

- 保守治疗：卧床休息、止痛药、硬膜外和小关节注射、佩戴支具
- 椎板切除术并囊肿切除术
  - 顽固性疼痛
  - 减轻神经受压和椎管狭窄程度
  - 半椎板切除术和黄韧带切除术
- 短期治疗
  - 经皮囊肿抽吸
    - CT 引导下
  - 类固醇注射
    - 1/2～2/3 的患者在 6 个月后症状有效缓解

诊断思路

思考点

- 薄层矢状位 T2WI 可以显示小关节和邻近滑膜囊肿相通

影像解读要点

- 边界清楚的 T2 高信号占位
- 薄的低信号环
- 硬膜囊后外侧
- 和小关节相邻

（苏美霞、彭洪娟 译）

参考文献

1. Ramhmdani S et al: Synovial cyst as a marker for lumbar instability: a systematic review and meta-analysis. World Neurosurg. 122:e1059-68, 2019
2. Kwan BYM et al: Retrospective review of percutaneous synovial cyst ruptures: increased thickness of the T2 hypointense rim on post-rupture MRI may be associated with need for subsequent surgery. J Neurointerv Surg. 9(8):0, 2017
3. Knafo S et al: Surgical management of spinal synovial cysts: a series of 23 patients and systematic analysis of the literature. J Spinal Disord Tech. 28(6):211-7, 2015
4. Lyons MK et al: Subaxial cervical synovial cysts: report of 35 histologically confirmed surgically treated cases and review of the literature. Spine (Phila Pa 1976). 36(20):E1285-9, 2011
5. Khalatbari K et al: MRI of degenerative cysts of the lumbar spine. Clin Radiol. 63(3):322-8, 2008
6. Khan AM et al: Spinal lumbar synovial cysts. Diagnosis and management challenge. Eur Spine J. 15(8):1176-82, 2006
7. Sehati N et al: Treatment of lumbar synovial cysts using minimally invasive surgical techniques. Neurosurg Focus. 20(3):E2, 2006
8. Phuong LK et al: Far lateral extraforaminal lumbar synovial cyst: report of two cases. Neurosurgery. 51(2):505-7; discussion 507-8, 2002
9. Bureau NJ et al: Lumbar facet joint synovial cyst: percutaneous treatment with steroid injections and distention--clinical and imaging follow-up in 12 patients. Radiology. 221(1):179-85, 2001
10. Tillich M et al: Symptomatic intraspinal synovial cysts of the lumbar spine: correlation of MR and surgical findings. Neuroradiology. 43(12):1070-5, 2001

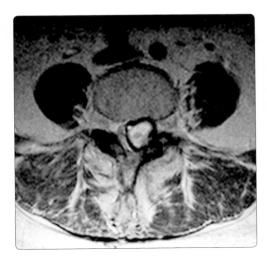

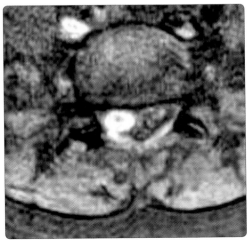

（左图）轴位 T2WI MR 显示一个邻近 L4/5 左侧小关节的高信号占位，边界清楚，周围低信号环，椎管明显狭窄

（右图）轴位 FS-T1W1 MR 显示右侧隐窝内一个高信号硬膜外占位，有出血或蛋白成分的滑膜囊肿

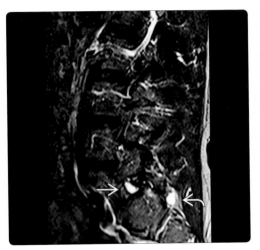

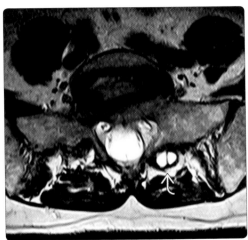

（左图）矢状位 STIR MR 显示小关节严重退变伴滑膜囊肿，囊肿延伸入椎间孔（➡），背侧进入后方软组织（↝）。椎间孔位置不常发生，可能由于小关节向极外侧延伸，或黄韧带沿着上关节突向外侧延伸到椎间孔的上后部

（右图）轴位 T2WI MR 显示一个边界清楚的囊肿并延伸至后方软组织中（↝）

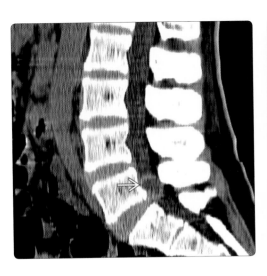

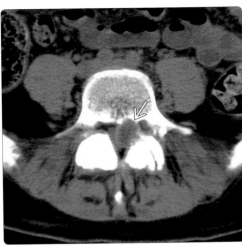

（左图）矢状面平扫 CT 显示一个清晰的占位（➡），中心近液体密度，没有轴位图像很难进一步显示该囊肿起源于左侧小关节

（右图）轴位平扫 CT 显示起源于左侧关节突的一个中心液体密度边界清晰的占位（➡），严重压迫硬膜囊的左侧边缘。注意小关节肥大和退行性改变

（左图）矢状位 T1WI MR 显示边界不清的病灶（➡）与黄韧带中间信号融合（➡），并且 L4/5 椎间盘水平硬膜囊背侧缘和正常硬膜外脂肪模糊

（右图）矢状面 STIR MR 显示一个 T2 外周低信号、中心高信号的局灶性病变，累及 L4 左侧黄韧带（➡）。严重压迫硬膜囊

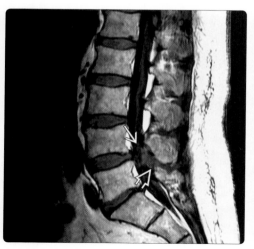
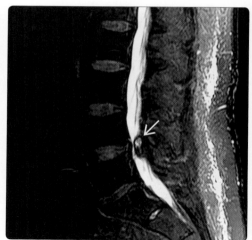

（左图）轴位 T2WI-TSE MR 显示一个 T2 外周低信号（➡）、中心高信号的局灶性病变，来自 L4 左侧黄韧带。注意严重的小关节退行性改变，伴有小关节肥大和双侧小关节积液（➡）

（右图）轴位 T1WI C+FS MR 在邻近左侧关节面和黄韧带（➡）的病变内未见明显增强，与滑膜囊肿一致。这些病变可出现周边强化

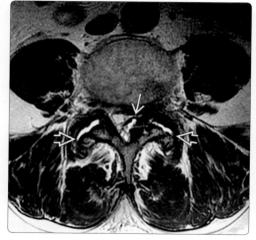
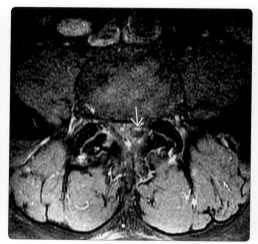

（左图）矢状面 STIR MR 显示 T2 高信号的棘间韧带变性（➡），以及一个中心高信号的巨大关节旁囊肿，压迫背侧硬膜囊（➡）

（右图）轴位 T2WI-TSE MR 显示严重椎管狭窄，伴有小关节退行性改变、小关节积液（➡）和黄韧带内的中线关节旁（小关节）囊肿（➡）

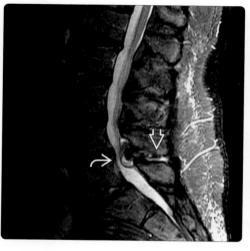
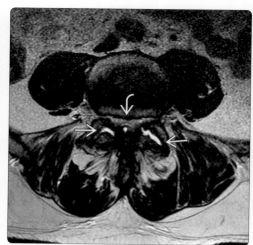

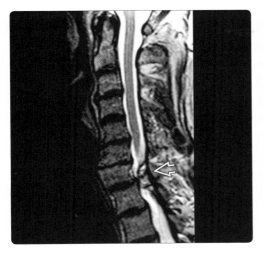

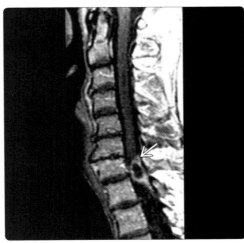

（左图）矢状位 T2WI MR 显示 C7-T1 水平关节旁囊肿形成的硬膜外占位，周围低信号，中心不均匀高信号（➡）

（右图）矢状位 TI C+ MR 证实边缘强化的病变（➡）位于 C7/T1 硬膜外后部，与滑膜囊肿一致

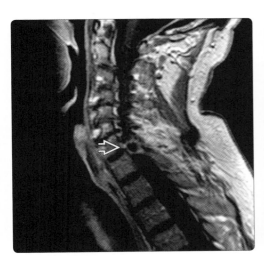

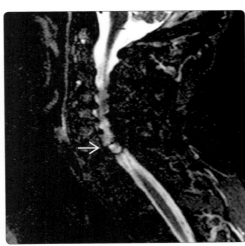

（左图）矢状位 T1WI C+MR 显示外周强化、中心低信号占位，系由于位于 C7 水平滑膜囊肿（➡）并伴有多节段严重小关节退行性改变。囊性神经鞘瘤也可出现这种表现

（右图）矢状面 STIR MR 显示由于小关节滑膜囊肿，椎管内 C7 水平的周围低信号、中心高信号占位（➡）

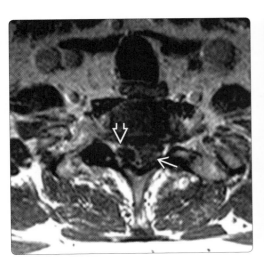

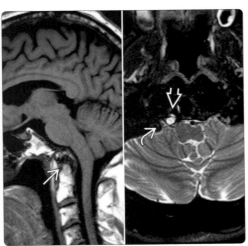

（左图）轴位 T1WI C+ MR 显示右侧滑膜囊肿（➡）与小关节的关系，使脊髓向左移位（➡）

（右图）矢状位 T1WI（左）和轴位 T2WI（右）MR 显示先天性 C1 与枕骨融合伴颅底凹陷（➡）。颅椎交界处（CVJ）力学改变导致 C1/2 关节滑膜囊肿（➡）向上延伸至右侧舌下神经管（➡）

Baastrup 病

要 点

术语

- 相邻棘突间间隙缩小或消失，伴相对缘棘突增大、扁平和硬化
- 被认为是腰背痛的病因，伸直加重，屈曲缓解

影像学

- 平片/CT：相邻棘突接触伴硬化（吻合棘）
- TIWI：棘突相对面呈低信号，骨质硬化或骨髓水肿
- T2WI：棘间韧带囊性变和囊肿形成，信号增高

主要鉴别诊断

- 黄韧带肥厚
- 骨髓炎：化脓性
- 转移瘤：溶骨性
- 关节旁囊肿

- 肿瘤样钙质沉着症

临床信息

- 在因腰腿痛而行腰椎 MR 检查时，8% 的患者可发现棘突间滑囊炎
- 和 Baastrup 病相关的因素
  - 年龄增大
  - 椎管狭窄
  - 腰椎前滑脱
- 治疗
  - 囊内类固醇直接注射
  - X-stop 或其他棘突间植入物装置治疗椎管狭窄
  - 切除病变棘突

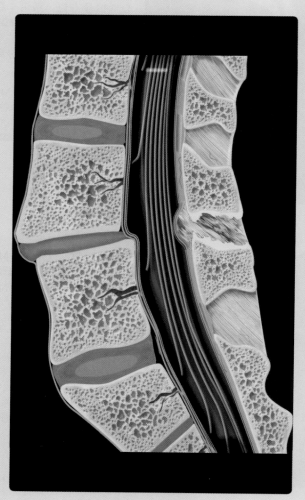

矢状位显示 L4-L5 棘间韧带退变，棘突间相对面扁平化、骨质硬化。合并黄韧带肥厚和腰椎前滑脱

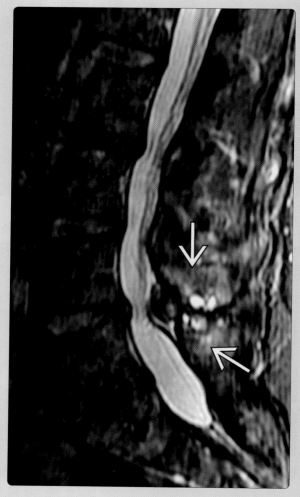

矢状位 STIR MR 显示 L4-L5 棘突相对缘不光整，黄韧带和棘突韧带肥厚（➡）。可以看到囊性退行性变，呈局灶高信号

术语

同义词
- 棘突撞击综合征
- 吻合棘
- 棘间韧带滑囊炎（diarthrosis interspinosae）
- Baastrup 征

定义
- 1933 年由 Baastrup 描述
- 相邻棘突间间隙缩小或消失，伴相对缘棘突增大、扁平和硬化
- 被认为是腰背痛的病因，伸直加重，屈曲缓解

影像学

一般表现
- 最佳诊断依据
  - 相邻棘突接触伴硬化（吻合棘）
- 部位
  - 腰椎棘突和棘间韧带
- 大小
  - 韧带异常，约 1~3 cm 长
    - 横径浅
    - 垂直高度：数毫米
- 形态
  - 多样，可累及相邻棘突、棘间韧带和邻近软组织

X 线表现
- 屈伸位 X 线片
  - 相邻棘突相接触，伴棘突相对面的硬化
- 棘突可增大

CT 表现
- 相邻棘突骨质硬化与 X 线表现一致
- 可以发现关节旁囊肿
- 棘突的应力骨折也有报道

MR 表现
- T1WI
  - 棘间韧带有轻度或正常横纹样改变
  - 棘间韧带短缩伴相邻棘突间距缩小
  - 棘突相对面呈低信号，骨质硬化或骨髓水肿
  - 可看到相应水平黄韧带的肥厚
- T2WI
  - 棘间韧带软组织增厚
    - 韧带肥厚呈低信号
    - 棘间韧带囊性变和囊肿形成，信号增高
  - 可看到相应水平腹侧和背侧的关节旁囊肿
- T1WI C+
  - 棘间韧带非特异性增强

  - 棘突强化
  - 可看到退变小关节和相关囊肿的周边强化

核医学表现
- 骨扫描
  - 棘突非特异性的摄取增加
  - PET 棘间韧带摄取 FDG 增加

其他检查发现
- 小关节造影术
  - 注射后可能会显示小关节与棘间韧带内囊肿相通
  - 造影后，两侧的小关节和中线的棘间韧带强化，呈"蝴蝶征"

影像成像方法
- 最佳成像方法
  - MR 可以显示棘间韧带 T2 高信号，以及小关节退变（积液）、黄韧带肥厚、关节旁囊肿

鉴别诊断

正常老化/退行性过程
- 常见于老年人（>80 岁），偶然发现

黄韧带肥厚
- 黄韧带肥厚呈 T2 低信号，伴不同程度椎管狭窄

骨髓炎：化脓性
- 边界不清的骨质破坏
- 感染蔓延到周围软组织

转移瘤：溶骨性
- 骨质破坏，局部肿块

关节旁囊肿
- 黄韧带内或硬膜外后方，中央高信号伴周围 T2 低信号环

肿瘤样钙质沉着症
- 肿块样分叶状病变 T2 低信号，以后部结构为中心

病理学

分期、分级及分类
- 法氏囊指数（平片）
  - 百分比是由 L1/2 至 L4/5 各棘突间隙高度和除以 L1 棘突顶部至 L5 棘突底部总高度得到
    - 范围 6%~22%
    - 数值越大，在尸检中发现棘间囊肿的可能性就越小

大体病理及手术所见
- 附着点肌腱病
- 与反复屈伸有关
- 相邻棘突表面骨质硬化
- 棘突间区域退变并囊肿形成、滑膜关节形成
- 囊肿向椎管内硬膜外背侧蔓延成关节旁囊肿
  - 可导致椎管狭窄和跛行

镜下所见

- 棘突间腔以富血管的骨组织为边界，骨质明显硬化
- 囊肿内可看到有细胞内衬的区域
  - 无细胞区域可看到纤维蛋白沉积
- 血管的绒毛状突起
- 囊腔被部分钙化的纤维软骨覆盖
  - 偶尔转换为透明软骨
- 严重的病例中可看到骨囊肿，内包含纤维软骨，邻近有新骨形成

临床信息

临床表现

- 常见体征 / 症状
  - 吻合棘在老年人中很常见，常偶然发现
    - 随着年龄的增长而增加；80% 年龄大于 80 岁的受试者体内都有
    - 与腰椎前凸增加相关
  - 见于 6% 的大学生运动员，主要是体操运动员
  - 其是否是背痛的原因尚有争议
    - 和腰椎间盘退变疾病的很多其他方面相关，易混淆诊断
  - 典型模式是直立时背痛，屈曲时缓解

转归与预后

- 在因腰腿痛而行腰椎 MR 检查时，8% 的患者可发现棘突间滑囊炎
- 与 Baastrup 病相关因素
  - 年龄增大
  - 椎管狭窄
  - 黄韧带肥厚
  - 椎间盘退变并膨出
  - 腰椎前滑脱
  - 小关节退行性变并积液

治疗

- 保守治疗（NSAIDs）
- 关节囊内类固醇直接注射
- 切除病变棘突
  - 背痛并不能成功缓解
- X-stop 或其他棘间植入装置用来治疗椎管狭窄
- 有射频消融术治疗的病例报告

诊断思路

思考点

- 屈伸位平片显示棘突的伸展程度不同和节段性不稳

影像解读要点

- 对临床病因不明的背痛，腰椎棘间韧带 T2 高信号可称为 "Baastrup" 征
- 典型报告："T2 高信号及强化累及棘间韧带及邻近软组织，符合 Baastrup 征。这可能是疼痛产生的原因，临床应考虑直接类固醇注射"

（苏美霞、张琰 译）

参考文献

1. Clark BM et al: Successful relief of back pain from Baastrup disease (kissing spines) by interspinous radiofrequency lesioning: a case report. A A Pract. 11(3):79-81, 2018
2. Mostofi K et al: Interlaminar lumbar device implantation in treatment of Baastrup disease (kissing spine). J Craniovertebr Junction Spine. 9(2):83-6, 2018
3. Alonso F et al: Baastrup's disease: a comprehensive review of the extant literature. World Neurosurg. 101:331-4, 2017
4. Hatgis J et al: Baastrup's disease, interspinal bursitis, and dorsal epidural cysts: radiologic evaluation and impact on treatment options. Cureus. 9(7):e1449, 2017
5. Gold M et al: Posterior epidural cyst associated with Baastrup disease. Spine J. 16(1):e23-4, 2016
6. Subramanyam P et al: Role of FDG PET/CT in Baastrup's disease. Indian J Nucl Med. 31(3):235-7, 2016
7. Kwong Y et al: MDCT findings in Baastrup disease: disease or normal feature of the aging spine? AJR Am J Roentgenol. 196(5):1156-9, 2011
8. Murthy NS et al: The retrodural space of Okada. AJR Am J Roentgenol. 196(6):W784-9, 2011
9. Jang EC et al: Posterior epidural fibrotic mass associated with Baastrup's disease. Eur Spine J. 19 Suppl 2:S165-8, 2010
10. Barbagallo GM et al: Analysis of complications in patients treated with the X-Stop Interspinous Process Decompression System: proposal for a novel anatomic scoring system for patient selection and review of the literature. Neurosurgery. 65(1):111-9; discussion 119-20, 2009
11. Lamer TJ et al: Fluoroscopically-guided injections to treat "kissing spine" disease. Pain Physician. 11(4):549-54, 2008
12. Lin E: Baastrup's disease (kissing spine) demonstrated by FDG PET/CT. Skeletal Radiol. 37(2):173-5, 2008
13. Maes R et al: Lumbar interspinous bursitis (Baastrup disease) in a symptomatic population: prevalence on magnetic resonance imaging. Spine (Phila Pa 1976). 33(7):E211-5, 2008
14. Hui C et al: Two unusual presentations of Baastrup's disease. Clin Radiol. 62(5):495-7, 2007
15. Mitra R et al: Interspinous ligament steroid injections for the management of Baastrup's disease: a case report. Arch Phys Med Rehabil. 88(10):1353-6, 2007
16. Chen CK et al: Intraspinal posterior epidural cysts associated with Baastrup's disease: report of 10 patients. AJR Am J Roentgenol. 182(1):191-4, 2004
17. Pinto PS et al: Spinous process fractures associated with Baastrup disease. Clin Imaging. 28(3):219-22, 2004
18. Rajasekaran S et al: Baastrup's disease as a cause of neurogenic claudication: a case report. Spine (Phila Pa 1976). 28(14):E273-5, 2003
19. Fardon DF et al: Nomenclature and classification of lumbar disc pathology. Recommendations of the Combined task Forces of the North American Spine Society, American Society of Spine Radiology, and American Society of Neuroradiology. Spine (Phila Pa 1976). 26(5):E93-E113, 2001
20. Resnick D: Degenerative diseases of the vertebral column. Radiology. 156(1):3-14, 1985
21. Sartoris DJ et al: Age-related alterations in the vertebral spinous processes and intervening soft tissues: radiologic-pathologic correlation. AJR Am J Roentgenol. 145(5):1025-30, 1985
22. Bywaters EG et al: The lumbar interspinous bursae and Baastrup's syndrome. An autopsy study. Rheumatol Int. 2(2):87-96, 1982

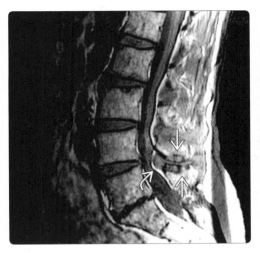 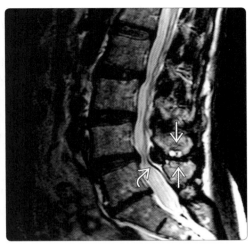

（左图）矢状位 T1WI MR 显示 L4 和 L5 椎体棘突相对缘不规整（➡），黄韧带和棘间韧带肥厚（➡）

（右图）矢状位 T2WI MR 显示沿棘突的囊性退行性变呈局部高信号（➡）。黄韧带明显肥厚（➡）。这个患者的小关节也有严重退行性变

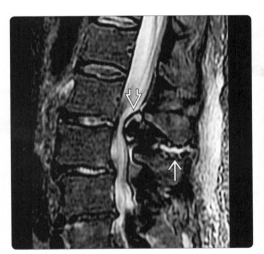 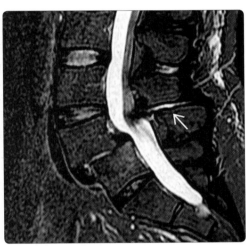

（左图）矢状位 STIR MR 显示 Baastrup 患者的 L2-L3 棘间韧带水平不规则的高信号（➡）。位于硬膜外背侧，可看到一个含蛋白的滑膜囊肿，中央呈低信号，引起严重的椎管狭窄（➡）

（右图）矢状位 STIR MR 显示 L4-L5 水平棘间韧带囊肿（➡），呈线样高信号。邻近骨髓未见异常信号。L4/5 水平Ⅱ度腰椎前滑脱

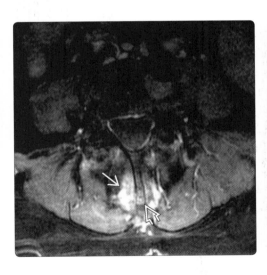 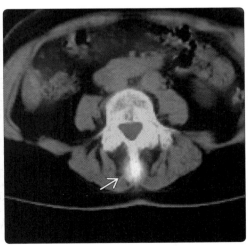

（左图）轴向 T1 C+ FS MR 示双侧棘突退变，棘间韧带（➡）不规则强化，反应性棘突骨髓强化（➡）

（右图）轴位 FDG PET/CT 显示明显摄取，累及退变的棘间韧带以及腰椎棘突内的反应性退行性水肿（➡）

Bertolotti 综合征

术语

- 单侧或双侧的最末端腰椎横突异常肥大，并与髂骨或骶骨形成假关节，由此引发的腰痛

影像学特点

- 在平片、CT、MRI 上表现为最末端腰椎的局部骶化伴退行性改变及水肿

主要鉴别诊断

- 正常变异
- 骨软骨瘤
- 创伤后骨化
- 骶髂关节的退行性改变
- 小关节关节病

病理学

- 4%~6% 无症状患者有移行椎

○ 假定机制是腰骶交界处的运动减少和不对称

- Ⅰ型：单侧（Ⅰa）或双侧（Ⅰb）横突发育不良，横突高度 > 19 mm
- Ⅱ型：单侧（Ⅱa）或双侧（Ⅱb）腰化 / 骶化，横突增大，与骶骨形成假关节
- Ⅲ型：单侧（Ⅲa）或双侧（Ⅲb）腰化 / 骶化，横突与骶骨完全骨性融合
- Ⅳ型：单侧Ⅱ型过渡，对侧Ⅲ型过渡

临床信息

- 是否会引起下腰部痛尚有争议
- 非甾体抗炎药、物理疗法等保守治疗
- 类固醇和局部麻醉剂注射到不规则的腰骶关节
- 附件切除术
- 移行椎的后外侧融合

（左图）CT 平扫轴位显示左侧末端腰椎与骶骨和髂骨（➑）形成的巨大假关节（➙），与右侧的正常解剖对比

（右图）CT 平扫冠状位显示末端腰椎与骶骨形成的假关节，关节面不规则，内见真空现象（➙）

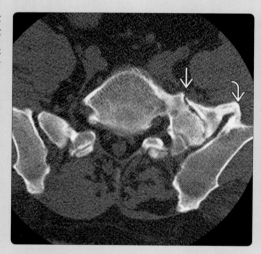
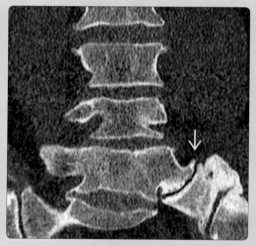

（左图）轴位 T1WI MR 显示左侧腰椎末端移行解剖结构，伴有严重退行性改变，骨髓水肿（➑），软骨下囊肿形成（➙）。这在 MR 上看起来具有侵袭性，应参考 CT 片，以显示与新关节相关的异常

（右图）冠状位 CT 重建显示在末端腰椎水平的左侧异常的假关节（➙），以及与椎体、骶骨和髂骨的关系

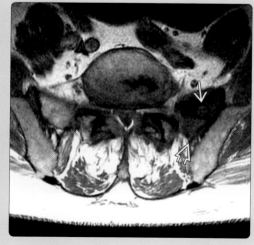
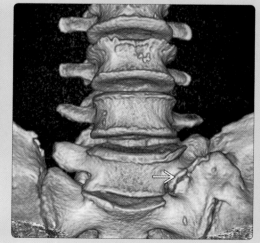

Bertolotti 综合征

术语

定义
- 单侧或双侧的最末端腰椎横突异常肥大，并与髂骨或骶骨形成假关节，由此引发的腰痛

影像学

一般表现
- 最佳诊断依据
  - 在平片、CT、MRI 上表现为最末端腰椎的局部骶化
- 部位
  - 末端腰椎
- 尺寸
  - 不定
- 形态
  - 末端腰椎与骶骨或髂骨融合，或者形成假关节

CT 表现
- CT 平扫
  - 移行椎融合或与骶骨、髂骨形成假关节
  - 退行性变伴骨质硬化、骨赘、真空现象

MR 表现
- T1WI
  - 末端腰椎移行椎的解剖结构
  - 新关节附近骨髓低信号水肿
- T2WI
  - 病例报告中，关节和相邻的骨髓在 T2 高信号不是主要特点

核医学表现
- 骨扫描
  - 在异常连接处的阳性和阴性骨扫描均描述了该综合征

鉴别诊断

正常变异
- 常见的末端腰椎移行

骨软骨瘤
- 软骨帽上由皮质产生的菜花状赘生物

创伤后骨化
- 不规则的软组织钙化

骶髂关节的退行性改变
- 骨质硬化和骨赘形成的退化性关节炎

小关节关节病
- 关节面肥大、骨质硬化、关节腔积液等退行性疾病

病理学

一般表现
- Bertolotti 于 1917 年首次描述腰椎移行椎造成的机械性腰背痛

- 7% 的腰痛患者有移行椎
- 4%~6% 无症状患者有移行椎
- 假定机制是腰骶交界处的运动减少和不对称
  - 假关节早期退行性改变
  - 对侧正常关节面的早期退行性改变
  - 移行椎上方椎体的加速退变容易导致椎间盘突出
    - 椎间盘在移行部位通常比较小，很少引起椎间盘突出症

分期、分级和分类
- 由 Castellvi（1984）定义的腰骶移行椎
  - Ⅰ型：单侧（Ⅰa）或双侧（Ⅰb）横突发育不良，横突高度 > 19 mm
  - Ⅱ型：单侧（Ⅱa）或双侧（Ⅱb）腰化/骶化，横突增大，与骶骨形成假关节
  - Ⅲ型：单侧（Ⅲa）或双侧（Ⅲb）腰化/骶化，横突与骶骨完全骨性融合
  - Ⅳ型：单侧Ⅱ型过渡，对侧Ⅲ型过渡

临床信息

临床表现
- 最常见的体征/症状
  - 是否会引起下腰部痛尚有争议
    - 典型的机械性下腰部痛
    - 临床上可表现为骶髂关节疼痛或关节突疼痛

治疗
- 非手术治疗
  - 非甾体抗炎药、物理疗法等保守治疗
  - 类固醇和局部麻醉剂注射到不规则的腰骶关节
- 手术治疗
  - 附件切除术，移行椎的后外侧融合

诊断思路

思考点
- 临床诊断应排除正常人群的变异

（苏美霞、张琰 译）

参考文献

1. Golubovsky JL et al: Understanding quality of life and treatment history of patients with Bertolotti syndrome compared with lumbosacral radiculopathy. J Neurosurg Spine. 1-7, 2019
2. Yousif S et al: Minimally invasive resection of lumbosacral pseudojoint resulting in complete resolution of a lower back pain - a case report and review of Bertolotti syndrome. J Clin Neurosci. 51:67-8, 2018
3. Jancuska JM et al: A review of symptomatic lumbosacral transitional vertebrae: Bertolotti's syndrome. Int J Spine Surg. 9:42, 2015
4. Thawait GK et al: Spine segmentation and enumeration and normal variants. Radiol Clin North Am. 50(4):587-98, 2012

术语

- 定义：由于椎体上部椎间盘延伸到薄弱椎体终板内形成的结节（SN）

影像学

- 椎间盘物质形成的病灶内陷到椎体终板，并由硬化（慢性）或水肿（急性）骨质包绕
- 平片
  - 终板轮廓的缺失从椎间隙开始，延伸到椎体骨松质内，边界清晰
- CT
  - 椎体层面轴位图像看到低密度区，周围环绕以致密骨
- MR
  - 终板局灶性缺损，椎间盘填充 ± 邻近骨髓水肿，脂肪骨髓转化

主要鉴别诊断

- 急性压缩性骨折

- 终板的退行性变
- 椎间盘炎
  - 上下两侧终板均有缺损
- 椎缘骨
  - 只出现在椎体边缘
- 骨岛
  - 硬化性结节
- 转移病灶
  - 与椎间盘位置及信号没有关系

临床信息

- 正常脊柱中出现率多达 75%
- 保守治疗

诊断思路

- Schmorl 结节（SN）总是与椎间盘相延续

（左图）TIWI MR 矢状面显示一个界限清楚的低信号（➡）凹陷，在 S1 椎体上终板形成终板疝。结节周围有一薄层脂肪骨髓包绕（➡）

（右图）矢状面 T1（左）、T2（中）、STIR（右）MR 显示 L3-L5 椎体慢性（➡）和急性 SN（➡）。慢性 SN 表现为邻近的骨髓脂肪变性。急性 SN 表现为骨髓水肿（➡）。在所有情况下都存在终板不连续，这是 SN 的标志。同心圆图案（➡）有助于区分 SNs 和转移

（左图）T2WI MR 轴位显示一个界限清楚的低信号（➡）凹陷在 S1 椎体上终板形成 SN。周围可见同心圆状的脂肪骨髓转化信号（➡）

（右图）侧位 X 线椎间盘造影显示椎体上终板的一个 SN（➡）。注入相邻椎间盘的造影剂填充椎体 SN 缺损内的突出椎间盘

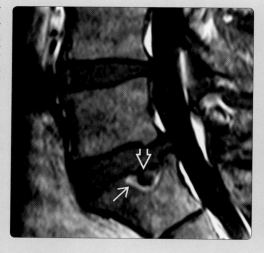
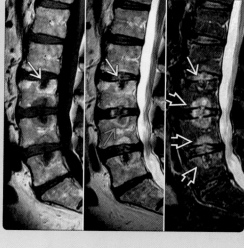
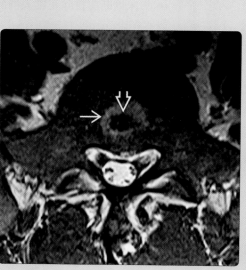
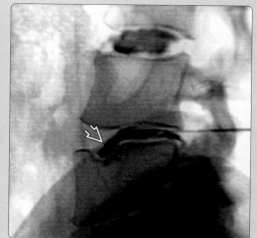

术语

缩略词

- Schmorl 结节（Schmorl node，SN）

同义词

- 椎体内椎间盘突出症

定义

- 由于椎体上部椎间盘延伸到薄弱椎体终板内形成的结节

影像学

一般表现

- 最佳诊断依据
  - 椎间盘物质形成的病灶内陷到椎体终板，并由硬化或水肿骨质包绕
- 部位
  - T8-LI 椎体最常见
- 大小
  - 从几毫米到"巨大"不等
- 形态
  - 典型的向上的圆形或锥形的缺陷，与椎间盘间隙相邻

X 线表现

- 平片
  - 终板轮廓的缺失从椎间隙开始，延伸到椎体松质骨内，边界清晰

CT 表现

- CT 平扫
  - 椎体层面轴位图像看到低密度区，周围环绕以致密骨
  - 矢状位显示近椎间盘缘终板的缺损区，被硬化骨包绕
- 骨 CT
  - 类似于 CT 平扫
  - Schmorl 结节可能出现钙化

MR 表现

- T1WI
  - 终板上的缺损内可椎间盘信号充填
  - 急性期，周围的骨髓呈低信号
- T2WI
  - 急性期，周围的脊髓呈高信号
- STIR
  - 急性期可见明显水肿
- T1WI C+
  - 在亚急性期，局部边缘相对强化
  - 急性期，骨髓弥漫强化
  - 可显示相应椎间盘退变中软骨成分强化

核医学表现

- 骨扫描
  - 在急性病例中呈热结节 / 高摄取

影像成像方法

- 最佳成像方法

- 对比增强 MR 扫描能显示终板的缺损并排除并发病变
- 在所有序列上连续分析与椎间盘的关系

鉴别诊断

急性压缩性骨折

- 与 Schmorl 结节急性弥漫性水肿相似，可实际上 Schmorl 结节最终也会导致压缩骨折
- 病变椎体内无疝入的椎间盘结节

终板的退行性变

- 椎间盘退变的反应性改变，两个相邻的椎体受影响
- 可见被退变椎间盘刺激产生的肉芽组织和水肿
- 随访研究发现，水肿逐渐被脂肪取代
- 没有终板的缺损

椎间盘炎

- 上下两侧终板均有缺损
- 椎间盘弥漫异常信号，增强扫描强化

椎缘骨

- 只出现在椎体边缘
- 椎体前缘缩短
- 骨碎片先于缺损出现

骨岛

- 硬化性结节
- 无终板缺损

富含脂肪的骨髓

- T1WI 上呈高信号

转移病灶

- 与椎间盘位置及信号没有关系

病理学

一般表现

- 病因学
  - 发育、退变、创伤和疾病的影响
  - 重复的反应性重力作用在未成熟终板
  - 严重的纵向外伤可导致 Schmorl 结节形成，伴有病灶部位背部疼痛
  - 骨质疏松症、肿瘤和感染可使终板薄弱
- 遗传学
  - 配对研究显示 Schmorl 结节多见于中年女性（30%），基因是关键性影响因素
    - 与腰椎退行性改变有关
    - 不是引起的背部疼痛的独立因素
    - 遗传性 >70%
- 软骨的椎间盘组织退行性或炎性改变
  - 病理分期可反映病变终板出现骨折情况
  - 典型的 Schmorl 结节是病变终板的骨折愈合
- 胚胎学 / 解剖学
  - 纤维环的生物力学特性使其实际上比年轻个体的终板更能耐受力学损伤

○ 终板薄弱极易诱发 Schmorl 结节形成
○ 脊椎骨骺骨软骨病使终板薄弱

分期、分级及分类

- 椎体的水肿伴终板急性创伤，疼痛，在早期的 MR 上没有终板的缺损
- 在后续的 MR 上出现慢性形成的无症状结节

大体病理及手术所见

- 与椎体终板骨折相同

镜下所见

- 被骨髓包绕的纤维软骨组织，有骨质硬化或者炎性改变
- 骨坏死也可能出现在软骨终板下方
  ○ 编织骨反应性增厚，破骨细胞和成骨细胞增加

临床信息

临床表现

- 最常见体征 / 症状
  ○ 急性情况下突然起病，局部的非放射疼痛和压痛
  ○ 大多数情况下因慢性病偶然发现，"劳累过度"病变
- 临床资料
  ○ 青少年参与的纵向负荷运动
  ○ 局部疼痛急性发作

人口统计学

- 年龄
  ○ 青少年和青壮年
- 性别
  ○ 男 > 女，比例高达 9∶1
- 流行病学
  ○ 正常脊柱中的出现率为 75%
  ○ 大部分急性病例发生在 11~30 岁
  ○ 单一的创伤即可造成

转归与预后

- 具有自限性
- 预后良好，除非全身性骨质疏松症导致经常性压缩性骨折

治疗

- 观察，有症状的病例可行止痛治疗

诊断思路

思考点

- 密切注意无法解释的椎体水肿和局部疼痛的 MR 检查病例

影像解读要点

- 内容物始终与椎间盘相延续

（苏美霞、张琰 译）

参考文献

1. Lee JH et al: Differentiation of Schmorl nodes from bone metastases of the spine: use of apparent diffusion coefficient derived from dwi and fat fraction derived from a Dixon sequence. AJR Am J Roentgenol. 213(5):W228-35, 2019
2. Tomasian A et al: Benign spine lesions: advances in techniques for minimally invasive percutaneous treatment. AJNR Am J Neuroradiol. 38(5):852-61, 2017
3. Diehn FE et al: Uncommon manifestations of intervertebral disk pathologic conditions. Radiographics. 36(3):801-23, 2016
4. Mattei TA et al: Schmorl's nodes: current pathophysiological, diagnostic, and therapeutic paradigms. Neurosurg Rev. 37(1):39-46, 2014
5. Abu-Ghanem S et al: Acute Schmorl node in dorsal spine: an unusual cause of a sudden onset of severe back pain in a young female. Asian Spine J. 7(2):131-5, 2013
6. Mok FP et al: ISSLS prize winner: prevalence, determinants, and association of Schmorl nodes of the lumbar spine with disc degeneration: a population-based study of 2449 individuals. Spine (Phila Pa 1976). 35(21):1944-52, 2010
7. Dar G et al: Demographical aspects of Schmorl nodes: a skeletal study. Spine (Phila Pa 1976). 34(9):E312-5, 2009
8. Wu HT et al: Edematous Schmorl's nodes on thoracolumbar MR imaging: characteristic patterns and changes over time. Skeletal Radiol. 35(4):212-9, 2006
9. Coulier B: Giant fatty Schmorl's nodes: CT findings in four patients. Skeletal Radiol. 34(1):29-34, 2005
10. Peng B et al: The pathogenesis of Schmorl's nodes. J Bone Joint Surg Br. 85(6):879-82, 2003
11. Yamaguchi T et al: Schmorl's node developing in the lumbar vertebra affected with metastatic carcinoma: correlation magnetic resonance imaging with histological findings. Spine. 28(24):E503-5, 2003
12. Hauger O et al: Giant cystic Schmorl's nodes: imaging findings in six patients. AJR Am J Roentgenol. 176(4):969-72, 2001
13. Wagner AL et al: Relationship of Schmorl's nodes to vertebral body endplate fractures and acute endplate disk extrusions. AJNR Am J Neuroradiol. 21(2):276-81, 2000
14. Grive E et al: Radiologic findings in two cases of acute Schmorl's nodes. AJNR Am J Neuroradiol. 20(9):1717-21, 1999
15. Silberstein M et al: Spinal Schmorl's nodes: sagittal sectional imaging and pathological examination. Australas Radiol. 43(1):27-30, 1999
16. Fahey V et al: The pathogenesis of Schmorl's nodes in relation to acute trauma. An autopsy study. Spine. 23(21):2272-5, 1998
17. Seymour R et al: Magnetic resonance imaging of acute intraosseous disc herniation. Clin Radiol. 53(5):363-8, 1998
18. Swischuk LE et al: Disk degenerative disease in childhood: Scheuermann's disease, Schmorl's nodes, and the limbus vertebra: MRI findings in 12 patients. Pediatr Radiol. 28(5):334-8, 1998
19. Tribus CB: Scheuermann's kyphosis in adolescents and adults: diagnosis and management. J Am Acad Orthop Surg. 6(1):36-43, 1998
20. Stabler A et al: MR imaging of enhancing intraosseous disk herniation (Schmorl's nodes). AJR Am J Roentgenol. 168(4):933-8, 1997
21. Takahashi K et al: Schmorl's nodes and low-back pain. Analysis of magnetic resonance imaging findings in symptomatic and asymptomatic individuals. Eur Spine J. 4(1):56-9, 1995
22. Hamanishi C et al: Schmorl's nodes on magnetic resonance imaging. Their incidence and clinical relevance. Spine. 19(4):450-3, 1994
23. Jensen MC et al: Magnetic resonance imaging of the lumbar spine in people without back pain. N Engl J Med. 331(2):69-73, 1994
24. Takahashi K et al: A large painful Schmorl's node: a case report. J Spinal Disord. 7(1):77-81, 1994
25. Sward L: The thoracolumbar spine in young elite athletes. Current concepts on the effects of physical training. Sports Med. 13(5):357-64, 1992
26. Walters G et al: Magnetic resonance imaging of acute symptomatic Schmorl's node formation. Pediatr Emerg Care. 7(5):294-6, 1991
27. McFadden KD et al: End-plate lesions of the lumbar spine. Spine. 14(8):867-9, 1989
28. Kagen S et al: Focal uptake on bone imaging in an asymptomatic Schmorl's node. Clin Nucl Med. 13(8):615-6, 1988

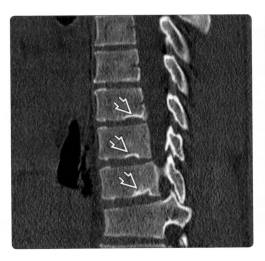

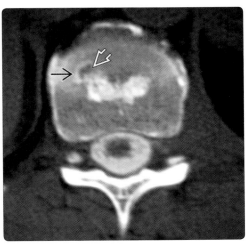

（左图）骨 CT 矢状位显示多个大小不等的 Schmorl 结节（➡）。结节边缘有不同程度的硬化。患者不符合 Scheuermann 病的标准，因为不是 3 个相邻椎体并且至少 5° 的楔形变

（右图）脊髓造影后轴位 CT 显示骨的硬化边缘（➡）包裹着椎体内部的低密度实质区（➡）

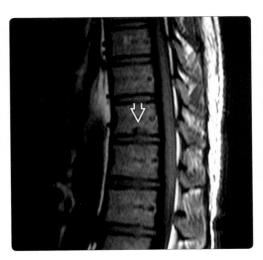

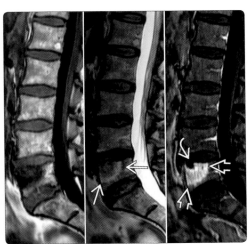

（左图）矢状位 T1WI MR 显示一个小的下终板 SN（➡）。非急性 SN 周围没有骨髓水肿或脂肪转化

（右图）经病原学证实的急性 SN 显示明显的扇形终板水肿（➡），同心圆形累及 L5，局灶性终板缺损（➡）。水肿明显增强（➡）

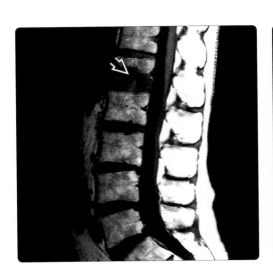

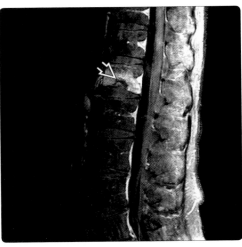

（左图）矢状位 T1WI MR 显示局部下终板缺损（➡），由椎间盘组织填充，代表一个 SN。邻近骨髓内有明显的低信号，表明该患者最近有局部背痛

（右图）同一患者的矢状位 T1WI C+FS MR 显示下终板 SN（➡）周围弥漫性骨髓强化，提示亚急性期

Scheuermann 病

要点

术语
- 青少年驼背，Scheuermann 脊柱后凸
- 多个 Schmorl 结节继发脊柱后凸→椎体楔形变

影像学
- 胸椎体有着不规则终板的楔形变
  - ≥3 个连续的椎体，每个 >5° 楔形变
  - 凹凸不平的终板继发于广泛的间盘内陷
  - 椎间隙变小，以前部变小为著
  - 界限明确的 Schmorl 结节

主要鉴别诊断
- 体位性脊柱后凸
- 楔形压缩骨折
- 先天性脊柱后凸
- 脊柱结核
- 迟发性成骨发育不全

- 神经肌肉病变

病理学
- 通过椎体终板薄弱区域的椎间盘突出
- 举重、体操和其他脊柱负重运动可能引起

临床信息
- 脊柱后凸
- 运动导致胸椎疼痛恶化
- 青春期发展，也可能出现在较晚时期
- 高发年龄：13~17 岁
- 处理措施包括观察、支具治疗
- >75° 脊柱后凸骨骼未发育成熟的人手术治疗

诊断思路
- 无椎体前部楔形变的 Schmorl 结节不提示 Scheuermann 病

（左图）矢状位图显示椎间盘疝穿过椎体终板造成骨质缺损，伴有脊柱后凸畸形。凹凸不平的终板反映了其骨性修复过程

（右图）X 线侧位片显示每个椎体平面的多个 Schmorl 结节造成了椎体楔形畸形和凹凸不平的终板（⇨）

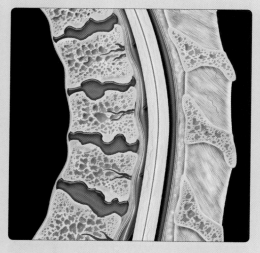
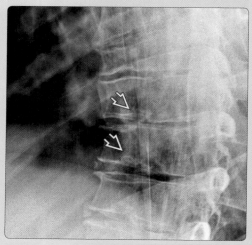

（左图）矢状位骨 CT 显示椎体前缘高度降低和终板不规则，累及多个胸椎间盘。有多个（>3）相邻水平的终板不规则（Schmorl 结节）和胸椎后凸增加

（右图）同一患者的矢状位 T2WI MR 证实了多个胸椎椎间盘高度和信号强度的丢失。胸椎脊髓正常，没有相关的胸椎间盘突出进入椎管

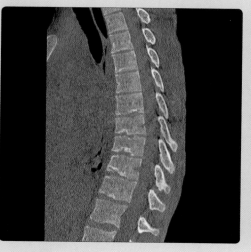
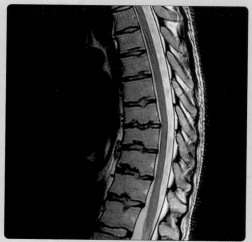

术语

同义词

- 青少年驼背，Scheuermann 脊柱后凸

定义

- 多个 Schmorl 结节继发脊柱后凸→椎体楔形变
- Schmorl 结节：间盘组织内陷穿过椎体终板

影像学表现

一般表现

- 最佳诊断依据
  - 有着不规则终板并楔形变胸椎体数 ≥ 3 个
- 部位
  - 75% 发生在胸椎
  - 20%~25% 发生在胸腰椎
  - 只有 <5% 发生在腰椎
  - 颈部很少见
- 大小
  - 一般胸椎随着年龄增长后凸程度加重
  - 后凸 >40° 视为不正常

X 线表现

- 平片
  - ≥3 个连续的椎体，每个 ≥5° 楔形变
  - 凹凸不平的终板继发于广泛的间盘内陷
  - 椎间隙变小，以前部变小为著
  - 界限明确的 Schmorl 结节
  - 胸椎：测量后凸应从 T3 到 T12
  - 胸腰段或腰椎受累
    - 测量矢状面畸形从第一个病变椎体上缘到最后一个病变椎体下缘
    - 这种测量方法能为功能性脊柱后凸提供更好的评价
    - 腰椎正常前凸功能意义消失
  - 伴或不伴椎缘骨
  - 15% 病例在脊柱后凸的同时伴有侧弯
    - 过伸侧位片评价脊柱后凸活动性

CT 表现

- 骨 CT
  - 较 X 线检查终板的异常更加明确

MR 表现

- T1WI
  - Schmorl 结节、椎间盘疝呈低信号
  - 伴或不伴椎间盘源性硬化
- T2WI
  - 椎间盘退行性变出现在 50% 的病变椎间盘
  - 椎间盘疝
  - Schmorl 结节可能低或者高信号强度
    - 伴或不伴邻近 Schmorl 结节的骨髓水肿

核医学表现

- 骨扫描
  - 可能正常或者活性增强

其他检查

- 骨密度正常（DEXA，CT 骨密度测定）

影像成像方法

- X 线平片用来诊断
- MR 用来排除椎间盘突出

鉴别诊断

体位性脊柱后凸

- 椎体终板正常
- 除非长期存在，畸形一般能通过过伸练习纠正

楔形压缩骨折

- 可能累及连续的节段
- 椎体前缘皮质常可见成角畸形
- MR 显示骨折线，骨髓水肿

先天性脊柱后凸

- 出现脊椎畸形

脊柱结核

- 脊柱畸形通常比较严重
- 终板破坏 ± 椎体融合

迟发性成骨发育不全

- 扁平椎
- 严重的骨质疏松

神经肌肉病变

- 在非门诊的患者中，婴幼儿胸腰段后凸持续存在
- 脊柱后侧凸畸形

强直性脊柱炎（AS）

- 椎体融合
- 骶髂关节异常

迟发性脊椎骨发育不全（SED）

- 整个脊柱都是扁平椎
- 骨骺异常

病理学

一般表现

- 病因学
  - 不明
    - 举重、体操和其他脊柱负重运动可能引起
  - 通过椎体终板薄弱化区域的椎间盘突出
    - 椎间隙减小
    - 椎缘骨
    - Schmorl 结节
  - 椎体前部生长迟缓导致楔形变
- 遗传学
  - 家族遗传倾向
  - 丹麦双胞胎检测显示，遗传起主要作用
- 伴发异常
  - 颈、腰段脊柱前凸

大体病理及手术所见

- Schmorl 结节通过薄弱的生长板裂缝内陷入椎体
- 椎间盘实质穿过环状隆起的生长板时，出现椎缘骨

镜下所见

- 椎体生长板
  - 异常的软骨细胞
  - 软骨基质疏松
  - 胶原纤维的数量或者厚度减小
  - 蛋白多糖含量增加
- 骨坏死、骨软骨病未见

临床信息

临床表现

- 常见症状 / 体征
  - 脊柱后凸
  - 其他症状 / 体征
    - 运动导致胸椎疼痛和压痛
    - 神经症状来自脊柱后凸或者椎间盘疝
    - 疲劳

人口统计学

- 年龄
  - 青春期发展，也可能出现在较晚时期
- 性别
  - 男性稍多
- 流行病学
  - 患病率：0.4%~8%
  - 高发年龄：13~17 岁

转归与预后

- 在青春期随生长加速进展
- 生长完成后轻度进展
- 严重畸形罕见
- 脊柱后凸 >70° 功能预后差
- 早期椎间盘退变
- 椎间盘疝的形成与退变及来自脊柱畸形的机械应力有关

治疗

- 观察
  - 适应证
    - 生长发育仍在继续
    - 脊柱后凸畸形 <50°
  - 禁止特殊的剧烈活动
  - 止痛药
  - 脊柱锻炼
  - 跟踪随访直到生长板愈合（~25 岁）
- 支持治疗
  - 适应证
    - 至少 1 年的生长发育时间
    - <70° 脊柱后凸
    - 至少通过过伸锻炼部分纠正后凸畸形

- 在骨骼未发育成熟的患者有效
- 手术治疗
  - 术后粘连少见
  - 适应证
    - >75° 骨骼未发育成熟者
    - >60° 骨骼发育成熟者
    - 过度疼痛的骨骼未发育成熟者
    - 神经功能缺损
  - 后路固定融合
  - 较严重的脊柱后凸采用前路和后路融合术

诊断思路

影像解读要点

- Schmorl 结节没有前部楔形变并不代表无 Scheuermann 病
- X 线摄影可显示凹凸不平的终板而不是离散的 Schmorl 结节

（苏美霞、张琰 译）

参考文献

1. Huq S et al: Treatment approaches for Scheuermann kyphosis: a systematic review of historic and current management. J Neurosurg Spine. 32(2):235-47, 2019
2. Sardar ZM et al: Scheuermann's kyphosis: diagnosis, management, and selecting fusion levels. J Am Acad Orthop Surg. 27(10):e462-72, 2019
3. Palazzo C et al: Scheuermann's disease: an update. Joint Bone Spine. 81(3):209-14, 2014
4. Makurthou AA et al: Scheuermann disease: evaluation of radiological criteria and population prevalence. Spine (Phila Pa 1976). 38(19):1690-4, 2013
5. Sugrue PA et al: Rapidly progressive Scheuermann's disease in an adolescent after pectus bar placement treated with posterior vertebral-column resection: case report and review of the literature. Spine (Phila Pa 1976). 38(4):E259-62, 2013
6. d'Hemecourt PA et al: Spinal deformity in young athletes. Clin Sports Med. 31(3):441-51, 2012
7. Jagtap SA et al: Scheuermann disease presenting as compressive myelopathy. Neurology. 78(16):1279, 2012
8. Damborg F et al: Genetic epidemiology of Scheuermann's disease. Acta Orthop. 82(5):602-5, 2011
9. Tsirikos AI et al: Scheuermann's kyphosis; current controversies. J Bone Joint Surg Br. 93(7):857-64, 2011
10. Lowe TG et al: Evidence based medicine: analysis of Scheuermann kyphosis. Spine (Phila Pa 1976). 32(19 Suppl):S115-9, 2007
11. Lowe TG: Scheuermann's kyphosis. Neurosurg Clin N Am. 18(2):305-15, 2007
12. Soo CL et al: Scheuermann kyphosis: long-term follow-up. Spine J. 2(1):49-56, 2002
13. Stotts AK et al: Measurement of spinal kyphosis: implications for the management of Scheuermann's kyphosis. Spine. 27(19):2143-6, 2002
14. Wenger DR et al: Scheuermann kyphosis. Spine. 24(24):2630-9, 1999
15. Swischuk LE et al: Disk degenerative disease in childhood: Scheuermann's disease, Schmorl's nodes, and the limbus vertebra: MRI findings in 12 patients. Pediatr Radiol. 28(5):334-8, 1998
16. Tribus CB: Scheuermann's kyphosis in adolescents and adults: diagnosis and management. J Am Acad Orthop Surg. 6(1):36-43, 1998
17. Platero D et al: Juvenile kyphosis: effects of different variables on conservative treatment outcome. Acta Orthop Belg. 63(3):194-201, 1997
18. Chiu KY et al: Cord compression caused by multiple disc herniations and intraspinal cyst in Scheuermann's disease. Spine. 20(9):1075-9, 1995
19. Mandell GA et al: Bone scintigraphy in patients with atypical lumbar Scheuermann disease. J Pediatr Orthop. 13(5):622-7, 1993
20. Murray PM et al: The natural history and long-term follow-up of Scheuermann kyphosis. J Bone Joint Surg Am. 75(2):236-48, 1993
21. Farsetti P et al: Juvenile and idiopathic kyphosis. Long-term follow-up of 20 cases. Arch Orthop Trauma Surg. 110(3):165-8, 1991
22. Findlay A et al: Dominant inheritance of Scheuermann's juvenile kyphosis. J Med Genet. 26(6):400-3, 1989

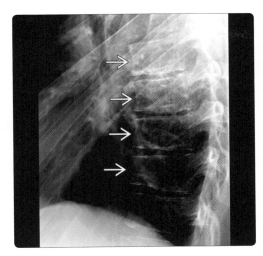
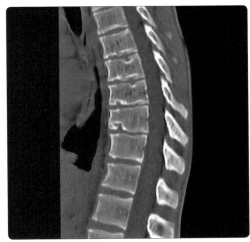

（左图）侧位片显示椎体终板不规则和椎体楔形变（➡）。椎体终板的凹陷有起伏的轮廓，不像在骨折时发生凹陷成角

（右图）矢状位骨 CT 显示椎体终板不规则和椎体楔形变。Scheuermann 病诊断标准是 Schmorl 结节出现在 3 个连续的椎体，并且每个椎体至少 5° 楔形变，在本例中符合这些标准

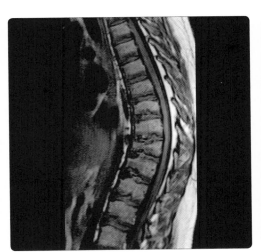
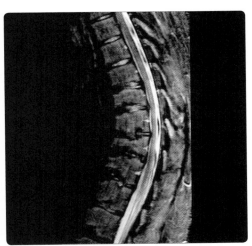

（左图）一名患有背痛的青少年竞技骑手的矢状位 T1WI MR 显示多节段胸椎前缘楔形变，伴有终板凹凸不平、Schmorl 结节和脊柱后凸，这是相当严重的 Scheuermann 病的特征

（右图）同一患者的矢状面 STIR MR 证实了多节段胸椎前缘楔形变、终板凹凸不平、Schmorl 结节和相当严重的脊柱后凸

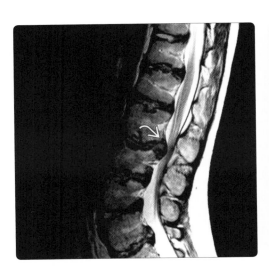
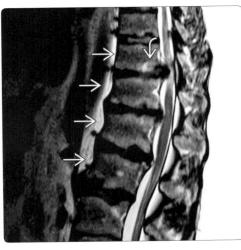

（左图）矢位状 T2 WI MR 显示 Scheuermann 病的腰椎多个特点，椎间盘信号弥漫缺损，椎体楔形变，凹凸不平的椎体终板，以及散在分布的 Schmor 结节。注意大的椎间盘脱出（➡）

（右图）矢状 T2WI MR 显示多个水平的不规则终板，在图中可观察到脊柱中有 Schmor 结节和椎间盘退变。多个连续的椎体病变可清楚识别（➡）。I 型退变的终板（➡）也出现在此病例

术语

- 腰椎椎管狭窄
- 继发于多因素退行性改变,是渐进的、动态的过程

影像学表现

- 轴位图像上腰椎椎管呈三叶草征
- 骨性椎管矢状径 <12 mm 为相对狭窄
- 骨性椎管矢状径 <10 mm 为绝对狭窄

主要鉴别诊断

- 椎间盘突出症
- 转移性疾病
- Paget 病
- 硬膜外出血

临床信息

- 慢性腰痛

- 神经源性间歇性跛行
  - 腿部疼痛(80%)
  - 双侧下肢疼痛,感觉异常,伴虚弱
  - 80% 的病例蹲或坐(屈)可缓解疼痛
- 膀胱功能障碍和性功能障碍(10%)
- 神经根性疼痛(10%)
- 手术治疗包括手术减压,或 X-stop 棘间植入术
- 自然史:大部分有症状的患者在数月至数年内病情稳定(40%~70%)
  - 1/3 的患者经非手术治疗缓解
  - 1/3 的患者病情恶化

诊断思路

- 轴位 T2WI 可明确显示狭窄

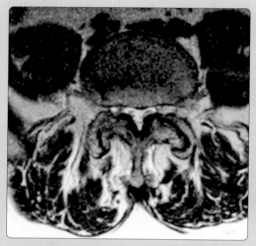
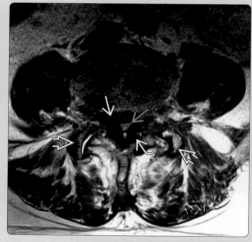

(左图)轴位 T2WI MR 显示中度椎管狭窄,伴有小关节退行性关节病和黄韧带肥大。硬膜囊呈三叶草状

(右图)轴位 T2WI MR 显示硬膜囊严重狭窄并受压。严重的椎管狭窄(➡),与前方纤维环弥漫性膨出(➡)、后外侧明显的小关节(➡)和韧带(➡)肥厚性退行性改变有关

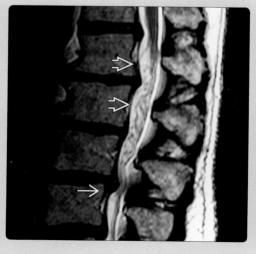
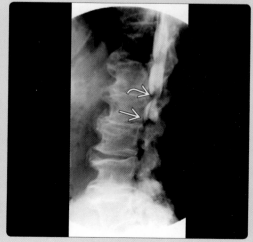

(左图)MR 矢状位 T2WI 显示 L3/4 椎间盘膨出、韧带增厚伴椎管狭窄(➡)。注意由于神经根冗长(➡)引起的头侧硬膜囊蛇形低信号区域

(右图)L1/2 水平注入对比剂的腰椎脊髓造影侧位图显示 L2/3 水平完全脊髓造影阻滞(➡),L1/2 水平严重椎管狭窄(➡)。专业提示:如果看到这种模式,那么让患者在手术结束时坐起来,向前弯曲以打开椎管间隙并使造影剂进入尾侧椎管间隙

术语

同义词
- 脊椎关节病，椎管狭窄症，腰椎管狭窄症

定义
- 腰椎椎管狭窄
- 继发于多因素退行性改变，是渐进的、动态的过程

影像学表现

一般表现
- 最佳诊断依据
  - 轴位图像上腰椎椎管呈三叶草征
- 定位
  - 常见部位为位置较低、活动度较高的腰椎部位（L4/5）
- 大小
  - 骨性椎管矢状径 < 12 mm 为相对狭窄
  - 骨性椎管矢状径 < 10 mm 为绝对狭窄
- 形态
  - 矢状面图像上挤压神经孔周围脂肪
  - 轴位图像上腰椎侧隐窝变窄

X 线表现
- 平片
  - 椎间隙狭窄，骨质增生
  - 小关节骨性关节炎，脊椎关节病，腰椎滑脱
  - 如果合并先天性狭窄的话，椎弓根距离变小

CT 表现
- CT 平扫
  - 直接可观察到椎间盘压缩征象（膨出）、小关节增生及韧带增厚
  - 椎管呈三叶草形，压迫硬膜囊
  - 重组图像可观察到椎间孔狭窄
    - 小关节半脱位与椎间隙变窄有关
    - 骨赘撞击神经孔

MR 表现
- T1WI
  - 在诊断腰椎管狭窄症时 MR 作用与 CT 脊髓造影相当，但能够对脊髓提供额外信息。
  - 椎间盘退行性疾病伴不同程度的突出
  - 轴位图像上腰椎椎管出现三叶草征
  - 黄韧带增厚
  - 椎体终板产生骨赘
  - 小关节肥大
  - 矢状面图像上挤压神经孔周围脂肪
  - 椎弓根短小
- T2WI
  - 轴位图像上腰椎椎管出现三叶草征
  - 矢状位 T2WI 上椎管呈沙漏样外观
  - 狭窄水平上方、下方细长和冗长的神经根
  - 轴位图像上侧隐窝狭窄
- T1WI C+
  - 增强及神经根受压

非血管性介入
- 形态
  - 判断椎管狭窄有 93% 的准确率
  - 在单个或多个水平上的沙漏样狭窄
  - 患者伸直体位加重狭窄
    - 动态变化：如果压迫处于狭窄水平，前屈通常使对比剂通过狭窄水平

影像成像方法
- 最佳诊断工具
  - 平扫 MR 用于慢性疾病的常规评估
  - 传统的 T1W 和 T2W 的矢状面和轴位图像，4~5 mm 层厚

鉴别诊断

感染
- T2WI 上椎间盘和椎体呈高信号，终板不规则
- 强化的硬膜外蜂窝织炎，脓肿周边强化

椎间盘突出症
- 椎间盘出现局限性病变

转移性疾病
- T1WI 上弥漫性或局灶性低信号，腹侧硬膜外软组织延展

Paget 病
- 椎体膨胀性生长
- T1WI 上椎体呈片状高信号

硬膜外出血
- 信号强度随着血红蛋白变化而变化
- 急性发作症状

病理学

一般表现
- 病因学
  - 退行性改变，包括椎间盘、椎体终板、关节突关节、黄韧带
  - 如果合并先天性狭窄的话椎弓根短小
- 遗传学
  - 对于后天性狭窄无遗传因素
- 伴发异常
  - 先天性短椎弓根常出现
- 与年龄有关的退行性疾病累及椎间盘和关节

分期、分级及分类
- 无广泛接受的量化标准
  - 前后径 > 12 mm
  - 重度狭窄硬膜囊囊截面积 < 75 mm²，中度重度狭窄 < 100 mm²
  - 椎管狭窄 1/3= 轻度，狭窄 2/3= 中度，狭窄 > 2/3= 重度

- 多个普遍接受的定性标准
  - 椎管受压
  - 前方脑脊液间隙消失
  - 黄韧带肥大
  - 神经根冗长
  - 后方硬膜外脂肪减少
  - 硬膜外脂肪增多
  - 神经根沉降征

大体病理及手术所见

- 间盘退行性变
  - 髓核边界不清、纤维化和裂隙
  - 骨赘形成
  - 纤维环破裂
  - 小关节间隙和软骨的消失，软骨下骨硬化，骨质增生

镜下所见

- 断裂的间盘，消失的软骨终板，肉芽组织，骨化

临床信息

临床表现

- 常见的症状 / 体征
  - 症状包括
    - 慢性腰痛
    - 双侧下肢疼痛，感觉异常，伴虚弱
    - 长时间站立和行走时加重
    - 80% 的病例蹲或坐（屈曲）会减轻痛苦
  - 神经源性间歇性跛行
    - 腿部疼痛（80%）
    - 麻木、刺痛（60%）
    - 痉挛、乏力（50%）
  - 其他症状 / 体征
    - 膀胱功能障碍和性功能障碍（10%）
    - 神经根性疼痛（10%）
    - 直腿抬高试验阳性
  - 图像中椎管狭窄的程度可能与症状没有相关性
- 临床资料
  - 起病隐匿，腰背疼痛，感觉异常，行走困难

人口统计学

- 年龄
  - >50 岁
- 性别
  - 男女发病率无差异
  - 相关的退行性腰椎滑脱症于女性中多出 4 倍
- 流行病学
  - 40 岁以后

转归与预后

- 大部分有症状的患者在数月至数年间稳定（40%~70%）
- 1/3 的患者经非手术治疗缓解
- 1/3 的患者病情恶化

- 背部疼痛 <5 年的患者和腿部疼痛 <6 个月的患者经非手术治疗可痊愈

治疗

- 非手术治疗
  - 镇痛药：水杨酸类，非甾体抗炎药
  - 抗抑郁药（治疗慢性疼痛和相关抑郁）
  - 锻炼
  - 类固醇注射治疗（硬膜外）
  - 其他：电疗，热疗
- 手术
  - 手术治疗主要是手术椎板切除减压、融合
    - >70% 的患者术前症状完全缓解
  - 其他手术：微创韧带切除术、X-stop 棘间植入术，椎管扩大成形术，或开窗减压术
  - 手术后并发症
    - 死亡率 0.09%；超过 75 岁的患者上升到 0.6%
    - 神经根受压：5%
    - 脑脊液瘘 / 假性脑膜膨出：5%
    - 感染：0.5%~8%

诊断思路

思考点

- MR 脊髓造影用亮脑脊液平面回波序列或薄层快速 T2 加权像

影像解读要点

- 轴位 T1WI 中硬膜囊和黄韧带分界模糊
- 轴位 T2WI 可明确显示狭窄

（苏美霞、张琰 译）

参考文献

1. Ruetten S et al: Endoscopic lumbar decompression. Neurosurg Clin N Am. 31(1):25-32, 2020
2. Schroeder GD et al: Lumbar spinal stenosis: how is it classified? J Am Acad Orthop Surg. 24(12):843-52, 2016
3. Cheung JP et al: Defining clinically relevant values for developmental spinal stenosis: a large-scale magnetic resonance imaging study. Spine (Phila Pa 1976). 39(13):1067-76, 2014
4. Friedly JL et al: A randomized trial of epidural glucocorticoid injections for spinal stenosis. N Engl J Med. 371(1):11-21, 2014
5. Mamisch N et al: Radiologic criteria for the diagnosis of spinal stenosis: results of a Delphi survey. Radiology. 264(1):174-9, 2012
6. Andreisek G et al: Uncertainties in the diagnosis of lumbar spinal stenosis. Radiology. 261(3):681-4, 2011
7. Steurer J et al: Quantitative radiologic criteria for the diagnosis of lumbar spinal stenosis: a systematic literature review. BMC Musculoskelet Disord. 12:175, 2011
8. Schizas C et al: Qualitative grading of severity of lumbar spinal stenosis based on the morphology of the dural sac on magnetic resonance images. Spine (Phila Pa 1976). 35(21):1919-24, 2010
9. Ploumis A et al: Degenerative lumbar scoliosis associated with spinal stenosis. Spine J. 7(4):428-36, 2007
10. Siddiqui M et al: One-year results of X Stop interspinous implant for the treatment of lumbar spinal stenosis. Spine (Phila Pa 1976). 32(12):1345-8, 2007
11. Anderson PA et al: Treatment of neurogenic claudication by interspinous decompression: application of the X STOP device in patients with lumbar degenerative spondylolisthesis. J Neurosurg Spine. 4(6):463-71, 2006
12. Binder DK et al: Lumbar spinal stenosis. Semin Neurol. 22(2): 157-66, 2002

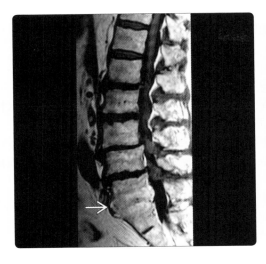
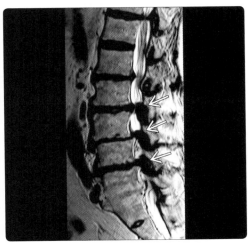

（左图）矢状面 TIWI 显示自 L1/2 至 L4/5 间盘严重的退行性变伴随明显的间盘高度消失及间盘真空症。L5/S1 椎间盘水平有融合迹象（➡）。注意由腹侧椎间盘膨出 / 骨赘和后纵韧带肥厚引起的每个间盘的严重的椎管狭窄

（右图）矢状 T2WI MR 显示，由于腹侧椎间盘突出 / 骨赘和后韧带肥厚（视为低信号硬膜外疾病），在每个椎间盘水平可见严重的椎管狭窄（➡）

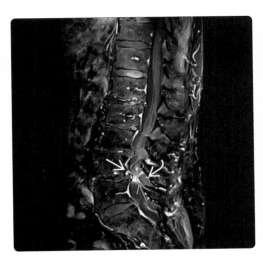
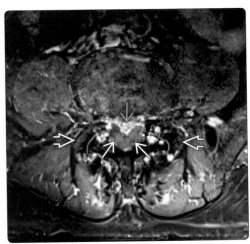

（左图）矢状位 T1 C+FS MR 显示 L4/5 椎管严重狭窄，伴有 I 度腰椎滑脱、弥漫性椎间盘膨出（➡）和韧带肥厚（➡）。神经根的强化（➡）是由于严重的狭窄压迫所致

（右图）轴位 T1 C+FS MR 显示由于小关节退行性改变（➡）和韧带肥厚（➡）导致的严重椎管狭窄。由于狭窄，受压的马尾神经根（➡）强化。注意背侧肥厚韧带缺乏强化

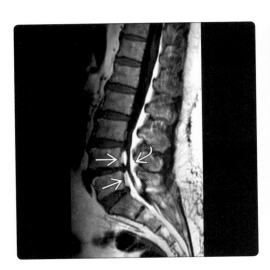
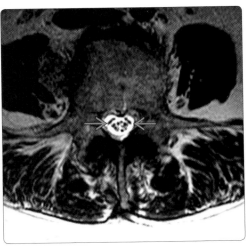

（左图）矢状位 T1WI MR 显示，由于弥漫性椎间盘突出、先天性椎管狭窄和硬膜外脂肪增多症（➡），L4 和 L5 水平的硬膜囊严重狭窄（➡）

（右图）轴位 T2WI MR 显示椎管狭窄的沉降征象，神经根位于狭窄水平以下（➡）的中央非沉降位置。在仰卧位 MR 上正常神经根应沉降于硬膜囊内

术语

- 椎管前后径缩窄、椎弓根短小以及椎管呈横向窄带样改变

影像学表现

- 椎管直径小于正常
  - Torg 比（椎管前后径 / 椎体前后径）<0.8
  - 腰椎先天性狭窄绝对标准：骨性椎管矢状径 10 mm 或更小
    - 绝对和相对腰椎管狭窄症的硬膜囊横截面值分别为 <75 mm² 和 <100 mm²
- 椎弓根短小且肥厚
- 呈三叶草形侧凹
- 呈横向窄带样改变

主要鉴别诊断

- 获得性椎管狭窄

- 遗传性椎管狭窄
  - 软骨发育不全
  - 黏多醣贮积症

病理学

- 先天性

临床信息

- 青年人早于典型退变性椎管狭窄出现年龄的颈椎或腰椎管狭窄症状
  - 这些患者通常无复杂疾病（糖尿病或血管功能不全）
- 运动员表现为身体接触后一过性神经功能缺损，继而症状消失
- 腰椎：椎板减压切除术，后路椎间孔切开术
- 颈椎：颈椎后路椎板切除术或成形术
- 在保守治疗期间推迟手术与较差的手术结果无关

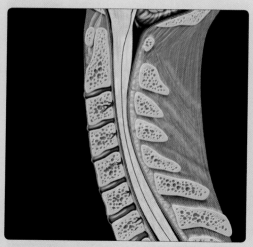
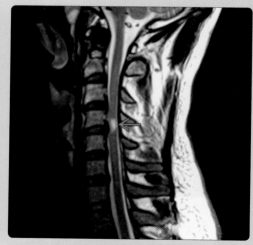

（左图）矢状位图像示先天性明显缩窄的椎管前后径

（右图）矢状 T2WI MR 示中度先天性椎管狭窄，C4/5 椎间盘突出加重了症状。突出造成了脊髓 T2 的高信号（➡）与其临床脊髓病变有关

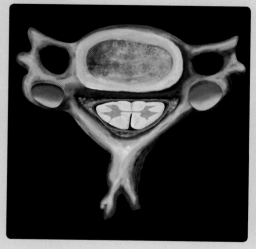
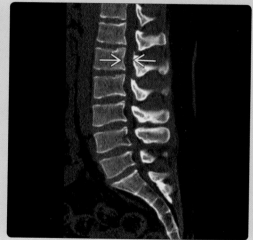

（左图）轴位图像示伴有普遍蛛网膜下腔缩窄的先天性颈椎管前后径狭窄。椎弓根较厚并且横向走行，导致椎板变平

（右图）腰椎矢状位 CT 显示，35 岁男性先天性椎管狭窄和下腰痛患者椎管前后径广泛狭窄（➡）

术语

缩略词

- 腰椎管狭窄症（lumbar spinal stenosis, LSS）

同义词

- 短椎弓根综合征，先天性短椎弓根，发育性椎管狭窄

定义

- 椎管前后径缩窄、椎弓根短小以及椎管呈横向窄带样改变

影像学表现

一般表现

- 最佳诊断依据
  - 短小、肥厚的椎弓根所致的椎管前后径缩窄
- 部位
  - 腰椎＞颈椎＞胸椎
- 大小
  - 骨性椎管直径小于正常
    - 腰椎先天性狭窄绝对标准：骨性椎管矢状径 10 mm 或更小
    - 硬膜囊横断面值＜75 mm² 和＜100 mm² 为绝对和相对腰椎狭窄
- 形态学
  - 椎弓根短小且肥厚
  - 呈三叶草形侧凹
  - 呈横向窄带样改变

X 线表现

- 平片
  - 椎体后缘至棘突椎板前后径缩短
    - 伴或不伴退行性椎间盘、椎小关节病变
  - 侧位 X 线平片示椎弓根上切迹矢状径变短
    - 图像要点：如果侧位 X 线平片示椎弓根占据了整个椎管前后径，则可表现出椎管狭窄

CT 表现

- 骨 CT
  - 椎弓根短小且肥厚，呈三叶草形侧凹及椎管呈横向窄带样改变
    - 伴或不伴获得性椎间盘改变、关节退行性改变
  - 矢状面有助于显示先天性椎管狭窄
  - 轴位是显示椎管前后径缩窄及椎弓根短小、肥厚的最佳层面

MR 表现

- T1WI
  - 前后径缩短伴或不伴获得性椎间盘、椎小关节病变
  - 伴或不伴关节面低信号；椎体骨髓改变提示伴发退行性改变
- T2WI
  - 骨质改变与 T1WI MR 相同
  - 伴或不伴脊髓压迫

- T2*GRE
  - 显示骨性结构的最佳序列
  - 警告：由于"blooming"伪影，可致高估实际的椎管狭窄程度

非血管性介入

- 脊髓造影
  - 确认前后径狭窄程度，明确神经压迫程度

影像成像方法

- 利用矢状及冠状位 CT 重建来评价骨性结构
  - 轴位为显示狭窄程度及神经压迫的最好方位
- MR 可评估是否有脊髓、硬膜囊压迫及其程度
  - 能很好地显示骨性解剖：可实现利用单一影像方法显示脊髓
  - 矢状面 MR 显示椎管狭窄，评估脊髓/马尾受压
  - 轴位 MR 可显示椎弓根结构，评价椎管狭窄的严重程度

鉴别诊断

获得性椎管狭窄

- 椎弓根长度正常
- 伴或不伴半脱位
- 伴或不伴脊椎滑脱
- 伴或不伴椎间盘退行性变
- 伴或不伴关节退行性变

遗传性椎管狭窄

- 遗传易感性：最常见
  - 软骨发育不全
  - 黏多糖贮积症
    - 常常与脑、内脏和（或）肢体畸形有关，由此可做出明确诊断

病理学

一般表现

- 病因学
  - 先天性
- 与畸形相关
  - 伴获得性或退行性狭窄
- 椎弓根短小、肥厚
- L3-L5 最常见

分期、分级及分类

- 颈椎
  - Torg 比率（椎管前后径/椎体前后径）＜0.8
- 腰椎
  - 腰椎先天性狭窄绝对标准：骨性椎管矢状径 ≤10 mm

大体病理及手术所见

- 椎弓根短小、椎板增厚及下关节突突出导致椎管矢状径变窄
- 侧隐窝通常因同时存在的肥大上小关节突而狭窄

镜下所见

- 组织学上为正常骨组织

临床信息

临床表现

- 常见体征 / 症状
  - 腰椎
    - 腰痛，放射性腿部痛（单或双侧）伴或不伴膀胱及肠道功能障碍
    - 神经性跛行：行走相关的放射性腿部痛，休息可缓解，弯腰时加重
    - 马尾症状（罕见）：双侧下肢无力，膀胱无张力所致的尿潴留
  - 颈椎
    - 放射性手臂疼痛或麻木
    - 进展性脊髓病（脊髓功能障碍）或可逆的急性神经功能缺失（"stingers"）

临床特点

  - 青年人早于典型退变性椎管狭窄出现年龄的颈椎或腰椎管狭窄症状
    - 这些患者通常无复杂疾病（糖尿病或血管功能不全）
  - 运动员表现为身体接触后一过性神经功能缺损，继而症状消失

人口统计学

- 年龄
  - 症状可在青少年期加重，40 岁至 50 岁更为常见
- 性别
  - 男 ≥ 女
- 种族
  - 无种族差异
- 流行病学
  - 难以得出在普通人群的发病率；一项研究认为 30% 的手术中可证明存在腰椎狭窄
    - 临床上常规颈椎或腰椎检查中经常能够见到
    - 在 262 名高中和大学足球运动员中 7.6% 存在先天性椎管狭窄
  - 较预期更早年龄出现症状

转归与预后

- 年龄在 60 岁的美国人中有 21% 存在无症状椎管狭窄
- 在青年人中可偶然发现
  - 非典型病例常无症状，直到伴发了脊椎退行性疾病
- 对未经治疗的 LSS 患者进行的 4 年研究发现，70% 的患者症状不变，15% 的患者症状改善，15% 的患者症状恶化
- 治疗方法差异大
  - 非手术治疗：硬膜外类固醇强化核心力量
  - 手术减压可有效缓解症状
  - 长期疼痛手术后常可缓解

治疗

- 在保守治疗期间推迟手术与较差的手术结果无关

- 患者在接受手术治疗后 4 年，疼痛和功能上有明显的改善
- 腰椎：椎板减压切除术，后路椎间孔切开术
  - 并发症的风险随着减压层面、糖尿病和长期使用类固醇的增加而增加
  - 脊柱融合的作用存在争议
- 颈椎：颈椎后路椎板切除术或成形术
  - 发生并发症的危险因素与腰椎减压术相同

诊断思路

思考点

- 相比于典型退行性脊椎病变，患者更年轻
- 先天性椎管狭窄常常无症状，直到伴发了脊椎退行性改变

影像解读要点

- 识别椎弓根的短小、肥厚以及椎管前后径的减小是诊断的关键
- 寻找伴发的退行性改变

（苏美霞、张琰 译）

参考文献

1. Tee J et al: Consideration of foraminal stenosis in decompression alone versus decompression plus fusion for claudication secondary to lumbar spinal stenosis. Spine J. ePub, 2020
2. Ko S et al: Comparison of bilateral decompression via unilateral laminotomy and conventional laminectomy for single-level degenerative lumbar spinal stenosis regarding low back pain, functional outcome, and quality of life - a randomized controlled, prospective trial. J Orthop Surg Res. 14(1):252, 2019
3. Ko S et al: Comparison of inter- and intra-observer reliability among the three classification systems for cervical spinal canal stenosis. Eur Spine J. 26(9):2290-6, 2017
4. Schroeder GD et al: Lumbar spinal stenosis: how is it classified? J Am Acad Orthop Surg. 24(12):843-52, 2016
5. Cheung JP et al: Defining clinically relevant values for developmental spinal stenosis: a large-scale magnetic resonance imaging study. Spine (Phila Pa 1976). 39(13):1067-76, 2014
6. Kreiner DS et al: An evidence-based clinical guideline for the diagnosis and treatment of degenerative lumbar spinal stenosis (update). Spine J. 13(7):734-43, 2013
7. Kanno H et al: Dynamic change of dural sac cross-sectional area in axial loaded magnetic resonance imaging correlates with the severity of clinical symptoms in patients with lumbar spinal canal stenosis. Spine (Phila Pa 1976). 37(3):207-13, 2012
8. Kovacs FM et al: Surgery versus conservative treatment for symptomatic lumbar spinal stenosis: a systematic review of randomized controlled trials. Spine (Phila Pa 1976). 36(20):E1335-51, 2011
9. Schizas C et al: Qualitative grading of severity of lumbar spinal stenosis based on the morphology of the dural sac on magnetic resonance images. Spine (Phila Pa 1976). 35(21):1919-24, 2010
10. Weinstein JN et al: Surgical versus nonoperative treatment for lumbar spinal stenosis four-year results of the Spine Patient Outcomes Research Trial. Spine (Phila Pa 1976). 35(14):1329-38, 2010
11. Weinstein JN et al: Surgical versus nonsurgical therapy for lumbar spinal stenosis. N Engl J Med. 358(8):794-810, 2008
12. Chad DA: Lumbar spinal stenosis. Neurol Clin. 25(2):407-18, 2007
13. Singh K et al: Congenital lumbar spinal stenosis: a prospective, control-matched, cohort radiographic analysis. Spine J. 5(6):615-22, 2005
14. Brigham CD et al: Permanent partial cervical spinal cord injury in a professional football player who had only congenital stenosis. A case report. J Bone Joint Surg Am. 85-A(8):1553-6, 2003
15. Allen CR et al: Transient quadriparesis in the athlete. Clin Sports Med. 21(1):15-27, 2002

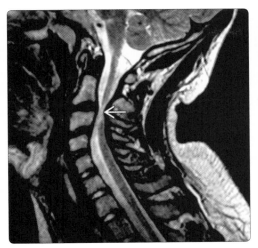
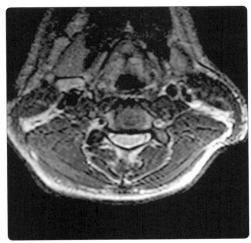

（左图）矢状 T2WI MR 示 C3 水平椎管由于椎弓根短小所致先天性显著狭窄。脊髓 T2 高信号（➡）与临床脊髓病变相关

（右图）轴位 T2WI MR 示颈椎管中度狭窄。并无椎间盘突出或骨性退行性变。典型的颈椎改变包括椎管前后径缩短及双侧椎弓根短小

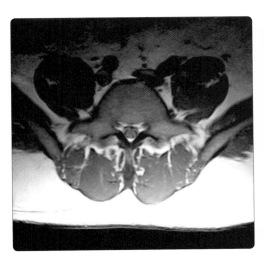
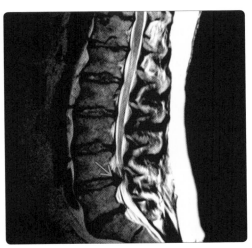

（左图）轴位 T1W MR 显示先天性椎管狭窄伴椎弓根短小、骨性椎管前后径变窄

（右图）矢状 T2WI MR 示先天性腰椎管前后径减小伴复杂退行性椎间盘病变。L4/5 椎间盘突出（➡）使椎管严重地变窄

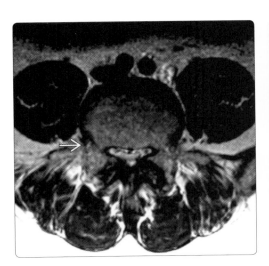
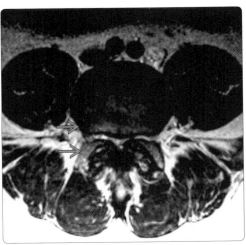

（左图）轴位 T2WI MR 示典型的 L4/5 椎管狭窄合并获得性关节突肥大以及先天性椎弓根缩短。可见先天性缩短的椎弓根（➡）伴侧隐窝狭窄

（右图）轴位 T2WI MR 显示继发于椎间盘突出、黄韧带松弛、小关节肥大和先天性狭窄的椎管狭窄，小关节与椎体非常接近（➡）

（左图）矢状 T1WI MR 显示从 L3 至骶骨水平中度先天性椎管前后径缩窄。在正常脊柱影像学检查中，下腰椎前后径应该增加而不是减小

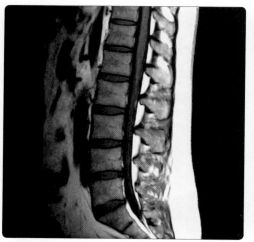

（右图）轴位 T2WI MR 显示先天性椎管狭窄，骨性椎管和小关节突前后径减小（➡），接近椎间盘后缘（➡），这反映了短椎弓根的存在

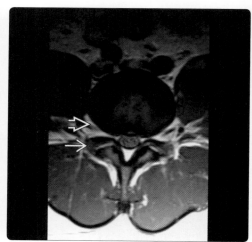

（左图）矢状位 T2WI MR 显示弥漫性先天性椎管狭窄患者蛛网膜下腔前后径的弥漫性狭窄。注意 L4/5（➡）轻度后天性狭窄，伴有纤维环膨出和椎间盘退变并信号减低

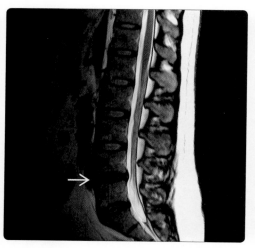

（右图）轴位 T2 TSE 显示先天性椎管狭窄的典型表现，由于椎弓根较短，其小关节与椎间盘紧密相邻

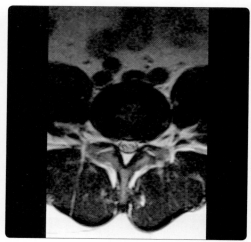

（左图）矢状位 STIR MR 显示 C3/4 椎间盘水平（➡）的局灶性脊髓 T2 高信号，这是由于轻微的椎间盘疾病合并先天性椎管狭窄所致的脊髓软化症

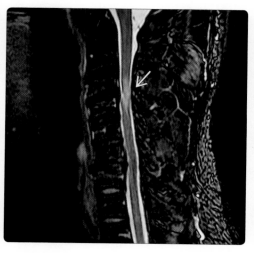

（右图）轴位 GRE MR 显示在 C3/4 脊髓实质内显示弥漫性高信号，这是与椎间盘疾病相关的慢性创伤性脊髓软化症的典型表现。请注意，由于先天性狭窄，骨性椎管的前后径较小（➡）

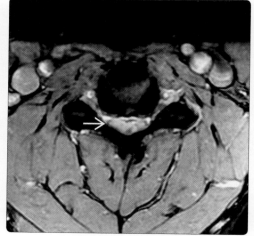

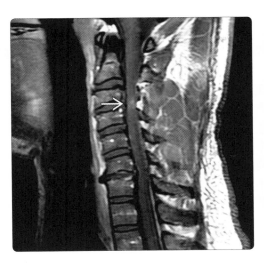

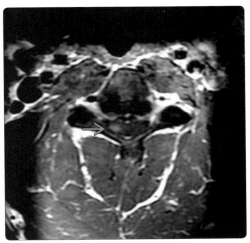

（左图）矢状位 T1 C+MR 显示蛛网膜下腔弥漫性狭窄，反映先天性椎管狭窄。由于狭窄导致的慢性脊髓损伤引起的脊髓软化症，C3/4 水平脊髓右侧出现局灶性增强（➡）

（右图）轴位 T1 C+MR 显示脊髓增强（➡），与轻微椎间盘疾病伴先天性椎管狭窄引起的脊髓软化症有关，引起重复性脊髓损伤

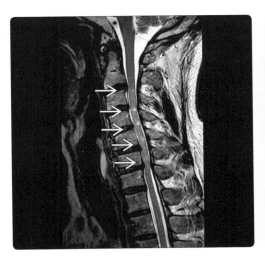

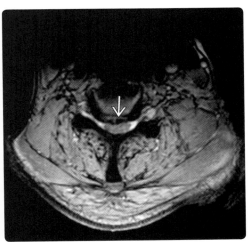

（左图）矢状位 T2WI MR 显示弥漫性先天性椎管狭窄，蛛网膜下腔前后径非常小。由于广泛椎管狭窄（➡），反复创伤导致脊髓软化症

（右图）轴位 GRE MR 显示严重的先天性椎管狭窄，获得性椎间盘退变和广泛的突出（➡）使其严重程度加重

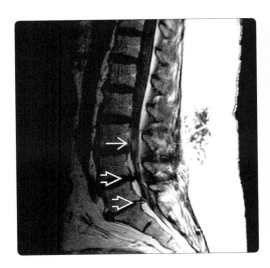

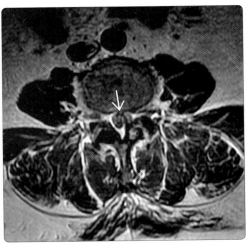

（左图）矢状位 T1 C+MR 显示弥漫性先天性椎管狭窄，L4/5 和 L5/S1 节段（➡）并发获得性狭窄，椎间盘突出。注意继发于 L3/4 处狭窄（➡）的神经根强化

（右图）轴位 T1 C+MR 显示先天性和后天性椎管狭窄，导致血-神经根屏障破坏，局部神经根强化（➡）

术语

- 椎管和神经椎间孔变窄及多因素的退行性改变

影像学表现

- 颈椎，腹侧硬膜外，集中在椎间盘水平
- 颈椎管矢状径 <13 mm
- 椎间盘和骨质增生突入椎管和硬膜囊、压迫脊髓
- 颈椎椎间盘水平蛛网膜下腔完全消失→"搓衣板脊柱"
- 脊髓不同程度受压

主要鉴别诊断

- 后纵韧带骨化症
- 脊髓信号异常
  - 脊髓肿瘤

- 脊髓中央管扩张
- 多发性硬化症

病理学

- 环状多节段椎间盘退变伴椎间盘/骨赘复合物和韧带肥大
  - 椎间盘突出、膨出并伴有广泛骨赘
  - 钩椎关节骨性关节炎的改变伴椎间孔狭窄

临床信息

- 后天性椎管狭窄，颈椎无病理体征/症状
- 常见的痉挛性截瘫
- 上肢麻木，无力（"脊髓型手"）
- 起病隐匿，静止功能障碍，偶发性恶化

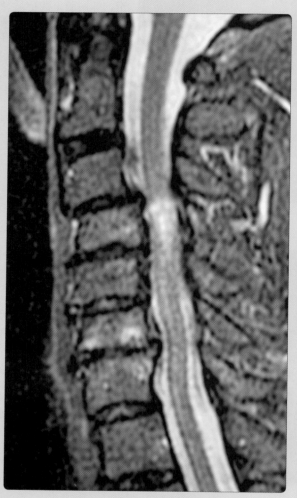

矢状位 MR T2WI 显示了多处的椎间盘退变和椎间盘骨赘复合物造成 C3/4 到 C6/7 椎管狭窄。C3/4 髓内 T2 高信号反映了脊髓软化

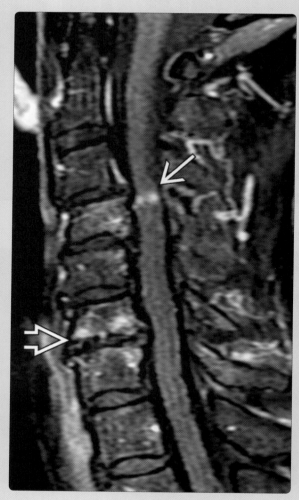

矢状位 T1WI C + FS MR 显示 C3/4 水平颈髓由于慢性软化，出现线样强化（➡️）。C6/7 终板 I 型退行性改变，也有强化（➡️）

术语

缩略词
- 获得性椎管狭窄，颈椎（acquired spinal stenosis, cervical; ASSC）

同义词
- 颈椎病，脊髓型颈椎病，退行性脊髓型颈椎病

定义
- 椎管和神经椎间孔变窄及多因素的退行性改变

影像学表现

一般表现
- 最佳的诊断线索
  - 颈椎椎间盘水平脑脊液信号完全消失
- 位置
  - 颈椎，腹侧硬膜外，集中在椎间盘水平
- 尺寸
  - 如果颈椎管矢状径 <12~13 mm 则有狭窄
- 形态
  - 硬膜外退行性改变压迫硬膜囊和脊髓
  - 先天性短椎弓根往往导致获得性椎管狭窄

X 线表现
- 平片
  - 椎间隙变窄，骨赘延伸到椎管，多节颈椎的退行性改变

CT 表现
- CT 平扫
  - 间盘骨赘复合物突入椎管，挤压硬膜囊和脊髓
  - 钩椎关节突关节肥大
  - 神经孔狭窄

MR 表现
- T1WI
  - 颈椎椎间盘水平蛛网膜下腔完全消失→"搓板样脊柱"
  - 不同程度的脊髓压迫
  - 椎间盘突出症：椎间盘突出，骨质增生，椎间盘膨出
- T2WI
  - 由于腹侧和背侧硬膜外疾病，蛛网膜下腔狭窄
    - 由于椎间盘/骨赘复合体导致腹侧 T2 低信号
    - 由于韧带增厚导致背侧 T2 低信号
  - 髓内 T2 高信号代表软化、脱髓鞘或水肿
- T2* GRE
  - 钩椎关节突关节肥大
  - 神经孔狭窄
- T1WI C +
  - 钆造影后脊髓软化、挫伤可增强
  - 一般水平线状累及脊髓中央和周边

非血管性介入
- 脊髓造影
  - 椎间盘水平蛛网膜下腔消失

- 由于蛛网膜下腔狭窄，前后位上可见多个水平的条状改变
- 脊髓在前后视图上因受压而变宽
- 多处的神经根截断

影像成像方法
- 成像建议
  - 矢状、轴位 T1WI，矢状 T2WI，轴位 T2（2~3 mm 层厚，首选 3D）

鉴别诊断

后纵韧带骨化症
- 颈椎椎管狭窄的原因
  - 沿椎体后缘较厚的低信号带
  - 中央高信号带提示脊髓脂肪变

脊髓异常信号
- 脊髓肿瘤
  - 髓内占位强化
- 脊髓中央管
  - 线性高信号，± 脊髓膨胀，多个分隔
- 多发性硬化症
  - 局灶脊髓高信号
  - 脑室周围白质病变

临床症状
- 运动神经元病
  - 根据临床原因进行鉴别，排除诊断

病理学

一般表现
- 病因学
  - 静态和动态因素引起的非创伤性、进行性、慢性颈脊髓压迫
    - 静态性：退行性改变，包括椎间盘、椎体终板、钩椎关节、关节突关节、黄韧带
    - 动态性：因屈伸运动对压缩脊髓造成重复性损伤
  - 先天性短椎弓根往往会出现
- 伴发异常
  - 与年龄有关的退行性疾病
  - 腰椎管狭窄（>5%）

分期、分级及分类
- 椎管矢状径 <13 mm 狭窄
- Torg 比
  - X 线平片椎管/椎体直径比 <0.8，颈椎管狭窄
  - CT 上 Torg 比与椎管矢状径相关性差
  - 不是绝对的，多种因素参与产生神经创伤
- AP 的压缩比（前后径/左右径）
  - <0.40 外科减压手术后有更坏的结果
- 脊髓 T2 高信号
  - 更多的临床症状
  - 较少的术后改善

大体病理及手术所见

- 多节椎间盘退变、脱水和破裂
- 椎间盘突出与相关的广泛骨赘形成隆起
- 钩椎关节骨性关节炎改变伴椎间孔狭窄

镜下所见

- 脊髓的灰质和白质破坏，压迫水平上方和下方有脱髓鞘改变

临床信息

临床表现

- 常见症状 / 体征
  - ASSC 没有疾病特有的症状或体征
    - 常见的痉挛性截瘫
    - 上肢麻木、无力（"脊髓型手"）
    - 步态不稳，位置和振动感觉的损失
    - 慢性颈部疼痛，可放射至枕部和上肢
  - 脊髓综合征
    - 横向：严重痉挛，括约肌受累，Lhermitte 征
    - 运动系统：肌肉痉挛，但感觉障碍最轻
    - 中央脊髓：严重的运动和感觉障碍，上肢严重
    - Brown Séquard 征：对侧感觉和同侧运动障碍
    - 脊髓半切综合征：下运动神经元→上肢受累，上运动神经元→下肢受累，神经根性疼痛
- 临床资料
  - 颈部疼痛，上肢沉重，共济失调步态，反射亢进，足底伸肌反射

人口统计学

- 年龄
  - ＞50 岁
- 性别
  - 男 ＞ 女
- 流行病学
  - 50 岁以后

转归与预后

- 世界范围内脊髓功能障碍最常见的原因
- 起病隐袭，静止功能障碍，偶发性恶化
  - 新的症状和体征（75%）
  - 缓慢持续进展的功能不全（20%）
  - 较长稳定期急骤起病（5%）
- 持续疼痛，残疾和不良后果（30%~50%）
- 如果及早治疗会有更有利的结果
- 术前根据神经功能缺损严重程度和持续时间可预测神经功能恢复的程度

治疗

- 颈椎
  - 药物
    - 抗炎药，麻醉剂，抗抑郁药，肌肉松弛剂
  - 软环制动和牵引
  - 物理治疗
    - 静力锻炼法
    - 有氧训练
    - 灵活性练习
  - 取决于压迫位置
    - 前路椎体次全切除或椎间融合术
    - 后路减压椎板切除
    - 开门椎板成形术 ± 椎间孔切开术
- 手术预后良好的因素
  - 年龄小
  - ＜1 年的症状
  - 单侧运动障碍
  - Lhermitte 征
- 术后并发症
  - 神经功能恶化（5%）
  - 椎动脉损伤
  - 移植物挤压或断裂
  - 器械故障或移位
  - 气道阻塞
  - 相邻节段退变

诊断思路

影像解读要点

- MR 可能高估颈椎椎间孔狭窄
  - 短 TE 轴向 T2* 图像可降低这种伪影

（苏美霞、张琰 译）

参考文献

1. Nouri A et al: Degenerative cervical myelopathy: a brief review of past perspectives, present developments, and future directions. J Clin Med. 9(2), 2020
2. Karadimas SK et al: Pathophysiology and natural history of cervical spondylotic myelopathy. Spine (Phila Pa 1976). 38(22 Suppl 1):S21-36, 2013
3. Toledano M et al: Cervical spondylotic myelopathy. Neurol Clin. 31(1):287-305, 2013
4. Fehlings MG et al: Perioperative and delayed complications associated with the surgical treatment of cervical spondylotic myelopathy based on 302 patients from the AOSpine North America Cervical Spondylotic Myelopathy Study. J Neurosurg Spine. 16(5):425-32, 2012
5. Harrop JS et al: Cervical myelopathy: a clinical and radiographic evaluation and correlation to cervical spondylotic myelopathy. Spine (Phila Pa 1976). 35(6):620-4, 2010
6. Baron EM et al: Cervical spondylotic myelopathy: a brief review of its pathophysiology, clinical course, and diagnosis. Neurosurgery. 60(1 Suppl 1):S35-41, 2007
7. Medow JE et al: Surgical management of cervical myelopathy: indications and techniques for surgical corpectomy. Spine J. 6(6 Suppl):233S-41S, 2006
8. Rao RD et al: Operative treatment of cervical spondylotic myelopathy. J Bone Joint Surg Am. 88(7):1619-40, 2006
9. Edwards CC 2nd et al: Corpectomy versus laminoplasty for multilevel cervical myelopathy: an independent matched-cohort analysis. Spine. 27(11): 1168-75, 2002

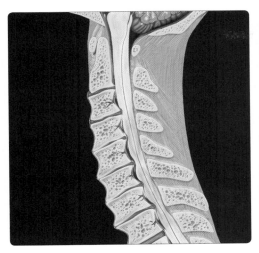
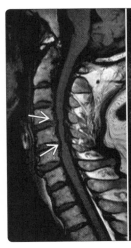
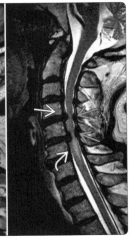

（左图）矢状图显示了椎间盘退变，骨赘形成，引起椎管狭窄和多个层面脊髓压迫（颈椎病）

（右图）颈椎矢状 T1（左）和 T2（右）MR 显示多节段严重狭窄（→），伴脊髓受压，原因是椎间盘 / 骨赘复合体和后纵韧带肥大（→）。C5/6 狭窄引起脊髓信号异常（→）

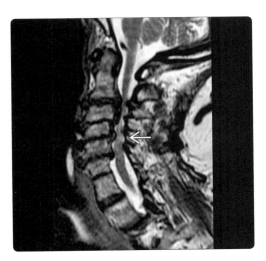
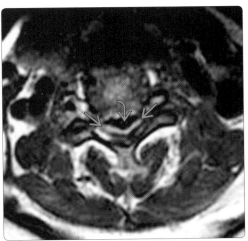

（左图）矢状位 T2WI MR 显示弥漫性椎间盘退变形成椎间盘 / 骨赘复合体导致严重的多层面蛛网膜下腔变窄，由于脊髓慢性损伤和软化 C4/5（→）有异常 T2 信号

（右图）轴位 T2WI 显示腹侧椎间盘 / 骨赘复合体（→）和后方的黄韧带增厚的低信号突出了明显变薄的脊髓比较高的信号（→）

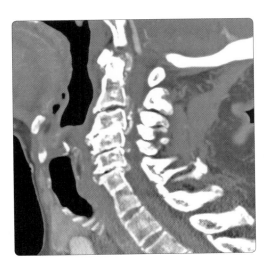
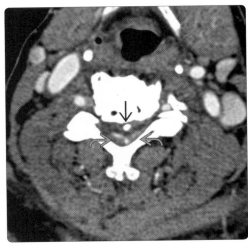

（左图）强化 CT 矢状面显示 C2/3 到 C5/6 的严重多节段椎管狭窄，原因是弥漫性椎间盘突出和前侧弥漫性宽基底突出伴相关的椎间盘 / 后纵韧带（PLL）钙化。注意 C6/7 处的先天性融合

（右图）轴位强化 CT 显示由于前方广泛突出并伴有椎间盘和 PLL 钙化（→）导致的椎管狭窄。后纵韧带肥大加重椎管狭窄（→）。双侧椎间孔狭窄伴椎弓关节肥大

（左图）矢状位 T1WI MR 显示 C5/6 和 C6/7 处椎间盘退变（➡）。C5/6 处椎管严重狭窄，硬膜囊消失，脊髓中度受压

（右图）矢状 T1 C+ FS MR 显示，在最严重的椎管狭窄水平处，局灶线状强化（➡）横贯脊髓。强化是由于慢性重复性压迫造成的脊髓屏障破坏

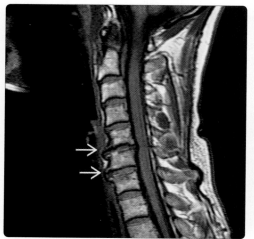
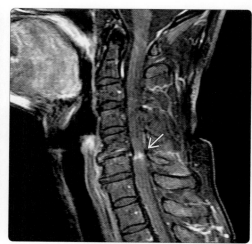

（左图）矢状位 T2WI MR 显示典型的颈椎病脊髓软化。椎间盘退变表现为 T2 信号降低，C5/6 和 C6/7 处椎间盘间隙高度缺失。C5/6 处有严重的椎管狭窄，硬膜囊下间隙消失

（右图）矢状位 STIR MR 显示 C5/6 水平由椎间盘 / 骨赘复合体引起的脊髓信号增强（脊髓软化）

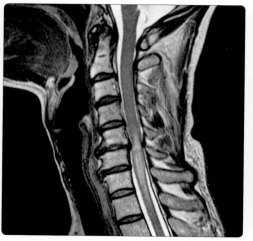
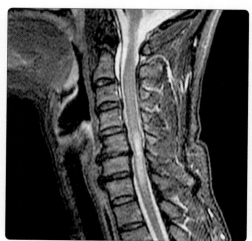

（左图）轴位 T2*GRE MR 显示严重椎管狭窄，腹侧脊髓变平（▱），周围所有正常 CSF 信号消失。弥漫性脊髓高信号，中央灰质的信号稍显突出

（右图）轴位 T1 C+FS MR 显示弥漫性斑片状强化（▱），在最严重的椎管狭窄水平横向延伸至脊髓，这是由于脊髓软化增强所致

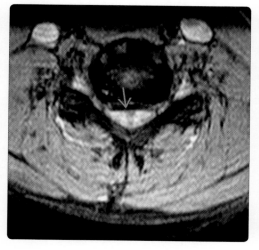
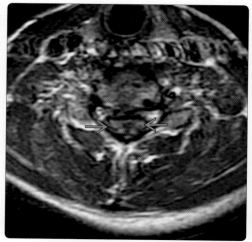

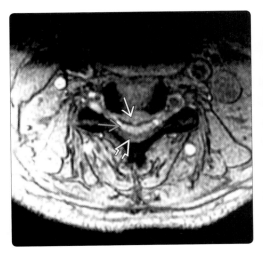
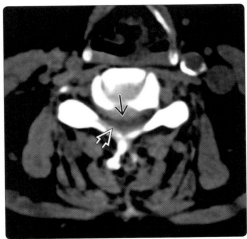

（左图）轴位 T2* GRE MR 显示严重椎管狭窄伴腹侧椎间盘突出（➡）和后纵韧带肥大（➡）。脊髓严重受压（➡）

（右图）轴位 NECT 显示广泛的椎间盘突出（➡），当合并后纵韧带肥大时（➡），会导致严重的脊髓受压

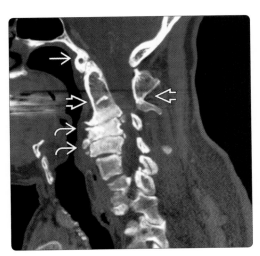
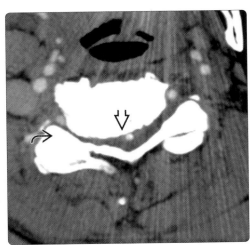

（左图）矢状平扫骨 CT 显示 C1 与枕骨融合，前弓与基底融合（➡）。C2 与 C3 先天融合（➡）。严重的椎间盘退变存在于多个层面（➡），椎间盘高度显著降低，广泛的骨质硬化伴骨赘

（右图）轴位 CT 血管造影显示腹侧椎间盘/骨赘复合体导致的严重椎管狭窄（➡），并伴有明显的脊髓压迫。有严重的右椎间孔狭窄（➡）伴椎弓关节肥大

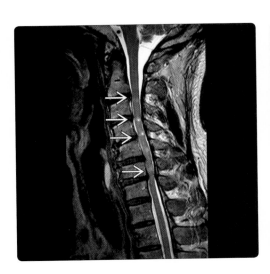
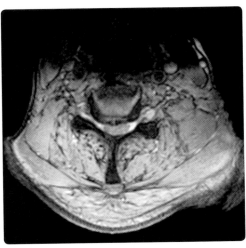

（左图）矢状位 T2WI MR 显示弥漫性先天性椎管狭窄，多层面后天性轻度椎间盘/骨赘复合体（➡），这种狭窄导致多节段脊髓软化

（右图）轴位 T2*GRE MR 显示来自腹侧椎间盘/骨赘复合体导致的严重椎管狭窄，伴有潜在的先天性椎管狭窄

术语

- 弥漫性特发性骨质增生症（diffuse idiopathic skeletal hyperostosis, DISH）
- Forestier 疾病，老年性强直性脊柱骨质增生，不对称的骨质增生

影像学表现

- 波浪状椎体前缘骨化并轻度椎间盘退化性疾病，关节突关节炎，无小关节僵硬
- 胸椎（100%）＞颈椎（65%~80%），腰椎（68%~90%）；右＞左
- 侧位 X 线片价格低廉，质量可靠
- 补充 MR 评估共存的后纵韧带骨化或颈椎病相关的脊髓压迫

主要鉴别诊断

- 颈椎病

- 强直性脊柱炎
- 银屑病或反应性（瑞特）关节炎

病理学

- 除外其他未知的刺激新骨形成原因
  - 肌腱、韧带及关节囊附着点反应
  - 与后纵韧带骨化有关
  - 吞咽困难与 DISH 相关
- DISH 的主要诊断标准
  - 椎体前缘波浪状骨化延伸超过至少 4 个相邻的椎体
  - 无椎间盘突出或骶髂关节强直
  - 腰椎间盘退变表现相对轻微，无关节突关节强直

临床信息

- 大部分情况下偶然发现
- 如果出现严重的症状可行骨赘切除
- 高发病率增加延伸型骨折风险

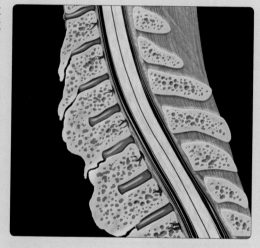

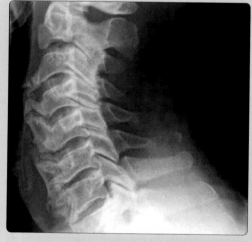

（左图）矢状图显示了巨大的波浪状超过 4 个连续椎体的脊椎前纵韧带骨化。椎间隙相对保留

（右图）侧位片显示了一个椎体前缘大的骨块，在椎间盘处是不连续的，这意味着颈椎在一定程度还能活动

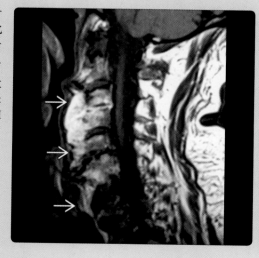

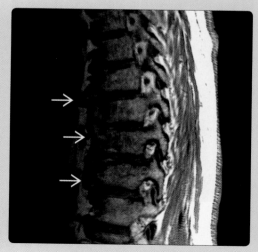

（左图）显示椎体前缘大片波浪状骨化（➡）。骨化内骨髓脂肪显示 T1 高信号

（右图）右矢状旁位显示了跨越超过 4 椎体的波浪状骨化（➡），但椎间盘未见明显异常，这是 DISH 病的典型表现

DISH 病

术语

缩略词

- 弥漫性特发性骨质增生症（DISH）

同义词

- Forestier 疾病，老年性强直性脊柱骨质增生，不对称的骨质增生
- 骨质增生性脊柱炎，韧带骨化性脊柱炎

定义

- 波浪状粗骨赘桥接 4 个相邻椎体，无椎间隙变窄，无骨赘和骶髂关节（SI）退变

影像学表现

一般表现

- 最佳诊断依据
  - 波浪状椎体前缘骨化并轻度椎间盘退化性疾病，关节突关节炎，无小关节僵硬
- 位置
  - 胸椎（100%）＞颈椎（65%~80%），腰椎（68%~90%）；右＞左
- 大小
  - 从小、局限、大片到弥漫广泛
- 形态学
  - 大量的、波浪状椎体前缘骨化
  - 主要是胸椎右侧

X 线表现

- 平片
  - 波浪状椎体前缘骨化，有别于前椎体皮质
    - 最早可见相邻的椎体中部新骨形成
    - 可能与颈椎病共存
  - 相对保存的椎间隙及小关节

X 线透视

- 侧位屈伸成像评估动态脊柱活动度

CT 表现

- 骨 CT
  - 较厚的前纵韧带骨化，右＞左
  - 相对轻微退变的间盘及小关节疾病
  - 无小关节、骶髂关节侵蚀或关节强直
  - 椎间盘水平之间可以检测 DISH 变化

MR 表现

- TIWI
  - 沿椎体前缘的波浪状骨化，可能难以区分前份椎体
    - ALL 骨髓与椎体骨髓不相连
    - 如果钙化为主，则为低信号
    - 如果骨髓脂肪存在，则为等信号或高信号
- T2WI
  - 与 T1WI 相似；除非骨髓含有大量脂肪，否则 ALL 骨化可能是低信号的
- T2* GRE
  - 低信号平滑的团块
- TIWI C+
  - 可能有轻微的强化（类似于脊椎骨髓）

非血管性介入

- 脊髓造影
  - 骨化表现与平片相似
  - 无椎管狭窄，除非并发后纵韧带骨化症（OPLL）

影像成像方法

- 最佳成像方法
  - 侧位 X 线片价格低廉，检测 DISH 可靠
- 成像建议
  - 前后、侧位 X 线片
  - 轴位 CT 矢状面和冠状位重建以确认平片诊断（如果有必要）
  - MR 诊断 DISH 不必要
    - MR 评估共存的后纵韧带骨化或颈椎病相关的脊髓压迫
    - MR 评价 CT/ 平片显示的创伤后隐匿性骨折

鉴别诊断

颈椎病

- 很少连续跨越 4 个或更多的椎体，通常仅限于椎间隙附近
- 相比 DISH，小关节突、椎间盘退变更为严重
- 左侧或右侧无倾向性

强直性脊柱炎

- 腰椎细小骨赘而不是体积大的波浪状 DISH 骨化
- 骶髂关节、关节突侵蚀 / 强直
- 相应的临床病史，HLA B27 ≥ 90%

银屑病或反应性（瑞特）关节炎

- 大体积的骨赘；经常是横向跳跃区域
- 侵蚀性或强直性脊柱炎骶髂关节的变化，相应的临床病史

病理学

一般表现

- 病因学
  - 除外其他未知的刺激新骨形成原因
  - 与糖尿病、血脂异常、高尿酸血症、饮酒、不良的饮食习惯可能存在关联，但没有明确证实
  - 多种可能的遗传影响，包括 *COL6A1*，*IGF1*，*DKK1*，*BMP2*
- 伴发异常

○ 后纵韧带骨化
○ 肌腱、韧带及关节囊附着点的反应
  - 髂嵴（66%）、坐骨结节（53%）产生"骨盆胡须"
  - 股骨大转子（36%）、小转子（42%），髌骨股四头肌附着点（29%）
  - 腓/胫骨骨桥形成（10%）
  - 掌骨远端、指骨关节周围关节囊增生（13%）
- ALL 骨化导致脊柱活动度降低；对退行性椎间盘疾病和小关节病变的相对保护
- 肌腱、韧带、关节囊附着点可能同时存在骨化
- DISH 引起的吞咽困难可能是多因素所致
  ○ 直接的机械性压迫 + 食管壁炎症/纤维化、食管失神经支配
- 右侧好发，主动脉持续搏动的影响延缓骨化增殖

分期、分级及分类
- 几种与放射学异常相关的分类方案，Resnick 分类（1976）最常用
- DISH 的主要诊断标准
  ○ 脊柱前缘波浪状骨化延伸超过至少 4 个相邻的椎体
  ○ 无椎间盘突出或骶髂关节强直
  ○ 腰椎间盘退变表现相对轻微，无关节突关节强直

大体病理及手术所见
- 脊柱前缘波浪状骨化，颈椎、骨髓表现正常

镜下所见
- 骨化韧带内哈弗斯骨单位、骨髓显示无异常

临床信息

临床表现
- 常见症状/体征
  ○ 常为意外发现，患者可能会主诉间歇性脊柱僵硬，活动受限
    - 经常在早晨、久坐之后或在寒冷的冬季更严重
    - 轻度活动可以缓解
  ○ 相关的附着点炎，肌腱炎区疼痛
  ○ 其他征兆/症状
    - 前缘骨赘可压迫食管导致吞咽困难
    - 喘鸣需要气管切开术（极为罕见）
- 临床资料
  ○ 通常是偶然在无症状的白种人患者因其他原因做检查时发现

人口统计学
- 年龄
  ○ 中老年人；50 岁前罕见，多见于老年
- 性别
  ○ 男：女 =2：1

- 种族
  ○ 白种人≫非裔美国人、美国原住民或亚洲人群
  ○ 高加索人群骨质疏松症的发病率较低
- 流行病学
  ○ 报告发病率差别很大
    - 保守估计：6%～12% 的 >40 岁的成年人有一些 DISH 病表现，实际发病率可能更高
    - 多见于老年男性

转归与预后
- 几乎总是偶然发现的，不会提高发病率或死亡率
  ○ 严重者很少发生吞咽困难
  ○ 增加骨折倾向
  ○ 全髋关节置换术后异位骨化的风险升高

治疗
- 绝大多数情况下选择保守治疗（观察）
- 如果严重症状直接与 DISH 病有关，可以考虑切除骨赘

诊断思路

思考点
- DISH 病主要是无症状、意外发现
  ○ 仔细观察由椎管狭窄引起的伴随 OPLL 产生脊髓病的迹象
- 僵硬的脊柱（无论是强直性脊柱炎还是 DISH 病）有发生过伸性脊柱损伤的风险
  ○ 高发病率

影像解读要点
- 波浪状骨化。通常右 > 左
- 椎间盘/小关节相对保存完好，没有骶髂关节侵蚀或关节强直
- 可以与退行性颈椎病共存

（苏美霞、张琰 译）

参考文献

1. Kuperus JS et al: Criteria for early-phase diffuse idiopathic skeletal hyperostosis: development and validation. Radiology. 291(2):420-6, 2019
2. Murakami Y et al: Association between vertebral fracture and diffuse idiopathic skeletal hyperostosis. Spine (Phila Pa 1976). 44(18):E1068-74, 2019
3. Westerveld LA et al: Clinical outcome after traumatic spinal fractures in patients with ankylosing spinal disorders compared with control patients. Spine J. 14(5):729-40, 2014
4. Mader R et al: Diffuse idiopathic skeletal hyperostosis: clinical features and pathogenic mechanisms. Nat Rev Rheumatol. 9(12):741-50, 2013
5. Mazières B: Diffuse idiopathic skeletal hyperostosis (Forestier-Rotes-Querol disease): what's new? Joint Bone Spine. 80(5):466-70, 2013
6. Taljanovic MS et al: Imaging characteristics of diffuse idiopathic skeletal hyperostosis with an emphasis on acute spinal fractures: review. AJR Am J Roentgenol. 193(3 Suppl):S10-9, 2009
7. Resnick D et al: Radiographic and pathologic features of spinal involvement in diffuse idiopathic skeletal hyperostosis (DISH). Radiology. 119(3):559-68, 1976

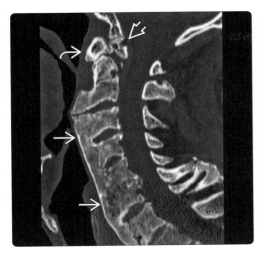
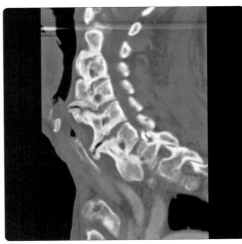

（左图）矢状面平扫 CT 显示从 C2 到上胸椎（➡）的大的、波浪状腹侧骨赘。C2/3 没有骨性融合，允许该节段有限的运动。注意变钝的齿突，C1 前弓肥大（➡），齿突与颅底关节连接（➡）

（右图）矢状面平扫 CT 显示整个颈椎和上胸椎前部有大量骨赘形成，使下咽向前移位

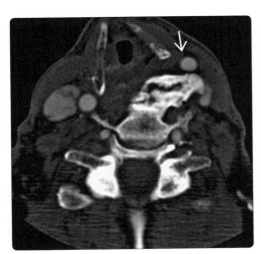
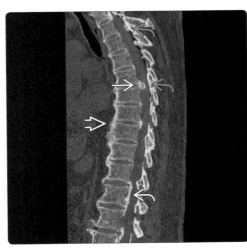

（左图）轴位平扫 CT 显示一个巨大的骨赘向前推移左颈动脉（➡），并使左侧下咽和喉受压

（右图）矢状面平扫 CT 显示该患有 DISH 病患者多个部位的骨赘形成。典型的椎体前骨化（➡）以及后纵韧带骨化（OPLL）（➡）和椎间盘钙化（➡）。黄韧带也有骨化（➡）

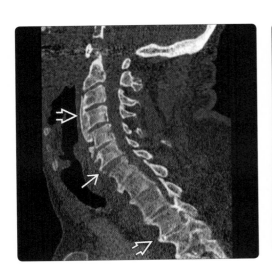
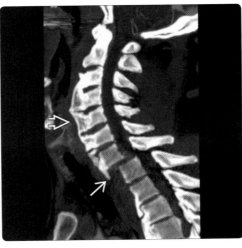

（左图）矢状面平扫 CT 显示，该 DISH 病患者存在 C6/7 水平过度伸展损伤，椎间盘前间隙增宽（➡），伴有弥漫性脊柱强直（➡）

（右图）颈椎矢状面厚层 MIP 投影显示 C7-T1 水平（➡）严重骨折脱位。由于 DISH 病整个颈椎广泛骨性强直，伴有粗糙的、垂直方向的骨赘（➡）

术语

- 后纵韧带骨化（ossification of posterior longitudinal ligament, OPLL）

影像学表现

- 位于椎体后方的多水平的平滑骨化，伴随相对轻微的椎间盘退行性变，无椎小关节的关节强直
  - 颈中段（C3-C5） > 胸中段（T4-T7）
  - 后纵韧带骨化致使椎管前后径狭窄→椎管狭窄，脊髓受压
- 轴位图像上 PLL 呈特征性"倒 T"形或蝶形
  - CT 矢状位重组图像能够证实 MR 诊断，为外科手术明确骨化的范围
  - 矢状位 T1WI、T2WI 评估脊髓受压情况及韧带骨化范围

主要鉴别诊断

- 椎小关节强直
- 椎间盘脱出并钙化
- 脊膜瘤

病理学

- 连续型→骨化斑块跨越数个椎体节段
- 节段型→节段性的骨化病灶位于各椎体后方
- 混合型→连续型与节段型混合
- 其他→骨化局限于椎间盘水平

临床信息

- 痉挛性轻瘫→瘫痪（17%~22%）
- 渐进性脊髓病患者，当椎管狭窄超过 60% 时，颈椎活动度越大，疾病进一步发展的风险越高

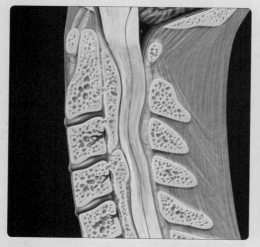
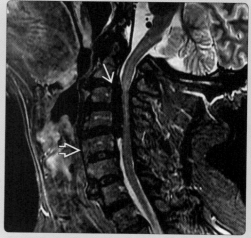

（左图）矢状图显示后纵韧带平滑的多节段骨化，导致椎管狭窄和脊髓受压

（右图）STIR MR 矢状位显示典型的连续型 OPLL，表现为脊髓腹侧低信号（➡）伴严重脊髓受压。注意伴多节段融合的弥漫性特发性骨肥厚（DISH）（➡）

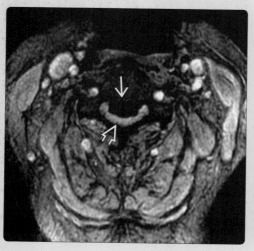
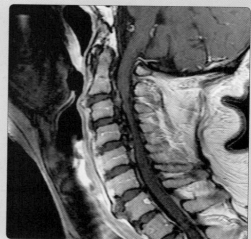

（左图）轴位 T2*GRE MR 显示脊髓腹侧长方形的明显低信号，与 OPLL 相连续（➡）。有明显的脊髓压迫（➡）

（右图）矢状位 T1 C+MR 显示颈髓腹侧轻度不均匀肿块，伴有严重的脊髓压迫。由于骨髓中含有脂肪成分，OPLL 可能在 T1WI 上显示低信号或不均匀高信号

术语

缩略语

- 后纵韧带骨化（OPLL）

定义

- 椎管内后纵韧带（posterior longitudinal ligament, PLL）的骨化

影像学表现

一般表现

- 最佳诊断依据
  - 位于椎体后方的多水平的平滑骨化，伴随相对轻微的椎间盘退行性变，无椎小关节的关节强直
- 位置
  - 颈中段（C3-C5）＞胸中段（T4-T7）
- 大小
  - 轻度局限性增厚→广泛的平滑骨化（≈2~5 mm 厚度）
- 形态学
  - 后纵韧带骨化致使椎管前后径变窄→椎管狭窄，脊髓受压

X 线表现

- 平片
  - 椎体后方的平滑的骨化
    - 侧位片上常与小关节复合体重叠
    - 诊断需高度警惕；病变微小，易漏诊

X 线透视

- 屈伸位成像，决定运动范围

CT 表现

- CT 平扫
  - 后纵韧带结构在轴位图像上呈特征性"倒 T"形或蝶形
- 骨 CT
  - 后纵韧带骨化表现与平扫 CT 相似
    - 骨皮质围绕中央骨髓腔
    - 可能与相邻椎体皮质相连
    - PLL，脊椎骨髓间隙离散

MR 表现

- T1WI
  - 矢状位图像上呈跨越多椎体水平的后方平滑骨化
  - 轴位图像上呈典型的"倒 T"形或蝶形结构
  - 在各序列图像上常呈低信号
    - 如骨髓脂肪成分显著也可呈高信号
- T2WI
  - 后纵韧带表现与 T1WI 上相似
  - ± 脊髓高信号继发于骨髓软化、水肿
- T2* GRE
  - PLL 呈低信号强度
  - 注意：磁敏感效应夸大狭窄的严重程度

非血管性介入

- 脊髓造影术
  - 平滑的后纵韧带骨化导致椎管腹侧狭窄
    - 椎管狭窄→脊髓受压
    - ± 脑脊液阻断（严重病例）

影像成像方法

- 最佳成像方法
  - 多平面 MR
- 成像建议
  - 矢状位 T1WI、T2WI 评估脊髓受压情况及韧带骨化范围
  - 轴位 T2WI 判断狭窄程度，诊断脊髓信号异常
  - CT 矢状位重组图像能够证实 MR 诊断，为外科手术明确骨化的范围

鉴别诊断

椎小关节强直

- 通常以椎间隙为中心，连续跨越 4 个以上椎体水平少见
- 与韧带骨化相比具有更多小关节及间盘退行性改变
- 缺少 OPLL 骨化典型的"倒 T"形

椎间盘脱出并钙化

- 钙化"肿块"局限在单个间盘间隙水平
- 缺少后纵韧带骨化的典型"倒 T"形

脊膜瘤

- 明显强化的以硬脊膜为基底的肿块，+ 脊膜尾征，边缘平滑
- T2 常为等信号
- 缺少后纵韧带骨化典型的"倒 T"形

透析所致颈部硬膜外钙化

- 线形硬脊膜钙化，可为环形
- 血液透析患者 ± 脊髓病，感觉异常
- 需要椎板切除术或椎板成形术时硬脊膜切除

病理学

一般表现

- 病因学
  - 非结论性诊断
  - 假定病因包括病原体感染、自身免疫失常或创伤
- 遗传学
  - 6 号染色体（COL11A2）基因多态现象→胶原XI型 α 链异常→OPLL 易感性
  - 6A1 基因的多态性（COL6A1）→胶原VI型 α 链异常→OPLL 易感性
- 伴发异常
  - 后纵韧带肥大被认为是后纵韧带骨化的早期病变
  - OPLL 患者 25% 发生弥漫性特发性骨肥厚（DISH）
  - 在墨西哥和加拿大，强直性脊柱炎病例表现 OPLL 的概率分别为 16% 和 23%

- ○ OPLL 发生于黄韧带骨化（OLF）患者的概率为 16%~20%
- 自发性后纵韧带骨化主要发生于日本人，多于其他亚洲人群，白种人更少
- 最近研究证实后纵韧带骨化进展过程中的早期病变主要在亚洲人和白种人中被发现
  - ○ 后纵韧带肥大伴随点状钙化而非平滑的骨块
  - ○ 这一早期表现与更为常见的脊椎炎难以鉴别
- OPLL 患者较同龄人具有更高的骨矿物质密度
  - ○ 可能为过多的骨质沉积的诱因

分期、分级及分类
- 连续型→骨化板块跨越数个椎体节段
- 节段型→节段性的骨化病灶位于各椎体后方
- 混合型→连续型与节段型混合
- 其他→骨化局限于椎间盘水平

大体病理及手术所见
- 大块后纵韧带骨化，骨皮质与骨髓腔正常
- 后纵韧带骨化可以跨越硬脊膜

镜下所见
- 骨化韧带中组织学上有正常的骨皮质和骨髓腔

临床信息

临床表现
- 常见体征 / 症状
  - ○ 无症状患者偶然发现
  - ○ 有症状患者表现为与狭窄水平有关的脊髓病
    - − 椎管直径 <6 mm 时几乎都可见有症状的脊髓病，>14 mm 时则罕见
    - − 椎管直径在 6~14 mm 时则症状可有可无，颈椎活动越大→越可能有症状
- 临床资料
  - ○ 典型的表现是日本患者的进行性四肢瘫痪或肢体瘫痪

人口统计学
- 年龄
  - ○ 常发生于 >50 岁者，<30 岁者少见
- 性别
  - ○ 男：女 =2：1
- 种族
  - ○ 日本人发病率略高
- 流行病学
  - ○ 日本人发生率为 2%~4%，其他地区较之少见

转归与预后
- 轻症病例无症状→偶然发现
- 痉挛性轻瘫→瘫痪（17%~22%）

- ○ 诊断为轻度后纵韧带骨化患者在之后随访中很少进展成严重椎管狭窄
- ○ 表现为脊髓病的患者很可能有临床进展性
- ○ 轻微创伤可能加剧脊髓病变
- ○ 在年轻的连续型患者中进展更明显
- 渐进性脊髓病患者，当椎管狭窄超过 60% 时，颈椎活动度越大，疾病进一步发展的风险越高
  - ○ 减少脊髓活动似乎可以保护脊髓免受伤害

治疗
- 无症状患者：密切观察，非手术治疗
- 有症状或者重度狭窄患者：脊髓前（椎体切除术）或后（椎板切除术或椎板成形术）减压术

诊断思路

思考点
- 侧位平片上仔细观察后纵韧带骨化；多平面 CT 或 MR 确诊

影像解读要点
- 于椎体后方寻找平滑的多水平骨化
- MRI 上过度增厚的后纵韧带低信号高度提示后纵韧带骨化
- 在 X 线平片上诊断需要高度警觉性，仔细观察

（苏美霞、张琰 译）

参考文献

1. Bernstein DN et al: National trends and complications in the surgical management of ossification of the posterior longitudinal ligament (OPLL). Spine (Phila Pa 1976). 44(22):1550-7, 2019
2. Ohara Y: Ossification of the ligaments in the cervical spine, including ossification of the anterior longitudinal ligament, ossification of the posterior longitudinal ligament, and ossification of the ligamentum flavum. Neurosurg Clin N Am. 29(1):63-8, 2018
3. Fehlings MG et al: Cervical spondylotic myelopathy: current state of the art and future directions. Spine (Phila Pa 1976). 38(22 Suppl 1):S1-8, 2013
4. Li H et al: A systematic review of complications in cervical spine surgery for ossification of the posterior longitudinal ligament. Spine J. 11(11):1049-57, 2011
5. Saetia K et al: Ossification of the posterior longitudinal ligament: a review. Neurosurg Focus. 30(3):E1, 2011
6. Shin JH et al: Dorsal versus ventral surgery for cervical ossification of the posterior longitudinal ligament: considerations for approach selection and review of surgical outcomes. Neurosurg Focus. 30(3):E8, 2011
7. Matsunaga S et al: Radiographic predictors for the development of myelopathy in patients with ossification of the posterior longitudinal ligament: a multicenter cohort study. Spine (Phila Pa 1976). 33(24):2648-50, 2008
8. Inamasu J et al: Ossification of the posterior longitudinal ligament: an update on its biology, epidemiology, and natural history. Neurosurgery. 58(6):1027-39; discussion 1027-39, 2006
9. Matsunaga S et al: Clinical course of patients with ossification of the posterior longitudinal ligament: a minimum 10-year cohort study. J Neurosurg. 100(3 Suppl):245-8, 2004
10. Shiraishi T et al: Cervical peridural calcification in patients undergoing long-term hemodialysis. Report of two cases. 100(3 Suppl): 284-6, 2004

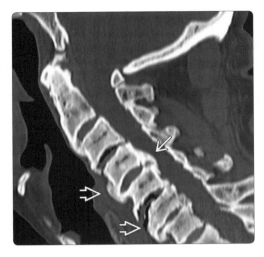

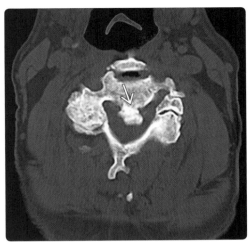

（左图）矢状位平扫 CT 显示局限性后纵韧带骨化主要发生在椎间隙水平（➡）以及与 DISH 相关（⮞）

（右图）横轴位平扫 CT 显示来自后纵韧带的大的局限性骨化区（⮞）突入椎管，明显压迫脊髓。同时出现关节突退行性变

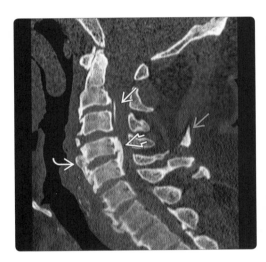

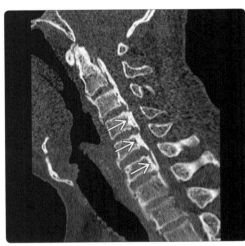

（左图）颈椎矢状平扫 CT 显示在 C2-C3 水平上的 OPLL 伴节段性骨化（➡）和 C4-C5 水平上的连续骨化（⮞）的混合模式。注意类似 DISH 的椎体前方骨赘（➡）和项韧带骨化（⭢）

（右图）颈椎矢状平扫 CT 显示节段型 OPLL，骨化主要发生在椎体水平（⮞）。弥漫性骨化使骨性椎管严重变窄

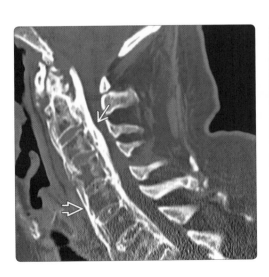

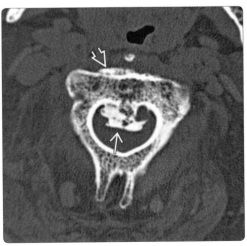

（左图）矢状位骨窗 CT 显示广泛的平滑的后纵韧带骨化（⮞）并导致椎管严重狭窄。前纵韧带骨化源于强直性脊柱炎（⮞）

（右图）轴位骨窗 CT 显示块状的"倒 T"形后纵韧带骨化（⮞）并于 C2 水平导致椎管严重变窄。并发的轻度前纵韧带骨化（⮞）为强直性脊柱炎的典型表现

（左图）两幅矢状位 NECT 图像显示 C5-C6 节段（➡）和 T1-T2（➡）局灶型 OPLL。值得注意的是，C5 桥接骨化向下延伸至 C6 椎体水平（➡），与常规骨赘形成的模式非常不同

（右图）矢状 T1（左）和 T2（右）颈椎 MR 显示 OPLL 为椎体后方平滑的低信号骨化（➡），严重压迫脊髓。可见伴 T2WI 信号增高的脊髓软化症（➡）

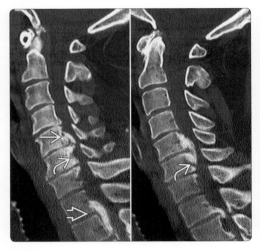
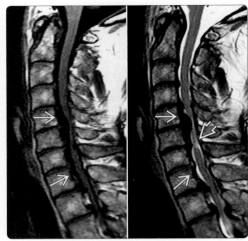

（左图）坠落伤后的矢状面平扫 CT 显示通过 C3-C4 水平（➡）的连续 OPLL 的透亮线，怀疑骨折。多水平的腹侧骨赘也存在。这些患者应进行 MR 检查，以进一步确定损伤。椎前软组织水肿增厚与潜在骨折一致（➡）

（右图）坠落伤后的矢状面 STIR MR 显示椎体前水肿（➡）和贯穿 ALL 的细微骨折（➡）。注意高信号的脊髓挫伤，CT 显示可疑节段的脊髓信号增强（➡）

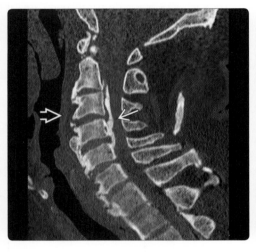
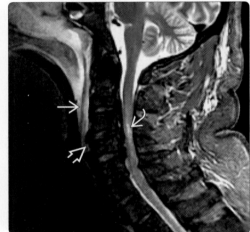

（左图）创伤后矢状位 CT（左）和 T2 MR（右）显示连续型 OPLL，除了 C3-C4 处透亮线，可疑骨折（➡）。C4-C5 椎间盘和椎体的实际骨折部位（➡）在 CT 上几乎看不见，在 MR 上显示 T2 高信号。注意严重的脊髓压迫和挫伤（➡）

（右图）轴位 T2*GRE MR 显示粗大的 OPLL（➡）导致严重的椎管狭窄和脊髓压迫

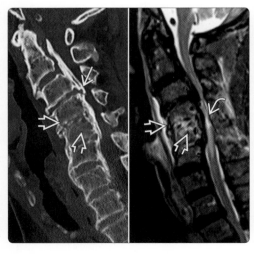
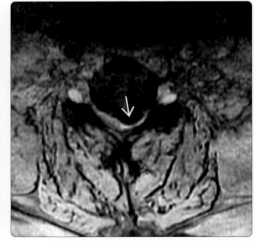

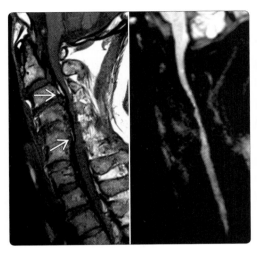

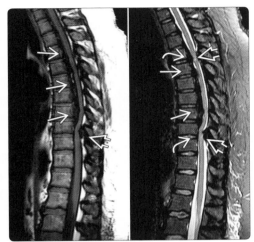

（左图）该脊髓病患者的矢状位 T1（左）和 DWI（右）显示广泛的 OPLL，伴有黄骨髓信号强度（➡），导致严重的脊髓压迫。弥散成像显示脊髓严重的占位效应和轻微的信号增加

（右图）胸椎矢状位 T1（左）和 T2（右）MR 显示广泛的持续性 OPLL（➡），伴有严重的长段脊髓压迫。黄韧带骨化加重了压迫（➡），注意有 2 处脊髓软化（➡）

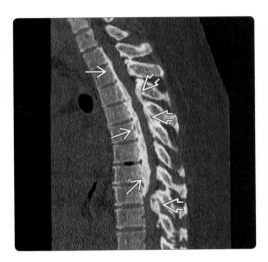

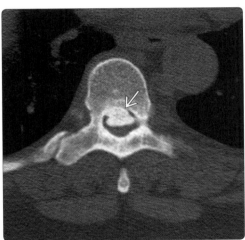

（左图）平扫 CT 矢状面显示广泛的连续型 OPLL（➡），导致严重的骨性椎管狭窄，并伴有黄韧带广泛骨化（➡）

（右图）经胸椎轴位平扫CT 显示厚重的 OPLL 导致严重的椎管狭窄。骨化在椎体的后缘（➡）具有广泛的基底。OPLL 的形态学变化很大，在轴向图像上可能不会显示典型的蝶样外观

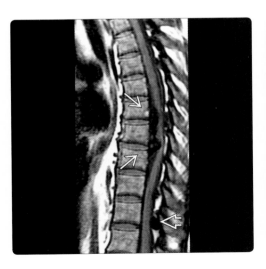

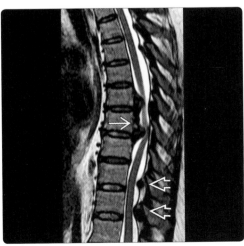

（左图）胸椎连续型 OPLL 的矢状 T1WI MR 显示在严重受压的脊髓（➡）腹侧有平滑的低信号肿块。可见黄韧带骨化（➡）

（右图）T2WI 矢状面 MR 显示大而平滑的 OPLL（➡）严重压迫胸髓。注意相伴随的黄韧带骨化（➡）

术语

- 黄韧带骨化（ossification of ligamentum flavum, OLF），椎弓韧带骨化（ossification of vertebral arch ligaments, OVAL），黄韧带"假性痛风"
- 黄韧带钙化 / 骨化

影像学表现

- 黄韧带呈线状增厚，与相邻椎体骨髓骨化的影像学特征相似
- 黄韧带肥厚呈弯曲状高密度影
- 黄韧带内的线性低信号团块 ± 脊髓软化，信号强度升高，压迫处呈 2 度信号增高
- CT 成像为初步诊断的最佳方式，病变易显示

主要鉴别诊断

- 小关节病
- 脊膜瘤

病理学

- 黄韧带异位骨形成
- 大多数患者（原发性），发病机制目前尚不清楚
  - 有些病例与代谢性或内分泌疾病密切相关

临床信息

- 往往在行其他检查时偶然发现
- 慢性胸椎脊髓病
- 好发于 40~60 岁
- 症状表现多见于日本人，北非裔患者≫白人 > 黑人

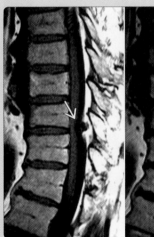
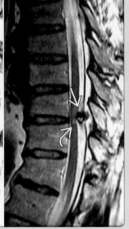
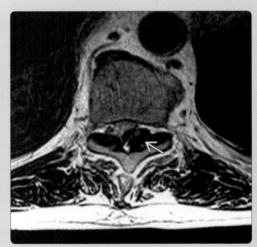

（左图）矢状 T1WI（左）和 T2WI MR（右）显示一个界限明确的低信号肿块（➡）压迫脊髓背侧，伴 T2WI 脊髓信号增加（➡）。脊髓因黄韧带骨化而向腹侧移位

（右图）轴位 T2WI MR 显示广泛的下胸椎黄韧带骨化（➡），伴有严重的椎管狭窄和脊髓受压。患者为脊髓病，后路椎板切除术及肿块切除术后

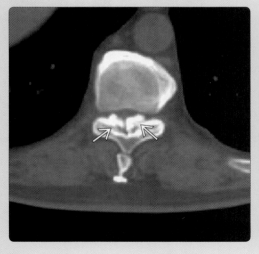
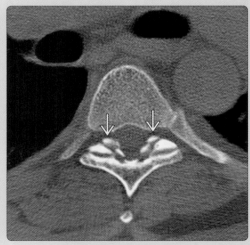

（左图）放大的胸部 CT 平扫显示广泛的黄韧带骨化（➡）伴下胸椎严重椎管狭窄

（右图）轴位平扫 CT 显示典型的胸椎黄韧带骨化，表现为在关节面腹侧和内侧的块状、线状钙化（➡）。它们可能对硬膜囊有不同的占位效应，但可能是胸椎脊髓病的一个来源

术语

同义词

- 黄韧带骨化（OLF），椎弓韧带骨化（OVAL），黄韧带"假性痛风"

定义

- 黄韧带钙化/骨化

影像学表现

一般表现

- 最佳诊断依据
  - 黄韧带呈线状增厚，与相邻椎体骨髓骨化的影像学特征相似
- 位置
  - 黄韧带（小关节及椎板腹内侧面，硬膜囊背侧）
  - 下胸椎≫颈椎、上胸椎、腰椎
- 大小
  - 多发或单发，大小不一
- 形态
  - 黄韧带内局部线状骨化
  - 对称，双侧 > 单侧

X 线表现

- 平片
  - 椎板腹侧的薄曲线形"钙化"，平片上往往难以显示

CT 表现

- CT 平扫
  - 黄韧带肥厚呈弯线状高密度影
  - CT 显示骨化最佳，但不能确定脊髓的状态
- 骨 CT
  - 黄韧带骨化处可见结节状或线状高密度影
  - 在横断面图像上呈"V"形

MR 表现

- T1WI
  - 在黄韧带位置的低到高信号的线状"团块" ± 脊髓受压
    - 在横断面图像上呈"V"形
    - 较薄的病变相对于相邻最小的皮质骨骨髓通常呈 2 度低信号
    - 较厚的病变相对于相邻椎体更像骨髓信号的强度（等信号→高信号）
- T2WI
  - 黄韧带内的线性低信号团块 ± 脊髓软化，压迫处呈 2 度信号增高
  - 大的病变可能与相邻椎体骨髓信号强度相仿，但通常较低
- T2*GRE
  - 增厚的黄韧带呈低信号
  - GRE 磁敏感伪影通常过分突出椎管的狭窄程度

非血管性介入

- 脊髓造影
  - 椎板腹侧的较薄的曲线形"钙化"
  - ± 背侧硬膜囊受压
    - 通常很小；罕见的病例显示明显的压迫→脊髓阻滞

影像成像方法

- CT 成像为初步诊断的最佳方式，病变易显示
  - 矢状重组图可以很好地确定病变的位置
- 多平面成像确定与周围软组织的关系以及影响
  - 利用矢状面 T1WI、T2WI 来评价韧带骨化的纵向延伸程度及脊髓受压的程度
  - 轴向 T1WI、T2WI 可评价椎管矢状径

鉴别诊断

小关节病变

- 比 OLF 更为普遍
- 小关节显示为典型的退行性改变
  - 集中在关节部位而不是黄韧带处
- 通常与 OLF 作为不相关的发现共存

脊膜瘤

- 斑块钙化脊膜瘤较小时类似黄韧带骨化
  - 来自硬脊膜表面；位于椎管，不在黄韧带
  - 几乎总是可见强化；寻找"硬膜尾征"

病理学

一般表现

- 病因学
  - 大多数患者（原发性），发病机制目前尚不清楚
    - 有些病例与代谢性或内分泌疾病密切相关
  - 发病机制可能为羟基磷灰石（HAD）或焦磷酸钙沉积（CPPD）在韧带→钙化，骨化 + 有遗传倾向
- 遗传学
  - 中国汉族人 OLF 患者显示有 COL6A1 单核苷酸多态性
- 伴发异常
  - 与 DISH、OPLL 并存
  - 很少合并 Bartter 综合征、低镁血症
- 焦磷酸钙沉积病（CPPD/CDD）主要在椎体而不是在黄韧带
  - 椎间盘、前纵韧带（ALL）、后纵韧带（PLL）、棘间、棘上韧带和骶髂关节、骨突

大体病理及手术所见

- 黄韧带异位骨形成
- 黄韧带中成纤维细胞间充质细胞浸润
- 钙化可能涉及邻近硬脊膜

镜下所见

- 韧带组织增生，细胞增殖→软骨内骨化的黄韧带
- 偏光显微镜：特征为棒状，双折射晶体

临床信息

临床表现

- 常见体征 / 症状
  - 往往在行其他检查时偶然发现
  - 慢性胸椎脊髓病
    - 行走困难，无力，腰痛，下肢感觉异常
    - 后柱的结果通常首先表现，进行性痉挛性截瘫随后出现
  - 背痛 ± 神经根症状
- 临床资料
  - 有症状的患者表现类似于其他原因的脊髓病

人口统计学

- 年龄
  - 40~60 岁常见
- 性别
  - 男 > 女
- 种族
  - 症状表现多见于日本人，北非裔患者 ≫ 白人 > 黑人
- 流行病学
  - 可能比目前认为的更多见
    - 大多数情况下是偶然的，无症状的，影像上未确认
    - 在某些人群中高达 12%
    - 有症状的黄韧带骨化通常发生在下胸椎

转归与预后

- 大多数患者仍无症状
- 少数患者出现渐进性脊髓病
  - 手术后症状可改善或稳定
  - 术后持续的痉挛提示脊髓损伤不可逆
- 术前症状持续时间 = 术后远期预后最重要的预测因素

治疗

- 对无症状、轻症患者进行保守观察
- 后路减压（椎板切除术或椎管扩大成形术），有症状的病例行黄韧带切除

诊断思路

思考点

- 渐进性脊髓病患者考虑 OLF，尤其是日本人或北非血统人
- 重要的是排除合并的 OPLL，以及其他脊髓病变。

影像解读要点

- 区分小关节和黄韧带的位置，黄韧带通常位于小关节的上方或下方

（苏美霞、张琰 译）

参考文献

1. Ando K et al: Outcomes of surgery for thoracic myelopathy owing to thoracic ossification of the ligamentum flavum in a nationwide multicenter prospectively collected study in 223 patients: is instrumented fusion necessary? Spine (Phila Pa 1976). 45(3):E170-8, 2020
2. Ohara Y: Ossification of the ligaments in the cervical spine, including ossification of the anterior longitudinal ligament, ossification of the posterior longitudinal ligament, and ossification of the ligamentum flavum. Neurosurg Clin N Am. 29(1):63-8, 2018
3. Hirabayashi S: Ossification of the ligamentum flavum. Spine Surg Relat Res. 1(4):158-63, 2017
4. Hou X et al: Clinical features of thoracic spinal stenosis-associated myelopathy: a retrospective analysis of 427 cases. J Spinal Disord Tech. 29(2):86-9, 2016
5. Gao R et al: Clinical features and surgical outcomes of patients with thoracic myelopathy caused by multilevel ossification of the ligamentum flavum. Spine J. 13(9):1032-8, 2013
6. Hirabayashi H et al: Surgery for thoracic myelopathy caused by ossification of the ligamentum flavum. Surg Neurol. 69(2):114-6; discussion 116, 2008
7. Wang VY et al: Removal of ossified ligamentum flavum via a minimally invasive surgical approach. Neurosurg Focus. 25(2):E7, 2008
8. Kong Q et al: COL6A1 polymorphisms associated with ossification of the ligamentum flavum and ossification of the posterior longitudinal ligament. Spine (Phila Pa 1976). 32(25):2834-8, 2007
9. Yayama T et al: Thoracic ossification of the human ligamentum flavum: histopathological and immunohistochemical findings around the ossified lesion. J Neurosurg Spine. 7(2):184-93, 2007
10. Inamasu J et al: Ossification of the posterior longitudinal ligament: an update on its biology, epidemiology, and natural history. Neurosurgery. 58(6):1027-39; discussion 1027-39, 2006
11. Wang W et al: Thoracic myelopathy caused by ossification of ligamentum flavum of which fluorosis as an etiology factor. J Orthop Surg Res. 1:10, 2006
12. Takeuchi A et al: Thoracic paraplegia due to missed thoracic compressive lesions after lumbar spinal decompression surgery. Report of three cases. J Neurosurg. 100(1 Suppl):71-4, 2004
13. Ben Hamouda K et al: Thoracic myelopathy caused by ossification of the ligamentum flavum: a report of 18 cases. J Neurosurg. 99(2 Suppl):157-61, 2003
14. Miyakoshi N et al: Factors related to long-term outcome after decompressive surgery for ossification of the ligamentum flavum of the thoracic spine. J Neurosurg. 99(3 Suppl):251-6, 2003
15. Muthukumar N et al: Tumoral calcium pyrophosphate dihydrate deposition disease of the ligamentum flavum. Neurosurgery. 53(1):103-8; discussion 108-9, 2003
16. Seichi A et al: Image-guided resection for thoracic ossification of the ligamentum flavum. J Neurosurg. 99(1 Suppl):60-3, 2003
17. Akhaddar A et al: Thoracic spinal cord compression by ligamentum flavum ossifications. Joint Bone Spine. 69(3):319-23, 2002
18. Li KK et al: Myelopathy caused by ossification of ligamentum flavum. Spine. 27(12):E308-12, 2002
19. Mizuno J et al: Unilateral ossification of the ligamentum flavum in the cervical spine with atypical radiological appearance. J Clin Neurosci. 9(4):462-4, 2002
20. Vasudevan A et al: Ossification of the ligamentum flavum. J Clin Neurosci. 9(3):311-3, 2002
21. Hirai T et al: Ossification of the posterior longitudinal ligament and ligamentum flavum: imaging features. Semin Musculoskelet Radiol. 5(2):83-8, 2001

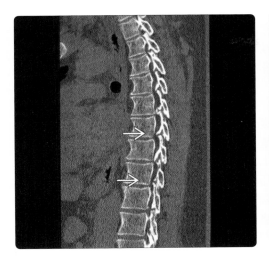
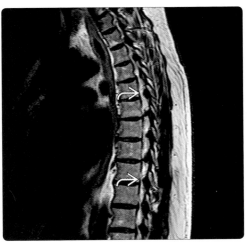

（左图）矢状位 NECT 显示，基本上在每个胸椎水平上都有各种类型的黄韧带骨化区（➡）。这些骨化区沿着腹侧缘与小关节融合

（右图）T2WI 矢状位 MR 显示黄韧带骨化在胸椎各节段呈低信号（➡），并与小关节皮质的低信号融合

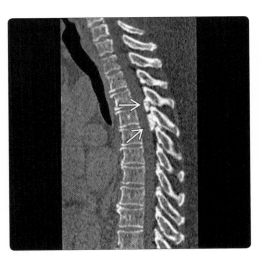
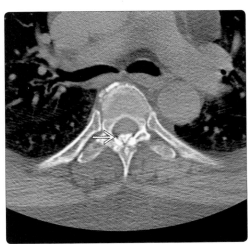

（左图）矢状位 NE CT 显示：黄韧带钙化灶累及 2 个水平的中段胸椎（➡），并无明显狭窄

（右图）轴向 NE CT 平扫示：涉及 2 个水平的中段胸椎的中线区黄韧带钙化灶（➡）。这是一个偶然的发现，硬膜囊无异常，无占位效应（如 CPPD）

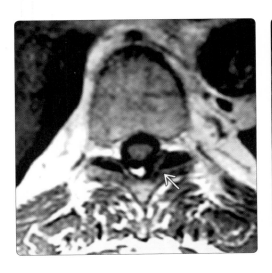
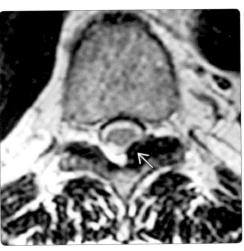

（左图）轴位 T1WI MR 示：左侧黄韧带局灶性骨化（➡）内可见低信号

（右图）轴位 T2WI MR 示：单侧低信号的黄韧带骨化（➡）导致了左侧椎管和神经孔的轻度狭窄

术语

- 与类风湿关节炎（RA）相关的齿突后的非肿瘤性低 T2 信号肿块，退行性改变伴慢性异常运动、寰枢椎半脱位，无明显钙化
- 不要与以下疾病混淆
  - 齿突加冠综合征：发热伴颈枕关节痛伴横韧带钙化；与 CPPD 或羟基磷灰石沉积有关
  - 齿突后方的类风湿关节炎（RA）软组织称为血管翳

影像学表现

- CT 图像上见横韧带钙化
- T1WI：齿突后等至低信号占位
- T2WI：齿突后低信号占位
- T1WI C+：可呈周边强化

主要鉴别诊断

- 类风湿关节炎

- 齿突加冠综合征
- 骨关节炎
- 骨髓炎
- 转移性疾病
- 斜坡脊索瘤
- 脊膜瘤

病理学

- 双折射菱形晶体的结节样沉积

临床信息

- 60 岁及以上
- 后路减压融合治疗自发性假瘤
- 直接切除肿块

诊断思路

- 齿突后假性血管翳可表现为脊髓压迫和脊髓病
- 如果 C1-C2 水平的异常运动得到解决，可能会自发消退

（左图）矢状位 T1 MR 显示一个巨大的等信号齿突后假瘤（➡），在颈髓交界处有占位效应（➡）。齿突后缘正常，无侵蚀破坏（➡）

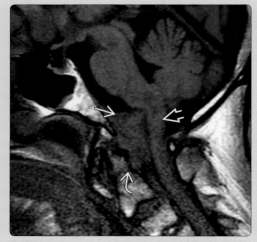

（右图）轴位 T2WI MR 显示齿突后假瘤为低信号（➡）。有一个相关的关节旁囊肿（➡），增加了颈髓交界处的占位效应（➡）

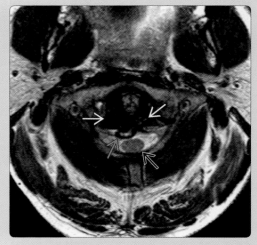

（左图）矢状位 T1 C+ MR 显示大齿突后假瘤周围增强（➡）。颈髓交界处有明显的占位效应（➡）

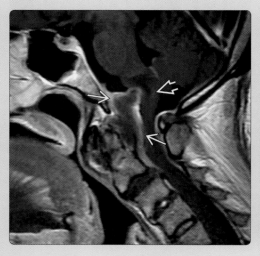

（右图）矢状位 T2WI MR 显示齿突后方低信号假瘤（➡），在颈髓上有中度占位效应。低信号肿块越过齿突上缘。可见黄韧带钙化（➡）

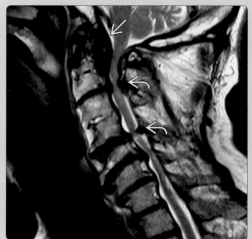

术语

同义词

- 环齿突假瘤

定义

- 与类风湿关节炎（RA）相关的齿突后的非肿瘤性低 T2 信号肿块，退行性改变伴慢性异常运动、寰枢椎半脱位，无明显钙化
- 不要与以下疾病混淆
  - 齿突加冠综合征：发热伴颈枕关节痛的及伴齿突后无增强软组织和相关横韧带钙化的关节僵硬，与羟磷灰石钙沉积病结晶（CPPD）或者羟基磷灰石沉积有关
  - 假痛风：由 CPPD 导致的关节炎，其症状与痛风类似
  - 痛风石性假痛风：大量沉积的物质使软组织肿瘤出现占位效应或者骨髓压迫。
  - 齿突后方的 RA 软组织称为血管翳

影像学表现

一般表现

- 最佳诊断依据
  - 齿突后 T2 低信号肿块，± 肿块影响脊髓
- 位置
  - 齿突后软组织和横韧带
- 大小
  - >3 mm 至 1~2 cm
- 形态
  - 齿突后可见钙化的圆形软组织

CT 表现

- CT 平扫
  - 钙化不重要；如有钙化，考虑 CDDP
  - 腹侧硬膜囊消失，可见不同形态的软组织占位
  - 周边骨组织不同程度的囊性或腐蚀性改变

MR 表现

- T1WI
  - 齿突后等至低信号占位
- T2WI
  - 齿突后低信号占位
- TIWI C+
  - 可见周边强化
  - RA 血管翳的增强程度不同，从弥漫性增强到非增强，T2 信号非常低
  - 与退行性改变或异常运动相关的假性血管翳未显示均匀的软组织强化

影像成像方法

- 最佳成像方法
  - 利用 MR 显示软组织成分和对颈髓的占位效应
  - CT 检查 RA 骨侵蚀或横韧带钙化伴 CPPD
- 成像建议

  - T1WI C+ 在假脱位时不应显示齿突后软组织均匀强化

鉴别诊断

类风湿关节炎（RA）

- 齿突侵蚀
- 增强不规则齿突背侧的软组织血管翳
- RA 患者的颅骨沉积，而无 CPPD

齿突加冠综合征

- 发热伴颈枕交界疼痛、僵硬
- 横韧带相关钙化
- 齿突后软组织无增强

骨关节炎

- 骨质硬化和关节间隙变窄
- 影响 C1-C2 前关节和外侧关节

OPLL（后纵韧带骨化）

- 所有的脉冲序列可见局部低信号
- CT 显示钙化和蝶形骨化

骨髓炎

- 齿突破坏伴蜂窝织炎导致的软组织强化
- 局部脓肿可呈现周边强化
- 炎症反应致邻近软组织 T2 信号强度增加

脊膜瘤

- 硬膜内 / 髓外病灶
- 硬膜基底弥漫性增强

斜坡脊索瘤

- 第二累及上颈椎的强化肿块
- 无基质，纯粹溶骨性病变

转移性疾病

- 软组织占位、骨质破坏
- 占位钙化很少见

滑膜囊肿

- 起源于寰枢关节后的 T2 高信号圆形占位
- 周边增强
- 常见于齿突后假性肿瘤

钙化性咽后肌腱炎

- 齿突或 C2 椎体腹侧的钙化性肿块

游离齿突

- 齿突变短，骨质边界清晰

成骨细胞瘤

- 累及后部的膨胀性肿块
- 极少累及 C2 椎体

病理学

一般特征

- 假性血管翳通常与 C1-C2 的异常运动相关，± 寰枢椎半脱位
- 中、下颈椎节段活动能力丧失
  - C1-C2 节段的过度运动将机械应力转移到寰枢关节，

导致血管翳形成

- 寻找相关的占位效应和关节旁囊肿

大体病理及手术所见

- 纤维血管翳伴软骨变性
- CPPD：手术时可见累及横韧带的黄褐色实性组织
  - HE 切片中可见双折射菱形晶体的结节样沉积
    - 骨组织样本的脱钙处理溶解 CPPD 晶体
  - CVJ 90% 的钙化出现在齿突后
    - 钙化可出现于齿突周围的任何位置，包括滑膜、关节囊和翼韧带

羟磷灰石沉积病（HDD）：也影响颈椎

  - 颈长肌的钙化性肌腱炎
    - 年龄在 30~60 岁
    - C2 椎体水平前方炎症
  - 也可产生齿突加冠综合征

临床信息

临床表现

- 常见体征 / 症状
  - 脊髓病伴假肿瘤表现的颈髓占位效应
  - 可出现从偶发症状到脊髓病占位的不同临床表现；颈部疼痛
  - 齿突加冠征
    - 枕骨下后颈部疼痛
    - 颈部运动明显受限，不能旋转
    - 炎症表现，如发热，C 反应蛋白、白细胞计数轻度上升等

人口统计学

- 年龄
  - 一般 >70 岁
  - ≥60 岁，CPPD 沉积的患病率为 34%
  - ≥80 岁，CPPD 沉积发生率为 49%
- 性别
  - 齿突加冠综合征：女性多于男性，大于 60 岁

转归与预后

- 大多数病例无症状，发现是偶然的
  - 70 岁时为 7%
  - 发病率为千分之一
- CPPD 与其他很多代谢性疾病和炎性疾病有关
  - Wilson 病
  - 痛风

治疗

- 直接切除肿块
- 颅颈交界区运动稳定术后齿突后假性肿瘤可消退

  - 后路减压融合治疗自发性假瘤
    - 需进行背侧固定（枕骨 -C2）
- 对于齿突加冠征炎性症状保守治疗，包括非甾体抗炎药、甾体抗炎药或者二者联用，理疗

诊断要点

思考点

- 齿突后假性血管翳可表现为脊髓压迫和脊髓病
- 如果 C1-C2 水平的异常运动得到解决，可能会自发消退

图像判读要点

- T2 呈低信号的齿突后肿块是重要的影像学表现
- 可能是老年人偶然发现的
- 寻找颈椎严重退行性改变或融合导致 C1-C2 运动异常

（苏美霞、沈业隆 译）

参考文献

1. Shi J et al: Thinking beyond pannus: a review of retro-odontoid pseudotumor due to rheumatoid and non-rheumatoid etiologies. Skeletal Radiol. 48(10):1511-23, 2019
2. Yu SH et al: Retro-odontoid pseudotumor without atlantoaxial subluxation or rheumatic arthritis. Korean J Neurotrauma. 12(2):180-4, 2016
3. Ea HK et al: Diagnosis and clinical manifestations of calcium pyrophosphate and basic calcium phosphate crystal deposition diseases. Rheum Dis Clin North Am. 40(2):207-29, 2014
4. Chang EY et al: Frequency of atlantoaxial calcium pyrophosphate dihydrate deposition at CT. Radiology. 269(2):519-24, 2013
5. Mwaka ES et al: Calcium pyrophosphate dehydrate crystal deposition in the ligamentum flavum of the cervical spine: histopathological and immunohistochemical findings. Clin Exp Rheumatol. 27(3):430-8, 2009
6. Taniguchi A et al: Painful neck on rotation: diagnostic significance for crowned dens syndrome. J Neurol. 257(1):132-5, 2009
7. Fenoy AJ et al: Calcium pyrophosphate dihydrate crystal deposition in the craniovertebral junction. J Neurosurg Spine. 8(1):22-9, 2008
8. Salaffi F et al: The crowned dens syndrome as a cause of neck pain: clinical and computed tomography study in patients with calcium pyrophosphate dihydrate deposition disease. Clin Exp Rheumatol. 26(6):1040-6, 2008
9. Doita M et al: Calcium pyrophosphate dihydrate deposition in the transverse ligament of the atlas: an unusual cause of cervical myelopathy. Skeletal Radiol. 36(7):699-702, 2007
10. Goto S et al: Crowned Dens syndrome. J Bone Joint Surg Am. 89(12):2732-6, 2007
11. Feydy A et al: Cervical spine and crystal-associated diseases: imaging findings. Eur Radiol. 16(2):459-68, 2006
12. Lin SH et al: Cervical myelopathy induced by pseudogout in ligamentum flavum and retro-odontoid mass: a case report. Spinal Cord. 44(11):692-4, 2006
13. Finckh A et al: The cervical spine in calcium pyrophosphate dihydrate deposition disease. A prevalent case-control study. J Rheumatol. 31(3):545-9, 2004
14. Muthukumar N et al: Tumoral calcium pyrophosphate dihydrate deposition disease of the ligamentum flavum. Neurosurgery. 53(1):103-8; discussion 108-9, 2003
15. Assaker R et al: Foramen magnum syndrome secondary to calcium pyrophosphate crystal deposition in the transverse ligament of the atlas. Spine (Phila Pa 1976). 26(12):1396-400, 2001
16. Baysal T et al: The crowned dens syndrome: a rare form of calcium pyrophosphate deposition disease. Eur Radiol. 10(6):1003-5, 2000

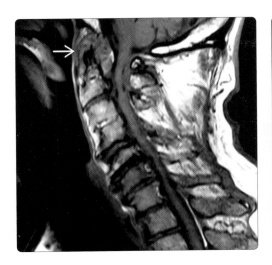

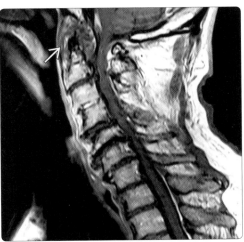

（左图）矢状位 T1WI MR 显示齿突周围有明显的软组织（➡），在 C1 水平上对腹侧硬膜囊和脊髓有占位效应。有严重的多节段椎间盘退变和椎管狭窄

（右图）矢状位 T1WI C+ MR 显示轻度边缘增强。CPPD 假瘤累及齿突周围软组织（➡）。T2 低信号和周围增强是该软组织的典型特征

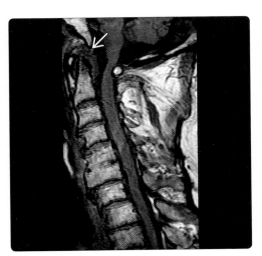

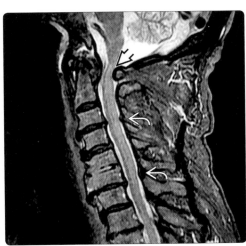

（左图）矢状位 T1WI 图像示齿突背侧的低信号假瘤（➡）压迫硬膜囊前壁和脊髓。C1 椎弓的移位也导致了背侧的压迫

（右图）矢状位 STIR 图像示 C1-C2 关节处的 CPPD 关节病，假血管翳压迫颈髓，C1 椎体前半脱位造成脊髓软化（➡）。注意相关表现：黄韧带钙化（➡）

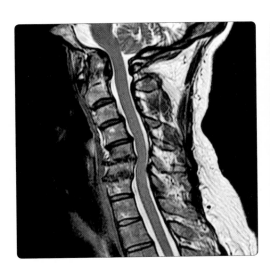

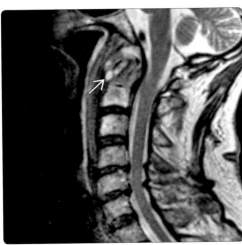

（左图）鉴别诊断，矢状位 T2WI 图像示风湿样颅骨沉积，齿突由于韧带松弛向上移位至枕骨大孔内

（右图）该鉴别诊断中，C1-C2 骨髓炎的矢状位 T2WI 图像示 C1-C2 关节的蜂窝织炎，呈 T2WI 高信号（➡），这与 CPPD 的低信号完全不同

术语

- 前滑脱：椎体相对于下位椎体向前移位
- 后滑脱：椎体相对于下位椎体向后移位

影像学

- 侧屈与侧伸位片显示脊柱不稳
  - 前后位平片上显示"拿破仑帽子征"
  - 脊柱不稳在退变性病变中不常见
- 峡部裂在 MR 上不易显示脊柱滑脱
  - 矢状位 T1WI MR 图像通常最适合检测
  - 矢状位骨 CT 最适合诊断细微骨折

病理学

- 退行性脊柱滑脱（degenerative spondylolisthesis, DS）
  - 退变性后滑脱伴椎间盘退变

- 矢状面更容易发现 DS
- 峡部裂（椎弓崩解）
  - 80% 双侧
- 术后：后椎体失稳
- 发育不良：L5 椎体小导致峡部裂
- 创伤：严重到足以使椎体移位
- 病理性：潜在肿瘤伴不稳定

临床信息

- 脊柱滑脱治疗总并发症发生率为 9.2%
- 与更高级别腰椎滑脱相关的并发症，DS ＞ 峡部裂，年龄较大（＞65 岁）

诊断思路

- 多平面骨 CT 最能显示退行性变和峡部裂

（左图）前后位图像显示"拿破仑帽子"征（➡），帽子是倒置的，帽子冠是椎体前部骨皮质的显像，帽缘（➡）是横突显像

（右图）T1WI 矢状位显示脊柱椎板切除术后脊柱滑脱（➡），L4/5 椎间盘退变并 L4 半脱位。急性 L1 椎体压缩骨折（➡）

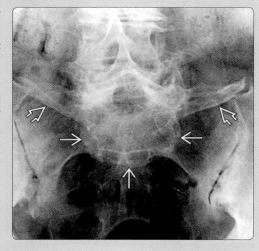
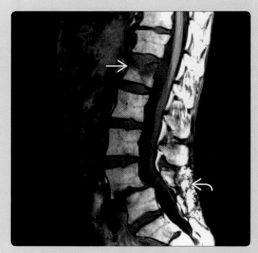

（左图）T2WI 矢状位 MR 显示 L4/5 Ⅰ级滑脱（➡）伴椎间盘退变及相关脂肪终板改变。棘间韧带也有退变（➡）

（右图）T2WI 矢状位 MR 显示 L4 和 L5 椎体 Ⅰ级滑脱（➡），导致严重椎间孔狭窄

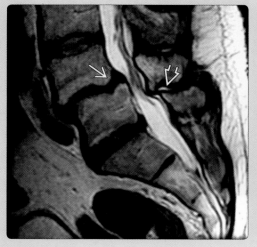
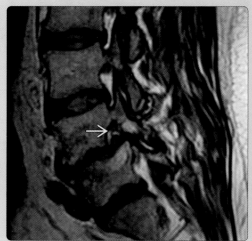

术语

同义词

- 退行性脊柱滑脱（DS）

定义

- 椎体移位，相对于下位椎体
  - 前滑脱：椎体相对于下位椎体向前移位
  - 后滑脱：椎体相对于下位椎体向后移位
  - 脊柱滑脱：椎体完全前移，下位椎体后移
  - 退行性脊柱滑脱为椎体前倾斜，而椎弓完整

影像学

一般表现

- 最佳诊断依据
  - 侧位像显示椎体皮质后移
- 位置
  - 下腰椎多见

X线表现

- 平片
  - 正中位、侧屈及侧伸位评价脊柱移位的百分比及分级
  - 侧位前屈、后伸位显示脊柱不稳定性
    - 脊柱不稳在退变性病变中不常见
    - 脊柱滑脱多表现为脊柱不稳
    - 外伤性脊柱滑脱多见脊柱不稳
  - "拿破仑帽子"征
    - 严重的脊柱滑脱可导致脊柱后凸
    - 后凸、半脱位的椎体在前后位图像上表现为类似倒置的帽子
  - 评价骨折、移位
  - 显示退变类型：间盘退变或小关节退变

CT表现

- 骨CT
  - 评价椎弓峡部缺损、骨折、椎管狭窄

MR表现

- MR不易显示脊柱滑脱
- 行轴位扫描及间盘角度轴扫
- 矢状位T1WI、T2WI评价椎弓狭窄及神经孔受侵情况
- 血肿是急性外伤性脊柱滑脱的征象

核医学表现

- 骨扫描
  - 峡部缺损的急性及亚急性期摄入增加
  - 峡部缺损的慢性期摄入减少
  - 退行性小关节与间盘摄入增加

影像成像方法

- 最佳成像方法
  - 多平面CT骨窗扫描
- 成像建议
  - 薄层CT扫描及矢状位重建

鉴别诊断

生理性滑脱（假滑脱）

- 轻度半脱位在未成熟骨化的年轻患者中是正常的

椎体骨折滑脱

- CT最容易显示骨折

病理学

一般表现

- 病因学
  - 退行性变
    - 以病因学为基础的分类将DS描述为原发性或继发性
      - 原发性是中年妇女椎管狭窄的典型表现
      - 继发性与诱发因素有关，如既往手术融合
    - 前滑脱可能与小关节的排列有关
      - L4-L5关节面向矢状面方向越大，滑脱越容易发生
    - 与椎间盘退变相关的后滑脱
      - 随着邻近关节突的缩短椎间盘高度降低
      - 多见于上位腰椎
  - 术后
    - 椎板切除术后脊柱失稳
    - 融合上方或下方邻近节段的晚期并发症加速了退变
  - 发育不良
    - L5椎体发育不良可导致生物力学改变及椎弓崩解
  - 峡部裂
    - 获得性异常在成年期随着椎间盘退变的进展而出现症状
    - 成人峡部滑脱进展不常见
    - 80%双侧
  - 外伤
    - 椎弓峡部以外部位的外伤
    - 剪切伤
    - 椎体附件的骨折
  - 病理性
    - 肿瘤
      - 骨质破坏及椎体溶解
    - 感染
      - 骨质破坏侵及终板，很少累及椎体附件
      - 椎体塌陷及生物力学改变导致椎体不稳
    - 神经关节病
- 伴发异常
  - 脊柱侧凸

分期、分级及分类

- Meyerding分类
  - Ⅰ级：椎体移位小于25%
  - Ⅱ级：椎体移位25%~50%

- ○ Ⅲ级：椎体移位 50%~75%
- ○ Ⅳ级：椎体移位 75%~100%
- ○ Ⅴ级：脊柱滑脱
- 小于 10% 的移位用此分型不易划分

临床信息

临床表现
- 常见表现
  - ○ 背痛、神经根痛
  - ○ 退行性移位导致腰椎管狭窄
- 其他表现
  - ○ 神经性跛行（走路时腿疼）
    - 疼痛为著
    - 麻木及无力少见

人口统计学
- 年龄
  - ○ 退行性脊柱滑脱多发生于 40 岁以上人群
  - ○ 一般人群的椎弓崩解性脊柱滑脱发病率约 4%~6%
- 性别
  - ○ 退变多发生于女性，女男比约 4：1
    - 与韧带松弛有关
  - ○ 椎弓崩解男性多于女性
- 流行病学
  - ○ 爱斯基摩人椎弓崩解的发病率大于 60%

转归与预后
- 退变
  - ○ 无特异性
  - ○ 10% 的退变可导致临床症状加重
  - ○ 进行性滑脱与临床症状加重无必然的联系
- 骨盆入射角越大，滑脱就会越重
  - ○ 受累部分剪切力增大导致脊柱前凸

治疗
- 脊柱滑脱治疗总并发症发生率为 9.2%
  - ○ 与更高级别腰椎滑脱相关的并发症，DS＞峡部裂，年龄较大（＞65 岁）
- 与非手术治疗相比，手术治疗的 DS+ 狭窄在 4 年内疼痛和功能方面有更大的改善
  - ○ 椎管狭窄 + 退行性滑脱减压联合关节融合术有较好的临床效果
    - 椎弓根螺钉增强融合的作用是有争议的
  - ○ 中年男性吸烟或手术治疗过程中有医疗纠纷的手术效果不佳
  - ○ 与内固定后外侧植骨相比，内固定与前路植骨融合不能改善临床效果

诊断思路

思考点
- 多平面骨 CT 最能显示退行性变和峡部裂

影像解读要点
- 90% 正常志愿者在侧伸侧屈位可见 1~3 mm 平移
  - ○ ＞4 mm 平移为异常
- 急性峡部缺损在平片上难以发现，但是代谢异常，此时平片与核素扫描表现不一致

（苏美霞、沈业隆 译）

参考文献

1. Beck AW et al: High-grade lumbar spondylolisthesis. Neurosurg Clin N Am. 30(3):291-8, 2019
2. Chan AK et al: Summary of guidelines for the treatment of lumbar spondylolisthesis. Neurosurg Clin N Am. 30(3):353-64, 2019
3. Noorian S et al: A systematic review of clinical outcomes in surgical treatment of adult isthmic spondylolisthesis. Spine J. 18(8):1441-54, 2018
4. Matz PG et al: Guideline summary review: an evidence-based clinical guideline for the diagnosis and treatment of degenerative lumbar spondylolisthesis. Spine J. 16(3):439-48, 2016
5. Smorgick Y et al: Single-versus multilevel fusion for single-level degenerative spondylolisthesis and multilevel lumbar stenosis: four-year results of the spine patient outcomes research trial. Spine (Phila Pa 1976). 38(10):797-805, 2013
6. Lattig F et al: Lumbar facet joint effusion in MRI: a sign of instability in degenerative spondylolisthesis? Eur Spine J. 21(2):276-81, 2012
7. Sansur CA et al: Morbidity and mortality in the surgical treatment of 10,242 adults with spondylolisthesis. J Neurosurg Spine. 13(5):589-93, 2010
8. Ekman P et al: Predictive factors for the outcome of fusion in adult isthmic spondylolisthesis. Spine (Phila Pa 1976). 34(11):1204-10, 2009
9. Watters WC 3rd et al: An evidence-based clinical guideline for the diagnosis and treatment of degenerative lumbar spondylolisthesis. Spine J. 9(7):609-14, 2009
10. Weinstein JN et al: Surgical compared with nonoperative treatment for lumbar degenerative spondylolisthesis. four-year results in the Spine Patient Outcomes Research Trial (SPORT) randomized and observational cohorts. J Bone Joint Surg Am. 91(6):1295-304, 2009
11. DiPaola CP et al: Posterior lumbar interbody fusion. J Am Acad Orthop Surg. 16(3):130-9, 2008
12. Don AS et al: Facet joint orientation in spondylolysis and isthmic spondylolisthesis. J Spinal Disord Tech. 21(2):112-5, 2008
13. Kalichman L et al: Diagnosis and conservative management of degenerative lumbar spondylolisthesis. Eur Spine J. 17(3):327-35, 2008
14. Majid K et al: Degenerative lumbar spondylolisthesis: trends in management. J Am Acad Orthop Surg. 16(4):208-15, 2008
15. Park P et al: Minimally invasive transforaminal lumbar interbody fusion with reduction of spondylolisthesis: technique and outcomes after a minimum of 2 years' follow-up. Neurosurg Focus. 25(2):E16, 2008
16. Martin CR et al: The surgical management of degenerative lumbar spondylolisthesis: a systematic review. Spine (Phila Pa 1976). 32(16):1791-8, 2007
17. Weinstein JN et al: Surgical versus nonsurgical treatment for lumbar degenerative spondylolisthesis. N Engl J Med. 356(22):2257-70, 2007
18. Lamm M et al: Acute traumatic L5-S1 spondylolisthesis. J Spinal Disord Tech. 16(6):524-7, 2003
19. Pneumaticos SG et al: Scoliosis associated with lumbar spondylolisthesis: a case presentation and review of the literature. Spine J. 3(4):321-4, 2003
20. Bassewitz H et al: Lumbar stenosis with spondylolisthesis: current concepts of surgical treatment. Clin Orthop. (384):54-60, 2001
21. Nizard RS et al: Radiologic assessment of lumbar intervertebral instability and degenerative spondylolisthesis. Radiol Clin North Am. 39(1):55-71, v-vi, 2001
22. Cinotti G et al: Predisposing factors in degenerative spondylolisthesis. A radiographic and CT study. Int Orthop. 21(5):337-42, 1997
23. Herkowitz HN: Spine update. Degenerative lumbar spondylolisthesis. Spine. 20(9):1084-90, 1995

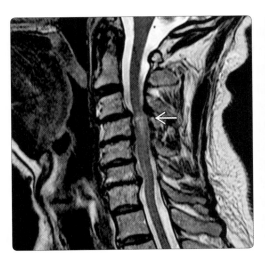

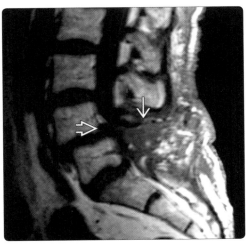

（左图）矢状位 T2WI MR 显示严重的多节段颈椎病，C3 和 C4 前移，椎管狭窄，脊髓受压。狭窄引起的重复性创伤导致的脊髓软化表现为 T2WI 脊髓高信号（➡）

（右图）矢状位 T1WI MR，下腰椎椎板切除术后轻度腰椎滑脱，显示 L5 上 L4 轻度前移（➡），有既往 L4 和 L5 椎板切除术史的证据（➡）

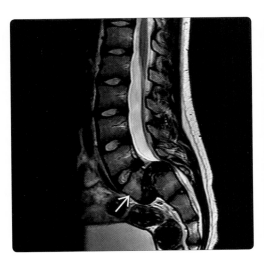

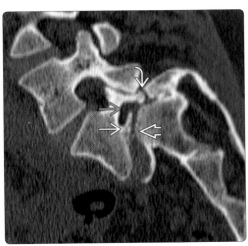

（左图）一名患有慢性腰痛的年轻患者的矢状位 T2WI MR 显示前路 Ⅳ 级腰椎滑脱和严重椎管狭窄。L5 椎体（➡）出现发育异常，提示发育异常的病因

（右图）矢状骨 CT 显示 L5 椎体（➡）的后缘几乎与 S1 的前缘处于同一位置（➡）（脊椎下垂）。峡部缺损很明显（➡），严重的神经孔狭窄也很明显（➡）

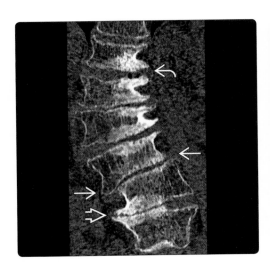

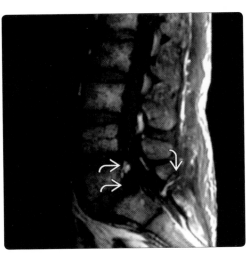

（左图）冠状位平扫 CT 显示腰椎严重的多节段退变及侧弯（➡）。右侧（➡）和左侧（➡）侧弯处骨质增生明显

（右图）矢状位 T1WI 显示 L5/S1 椎体前移，患者卡车碾压伤，L5 椎体后部及 L5、S1（➡）附件间的混杂高低信号血肿

术语

- 相邻关节面间的峡部缺损，是重复性压力损伤的结果
  - 峡部是椎弓根、椎板和关节突的连接处

影像学

- 80%~90% 发生于 L5
- 斜位平片上"Scotty 犬"颈部不连续
- 轴向显像在峡部缺损水平上的椎管延伸
- 轴位像显示椎管环不完整

鉴别诊断

- 急性创伤性后柱骨折
- 小关节病变伴骨髓水肿
- 化脓性小关节炎伴骨髓水肿
- 骨肿瘤伴骨髓水肿
- 椎弓根应力骨折
- 先天性缺损伴峡部裂

病理

- 椎弓峡部反复微骨折导致的疲劳骨折
  - 愈合期有新生骨和软骨基质
  - 未愈合期椎弓峡部缺损区为纤维软骨组织

临床信息

- 一般人群中患病率为 6%~8%
- 10~20 岁是典型的年龄范围
- 慢性腰痛症状
- 1~2 级脊椎滑脱保守措施
- 治疗方法多种多样
  - 50% 的外科医生认为应手术治疗
  - 对于最佳手术策略尚无共识

诊断要点

- 在矢状位 MR 检查椎弓峡部的完整性和峡部 / 椎弓根骨髓水肿

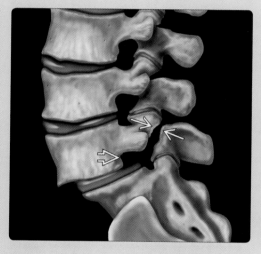
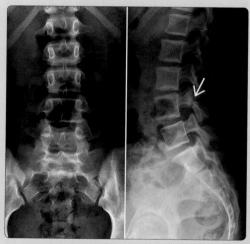

（左图）侧位图显示 L4/L5 慢性滑脱和 L5 峡部裂（➡）伴关节间部（PI）缺损，以及由此导致的椎间孔狭窄（➡）。在这种情况下，狭窄会影响 L5 出口神经根

（右图）一位患有腰痛的 11 岁女孩的腰骶部综合征侧位图像显示 L4 峡部缺损（➡），L5 轻度向前滑脱

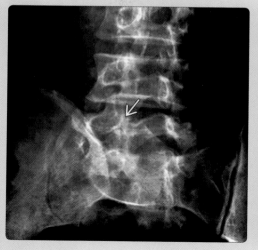
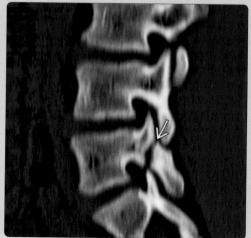

（左图）冠状斜位片显示右侧 L5 椎弓峡部有一薄层透亮线（➡），邻近骨质硬化边缘。"狗脖子"项圈代表了椎弓峡部缺陷

（右图）一例腰痛患者的矢状位骨 CT 重建显示 L5 峡部缺损（➡），无前屈。注意缺损附近峡部加宽表明慢性重塑

术语

同义词
- 椎弓崩解

定义
- 相邻关节面间的峡部缺损，是重复性压力损伤的结果
  - 峡部是椎弓根、椎板和关节突的连接处

影像学

一般特点
- 最佳诊断依据
  - 椎弓峡部骨质缺损或皮质不连续
- 位置
  - 80%~90% 发生于 L5
  - L4 是第二常见的
  - 10%~15% 为单侧峡部裂
    - 开始是双侧的，一侧治疗或骨折愈合后成单侧
- 形态改变
  - 轴位图像水平方向移位

X 线表现
- 平片
  - 腰椎斜位见峡部透光带
    - "Scotty 犬"颈部不连续
  - 侧位图像上椎板斜形透亮线
  - 对侧椎弓根和椎板肥大和硬化
    - 单侧峡部裂
    - 最常见于腰椎正面
  - 不同程度的脊柱移位
  - 脊柱移位下方椎间隙变窄
  - 继发性退行性终板变性

CT 表现
- 骨 CT
  - 轴位像显示椎管环不完整
    - 椎体与椎弓形成的环被破坏
  - 可刺激小关节面
    - 双关节征
    - 水平位、斜位
    - 皮质不规整
  - 斜矢状位重建易于显示峡部缺损
  - 矢状位重建显示不同程度的脊柱前移及椎间孔狭窄
    - 椎间隙变窄
    - 椎体终板的退行性变
  - 即使没有脊椎滑脱，椎管也可增宽

MR 表现
- T1WI
  - 矢状位及轴位图像显示椎弓峡部局灶性信号减低
  - T2WI 表现与 T1WI 类似
- T2WI
  - 高信号可能出现在峡部缺损和邻近的椎弓根骨髓内

- STIR：峡部缺损区周围骨髓水肿
- 椎管延伸
- 矢状位图像上受累的椎间孔呈水平形态
  - 脊柱前移
  - 椎间隙变窄
  - 椎间孔区脂肪减少
- MR 敏感性为 57%~86%
- 特异性为 81%~82%

非血管性介入
- 脊髓造影术：脊柱前移、椎间隙变窄并椎间孔狭窄

核医学表现
- 骨扫描
  - 椎板可见局灶性示踪剂的浓聚
    - 提示骨愈合
    - SPECT 更好，但假阳性和假阴性仍然相对较高

影像成像方法
- 最佳成像方法
  - 轴位薄层 CT 骨重建
    - 矢状位及斜矢状位重建

鉴别诊断

急性创伤性后柱骨折
- 急性创伤史
- 边缘尖锐无皮质

小关节病变伴骨髓水肿
- 小关节和黄韧带肥大
- 以小关节和小关节背侧软组织为中心的水肿

化脓性小关节炎伴骨髓水肿
- 临床表现为发热、白细胞升高和沉降率
- 邻近软组织广泛炎症

骨肿瘤伴骨髓水肿
- 典型的骨样骨瘤
  - 水肿可广泛伴小硬化病灶
- 转移性疾病
  - 多发病灶
  - MR T1WI 呈灶性和圆形

椎弓根应力骨折
- 应力反应可显示邻近骨髓水肿
- CT 可确定应力反应或骨折的确切位置

先天性缺损伴峡部裂
- 脊柱附件发育不良
- 对侧脊柱附件旋转至峡部裂
- 同侧椎板突出

病理学

一般表现
- 病因学
  - 参加体操、举重、摔跤、足球运动等
    - 年轻时就参加此类运动

– 每周训练时间＞15 小时

– 重复进行翻转、伸屈及过度伸展运动

○ 椎弓峡部反复微创导致疲劳骨折

– 常见于快速生长期

- 遗传学

○ 造成脊柱滑脱的家族遗传性因素

– 马方综合征

– 成骨不全

– 骨硬化症

- 伴发异常

○ 脊柱侧弯

○ 50% 有脊柱滑脱

○ 隐性脊柱裂

○ Scheuermann 病

- 考虑为脊柱薄弱及生长期反复外伤导致的结果

镜下所见

- 愈合期有新生骨及软骨基质

- 未愈合期椎弓峡部缺损区为纤维软骨组织

临床信息

临床表现

- 常见体征 / 症状

○ 通常无症状

○ 慢性腰痛，尤其是儿童和青少年

– 常见于青春期生长旺盛期

○ 其他症状

– 背部痉挛；肌腱紧张

– 神经根病和马尾综合征

– 步态异常

- 临床资料

○ 一些精密细致运动会加剧疼痛

- 80% 的患者可以没有症状

人口统计学

- 年龄：10~20 岁

- 性别：男女比为 (2~3)：1

- 种族性

○ 30%~40% 以上是爱斯基摩人

○ 白人男性的发病率较高：6.4%，黑人女性：1.1%

- 流行病学

○ 在一般人群中患病率为 6%~8%

– 在跳水、举重、摔跤的竞技运动员中 22%~44%

○ 6 岁时患病率为 4%

○ 普通人群患病率为 5%~7%

○ 5 岁以下罕见

转归与预后

- 进行性脊柱滑脱发生于骨骼不成熟期

○ 女性多见

○ 恶化率为 3%~28%

- 骶椎平直很少滑脱

○ 腰骶角 ≥100°

- 腰骶角小的容易发生进行性脊柱移位

○ 腰骶角 ＜100°

- 1 级椎体滑脱的进展：上椎体半脱位 1/4 椎体

○ 2 级：半脱位 1/2 椎体

○ 3 级：半脱位 3/4 椎体

○ 4 级：整个椎体半脱位

治疗

- 1 级和 2 级腰椎滑脱患者保守措施

○ 调整运动方式

○ 硬膜外类固醇注射

○ 背部支架固定 / 物理治疗

- 手术治疗

○ 保守治疗失败

○ 滑脱加重

○ 为保持神经功能及防止脊柱不稳

– 后路或侧后方融合

– 椎体融合和模具固定

– 减压

- 治疗方法多种多样

○ 在一项研究中，50% 的外科医生认为应手术治疗

- 对于最佳手术策略尚无共识

○ 椎板切除 / 融合

○ 经椎间孔腰椎椎体间融合术（TLIF）/ 后路腰椎椎体间融合术（PLIF）

○ 前路腰椎椎间融合术（ALIF）伴后路固定

诊断思路

思考点

- L5-S1 峡部裂单独行前路腰椎椎间融合失败已报道

○ 独特的轴向载荷和剪切应力

○ 建议后路辅助固定

影像解读要点

- MR 矢状位图像上观察椎弓峡部完整性

（苏美霞、沈业隆 译）

参考文献

1. Berger RG et al: Spondylolysis 2019 update. Curr Opin Pediatr. 31(1):61-8, 2019

2. Selhorst M et al: Prevalence of spondylolysis in symptomatic adolescent athletes: an assessment of sport risk in nonelite athletes. Clin J Sport Med. 29(5):421-5, 2019

3. Lawrence KJ et al: Lumbar spondylolysis in the adolescent athlete. Phys Ther Sport. 20:56-60, 2016

4. Borg B et al: Pedicle marrow signal hyperintensity on short tau inversion recovery- and T2-weighted images: prevalence and relationship to clinical symptoms. AJNR Am J Neuroradiol. 32(9):1624-31, 2011

5. Lee JY et al: Surgeons agree to disagree on surgical options for degenerative conditions of the cervical and lumbar spine. Spine (Phila Pa 1976). 36(3):E203-12, 2011

6. Leone A et al: Lumbar spondylolysis: a review. Skeletal Radiol. 40(6):683-700, 2010

7. Baek OK et al: Extraforaminal lumbar interbody fusion for the treatment of isthmic spondylolisthesis. J Spinal Disord Tech. 22(3):219-27, 2009

8. Sakai T et al: Significance of magnetic resonance imaging signal change in the pedicle in the management of pediatric lumbar spondylolysis. Spine (Phila Pa 1976). 35(14):E641-5, 2010

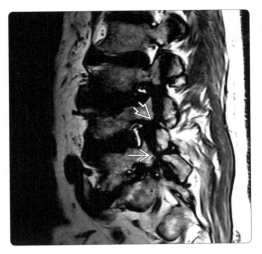
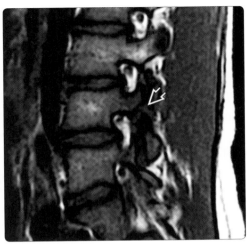

（左图）矢状位 T1WI MR 显示慢性峡部缺损（➡），维持正常脂肪骨髓信号。L5-S1 处有严重的椎间孔狭窄。注意在 L4 处从完整的峡部（➡）可见正常的低皮质骨信号，这可能被误认为峡部缺损

（右图）矢状位 T1WI MR 显示 L4 椎弓峡部（➡）有缺损。与 L5 相比，这个水平及以上的骨折要少见得多

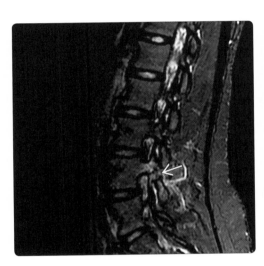
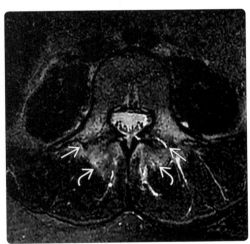

（左图）一名患有腰痛的青少年患者的矢状面 STIR MR 显示 L4 峡部缺损（➡），该部位和关节面以及椎弓根出现高强度骨髓水肿。在另一侧（未显示）也观察到类似的发现

（右图）同一患者的轴位 T2WI FS 证实了骨髓水肿以及双侧峡部缺损（➡）。注意椎旁软组织水肿（➡）

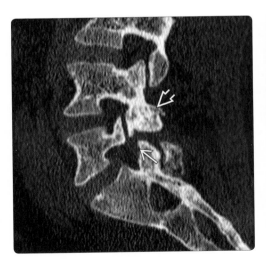
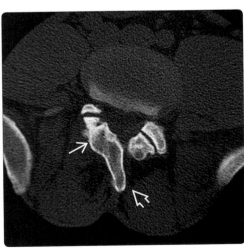

（左图）矢状位骨 CT 显示先天峡部裂患者在 L5 峡部（➡）有一个皮质完整的大缺损，L4 下关节突肥大畸形（➡）

（右图）右侧先天性峡部裂患者的轴位骨平扫 CT 显示右侧椎板肥大（➡）和旋转的棘突（➡）

术语

- 脊柱运动节段稳定性丧失，在受力情况下比正常人更容易发生移位，并伴有疼痛及变形

影像学

- 随着运动及时间增加会逐渐加重的变形
- 伸屈位平片评价脊柱动度最佳
- 平片中评价退行性脊柱不稳的参数
  - 伸屈位动态水平移位 > 3 mm
  - 静止水平移位 ≥ 4.5 mm
  - 成角 > 10°～15° 建议外科治疗

鉴别诊断

- 假关节病
- 感染
- 肿瘤

- 术后改变

病理

- 退行性脊柱不稳
  - 轴向旋转
  - 平移，平片显示脊柱前移、反应性增生、真空现象
  - 脊柱后移，伸展位显示后移加重
  - 退变性骨质硬化
  - 椎板切除术后，切除 50% 的双侧小关节即会改变脊柱稳固性
  - 融合术后生物力学改变

诊断要点

- 婴儿和幼儿颅椎连接处不稳定很难用平片评估
  - 考虑屈伸位 CT 或 MR

（左图）颈椎侧位片显示齿突基底部骨折（➡），正中位脊柱的无移位或不稳

（右图）颈椎侧位片显示齿突基底部骨折，颈椎后移，轻度过伸（➡）。此患者行枕骨至 C3 的融合术

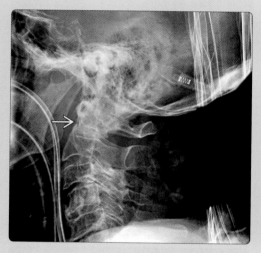
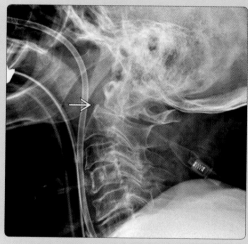

（左图）T1WI 可清晰显示齿突基底部的 Ⅱ 型骨折（➡）。伸展位平片检查中骨折不确切

（右图）STIR 矢状位显示 Ⅱ 型齿突骨折椎体前部的水肿（➡）。弯箭头示脊髓水肿及局部脊髓出血（➡），为略高信号。值得注意的是，齿突骨折在这个序列中不太明显

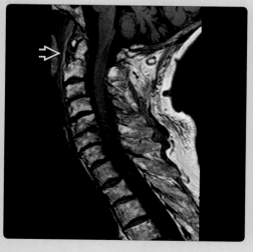
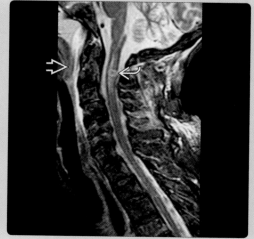

术语

同义词

- 脊柱不稳（ spine instability, SI ），节段性不稳，脊柱动度异常，退行性脊柱不稳

定义

- 脊柱运动节段稳定性丧失，在受力情况下比正常人更容易发生移位，并伴有疼痛及变形
- 肿瘤性不稳：肿瘤发生过程中脊柱完整性丧失，伴运动相关疼痛，症状性或进行性畸形，和（或）生理负荷下的神经损伤

影像学

一般表现

- 最佳诊断依据
  - 随着运动及时间增加会逐渐加重的脊柱变形
- 部位
  - 任何脊柱运动节段（包括 2 个邻近椎体、间盘及椎体连接韧带）
- 范围
  - 移位范围可以从几毫米到整个椎体宽度
- 椎体相对于相邻椎体的移位
- 稳固性解剖结构
  - 韧带
    - 前纵韧带
      - 防止过伸
    - 后纵韧带
    - 横向交叉韧带
      - 连接邻近轴向关节突
    - 椎间韧带
      - 防止过屈
    - 关节囊
    - 黄韧带
  - 椎间盘
    - 保持胸腰椎的稳固性
  - 肌肉附件
    - 整体的肌群（直肌与腹部肌肉）与局部脊柱旁肌群

X 线表现

- 平片
  - 平片中评价退行性脊柱不稳的参数
    - 伸屈位动态水平移位 >3 mm
    - 静止水平移位 ≥ 4.5 mm
    - 成角 >10°~15° 建议外科治疗
  - 反应性或牵拉性骨质增生
  - 真空现象

透视表现

- 屈曲 / 伸展或平移运动增加

CT 表现

- 平扫 CT
  - 退行性间盘病 ± 脊柱移位无特异性表现

MR 表现

- T1WI
  - 前移位，后移位，侧方移位
  - 椎间盘退行性疾病的非特异性改变
  - 在判定脊柱不稳中的作用有争议：Ⅰ型椎体终板退行性改变
- T2WI
  - 椎间盘信号减低 ± 间盘变薄
- STIR
  - Ⅰ型终板退变在抑脂像上显示更清晰
- T1WI 强化
  - 间盘退变疾病中间盘的强化无特异性
  - Ⅰ型退行性终板改变强化

影像成像方法

- 最佳成像方法
  - 伸屈位平片
- 成像建议
  - MR 检查结果可作为退行性变、终板改变、狭窄和突出的辅助工具

鉴别诊断

假关节病

- T1WI 异常低信号延伸至间盘、椎弓及韧带

感染

- 终板破坏，间盘 T2WI 信号增高

肿瘤

- 强化的软组织肿块

术后改变

- 多层面的椎板切除术及椎骨关节切除术

病理学

一般表现

- 病因学
  - 多因素的
- 椎间盘退变与不稳定的临床和影像学关系存在争议
- 脊柱不稳的多种原因
  - 骨折
  - 感染（特别是椎体前路受累）
  - 原发性或转移性骨肿瘤（椎体破坏、神经压迫、后路切除）
  - 椎弓崩解、滑脱（儿童 L5-S1 进行性变形）
  - 硬化
  - 退行性脊柱不稳
    - 轴向旋转（扭转时疼痛加重）

□ 平片显示关节突错列或位置旋转
- 平移（退行性脊柱前移）
  □ 平片显示脊柱移位、反应性增生、真空现象
- 脊柱后移（椎间盘后部变窄，小关节半脱位，近端椎体后移）
  □ 平片显示伸展位后移加重
- 退行性脊柱侧突（后背痛和/或跛行，神经根病）
  □ 图像显示椎管或椎间孔狭窄
- 后路切除术（双侧小关节切除 50% 改变生物力学）
  □ 平片显示新的或进展性脊柱节段性移位
- 后路融合（改变生物力学，但是影像表现和临床症状无相关性）

分期、分级和分类

- 脊柱不稳定性肿瘤评分（SINS）
- 6 个组成部分，每个组成部分给出数值分数
  ○ 位置，机械性疼痛，骨病变质量，脊柱对齐，椎体塌陷，后段受累
  ○ SINS 是通过计算 6 个部分的每个分数而生成的
    - 0~6 表示稳定
    - 7~12 表示不确定
    - 13~18 表示不稳定

大体病理及手术所见

- 急性不稳与创伤有关
- 慢性不稳主要为椎间盘退行性疾病
- 多种原发和转移性肿瘤可引起脊柱不稳

镜下所见

- 与退行性椎间盘疾病或特定的肿瘤进程相同

临床信息

临床表现

- 常见体征/症状
  ○ 无特异性症状
  ○ 腰痛，偶尔放射性痛
  ○ 进展性变形和或棘突外侧偏移提示脊柱不稳
  ○ 脊柱周围肌肉痉挛
  ○ 临床表现不典型的参照 X 线片
- 临床资料
  ○ 老年女性非特异性背痛，X 线片显示 L4-5 椎体前移

人口统计学

- 年龄
  ○ ＞50 岁
- 性别
  ○ 男性少于女性，特别是 L4-5 水平退行性脊柱滑脱
- 流行病学
  ○ 横向脊柱不稳女性多发，是男性的 5~6 倍；黑人女性比白人女性多 3 倍

○ 小关节成角是致病因素

转归与预后

- 20% 的脊柱不稳 10 年内会好转
- 脊柱曲度增加不会影响长期的临床效果
- 成人的 L5/S1 峡部崩解性脊柱前移很少引起脊柱不稳

治疗

- 疼痛的保守治疗包括运动、物理疗法、NSAIDs
- 外科治疗
  ○ 后路融合（± 螺钉固定）
    - 缺点是术后满意度变化大（16%~95%）、假性关节炎（14%~70%）、再手术率（25%）
  ○ 前路、后路或周围入路椎体间融合
    - 后路椎体融合（PLIF）
    - 前路椎体融合（ALIF）
    - 椎间孔水平椎体融（TLIF）
- 危险性：PLIF（脊膜炎、硬膜外出血、cage 移位），ALIF（逆性射精、cage 移位，医源性椎间盘突出）

诊断思路

思考点

- 退行性脊柱不稳表现为机械性后背痛
- 普通人群中腰椎病高发限制了平片的特异性
- 婴儿和幼儿的颅椎连接处不稳很难用平片评估
  ○ 考虑屈伸位 CT 或 MR

图像解读要点

- 影像学评价多首选站立位的前后位、侧位及伸屈位平片检查

（苏美霞、沈业隆 译）

参考文献

1. Reeves NP et al: Are stability and instability relevant concepts for back pain? J Orthop Sports Phys Ther. 49(6):415-24, 2019
2. Vincent SA et al: The unstable spine: a surgeon's perspective. Semin Ultrasound CT MR. 39(6):618-29, 2018
3. Abbasi Fard S et al: Instability in thoracolumbar trauma: is a new definition warranted? Clin Spine Surg. 30(8):E1046-49, 2017
4. Muto M et al: Neuroimaging of spinal instability. Magn Reson Imaging Clin N Am. 24(3):485-94, 2016
5. Izzo R et al: Biomechanics of the spine. Part I: spinal stability. Eur J Radiol. 82(1):118-26, 2013
6. Izzo R et al: Biomechanics of the spine. Part II: spinal instability. Eur J Radiol. 82(1):127-38, 2013
7. Fourney DR et al: Spinal instability neoplastic score: an analysis of reliability and validity from the spine oncology study group. J Clin Oncol. 29(22):3072-7, 2011
8. Fisher CG et al: A novel classification system for spinal instability in neoplastic disease: an evidence-based approach and expert consensus from the Spine Oncology Study Group. Spine (Phila Pa 1976). 35(22):E1221-9, 2010
9. Lall R et al: A review of complications associated with craniocervical fusion surgery. Neurosurgery. 67(5):1396-402; discussion 1402-3, 2010
10. Winegar CD et al: A systematic review of occipital cervical fusion: techniques and outcomes. J Neurosurg Spine. 13(1):5-16, 2010
11. Alamin T et al: Lumbar tumor resections and management. Orthop Clin North Am. 40(1):93-104, vii, 2009

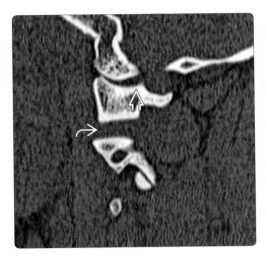
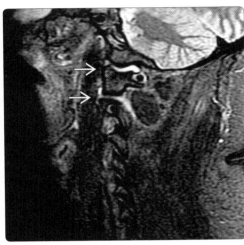

（左图）平扫CT矢状位示外伤患者的寰枕关节后部间隙增宽（➡），C1-2关节间隙增宽（➡）并C0-C1和C1-C2关节分离

（右图）MR抑脂矢状位显示C0-C1和C1-C2关节水平有渗出性高信号（➡）。行枕骨至C3椎体融合，术中透视显示脊柱不稳，C0-C1关节间隙增宽。患者成功完成了枕骨至C3融合

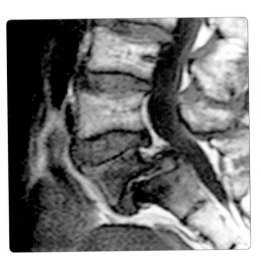
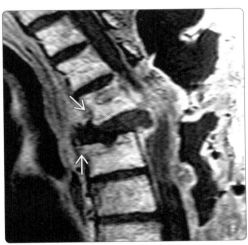

（左图）青少年背痛患者的矢状T1WI MR显示L5和S1严重的脊柱滑脱伴椎间盘退变和广泛的Ⅰ型终板改变

（右图）矢状T1WI C+ MR显示手术部位的进行性畸形和后滑脱（➡），因感染而进行广泛的后路清创术，明显的畸形囊压迫、蜂窝织炎和广泛的背部假性脊膜膨出

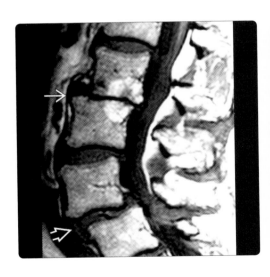
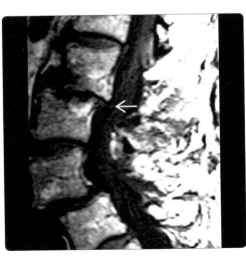

（左图）矢状T1WI MR显示L2椎体后滑脱（➡）伴Ⅱ型脂肪变性终板改变。L4也出现前滑脱并有真空现象（➡）

（右图）随后对同一患者进行的矢状T1WI MR显示L2进行性后滑脱（➡），并没有先前的Ⅱ型脂肪变性终板改变，反映了该水平的持续不稳定性

影像学

- 齿突、钩椎关节、关节突关节破坏
- 20%~86% 类风湿关节炎（rheumatoid arthritis, RA）患者伴有寰枢椎不稳
- 5%~8% 的类风湿关节炎患者出现颅骨沉降
- 下颈椎：钩椎关节及关节突关节破坏，脊柱不稳
- 正中、侧位及伸屈位片评价脊柱不稳
  - C1 内缘前弓与齿突间距 < 2 mm 为正常
  - 间距 ≥ 9 mm 与神经系统症状高度相关
- 血管翳积聚，包绕并破坏齿突，关节突关节及钩椎关节
  - T1WI 低信号
  - T2WI STIR 信号不均
  - 注射钆造影剂明显强化

鉴别诊断

- 血清阴性脊柱关节病
- 焦磷酸盐沉积症（CPPD）
- 青少年慢性关节炎
- 骨关节病

临床信息

- 50%~60% 的 RA 患者累及颈椎
- 一般手足先于脊柱发病
- 可发展成神经根病、脊髓病
- 脊柱不稳增加发病率和死亡率

诊断思路

- 钙化团块并有齿突破坏的一般不是风湿性关节炎
  - 提示晶体性关节病，常为 CPPD

（左图）轴位和矢状位图显示增生的滑膜组织对齿突的侵蚀（➭）（血管翳）。血管翳侵蚀了齿突的横韧带（↗），导致不稳定。脊髓受压

（右图）冠状位 CT 重建显示右侧 C1-C2 关节的侵蚀性变化（↗）以及 C1 相对于 C2 的外侧半脱位（➭）。周围骨的炎性滑膜增生和破坏也会影响寰枢外侧关节（➭）

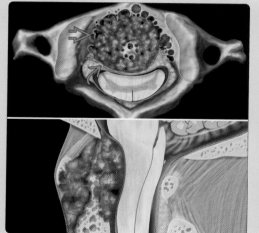
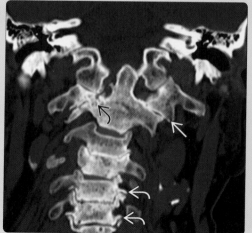

（左图）骨扫描的侧视图显示该 RA 患者 C1-C2 连接处的病灶标记摄取

（右图）矢状面 NECT 显示齿突（➭）向上移位和寰齿间隙增宽（➭）。颅骨和 C1 保持在一起，C1-C2 处韧带松弛和断裂（加上 C1 侧块塌陷），使 C2 在脑干受压的情况下将头侧移到枕骨大孔（未显示）

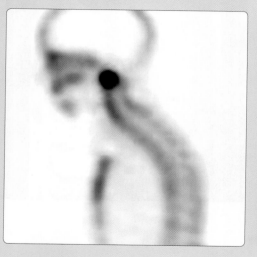
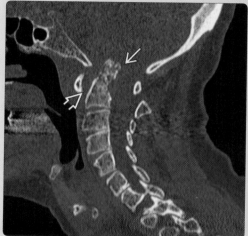

术语

缩略词

- 类风湿关节炎（rheumatoid arthritis，RA）

影像学

一般表现

- 位置
  - 颈椎：大约 60% 的 RA 会累及颈椎
    - C1- 齿突关节、枕骨髁
    - 关节突和钩椎关节
  - 颅椎交界处（CVJ）受累的严重程度是影响疾病持续时间和严重程度的因素

X 线表现

- 平片
  - 齿突、钩椎关节和关节突关节破坏
    - 齿突可能完全被侵蚀
  - 中立位、屈伸位和侧位片评估不稳定性
  - C1-C2 不稳
    - 正常：C1 内缘前弓与齿突间 <2 mm[前寰齿间隙（AADI）]
      □ 间距 ≥9 mm 常表现出神经系统症状
    - C2 处椎管 [后寰齿间隙（PADI）]<14 mm 也与神经症状相关
    - 20%~86% RA 患者伴有寰枢椎不稳（AAI）
    - 后伸位像有助于确定血管翳是否妨碍完全复位
  - 后天性颅底凹陷症（BI）：枕骨到 C2 的距离减小
    - 用作颅骨沉降的同义词
    - 枕髁和 C1 侧块骨侵蚀，颅骨相对于齿突向下移动（沉降）
      □ 齿突可通过枕骨大孔突出
      □ C1 与斜坡保持正常关系
      □ 翼状韧带和齿状尖韧带受累
      □ 在 5%~8% 的 RA 患者中发生
  - 颈椎下位椎体也可表现出脊柱不稳
    - 通常是多节段（阶梯状）半脱位
  - 成人风湿性关节炎未见脊柱强直
  - 椎间盘及相邻椎体破坏（极罕见）

CT 表现

- 骨 CT
  - 齿突的破坏比平片显示更明显
  - 可以看到齿突轴位的血管翳，无钙化
    - 血管翳积聚，包围并侵蚀齿槽、关节突关节及钩椎关节
  - 钩椎关节和关节突关节侵蚀

MR 表现

- 血管翳
  - T1WI 低信号
  - 液体敏感序列为非均匀信号
  - 对比增强 T1WI MR 可以区分关节积液和各种类型的血管翳
    - 高血管性血管翳在 T2WI MR 上与低血管性和纤维性血管翳相鉴别
    - 影像学检查阴性的患者可发现关节积液和血管翳
    - 磁共振检查结果与临床症状不一致
- 半脱位可导致椎管狭窄
  - 常见脊髓改变

影像成像方法

- 最佳成像方法
  - 颈椎屈伸位平片评价脊柱不稳
    - 前屈 / 后伸时 CVJ 的 CT 表现
  - 手足平片进一步确认诊断
  - 薄层骨冠状位及矢状位重建有利于指导手术计划
  - MR 适合有脊髓症状的患者

鉴别诊断

血清阴性脊柱关节病

- 椎体前缘皮质破坏
- 椎体及关节突关节的强直性关节炎

CPPD

- 齿突周围的晶状沉积
- 典型表现为钙化
  - 可见韧带、间盘和齿突的钙化

青少年性慢性骨关节炎

- 颈椎体及关节突关节的融合
- 常见生长紊乱

骨关节病

- 累及脊柱关节滑膜
- 骨赘和关节狭窄
- 可引起齿突周围的 "假血管翳"

痛风

- 很少发生于脊柱
  - 通常以椎间盘为中心
- 颈椎受累可产生骨侵蚀和韧带软化
  - 潜在的半脱位会造成脊髓受压

病理学

一般表现

- 病因
  - 不明原因，有明显遗传成分
  - 自身免疫
    - T 细胞产生 IL-17、细胞因子促进滑膜炎
    - B 细胞提供抗原，产生自身抗体和细胞因子
- 实验室表现
  - 红细胞沉降率（ESR）和 C 反应蛋白（CRP）升高

○ 自身抗体，如 RF 和 ACPA
  - 可先于 RA 的临床表现多年
  - 早期可阴性
    □ 5% 的患者最终会阳性
    □ 假阳性见于年长者、系统性红斑狼疮、结节病、冷球蛋白血症

分级、分期和分类
- 2010 年美国风湿病学会 / 欧洲风湿病联盟标准
  ○ 目标人群：至少有 1 个关节有临床滑膜炎且不能由其他疾病解释的患者
  ○ 累及关节
    - 大关节 ± 小关节
  ○ 血清学
    - RF，ACPA
  ○ 急性期反应物
    - CRP，ESR
  ○ 症状持续时间
    - 急性和慢性

大体病理和手术所见
- 血管翳：滑膜炎性增生
  ○ 滑膜中富含破骨细胞的部分破坏骨骼
- 滑膜细胞和软骨细胞分泌的酶使软骨降解

镜下特点
- 增厚滑膜，含有浆细胞、多核巨细胞、多形核白细胞和淋巴细胞

临床信息

临床表现
- 常见体征 / 症状
  ○ 晨起疼痛，僵硬
    - 寰枢椎半脱位可能引起 C2 神经受压后的枕下疼痛
  ○ 神经根病
- 其他体征 / 症状
  ○ 颈椎脊髓病
  ○ 自主中枢可能受到损害，导致血压不稳、心律失常、呼吸抑制或猝死
  ○ 脊髓前动脉也可能受累，导致神经功能缺损、椎基底动脉供血不足或短暂性脑缺血发作
  ○ 病理性骨折

人口统计学
- 年龄
  ○ 所有年龄均可发病，中年人常见
- 性别
  ○ 女性更常见（是男性的 3 倍）
    - 男性仅占 25%，但晚期颈椎受累的风险更大
- 流行病学

○ 发病率为 0.3%~1.5%
○ 33% 的 RA 患者有脊柱受累
  - 颈椎受累 17%~86%
    □ CVJ 最常受影响

转归与预后
- CVJ 不稳定增加发病率和死亡率
  ○ RA 可以从 AAI 开始，发展到 BI
- 神经系统症状预后不良，死亡率急剧上升
- 稳定手术后，齿突周围血管翳减小

治疗
- 内科治疗
  ○ 皮质类固醇和甲氨蝶呤是一线治疗
  ○ 病情缓解制剂减缓疾病进展或达到疾病缓解
    - Janus 激酶抑制剂、肿瘤坏死因子抑制剂、IL-6R 抑制剂、抗 CD20 药物（rituximab）、CD80 抑制剂（Abacept）
- AAI 手术指征
  ○ 疼痛，脊髓病，脊髓受压，有症状的椎动脉损伤
  ○ AADI＞8~10 mm
  ○ 早期 AAI 手术可能会防止 BI/ 颅骨沉降
  ○ C1-C2 经关节融合术治疗寰枢椎半脱位
- BI 手术指征
  ○ 下颅神经病（C9-C12）
  ○ 脊髓病，疼痛，有症状的椎动脉损伤，畸形
  ○ 严重压迫颈髓交界处
    - 颈髓角 ＜135° 代表疾病严重
- 经口齿突切除术治疗脊髓压迫

诊断思路

影像解读要点
- 由于患者缺乏动度，伸屈位图像显示病变不充分
  ○ 不要误认为脊柱稳定
- 钙化团块并有齿突破坏的一般不是风湿性关节炎
  ○ 提示晶体性关节病，常为 CPPD

（苏美霞、沈业隆 译）

参考文献

1. Sandström T et al: Cervical spine involvement is very rare in patients with rheumatoid arthritis treated actively with treat to target strategy. ten-year results of the NEORACo Study. J Rheumatol. ePub, 2019
2. Rheumatoid arthritis. Nat Rev Dis Primers. 4:18002, 2018
3. Gyllenhammar T et al: Young patients with hypertrophic cardiomyopathy, but not subjects at risk, show decreased myocardial perfusion reserve quantified with CMR. Eur Heart J Cardiovasc Imaging. 15(12):1350-7, 2014
4. Ichida F: Cardiovascular events in pregnancy with hypertrophic cardiomyopathy. Circ J. 78(10):2386-7, 2014
5. Yurube T et al: Accelerated development of cervical spine instabilities in rheumatoid arthritis: a prospective minimum 5-year cohort study. PLoS One. 9(2):e88970, 2014
6. Maron BJ et al: The 25-year genetic era in hypertrophic cardiomyopathy: revisited. Circ Cardiovasc Genet. 7(4):401-4, 2014

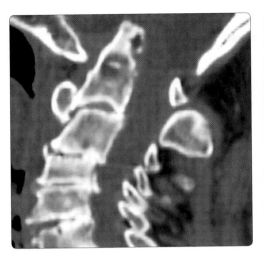

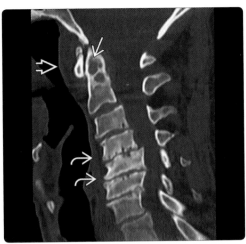

（左图）矢状位 CT 显示齿突向上移位。颅骨沉降可能导致神经核压迫脑干，压迫自主神经中枢，伴有血压不稳定、心律失常或猝死

（右图）矢状面 NECT 显示齿突的显著侵蚀（➡）和气道后隆起的软组织血管翳（➡）。注意 RA 典型的严重颈退行性变（➡）

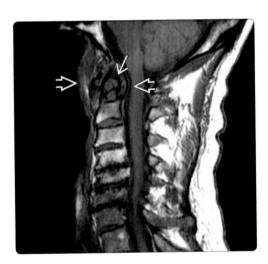

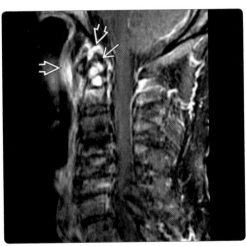

（左图）MR 矢状位 T1WI 显示齿突糜烂伴不均匀信号（➡）、腹侧和背侧血管翳（➡）。严重的退行性改变也可能是 RA 的表现

（右图）矢状位 T1 C+ FS MR 显示累及齿突（➡）的糜烂性血管翳的弥漫性强化以及齿突周围血管翳的强化（➡）

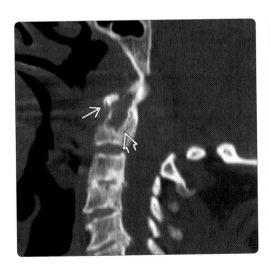

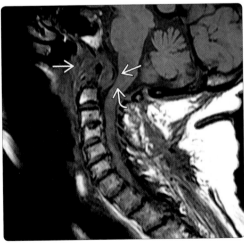

（左图）矢状面平扫 CT（骨窗）显示 C1 前弓（➡）和齿突（➡）广泛的侵蚀性改变。齿突错位及接触斜坡

（右图）矢状位 T1WI MR 显示齿突（➡）腹侧和背侧有大量血管翳，伴有鞘囊消失和脊髓后移位（➡）

（**左图**）屈曲位矢状位显示寰枢关节前间隙（AADI）（➡）明显增宽。寰枢关节滑膜炎所致的炎症破坏导致寰枢关节前后不稳

（**右图**）同例患者矢状片显示颈部伸展时 AADI 降低。然而，后寰齿间隙（PADI）对预测神经症状是否会发展似乎更可靠。当 PADI ≤ 14 mm 时，推荐 MR

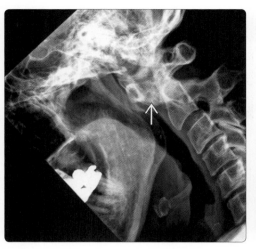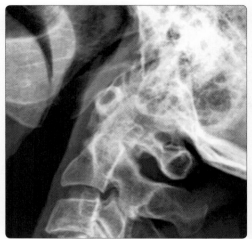

（**左图**）矢状 CT 显示齿突有明显的侵蚀性改变（➡）。齿突的侵蚀经常与寰枢椎前半脱位的发展相一致。AADI 变宽（➡）。PADI（➡）变窄，脊髓空间明显变窄

（**右图**）轴向 NECT 显示异常软组织扩大齿突前间隙（▷）。齿洞边缘存在侵蚀变化（▷）。血管翳是骨破坏的主要原因

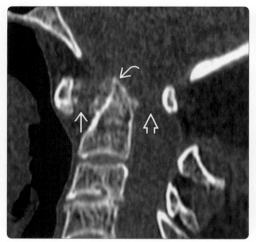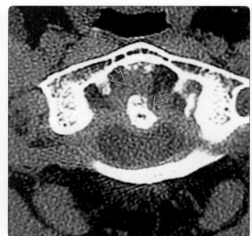

（**左图**）初始 MR 显示 C1-C2 关节周围快速发展的颅沉降和严重的炎症反应，有腹侧、背侧软组织肿块（➡），但 C2 与枕骨大孔的关系相对保留。C5/6（➡）可见大的椎间盘膨出

（**右图**）6 个月后 MR 随访显示颅沉降快速进展，齿突通过枕骨大孔向上移位，颈髓脊髓严重受压（➡）

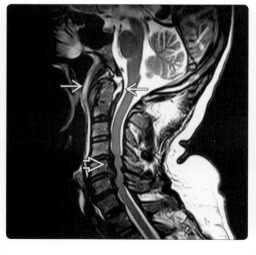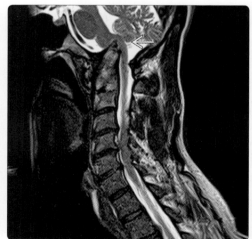

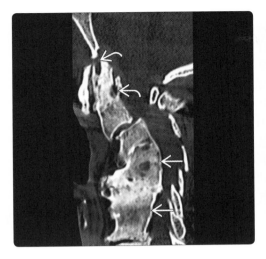

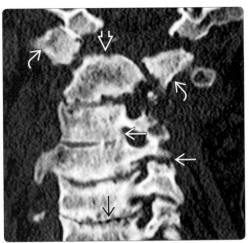

（左图）矢状 CT 重建显示齿突有明显的侵蚀性改变（➡），可能是由于血管翳的形成。还有严重的颈椎退变伴多节段脊柱后凸性强直（➡）

（右图）冠状骨 CT 显示相对于 C2 和枕髁的 C1 侧块半脱位（➡）。齿突未见显示（➡）。侵蚀包括多个钩椎关节和小关节（➡）以及椎间盘（➡）

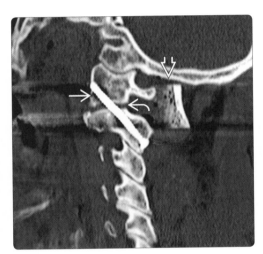

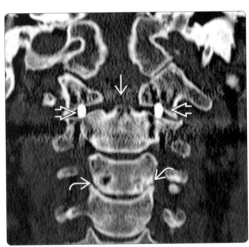

（左图）同例患者矢状骨 CT 显示螺钉（➡）从 C2 椎弓置入 C1 侧块和后支架植入（➡）。在这个术后早期的病例中，CT 显示小关节（➡）仍然开放

（右图）本例不稳定型 RA 患者冠状骨 CT 显示齿突切除（➡）及后外侧 C1-C2 融合。C3-C4 钩椎关节（➡）有进行性侵蚀。固定螺钉穿过 C1-C2 关节突（➡）

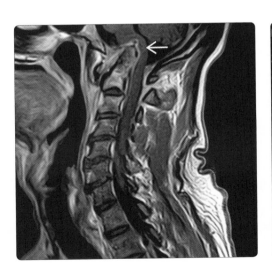

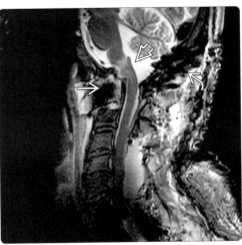

（左图）矢状 T1 C+ MR 显示 C2 向上移位伴颅骨下沉及严重颈髓受压（➡）。此病例是采用齿突切除治疗严重颈髓受压的一例

（右图）术后 MR 显示经口切除齿突（➡），减少了对颈髓交界处（➡）的占位效应。患者还接受了枕骨／上颈椎融合术（➡）

术语

- 儿童特发性炎症性关节病的疾病谱

影像学

- 颈椎半脱位、融合及生长紊乱
- 充血引起的骨质过度生长也可能出现
- 颅骨下沉、颅底凹陷常见
- 包括椎间盘、关节面、钩椎、肋椎和肋横关节
- 进展为关节强直
  - 青少年期即可融合，融合椎体的前后径变小
- 血管翳的 MR 表现：圆形的、关节周围团块
  - T1WI 信号减低，T2WI、STIR 不均匀等信号
- 滑膜炎：小关节和骶髂关节的积液

鉴别诊断

- 先天性脊柱融合
- 生理性颈椎半脱位
- 唐氏综合征
- 成骨不全
- C1-2 骨髓炎

病理学

- 类风湿因子（rheumatoid factor, RF）阴性

临床信息

- 关节隐痛
- 颈部活动受限

诊断要点

- 由于影像表现轻微，没有特异性症状，容易延误诊断

（左图）冠状位 CT 显示齿突（➡）、C1-C2 小关节（➡）和 C3-C4 钩椎关节（➡）有侵蚀。关节间隙狭窄和生长障碍是青少年特发性关节炎（JIA）的主要影像学表现

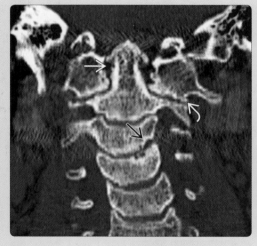

（右图）轴位骨 CT 显示双侧颞下颌关节（TMJ）假体（➡）。齿突的侵蚀也可见（➡）。关节和下颌髁的破坏可能导致 TMJ 生长迟缓，从而导致小颌畸形、发育不全和不对称

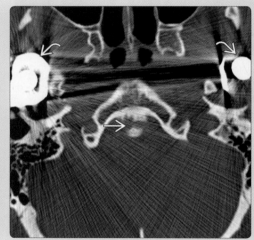

（左图）矢状 T1WI MR 显示一个低信号齿突（➡）后软组织血管翳，它使颈髓交界处的腹侧脑脊液信号消失。齿突骨髓低信号（➡）可能反映充血/水肿

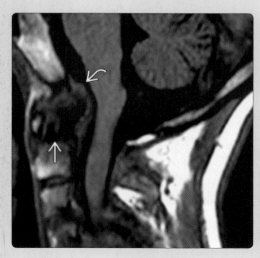

（右图）矢状位 CT 显示齿突上移至枕骨大孔（➡），齿突、斜坡（➡）和关节突关节（➡）呈侵蚀性改变。与成人 RA 相比，儿童的侵蚀在 JIA 的过程中发展较晚

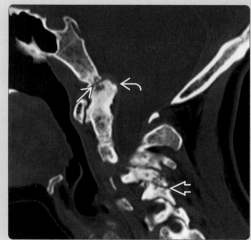

术语

缩略词

- 幼年型特发性关节炎（juvenile idiopathic arthritis, JIA）

同义词

- 青少年慢性关节炎（juvenile chronic arthritis, JCA）、幼年型类风湿关节炎（juvenile rheumatoid arthritis, JRA）

定义

- 异质性关节炎组，在患者 16 岁之前开始，持续超过 6 周，起源不明

影像学

一般表现

- 最佳诊断依据
  - 颈椎半脱位及生长紊乱

X 线表现

- 颈椎融合
  - 累及间盘和关节面
  - 累及多个平面
  - 在未融合水平，间盘退变加剧
  - 寰枢椎前半脱位（33%）
  - C1-C2 关节炎（17%）
  - 骨骶关节关节炎（16%）
- 生长紊乱
  - 儿童期椎体就开始融合的患者，融合椎体的前后径明显变小
    - 更多的个体椎骨大小差异，代表生长障碍
  - 充血造成的骨质过度生长也可能出现
  - 颅骨下沉、颅底凹陷常见
- 破坏
  - 齿突受累是特征性改变
  - 小关节、钩椎关节、肋椎关节及横突关节破坏
  - 进展为关节强直
  - 由于儿童软骨较厚，骨侵蚀较少见
- 多个椎体半脱位
  - 颅颈或半轴
  - 可能是旋转的，也可能是前后
- 在一项研究中，X 线片显示 65% 的多关节 JIA（pJIA）存在颈椎病变。
  - 颈椎病变的存在与更严重的疾病相关
  - 严重手关节挛缩症的患者通常也有颈椎受累

CT 表现

- 可以用来早期诊断破坏

MR 表现

- 破坏
  - 软骨破坏先于骨破坏
  - 周围水肿常见，表现为 T1WI 低信号，T2WI、STIR 高信号
  - 血管翳

- 圆形的、关节周围团块
- T1WI 信号减低，T2WI、STIR 不均匀等信号
- 注射钆造影剂后中度强化
- 滑膜炎
  - 小关节及骶髂关节的积液
  - 滑膜的结节性增厚
  - 滑膜排泄对比剂
    - 明显的滑膜增厚可表现为对比剂渗出到关节内

核医学表现

- 骨扫描
  - 3 期骨扫描阳性
  - 少关节型疾病容易误诊为感染
- 镓和铟扫描
  - 受 JIA 影响，关节内 WBC 增加

影像成像方法

- 最佳成像方法
  - 早期诊断选择 MR
- 成像建议
  - 矢状位 T1WI，STIR，轴位 T2WI FSE
  - 钆强化可提高早期诊断的敏感性，常规不需要

鉴别诊断

先天性脊柱融合

- 单独的畸形，或并发于一些综合征，例如 VACTERL
- 无系统性症状

生理性颈椎半脱位

- 颈椎形态正常，半脱位 ＜2 mm

唐氏综合征

- 椎体形态正常，± 半脱位

成骨不全

- 弥漫性骨质减少，无全身症状
- 扁平椎，骨折

C1–C2 骨髓炎

- 疼痛、发热
- 间盘破坏比 JIA 常见
- C1-C2 不稳（Grisel 综合征）

病理学

一般表现

- 病因
  - 异质性疾病群
  - 少关节和类风湿因子（RF）（+）
  - 多关节 JIA：适应性免疫系统的自身免疫性疾病
    - 抗核抗体（ANA）和 RF 常见；与 HLA 基因相关
    - 环境触发因素可能导致对自身抗原的先天性和适应性免疫反应失控，导致炎症和疾病
  - 全身性 JIA：自身炎症性疾病，主要涉及先天免疫系统
    - 不受控制的吞噬细胞激活未知的诱因，导致炎症因子增加

- 有关疾病
  - 幼儿可见发热、贫血、肝脾大
  - JIA 患儿有骨质减少和骨质疏松的风险，导致骨折的风险增高

分级、分期及分类

- 国际风湿病学会联盟（ILAR）标准
  - 少关节 JIA
    - 累及 ≤ 4 个关节
      □ 大关节（例如：膝、髋、肩、肘关节）
    - 葡萄膜炎占 30%
    - RF 阴性
  - 血清阳性 pJIA
    - 涉及 ≥ 5 个关节
      □ 关节炎通常具有侵蚀性和对称性，累及手腕和手足的小关节
    - 青少年
  - 血清阴性 pJIA
    - 累及 ≥ 5 个关节
    - 25%ANA（+）
    - ± 颈椎和颞下颌关节（TMJ）
  - 全身性起病 JIA
    - 关节炎和全身性特征（如发热或皮疹）
    - 淋巴结病和肝脾大
    - 心脏病和心包积液约占 10%
    - 白细胞增多、血小板增多、贫血、转氨酶水平↑、炎症标志物↑
    - ANA（+）占 5%~10%；RF 罕见
  - 肠炎相关关节炎
    - 累及下肢，特别是髋关节和跗骨间关节
    - 在病程后期侵犯骶髂关节
      □ 有些人在发病 10~15 年内发展为强直性脊柱炎
  - 银屑病 JIA
    - 关节炎，牛皮癣
    - 指（趾）炎，指（趾）甲改变
  - 未分类 JIA
    - 不符合任何类别标准的关节炎

大体病理和手术所见

- 生长障碍往往是最突出的特征
- 关节融合在附件骨及脊柱骨均常见

镜下所见

- 增厚的滑膜内含浆细胞、多核巨细胞、PMNs、淋巴细胞

临床信息

临床表现

- 常见体征 / 症状
  - 不明确的，少关节疼痛
  - 颈部活动受限
  - 主诉可能为外周腱鞘炎
- 其他症状
  - 皮疹、虹膜鞘炎、心包炎、腱鞘炎、间歇性发热或晨僵
  - 在一项研究中，43% 的患者发现了颞下颌关节关节炎的 MR 证据

人口统计学

- 年龄
  - 年幼的儿童经常有全身疾病
  - 大龄儿童 / 青少年有关节疼痛
- 性别：女 > 男
- 流行病学
  - 患病率：(0.07~4.01)/1000 名儿童
  - 年发病率：0.008~0.226/1000 名儿童
  - 欧洲血统可能是少关节 JIA 和银屑病 JIA 的重要易感因素

转归与预后

- 生长紊乱常导致骨骺过早融合
- 颈部早期受累提示预后不良
- 儿童成年后疾病多进展到晚期
  - 儿童症状持续时间与成年后继续患病的风险相关
  - 至少 1/3 的患者在成年后会有持续的活动性疾病

治疗

- 非甾体抗炎药、类固醇、甲氨蝶呤、柳氮磺胺吡啶、来氟米特、抗肿瘤坏死因子药物
- 白介素抑制：Tocilizumab（抗白介素 -6）
- T 细胞共刺激调节剂
- B 细胞耗竭：利妥昔单抗

诊断思路

思考点

- 由于影像表现轻微，没有特异性症状，容易延误诊断
- 伴有模糊的慢性关节颈痛或慢性全身疾病的儿童考虑 JIA

（苏美霞、沈业隆 译）

参考文献

1. Reeves NP et al: Are stability and instability relevant concepts for back pain? J Orthop Sports Phys Ther. 49(6):415-24, 2019
2. Vincent SA et al: The unstable spine: a surgeon's perspective. Semin Ultrasound CT MR. 39(6):618-29, 2018
3. Abbasi Fard S et al: Instability in thoracolumbar trauma: is a new definition warranted? Clin Spine Surg. 30(8):E1046-49, 2017
4. Muto M et al: Neuroimaging of spinal instability. Magn Reson Imaging Clin N Am. 24(3):485-94, 2016
5. Izzo R et al: Biomechanics of the spine. Part I: spinal stability. Eur J Radiol. 82(1):118-26, 2013
6. Izzo R et al: Biomechanics of the spine. Part II: spinal instability. Eur J Radiol. 82(1):127-38, 2013
7. Fourney DR et al: Spinal instability neoplastic score: an analysis of reliability and validity from the spine oncology study group. J Clin Oncol. 29(22):3072-7, 2011
8. Fisher CG et al: A novel classification system for spinal instability in neoplastic disease: an evidence-based approach and expert consensus from the Spine Oncology Study Group. Spine (Phila Pa 1976). 35(22):E1221-9, 2010
9. Lall R et al: A review of complications associated with craniocervical fusion surgery. Neurosurgery. 67(5):1396-402; discussion 1402-3, 2010
10. Winegar CD et al: A systematic review of occipital cervical fusion: techniques and outcomes. J Neurosurg Spine. 13(1):5-16, 2010
11. Alamin T et al: Lumbar tumor resections and management. Orthop Clin North Am. 40(1):93-104, vii, 2009

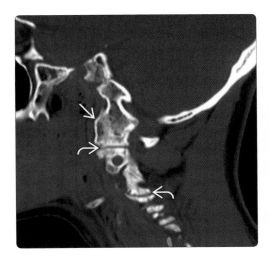

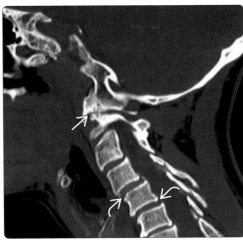

（左图）矢状位 CT 显示寰枕关节强直（➡），小关节突关节有骨质破坏（➡），JIA 比成人 RA 发生关节强直更迅速，尤其是腕关节、跗骨关节和颈椎

（右图）矢状位 CT 显示 C1-C2 关节突关节（➡）有骨质破坏，C4 和 C5 椎体（➡）有轻度前半脱位，关节间隙变窄是软骨破坏的反映

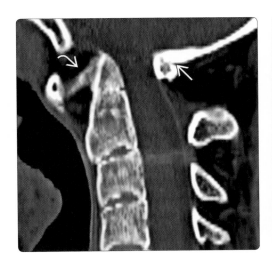

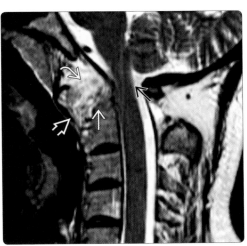

（左图）一例有 JIA 病史的成人患者的矢状骨 CT 显示，愈合的侵蚀和骨化形成一个三角形的齿突（➡）。C1 与后枕骨融合（➡）。尽管许多儿童经历了自发缓解，但至少有 1/3 的儿童在成年后仍有活动性疾病

（右图）矢状位 T2WI MR 显示被侵蚀的齿突（➡），血管翳（➡）使寰齿间隙变宽。前纵韧带向前移位（➡）。枕骨大孔明显变窄（➡）

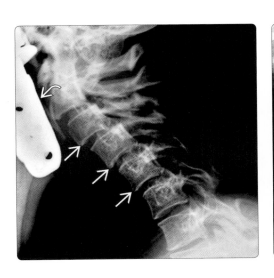

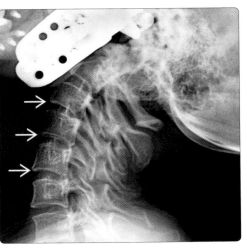

（左图）过屈位侧位片显示颈椎下多个节段（➡）的前路半脱位。可以看到金属 TMJ 假体（➡）

（右图）同一患者过伸位侧位片显示半脱位变小（➡）。JIA 倾向于使突出关节强直并破坏寰枢椎关节，导致寰枢椎前部半脱位或嵌塞。这种炎症过程可以限制旋转和弯曲运动

（左图）颈椎矢状位 NECT（骨窗）显示多个融合椎体（➡）也累及棘突（⇒）。融合延伸至颅颈交界区（➡）。融合部位下方有严重的椎间盘退变（⊟）

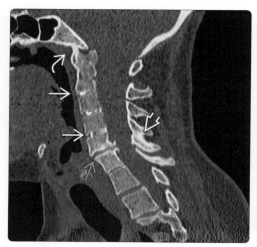
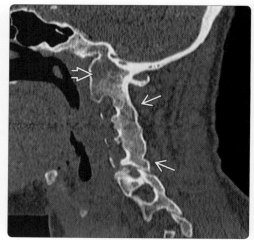

（右图）通过侧块（⇒）的矢状面 NECT（骨窗）显示小关节面的延伸融合，延伸至颅底（⇒）

（左图）颈椎的冠状位 NECT 显示椎体与颅颈交界区广泛融合（➡），可见融合节段下缘椎间盘退变伴骨性硬化（➡），即所谓的加速退变

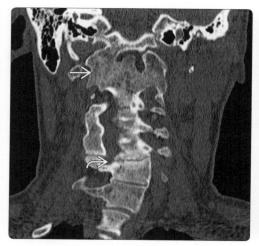
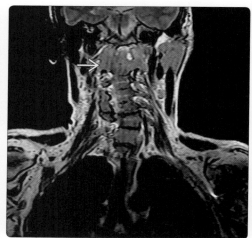

（右图）同一患者的冠状面 T2 MR 显示长期 JIA 患者的融合骨块（➡）

（左图）MR T2WI 矢状位显示 C1-C2 节段（➡）融合最明显，患者 C1 至 C5 节段椎体融合，导致 C5-C6 节段加速退变（➡），伴有巨大的椎间盘骨赘复合体压迫脊髓

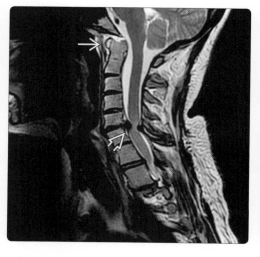
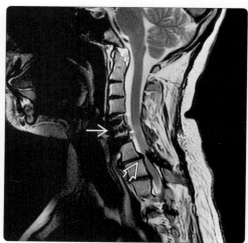

（右图）1 年后随访同一患者 T2WI 矢状位 MR 显示，因椎管严重狭窄，前路椎间盘切除融合术（➡）成功后出现金属伪影。患者目前下位椎间盘退变并伴有狭窄（⇒）

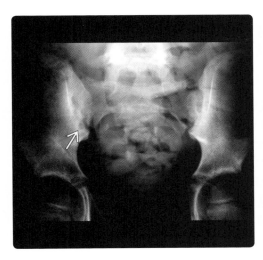

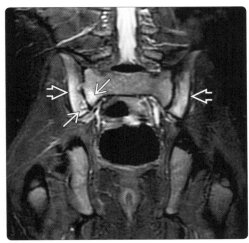

（左图）前后位骨盆 X 线片显示右侧骨质破坏（➡）。两个骶髂关节（SIJs）的髂侧存在细微的皮质下模糊

（右图）冠状面 STIR MR 显示两侧 SIJ 附近有明显的骨髓水肿（➡）。轻度不对称在早期疾病中更为常见，如本例。还要注意的是，骨髓水肿在骶髂关节的髂侧更为广泛和强烈，这也是活动性骶髂关节炎的常见模式。还要注意右侧的 SIJ 骨质破坏（➡）

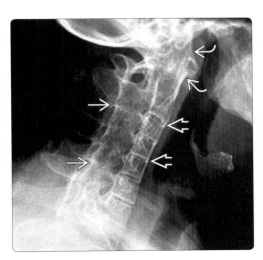

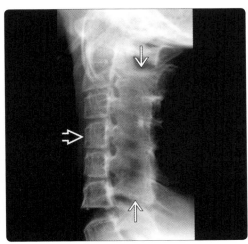

（左图）侧位片显示广泛的骨质疏松症。存在小关节广泛融合（➡）。融合已沿几个椎间盘间隙发展（➡），并已扩展到头侧已涉及枕颈交界处（➡）

（右图）侧位片显示 C2-C6（➡）后部附件和椎体的融合。由于融合发生在年轻时，融合部分的椎体停止生长。请注意，与未融合部分的正常椎体相比，融合部分的体型较小（➡）

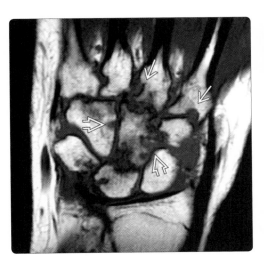

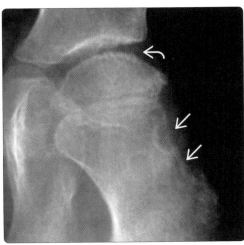

（左图）冠状面 T1 MR 显示严重的滑膜炎及腕关节（➡）和掌骨基底部（➡）侵蚀

（右图）AP 片显示沿股骨颈（➡）的严重侵蚀性疾病，股骨头骨骺呈齿状，关节间隙狭窄（➡）。该患者病情进展迅速，超过 1 年

术语

- RF 阴性的炎性关节病，影响脊柱及骶髂关节的附丽病
- 韧带骨赘：棘突旁的韧带或间盘骨化致两个邻近椎体间骨桥形成

影像学

- 骶髂关节侵蚀性关节炎
  - 主要见于下 1/3 关节面
- 椎体边角破坏
- 棘突旁韧带和纤维环骨化
- 滑膜关节的炎性关节病
- 骨折：通过韧带骨赘和或椎体的骨折
- 磁共振是诊断早期骶髂炎合并中轴性关节病的主要方法

鉴别诊断

- 类风湿关节炎

- 青少年特发性关节炎
- 感染性骶髂关节炎
- 弥漫性特发性骨肥大
- 维 A 酸类药物治疗

病理学

- 分类
  - 强直性脊柱炎（ankylosing spondylitis, AS）
  - 反应性脊柱关节病（以前的 Reiter 综合征）
  - 银屑病性关节病
  - 感染性肠病有关的脊柱关节病
  - 未分化的脊柱关节病

临床信息

- TNF-α 抑制剂有效且起效快

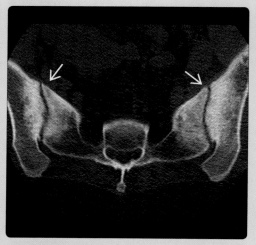
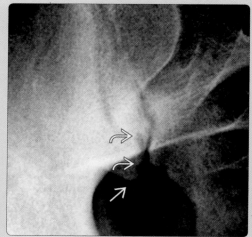

（左图）骶髂关节（SIJs）的轴位 NECT 显示关节周围非常对称的硬化（➡），累及骶骨翼和髂骨翼。关节边缘不规则，右侧的关节间隙增宽较对称明显

（右图）一例反应性关节病患者的前后位片显示，在关节下缘有小的锯齿状侵蚀（➡）。骨膜反应（➡）已形成

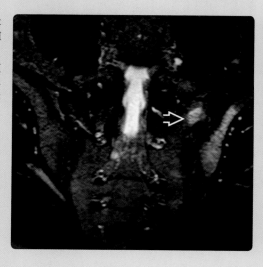
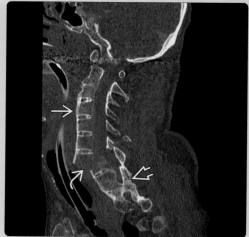

（左图）早期强直性脊柱炎（AS）患者的冠状位 T2WI FS MR 沿骶骨平面成角。骨髓水肿（➡）是一个重要的发现，有助于证实早期诊断和及时治疗所必需的活跃炎症过程

（右图）AS 创伤患者的矢状位显示融合从 C2 向下延伸，累及 ALL（➡）、椎间盘和后部（➡）。C7-T1 节段骨折脱位（➡），上方椎体向前移位

术语

同义词

- 以前称为血清阴性关节病、脊椎关节炎

定义

- RF 阴性的炎性关节病，影响脊柱及骶髂关节（sacroiliac joints, SIJs）的附丽病
  - 强直性脊柱炎（ankylosing spondylitis, AS）
- 附丽病：韧带及肌腱附着处的炎症
- 韧带骨赘：棘突旁的韧带或间盘骨化致两个邻近椎体间骨桥形成

影像学

一般表现

- 最佳诊断依据
  - 骶髂关节破坏或强直
- 发病部位
  - 先累及骶髂关节
  - 可累及整个脊柱、椎间盘、滑膜关节
  - 中轴骨和外周骨均可受累
    - 银屑病性关节炎：手部受累多于足部
    - 反应性关节炎：足部受累多于手部
  - 累及肌腱及韧带附着处

X 线表现

- 骶髂关节侵蚀性骨关节炎
  - 主要见于下 1/3 关节面
  - 首先发生于髂侧
  - 早期征象：软骨下界限消失
  - 小的、多发的锯齿状破坏
  - 晚期出现融合
  - 双侧对称性：强直性脊柱炎（AS），肠病性关节炎（IBD）
  - 双侧但是不对称：反应性关节病，牛皮癣性关节炎
- 椎体边角破坏
  - 方形椎
  - 进展为边角破坏
  - 硬化修复导致椎体边角光滑锐利（romanus lesion）
- 棘突旁韧带骨化
  - 可能体积庞大；银屑病和反应性关节病更常见
  - 与骨赘不同，因为它起源于椎体中部而不是终板
- 外周环纤维的骨化
  - 当发生在多水平时，导致竹刺外观；在 AS 中更常见
  - 易骨折
- 滑膜关节的炎性关节病
  - 脊柱及外周关节
  - 破坏容易进展为融合
  - 破坏 + 外周韧带及肌腱附着处的骨膜反应
  - 可见寰枢椎半脱位
- 脊柱后凸畸形

- 骨折
  - 通过韧带骨赘或椎体的骨折
  - 由于骨量减少，脊柱畸形不易发现
  - 不稳定；累及所有的脊椎
- 进行性间盘退变
  - 由于压力增加，在未融合区可见退变
  - 类似于间盘炎或神经性疾病
- 骨量减少

CT 表现

- 骨 CT
  - 对早期骶髂关节破坏高度敏感
  - 可有效评价骨折

MR 表现

- T1WI
  - 骶髂关节破坏及椎体边角骨髓水肿为低信号
  - 关节破坏及强直
- T2WI
  - 早期角部和 SIJ 侵蚀处骨髓高信号
  - 出现炎症型 Andersson 病变时终板高信号
- STIR
  - 骶髂关节破坏及椎体边角骨髓水肿为高信号
- T1WI C+
  - 活动期强化
- 椎间隙变窄（后期），椎管不窄

核医学表现

- 骨扫描
  - 活动性疾病骨扫描 3 期阳性

影像成像方法

- 磁共振是诊断早期骶髂关节炎合并中轴性关节病的主要方法
- 外伤后用 MR 及 CT 检查联合评估骨与脊髓受损情况

鉴别诊断

类风湿关节炎

- 不常累及骶髂关节
- 主要累及颈椎
- 一般无骨性强直

青少年特发性关节炎

- 18 岁以前发病
- 脊柱生长紊乱
- 青少年发病的脊柱强直常局限于骶髂关节，外周附丽病

感染性骶髂关节炎

- 单侧发病

弥漫性特发性骨肥大（DISH）

- 光滑性椎旁韧带骨化
- 骶髂关节正常

维 A 酸类药物治疗

- 光滑的椎旁韧带骨化
- 骶髂关节正常

病理学

一般表现

- 病因学
  - 银屑病性关节炎：并发于银屑病，但可能早于银屑病皮疹
  - 反应性关节炎：继发于细菌感染，如性病、痢疾
  - 并发于溃疡性结肠炎或克罗恩病
- 遗传学
  - 与 HLA-B27 单倍体有关
    - 95% 的 AS、80% 的 Reiter 综合征、50% 的银屑病患者阳性
    - 68% 的正常人群阳性
    - HLAB27 阴性银屑病性关节炎患者不累及脊柱
    - 1%～2% HLAB27 阳性人群进展为脊椎关节病
- 伴发异常
  - 均见葡萄膜炎、虹膜炎、结膜炎
  - AS：炎性肠道疾病，大动脉炎，肺上叶纤维化，皮疹
  - 反应性关节炎：尿道炎 / 宫颈炎，龟头炎，足跟痛
  - 周围性关节炎
    - AS，反应性：下肢易发，特别是髋关节、膝关节、跖腱膜
    - 银屑病：好发于手部
  - 继发性淀粉样变性导致肾病
- RF 阴性，ESR 增高

分级、分期及分类

- 经典分类，成人分为 5 种类型
  - 强直性脊柱炎
  - 反应性脊柱关节病（以前的 Reiter 综合征）
  - 感染性肠病有关的脊柱关节病
  - 银屑病性关节病
  - 未分化的脊柱关节病（uSpA）
- 通用分类
  - 中轴性脊柱关节炎
    - 伴有放射性骶髂关节炎
    - 无放射性骶髂关节炎
      - □ 骶髂关节炎
      - □ HLA-B27（+）加上临床标准
  - 外周
    - 患有牛皮癣
    - 患有 IBD
    - 有感染史
    - 无银屑病、IBD 或既往感染

大体病理及手术所见

- AS：广泛性强直容易造成脊柱骨折

镜下所见

- 间盘软骨内骨化
- 滑膜，软骨下骨的炎症比 RA 程度轻

临床信息

临床表现

- 常见体征 / 症状
  - 骶髂关节炎通常是首先表现
    - 腰痛，晨起加重
  - 病理性骨折
    - 多平面的脊柱强直增加骨折风险
    - 轻微外伤即可导致骨折
    - 不稳定
    - 在颈胸交界区、胸腰交界区常见
    - 可能是慢性不稳定和假关节畸形（非炎症型 Andersson 病变）
  - 其他体征 / 症状
    - 疲劳，低热
    - 马尾综合征少见（由于滑膜囊肿）
  - 马尾综合征作为 AS 相关性粘连性蛛网膜炎的晚期表现

人口统计学

- 年龄：中年以前
- 性别：所有类型在男性中都比女性常见
- 流行病学
  - 0.1%～1% 的发病率
    - 非洲撒哈拉以南人中发病率最低
  - 常因症状轻而未能诊断出

转归与预后

- 多数病例发病缓慢，仅局限于骶髂关节
- 一些病例在数年内会进展为广泛的脊柱强直
- 经常出现恶化和缓解

治疗

- TNF-α 抑制剂有效且起效快
- 非甾体抗炎药（NSAIDs）也常用

诊断思路

影像解读要点

- 骶髂关节软骨下骨质平面界限消失或模糊是诊断的最早期表现
- 如果骶髂关节无异常改变不能诊断血清阴性脊柱关节炎

（苏美霞、沈业隆　译）

参考文献

1. Carvalho PD et al: How to investigate: early axial spondyloarthritis. Best Pract Res Clin Rheumatol. 33(4):101427, 2019
2. Taurog JD et al: Ankylosing spondylitis and axial spondyloarthritis. N Engl J Med. 374(26):2563-74, 2016
3. Navallas M et al: Sacroiliitis associated with axial spondyloarthropathy: new concepts and latest trends. Radiographics. 33(4):933-56, 2013
4. El Zahlawy H et al: Cervical spine osteolysis in a case of undifferentiated spondyloarthropathy with features mimicking neoplasm or infection. Spine (Phila Pa 1976). 34(24):E901-5, 2009
5. Guglielmi G et al: Imaging of the sacroiliac joint involvement in seronegative spondylarthropathies. Clin Rheumatol. 28(9):1007-19, 2009
6. Landewé RB et al: Clinical assessment and outcome research in spondyloarthritis. Curr Rheumatol Rep. 11(5):334-9, 2009

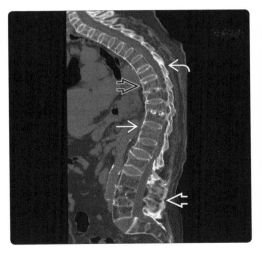

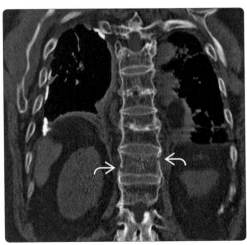

（左图）矢状位骨 CT 显示 T12 急性骨折（➡），患者几乎完全脊柱强直。注意小关节突融合（➡）以及前面的薄韧带骨赘和棘突融合（➡）。L1 和 L2 存在轻度楔形变，时间不确定

（右图）同一患者冠状位骨 CT 显示椎体骨折（➡），注意肺间质纤维化。骨量严重减少

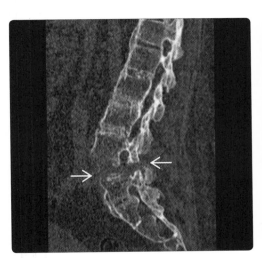

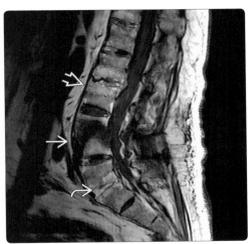

（左图）矢状位腰椎 NECT 显示一个 3 柱分离/Chance 型骨折，穿过 L4-L5 椎间盘，斜穿过 L4 椎体和后部（➡）

（右图）AS 患者的矢状位腰椎 T1WI MR 显示一个 3 柱损伤，L4 椎体部位分离（➡）。注意前路融合呈线性低信号（➡）。椎间盘显示由于与黄骨髓融合而增加的信号（➡）

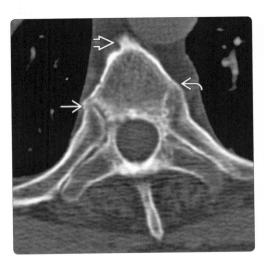

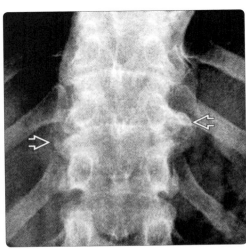

（左图）一例反应性关节病患者的横轴位 CT 显示左侧肋椎关节融合（➡），右侧肋横关节侵蚀（➡），ALL 存在骨化（➡）

（右图）AP 片显示巨大的外侧棘旁韧带骨化（➡）患者为银屑病性关节炎。弥漫性特发性骨肥厚（DISH）具有相似的外观，但不伴 SIJs

（**左图**）通过 SIJs 的横轴位骨 NECT 显示明显的双侧骨质硬化，SIJs 右侧融合（➡），左侧侵蚀性改变（➡）

（**右图**）中轴型椎关节病患者矢状骨 NECT 显示 L4 和 L5（➡）下终板和椎体角部硬化，反映 AS 前炎症病变（Romanus 病变）

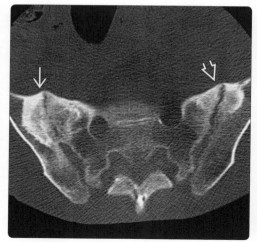
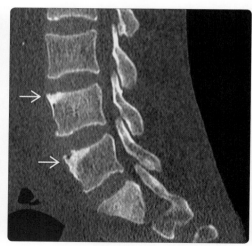

（**左图**）颈椎矢状位骨 NECT 显示骨折延伸至 C5 椎体（➡），骨折上侧后移，表明为过伸机制。注意典型的 AS 前路骨化（➡）和广泛的椎间盘钙化（➡）

（**右图**）AS 患者胸椎矢状位骨 NECT 显示垂直方向的韧带骨赘（➡），椎间盘钙化（➡）和广泛的棘上韧带骨化（➡）

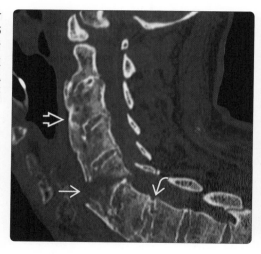
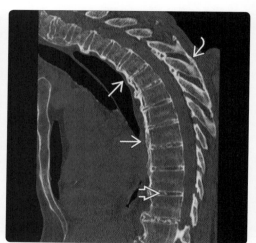

（**左图**）T2WI 矢状位 MR 显示长期 AS 患者的典型慢性假性关节炎病变。椎间盘呈斜向高信号，椎体边缘尖锐（➡）

（**右图**）矢状位骨 NECT 显示长期的 AS 伴前韧带骨赘（➡）。明显的斜向骨折累及下胸椎成角（➡）伴少量气体

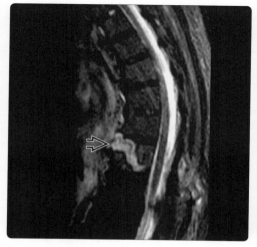
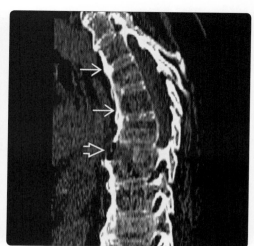

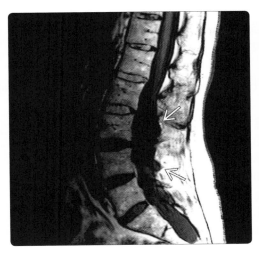
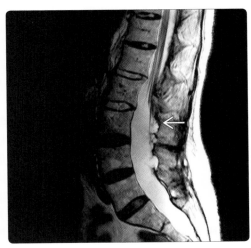

（左图）矢状位 T1WI MR 显示硬脊膜背缘分叶状轮廓，有小袋状突起（硬脑膜背侧憩室）（➡）。椎体呈方形，椎间盘钙化反映慢性 AS。如本例所示，马尾综合征可出现腰部硬膜囊扭曲

（右图）矢状位 T2WI MR 显示慢性 AS 患者硬膜背侧缘（➡）分叶状。由于与 AS 炎症相关的慢性蛛网膜炎，在远端硬膜囊中未见正常神经根

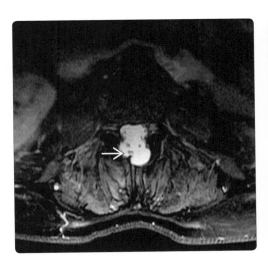
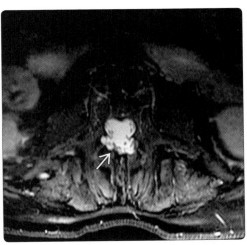

（左图）轴向 T2 TSE FS MR 显示多发脊膜背侧憩室和后部结构重塑，多神经根背侧移位（➡）

（右图）轴向 T2 TSE FS MR 显示多发神经根，在这个患有慢性 AS 和马尾神经综合征的患者中，脊膜后移位并黏附在脊膜憩室上（➡）

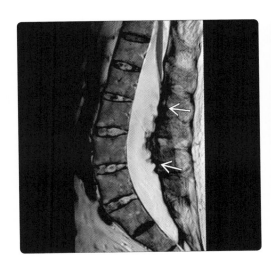
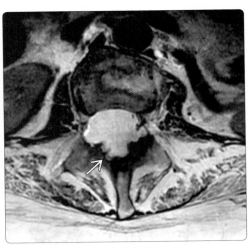

（左图）T2 矢状位 TSE FS 显示慢性 AS 的方形椎和弥漫性椎间盘钙化。马尾神经根向后拴系于硬脊膜边缘（➡），其潜在的机制尚不清楚，但可能反映了疾病较活跃期后部分的炎症

（右图）T2W 轴向 MR 显示神经根拴入背侧不规则形状的硬脊膜边缘。硬脊膜背侧憩室（➡）延伸至重建的椎板

神经性（Charcot/ 夏科氏）关节病

要点

术语
- 破坏性关节病发生时，疼痛和本体感觉受损而关节运动不受影响

影像学
- 几乎总是腰椎发病
- 椎体终板破坏
- 小关节破坏性关节病
- 骨密度无减低
- 不愈合的骨折
- 脊椎周围骨碎片
- 脊椎半脱位
- 软组织肿块，体积可较大
- 异质性增强
  - 受影响的脊椎骨和软组织肿块均强化

鉴别诊断
- 化脓性感染
- 非典型感染：结核、真菌
- 软组织肉瘤
- 骨肿瘤
- 退行性不稳定性椎间盘疾病（degenerative disc disease, DDD）

临床信息
- 脊柱不稳定
- 脊柱畸形
- 采用坚固的内固定和脊柱节段融合治疗

诊断思路
- 神经性关节病和感染的鉴别诊断是影像的难题
- 只有两种疾病可以 1 个月内破坏关节，即感染和神经性关节病

（左图）Charcot 脊柱从左上图的正常延伸到右下图严重破坏和破碎，可见椎间结合部半脱位

（右图）矢状 NECT 显示 Charcot 脊柱在 L2-L3 节段伴假关节畸形（➡），在 L2-L3 节段的后部有广泛的骨质增生（➡），注意在 L2-L3 节段椎管后部滑脱。由于蛛网膜炎，下胸椎硬膜出现线状钙化（➡）

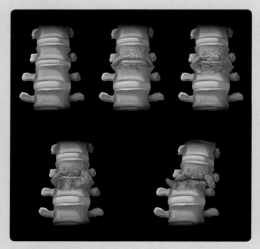
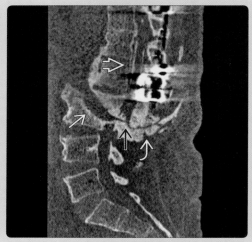

（左图）横轴位 NECT 显示典型的与神经性假关节畸形相关的大量骨质增生

（右图）伴脊髓横断的截瘫患者矢状位 T1 C+ MR 显示 L2-L3（➡）破坏性关节病变的不均匀强化，伴有后侧半脱位，中央积液区（➡）被强化的修复性组织包围。L3-L4 的影响程度较轻。在夏科氏关节病的 MR 上所看到的显著的软组织异常常常引起对感染或肿瘤的关注

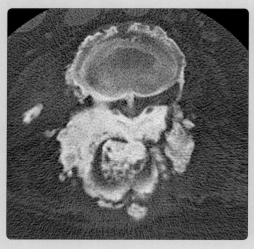
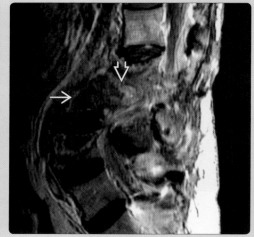

神经性（Charcot/夏科氏）关节病

术语

缩略语

- 神经病理性脊柱，神经性关节病

定义

- 破坏性关节病发生时疼痛和本体感觉受损，而关节运动不受影响

影像学

一般表现

- 最佳诊断依据
  - 累及 1~2 脊椎水平严重的椎间盘和小关节破坏，骨密度正常
- 定位
  - 多在腰椎
  - 有时发生在下胸椎

X 线表现

- 平片
  - 早期类似严重椎间盘退行性疾病表现
    - 椎间隙狭窄
    - 椎间盘源性硬化
    - 大骨赘，往往比在椎间盘退变性疾病中大得多
    - 真空现象
  - 椎体终板破坏
  - 小关节破坏性关节病
  - 骨密度无减低
  - 不愈合的骨折
  - 脊椎周围骨碎片
    - 小的、不愈合的骨折碎片
  - 脊椎半脱位
  - 病情进展迅速
  - 局部结构重组

CT 表现

- 骨 CT
  - 椎体终板、关节突关节破坏
    - 常见侵蚀性破坏和骨囊肿
    - 终板改变通常比感染不均匀
  - 骨碎片和不愈合的骨折
  - 软组织肿块，体积可较大
    - 注射对比剂后增强

MR 表现

- 以椎间盘为中心的病变
  - 终板破坏
  - 骨髓水肿（T1WI 信号减低，T2WI、STIR 信号增高）
  - 椎间盘及椎体的钆剂强化
- 以小关节为中心的病变
  - 软骨下骨板破坏
  - 关节积液
  - 骨髓水肿

- 关节周围钆剂强化
- 软组织肿块
  - 多样性
  - 信号强度不均匀
    - 主要是 T1WI 信号减低，T2WI、FST2WI 等或高信号
  - 骨碎片往往很难看到
- 积液：多样性、边缘强化、类似脓肿

核医学表现

- 骨扫描：3 期都阳性
- PET：摄取 FDG
- 镓扫描：阳性
- WBC 扫描：在神经性关节病活动期阳性

影像成像方法

- 最佳成像方法
  - CT：骨密度正常，骨碎片在 CT 上显示最好，有助于区分感染
- 成像建议
  - 薄层 CT 重建冠状面和矢状面

鉴别诊断

化脓性感染

- 骨骼经常有骨质疏松但偶尔看到硬化型
- 破坏邻近终板、椎间盘
- 很少看到空洞、死骨
- 椎旁软组织脓肿显示边缘增强
- 除了融合失败，少见同时破坏椎间盘相关节突关节
- 发热，ESR 和 CRP 升高有助于鉴别诊断
- 50% 培养阴性

非典型感染：结核、真菌

- 骨密度正常
- 椎旁软组织肿块
- 骨内和软组织冷脓肿中的无定形钙化
- 培养往往阴性
- 可能没有肺结核
- 诊断依靠组织学而不是培养

软组织肉瘤

- 恶性纤维组织细胞瘤
- 骨肉瘤
- Charcot 关节软组织肿块中反应性梭形细胞可能会被粗心的病理学家误诊为肉瘤
- 以软组织为中心
- 软组织肉瘤很少破坏椎间盘和关节突关节

骨肿瘤

- 很少涉及 2 个相邻的椎骨
- 椎间隙可能变窄

退行性不稳定性椎间盘疾病

- 严重的椎间盘退行性疾病可能显示终板侵蚀，脊柱不稳时更严重

- 侵蚀类似于非常早期的神经性关节；但没有其他神经性关节症状
- 椎间盘退行性疾病进展缓慢

病理学

一般表现

- 病因学
  - 在本体感觉和疼痛受损的情况下保持活动性时发生
    - 因为本体感觉受损，关节所受应力超过正常运动范围
    - 因为疼痛减弱或消失，患者不自我保护易受轻微外伤
    - 关节运动异常导致
      - □ 关节囊及韧带稳定性遭破坏
      - □ 微骨折和 / 或大的骨折
    - 骨折不固定，导致
      - □ 严重的周围愈伤组织的形成
      - □ 关节半脱位或脱位
      - □ 软组织修复反应
      - □ 骨折不愈合
      - □ 骨碎片
      - □ 骨密度保存（即无失用性骨质减少）
- 伴发异常
  - 最常见的原因是：由于糖尿病造成的神经病变
  - 神经梅毒，由 Charcot 最先描述
    - 更常见的是髋关节，膝关节，而不是脊柱
  - 外伤性截瘫后遗症
    - 截瘫患者活动时对脊椎造成过大压力
    - 外伤性截瘫 ＞5 年以上伴发关节病
    - 截瘫平面以下感觉丧失
  - 先天性疼痛不敏感
  - 其他原因或外周关节的神经性关节，而不是脊柱

大体病理及手术所见

- 骨质硬化是由于
  - 受累部分持续受压迫，无失用性骨质疏松
  - 骨痂形成
  - 骨碎片

镜下所见

- 骨和软骨碎片
- 组织细胞和淋巴浆细胞浸润
- 纤维化，肉芽组织，无急性炎症
- 类似慢性感染或肿瘤

临床信息

临床表现

- 最常见的体征 / 症状
  - 腰椎不稳，有时能听到关节运动的声响
  - 新发脊柱畸形
  - 常见的误解是，必须不存在疼痛才能诊断神经性关节
    - 然而，对于严重的关节破坏来说，疼痛没有预期的那么严重

- 临床资料
  - 糖尿病患者伴非特异性腰痛
  - 截瘫患者存在脊柱不稳

转归及预后

- 多数病例融合后好转
- 可能会再次发病

治疗

- 选择、风险、并发症
  - 腔内固定、受累椎体融合
  - 也可以支具治疗，但成功率有限

诊断思路

思考点

- 神经性关节病和感染的鉴别是最困难的影像学问题之一
- 但患者有以下表现时应考虑神经性关节炎
  - 诱发神经性关节病的原因
  - 无全身感染的迹象
  - 培养阴性（经皮或切开）
  - 骨密度正常，关节重组，有骨碎片

影像解读要点

- 只有两种疾病可以在 1 个月内破坏关节：感染和神经性关节病
- 核医学研究在鉴别神经性关节病和感染时不可靠

（苏美霞、沈业隆　译）

参考文献

1. Lee D et al: Charcot spinal arthropathy. J Craniovertebr Junction Spine. 9(1):9-19, 2018
2. Staudt MD et al: Charcot spinal arthropathy in patients with congenital insensitivity to pain: a report of two cases and review of the literature. Neurosurg Rev. 41(4):899-908, 2018
3. Ledbetter LN et al: Spinal neuroarthropathy: pathophysiology, clinical and imaging features, and differential diagnosis. Radiographics. 150121, 2016
4. Aebli N et al: Characteristics and surgical management of neuropathic (Charcot) spinal arthropathy after spinal cord injury. Spine J. 14(6):884-91, 2014
5. Jacobs WB et al: Surgical management of Charcot spinal arthropathy: a single-center retrospective series highlighting the evolution of management. J Neurosurg Spine. 17(5):422-31, 2012
6. Haus BM et al: Long-term follow-up of the surgical management of neuropathic arthropathy of the spine. Spine J. 10(6):e6-e16, 2010
7. Hong J et al: Complications in the management of Charcot spinal arthropathy. J Neurosurg Spine. 11(3):365-8, 2009
8. Morita M et al: Charcot spinal disease after spinal cord injury. J Neurosurg Spine. 9(5):419-26, 2008
9. Wagner SC et al: Can imaging findings help differentiate spinal neuropathic arthropathy from disk space infection? Initial experience. Radiology. 214(3):693-9, 2000
10. Palestro CJ et al: Radionuclide imaging in orthopedic infections. Semin Nucl Med. 27(4):334-45, 1997
11. Standaert C et al: Charcot spine as a late complication of traumatic spinal cord injury. Arch Phys Med Rehabil. 78(2):221-5, 1997
12. Arnold PM et al: Surgical management of lumbar neuropathic spinal arthropathy (Charcot joint) after traumatic thoracic paraplegia: report of two cases. J Spinal Disord. 8(5):357-62, 1995
13. Heggeness MH: Charcot arthropathy of the spine with resulting paraparesis developing during pregnancy in a patient with congenital insensitivity to pain. A case report. Spine. 19(1):95-8, 1994
14. Park YH et al: Imaging findings in spinal neuroarthropathy. Spine. 19(13):1499-504, 1994
15. Montgomery TJ et al: Traumatic neuropathic arthropathy of the spine. Orthop Rev. 22(10):1153-7, 1993

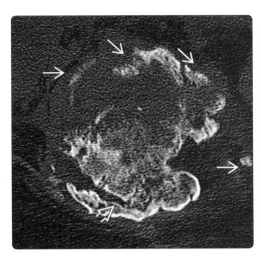 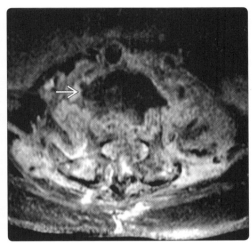

（左图）轴位骨 CT 显示外伤性截瘫引起的神经病变关节。骨几乎堵塞椎管（➡），多个骨不连碎片（➡）会产生骨屑。骨密度保持不变

（右图）同一患者的轴向 T1WI C+FS MR 显示液体聚集（➡），周围有不均匀强化的软组织。骨内也有不均匀强化。通过开放培养、实验室检查和随访检查排除感染

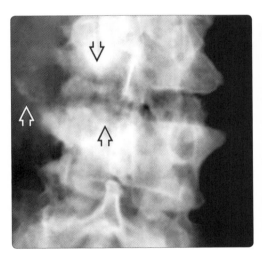 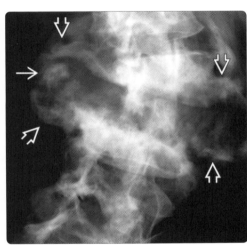

（左图）前后位平片显示早期神经病变关节。诊断线索是局灶性终板破坏（➡）和骨碎片（➡）。感染通常更均匀地累及终板，容易导致骨质减少

（右图）2 个月后同一患者的前后位 X 线片显示神经病变关节进展迅速。注意脊柱侧凸、半脱位、骨赘（➡）、骨碎片（➡）和椎间盘中心的骨质破坏

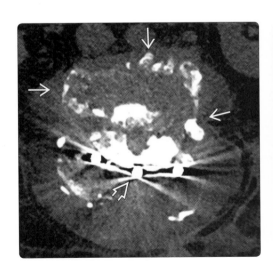 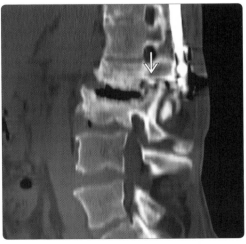

（左图）截瘫患者的横轴位 NECT 显示 L5 处弥漫性骨破坏和骨增生（➡）。之前的后路固定融合术会产生条纹伪影（➡）

（右图）矢状骨 CT 显示神经病变较轻的关节。这不仅仅是退行性椎间盘疾病的线索，也反映了截瘫病史、椎间盘和关节突关节的受累以及不稳定引起的骨重建（➡）。这不是感染的线索，包括椎间盘内广泛的气体和保存的骨密度

术语

- 破坏性脊柱关节病（destructive spondyloarthropathy, DSA）
- 长期血液透析患者的椎间盘中心破坏性关节炎

影像学

- 长期血液透析患者的椎体和终板破坏 ± 椎体塌陷
  - 颈椎，胸椎，腰椎
  - 往往累及到多个水平
- 终板破坏，边界清晰
- 非晶体沉积在椎间盘、椎管和 / 或椎前软组织
  - 在 T2WI、FS-T2WI 上通常比感染信号强度低

鉴别诊断

- 感染
- 神经性关节病
- 痛风

- 焦磷酸钙沉积病

病理学

- 与血液透析有关的关节病的 2 种表现
  - 淀粉样蛋白沉积：β-2 微球蛋
  - 晶体沉积：羟基磷灰石

临床信息

- 无痛性
- 可能导致脊柱不稳
- 背部疼痛，神经根型颈椎病，脊髓压迫

诊断思路

- 标本必须存放在盐水或乙醇中送检，福尔马林会溶解晶体
- 病史是诊断的关键因素

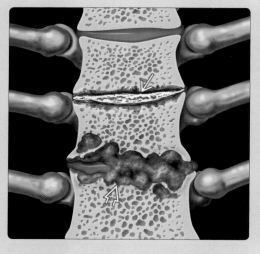
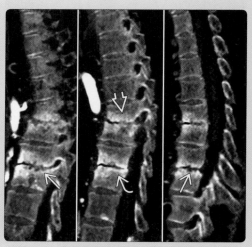

（左图）冠状平面显示血液透析性关节病的 2 种表现，晶体沉积（➡）和淀粉样蛋白沉积（⇨），都可能造成终板侵蚀

（右图）矢状位胸部 CTA 显示严重侵蚀性退行性改变，累及多个胸椎间盘节段，伴有终板不规则（➡）、骨质硬化（⇨）和真空现象（➡），患者患有 ESRD 和长期透析。注意无骨质增生

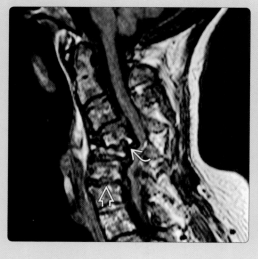
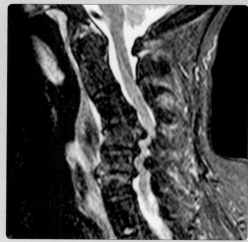

（左图）矢状 T1WI MR 显示以 C4-5 椎间盘为中心的骨质破坏（➡），C5-6（⇨）和 C6-7 伴穿凿样破坏。患者在进行血液透析，因脊髓压迫有慢性、严重的颈部疼痛症状。后方软组织内见椎间盘或晶体沉积

（右图）矢状 STIR MR 显示同一患者表现出严重的脊髓压迫。值得注意的是，不像化脓性感染，椎间盘和肿块显示为低信号

术语

同义词
- 破坏性脊柱关节病（DSA）

定义
- 长期血液透析患者的椎间盘中心破坏性关节炎

影像学

一般表现
- 最佳诊断依据
  - 长期血液透析患者的椎体和终板破坏 ± 椎体塌陷
- 位置
  - 颈椎，胸椎，腰椎
  - 往往累及到多个水平

X 线表现
- 平片
  - 终板破坏
  - 软组织肿块
    - 可能含有淀粉样蛋白
    - 可能包含钙化晶体

CT 表现
- 边界清晰的终板破坏
- 软组织肿块
  - ± 钙化
  - 椎体塌陷

MR 表现
- 椎体终板破坏
- 椎体异常信号强度
  - T2WI、STIR 高信号，类似感染
- 非晶体物质沉积在椎间盘、椎管和 / 或椎前软组织
  - 在 T2WI 及 FS-T2WI 上通常比感染信号强度低

核医学表现
- 骨扫描
  - 三相骨扫描阳性

影像成像方法
- 最佳成像方法
  - MR
  - 与活动性感染鉴别可能需要活检

鉴别诊断

感染
- 终板破坏，邻近软组织脓肿
- 椎间盘 T2WI、STIR 高信号
- 无钙化

神经性关节病
- 腰椎
- 骨碎片，明显半脱位

痛风
- 图像表现可能与血液透析性关节病相似

焦磷酸钙沉积病
- 椎间盘、黄韧带的线性钙化
- 终板破坏、侵蚀

病理学

一般表现
- 病因学
  - 与血液透析有关的关节病的 2 种表现
    - 淀粉样蛋白沉积：β2 微球蛋白
      - 由于治疗透析的方法改进了，现在已不常见
    - 晶体沉积：羟基磷灰石
- 相关异常
  - 无动力性骨病
    - 绝对或部分甲状旁腺激素缺乏与低或无骨重塑相关
    - 患者经常出现骨折和塌陷、肌病

临床信息

临床表现
- 最常见的体征 / 症状
  - 无症状，除非严重
  - 其他体征 / 症状
    - 背部疼痛，神经根型颈椎病，脊髓压迫

人口统计学
- 流行病学
  - 罕见，发病率随透析时间提高

转归及预后
- 无痛性，可能导致脊柱不稳

治疗
- 治疗选择、风险、并发症
  - 融合术，以使脊柱稳定

诊断思路

思考点
- 标本必须存放在盐水或乙醇中送检，福尔马林会溶解晶体

影像解读要点
- 病史是诊断的关键因素

（苏美霞、沈业隆 译）

参考文献

1. Singla A et al: Non-infectious thoracic discitis: a diagnostic and management dilemma. a report of two cases with review of the literature. Clin Neurol Neurosurg. 190:105648, 2020
2. Ledbetter LN et al: Spinal neuroarthropathy: pathophysiology, clinical and imaging features, and differential diagnosis. Radiographics. 150121, 2016
3. Rizzo MA et al: Neurological complications of hemodialysis: state of the art. J Nephrol. 25(2):170-82, 2012
4. Spinos P et al: Surgical management of cervical spondyloarthropathy in hemodialysis patients. Open Orthop J. 4:39-43, 2010
5. Yamamoto S et al: Recent progress in understanding dialysis-related amyloidosis. Bone. 45 Suppl 1:S39-42, 2009
6. Sarraf P et al: Non-crystalline and crystalline rheumatic disorders in chronic kidney disease. Curr Rheumatol Rep. 10(3):235-48, 2008
7. Theodorou DJ et al: Imaging in dialysis spondyloarthropathy. Semin Dial. 15(4):290-6, 2002

强直性脊柱炎

影像学

- 位置
  - 脊柱的间盘及滑膜关节
  - 中轴骨关节，外周关节少见
  - 韧带及肌腱附着处（附丽点）
- 骶髂关节：双侧对称性关节破坏→融合
- 小关节、钩突关节：破坏→融合
- 方椎→椎体边角破坏→椎体边角硬化→强直
- 肌腱和韧带附着处的侵蚀、新骨形成
- 创伤
  - 通常是过度伸展损伤，累及脊柱3部分
  - 骨折可能通过融合区发生
  - MR应考虑排除隐匿性骨折，因为这些可能是继发于骨质减少的轻微骨折

鉴别诊断

- DISH
- 银屑病性关节炎或反应性关节炎
- 类风湿关节炎
- 致密性骨炎

病理学

- 90%的患者HLA-B27阳性
- 诊断标准：如果影像学（X线片或MR）显示有骶髂关节炎并伴有至少1个其他SpA特征，或如果影像学证据显示无SpA证据，HLAB27（+）并伴有至少2个其他SpA特征，则发病年龄＜45岁的慢性背痛被归类为中轴性脊柱关节病（SpA）

临床信息

- 骶髂关节区的疼痛，后背僵直
- 并发症：后凸畸形，融合脊柱的骨折

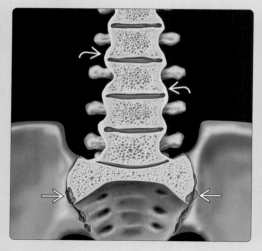
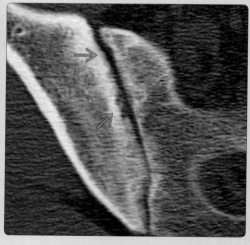

（左图）图示为椎体融合，伴有垂直方向的韧带骨赘（➥）和骶髂关节（SIJ）（➡）侵蚀。关节下1/3处最易出现侵蚀，主要为滑膜。上关节主要是韧带，只有一小部分滑膜

（右图）轴位骨CT显示SIJ炎性关节病的典型表现：小的侵蚀（➡），软骨下骨模糊，邻近硬化。在关节的髂侧更严重

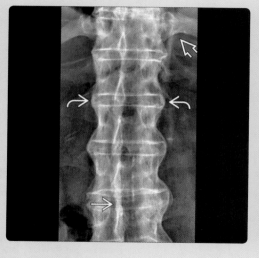
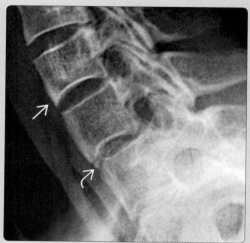

（左图）前后位平片显示了晚期强直性脊柱炎（AS）的典型竹节样改变，纤维环的外纤维骨化（➡）与竹节相似。肋横关节（➡）和棘突之间（➡）的融合也是可见的

（右图）侧位X线片显示"闪亮角"标志（➡）。前纵韧带下方的骨吸收形成方形的椎体轮廓。可见一个单薄的韧带联合（➡）

术语

缩略词

- 脊柱关节病（Spondyloarthropathy, SpA）；骶髂关节（sacroiliac joint, SIJ）

定义

- 韧带骨赘：脊柱周围韧带或间盘骨化，连接两个邻近椎体

影像学

一般表现

- 位置
  - 椎间盘
  - 脊柱的滑膜关节：小关节、钩椎关节，肋椎关节及肋横突关节
  - 中轴骨关节
  - 韧带和肌腱附着处（附丽点）

X 线表现

- 骶髂关节：骶髂关节炎
  - 双侧对称性破坏性骨关节病
    - 髂侧关节面的破坏早于骶侧
  - 早期：软骨下骨消失
  - 进展期：破坏，关节间隙增宽
  - 进展期：关节周围骨质硬化，终末期融合

椎体
  - 早期：方形椎→边角破坏（Romanus 病变）→"闪亮"角（边角硬化）
    - Andersson 病变：椎间交界处和终板炎症伴侵蚀
  - 进展期：韧带骨赘形成椎体间骨桥
  - 晚期：大范围的硬化"竹节椎"
- 小关节及钩椎关节
  - 破坏→融合
- 起止点病：在韧带及肌腱附着处破坏，骨膜新生骨形成

CT 表现

- 与 X 线表现相似，但显示更敏感

MR 表现

- 骨髓水肿：T1 低信号，T2 及 STIR 高信号
  - 骶髂关节，椎体边角，小关节
- 破坏：软骨下骨平面消失，关节边缘变形
- 方椎

影像成像方法

- 最佳成像方法
  - MR 和 CT 对诊断骶髂关节炎都有很好的敏感性

强直性脊柱炎中外伤的影像

- C2、颈胸交界区和胸腰交界区好发
  - 常为过伸性损伤，累及脊柱 3 部分
  - 骨折线常穿过椎体或融合的间盘

鉴别诊断

DISH

- 脊柱旁韧带的大量骨化

- 骶髂关节正常，很少有骨赘

类风湿关节炎

- 关节强直不是其特点，累及滑膜关节，很少累及间盘
- 首发于颈椎

银屑病或反应性关节病

- 脊柱旁韧带的大量骨化
- 骶髂关节受累为非对称性

致密性骨炎

- 邻近骶髂关节的硬化
- 关节软骨下骨无破坏
- 关节间隙正常或变窄

感染

- 一侧的骶髂关节炎

病理学

一般表现

- 伴发异常
  - 肺部间质纤维化，肺通气功能下降，葡萄膜炎，大动脉炎，主动脉瓣反流
  - 90% 的患者 HLA-B27 阳性

分期、分级和分类

- 国际脊椎关节炎学会（ASAS）评估
  - 起病年龄 <45 岁的慢性背痛，如果影像学（X 线片或 MR）显示有骶髂炎，且至少有 1 个其他 SpA 特征，或者影像学无骶髂炎证据，且至少有 2 个其他 SpA 特征，则可归为中轴性 SpA
  - 其他特征：炎症性背痛，关节炎，结膜炎，葡萄膜炎，指炎，银屑病，克罗恩病（溃疡性结肠炎），对 NSAIDs 反应良好，有 SpA 家族史，HLA-B27，CRP 升高

临床信息

临床表现

- 常见体征 / 症状
  - 骶髂关节痛，后背僵直
- 其他体征 / 症状
  - 后凸畸形，骨折

治疗

- 糖皮质激素
- 疾病修饰剂（DMARDs）：肿瘤坏死因子阻滞剂、柳氮磺吡啶、甲氨蝶呤
  - 早期治疗可以延缓疾病的进程

（苏美霞、沈业隆 译）

参考文献

1. Ward MM et al: 2019 Update of the American College of Rheumatology/Spondylitis Association of America/Spondyloarthritis Research and Treatment Network recommendations for the treatment of ankylosing spondylitis and nonradiographic axial spondyloarthritis. Arthritis Rheumatol. 71(10):1599-613, 2019
2. Taurog JD et al: Ankylosing spondylitis and axial spondyloarthritis. N Engl J Med. 374(26):2563-74, 2016

（左图）矢状骨 CT 显示整个脊柱强直，从颅椎交界（CVJ）延伸至胸椎上部，并伴有垂直的韧带骨赘（➡），后部及 C1-C2 关节（➡）也有融合。注意 C2 至斜坡的融合（➡）

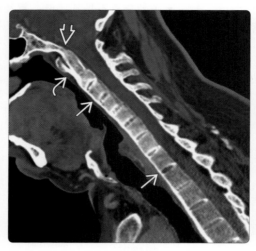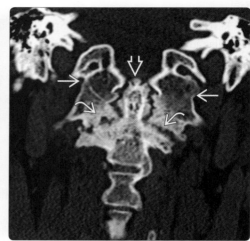

（右图）冠状位 CT 显示 C1-C2 关节突关节（➡）侵蚀和硬化。齿突（➡）周围有广泛的骨膜反应（齿突病变）。枕骨与 C1 关节融合（➡）

（左图）矢状位 T1 MR 显示韧带骨化（➡）。在 C3-C4，整个椎间盘已经骨化（➡）

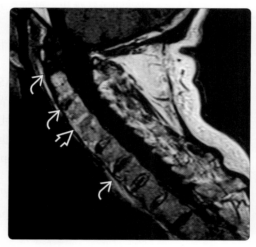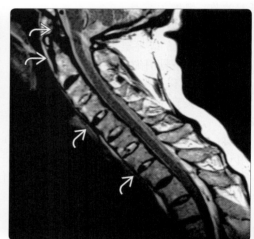

（右图）另一位患者矢状位 T2 MR 显示韧带骨化从斜坡延伸至胸椎（➡）。注意上胸廓后凸。AS 患者脊柱畸形可能无法使用颈椎 MR 线圈，而柔性表面线圈通常是更好的选择

（左图）X 线侧位平片显示一 46 岁女性 AS 患者的固定畸形。椎体及小关节融合并颈椎脊柱前凸。胸椎后凸严重，患者下腭位于胸部水平。AS 患者脊柱畸形可使患者进行性虚弱。患者常由于肋骨关节强直而呈现胸部扩张受限

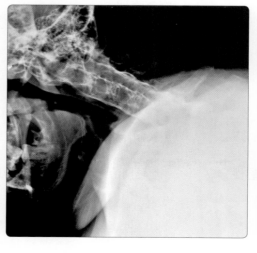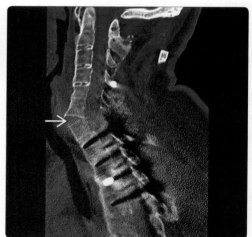

（右图）矢状位骨窗 CT 显示同一患者延长截骨术及后部融合术后。于 C6-7 水平人为造成局限性脊柱前凸（➡）

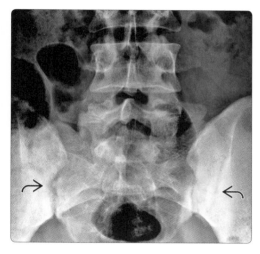

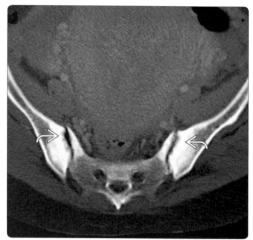

（左图）X 线前后位片显示骶髂关节硬化。软骨下关节面显示不清，骨质侵蚀轻微（⬈）。平片上骶髂关节很难评价。CT 或 MR 可用于提高早期诊断率及可早期进行 DMARD 治疗

（右图）轴位 CT 示双侧对称骶髂关节炎。关节间隙增宽和反应性硬化，可见少量侵蚀（➡）。相反，髂骨致密性骨炎显示骨硬化，没有侵蚀或关节间隙增宽

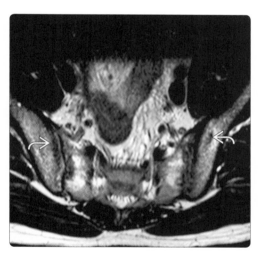

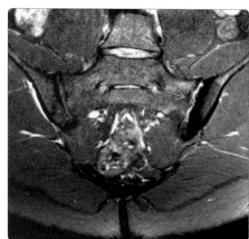

（左图）T2 MR 显示双侧 SIJ 侵蚀（➡）。左侧骨髓水肿稍显突出。典型的情况是，关节的髂骨侧的侵蚀更为严重

（右图）冠状位 T1 C+ FS MR 示左 SIJ（⬌）边缘不规则，增强，骨髓旁低信号，符合中轴性脊柱关节病（SpA）

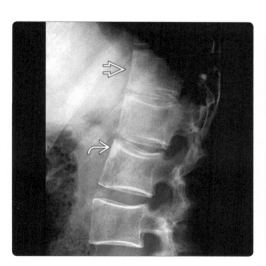

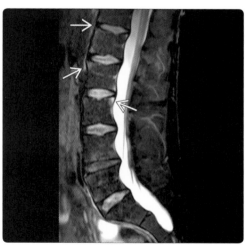

（左图）侧位片显示 L1 和 L2 有"闪亮角"标志（➡）（角硬化）。T12-L3 的椎体轮廓（⬌）呈正方形。AS 最早累及 SIJ，然后通常跳到胸腰椎交界处

（右）矢状面 STIR 水抑制 MR 显示典型的中轴性 SpA 早期改变，椎体角部（Romanus 病灶）（➡）信号增强。对于年轻的腰痛患者，这是一个重要的识别模式

（左图）腰椎矢状位 STIR MR 显示来自中轴 SpA 患者胸腰椎椎体（➡）边缘的扇形增强信号。其余的检查是正常的

（右图）腰椎矢状 T2 MR 显示多个硬脊膜背侧憩室，呈分叶状信号增强区，边缘清晰（➡）。这是长期存在的 AS 的并发症，可以在马尾神经综合征中看到

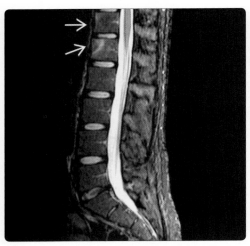
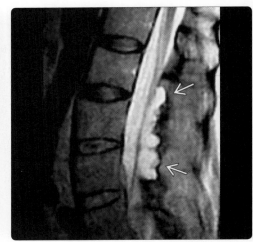

（左图）腰椎轴位 T2 MR 显示背侧硬脑膜憩室分叶状，后移位，神经根与憩室粘连（➡）。这可能与马尾神经综合征有关，而不是手术损伤

（右图）T2 MR 矢状图显示 AS 的变化，椎体呈方形，并跨越椎间盘间隙融合（➡），其中含有黄骨髓。罕见的腹侧硬膜憩室表现为脑脊液信号（➡），与伴有骨重塑和侵蚀的慢性 AS 有关

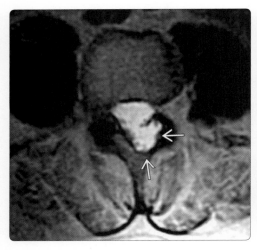
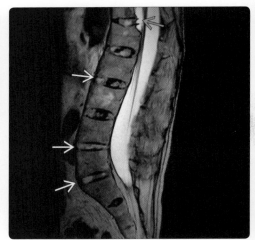

（左图）矢状位 T1MR 显示长期 AS 的改变，有方形椎体、韧带骨化（➡）、椎间盘骨化伴黄骨髓（➡），有腹侧硬膜憩室伴脊髓突出进入骨质侵蚀（➡）

（右图）轴位 T2 MR 显示长期 AS 合并腹侧硬膜憩室（➡）、背侧椎体侵蚀、圆锥突出（➡）

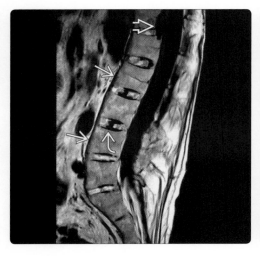
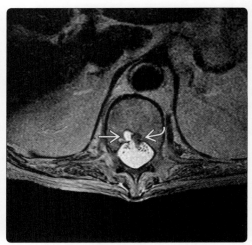

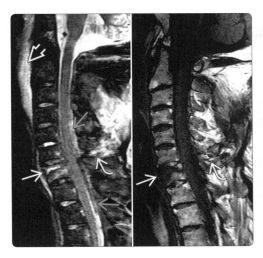

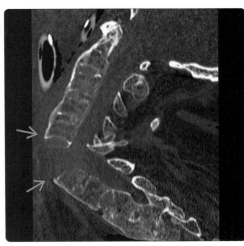

（左图）创伤患者 AS 的矢状位 T2（左）和 T1（右）MR 显示 C7 上终板（→）水平骨折。棘间韧带断裂（➡），椎前水肿（⇒），背侧硬膜外血肿（⊟）

（右图）这名 AS 创伤患者的矢状 NECT（骨窗）显示 C5-C6 水平完全的牵拉和伸展损伤（⇒）。骨折发生在椎间盘终板交界处

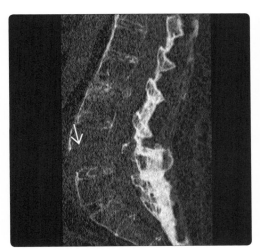

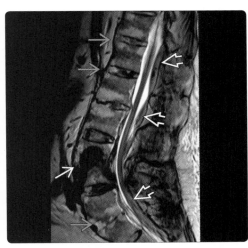

（左图）这名 AS 患者的腰椎矢状面 NECT（骨窗）显示 L4（➡）广泛的牵拉骨折。注意明显的骨质减少，这在这一人群中很常见，这使细微骨折的诊断变得困难

（右图）T2 矢状位腰椎 MR 显示慢性 AS 患者通过 L3-L4 椎间结合部（→）出现低信号骨折线。有大范围背侧硬膜外出血（⇒）。注意多节段终板脂肪变性和椎间盘骨化（⊟）

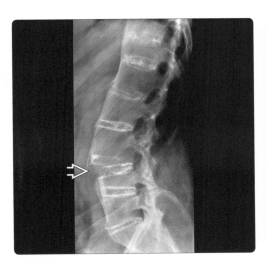

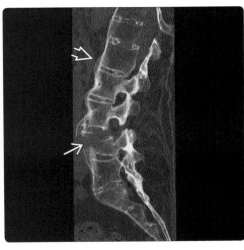

（左图）侧位片显示 L4 的过伸性骨折（⇒）。强直脊柱的刚性使其很容易骨折。骨折可通过韧带联合发生，在这种情况下，也可通过椎体或骨化椎间盘间隙发生

（右图）矢状 NECT（骨窗）显示该 AS 患者外伤后 L4 上终板和椎间盘（→）发生牵张性骨折。请注意垂直方向的韧带骨赘（⇒）

焦磷酸钙沉积病（CPPD）

要点

术语

- 齿突加冠综合征：焦磷酸钙沉积（calcium pyrophosphate dihydrate deposition, CPPD）在齿突附近导致疼痛

影像学

- 软组织钙化
  - 通常是线性的，偶尔会出现球状
  - 见于韧带、椎间盘、小关节囊、透明软骨
  - 齿突周围的马蹄形钙化
- 齿突和椎体终板的侵蚀
  - 通常分界明显，皮质分界清晰
- MR 表现无特异性
  - 钙化通常是看不到的，所有序列均显示低信号
  - 齿突周围的软组织肿块
  - 齿突和椎体的侵蚀

鉴别诊断

- 椎间盘退变性变
- 齿突后假瘤
- 成人类风湿关节炎
- 化脓性骨髓炎
- 血清阴性脊柱关节病
- 血液透析性关节病
- 甲状旁腺功能亢进
- 痛风

临床信息

- 慢性后背痛
- 急性发作的疼痛 ± 发热 ± 神经根型颈椎病
- 脊髓压迫引起的脊髓病

诊断思路

- CT 有助于与类风湿关节炎的鉴别，类风湿关节炎没有钙化

（左图）矢状位 T1WI MR 显示齿突后方有一个较大的假性血管翳（➡），腹侧硬膜囊中度消失，颈髓交界处有轻度占位效应。齿突中有一个巨大的退行性囊肿（⇨）

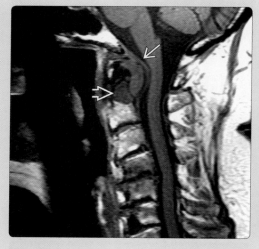
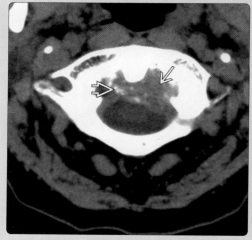

（右图）轴位骨 CT 显示齿突后软组织明显增厚（➡），伴有散在钙化（⇨），与焦磷酸钙沉积（CPPD）的诊断一致

（左图）矢状骨 CT 显示颅颈交界区严重的 CPPD。在最密集和严重的齿突（➡）侵蚀后面有一个大的钙化肿块。黄韧带（➡）和椎间盘可见钙化（⇨）

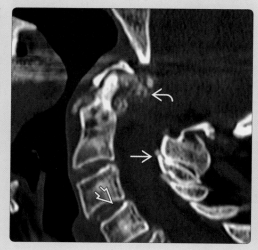
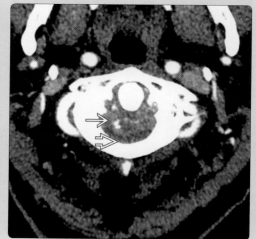

（右图）横轴位 CTA 显示齿突后方大软组织肿块内多发点状钙化灶（➡），导致脊髓受压（⇨）

术语

缩略语
- 焦磷酸钙沉积病（CPPD）

定义
- 假性痛风：由于 CPPD 导致的急性疼痛发作
  - 为了支持 CPPD，通常应该放弃"假"的术语
- 齿突加冠综合征：由于焦磷酸钙沉积在齿突周围导致的疼痛

影像学

一般表现
- 最佳诊断依据
  - 椎间盘、韧带、软骨或关节囊的线性钙化
- 位置
  - 颈椎，胸椎，腰椎
    - 韧带、椎间盘、关节囊、透明软骨的钙化
  - 骶髂关节，耻骨联合
  - 周围骨骼：膝关节和腕三角纤维软骨最常见
  - 脊柱受累时外周骨骼较少受累

X 线表现
- 平片
  - 椎间盘的线性钙化
  - 大多数情况下在耻骨联合和／或腕三角纤维软骨也出现钙化

CT 表现
- 软组织钙化
  - 通常是线性的，偶尔呈球状和斑块状
- 齿突后假瘤
  - 齿突后方 T2WI 低信号肿块，中心位于横韧带区
  - 可能由于 CPPD 或 C1-C2 处不相关的异常运动而发生
- 齿突加冠综合征
  - 齿突周围的马蹄形钙化
  - 齿突的破坏常常比较严重
- 韧带钙化
  - 最常见的是后纵韧带（PLL）、黄韧带
  - 可能导致椎管狭窄
- 关节积液
- 小关节和非椎关节透明软骨钙化
- 椎体终板的破坏
  - 边界清楚，常是皮质破坏

MR 表现
- 在所有序列可看到钙化为低信号
  - 可以看到点状病灶
  - 钙化有时与椎间盘、韧带信号相同，不可区分
- 韧带和椎间盘在所有序列上呈低信号
  - 与退行性椎间盘疾病无法区分
- 韧带增厚
  - 常为 PLL、黄韧带

- 可导致椎管狭窄
- 齿突、椎体终板破坏
- 椎体异常信号
  - 常较轻
  - 以椎间盘为中心
  - T1WI 表现往往比 T2WI、STIR 更加明显
  - 钆增强时轻微强化
- 邻近椎体的软组织肿块
  - 在所有序列上显示低到中等信号强度
  - 钆增强时轻微强化
- 关节积液
- 注射钆造影剂后，不同程度强化

核医学表现
- 骨扫描
  - 延迟图像阳性
  - 在急性假性痛风发作时三期扫描阳性

影像成像方法
- 最佳成像方法
  - CT 扫描
- 成像建议
  - 薄层 CT 冠状位与矢状位重建

鉴别诊断

椎间盘退变性疾病
- 慢性椎间盘膨出、突出可以钙化
- 经常发生轻度椎体终板不规则改变
  - 通常比 CPPD 侵蚀轻

齿突后假瘤
- 因退行性变而增厚的覆膜，无明显钙化
  - 导致齿突旁软组织增厚
  - 有 CPPD 的患者齿突后软组织厚度大于无 CPPD 的患者
- 可以看到由于更多的下颈椎融合而导致的异常运动

成人类风湿关节炎
- 齿突破坏，软组织肿块，在 MR 上与 CPPD 表现相同
  - CT、X 线片无钙化，可与 CPPD 区别
- 椎间盘无受累
- 寻找轴下侵蚀性改变

血清阴性脊柱关节病
- 韧带骨化
- 可能在 MR 上表现与 CPPD 相同

化脓性骨髓炎
- 通常只影响 1 个椎体节段
- 椎间盘在 T2WI、STIR 上呈高信号
- 在椎管内或椎前软组织常出现蜂窝织炎或脓肿
- 注射钆造影剂后，感染区域显示增强

血液透析性关节病
- 终板破坏
- 由于羟磷灰石沉积导致的钙化

甲状旁腺功能亢进

- 骨量减少，终板侵蚀，软组织钙化
- 实验室指标有助于与 CPPD 区分

褐黄病

- 弥漫性椎间盘钙化和退化

痛风

- 在脊柱比 CPPD 少见
- 终板破坏，软组织肿块
- 钙化通常比较小
- 典型的局部点状损伤

羟磷灰石沉积病

- 软组织的圆形钙化沉积
- 脊柱不常见

病理学

一般表现

- 病因学
  - 病因不明的晶体沉积
- 伴发异常
  - 在同一个患者可以出现多种晶体
    - CPPD、痛风后、羟基磷灰石
  - 老年患者可能同时有类风湿关节炎和 CPPD
- 标本必须保存在乙醇或生理盐水中送病理
  - 在福尔马林中可出现晶体溶解

大体病理及手术所见

- 垩白，晶体的线性沉积
- 偶尔可以肿瘤样钙化沉积
  - 不常见，除了 CPPD，通常是羟磷灰石

微观特征

- 偏光显微镜显示弱阳性双折射晶体

临床信息

临床表现

- 最常见的体征 / 症状
  - 可以无症状
  - 慢性后背疼痛
  - 急性发作的疼痛 ± 发热 ± 神经根型颈椎病
  - 颅椎交界处
    - 脊髓压迫引起的脊髓病（如后齿突假瘤）
    - 急性颈痛（齿突加冠综合征）

人口统计学

- 年龄
  - 通常 > 50 岁
- 流行病学
  - 寰枢椎性 CPPD 占人口的 12.5%
  - 发病率随年龄增加
    - > 60 岁：34%
    - > 80 岁：50%

- 家族性 CPPD 病中的 ANKH（人类进行性强直的同源物）突变

治疗

- 治疗选择、风险、并发症
  - 非甾体类抗炎药
  - 一些用于治疗痛风的药物对抗 CPPD 也有效
  - 手术减压，稳定

诊断思路

思考点

- CPPD 可存在于中轴骨，无外周骨受累
- 在手术中可能会遗漏，除非提前在影像中发现 CPPD 的可能性
  - 手术标本通常放在乙醇或生理盐水中送病理检查
  - 福尔马林可以溶解晶体

影像解读要点

- CT 可以用来与类风湿性关节炎鉴别，后者没有钙化

（苏美霞、沈业隆 译）

参考文献

1. Andrés M et al: Progresses in the imaging of calcium pyrophosphate crystal disease. Curr Opin Rheumatol. 32(2):140-5, 2020
2. Joyce AA et al: Atlanto-axial pannus in patients with and without rheumatoid arthritis. J Rheumatol. 46(11):1431-7, 2019
3. Andrés M et al: Therapy for CPPD: options and evidence. Curr Rheumatol Rep. 20(6):31, 2018
4. Wold A et al: Non-union rate of type II and III odontoid fractures in CPPD versus a control population. Skeletal Radiol. 47(11):1499-504, 2018
5. Ea HK et al: Diagnosis and clinical manifestations of calcium pyrophosphate and basic calcium phosphate crystal deposition diseases. Rheum Dis Clin North Am. 40(2):207-29, 2014
6. Chang EY et al: Frequency of atlantoaxial calcium pyrophosphate dihydrate deposition at CT. Radiology. 269(2):519-24, 2013
7. Tsui FW: Genetics and mechanisms of crystal deposition in calcium pyrophosphate deposition disease. Curr Rheumatol Rep. 14(2):155-60, 2012
8. Zhang W et al: European League Against Rheumatism recommendations for calcium pyrophosphate deposition. Part I: terminology and diagnosis. Ann Rheum Dis. 70(4):563-70, 2011
9. Roverano S et al: Calcification of the transverse ligament of the atlas in chondrocalcinosis. J Clin Rheumatol. 16(1):7-9, 2010
10. Fenoy AJ et al: Calcium pyrophosphate dihydrate crystal deposition in the craniovertebral junction. J Neurosurg Spine. 8(1):22-9, 2008
11. Finckh A et al: The cervical spine in calcium pyrophosphate dihydrate deposition disease. A prevalent case-control study. J Rheumatol. 31(3):545-9, 2004
12. Chen CF et al: Calcium pyrophosphate dihydrate crystal deposition disease in cervical radiculomyelopathy. J Chin Med Assoc. 66(4):256-9, 2003
13. Muthukumar N et al: Tumoral calcium pyrophosphate dihydrate deposition disease of the ligamentum flavum. Neurosurgery. 53(1):103-8; discussion 108-9, 2003
14. Fujishiro T et al: Pseudogout attack of the lumbar facet joint: a case report. Spine. 27(17):E396-8, 2002
15. Steinbach LS et al: Calcium pyrophosphate dihydrate crystal deposition disease: imaging perspectives. Curr Probl Diagn Radiol. 29(6):209-29, 2000
16. Berlemann U et al: Calcium pyrophosphate dihydrate deposition in degenerate lumbar discs. Eur Spine J. 7(1):45-9, 1998
17. Markiewitz AD et al: Calcium pyrophosphate dihydrate crystal deposition disease as a cause of lumbar canal stenosis. Spine. 21(4):506-11, 1996
18. Brown TR et al: Deposition of calcium pyrophosphate dihydrate crystals in the ligamentum flavum: evaluation with MR imaging and CT. Radiology. 178(3):871-3, 1991
19. el-Khoury GY et al: Massive calcium pyrophosphate crystal deposition at the craniovertebral junction. AJR Am J Roentgenol. 145(4):777-8, 1985

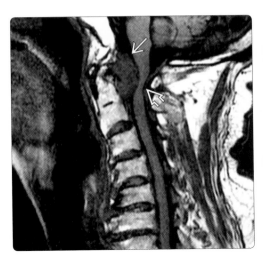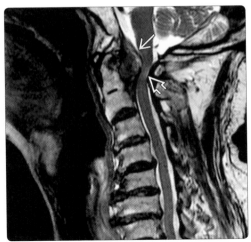

（左图）矢状位 T1WI MR 显示典型的 CPPD 累及 C1-C2 关节，齿突后方有一个大肿块（➡），造成严重脊髓压迫（➡）。齿突在其他方面完好无损，没有明显的侵蚀

（右图）T2 矢状位 TSE 图像显示巨大的齿突后肿块（➡），信号强度相对较低。注意硬膜囊明显消失和脊髓严重受压（➡）

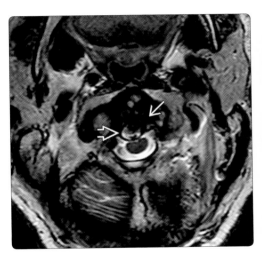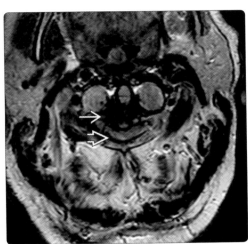

（左图）横轴位 T2 TSE 显示齿突后方有一个大肿块，T2 信号低，伴严重脊髓压迫（➡）。在假瘤的背侧有一个小的囊性病灶，这是由相关的关节旁囊肿引起的（➡）

（右图）轴位 T2WI MR 显示一个大的 T2WI 低信号团吞没齿突后间隙（➡），造成严重的脊髓压迫（➡）。注意完整的齿突骨皮质

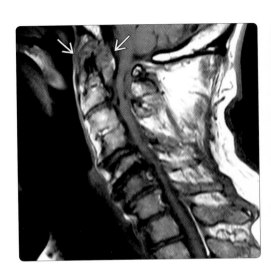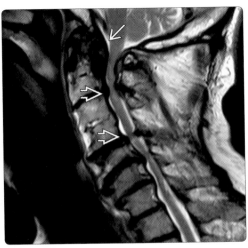

（左图）矢状位 T1WI MR 显示一个肿块包围齿突的上部和后部（➡），产生脊髓压迫。C1 的前部识别较差，也与假性肿块有关。多节段退行性椎间盘疾病也存在

（右图）矢状位 T2 TSE T2WI MR 显示齿突周围肿块呈低信号（➡）。注意硬膜囊和脊髓压迫的严重消失。多节段下轴颈椎病损害脊髓完整性（➡）

（左图）矢状骨 NECT 显示一个巨大的齿突后假肿块，掩盖了腹侧硬膜囊（➡），内有散在的钙化灶。这种模式是 CPPD 累及颅颈交界区的特征性表现。可见大的退行性囊肿侵犯齿突（➡）

（右图）横轴位 NECT 显示一个大的齿突后肿块，内含散在钙化灶。齿突完好无损。软组织中钙的存在使 CPPD 不同于不钙化的类风湿关节炎

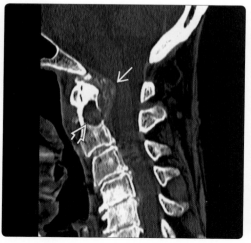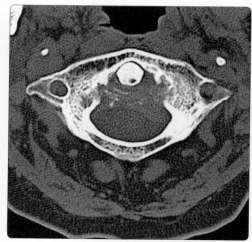

（左图）矢状位 STIR MR 显示齿突后方有一个低信号的肿块（➡），硬膜囊腹侧有中度消失。高信号是由于相关的退行性囊肿（➡）累及齿突

（右图）矢状位 T1 C+ MR 显示 T2 低信号的齿突后组织没有增强（➡），这是 CPPD 的典型表现。齿突内的退行性囊肿也没有增强（➡）

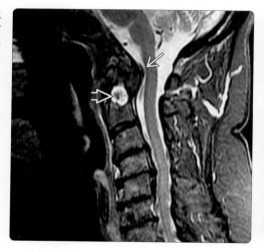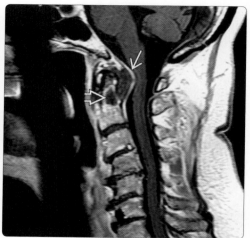

（左图）矢状位 T1 C+ MR 显示关节旁囊肿（➡），伴 CPPD 导致的齿突周假瘤。囊肿周围有强化，而增加的齿突周假瘤组织没有明显强化（➡）

（右图）T2WI 矢状位 MR 显示关节旁囊肿信号增强（➡），伴大的低信号假瘤（➡），来自 CPPD 沉积。脊髓受压严重

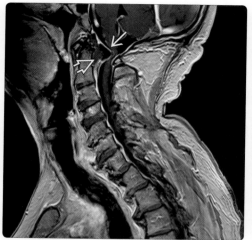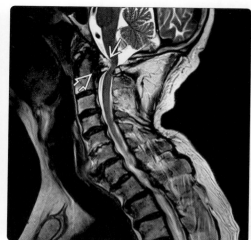

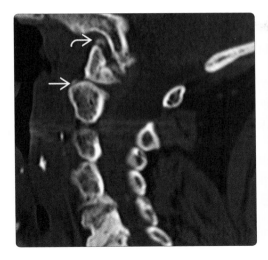

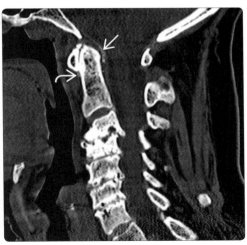

（左图）矢状骨 CT 显示关节突关节 C0-C1（➡）和 C1-C2（➡）的钙化，CPPD 累及滑膜关节、椎间盘和韧带

（右图）矢状骨 CT 显示 CPPD 多处钙化。这包括覆膜（➡）、前纵韧带（➡）和多个椎间盘。终板侵蚀界限明显，累及多个层面，有助于与感染区分

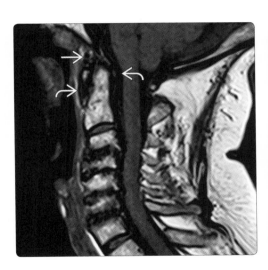

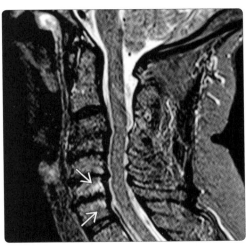

（左图）同一患者矢状位 T1WI MR 显示齿突周围软组织充盈（➡）。点状钙化（➡）不易发现。多节段终板侵蚀明显，邻近骨髓信号强度降低

（右图）同一患者的矢状位 STIR MR 显示椎体信号微弱异常（➡），尽管 CT 表现广泛异常。这是 CPPD 的特点。椎间盘保持低信号强度，有助于区分 CPPD 和感染

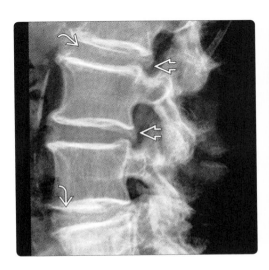

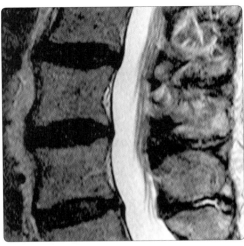

（左图）侧位片显示线性椎间盘钙化（➡），提示 CPPD。与这些线状钙化相反，由于椎间盘退变导致的钙化椎间盘膨出或突出（➡）是非常常见的，不能作为 CPPD 的标志

（右图）同一患者的矢状位 STIR MR 与退行性椎间盘疾病无明显区别。一般来说，在所有类型的脊柱关节炎的鉴别诊断中，CT 优于 MR

术语
- 继发于尿酸盐晶体沉积的关节病

影像学
- 一般仅累及 1~2 个平面
- 椎间盘和小关节、骶髂关节
- 腰椎最常见
- 通常有外周关节病
- 终板、小关节侵蚀：通常边界清晰锐利（"穿凿样"）
- 骨密度无减低
- 痛风石
  ○ 椎间盘、小关节、椎旁、椎管肿块
  ○ 可压迫脊髓或神经根
  ○ 在 CT 上可见淡淡的无定形钙化
  ○ T1WI 低信号
  ○ T2WI、STIR 低到中度信号
  ○ 不同程度的强化

○ ± 邻近痛风石的骨髓水肿

鉴别诊断
- 骨髓炎
- 血液透析性关节病
- CPPD
- 神经性关节病
- 血清阴性脊柱关节病
- 类风湿关节炎

病理学
- 在软组织中的尿酸晶体沉积
- 可能是继发于慢性疾病

临床信息
- 治疗
  ○ 秋水仙碱
  ○ 尿酸生成抑制剂（例如别嘌呤醇）
  ○ 促进尿酸排泄的药物（如丙磺舒）

（左图）矢状位正中 MRPD 像显示"穿凿样"多个椎体破坏（➡），C6-7 终板几乎完全破坏。痛风石位于 C2 后（➡），有多个骨内痛风石（➡）

（右图）同一个患者的矢状位 T2WI MR 示 C6-7 的终板破坏（➡），骨内痛风石（➡）为低信号，与周围的骨髓几乎没有区别

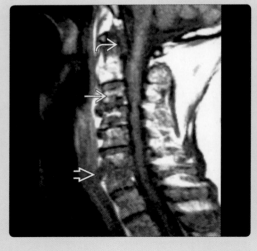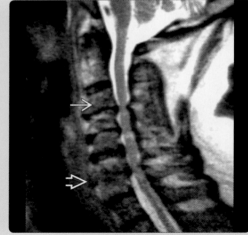

（左图）轴位 NECT 示左侧小关节（➡）局灶性"穿凿样"的软组织密度灶，与关节间隙不直接相邻。首要考虑转移性疾病，但是活检诊断是痛风（Courtesy N. Farhataziz, MD.）

（右图）矢状位 T2WI 显示在难以控制的外周痛风和剧烈背部疼痛的患者 L5、S1 局灶性破坏（➡），注射钆造影剂后轻度强化

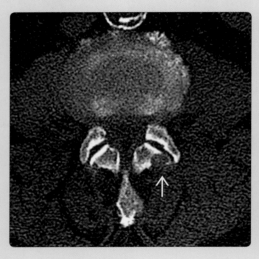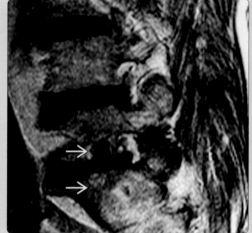

术语

定义

- 继发于尿酸盐晶体沉积的关节病

影像学

一般表现

- 位置
  - 最常见于腰椎
  - 通常也有脊柱外病变

X 线表现

- 平片
  - 终板、小关节侵蚀
  - 椎前软组织肿块

CT 表现

- 终板、小关节侵蚀：通常边界清晰锐利（"穿凿样"）
- 骨密度无减低
- 软组织肿块：可见淡淡的无定形钙化

MR 表现

- 椎体终板破坏
  - 肿块可以从椎间盘延伸到椎体
  - 在 T2WI、STIR 上椎间盘呈低到等信号
- 脊柱关节破坏和痛风
- 痛风石
  - 椎间盘、小关节、椎旁、椎管的肿块
  - 可压迫脊髓或神经根
  - T1WI 低信号
  - 在 T2WI、STIR 上呈低到等信号
  - 不同程度的强化
- ± 邻近痛风石的骨髓水肿

影像成像方法

- 最佳成像方法
  - MR 显示痛风石及对脊髓和神经根的压迫

鉴别诊断

骨髓炎

- 局部骨质疏松
- 终板侵蚀
- 在 T2WI、FS-T2WI 上椎间盘呈高信号

血液透析性关节病

- 病史是关键，很多脊柱病变影像表现类似

CPPD

- 钙化倾向于更广泛的，线性

神经性关节病

- 广泛的骨破坏
- 骨碎片，排列不良

血清阴性脊柱关节病

- 椎体边角侵蚀
- 韧带骨化，椎体融合

类风湿关节炎

- 软组织无钙化

病理学

一般表现

- 病因
  - 在软组织中的尿酸晶体沉积
  - 可能是继发于慢性疾病
    - 肾病、骨髓增生性疾病
- 标本必须在乙醇中送检；福尔马林会溶解晶体

大体病理及手术所见

- 白垩的白色痛风石

临床信息

临床表现

- 最常见的体征 / 症状
  - 背部疼痛，通常比较急而严重
  - 其他体征 / 症状
    - 发热，神经系统症状
- 临床资料
  - 与肥胖、饮食有关
  - 血清尿酸可能有时是正常的

人口统计学

- 性别
  - 男：女 =20：1
    - 女性患者几乎都是绝经后
- 流行病学：脊柱受累少见

转归及预后

- 大多数情况下对内科治疗有反应

治疗

- 药物：非甾体类抗药；秋水仙碱；尿酸生成抑制剂（例如：嘌呤醇）；促进尿酸排泄的药物（例如：丙磺舒）
- 手术减压缓解神经症状

（苏美霞、沈业隆 译）

参考文献

1. Fazel M et al: Inflammatory arthritis and crystal arthropathy: current concepts of skin and systemic manifestations. Clin Dermatol. 36(4):533-50, 2018
2. McQueen FM et al: Imaging in the crystal arthropathies. Rheum Dis Clin North Am. 40(2):231-49, 2014
3. Perez-Ruiz F et al: Clinical manifestations and diagnosis of gout. Rheum Dis Clin North Am. 40(2):193-206, 2014
4. Konatalapalli RM et al: Gout in the axial skeleton. J Rheumatol. 36(3):609-13, 2009
5. Justiniano M et al: Spondyloarthritis as a presentation of gouty arthritis. J Rheumatol. 34(5):1157-8, 2007
6. Hsu CY et al: Tophaceous gout of the spine: MR imaging features. Clin Radiol. 57(10):919-25, 2002
7. Barrett K et al: Tophaceous gout of the spine mimicking epidural infection: case report and review of the literature. Neurosurgery. 48(5):1170-2; discussion 1172-3, 2001
8. King JC et al: Gouty arthropathy of the lumbar spine: a case report and review of the literature. Spine. 22(19):2309-12, 1997
9. Bonaldi VM et al: Tophaceous gout of the lumbar spine mimicking an epidural abscess: MR features. AJNR Am J Neuroradiol. 17(10):1949-52, 1996

颈长肌钙化性肌腱炎

要 点

术语
- 羟磷灰石晶体在颈长肌上斜肌腱纤维中的沉积

影像学
- 椎前间隙的局灶性钙化和软组织肿胀
- 多见于 C1-C3
- CT
  - 咽后壁软组织肿胀和钙化
  - 颈长肌绒毛状、无定形钙化
  - 积液沿筋膜延伸
  - 颈长肌密度降低
- MR
  - 球状钙化，在所有序列呈低信号
  - 椎前软组织肿胀，T1WI 信号减低，T2WI STIR 信号增高

- 积液不强化，相邻的软组织弥漫性增强

鉴别诊断
- 咽后脓肿
- 颈椎骨髓炎
- DISH
- CPPD
- 痛风
- 肿瘤性钙化

临床信息
- 颈部疼痛和僵硬，吞咽疼痛
- 中度白细胞增多和发热
- 中老年患者
- 1~2 周好转
- 非甾体类抗药物

（左图）侧位片显示在 C1 水平以下椎前间隙（⇨）有一小块低密度。椎前软组织明显肿胀（⇨）

（右图）矢状位 CT 重建较好地显示了 C1 水平以下（➡）的骨化。咽后间隙（➡）有液体。重要的是区分颈长肌腱炎（LCT）与感染，后者需要抗生素治疗

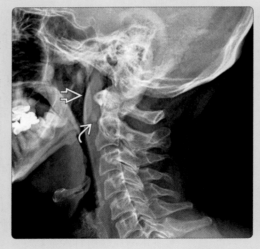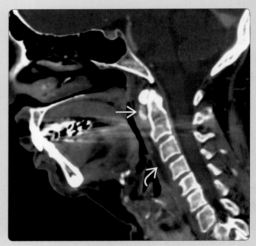

（左图）轴位图显示咽后间隙有液体（➡）。颈长肌（➡）是颈部的一种深屈肌，位于前纵韧带的前面。颈长肌前侧以椎前筋膜为界，后侧以脊柱为界，由上斜肌、下斜肌和垂直部分组成

（右图）轴位 CT 显示在一对颈长肌（➡）前的咽后间隙（➡）有低密度液体

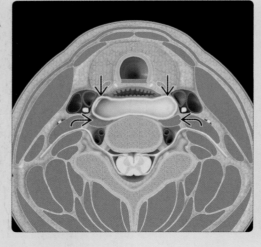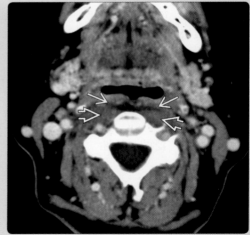

第三篇 退行性病变和关节炎

术语

同义词
- 钙化性椎前 / 咽后肌腱炎

定义
- 羟磷灰石晶体在颈长肌上斜肌腱纤维中的沉积

影像学

一般表现
- 最佳诊断依据
  - 局灶性钙化和椎前间隙软组织肿胀
- 定位
  - 大多数位于 C1-C3
    - 下颈椎有报道：C4-C5 和 C5-C6
  - 颈长肌是位于椎前间隙的一对副颈屈肌
    - 前侧为椎前筋膜，后侧为脊柱

X 线表现
- 平片
  - 咽后壁软组织肿胀和钙化

CT 表现
- 颈长肌绒毛状、无定形钙化
- 颈长肌密度减低
- 积液沿筋膜延伸
- 积液未见明显强化

MR 表现
- 球状钙化，在所有序列呈低信号
- 椎前软组织肿胀，T1WI 信号减低，T2WI STIR 信号增高
- 积液不强化，相邻的软组织弥漫性增强

影像成像方法
- 最佳成像方法
  - CT 是诊断钙化的最佳方法

鉴别诊断

咽后脓肿
- CT 和 MR 显示圆形积液
  - 与颈长肌肌腱炎（LCT）的延长积液比较
- 液体边缘强化

颈椎骨髓炎
- 终板侵蚀
- 椎周间隙、硬膜外间隙积液边缘强化
- 结核性脊柱炎可伴有软组织钙化

DISH
- 前纵韧带的骨化
  - 而钙化性肌腱炎是无定形钙化

CPPD
- 在齿突、椎间盘和韧带的钙化
- 可能同样存在急性颈部疼痛

痛风
- 椎间盘边缘破坏
- 软组织肿块，微小的钙化

肿瘤性钙化
- 钙化团块主要在大的滑膜关节
- 肾透析并发症，可为家族性或源于退化的炎症组织

病理学

一般表现
- 病因学
  - 在颈长肌的羟磷灰石（HADD）沉积
    - 可能由于局部或全身代谢紊乱，如缺血、坏死或外伤

大体病理及手术所见
- 垩白，半流质钙化沉积

镜下所见
- 光学显微镜下的无定形晶体

临床信息

临床表现
- 最常见的体征 / 症状
  - 颈部疼痛和僵硬
  - 吞咽痛，吞咽困难
  - 中度白细胞、炎症标志物增多和发热

人口统计学
- 年龄
  - 30~60 岁
- 性别
  - 无性别差异

转归及预后
- 颈长肌钙化性肌腱炎（LCT）会自发消退
  - 随着钙化物的再吸收，边缘变得不那么明确；2 周内完全吸收

治疗
- 短疗程的 NSAID 和颈部稳定治疗有助于缓解症状

（苏美霞、沈业隆 译）

参考文献

1. Ko-Keeney E et al: Acute calcific tendinitis of the longus colli: not all retropharyngeal fluid is an abscess. Ear Nose Throat J. 145561320943347, 2020
2. Bhatt AA: Non-traumatic causes of fluid in the retropharyngeal space. Emerg Radiol. 25(5):547-51, 2018
3. Tomita H et al: Fluid collection in the retropharyngeal space: a wide spectrum of various emergency diseases. Eur J Radiol. 85(7):1247-56, 2016
4. Ea HK et al: Diagnosis and clinical manifestations of calcium pyrophosphate and basic calcium phosphate crystal deposition diseases. Rheum Dis Clin North Am. 40(2):207-29, 2014
5. McQueen FM et al: Imaging in the crystal arthropathies. Rheum Dis Clin North Am. 40(2):231-49, 2014
6. Boikov AS et al: Acute calcific longus colli tendinitis: an unusual location and presentation. Arch Otolaryngol Head Neck Surg. 138(7):676-9, 2012

（左图）轴位 CECT 显示 C1 水平（➡）的颈长肌肌腱钙化。邻近软组织有水肿（➡）

（右图）T1WI 矢状位 C+ MR 示椎前软组织增厚增强（➡），提示下层软组织有炎症。钙化区被视为低信号区（➡）。在没有明确治疗或干预的情况下，MR 上的炎症改变在 1 周内完全消除

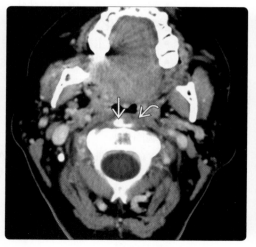
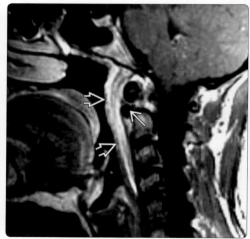

（左图）轴位 T1WI C+ FS MR 显示椎前软组织增强（➡），符合炎症。钙化区被视为低信号区（➡）

（右图）轴向 T1WI C+ FS MR 显示椎前肌增厚和增强，尤其是右侧（➡）。典型的临床表现是中年患者突然出现颈部疼痛和僵硬。急性颈长肌钙化性肌腱炎被认为是相对良性的，通常在几周内自行消退

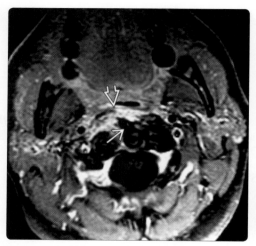
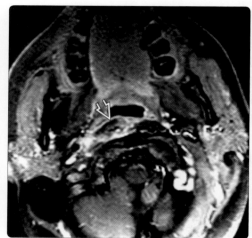

（左图）CT 矢状面重建显示左侧颈长肌上止点处光滑致密钙化（➡）。咽后间隙轻微扩张，伴有液体（➡）。无定形钙化位于 C1-C2 关节的前方和下方

（右图）同一患者的矢状位 T2WI MR 显示寰齿前关节（➡）下方钙化团块低信号，椎前组织明显肿胀（➡）

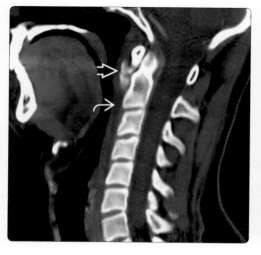
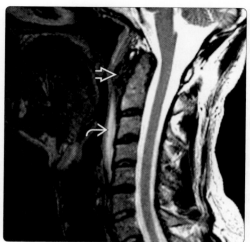

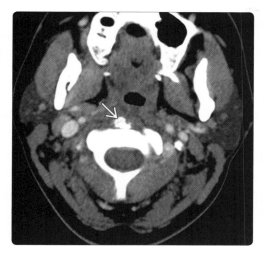
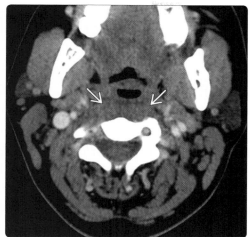

（左图）轴位 CECT 显示椎前组织钙化（➡）。LCT 的典型表现为 C1 和 C2 椎体前中线旁羟磷灰石晶体沉积。然而，最近的研究引起了对存于 C4-C5 和 C5-C6 水平的 LCT 的关注

（右图）轴位 CECT 显示椎前肌增厚（➡）。LCT 的鉴别诊断包括咽后脓肿、感染性脊柱炎、外伤或异物吸入

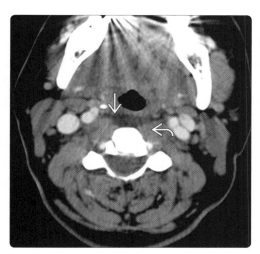
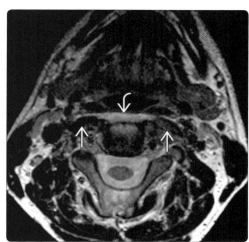

（左图）横轴位 CT 显示咽后间隙有液体（➡），颈长肌向后移位（➡）。LCT 内的液体不增强且呈长条状。不同于咽后脓肿的周围圆形积液

（右图）T2WI MRI 轴位显示咽后水肿（➡）。颈长肌向后移位（➡）。左颈长肌较右颈长肌信号较高

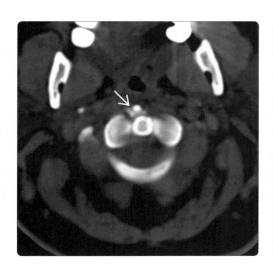
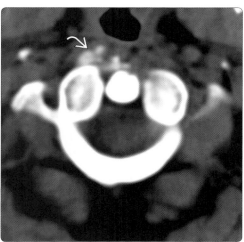

（左图）横轴位骨 CT 显示 C1-C2 关节前椎前软组织钙化（➡）。患者表现为急性发作性颈痛，伴有吞咽障碍、颈强直和头痛。同时出现低热、红细胞沉降率升高和 C 反应蛋白水平升高

（右图）患者服用抗生素 8 天，但症状仍未缓解。轴向 NECT 显示钙化增加（➡）

术语

冠状位上脊柱曲度大于 10° 的畸形称为脊柱侧凸。但是，只有脊柱弯曲度大于 20°~25° 时才需要治疗。弯曲的脊柱可以保持平衡，也可以失去平衡。脊柱弯曲部分的上下两端向弯曲方向倾斜最大的椎骨称终椎，中间最突出的椎骨称顶椎。

脊柱侧凸的凸侧被定义为该脊柱侧凸的方向，即脊柱右凸指弯曲的凸侧在中线右侧，脊柱左凸指弯曲的凸侧在中线左侧。

脊柱侧凸分为功能性脊柱侧凸（身体向侧凸的凸侧弯曲时，侧凸可被矫正）和结构性侧凸（不能完全自身矫正）。

多数脊柱侧凸伴有脊柱矢状位上的弯曲畸形，表现为驼背或脊柱前弯症。

形态学

骨折、先天性异常或者感染导致的脊柱侧凸存在成角畸形。其他原因导致的脊柱侧凸弯曲程度较轻。脊柱侧凸最易发生在胸椎，其次是胸腰段。过去，脊柱侧凸常分为原发型和继发型（代偿型），但由于区分难度较大，目前已不经常使用这种分类方法。

脊柱侧凸的测量

成像应在直立位（最好是负重位）进行。Cobb 法是测量脊柱侧凸使用最广的方法，即分别沿着上位终椎的椎体终板和下位终椎的椎体终板画出它们的延长线，其交角即为弯曲角度。脊柱严重弯曲时，终板经常难以显示。在这种情况下，椎弓根下方的皮质可作为测量标记。如果在胶片上进行测量，经常需要先画出终板的垂线然后测量垂线之间的交角。对于大多数 PACS 系统，可以直接通过终板进行测量。

测量脊柱侧凸的另外一种方法为 Ferguson 法，即上终椎与下终椎椎体中点与顶椎椎体中点连线的交角。

脊柱侧凸常伴矢状位上的弯曲畸形，常见的是胸部的脊柱后凸。Cobb 法可在矢状位上测量这种脊柱畸形。脊柱侧凸也常伴旋转畸形，但平片只能对其大体评估。CT 可通过测量顶、终椎骨旋转的角度对其精确评估。

正常状态下，无论冠状位还是矢状位影像，T1 椎体都位于 L5 椎体中心。所以，评估脊柱冠状位和矢状位上的失衡，可以测量 L5 椎体中心与经 T1 椎体中心的铅垂线的水平距离。

多数脊柱侧凸都伴有旋转畸形，但测量它们较困难。最容易的方法是通过 CT 三维重建，叠加顶、终椎骨轴位的角度进行测量。

Risser 分级

特发性脊柱侧凸症侧凸的进展在骨骼成熟后停止。因此，评估骨龄有利于预测和治疗年轻患者的侧凸。常用评估骨龄的方法是基于髂骨翼骨骺的 Risser 分级法。但是，这种方法的准确度低于手部平片的骨龄测定。

- 骨骼未出现骨骺 =0 级
- 骨骺覆盖外侧 25% 的髂骨翼 =1 级：骨龄 13 岁 8 个月（女），14 岁 7 个月（男）
- 骨骺覆盖外侧 50% 的髂骨翼 =2 级：骨龄 14 岁 6 个月（女），15 岁 7 个月（男）
- 骨骺覆盖外侧 75% 的髂骨翼 =3 级：骨龄 15 岁 2 个月（女），16 岁 2 个月（男）
- 骨骺完全覆盖外侧髂骨翼 =4 级：骨龄 16 岁 2 个月（女），17 岁 0 个月（男）
- 骨骺完全融合 =5 级：骨龄 18 岁 1 个月（女），18 岁 6 个月（男）

脊柱侧凸的影像报告

影像报告应包括冠状位和矢状位上使用 Cobb 法测得的弯曲角度。如有牵引位片和侧屈位片，报告需要描述它们的弯曲角度与直立位片的不同。脊柱侧凸常伴有椎体滑脱，报告需评估椎体滑脱的程度。

影像报告还应包括以下非典型征象：是否存在椎体异常？是否存在骨质疏松和骨折？胸曲方向是向右（典型）还是向左（非典型）？冠状位和矢状位上曲度是否平衡？也就是说，脊柱是否以 L5 椎体为中心？肋骨、心影和棘突旁软组织是否正常？

高级影像检查的作用

当有潜在的异常时，如 Chiari 1 畸形、瘘管、脊髓拴系、先天性骨异常或肿瘤，应进行 MR 或 CT 检查。

当胸曲凸向左侧或者胸曲未在其顶点前凸时，高度怀疑有瘘管形成。脊髓拴系多发生在儿童，但也可见于成年的早期，常伴有下肢症状或者肠、膀胱功能紊乱。

脊柱侧凸的治疗

除非重度的侧凸（大于 50°~60°），青少年的脊柱侧凸在骨骼成熟后不会进展。因此，轻度的侧凸通常只需要观察，特别是当患者的骨骼接近成熟时。中度的侧凸（小于 40°）采用支具治疗。每天佩戴支具大于 16 小时的患者可有很高的矫正成功率。重度的侧凸常采用脊柱融合的方法，这项技术不断地发展。目前，大多数外科医生使用配对后路杠杆和椎弓根钉。此外，前入路经胸融合椎体和侧面融合杠杆也经常被使用。Harrington 棒含有上下两个支持钩但没有椎弓根钉，目前已很少用到。

术后影像检查

脊柱侧凸术后，应用影像检查评估手术是否成功。一般地，影像科医生不需要清楚术中使用的器械名称，只对其简单描述即可。术后影像报告必须首先评估冠状位和矢状位上脊柱畸形的矫正情况，然后对器械进行评估。椎弓根钉周围可在 DR（数字 X 线摄影）影像中见一典型的线样透亮影，它并不指示椎弓根钉松动。但是，如果透亮影的宽度大于 1 mm 则说明椎弓根钉松动。椎弓根钉也可能从椎体中脱出。薄片状的支持钩可从骨或固定棒中脱离。

融合成功后，矫正侧凸的器械牢牢固定住脊柱。如果融合失败，器械也将失去作用。CT 扫描结合冠状位和矢状位三维重建，是评估骨连接最好的方法。术后数月，CT 扫描可显示移植骨的逐渐连接。6 个月后，移植物应该在骨小梁周围形成一个融合块，周围有界限清楚的皮质。关节突关节融合被认为是关节间隙和桥接小梁的丧失。椎体融合也会显示融合骨。

如果骨融合不成功并导致器械功能失效，那么对于脊柱侧凸的外科矫正也就失败。当终椎被固定后，由于中间部分仍然可以活动，所以顶椎可能会继续移动，这就是 Crankshaft 现象。

对于术后影像表现，重点是评估融合水平的器械和骨骼，并探寻融合水平上下是否存在异常。除了器械功能失效，常见问题还包括邻近层面的退行性变、感染和不完全骨折。

影像检查规范

应用 X 线摄影可包括全部胸椎和腰椎。如果患者的肢体长度不相等，则在较短的肢体下加垫。为了减少对乳腺的辐射，直立位平片通常选择后前位，而不是前后位。

CT 扫描应该进行重建。任意方位重建和三维重建对于评估严重侧凸具有重要作用。

一些医生发现，SPECT 和 CT 影像的结合有利于评估退行性侧凸。如果 CT 扫描显示关节炎的区域，SPECT 显示其吸收率增加，那么该区域很可能是产生疼痛的部位。

当脊柱侧凸严重时，MR 显示病变有一定困难。应该在冠状位和矢状位的基础上，沿着终椎层面的方向获得斜轴位影像。矢状位同样需要一定的角度，而且每层都应沿着侧凸弯曲的方向。冠状位是评估骨异常、椎体滑脱或者椎间盘和小关节退行性变的最佳方位。

鉴别诊断

特发性脊柱侧凸是最常见的类型，可发生在婴儿期、儿童期和青少年期。特发性脊柱侧凸多含有单个

侧凸或者平衡的 S 形侧凸。胸部侧凸常向右侧。由于在生长过程中压力不对称，靠近曲线顶点的椎体常略呈楔形，但没有异常。

先天性脊柱侧凸是指由于分节缺陷导致的脊柱侧凸，常有半椎体、空心椎体（未分节椎体）和 / 或椎体后部融合。先天性脊柱侧凸患者常伴发混合畸形，包括 VACTERL：椎体畸形、肛门闭锁、心脏畸形、气管 - 食管瘘、肾和其他泌尿生殖器畸形及四肢畸形。

很多先天性疾病可以导致脊柱侧凸，不伴有椎体畸形。胶原血管疾病、1 型神经纤维瘤病和成骨不全症是脊柱侧凸最常见的综合征。曲率在外观上是可变的。

神经肌肉性脊柱侧凸见于各种疾病，包括肌肉萎缩症和大脑性瘫痪。神经肌肉性脊柱侧凸常见较长的胸腰部的 C 形侧凸。侧凸在生长结束后还会进一步加重，治疗困难。

骨样骨瘤和成骨细胞瘤都可导致脊柱侧凸。这两种肿瘤形态相似，鉴别主要靠大小和患者反应。骨样骨瘤直径一般小于 1 cm，周围可见高密度的反应骨。两种肿瘤都分泌前列腺素，并导致较短的侧凸，肿瘤位于弯曲的凹侧。释放的前列腺素可导致骨髓水肿、胸膜积液或软组织水肿。这两种肿瘤形成的侧凸都会造成患者疼痛，但是先天性脊柱侧凸不会。

成人脊柱侧凸可分为三类。第一类是退行性脊柱侧凸，腰椎较易受累。退行性脊柱侧凸常发生在外科融合术后，特别是在融合层面曾存在侧凸的情况下。第二类是青少年侧凸，它在骨骼成熟后还会进一步加重。第三类是由于潜在的因素导致的侧凸，原因包括：四肢长度不等、腰骶关节不对称性改变或者骨质疏松。

创伤、感染、外科器械功能失效或者神经关节病都可能导致脊柱侧凸。这些原因形成的侧凸曲度都较小，但是骨异常可形成明显的侧凸。

胸壁异常或者胸部手术导致的脊柱侧凸较少见。过去，放射治疗肾母细胞瘤常可导致脊柱侧凸，但是随着放疗技术的改进，这种情况已经很少出现。

（苏美霞、沈业隆 译）

参考文献

1. Angevine PD et al: Uncertainty in the relationship between sagittal alignment and patient-reported outcomes. Neurosurgery. 86(4):485-91, 2020
2. Alsharief AN et al: Pediatric spine imaging post scoliosis surgery. Pediatr Radiol. 48(1):124-40, 2018
3. Dunn J et al: Screening for adolescent idiopathic scoliosis: evidence report and systematic review for the US Preventive Services Task Force. JAMA. 319(2):173-87, 2018
4. Calloni SF et al: Back pain and scoliosis in children: when to image, what to consider. Neuroradiol J. 30(5):393-404, 2017
5. El-Hawary R et al: Update on evaluation and treatment of scoliosis. Pediatr Clin North Am. 61(6):1223-41, 2014

（左图）胸片显示特发性胸椎侧凸。顶椎（➡）是最偏离中线的。终椎（➡）与水平方向的偏差最大

（右图）同一患者的侧位片显示通常的胸部后凸反转。侧凸的旋转程度可以通过肋骨的旋转程度大致评估（➡）

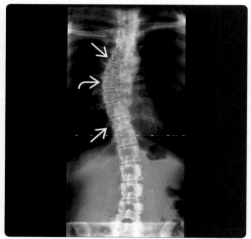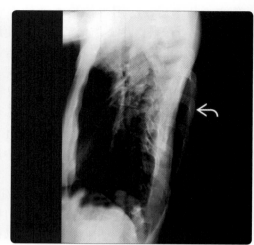

（左图）轴向三维重建可以测量脊柱侧凸的旋转成分。这是终椎（➡）和顶椎（➡）之间的夹角

（右图）冠状位 CT 重建显示严重神经肌肉侧凸的测量。脊柱侧凸弯曲是椎体与水平方向最大倾斜度的夹角

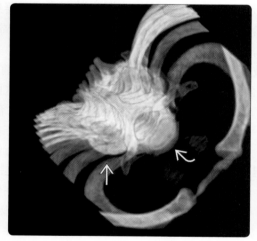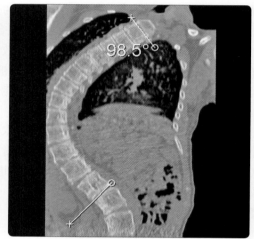

（左图）前后位 X 线片显示单个长曲线胸腰椎侧凸，这是神经肌肉侧凸的典型表现。未见椎体异常

（右图）同一患者的前后位片显示，当患者向右弯曲时，曲线仅略有改善。侧弯片或仰卧片用于评估脊柱侧凸弯曲的灵活性。刚性侧凸线不易恢复

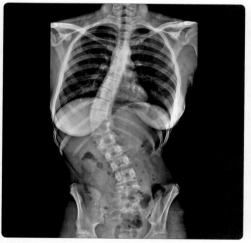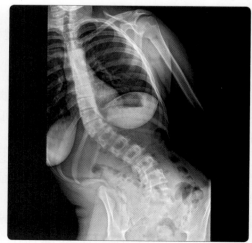

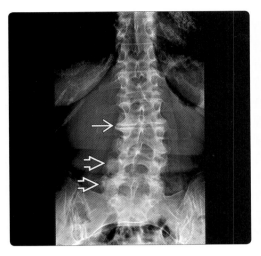
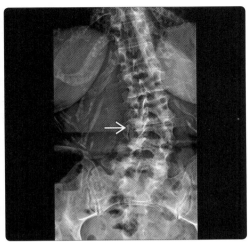

（左图）前后位片显示多节段退行性椎间盘疾病，50岁女性仅有轻微的左弯曲。椎间盘疾病在曲线的顶点处稍不对称（➡），而小关节骨性关节炎（➡）在右侧（凹侧）更为严重

（右图）4年后，同一患者的前后位片显示侧凸明显加重，不对称退行性椎间盘疾病和（➡）关节突骨关节炎进展

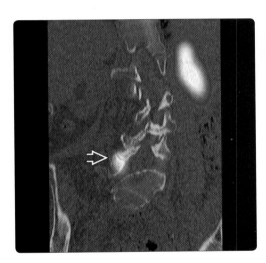
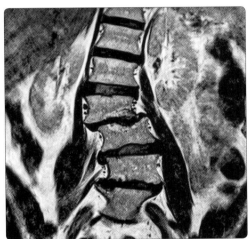

（左图）冠状位 CT 重建与 SPECT 骨扫描融合显示退行性脊柱侧凸凹面小关节突关节内摄取异常（➡）。CT 和 SPECT 的融合有时是有用的，以确定疼痛部位和指导关节内注射

（右图）冠状位 T2WI MR 可用于评估退行性脊柱侧凸的椎间盘和关节突异常。可以通过本层面设定一个通过椎间盘的角度

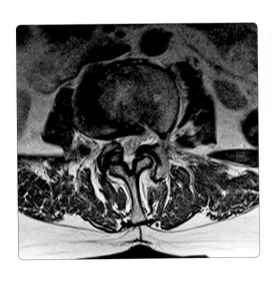
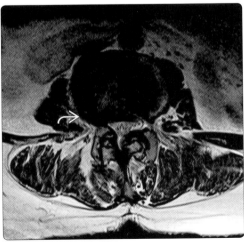

（左图）L2-L3 水平的 T2WI MRI 轴向角度是基于矢状面扫描，而不是矢状面图像。椎间盘是倾斜的，即使脊柱侧凸轻微，图像看起来是扭曲的

（右图）在同一水平，但与冠状位上的椎间盘方向成角度的 T2WI MR 轴位显示右侧环状裂隙（➡）。由于图像与椎管垂直，而不是像前面的图像那样是倾斜的，椎管狭窄显得更加严重

术语
- 任何脊柱弯曲的总称

影像学
- 脊柱侧弯
  - 曲线末端回到中线
  - 常伴旋转
- 最常见的是胸椎或胸腰段
- 成像方法
  - 初步诊断用 X 线平片
  - 多平面 MR 检查骨骼、脊髓异常
  - 手术计划、并发症的检查用 CT

鉴别诊断
- 特发性脊柱侧凸
- 神经肌肉性脊柱侧凸
- 先天性脊柱侧凸
- 无椎体异常的先天性综合征所致脊柱侧凸
- 退行性脊柱侧凸
- 感染性脊柱侧凸
- 肿瘤性脊柱侧凸
- 外伤性脊柱侧凸
- 代偿性脊柱侧凸
- 体位性脊柱侧凸

临床表现
- 通常出现在儿童或青少年时期
- 特发性脊柱侧凸通常无症状
  - 疼痛性脊柱侧凸表明潜在的异常
- 手术融合快速进行的侧凸，曲线 >40°

诊断要点
- 短弯或疼痛性脊柱侧凸通常有潜在的异常
- 曲线可能进展迅速，尤其是在生长突增期间

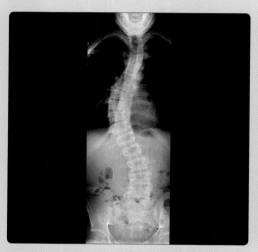
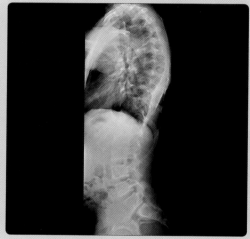

（左图）一位特发性脊柱侧凸患者的前后位 X 线片显示典型的曲线，胸椎向右凸，腰椎向左凸。除先天性脊柱侧凸外，无脊椎异常

（右图）侧位片（特发性脊柱侧凸）显示脊柱侧凸的旋转成分，导致左侧肋骨位于后方。另一特征性表现为胸椎后凸减少

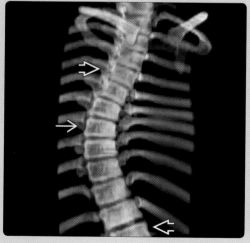
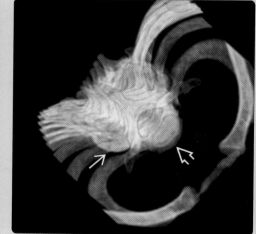

（左图）特发性脊柱侧凸的前后位 3D 重构骨 CT 显示顶椎（➡）和终椎（⇒）存在旋转和脊柱侧凸

（右图）轴向骨 CT 三维重建显示与终椎相比（➡），顶椎（⇒）旋转。三维 CT 在评估旋转严重程度的手术计划中有价值

术语

定义

- 任何脊柱弯曲的总称
- 右旋脊柱侧凸：向右凸出
- 左旋脊柱侧凸：向左凸出
- 脊柱后凸：脊柱侧凸伴脊柱后凸
- 旋转脊柱侧凸：包括脊椎旋转的脊柱侧凸
- S 形脊柱侧凸：2 条相邻曲线，1 条向右，1 条向左
- C 形脊柱侧凸：单曲线
- 终椎：包括在曲线中的最上或最下椎体
- 过渡椎体：两条曲线之间的椎体
- 顶椎：从中线向外移位最大的椎体
- 主曲率：具有最大角度的曲率
- 次曲率或补偿曲率：平衡主曲率的较小曲线

影像学

一般特点

- 最佳诊断线索
  ○ 脊柱的侧弯，曲线末端回到中线
- 位置
  ○ 最常见于胸椎或胸腰段
- 尺寸
  ○ 曲线 > 10°
  ○ 可能 > 90°
- 形态
  ○ S 形脊柱侧凸
    - 特发性
    - 先天性
    - 综合征
  ○ C 形脊柱侧凸
    - 神经肌肉病
    - 神经纤维瘤病
    - Scheuermann 病
    - 先天性
    - 综合性
  ○ 短曲线脊柱侧凸
    - 肿瘤
    - 创伤
    - 感染
    - 辐射
    - 先天性
    - 神经病变

X 线表现

- 平片
  ○ 全胸椎和腰椎的立位后前位 X 线片
    - 后前位投射对乳房的辐射剂量比前后位低
    - 可能需要用于平衡肢体长度的设备
  ○ Cobb 法是脊柱侧凸的标准测量方法

- 与终椎终板平行画线
- 如果终板难以看到，使用椎弓根作为标志
- Cobb 角是终椎之间的角度
- 也可以测量垂直于终板的两条线之间的角度
- 第二种方法比较简单，曲线较小
  ○ 选择正确的椎体测量脊柱侧凸对准确性和监测至关重要
    - 终椎是终板与水平面呈最大角度的椎体
    - 旋转脊柱侧凸：终末椎体棘突回到中线
    - 观察者间可变性 7°~10°
  ○ 锥形 X 线片可更好地确定椎体异常
  ○ 侧位片显示矢状面异常
    - 通常会改变正常的胸椎后凸、腰椎前凸
  ○ 侧位片肋骨移位可评估旋转畸形

CT 表现

- 骨 CT
  ○ 显示先天性骨畸形、肿瘤、感染、术后并发症
  ○ 与 X 线片相比，不适用于测量曲线

MR 表现

- 骨骼和脊髓异常，瘘管，肿瘤，感染

成像建议

- 最佳成像方法
  ○ 初步诊断用 X 线平片
- 扫描建议
  ○ 多平面 MR 检查骨骼、脊髓异常
    - 冠状面和矢状面 T1WI 和 T2WI
    - 包括颅颈交界区
    - 通过可疑异常区域的轴向 T2WI
    - 通过圆锥的轴向 T2WI
  ○ 手术计划的 CT 检查：1~3 mm 多探测器 CT，带重新格式化的图像
    - 3D 有帮助
  ○ 手术并发症的 CT 诊断
    - 薄而重叠的部分将伪影降至最低
    - 骨和软组织窗

鉴别诊断

特发性脊柱侧凸

- 典型 S 形曲线脊柱侧凸

神经肌肉性脊柱侧凸

- 通常为 C 形曲线
- 神经系统疾病
- 肌营养不良

先天性脊柱侧凸

- 曲线形态、高度可变
  ○ 常见短距离曲线
- 由于异常脊椎形成和分割

无椎体异常的先天性综合征所致脊柱侧凸

- 通常曲率复杂

- 神经纤维瘤病
- Marfan 综合征
- 成骨不全
- 营养不良性侏儒症
- Ehlers-Danlos 综合征

感染性脊柱侧凸

- 通常为短曲线
- 疼痛
- 系统性体征可能不存在
- 化脓性细菌、结核、真菌感染

Scheuermann 病

- 15% 有脊柱侧凸和后凸
- 与脊柱后凸相比，脊柱侧凸通常较轻

肿瘤性脊柱侧凸

- 短距离
- 疼痛
- X 线显示肿瘤可能是隐匿的
- 多平面 MR 最有助于评估

外伤性脊柱侧凸

- 通常出现创伤后畸形
- 应力骨折可能是隐匿原因

放射性脊柱侧凸

- 目前通常通过放置辐射端口来避免
- 辐射到整个椎骨而不是部分椎骨

退行性脊柱侧凸

- 在成人中发生
- 退行性椎间盘疾病，可见关节突关节病
- 特发性脊柱侧凸也会有继发性退行性疾病

神经病性脊柱

- 迅速发展的脊柱畸形
- 在平片中看到的骨质破坏

代偿性脊柱侧凸

- 由于肢体长度不均
- 可通过髂嵴的位置在正面脊柱 X 线片上进行诊断

体位性脊柱侧凸

- 放射科技术人员定位不佳
- 在仰卧位 X 线片上观察
- 在站立位 X 线片上观察

医源性脊柱侧凸

- 肋骨切除术
- 腰椎上水平融合
- 器械故障

病理学

一般表现

- 病因：多样，原因如上
- 流行病学：常见

大体病理及解剖

- 体格检查可见躯干畸形

分期、分级或分级标准

- 病因
- 弯曲方向
- 弯曲的严重程度

临床表现

一般表现

- 最常见的体征 / 症状
  - 可见的躯干畸形
  - 特发性脊柱侧凸无症状
  - 疼痛性脊柱侧凸提示潜在异常

人口统计学

- 年龄：通常出现在童年或青春期
- 性别：特发性：男：女 =1：7

预后与转归

- 大多数脊柱侧凸是轻微的
- 可能进展迅速，尤其是在生长突增期间
- 退行性椎间盘疾病常见
  - 沿脊柱侧凸的最大凹面
- 严重脊柱侧凸
  - 呼吸系统受损
  - 神经症状
  - 不稳定

治疗

- 选择、风险、并发症
  - 小曲度的观测
  - ＞25° 的曲度支具治疗
  - 曲度快速进展或曲度 ＞40° 行融合手术

诊断要点

思考点

- 短曲线脊柱侧凸通常有潜在的异常

（苏美霞、沈业隆 译）

参考文献

1. Girdler S et al: Emerging techniques in diagnostic imaging for idiopathic scoliosis in children and adolescents: a review of the literature. World Neurosurg. 136:128-35, 2020
2. Karol LA: The natural history of early-onset scoliosis. J Pediatr Orthop. 39(Issue 6, Supplement 1 Suppl):S38-43, 2019
3. Weinstein SL: The natural history of adolescent idiopathic scoliosis. J Pediatr Orthop. 39(Issue 6, Supplement 1 Suppl):S44-6, 2019
4. Pahys JM et al: What's new in congenital scoliosis? J Pediatr Orthop. 38(3):e172-9, 2018
5. Parnell SE et al: Vertical expandable prosthetic titanium rib (VEPTR): a review of indications, normal radiographic appearance and complications. Pediatr Radiol. 45(4):606-16, 2015
6. Ahmed R et al: Long-term incidence and risk factors for development of spinal deformity following resection of pediatric intramedullary spinal cord tumors. J Neurosurg Pediatr. 13(6):613-21, 2014
7. Harris JA et al: A comprehensive review of thoracic deformity parameters in scoliosis. Eur Spine J. 23(12):2594-602, 2014
8. Karami M et al: Evaluation of coronal shift as an indicator of neuroaxial abnormalities in adolescent idiopathic scoliosis: a prospective study. Scoliosis. 9:9, 2014
9. Waldt S et al: Measurements and classifications in spine imaging. Semin Musculoskelet Radiol. 18(3):219-27, 2014

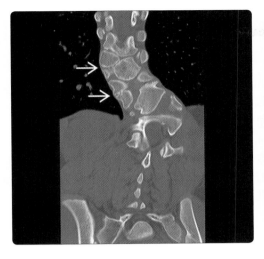

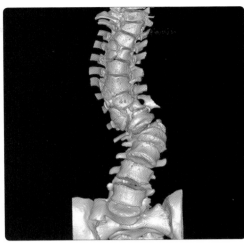

（左图）冠状位骨 CT 显示多个椎体分割失败。一些右侧半椎体（➡）未能成功与相邻椎体分割，导致畸形椎体混杂和多曲脊柱侧凸

（右图）同一患者多发椎体异常继发先天性脊柱侧凸的前面观 CT 三维面图，有助于充分表征各种椎体异常对脊柱侧凸和后凸的作用，以便制订治疗计划

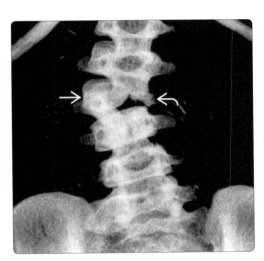

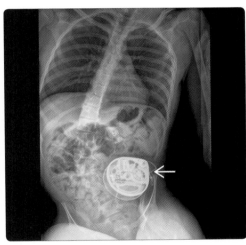

（左图）冠状位三维重建骨 CT 显示右侧 L3 半椎体（➡）导致右侧凸性先天性脊柱侧凸。左侧 L3 椎弓根和后部附件退化（➡）

（右图）胸椎 AP 位片显示脑瘫患者出现 C 形神经肌性右侧凸。鞘内注射巴氯芬泵（➡）和胃造瘘管是诊断的线索

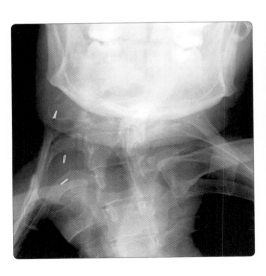

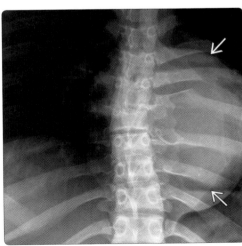

（左图）AP 位 X 线片显示 1 型神经纤维瘤病患者局灶性高颈椎短曲线侧凸。右颈部的血管夹反映了之前神经纤维瘤切除术的手术部位

（右图）AP 位 X 线片显示一个巨大的后椎旁肿块（➡），引起短节段肿瘤相关脊柱侧凸。注意同侧肋骨的骨重构

术语

- 继发于脊椎异常的脊柱弯曲
- 半椎体：单侧或前椎体发育不全
- 蝴蝶椎：由于中央椎体发育失败导致中央椎体裂
- 融合椎：胚胎分割失败，而不是融合失败
- Klippel-Feil 综合征：多发性颈椎节段异常

影像学

- 侧位图像上突出的胸椎背曲
- 检查脊柱侧凸或后凸患者的脊椎异常
- 如果存在多个异常，可能有多个后凸和脊柱侧凸弯曲
- MR 避免了 CT 辐射，可用于排除相关神经轴异常

鉴别诊断

- Scheuermann 脊柱后凸

- 特发性脊柱后凸
- 综合征引起的脊柱后凸或脊柱侧凸
- 外伤性后凸
- 骨髓炎、肉芽肿

病理学

- 可能是先天的或后天的
- 发育失败和 / 或分割失败导致的先天性异常

临床信息

- 可能是孤立异常或与多系统异常相关（VACTERL）

诊断要点

- 对整个脊柱进行成像，以排除额外的骨骼或脊髓异常，尤其是儿童的 Chiari 1 畸形

（左图）侧位片显示胸椎后凸平滑弯曲，伴有过早的胸椎上部退行性椎间盘疾病（➡），该患者为退行性后凸

（右图）侧位胸片（特发性后凸）显示弥漫性上胸廓后凸伴圆背畸形。脊柱后凸没有潜在的原因（例如 Scheuermann 病、既往创伤、先天性异常或感染）

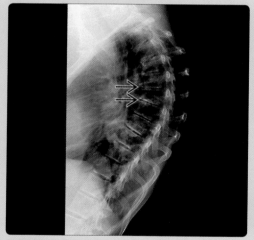
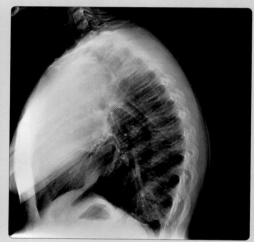

（左图）侧位片（修复的高脊髓脊膜膨出，先天性椎体分割失败伴后凸）显示严重的局灶性腰骶后凸弯曲。还有与脊柱后凸相关的脊柱闭合不全及腰椎和骶椎分割失败

（右图）同一患者 T2WI 矢状位 MR 显示胸腰椎交界处脊髓脊膜膨出修复部位脊髓远端衰减。注意广泛的先天性椎体异常

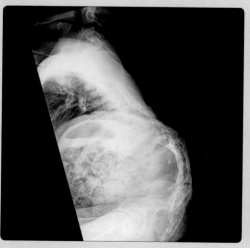
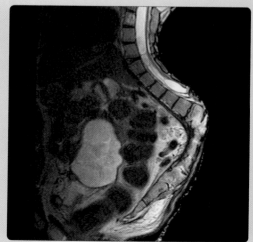

术语

定义
- 胸椎突出 ± 正常颈椎、腰椎前凸脊柱曲度降低
  - 继发于脊椎异常、退行性脊柱疾病或特发性原因的脊柱弯曲

影像学

一般特征
- 最佳诊断线索
  - 侧位图像上突出的胸椎背曲
  - 脊柱侧凸或后凸患者的脊椎异常
- 位置
  - 最常见于胸椎，但可发生在任何脊柱水平

X 线表现
- 胸椎背侧曲度增加和 / 或颈椎、腰椎前凸曲度降低

CT 表现
- 与 X 线片相比，可发现异常椎体
- 冠状面和矢状面重组图像至关重要
  - 有助于确认异常曲度，更好地显示骨质减少患者的骨异常
  - 三维成像有助于手术规划

MR 表现
- 与 CT 相似，但可更好地显示脊髓、软组织

影像成像方法
- 最佳成像方法
  - CT 因其优越的空间分辨率而更适合成人手术计划
  - 多平面 MR 是评价儿童全脊柱的最佳方法

鉴别诊断

Scheuermann 脊柱后凸
- 3 个或更多椎体楔形变，终板起伏
- 15% 患有脊柱侧凸和特发性后凸

特发性脊柱后凸
- 无脊椎异常

综合征引起的脊柱后凸或脊柱侧凸
- 1 型神经纤维瘤病
- 马方综合征
- 成骨不全
- 营养不良性侏儒症
- Ehlers-Danlos 综合征
- 黏多糖贮积症

外伤性后凸
- 短曲线后凸、椎体畸形

骨髓炎、肉芽肿
- 棘旁冷脓肿、终板破坏
- 后凸可能是严重的（驼背）畸形

病理学

一般特征
- 遗传学
  - 有时与染色体异常有关
- 相关异常
  - 脊髓异常
    - 脊髓空洞症；脊髓纵裂
    - 脊髓拴系
  - 尾椎退变
  - VACTERL 相关部分

临床信息

临床表现
- 常见体征 / 症状
  - 可见脊柱轴畸形
- 临床概况
  - 可能是孤立异常或与多系统异常相关（VACTERL）

人口统计学
- 年龄
  - 先天性脊柱后凸在出生时就出现，但在儿童或青少年后期才有临床表现
  - 继发性脊柱后凸通常发生在青春期至成年期
- 性别：无性别差异

转归及预后
- 先天性后凸
  - 脊柱后凸在未经治疗的情况下趋于进展；儿童期融合
- 退行性脊柱后凸常为进行性
- Scheuermann 脊柱后凸常为进行性

治疗
- 支具用途有限
- 先天性后凸融合治疗以防止瘫痪

诊断思路

图像解读要点
- 侧位片通常足以测量曲率
  - 骨质减少患者可能需要 CT 检查
- 对整个脊柱进行成像，以排除额外的骨骼或脊髓异常，尤其是儿童的 Chiari 1 畸形

（苏美霞、沈业隆 译）

参考文献

1. Angevine PD et al: Uncertainty in the relationship between sagittal alignment and patient-reported outcomes. Neurosurgery. 86(4):485-91, 2020
2. Gardner A et al: The development of kyphosis and lordosis in the growing spine. Spine (Phila Pa 1976). 43(19):E1109-15, 2018
3. Sheehan DD et al: Pediatric scoliosis and kyphosis: an overview of diagnosis, management, and surgical treatment. Pediatr Ann. 46(12):e472-80, 2017
4. Cho W et al: The prevalence of abnormal preoperative neurological examination in Scheuermann kyphosis: correlation with X-ray, magnetic resonance imaging, and surgical outcome. Spine (Phila Pa 1976). 39(21):1771-6, 2014

术语

- 老年患者椎间盘退行性变和小关节疾病导致的脊柱侧凸
- 冠状面 Cobb 角 ＞10° 的骨骼成熟患者的畸形

影像学

- 常规站立全长正位和侧位片监测侧凸进展
- 最常见于 L1-L4 水平
  - 侧位滑脱，椎体旋转
  - 椎间间隙消失，终板硬化
  - 终板周围骨刺
  - 小关节病
  - 椎体滑脱，前凸消失

鉴别诊断

- 成人特发性脊柱侧凸
- 神经肌肉性脊柱侧凸
- 先天性脊柱侧凸

- 外伤、炎症或肿瘤致脊柱侧凸
- 发育不良脊柱侧凸（神经纤维瘤病 1 型，马方综合征）

病理学

- 多水平不对称退行性改变
  - 脊椎滑脱和 / 或旋转滑脱

临床信息

- 腰痛、神经根病
  - 脊柱伸展时疼痛加重
  - 神经根病变不能通过屈曲缓解
- 曲线进展的危险因素：
  - Cobb 角 ＞30°
  - 横向移位 ＞6 mm
  - 顶椎旋转 30°

诊断思路

- 广泛的椎间盘和小关节退行性病变提示退行性脊柱侧凸

（左图）前后位平片显示腰椎旋转并向左侧凸，多个水平椎间盘高度下降和终板硬化。L4 椎体在 L5 水平向左侧移位

（右图）侧位平片显示腰椎前凸缺如并多个水平椎间盘高度下降和终板硬化，L2-L3 水平最严重（➡）

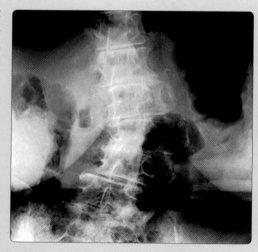
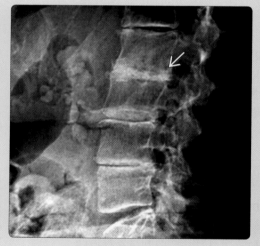

（左图）冠状位 CT 腰椎重建显示 L4-L5 轻度左侧凸并椎间盘真空现象和右侧终板硬化。椎间盘高度下降的水平在 L3-4 和 L4-5

（右图）MR 矢状 T1WI 显示 L4-L5 水平 1 级滑脱并严重的椎间盘退变和真空现象。椎间盘和终板的退行性变在 L2-L3 和 L5-S1 也存在。L4-L5 和 L5-S1 可见严重的椎管狭窄

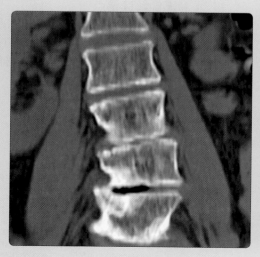
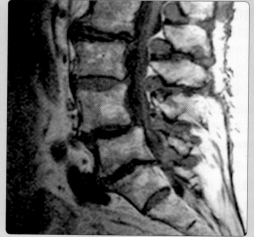

术语

缩略词

- "De novo" 侧凸

定义

- 老年患者椎间盘退行性变和小关节疾病导致的脊柱侧弯
- 冠状面 Cobb 角 >10° 的骨骼成熟患者的畸形
  - 晚期退行性变和下腰椎侧弯为主

影像学

一般表现

- 最佳诊断依据
  - 与退行性变化相关的脊柱侧凸
- 位置
  - T12~L5
    - L1~L4 最常见
    - 顶椎最常在 L2~L3 间
- 大小
  - 曲率范围 14°~80°
    - 均值 24°~43°
  - 平均曲率：每段 < 10°
- 形态
  - 在一个短的脊柱节段中度弯曲
  - 左凸或右凸
    - 左凸（57%~68%）

X 线表现

- 平片
  - 侧位滑椎
    - >3/4 的患者出现
    - 平移距离：< 10 mm
  - 椎体旋转
    - 2 级最常见
  - 椎间隙消失
    - 凹侧最严重
    - 椎间盘真空现象
  - 终板硬化
  - 终板周围骨刺
    - 凹侧最严重
  - 小关节病
    - 凹侧 > 凸侧
  - 椎体滑脱
    - 大于 50% 的患者发生
    - L4-L5 水平最常见
    - 通常不超过 1 级

CT 表现

- 骨 CT
  - 和平片检查结果一样
  - 相比平片能更好地显示骨质细节
    - 矢状面和冠状面重建
  - 小关节病变轮廓清楚
  - 与 CT 脊髓造影和磁共振成像的准确性相似

MR 表现

- 与 CT 脊髓造影的发现相同
- 相比传统脊髓造影，MR 容易低估侧隐窝处的神经根压迫
  - 28%~29% vs 5%~7%
- 椎间盘突出显示良好
  - 前，后，椎间孔，远侧
- 椎管和神经孔显示极佳

非血管性介入

- 脊髓造影
  - 脊髓造影后 CT 检查可提高灵敏度和特异性
    - 尤其是多排螺旋 CT
  - 椎管狭窄变化大
    - 椎间盘突出，终板周围刺激，滑脱，黄韧带肥厚
  - 侧隐窝狭窄
    - 可能不对称
    - 在侧凸的凹面
    - 黄韧带肥厚和小关节病
  - 神经孔狭窄
    - 凹侧严重
    - 椎间孔椎间盘突出，终板骨刺，或椎间隙消失

核医学

- 骨扫描
  - 脊柱弯曲
  - 在终板和小关节处，放射性示踪剂摄取不对称

其他发现

- 轴向负重可为 CT 脊髓造影或 MR 提供额外信息
  - 恶化的椎间盘突出症
  - 恶化的椎管、侧隐窝或椎间孔狭窄

成像建议

- 最佳成像方法
  - 常规站立全长正位片和侧位片监测侧凸进展
  - 平扫 MR
    - 与 CT 脊髓造影有类似的敏感性和特异性
    - 无创
- 扫描建议
  - 包括腰椎冠状面 T1 MR
    - 显示脊柱侧凸的特征
    - 附加信息包括对侧椎间盘膨出、终板骨刺和远侧神经根

鉴别诊断

成人特发性脊柱侧凸

- 青少年特发性脊柱侧凸出现在成人
- 最常见
  - 85% 出现侧凸
- 家族性遗传：80%
  - 女性好发：女：男＝（7~9）：1

- 胸腰椎平滑的 S 形大弯曲
  - 胸腰椎构成
- 神经肌肉性脊柱侧凸
  - 脑瘫，小儿麻痹症，肌营养不良症，脊髓空洞，脊髓肿瘤
  - 单发光滑大弯曲

先天性脊柱侧凸
- 椎体形成或分节失败
  - 楔形椎，半椎体，椎弓根，阻滞椎
- 急性侧凸
- 与脊柱发育不良、泌尿生殖系统或心脏异常有关

外伤、炎症或肿瘤致脊柱侧凸
- 幼年型类风湿关节炎
- 结核
- 放射治疗
- 骨样骨瘤

发育不良
- 神经纤维瘤病 1 型（NF1）
- Marfan 综合征
- Ehlers-Danlos 综合征
- 后路椎体扇形切除术
  - 硬脊膜膨出
- NF1 的高位急性弯曲

病理学

一般表现
- 病因学
  - 多节段椎间盘和小关节不对称退行性改变
    - 脊柱节段的不对称负荷最终导致三维变形
      - 伴有退化的非对称负荷持续循环，从而增强了曲率
      - 脊椎滑脱和 / 或旋转性滑脱
      - 骨赘形成使椎管和侧隐窝狭窄
- 伴发异常
  - 骨性关节炎
    - 髋关节和膝关节，可单侧发病
  - 脊椎病
    - 颈胸椎
  - 与骨质疏松症无关
- 脊柱退行性疾病

临床表现

一般表现
- 最常见的症状
  - 腰痛
  - 其他迹象 / 症状
    - 神经根病
    - 神经性跛行
    - 畸形和腰部不对称

- 步态紊乱
- 临床资料
  - 脊柱伸展时疼痛加重
  - 神经根病变不能通过屈曲缓解
    - 对比椎管狭窄无脊柱侧凸

人口统计学
- 年龄：60 岁以上
- 性别：男 ＜ 女
- 种族：多见于白种人
- 流行病学：患病率大约 6%

转归与预后
- 曲度进展的危险因素
  - Cobb 角 ＞30°
  - 侧倾 ＞6 mm
  - ＞ 顶椎旋转 30°
  - 腰骶关节退行性疾病
- 可能迅速进展：≥ 每年 3°

治疗
- 非手术：物理治疗、NSAIDs、硬膜外注射、支具

手术
  - 保留神经功能和防止脊柱不稳定
  - 减压术，椎体单独或与其他融合
    - 后路、前 / 后路联合或侧路
  - 极侧位椎间融合术治疗退行性脊柱侧凸的并发症发生率较低，且与传统方法治疗效果相当

诊断思路

影像解读要点
- 广泛的椎间盘和小关节退行性病变提示退行性脊柱侧凸

（苏美霞、沈业隆 译）

参考文献

1. Lee SK et al: Degenerative lumbar scoliosis: added value of coronal images to routine lumbar MRI for nerve root compromise. Eur Radiol. ePub, 2020
2. Kim W et al: Clinical Evaluation, imaging, and management of adolescent idiopathic and adult degenerative scoliosis. Curr Probl Diagn Radiol. 48(4):402-14, 2019
3. Rustenburg CME et al: Biomechanical properties in motion of lumbar spines with degenerative scoliosis. J Biomech. 109495, 2019
4. Alimi M et al: Radiological and clinical outcomes following extreme lateral interbody fusion. J Neurosurg Spine. 20(6):623-35, 2014
5. Khajavi K et al: Two-year radiographic and clinical outcomes of a minimally invasive, lateral, transpsoas approach for anterior lumbar interbody fusion in the treatment of adult degenerative scoliosis. Eur Spine J. 23(6):1215-23, 2014
6. Kotwal S et al: Degenerative scoliosis: a review. HSS J. 7(3):257-64, 2011
7. Benglis DM et al: Minimally invasive anterolateral approaches for the treatment of back pain and adult degenerative deformity. Neurosurgery. 63(3 Suppl):191-6, 2008
8. Birknes JK et al: Adult degenerative scoliosis: a review. Neurosurgery. 63(3 Suppl):94-103, 2008
9. Berven SH et al: The Scoliosis Research Society classification for adult spinal deformity. Neurosurg Clin N Am. 18(2):207-13, 2007
10. Ploumis A et al: Degenerative lumbar scoliosis associated with spinal stenosis. Spine J. 7(4):428-36, 2007

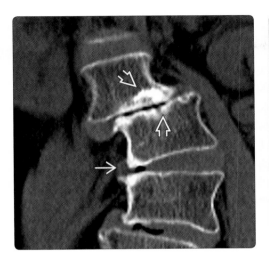

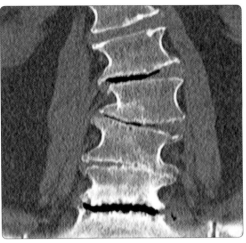

（左图）冠状骨 CT 示左侧 L2-L3（➡）、右侧 L3-L4（➡）椎间盘硬化。这种不对称的分布是由于脊柱侧凸患者的应力改变所致。多个椎间盘真空现象明显

（右图）冠状 NECT 显示严重的多节段椎间盘退变，伴有椎间盘高度减小、骨质硬化和 L5-S1、L3-L4 及 L2-L3 真空现象。注意 L5-S1 明显的椎间盘硬化和左凸性退行性脊柱侧凸

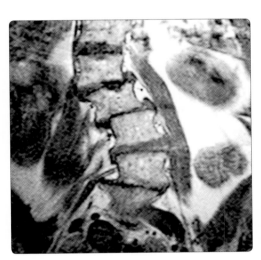

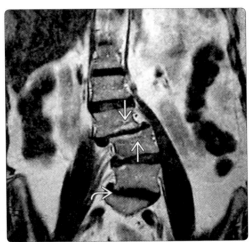

（左图）冠状位 T1WI MR 显示中度左旋倾斜，以 L3-L4 为中心。L1 和 L2 存在右侧滑脱。椎间盘高度减小和退行性终板改变

（右图）冠状位 T2WI MR 显示退变椎间盘附近的黄骨髓（➡）。注意由于严重的椎间盘退变导致椎体终板（➡）弥漫性不规则和侧方滑脱

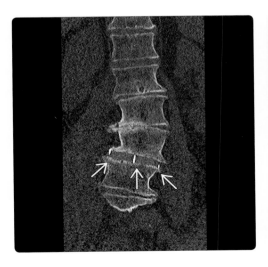

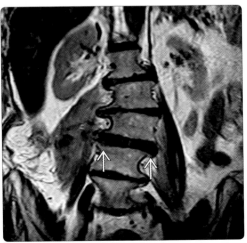

（左图）退行性脊柱侧凸患者极外侧椎体间融合后的冠状位 CT 显示椎体间融合移植物的典型外观，具有 3 个单独的不透射线标记位置（➡）。通过腰大肌进入椎间盘

（右图）冠状位 T2 磁共振显示极外侧椎体间融合（XLIF）术后改变的正常影像学表现。椎间融合移植物为低信号（➡）

平背综合征

要点

术语

- 脊柱侧凸或下腰椎撑开内固定、椎体骨折、强直性脊柱炎、退行性疾病后腰椎前凸（lumbar lordosis，LL）消失
  - 矢状不平衡，头部重心在骶骨前

影像学

- 胸腰椎或腰椎矫直内固定
- 患者膝关节和髋关节完全伸展的全身侧位片
- 随时间评估 X 线片

临床信息

- 常见表现
  - 不能直立，向前倾斜
  - 下颈椎区或背部肌肉疼痛
  - 下肢痛
- 最大的风险因素是下腰椎或骶骨被器械撑开
  - 前凸丢失的程度增加了远端器械的放置
- 其他原因：在矢状面矫正假关节，固定胸部致过度后凸，髋关节屈曲挛缩，原有的胸腰段脊柱后凸畸形
- 手术目的：恢复矢状面平衡
  - 截骨术
  - 前后路手术
- 预防方法是避免干扰器械

诊断思路

- 评估腰椎曲度
  - 正常腰椎前凸：40°~70°
- 正常垂线与骶骨前方的距离应小于 2 cm

（左图）CT 矢状面重建显示 L4-L5 椎体间（↘）和后部（↗）融合。由此产生的平背综合征（FBS）会增加周围肌肉、韧带和椎间盘的生物力学需求，导致背部疼痛和进行性退变

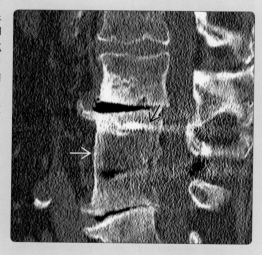 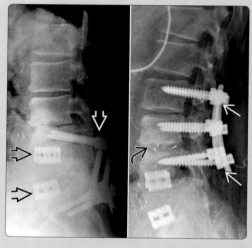

（右图）侧位片显示 L4-L5 和 L5-S1 前路（↗）和后路（↗）融合导致 FBS。请注意腰椎内固定术中 L3-L4（↗）的椎间融合术和 L2-L4（↗）的后路经椎弓根融合术

（左图）矢状面 CT 重建显示由于前路（↗）、后路（↗）腰椎融合术后导致的 FBS。在矢状面，胸椎后凸 30°~40°，腰椎前凸 40°~70°

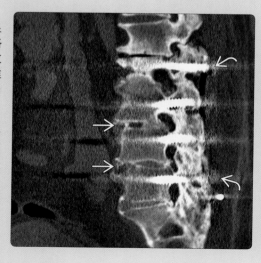 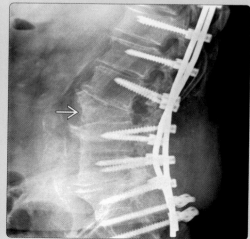

（右图）侧位片显示椎弓根截骨术（↗）矢状面失平衡的校正。这包括移除椎体前缘的楔形骨，底部位于棘突，顶端位于椎体前缘，并移除椎弓根和横突

术语

缩略语
- 平背综合征（flat back syndrome, FBS）

同义词
- 固定矢状面不平衡（fixed sagittal imbalance, FSI）、医源性 FBS/畸形、异常脊柱后凸

定义
- 脊柱侧凸或下腰椎撑开内固定、椎体骨折、强直性脊柱炎或退行性疾病后腰椎前凸消失
- 矢状不平衡，头部重心在骶骨前

影像学

一般表现
- 最佳诊断依据
  - 胸腰椎或腰椎矫直内固定
- 位置
  - 胸腰椎，腰椎
- 形态
  - 失去正常的腰椎前凸
    - 正常值：40°~70°，随着年龄的增加而增加

X 线表现
- 异常的铅垂线（矢状面平衡测量）
  - 从 C7 中心线到骶上终板后缘的距离 >2 cm
- 伸直位观：弯曲弹性

CT 表现
- CT 脊髓造影可帮助勾画狭窄区域

MR 表现
- 勾画狭窄区域

成像建议
- 最佳成像方法
  - 随时间评估 X 线片
  - 患者膝关节和髋关节完全伸展的全身侧位片

鉴别诊断

脊髓灰质炎后综合征
- 躯干伸肌肌肉无力是 FBS 的主要因素

器械性脊柱侧凸
- 减少胸椎侧凸的横向弯曲可致矢状面畸形加重并造成颈椎、胸椎 ± 腰椎平坦

临床信息

一般表现
- 常见的体征/症状

- 不能直立，向前倾斜
- 下颈椎区或背部肌肉疼痛
- 患者通过髋部伸展和胸椎相对伸展来进行补偿
  - 膝关节屈曲，颈部伸直，视线保持水平

转归与预后
- 最大的风险因素是下腰椎或骶骨被器械撑开
  - 前凸丢失的程度增加了远端器械的放置
  - 固定节段功能减退→邻近节段后柱负荷增加→连接处水平退行性改变
- 其他原因：假关节畸形导致矢状面矫正缺失
  - 固定胸椎致过度后凸，原有的胸腰椎后凸畸形
  - 髋关节屈曲挛缩
  - 经椎弓根固定时患者的体位（如膝胸位、跪位）
  - 节段性牵张用于椎间孔扩大或骨移植物置入→局灶性后凸

治疗
- 手术目的：恢复矢状面平衡
- 外科手术围手术期并发症的概率大于 60%
- FBS 不伴胸腰椎后凸：脊髓圆锥水平截骨术
  - 伴柔性胸腰椎后凸：腰椎截骨术与胸椎融合
  - 伴僵硬胸腰椎后凸：在胸腰段多个截面进行截骨术
- 截骨术：伸展（Smith-Petersen 术），多节段，闭合楔形
  - 包括去除后方组织，切断相邻棘突
  - 伸展截骨→血管结构和神经元损伤的危险
    - 后位体闭合和前位体开放→过伸
    - 通过椎间盘间隙和生物力学的轴向压缩力→假关节
  - 椎弓根截骨（PSO）→闭合楔形截骨，矢状面及冠状面矫正
- 最近提倡放置前高前凸固定器，以帮助预防后路截骨术的并发症

诊断思路

报告建议
- 评估腰椎曲度

（苏美霞、沈业隆 译）

参考文献

1. Janjua MB et al: Surgical treatment of flat back syndrome with anterior hyperlordotic cages. Oper Neurosurg (Hagerstown). 18(3):261-70, 2020
2. Chou D et al: The mini-open pedicle subtraction osteotomy for flat-back syndrome and kyphosis correction: operative technique. Oper Neurosurg (Hagerstown). 12(4):309-16, 2016
3. Vital JM et al: Osteotomies through a fusion mass in the lumbar spine. Eur Spine J. 1:S107-11, 2014
4. Weisz GM et al: Scanogram for sagittal imbalance of the spine: low dose alternative for a safer diagnosis. Curr Rheumatol Rev. 10(1):35-7, 2014

术语

- 对于青少年特发性脊柱侧凸（adolescent idiopathic scoliosis, AIS），当曲度＞40°~45°时，建议进行脊柱融合手术
- 成人脊柱侧凸在 X 线片上表现为腰背 ± 腿痛、L3-L4 旋转性半脱位、L4-L5 倾斜和 L5-S1 椎间盘退变

影像学

- X 线
  - 应评估胸椎、胸腰椎和腰椎曲线的结构特征
  - 36 英寸前后站立和侧位 X 线片以及仰卧侧弯 X 线片
  - 在成人脊柱侧凸中，评估退行性改变和旋转 ± 侧位
- CT
  - 评估椎体的完整性
  - 在椎体间融合和沿螺钉轨迹的透光性水平上寻找骨桥
- MR
  - 术前计划评估椎管和 / 或椎间孔狭窄和椎间盘退变

临床信息

- 成人骨骼往往较弱或骨质疏松，使固定和融合更加困难
- 退行性椎间盘改变、椎管狭窄和关节突关节病可能加剧，进而加剧脊柱侧凸，导致脊柱更加僵硬
- 目标：防止进展，恢复临床畸形的可接受性，减少弯曲
  - 解决疼痛 ± 通过药物使疼痛更可控
  - 尽可能将脊柱融合在正常解剖位置

诊断检查表

- 磁调节棒（MAGEC）可调节儿童患者的生长

（左图）AP 平片显示胸椎和腰椎的 S 形脊柱侧凸（➜）。如果 L4-L5 有固定倾斜或半脱位，则融合延伸至 L5，如果需要 L5-S1 椎管或椎间孔减压，则融合延伸至骶骨

（右图）AP 平片显示从胸腰椎连接处（➜）到骶骨（➜）的后路融合。骶骨融合范围的扩大增加了假性关节炎和再次手术的发生率

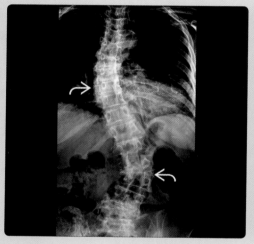
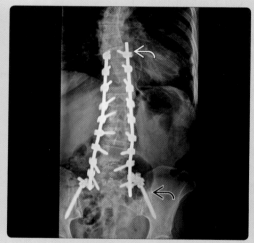

（左图）一位患有尾侧退化综合征和神经肌肉侧凸的儿童患者的胸腰椎 AP 平片显示，使用磁调节棒（MAGEC）可以调节患者的生长和 / 或缓慢纠正弯曲

（右图）同一患者的侧位片显示了如何使用骨盆和肋骨来固定棒。调整可以经皮和超声评估

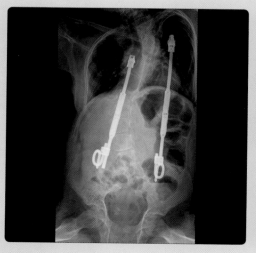
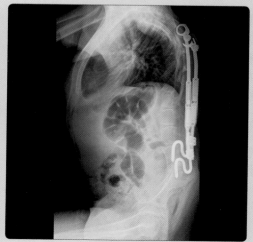

术语

缩写
- 脊柱侧凸器械（scoliosis instrumentation, SI）

同义词
- 脊柱侧凸手术、长脊柱融合手术（＞4 个椎体节段）

定义
- 对于青少年特发性脊柱侧凸（AIS），当曲度 ＞40°~45° 时，建议进行脊柱融合手术
- 成人脊柱侧凸在 X 线片上表现为腰背 ± 腿痛、L3-L4 旋转性半脱位、L4-L5 倾斜和 L5-S1 椎间盘退变
  - 目标：防止进展，恢复临床畸形的可接受性，减少弯曲

影像学

一般表现
- 位置
  - 颈椎和腰椎节段的承重轴位于椎体背侧
  - 胸部的承重轴位于椎体腹侧
    - 椎弓根是最坚固的固定部位
    - 较短的结构可用椎弓根螺钉
      □ 螺钉 - 骨界面的强度大于钩骨或钢丝 - 骨界面
      □ 限制融合节段的数量，从而保持矢状轮廓

X 线表现
- 应评估胸椎、胸腰椎和腰椎曲线的结构特征
  - 36 英寸前后站立和侧位 X 线片以及仰卧侧弯 X 线片
  - ± 36 英寸仰卧位或枕部过伸侧位 X 线片
    - 仰卧位评估有助于确定曲线灵活性
  - 在 AIS 系统的 Lenke 分类系统中，通过侧弯平片上的 Cobb 角 25° 来定义结构曲线
  - 需要注意的是总体灵活性→表示预期的曲线校正
  - 冠状面和矢状面平衡，包括中心骶骨垂直线和 C7 铅垂线
  - 肩高、胸椎和腰椎曲线的椎体顶端平移和相对曲线大小
  - 在成人脊柱侧凸中，评估退行性改变及旋转和 / 或侧位滑脱

CT 表现
- 在椎体间融合和沿螺钉轨道的透光性水平上寻找骨桥
- 评估硬件的完整性
- 可能有助于描述先天性骨异常（如半椎骨或融合椎骨）
- 3D 重建可能有助于术前规划和术后评估

MR 表现
- 术前计划评估椎管和 / 或椎间孔狭窄和椎间盘退变
- 假体产生的磁化伪影可能会限制对硬膜囊内容物和神经孔的评估
- 有助于术后评估积液

成像建议
- 最佳成像方法

- 正位片和侧位片
  - Cobb 角测量

鉴别诊断

钢板和螺钉
- 用于稳定骨成分的融合手术器械

平背综合征
- 应用腰椎或脊柱侧凸牵引器械、脊椎骨折、强直性脊柱炎、退行性疾病后腰椎前凸消失
- 头部重心位于骶骨前的矢状面不平衡

临床信息

临床表现
- 成人脊柱侧凸曲线比 AIS 更僵硬
  - 旋转畸形和多节段矢状面椎体滑脱加重冠状面对线不良
  - 通常会随着时间的推移而进展，并可能导致美观和心理问题、背痛、神经根病、脊柱跛行、脊柱不稳疾病和心肺损害
  - 成人脊柱侧凸曲线的顶端主要位于腰椎，而青少年脊柱侧凸中更常见的是胸椎顶端
    - 腰椎或胸腰段侧弯比胸弯更容易导致疼痛和功能障碍

转归与预后
- 成人骨骼往往较弱或骨质疏松，使固定和融合更加困难
- 退行性椎间盘改变、椎管狭窄和关节突关节病可能加剧，进而加剧脊柱侧凸，导致脊柱更加僵硬
- 并发症
  - 外科手术：严重失血、UTI、胰腺炎、因肠固定引起的梗阻性肠功能障碍、神经损伤
    - 腹膜后入路：腹部内脏、大血管和上腹部下神经丛损伤
    - 经胸入路：大血管损伤、肺部并发症、乳糜胸和开胸术后疼痛综合征
  - 植骨移行
  - 植入物破损
  - 植入物穿透椎管或背部皮肤组织
  - 植入物对神经根的压迫
- 脊柱融合失败需要再次手术以恢复曲度矫正
  - 疼痛是再次手术的主要指征
- 假关节病
  - 可能发生在手术后数年
  - 最有可能发生在胸腰椎交界处
  - 报告占病例的 15%~27%
    - 危险因素：术前胸腰椎后凸 ＞20°
      □ 年龄 ＞55 岁
      □ S1 关节融合术与 L5 关节融合术或头侧关节融合术的比较
      □ ＞12 个椎体的关节融合术

- 脊柱正常活动度的不可逆丧失，包括未融合的节段
  - 侧弯减少 20%~60%
- 对未融合的骨骼框架施加压力
  - 术后 2 年内发生退行性变
  - 矫正程度越高，退行性骨关节炎发生率越高
    - 坚硬的脊柱即使在低冲击下也容易受到严重伤害
  - 减少胸椎侧凸的侧弯可加剧矢状面畸形，并导致颈椎、胸椎 ± 腰椎变平
    - 腰椎前凸消失（平背畸形）
    - 近端连接后凸的发生率为 26%
- 侧凸进展
  - 儿童的曲轴现象：脊柱生长导致围绕融合的旋转
- 髂骨移植部位、肋骨切除部位疼痛
- 5%~10% 的患者在术后 11~45 个月报告感染
  - 在 SI 中更常见，可能是由于更大的仪器或医院环境中多重耐药细菌的流行率增加
- 炎症过程
  - 微粒碎片刺激自身免疫反应，导致骨骼退化
- 躯干畸形增加，肋骨隆起
- 心肺症状

治疗

- 成人脊柱侧凸手术的目标
  - 解决疼痛 ± 通过药物使疼痛更可控
  - 尽可能将脊柱融合在正常解剖位置
  - 最重要的手术决定是确定内固定和融合的近端和远端范围
    - 手术层面包括 Cobb 角融合，通常为 L3 或 L4，并在出现侧位或旋转滑脱时延伸至 L5
    - 近端固定的水平应至少结束于稳定的椎体
      - 如果两肩水平，胸椎曲度很小且平衡良好，则稳定的终端椎体是结束融合的适当水平
      - 一般来说，最好穿过胸腰椎交界处过渡区，以减少邻近节段应力和器械融合上方交界处后凸
    - 矢状面平衡的恢复是与结果相关的主要参数
- 非手术处理
  - 控制疼痛
  - 理疗
  - 脊柱侧凸住院患者康复
  - 矫正支撑

- 当曲率进展在特定限值以下时视为有效
- 当 AIS 中的曲率大于 40°~45° 时，建议使用 SI
  - 方法：单纯后路内固定和融合，单纯前路内固定和融合，前路松解术（恢复脊柱柔韧性）结合后路融合，仅后路
    - 主要原理：脊柱是一种结构支架，其部件通过骨膏黏合→整体直形
    - 根据外科医生的偏好，使用钢棒、螺钉、线等
      - 当相邻节段失效的风险较高时，如胸椎后凸过大时，建议将后路内固定延伸至上胸椎
    - 最近开发的磁调节棒（MAGEC）允许年轻患者生长调节
      - 植入后磁共振成像有显著局限性
  - 融合常延伸至骶骨
    - L5-S1 滑脱
    - 以前的 L5-S1 椎板切除术
    - 任何形式的 L5-S1 狭窄，无论是椎管、侧隐窝还是椎间孔
    - 在 L5-S1 处倾斜进展
    - 严重的 L5-S1 椎间盘退变（但如果存在 L5-S1 椎间盘钙化则不必要）
  - 如果延伸至 S1，则长融合髂骨固定（＞3 层）
  - 由于退变的腰椎曲线表现为前凸消失，手术计划应特别解决这个问题

诊断思路

思考点

- 根据曲线校正长度、患者年龄和其他医疗因素选择器械
- MAGEC 允许调节儿童患者的生长

（苏美霞、沈业隆 译）

参考文献

1. Rushton PRP et al: Spinal lengthening with magnetically controlled growing rods: data from the largest series of explanted devices. Spine (Phila Pa 1976). 45(3):170-6, 2020
2. Thakar C et al: Systematic review of the complications associated with magnetically controlled growing rods for the treatment of early onset scoliosis. Eur Spine J. 27(9):2062-71, 2018
3. Canavese F et al: Surgical advances in the treatment of neuromuscular scoliosis. World J Orthop. 5(2):124-33, 2014
4. Cho KJ et al: Surgical treatment of adult degenerative scoliosis. Asian Spine J. 8(3):371-81, 2014

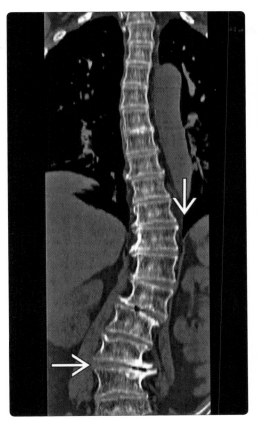

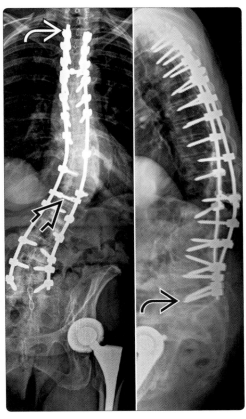

（左图）冠状位 CT 重建显示胸腰椎交界处左旋倾斜，腰椎侧凸右旋。CT 多平面重建提供了对线和滑移对椎管和神经结构的影响的信息

（右图）正位和侧位片显示胸椎（➡）至 L5（➡）水平广泛融合。在大多数病例中，严重退变节段附近的融合不终止，特别是有固定倾斜或半脱位的情况下。融合的近端延伸不应阻止远端到近端胸段结构曲线。在 L5 停止长节段融合可导致随后的变性。在结构中增加交联（➡）主要是为了提高结构整体的抗扭刚度

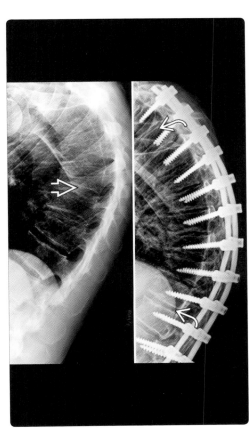

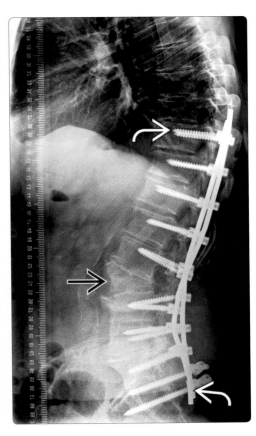

（左图）侧位片显示明显的胸椎后凸（➡）。研究表明，症状的严重程度随进行性矢状位失衡呈线性增加。后凸在上胸椎较好，但在腰椎耐受性较差。后路椎弓根置入后（➡），胸椎后凸有轻度改善

（右图）侧位片显示胸腰椎至骶骨后路融合术（➡）和 L3 椎弓根截骨（➡）用于恢复腰椎前凸。由于成人脊柱侧凸和相关椎间盘退变的 3D 特性，腰椎侧凸经常导致腰椎前凸或实际后凸的显著丢失，导致正矢状位平衡位置

第四篇
感染和炎性病变

感染

炎性和自身免疫性疾病

影像解剖问题

感染可能沿着不同途径蔓延，包括直接扩散、淋巴扩散、血行扩散和沿脑脊液途径扩散。直接扩散，顾名思义，是骨或软组织直接与相邻的感染接触发生的骨髓炎或软组织脓肿。对于脊柱，褥疮性溃疡周围的骨髓炎是典型的直接扩散。椎间隙感染可蔓延至相邻的椎旁软组织导致腰大肌脓肿。直接扩散也是硬膜外脓肿累及颅侧或尾侧部位椎间隙感染的机制。感染也可通过先天性裂或皮肤窦道导致脊髓内脓肿。脊柱常见的是直接扩散和血行扩散，淋巴扩散少见。淋巴扩散导致腹膜后淋巴结肿大，可见于盆腔或腹部原发肿瘤的病例。

血行播散

血源性传播是向中轴骨扩散的主要途径。哪一种传播途径（动脉或静脉）更常见是有争议的。在脊柱感染中动脉途径感染扩散更重要。椎体也有生理功能类似于长骨的干骺端的区域，在靠近前纵韧带的部位，这些部位具有小动脉网而容易受到细菌感染。这些区域有些非吻合的血管，血流比较慢，这些血管阻塞会导致缺血性坏死。在椎体中，节段性动脉通常供应两个邻近椎体和椎间盘，因此出现典型的椎间隙感染模式。静脉路径通常通过巴特森（Batson）静脉丛，这是一个平行于脊柱的无瓣膜静脉纵向网络。这些静脉位于胸腹腔外，与静脉系统的多条静脉相通，包括腔静脉、门静脉、奇静脉系统、肋间静脉、肺静脉和肾静脉。由于胸腔和腹腔内压力是可变的，血流方向也是可以改变的。咽椎丛有同样的生理功能。颅内腔和硬膜囊的脑脊液是相通的，肿瘤和感染可以通过这个途径播撒。颅内肿瘤可能在颈椎、胸椎、腰椎硬膜囊种植转移。同样，即使远端肿瘤累及骶管硬膜囊，也可向头侧播散至颅内脑脊液间隙。

病理问题

脊柱感染可分为椎间隙感染／椎体骨髓炎、硬膜下积脓、脊膜炎、髓内脓肿、脓毒性关节炎／小关节受累。椎间隙感染在 T1 加权图像上显示低信号强度，累及椎间盘并延伸至邻近椎体终板。终板形态不规则是一个典型的特征。非解剖形态的椎间盘内可见 T2 高信号，且 T2 高信号延伸至相邻的椎体。当涉及到椎间盘时，对比增强往往是不规则的，弥漫性增强延伸到受累椎体。扩散到椎旁软组织是椎间隙感染的一个重要方面，应通过脂肪抑制增强 T1 加权图像进行评估，寻找椎旁和腰大肌组织的强化，或在 T2 加权图像上寻找 T2 高信号。这不仅可以评价受累程度，也可评价可能存在的任何不稳定性以及是否有扩展到椎旁区域、硬膜外间隙和腰肌。

硬膜外脓肿、脊膜炎

孤立性硬膜外脓肿可在不伴有椎间盘间隙感染的情况下发生，但也可能与脊柱留置导管或先前的脊柱内固定物有关。该疾病罕见，其可能是血行播散的结果。脊膜炎的典型表现为 T1WI MR 增强扫描后沿脊髓软脊膜表面或马尾神经根呈线性增强。对于真菌感染，可以表现为一种多结节增强模式，类似肿瘤扩散的表现。脊髓硬膜下脓肿是一种罕见感染表现，但在严重的椎间隙感染并累及邻近硬膜外间隙时可发生。这大概是直接扩散到硬脊膜并感染硬膜下间隙的结果。

脊髓内脓肿罕见，但可能通过血行途径和通过直接扩散发生。在成人中，直接扩散是更典型的机制。在儿童中，典型的机制是通过皮窦直接扩散。化脓性关节炎／小关节受累可能经由血行播散或直接扩散发生。早期感染只能通过轻微的 T2 高信号累及小关节骨，并伴有小关节积液来确定。

成人与儿童

由于成人与儿童之间发育程度不同，化脓性感染的途径会有所不同。在成人中，椎体终板最早发生感染，扩散到相邻的椎间盘间隙，然后扩散至相邻椎体、椎旁组织和硬膜外间隙。在儿童中，生长板上存在血管通道，允许椎间盘原发性感染，随后椎体继发感染。椎间隙感染最常发生在腰椎，其次是胸部和颈部。危险因素很多，包括年龄超过 50 岁、糖尿病、类风湿关节炎、艾滋病、应用类固醇药物、尿路器械、既往脊柱骨折和截瘫。金黄色葡萄球菌是最常见的致病菌。假单胞菌可在药物滥用时发生。沙门氏菌感染是在镰状细胞贫血患者中经典的感染。不过，金黄色葡萄球菌感染仍是在这一人群中最常见的。

分类

Cierny 和 Mader 骨感染分类将该种病理情况分为 4 种解剖疾病类型和 3 种宿主类型，产生 12 个临床阶段。

这 4 种解剖类型是：①早期血源性或髓质骨髓炎，②浅表性骨髓炎（连续扩散），③局限性或全层骨受侵，④弥漫性骨髓炎。3 种宿主类型是：（A）正常的生理反应，（B）局部或系统性损害反应，（C）骨髓炎的治疗会比感染本身更糟糕。

Mehta（2001 年）将脊柱结核分为 4 组：①无后凸畸形的稳定的前缘病变采用前路清创和支撑植骨治疗；②伴有脊柱后凸和不稳定性的整体病变采用后侧

植入和前支撑移植治疗；③经胸手术治疗的高危患者，采用后路减压和内固定治疗；④孤立性后部病变可采用后路治疗。

临床意义

脊柱感染占所有骨髓炎的 2%~5%。轴向脊椎疼痛是最常见的表现。这是渐进性的，尽管它可能有相当隐袭的起病，产生疼痛且休息无缓解。发热是可变的，可能出现在不到 50% 的病例中。5% 的患者存在高热，10%~15% 的患者可出现运动和感觉障碍。在极少数情况下，髓内脓肿可出现运动或感觉神经功能障碍。脊柱感染常常被延误诊断。髓内脓肿致死率为 8%，70% 以上的患者可伴有持续性神经功能障碍。90% 以上的患者红细胞沉降率和 C 反应蛋白水平升高。25%~60% 的脊椎骨髓炎患者血液培养为阳性。

手术清创融合可能出于多种原因，包括获取特定微生物的需要、脓肿引流、持续性神经功能缺损、脊柱不稳和畸形的存在以及内科治疗失败。如果没有急性或进展性神经功能缺损，长期静脉注射抗生素仍然是首选的治疗方法。一个 6 周的静脉抗生素疗程是典型的，其中可能还包括在静脉应用结束时额外的口服抗生素方案。还可使用外部脊椎固定和支撑。复发性菌血症、椎旁脓肿、慢性鼻窦引流与复发有关。感染的慢性自体融合是一种常见的成功的非手术治疗结果。

鉴别诊断

MR 是评估硬膜外脓肿的主要诊断方式，其和 CT 脊髓造影对硬膜外感染同样敏感，但也允许用于排除其他诊断，如椎间盘突出、空洞、肿瘤和脊髓梗死。硬膜外脓肿的 MR 成像显示硬膜外间隙有一个软组织肿块，边缘呈锥形，对硬膜囊和脊髓有肿块效应。硬膜外肿块在 T1WI 上通常与脊髓呈等信号，在 T2WI MR 上信号呈高信号。对比增强 MR 对充分阐明脓肿是必要的。硬膜外脓肿 MR 对比增强的表现形式包括：①弥漫和均一强化，②不均质强化，③周边强化。当 MR 平扫不明确时，增强是一种非常有用的辅助手段，可用于确定病变范围，显示感染活动情况，指导穿刺活检和后续治疗。成功的治疗应该使椎旁软组织、椎间盘和椎体的增强程度逐渐降低。在脊椎骨髓炎的初期，当椎间盘间隙未受累时，仅使用 MR 可能难以从鉴别诊断中排除肿瘤性疾病、Ⅰ 型退行性终板改变

或压缩性骨折。通常需要进行后续研究以进一步确定病变的性质。

Boden 等认为，在术后脊椎中出现椎间盘间隙强化、环形强化和椎体强化三联征，再配合相应的实验室检查结果，如红细胞沉降率升高，则能诊断椎间隙感染。然而，有一组正常的术后患者在没有椎间盘间隙感染的证据的情况下，出现了环形强化（在手术入路区）、椎间盘强化和椎体终板强化。术后正常强化下，椎间盘强化的典型表现为与相邻终板平行的薄带，而椎体强化是与 Ⅰ 型退行性终板改变相关的强化。这种情况应与椎间盘间隙感染时的不均匀强化相区别。

（丁菲儿、黄世廷 译）

参考文献

1. Zhou J et al: Incidence of surgical site infection after spine surgery: a systematic review and meta-analysis. Spine (Phila Pa 1976). 45(3):208-16, 2020
2. Babic M et al: Infections of the spine. Infect Dis Clin North Am. 31(2):279-97, 2017
3. Torres C et al: Imaging of spine infection. Semin Roentgenol. 52(1):17-26, 2017
4. Duarte RM et al: Spinal infection: state of the art and management algorithm. Eur Spine J. 22(12):2787-99, 2013
5. Malghem J et al: Necrotizing fasciitis: contribution and limitations of diagnostic imaging. Joint Bone Spine. 80(2):146-54, 2013
6. Go JL et al: Spine infections. Neuroimaging Clin N Am. 22(4):755-72, 2012
7. DeSanto J et al: Spine infection/inflammation. Radiol Clin North Am. 49(1):105-27, 2011
8. Celik AD et al: Spondylodiscitis due to an emergent fungal pathogen: Blastoschizomyces capitatus, a case report and review of the literature. Rheumatol Int. 29(10):1237-41, 2009
9. Hong SH et al: MR imaging assessment of the spine: infection or an imitation? Radiographics. 29(2):599-612, 2009
10. Karikari IO et al: Management of a spontaneous spinal epidural abscess: a single-center 10-year experience. Neurosurgery. 65(5):919-23; discussion 923-4, 2009
11. Mylona E et al: Pyogenic vertebral osteomyelitis: a systematic review of clinical characteristics. Semin Arthritis Rheum. 39(1):10-7, 2009
12. Petruzzi N et al: Recent trends in soft-tissue infection imaging. Semin Nucl Med. 39(2):115-23, 2009
13. Posacioglu H et al: Rupture of a nonaneurysmal abdominal aorta due to spondylitis. Tex Heart Inst J. 36(1):65-8, 2009
14. Sobottke R et al: Treatment of spondylodiscitis in human immunodeficiency virus-infected patients: a comparison of conservative and operative therapy. Spine (Phila Pa 1976). 34(13):E452-8, 2009
15. Thwaites G et al: British Infection Society guidelines for the diagnosis and treatment of tuberculosis of the central nervous system in adults and children. J Infect. 59(3):167-87, 2009
16. Dai LY et al: Anterior instrumentation for the treatment of pyogenic vertebral osteomyelitis of thoracic and lumbar spine. Eur Spine J. 17(8):1027-34, 2008
17. Mehta JS et al: Tuberculosis of the thoracic spine. A classification based on the selection of surgical strategies. J Bone Joint Surg Br. 83(6):859-63, 2001
18. Mader JT et al: Staging and staging application in osteomyelitis. Clin Infect Dis. 25(6):1303-9, 1997
19. Boden SD et al: Postoperative diskitis: distinguishing early MR imaging findings from normal postoperative disk space changes. Radiology. 184(3):765-71, 1992

（左图）矢状图示腰椎间隙感染伴椎体骨髓炎、终板破坏和骨髓水肿。有腹侧和背侧脓肿聚积

（右图）椎间盘间隙感染的矢状 T1WI C+FS MR 显示 L5 和 S1 椎体（➡）和椎间盘的强化，伴随椎前和硬膜外蜂窝织炎（➡）的蔓延

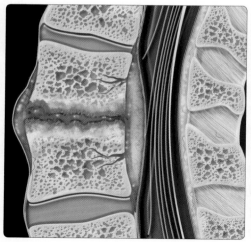
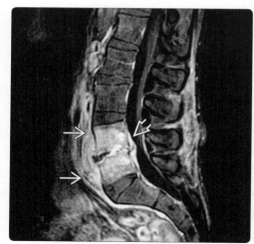

（左图）椎间隙感染的轴位 T1WI C+ MR 示炎症扩散到椎前间隙、腰大肌和棘背肌，蜂窝织炎延伸到腹侧硬膜外，压迫硬膜囊（➡）

（右图）轴位 T2WI FS MR 示炎症扩展到椎前间隙、腰大肌（➡）和棘背肌（➡）

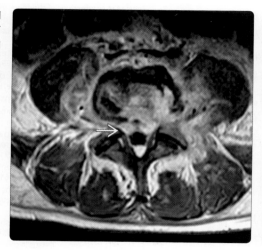
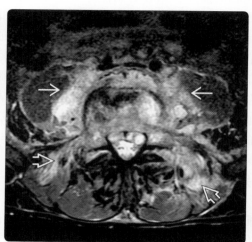

（左图）轴位 T1WI C+ MR 示播散性球孢子菌病伴发弥漫性骨和软组织受累，蔓延至邻近椎旁并侵入肺

（右图）轴位 T2WI MR 示球孢子菌病巨大的椎旁脓肿（➡），由于椎间隙感染及骨髓炎导致椎管内正常硬膜囊消失

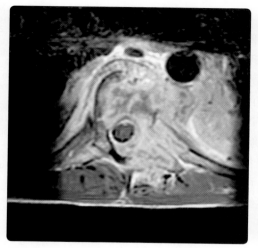
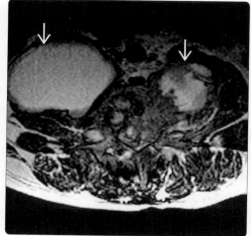

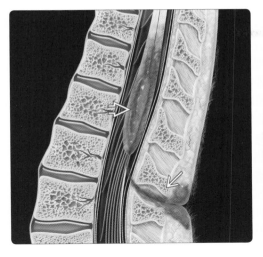

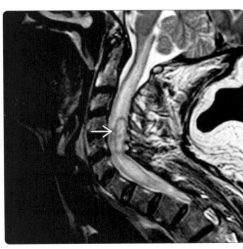

（左图）矢状位示真皮窦（➡）从皮肤表面直接蔓延到圆锥，伴有圆锥脓肿（➡）和广泛的脊髓水肿

（右图）一名患有颈髓脓肿和链球菌心内膜炎患者的矢状位 T2WI MR 示脊髓弥漫性肿胀，伴发 C4 到 C5-C6 水平脊髓内 T2 环形低信号（脓肿壁）（➡）

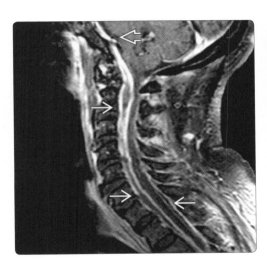

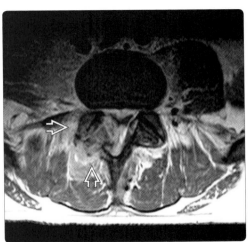

（左图）矢状位 T1WI C+ MR 脂肪抑制显示累及整个颈椎和沿斜坡蔓延（➡）的伴有周围强化（➡）的广泛硬膜下脓肿

（右图）图示化脓性小关节炎。轴位 T1WI C+ MR 示 L4-5 水平右侧小关节感染扩散，伴有弥漫性小关节骨强化和关节突旁软组织受累（➡）

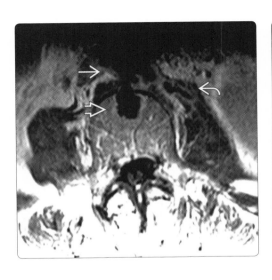

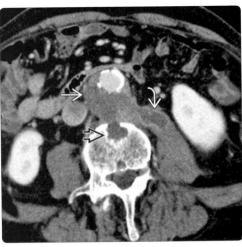

（左图）轴位 T1WI C+ MR 显示霉菌性主动脉瘤（➡）感染直接蔓延到腹侧椎体，导致骨破坏和骨髓炎（➡），感染亦直接蔓延累及腰大肌（➡）

（右图）轴位强化 CT 示霉菌性主动脉瘤（➡）感染直接蔓延至椎体（➡）和左侧腰大肌（➡）

要 点

影像学

- MR
  - 弥漫性、广泛的蛛网膜下腔强化
  - 平滑或不规则脊膜强化

主要鉴别诊断

- 癌性脊膜炎
  - 沿着脊髓或神经根局灶性或弥漫性、片状或结节状强化
- 结节病
  - 软脊膜 + 神经根强化类似脊膜炎
- 腰椎蛛网膜炎
  - 神经根附着于鞘囊周围的空囊征
- 吉兰 - 巴雷综合征

- 炎症性自身免疫性脱髓鞘，通常在近期病毒性疾病后发生

病理学

- CSF 和脊髓周围的脊膜覆盖物感染
- 相关发现
  - 椎间盘炎
  - 脊髓硬膜外脓肿
  - 脑脊液流动受阻→脊髓内压力增加→脊髓空洞症

临床信息

- 急性发热、寒战、头痛和意识水平改变

诊断思路

- 早期脊膜炎影像学检查常为阴性
  - 晚期细菌性脊膜炎或肉芽肿性感染阳性
- 静脉注射钆可提高检测脊膜炎疾病的敏感性

（左图）矢状位 T1WI C+ MR 显示软脊膜弥漫性轻度不规则强化（➡）。未见明显的硬膜外或椎体炎症变化。只有 55%~70% 的感染性脊膜炎患者对比增强 MR 图像出现异常对比剂增强。对比增强 MR 对病毒性脊膜炎特别不敏感

（右图）轴位 T1WI C+ MR 显示弥漫性神经根强化（➡）

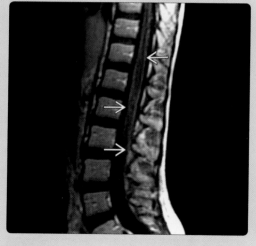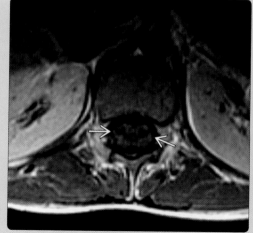

（左图）矢状位 T1WI C+ MR 显示表现为蔓延至颅后窝（➡）的弥漫性软脊膜强化（➡）

（右图）矢状位 T2 MR 显示弥漫性髓内高信号（➡），与合并脊膜炎的脊髓缺血一致。炎症性血管炎可导致血管损害。继发于蛛网膜炎的血管功能不全会引起迟发性并发症，如截瘫、感觉丧失和尿失禁

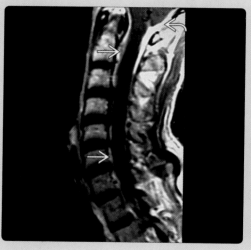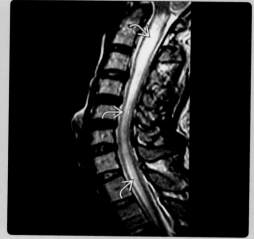

术语

同义词

- 传染性蛛网膜炎

定义

- 脊髓软脊膜和蛛网膜下腔感染

影像学

一般特征

- 最佳诊断线索
  - 弥漫性、广泛的蛛网膜下腔强化
- 部位
  - 所有脊髓节段均受累
- 大小
  - 广泛或局限
- 形态学
  - 平滑或不规则脊膜强化
  - 弥漫性脑脊液强化

CT 表现

- CECT
  - 脑脊液强化 ± 脊膜

MR 表现

- T1WI
  - 脑脊液信号增强
  - 脊髓 - 脑脊液分界模糊
  - 脊髓形态不规则
  - 神经根结节
- T2WI
  - 蛛网膜下腔闭塞
  - 蛛网膜下腔结节状或带状充盈缺损
  - 脊髓受累并发症：脊髓信号强度呈高信号
  - ± 局灶性或弥漫性脊髓肿胀
- T1WI C+
  - 平滑或结节状软脊膜强化
    - 可能表现出均匀脑脊液强化
  - 平滑或结节状神经根强化
    - ± 节段性或局灶性髓内强化

影像学建议

- 最佳成像方法
  - 轴位和矢状位 T1WI C+
    - 晚期细菌性脊膜炎或肉芽肿性感染阳性
- 成像建议
  - MR 造影对脑膜疾病的检测是必要的

鉴别诊断

癌性脊膜炎

- 原发性中枢神经系统肿瘤
- 转移性肺癌、乳腺癌、黑色素瘤、淋巴瘤
- T1WI、T2WI 神经根增粗、模糊

- 脑脊液阻塞
- 沿脊髓或神经根局灶性或弥漫性、片状或结节状强化

结节病

- 脊髓及其覆盖物的干酪性肉芽肿性炎症
- 多种影像学表现
  - 软脊膜 + 神经根强化类似于脊膜炎
  - 脊髓水肿伴局灶性髓内强化类似脊髓炎
- 同时出现的全身表现和血管紧张素转换酶水平升高有助于诊断
  - 5% 结节病患者有中枢神经系统受累

腰椎蛛网膜炎

- 常伴有既往手术史
- 典型的马尾受累
- 神经根聚集形成中央肿块或多条索
  - ± 轻度神经根强化
- 神经根贴壁于硬膜囊周围的空囊征

吉兰 – 巴雷综合征

- 炎症性和自身免疫性脱髓鞘，通常在近期病毒性疾病后发生
- 渐进性麻痹
- 锥体和马尾弥漫性强化
  - ± 神经根增粗（罕见）

颅内低血压

- 自发性或既往脊柱外伤、诊断或介入治疗
  - 腰椎穿刺（LP）使颅内压下降
  - 硬脑膜静脉充血
  - 弥漫性脑膜增厚、强化
- 小脑扁桃体下降 + 颅后窝前桥间隙消失

病理学

一般特征

- 病因
  - 急性脊膜炎：症状出现 <24 h
  - 几乎都是细菌源性
  - 新生儿：B 组链球菌、革兰氏阴性杆菌、单核细胞增生李斯特菌
    - 2 个月至 12 岁：流感嗜血杆菌、肺炎链球菌和脑膜炎奈瑟菌
    - 成人：以上细菌 + 链球菌 + 葡萄球菌
  - 亚急性脊膜炎：症状在 1~7 天内出现
  - 大部分是病毒（如与 HIV 相关的 CMV 神经根脊髓炎），有些是细菌（如莱姆病）
  - 慢性脊膜炎：症状波动 >7 天
    - 结核病
    - 梅毒
    - 真菌：球孢子菌病、隐球菌病和曲霉病
  - 感染机制
    - 来自椎外病灶的血行播散
    - 从邻近的脊柱炎、脊髓硬膜外脓肿开始的相邻扩散

- 通过外伤或直接扩散
- 不明原因的感染源：可能是鼻咽定植的细菌（脑膜炎球菌）
  ○ 细菌性脊膜炎的病理生理学
    - 早期蛛网膜下腔急性炎性渗出物
    - 毒性介质增强炎症反应
    - 血液屏障的通透性增加
    - 大量的炎症细胞
    - 可能由来自血管炎导致的缺血、静脉充血和/或直接感染引起脊髓肿胀和水肿
- 相关异常表现
  ○ 椎间盘炎
  ○ 脊髓硬膜外脓肿
  ○ 硬膜下脓肿
  ○ 蛛网膜下腔囊肿
  ○ 纤维蛋白沉积导致蛛网膜下腔阻滞
  ○ 脊髓炎
  ○ 脊髓脓肿
  ○ 脊髓空洞症
    - 脑脊液流动受阻导致脊髓内压力增加，随后中央管扩张

显微特征

- 细胞碎片、炎症细胞和微生物
- 结核性脊膜炎
  ○ 小结节由上皮样细胞、朗格汉斯巨细胞和干酪样病灶组成
- 脑-脑脊液屏障完整性丧失，氧化应激和 S-100B（星形胶质细胞激活/损伤的中介物质）
  ○ 导致严重的神经系统并发症和细菌性脊膜炎

临床信息

表现

- 常见体征/症状
  ○ 急性发热、寒战、头痛和意识水平改变
  ○ 其他体征/症状
    - 全身抽搐
    - 颈部僵硬
    - 轻瘫
    - 感觉异常
    - 步态障碍
    - 膀胱功能障碍
- 临床概况
  ○ 结核性或真菌性脊膜炎症状较轻，病程较长

人口统计学

- 年龄
  ○ 新生儿
  ○ 婴儿：3~8 个月高峰期
  ○ 成人：20 多岁、60 多岁
- 性别
  ○ 成年人无性别偏好
  ○ 新生儿男∶女 =3∶1
- 流行病学
  ○ 细菌性脊膜炎的发生率：每 10 万人中 2~3 人

转归及预后

- 预后取决于疾病的严重程度、病因、病原体、患者年龄和并发症
  ○ 细菌性脊膜炎死亡率（20%~90%）
    - 取决于最初的神经损伤程度和进展速度
    - 慢性残疾包括瘫痪、癫痫、耳聋等
  ○ 病毒性脊膜炎的严重程度一般较轻
    - 大多数情况下 2 周内完全恢复

治疗

- 以脑脊液正常表现的细菌性脊膜炎是不常见的
  ○ 发生率（0.5%~12%）
  ○ 脊膜炎患者的"正常"脑脊液与儿童的年龄或随后证实的微生物感染无相关性
    □ 与病程有关；在发病 24 小时内进行腰椎穿刺时（在炎症反应出现之前），发病率更高
    □ 临床疑似病例 24~48 小时后重复腰椎穿刺
    □ 初始脑脊液清澈时，血液培养阳性病例重复腰椎穿刺
- 脑脊液乳酸水平→区分乳酸增加的细菌性感染与非细菌性（病毒性）脑膜炎
  ○ 高灵敏度、特异度和预测值
  ○ 第 1 次腰椎穿刺水平没有预后价值，但治疗期间脑脊液乳酸减低→预后良好
- 水化作用和疼痛管理的支持性护理
- 静脉注射地塞米松可减少炎症反应和脑/脊髓水肿
- 基于各年龄组疑似微生物的经验性静脉抗生素治疗
- 生物体特异性静脉抗生素治疗
- 脑膜炎奈瑟菌密切接触者的预防性口服抗生素治疗

诊断思路

影像解读要点

- 早期脊膜炎影像学检查常为阴性
- T1WI 脑脊液信号强度升高，伴有弥漫性增强，提示脊膜炎

（丁菲儿、黄世廷 译）

参考文献

1. Donovan J et al: The neurocritical care of tuberculous meningitis. Lancet Neurol. 18(8):771-83, 2019
2. GBD 2016 Meningitis collaborators. Global, regional, and national burden of meningitis, 1990-2016: a systematic analysis for the Global Burden of Disease Study 2016. Lancet Neurol. 17(12):1061-82, 2018
3. Thakur KT et al: Chronic meningitis. Continuum (Minneap Minn). 24(5, Neuroinfectious Disease):1298-326, 2018
4. Bottomley MJ et al: Future challenges in the elimination of bacterial meningitis. Vaccine. 30 Suppl 2:B78-86, 2012
5. Cunha BA: Cerebrospinal fluid (CSF) lactic acid levels: a rapid and reliable way to differentiate viral from bacterial meningitis or concurrent viral/bacterial meningitis. J Clin Microbiol. 50(1):211, 2012
6. Edmond K et al: Global and regional risk of disabling sequelae from bacterial meningitis: a systematic review and meta-analysis. Lancet Infect Dis. 10(5):317-28, 2010

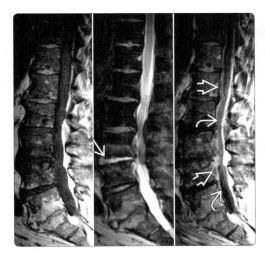

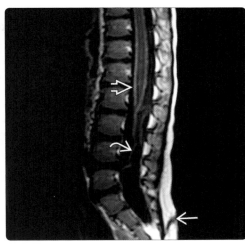

（左图）矢状位 T1（左）、STIR（中）和 T1 C+ MR 图像显示 L3-L4 椎间盘间隙感染（→）伴弥漫性硬膜外蜂窝织炎（→）及马尾弥漫性强化（→）

（右图）弥漫性软脊膜和马尾强化是由脊膜炎引起的（→）。轻微的强化勾勒出表皮样的轮廓（→）。骶下区背侧见一皮肤窦道（→）

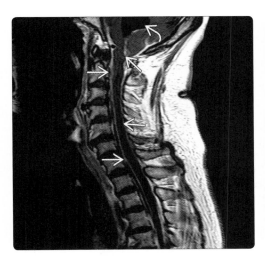

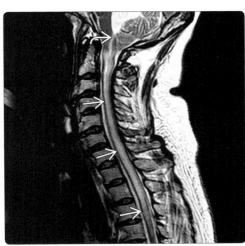

（左图）矢状位 T1WI C+ MR 显示脊髓周围广泛的软脊膜增强（→）。严重的球孢子菌脊膜炎导致第 4 脑室扩大（→）

（右图）严重的球孢子菌脊膜炎导致的弥漫性 T2 高信号从颅底（→）向下延伸到 T4 水平（→）。脊髓边缘受累较轻。广泛性颈髓水肿（空洞前）与明显的脑积水和第 4 脑室流出道梗阻有关

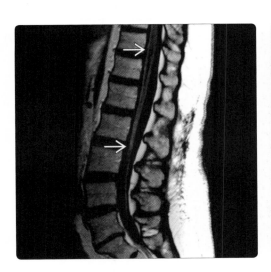

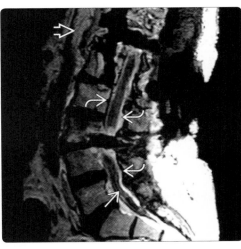

（左图）矢状位 T1WI C+ MR 显示马尾和远端脊髓表面弥漫性异常强化（→），鞘囊内神经中央束化。软脊膜强化是由于组织胞浆菌病（成功地用抗真菌药物治疗）

（右图）矢状位 T1WI C+ MR 显示硬脊膜广泛增厚并强化，弥漫性硬膜外蜂窝织炎（→）。大量感染累及软组织（→）、硬膜外间隙和蛛网膜下腔（→）

术语

- 脊柱椎体和间盘的细菌化脓性感染

影像学

- T1WI 上边界不清的椎体骨髓低信号，伴椎间盘两侧终板轮廓缺失
- 椎间盘高度缺失和椎间盘信号异常
- 椎体终板骨皮质破坏
- 椎体塌陷
- 椎管旁 ± 硬膜外软组织浸润 ± 局部积液
- MR 随访
  - 应关注软组织表现
  - MR 表现多样，与临床症状有时不符

鉴别诊断

- 退行性椎体终板改变

- 结核性脊柱炎
- 脊柱神经性关节病

病理学

- 易感因素
  - 静脉用药
  - 免疫功能低下，慢性疾病（肾衰竭、肝硬化、肿瘤、糖尿病）
  - 金黄色葡萄球菌是最常见致病菌

临床信息

- 急性或慢性背痛
- 脊柱局限性压痛
- 发热
- ESR、CRP、WBC 升高

（左图）矢状位 T1（左）和 T2（右）胸椎 MR 显示椎间盘间隙感染/椎骨骨髓炎（DSI/VO），具有融合的 T1 低信号（➡）和椎间盘异常 T2 高信号（⇨），累及邻近椎体（➡），未见硬膜外脓肿的表现

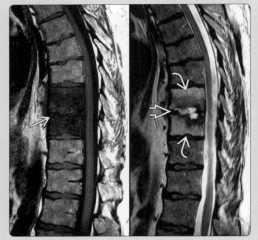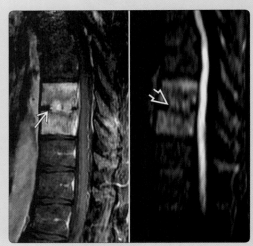

（右图）矢状位 T1 C+ FS（左）和 DWI（右）胸椎 DSI 显示椎间盘异常不规则强化（➡），椎体弥漫性强化。DWI 显示跨椎间盘的弥散性异常信号（⇨）

（左图）矢状位 STIR MR 显示咽后及椎前间隙的液体高信号（➡）。C6、C7 椎体骨髓水肿（➡），椎间隙内见沿椎体终板走行的不规则液体信号

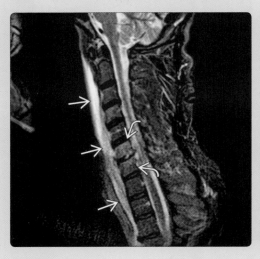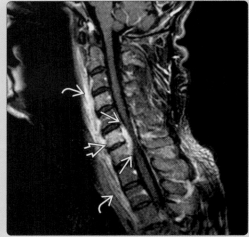

（右图）矢状位 T1WI C+ FS MR 图像显示 C6-C7 水平硬膜外不规则强化的蜂窝织炎，压迫脊髓。C6-C7 椎体不均质强化。注意椎前强化软组织代表蜂窝织炎

术语

同义词

- 化脓性椎间盘炎、椎间盘间隙感染（disc space infection, DSI）

定义

- 脊柱椎体及间盘的细菌化脓性感染

影像学

一般特征

- 最佳诊断
  - T1WI 上边界不清的椎体骨髓低信号，伴椎间盘两侧终板轮廓缺失
- 位置
  - 可累及全脊柱任何椎体
  - 腰椎（48%）＞胸椎（35%）＞颈椎（6.5%）
- 形态学
  - 间盘变薄
  - 间盘信号异常
  - 椎体终板骨皮质破坏
  - 不明确的骨髓信号改变
  - 椎体塌陷
  - 脊髓旁 ± 硬膜外软组织浸润性 ± 局部积液
    - 存在于 75% 的化脓性脊椎骨髓炎（VO）中

X 线表现

- 平片
  - 出现症状后 2~8 周内为阴性
  - 初始椎体及终板的骨质溶解，随后骨密度增高
  - 椎旁软组织密度和脂肪层丢失
  - 病程晚期椎间盘间隙融合

CT 表现

- CT 平扫
  - 终板溶骨 / 骨硬化改变
  - 冠状位及矢状位重建显示脊柱变形
  - 椎旁软组织密度增加
  - 软组织内气体密度
- 强化 CT：椎间盘、骨髓和椎旁软组织强化

MR 表现

- 椎间盘
  - T1WI 低信号
  - 可变的，通常 T2WI 高信号
  - 弥漫性边缘强化
  - 椎间盘高度下降
- 邻近椎间盘的椎体骨髓信号异常
  - T1WI 低信号
  - 压脂 T2WI 或 STIR 高信号
  - 钆增强明显强化
- 脊柱旁、硬膜外脓肿
  - T1WI 类似于肌肉信号

- T2WI 高信号，边缘强化
- 脊髓压迫
- DWI
  - 急性期：椎体、终板、间盘为高信号
  - 慢性期：低信号
- MR 随访
  - MR 表现各异，与临床症状有时不符
  - 脊柱旁感染及硬膜强化减弱
  - 椎体及间盘的强化程度、骨髓水肿无变化或加重

核医学表现

- 骨扫描
  - 三期 Tc-99m 二膦酸盐扫描显示所有阶段均显示代谢活跃
- 镓扫描
  - 柠檬酸镓（Ga-67）摄入增加
- 白细胞扫描
  - 慢性椎体骨髓炎的患者常出现假阴性

影像学建议

- 最佳成像方法
  - 矢状位及轴位的 T2WI 及 T1WI 图像
    - 敏感性（96%），特异性（92%），准确性（94%）
  - SPECT 扫描是很好的选择
    - 敏感性及特异性低于 90%
- 成像建议
  - STIR 及 FSE T2 对骨髓水肿及硬膜外受累情况比较敏感
  - 强化 T1WI 抑脂序列能提高诊断敏感性
    - 能更好地显示硬膜外及软组织病变

鉴别诊断

退行性椎体终板改变

- 椎体终板的变化与化脓性骨髓炎相似
- 椎间盘脱水
  - T1WI、T2WI 呈低信号
  - 注射 GD 后无强化
- 椎体终板无破坏

结核性脊柱炎

- 胸椎中段或胸腰段发病率大于腰椎或颈椎
- 椎体塌陷，驼背畸形
- ± 椎体终板骨质破坏
- 超出椎体病变范围的冷脓肿

脊柱神经性关节病

- 脊髓损伤后遗症
- 椎间隙变窄，T2 信号减低，椎体终板破坏、硬化，骨赘病，软组织肿块
  - 椎间盘炎和神经性脊柱病均有此表现
- 椎间盘积气，小关节受累，脊柱滑脱，脊柱结构破坏

慢性血液透析性脊柱关节病

- 颈椎最常见

- 椎间隙变窄，终板破坏，椎体破坏
- 椎体骨髓 T1WI、T2WI 信号减低
- T2WI 上椎间盘呈低至中等信号强度

脊柱转移
- 散在的或边界不清的椎体病变
  - T1WI 呈低信号
  - T2WI 呈高信号
  - 钆增强有强化
- 椎体附件通常受累
- 椎间盘间隙无受累

病理学

一般特征
- 病因学
  - 诱发因素
    - 静脉用药
    - 免疫功能低下
    - 慢性疾病（肾衰竭、肝硬化、肿瘤、糖尿病等）
  - 金黄色葡萄球菌是最常见致病菌
    - 革兰氏阴性菌中最常见的是大肠埃希菌
    - 镰状细胞病中更常见的是沙门氏菌
  - 脊柱外原发病变导致的菌血症
    - 感染的最常见传播途径
    - 泌尿系或胃肠道、肺、心脏、黏液 / 皮肤源性感染
    - 主要种植邻近终板的富血管的软骨下骨
    - 椎间盘、相邻椎体继发感染
    - 由于血管存在，椎间盘是儿童感染的第 1 个部位
  - 可由穿通伤、手术或介入诊疗过程中直接种植感染
  - 脊柱旁软组织感染扩散
    - 憩室炎、阑尾炎、肠道感染性疾病
    - 肾盂肾炎

临床信息

表现
- 常见体征 / 症状
  - 急性或慢性背痛
  - 脊柱局限性压痛
  - 发热
- 其他的体征 / 症状
  - 脊髓受损时的脊髓症状
  - 血沉、C 反应蛋白、白细胞计数升高
- 临床概况
  - 诊断前症状平均持续时间为 7 周

人口统计学
- 年龄
  - 双峰分布
    - 儿童患者
    - 60～70 岁老人
- 流行病学

  - 2%～7% 的骨髓炎发生在脊柱

转归及预后
- 椎体塌陷
- 死亡率：2%～12%
- 如果诊断治疗及时，症状可以缓解
  - 15% 的患者会有一部分功能障碍
- 由于治疗不彻底导致复发（2%～8%）
- 不可逆的神经功能损害
  - 延误诊断及诊断有神经功能损害的患者，随访中仍然会有神经功能症状
  - 以往脊柱手术效果不佳者：首次脊椎感染出院 1 年内再住院者
  - 长期残疾的独立诱发因素
    - 神经损伤诊断时间 ＞8 周，使人残疾的疾病
- 影像学的改善可能滞后于临床表现的改善

治疗
- CT 引导或开放式活检通常比血培养产生更多的致病微生物（77% 对 58%）
  - 抗生素治疗显著降低了发病率（23% 对 60%）
- 早期经验性抗生素治疗，广谱覆盖直至分离出病原体
- 生物体特异性肠胃外抗生素 6～8 周
- 使用支具固定脊柱 6～12 周
- 手术治疗
  - 椎板切除术、清创、± 固定
    - 围手术期抗生素治疗和清创固定是有效和安全的
    - 存在硬膜外脓肿容易出现脊柱不稳

诊断思路

影像解读要点
- 弥漫性椎间盘、相邻椎体骨髓、软组织强化伴终板侵蚀高度提示脊椎骨髓炎

（丁菲儿、黄世廷 译）

参考文献

1. Cox M et al: Utility of sagittal MR imaging of the whole spine in cases of known or suspected single-level spinal infection: overkill or good clinical practice? Clin Imaging. 51:98-103, 2018
2. Babic M et al: Infections of the spine. Infect Dis Clin North Am. 31(2):279-97, 2017
3. Torres C et al: Imaging of spine infection. Semin Roentgenol. 52(1):17-26, 2017
4. Berbari EF et al: 2015 Infectious Diseases Society of America (IDSA) clinical practice guidelines for the diagnosis and treatment of native vertebral osteomyelitis in adults. Clin Infect Dis. 61(6):e26-46, 2015
5. Falip C et al: Chronic recurrent multifocal osteomyelitis (CRMO): a longitudinal case series review. Pediatr Radiol. 43(3):355-75, 2013
6. Fantoni M et al: Epidemiological and clinical features of pyogenic spondylodiscitis. Eur Rev Med Pharmacol Sci. 16 Suppl 2:2-7, 2012
7. Sehn JK et al: Percutaneous needle biopsy in diagnosis and identification of causative organisms in cases of suspected vertebral osteomyelitis. Eur J Radiol. 81(5):940-6, 2012
8. Kowalski TJ et al: Follow-up MR imaging in patients with pyogenic spine infections: lack of correlation with clinical features. AJNR Am J Neuroradiol. 28(4):693-9, 2007
9. Modic MT et al: Vertebral osteomyelitis: assessment using MR. Radiology. 157(1):157-66, 1985

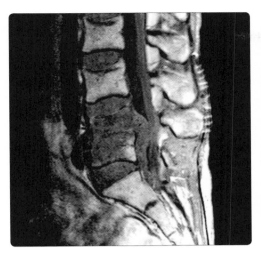
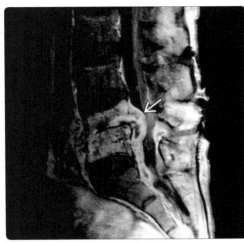

（左图）一位有腰椎手术史的患者矢状位 T1WI MR 显示 L4-L5 处 DSI，表现为骨髓低信号、椎体塌陷、终板侵蚀、椎间盘间隙消失和硬膜外积液

（右图）矢状位 T1WI C+ MR 显示椎体和椎间盘强化。L4-L5 至 S1 有硬膜外脓肿（➡），与化脓性椎体骨髓炎范围一致。L4-L5 出现严重的椎管狭窄

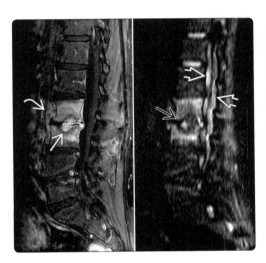
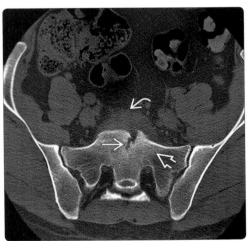

（左图）一位腰椎 DSI/VO 患者矢状位 T1 C+ FS（左）、DWI（右）显示椎体及 L2-L3 椎间盘（➡）弥漫性异常强化伴椎前蜂窝织炎（➡）。DWI（➡）显示椎间盘 / 椎体内高信号（➡）。注意混杂的边界不清的脑脊液增高信号，不要与脓肿相混淆（➡）

（右图）轴位 CT 重建显示沿 S1 椎体前上缘的不规则皮质断裂（➡）、轻微硬化（➡）和骶前软组织肿块（➡）

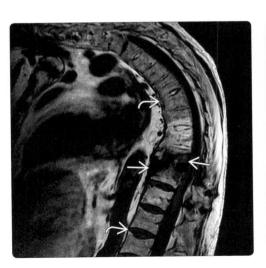
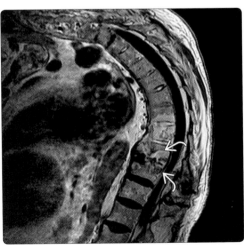

（左图）两个相邻中段胸椎体的骨髓中可见异常 T1 低信号（➡）。薄的韧带骨化（➡）与强直性脊柱炎（AS）相似

（右图）T1 C+ MR 显示邻近终板的不规则强化（➡），无菌性脊柱炎可使 AS 复杂化。增生的硬膜外组织无炎症浸润和新骨反应，提示机械因素的作用，可能导致神经系统并发症

（左图）上胸椎 DSI 的矢状位 NECT（骨窗）显示以塌陷的椎间盘间隙（➡）为中心的 T1 和 T2 椎体的破坏，伴有明显不规则的终板和后凸畸形

（右图）轴向 NECT 显示 T1 和 T2 椎体的破坏，伴有明显不规则的终板和椎体旁软组织肿块（脓肿）

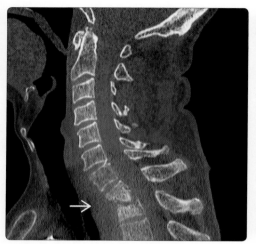
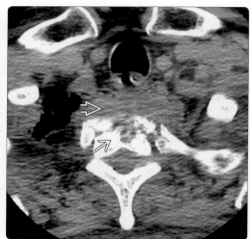

（左图）矢状位 C+ MR 显示感染累及多个腔隙，相邻椎体终板破坏和塌陷（➡），一个巨大的腹侧脓肿（➡），并延伸至后方（➡）

（右图）矢状位 STIR MR 显示 T1 和 T2 塌陷，终板破坏（➡），巨大腹侧脓肿使前纵韧带移位（➡），并蔓延至附件

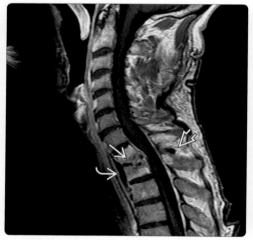
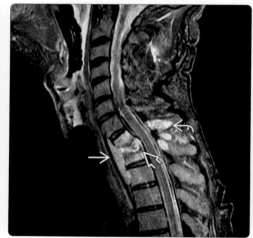

（左图）矢状位 T2 MR 显示 C5-C6 DSI（➡）伴相邻椎体的信号增高和广泛的椎前水肿（➡），有一个小的硬膜外脓肿，轻微推压脊髓（➡）

（右图）矢状位 T1 C+ MR 显示 C5、C6 椎体强化，伴有轻度椎间盘不规则和弥漫性椎前软组织强化（➡）。可见小的腹侧硬膜外脓肿（➡）

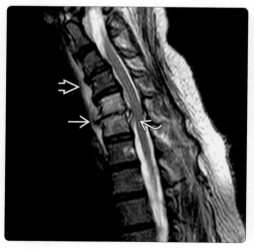
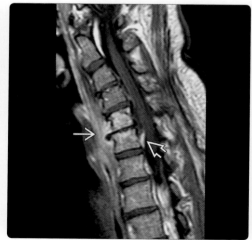

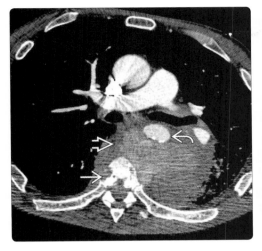

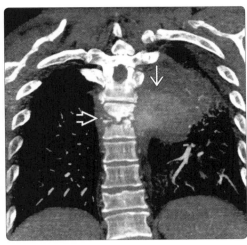

（左图）轴位 CTA 显示来自邻近胸椎骨髓炎的蔓延的主动脉真菌性动脉瘤。纵隔内有一个巨大的强化病变，与假性动脉瘤一致，使主动脉（➡）向前移位（➡）。伴有骨髓炎引起的椎体破坏（➡）

（右图）邻近骨髓炎的主动脉真菌性动脉瘤冠状位 CTA 显示假性动脉瘤（➡）和周围的炎性肿块，以及以椎间盘间隙（➡）为中心的骨质破坏

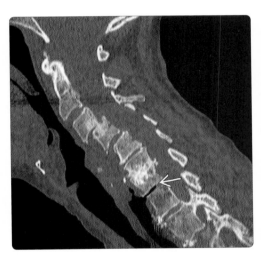

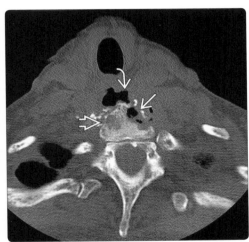

（左图）矢状位骨 NECT 显示一个复杂的食管穿孔病例（先前颈部放疗和食管狭窄），并在椎间盘内形成瘘管（➡）（伴有相邻椎体骨髓炎）

（右图）轴向 NECT（骨窗）显示 C7 椎体溶解性破坏（➡），气体从食管腔（➡）后缘扩散至椎体椎间盘（➡）

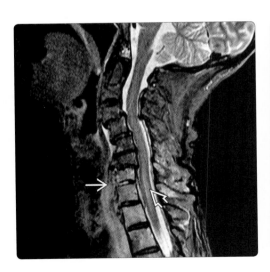

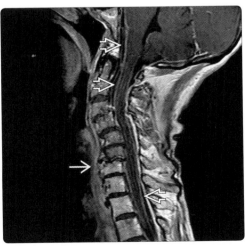

（左图）食管间盘瘘患者的矢状位 STIR MR 显示增厚的椎前软组织异常高信号（➡）延伸到 C7-T1 椎间盘。由于放射作用或脊膜炎伴脊髓炎（➡），脊髓内也有异常的高信号

（右图）矢状位 T1 C+ MR 显示 C7 瘘管附近的椎前软组织（➡）弥漫性强化，有弥漫性脊膜炎（➡）伴软脊膜强化的表现

术语

- 结核性脊柱炎（tuberculous spondylitis, TS）
- 继发于肺结核的脊椎和邻近软组织的肉芽肿性感染

影像学

- 驼背脊柱有相对完整的椎间盘，大的椎旁脓肿
- 中段胸椎或胸腰段椎体 > 腰椎、颈椎
- 单个椎体或椎体后缘受累
- 矢状位 STIR 或 FSE T2 脂肪饱和成像序列对硬膜外骨髓水肿最敏感
  - MR 是评估疾病程度、评价治疗效果的最佳影像方法

主要鉴别诊断

- 化脓性脊柱炎
  - 初次感染发生于软骨下骨
  - 椎间盘通常受影响

- 真菌性脊柱炎
- 脊柱转移瘤
  - 骨外硬膜外或椎旁受累
  - 椎间隙存在
- 布鲁氏菌性脊柱炎

病理学

- 经血行或淋巴系统播散
- 椎体前部最先受累
- 沿着前、后纵韧带下方扩散到不相邻的椎体

临床信息

- 慢性背痛、局部压痛、发热
- 相比其他肉芽肿性感染，结核性脊柱炎的神经系统功能障碍更为常见

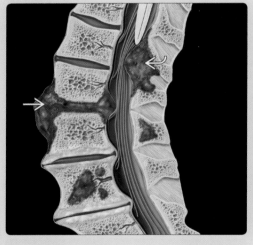

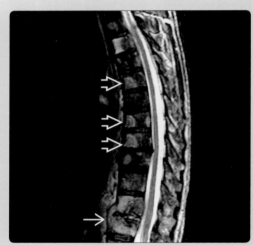

（左图）经腰椎的矢状位图像显示多灶性肉芽肿性骨髓炎。在 L3-4 椎间隙（➡）及 L2-L3 棘突之间（➡）为冷脓肿

（右图）一例结核（TB）感染患者的矢状位 STIR MR 显示相邻椎体受累，伴韧带下脓肿扩散和部分椎间盘受累（➡）。多发性局灶性骨病变，没有邻近椎间盘受累（➡）

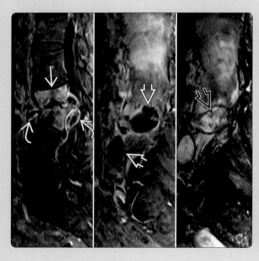

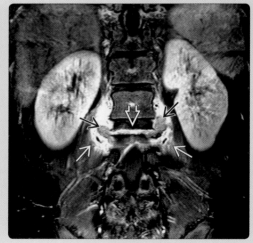

（左图）矢状位 T1WI C+ FS MR 显示 L2-L3 脊柱局限性后凸畸形，椎间盘塌陷，椎体明显强化（➡）伴腹侧和背侧椎旁脓肿（➡）。椎旁软组织见周围强化脓肿（➡），表现为低信号边缘（➡）

（右图）冠状位 T1WI C+ FS MR 显示 L2 椎体结核性骨髓炎（➡）。腰大肌受累，肿胀，明显强化（➡）。椎间盘周围见炎性软组织（➡）

术语

缩写
- 结核性脊柱炎（TS）

定义
- 继发于结核病（TB）的脊柱和邻近软组织的肉芽肿性感染

影像学

一般特征
- 最佳诊断线索
  - 驼背脊柱有相对完整的椎间盘，大的椎旁脓肿
- 位置
  - 中段胸椎或胸腰段椎体 ＞ 腰椎、颈椎
  - 椎体前部
  - 可见附件受累
  - 椎体 ＞ 椎弓根 ＞ 棘突 ＞ 横突
- 大小
  - 多个（非）相邻的椎体
- 形态学
  - 椎体塌陷，后凸畸形
  - ± 椎间盘破坏
  - 硬膜外软组织肿块
  - 长跨度大的椎旁冷脓肿
  - 相比布鲁氏菌性脊柱炎，结核性脊柱炎的椎旁脓肿及后凸畸形发生率较高

X 线表现
- 平片
  - 终板形态不规则、骨质溶解
  - 弥漫性椎体硬化
  - 晚期结核性脊柱炎椎间隙融合
  - 可能直到感染后数周才会发现

CT 表现
- 平扫 CT
  - 终板破坏伴椎体碎裂
  - 慢性椎旁脓肿钙化：结核性脊柱炎 ＞ 布鲁氏菌性脊柱炎（BS）
- 强化 CT
  - 硬膜外和椎旁软组织弥漫性或外周强化

MR 表现
- T1WI
  - 相邻椎体骨髓内低信号
  - 椎体内、硬膜外、椎旁脓肿为低信号
- T2WI
  - 骨髓、椎间盘、蜂窝织炎 / 脓肿呈高信号
- STIR
  - 骨髓、椎间盘、蜂窝织炎 / 脓肿呈高信号
- DWI
  - 椎体、终板和椎间盘：急性期为高信号，慢性期为低信号
- T1WI C+
  - 脊髓、前后纵韧带、椎间盘、硬脊膜强化
  - 软组织弥漫性强化（蜂窝织炎）
  - 软组织边缘强化（脓肿）
- 硬膜外脓肿→脊髓受压或移位
- 存在无骨质破坏的硬膜外感染
- 结核性脊柱炎不典型表现
  - 单个椎体或椎体附件受累
    - 椎体附件结核占脊柱结核的 3%～5%
      - 冠状位失代偿的可能性
  - 骶椎受累

核医学表现
- 骨扫描
  - 脊髓放射性核素摄取增加
  - 敏感，但非特异性
- 镓扫描：脊柱及椎旁软组织中的放射性核素摄取增加
  - 对脊柱骨髓炎有高度敏感性和特异性

影像学建议
- 最佳成像方法
  - 矢状位和轴位 T1WI、T2WI 及 T1 C+MR
  - 评估疾病的程度，评价治疗效果
- 成像建议
  - 矢状 STIR 或 FSE T2 脂肪饱和成像序列对硬膜外骨髓水肿最敏感

鉴别诊断

化脓性脊柱炎
- 在老年患者中发病率最高
- 下腰椎好发
- 初始感染发生于邻近终板的软骨下骨
- 椎间盘通常会受影响
- 椎体后缘较少累及
- 软组织钙化和脊柱畸形罕见

真菌性脊柱炎
- 可能与结核性脊柱炎难以区分

布鲁氏菌性脊柱炎
- L4 前上骨骺炎伴骶髂关节炎
- 可能与 TS 难以区分

溶骨性和成骨性骨转移
- T1 低信号，T2 高信号
  - 注入钆对比剂强化
  - 典型者累及椎体附件
- 骨外硬膜外或椎旁受累
- 病理性压缩性骨折
- 椎间隙存在
- 与单发的结核性、真菌性或布鲁氏菌性脊柱炎难以区分

椎间盘退变性病
- Modic Ⅰ 型的变化可能会与感染相似

○ T1 呈低信号，T2 呈高信号

○ 骨髓呈炎性改变

病理学

一般特征

- 病因学
  - 血行播散或肺部病变淋巴管播散
  - 椎体前缘最先受累
  - 沿着前、后纵韧带下方扩散到不相邻的椎体
  - 椎间盘不受累是由于缺乏蛋白水解酶
  - 脊柱旁、蛛网膜下腔疾病的播散
  - 其他病原体引起肉芽肿性骨髓炎（链霉菌属、马杜氏菌属）不常见
- 伴发异常
  - 髓内脓肿
  - 蛛网膜炎
- 脊柱肉芽肿性破坏与相邻软组织感染

镜下特征

- 干酪样肉芽肿，非特异性的炎症反应
- 抗酸杆菌的分离时间＜50%

临床信息

表现

- 最常见的体征 / 症状
  - 慢性背痛（~95%）、局部压痛、发热
- 其他体征 / 症状
  - 下肢轻瘫、驼背、感觉障碍
  - 膀胱和肠道功能障碍
  - 在颅颈交界区寰枢椎骨韧带破坏导致脊柱不稳及颈髓压迫
    - 导致四肢瘫、延髓功能障碍、呼吸衰竭
- 临床概况
  - 初始症状有渐进性、隐蔽性，容易延误诊断
  - TS 相对较少发热
  - TS 相比其他肉芽肿性感染（如 BS），神经系统功能障碍更为常见
  - TS 多伴发慢性肾衰竭、全身性症状、结核史、ESR 升高，± 外科治疗
  - QuantiFERON 测定法：干扰素 γ 释放试验
    - 灵敏度（84%）、特异度（95%）
    - 结合放射学、骨扫描、ELISA、QuantiFERON 测定法等预测 TS 的准确性可达 90%

人数统计学

- 年龄
  - 最多发生于人生的第 5 个十年
- 性别
  - 男女无差别
- 流行病学
  - 脊柱结核占结核病例的 2%

- 在过去的 20 年中结核病发病率上升
- 随着免疫功能低下的患者数量增加，TS 发病率呈上升趋势
  - 约 10% 的患者合并肺结核
  - 抗 TNF 治疗对潜伏性结核杆菌的再激活
  - 结核相关免疫重建炎性综合征（TB-IRIS）→ HIV I 型结核病患者抗病毒治疗的并发症
    - 超过 10% 的 TB-IRIS 出现神经症状
  - 对有系统性感染史的患者，脊柱后凸成形术后发生严重的局部感染的风险增高
  - TS 在儿童中病情更为严重
    - 驼背、脊髓压迫更常见

转归及预后

- 预后取决于早期诊断和恰当治疗
- 适当的治疗导致
  - 症状缓解的良好效果
    - 尤其对于病变早期和尚未出现神经功能损害或脊柱畸形的患者
- 不治疗会导致
  - 进行性椎弓崩解
  - 神经不可逆性损伤
  - 死亡

治疗

- 长期抗结核药物应用，至少 1 年
- 在神经受损和脊柱畸形患者行手术减压
  - 适用于 10%~25% 的 TS 患者
  - 没有椎体破坏的患者可行椎板切除术和清创术
  - 脊柱畸形患者则行手术清创和融合术

诊断思路

影像解读要点

- 胸椎脊柱炎并附件受累，大的椎旁脓肿，这些征象提示 TS

（丁菲儿、黄世廷 译）

参考文献

1. Liao Y et al: Is it necessary to perform the second surgery stage of anterior debridement in the treatment of spinal tuberculosis? World Neurosurg. 134:e956-67, 2020

2. Wang P et al: Characteristics and management of spinal tuberculosis in tuberculosis endemic area of Guizhou province: a retrospective study of 597 patients in a teaching hospital. Biomed Res Int. 2020:1468457, 2020

3. Khanna K et al: Spinal tuberculosis: a comprehensive review for the modern spine surgeon. Spine J. 19(11):1858-70, 2019

4. Boody BS et al: Evaluation and management of pyogenic and tubercular spine infections. Curr Rev Musculoskelet Med. 11(4):643-52, 2018

5. Patel AR et al: Spinal epidural abscesses: risk factors, medical versus surgical management, a retrospective review of 128 cases. Spine J. 14(2):326-30, 2014

6. Lee SW et al: Candida spondylitis: comparison of MRI findings with bacterial and tuberculous causes. AJR Am J Roentgenol. 201(4):872-7, 2013

7. Kumar R et al: Role of interferon gamma release assay in the diagnosis of Pott disease. J Neurosurg Spine. 12(5):462-6, 2010

8. Marais S et al: Neuroradiological features of the tuberculosis-associated immune reconstitution inflammatory syndrome. Int J Tuberc Lung Dis. 14(2):188-96, 2010

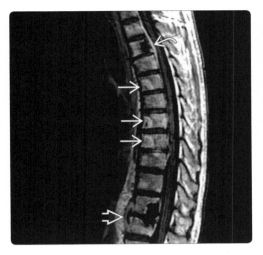

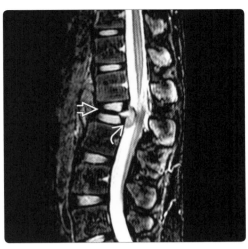

（左图）结核患者的矢状位 T1WI C+ MR 显示相邻的椎体受侵，伴韧带下脓肿扩散和部分椎间盘受累（➡）。注意其他多处局灶性骨病变（➡）伴有轻度硬膜外延伸（➡），类似转移

（右图）矢状位 T2WI FS MR 显示 L2 椎体塌陷（➡），相邻的椎间盘彼此相邻。有一个局灶性脓肿聚积（➡），向后突出，压迫硬膜囊

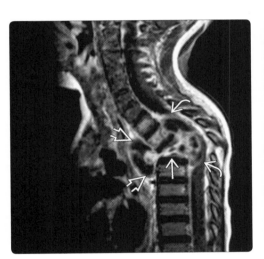

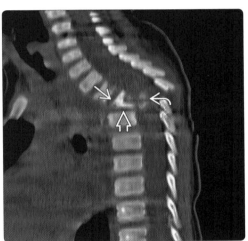

（左图）矢状位 T1WI C+ MR 显示胸椎结核伴有椎体异常强化和后凸畸形（➡）。巨大的硬膜外脓肿导致严重的脊髓压迫（➡）。椎旁脓肿表现为典型的周围强化（➡）

（右图）矢状位 CT 显示 T4-T6 椎体破坏，伴有后凸畸形，钙化脓肿/骨向椎旁区域和椎管内延伸（➡）。T5 椎体破坏后，仅残留了 T4（➡）和 T6（➡）终板

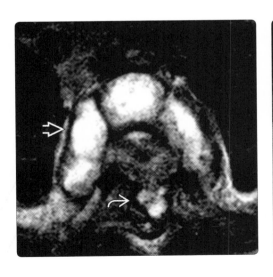

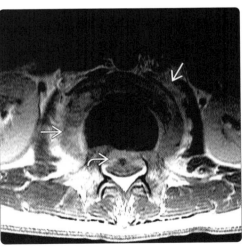

（左图）一例胸椎结核患者的轴位 T2WI MR 显示一个巨大的椎前脓肿（➡）并延伸至椎管内（➡），对硬膜囊造成轻微的占位效应

（右图）轴位 T1WI C+ MR 显示一个局灶性脓肿聚积（➡）并向后突出，压迫硬膜囊。炎性软组织包围椎间盘（➡）并延伸至邻近的腰大肌。Pott 病以 Percivall pott 命名，是一种影响脊柱的肺外结核

（左图）结核性脊柱炎（TS）患者的轴位 T1WI C+ MR 显示双侧腰大肌脓肿，右侧远大于左侧

（右图）增强 CT 显示一边缘强化的脓肿（➡），中心低密度。硬膜外存在强化组织（➡），并伴有脊髓压迫。椎体有较大范围的破坏（➡）

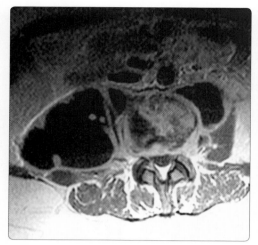
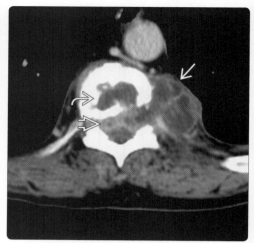

（左图）矢状位 T1WI MR 无对比显示 TS 患者典型的椎间盘间隙感染，伴有大量腹侧硬膜外蜂窝织炎（➡）。注意第 2 椎体局部受累（➡）

（右图）矢状位 T1 C+FS MR 显示大量的腹侧硬膜外蜂窝织炎弥漫性强化（➡），伴有一小灶无强化的脓肿（➡）。有椎间盘间隙及邻近椎体受累（➡）。注意第二个椎体病灶（▭）

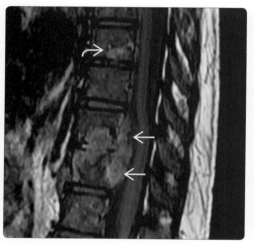
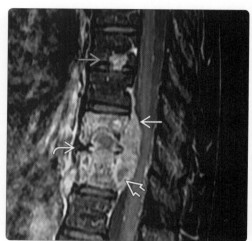

（左图）矢状位 T1WI 显示 L5、S1 和 S2 椎体后部的异常低信号，L5 椎间盘以下的硬膜囊边缘模糊。L5 椎间盘未见异常，诊断为 TS

（右图）矢状位 T1 C+ MR 显示一个大的、未强化的骨脓肿/坏死区域（➡），大脓肿延伸至腹侧硬膜外间隙，压迫远端硬膜囊（➡）

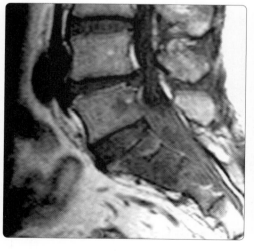
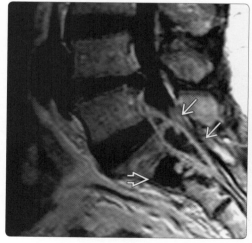

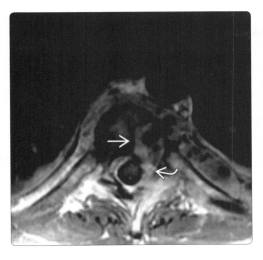 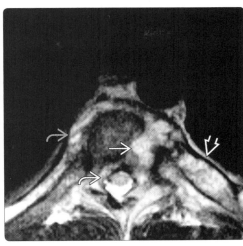

（左图）布鲁氏菌性骨髓炎患者的轴位 T1 C+ MR 显示骨质破坏（➡）伴有硬膜外间隙（➡）和椎旁区弥漫性蜂窝织炎强化

（右图）布鲁氏菌性骨髓炎患者的轴位 T2WI MR 显示异常增强信号，伴有骨破坏（➡）和膨胀（➡）。有硬膜外间隙（➡）和椎旁区域受累（➡）

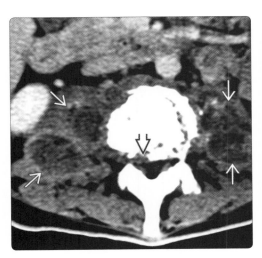 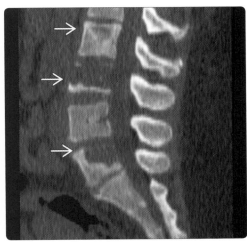

（左图）轴位 CECT 显示一例布鲁氏菌性肉芽肿性椎间盘炎。存在椎体破坏和双侧腰大肌脓肿（➡）。硬膜外扩张使中央椎管（➡）狭窄

（右图）CT 研究显示球孢子菌病患者的 L2、L3 和 L5 有多个局灶性骨质破坏（➡），椎间盘间隙和极少的椎前软组织存在

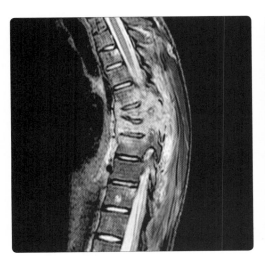 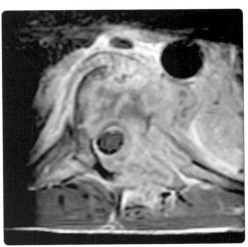

（左图）矢状位 STIR MR 显示来自骨破坏和软组织蜂窝织炎的弥漫性异常 T2 信号，累及多个胸椎和后部，椎间盘存在。病理为球孢子菌病

（右图）轴位 T1 C+ MR 显示软组织增强，椎体和附件受累，伴有硬膜外延伸。注意椎旁和相邻肺的延伸。患者患有播散性球孢子菌病

术语

- 主要作为免疫功能低下患者的机会性感染发生的非干酪样、抗酸阴性或真菌感染
- 脊柱和邻近软组织受累，通常发生于真菌病原体

影像学

- 骨质破坏 ± 椎间盘、硬膜外或椎旁受累
  - 椎体内溶骨性和成骨性混合病灶
  - 骨髓水肿
  - ± 椎旁肿块，硬膜外蜂窝织炎
- 弥漫性 > 局灶性，分叶状轮廓
- 可导致脊柱畸形

主要鉴别诊断

- 化脓性骨髓炎
- 肉芽肿性骨髓炎
  - 结核病
  - 布鲁氏菌病

病理学

- 血行播散
- 从邻近组织直接扩散
  - 直接植入来自外伤、血源性、局部扩散、腰椎穿刺及髓核成形术后的医源性感染

临床信息

- 颈部或背部疼痛
- 系统性疾病的临床症状
- 危险因素：免疫抑制、糖尿病、血液透析、使用皮质类固醇、肿瘤化疗或营养不良

诊断思路

- 当结核病在影像学鉴别诊断列表中时，还要考虑真菌病原体

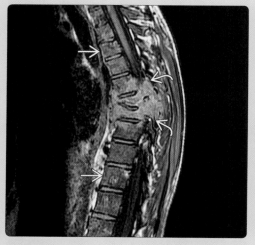
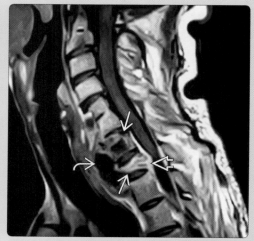

（左图）矢状位 T1 C+ MR 显示系统性球孢子菌病患者贫血引起的异常低骨髓信号（➡）。骨质破坏伴软组织肿块，累及多个胸椎中段椎体和附件（➡），椎间盘不受累

（右图）T1 C+ MR 显示球孢子菌病患者慢性骨受累出现边缘强化的椎前脓肿（➡）。C7 和 T1 椎体破坏（➡），椎间盘相对不受影响，腹侧硬膜外蜂窝织炎（➡）

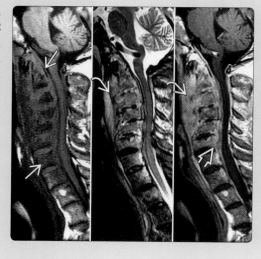
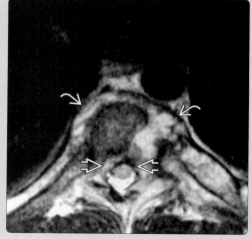

（左图）曲霉菌性骨髓炎患者的矢状位 T1（左）、T2（中）和 T1 C+MR（右）显示累及 C2-C7 椎体的广泛异常信号（➡），伴有腹侧增强的硬膜外蜂窝织炎（➡）和脊髓压迫。伴弥漫性椎前蜂窝织炎（➡）

（右图）一例芽生菌病患者的轴位 T2WI MR 显示椎旁蜂窝织炎高信号（➡）。腹侧硬膜外肿块（➡）轻度推移脊髓，脊髓信号无异常

术语

定义

- 主要作为免疫功能低下患者的机会性感染发生的非干酪样、抗酸阴性或真菌感染
  - 脊柱及邻近软组织受累，通常是发生于真菌病原体

影像学

一般特征

- 最佳诊断线索
  - 骨质破坏 ± 椎间盘、硬膜外或椎旁受累
- 形态学
  - 弥漫性 > 局灶性，分叶状轮廓
  - 椎间盘存在，同时胸椎浸润、椎管内疾病和肌内脓肿提示放线菌病

X 线表现

- 椎体内溶骨性和成骨性混合病灶

CT 表现

- CT 平扫
  - 椎体内溶解性和硬化性混合病灶
  - 骨质破坏→脊柱畸形

MR 表现

- ± 椎旁肿块，硬膜外蜂窝织炎
- ± 椎间盘受累
  - 放线菌通常不侵及椎间盘

影像学建议

- 最佳成像方法
  - 整个脊柱的多方位 MR 观察以评估全部疾病范围

鉴别诊断

化脓性骨髓炎

- 椎间盘上下缘对应的椎体终板缺失，T1 表现为边界不清的低信号

肉芽肿性骨髓炎

- TB：具有相对完整椎间盘的驼背脊椎，大的椎旁脓肿
- 布鲁氏菌病：L4 前上骨骺炎伴骶髂关节炎，椎间盘受累，大的椎旁脓肿

病理学

一般特征

- 病因学
  - 血行播散或直接从邻近组织扩散
  - 球孢子菌病，芽生菌病，侵袭性曲霉菌病，念珠菌病，隐球菌病
    - 真菌感染 ± 细菌感染共存
  - 与细菌病原体相比并不常见

临床信息

表现

- 最常见的体征 / 症状
  - 颈部疼痛 / 背部疼痛
  - 芽生菌病、放线菌病：肺炎是原发感染
    - 骨与关节病变占所有肺外播散的 1/4～1/2
      - 骨感染由血源性传播或邻近组织直接侵袭而感染
- 其他体征 / 症状
  - 血清 β-D- 葡聚糖检测试验
  - 诊断→氢氧化钾（KOH）制备→聚合酶链反应（PCR）

人口统计学

- 流行病学
  - 危险因素：免疫抑制、糖尿病、血液透析、使用皮质类固醇、肿瘤化疗或营养不良
  - 直接植入来自创伤、出血、局部直接扩散、腰椎穿刺或髓核成形术后的医源性感染

转归及预后

- 初期未及时抗感染治疗与预后不良相关
  - 多数患者 >60 天的延迟治疗→运动障碍和不完全恢复
- 据报道，术后真菌性椎间盘炎的临床过程和预后与术后化脓性椎间盘炎的预后相似

治疗

- 积极的抗真菌治疗
  - 用于芽生菌病的首选治疗：伊曲康唑，两性霉素 B
  - 成功治疗患者→疼痛消退，可自发融合
- 脓肿引流、骨融合、后路内固定、畸形外科矫正
  - 脊髓减压 ± 固定→适合药物治疗无效的患者
    - 伴发渐进性或严重的神经功能缺损、脊柱畸形或脊柱不稳

诊断思路

思考点

- 当结核病在影像学鉴别诊断列表中时，还要考虑真菌病原体
- 椎体内溶骨性和成骨性混合病灶

（丁菲儿、黄世廷 译）

参考文献

1. Crete RN et al: Spinal coccidioidomycosis: MR imaging findings in 41 patients. AJNR Am J Neuroradiol. 39(11):2148-53, 2018
2. Martinez-Del-Campo E et al: Spinal coccidioidomycosis: a current review of diagnosis and management. World Neurosurg. 108:69-75, 2017
3. Bakhsh WR et al: Mycobacterium kansasii infection of the spine in a patient with sarcoidosis: a case report and literature review. J Surg Orthop Adv. 23(3):162-5, 2014

（左图）矢状位 T1 C+ FS MR 显示在多个椎体内球孢子菌病局灶性骨受累似地图样强化（➦）

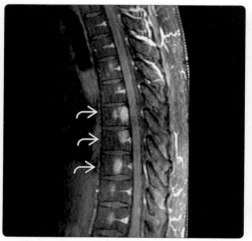
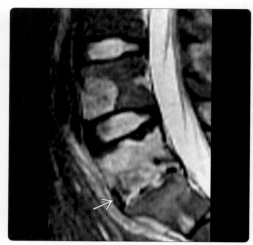

（右图）矢状位 T2 MR 显示球孢子菌病患者 L4、L5 和 S1 的局灶性骨受累。L5-S1 受累像化脓性感染（➡）。但 L4 椎体有跳跃性病变，未累及椎间盘，可见于真菌或结核病变

（左图）矢状位 NECT 显示球孢子菌病 C7、T1 椎体的破坏（➡）。C7 破坏过程的后缘十分清晰，具有穿孔的慢性外观。累及多个相邻的椎体，椎间盘相对不受影响

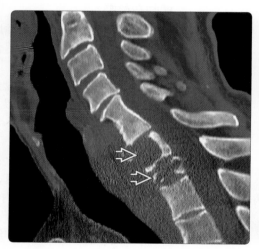
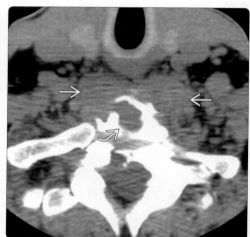

（右图）轴位 NECT 显示下颈椎椎体破坏（➡），椎前间隙有大的分叶状脓肿和蜂窝织炎（➡）

（左图）该球孢子菌病患者的矢状位 T2 MR 显示椎前脓肿（➡），并沿椎体腹侧延伸，局灶性骨受累（➡）。椎间盘间隙相对变窄类似结核表现

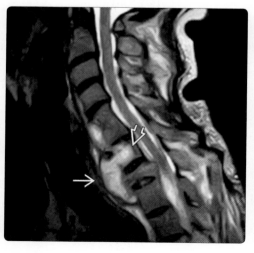
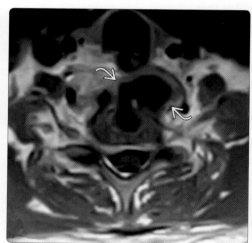

（右图）轴位 T1 C+ MR 显示大的椎前脓肿周围强化（➡）。总体表现为惰性感染，如 TB。这是一个慢性球孢子菌病感染的病例

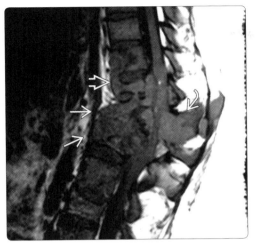

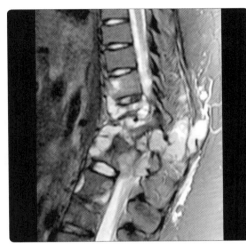

（左图）胸腰段矢状位 T1 MR 显示播散性球孢子菌病患者多个椎体弥漫性异常低信号（➡），并延伸至椎间盘。后侧累及硬膜并向外延伸（⇗）。注意前纵韧带下典型的椎前扩散（⇥）

（右图）矢状位 T2 MR 显示播散性球孢子菌病患者多个椎体、椎间盘和后部附件的分叶状异常信号

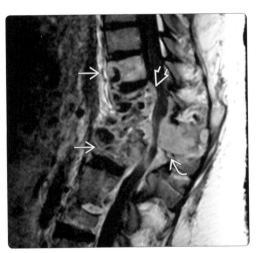

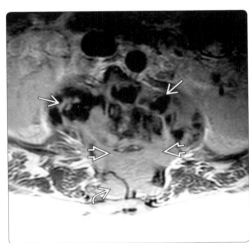

（左图）矢状位 T1 C+ MR 显示播散性球孢子菌病患者胸腰椎交界处椎体（➡）、硬膜外间隙（⇥）和后部附件广泛受累的不均匀强化（⇗）

（右图）轴向 T1 C+ MR 显示播散性球孢子菌病患者胸腰椎交界处椎体多发脓肿完全被取代和破坏（➡），广泛的硬膜外（⇥）和后部附件（➡）受累

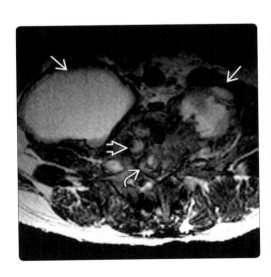

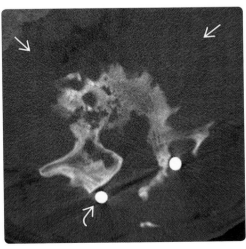

（左图）腰椎轴位 T2 MR 显示播散性球孢子菌病患者伴有异常信号的巨大的腰大肌脓肿（➡）和弥漫性椎体受累（⇥）及硬膜外扩散（⇗）

（右图）这例播散性球孢子菌病患者的轴位 NECT 显示腰椎椎体广泛破坏和椎旁延伸（➡）掩盖正常脂肪面。注意先前使用后杆进行稳定手术（➡）

术语

- 寰枢关节的感染（化脓性或结核性）

影像学

- 以 C1-C2 为中心的椎前间隙内的软组织肿块
  - 椎前软组织增厚 / 水肿
  - 可侵袭进入硬膜外间隙、硬膜囊或压迫脊髓
  - 椎体低 T1 信号，T2/STIR 信号增强，软组织肿块
- ± 累及 C1 前弓、齿突和 C2 椎体的骨质破坏
- 椎体椎前区 / 硬膜外间隙软组织肿块弥漫性强化
  - 可能显示非增强的脓肿病灶
- MRA/CTA：评估颅底、C1-C2 不稳定及椎动脉损伤

鉴别诊断

- 风湿性关节炎

- 齿突骨折
- C1-C2 骨关节炎
- 原发性骨肿瘤 / 转移瘤

病理学

- 软骨下区毛细血管末端 / 末端小动脉的血源性种植

临床信息

- 颈部疼痛、运动受限、吞咽困难
- Cl-C2 半脱位、脊髓压迫、运动 / 感觉障碍
- 椎动脉受压与后循环供血区域脑梗死

诊断思路

- 严重的 C1-C2 半脱位 ± 硬膜外蜂窝织炎 / 脓肿

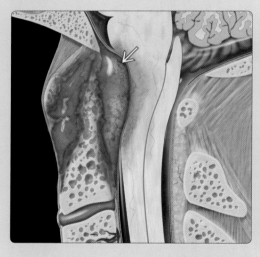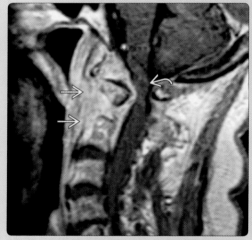

（左图）矢状位图显示累及齿突的骨髓炎伴骨质破坏，延伸到 C1 前弓，并形成硬膜外脓肿（➡）

（右图）矢状位 T1WI C+ MR 显示 C1-C2 骨髓炎，C2 椎体和齿突、大量椎前蜂窝组织广泛强化（➡）。有寰枢椎半脱位和脊髓压迫。颈椎是细菌性硬膜外脓肿的很少见部位，仅占此类脓肿的 10%～15%（➡）

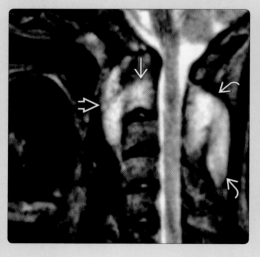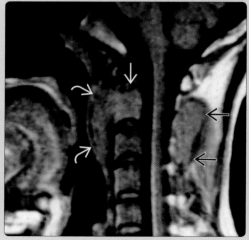

（左图）矢状位 T2WI MR 显示结核性（TB）骨髓炎累及 C2 椎体（➡）和（➡）C2 和 C3 椎体附件。延伸到椎前间隙（➡）

（右图）矢状位 T1WI MR 显示结核性骨髓炎累及 C2 椎体（➡）并椎前蜂窝织炎（➡），椎间隙无受累，后部附件优先受累（➡）。在存在椎体碎裂的情况下，存在多房钙化脓肿和厚的不规则边缘增强是 TB 的特征

术语

同义词

- 寰枢椎骨髓炎

定义

- 寰枢关节的感染（化脓性或结核性）

影像学

一般特征

- 最佳诊断线索
  - C1-C2 水平软组织肿块和骨破坏
- 位置
  - C1 前弓、寰枢关节、齿突、C2 椎体

X 线表现

- 平片
  - 病程晚期出现大量骨质破坏
    - 灵敏度（80%）、特异度（50%~60%）
  - 早期改变为 C1 椎体前缘模糊，椎前软组织肿胀

透视表现

- 可用于评价 C1-C2 半脱位

CT 表现

- 平扫 CT
  - C1 前弓、齿突和 C2 椎体不同程度骨破坏
  - 邻近骨质破坏的椎前间隙软组织肿块可延伸入硬膜外间隙
- 强化 CT
  - 软组织肿块强化，可显示无强化脓肿病灶
- CTA
  - 用于评估颅底、C1-C2 不稳定及椎动脉损伤

MR 表现

- T1WI
  - 以 C1-C2 水平为中心的低信号肿块不同程度侵犯齿突和外侧软组织
  - 可显示寰齿间隙增大
  - 椎前软组织增厚 / 水肿
  - 硬膜外囊实性肿块 / 脊髓压迫
- T2WI
  - 椎体、软组织肿块弥漫性信号增高
- STIR
  - 椎体、软组织肿块弥漫性信号增高
- DWI
  - 可显示脓肿成分弥散受限
  - ± 如果椎动脉损伤，后循环出现脑 DWI 异常
- T1WI C+
  - 椎体及椎前间隙、硬膜外间隙的软组织肿块弥漫性强化
    - 蜂窝织炎显示弥漫性增强

- 脓肿显示周边增强，中央脓腔无强化
- MRA
  - 用于评估颅底、C1-C2 不稳定及椎动脉损伤

非血管干预

- 脊髓造影
  - 注射对比剂后可显示 C1-C2 水平非特异性的硬膜外充盈缺损，与硬膜外感染扩散有关

核医学表现

- 骨扫描
  - Tc-99m 亚甲基二磷酸盐 SPECT
    - 骨髓炎显示动脉充血、摄取进行性增加
  - 灵敏度高（90%），低特异度（75%）
    - 三相骨扫描整体准确率 90%
    - 结合铟标记的白细胞扫描或 Ga-67 扫描，特异性增加
    - 诊断活动性结核病不可靠（35%~40% 为冷扫描）
- PET
  - FDG PET 显示感染、肿瘤非特异性摄取增加
    - 退行性终板无摄取
- 镓扫描
  - 显示摄取增加，无特异性
- WBC 扫描
  - 在急性期摄入增加
  - 高特异度、低灵敏度

影像学建议

- 最佳成像方法
  - 强化 MR+MRA；显示骨受侵程度、椎前软组织肿块、硬膜外间隙、椎动脉
- 成像建议
  - T1WI，轴位、矢状位 T2WI 成像；矢状位、轴位强化 MR FS 系列；3D TOF MRA

鉴别诊断

C1-C2 骨关节炎

- 骨关节炎的退行性改变，可见伪血管翳
- 骨质不规则低信号，齿突后缘软组织密度增厚

风湿性关节炎

- 齿突骨质破坏，软组织血管翳，C1-C2 半脱位，轴下脱位

脊索瘤

- 软组织肿块，T2WI 信号增加

转移瘤

- T1WI 低信号灶、骨质破坏、硬膜外扩展
- 多发病灶

颅底骨髓炎扩散

- 蝶骨、岩尖的炎性改变，伴继发性向下扩散

C2 齿突骨折

- GRE、T1WI、STIR 可确定骨折线，显示骨髓 / 椎前水肿

血液透析性脊椎关节病

- 受累终板呈 T1WI 低信号，与化脓性椎间隙感染相似
- 与化脓性椎间隙感染难以鉴别

痛风

- 受累终板呈低信号，椎体受累少，与化脓性椎间隙感染相似

病理学

一般特征

- 病因学
  - 软骨下区毛细血管末端 / 末端小动脉的血源性种植
  - 存在许多血管吻合
    - 咽椎丛从后上鼻咽向枕下引流，穿过寰枕膜
    - 咽部血管丛 ↔ 淋巴管
    - 牙周静脉丛 ↔ 咽椎静脉
    - 内脏病变可通过巴特森静脉系统播散
  - 在美国最常见的致病菌是金黄色葡萄球菌
  - 全球最常见的致病菌是结核分枝杆菌
  - 吸毒者、免疫功能低下患者的致病菌常为布鲁氏菌、假单胞菌、沙雷氏菌属和念珠菌
  - 感染开始表现为 C1-C2 化脓性关节炎
- 伴发异常
  - C1-C2 半脱位，颅颈交界区脊髓压迫，椎动脉压迫

临床信息

表现

- 最常见体征 / 症状
  - 急性和慢性颈部疼痛、僵硬、活动受限、吞咽困难
  - 其他体征 / 症状
    - 少数病例出现发热、疼痛、神经缺陷的三联征
      □ 4 期：脊柱痛，神经根疼痛，无力和瘫痪
    - 严重颈部痉挛
    - C1-C2 半脱位，神经压迫，运动 / 感觉障碍
    - 椎动脉受压伴后循环供血区域脑梗死
- 其他体征 / 症状
  - 由颅底感染导致的 Collet-Sicard 综合征→多发性颅神经麻痹和肢体症状
  - ESR ↑、CRP ↑、周围白细胞增多
  - ≥50% 与菌血症有关，尤其是金黄色葡萄球菌

人口统计学

- 年龄
  - 成人 > 儿童

- 性别
  - 没有性别差异
- 流行病学
  - 不常见，大多数颈部感染发生在 C5 和 C6 水平
  - 风险因素包括高龄、免疫抑制、酗酒、糖尿病、终末期肾病，药物滥用、心内膜炎
  - 个案报道，C1-C2 小关节注射类固醇后可发病

转归及预后

- 随年龄增加和鞘囊受压程度增加
  - 孤立发病者，预后较差

治疗

- 开放式手术减压 / 后续长期Ⅳ代抗生素稳定病情
  - 不同的入路；前入路清创和后入路颈枕关节固定术
- 报道的成功医疗方案
  - 如果患病初期患者病情稳定，先用Ⅳ代抗生素治疗
    - Ⅴ代抗生素，后加长期口服抗生素治疗
  - 病情不稳定，通过血培养 ± 活检确定致病微生物
  - 对严重的或进行性神经功能缺损的患者进行手术干预

诊断思路

思考点

- Grisel 综合征：咽周感染后 C1-C2 的炎性、非创伤性半脱位

影像解读要点

- 严重 C1-C2 半脱位 ± 硬膜外蜂窝织炎 / 脓肿
  - ± 由于脊椎受压造成的后循环供血区域脑梗死
  - ± 脊髓压迫

（丁菲儿、黄世廷 译）

参考文献

1. dBao D et al: Treatment of atlantoaxial tuberculosis with neurological impairment: a systematic review. World Neurosurg. 135:7-13, 2020
2. Mattke AC et al: Lemierre's syndrome, necrotizing pneumonia and staphylococcal septic shock treated with extracorporeal life support. SAGE Open Med Case Rep. 5:2050313X17722726, 2017
3. Al-Hourani K et al: Upper cervical epidural abscess in clinical practice: diagnosis and management. Global Spine J. 6(4):383-93, 2016
4. Mazur MD et al: Avoiding early complications and reoperation during occipitocervical fusion in pediatric patients. J Neurosurg Pediatr. 14(5):465-75, 2014
5. Coca-Pelaz A et al: Grisel's syndrome as a sequela of a complicated acute mastoiditis. Acta Otorrinolaringol Esp. 64(2):161-4, 2013
6. Kumar N et al: Craniovertebral junction tuberculosis. BMJ Case Rep. 2013:bcr2013202136, 2013
7. Yamane K et al: Severe rotational deformity, quadriparesis and respiratory embarrassment due to osteomyelitis at the occipito-atlantoaxial junction. J Bone Joint Surg Br. 92(2):286-8, 2010
8. Sibai TA et al: Infectious Collet-Sicard syndrome in the differential diagnosis of cerebrovascular accident: a case of head-to-neck dissociation with skull-based osteomyelitis. Spine J. 9(4):e6-e10, 2009

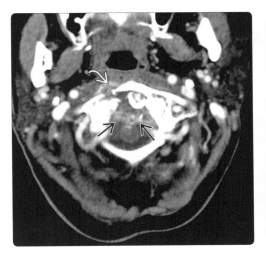

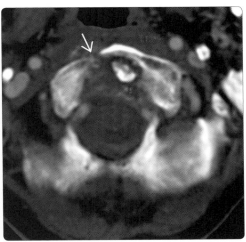

（左图）轴位增强 CT 显示在寰枢关节腹侧硬膜外一不均质聚集（→），有骨质破坏并扩展至椎前间隙（→），对腹侧硬膜囊有轻度的占位效应

（右图）轴位 CT 平扫显示由于金黄色葡萄球菌骨髓炎导致 C1 前弓骨质破坏（→）。齿突部分的破坏通常是由类风湿关节炎引起的，然而化脓性感染引起的骨质破坏也很常见

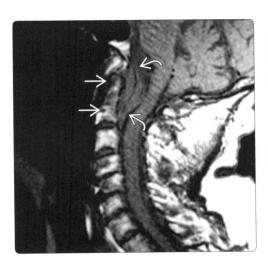

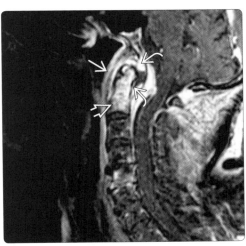

（左图）矢状位 T1WI MR 显示在 C2 椎体和齿突部分异常低信号（→）。齿突后部颈枕交界区见软组织病变（→）

（右图）矢状位 T1WI C+ FS MR 显示 C2 椎体信号明显强化（→）。在椎前间隙有异常显眼的软组织信号（→）。在齿突后部，有不均质强化的液体积聚（→），与硬膜外脓肿一致

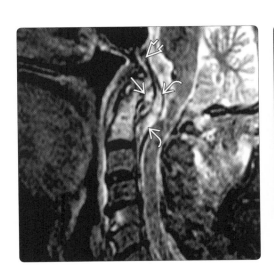

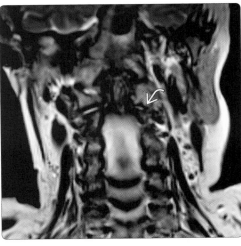

（左图）矢状位 STIR MR 不仅显示硬膜外脓肿（→），还显示硬膜下积液（→）。硬膜外腔在枕骨大孔处解剖上是封闭的，在枕骨大孔处，硬膜与颅骨内硬膜相连。硬膜下腔是一个延伸至斜坡后区的潜在腔隙（→）

（右图）冠状位 T2WI MR 显示左侧 C1-C2 小关节骨关节炎（→）。终板不规则，椎间隙变窄。黑色的皮质线未受破坏

布鲁氏菌性脊柱炎

要 点

术语

- 布鲁氏菌性脊柱炎（Brucellar spondylitis, BS）
- 布鲁氏菌导致的脊柱和邻近软组织的肉芽肿性感染

影像学

- 低位腰椎（L4）> 颈椎 = 胸椎
  - 位于 L4 椎体前上部的骨骺炎
  - 伴或不伴骶髂关节炎
- 可有硬膜外感染而无骨质破坏
  - 硬膜外脓肿→脊髓移位或受压
- 两个主要类型
  - 局灶性 BS：椎间盘交界处的终板前部受累
  - 弥漫性 BS：整个椎体受累

鉴别诊断

- 结核性骨髓炎
- 化脓性骨髓炎
- 真菌骨髓炎
- 神经源性（夏科氏）关节病

病理学

- 血行播散至脊柱
  - 直接侵犯邻近的椎间盘和椎体

临床信息

- 慢性背部疼痛、压痛、发热
- 成人应早期诊断和适当治疗
  - 抗布鲁氏菌药物疗效非常好
  - 很少需要手术清创

诊断思路

- BS 需要与 L4 椎体脊柱炎伴双侧骶髂关节炎鉴别
- MR 检查是评估疾病程度和治疗反应的最佳方法

（左图）轴位强化 CT 显示椎体破坏和双侧腰大肌脓肿（➡）。向硬膜外扩散导致椎管狭窄（➡）

（右图）轴位强化 CT 显示椎体破坏和双侧腰大肌脓肿（➡）。向硬膜外扩散导致椎管狭窄（➡）。急性期 DWI 成像，椎体、终板和椎间盘都是高信号，但在慢性期为低信号

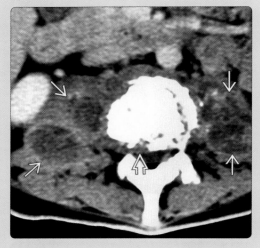
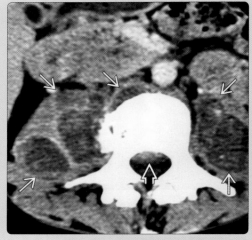

（左图）矢状位 T1WI MR 显示硬膜外软组织低信号（➡），从 L4-L5 到 S2 后纵韧带增宽。在急性期，椎体、终板、椎间盘是 T1 低信号 /T2 高信号，在亚急性和慢性期为 T1 低信号 /T2 混杂信号

（右图）矢状位 T1WI C+ MR 显示腹侧硬膜外强化软组织混杂信号（➡）。这是布鲁氏菌感染的硬膜外脓肿

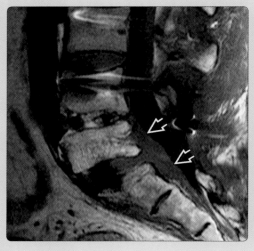
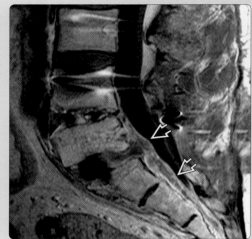

术语

缩写
- 布鲁氏菌性脊柱炎（BS）

定义
- 布鲁氏菌病导致的脊柱和邻近软组织的肉芽肿性感染

影像学

一般特征
- 最佳诊断线索
  ○ 位于 L4 椎体前上部的骨髓炎，伴或不伴骶髂关节炎
- 部位
  ○ 低位腰椎（L4）＞ 颈椎 ＝ 胸椎
    - 椎体附件不受累
  ○ 骶髂关节
  ○ 局限性 BS：位于椎体间盘接触面的终板前部
  ○ 弥漫性 BS：位于整个椎体
- 范围：多个（非）相邻椎体
- 形态学
  ○ 尽管有骨髓炎，椎体形态完整
    - 脊柱畸形少见
  ○ 椎间盘破坏
  ○ 硬膜外软组织肿块
  ○ 椎旁软组织很少受累

X 线表现
- 终板不规则、骨质溶解
- 局灶性椎体硬化
- BS 晚期跨椎间盘间隙融合
- 可能要到感染数周后才会有影像学表现

CT 表现
- 终板破坏伴椎体碎裂
- 钙化慢性椎旁脓肿：BS＜TB 骨髓炎
- 弥漫性或周边增强硬膜外、椎旁软组织

MR 表现
- T1WI
  ○ 相邻椎骨的低信号骨髓
  ○ 低信号骨内、硬膜外、椎旁脓肿
- T2WI
  ○ 高信号骨髓、椎间盘、蜂窝织炎 / 脓肿
- DWI
  ○ 椎体、终板和椎间盘
  ○ 急性→高信号；慢性→低信号
- T1WI C+
  ○ 骨髓、韧带下、椎间盘、硬脑膜强化
  ○ 软组织弥漫性增强（蜂窝织炎）
  ○ 软组织周边增强（脓肿）
    - 硬膜外脓肿→脊髓移位或压迫
- 可有硬膜外感染而无骨质破坏

鉴别诊断

结核性骨髓炎
- 颈椎、椎间盘相对完整，有较大的椎旁脓肿

化脓性骨髓炎
- 好发于下段腰椎
- 感染始发于邻近终板的软骨下骨
- 椎间盘通常受累

真菌性骨髓炎
- 可能与 BS 难以区分

夏科氏关节病
- 破坏性的腰椎关节病伴疼痛、本体感觉障碍，但关节活动度正常

病理学

一般特征
- 病因学
  ○ 血行播散至脊柱
    - 直接侵犯邻近的椎间盘及椎体
  ○ 脊髓内脓肿

临床信息

表现
- 常见体征 / 症状
  ○ 慢性背部疼痛（~95%）、局部压痛、发热（高达 92%）
- 其他体征 / 症状
  ○ 截瘫、脊柱后凸、感觉障碍
  ○ 膀胱及肠道功能障碍
  ○ 与 TB 相比，BS 发生神经功能受损不常见

人口统计学
- 流行病学
  ○ 在美国不常见：每年 100~200 例
    - 在地中海、美洲中南部和中东较流行（发病率 6%~58%）

转归及预后
- 预后取决于早期诊断及合适的治疗

治疗
- 抗布氏杆菌药物疗效非常好
- 很少需要手术清创

诊断思路
- BS 需要与 L4 椎体脊柱炎伴双侧骶髂关节炎鉴别

（丁菲儿、黄世廷 译）

参考文献

1. Liang C et al: Spinal brucellosis in Hulunbuir, China, 2011-2016. Infect Drug Resist. 12:1565-71, 2019
2. Bozgeyik Z et al: Magnetic resonance imaging findings of musculoskeletal brucellosis. Clin Imaging. 38(5):719-23, 2014
3. Koubaa M et al: Spinal brucellosis in South of Tunisia: review of 32 cases. Spine J. 14(8):1538-44, 2014

化脓性椎间小关节炎

要 点

术语

- 椎间小关节及邻近软组织的化脓性细菌感染

影像学

- 椎间小关节的异常强化，伴脊髓、邻近软组织的水肿
  - 常累及单个小关节、单侧
  - 椎间小关节增宽
  - 边界不清的小关节骨髓信号改变
  - 小关节骨皮质破坏
- 腰椎最常见
- 成像建议
  - 矢状位 STIR 或 FSET2 脂肪饱和序列对骨髓水肿和硬膜受累敏感度高
  - T1WI Gd 强化抑脂序列能更好地显示小关节、硬膜外和椎旁的受累范围

鉴别诊断

- 椎间小关节骨关节炎
  - 双侧的关节间隙变窄伴真空现象
- 关节滑膜囊肿
  - 近关节的薄壁、边界清楚的肿块
- 风湿性关节炎
  - 关节间隙增宽伴滑膜强化
  - 椎间小关节受侵

病理学

- 最常见的病因：血行感染
- 伴发异常
  - 椎间盘炎
  - 硬膜外椎旁脓肿

（左图）腰椎层面的轴位图显示右侧椎间小关节炎，邻近骨髓炎和脓肿延伸至小关节下隐窝（➡）和脊旁后肌（➡）

（右图）经腰椎轴位 T2WI MR 脂肪抑制图像显示左侧小关节内见液体（➡），并向后延伸及形成小腔。软组织周围出现水肿（➡）

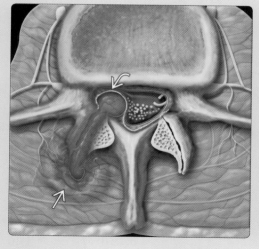
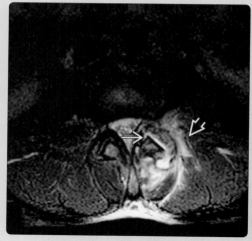

（左图）腰椎轴位 T2（上）和 T1 C+FS（下）MR 图像显示有关节积液（➡）、骨质破坏、囊样扩张（➡）和弥漫性强化的化脓性椎间小关节。注意强化是如何延伸到相邻的软组织和背侧肌肉组织的（➡）

（右图）颈椎矢状位 T1 C+ FS（左）和 T2（右）MR 图像显示有骨髓水肿（➡）、T2 高信号（➡）和强化（➡）的化脓性椎间小关节，延伸到邻近的软组织

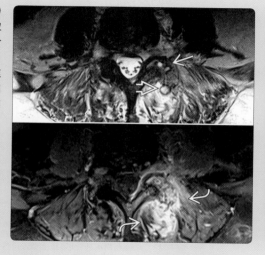
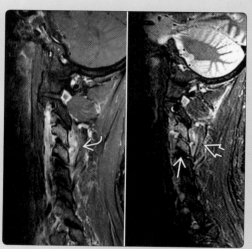

术语

同义词

- 化脓性的椎间小关节感染

定义

- 椎间小关节及邻近软组织的化脓性细菌性感染

影像学

一般特征

- 最佳诊断线索
  - 椎间小关节的异常强化，伴脊髓、邻近软组织的水肿
- 位置：腰椎最常见（86%~97%）
- 范围
  - 通常单个小关节受累
  - 单侧受累
- 形态学
  - 椎间小关节增宽
  - 小关节骨皮质破坏
  - 边界不清的小关节骨髓信号改变

X 线表现

- 平片
  - 感染发病后 2~8 周才有阳性改变
  - 椎间小关节溶骨性破坏或硬化
  - 伴或不伴伸屈位的脊柱不稳

CT 表现

- 平扫 CT
  - 椎间小关节增宽，内呈低密度改变
  - 伴或不伴近关节的、硬膜外、椎旁蜂窝织炎或脓肿
- 强化 CT
  - 椎间小关节的弥漫性或边缘性增强
    - 伴或不伴关节外的延伸
  - 硬膜外及椎旁软组织弥漫性或边缘性增强

MR 表现

- T1WI
  - 椎间小关节低信号
  - 边界不清的脊髓低信号
- T2WI
  - 椎间小关节高信号
  - 周围软组织水肿
- STIR：脊髓高信号
- T1 C+
  - 关节内弥漫性或边缘增强
  - 椎间小关节相邻水平的脊髓强化
  - 软组织强化或囊壁强化
    - 与椎间小关节延续
    - 向硬膜外或椎旁延伸

核医学表现

- 骨扫描
  - 附件有 Tc-99m 二磷酸盐的摄入
    - 更有助于横向和垂直定位
    - 使用 SPECT 定位更准确
- Ga 扫描
  - Ga 柠檬酸盐摄入增加（Ga-67）
    - PECT 增加了敏感度

影像学建议

- 最佳成像方法
  - MR，尤其是 T1WI Gd 强化抑脂序列
- 成像建议
  - 矢状位 STIR 或 FSE T2 脂肪饱和序列对骨髓水肿及硬膜受侵敏感度高
  - T1WI Gd 强化抑脂序列能更好地显示小关节、硬膜及椎旁的受累范围

鉴别诊断

椎间小关节骨关节炎

- 关节间隙变窄，真空现象
- 骨质疏松
- 皮质致密伴皮质下囊肿
- 常不合并 T2 骨髓信号的改变
- 伴或不伴椎间小关节内液体
- 两侧对称
- 黄韧带变厚
- 伴或不伴脊柱前移
- 无软组织水肿或脓肿
- 红细胞沉降率及 C 反应蛋白正常

关节滑膜囊肿

- 近关节的薄壁、边界清晰的肿块
  - T1 低信号
  - T2 高信号
  - 伴或不伴轻度地周边强化
- 没有脊髓异常信号或皮质受侵
- 没有软组织水肿或强化
- 伴随小关节关节病和黄韧带肥厚

风湿性关节炎

- 颈椎最易受累
- 寰枢椎半脱位时齿突受累最常见
- 小关节受侵，滑膜强化
- 有增强的软组织血管翳

转移瘤

- 椎体附件的多发、散在或边界不清的病变
  - T1 为低信号
  - T2 为高信号
  - Gd 造影强化
  - 伴或不伴周围脊髓水肿
- 骨质破坏
- 椎间小关节可不受累

病理学

一般特征

- 病因学
  - 最常见病因是血行播散
    - 金黄色葡萄球菌占 86%，链球菌占 9%
    - 胃肠或泌尿系统，肺或皮肤系统来源
      □ 36% 的病例 1 个或多个伴行感染是由相同微生物引起的：关节炎，皮肤或软组织感染，心内膜炎，泌尿系统感染
    - 易感因素
      □ 静脉注射毒品
      □ 免疫功能低下
      □ 糖尿病、肝硬化、肾衰竭、癌症、其他慢性药物性疾病
  - 穿透伤、外科介入治疗以及诊断程序中的直接接种感染
    - 椎间小关节感染
  - 由邻近的椎旁软组织感染蔓延而来
    - 憩室炎，阑尾炎，缓解期炎症性肠病
    - 肾脓肿
- 伴发异常
  - 椎间盘炎症
  - 硬膜外脓肿（25%）：脊髓受压；椎间孔变窄
  - 椎旁脓肿：椎旁脓肿 + 硬膜外延伸不能提示预后不良
  - 脊膜炎

大体病理及手术所见

- 死骨
- 化脓性软组织

镜下所见

- 骨或滑膜碎片
- 白细胞、微生物、细胞碎片
- 肉芽组织

临床信息

表现

- 常见体征 / 症状
  - 急性或慢性的背痛
  - 局限性压痛
  - 发热（高达 83%）
  - 其他体征 / 症状
    - 38% 的病例有神经损伤
    - 神经根病
    - 下肢截瘫
    - 感觉障碍
    - 括约肌功能障碍
    - 红细胞沉降率，C 反应蛋白，白细胞计数升高
- 临床概况
  - 急性背痛类似于椎间盘突出
  - 临床上与椎间盘炎很难区别

人口统计学

- 年龄：60~70 岁多见
- 性别：男性略多与女性
- 流行病学
  - 比较少见
    - 在文献中报道的病例数 < 50 例
    - 以上报道中 4%~5% 的病例感染脊柱炎
      □ 20% 有自发的脊柱感染

转归及预后

- 骨质破坏
- 脊柱不稳定
- 进行性的神经损害
- 脓毒症以及死亡：死亡率为 2%
- 静脉注射抗生素有效率为 71%
- 经皮穿刺引流术的有效率为 85%

治疗

- 静脉注射抗生素
- 经皮穿刺引流术
- 当合并硬膜外脓肿及神经损害时须行减压椎板切除术

诊断思路

思考点

- 如果血培养为阴性，可行影像引导下的椎间关节抽吸术
- 高敏感度的闪烁扫描术能够帮助标记出远处的活动性败血症

影像解读要点

- 椎间小关节强化并伴关节旁、椎旁、硬膜外的蜂窝织炎或脓肿是化脓性椎间小关节炎的特点
- MR 的表现延迟于临床表现
  - 后期可行闪烁扫描和标记白细胞扫描排除活动性炎症

（王海鹏、黄世廷 译）

参考文献

1. Yoon J et al: Septic arthritis of the lumbar facet joint. Case and literature review. J Clin Neurosci. 71:299-303, 2020
2. Lavi ES et al: MR Imaging of the spine: urgent and emergent indications. Semin Ultrasound CT MR. 39(6):551-69, 2018
3. Babic M et al: Infections of the spine. Infect Dis Clin North Am. 31(2):279-97, 2017
4. Torres C et al: Imaging of spine infection. Semin Roentgenol. 52(1):17-26, 2017
5. Moritani T et al: Pyogenic and non-pyogenic spinal infections: emphasis on diffusion-weighted imaging for the detection of abscesses and pus collections. Br J Radiol. 87(1041):20140011, 2014
6. Diehn FE: Imaging of spine infection. Radiol Clin North Am. 50(4):777-98, 2012
7. Peterson C et al: Adverse events from diagnostic and therapeutic joint injections: a literature review. Skeletal Radiol. 40(1):5-12, 2011
8. Narváez J et al: Spontaneous pyogenic facet joint infection. Semin Arthritis Rheum. 35(5):272-83, 2006
9. Muffolerro AJ et al: Hematogenous pyogenic facet joint infection of the subaxial cervical spine. A report of two cases and review of the literature. J Neurosurg. 95(1 Suppl):135-8, 2001
10. Muffoletto AJ et al: Hematogenous pyogenic facet joint infection. Spine. 26(14):1570-6, 2001

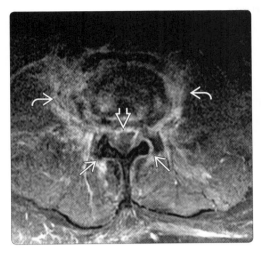
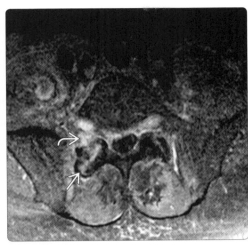

（左图）轴位 T1WI C+ FS MR 图像显示椎旁强化的蜂窝织炎（➡）。硬膜外脓肿（➡）使硬膜囊周围变窄。双侧化脓性椎间小关节炎（➡）伴随椎间盘炎-骨髓炎。血行感染来自下肢的蜂窝织炎

（右图）轴位 T1WI C+ FS MR 图像显示右侧 L5-S1 化脓性椎间小关节炎（➡）。关节突周围炎症延伸至右侧神经孔（➡）。腹侧的硬膜外蜂窝织炎填塞 S1 的右侧隐窝

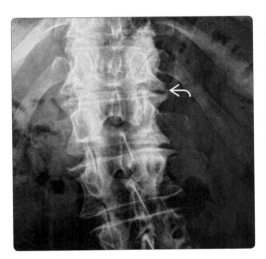
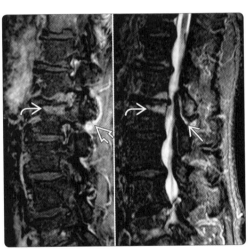

（左图）前后位 X 线片显示在胸腰段交界处的局灶性右脊柱侧凸。椎间隙变窄和凹陷终板边缘骨赘形成（➡）

（右图）同一患者的矢状位 T1WI C+ FS 和 STIR MR 图像显示左侧 L1-L2 小关节中的少量液体和增强的周围软组织（➡）。在同一侧，由于脊柱侧凸的应激反应（非感染），导致终板椎间盘变性（➡）

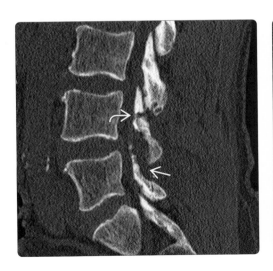
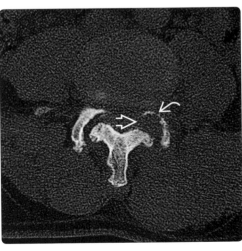

（左图）矢状位 CT 重组图像显示 L4-L5 左侧椎间小关节（➡）增宽并伴溶骨改变（➡）。脊柱炎症性改变以及代谢性疾病影响椎间小关节，比如痛风。椎弓峡部和椎间小关节的骨质溶解引起脊椎前移

（右图）轴位 CT 显示左侧椎间小关节增宽（➡）。有锐利的骨质破坏及骨皮质变薄（➡）。相邻椎体 MRI 信号正常（未显示）

（**左图**）该例硬膜外脓肿和小关节突受累患者的矢状位 STIR MR 图像显示广泛的后部软组织水肿（➡）以及 C6-C7 和 C7-T1 小关节内的异常液体（➡）

（**右图**）这例软组织感染（葡萄球菌）合并硬膜外蜂窝织炎的患者矢状位 T1 C+ MR 显示软组织脓肿和强化蜂窝织炎（➡）延伸至后部

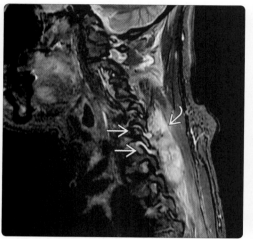
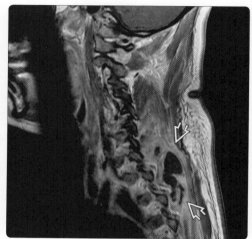

（**左图**）矢状位 T1WI C+ FS MR 图像显示与化脓性椎间小关节炎相关的小关节周围炎症（➡）。硬膜外蜂窝织炎延伸至神经孔（➡）

（**右图**）矢状位 STIR MR 图像显示多节段椎间盘炎性骨髓炎（➡），伴有椎间盘间液和邻近终板的侵蚀性改变。在两个相邻的节段也有小关节感染。小关节内可见液体（➡）。关节突有骨髓水肿以及周围的软组织（➡）

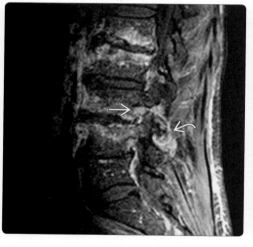
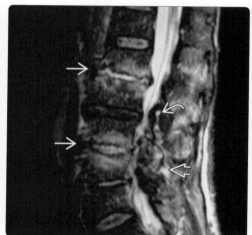

（**左图**）矢状位 T1WI C+FS MR 图像显示背部软组织弥漫性不规则强化（➡），累及后部及神经孔（➡），小关节破坏（➡）

（**右图**）矢状位 STIR 图像显示典型的椎间盘间隙感染（➡），表现为椎间盘边缘丧失、T2 高信号椎间盘及高信号椎体。异常信号延伸至小关节（➡）和硬膜外背部脓肿（➡）

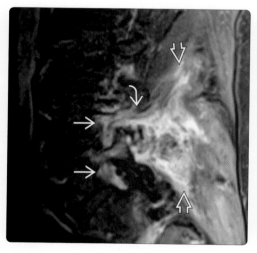
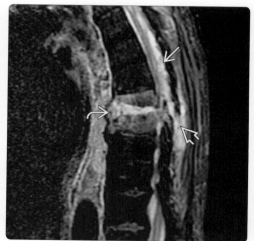

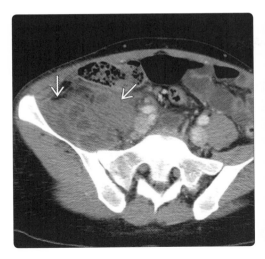
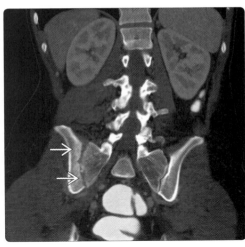

（左图）首次轴位 CECT 显示右侧髂腰多房脓肿（➡），右侧骶髂关节轻度狭窄

（右图）右侧腰大肌脓肿置管引流后随访 CECT 检查显示右侧骶髂关节边缘硬化、骨质不规则（➡），提示骶髂关节化脓性关节炎和邻近骨髓炎

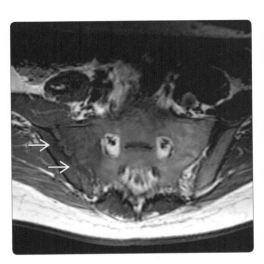
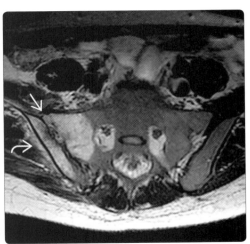

（左图）轴位 T1WI MR 显示感染的骶髂关节右骶翼和髂翼呈现 T1 低信号，边缘弥漫性不规则（➡），与正常的左侧关节形成对比

（右图）轴位 T2WI MR 显示右骶髂关节（➡）及邻近髂翼和骶翼呈明显高信号。注意邻近肌肉水肿（➡）

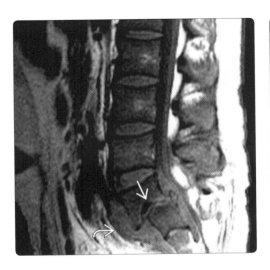
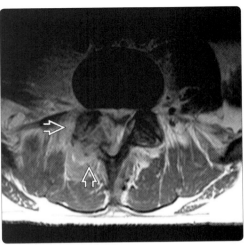

（左图）多室感染患者的矢状位 T1WI MR 显示典型的 L5-S1 椎间盘间隙感染，椎间盘形态异常，终板不规则（➡），骶前蜂窝织炎（➡）

（右图）L4-L5 轴位 T1 C+ MR 显示感染延伸至右侧小关节，伴有弥漫性小关节骨强化和邻近软组织受累（➡）

术语
- 椎旁的蜂窝织炎，伴随周边强化的液性病灶

影像学
- 椎前 / 椎旁空间
- 沿着肌肉走行的多发或多腔的病灶
- 平扫 CT
  - 肌肉内无定形的低密度病灶
  - 钙化的腰大肌脓肿是结核性椎旁脓肿的特征
  - 终板破坏
- MR
  - T1 呈等至低信号
  - T2 和 STIR 上呈环绕肌肉的液性高信号
  - 弥漫性增强：蜂窝织炎
  - 周边环形强化、中心无强化：脓肿

鉴别诊断
- 原发性或转移性肿瘤
- 腹膜后血肿
- 骨髓外造血

病理学
- 最常见的致病菌
  - 金黄色葡萄球菌
  - 结核分枝杆菌
  - 大肠埃希菌

临床信息
- 出现症状时发热（50％）
- 背部疼痛和压痛
- ↑血沉、↑白细胞

诊断思路
- 椎旁软组织内周边强化的病灶是椎旁脓肿的特征性表现

（左图）通过腰椎间盘间隙的轴位图像显示广泛的脓肿浸润双侧腰大肌和硬膜间隙，可见异常的腹膜后淋巴结

（右图）轴位 CT 显示一名患有结核性脊柱炎患者的双侧钙化椎旁肿块（➡）。邻近软骨下板的椎体前部因邻近椎间盘感染的扩散而受到影响。脓肿可能会顺着腰肌筋膜向下蔓延并通常会钙化

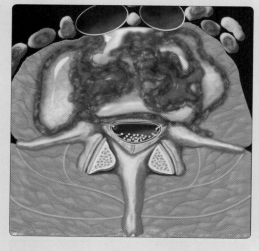
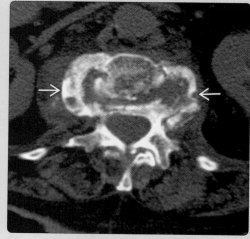

（左图）矢状位 CT（左）显示一个神经鞘瘤切除术后患者脊柱后部的液体聚积病灶（➡）。同一患者的矢状位 T1WI C+ MR（右）更好地显示病变不规则的周边强化（➡）和神经孔强化（➡）。患者出现发烧和白细胞增多。

（右图）播散性球虫病患者腰椎轴位 T2 MR 显示双侧巨大椎旁脓肿聚集（➡）

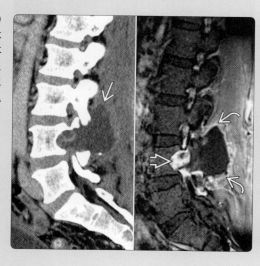
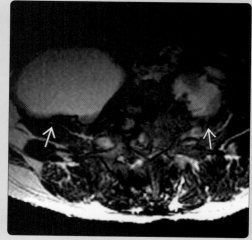

术语

缩写

- 椎旁脓肿（paraspinal abscess，PA）

定义

- 脊柱周围软组织的感染

影像学

一般特征

- 最佳诊断线索
  - 椎旁强化的蜂窝织炎或是边缘强化的液性病灶
- 位置
  - 椎旁间隙
  - 椎旁软组织
    - 腰大肌
    - 髂肌
    - 后棘旁肌（竖脊肌）
- 范围
  - 病灶大小不定
    - 多发的或多腔的
- 头尾方向延伸
    - 韧带下的
    - 沿着肌肉平面
- 形态学
  - 边界不清的蔓延性椎旁软组织
  - 点状或弥漫性肌肉强化
    - 肌肉内的液性病灶
    - 厚壁或薄壁，壁光滑或不规则
  - 局限在软组织筋膜内

X 线表现

- 平片
  - 椎旁软组织密度
  - 腰大肌阴影增宽
  - 骨骼异常通常见于 3~4 周后
    - 终板不规则伴骨质溶解
    - 椎间隙变窄
    - 椎体塌陷

CT 表现

- CT 平扫
  - 边界不清的软组织密度
  - 肌肉内低密度病灶
  - 脓肿内伴或不伴气体
  - 钙化的腰大肌脓肿是结核性椎旁脓肿的特征
- 强化 CT
  - 弥漫性或边缘强化
  - 椎间隙增宽
- 骨 CT
  - 终板破坏
  - 死骨形成

- 脊柱畸形

MR 表现

- T1WI
  - 等或低信号
    - 可能很难与正常肌肉组织区分
    - 肌肉筋膜模糊
- T2WI
  - 环绕肌肉的液性高信号
  - 高信号环
- PDWI：环绕肌肉的液性高信号
- STIR：环绕肌肉的液性高信号
- T2*GRE
  - 等至高信号
  - 高信号环
- DWI
  - 能够更清晰地显示硬膜外、脊柱以及椎旁的脓肿
- T1WI C+
  - 蜂窝织炎：弥漫性增强
  - 脓肿：边缘强化的液性信号
- 脊柱炎的特征
  - T2 上间盘呈高信号
  - 终板被侵蚀
  - 脊髓水肿
  - 间盘和脊髓强化
- 在脊柱内硬膜外延伸伴随脊髓受压
  - 侧方硬膜外间隙受累引起神经孔变窄

超声表现

- 灰阶超声：肌肉内无回声或低回声的病灶
- 能量多普勒：脓肿旁充血而且血流量增加

核医学表现

- 镓扫描：放射性核素的摄取增加
- WBC 扫描：In-111 WBC 扫描中摄取增加

影像学

- 最佳成像方法
  - 矢状位或轴位的 T1 C+ 和 T2 MR 图像

鉴别诊断

原发性或转移性肿瘤

- 不连续的或浸润性软组织肿块
  - T1WI 上与肌肉信号相似
  - T2WI 上高信号
  - 注射 Gd 后强化
    - 坏死部分无强化，类似脓腔
- 伴或不伴椎体受累
  - 椎间盘通常不受影响

腹膜后血肿

- 浸润性软组织肿块
  - CT 图像上为高密度
  - 急性期 T1 和 T2 加权像上表现为等或低信号

- ○ 晚期表现为高信号
- ○ ± 轻度增强
- 弥漫性肌肉粗大
  - ○ 如果抗凝治疗会出现液 - 液平面

骨髓外造血

- 沿着胸椎和腰椎均匀的边界清晰的椎旁肿块
  - ○ 均质、边界清晰
  - ○ T1 上呈等 - 低信号
  - ○ T2 上呈等 - 高信号
  - ○ ± 轻度增强
- 椎体骨髓弥漫性低信号
  - ○ 未受侵的椎间盘呈相对高信号

病理学

一般特征

- 病因学
  - ○ 最常见的病原体
    - 金黄色葡萄球菌
    - 结核分枝杆菌
    - 大肠埃希菌
  - ○ 真菌感染罕见
    - 免疫抑制宿主更常见
  - ○ 诱发因素
    - 静脉注射毒品的滥用
    - 免疫功能低下
    - 糖尿病、酒精中毒、肝硬化、慢性肾衰竭和其他慢性疾病
  - ○ 从相邻的感染直接蔓延：椎间盘炎、感染性关节炎、阑尾炎、憩室炎、炎症性肠病、肾周脓肿
  - ○ 深部组织经皮感染
    - 创伤
    - 硬膜外注射或导管置入
    - 小关节注射
    - 脊柱或胃肠道手术
  - ○ 从远处病灶经血行播散而来
    - 化脓性肌炎
      - □ 革兰氏阳性菌是常见原因
  - ○ 原发性 PA 罕见
- 伴发异常：硬膜外脓肿

大体病理及手术所见

- 厚厚的绿褐色的坏死性软组织

镜下特征

- 白细胞，微生物，细胞碎片
- 肉芽组织，血管增生

临床信息

表现

- 最常见体征 / 症状
  - ○ 发热（50%）

- ○ 背痛、压痛
- ○ 血沉及白细胞升高
- ○ 其他症状和体征
  - 下肢疼痛
  - 椎旁肌肉痉挛
- ○ 硬膜外症状
  - 无力、感觉异常、括约肌功能障碍
- 临床概况
  - ○ 临床诊断可能会因为慢性症状或症状不明显而延误

人口统计学

- 年龄
  - ○ 双峰模式
    - 成人（60~70 岁）
    - 儿童，尤其是 10~19 岁
- 性别：男：女 =3：1
- 流行病学：椎内或椎旁脓肿 ＞90% 是脊柱炎造成的

转归及预后

- 取决于宿主的免疫反应
  - ○ 也可能早期治疗就可好转
  - ○ 明显败血症可导致虚弱宿主的死亡
- 脊柱炎 ± 硬膜外脓肿会出现渐进性的神经功能损害
- 依据
  - ○ 合并症
  - ○ 脊柱的受累程度
  - ○ 神经损伤程度

治疗

- 长期静脉注射抗生素
- 镇痛药
- 经皮导管引流术
- 手术清创：根据情况而定是否需要脊柱固定

诊断思路

思考点

- 脊柱椎间盘炎应评估相邻椎体和椎间盘受累情况
- 评价硬膜外软组织是否受累，特别是有神经功能损害的

影像解读要点

- 椎旁软组织内周边强化的病灶是椎旁脓肿的特征性表现

（王海鹏、黄世廷 译）

参考文献

1. Ramanathan D et al: Disseminated coccidioidomycosis to the spine-case series and review of literature. Brain Sci. 9(7), 2019
2. Raghavan M et al: Imaging of spondylodiscitis. Semin Nucl Med. 48(2):131-47, 2018
3. Kumar Y et al: Magnetic resonance imaging of bacterial and tuberculous spondylodiscitis with associated complications and non-infectious spinal pathology mimicking infections: a pictorial review. BMC Musculoskelet Disord. 18(1):244, 2017
4. Siddiq DM et al: Spinal and paraspinal pneumococcal infections-a review. Eur J Clin Microbiol Infect Dis. 33(4):517-27, 2014
5. Low SY et al: Neisseria gonorrhoeae paravertebral abscess. J Neurosurg Spine. 17(1):93-7, 2012
6. Acharya U: A case of atypical presentation of thoracic osteomyelitis & paraspinal abscess. Mcgill J Med. 11(2):164-7, 2008

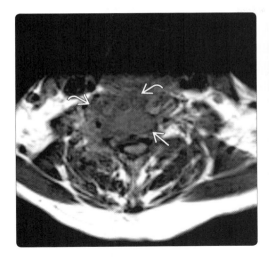
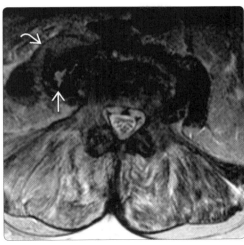

（左图）轴位 MR T1WI 图像显示颈椎椎体（➡）和腹侧颈长肌内不规则低信号（⤵）。椎旁的蜂窝织炎是脊髓炎 - 椎间盘炎的延伸

（右图）轴位 T2WI 图像显示右侧腰大肌内不均质异常信号（➡）。它的边缘呈厚壁、不规则、低信号，中央呈高信号。右侧腰肌可见由于水肿呈弥漫性高信号（➡）

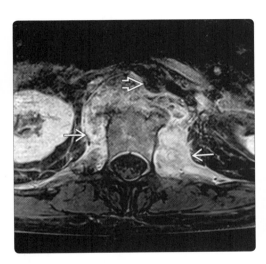
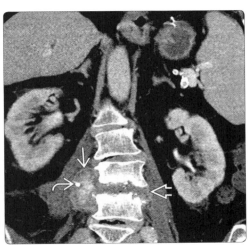

（左图）轴位 T1WI C+ FS MR 显示椎旁病灶明显不均匀强化（➡），周围邻接腰椎椎体前缘和侧缘。强化病变邻近主动脉（➡）

（右图）冠状位 NECT 显示与腰椎间盘炎 / 骨髓炎相关的右侧椎旁脓肿（➡）。在病灶内部可见一个引流管（⤵）。内部的高密度可能是血液和化脓性物质的混合物

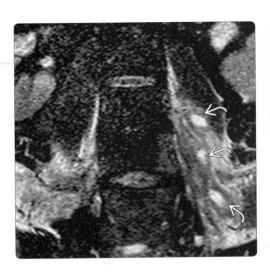
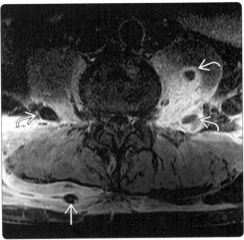

（左图）冠状位 STIR MR 显示左侧腰大肌内有多个不均匀性水肿高信号聚集（⤵）。这些椎旁脓肿可能与这位患者静脉滥用药物有关。STIR 提高了早期椎旁炎症的检测敏感性

（右图）轴位 T1WI C+ FS MR 显示双侧腰大肌多个小的、周边增强的低信号病变（➡）。放置后部皮下引流管（➡）用于治疗浅表脓肿

术语

- 硬脊膜外脓肿（spinal epidural abscess, SEA）
- 硬脊膜外感染伴脓肿形成

影像学

- 下胸椎和腰椎 > 颈椎和上胸椎
- CT
  - 强化的硬膜外肿块，中央管受压狭窄
- MR
  - T1WI：相对脊髓呈等至低信号
  - T2WI/STIR：高信号
  - T1WI C +：均匀或不均匀强化的蜂窝织炎
  - 坏死性脓肿，周边强化
- 脂肪饱和：STIR，T2WI，T1WI C +FS
  - 硬膜外脂肪和脊椎骨髓信号抑制，使病变更明显

- 脊髓信号改变继发于脊髓受压、局部缺血或直接感染
- 随访磁共振图像一直有硬膜外强化，无占位效应
  - 可能为无菌肉芽组织或纤维化
  - 参考 ESR、CRP 判断疾病活动性

鉴别诊断

- 硬膜外转移
  - 相邻椎体常受累
- 硬膜外血肿
  - ± 边缘轻度增强

病理学

- 金黄色葡萄球菌为最常见致病菌，其次为结核分枝杆菌

临床信息

- 发热，急性或亚急性脊髓疼痛以及触痛

（左图）通过腰椎的矢状位图像显示脊椎骨髓炎及向腹侧和背侧延伸的椎间脓肿，椎管变窄

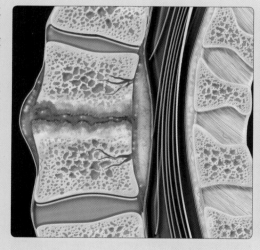

（右图）有静脉吸毒史的患者的矢状位 T1WI C+MR 显示一个巨大的边缘明显强化的硬膜外脓肿（➡）对颈髓造成严重占位效应。C5-C6 终板相对完整（➡），无椎间盘强化

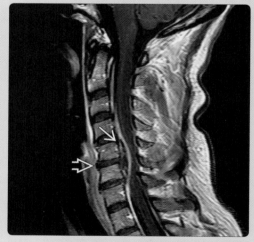

（左图）矢状位 T1 MR 平扫图像显示了这位颈部脓肿的患者 C5 和 C6 椎体的低信号和腹侧硬膜外的中等信号病灶，压迫脊髓

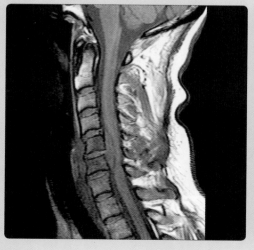

（右图）矢状位 STIR MR 图像显示在 T2 加权像上为高信号的巨大的腹侧硬膜外脓肿（➡），明显压迫脊髓。C5-C6 椎间盘后缘受累表现为线性高信号（➡）。这名四肢轻瘫患者的脊髓呈高信号

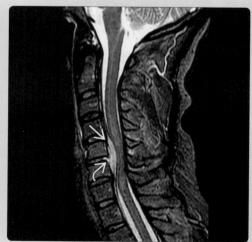

术语

缩写

- 硬脊膜外脓肿（SEA）

同义词

- 脊髓硬膜外积脓

定义

- 硬膜外脊髓感染伴脓肿形成

影像学

一般特征

- 最佳诊断线索
  - 发现椎间盘炎合并邻近硬膜强化 ± 周边强化的液性病灶
- 位置
  - 硬膜外腔后（80%）、前（20%）、外周（尾骨至 S2）
  - 下胸椎及腰椎 > 颈椎和上胸椎
- 范围：可能会延伸至多个节段
- 形态学：局灶性或弥漫性的细长的硬膜外软组织

X 线表现

- 平片
  - 无法直接观察到
  - 椎间盘炎相关的表现：终板不规则或被破坏；椎间隙缩窄

CT 表现

- CT 强化：强化的硬膜外肿块，中央管受压变窄
- 骨 CT
  - 硬膜外出现软组织密度
  - 与椎间盘难以区分

MR 表现

- T1WI：等至低信号
- T2WI：高信号
- STIR：高信号
- T2* GRE：等至高信号
- DWI：高信号
- ADC：低信号
- T1WI C+
  - 均匀或不均匀强化的蜂窝织炎
  - 外周增强的坏死性脓肿
  - 在扩散的 SEA 中硬脑膜弥漫性强化
  - 前方的硬膜外静脉或在脓肿上方或下方的椎体静脉丛显著强化
- 不同程度侵犯椎管神经孔
- 脊髓信号改变继发于脊髓压缩、局部缺血或直接感染
- 随访磁共振图像一直有硬膜外强化，无占位效应
  - 可能为无菌肉芽组织或纤维化
  - 结合 ESR、CRP 可判断疾病活动性

非血管干预

- 脊髓造影术

- 硬膜外占位阻碍脑脊液的流动

核医学表现

- 镓扫描
  - 在脊髓或硬膜外区域摄取增加

影像学建议

- 最佳成像方法
  - 矢状位或轴位 Gd 强化的 T1 及 T2 加权像
- 成像建议
  - 脂肪抑制 STIR，T2WI FS，T1WI C+ FS
  - 硬膜外脂肪和脊椎骨髓信号抑制，使病变更明显

鉴别诊断

硬膜外转移

- 界限清楚的骨外软组织肿块
  - T1 低信号、T2 高信号
  - 弥漫性增强
  - 经常累及连续的椎体
    - 后方的椎体及椎弓根破坏
  - 椎间盘不受影响
- 病理性压缩性骨折
- 某些情况下椎体是完整的
  - 脊髓硬膜外恶性淋巴瘤

硬膜外血肿

- 不均匀 T2WI 高信号
- 急性出血 T1WI 为等信号
  - 亚急性和慢性出血为高信号
- ± 周围轻度增强
- 无外伤史，脊柱完好无损

受挤压的 / 迁移的间盘

- 相应椎间盘高度消失、突出、变性
  - T2 加权像等到低信号
- 更局限性的表现
- ± 周围轻度增强
- 椎体终板完好

硬膜外脂肪增多症

- 过多脂肪在硬膜外堆积
- 在 T1 和 T2 中表现为均匀的高信号
- 抑脂序列信号减低
- 对脊髓及神经根有占位效应

病理学

一般特征

- 病因学
  - 多达 1/3 可能没有确定的来源
    - 金黄色葡萄球菌是最常见的病原体（57%~73% 的报告病例）
    - 结核分枝杆菌是次多的常见原因（25% 的病例）
  - 真菌作为易感因素者不常见
  - 诱发因素

- 静脉注射药品的滥用
- 免疫功能低下的状态
- 糖尿病，慢性肾衰竭，酗酒，癌症等慢性疾病
○ 前部的 SEA 来源于相邻的椎间盘及椎体骨髓炎
○ 后部的 SEA 来源于泌尿系或胃肠道、肺、心脏、黏膜/皮肤等部位的血行播散感染
○ 来源于穿透性创伤，外科手术治疗或诊断过程中的直接感染
  - 硬膜外麻醉有患 SEA 的风险（5.5%）
    □ 特别是有留置导管的情况
  - 硬膜外血肿可能由钝伤的感染所引起
○ 来源于相邻椎旁软组织的感染
  - 阑尾炎，憩室炎，肾盂肾炎
○ 前颅至骶管的硬膜外间隙是沿着后纵韧带下方走行
○ 结核感染沿着前纵韧带下方蔓延
  - 椎间盘不受累
○ 多达 1/3 的病例无法识别病源
○ 脊髓的症状可能与受压缺血有关
  - 脊髓缺血损害硬膜外静脉丛
○ 硬膜外腔（ES）
  - 硬脑膜附着于枕骨大孔→真正的硬膜外腔是脊髓后面和侧面的空间
    □ 硬膜外间隙在颈椎区是很小的，在腰骶部是比较大的
    □ 在前部，硬脊膜松散地附着于从枕骨大孔至 L1 的潜在的硬膜外腔中
    □ 因此，大部分 SEA 位于后部，前部的 SEA 多低于 L1 的位置
- 伴发异常
  ○ 椎间盘炎，骨髓炎，椎旁脓肿，化脓性小关节炎
- 来源于相邻的感染或菌血症的硬膜外腔

镜下特征

- 肉芽组织，白细胞，细胞碎片

临床信息

临床表现

- 最常见的体征/症状
  ○ 发热、急性或亚急性脊髓疼痛和压痛
- 其他体征/症状
  ○ 神经根病变，下肢轻瘫/瘫痪，感觉异常，膀胱和肠道功能失常
- 临床概况
  ○ 败血症或慢性疾病患者的神经系统症状可能会被全身症状所掩盖
  ○ 脓肿与血行播散进展迅速
  ○ 来自于椎间盘炎或骨髓炎的脓肿容易积聚

人口统计学

- 年龄
  ○ 各年龄段均有发病

○ 发病高峰在 60~70 岁
- 性别：男：女 =1：0.56
- 流行病学：(0.2~2.8)/10000 例

转归及预后

- 如果未经治疗或延误治疗则会造成不可逆的神经功能损害和死亡
- 影响预后的因素
  ○ 年龄：儿童的预后情况好于成人
  ○ 一开始神经功能受损的程度
    - 腱鞘压缩 >50% 与不良预后有关
  ○ SEA 的部位：位置较高的 SEA 的预后较差
  ○ 在神经损害开始发生及外科治疗干预之间的时间持续发病
    - 早期诊断和治疗制度的完善有助于改善患者的预后
  ○ 合并症，如糖尿病

治疗

- 一些研究主张急诊手术减压引流脓肿，即使没有神经功能损害
  ○ 尽管有合适的药物治疗，但进展快速的神经功能损害还有可能发生
- 其他文献报道，如果没有早期治疗也不会增加预后差的风险
  ○ SEA（腹侧或背侧）的解剖定位在确定治疗方案时发挥作用
    - 背 > 腹：截瘫或四肢瘫
- 早期使用经验性广谱抗生素，直到分离出致病菌
- 在长期注射抗生素 6~8 周后再静脉注射敏感抗生素

诊断思路

影像解读要点

- 硬膜外弥漫的或周边强化的软组织肿块以及相邻的椎间盘炎是 SEA 的特点

（王海鹏、黄世廷 译）

参考文献

1. Houston R et al: Spinal epidural abscess in children: case report and review of the literature. World Neurosurg. 126:453-60, 2019
2. Chow F: Brain and spinal epidural abscess. continuum (Minneap Minn). 24(5, Neuroinfectious Disease):1327-48, 2018
3. Babic M et al: Infections of the spine. Infect Dis Clin North Am. 31(2):279-97, 2017
4. Patel AR et al: Spinal epidural abscesses: risk factors, medical versus surgical management, a retrospective review of 128 cases. Spine J. 14(2):326-30, 2014
5. Sandler AL et al: Infections of the spinal subdural space in children: a series of 11 contemporary cases and review of all published reports. A multinational collaborative effort. Childs Nerv Syst. 29(1):105-17, 2013
6. Diehn FE: Imaging of spine infection. Radiol Clin North Am. 50(4):777-98, 2012
7. Shousha M et al: Surgical treatment of cervical spondylodiscitis: a review of 30 consecutive patients. Spine (Phila Pa 1976). 37(1):E30-6, 2012
8. Karikari IO et al: Management of a spontaneous spinal epidural abscess: a single-center 10-year experience. Neurosurgery. 65(5):919-23; discussion 923-4, 2009

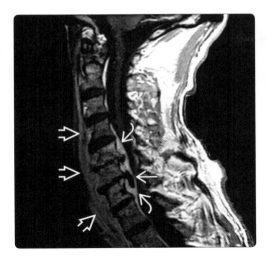

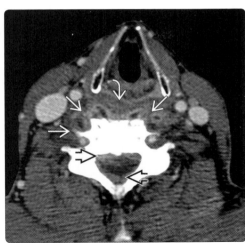

（左图）矢状位 T1WI C+ MR 显示 C5-C7 腹侧硬膜外蜂窝织炎（➡）合并 C6-C7 局灶性低信号脓肿（➡）。注意椎体前广泛的蜂窝织炎（➡）

（右图）轴位 CECT 显示一个骨髓炎 / 椎间盘炎引发的椎旁间隙的炎症过程。见肿胀的不均匀强化的椎前肌肉（➡），少量的咽后积液（➡）及硬膜外、硬膜上的血肿压迫颈髓（➡）

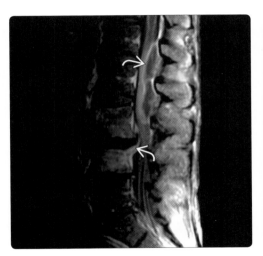

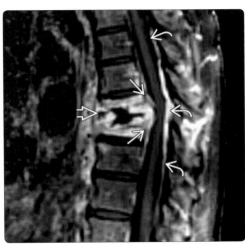

（左图）矢状位 T1WI C+ MR 显示 L3-4 的骨髓炎 / 椎间盘炎，终板不规则强化，腹侧和背侧 SEA（➡）周边强化。马尾神经根增厚、明显强化，表明蛛网膜下腔受累

（右图）矢状位 T1WI C+ FS MR 显示腹侧硬膜外间隙（➡）内的硬膜外蜂窝织炎，其由邻近骨髓炎 / 椎间盘炎所致（➡）。背侧硬膜外蜂窝织炎（➡）导致脊髓的占位效应

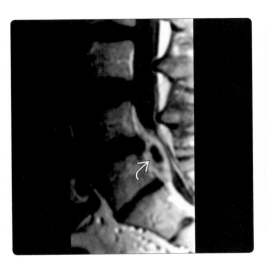

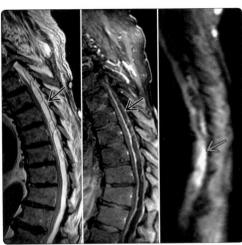

（左图）矢状位 T1WI C+ MR 显示腹侧硬膜外间隙内中央无强化（➡）、周边强化的脓肿，脓肿导致鞘囊明显受压

（右）矢状位 T2WI（左）、T1WI C+（中）和 DWI MR（右）显示复杂的背侧硬膜外信号灶（➡），病灶外周强化，邻近胸椎受累。注意脓肿部分的高强度扩散信号（➡）

（左图）矢状位 T1WI MR 显示 C4 和 C5 椎体正常信号缺失，椎体前部边缘模糊。由于硬膜外脓肿，C4-C5 水平的脊髓腹缘也显示欠清（➡）

（右图）矢状位 STIR MR 显示 C4 和 C5 椎体以及椎间盘腹侧的轻微高信号（➡）。椎前软组织呈高信号（➡）。由于脓肿，C3-C4 到 C5-C6（➡）之间的脊髓腹缘有广泛的高信号

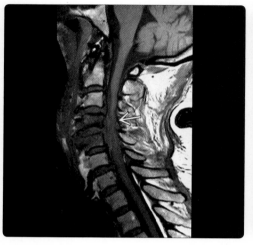
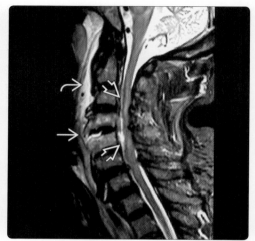

（左图）矢状位 T1WI C+ MR 显示椎前蜂窝织炎的弥漫性强化（➡）、边界清楚的周边强化腹侧硬膜外脓肿（➡）。注意肿块对颈髓的影响

（右图）轴位 T1WI C+ MR 显示强化的椎前蜂窝织炎（➡）、边缘强化的腹侧硬膜外脓肿（➡）和脊髓压迫的严重程度（➡）

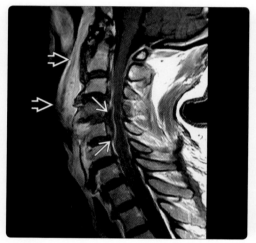
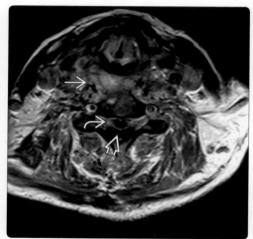

（左图）矢状位 T1WI C+MR 显示脑膜炎合并硬膜外蜂窝织炎（➡）和脓肿（➡）患者的硬膜外周围软组织的异常增厚和强化

（右图）轴位 T1WI C+MR 显示广泛的硬膜外增厚，这是由于蜂窝织炎（➡）以及小液囊性硬膜外脓肿（➡）造成的

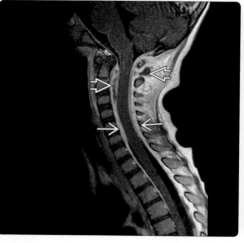
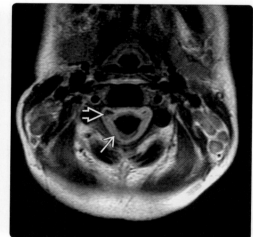

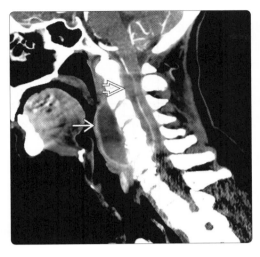
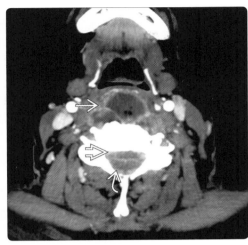

（左图）为评估颈部疼痛而进行的矢状位 CECT 显示一个巨大的椎前脓肿（➡）和一个巨大的腹侧硬膜外脓肿（➡）并伴脊髓压迫

（右图）轴位 CECT 显示一个巨大的椎前脓肿（➡），伴有气体灶。脓肿延伸至腹侧硬膜外腔（➡），致颈髓后移（➡）

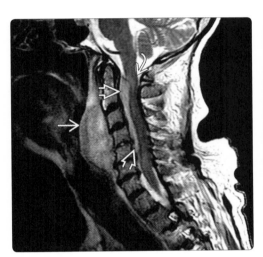
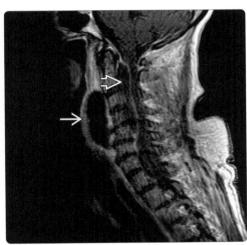

（左图）高信号的矢状位 T2WI MR 显示大的椎前脓肿（➡）。注意广泛的腹侧硬膜外脓肿（➡）伴脊髓后移位。可见小范围的脊髓水肿（➡）

（右图）矢状位 T1WI C+ MR 显示腹侧椎旁大脓肿（➡）和硬膜外（➡）脓肿的边缘强化，伴有脊髓压迫

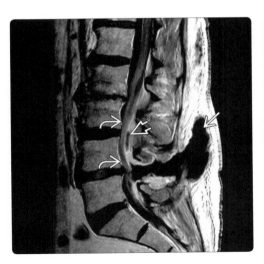
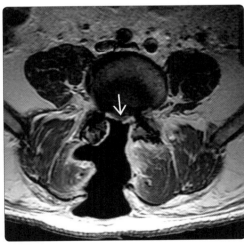

（左图）椎板切除术后矢状位 T1WI C+ MR 显示从椎板切除术部位延伸出的大量感染性积液（➡）。额外的局灶性液体存在于后硬膜外腔（➡），对马尾有占位效应（➡）（由于脑膜炎而增强）

（右图）轴位 T1WI C+ MR 显示从手术部位延伸的大量液体聚集，对马尾有严重的占位效应（➡）。患者有临床感染

硬膜下脓肿

要　点

术语
- 硬脊膜下脓肿（spinal subdural abscess, SSA）
- 在硬脊膜（硬膜）和蛛网膜之间的潜在空间内积聚的脓液，硬膜内髓外呈环形强化

影像学
- 胸腰椎区域最常见
- 蛛网膜下腔的阻塞以及脊髓的占位效应提示病灶的存在
- 脊髓移位：伴或不伴受侵和水肿
- 平扫 CT 上硬膜下密度增加
- MR
  - T2 高信号 /T1 低信号
  - 不均匀弥漫性硬膜下强化
  - 边缘增强、液体积聚
- 最佳成像模式
  - 强化 MR 提高检测 SSA 的灵敏度
  - 轴位序列确认病变位于硬膜下（硬膜边缘内）

主要鉴别诊断
- 硬膜外脓肿
  - 通常与椎间盘炎有关
- 硬膜下血肿
  - T2WI 或梯度回波呈明显低信号

病理学
- 诱发因素
  - 静脉注射吸毒，免疫功能低下，糖尿病，肝硬化，肾衰竭

临床信息
- 发热
- 颈部或背部疼痛和压痛

诊断思路
- 轴位图像上硬膜内髓外的环形强化灶，硬膜外脂肪和脑脊液可衬出病变轮廓

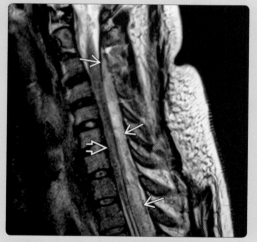

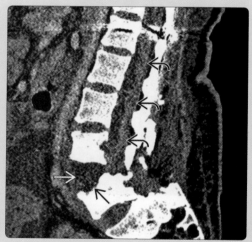

（左图）矢状位 T2WI MR 显示背侧硬膜内髓外间隙有不均匀高信号聚集（➡）。它有一个低信号边缘，对颈髓造成明显的占位效应（➡）

（右图）矢状位 CT 显示背侧椎管内有高密度 SSA（➡）。可见 L4 和 L5 终板骨质破坏（➡）和 L4/5 椎间盘内低密度液体（➡）。这种广泛的 SSA 最初是由黏质沙雷氏菌引起的腰椎硬膜外脓肿

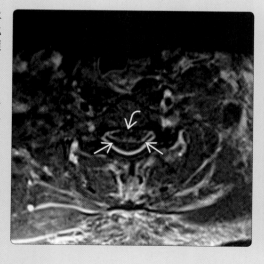

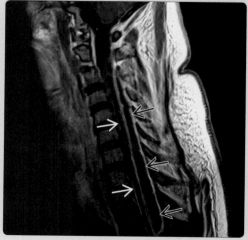

（左图）轴位 T1WI C+ MR 显示椎管背侧的边缘强化液体信号灶（➡），对颈髓造成占位效应并使其向前移位（➡）

（右图）矢状位 T1 C+ MR 显示一个低信号液性积聚灶，其厚壁明显强化（➡），横跨颈部和胸背椎管。SSA 会导致脊髓严重受侵（➡）。最初曾尝试 CT 引导下引流，但收效甚微，随后进行手术减压

术语

同义词
- 脊髓硬膜下积脓
- 硬脊膜下脓肿（SSA）

定义
- 在硬脊膜和蛛网膜之间的潜在空间内积聚的脓液

影像学

一般特征
- 最佳诊断线索
  - 轴位图像上髓外硬膜内呈环形强化的液体信号
- 部位：胸腰部最常见
- 范围
  - 局灶性脓肿
  - 多个脊髓平面的多灶性蜂窝织炎或脓肿
- 形态
  - 薄且细长的液体信号
  - 弥漫性硬膜下增厚

X线表现
- 平片
  - 通常情况下对诊断没有帮助，除非有椎间盘炎

CT表现
- CT平扫
  - 硬膜下密度增高
  - 伴或不伴髓外硬膜内气体
- 增强CT
  - 均匀的硬膜下强化
  - 边缘强化的液性病灶

MR表现
- T1WI
  - 中等信号强度
  - 比脑脊液信号高
- T2WI
  - 高信号
    - 脊髓的占位效应提示病变存在
  - 蛛网膜下腔阻塞
- PDWI：高信号
- STIR：高信号
- T2* GRE：高信号
- T1WI C+
  - 高信号
  - 弥漫性硬膜下增强
  - 边缘强化的液体信号
  - 在轴位图像可观察椎管从外到内的结构及病灶
    - 硬膜外脂肪，强化的硬脑膜和硬膜下脓肿，脑脊液，脊髓
  - 脊髓移位
    - +受侵
    - +水肿

非血管干预
- 脊髓造影术
  - 脑脊液阻塞
  - 硬膜内结构紊乱
  - 伴或不伴脊髓肿胀

核医学表现
- 镓扫描
  - 椎管内镓盐（GA-67）摄取增加
    - 通过SPECT提高了灵敏度

影像学建议
- 最佳成像方法
  - 轴位及矢状位的MR T1WI及T2WI图像
- 成像建议
  - 静脉注射钆提高检测SSA的灵敏度
    - 轴位序列确认病灶是否位于硬膜下

鉴别诊断

硬膜外脓肿
- 在胸腰椎以下的部位
- 通常与椎间盘炎有关
- T1WI为中等强度，T2WI为高强度
  - 弥漫性或边缘增强
- 不同程度的脊髓占位效应

硬膜下血肿
- 除了外伤，腰椎穿刺患者的凝血功能障碍是最常见的原因
- 多见于腰椎或胸腰段区域
- 在T2WI或梯度回波呈显著低信号
  - T1WI等信号
- ±周边轻度增强

脊膜炎
- 来源于椎管外的经血行播散的细菌
- T1WI上脑脊液信号升高
- 弥漫性的脑脊液信号增强
- 光滑或呈结节状的软脑膜或神经根强化
- ±脊髓水肿

脑脊液渗漏综合征
- 腰椎穿刺前，或与根袖、腹侧硬脑膜缺损或脑脊液静脉瘘相关的脊髓-脑脊液渗漏
- 腰椎穿刺形成的低位开放性压力
- 硬脑膜弥漫性均匀增厚、增强
  - 可能由硬脑膜静脉怒张引起
- 可能会看到小脑扁桃体下降引起颅后窝内脑桥前的空间变小

肥厚性硬脑膜炎
- 硬脑膜的纤维炎症性增厚
- 增厚的硬脑膜在T1WI和T2WI上呈等至低信号
  - 显著的对比后增强
  - IgG4相关疾病

病理学

一般特征

- 病因学
  - 诱发因素
    - 静脉注射吸毒
    - 免疫功能低下：药物治疗导致的、潜在的感染或全身性疾病，如恶性肿瘤
    - 据报道肥胖和酗酒是脊髓败血症的重要诱发因素
    - 糖尿病，肝硬化，肾衰竭，或艾滋病，复发 UTI
  - 发病机制
    - 脊髓外感染病灶的血行播散
    - 黏膜 / 皮肤来源最常见
    - 邻近脓肿的连续扩散
    - 创伤或介入治疗导致直接感染
    - 腰椎穿刺，放置导管，颈 / 腰椎间盘造影
    - 皮肤窦道：至多占据硬膜内空间的 60%
    - 不明原因的感染源
  - 常见的致病菌
    - 金黄色葡萄球菌最常见
    - 革兰氏阴性杆菌
  - 脊髓的症状可能是由于脊髓受压和缺血所致
- 并发异常：脊髓膜炎；硬脊膜外脓肿；通常不伴有椎体骨髓炎
- 脊髓硬膜下腔脓肿
- 解剖学
  - 硬膜下间隙
    - 位于硬脑膜和蛛网膜之间的 "潜在" 空间

大体病理及手术特点

- 浑浊的脑脊液
- 脓液

临床信息

表现

- 最常见的体征 / 症状
  - 发热
  - 颈部或背部疼痛
  - 压痛
  - 其他体征 / 症状
    - 截瘫，四肢瘫痪
    - 感觉水平异常
    - 步态不稳
    - 假性脑膜炎
    - 反射减弱
    - 膀胱充盈功能障碍
    - 视乳头 2 度水肿增加了脑脊液蛋白量或阻塞了硬膜囊内的脑脊液流动使颅内压升高
- 其他体征 / 症状
  - 脓肿分期系统
    - 第 1 阶段：发热伴或不伴脊髓或神经根痛
    - 第 2 阶段：临床表现为轻度神经功能障碍
    - 第 3 阶段：发生病变水平之下的麻痹和感觉完全损失
- 临床概况
  - 发热，颈部或背部疼痛，脊髓压迫
    - 占报道病例的 38%
  - 源于可能存在的感染，如蜂窝织炎、疖病、牙齿脓肿
  - 硬脊膜外脓肿临床难以区分

人口统计学

- 年龄
  - 各年龄段均有发病：以 60 ~ 70 岁多见
- 性别：男：女 =1：2
- 种族：无种族偏向
- 流行病学
  - 不常见
  - 文献中有 50 例关于 SSA 的报道病例

转归及预后

- 如果不及时治疗，神经功能进行性恶化
  - 败血症，死亡
- 仅静脉注射抗生素的话有 20% 的存活率
- 如果手术治疗的话有 82% 的存活率

治疗

- 输液与止痛
- 静脉注射地塞米松降低炎症反应和脑 / 脊髓水肿
- 经皮影像引导下置管引流术
- 外科手术
  - 为脓肿引流灌洗术准备的椎板切除术和硬脑膜切开术
  - 建议所有患者都行手术治疗
- 有革兰氏阳性球菌感染时，经验性地静脉注射抗生素，直到培养出阳性结果

诊断思路

影像解读要点

- 轴位图像上硬膜内髓外的环形强化的病灶，硬膜外脂肪和脑脊液可衬出病变轮廓

（王海鹏、黄世廷 译）

参考文献

1. Torres C et al: Imaging of spine infection. Semin Roentgenol. 52(1):17-26, 2017
2. Ngwenya LB et al: Concomitant epidural and subdural spinal abscess: a case report. Spine J. 16(4):e275-82, 2016
3. Kraeutler MJ et al: Spinal subdural abscess following epidural steroid injection. J Neurosurg Spine. 22(1):90-3, 2015
4. Moritani T et al: Pyogenic and non-pyogenic spinal infections: emphasis on diffusion-weighted imaging for the detection of abscesses and pus collections. Br J Radiol. 87(1041):20140011, 2014
5. Khalil JG et al: Thoracolumbosacral spinal subdural abscess: magnetic resonance imaging appearance and limited surgical management. Spine (Phila Pa 1976). 38(13):E844-7, 2013
6. Diehn FE: Imaging of spine infection. Radiol Clin North Am. 50(4):777-98, 2012
7. Angsuwat M et al: Early detection of spinal sepsis. J Clin Neurosci. 17(1):59-63, 2010

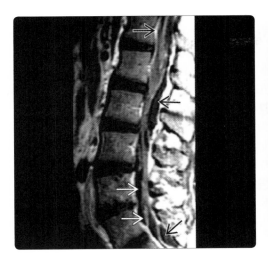

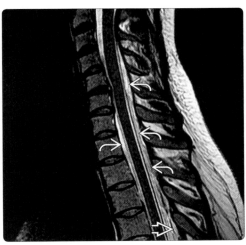

（左图）矢状位 T1WI C + MR 图像显示了在马尾走行区的分隔样的低信号病灶，向头侧延伸至 T12 水平（➡），脑膜炎造成马尾强化（➡）

（右图）MR 矢状位 T2WI 显示继发于颅内低压的硬膜下积液（➡）。这可能同硬脑膜下脓肿影像表现相似，但不会有临床的感染症状。注意背侧硬膜外仍保留有脂肪组织（➡）

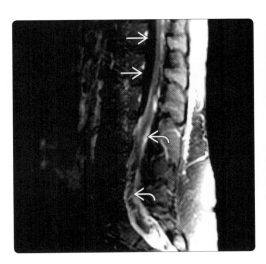

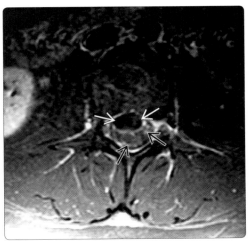

（左图）矢状位 T1WI C+ FS MR 显示了一个腹侧髓外硬膜内的间隙（➡）内的低信号病灶，将脊髓向后推移。这名患者患有假单胞菌脑膜炎，并伴有远侧硬膜囊马尾的丛状强化（➡）

（右图）轴位 T1WI C+ FS MR 显示了边缘强化的硬膜下病灶（➡），脊髓受压后移。邻近软脊膜和神经根有线状强化（➡）

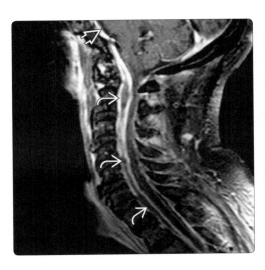

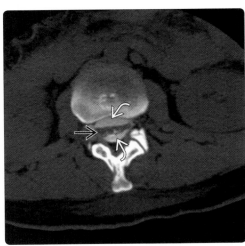

（左图）颈椎的矢状位 T1WI C+ FS MR 图像显示弥漫性腹侧硬膜下脓肿（➡）伴颅内扩展（➡）；SSA 最常见的病因是金黄色葡萄球菌，多由周围的感染直接播散

（右图）轴位 CT 脊髓图像显示了由于对比剂分次注射造成的分离的脊髓间隙。对比剂沿着硬膜下间隙显影，可见马尾（➡）环状狭窄（➡）

术语

- 脊髓感染、坏死

影像学

- 脊髓环状增强伴有临床相关的炎症或感染病史
- 脊髓脓肿 T2WI 信号增高伴周围水肿；脊髓肿胀
- 同脑脓肿一样囊壁显示为低信号
- 同脑脓肿一样弥散受限（ADC 降低）
- 病灶不规则环形强化伴脊髓肿胀

主要鉴别诊断

- 急性横贯性 / 病毒性脊髓炎
- 富血供脊髓肿瘤
- 多发性硬化
- 海绵状血管畸形

病理学

- 2 种主要病因
  - 成人脊髓内脓肿（intrame-dullary spinal cord abscess，ISCA）由心肺源性的血行播散或特发性所致
  - 儿童常由脊柱闭合不全直接性感染所致（40%）
  - 有窦道或脊柱闭合不全的患儿常伴有脊髓脓肿

临床信息

- 常表现为器质性脊髓病灶的症状 / 体征，而非感染
- 抗生素时代致死率为 8%（1977—1997）
- 手术治疗致死率约为 14%

诊断思路

- 颅脑 MR 的 DWI 可排除伴随的脑脓肿

（左图）矢状位线图显示颈髓内不规则的脓肿腔伴脊髓肿胀和水肿

（右图）矢状位 T2WI MR 图像显示感染性病灶边缘呈低信号，中心呈高信号，常见于颈部炎性病变和广泛水肿，病灶近侧累及延髓，远侧累及胸髓。这并非为脓肿特有的表现，原发性或继发性脊髓肿瘤也有此表现

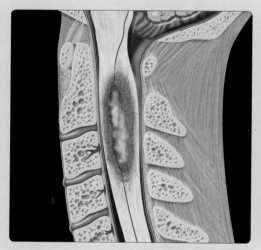
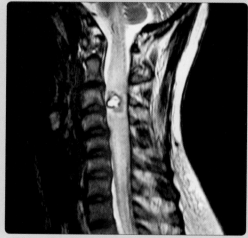

（左图）矢状位 T2WI MR 图像显示链球菌所致心内膜炎患者，C4 至 C5-6 髓内弥漫性脊髓肿胀伴有 T2 低信号区（脓肿壁）的环形区域（➡）

（右图）矢状位 T1WI C+ MR 图像显示链球菌所致心内膜炎患者，脓肿壁呈环形强化（➡）

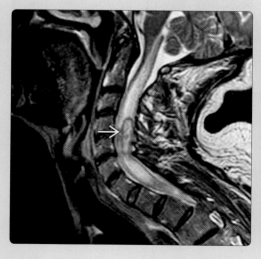
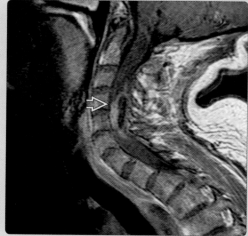

术语

缩写

- 脊髓内脓肿（ISCA）

定义

- 脊髓感染并脓肿形成
  - 化脓性感染最常见

影像学

一般特征

- 最佳诊断线索
  - 髓内环形强化肿块伴有临床相关炎症 / 感染病史
- 部位
  - 髓内
- 大小
  - 不定；多 ＜2 cm
- 形态
  - 圆形或环形强化的不规则长圆形区并伴有水肿

CT 表现

- CT 平扫
  - 正常，或形态不规则、边界模糊、肿胀的脊髓

MR 表现

- T1WI
  - 脊髓肿胀，边界不清呈低信号
  - 脊髓脓肿可以表现为局灶性低信号
- T2WI
  - 脊髓脓肿 T2WI 信号增高伴有周围水肿，脊髓肿胀
  - 与脑脓肿一样，脓肿壁可以表现为低信号
- PDWI
  - 脓肿信号增强和周围水肿
- STIR
  - 可较好地显示脊髓水肿
- DWI
  - 与脑脓肿一样，可以显示弥散受限（ADC 降低）
  - 弥散不受限不能除外脓肿
- T1WI C+
  - 不规则、环形强化的病灶伴脊髓水肿

非血管干预

- 脊髓造影
  - 脊髓对称性增大的非特异性表现，或髓内病灶引起脊髓造影阻塞

影像学建议

- 最佳成像方法
  - MR 增强可以确定脊髓的异常、水肿和脓肿的强化
- 成像建议
  - 矢状位和轴位 T1WI 和 T2WI 图像，T1WI 增强后矢状位和轴位图像

鉴别诊断

急性横贯性 / 病毒性脊髓炎

- 快速发病的下身瘫痪伴或不伴感觉症状、膀胱功能障碍
- 多种重要因子影响，免疫介导或病毒直接侵犯脊髓
  - 埃可病毒，柯萨奇病毒，巨细胞病毒，水痘带状疱疹，单纯疱疹病毒，Epstein-Barr 病毒，流行性腮腺炎病毒，肝炎病毒，风疹病毒，麻疹病毒
- 1/3 好转，1/3 部分好转，1/3 未愈
- 脊髓非特异性 T2 增高，伴有多种形式增强（非环形强化）

富血供脊髓肿瘤

- 室管膜瘤（肿块位于中心，无空洞）
- 成血管细胞瘤（局灶性软脑膜的肿块伴或不伴囊肿）
- 星形细胞瘤（多为非富血供，常见瘤周水肿）
- 血管性转移（已知原发肿瘤，例如肾细胞癌）

多发性硬化

- 位于周边
- 长度 ＞2 个脊柱节段
- 90% 伴有颅内病灶
- 可以显示环形强化

硬脑膜瘘 I 型

- T2WI 上很少只显示脊髓增大和水肿，无明显的血管
- 无脊髓环形强化

海绵状血管畸形

- 斑点状的出血，伴有含铁血黄素边缘

脊髓梗死

- 轻度增大的脊髓在 T2WI 上为局灶性高信号
- 亚急性期显示为斑片状、边界欠清的强化
- 突然发生的感觉减弱和丧失

硬膜内 / 髓外肿瘤

- 病灶均质强化且与脊髓分界清晰
  - 神经鞘瘤
  - 脑膜瘤

病理学

一般特征

- 病因学
  - 2 种主要病因
    - 成人 ISCA 由心肺源性的血性播散或特发性所致
    - 儿童常由脊柱闭合不全直接感染所致（40%）
- 相关变异
  - 有皮毛窦或脊柱闭合不全的患儿常伴有脊髓脓肿
- 罕见：报道 ＜100 例
- 感染途径：多为特发病例 / 病因不明
  - 血行播散（10%）
  - 邻近感染播撒（25% 的病例患有皮毛窦）
  - 直接感染，如创伤或手术

- 微生物学
  - 多种有机物侵入
    - 金黄色葡萄球菌
    - 表皮葡萄球菌
    - 类杆菌属
    - 嗜血杆菌属
    - 单核细胞增多性李斯特菌

临床信息

表现

- 常见体征 / 症状
  - 常表现为脊髓器质性病灶的症状 / 体征，而非感染
  - 混合性神经缺陷，包括发热、疼痛、运动缺陷、感觉障碍和括约肌功能障碍
  - 其他症状 / 体征
    - 失禁，假性脑（脊）膜炎
    - 25% 出现发热、疼痛和神经缺陷三联征
  - 常常延误诊断（从发病到诊断的时间 >30 天）
    - 发热（<50%）
  - 儿童
    - 麻痹（60%）
    - 发热（>50%）
    - 尿潴留（30%）
    - 后背痛（28%）
    - 恶心 / 呕吐（10%）
    - 20% 康复，没有神经后遗症

人口统计学

- 年龄
  - 成人和儿童（平均年龄：34 岁）
- 性别
  - 男：女 =3：1
- 种族
  - 未知
- 流行病学
  - 髓内感染罕见
  - 三级医院入院率为 (0.2~2.2)/10 000

转归及预后

- 伴有高致死率和发病率
- 1914—1977 年报道致死率为 24%
  - 抗生素时代（1977—1997）致死率为 8%
- 需要快速手术引流和积极地静脉注射抗生素
- 成功治疗后永存神经缺陷（>70%）

治疗

- 早期手术引流，然后进行抗生素治疗
  - 椎板切除术和引流
  - 静脉内抗生素应用 4~6 周，再口服抗生素 2~3 个月
- 手术治疗致死率约为 14%

诊断思路

思考点

- 氨苄青霉素应用于特发性病例或单核细胞增多性李斯特菌感染
- WBC 计数、ESR 和增强 MR 对术后随访和检出复发有重要价值

影像解读要点

- 颅脑 MR 的 DWI 可排除伴随的脑脓肿

（王海鹏、黄世廷 译）

参考文献

1. Bevan R et al: Infected congenital cervical dermal sinuses leading to spinal cord abscess: two case reports and a review of the literature. Childs Nerv Syst. ePub, 2020
2. Verdier EP et al: Intramedullary cervical abscess mimicking a spinal cord tumor in a 10-year-old girl: a case-based review. Childs Nerv Syst. 34(11):2143-7, 2018
3. Bakhsheshian J et al: Intramedullary cervical spinal cord abscess. World Neurosurg. 106:1049.e1-2, 2017
4. Vo DT et al: Streptococcus pneumoniae meningitis complicated by an intramedullary abscess: a case report and review of the literature. J Med Case Rep. 10(1):290, 2016
5. Kanaheswari Y et al: Intramedullary spinal cord abscess: the result of a missed congenital dermal sinus. J Paediatr Child Health. 51(2):223-5, 2015
6. Al Barbarawi M et al: Management of intramedullary spinal cord abscess: experience with four cases, pathophysiology and outcomes. Eur Spine J. 18(5):710-7, 2009
7. Ebner FH et al: Intramedullary lesions of the conus medullaris: differential diagnosis and surgical management. Neurosurg Rev. 32(3):287-300; discussion 300-1, 2009
8. Gerlach R et al: Large intramedullary abscess of the spinal cord associated with an epidermoid cyst without dermal sinus. Case report. J Neurosurg Spine. 7(3):357-61, 2007
9. Berger JR et al: Infectious myelopathies. Semin Neurol. 22(2): 133-42, 2002
10. Chidambaram B et al: Intramedullary abscess of the spinal cord. Pediatr Neurosurg. 34(1): 43-4, 2001
11. Durmaz R et al: Multiple nocardial abscesses of cerebrum, cerebellum and spinal cord, causing quadriplegia. Clin Neurol Neurosurg. 103(1): 59-62, 2001
12. Elmac I et al: Cervical spinal cord intramedullary abscess. Case report. J Neurosurg Sci. 45(4): 213-5; discussion 215, 2001
13. Krishnan A et al: Craniovertebral junction tuberculosis: a review of 29 cases. J Comput Assist Tomogr. 25(2): 171-6, 2001
14. Rossi FH et al: Listeria spinal cord abscess responsive to trimethoprim-sulfamethoxazole monotherapy. Can J Neurol Sci. 28(4): 354-6, 2001
15. Ruiz A et al: MR imaging of infections of the cervical spine. Magn Reson Imaging Clin N Am. 8(3): 561-80, 2000
16. Desai KI et al: Holocord intramedullary abscess: an unusual case with review of literature. Spinal Cord. 37(12): 866-70, 1999
17. Mukunda BN et al: Solitary spinal intramedullary abscess caused by Nocardia asteroides. South Med J. 92(12): 1223-4, 1999
18. Chan CT et al: Intramedullary abscess of the spinal cord in the antibiotic era: clinical features, microbial etiologies, trends in pathogenesis, and outcomes. Clin Infect Dis. 27(3): 619-26, 1998
19. Derkinderen P et al: Intramedullary spinal cord abscess associated with cervical spondylodiskitis and epidural abscess. Scand J Infect Dis. 30(6): 618-9, 1998
20. Murphy KJ et al: Spinal cord infection: myelitis and abscess formation. AJNR Am J Neuroradiol. 19(2): 341-8, 1998
21. Sverzut JM et al: Spinal cord abscess in a heroin addict: case report. Neuroradiology. 40(7): 455-8, 1998
22. Friess HM et al: MR of staphylococcal myelitis of the cervical spinal cord. AJNR Am J Neuroradiol. 18(3): 455-8, 1997
23. Banuelos AF et al: Central nervous system abscesses due to Coccidioides species. Clin Infect Dis. 22(2): 240-50, 1996
24. Chu JY et al: Listeria spinal cord abscess--clinical and MRI findings. Can J Neurol Sci. 23(3): 220-3, 1996
25. Martin RJ et al: Neurosurgical care of spinal epidural, subdural, and intramedullary abscesses and arachnoiditis. Orthop Clin North Am. 27(1): 125-36, 1996
26. Bartels RH et al: Intramedullary spinal cord abscess. A case report. Spine. 20(10): 1199-204, 1995

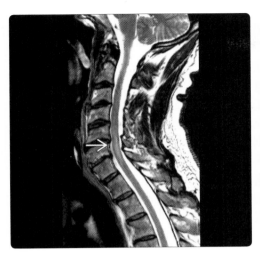
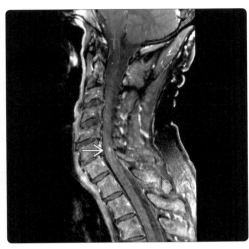

（左图）多发性颅内脓肿患者矢状位 T2WI MR 显示少量高信号脊髓水肿（➡）

（右图）多发性颅内脓肿（未显示）患者矢状位 T1 C+ MR 显示颈部脊髓脓肿是一个小的孤立性强化病灶（➡），无软脑膜强化

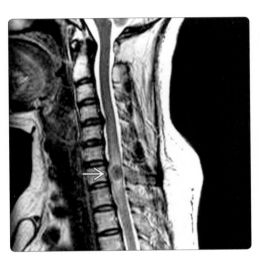
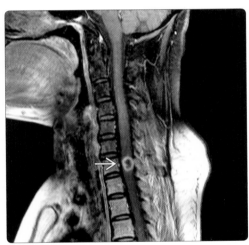

（左图）结核性脊髓炎矢状位 T2WI MR 显示 C7 水平脊髓内低信号肿块，周围环绕高信号水肿（➡）。T2 WI 高信号为感染典型的表现，但肿瘤（如白血病）也可有同样表现

（右图）结核性脊髓炎矢状位 T1WI C+ FS MR 显示脊髓内病灶环状强化呈"靶征"（➡）。脊髓内结核比椎体内及椎旁软组织内少见。也要与肿瘤鉴别

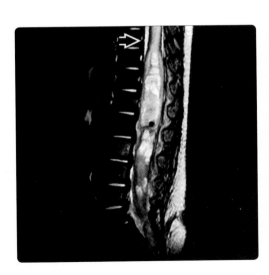
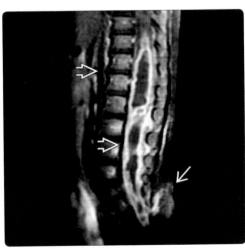

（左图）背部皮毛窦并通过硬膜内至远端脊髓感染病例矢状位 T2WI MR 显示复杂的硬膜内肿块侵蚀脊髓远端和马尾并伴有广泛水肿（➡）

（右图）背部皮毛窦伴有感染扩散至脊髓的病例，矢状位 T1WI C+ MR 显示沿窦道的强化（➡）以及环绕硬膜内脊髓脓肿的不规则强化（➡）

术语
- 由于直接病毒感染或病毒感染后免疫反应引起的脊髓的急性炎症反应

影像学
- 单节段或弥漫性脊髓水肿、肿胀
  - 从1个节段到广泛的脊髓受累
- 脊髓梭形肿胀
- T2WI受累节段脊髓弥漫性信号增高
- 受累脊髓节段不均匀斑片状强化

鉴别诊断
- 特发性脊髓炎
- 多发性硬化
- 急性脊髓梗死
- 视神经脊髓炎

- 髓鞘少突胶质细胞糖蛋白自身抗体（MOG-IgG）脊髓炎

病理学
- 由于脊髓灰质炎几乎完全根除，部分肠道病毒成为主要病因
- 脊髓肿胀，伴或不伴坏死

临床信息
- 多继发于发热或上呼吸道感染后，急性发病
- 脑脊液显示单核细胞计数和蛋白含量升高
- 治疗原则主要是抗病毒，或使用激素
- 急性弛缓性脊髓炎没有有效的治疗方法

诊断思路
- 急性脊髓病变：大范围的脊髓增粗、水肿但没有局灶性病变高度提示诊断

（左图）矢状位 T2WI MR 显示在胸髓下端及脊髓圆锥高信号（➡），患者通过血清学检查 IgM 阳性，确诊感染西尼罗病毒（WNV）。西尼罗病毒可引起脑膜炎、脑炎从而可能出现急性弛缓性瘫痪。西尼罗病毒属于黄病毒属，依靠虫媒传播，主要寄生于脑与脊髓深层灰质核内

（右图）轴位 T2WI 显示胸髓中心灰质内高信号（➡）。

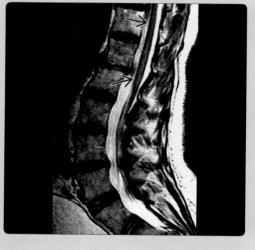
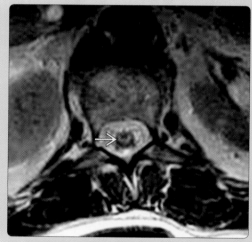

（左图）矢状位 T2 MR 显示急性弛缓性脊髓炎（AFM）患儿的胸椎长段脊髓 T2 高信号（➡）（无强化，未显示）。对肠道病毒 D-68（EV-D68）相关的 AFM 治疗是支持性的，多数会有后遗症

（右图）此 AFM 患儿矢状位 DWI MR 显示胸髓内有一长段弥散高信号（➡）

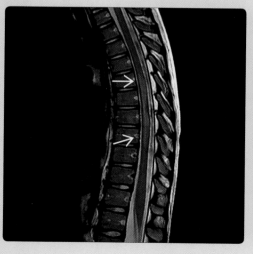
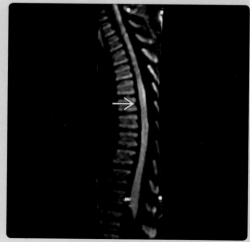

术语

缩写

- 急性横贯性脊髓炎（acute transverse myelitis，ATM）
- 急性弛缓性脊髓炎（acute flaccid myelitis，AFM）

定义

- 由于直接病毒感染或病毒感染后免疫反应引起的脊髓的急性炎症反应

影像学

一般特点

- 最佳诊断线索
  - 受累脊髓弥漫性水肿、肿胀
- 部位
  - 颈胸髓；单纯脊髓圆锥受累少见
- 范围
  - 从 1 个到多个连续性阶段都可发生
  - AFM 累及中央灰质
- 大小：从 1 个节段到广泛的脊髓受累
- 形态学
  - 脊髓梭形扩张

CT 表现

- 增强 CT：伴或不伴模糊的斑片状强化

MRI 表现

- T1WI
  - 脊髓肿胀
  - 中心低信号，但是信号要比脑脊液高
- T2WI
  - 受累节段脊髓弥漫性信号增高
- T1WI+C
  - 受累脊髓节段不均匀斑片状强化

非血管干预

- 脊髓造影
  - 局限或弥漫性脊髓体积增大
  - CT 脊髓造影可以勾画出肿胀脊髓的轮廓

影像学建议

- 最佳成像方法
  - T2WI 和反转恢复序列
- 成像建议
  - 矢状位 T2WI，3 mm 薄层；T1 C+ 扫描排除引起脊髓水肿的局灶性病变

鉴别诊断

特发性脊髓炎

- 与临床症状相符
- 没有明确病因
- 40% 的病例患病前有过上呼吸道感染
- 大部分病例脑脊液中淋巴细胞和中性粒细胞数量可能提示某些类型感染

- 典型的弥漫性脊髓肿胀、水肿及弥漫性强化
- 类特发性脊髓炎多是由于没有正确评估和（或）随访
- 由于患者免疫防御功能下降，可以同时存在免疫系统损伤

多发性硬化（MS）

- 有 30% 的病例显示孤立病变（没有合并脑内多发硬化病变）
- 多数病变呈局灶性（1~2 个脊髓节段），可以多发
- 20% 的病例证明单节段受累
- 急性病变多显示短节段的脊髓水肿伴局灶强化
- 周围神经系统不受累
- 90% 的病例显示寡克隆带

急性播散性脑脊髓炎（ADEM）

- 与多发硬化类似
- 多与免疫接种或感染后免疫攻击有关
- 属于单时相疾病

视神经脊髓炎

- 广泛性脊髓炎和视神经炎（伴或不伴脑部病变不典型多发性硬化症）
- AQP4-IgG 血清阳性

髓鞘少突胶质细胞糖蛋白自身抗体脊髓炎

- 典型表现为纵向广泛 T2 高信号病变
- 无强化，T2 图像上 H 形中央脊髓受累
- 可能出现 AFM 表型

脊髓动静脉畸形（AVM）

- 高流量的动静脉畸形引发急性脊髓病变多是由于出血或是静脉栓塞
- AVM 亚急性脊髓病变包括脊髓水肿，脊髓肿胀多是由于窃血引起缺血
- 脊髓硬脑膜动静脉瘘可以引起口吃症状或急性脊髓受损症状（由于静脉血栓→Foix-Alajouanine 综合征）

动脉炎

- 小的血管炎影像学检查可能没有异常

脊髓梗死

- 急性卒中样表现、运动体征
- 病因学
  - 常见：脊髓前动脉的动脉粥样硬化引起闭塞
    - 动脉瘤修复术，动脉夹层（颈椎动脉夹层），动静脉畸形
    - 病因不明，短暂性脑缺血以及心脏停搏
- 脊髓圆锥常受累（由于受单一的脊髓腹侧动脉供应）

病理学

一般特征

- 病因学
  - 脊髓灰质炎几乎被完全根除，部分肠道病毒成为主要病因
    - 柯萨奇病毒、肠道弧病毒、肝炎病毒、风疹病毒、麻疹病毒、腮腺炎病毒

- AFM
  - EV-D68、EV-A71 和脊髓灰质炎病毒等 EV 病毒是属于小核糖核酸病毒家族的小 RNA 病毒
  - 其他与急性弛缓性虚弱和脊髓炎爆发有关的病毒包括 EV-A71、西尼罗病毒（WNV）、日本脑炎病毒和野生型脊髓灰质炎病毒
- 疱疹
  - EB 病毒，水痘 - 疱疹病毒，巨细胞病毒，单纯疱疹病毒，人类疱疹病毒 6 型，B 疱疹病毒（猴疱疹病毒型）
- 逆转录酶病毒
  - 免疫功能缺陷宿主
  - 人类 T 淋巴细胞白血病病毒 1、2 型，HIV
- 其他
- 流行性感冒病毒，狂犬病病毒，西尼罗病毒
- 伴发异常
  - 周围神经病变
  - 脑炎
  - 脊髓肿胀、软化
- 脊髓前角细胞溶解性传染病→急性弛缓性瘫痪
  - 脊髓灰质炎病毒 1、2、3 型；柯萨奇病毒 A、B 型；肠病毒 -71；虫媒病毒包括西尼罗病毒（WNV）
  - WNV 感染后→脊髓局限性免疫反应→星形细胞重新摄取谷氨酸能力下降（尽管细胞数量增多）→细胞外谷氨酸水平升高→脊髓前角细胞产生毒性损伤
- 多是白质受累→病毒特异性或自身免疫性免疫反应引起脊髓损伤
  - 可以合并不同类型的病毒感染

大体病理和手术所见

- 脊髓肿胀
- 伴或不伴坏死

镜下所见

- 淋巴细胞浸润
- 血管内膜增厚
- 脱髓鞘

临床信息

表现

- 常见体征 / 症状
  - 肢体乏力
  - 反射弧消失
  - 其他体征 / 症状
    - 感觉功能减退
    - 疼痛
- 临床表现
  - 多继发于发热或上呼吸道感染后急性发病
  - 病情高峰一般持续一周
  - 脑脊液显示单核细胞或蛋白含量增高
  - 特异性诊断主要通过对脑脊液样本病毒滴度或聚合酶链反应进行检测
- 急性病毒性脊髓炎
  - 可表现为急性弛缓性麻痹（脊髓灰质炎）或因 WNV 导致的神经功能障碍
    - 受累脊髓横向肿胀→非对称性感觉、运动功能障碍
    - 脊髓两半均受累→急性横贯性脊髓炎，对称性乏力，感觉丧失和膀胱功能受累
- 慢性病毒性脊髓炎
  - 可以是人类 T 细胞白血病病毒 -1 对脊髓的直接感染或发生于艾滋病患者中，由于艾滋病病毒引起代谢紊乱
    - 没有发现其他人类病毒可以引起脊髓的慢性感染不伴脑的受累

人口统计学

- 年龄
  - 主要是年轻患者
  - AFM 多在 10 岁以下，男性略占优势
- 流行病学
  - 每年 1/10 万
  - 多发生于免疫功能不全患者

转归及预后

- 多数病例会遗留持续后遗效应，极少完全恢复
- 疾病过程：1~12 周

治疗

- 支持治疗
- 没有有效的 AFM 治疗方案
  - 大多数患者接受静脉注射免疫球蛋白（IVIG）、类固醇、血浆置换或联合治疗
- 早期治疗：病毒分离 /PCR 鉴定后立即服用抗病毒药物
  - 疗效不定
  - 如有适应证，大剂量甲泼尼龙

诊断思路

思考点

- 颅脑 MRI 排除多发性硬化、ADEM

影像解读要点

- 急性脊髓病变：大范围的脊髓增粗、水肿但没有局灶性病变高度提示诊断

（王海鹏、黄世廷 译）

参考文献

1. Helfferich J et al: Acute flaccid myelitis and enterovirus D68: lessons from the past and present. Eur J Pediatr. 178(9):1305-15, 2019
2. Rodríguez Y et al: Guillain-Barré syndrome, transverse myelitis and infectious diseases. Cell Mol Immunol. 15(6):547-62, 2018
3. Hopkins SE: Acute flaccid myelitis: etiologic challenges, diagnostic and management considerations. Curr Treat Options Neurol. 19(12):48, 2017
4. Maloney JA et al: MRI findings in children with acute flaccid paralysis and cranial nerve dysfunction occurring during the 2014 enterovirus D68 outbreak. AJNR Am J Neuroradiol. 36(2):245-50, 2015
5. Kincaid O et al: Viral myelitis: an update. Curr Neurol Neurosci Rep. 6(6):469-74, 2006

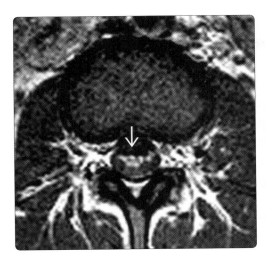

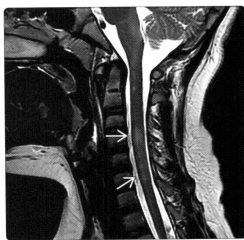

（左图）轴位 T1WI C+ MR 显示前神经根（➡）显著增强，圆锥腹面和马尾腹前神经根强化可见于多种疾病，包括 EV-71、蜱传脑炎病毒、西尼罗病毒和吉兰 - 巴雷病毒等

（右图）这位患有 EV-D68 相关 AFM 的儿童矢状位 T2 MR 显示累及颈髓的斑片状高信号（➡），伴有轻微的脊髓扩张

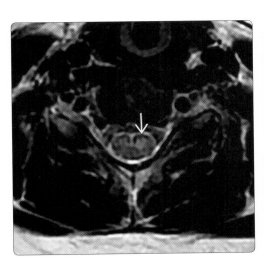

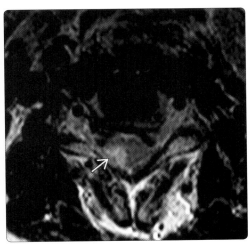

（左图）患有 EV-D68 相关 AFM 的儿童轴位 T2 MR 显示脊髓中央灰质的不对称高信号（➡）

（右图）轴位 T2WI MR 显示带状疱疹患者的颈髓右侧份高信号（➡）。部分水痘 - 带状疱疹复发的患者可能发展为广泛横贯性脊髓炎

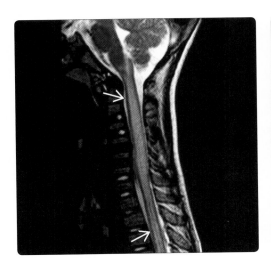

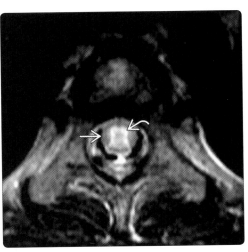

（左图）矢状位 T2WI MR 显示颈髓肿胀、弥漫性高信号（➡），这是一例罕见的狂犬病患者

（右图）轴位 T2WI MR 标记中心灰质受累（➡），周边白质减少（➡），这种图案可提示诊断

术语
- 由于原发性 HIV 感染引起的脊髓病变

影像学
- 脊髓萎缩常见
- 脊髓 T2WI 高信号伴或不伴斑片状强化
  - 胸髓 > 颈髓，延髓受累提示疾病进展

主要鉴别诊断
- 维生素 B₁₂ 缺乏
- 水痘 - 带状疱疹病毒感染
- 多发性硬化
- 横贯性脊髓炎
- 人类 T 淋巴细胞白血病病毒

病理学
- DNA 慢病毒或逆转录病毒袭击脊髓单核细胞和巨噬细胞

- 脊髓与脑病变一般不同时发生，提示可能存在不同的发病机制
- 中枢及周围神经系统机会性感染和恶性肿瘤

临床信息
- 隐匿进展性痉挛性瘫痪伴共济失调、尿失禁以及感觉功能丧失
  - 血清转换后可以很快出现急性脊髓炎症状
- 免疫重建感染综合征→脊髓病变
- 排除性诊断依靠临床、实验室及影像学检查
  - MRI 可以排除其他髓内或髓外病变

诊断思路
- 排除其他可治疗的脊髓病病因很重要
- 脊髓萎缩是最常见的 MR 表现，通常是累及胸髓，部分累及颈髓

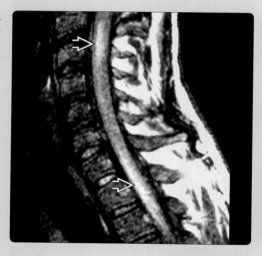

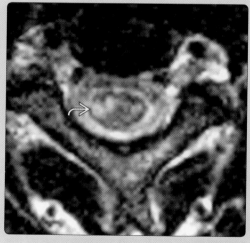

（左图）颈椎矢状位 FLAIR MR 示脊髓异常高信号（➥），但脊髓并无明显肿胀。这与 HIV 侵犯脊髓的表现一致

（右图）轴位 T2WI MR 示脊髓右侧高信号，脊髓无明显肿胀（➦）。强化后无明显强化，这是 HIV 脊髓炎的表现

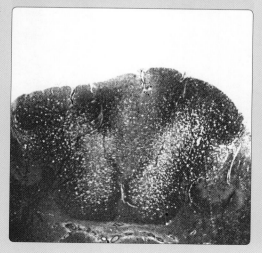

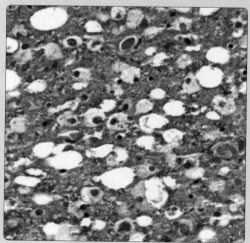

（左图）显微病理学，低倍镜勒克司光蓝色染色可见空泡性脊髓病，脊髓白质呈海绵样改变。脊髓与脑的病变各自单发，提示发病机制不同（Courtesy R. Schmidt, MD.）

（右图）显微病理学，高倍镜勒克司光蓝色染色，HIV 脊髓病变患者脊髓白质内明显的空泡（Courtesy R. Schmidt, MD.）

术语

定义

- 由于原发性 HIV 感染引起的脊髓病变

影像学

一般特征

- 最佳诊断线索
  - 脊髓 T2WI 高信号伴或不伴斑片状强化
- 位置
  - 胸髓 > 颈髓；达低位胸髓伴延髓受累提示疾病进展
- 形态
  - 最常见：脊髓萎缩（72%）
  - 常见
    - 脊髓弥漫性 T2 高信号无特定模式（29%）
    - 萎缩 + 弥漫性异常（14%）
  - 典型：受累脊髓白质束对称性 T2 高信号

MRI 表现

- T1WI
  - 可以正常
  - 脊髓萎缩
- T2WI
  - 可以正常
  - 弥漫性高信号或受累脊髓后柱对称性高信号
  - 脊髓萎缩
- STIR：局限性高信号病灶
- T1WI+C：± 可见病灶增强

影像学建议

- 最佳成像方法
  - MRI T2WI 和 T1WI C+ MR

鉴别诊断

维生素 B_{12} 缺乏

- 表现与 HIV 脊髓病变完全一样
- HIV 检测阴性

水痘 – 带状疱疹病毒感染

- 可以出现脊髓病变
- 脑脊液病毒检测聚合酶链反应阳性

巨细胞病毒性脊髓炎

- 病因多是 HIV 相关性多发性神经根病
- ± 神经根和脊髓圆锥软脑膜增厚、强化

多发性硬化

- 对于后角及外后角的脱髓鞘可出现同样的表现
- 反复发病
- HIV 检查阴性

横贯性脊髓炎

- 通过影像学表现可能不容易区别
- 炎症累及整个增粗脊髓横径
- 没有明确病因

- 正常 CD4 细胞数量和 HIV 检查阴性

人类 T 淋巴细胞白血病病毒 I 型（HTLV-1）

- 脊髓病变
  - 慢性、进展性痉挛性轻瘫
- 脑白质病变（52%），急性期：弥漫性脊髓 T2 高信号；慢性期：脊髓萎缩（74%）
- 前、侧柱的髓鞘与轴突缺失
- 对激素和干扰素有反应

抗心磷脂抗体

- 复发型脊髓病变
- 胸髓增粗伴细长多发病灶

病理学

一般特征

- 病因学
  - 原发性 HIV 感染 =DNA 慢病毒或逆转录病毒袭击脊髓内单核及巨噬细胞
- 基因学
  - 嗜神经性是某种 HIV 菌株的特点，它的发生可能与单核细胞驱使有关
    - 可以解释为什么某些 AIDS 患者发生 HIV 中枢神经系统侵犯
  - 可能与编码转甲基循环酶的基因多样性有关
    - 甲基化对于鞘磷脂形成、稳定以及修复是必需的→转甲基循环的干扰可能引起脊髓白质空泡化
    - 在正常人群中通常轻度或无症状
    - 由于对甲基供体需求增多或 HIV 引起的甲基化抑制可以导致代谢应激和低甲基化
    - 对于易感患者和 HIV 感染患者基因是主要致病因素
- 伴发异常
  - 中枢和周围神经系统机会性感染（例如巨细胞病毒感染、弓形虫感染、进行性多灶性脑白质病）
  - 恶性肿瘤（例如淋巴瘤）

分期、分级及分类

- AIDS 相关性脊髓病变的诊断标准
  - HIV-1 感染的患者，>18 岁
  - AIDS 相关性脊髓病变，± 神经系统病变和痴呆
    - 以下症状中至少有 2 个
      - 双下肢或四肢的感觉异常或麻木
      - 肢体无力
      - 僵硬、不稳，或步态不协调
      - 颈部屈曲时，背部及腿部有电击感
      - 尿频、尿急以及不自主排尿或尿潴留
      - 不自主排便或便秘
      - 性功能障碍
    - 以下体征中至少有 2 个
      - 振动觉及位置觉减低
      - 深反射敏感
      - 异常跖反射

□ 莱尔米征

□ 痉挛性不协调步态

○ AIDS 相关性脊髓病变症状和体征出现至少 6 周

○ 体感诱发电位异常

○ 血清学或脑脊液检查排除其他原因

镜下所见

- 空泡样脊髓病（VM）
  - ○ HIV 对神经元细胞直接损伤
  - ○ 白质髓鞘内及轴突周空泡化伴后、侧柱脱髓鞘
- 电镜
  - ○ 髓鞘内及轴突周的空泡化，很少累及轴突
  - ○ 巨噬细胞吞噬髓鞘
  - ○ HIV 在巨噬细胞内增殖
- 电子显微镜
  - ○ 髓鞘内或轴突周围空泡，很少累及轴突
  - ○ 巨噬细胞内的髓鞘
  - ○ HIV-1 从巨噬细胞中萌芽
- RNA 分析证明
  - ○ 病变脊髓内单核细胞和多核巨噬细胞内可见 HIV-1 表达
  - ○ 空泡性脊髓病患者 100% 发现 HIV RNA
  - ○ RNA 表达程度直接与脊髓损伤程度及临床轻重呈相关性
- 在儿童，脊髓内白质也受累
  - ○ 弥漫性脱髓鞘伴轴突缺失，炎性细胞浸润
  - ○ 典型的空泡性脊髓病很少见
  - ○ 在儿童中由于不同髓鞘结构或选择性致病机制，可以存在差异

临床信息

表现

- 最常见体征 / 症状
  - ○ 隐匿性进展性痉挛性瘫痪伴共济失调、尿失禁及感觉功能丧失
    - 性功能障碍
    - 进行性双腿僵硬，通常合并肌肉抽搐、痉挛→走路困难
    - 最后出现严重肢体瘫痪，自主排尿、排便能力丧失
    - 开始无痛，后来由于肌肉痉挛、抽搐引起严重不适或疼痛
    - 上肢和手一般不受累
- 其他体征 / 症状
  - ○ 免疫重建感染综合征
    - 多种临床表现：浸润性肺结核，脊髓病变，脑炎，深静脉血栓形成，隐球菌性脑膜神经根炎
    - 抗逆转录病毒治疗后会引起空泡性脊髓病转向症状性疾病

- 临床概况
  - ○ CD4$^+$ 淋巴细胞数量很低
  - ○ 经常存在维生素 B_{12} 缺乏
    - 可能与转甲基循环基因多样性有关
  - ○ CSF：在 HIV 相关性空泡性脊髓病患者中脑脊液正常
    - 与其他病毒感染鉴别

人口统计学

- 流行病学
  - ○ AIDS 相关性脊髓病变占 20%～55%
  - ○ 20% 临床诊断，55% 组织学诊断

治疗

- MRI 可以排除其他髓内或髓外疾病
  - ○ 但是，在轻度和重度脊髓病变中，脊髓 MR 可以表现无明显异常
  - ○ 轻度或中毒脊髓炎内均可见脊髓萎缩或是异常信号
- 多用高活性抗逆转录病毒（HAART）治疗→脊髓病变减少
  - ○ 目前约 <10% 的患者发展到脊髓病变
- 有报道用蛋氨酸改善症状
- 对症处理包括：解痉、改善括约肌功能和物理治疗

诊断思路

思考点

- 需要排除其他脊髓病变

影像解读要点

- MRI 作为主要诊断手段，可以观察其他合并症，并为临床症状做出解释
- 脊髓萎缩是最常见的 MR 表现，主要累及胸髓，部分累及颈髓

（王海鹏、黄世廷 译）

参考文献

1. Levin SN et al: HIV and spinal cord disease. Handb Clin Neurol. 152:213-27, 2018
2. Tali ET et al: Pyogenic spinal infections. Neuroimaging Clin N Am. 25(2):193-208, 2015
3. Andrade P et al: Transverse myelitis and acute HIV infection: a case report. BMC Infect Dis. 14:149, 2014
4. Candy S et al: Acute myelopathy or cauda equina syndrome in HIV-positive adults in a tuberculosis endemic setting: MRI, clinical, and pathologic findings. AJNR Am J Neuroradiol. 35(8):1634-41, 2014
5. Delgado SR et al: CNS demyelinating disorder with mixed features of neuromyelitis optica and multiple sclerosis in HIV-1 infection. Case report and literature review. J Neurovirol. 20(5):531-7, 2014
6. Moulignier A et al: CD8 transverse myelitis in a patient with HIV-1 infection. BMJ Case Rep. 2014, 2014
7. Román GC: Tropical myelopathies. Handb Clin Neurol. 121:1521-48, 2014
8. Hamada Y et al: Primary HIV infection with acute transverse myelitis. Intern Med. 50(15):1615-7, 2011
9. Lyons J et al: Atypical nervous system manifestations of HIV. Semin Neurol. 31(3):254-65, 2011
10. Brunel AS et al: HIV-related immune reconstitution cryptococcal meningoradiculitis: corticosteroid response. Neurology. 2009 Nov 17;73(20):1705-7. Erratum in: Neurology. 74(3):271, 2010

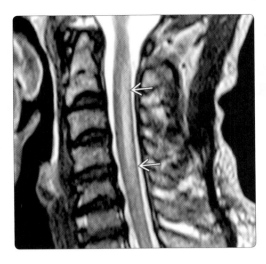
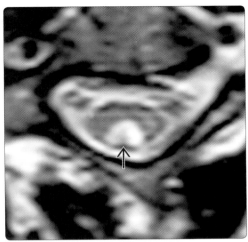

（左图）HIV 脊髓炎：矢状位 T2WI MR 见髓内后份异常高信号（➡）。HIV-1 可以刺激巨噬细胞吞噬鞘磷脂，这些巨噬细胞可分泌因子损伤神经组织。HIV 感染可以阻止转甲基途径引起脊髓白质的空泡化

（右图）HIV 患者：轴位 T2WI MR 见脊髓内高信号（➡）（Courtesy F. Thomas, MD, PhD.）

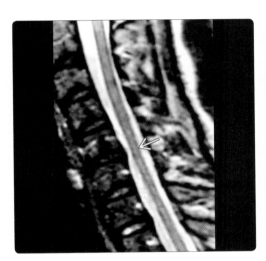
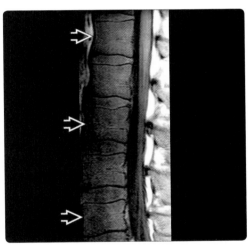

（左图）原发性 HIV 脊髓病变：矢状位 T2WI MR 显示弥漫性、中心高信号（➡），可见轻度弥漫性脊髓萎缩

（右图）矢状位 T1WI MR 骨髓内弥漫性低信号（➡），这是由于大量铁的沉积，继发于慢性病引起的贫血

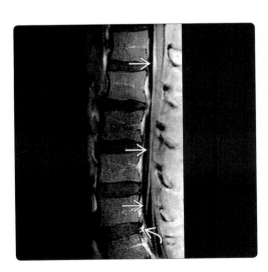
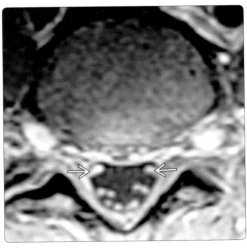

（左图）矢状位抑脂 T1WI C+ MR 示从马尾到圆锥（➡）弥漫性强化，但无明显局灶性结节，在 L4-5 可见纤维环撕裂，有强化（➡）。如果没有相关病史，可以考虑原发性脑脊液播散性肿瘤或细菌性脊膜炎

（右图）轴位 T1WI C+ FS MR 显示由 AIDS 相关多发性神经根病变所致的马尾弥漫性强化（➡）。这是巨细胞病毒感染后脊神经根炎的典型表现

梅毒性脊髓炎

要点

术语
- 同义词：神经梅毒，梅毒性脊髓脊膜炎
- 梅毒螺旋体导致的中枢神经系统感染

影像学
- 多种结节状及线状强化伴有弥漫性脊髓 T2 信号增高

鉴别诊断
- 脊髓血管畸形
- 感染后脱髓鞘
- 病毒性脊髓炎
- 缺血
- 结节病

病理学
- 神经梅毒分为早期及晚期阶段，可以发生于原发感染或者是继发感染

- 早期阶段影响脑脊液、血管和脑膜的概率高于脑及脊髓
- 晚期阶段影响脑脊膜、脑或脊髓实质
  - 由于抗生素的应用很少见
  - 一般性轻瘫、痴呆、脊髓痨（感觉共济失调伴有肠道及膀胱功能障碍）

临床信息
- 下肢无力，锥体束征，肠道及膀胱功能障碍，多神经根病变
- 非梅毒螺旋体血清学检查（RPR、VDRL）在原发感染中敏感性达 78%~86%，继发感染中敏感性达 100%
- 发病率受地理、种族及性取向方面的影响
- CSF FTA-abs 阴性可以排除神经梅毒

（左图）矢状位 T2WI MR 显示弥漫性脊髓肿胀伴 T2 高信号掩盖了颈髓周围的脑脊液信号（Courtesy E. Gasparetto, MD.）

（右图）矢状位 T1WI C+ FS MR 显示位于从髓内到脊髓软脑膜表面的整个颈髓节段多个结节状强化病灶，脊膜严重累及可以表现为残烛样改变伴有多发线状及结节状强化病灶（Courtesy E. Gasparetto, MD.）

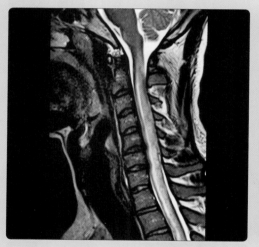
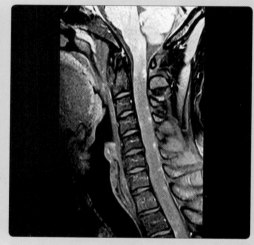

（左图）矢状位 STIR MR 显示这个亚急性梅毒性脊髓炎患者的胸段脊髓呈弥漫性 T2 高信号改变（➡）。轻度不规则 T2 高信号对应局限性增强病灶（Courtesy E. Gasparetto, MD.）

（右图）矢状位 T1WI C+ FS MR 显示胸段脊髓的多发结节状强化病灶，主要位于脊髓软脊膜表面（Courtesy E. Gasparetto, MD.）

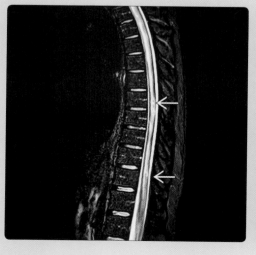
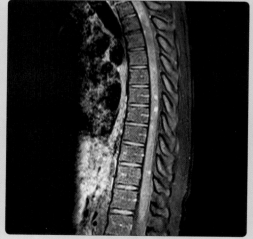

术语

同义词

- 神经梅毒，梅毒性脊髓脊膜炎

定义

- 通常是梅毒螺旋体导致的中枢神经系统感染

影像学

一般特征

- 最佳诊断线索
  - 神经梅毒诊断至少要求下列 CSF 病理变化中的一项：细胞量或蛋白量增加；反应性的 VDRL 或者 RPR；阳性的 iTPA 指数；梅毒螺旋体 PCR 呈阳性反应
- 部位：脊髓软脊膜表面或者是髓内
- 大小：多种结节状及线状强化

影像学建议

- 最佳成像方法：增强 MR 可以界定脊髓水肿及软脊膜或者脊髓实质的强化

鉴别诊断

脊髓血管畸形

- 脊髓表面或者髓内流空信号

感染后脱髓鞘

- 弥漫性脊髓高信号伴有多种强化

病毒性脊髓炎

- 非特异性脊髓 T2 高信号
- 弥漫性，而不是结节状强化，缺血
- 起病急骤，伴有轻度强化

结节病

- 可以类似于梅毒表现伴有脊髓水肿、软脊膜炎及脊髓结节状强化

病理学

分期、分级及分类

- 梅毒感染发生于一系列的重叠阶段
  - 原发感染通过接触感染病变或者体液
    - 皮肤病变（下疳）
  - 二期梅毒发生于下疳后 4~10 周
    - 皮疹存在于 70% 的病例
  - 三期梅毒发生于未经治疗病例的 1/3
    - 心血管病变及树胶样肿形式
- 神经梅毒分为早期及晚期阶段，可以发生于原发感染或者是继发感染
  - 早期影响脑脊液、血管和脑膜的概率高于脑及脊髓
    - 症状形式包括脑膜炎、脑膜血管疾病或卒中
  - 晚期阶段影响脑膜、脑或脊髓实质
    - 由于抗生素的应用很少见
    - 一般性轻瘫、痴呆、脊髓痨（感觉共济失调伴有肠道及膀胱功能障碍）

临床信息

表现

- 最常见的体征 / 症状
  - 下肢无力，锥体束征，肠道及膀胱功能障碍，多神经根病变
- 其他体征 / 症状
  - 非螺旋体血清学检查（RPR，VDRL）在原发感染中敏感性达 78%~86%，继发感染中敏感性达 100%
  - 梅毒螺旋体特异性检查（TPPA）及荧光梅毒螺旋体抗体检查都很敏感，但是缺少特异性
    - CSF FTA-abs 阴性可以排除神经梅毒

人口统计学

- 流行病学
  - 发病率受地域、种族及性取向方面的影响
    - 在美国南部异性性关系发病率最高
    - 黑人妇女发病率高于白人妇女 42 倍
    - 在 HIV 阳性的男性中发病率增加

转归及预后

- 1/3 具有早期梅毒的患者都有中枢神经系统的侵犯
- 有症状的神经梅毒少见

治疗

- 神经梅毒：每天（18~24）百万单位的青霉素，连用 10~14 天
  - 辅助应用类固醇可以控制脊髓水肿

诊断思路

思考点

- 神经梅毒患者在接受治疗后，应该每 3~6 个月复查一次 CSF，直到 CSF 正常

（王海鹏、黄世廷 译）

参考文献

1. Dong H et al: Syphilitic meningomyelitis misdiagnosed as spinal cord tumor: Case and review. J Spinal Cord Med. 1-5, 2019
2. Yuan JL et al: Clinical features of syphilitic myelitis with longitudinally extensive myelopathy on spinal magnetic resonance imaging. World J Clin Cases. 7(11):1282-90, 2019
3. He D et al: Syphilitic myelitis: magnetic resonance imaging features. Neurol India. 62(1):89-91, 2014
4. Molina-Olier O et al: [Spinal cord compression due to intraspinal syphilitic gumma in one patient. Clinical case.] Acta Ortop Mex. 26(3):197-201, 2012
5. Chilver-Stainer L et al: Syphilitic myelitis: rare, nonspecific, but treatable. Neurology. 72(7):673-5, 2009
6. Tsui EY et al: Syphilitic myelitis with diffuse spinal cord abnormality on MR imaging. Eur Radiol. 12(12):2973-6, 2002
7. Finelli DA et al: MR imaging of intrinsic inflammatory myelopathies. Magn Reson Imaging Clin N Am. 8(3):541-60, 2000
8. Nabatame H et al: MRI of syphilitic myelitis. Neuroradiology. 34(2):105-6, 1992
9. Strom T et al: Syphilitic meningomyelitis. Neurology. 41(2 (Pt 1)):325-6, 1991
10. Janier M: Acute syphilitic myelitis in a young man. Genitourin Med. 64(3):206, 1988
11. Lowenstein DH et al: Acute syphilitic transverse myelitis: unusual presentation of meningovascular syphilis. Genitourin Med. 63(5):333-8, 1987
12. Tashiro K et al: Syphilitic myelitis with its magnetic resonance imaging (MRI) verification and successful treatment. Jpn J Psychiatry Neurol. 41(2):269-71, 1987

要点

术语
- 发生在免疫功能不全、慢性或系统性疾病、激素治疗，肿瘤 ± 化疗条件下的感染

影像学
- 椎间盘炎或骨髓炎→椎间隙变窄，骨性终板侵蚀
  - 相邻终板不规则强化，终板皮质低信号边缘模糊
- 硬膜外脓肿或蜂窝织炎→腹侧 / 背侧硬膜外间隙出现软组织病灶
  - 蜂窝织炎多呈均匀性强化
  - 脓肿为边缘强化
- 脊柱旁脓肿或蜂窝织炎
- 感染性蛛网膜炎→神经根增厚、聚集
- 髓内脓肿→边缘强化的髓内病变

主要鉴别诊断
- 化脓性骨髓炎

- 脊膜炎
- 急性播散性脊髓炎
- 特发性急性横贯性脊髓炎

病理学
- 巨细胞病毒→核内包涵体

临床信息
- 发热
- 后背 / 颈部疼痛
- 下肢轻瘫
- 针对病原体治疗

诊断思路
- 有神经系统症状的免疫功能不全患者的脑脊髓成像

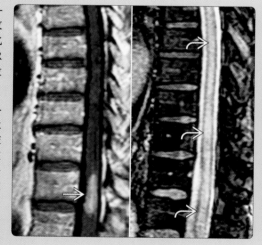
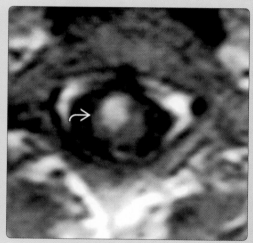

（左图）矢状位 T1WI C+ MR 显示弓形虫感染导致的下胸段脊髓髓内强化（➡）。矢状位 T2WI MR 示异常信号延伸多个节段（➡）

（右图）轴位 T1WI C+ MR 可见髓内点状强化灶（➡），为脊髓弓形虫脓肿，脊髓轻微肿胀。脊柱弓形虫病仅见于同时合并脑弓形虫病的 HIV 阳性患者

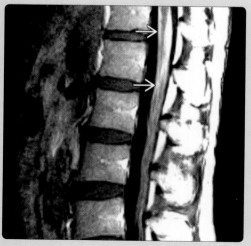
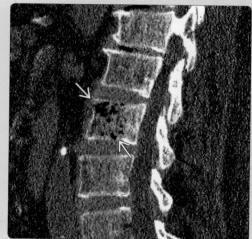

（左图）巨细胞病毒感染性多发性神经根病：矢状位 T1WI C+ MR 示马尾近端轻度增厚，软脊膜及马尾强化（➡）

（右图）腰椎矢状 NECT 显示 L2 椎体有点状气体（➡），椎前软组织轻微增厚，无骨质破坏。活检证实该糖尿病患者患有肺炎克雷伯菌感染导致的气肿性骨髓炎

术语

定义

- 发生在免疫功能不全、慢性或系统性疾病、激素治疗，肿瘤 ± 化疗条件下的感染

影像学

一般特征

- 最佳诊断线索
  - 髓内、髓外硬膜下或硬膜外病变
  - 其他系统表现，比如肺部疾病

CT 表现

- 椎间盘炎或骨髓炎→椎间隙变窄，终板骨质侵蚀
  - 相邻终板不规则强化
  - ± 椎间盘强化
- 硬膜外脓肿或蜂窝织炎→腹 / 背侧硬膜外间隙内高密度
  - 蜂窝织炎呈均匀强化
  - 脓肿为环形强化
- 脊柱周围脓肿→脊柱周围软组织内高密度
  - 蜂窝织炎呈均匀性强化
  - 脓肿边缘强化
- 感染性蛛网膜炎→神经根增厚，聚集
  - 神经根明显强化
- 髓内脓肿→髓内低密度病灶伴周边强化
  - 周围水肿
  - 脊髓肿胀

MRI 表现

- 椎间盘炎或骨髓炎→椎间隙变窄， ± 椎间隙 T2 高信号
  - 相邻终板不规则强化，终板皮质低信号边缘模糊
  - ± 椎间盘强化
- 硬膜外脓肿→腹侧、背侧硬膜外间隙软组织
  - 蜂窝织炎呈均匀强化
  - 脓肿环形强化
- 脊柱周围脓肿→脊柱周围软组织受侵犯
  - 蜂窝织炎呈均匀强化
  - 脓肿环形强化
- 感染性蛛网膜炎→神经根增厚强化，聚集
  - 巨细胞病毒性（CMV）脊髓炎→神经根及脊髓圆锥软脊膜增厚，强化
- 髓内脓肿→边缘强化的 T1 低信号髓内病变伴周围水肿
  - 脊髓肿胀

影像学建议

- 最佳成像方法
  - CT →发现骨质结构
  - MR →评估髓内、髓外硬膜下、硬膜外病变范围

核医学表现

- 白细胞标记显像
  - 使用 Tc-99m 依沙美肟 In-111 羟基喹啉标记细胞
    - 对于主要反应细胞不是中性粒细胞的疾病不太有用，如大多数机会性感染和脊柱骨髓炎
- ^{123}I 标记的几丁质酶可聚集在白色念珠菌和烟曲霉菌感染的组织内
  - →追踪真菌感染

鉴别诊断

肉芽肿性骨髓炎

- 结核或布鲁氏菌引起的脊柱或周围软组织感染
- 结核：脊柱畸形，椎间盘相对保留，较大的脊旁脓肿
  - 附件受累
  - 沿纵向韧带下蔓延到（非）相邻椎体
- 布鲁氏菌病：伴有双侧骶髂关节炎的下腰椎脊柱炎
  - 椎体间盘连接处的前部终板

化脓性骨髓炎

- 脊柱及椎间盘细菌性化脓性感染
- 椎体骨髓 T1 低信号，T2 高信号，边界不清，伴终板边缘模糊
  - 感染多起自终板邻近的软骨下骨
  - 椎间隙变窄 ± T2 高信号 ± 强化
  - 脊柱周围 ± 硬膜外软组织浸润 ± 积液
  - 脊髓压迫 ± 髓内 T2 高信号

真菌性和其他骨髓炎

- 主要染色发生在免疫功能低下患者的机会性感染，非干酪性、抗酸、阴性感染
- 骨质破坏 ± 椎间盘、硬膜外或椎旁受累

脊膜炎

- 脊髓蛛网膜下腔及软脑膜的感染
- 神经根聚集→脊膜均匀或结节样强化

HIV 相关性脊髓炎

- 脊髓 T2 高信号，可伴斑片状强化
- 脊髓萎缩
- 胸髓 > 颈髓，随着疾病进展，延髓受累

病毒性脊髓炎

- 直接病毒感染或感染后免疫反应引起的脊髓急性炎症损伤
- 长节段性脊髓肿胀、水肿，无局灶性病变
- 受累节段可出现非局灶性强化，强化形式多样

急性播散性脊髓炎

- 免疫系统介导的脱髓鞘疾病
- 多灶性火焰状白质病变，肿块效应或血管源性水肿相对较小
- 强化形式多样，与病情不同阶段有关
- 大脑几乎总是受累

特发性急性横贯性脊髓炎

- 累及脊髓两侧的炎症性疾病
  - 双侧运动、感觉和自主功能障碍
- 脊髓中心 T2 高信号，病灶边缘强化

临床信息

表现

- 最常见的体征 / 症状
  - 发热，后背 / 颈部疼痛
  - 下肢轻瘫
  - 巨细胞病毒引起的腰骶部多发性神经根炎→下肢急性上升性弛缓性瘫痪伴反射弧消失、感觉异常、尿潴留、胃肠道症状
- 其他体征 / 症状
  - 肺部症状

人口统计学

- 流行病学
  - 引起免疫功能不全的因素
    - 慢性激素治疗
    - 中性粒细胞减少症，中性粒细胞功能障碍，造血干细胞减少
    - HIV 感染
      - CD4 细胞计数可以对临床病程进行预测，如下
      - 轻中度减少（ ≥ 200 cells/mm³）→椎间盘炎症或骨髓炎对抗生素有反应
      - 严重减少（ 50～200 cells/mm³）→脊柱结核
      - 最低 CD4 细胞计数→硬膜外脓肿
      - HIV 阳性患者发生椎间盘炎与低 CD4 T 细胞数量有关
      - 当 CD4 T 细胞计数 ＜100/μl，混合感染发生概率上升
    - 肿瘤 ± 细胞毒药物治疗
      - 芽生裂殖菌→癌症患者出现真菌感染导致的椎间盘炎
    - 器官移植 + 免疫抑制治疗
      - 实体器官移植受体（免疫抑制治疗）→脊柱结核
  - 免疫重建性炎症综合征（ IRIS ）
    - 获得性免疫功能缺陷患者在抗逆转录病毒治疗后很容易继发中枢神经系统的 IRIS
      - 典型者包括分枝杆菌感染（如结核分枝杆菌），或疱疹病毒感染（比如带状疱疹病毒、巨细胞病毒）或真菌感染
      - 水痘 - 带状疱疹病毒性血管病
      - 结核引起的复发性脊髓病
  - 巨细胞病毒腰骶部多发性神经根炎→CD4 细胞计数 ＜40/μl 的 HIV 阳性患者的并发症
  - 弓形虫可以引起急性局灶性或弥漫性脑膜炎、脑炎，

多伴细胞的破坏，炎症反应
  - 脊髓脓肿，粘连性蛛网膜炎
  - 真菌性脊柱炎
  - 肉样瘤→隐球菌性脊柱炎伴脊髓受累
  - 诺卡氏菌→主要是呼吸道疾病
    - 50% 血行播散
    - 中枢神经系统原发感染（ 5%～7% ）
  - 系统性红斑狼疮→发生骨关节结核概率增高
  - 侵袭性曲霉菌感染→ 0%～12% 感染 HIV，对晚期 AIDS 患者非常致命
    - 曲霉菌感染→延迟免疫抑制时间延长，机会性感染数量增高
    - AIDS 患者发生急性侵袭性肺曲霉菌感染→病情快速进展并血行播散

自然史及预后

- HIV 阳性患者发生椎间盘炎的死亡率很高

治疗

- 针对病原体治疗
- 保守或手术治疗椎间盘炎
  - 手术治疗 HIV 阳性患者椎间盘炎，其并发症发生率并没有增高

诊断思路

思考点

- 有神经系统症状的免疫功能不全患者的脑脊髓成像

影像解读要点

- 当患者出现脊柱棘突骨质破坏，尤其是需与结核鉴别时要考虑到真菌性骨髓炎的可能性

（郝雯、高亦安 译）

参考文献

1. McLeod N et al: Vertebral osteomyelitis due to Candida species. Infection. 47(3):475-8, 2019
2. Crete RN et al: Spinal Coccidioidomycosis: MR imaging findings in 41 patients. AJNR Am J Neuroradiol. 39(11):2148-53, 2018
3. Royer M et al: Mucormycosis in systemic autoimmune diseases. Joint Bone Spine. 81(4):303-7, 2014
4. Tan AC et al: Candida glabrata vertebral osteomyelitis in an immunosuppressed patient. Int J Rheum Dis. 17(2):229-31, 2014
5. Berngard SC et al: Salmonella spinal infection: a rare case in a patient with advanced AIDS. J Int Assoc Provid AIDS Care. 12(4):241-4, 2013
6. Patkar D et al: Central nervous system tuberculosis: pathophysiology and imaging findings. Neuroimaging Clin N Am. 22(4):677-705, 2012
7. Nfoussi H et al: [Paraparesis and fever in a Tunisian woman: cryptococcal spondylitis with spinal involvement.] Med Trop (Mars). 70(1):85-7, 2010
8. Celik AD et al: Spondylodiscitis due to an emergent fungal pathogen: Blastoschizomyces capitatus, a case report and review of the literature. Rheumatol Int. 29(10):1237-41, 2009

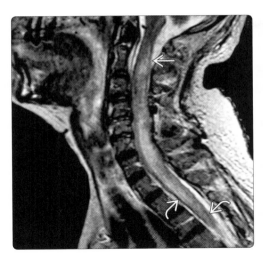
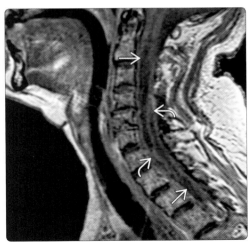

（左图）矢状位 T2WI MR 示颈髓肿胀伴内部不均质高信号。病变从 C2（➡）一直延伸至上段胸髓（➡）。患者因关节炎长期使用激素类药物，发生了李斯特菌感染导致的脊髓脓肿和脊膜炎

（右图）矢状位 T1WI C+ MR 示脊髓肿胀，呈低信号（➡），不均质髓内强化伴软脑（脊）膜强化（➡），提示李斯特菌脊髓脓肿和脊膜炎

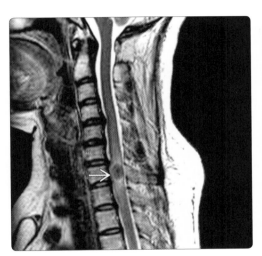
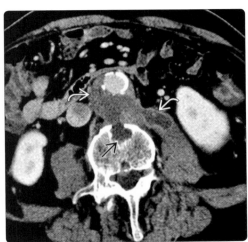

（左图）矢状位 T2WI MR 示 C7 水平脊髓肿胀，髓内肿块样低信号，周围围绕高信号水肿带（➡）。此为结核典型特点

（右图）轴位 CT 示不规则软组织肿块围绕感染的腹主动脉植入物及腰大肌（➡），脓肿延伸至 L3 椎体前份➡。这是由曲霉菌感染引起的椎体前份骨质破坏

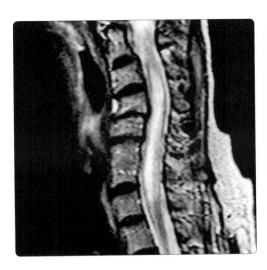
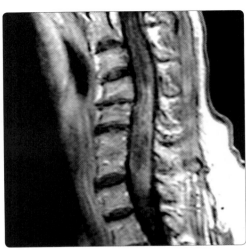

（左图）矢状位 T2WI MR 示由于疱疹病毒感染引起自颈髓到胸髓的弥漫性脊髓肿胀，高信号大段受累并强化提示直接病毒感染或是感染后脱髓鞘

（右图）矢状位、非局灶性 T1WI C+ MR 显示 C4-C7/T1 水平脊髓的弥漫性、片状强化。这是由疱疹病毒感染造成的脊髓水肿和强化

术语

- 同义词：棘球蚴病，囊虫病，包虫囊肿病
- 细粒棘球蚴绦虫包囊期感染引起的疾病
- 最常见于肝、肺

影像学

- CT 可以显示骨形态学改变及骨破坏程度
  - 椎体及附件轻微增强、多房性溶骨性病变
- MR 显示骨、硬膜外、椎旁病变的范围及神经受累程度
  - 多房、多分隔的 T2 高信号椎体 / 附件肿块，无明显强化

病理学

- 骨骼受累罕见：发病率占所有包虫病的 0.5%~4%

- 脊柱是最常见的受累部位
- 典型表现为椎体、邻近的肋骨和椎旁组织受累
- 椎间盘一般不受累
- 骨病灶无外囊形成

临床信息

- 根据侵犯的解剖位置的不同出现后背痛、脊髓病和神经根病等症状
- 进行性无力、四肢麻木
- 不治疗呈现呈惰性、渐进性病程

诊断思路

- 缺乏明显的强化是包虫囊肿的关键鉴别特征

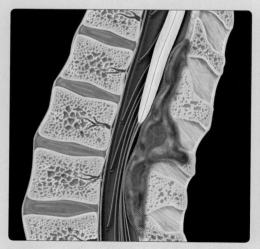
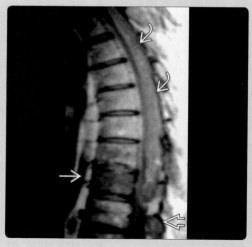

（左图）矢状位腰椎示意图显示囊性肿块侵犯附件并扩展至硬膜外间隙背侧，硬膜囊及马尾受压

（右图）矢状位 T1WI MR 显示复杂的棘球蚴病变侵犯椎体（➡）和附件（➡）并在硬膜外广泛蔓延（➡）。压迫或缺血性坏死，使椎体皮质变薄甚至骨折，引起脊髓和神经根压迫（Courtesy J. Beltran, MD.）

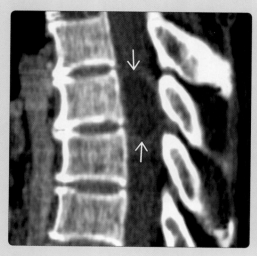
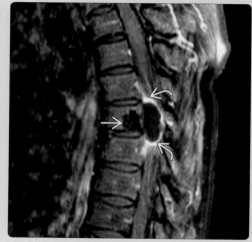

（左图）矢状位 CT 显示胸髓内一类圆形低密度病灶（➡）

（右图）矢状位 T1WI C+ FS MR 显示椎管内病灶周边强化（➡），可能来自椎体病灶的延伸（➡）。很难确定原发感染部位和脊柱包虫病的蔓延范围。分 5 类：髓内原发、髓外硬膜内、椎管内硬膜外、脊柱包虫病和椎旁包虫病

术语

同义词
- 棘球蚴病，囊虫病，包虫囊肿病

定义
- 细粒棘球蚴绦虫包囊期感染引起的疾病
- 肝、肺受侵最常见
  - 骨（0.5%~4%）→ 50% 的病例有脊椎骨受累
- 多种棘球蚴虫均可致病；复杂生命周期
  - 细粒棘球蚴：人类 / 其他哺乳动物包虫病的病原体
    - 狗为终宿主；被成体绦虫寄生
      - 绦虫孕节脱落，在狗肠道内分解
      - 虫卵经粪便排出
    - 哺乳动物吞噬虫卵成为中间宿主（代表性的如羊、牛）
      - 虫卵在肠道内孵化，穿过肠壁，经血液 / 淋巴到达全身
      - 囊尾蚴在 1~2 年内发展成为感染性原头蚴
    - 狗再摄取死亡中间宿主的原头蚴（捕食 / 觅食）
      - 囊壁在肠道内消化，演变成成虫
  - 多房棘球蚴：人类 / 其他哺乳动物肺泡棘球蚴病的病原体
    - 狐狸是最重要的终宿主
    - 囊尾蚴通过外生出芽的方式侵袭性生长，在感染器官内弥漫性生长
      - 表现为分支状、多孔样、坏死性的肿块
  - 伏氏棘球蚴：引起中美洲和南美洲的多囊型棘球蚴病
    - 丛林犬是最终宿主

影像学

一般特征
- 最佳诊断线索
  - 在棘球蚴疫区，多房、多分隔的 T2 高信号椎体 / 附件肿块，无明显强化
- 部位
  - 胸椎 50%，颈椎 10%，腰椎 20%，骶椎 20%
    - 硬膜外病灶
    - 髓外硬膜内病灶罕见，髓内病灶极其罕见
- 大小：不定，可达数厘米
- 形态
  - 圆形、多分隔的、多房性囊肿；骨呈膨胀性改变

X 线表现
- 平片
  - 多房溶骨性病变呈"葡萄簇"样改变
  - 非特异性骨质破坏

CT 表现
- CT 平扫
  - 椎体和附件多房的溶骨性病变
  - 与椎体内病变相关联的椎旁肿块

增强 CT
- 轻微 / 无强化的椎旁 / 椎体囊肿

MR 表现
- T1WI
  - CSF 信号，多分隔 / 多囊性病变
  - 变性的囊肿可与肌肉呈等信号
- T2WI
  - CSF 信号，多分隔 / 多囊性病变
  - 硬膜外蔓延并压迫脊髓
  - 变性的囊肿可能会表现为相对于 CSF 信号的低信号
- STIR
  - CSF 信号，多分隔 / 多囊性病变
- DWI
  - 可以帮助鉴别复杂的棘球蚴感染与脓肿
- T1WI C+
  - 大的囊性病灶轻微或无强化

非血管介入
- 脊髓造影
  - 可能显示明显硬膜外囊肿造成的阻滞

成像建议
- 最佳成像方法
  - MR 显示骨、硬膜外、椎旁病变范围和神经受累程度
  - CT 显示骨形态、骨质破坏程度
- 成像建议
  - 矢状位和轴位 T1WI+T2WI，增强后矢状位、轴位 T1WI

鉴别诊断

原发骨肿瘤
- 骨肉瘤
- 软骨肉瘤
- 动脉瘤样骨囊肿
- 骨巨细胞瘤
- 脊索瘤

转移性疾病
- 囊性转移，如肾细胞肾癌、甲状腺癌

肉芽肿性骨髓炎
- 椎体、附件及硬膜外间隙受侵
- 蜂窝织炎、冷脓肿呈弥漫性 + 周边强化

其他寄生虫性疾病
- 血吸虫病脊髓炎
- 囊尾蚴病的复杂的髓内囊性强化肿块

蛛网膜囊肿
- 硬膜外或髓外硬膜内
- 在所有的序列上为 CSF 信号，无增强

病理学

一般特征
- 病因学

- 通常的原因是意外摄入含有棘球蚴卵的狗的粪便
- 囊尾蚴在椎体/附件缓慢生长，随后延伸至椎前/椎旁区、肋骨、硬膜外间隙并压迫脊髓
- 骨骼受累罕见的：发病率占所有包虫病的 0.5%~4%
  - 脊柱是最常见的受累部位
  - 椎骨 > 长骨骨骺 > 髂骨 > 颅骨 > 肋骨
- 骨病灶无外囊形成
  - 寄生虫通过外生性增殖的方式蔓延
  - 压迫性侵蚀与坏死导致骨吸收
- 典型表现为椎体、邻近的肋骨及椎旁组织受累
  - 椎间盘一般不受累

分期、分级及分类

- 脊柱受累的 5 种类型
  - 髓内囊肿
  - 髓外硬膜内
  - 椎管内硬膜外
  - 脊柱疾病
  - 椎旁

大体病理及手术所见

- 球形、充满液体的中空囊肿，内含多个原头节、育囊和子囊
- 呈珍珠白色

镜下所见

- 外层为无核的透明板层状结构的壁
- 内部为有核生发层，镶嵌发育中的育囊
  - 原头蚴在育囊中形成

临床信息

表现

- 常见体征/症状
  - 根据侵犯的解剖位置的不同出现后背痛、脊髓病和神经根病等症状
  - 其他体征/症状
    - 进行性无力，四肢麻木
    - 神经根压迫症状
- 其他体征/症状
  - 酶联免疫吸附测定（ELISA）方法检测 Eg1 抗原用于诊断脑脊液包虫病

人口统计学

- 年龄
  - 任何年龄
- 性别
  - 无性别偏好
- 种族
  - 与疫区地理位置有关
- 流行病学
  - 细粒棘球绦虫多见于南美洲南部、地中海、中东、中

亚和非洲
  - 美国：加利福尼亚州、亚利桑那州、新墨西哥州和犹他州

自然史及预后

- 不治疗呈现惰性、渐进性病程
- 肺泡型死亡率为 100%
- 囊肿继发感染常导致寄生虫的死亡

治疗

- 口服丙硫苯咪唑或甲苯达唑治疗
- 手术切除解除神经压迫
  - 颈椎前路减压伴或不伴椎板切除术
- 脊柱包虫囊肿手术后的复发率为 18%

诊断思路

思考点

- 棘球蚴囊液具有高致敏性；囊肿破裂导致过敏反应
- 疾病无痛性生长达数年，直至达到产生症状的大小

影像解读要点

- 缺乏明显的强化是包虫囊肿的关键鉴别特征

（郝雯、高亦安 译）

参考文献

1. Saul D et al: Of Cestodes and men: surgical treatment of a spinal hydatid cyst. J Neurol Surg A Cent Eur Neurosurg. 81(1):86-90, 2020
2. Padayachy LC et al: Hydatid disease (Echinococcus) of the central nervous system. Childs Nerv Syst. 34(10):1967-71, 2018
3. Agnihotri M et al: Hydatid disease of the spine: a rare case. J Craniovertebr Junction Spine. 8(2):159-60, 2017
4. Neumayr A et al: Spinal cystic echinococcosis--a systematic analysis and review of the literature: part 1. Epidemiology and anatomy. PLoS Negl Trop Dis. 7(9):e2450, 2013
5. Neumayr A et al: Spinal cystic echinococcosis--a systematic analysis and review of the literature: part 2. Treatment, follow-up and outcome. PLoS Negl Trop Dis. 7(9):e2458, 2013
6. Thaler M et al: Severe kyphoscoliosis after primary Echinococcus granulosus infection of the spine. Eur Spine J. 19(9):1415-22, 2010
7. Doganay S et al: Role of conventional and diffusion-weighted magnetic resonance imaging of spinal treatment protocol for hydatid disease. J Spinal Cord Med. 32(5):574-7, 2009
8. Güneçs M et al: Multiple intradural spinal hydatid disease: a case report and review of literature. Spine (Phila Pa 1976). 34(9):E346-50, 2009
9. Lakhdar F et al: Spinal intradural extramedullary hydatidosis: report of three cases. Neurosurgery. 65(2):372-6; discussion 376-7, 2009
10. Sasani M et al: Spontaneous drainage of an asymptomatic recurrent hydatid cyst of the sacrum. Spine (Phila Pa 1976). 34(7):E269-71, 2009
11. Viljoen H et al: Hydatid disease of the spine. Spine (Phila Pa 1976). 33(22):2479-80, 2008
12. El-Arousy MH et al: Cerebrospinal echinococcosis: serodiagnosis using different hydatid cyst fluid antigens. J Egypt Soc Parasitol. 35(1):193-204, 2005
13. El Kohen A et al: Multiple hydatid cysts of the neck, the nasopharynx and the skull base revealing cervical vertebral hydatid disease. Int J Pediatr Otorhinolaryngol. 67(6):655-62, 2003
14. Hadjipavlou AG et al: Effectiveness and pitfalls of percutaneous transpedicle biopsy of the spine. Clin Orthop. (411):54-60, 2003
15. Karadereler S et al: Primary spinal extradural hydatid cyst in a child: case report and review of the literature. Eur Spine J. 11(5):500-3, 2002
16. Hassan FO et al: Primary pelvic hydatid cyst: an unusual cause of sciatica and foot drop. Spine. 26(2):230-2, 2001
17. Sener RN et al: Multiple, primary spinal-paraspinal hydatid cysts. Eur Radiol. 11(11):2314-6, 2001

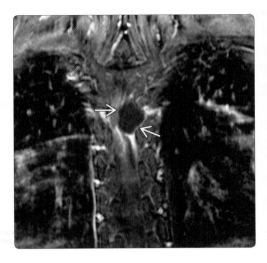

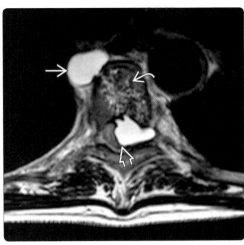

（左图）冠状位 T1WI C+ FS MR 显示脊髓病灶边缘强化（➡）。复发率为 30%~100%，预后较差。首次手术后 2 年内有高达 40% 的复发率

（右图）轴位 T2WI MR 显示棘球蚴病累及中部胸椎椎体（➡）。囊肿向前蔓延形成一个球形的囊（➡），向后突破椎体皮质突入硬膜外，导致脊髓明显受压（➡）（Courtesy P. Rodriguez, MD.）

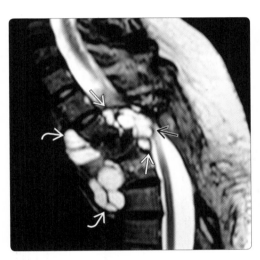

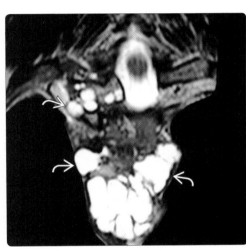

（左图）矢状位 T2WI MR 显示多囊性肿块包绕胸椎旁（➡）。皮质破坏，病变扩展到腹侧硬膜外间隙（➡）并形成肿块压迫脊髓（➡）。硬膜通常保持完整

（右图）冠状位 T2WI MR 显示一个棘球蚴病变（➡）。小腔与主囊肿分离形成一个新囊，并与主囊肿共同形成一个多囊性肿块。此病起自于椎体，可能蔓延至椎弓和相邻肋骨

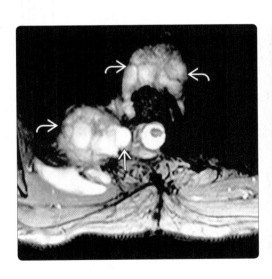

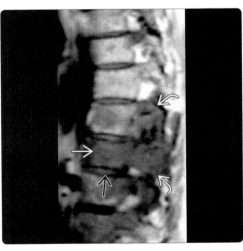

（左图）轴位 T2* GRE MR 显示一个硬膜外多分叶囊性肿块（➡）。肿块通过右侧神经孔延伸至硬膜外间隙（➡）

（右图）矢状位 T1WI MR 显示一个复杂的棘球蚴肿块侵犯多个椎体（➡）和附件（➡），但椎间盘无受累（➡）。骨内病灶引起的宿主反应小，形成的囊壁薄。囊肿在骨内并破坏松质骨（Courtesy J. Beltran, MD.）

血吸虫病

要　点

术语
- 裂体属寄生吸虫（血吸虫）引起的中枢神经系统感染

影像学
- 来自疫区的患者，脊髓病，脊髓强化、水肿
- 胸髓及脊髓圆锥肿大
  - 髓内多节段弥漫性信号增高
  - 脊髓不均质强化

主要鉴别诊断
- 多发性硬化
- ADEM/ 病毒性脊髓炎
- 结核
- 髓内肿瘤
- 特发性急性横贯性脊髓炎

病理学
- 人类血吸虫病继发于埃及血吸虫、曼氏血吸虫和日本血吸虫感染
- 疾病早期常出现中枢神经系统症状
- 慢性肝脾、心肺、泌尿系统血吸虫病常无症状

临床信息
- 虫卵的出现和宿主免疫反应共同决定了神经系统病变的出现及其临床意义
- 血吸虫脊髓病往往发生于感染早期，比脑血吸虫病症状更明显
- 脊髓圆锥和马尾是最常受侵的部位
  - 完全弛缓性截瘫伴有反射消失、括约肌功能障碍和感觉异常等症状

（左图）矢状位示意图显示血吸虫侵犯圆锥伴有肉芽肿性炎性反应。疫区患者出现脊髓病、脊髓强化和水肿是 NS 的诊断依据

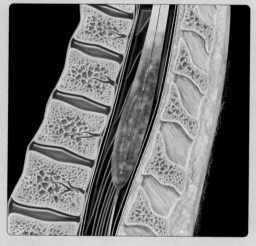

（右图）矢状位 T1WI C+ MR 显示由于血吸虫病导致的远端胸髓强化（➡）。脑脊液检查 90% 以上病例可见炎性反应伴有蛋白和单核细胞增加 ± 血吸虫抗原 IgG 抗体（Courtesy R. Mendonca, MD.）

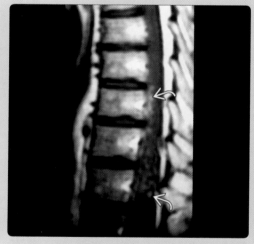

（左图）脊髓造影显示由圆锥血吸虫病引起的硬膜囊（➡）内充盈缺损（Courtesy A. El-Razek, MD.）

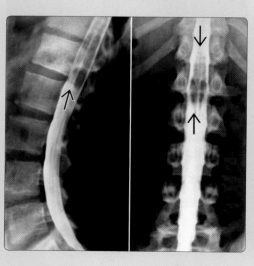

（右图）矢状位 STIR MR 显示远端脊髓和圆锥轻度肿大，其内呈弥漫性高信号（➡）。血吸虫性脊髓病往往发生在感染早期，并且与脑血吸虫病相比症状更明显（弛缓性截瘫伴反射消失，括约肌功能障碍，感觉异常等症状）（Courtesy A. El-Razek, MD.）

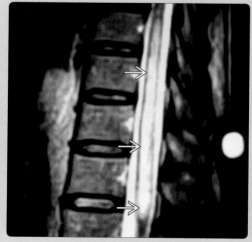

术语

缩写
- 神经系统血吸虫病（neuroschistosomiasis, NS）

同义词
- 裂体吸虫病
- 片山热 = 急性血吸虫病

定义
- 裂体属寄生吸虫（血吸虫）引起的中枢神经系统感染
- 复杂的生命周期
  - 在流行地区感染特定种类的淡水螺
  - 感染的钉螺释放自由游动的幼虫（尾蚴）吸附到哺乳动物宿主身上
  - 无尾尾蚴穿过皮肤迁移行入真皮静脉→肺血管系统
  - 尾蚴变形为童虫→失去叉状尾，形成脂质外层，合成宿主蛋白（主要组织相容性复合体和红细胞血型抗原）
  - 通过肺毛细血管迁移→门静脉，发育成熟
  - 雄性和雌性配对，并且一起迁移、产卵
    - 曼森血吸虫、本血吸虫→肠系膜静脉
    - 埃及血吸虫→膀胱静脉
  - 虫卵是抗原，引起炎性反应
    - 通过肠道或膀胱壁迁移并且脱落至粪便、尿液中
  - 脱落的虫卵成熟为自由游动的毛蚴→感染淡水螺
    - 二代包蚴在中间宿主钉螺内繁殖

影像学

一般特征
- 最佳诊断线索
  - 来自疫区的患者，脊髓病，脊髓强化、水肿
- 部位
  - 胸髓、圆锥

CT 表现
- 增强 CT
  - 脊髓弥漫性增粗及斑片状强化

MR 表现
- T1WI
  - 脊髓 / 圆锥增粗
- T2WI
  - 多节段脊髓弥漫性信号增高
- T2* GRE
  - 无大范围出血
- T1WI C+
  - 脊髓不均质强化
  - 可以累及多个节段

影像建议
- 成像建议
  - 矢状位和轴位 T1WI+T2WI，强化后矢状位 + 轴位

鉴别诊断

多发性硬化
- 脊髓边缘病灶并中心性强化
- 可以显示环状强化
- 典型表现为位于脑室周围、胼胝体下、脑干、小脑白质的颅内病变

急性播散性脑脊髓炎（ADEM）
- 脊髓弥漫性增粗，多节段斑片状强化

髓内肿瘤
- 无软脑膜强化
- 瘤周水肿
- 囊性和出血成分

结核
- 椎体、硬膜外及软脑膜异常

化脓性脓肿
- 局部不规则环形强化伴有水肿

病毒性脊髓炎
- 较长节段的脊髓增粗和水肿，不伴有局灶性病变

特发性急性横贯性脊髓炎
- 多为单发病灶
- 可为单节段或多节段

结节病
- 脊髓和软脑膜强化
- 颅内软脑膜强化，特别是中线近视交叉部位

病理学

一般特征
- 病因学
  - 疾病的早期阶段常出现中枢神经系统症状
    - 血吸虫经 2 个主要途径引起神经系统血吸虫病
      □ 虫卵和蠕虫通过动脉或静脉系统，特别是无瓣膜的椎旁静脉丛迁移发生栓塞
      □ 成虫的异常迁移引起中枢神经系统感染，随后发生原位虫卵沉积
  - 慢性肝脾、心肺、泌尿系统血吸虫病经常无症状
    - 虫卵自肠系膜门脉系统到脑和脊髓的迁移过程中随机、偶然发生了虫卵沉积、栓子形成
  - 免疫性血管炎引起缺血性病变和神经系统症状
- 伴发异常
  - 虫卵滞留和肠道肉芽肿形成引起血性腹泻、痉挛，炎症性结肠息肉
  - 泌尿道受累可导致排尿困难、血尿、膀胱息肉、溃疡、梗阻性尿病，增加患膀胱鳞癌的风险
  - 未脱落的虫卵→门脉循环→肝窦周隙细胞阻塞，门脉高压，脾大，腹水
- 虫卵在中枢神经系统引起细胞介导的卵周肉芽肿反应

- 脊髓症状继发于曼氏血吸虫或埃及血吸虫感染
- 大脑受累继发于日本血吸虫感染
- 肉芽肿形成继发血管阻塞，引起严重的炎性反应、缺血坏死

分期、分级及分类

- 脑脊液血吸虫病酶联免疫吸附测定（ELISA）方法检测
  - 抗体检测不能区分活动性感染和非活动性感染
- 前庭诱发肌源性电位评估前庭通路
  - 血吸虫脊髓神经根病患者可出现异常改变，这些改变可能早于影像学异常发现
- 尿、粪便检验
- 结肠活检

临床信息

表现

- 最常见体征/症状
  - 中枢神经系统受累通常无症状
    - 20%~30%的血吸虫病患者有中枢神经系统病变
    - 虫卵的出现和宿主的免疫反应共同决定了神经系统病变的出现及其临床意义
      - 大部分迟发免疫反应（4类肉芽肿），血吸虫病早期发生率高
      - 慢性形式→病灶更局限、症状更轻（免疫调制现象）
    - 脊髓病（急性横贯性脊髓炎和亚急性脊髓神经根病）是曼氏血吸虫感染的最常见的神经系统并发症
      - 血吸虫脊髓病往往发生于感染早期，比脑血吸虫病症状更明显
      - 脊髓圆锥和马尾神经是最常见受累部位
      - 严重的血吸虫脊髓病可致完全弛缓性截瘫伴有反射消失、括约肌功能障碍和感觉异常等症状
  - 发热，全身乏力，关节痛，腹泻
  - 脊髓型血吸虫病可分为3种临床类型
  - 脊髓炎型
    - 肉芽肿/假瘤型
    - 神经根/脊髓神经根型
  - 脊髓受累一般出现横贯性脊髓炎或脊髓梗死的临床表现
    - 横贯性脊髓炎
    - 四肢轻瘫，下肢轻瘫
    - 脊髓前动脉闭塞
    - 神经根病
  - 其他体征/症状
    - 脑和小脑肿瘤样 NS →颅内压增高，头痛，恶心和呕吐，癫痫发作
    - 肠道、膀胱功能障碍
    - 门静脉高压
- 临床概况

- CSF 细胞增多，蛋白质含量升高，寡克隆 IgG 带
- 若怀疑血吸虫病，用定量加藤厚涂片法进行粪便涂片检查

人口统计学

- 年龄
  - 任何年龄（峰值在 20 岁左右）
- 性别
  - 男 > 女
- 种族
  - 与血吸虫病的流行地域有关
- 流行病学
  - 感染涉及了包括拉丁美洲、非洲和亚洲在内的 74 个国家的 200 万人
    - 仅次于疟疾，对全球范围内的社会经济产生了影响
  - 人和其他哺乳类动物为终宿主；水生的和两栖的钉螺为中间宿主
  - 感染群体中枢神经系统感染的患病率各不相同，约 1%~30%
  - 中枢神经系统血吸虫病是引起脊髓炎的第三大原因，仅次于创伤和肿瘤

自然史及预后

- 多数患者经适当驱虫药治疗后好转
- 急性血吸虫病：致死率达 25%
- 肝脾终末期疾病、静脉曲张、肺动脉高压、中枢神经系统疾病等死亡率高

治疗

- 可能需要手术活检
- 口服驱虫药治疗：吡喹酮和羟氨喹
- 类固醇降低炎性反应
- 上颈部电刺激可能有助于缓解 NS 脊髓损伤引起的慢性疼痛
- 康复和多学科联合治疗

诊断思路

思考点

- 脊柱血吸虫病患者可能没有其他部位存在血吸虫病的临床证据

（郝雯、高亦安 译）

参考文献

1. Chauvin A et al: Acute paraplegia due to schistosomiasis: an uncommon cause in developed countries. J Neurovirol. 25(3):434-7, 2019
2. Ashour AM et al: Spinal schistosomiasis: cases in Egyptian population. J Craniovertebr Junction Spine. 9(1):76-80, 2018
3. Kim JK et al: High-level cervical spinal cord stimulation used to treat intractable pain arising from transverse myelitis caused by schistosomiasis. J Korean Neurosurg Soc. 47(2):151-4, 2010
4. Carod-Artal FJ: Neurological complications of Schistosoma infection. Trans R Soc Trop Med Hyg. 102(2):107-16, 2008
5. Olson S et al: Spinal schistosomiasis. J Clin Neurosci. 9(3):317-20, 2002

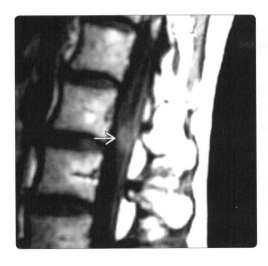
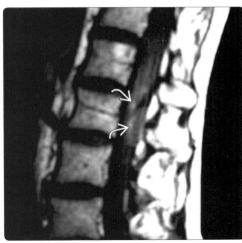

（左图）矢状位 T1WI C+ MR 显示马尾内卵圆形病灶（➡）为血吸虫感染性肉芽肿。NS 表现为急性 / 亚急性进展的低位脊髓综合征。常见下肢疼痛、无力、感觉障碍，自发功能障碍、男性阳痿等

（右图）矢状位 T1WI C+ MR 显示血吸虫感染引起的圆锥斑点状强化（➡）（Courtesy A. Aul, MD.）

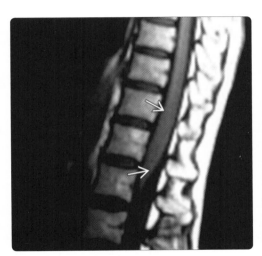
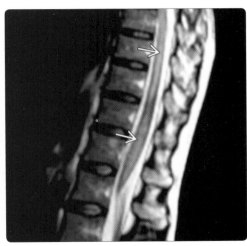

（左图）矢状位 T1WI MR 显示血吸虫感染引起脊髓 / 圆锥轻度弥漫性增粗（➡）

（右图）矢状位 T2WI MR 显示血吸虫病患者胸髓远端和圆锥（➡）的弥漫性片状 T2 高信号。肉芽肿形成继发血管阻塞，引起严重的炎症反应和缺血性坏死

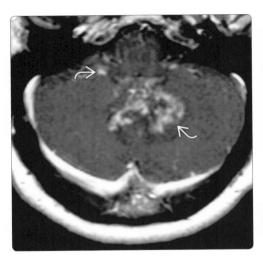
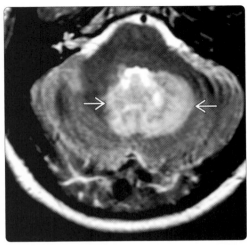

（左图）轴位 T1WI C+ MR 显示血吸虫病引起的不规则点状强化（➡）。脑 NS 表现为一个缓慢生长的颅内肿瘤样病变。其临床表现多变，与病灶所在部位和颅内压增高有关

（右图）轴位 T2WI MR 显示小脑半球内侧高信号区（➡），与血吸虫病引起的小脑肿瘤样水肿有关

术语

- 猪肉绦虫（又称有钩绦虫）引起的中枢神经系统寄生虫感染
- 脊柱实质外的病灶少见（病例的 5%）
  - 经常伴随颅内疾病
  - 在部位上分为髓内、蛛网膜下腔内或者硬膜外
  - 蛛网膜下腔型脊柱囊虫病最常见
  - 胸段脊柱受累占 60%~75%

影像学

- 硬膜内囊性灶，与脑内病灶表现相似（囊内伴点状头节）
- CT：局限性囊性低密度灶，位于蛛网膜下腔或者髓内，脊髓膨大 ± 强化
- MR
  - 蛛网膜下腔型：脑脊液信号囊性病变，对邻近脊髓或马尾产生不同程度的占位效应
  - 髓内型：局限性囊性病变伴或不伴有脊髓空洞，脊髓水肿延伸数个节段
  - ± 周边强化

病理学

- 由猪绦虫的幼虫引起
- 在猪肉绦虫的生命周期中人类是中间宿主

临床信息

- 由机械压迫、炎症改变和脊髓水肿、血管病变引起的胶质增生、硬膜炎和空洞形成引起症状
- 症状稳定且无进展的患者选择药物治疗
- 当病情严重或者进展时，外科手术干预可防止永久性损伤

诊断思路

- MR 是首选的检查和随访方式

（左图）轴位模式图显示多个蛛网膜下腔囊肿使神经根变形，在肌肉内也有多个额外病变

（右图）轴位 CT 脊髓造影图像显示多个囊性病灶（➡）。这个被诊断为神经猪囊虫病患者的腰椎蛛网膜下腔中有多个大小不等的囊。大多数蛛网膜下腔脊柱猪囊虫病都有颅内病变，通过脑室室管膜途径传播。很少有报告报道感染是通过血液传播或者是直接的幼虫迁移导致

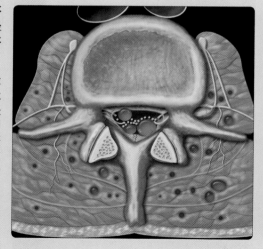
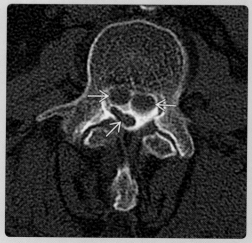

（左图）矢状位 CT 脊髓造影图像显示猪囊虫病的多个蛛网膜下腔囊性灶（➡）。这些蛛网膜下腔囊性灶在 NECT 上为低密度。发生于蛛网膜下腔的脊髓猪囊虫病，其肿块效应可以引起脊髓的压迫，但是蛛网膜瘢痕造成的脑脊液循环阻塞也可以引起这类症状

（右图）矢状位 T2WI MR 显示在硬膜囊腹侧存在髓外硬膜内囊性灶（➡），压迫颈胸段脊髓引起占位效应（➡）

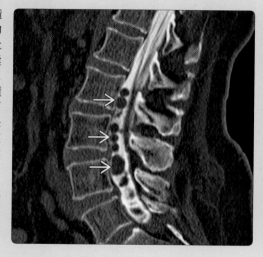
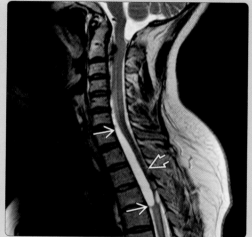

猪囊虫病

术语

缩写

- 神经囊虫病（neurocysticercosis, NCC）、脊柱囊虫病（spinal cysticercosis, SCC）

定义

- 猪肉绦虫引起的中枢神经系统寄生虫感染
- 两种形式的神经囊虫病：实质型和实质外型
  - 脊柱囊虫病：实质外型神经囊虫病的少见形式（病例的 5%）
    - 在部位上分为髓内、蛛网膜下腔内或者硬膜外
    - 蛛网膜下腔型脊柱囊虫病最常见

影像学

一般特征

- 最佳诊断线索
  - 硬膜内囊性灶，与脑内病灶表现相似（囊内伴点状头节）
- 部位
  - 脑实质、软脑膜、脑室内、脊柱
    - 脊柱囊虫病罕见
- 大小
  - 囊的大小具有多变性（5~20 mm）
    - 囊内具有头节，大小 1~4 mm
- 形态学：圆形或者卵圆形的囊

X 线表现

- X 线平片：可见软组织钙化

CT 表现

- 强化 CT
  - 囊泡期（无抗原活性）：小而圆的低密度区
    - 无病灶周围水肿和强化
    - 偏心性高密度结节 = 头节
  - 胶状囊肿期（急性脑炎期）：界限不清的病变，周围环绕由于代谢产物释放引起的水肿，环形强化
  - 颗粒结节期：病变开始矿化，结节性高密度病变周围环绕水肿
  - 终末期：钙化囊虫病→高密度小结节无病灶周围水肿或异常强化

MR 表现

- T1WI
  - 蛛网膜下腔型：脑脊液信号囊性病变，对邻近脊髓或马尾产生不同程度的占位效应
  - 髓内型：局限性囊性病变伴或不伴有脊髓空洞
- T2WI
  - 蛛网膜下腔型：脑脊液信号囊性病变
  - 髓内型：局限性囊性病变显示长 T2 信号，脊髓水肿延伸数个节段
- DWI
  - 低信号囊内见高信号头节，可能由水扩散受限引起

- 神经猪囊虫病的胶状囊肿期，在 DWI 像上呈高信号改变，这是由于寄生虫代谢产物及宿主免疫反应引起水扩散受限造成的
- T1WI C+
  - 蛛网膜下腔型：囊肿周边强化
  - 髓内型：囊肿周边强化
    - 可能仅显示蛛网膜下腔、脊髓软脑膜表面的非特异性片状强化
- 囊泡期（无抗原活性）：T1WI 及 T2WI MR 上呈脑脊液信号
  - 囊内高信号头节：圆洞 + 点
- 胶状囊肿期：厚的低信号囊壁，病变周围不同程度水肿
- 颗粒结节期：T1WI 及 T2WI 上无信号区域，周围环绕水肿或神经胶质增生
- 终末期：钙化型猪囊虫病→小的低信号区

非血管介入

- 脊髓造影
  - 根据累及区域的不同有不同的表现
    - 髓外硬膜内病变：蛛网膜下腔囊肿
    - 髓内病变：脊髓肿大 ± 脊髓造影截断

影像学建议

- 最佳成像方法
  - MR 扫描 + 增强明确显示髓外硬膜内或髓内囊肿，周围伴随水肿
- 成像建议
  - 矢状位和轴位 T1WI、T2WI、T1 C+：除了脊柱成像外加做颅脑成像

鉴别诊断

化脓性脓肿

- 不规则环状强化伴脊髓水肿、肿胀

肉芽肿性骨髓炎

- 结核病、结节病
- 通常有软脑膜受累

肿瘤

- 原发
- 转移
- 不规则实性或者环状强化
- 囊肿常见于星形细胞瘤、室管膜瘤、血管母细胞瘤

蛛网膜囊肿

- 脑脊液信号，没有强化

其他寄生虫感染

- 可能有囊性成分（包虫病）
- 有脊髓炎表现但不伴囊肿（血吸虫病）

空洞

- 和 Chiari 1 相关的无强化的脊髓中央线性脑脊液信号

神经鞘瘤

- 硬膜内髓外肿块
- 可以有薄壁环形强化的囊性变区

病理学

一般特征

- 病因学
  - 由猪肉绦虫的幼虫引起
  - 在猪肉绦虫的生命周期中人类是中间宿主
    - 虫卵或者孕节存在于被污染的水和食物中：粪 - 口传播
    - 虫卵进入胃肠消化道→释放六钩蚴穿透肠壁→血液
    - 六钩蚴可以在任何器官中发育为幼虫→囊状幼虫永久寄宿在组织内
  - 幼虫从脑向脊髓蛛网膜下腔迁移→软脑膜
  - 血行播散，通过脑室室管膜途径播散→髓内
  - 蛛网膜下腔猪囊虫病可由两种不同的幼虫引起
    - 猪囊尾蚴→简单的囊腔 + 头节的幼虫形式
    - 葡萄状囊尾蚴→成簇葡萄状幼虫（无头节）→慢性肉芽肿性脑膜炎
- 最常见的受影响部位是中枢神经系统（70%~80%）
  - 寄生虫可以寄居在大脑实质、蛛网膜下腔、脑室系统或者少数位于脊柱内（1%~6% 的病例）
  - 脊柱发病率≤脑组织，而脑组织血流约为脊柱的 100 倍
- 脊柱囊虫病：脊柱外或脊柱内
  - 脊柱内：硬膜外，蛛网膜下腔（软脑膜）及髓内病变
    - 髓内病变占整个脊柱病变的比例≤20%
    - 脊柱分布：颈段（34%），胸段（44.5%），腰段（15.5），骶段（6%）

大体病理及手术所见

- 增厚的不透明的蛛网膜，硬膜炎
- 蛛网膜下腔或者是髓内囊性病变，与正常组织有明显分界；周围围绕软的微黄色的肉芽组织

镜下所见

- 囊壁有三层：外层（表皮层）、中层（假上皮层）、内网状层（纤维层）
- 炎性反应伴有水肿及周围神经胶质细胞增生
- 邻近组织的急性、慢性炎性细胞浸润引起"囊尾蚴脓肿"，蛛网膜炎
- 囊壁退变钙化

临床信息

表现

- 最常见体征 / 症状
  - 一般无症状
  - 脊柱症状
    - 慢性脊髓病，感觉水平，背部疼痛
    - 痉挛性麻痹，松弛性麻痹
    - 膀胱功能障碍
- 临床概况
  - 通过血清或脑脊液 ELISA 法检测明确诊断

- 敏感性＞70%，对囊尾蚴抗原有高度特异性；如果对脑脊液进行检测，敏感性更高
  - 随着病变数量的增加，脑脊液检测敏感性增加
  - 2/3 的脊柱 NCC ELISA 检测阴性
  - 据报道，酶联免疫电转移印迹（EITB）法的灵敏度＞90%
  - 外周血嗜酸性粒细胞增多（25%）
  - CSF：非特异性蛋白升高，淋巴细胞增多
  - 大便标本偶尔能检测到猪肉绦虫幼虫或头节

人口统计学

- 种族：在美国，西班牙裔或者亚裔患者常见→来自流行地区的移民
- 流行病学
  - 猪囊虫病是世界上最常见的寄生虫感染
    - 在流行地区，脑囊虫病的发病率接近这个地区人口的 4%
    - 墨西哥、中南美洲、欧洲东部、亚洲、印度及非洲是主要流行地区

自然史及预后

- 神经胶质增生，硬、软膜炎症都可能引起脊髓血液循环障碍

治疗

- 治疗选择、风险、并发症
  - 当病情严重或者进展时，外科干预可防止永久性损伤
    - 由于脊髓炎性损伤及蛛网膜的粘连的存在，康复可能受限
  - 症状稳定并且没有进展的患者选择药物治疗
    - 类固醇用于减少炎症反应
    - 口服吡喹酮或阿苯达唑治疗
  - 脊柱病变只是全身广泛病变的局部表现，因此有必要在术后行抗猪囊虫病治疗

诊断思路

思考点

- 脊柱囊虫病常伴随颅内病灶

影像解读要点

- 只有脊柱存在异常发现而无其他部位病灶则病因可能是慢性蛛网膜炎→CSF 流体动力学改变→脊髓空洞症

（郝雯、高亦安 译）

参考文献

1. Torres-Corzo JG et al: The role of flexible neuroendoscopy in spinal neurocysticrosis: technical note and report of 3 cases. World Neurosurg. 130:77-83, 2019

2. Almeida C Jr et al: Teaching NeuroImages: spinal intramedullary cysticercosis: the pseudotumoral form. Neurology. 91(12):e1202-3, 2018

3. Kim M et al: Intramedullary spinal cysticercosis: a case report and review of literature. Korean J Spine. 11(2):81-4, 2014

4. Qazi Z et al: Isolated intramedullary spinal cord cysticercosis. J Neurosci Rural Pract. 5(Suppl 1):S66-8, 2014

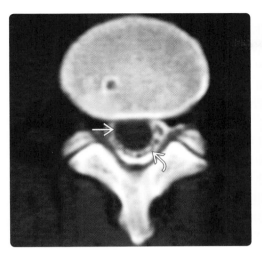

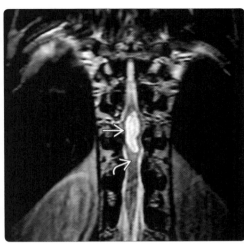

（左图）轴位 CT 脊髓造影显示一个低密度的鞘内充盈缺损（➡），即猪囊虫病的囊肿。马尾神经的神经根受压移位（➡）（Courtesy P. Rodriguez, MD.）

（右图）冠状位 T2WI MR 显示一个局限性囊性包块（➡）累及远节胸髓，伴脊髓梭状肿胀。脊髓囊肿具有高张力伴近侧和远侧脊髓的弥漫性水肿（➡）。脊髓病变应与原发性髓内肿瘤相鉴别

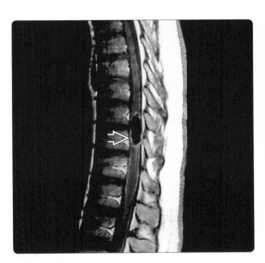

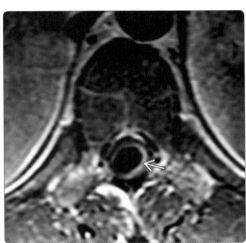

（左图）矢状位 T1WI C+ MR 显示远节胸髓囊性病变呈环形强化（➡），伴脊髓梭形肿胀。髓内病变占脊柱猪囊虫病病例的 20%。血液播散是髓内猪囊虫病的最有可能的传播途径

（右图）轴位 T1WI C+ MR 显示了在远节胸髓髓内呈边缘强化的猪囊虫病囊肿（➡），它可以引起相应脊髓节段的梭形肿胀

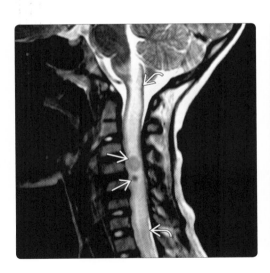

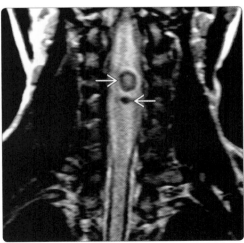

（左图）矢状位 T2WI MR 显示颈髓弥漫性肿胀伴高信号（➡），其内有两个低信号髓内病变（➡）。在胶状期及颗粒结节期代谢物质的释放会引起脊髓广泛水肿，囊壁较厚且呈低信号

（右图）冠状位 T2WI MR 显示髓内猪囊虫病伴有明显水肿（➡）。病变部位脊髓节段呈梭形肿胀

急性横贯性脊髓病

要点

术语

- 同义词：急性非压迫性脊髓病
- 非压迫性脊髓病
- 急性横贯性脊髓炎（acute transverse myelitis，ATM）是一个广泛的通用术语，包括一组引起脊髓功能障碍的异质性疾病。
  - 病因包括炎症（ATM）+ 血管疾病 + 辐射 + 副肿瘤性 + 特发性（未知）
  - ATM 特指由炎症导致的脊髓功能障碍
    - 由 CSF 异常和 MR 强化明确为炎症原因

影像学

- T2WI 高信号病变伴轻度脊髓肿胀 ± 强化
- 纵向广泛的信号异常提示视神经脊髓炎（neuromyelitis optica，NMO）、急性播散性脑脊髓炎（acute disseminated encephalomyelitis，ADEM）、病毒性感染

主要鉴别诊断

- 炎症病因
  - 获得性脱髓鞘病
    - 多发性硬化、NMO、ADEM
  - 感染相关性、系统性自身免疫病
  - 副肿瘤（癌症相关抗神经元免疫疾病）
- 具有相似表现的非炎性疾病
  - 辐射
  - 代谢性疾病
  - 肿瘤和囊肿
  - 血管性
    - 脊髓梗死
    - 硬膜瘘（Ⅰ型动静脉瘘）
- 特发性 ATM

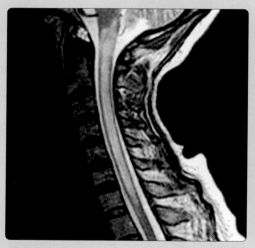
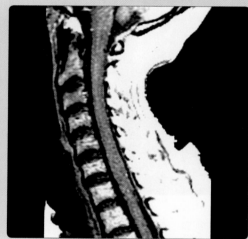

（左图）矢状位 T2WI MR 显示 T2 高信号遍及整个颈髓和下延髓，鉴别诊断包括视神经脊髓炎（NMO）、急性播散性脑脊髓炎（ADEM）、感染性/系统性自身免疫性疾病

（右图）同一患者的矢状位 T1 C+ MR 未显示明显强化。纵向延伸的广泛异常信号，不符合多发性硬化（MS）的诊断

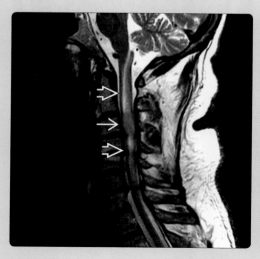
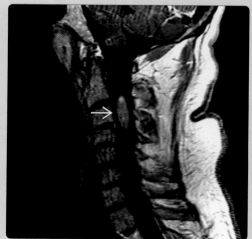

（左图）矢状位 T2 TSE MR 显示肺癌患者的 C3 水平局灶性肿块（➡），伴周围由脊髓转移灶引起的广泛水肿（⇢）

（右图）矢状位 T1 C+ MR 显示该患者患有肺癌和逐渐加重的脊髓病脊髓转移病灶（➡）的强化

术语

同义词

- 急性非压迫性脊髓病

定义

- 急性横断性脊髓病（ATM）是一个广泛的通用术语，包括一组引起脊髓功能障碍的异质性疾病
  - 病因包括炎症（ATM）+ 血管疾病 + 辐射 + 副肿瘤性 + 特发性（未知）
  - ATM 特指由炎症导致的脊髓功能障碍
    - 由 CSF 异常和 MRI 强化明确为炎症病因

成像

一般特征

- 最佳诊断思路
  - T2WI 高信号病变伴轻度脊髓肿胀
  - 强化提示炎症病因；因此是横贯性脊髓炎
- 定位：任何脊髓水平
- 大小
  - 单节段、多节段或整个脊髓
  - ＜2 个椎体节段提示多发性硬化（MS）
  - 纵向广泛的信号异常提示视神经脊髓炎（NMO）
- 形态学：边界相对清晰的信号异常

MR 表现

- T1WI
  - 正常
  - 局灶性或弥漫性低信号
  - 点状出血引起的轻度高信号（罕见）
- T2WI
  - 局灶性或弥漫性高信号
  - 脊髓肿胀
- STIR：高信号
- T1WI C+
  - 不同程度强化
    - 从无强化到点状、弥漫性或不均匀强化
    - 可能是肿块状强化，或周边强化 / 脑脊膜强化
- 如果与脱髓鞘疾病相关，脊髓肿胀和增强通常会缓解
  - 对应临床症状改善
    - 慢性期可能会出现脊髓萎缩

非血管介入

- 脊髓造影：非特异性脊髓肿胀

影像学建议

- 最佳成像方法
  - 矢状位和轴位 T1WI 和 T2WI MR 并增强
    - 40% 有临床症状的 ATM MR 表现正常

鉴别诊断

炎症病因

- 获得性脱髓鞘病
  - MS
    - 仅凭脊髓影像难以与特发性 ATM 鉴别
      - 病变位于脊髓周边部位
      - ＜2 个椎体节段
      - ＜1/2 脊髓横截面面积
      - 急性期或亚急性期均质或环状强化
    - ATM 后 MS：2%～8%
    - 90% 伴有颅内病变
    - 具有复发缓解的临床病程
  - NMO 谱系疾病
    - T2WI 上纵向广泛的髓内高信号
    - 脊髓肿胀
    - ATM 之前出现双侧球后视神经炎
      - 在 20% 的病例中，ATM 作为初始症状出现
    - 除脊髓和视神经外，几乎不涉及其他部位
    - NMO-IgG 血清学检测呈阳性
  - 髓鞘少突胶质细胞糖蛋白自身抗体（MOG-IgG）
    - 典型的纵向广泛 T2 高信号病变
    - 大多数患者有 1 个以上的病灶，轴位 H 形 T2 高信号，局限于灰质，缺乏强化
  - 急性播散性脑脊髓炎（ADEM）
    - 可能与脊髓多发性硬化无法鉴别
    - 丘脑受累者更常见于颅内
    - 发病时更年轻
    - 全身症状
    - 单相临床病程
- 感染性疾病
  - 病毒、细菌、真菌或寄生虫
- 系统性自身免疫病
  - 干燥综合征
  - SLE
  - 抗磷脂综合征
  - 白塞病
  - 混合性结缔组织病
- 副肿瘤（癌症相关抗神经元免疫疾病）
  - 多种抗体：常为小细胞肺癌
    - 约 60% 的中枢神经系统副肿瘤病患者存在抗体
      - 抗 Hu（Anna-1）、抗 Ri（Anna-2）、抗 YO（PCA-1）、amphiphysin-IgG
      - CRMP5-IgG、抗 GAD6、NMDAR
- 中毒
  - 木薯中毒
  - 山黧豆中毒
  - 肝性脊髓病

非炎症疾病

- 辐射
- 代谢性疾病
  - 维生素 B_{12} 缺乏
    - 轻度脊髓肿胀

- 后柱 ± 侧柱信号异常
  - □ T1WI 低信号和 T2WI 高信号
- 无强化
- 血浆维生素 B_{12} 水平降低伴巨红细胞性贫血
- 肿瘤和囊肿
  - 脊髓空洞症
    - 中央囊性病变
    - 所有脉冲序列均呈脑脊液信号
    - 无强化
  - 脊髓肿瘤
    - 弥漫性或结节性强化
    - 广泛的瘤周水肿
    - 囊性伴或不伴出血性成分
- 血管性
  - 脊髓梗死
    - 立即发作：几分钟而不是几小时或几天
    - 位于脊髓腹侧，初始占位效应小
    - 运动功能异常占主导地位
    - 急性期无强化
  - 硬膜瘘（Ⅰ型动静脉瘘）
    - 老年患者慢性病程
    - MR 上脊髓表面的明显血管流空信号
    - 大多数位于远端胸髓或圆锥
    - 动态增强脊柱 MRA 可明确诊断

特发性 ATM

- 排除诊断
  - 病灶居中
  - 不同程度强化
- 无相关颅内病变

病理

一般特征

- 病因
  - 胶原血管疾病：ATM 可能是首发表现
    - 自身免疫性血管炎
      - □ SLE
      - □ 抗磷脂综合征
      - □ 干燥综合征、硬皮病
  - 传染性：通常是病毒性的
    - 直接脊髓受累 ± 自身免疫现象
    - EB 病毒、巨细胞病毒、单纯疱疹病毒、水痘或肠道病毒
    - 非病毒性：梅毒、莱姆病、肺炎支原体或血吸虫病
  - 接种后
    - 伴有小血管病的自身免疫反应
    - 麻疹，狂犬病，天花，流感，或乙型肝炎疫苗
  - 放疗后
    - 剂量 45~50 Gy，每天 1.8~2 Gy 可以认为是安全的

- 治疗后 6~30 个月出现症状
  - 硬脊膜瘘（AVF）
    - 与其他病因相比，病程更加惰性
  - 副肿瘤综合征
    - 可能是潜在肿瘤的首发表现
    - 肺癌、乳腺癌、肝细胞癌或淋巴瘤
- 遗传学：无遗传倾向
- 流行病学
  - 美国每年每百万人中新增 4.6 例横贯性脊髓炎

临床信息

表现

- 最常见的体征 / 症状
  - 感觉障碍
    - 痛觉和温度觉丧失
    - 损害平面上界清晰
    - 双侧上肢 / 下肢上升性感觉异常
  - 其他体征 / 症状
    - 背部 ± 根性疼痛
    - 截瘫 / 四肢瘫痪
    - 膀胱和肠道的急切、频繁排尿 / 便和潴留
- 临床概况
  - 在数天内发展为严重的神经功能缺损

人口统计学

- 年龄：所有年龄都可能受到影响
- 性别：女性在胶原血管疾病中占比更多

自然史及预后

- 30%~50% 治疗后完全康复

治疗

- 胶原血管疾病
  - 皮质类固醇
  - 免疫抑制疗法
  - 血浆置换、静脉注射免疫球蛋白
- 传染性病因
  - 类固醇、抗病毒或抗菌药物
- 放射后脊髓炎
  - 高压氧治疗

诊断思路

思考点

- 脑磁共振成像以排除与 MS、ADEM 和 NMO 相关的颅内病变

（郝雯、高亦安 译）

参考文献

1. Kranz PG et al: Imaging approach to myelopathy: acute, subacute, and chronic. Radiol Clin North Am. 57(2):257-79, 2019

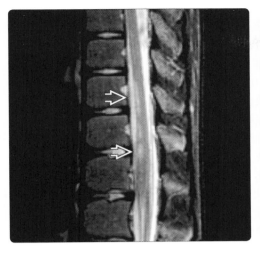
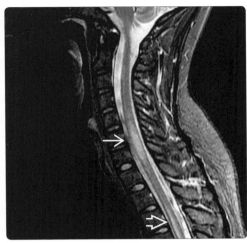

（左图）矢状位脂肪抑制 T2WI MR 显示一位年轻患者在近期病毒感染后快速出现脊髓病，其下段胸髓腹侧病灶（➡）见片状高信号，与急性横贯性脊髓炎表现一致

（右图）矢状位 STIR MR 显示一位 25 岁患者 C6 和 C7 节段的脊髓信号增高（➡），上段胸髓可见额外病灶（➡）。病变的短节段和多发性特点提示该患者是多发性硬化

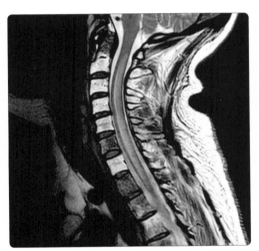
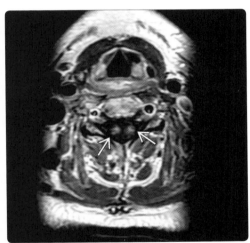

（左图）矢状位 T2 FS MR 显示此例多发性骨转移瘤并接受过放疗的患者，其脊髓弥漫性信号增高，主要考虑为放射性脊髓病与副肿瘤性脊髓病

（右图）轴位 T1 C+ MR 显示广泛骨转移患者脊髓中央灰质局灶性强化。这是副肿瘤性脊髓病的常见影像表现（➡）

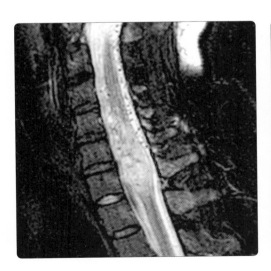
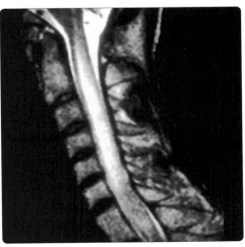

（左图）矢状位 STIR MR 显示慢性颈髓病患者其 C4-C6 节段脊髓梭形肿胀，呈高信号，表面伴有多发流空信号，与动静脉畸形表现一致

（右图）患者有头颈部肿瘤放射治疗病史，矢状位 T2WI MR 显示 C2-C6 脊髓肿胀，呈弥漫性高信号

要 点

术语

- 累及脊髓双侧的炎症性疾病，导致双侧运动、感觉和自主神经系统的功能障碍

影像学

- 脊髓中央膨胀性病灶 >2 个椎体长度伴或不伴偏心性强化

主要鉴别诊断

- 多发性硬化、视神经炎、脊髓肿瘤、脊髓梗死

病理

- 自身免疫现象伴抗原抗体复合物形成
- 小血管病变→脊髓缺血
- 相关脱髓鞘过程

临床信息

- 纳入标准
  - 脊髓病变引起的感觉，运动和自主神经功能障碍
  - 双侧症状和体征，感觉异常平面定位清晰
  - 神经影像排除压迫性病因
  - 脑脊液（CSF）细胞增多、IgG 水平升高或钆对比强化可确为脊髓炎性病变
- 排除标准
  - 过去 10 年内有脊髓放射病史
  - 脊髓缺血/梗死、动静脉畸形
  - 结缔组织病
  - 中枢神经系统感染、结节病、系统性红斑狼疮或干燥综合征

诊断思路

- 脊髓中央病变、长度 >2 个椎体长度、偏心强化→考虑急性横贯性脊髓炎
- 特发性急性横贯性脊髓炎是排除性诊断，要与多种疾病相鉴别

（左图）矢状位 T2WI MR 显示颈髓多节段轻度肿大伴有髓内融合性高信号（➡），范围超过 5 个节段

（右图）同一患者矢状位 T1WI MR 显示颈髓轻度肿大，呈略低信号（➡）。T1WI 上的病变范围不及 T2WI 上清晰

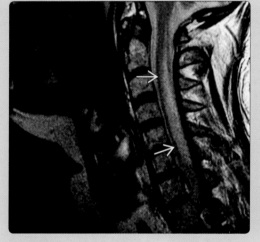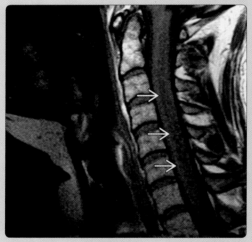

（左图）同一患者轴位 T1WI C+ MR 显示灰质和白质同时受累的斑片状、双侧性、中心性不均匀的颈髓强化（➡）

（右图）同一患者矢状位 T1WI C+ MR 证实颈髓背侧广泛的异常强化（➡）

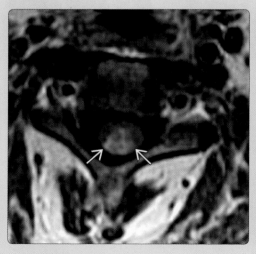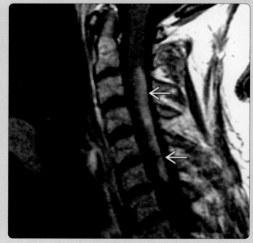

特发性急性横贯性脊髓炎

术语

缩写
- 特发性急性横贯性脊髓炎(idiopathic acute transverse mye-litis, IATM)

同义词
- 特发性横贯性脊髓病

定义
- 累及脊髓双侧的炎症性疾病，导致双侧运动、感觉和自主神经系统的功能障碍
  - 排除性诊断，80%的患者能够找到明确的病因

影像学

一般特征
- 最佳诊断线索
  - 脊髓中央病变＞2个椎体长度伴有偏心性强化
- 部位
  - 胸髓最常见
  - 颈髓占10%
  - 轴位像位于脊髓中央
- 大小
  - ＞2个椎体长度
    - 通常为3~4个节段
  - 轴向图像上，病灶占脊髓横断面积＞2/3
- 形态
  - 边界清晰

MR 表现
- T1WI
  - 急性期脊髓光滑肿胀
    - 范围小于T2信号异常的范围
  - 呈等或低信号
  - 后期脊髓萎缩
- T2WI
  - 脊髓肿胀呈高信号
  - 中心"点"征
    - 中心灰质被周围水肿环绕
- STIR
  - 脊髓肿胀呈高信号
- DWI
  - 病灶及远端脊髓（表现正常）的部分各向异性（fractional anisotropy, FA）明显下降
  - 远端正常脊髓的FA下降可能与临床转归相关
- T1WI C+
  - 钆对比增强后呈多样性强化
    - 高达40%~50%的病例无强化
    - 当脊髓肿大时通常有强化
      - 亚急性期比急性期和慢性期更常见
      - 随时间延长强化减少
      - 强化区域没有T2高信号区广泛
    - 孤立性或多灶性病变
      - 局灶性、结节性、轻微或斑片状强化
      - 病变周边强化
    - 伴或不伴脑膜强化
  - 强化不能预测临床病程

影像建议
- 最佳成像方法
  - 矢状位和轴位T2WI、T1WI强化MR

鉴别诊断

多发性硬化
- ＜2个椎体长度，病灶位于脊髓边缘部位
- ＜1/2的脊髓横截面积
- 90%合并颅内病变
- 复发和缓解的临床病程

视神经脊髓炎谱系疾病
- 累及视神经和脊髓髓鞘的自身免疫性炎性疾病
- 广泛的（＞3个椎体节段）T2高信号，伴有视神经强化
- 脑实质受累较少

脊髓肿瘤
- 脊髓肿胀和广泛的瘤周水肿总是存在
- 囊性 ± 出血成分
- 弥漫性或结节性对比增强
- 临床进展较慢

脊髓梗死
- 位于脊髓腹侧或中央，最初占位效应较小
- 患者出现运动障碍较感觉障碍常见
- 立即发作（分钟，而不是小时/天）

脊髓硬脑膜瘘
- 脊髓的T2信号增高
- 脊髓表面流空信号（扩张的静脉）

病毒性脊髓炎
- 可累及中央灰质出现H形异常信号（肠道病毒D68）

结节病
- 后柱好发
- 三叉戟样增强

病理学

一般特征
- 病因学
  - 自身免疫现象伴抗原抗体复合物形成
  - 小血管病变导致脊髓缺血
  - 相关脱髓鞘过程
  - 肿瘤、副肿瘤、胶原、血管和医源性病因
    - 在这些情况下不被视为"特发性"
  - 某些病例与先前的病毒感染或疫苗接种有关
- 伴发异常
  - 抑郁
    - 终生风险（＞50%），与感官症状的严重程度相关
- 血管周围炎
- 脱髓鞘

镜下特征

- 灰质和白质坏死
- 神经元、轴突、髓鞘的破坏
- 星形胶质细胞增生
- 血管周围淋巴细胞浸润

临床信息

表现

- 最常见体征 / 症状
  - 感觉障碍
    - 痛觉和温度觉的缺失
    - 上界水平定位清晰
    - 病损水平束带样感觉障碍
    - 双下肢上升性感觉异常
  - 其他体征 / 症状
    - 截瘫或四肢瘫
    - 背痛 ± 神经根痛
    - 膀胱和胃肠道功能障碍
    - 最初出现张力减低和反射减退
    - 随着时间的推移出现痉挛和反射亢进
- 临床概况
  - 潜伏期有广泛躯体疼痛
  - 前期有病毒感染症状
  - 几天内迅速发展至神经功能障碍
- 横惯性脊髓炎联合工作组
  - 入选标准
    - 由脊髓病变引起的感觉、运动和自主神经功能障碍
    - 双侧的体征和症状
    - 上界水平定位清晰
    - 脑脊液细胞增多、IgG 水平升高或钆对比强化可明确为脊髓炎性病变
    - 发病后 4 小时至 21 天，病情进展至高峰
    - 起病后必须存在症状进展的表现
    - 神经影像排除压迫病因
    - 如果最初没有炎症迹象，可在 2~7 天内重复 MR ± 腰椎穿刺
  - 排除标准
    - 过去 10 年内有脊髓放射病史
    - 脊髓前动脉栓塞引起的脊髓缺血和梗死
    - 脊髓动静脉畸形
    - 结缔组织病（结节病、SLE、干燥综合征等）
    - 中枢神经系统感染［梅毒，莱姆病（Lyme 病），支原体，HIV，HTLV-1，其他病毒感染（VZV、EBV、CMV 等）］
    - 脑 MR 提示多发性硬化
    - 视神经炎症状
  - 2005 修正
    - 急性部分性横贯性脊髓炎（TM）
      - 与多发性硬化相关的髓内小病灶

  - 急性完全性 TM
    - 纵向广泛的横贯性脊髓炎
    - 属于视神经脊髓炎（NMO）谱系疾病，在 1/2 的 IATM 复发病例中 AQP4 抗体阳性

人口统计学

- 年龄
  - 全年龄段均可发病，高峰在 10~19 岁和 30~39 岁
- 流行病学
  - 发病率为 2/50 万
    - 美国 IATM 每年新发 4.6 例 / 百万人
      - 美国每年新发 1200 例
  - 一个研究发现大部分病例发生在每年冬末至春季

自然史及预后

- 典型的单期病程
  - 报道复发率 24%~40%
  - 如果复发必须考虑
    - MS：2%~8% 的横贯性脊髓炎病例发展为多发性硬化
    - SLE，抗磷脂综合征
    - 血管畸形
- 1/3 的患者良好到完全康复
  - 发病后 2~12 周症状改善
  - 儿童预后较成年人略好
- 1/3 的患者不完全康复
  - 残留痉挛和尿路功能障碍
- 1/3 的患者恢复较差
  - 持续的、完全的功能障碍
  - 日常生活活动需要协助
- 提示预后不良的因素
  - 背痛
  - 临床症状迅速恶化
  - 脊髓休克：运动、感觉、括约肌和反射消失
  - MR 信号改变 >10 个脊椎节段长度
  - 肌电图显示严重的失神经支配或异常的体感诱发电位
  - AQP4 抗体阳性

治疗

- 大剂量静脉用激素冲击疗法
- 物理疗法

诊断思路

影像解读要点

- IATM 是排除性诊断，要与多种疾病相鉴别
- 位于周边的 T2 高信号伴中心强化是特征性 MS 表现

（郝雯、高亦安 译）

参考文献

1. Chitnis T: Pediatric central nervous system demyelinating diseases. Continuum (Minneap Minn). 25(3):793-814, 2019
2. Wang C et al: Clinical approach to pediatric transverse myelitis, neuromyelitis optica spectrum disorder and acute flaccid myelitis. Children (Basel). 6(5), 2019
3. Zalewski NL et al: Evaluation of idiopathic transverse myelitis revealing specific myelopathy diagnoses. Neurology. 90(2):e96-102, 2018

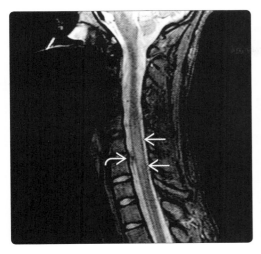

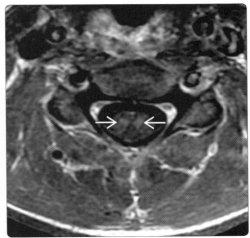

（左图）矢状位 STIR MR 显示横跨 3 个椎体节段的中段颈髓异常增粗和水肿（➡）。脊髓腹侧 CSF 内低信号为 CSF 搏动伪影（➡）

（右图）同一患者轴位 T1WI C+ MR 显示异常增大的颈髓内出现异常、双侧、中心性强化（➡）

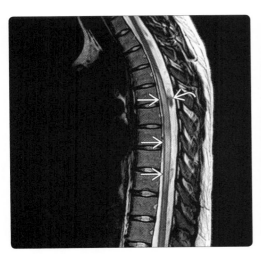

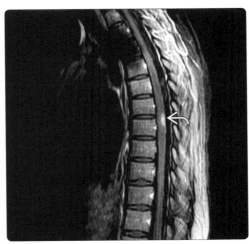

（左图）矢状位 T2WI MR 显示胸髓横跨 6 个节段的长节段 T2 高信号（➡）。这是急性横贯性脊髓炎的典型中心性水肿模式，脊髓边缘部分相对保留。脑脊液去相位（➡）是一种常见的伪影，类似于硬膜内髓外病变

（右图）同一患者的矢状位 T1WI C+ FS MR 显示异常胸髓内单发局灶性强化（➡），其范围远小于 T2 信号异常的范围

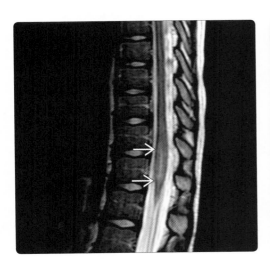

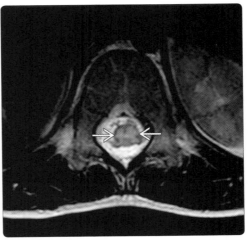

（左图）胸腰椎矢状位 T2WI MR 表现为轻度圆锥增粗，T2 高信号（➡）为横跨近 2 个椎体节段的脊髓水肿

（右图）轴位 T2WI MR 证实圆锥 T2 信号异常（➡），主要位于中央灰质内，水肿导致圆锥增粗，无脊髓空洞的中心液性信号

术语

- 原发性中枢神经系统脱髓鞘疾病，表现为在时间和空间上的多发性病灶
  - 伴随的颅内病变多发生在脑室旁、胼胝体、脑干和小脑白质

影像学

- 孤立性脊髓病变（10%~20%）
- 颈髓是最常见的好发部位
  - 脊髓背外侧
  - <1/2 的脊髓截面
  - <2 个椎体长度
- 钆强化的矢状位和轴位 T1WI 和 T2WI 序列
  - 典型病变为位于脊髓周边的、非对称性、椭圆形病灶
  - 散在的与模糊的高信号病变
  - 强化持续 1~2 个月但并不代表疾病进展

主要鉴别诊断

- 髓内肿瘤
- 特发性横贯性脊髓炎
- 视神经脊髓炎

病理

- 以 CNS 髓鞘为靶点的由细胞介导的自身免疫炎性过程

临床信息

- 发病高峰：20~40 岁
- 复发缓解型（relapsing remitting, RR）
- 继发进展型（secondary progressive, SP）
- 原发进展型（primary progressive, PP）
- 进展复发型（progressive relapsing, PR）

诊断思路

- 影像所见必须和临床表现和实验室检查相结合方能作出诊断

（左图）矢状位示意图显示颈髓内多个脱髓鞘斑块，长度小于 2 个椎体

（右图）矢状位 T2（左）和 T1 C+ MR（右）显示 C6-C7 节段活性斑块，环状强化，T2 呈局灶性高信号（➡）

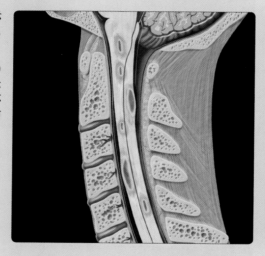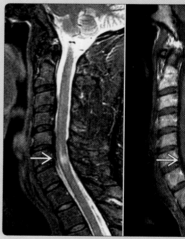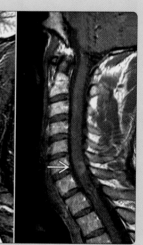

（左图）矢状位 T2（左）、PD（中）和 STIR（右）MR 显示胸髓（➡）内的短节段多发性硬化（MS）斑块。PD 和 STIR 对斑块的显示相对优于常规 T2 序列

（右图）胸椎矢状位 T2（左）、T2（中）和 T1 C+ FS（右）MR 显示（➡）该 MS 患者多个短节段高 T2 信号呈多个病灶实性强化（➡）

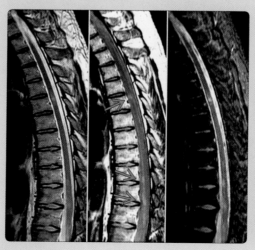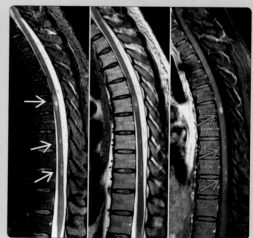

术语

缩写

- 脊髓多发性硬化（multiple sclerosis，MS）

定义

- 原发性中枢神经系统脱髓鞘疾病，表现为在时间和空间上的多发性病灶

影像学

一般特征

- 最佳诊断线索
  - 中枢神经系统 4 个区域（脑室周围、皮质或皮质旁、幕下和脊髓）中 ≥ 2 个区域共同存在 T2 异常
- 位置
  - 孤立性脊髓病变（10%~20%）
  - 颈髓最常受累
    - 脊髓病变的 2/3
  - 颈髓的背外侧
  - 灰白质交界区亦可受累
- 大小
  - ＜1/2 的脊髓截面
  - ＜2 个椎体长度
- 形态学
  - 轴位 MR 图像呈楔形
  - 尖端指向中心

MR 表现

- T1WI
  - 等低信号病灶
    - 脊髓病灶很少显示为低信号（不同于脑部病灶）
- T2WI
  - 散在的或边界不清的高信号病灶
    - 可能与脱髓鞘的程度有关
    - 炎症浸润导致的水肿可使病灶增大→在第 4 周时达最大径线
    - 6~8 周后随着水肿的消退 ± 髓鞘再生病灶逐渐缩小
  - 典型病变为位于脊髓周边的、非对称性、椭圆形病灶
- STIR：提高病灶的检出率
- FLAIR：在脊髓成像中的敏感性低于 STIR
- DWI：平均弥散率↑，病灶内及信号无异常区域均可出现各向异性分数↓
- T1WI C+
  - 多样性
    - 急性期和亚急性期可出现均匀、结节状或环状强化
      - 强化持续 1~2 个月
      - 不代表病灶进展
    - 慢性期不强化
  - 孤立或多发的病灶
    - 小斑块聚集形成大病灶
  - 脊髓正常或局部轻度肿大

- 脊髓水肿：6~8 周后缓解
- 脊髓萎缩
  - 通常发生在晚期
  - 有可能在病程早期出现
  - 可监测疾病进展和治疗效果
  - 与临床功能障碍相关
- 功能磁共振（fMRI）
  - 复发型 MS 患者的触觉相关颈髓 fMRI 提示活动增加
    - 过度激活在相对严重的运动功能障碍患者中更突出

鉴别诊断

髓内肿瘤

- 脊髓肿胀
- 脊髓整个横断面受累
- 瘤周水肿
- 弥漫性或局部强化
- 囊变伴或不伴出血成分

特发性横贯性脊髓炎

- 病变位于中心
- 3~4 个椎体长度
- 累及 ＞2/3 脊髓横截面
- 强化形式多样
- 无相关的颅内病灶
- 排除性诊断

视神经脊髓炎

- 自身免疫性疾病累及视神经和脊髓神经元髓鞘
- 脑的累及较少
- 脊髓广泛纵向(＞3 个椎体节段) T2 高信号 + 视神经强化
- T2 异常累及整个脊髓横断面

病理学

一般特征

- 病因学
  - 以 CNS 髓鞘为靶点的由细胞介导的自身免疫炎性过程
    - 感染性因子可能起主要或次要作用
      - 体液机制：感染性因子和自身抗原表位之间的交叉反应
  - MS 与多发颅外静脉狭窄导致的静脉反流之间可能存在关联（这一理论受到广泛质疑。译者注）
    - MS 患者脑脊髓静脉血流受阻→慢性脑脊髓静脉功能不全（CCSVI）
      - 侧支循环伴颅内 / 外静脉反流的发生率很高
      - 脑静脉流出血流失去体位调节
    - 脑血流量 / 容积↑和平均通过时间↓（与复发前的基线值比较）先于斑块的进展
    - 以前认为 MS 患者出现的局部血流异常是由炎症和神经退行性变引起的
      - 然而，最近研究表明 MS 可能与脑和脊髓的引流颅外静脉严重狭窄有关

- 遗传学
  - MS 具有遗传倾向，是一种由基因及环境因子相互作用导致的复杂的多基因遗传疾病
    - 先证者兄弟姐妹发病风险为 3.0%～5.0%，但如果父母中有一个或两者都发病，则风险将上升到 29.5%
    - MS 患者后代的发病风险为 2.0%～3.0%，如果父母都是 MS 患者发病率更高
- 伴发异常
  - 90% 伴发颅内病变
  - 神经纤维瘤病 I 型

分级、评分和分类

- 空间多发
  - 在中枢神经系统 4 个区域中 ≥2 个区域出现 ≥1 个具有 MS 特征的 T2 高信号病变
  - 脑室周围、皮质或旁皮质、幕下脑区和脊髓
- 时间多发
  - 任何时候候钆强化和非强化病变同时存在
  - 不考虑基线 MR 的扫描时间，在随访 MR 上出现新的 T2 高信号或钆强化病变

临床信息

表现

- 主要体征/症状
  - 脊髓病损可无症状
  - 感觉异常
- 其他体征/症状
  - 无力、反射亢进、步态异常
  - 膀胱及肠道功能障碍
- 监测包括定期的神经系统检查以跟踪病情进展，定期脑和脊髓 MR 检查以监测病变活动性

人口统计学

- 年龄
  - 发病高峰：20～40 岁
  - 发病：<18 岁发病的 MS 患者占 3%～5%
- 性别
  - 女性比男性易感（1.7：1）
    - 男性多为 PR 和 SP 型 MS
    - 女性多为 RR 型 MS
  - PP 型 MS 的发病率男女无差别
- 种族：西欧女性发病风险较高
- 流行病学
  - 自赤道向北发病率逐步升高
  - 美国及欧洲北部患病率为 (30～80)/10 万
  - 美国及欧洲南部患病率为 (6～14)/10 万
  - 赤道地区患病率为 1/10 万人

自然史及预后

- 良性型（20%）
  - 1～2 次发作后完全康复
  - 部分可在 10～15 年后出现进展

- 复发缓解型（RR）（25%）
  - 新发或症状加重与完全或部分缓解交替出现
  - 90% 的患者将在 25 年后转化为进展型 MS
- 继发进展型（SP）（40%）
  - 从复发缓解型 MS 发展而来
  - 功能缺陷和障碍加重
  - 缓解不完全 & 罕见
- 原发进展型（PP）（12%）
  - 病情持续进展
    - 运动功能障碍常见
    - 主要累及脊髓，无明显的症状发作过程
- 进展复发型（PR）（3%）
  - 与原发进展型 MS 相似
  - 有明显的加速恶化过程但没有缓解过程
  - 死亡率高

治疗

- FDA 批准多种药物用于改善多发性硬化的病程
  - 干扰素 β 的几种制剂（干扰素 β-1b、干扰素 β-1a）
    - 抑制免疫细胞
  - 醋酸格拉替雷
    - 类似于髓鞘蛋白的合成蛋白
    - 作为 T 细胞底物发挥作用
  - 米托蒽醌（化疗剂）
    - 抑制 T 淋巴细胞和 B 淋巴细胞
  - 单克隆抗体
    - 纳他利珠单抗、阿仑单抗、达利珠单抗、奥克列珠单抗
  - 小分子口服制剂
    - 芬戈利莫、富马酸二甲酯、特氟米特
- 对症治疗的支持疗法以缓解疼痛、肌肉麻痹、疲劳、抑郁、性功能障碍和膀胱、肠道的功能障碍等
  - 抗胆碱药、平滑肌松弛剂

诊断思路

思考点

- 脑 MRI，包括胼胝体层面的高分辨率快速自旋回波 T2 图像
  - 脑室旁、胼胝体下、脑干和小脑白质的病变提示 MS
- 灰质萎缩与功能障碍具有相关性

影像解读要点

- 影像所见必须和临床表现和实验室检查相结合方能作出诊断
- 急性期 MS 可类似于脊髓肿瘤

（郝雯、高亦安 译）

参考文献

1. Ciccarelli O et al: Spinal cord involvement in multiple sclerosis and neuromyelitis optica spectrum disorders. Lancet Neurol. 18(2):185-97, 2019
2. Thompson AJ et al: Diagnosis of multiple sclerosis: 2017 revisions of the McDonald criteria. Lancet Neurol. 17(2):162-73, 2018

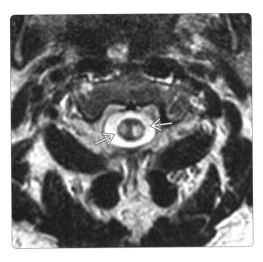
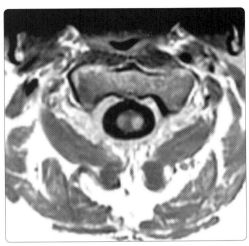

（左图）轴位 T2 MR 显示局灶性 MS 斑块表现为颈髓左右两侧的 T2 高信号（➡）

（右图）轴位 T1 C+ MR 显示该患者颈髓左右侧活动性 MS 斑块的局灶性强化

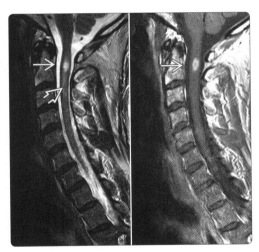
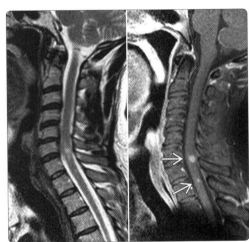

（左图）矢状位 T2（左）和 T1 C+ MR（右）显示 C2 水平的活动性强化斑块，T2 示边界清晰的病灶（➡）和少量周围无强化水肿（➡）

（右图）矢状位 T2（左）和 T1 C+ FS（右）MR 显示该多发性硬化患者颈髓内有多个 T2 高信号病灶。其中两个病灶强化提示为活动性脱髓鞘病变（➡）

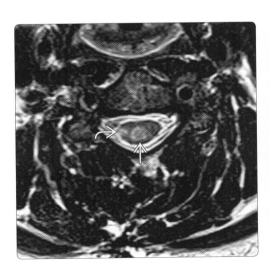
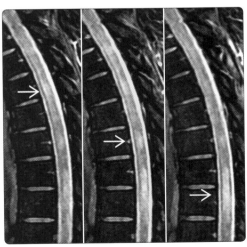

（左图）轴位 T2WI MR 显示局灶性 T2 高信号脱髓鞘病变（➡），同时累及中央和外周（➡）。T2 高信号与斑块大小、髓鞘和轴突丢失程度、水肿和炎症程度之间无特定关联性

（右图）矢状位高分辨率 GRE MR 显示 MS 患者胸髓内多区域信号增高（➡）。所有病变均≤2 个椎体高度，是多发性硬化的典型表现

术语

- 自身免疫性星形细胞病，累及视神经和脊髓，伴不同形式的脑实质受累

影像学

- 纵向延伸的长节段横贯脊髓（＞3个节段）T2高信号＋视神经强化（85%的病例）

主要鉴别诊断

- 炎症病因
  - 多发性硬化（multiple sclerosis，MS）
  - 急性播散性脑脊髓炎（acute disseminated encephalomyelitis，ADEM）
  - 感染相关性脊髓炎（病毒性、细菌性）
- 系统性自身免疫性疾病
- 具有类似表现的非炎性疾病
  - 硬脊膜瘘、肿瘤
- 特发性急性横贯性脊髓炎

病理学

- 以水通道蛋白（AQP4）为靶点的自身免疫性疾病
- AQP4抗体阳性的视神经脊髓炎谱系疾病（neuromyelitis optica spectrum disorder，NMOSD）的诊断标准（2015）
  - 至少1个核心临床特征
    - 视神经炎（optic neuritis，ON）
    - 急性脊髓炎
    - 极后区综合征：无其他原因能解释的发作性呃逆、恶心、呕吐
    - 急性脑干综合征
    - 症状性发作性睡病或急性间脑临床综合征伴NMOSD典型间脑MRI病变
    - 症状性大脑综合征伴NMOSD典型大脑病变
  - 使用可靠方法证实AQP4抗体阳性
  - 排除其他诊断

（左图）矢状位T2WI MR显示较长节段脊髓增粗T2高信号（➡）

（右图）矢状位T1WI C+ MR显示脊髓增粗和边界不清的强化（➡）。视神经脊髓炎谱系疾病（NMOSD）是一种可能以AQP4为靶点的自身免疫性疾病。NMOSD IgG抗原的血管中心分布方式与NMOSD患者脊髓病损中免疫球蛋白和补体的沉积部位相关

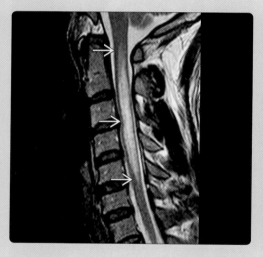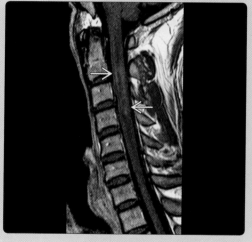

（左图）轴位T1WI C+ FS MR显示右侧视神经的管内段和视交叉段明显的强化和轻微肿胀（➡）

（右图）冠状位T1WI C+ FS MR显示右侧视神经管内段和视交叉段明显强化和轻微肿胀（➡）。这是Devic病的典型表现，累及视神经和脊髓，而脑实质无异常

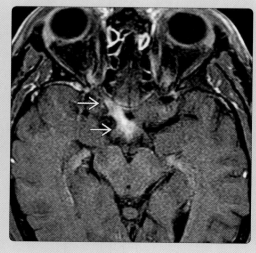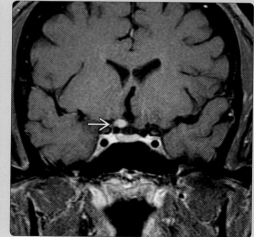

术语

缩写
- 视神经脊髓炎谱系疾病（NMOSD）

同义词
- Devic 病，Devic 综合征，Devic 视神经脊髓炎（neuro-myelitis optica, NMO），视神经脊髓多发性硬化（multiple sclerosis, MS）

定义
- 血清 AQP4 抗体阳性的 NMOSD 是一种累及视神经和脊髓的自身免疫性星形细胞病，伴不同形式的脑实质受累

影像学

一般特征
- 最佳诊断线索
  - 纵向延伸的横断性脊髓炎（LETM）（>3 个节段）髓内 T2 高信号+视神经强化（85% 的病例）
- 部位
  - 脊髓+视神经／视交叉
    - 中央灰质受累
  - 10%~30% 的 NMOSD 患者出现局灶性脑内病灶
- 大小
  - >3 个节段 T2 异常信号在 NMOSD 或急性横贯性脊髓炎中比在经典 MS 中更常见
  - 15% 的 NMOSD 首次脊髓炎发作不符合 LETM 标准
- 形态学
  - T2 的异常累及整个脊髓横截面，与 MS 多为局灶性受累不同
  - 梭形脊髓增粗

影像学建议
- 最佳成像方法：脊髓／颅脑 STIR，T2WI MR，C+ MR
- 成像建议
  - 脊髓的质子密度或 STIR 成像，单独采用加权 T2WI 会降低对脊髓病变的敏感性

MR 表现
- T1WI
  - 梭状增粗伴中央低信号
- T2WI
  - LETM 表现为中央脊髓高信号，主要累及灰质
  - 可能出现不均质性 T2 高信号"亮斑病变"
  - 与 MS 患者相比，病变更倾向于连续性分布
- DWI
  - 复发性 NMOSD 患者的平均扩散率和各向异性分数与复发性 MS 患者显著不同

鉴别诊断

炎症病因
- 多发性硬化
  - T2 信号异常少于 1 个椎体节段
  - 倾向于累及脊髓外周
  - 多发脊髓病灶
  - 典型的脑室旁白质病灶
- MOG 抗体血清阳性 NMOSD
  - 炎性脱髓鞘疾病
  - 中位年龄：25 岁
  - LETM，与 AQP4 抗体阳性 NMOSD 类似
- 急性播散性脑脊髓炎（ADEM）
  - 脑病
  - 在影像上可能与 MS 无法区分
  - 一般为单相性
- 感染相关性脊髓炎（病毒性、细菌性）
  - 长段 T2 异常信号
  - 通常表现为显著的不规则强化（非环状）
- 全身性自身免疫性疾病
  - Sjögren、SLE、抗磷脂综合征

具有类似表现的非炎症疾病
- 硬脊膜瘘
  - 最常见于老年男性
  - 脊髓中央 T2 高信号
  - 硬膜内血管流空信号
- 肿瘤
  - 不规则强化
  - 脊髓膨胀，可能不对称

特发性急性横贯性脊髓炎
  - 排除诊断
  - 脊髓病变可能与 NMOSD 无法区分
  - 单相

病毒性脊髓炎
- 可能出现急性弛缓性脊髓炎，尤其是肠道病毒 D68

病理学

一般特征
- 病因学
  - 自身免疫性星形细胞病→以 AQP4 为靶点
    - 水通道蛋白 = 对水转运具有高度选择性的跨膜通道蛋白家族
    - 主要在大脑中表达的 AQP4 水通道蛋白
    - 位于脑毛细血管内皮周围的星形细胞足突
    - NMO-IgG 与微血管、pia 和 Virchow-Robin 鞘的光面结合
    - 在脊髓中，AQP4 在靠近中央管室管膜细胞的灰质和胶质细胞突起中大量存在
- 相关异常
  - 脑白质病变
    - 其他典型 NMOSD 患者常见白质病变（60%）
    - 延髓背侧区域（后区），第四脑室室管膜周围区域
    - 丘脑、下丘脑、第三脑室室管膜周围区域
    - 内囊、脚

分期、分级和分类

- AQP4 抗体阳性的 NMOSD 诊断标准（Wingerchuk 2015）
  - 至少 1 个核心临床特征
    - 视神经炎（ON）
    - 急性脊髓炎
    - 极后区综合征：无其他原因能解释的发作性呃逆、恶心、呕吐
    - 急性脑干综合征
    - 症状性发作性睡病或急性间脑临床综合征伴 NMOSD 典型间脑 MRI 病变
    - 症状性大脑综合征伴 NMOSD 典型大脑病变
  - 使用可靠方法证实 AQP4 抗体阳性
  - 排除其他诊断
- AQP4 抗体阳性的 NMOSD 或 AQP4 抗体未知状态的 NMOSD 的诊断标准
  - 在 1 次或多次临床发作中，至少 2 个核心临床特征且满足以下所有要求
    - 至少 1 个核心临床特征必须为 ON、LETM 表现的急性脊髓炎或极后区综合征
    - 空间多发（2 个或 2 个以上不同的核心临床特征）
    - 满足 MR 附加条件（视实际情况）
  - 使用可靠方法检测 AQP4 抗体呈阴性，或未检测
  - 排除其他诊断
- AQP4 抗体阳性的 NMOSD 和 AQP4 抗体状态未知的 NMOSD 的 MR 附加要求
  - 急性 ON：要求脑部 MR 正常或仅显示非特异性的白质病变，或要求视神经 MR 有 T2 高信号病灶或 T1 加权 Gd 强化病灶，范围超过视神经长度的 1/2，或累及视交叉
  - 急性脊髓炎：髓内病变延伸 ≥ 3 个连续节段或有脊髓炎病史患者相应脊髓萎缩 ≥ 3 个连续节段
  - 极后区综合征：需要有延髓背侧 / 根后区病变
  - 急性脑干综合征：需要有室管膜周围的脑干病变

临床信息

表现

- 最常见体征 / 症状
  - 复发性 ON，复发性横贯性脊髓炎，ON+ 脊髓炎同时发生
  - 两侧同时性 ON 或顺序性 ON 更多提示 NMOSD 而非 MS
  - 高达 1/3 的病例因广泛的颈脊髓炎而发生呼吸衰竭（在 MS 中非常罕见）
  - 35% 的病例出现神经根性疼痛（在 MS 中少见）
  - MS（40%）和 NMOSD（35%）可出现 L'hermitte 综合征
  - 与 MS 相比，NMOSD 脑脊液中可见细胞增多（特别

是脊髓炎）
    - 20%~30% 可见寡克隆带（MS 为 85%）
  - LETM 对儿童 NMO 的特异性低于成人

人口统计学

- 年龄：平均发病年龄：30~40 岁
- 性别：女 > 男（4 : 1）
- 种族
  - 在非白人背景的人群中，NMOSD 在中枢神经系统脱髓鞘疾病中占更大比例
- 流行病学
  - 报告患病率为 0.51/10 万，平均年发病率为 0.053/10 万

自然史及预后

- 预后较 MS 差
- 频繁及早期的复发（年复发率为 1.3%）
  - NMOSD 患者妊娠期间复发的风险增加
  - 复发者恢复差
- 与 MS 相比，NMOSD 患者发病年龄较大（取决于种族），女性发病率较高、症状更重
  - 50% 的病例者在发病后 5 年内会有视觉及运动能力受损
  - 20% 死于呼吸衰竭
- 一些报告指出，在诊断时大量 MR 脑部病灶存在提示预后较差→预测残余视力

治疗

- 静脉内激素治疗是视神经炎 / 脊髓炎的一线治疗方案
- 单采 / 血浆采集术
- 免疫抑制药物（如硫唑嘌呤、皮质类固醇和利妥昔单抗）
- 缓和 MS 病程的药物（干扰素 -β、纳他利珠单抗和芬戈利莫）无效或加重 NMOSD

诊断思路

思考点

- 视神经炎 + 脊髓 T2 高信号伴脑部病变（非 MS 典型病变）
- 85% 的病例表现为广泛性脊髓 T2 高信号

（郝雯、黄世廷 译）

参考文献

1. Dubey D et al: Clinical, radiologic, and prognostic features of myelitis associated with myelin oligodendrocyte glycoprotein autoantibody. JAMA Neurol. 76(3):301-9, 2019
2. Weinshenker BG et al: Neuromyelitis spectrum disorders. Mayo Clin Proc. 92(4):663-79, 2017
3. Kleiter I et al: Neuromyelitis optica: evaluation of 871 attacks and 1,153 treatment courses. Ann Neurol. 79(2):206-16, 2016
4. Kim HJ et al: MRI characteristics of neuromyelitis optica spectrum disorder: an international update. Neurology. 84(11):1165-73, 2015
5. Wingerchuk DM et al: International consensus diagnostic criteria for neuromyelitis optica spectrum disorders. Neurology. 85(2):177-89, 2015
6. Kitley J et al: Longitudinally extensive transverse myelitis with and without aquaporin 4 antibodies. JAMA Neurol. 70(11):1375-81, 2013

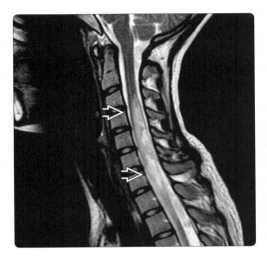

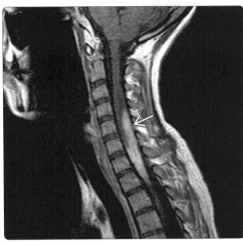

（左图）矢状位 T2WI MR 显示颈髓梭形肿胀（➡），纵向广泛 T2 信号异常 >3 个椎节

（右图）矢状位 T1 C+ MR 显示颈髓广泛弥漫性增强（➡）并梭形肿胀

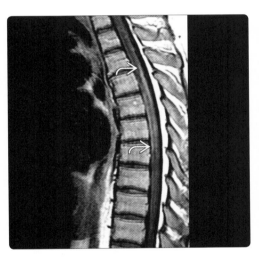

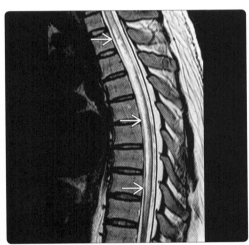

（左图）矢状位 T1WI C+ MR 显示一长段弥漫性强化（➡）。首次发作的表现是非特异性的，鉴别诊断包括其他急性横断性脊髓病变，如非炎症组（硬脑膜瘘、脊髓梗死、放射性改变）和炎症组（MS、NMOSD、ADEM、SLE 和其他结缔组织疾病）

（右图）矢状位 T2WI MR 显示胸髓内广泛的高信号病灶，伴有轻微的梭形肿胀（➡）

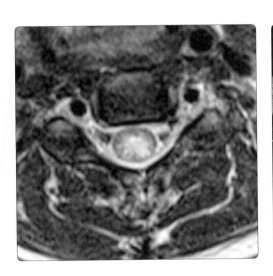

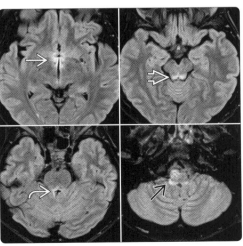

（左图）轴位 T2WI MR 显示 NMOSD 典型的以中央灰质为主的信号异常

（右图）轴位 FLAIR MR 显示 NMOSD 脑部病变的典型分布模式，包括第三脑室室管膜周围（➡）、导水管毗邻区域（➡）、第四脑室室管膜周围（➡）和延髓（➡）

要 点

术语

- 缩写：髓鞘少突胶质细胞糖蛋白（myelin oligodendrocyte glycoprotein，MOG）自身抗体脊髓炎
- 同义词：MOG-IgG 相关疾病（MOG-IgG-associated disorder，MOGAD）
- 炎性脱髓鞘疾病，不同于 MS 和 AQP4 抗体阳性 NMOSD
- 视神经炎、横贯性脊髓炎、AQP4-IgG 血清阴性炎性中枢神经系统脱髓鞘疾病（NMOSD 样表型）和儿童急性播散性脑脊髓炎（acute disseminated encephalomyelitis，ADEM）

影像学

- LETM，脊髓 T2 信号异常 ≥ 3 椎体节段
  - T2 高信号局限于脊髓灰质
  - 轴位图像上呈 H 形
  - 可累及脊髓圆锥

- 寻找是否存在相关视神经炎或 ADEM 样脑部病变

主要鉴别诊断

- 病毒性脊髓炎、视神经脊髓炎谱系疾病、多发性硬化、星形细胞瘤

临床信息

- 5~40 岁
- 视神经炎、横贯性脊髓炎、ADEM（儿童）
  - 视神经炎是成人最常见的表现
  - ADEM 是儿童最常见的表现
  - 20% 的儿童可能出现急性弛缓性脊髓炎（acute flaccid myelitis，AFM），类似肠病毒 D68（+）AFM
- 急性期治疗静脉注射甲泼尼龙
- 血浆置换、IVIG、免疫抑制

诊断思路

- AFM（EV-D68）和 MOG 自身抗体脊髓炎均可出现中央 H 形异常信号

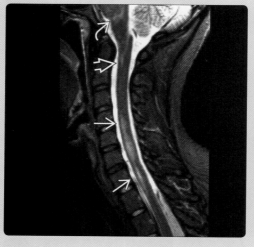
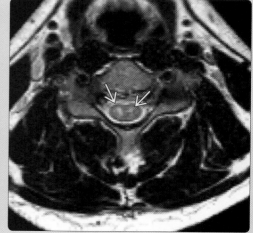

（左图）矢状位 STIR MR 显示颈椎 C4-C7 水平（➡）纵向延伸的横贯性脊髓炎。第二个异常信号在 C2（➡）和脑桥（➡）。这种非连续性分布模式是髓鞘少突胶质细胞糖蛋白（MOG）自身抗体脊髓炎的典型表现，但不是视神经脊髓炎谱系疾病（NMOSD）的典型表现

（右图）颈髓轴位 T2 MR 显示双侧性中央灰质异常高信号（➡），可呈现 H 形异常信号

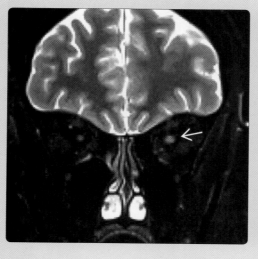
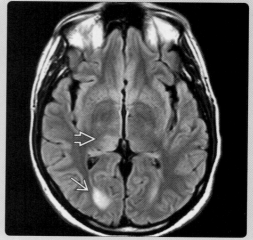

（左图）MOG 抗体（+）视神经炎患者的冠状位 STIR 显示左侧视神经（➡）异常 T2 高信号

（右图）MOG 抗体（+）脊髓炎患者的轴位 FLAIR MR 显示右侧枕叶白质（➡）和右侧丘脑的斑块状信号增强（➡）。这些表现符合 MOG-Ig 相关疾病（MOGAD）或 NMOSD，但不是 MS 的典型表现。还应考虑急性播散性脊髓炎的可能，见于部分 MOGAD 儿童患者

髓鞘少突胶质细胞糖蛋白自身抗体脊髓炎

术语

缩写
- 髓鞘少突胶质细胞糖蛋白（MOG）自身抗体脊髓炎
- 纵向延伸的外节段横贯性脊髓炎（longitudinally extensive transverse myelitis, LETM）

同义词
- MOG-IgG 相关疾病（MOGAD）

定义
- 与多发性硬化（multiple sclerosis, MS）和 AQP4 抗体阳性视神经脊髓炎谱系疾病（neuromyelitis optica spectrum disorder, NMOSD）不同的炎性脱髓鞘疾病
- 视神经炎、横惯性脊髓炎、NMOD 样表型的 AQP4-IgG 血清阴性炎性中枢神经系统脱髓鞘疾病；儿童急性播散性脑脊髓炎（ADEM）

影像学

一般特征
- 最佳诊断思路
  - LETM，脊髓 T2 信号异常 ≥ 3 个椎体节段
- 部位：颈髓、胸髓、圆锥
- 大小
  - 可变，典型者 ≥ 3 个椎体节段
- 形态学
  - 中央灰质（GM）受累

MR 表现
- T1WI
  - 轻度至中度脊髓增粗
- T2WI
  - T2 高信号局限于脊髓灰质
    - 矢状位图像上特征性 T2 高信号线呈上下方向走行，周围有较模糊的灰质前 / 后角 T2 高信号；轴位图像上呈 H 形
    - 可能显示其他跳跃性病变（非连续）
    - 可累及脊髓圆锥
- T1WI C+
  - 强化，多变
- 寻找是否存在相关的视神经炎或 ADEM 样脑部病变

成像建议
- 最佳成像方法
  - 脊柱 MR 增强扫描

鉴别诊断

病毒性脊髓炎
- 多变的非特异性长节段 T2 异常信号及异常强化

神经脊髓炎视谱系疾病
- 视神经炎、LETM、脑部病变（非 MS 典型病变）

多发性硬化
- 视神经炎，典型的垂直于侧脑室边缘的病变

- 脊髓短节段 T2 信号异常，< 1 个椎体节段

星形细胞瘤
- 病程更长；脊髓梭形增大伴可变强化

临床信息

表现
- 最常见的体征 / 症状
  - ADEM 是儿童最常见的表现
  - 视神经炎是成人最常见的表现
  - 20% 的儿童可能出现急性弛缓性脊髓炎（AFM），类似肠道病毒（EV）D68（+）的 AFM
  - 尿潴留 / 大小便失禁，勃起功能障碍常见（圆锥病变）

人口统计学
- 年龄
  - 5~40 岁
- 性别
  - 无性别偏好
- 流行病学
  - 18% 的儿童脱髓鞘疾病，5% 的成人脱髓鞘疾病 MOG-IgG（+）
  - 相比成人，儿童 MOG-IgG 发作更可能呈单相性
  - 无论是成人还是儿童，MOGAD 发病之前都可能出现前驱症状或病毒感染症状

自然史及预后
- 显著的运动障碍常见；1/3 的患者在最严重时需依赖轮椅
- 大多数人通过治疗恢复良好；长期轮椅依赖的情况很少见

治疗
- 急性期治疗采用静脉注射甲泼尼龙
- 血浆置换、IVIG、免疫抑制
- 用于缓解 MS 的药物似乎不能预防 MOGAD 复发

诊断思路

思考点
- LETM 伴非连续性额外病变时考虑 MOG 自身抗体脊髓炎
- 成人视神经炎，儿童 ADEM

图详解读要点
- AFM（EV-D68）和 MOG 自身抗体脊髓炎均可出现中央 H 形异常信号

（郝雯、黄世廷 译）

参考文献

1. Cobo-Calvo A et al: Clinical spectrum of central nervous system myelin oligodendrocyte glycoprotein autoimmunity in adults. Curr Opin Neurol. 32(3):459-66, 2019
2. Dubey D et al: Clinical, radiologic, and prognostic features of myelitis associated with myelin oligodendrocyte glycoprotein autoantibody. JAMA Neurol. 76(3):301-9, 2019
3. Reindl M et al: Myelin oligodendrocyte glycoprotein antibodies in neurological disease. Nat Rev Neurol. 15(2):89-102, 2018

急性播散性脑脊髓炎（ADEM）

术语

- 感染/感染后免疫介导的白质炎性疾病
  - 病原体抗体与髓鞘碱性蛋白发生交叉免疫反应

影像学

- 多灶性白质病变，占位效应或血管源性水肿相对较轻
  - 火焰状病变伴轻度脊髓肿胀
  - 背侧白质体积增大
  - 可能会有灰质受累
  - 不同程度的增强，取决于疾病的阶段
  - 可能会看到神经强化
- 大脑几乎总是受累

主要鉴别诊断

- 炎性病因
  - 获得性脱髓鞘疾病
    - 多发性硬化
    - 视神经脊髓炎
  - 感染相关性脊髓炎
  - 系统性自身免疫（血管炎）
- 表现类似的非炎症疾病
  - 血管畸形
  - 脊髓梗死
  - 肿瘤和囊肿
- 特发性急性横贯性脊髓炎

临床信息

- 通常为持续 2~4 周的单相疾病
  - 脑病、麻痹
- 通常在儿童期或青年期发病

诊断思路

- 如果首次检查为阴性，要重复扫描
  - 临床发病与出现影像异常表现之间存在时间上的延迟

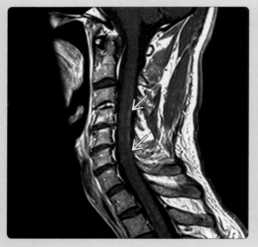
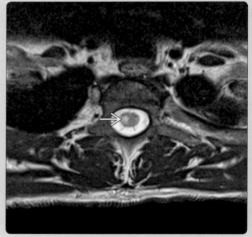

（左图）矢状位 T1WI C+ MR 显示中段颈髓（➡）背侧表面线状强化，疾病急性期出现静脉周围水肿、脱髓鞘，巨噬细胞和淋巴细胞浸润，轴索相对保留。晚期以血管周围胶质增生为特征

（右图）轴位 T2WI MR 显示右半脊髓（➡）高信号病灶，伴有轻微的脊髓增粗。ADEM 是一种由自身反应性细胞或分子介导的感染后疾病

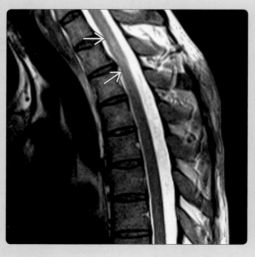
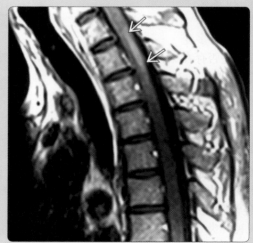

（左图）矢状位 T2WI MR 显示髓内模糊的高信号（➡）。伴有轻度的脊髓增粗

（右图）矢状位 T1WI C+ MR 显示上胸髓（➡）卵圆形髓内强化灶。满足以下标准中的任意 2 条提示为 MS 而非 ADEM：（1）无双侧弥漫性病变，（2）存在黑洞病灶，（3）存在 2 个或 2 个以上脑室周围病变（81% 的敏感度和 95% 的特异性）

术语

缩写

- 急性播散性脑脊髓炎（acute disseminated encephalo myelitis, ADEM）

定义

- 感染 / 感染后免疫介导的白质炎性疾病

影像学

一般特征

- 最佳诊断思路
  - 多灶性白质病变，占位效应或血管源性水肿相对较轻
- 部位
  - 脊髓白质的任何部位
  - 几乎总是累及大脑
- 大小：点状到节段
- 形态学：病灶形态饱满，边缘呈羽毛状

CT 表现

- CECT：可见（多发）局灶性髓内强化

MR 表现

- T1WI：局灶性低信号和轻度脊髓肿胀
- T2WI
  - 多灶火焰状白质病变伴轻度脊髓肿胀
  - 背侧白质体积增大
  - 可能会有灰质受累
- PD/ 中级：有时更敏感地显示病变
- T2* GRE：表现与 T2WI 相同；敏感性不及 T2WI
- DWI
  - 高信号
    - 急性病变扩散受限，亚急性期无扩散受限
- T1WI C+
  - 根据疾病阶段的不同，强化程度不同
  - 点状、环状或蓬松状强化
  - 可能会看到神经强化
- MRS
  - NAA：Cho、Cho：Cr 比值在急性期和亚急性期病变之间存在显著差异
    - NAA：Cho 比值逐渐下降
- 脑部发现
  - 大脑半球深部和皮质下白质、基底节、灰白交界、间脑、脑干、小脑的病变
- 深部灰质和脑干 MR 病变的延迟发展可能预示着临床病程延长和对糖皮质激素治疗缺乏反应
  - 这些区域的病变可能需要更长的进展时间，才能在标准分辨率 MR 图像上显示
  - 血浆置换可能是有效的治疗方法

影像建议

- 最佳成像方法
  - T2WI 和强化前后 T1WI MR
- 序列建议
  - 当发现可疑的脊髓病灶时，加做脑部 MR
    - 矢状位 FLAIR 评估胼胝体病灶

鉴别诊断

炎性病因

- 获得性脱髓鞘疾病
  - 多发性硬化
    - 单次检查无法区分
    - 脑 MR 可能有助于鉴别（脑神经受累提示 ADEM）
    - 临床病程（复发 - 缓解）提示 MS
  - 视神经脊髓炎
    - T2WI 显示纵向延伸的广泛的髓内高信号
    - 很少累及除视神经和脊髓外的其他部位
- 感染相关性脊髓炎
  - 由直接病毒感染或病毒感染后免疫攻击引起的脊髓急性炎症性损伤
- 系统性自身免疫（血管炎）
  - SLE

表现类似的非炎性疾病

- 血管畸形
  - 高流量 AVM 表现为明显的脊髓周围蛇形流空信号
  - 硬脊膜 AVF 常表现为远端脊髓信号增高，而非多灶性异常信号
    - 成年患者麻痹性口吃
- 脊髓梗死
  - 卒中样急性过程
  - 灰质局灶、节段性病变
  - 典型者圆锥受累
- 肿瘤和囊肿
  - 脊髓肿瘤
    - 弥漫性或结节性强化
    - 瘤周水肿
    - 囊性和出血性成分

特发性急性横贯性脊髓炎

- 排除诊断
- 通常为单一病灶

病理

一般特征

- 病因
  - 引起炎性反应的自身免疫过程
    - 病原体抗体可能与白质髓鞘碱性蛋白发生交叉免疫反应
  - 易感感染
    - 流行性腮腺炎、麻疹、水痘、流感、EB 病毒
    - 弯曲杆菌属、链球菌属、钩端螺旋体属
    - 支原体
  - 一些报告病例发生在疫苗接种后

- – 脊髓灰质炎、狂犬病、风疹疫苗、百白破
    - – 静脉注射免疫球蛋白后
- 遗传学：HLA-DR 相关
- 一些大的急性病变可出现瘤样肿胀
    - 多数病变不会显示明显特征
- 逐渐被认识
    - 更敏感的检查手段

大体病理及手术所见

- 从轻度肿胀到肿瘤样坏死

镜下所见

- 急性髓鞘脱失
    - 围静脉性脱髓鞘→ ADEM 特征性病理改变；融合性脱髓鞘→多发性硬化的特征
- 淋巴细胞浸润
- 轴突保留
- 胶质细胞反应、增生
- 不伴皮质脱髓鞘的皮质小胶质细胞激活的特征性模式→与 ADEM 患者出现意识障碍有关

临床信息

表现

- 最常见的体征 / 症状
    - 脑病
        - – 意识改变（嗜睡、昏迷）
        - – 行为改变（混乱、易怒）
    - 其他体征 / 症状
        - – 麻痹
        - – 脑神经麻痹
        - – 抽搐
        - – 下尿路功能障碍
            - □ 最高可达 33%，合并下肢轻瘫或四肢无力症状
            - □ 尤其是下肢出现锥体系受累症状的患者
            - □ 排尿障碍及尿潴留
            - □ 失禁多发生于存在额叶白质病变的患者
- 临床概况
    - 常见前驱期症状
        - – 发热、不适、肌痛
    - 脑脊液异常
        - – 蛋白增多
        - – 通常没有寡克隆带
        - – 白细胞增多症

人口统计学

- 年龄：通常为儿童或青年人
- 性别：一些报道提示多见于男性

自然史及预后

- 典型的单相病变，持续 2~4 周
    - 复发已有报道：双相播散性脑脊髓炎或多相播散性脑脊髓炎

- 当前诊断标准→发作 3 个月后 MR 上出现新病灶预示 MS
    - – 大多数 MS 儿童患者 2 年内复查 MR 会发现新病变，即使他们仍然没有临床症状
- 50%~60% 完全恢复
- 30%~40% 出现神经系统后遗症
    - 据报道，与病变主要位于小脑及皮质下白质的患者相比，存在脑干及颈髓弥漫性病变的患者后遗症更多
- 髓鞘少突胶质细胞糖蛋白（MOG）阳性抗体
    - 纵向延伸的长节段横贯性脊髓炎的发生率更高，预后更好
- 死亡率 10%

治疗

- 治疗选择、风险、并发症
    - 免疫调节，支持治疗
        - – 静脉注射甲泼尼龙是首选治疗方法，免疫球蛋白治疗
    - 对于暴发病例可行血浆置换
        - – 可能并发症：脓毒血症，低血压，贫血，电解质紊乱，肝素诱导的血小板减少症

诊断思路

思考点

- 如果首次检查为阴性，要重复扫描
    - 临床发病与出现影像异常表现之间存在时间上的延迟

影像解读要点

- 检查 T1 C+ 的薄层颅脑图像是否有颅神经增强
- ADEM 可有类似脊髓肿瘤的表现

（郝雯、黄世廷　译）

参考文献

1. Dubey D et al: Clinical, radiologic, and prognostic features of myelitis associated with myelin oligodendrocyte glycoprotein autoantibody. JAMA Neurol. 76(3):301-9, 2019
2. Baumann M et al: MRI of the first event in pediatric acquired demyelinating syndromes with antibodies to myelin oligodendrocyte glycoprotein. J Neurol. 265(4):845-55, 2018
3. Mariotto S et al: Clinical spectrum and IgG subclass analysis of anti-myelin oligodendrocyte glycoprotein antibody-associated syndromes: a multicenter study. J Neurol. 264(12):2420-30, 2017
4. Marziali S et al: Acute disseminated encephalomyelitis following Campylobacter jejuni gastroenteritis: case report and review of the literature. Neuroradiol J. 30(1):65-70, 2017
5. Nakamura Y et al: Anti-MOG antibody-positive ADEM following infectious mononucleosis due to a primary EBV infection: a case report. BMC Neurol. 17(1):76, 2017
6. Daida K et al: Cytomegalovirus-associated encephalomyelitis in an immunocompetent adult: a two-stage attack of direct viral and delayed immune-mediated invasions. case report. BMC Neurol. 16(1):223, 2016
7. Pohl D et al: Acute disseminated encephalomyelitis: updates on an inflammatory CNS syndrome. Neurology. 87(9 Suppl 2):S38-45, 2016
8. Baumann M et al: Clinical and neuroradiological differences of paediatric acute disseminating encephalomyelitis with and without antibodies to the myelin oligodendrocyte glycoprotein. J Neurol Neurosurg Psychiatry. 86(3):265-72, 2014
9. Marin SE et al: The magnetic resonance imaging appearance of monophasic acute disseminated encephalomyelitis: an update post application of the 2007 consensus criteria. Neuroimaging Clin N Am. 23(2):245-66, 2013

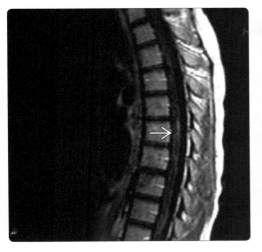

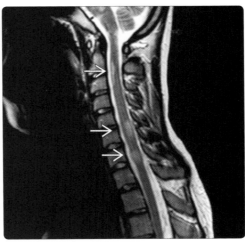

（左图）矢状位 T1WI C+ MR 示髓内多发局灶性强化（➡），反映了活动性脱髓鞘和血脊髓屏障的破坏

（右图）矢状位 T2WI MR 示颈髓散在多发高信号灶伴局限性脊髓肿胀（➡）。ADEM 及爆发性多发性硬化可有类似表现，不同之处在于 ADEM 为单相疾病，而多发硬化在时间、空间上均具有多发性

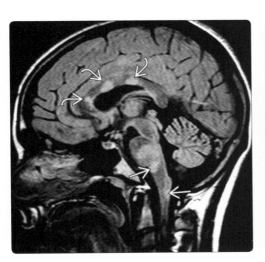

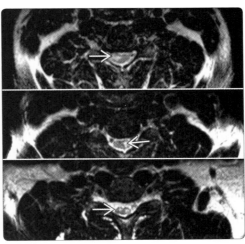

（左图）颅脑矢状位 FLAIR MR 示在单相脱髓鞘疾病中多发白质病变。病变位于胼胝体（➡）及脑干（➡）。新的 MS/ADEM Callen 诊断标准对鉴别 MS 首次发作与单相 ADEM 非常有价值：敏感性 75%，特异性 95%

（右图）轴位 T2WI MR 显示髓内灶样高信号（➡）

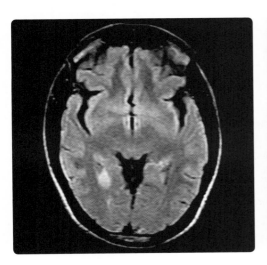

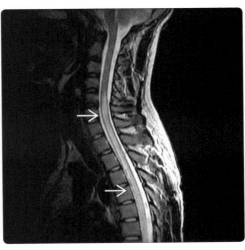

（左图）轴位 FLAIR MR 显示接种后患者右侧颞叶白质局灶性脱髓鞘病灶

（右图）接种后 ADEM 患者矢状位 T2WI MR 显示弥漫性下颈髓和胸髓肿胀和 T2 高信号（➡）

吉兰-巴雷综合征

术语

- 急性炎性脱髓鞘性多发性神经根神经病（acute infla-mmatory demyelinating polyradiculoneuropathy, AIDP）
- 感染后或疫苗接种后发生的由自身免疫介导的周围神经、神经根、脑神经的急性炎性脱髓鞘病变

影像学

- 马尾和脊髓圆锥的光滑的软脊膜强化
  - 神经根可能会轻度肿大
  - 脊髓圆锥不肿大
- 轴位 T1WI C+ MR 显示马尾前根强化更显著

主要鉴别诊断

- Miller-Fischer 综合征（MFS）
- 慢性多发性神经病
  - 亚急性炎性脱髓鞘性多发性神经神经根病
  - 慢性炎性脱髓鞘性多发性神经神经根病
  - 遗传性多发神经病
- 癌性或淋巴瘤性脑膜炎
- 腰前神经根病

病理学

- 70% 的吉兰 - 巴雷综合征存在先期事件或诱发因素
  - 通常继发于近期病毒性疾病
- 空肠弯曲杆菌可为诱发因素

临床信息

- 典型症状为上升性麻痹
  - 上升至脑干累及脑神经
  - 严重病例出现呼吸麻痹需要呼吸机
- 感觉丧失常见但并不严重

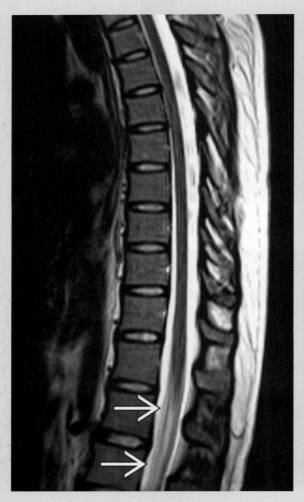

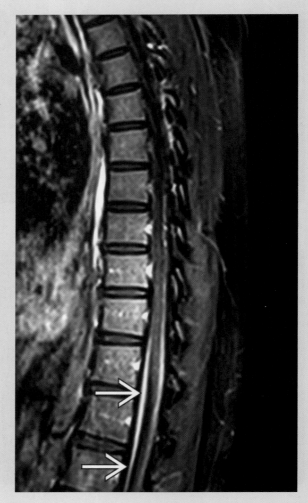

1 例吉兰 - 巴雷综合征（Guillian-Barré syndrome, GBS）患者矢状位 T2WI MR 显示马尾神经（➡）增厚，圆锥形态正常，信号正常。抗神经节苷脂抗体效价升高证实为 GBS

矢状位 T1WI C+ FS MR 显示光滑的线状马尾增厚和强化（➡）。该患者表现为典型的急性发作四肢远端无力和反射异常

术语

缩写
- 吉兰 - 巴雷综合征（Guillain-Barré syndrome, GBS）

同义词
- 急性炎性脱髓鞘性多发性神经根神经病
- 上升性麻痹

定义
- 感染后或疫苗接种后发生的由自身免疫介导的周围神经、神经根、脑神经的急性炎性脱髓鞘病变

影像学

一般特点
- 最佳诊断线索
  - 马尾和脊髓圆锥的光滑的软脊膜强化
- 部位
  - 在影像学上，典型的发病部位为马尾，特别是脊神经前根
- 大小
  - 神经根可轻度增大
- 形态学
  - 对称的，神经根外观光滑

CT 表现
- 强化 CT
  - 可以看到腰神经根对称性强化

MR 表现
- T2WI
  - 圆锥应正常
  - 可见神经根轻度增粗
- T1WI C+
  - 马尾神经明显增强
    - 根部可能会略微增厚，但不是结节状增厚
  - 轴位图像显示马尾前根强化更显著
  - 远端脊髓和圆锥的软脊膜表面有不同程度的强化

非血管介入
- 腰椎穿刺（LP）

影像建议
- 最佳成像方法
  - 矢状位、轴位 T1WI ± 钆剂对比增强

鉴别诊断

Miller-Fischer 综合征（MFS）
- GBS 变异：共济失调，反射消失，眼肌麻痹
- 85% 的 MFS 患者血清中存在抗 GQlb 抗体，但不具有特异性
- 可能有相似的诱因

慢性多发性神经病
- 亚急性炎性脱髓鞘性多发性神经根神经病（SIDP）
  - 发病 4 周到 2 个月的患者（SIDP）

- 慢性炎性脱髓鞘性多发性神经根神经病
  - 起病慢，病程较长
  - 患者症状达高峰前的时间：不少于 2 个月
- 遗传性多发神经病
  - Charcot-Marie-Tooth 病
  - Dejerine-Sottas 综合征

血管炎性神经病
- 结节性多动脉炎，Churg-Strauss 综合征最常见
- 脑神经和呼吸神经经常不受累

急性横贯性脊髓炎
- 脑神经始终不受累

细菌性或肉芽肿性脑膜炎
- 急性发作
- 发热、头痛、+ LP

癌性或淋巴瘤性脑膜炎
- 与 GBS 比较可见更多的结节状强化
- 肿瘤细胞在圆锥经常导致 T2 信号异常

化疗或术后的蛛网膜炎
- 出血导致的蛛网膜炎
- 全身化疗→长春新碱神经病变

腰前神经根病
- 暂时或永久截瘫，鞘内化疗后的少见并发症
- 马尾和圆锥腹侧软脊膜平滑线样强化

放射治疗后神经根病
- 有放射治疗病史
- 马尾腹侧和背侧神经根平滑强化

生理性的神经根强化
- 正常神经根强化非常微弱
- 缺少临床症状
- 可在术后 6 周内随访时看到

病理

一般特征
- 病因学
  - 炎性（假定为自身免疫性或病毒性）脱髓鞘
    - 70% 的 GBS 病例存在先期事件或诱发因素
    - 通常继发于近期病毒感染性疾病
    - 空肠弯曲杆菌感染可为触发因素
    - 1/3 存在抗神经节苷脂抗体，该抗体与空肠弯曲菌脂多糖成分发生交叉反应
      - 空肠杆菌感染与血清抗神经节苷脂 GM1 和 GD1a 抗体、轴索性神经病和更严重的功能障碍之间存在相关性
    - 极少数情况下可能由接种疫苗（流感等）诱发
  - 与既往近期手术或系统性疾病的关联更为微弱
- 遗传学
  - 可能是基因性或遗传性疾病的首次表现
    - 17pl2 突变
    - 据报告 HLA 表型与吉兰 - 巴雷亚型相关（可能是

HLA-DR2）

- 病变分散于外周神经、神经根、脑神经
- 细胞介导和体液免疫机制均参与致病过程

分期、分级及分类

- GBS 分为几种
  - AIDP 是最常见类型，以脱髓鞘为主要表现，预后良好
  - 急性运动轴索性神经病（AMAN）是一种少见类型，主要表现为轴索损伤、纯运动功能受损，预后较差
  - 急性运动感觉轴索性神经病（AMSAN）与 AMAN 有相似的发病机制，并伴有额外的感觉障碍
  - MFS 有典型的临床三联征，即眼瘫、反射减退和共济失调
  - 比克斯塔夫（Bickerstaff）脑干脑炎（BBE）的表现与 MFS 类似，同时伴有脑桥受累导致的意识障碍

大体病理及手术所见

- 神经根增厚

镜下所见

- 局灶节段性脱髓鞘
- 血管周围和神经内淋巴细胞 / 单核细胞（巨噬细胞）浸润
- 严重病例出现轴索变性伴节段性脱髓鞘
- 抗神经节苷脂抗体具有致病作用
  - 继发于补体激活或分子功能障碍的神经损伤，如电压门控钠和钙通道

临床信息

临床表现

- 最常见体征 / 症状
  - 典型表现为上升性麻痹
  - 上升至脑干可能累及脑神经
    - 严重病例（~25%）出现呼吸麻痹需呼吸机
  - 其他体征 / 症状
    - 感觉丧失常见，但并不严重
    - 麻木，刺痛感
- 远端感觉异常后迅速出现上升性麻痹
  - 通常双侧和对称发病
- 自主神经功能紊乱
- 脑神经受累常见
  - 有 50% 的病例面神经受累
  - 在 10%~20% 病例中出现眼肌麻痹
- 自身调节功能丧失可引起可逆性后部脑病综合征（PRES）

人口统计学

- 年龄
  - 通常是儿童、年轻人
  - 与不良预后相关的临床因素
    - 年龄增长、发病前有腹泻病史、疾病早期功能障碍的严重程度
- 流行病学
  - 发病率：每年每 10 万人口 0.6~2.73 例
  - 影响所有年龄、种族、社会经济地位的人群
  - 西方国家最常见的瘫痪原因

自然史及预后

- 急性弛缓性麻痹或远端感觉异常，随后出现快速上升性麻痹
- 常见脑神经受累
  - 面神经占 50%
  - 眼肌 <10%
- 瘫痪 4 周达到高峰
- 大多数患者在 2~3 个月时有所好转
  - 30%~50% 患者一年时仍有症状
  - 5%~10% 患者会出现永久的功能障碍
  - 20% 以内的患者在 6 个月后仍无法独立行走
- 复发（2%~10%）
  - GBS 患者早期复发常见于发病后 9 周内
  - 6% 的患者出现类似 CIDP 的慢性病程
  - SIDP、CIDP 的早期阶段在临床上可能与吉兰 - 巴雷综合征难以鉴别
- 死亡（达 8%）

治疗

- 应用血浆置换或静脉注射免疫球蛋白进行药物治疗
  - 在难治病例中，IVIG 后血浆置换可使严重 GBS 受益
  - 在轴索受累和复发性或家族性 GBS 病例中，应尽早考虑血浆置换
- 单独给予皮质类固醇不能显著加速 GBS 恢复或影响该病的长期预后
- 在严重病例中进行重症特别护理

诊断思路

思考点

- 临床工作中马尾神经根强化在鉴别诊断中很重要

影像解读要点

- 马尾神经前根和圆锥软脊膜强化，不伴有显著的圆锥膨大或结节状强化是诊断 GBS 的有力线索

（郝雯、黄世廷 译）

参考文献

1. Malek E et al: Guillain-Barre syndrome. Semin Neurol. 39(5):589-95, 2019
2. Willison HJ et al: Guillain-Barré syndrome. Lancet. 388(10045):717-27, 2016
3. Dalakas MC: Pathogenesis of immune-mediated neuropathies. Biochim Biophys Acta. 1852(4):658-66, 2015
4. Sung JY et al: Early identification of 'acute-onset' chronic inflammatory demyelinating polyneuropathy. Brain. 137(Pt 8):2155-63, 2014
5. Barbay M et al: Clinically silent posterior reversible encephalopathy in Guillain-Barre syndrome. Can J Neurol Sci. 40(2):267, 2013

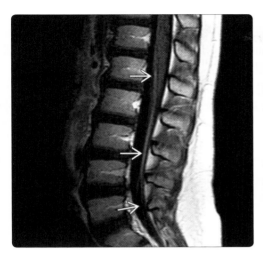

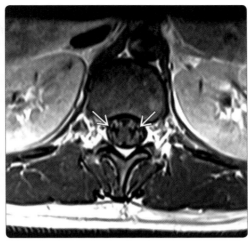

（左图）矢状位 T1WI C+MR 显示圆锥腹侧软脊膜和马尾明显强化（➡），背侧感觉神经根保留。在 GBS 患者中，自主神经系统受累、面部无力、前驱感染性疾病以及需要机械通气的情况比 CIDP 患者更为常见

（右图）轴位 T1WI C+MR 显示马尾腹侧明显强化（➡）。早期的脑脊液分析有助于评估化学指标、蛋白质水平和感染过程

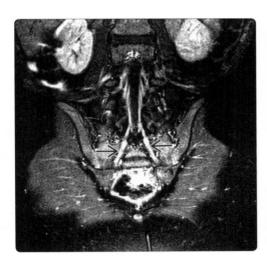

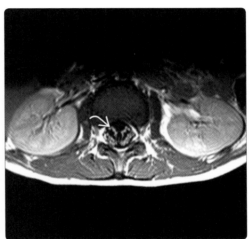

（左图）冠状位 T1WI C+FS MR 显示儿童 GBS 患者的脊神经和腰丛神经根（➡）有明显强化（Courtesy S. Blaser, MD.）

（右图）轴位 T1WI C+ MR 显示腹根和背根广泛增强（➡）。硬膜内和椎间孔外增强可见于急性和慢性神经病。GBS 实际上可能是慢性或遗传性疾病的首发表现

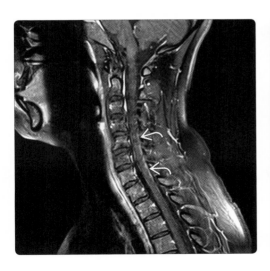

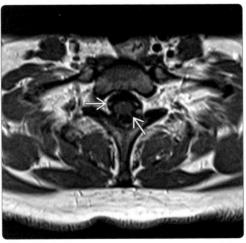

（左图）矢状位 T1WI C+FS MR 显示中段颈髓软膜表面有薄的软膜强化（➡）。该患者有 <4 周的无力、肌肉疼痛和反射消失（远端 > 近端肢体）。她没有异常的感觉变化。脑脊液分析显示蛋白质增加伴有 2 个白细胞

（右图）轴位 T1WI C+ MR 显示颈胸交界处硬膜内神经（➡）明显强化和轻度增厚

慢性炎性脱髓鞘性多发性神经病（CIDP）

术语

- 临床表现复杂多样，症状极为对称的、感觉和运动神经病，自然病程可为单相性、缓解-复发或持续进展
  - 症状期 >8 周

影像学表现

- 神经根、神经丛或周围神经的增粗和 T2 异常高信号
- 脊神经根和周围神经（椎间孔外 > 硬膜内）
- 腰神经 > 颈神经、臂丛、胸 / 肋间神经 > 脑神经

主要鉴别诊断

- 吉兰 - 巴雷综合征
- 遗传性脱髓鞘性神经病
- 神经纤维瘤病 I 型

病理学

- 涉及细胞和体液免疫的自身免疫病
- 慢性炎性脱髓鞘性多发性神经病（chronic inflammatory demyelinating polyneuropathy, CIDP）的特征：洋葱球样的神经根增大、脱髓鞘

临床信息

- CIDP 通常是基于进行性无力 / 感觉丧失的症状和对皮质类固醇治疗有反应做出的临床诊断
  - 典型表现：对称性的近端和远端无力、感觉丧失
- EMG/NCV 异常：关键电生理特征→神经传导阻滞、传导速度减慢提示脱髓鞘
- 诊断主要依靠临床、电生理检查，辅以神经活检

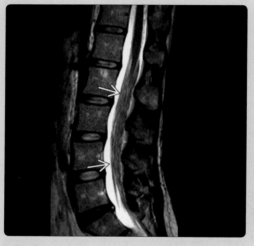
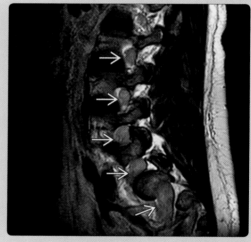

（左图）慢性炎性脱髓鞘性多发性神经病（CIDP）患者腰椎矢状位 T2WI MR 显示马尾神经根轻度弥漫性增粗（➡）。CIDP 通常是基于无力症状和电诊断标准做出的临床诊断

（右图）矢状位 T2WI MR 显示硬膜外腰骶神经增粗和异常 T2 高信号（➡）。CIDP 中的弥漫性神经根肥大和强化可以非常广泛

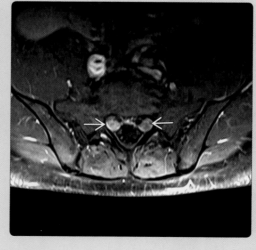
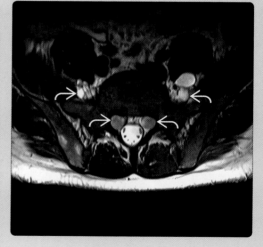

（左图）轴位 T1WI C+FS MR 显示腰神经根对称性增粗和轻度强化（➡）。CIDP 的典型表现为四肢远端和近端感觉和运动症状，伴反射消失症状进展时间超过 8 周。脑脊液中蛋白浓度升高和神经传导不同程度减慢是该病的典型表现

（右图）轴位 T2WI MR 显示双侧腰神经轻度增粗呈等至高信号（➡）

慢性炎性脱髓鞘性多发性神经病（CIDP）

术语

缩写
- 慢性炎性脱髓鞘性多发性神经病（CIDP）

定义
- 以缓解 - 复发或进行性加重的肌无力 ± 感觉丧失症状为特征的由免疫机制介导的慢性获得性脱髓鞘神经病

影像学

一般特点
- 最佳诊断线索
  - 神经根、神经丛或周围神经的增粗和 T2 异常高信号
- 部位
  - 脊神经根和周围神经（椎间孔外 > 硬膜内）
  - 腰神经 > 颈神经、臂丛、胸 / 肋间神经 > 脑神经
- 大小
  - 神经大小不同；小→很大
- 形态
  - 马尾、神经根 / 神经丛和周围神经局灶性或弥漫梭形增粗

CT 表现
- CT 平扫
  - 神经增粗，呈等密度

MR 表现
- T1WI
  - 马尾和周围神经近端增粗，呈等信号
- T2WI
  - 硬膜内和硬膜外脊神经分支增粗、异常高信号
- FLAIR
  - 矢状位 FLAIR 可显示高信号脑内病灶，与 MS 病灶类似
- DWI
  - 扩散神经成像：基于 FLAIR 的扩散张量成像，可显示脊髓和神经根异常
- T1WI C+
  - 神经轻到中度强化

超声表现
- 灰阶超声
  - 低回声，神经粗大

影像建议
- 最佳成像方法
  - T2WI、增强的冠状位和轴位 T1WI 脂肪抑制序列显示神经病变最佳
  - 脑 MR 发现亚临床中枢神经系统脱髓鞘

鉴别诊断

吉兰 – 巴雷综合征（AIDP）
- 软脑膜、神经根强化，类似 CIDP

- 在发病持续时间、临床病程方面与 CIDP 不同
  - 急性发作的上升性麻痹，感觉功能相对保留

遗传性脱髓鞘性神经病
- Charcot-Marie-Tooth 病，Dejerine-Sottas 神经病变
- 基因检测、临床表型有助于与 CIDP 鉴别

神经纤维瘤病 I 型
- 神经根弥漫性增粗、强化
- 基因检测，与 CIDP 不同的临床特征

侧面的脑脊膜膨出
- 脑脊液密度 / 信号（非实性）伴或不伴椎间孔增大、硬膜膨胀
- 通常同时存在 1 型神经纤维瘤病或结缔组织疾病（马方综合征）

病理学

一般特点
- 病因学
  - CIDP 的确切发病机制尚不清楚，与细胞和体液免疫因素有关
    - 发炎的脊神经根释放到脑脊液中的趋化因子→将 T 细胞、单核细胞和巨噬细胞吸引到 PNS 并促使促炎细胞因子的释放
      □ ↑全身肿瘤坏死因子和白细胞介素→T 细胞激活
      □ ↑ CSF 和神经中的黏附分子、基质金属蛋白酶和趋化因子，促使活化 T 细胞和内皮细胞黏附分子之间发生相互作用
    - 活化的 CD4 T 细胞、抗髓鞘抗体 / 补体与髓鞘和 PNS 抗原之间发生交叉反应
  - 特发性或继发性（CIDP 并发疾病）
    - 结缔组织病、干燥综合征、炎症性肠病、IgG 或 IgA 单克隆丙种球蛋白病、丙型肝炎、HIV 和淋巴瘤
    - ± 糖尿病
    - 罕见与黑色素瘤并发的 CIDP 病例，肿瘤细胞与施万细胞共享碳水化合物表位
    - 有报道 Charcot-Marie-Tooth 病患者合并 CIDP →遗传性神经病加重炎症机制→导致功能障碍
    - 虽然继发性疾病与 CIDP 的确切关系尚不清楚，但神经病变通常对特发性 CIDP 治疗有反应
- 遗传学
  - 编码 T 细胞特异性适配蛋白的 *SH2D2A* 基因中串联 GA 低重复数纯合子基因型
  - 在少数患者中发现 CNTN1 和 NF155 IgG4 同型结旁蛋白抗体
- 获得性、免疫介导的多灶性脱髓鞘神经病，主要影响脊神经、神经丛和近端神经干
  - 假定的致病机制与 MS 大致相似；有人认为是发生在周围神经的 MS

大体病理与手术所见

- 广泛的梭形神经增粗 ± "洋葱球"结构

镜下所见

- CIDP 的特征：神经增粗呈"洋葱球样"外观，脱髓鞘
  - 巨噬细胞、T 细胞浸润→血管周围炎症浸润，神经脱髓鞘和髓鞘再生
  - "洋葱球"结构的形成继发于过度的施万细胞增殖→节段性反复性脱髓鞘/髓鞘再生

临床信息

临床表现

- 常见体征/症状
  - 混合性感觉运动性神经病
  - 典型表现：对称性近端和远端无力，感觉丧失
    - 少见的非典型形式（Lewis-Sumner 综合征）
      - □ 主要为单灶或多灶性及远端受累
  - 其他体征/症状
    - 偶发纯运动性神经病
    - 继发于神经根肥大的症状性腰椎管狭窄症
- 其他体征/症状
  - 单相性：达高峰后经治疗可完全恢复且不复发（7%~50%）
  - 复发缓解：复发期之间完全缓解（20%~35%）
  - 慢性进展：在接受治疗前进行性恶化
- 临床概况
  - CIDP 通常是基于进行性无力/感觉丧失的症状和对皮质类固醇治疗有反应做出的临床诊断
    - ± 并发中枢神经系统脱髓鞘（通常为亚临床）
  - 电生理和实验室检查异常
    - 肌电图/神经传导速度异常：关键电生理特征→神经传导阻滞、传导速度减慢提示脱髓鞘
      - □ F 波传导速度的下降与部分脊神经根直径的增大呈平行关系
    - CSF 蛋白↑；然而，至少有 10% 的患者的蛋白质含量是正常的
      - □ 据报道，CSF 总蛋白与神经根直径呈显著正相关关系
  - 诊断依靠临床、电生理检查，辅以神经活检
  - ≥ 50% 的 CIDP 患者有非典型症状，如：不对称，远端无力，仅感觉丧失
    - 症状、病程和临床表现的复杂多样→诊断不足

人口统计学

- 年龄
  - 成人 > 儿童
- 性别
  - 男 = 女
- 流行病学
  - 发生率（每年 1.6/10 万）、患病率（8.9/10 万）

自然史与预后

- 临床过程：慢性进展性、逐步进展性或复发性
  - 缓解期延长/治愈只是例外，并非规律
  - 非典型的和继发的 CIDP 与典型 CIDP 具有相似的治疗反应
- 平均病程：7.5 年

治疗

- 免疫调节或免疫抑制治疗
  - 泼尼松治疗、血浆置换或静脉注射免疫球蛋白（IVIg）
  - 甲氨蝶呤、硫唑嘌呤、环磷酰胺、环孢素 A、霉酚酸酯等免疫抑制疗法据称已有应用
  - 据报道免疫调节剂，如 β 干扰素有效

诊断思路

思考点

- 神经根和周围神经增粗的鉴别诊断中要考虑 CIDP

影像解读要点

- MR 检查结果与临床疾病活动/严重程度、实验室检查结果不完全相关

（郝雯、黄世廷 译）

参考文献

1. Kuwabara S et al: Chronic inflammatory demyelinating polyneuropathy. Adv Exp Med Biol. 1190:333-43, 2019
2. Allen JA: Chronic demyelinating polyneuropathies. continuum (Minneap Minn). 23(5, Peripheral Nerve and Motor Neuron Disorders):1310-31, 2017
3. Wong AH et al: Autoimmune inflammatory neuropathies: updates in pathogenesis, diagnosis, and treatment. Curr Opin Neurol. 28(5):468-73, 2015
4. Said G et al: Chronic inflammatory demyelinative polyneuropathy. Handb Clin Neurol. 115:403-13, 2013
5. Tracy JA et al: Investigations and treatment of chronic inflammatory demyelinating polyradiculoneuropathy and other inflammatory demyelinating polyneuropathies. Curr Opin Neurol. 23(3):242-8, 2010
6. Vallat JM et al: Chronic inflammatory demyelinating polyradiculoneuropathy: diagnostic and therapeutic challenges for a treatable condition. Lancet Neurol. 9(4):402-12, 2010
7. Van den Bergh PY et al: European Federation of Neurological Societies/Peripheral Nerve Society guideline on management of chronic inflammatory demyelinating polyradiculoneuropathy: report of a joint task force of the European Federation of Neurological Societies and the Peripheral Nerve Society - first revision. Eur J Neurol. 17(3):356-63, 2010

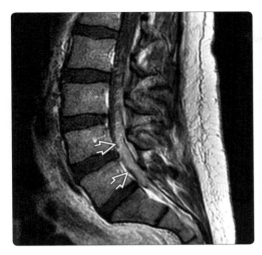 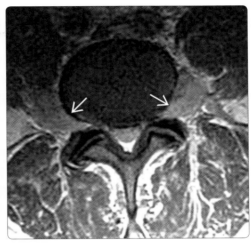

（左图）矢状位 T1WI C+ MR 示马尾明显增粗并显著异常强化（➡）。脱髓鞘引起的轴索损失是导致功能丧失和治疗抵抗的最主要因素

（右图）轴位 T1WI C+ MR 显示向外走行的硬膜外腰骶神经明显增大且异常强化（➡）。神经根水平血-神经屏障破坏可以引起对比增强。神经根肥大也可能引起狭窄症状

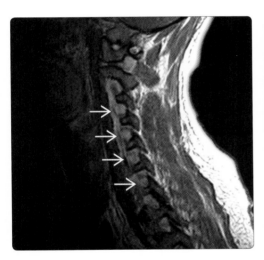 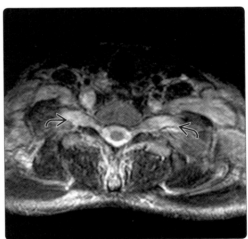

（左图）颈椎矢状位 T1WI C+ MR 示所有向外走行的颈神经根（➡）显著肥大且增强。在颈部区域，脊神经根直径 5 mm 的临界值，可以充分地将 CIDP 患者从对照组中辨别出来

（右图）轴位 T2WI MR 显示双侧颈神经根对称性增粗并呈高信号（➡）。脱髓鞘和髓鞘再生是 CIDP 病理变化的标志

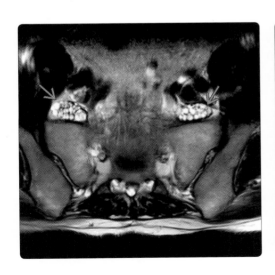 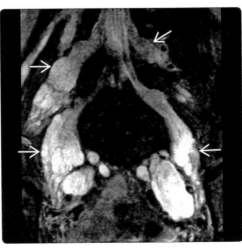

（左图）经骶骨轴位 T2WI MR 显示骶翼腹侧的腰丛（➡）对称性弥漫性增大

（右图）冠状位 T2WI MR 显示腰硬膜外神经根（➡）明显异常的梭形增粗和 T2 高信号。MRI 高信号包括硬脊膜和脑脊液，其直径通常大于脊神经根的实际大小

要 点

术语

- 伴有发热的骨自身炎症性疾病、多灶性疼痛性非化脓性骨病，儿童和青少年患者有复发和缓解期
- 成人患者即为 SAPHO 综合征（滑膜炎、痤疮、脓疱病，骨肥大，骨炎）

影像学

- 脊柱受累少见（占病变的 3%）
- 最常见的部位因合并病理性骨折影像表现复杂

主要鉴别诊断

- 脓毒性多灶性骨髓炎
- 朗格汉斯细胞组织细胞增生症
- 尤因肉瘤
- 幼年特发性关节炎

病理学

- 慢性复发性多灶性骨髓炎（chronic recurrent multifocal osteomyelitis, CRMO）是固有免疫系统异常导致的一组异质性疾病（自身炎症性疾病）的一部分
- 嘌呤或肿瘤坏死因子受体超家族的突变
  ○ 由固有免疫细胞的细胞因子表达不平衡引起
- 主要标准：影像学证实的溶骨性/硬化性骨病灶、多发性骨病变、掌跖脓疱病或银屑病、骨活检提示无菌性病变
- 次要标准：血细胞计数正常，血沉轻度升高，病程＞6个月，骨质增生，其他自身免疫性疾病

临床信息

- 非甾体类抗药，类固醇
- 英夫利昔单抗和双膦酸盐可以提高临床治疗效果

（左图）矢状位 T1WI MR 示多个椎体的多发信号减低区，没有椎旁或硬膜下软组织肿块。多个椎体出现压缩骨折（➡），由于为陈旧性病灶，骨髓信号正常（➡）

（右图）矢状位 STIR MR 显示多个椎体内多个高信号病灶。可见多发的病理压缩骨折。椎间盘信号正常，并且没有椎旁异常信号

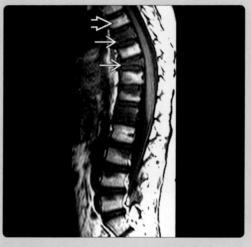
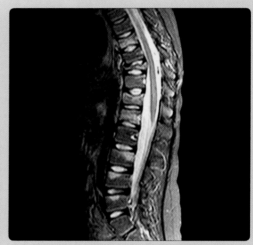

（左图）9 岁的慢性复发性多灶性骨髓炎患儿，部分全身 MR 显示左侧髋臼（➡）和左侧胫腓骨远端（➡）信号增高。四肢异常比脊柱受累更常见

（右图）腰椎矢状位 STIR MR 显示多个椎体（➡）内多个高信号病灶，无软组织肿块或骨质破坏

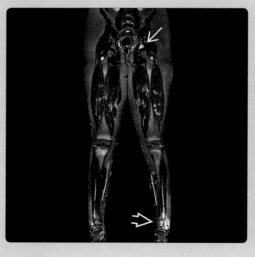
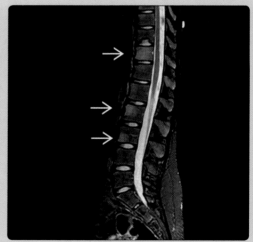

慢性复发性多灶性骨髓炎

术语

缩写

- 慢性复发性多灶性骨髓炎（chronic recurrent multifocal osteomyelitis，CRMO）

同义词

- 慢性无菌性骨髓炎、慢性硬化性骨髓炎、冷凝性骨髓炎、原发性慢性骨髓炎、脓疱性关节骨炎、淋巴浆细胞骨髓炎
- 疾病可为常染色体隐性遗传病，即 Majeed 综合征（OMIM#609628）

定义

- 伴有发热的骨自身炎症性疾病、多灶性疼痛性非化脓性骨病，儿童和青少年患者有复发和缓解期
- 成人患者即为 SAPHO 综合征（滑膜炎、痤疮、脓疱病、骨肥大、骨炎）
- 骨的无菌性炎症是影像学的标志性特征

影像学

一般特征

- 最佳诊断线索
  - 多个非相邻椎体受累，不累及椎间盘
- 部位
  - 脊柱受累不常见（占所有病灶的 3%）
    - 最常见部位因合并病理性骨折影像表现复杂
  - 脊柱常见部位：胸椎 ＞ 腰椎 ＞ 颈椎

X 线表现

- 平片
  - 椎体高度丢失
  - 伴有周围硬化的溶骨性病变，或单纯硬化性病变

MR 表现

- T1WI
  - 局灶性低信号病变伴椎体高度丢失，椎间盘正常
- T2WI
  - 局灶性高信号病变，不累及椎间盘
- T1WI C+
  - 病灶强化，无明显的椎旁或硬膜外软组织成分

鉴别诊断

脓毒性多灶性骨髓炎

- 骨质破坏伴有软组织成分

朗格汉斯细胞组织细胞增生症

- 单节段脊柱受累（典型）

尤因肉瘤

- 侵袭性骨破坏

幼年特发性关节炎

- 晚期出现关节融合

病理学

一般特征

- 病因学
  - CRMO 是固有免疫系统异常导致的一组异质性疾病（自身炎症性疾病）的一部分
  - 这组疾病的代表是家族性地中海热
  - 嘌呤或肿瘤坏死因子受体超家族的突变
    - Majeed 综合征由 *LPIN2* 基因纯合子突变引起
  - 由固有免疫细胞的细胞因子表达不平衡引起
    - 导致炎症体激活和促炎细胞因子的表达

分期、分级及分类

- 主要标准：影像学证实的溶骨性 / 硬化性骨病灶、多发性骨病变、掌跖脓疱病或银屑病、骨活检提示无菌性病变
- 次要标准：血细胞计数正常，ESR 轻度升高，病程 ＞6 个月，骨质增生，其他自身免疫性疾病

临床信息

表现

- 主要体征 / 症状
  - 背痛，脊柱侧凸，驼背，脊髓压迫症少见

人口统计学

- 年龄
  - 婴儿到 55 岁
  - 中位年龄：10 岁

自然史及预后

- 多年来症状有起伏
- 自限过程与有限的长期骨骼异常

治疗

- 非甾体类抗药、类固醇，英夫利昔和二膦酸盐可以提高临床治疗效果

诊断思路

思考点

- CRMO 可能导致椎体扁平，但治疗后椎体高度恢复未见报道（与朗格汉斯细胞组织细胞增生症不同）

（郝雯、黄世廷 译）

参考文献

1. Oligbu G et al: The dilemma of chronic recurrent multifocal osteomyelitis. Reumatol Clin. ePub, 2019
2. Jurik AG et al: SAPHO and CRMO: the value of imaging. Semin Musculoskelet Radiol. 22(2):207-24, 2018
3. Hofmann SR et al: Chronic recurrent multifocal osteomyelitis (CRMO): presentation, pathogenesis, and treatment. Curr Osteoporos Rep. 15(6):542-54, 2017
4. Roderick MR et al: Chronic recurrent multifocal osteomyelitis (CRMO) - advancing the diagnosis. Pediatr Rheumatol Online J. 14(1):47, 2016
5. Hedrich CM et al: Autoinflammatory bone disorders with special focus on chronic recurrent multifocal osteomyelitis (CRMO). Pediatr Rheumatol Online J. 11(1):47, 2013

Grisel综合征

要点

术语

- 与呼吸道感染或耳鼻喉科手术伴发的寰枢椎旋转性半脱位

影像学

- 儿童在上呼吸道感染或耳鼻喉科手术后迅速出现头部固定旋转
- 难以获得与头部位置呈 2° 角的合适胶片
- 齿突张口位：C1 侧块不对称
  - 向前旋转的一侧更宽，更靠近齿突
  - 对侧较小，距齿突较远
- 侧视图：± 寰齿间距增宽
- 动态 CT：应包括枕骨 C1-C2
  - 第一次扫描：保持舒适的姿势
  - 第二次扫描：将头部旋转到对侧
  - 观察图像：C1-C2 位置关系固定或 C1 无法越过中线旋转到对侧

- MR 可代替 CT 以消除辐射剂量

主要鉴别诊断

- 斜颈
  - 在几天到几周内缓解
- 脓毒性 C1-C2 关节

病理

- 多种理论：上呼吸道炎症介质的共同主题

临床信息

- 疼痛、头部倾斜、颈部活动受限
- 知更鸟姿势：头部旋转并向一侧倾斜，下颌向另一侧抬起
- 与中耳炎、咽炎、咽后脓肿、上呼吸道感染、耳鼻喉科手术有关
- 68%＜12 岁；90%＜21 岁
- 如果不进行治疗，会导致永久性固定畸形
- 复位和固定是关键

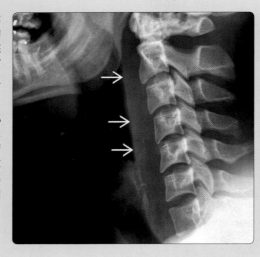
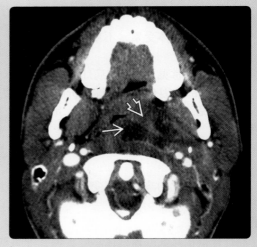

（左图）侧位 X 线片显示典型的链球菌咽炎引起的咽后积液（➡）。Grisel 综合征可发生于感染的任何阶段，从早期渗出到广泛脓肿形成

（右图）横轴位 CT 强化显示由于左侧腭扁桃体炎（➡）引起的咽后间隙脓肿（➡）。虽然 C1-C2 关节没有受到影响，但可以理解炎性病变如何轻易地影响到该关节

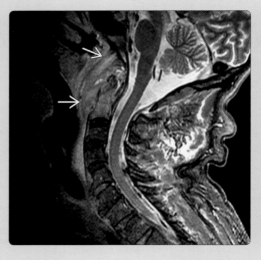
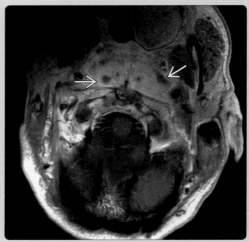

（左图）矢状位 STIR MR 示颅脊交界区细菌感染表现为椎前间隙（➡）、齿突信号明显增强，C1 前弓边缘消失。该侵袭性表现与 Grisel 综合征明显不同

（右图）横断面 T1 C+ MR 显示颅颈交界区感染，鼻咽、唇部组织（➡）内有多个小脓肿形成。请注意其与 C1-C2 密切的解剖关系，使病变容易累及 C1-C2 关节

术语

同义词
- 非创伤性寰枢椎半脱位

定义
- 与呼吸道感染或耳鼻喉科手术伴发的寰枢椎旋转性半脱位

影像学

一般特征
- 最佳诊断线索
  ○ 儿童上呼吸道感染或耳鼻喉科手术后迅速出现头部固定、旋转

X 线表现
- 平片
  ○ 由于头部位置固定，很难获得合适的胶片
  ○ 齿突张口位：C1 侧块不对称
    - 向前旋转的一侧更宽，更靠近齿突
    - 对侧较小，距齿突较远

CT 表现
- CT 平扫
  ○ 动态 CT：应包括枕骨 C1-C2
    - 第一次扫描：保持舒适的位置
    - 第二次扫描：将头部旋转至对侧
    - 观察图像：C1-C2 位置关系固定或 C1 无法越过中线旋转至对侧

MR 表现
- MR 可代替 CT 以消除辐射剂量

影像建议
- 序列建议
  ○ 动态 CT 或 MR
    - 第二次扫描向对侧旋转以减少整体不适感
    - 考虑到辐射剂量，可以只做旋转至对侧后的扫描

鉴别诊断

斜颈
- 在几天到几周内减轻缓解
- C1-C2 处运动正常

脓毒性 C1–C2 关节
- 齿突周围广泛水肿
- C1-C2 关节积液
- 骨侵蚀 / 破坏

病理学

一般特征
- 病因学
  ○ 多种理论：上呼吸道炎症介质的共同主题
    - 鼻咽静脉流入齿突周围静脉丛，该静脉丛无淋巴结存在

- 横韧带松弛或肥大滑膜嵌顿
- 儿童 C1-C2 关节的水平朝向和广泛的韧带松弛是促成因素

分期、分级和分类
- 1 型：C1 围绕齿突旋转，无 C1 前移位（在正常运动范围内）
- 2 型：C1 单侧关节突旋转性移位并向前移位 3～5 mm
- 3 型：C1 旋转并前移位 >5 mm
- 4 型：C1 旋转伴向后移位

临床信息

临床表现
- 常见体征 / 症状
  ○ 疼痛、头部倾斜、颈部活动受限
    - 急性发作
    - 知更鸟姿势：头部旋转并向一侧倾斜，下颌向另一侧抬起
  ○ Sudek 征：可触及 C2 棘突偏离中线，位于下颌的同侧
- 其他体征 / 症状
  ○ 与中耳炎、咽炎、咽后脓肿、上呼吸道感染、耳鼻喉科手术相关
  ○ 15% 的病例出现神经系统并发症

人口统计学
- 年龄
  ○ 68% <12 岁，90% <21 岁
    - 在成人中，考虑脓毒性 C1-C2 关节，而不是 Grisel 综合征

自然史及预后
- 如果不进行治疗，会导致永久性固定畸形
- 长期未经治疗会导致同侧面部扁平化

治疗
- 复位和固定是关键
  ○ 早期用软性颈围治疗
  ○ 后期需要更积极的干预措施，包括头套牵引或颅骨牵引

诊断思路

影像解读要点
- 需要明确是运动受限还是运动固定以明确诊断

（郝雯、黄世廷 译）

参考文献

1. Anania P et al: Grisel syndrome in pediatric age: a single-center italian experience and review of the literature. World Neurosurg. 125:374-82, 2019
2. Kerolus M et al: Atlantoaxial instability of inflammatory origin in adults: case reports, literature review and rationale for early surgical intervention. Neurosurgery. 76(2): E226-32, 2014
3. Kim SY et al: Atlantoaxial rotary subluxation after tympanoplasty. Otol Neurotol. 32(7):1108-10, 2011
4. Ortega-Evangelio G et al: Eponym : Grisel syndrome. Eur J Pediatr. 170(8):965-8, 2011
5. Harma A et al: Grisel syndrome: nontraumatic atlantoaxial rotatory subluxation. J Craniofac Surg. 19(4):1119-21, 2008
6. Battiata AP et al: Grisel's syndrome: the two-hit hypothesis–a case report and literature review. Ear Nose Throat J. 83(8):553-5, 2004

术语

- 副肿瘤性神经疾病 (paraneoplastic neurologic disorder, PND)
- 针对中枢神经系统的抗神经免疫反应，与癌症协同发生

影像学

- 癌症患者脊髓内出现纵向延伸的、对称的、传导束特异性的异常信号，应用钆对比剂后通常会强化
- 约 70% 的病例出现信号异常
- 侧索、后索
- 中央灰质

主要鉴别诊断

- 脊髓梗死
- 视神经脊髓炎
- 维生素 B_{12} 缺乏症（亚急性联合变性）
- 转移性疾病
- 神经结节病

病理学

- 副肿瘤性疾病
  - 针对细胞内抗原的抗体
  - 老年人，治疗抵抗
  - 由 T 细胞机制介导
- 最常见于肺癌和乳腺癌
- 致脊髓病的最常见抗体
  - 双载蛋白 -IgG
  - 塌陷反应调节蛋白 5（CRMP5）

临床信息

- 隐匿性进行性脊髓病
- 通常在发现潜在癌症之前出现症状（2/3 的患者）
  - 从脊髓病发病到发现癌症的中位时间为 12 个月
- 预后不良，通常逐渐依靠轮椅

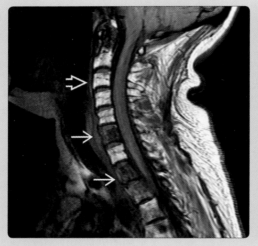
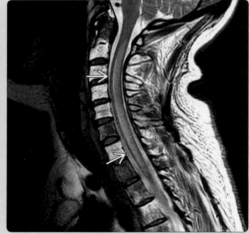

（左图）矢状位 T1 MR 显示多发性转移灶（→），累及颈椎和胸椎椎体，伴有先前放射治疗导致的骨髓转化（→）。脊髓轻度肿胀

（右图）矢状位 T2 MR 显示颈髓内广泛高信号，伴有轻度脊髓肿胀（→）。这种水肿模式是非特异性的，也应考虑脊髓转移和放疗后改变的可能

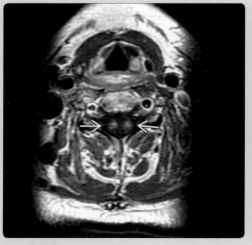
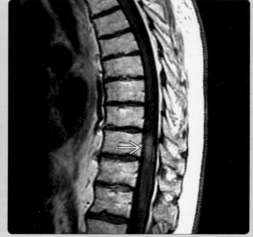

（左图）轴位 T1 C+ MR 显示副肿瘤性脊髓病的典型模式，对称性、局灶性中央束强化（→）。这种对称的传导束受累不会出现在转移或放疗后改变

（右图）矢状位 T1 C+ MR 显示局灶性脊髓转移范围局限（→），与副肿瘤脊髓病的纵向广泛异常不同

术语

缩写
- 副肿瘤性神经疾病（PND）

定义
- 针对中枢神经系统的抗神经免疫反应，癌症协同发生

影像学

一般特征
- 最佳诊断线索
  - 癌症患者脊髓内出现纵向延伸的、对称的、传导束特异性的异常信号，应用钆对比剂后通常会强化
- 位置
  - 颈髓或胸髓
- 大小
  - 可变，但长度可能超过 3 个椎体节段
- 形态
  - 脊髓传导束内出现的线样异常信号

MR 表现
- T2WI
  - 约 70% 的病例出现信号异常
  - 纵向广泛
  - 对称性双侧传导束受累
    - 侧索，后索
    - 中央灰质
- T1WI C+
  - 强化形式多样，但可以见到节段脊髓束的线样强化

核医学表现
- PET
  - 无脊髓高代谢摄取

鉴别诊断

多发性硬化
- T2 高信号小的局限性病灶（＜2 个椎体高度）

视神经脊髓炎谱系障碍
- 脊髓纵向延伸的 T2 异常信号
- 倾向于累及灰质，斑片状强化

维生素 B$_{12}$ 缺乏症（亚急性联合变性）
- 后索异常信号，无强化
- 实验室检查结果有助于诊断

特发性横贯性脊髓炎
- 可能显示纵向延伸的 T2 信号变化

病毒性脊髓炎
- T2 高信号，常见于灰质

脊髓梗死
- 急性发作
- 中央型灰质受累可出现猫头鹰眼或蛇眼征

转移性疾病
- 脊髓内局灶性强化肿块，伴有脊髓水肿

- 可能显示环征或火焰征

神经结节病
- 典型者表现为软脑膜强化
- 可直接累及脊髓，但通常呈结节状

病理

一般特征
- 病因学
  - 与癌症相关的抗神经免疫反应
    - 最常见的是双载蛋白（乳腺癌）和塌陷反应调节蛋白 5-IgG（CRMP5/ 抗 CV2）（肺癌）
  - 副肿瘤性疾病
    - 针对细胞内抗原的抗体
    - 常见于老年人
    - 由 T 细胞机制介导
    - 大部分存在治疗抵抗

临床信息

临床表现
- 最常见体征 / 症状
  - 隐匿性进行性脊髓病
    - 通常在发现潜在癌症之前出现症状
  - 可能发展迅速且严重
- 其他体征 / 症状
  - 多灶性神经症状
    - 脑病
    - 脑神经病变
    - 小脑性共济失调

自然史及预后
- 预后不良
- 少数患者在治疗后有所改善

治疗
- 免疫治疗或针对潜在癌症的治疗可能会带来轻微的改善
- 已经尝试过类固醇、静脉注射免疫球蛋白、环磷酰胺等方法

诊断思路

思考点
- 1/3 的患者脊柱 MR 检查正常

影像解读要点
- 纵向延伸的双侧神经束受累为特征

（郝雯、黄世廷 译）

参考文献

1. Dubey D et al: Amphiphysin-IgG autoimmune neuropathy: a recognizable clinicopathologic syndrome. Neurology. 93(20):e1873-80, 2019
2. Zalewski NL et al: Autoimmune and paraneoplastic myelopathies. Semin Neurol. 38(3):278-89, 2018
3. Flanagan EP et al: Paraneoplastic myelopathy. Neurol Clin. 31(1):307-18, 2013

（左图）这位乳腺癌患者的矢状位 STIR MR 显示 CRMP5 副肿瘤性脊髓病，表现为弥漫性脊髓信号增高（➡）

（右图）CRMP5 副肿瘤性脊髓病患者的矢状位 T1 C+ MR 显示脊髓呈斑片状线样强化（➡）。最常见的副肿瘤性抗体是与肺癌和乳腺癌相关的 amphiphysin 和 CRMP5

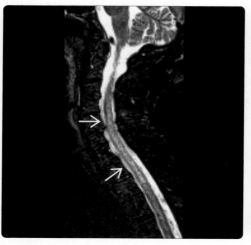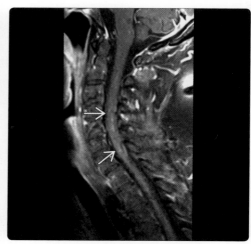

（左图）轴位 T2* GRE MR 显示脊髓侧方信号增高（➡）。免疫脊髓病通常为亚急性或隐匿性发病，尽管已有非常罕见的急性坏死性病例报道

（右图）颈髓轴位 T1 C+ MR 显示 CRMP5 副肿瘤性脊髓病（➡）患者脊髓外侧缘局灶性强化

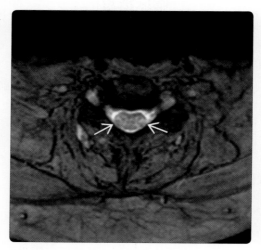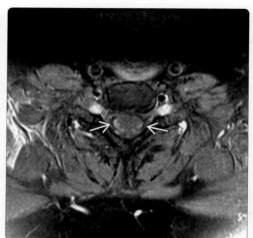

（左图）乳腺癌患者颈椎矢状位 MR 显示 CRMP5 副肿瘤性脊髓病表现为多处线样异常信号（➡）

（右图）这例乳腺癌患者的颈椎轴位 T1 C+ MR 图像显示颈髓侧面局灶性强化（➡），经证实为 CRMP5 副肿瘤脊髓病

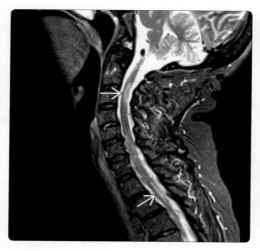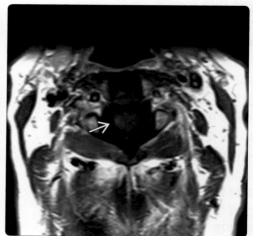

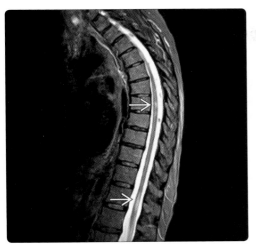

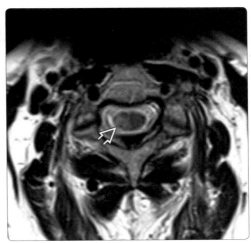

（左图）胸椎矢状位 STIR MR 显示在 CRMP5 副肿瘤性脊髓病患者脊髓内几处非特异性线样高信号（➡）

（右图）颈髓轴位 T2 MR 显示右侧信号增高（➡）。患者患有肺癌并确诊为 CRMP5 副肿瘤性脊髓病

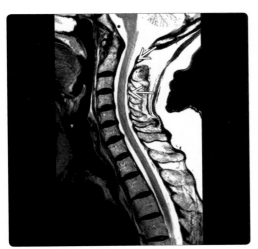

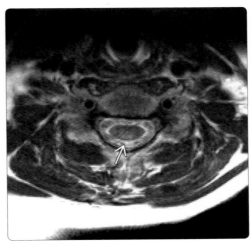

（左图）这例乳腺癌和 amphiphysin-IgG 自身免疫性脊髓病患者的矢状位 T2 MR 显示后索线样高信号（➡）

（右图）颈髓轴位 T2 MR 显示由于 amphiphysin-IgG（+）副肿瘤性脊髓病引起的后索信号增高（➡）。这种模式是非特异性的，可见于多种疾病，如铜缺乏症

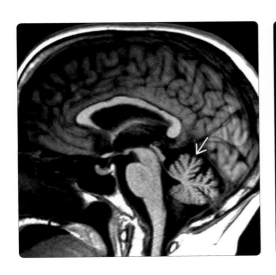

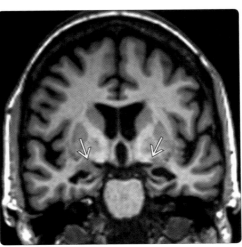

（左图）45 岁乳腺癌患者的大脑矢状位 T1 MR 显示 amphiphysin-IgG 副肿瘤综合征合并小脑萎缩（➡）

（右图）冠状位 T1 MR 显示 amphiphysin-IgG（+）副肿瘤综合征患者颞叶内侧和杏仁核严重萎缩（➡）

术语

- 特发性肥厚性硬膜炎（idiopathic hypertrophic pachymeningitis, IHP）
- IgG4 相关肥厚性硬膜炎（IgG4-RHP）
- 多器官受累的自身免疫性疾病，具有类似恶性肿瘤、感染和炎症的表现
  - 硬脑膜或硬脊膜慢性进行性弥漫性炎性纤维化

影像学

- 累及硬膜的线状低信号病变，对脊髓产生不同程度的占位效应
- 线状低信号占位使脑脊液和脊髓信号消失
- 周边强化：外周区域活动性炎症 vs. 中心区域慢性纤维化

主要鉴别诊断

- 脑膜瘤
- 淋巴瘤
- 结核病
- 结节病
- 硬膜转移
- 静脉性充血（脑脊液漏）

病理学

- 在 IgG4 相关性疾病中观察到自身反应性 IgG4 抗体
  - 没有证据表明它们具有直接致病性
- 核心病理特征
  - 淋巴浆细胞浸润
  - 闭塞性静脉炎
  - 席纹状纤维化
  - 轻中度组织嗜酸性粒细胞增多

临床信息

- 脊柱表现为伴有脊髓病或神经根病的占位性病变
- 诊断仍然要靠组织病理学

（左图）矢状位 T2 MR 显示硬膜广泛低信号增厚，从颅后窝延伸至 C4 水平，累及整个上颈椎硬膜，（➡）。伴有严重的脊髓压迫，C1-C3 节段正常脑脊液信号消失

（右图）（同一患者）矢状位 T1 C+ MR 显示颅后窝和上颈椎硬膜弥漫性增厚强化。注意不同区域的强化程度不同（➡），其他区域局部周边强化（➡）

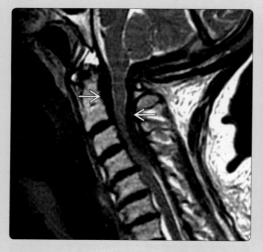 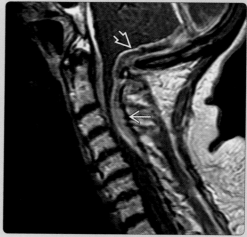

（左图）轴位 T1 C+ MR 显示脊髓周围弥漫性增厚的硬膜（➡）

（右图）轴位 T1 C+ MR 显示弥漫性硬脑膜强化和增厚，累及颅后窝和小脑幕，未见直接脑实质受累

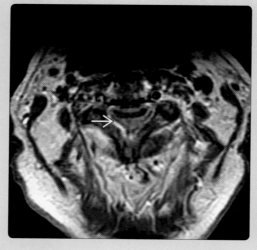 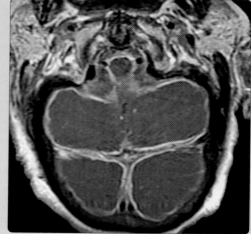

术语

同义词
- 特发性肥厚性硬膜炎（IHP）
- IgG4 相关疾病
- IgG4 相关肥厚性硬膜炎（IgG4-RHP）

定义
- 多器官受累的自身免疫性疾病，具有类似恶性肿瘤、感染和炎症的表现
  - 2003 年首次发现 IgG4 相关的胰腺病变而提出这一概念
  - 可累及中枢神经系统的硬膜
    - 硬脑膜或硬脊膜慢性进行性弥漫性炎性纤维化

影像学

一般特征
- 最佳诊断线索
  - T2 低信号的光滑的弥漫性硬膜增厚
  - 不直接累及脑实质或脊髓
- 部位：任何部位的硬膜，包括颅底和脊柱
- 形态：硬膜线性增厚

MR 表现
- T1WI
  - 累及硬膜的线状低信号病变，对脊髓产生不同程度的占位效应
- T2WI
  - 线状低信号占位使脑脊液和脊髓信号消失
- T1WI C+
  - 增厚的硬膜占位呈均匀强化或明显的周边强化
  - 周边强化：外周区域活动性炎症 *vs.* 中心区域慢性纤维化

影像建议
- 序列建议
  - T1WI C+ 显示硬膜异常最佳，T2WI 显示低信号占位

鉴别诊断

脑膜瘤
- 局灶性硬膜病变，均匀强化

淋巴瘤
- 均匀强化；寻找软膜病变
- 往往在 T2WI 上表现为等至低信号，并因细胞密度高而弥散信号增高

结核病
- 多灶性疾病
- 寻找颅内实质病变
- 实质受累提示 IgG4 相关疾病以外的诊断

结节病
- 多灶性疾病
- 颅内病变，软脑膜强化

硬膜转移
- T2 信号不低
- 无 IHP 可能会出现的周边强化

静脉性充血
- 通常由脑脊液漏导致
- 寻找颅内低压症状

病理

一般特征
- 病因
  - 未知，自身免疫现象
  - 在 IgG4 相关性疾病中观察到的自身反应性 IgG4 抗体
    - 没有证据表明它们具有直接致病性
    - IgG4 在疾病过程中的确切作用尚未确定
  - 炎症和纤维化过程是由 Th2 细胞或由 Th2 细胞和调节性 T 细胞（Treg 细胞）共同驱动的。
- 遗传学
  - 基因研究有限
    - 亚裔 IgG4 相关疾病患者主要与主要组织相容性（MHC）Ⅱ 类分子有关
    - 与 *HLA* 基因和 *FcRL3*、*CTLA4*、*KCNA3* 位点具有潜在遗传相关性
- 相关异常
  - 里德尔（Riedel）甲状腺炎
    - 纤维化的桥本甲状腺炎也可能是一种 IgG4 相关疾病
  - 腹膜后纤维化（Ormond 病）
  - 动脉炎和动脉周围炎
    - 慢性动脉周围炎包括 3 种疾病
      - IgG4 相关性腹膜后纤维化
      - IgG4 相关性腹主动脉炎
      - IgG4 相关性动脉瘤周围纤维化
  - 炎性假瘤
  - 米库利茨（Mikulicz）病
    - 唾液腺和泪腺
    - 单侧或双侧弥漫性或局灶性肿胀
  - 库特纳（Küttner）肿瘤
    - 颌下腺
    - 肿大、质地坚韧，难以与肿瘤鉴别
  - 炎性主动脉瘤
  - 多灶性纤维硬化病
    - 眼眶、甲状腺、腹膜后、纵隔、其他器官
  - 纤维性纵隔炎
  - 硬化性肠系膜炎
  - 肾脏
    - 肾小管间质性肾炎（最常见的肾脏表现）
    - 膜性肾小球肾炎
  - 自身免疫性（硬化性）胰腺炎

分期、分级和分类

- 组织标本中 IgG4 阳性浆细胞的绝对值必须根据特定组织进行解释
  - 唾液腺炎临界值应至少为 100 个细胞 /HPF
  - 胰腺 >50 个细胞 /HPF 符合自身免疫性胰腺炎的诊断
- IgG4 比例：IgG 阳性浆细胞的比例必须至少为 40%
- 仅凭 IgG4 阳性细胞的浸润不能诊断 IgG4 相关疾病

显微特征

- 核心病理特征
  - 淋巴浆细胞浸润
  - 闭塞性静脉炎
  - 席纹状纤维化
  - 轻中度组织嗜酸性粒细胞增多
- 大量 IgG4 阳性浆细胞
  - 淋巴细胞和浆细胞多克隆
- 不典型表现包括坏死、离散肉芽肿和黄色肉芽肿性改变
- 席纹状纤维化以胶原纤维在组织内呈放射状排列穿行为特征
  - IgG4 相关疾病的特有表现
- 静脉炎是中等大小静脉的部分或全部闭塞
  - 中小管腔静脉被炎性浸润细胞部分或完全堵塞
  - 浸润炎细胞由淋巴细胞和浆细胞组成
- 浸润细胞为大量 CD4（＋）T 细胞

临床信息

临床表现

- 最常见的体征 / 症状
  - 最常见的形式
    - 自身免疫性胰腺炎
    - 涎腺炎（尤其是颌下腺）
    - 泪腺炎
    - 腹膜后纤维化
  - 大脑受累
    - 头痛
    - 脑神经麻痹
    - 共济失调
    - 癫痫发作
    - 颅内压升高
  - 脊柱表现
    - 神经根病
    - 脊髓病
  - 血清 IgG4 浓度升高，但范围变化很大
    - 血清 IgG4 浓度升高，对诊断既不敏感也不特异
      □ 血清 IgG4 浓度有助于筛查，但作为单一诊断标志物不可靠
  - 组织活检是诊断的金标准

人口统计学

- 年龄
  - 第 6 个 10 年是高峰
  - 男 > 女，3.5：1
    - 头部和颈部受累时，男：女接近 1：1
    - 男性偏好与典型的自身免疫性疾病形成鲜明对比，后者女性明显占优势。

治疗

- 对 IgG4 型肥厚性硬膜炎的治疗尚无共识
- 类固醇
  - 大多数 IgG4 相关疾病对糖皮质激素治疗有反应
- 抗类固醇病例中的免疫调节剂 / 抑制剂
  - 硫唑嘌呤
  - 霉酚酸酯
  - 甲氨蝶呤
  - 利妥昔单抗是一种很有前途的治疗方法
    - 通过 B 细胞耗竭发挥作用
- 减压手术

诊断思路

影像解读要点

- 排除诊断
- 组织活检是诊断的金标准

（高亦安、黄世廷 译）

参考文献

1. Musto A et al: Hypertrophic pachymeningitis IgG4-related with antineutrophil cytoplasmic antibody positivity and aortitis. Rheumatol Adv Pract. 3(1):rkz006, 2019
2. De Virgilio A et al: Idiopathic hypertrophic pachymeningitis: an autoimmune IgG4-related disease. Immunol Res. 65(1):356-94, 2016
3. Kamisawa T et al: IgG4-related disease. Lancet. 385(9976):1460-71, 2014
4. Lu LX et al: IgG4-related hypertrophic pachymeningitis: clinical features, diagnostic criteria, and treatment. JAMA Neurol. 71(6):785-93, 2014
5. Mahajan VS et al: IgG4-related disease. Annu Rev Pathol. 9:315-47, 2014
6. Horger M et al: Systemic IgG4-related sclerosing disease: spectrum of imaging findings and differential diagnosis. AJR Am J Roentgenol. 199(3):W276-82, 2012
7. Katsura M et al: Radiological features of IgG4-related disease in the head, neck, and brain. Neuroradiology. 54(8):873-82, 2012
8. Khosroshahi A et al: A clinical overview of IgG4-related systemic disease. Curr Opin Rheumatol. 23(1):57-66, 2011
9. Chan SK et al: IgG4-related sclerosing pachymeningitis: a previously unrecognized form of central nervous system involvement in IgG4-related sclerosing disease. Am J Surg Pathol. 33(8):1249-52, 2009
10. Lowden MR et al: Teaching neuroImage: idiopathic hypertrophic spinal pachymeningitis. Neurology. 72(5):e27, 2009
11. Bosman T et al: Idiopathic hypertrophic cranial pachymeningitis treated by oral methotrexate: a case report and review of literature. Rheumatol Int. 28(7):713-8, 2008
12. Shobha N et al: Hypertrophic cranial pachymeningitis in countries endemic for tuberculosis: diagnostic and therapeutic dilemmas. J Clin Neurosci. 15(4):418-27, 2008
13. Lieberman AP: Inflammatory dural masses: if it's not one thing, it's another. J Neuroophthalmol. 27(2):89-90, 2007
14. Pai S et al: Idiopathic hypertrophic spinal pachymeningitis: report of two cases with typical MR imaging findings. AJNR Am J Neuroradiol. 28(3):590-2, 2007
15. Yunokawa K et al: Hypertrophic spinal pachymeningitis associated with heavy-chain disease. Case report. J Neurosurg Spine. 7(4):459-62, 2007
16. Ito Z et al: Recurrence of hypertrophic spinal pachymeningitis. Report of two cases and review of the literature. J Neurosurg Spine. 4(6):509-13, 2006
17. Marangoni S et al: Neurosarcoidosis. Clinical description of 7 cases with a proposal for a new diagnostic strategy. J Neurol. 253(4):488-95, 2006

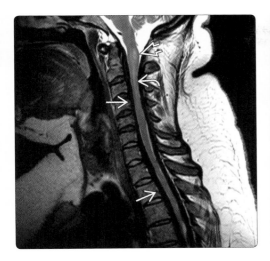
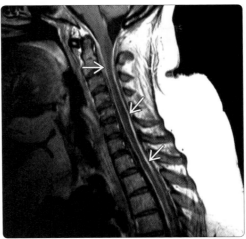

（左图）矢状位 T2 MR 显示大范围线状极低信号（➡），累及硬脊膜，CSF 信号明显减少。脊髓受压（➡），伴有轻微的脊髓水肿（➡）

（右图）矢状位 T1 C+MR 显示贯穿整个脊柱的平滑的线样强化（➡），勾勒出增厚、纤维化、低信号硬脑膜的边缘

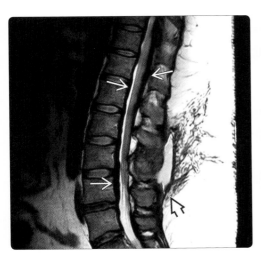
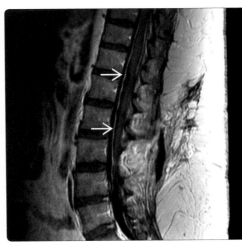

（左图）矢状位 T2 MR 显示广泛的线样低信号（➡），累及整个腰椎腹侧和背侧的硬膜。患者进行了硬膜活检（➡）

（右图）矢状位 T1 C+ MR 显示沿硬膜/CSF 界面弥漫性增厚，纤维化的硬膜呈线样强化累及整个腰椎（➡），仅保留最下方的 L5 和骶椎节段

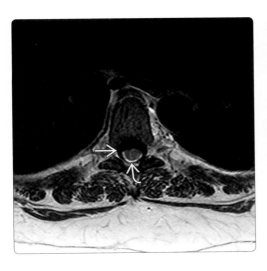
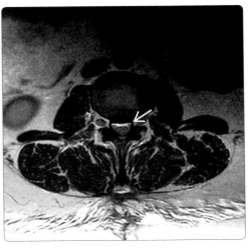

（左图）胸椎轴位 T2 MR 显示硬膜增厚（➡），信号极低。蛛网膜下腔明显狭窄，脑脊液信号很少（➡）

（右图）轴位 T2 MR 显示厚层低信号（➡），硬膜增厚包围神经根，之间见少量脑脊液信号

第五篇
肿瘤、囊肿和其他肿块

血管

血管解剖与先天性变异

血管畸形

其他血管疾病

系统性疾病

系统性疾病的脊柱表现

以解剖为基础的成像要点

肿瘤累及脊椎可通过淋巴系统，血行或沿脑脊液等直接途径扩散。也可多种路径同时参与，以血行转移扩散至椎体，随后发生硬膜外间隙的直接侵犯最为常见。

软组织的原发肿瘤可通过直接扩散蔓延至椎体。例如肺癌侵犯胸壁达脊柱旁并侵犯脊柱及硬膜外间隙。前列腺癌、膀胱癌及肠癌可延伸至骶前间隙，随后侵犯脊柱及硬膜外间隙。鼻咽癌延伸至斜坡和颅底并可沿脑神经浸润。少数情况下，可有中枢神经系统肿瘤沿活检或手术通路直接浸润。也有极少数的中枢神经系统肿瘤通过留置引流管的通路发生全身转移。脊柱肿瘤的直接侵犯包括伴有邻近骨破坏的软组织肿块和多种神经损害。肿瘤直接侵犯硬膜外间隙常见于椎体肿瘤突破后纵韧带形成。相比而言，前纵韧带和椎间盘对肿瘤侵犯具有一定的抵抗力。前纵韧带强于后纵韧带且具有较少的穿通血管。一旦肿瘤进入硬膜外间隙，首先遇到坚韧的硬脊膜，它是抵御肿瘤浸润的有效屏障。这些屏障使伴有邻近椎体骨髓炎的椎间隙感染（病变中心位于椎间隙）和肿瘤浸润（病变中心在椎体远离椎间隙）具有不同的特征。肿瘤直接侵犯也见于脊柱颈段的原发性脊髓肿瘤侵入幕下间隙。极少数情况下，脑干或小脑的肿瘤可延伸至上颈髓。

血行播散较为常见，淋巴系统扩散在脊柱成像中的重要性有限。骨盆肿瘤局部浸润累及腰椎而无肺转移时，常提示为经静脉或淋巴途径的转移。

血行转移是恶性肿瘤侵犯中轴骨的主要途径。椎静脉丛是一无静脉瓣的平行于脊柱的纵行静脉丛。这些静脉丛位于胸腹腔之外，与腔静脉、脊髓静脉、门静脉、奇静脉、肋间静脉、肺静脉和肾静脉等静脉系统间有广泛的交通。由于胸内压及腹内压的改变，常使椎静脉丛的血流方向多变。多部位肿瘤可造成沿静脉丛通路的转移性病灶，而没有肝、肺的转移。前列腺癌细胞可经椎静脉丛造成椎体的转移，而无须经过下腔静脉。乳腺癌也可经奇静脉系统进入椎静脉丛，引起椎体转移。仅有 5%~10% 的门静脉血流会分流入椎静脉丛，因此，原发于 GI 及 GU 的椎体转移瘤的发生率相对较低。对于绝大多数椎体转移瘤，无法确定其最终转移的准确路线。肿瘤细胞的原发特征和转移部位或许比任何特定的血管路线更重要。

沿脑脊液途径播散是原发性颅内肿瘤的一个重要途径。肿瘤栓子（也包括手术操作过程中脱落的栓子）以碎片的形式进入脑脊液。一般表现为蛛网膜下腔转移的中枢神经系统肿瘤类型包括：髓母细胞瘤，室管膜瘤，松果体瘤，星形细胞瘤，淋巴瘤和白血病，脉络丛癌和视网膜母细胞瘤（伴有 MYCN 基因扩增预后不良）。脑脊液途径播散也可发生于肿瘤最初血行播散之后。例如，这种类型的播散可见于神经和软脑膜的转移性病变，它们发生于最初血行播散至肺和乳腺的转移瘤之后。

病理方面

40% 的癌症患者在疾病过程中将发生内脏或骨转移。脊柱是骨转移瘤的最常见部位。男性更易发生椎体转移，男女之比为 3：2。前列腺癌、肺癌及乳腺癌在脊柱转移瘤中占绝大多数。部位主要为：胸椎（60%）＞腰椎（20%）＞颈椎。

原发肿瘤通常由与原始转移潜能有关的多种生物学特性不同的细胞组成。细胞不断从原发肿瘤脱落进入循环系统。不到 0.01%~0.1% 的肿瘤细胞存活着到达远程站点。肿瘤的成功扩散需要完成一个复杂的路径，包括肿瘤从原发肿瘤分离，进入血液、脑脊液或淋巴系统，在转移路径中存活，附着在远处血管的内皮而后离开血管进入细胞间隙，最终在远处形成血管供应。远处宿主环境点是一个复杂的环境。具有多种动静脉内血流形式，多种解剖路径均可参与。

肿瘤发生机制

人类肿瘤的发生是一个多步骤的过程。这些步骤反映了基因的改变，从而促使正常人类细胞逐步转变为高度恶性的形式。人类癌症的发生具有年龄相关性，是随机事件发生的 4~7 倍。肿瘤发展过程通过一系列的基因突变，每个赋予一种或另一种生长优势，从而导致人体正常细胞逐步转化为癌细胞。根据定义，癌细胞在调节细胞增殖和稳定的调控网络中存在缺陷，这些缺陷被分为 6 种类型的细胞生理学改变：①生长信号自给自足；②对生长抑制信号不敏感；③逃避细胞程序性死亡（凋亡）；④无限的复制潜能；⑤持久的血管生成；⑥组织侵袭性和转移。这 6 种生理变化中的每一种，都代表成功突破了连接到细胞和组织的抗癌防御机制。

正常细胞需要生长信号才能进入一个活跃的增殖状态。信号通过跨膜受体结合各种信号分子传输给细胞，例如扩散生长因子、细胞外基质成分和细胞 - 细胞间黏附分子。许多癌细胞获得了合成生长因子的能力，且对这些生长因子反应灵敏，形成了一个异常的正反馈回路。例如胶质母细胞瘤产生的血小板源性生长因子（PDGF）和肉瘤产生的肿瘤生长因子 α（TGF）。表皮生长因子受体（EGF-R）在脑肿瘤中的表达。

正常组织有各种限制增殖的机制。信号包括生长抑制剂和细胞外基质中的邻近细胞表面的抑制剂。许多抗增殖信号通过视网膜母细胞瘤肿瘤抑制蛋白（pRb）和它的变体被引导。视网膜母细胞瘤蛋白通路的中断通过抑制 E2F 转录因子使细胞对抗生长因子不敏感而使细胞增殖。

逃避程序性死亡（凋亡）通常涉及 *TP53* 肿瘤抑制基因的突变。P53 蛋白失活见于超过 50% 的人类癌症。

癌细胞的无限制复制潜能见于已成为不朽的培养的肿瘤细胞。培养的正常人体细胞具有不超过 60~70 倍的倍增能力。染色体的末端被称作端粒似乎参与该过程。在连续的细胞复制过程中端粒被侵蚀使其失去了保护染色体 DNA 末端的能力，从而导致最终细胞危象和细胞死亡。与此相反，所有类型恶性细胞的端粒均维持稳定。在癌症中，端粒的长度保持在一定临界阈值之上，从而允许无限制的细胞增殖。

异常的血管生成或许是癌症中众多被认可的异常细胞生理功能之一。可以看到典型的血管生成促进信号伴随血管内皮生长因子（VEGF）和成纤维细胞生长因子（FGF）。已知有超过数十种的血管生成诱导因子，以及类似数量的抑制型蛋白质。

转移性病变和细胞运动

肿瘤转移占人类癌症死亡原因的 90%。肿瘤浸润和肿瘤转移是多种遗传和生物化学因素参与的非常复杂的过程。肿瘤细胞通过血液或淋巴系统扩散，远处器官的种植和转移瘤赘生都可被称为肿瘤浸润。多种蛋白质共同作用将细胞束缚在它们周围，而在浸润和转移时发生改变。细胞间黏附分子（CAMs）和整合素都参与了这种细胞与细胞间的信号调节。基底膜是肿瘤细胞必须突破的第一道屏障。细胞表面受体识别基底膜糖蛋白而后黏附在上面。黏附发生于基底膜Ⅳ类胶原蛋白经肿瘤特异性胶原酶蛋白水解后。基底膜裂解后，细胞运动穿过有缺陷的基底膜进入细胞间隙、淋巴管和血管。通过特定的受体和下游细胞内信号转导通路的激活，趋化因子能激活细胞的迁移和侵袭。这似乎最终引起肌动蛋白细胞骨架的重组。Rho/Rae GTPases 是重要的细胞骨架组织调节酶。RAC 激活诱导产生膜皱褶、黏附复合物和片状伪足的形成。

临床意义

脊柱转移性病变伴随无法缓解的背部疼痛，常无客观体征或发生于病变晚期（例如可扪及肿块或畸形）。背部疼痛和虚弱是硬膜外肿瘤扩散的迹象。由于脊髓丘脑束的交叉方式，感觉水平往往低于压迫位置 1~2 个节段。感觉异常不是脊柱转移性病变的常见一般表现。

（邢晓颖、袁慧书 译）

参考文献

1. Amelot A et al: Approaching spinal metastases spread profile. Surg Oncol. 31:61-6, 2019
2. Balic M et al: Circulating tumor cells: from bench to bedside. Annu Rev Med. 64:31-44, 2013
3. Perlikos F et al: Key molecular mechanisms in lung cancer invasion and metastasis: a comprehensive review. Crit Rev Oncol Hematol. 87(1):1-11, 2013
4. Ianari A et al: Cell death or survival: the complex choice of the retinoblastoma tumor suppressor protein. Cell Cycle. 9(1):23-4, 2010
5. Chen HZ et al: Emerging roles of E2Fs in cancer: an exit from cell cycle control. Nat Rev Cancer. 9(11):785-97, 2009
6. Fiorentino FP et al: Senescence and p130/Rbl2: a new beginning to the end. Cell Res. 19(9):1044-51, 2009
7. Mazel C et al: Cervical and thoracic spine tumor management: surgical indications, techniques, and outcomes. Orthop Clin North Am. 40(1):75-92, vi-vii, 2009
8. Sciubba DM et al: Solitary vertebral metastasis. Orthop Clin North Am. 40(1):145-54, viii, 2009
9. Fokas E et al: Metastasis: the seed and soil theory gains identity. Cancer Metastasis Rev. 26(3-4):705-15, 2007
10. Guillevin R et al: Spine metastasis imaging: review of the literature. J Neuroradiol. 34(5):311-21, 2007
11. Christofori G: New signals from the invasive front. Nature. 441(7092):444-50, 2006
12. Demopoulos A: Leptomeningeal metastases. Curr Neurol Neurosci Rep. 4(3):196-204, 2004
13. Batson OV: The function of the vertebral veins and their role in the spread of metastases. Ann Surg. 112(1):138-49, 1940

（左图）轴位图像显示血行转移至胸椎椎体及椎弓根的溶骨性转移病灶，伴随邻近硬膜外肿瘤浸润和脊髓压迫

（右图）轴位 T1WI 增强 MR 显示经血行转移的巨大椎旁软组织肿块，累及胸椎椎体及邻近的附件、胸壁和硬膜外间隙，并导致脊髓受压（➡）

溶骨性转移

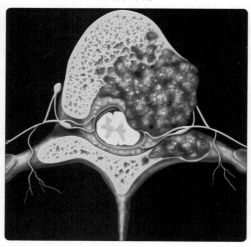

溶骨性转移

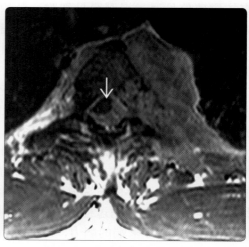

（左图）骨扫描显示多发的放射性浓聚灶，这是一例前列腺癌弥漫骨转移

（右）一位广泛性前列腺癌患者的矢状位 T1WI 增强 MR 显示所有椎体和附件的弥漫性信号减低，伴有腹侧硬膜外侵犯（➡），脊髓轻度受压

成骨性转移

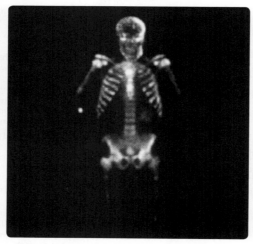

成骨性转移

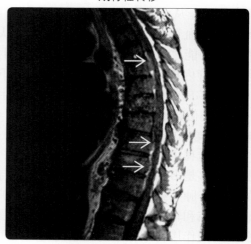

（左图）一位多发骨髓瘤患者的矢状位 T2WI MR 显示骨肿瘤累及两个节段，棘突轻度膨胀，邻近脊髓明显受压

（右）矢状位 T1 抑脂增强 MR 显示两个节段的局灶性病变明显强化，棘突轻度膨胀，邻近脊髓受压

多发性骨髓瘤

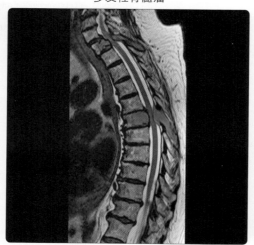

多发性骨髓瘤

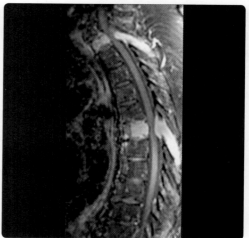

肾细胞癌

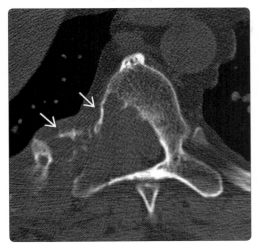

肾细胞癌

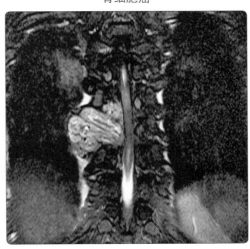

（左图）一位肾细胞癌骨转移患者的轴位增强 CT 显示 T7-T8 椎体右缘骨质破坏，病变累及右侧附件并侵犯右肋骨及肋椎关节。病变骨质膨胀，呈边缘变薄的"肥皂泡"样改变（➡）

（右图）一位肾细胞癌骨转移患者的冠状位 T2WI 抑脂 MR 显示病变累及肋骨及 T7-T8 椎体右缘，延伸至硬膜外，脊髓受压。肿块内见多发流空血管影

肺癌

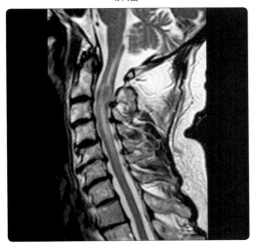

肺癌

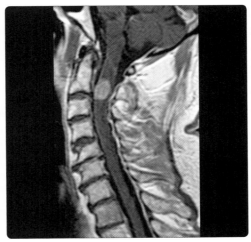

（左图）一位伴颈髓巨大转移瘤的肺癌患者的非增强 T2WI MR 示沿颈髓交界处至 C5 水平脊髓水肿。另可见 C2-3 水平局灶性异常信号

（右图）一位伴颈髓巨大血行转移的肺癌患者的矢状位 T1WI C+MR 示 C2-3 水平髓内巨大强化灶

脑脊液播散

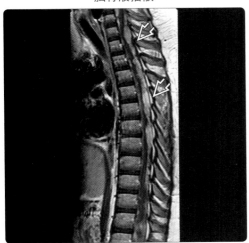

血性播散

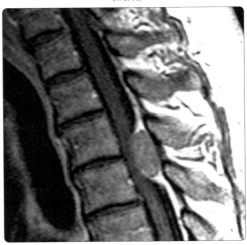

（左图）一位伴有广泛软脑膜结节性转移病灶的高级别脑少突胶质细胞瘤患者的矢状位 T1WI C+MR 示对比增强后的大量的结节样强化（➡）的软脑膜肿瘤。该患儿发生迅速的弛缓性截瘫，提示肿瘤压迫造成脊髓梗死

（右图）矢状位 T1WI C+ MR 示转移性黑色素瘤造成的局灶性硬膜外肿块压迫脊髓。推测为血行转移途径

引言

2020 年，美国估计有 180 万新增癌症病例被确诊，死亡人数超过 60 万。按年龄调整的癌症死亡率在 20 世纪升高，1991 年达到高峰，每 10 万人中有 215 人死于癌症（主要是因为吸烟的流行）。截至 2017 年，该比率已降至 152/10 万人。美国 80% 的癌症患者年龄 ≥ 55 岁。某些行为也会增加患癌风险，如吸烟、体重超标、肥胖、饮酒。10%~30% 的癌症患者以脊柱转移首诊，脊柱转移在尸检中的发生率为 30%~90%。转移到脊柱的最常见肿瘤有乳腺（21%）、肺（14%）、前列腺（8%）、胃肠道（5%）、肾（5%）和甲状腺（3%）肿瘤。胸椎是脊柱转移最常见的部位（60%），其次是腰骶椎（30%）和颈椎（10%）。据估计，近 1/2 的此类患者需要药物治疗，5%~10% 的患者需要手术治疗。

"分离手术"是治疗放射性耐受肿瘤引起的脊髓压迫性高级别转移性疾病的一项重要技术，其目的是通过避免积极的肿瘤切除和使用立体定向放射治疗（SRS）或质子束治疗，改善肿瘤控制，降低手术率。对鞘囊进行减压，并将肿瘤从脊髓分离，形成 2~3 cm 的间隙。这使得术后给予大剂量 SRS 不会损害神经结构。这是脊髓压迫治疗方法的重大转变，因为手术的目标是将肿瘤与脊髓分离，以优化辐射剂量，而不是旨在实现最大切除的积极手术。

NOMS 框架

NOMS［神经学（neurologic）、肿瘤学（onco-logic）、机械学（mechanical）、系统性疾病（systemic）］框架使用 4 个决策参数来确定选择放疗、手术和（或）全身治疗的最佳方式（见 NOMS 决策表）。神经学方面的考虑主要是评估硬膜外脊髓压迫（Epidural Spinal Cord Compression, ESCC）的程度，因此，应使用经验证的 ESCC 量表，并将其纳入诊断影像学报告。2~3 级的高级别 ESCC，通常需要在放射治疗前进行手术减压（分离手术）。肿瘤学的首要考虑是确定肿瘤的放射敏感性（见肿瘤组织学和常规外照射表）。机械不稳定是通过手术稳定或经骨水泥稳定的独立指征，与肿瘤的放射敏感性或硬膜外肿瘤的数量无关。18 分脊柱肿瘤不稳定性评分（Spinal Instability Neoplastic Score, SINS）对 6 个参数进行评分：位置、疼痛、椎体顺列、骨溶解、椎体塌陷和附件受累。SINS 评分低（0~6）是稳定的，通常不需要手术稳定。SINS 评分高（13~18）预示着需要手术稳定。该框架的系统性疾病方面是确定患者在生理上能够耐受什么。这取决于肿瘤扩散程度、合并症和肿瘤组织学。

ESCC 量表

ESCC 量表主要使用压缩最严重部位的轴向 T2 加权图像。在没有机械不稳定性的情况下，0 级、1a 级和 1b 级首先进行放疗。2 级和 3 级为明显硬膜外脊髓压迫，通常需要手术减压。减压的目的不是为了完全切除肿瘤，而是为了消除肿瘤的压迫作用，并在肿瘤和脊髓之间造成一定的空间，以便进行有效的放射治疗。

SINS 评分

脊柱不稳定是由于肿瘤生长导致的脊柱完整性丧失，伴随着活动引起的疼痛、症状性或进行性畸形，和（或）生理负荷下的神经损伤。SINS 评分系统有助于评估脊柱不稳定性，包括以下因素：脊柱肿瘤的位置、疼痛、骨质破坏的范围、椎体顺列、椎体塌陷和附件受累。这些评分因素应该包括在所有转移性疾病的影像学报告中，无论是给出一个具体的评分数值还是笼统地描述每个评分点。

（邢晓颖、袁慧书 译）

参考文献

1. Gibbs WN et al: Spine oncology: imaging and intervention. Radiol Clin North Am. 57(2):377-95, 2019
2. Gottumukkala RV et al: Current and emerging roles of whole-body MRI in evaluation of pediatric cancer patients. Radiographics. 39(2):516-34, 2019
3. Greif DN et al: Multidisciplinary management of spinal metastasis and vertebral instability: a systematic review. World Neurosurg. 128:e944-55, 2019
4. Messiou C et al: Guidelines for acquisition, interpretation, and reporting of whole-body MRI in myeloma: myeloma response assessment and diagnosis system (MY-RADS). Radiology. 291(1):5-3, 2019
5. Nasrallah H et al: A NOMS Framework solution. Int J Radiat Oncol Biol Phys. 103(1):17-8, 2019
6. Barzilai O et al: State of the art treatment of spinal metastatic disease. Neurosurgery. 82(6):757-69, 2018
7. Besa P et al: The META score for differentiating metastatic from osteoporotic vertebral fractures: an independent agreement assessment. Spine J. 18(11):2074-80, 2018
8. Uei H et al: Analysis of the relationship between the epidural spinal cord compression (ESCC) Scale and paralysis caused by metastatic spine tumors. Spine (Phila Pa 1976). 43(8):E448-55, 2018
9. Barzilai O et al: Integrating evidence-based medicine for treatment of spinal metastases into a decision framework: neurologic, oncologic, mechanicals stability, and systemic disease. J Clin Oncol. 35(21):2419-27, 2017
10. Spratt DE et al: An integrated multidisciplinary algorithm for the management of spinal metastases: an International Spine Oncology Consortium report. Lancet Oncol. 18(12):e720-30, 2017
11. Kaloostian PE et al: Palliative strategies for the management of primary and metastatic spinal tumors. Cancer Control. 21(2):140-3, 2014
12. Laufer I et al: The NOMS framework: approach to the treatment of spinal metastatic tumors. Oncologist. 18(6):744-51, 2013
13. Eleraky M et al: Management of metastatic spine disease. Curr Opin Support Palliat Care. 4(3):182-8, 2010
14. Fisher CG et al: A novel classification system for spinal instability in neoplastic disease: an evidence-based approach and expert consensus from the Spine Oncology Study Group. Spine (Phila Pa 1976). 35(22):E1221-9, 2010

NOMS 决策表

神经	肿瘤	机械	系统	决策
低级别 ESCC + 无脊髓病变	放疗敏感	稳定		常规外照射
	放疗敏感	不稳定		稳定后常规外照射
	放疗不敏感	稳定		立体定向放疗
	放疗不敏感	不稳定		稳定后立体定向放疗
高级别 ESCC ± 脊髓病变	放疗敏感	稳定		常规外照射
	放疗敏感	不稳定		稳定后常规外照射
	放疗不敏感	稳定	手术耐受	减压 / 稳定后立体定向放疗
	放疗不敏感	稳定	手术不耐受	常规外照射
	放疗不敏感	不稳定	手术耐受	减压 / 稳定后立体定向放疗
	放疗不敏感	不稳定	手术不耐受	稳定后常规外照射

cEBRT= 常规外照射；ESCC= 脊髓硬膜外压迫；SRS= 立体定向放疗

Laufer I et al. The NOMS framework: approach to the treatment of spinal metastatic tumors. Oncologist. 18(6): 744-51, 2013.

脊柱肿瘤不稳定性评分（SINS 评分）

观察内容	变量	分数
位置	交界处（枕骨 -C2，C7-T2，T11-L1，L5-S1）	3
	活动脊柱（C3-C6、L2-L4）	2
	半刚性（T3-T10）	1
	刚性（S2-S5）	0
卧位时疼痛缓解和（或）运动时疼痛	是	3
	否（偶然但非机械）	1
	无痛	0
骨质破坏	溶解的	2
	混合的	1
	增生的	0
椎体顺列	存在半脱位 / 平移	4
	新生畸形（后凸 / 脊柱侧凸）	2
	正常	0
椎体塌陷	＞50% 塌陷	3
	＜50% 塌陷	2
	超过 50% 的脊柱受累时无塌陷	1
	以上皆无	0
脊柱后外侧受累	双侧	3
	单侧	1
	无	0
总分	稳定	0~6
	不确定	7~12
	不稳定	13~18

Fisher CG et al. A novel classification system for spinal instability in neoplastic disease : an evidence-based approach and expert consensus from the Spine Oncology Study Group. Spine(Phila Pa 1976). 15; 35(22): E1221-9, 2010.

肿瘤组织学和常规外照射表

	有利的	中等的	不利的
放射敏感性	对放疗敏感 良好持久的局部控制	混合的 中度至高度局部控制	放疗不敏感 局部控制不良
肿瘤体积减小时的放射反应性	高度放射反应性 伴完全放射反应	中度放射反应 可能实现肿瘤体积快速减少	低放射反应 不太可能实现肿瘤体积快速下降
组织学	淋巴瘤 多发性骨髓瘤 精原细胞瘤 生殖细胞瘤 小细胞癌 绿色瘤	前列腺癌 乳腺癌 HPV+SCC	肉瘤 黑色素瘤 非小细胞肺癌 肾细胞癌 胃肠道腺癌

HPV = 人乳头瘤病毒；*SCC* = 鳞状细胞癌；*NSCLC* = 非小细胞肺癌

Spratt DE et al. An integrated multidisciplinary algorithm for the management of spinal metastases: an International Spine Oncology Consortium report. Lancet Oncol. 18(12): e720-30, 2017.

硬膜外脊髓压迫（ESCC）量表

等级	评级	定义
低	0	仅累及骨质
低	1a	硬膜外受累无硬膜囊变形
低	1b	无脊髓受累的硬膜囊变形
低	1c	硬膜囊变形伴脊髓受累
高	2	脊髓受压，保留部分脑脊液
高	3	脊髓受压伴脑脊液完全消失

Bilsky MH et al. Reliability analysis of the epidural spinal cord compression scale. J Neurosurg Spine. 13(3): 324-8, 2010.

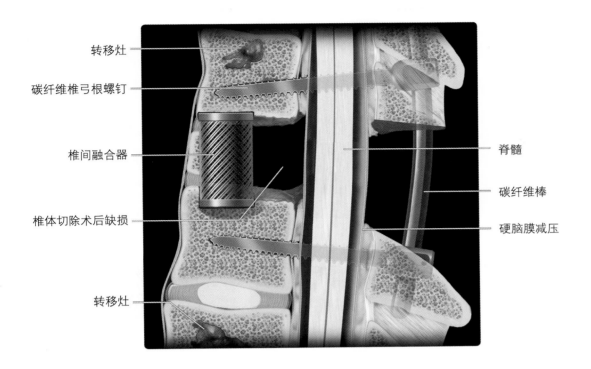

转移灶

碳纤维椎弓根螺钉

椎间融合器

椎体切除术后缺损

转移灶

脊髓

碳纤维棒

硬脑膜减压

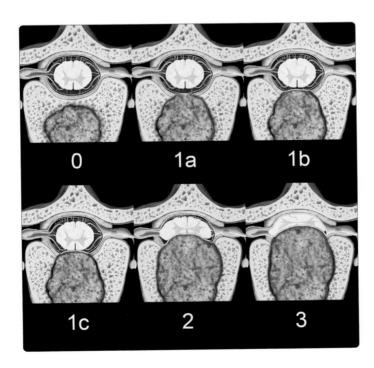

（上图）胸椎矢状图显示肿瘤脊柱转移伴椎体部分切除减压融合器植入术后改变。脊髓已与肿瘤分离，暴露出较大的范围以进行有效的放射治疗。置入碳纤维椎弓根螺钉和后棒后放射治疗更加方便。（下图）轴位图显示硬膜外脊髓压迫（ESCC）分级：0 = 仅累及骨质；1a = 硬膜外受累而无硬膜囊变形；1b = 没有脊髓受累的硬膜囊变形；1c = 硬膜囊变形伴脊髓受累；2 = 脊髓受压，保留部分脑脊液；3 = 脊髓受压伴脑脊液完全消失

乳腺癌术前

乳腺癌术前

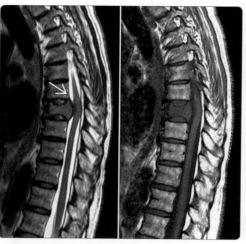
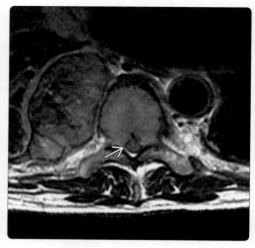

（左图）1 例乳腺癌转移患者的胸部 MR 矢状位 T2WI（左图）和 T1WI（右图）显示肿瘤向硬膜外蔓延，脊髓受压，病理学骨折（➡）

（右图）转移性乳腺癌患者的胸椎 MR T2WI 显示广泛的椎体受累，并向硬膜外延伸，脊髓受压。脊髓周围未见脑脊液（➡），为 ESCC 3 级

减压术后

减压术后

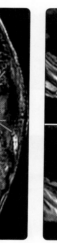
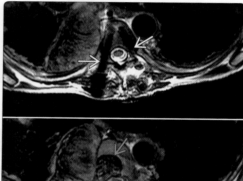

（左图）1 例转移性乳腺癌患者的术后矢状位平片（左图）和 MR T2WI（右图）显示部分椎体切除（➡）、减压（➡）及碳纤维椎弓根螺钉（➡）和后棒植入术后改变。透明碳纤维可以实现质子束立体定向治疗

（右图）轴位 T2WI 显示一例转移性乳腺癌患者的椎体切除术和植入物（➡）。碳纤维椎弓根螺钉（➡）和棒（➡）伪影不明显，并能很好地显示硬膜囊

肾细胞癌术前

肾细胞癌术前

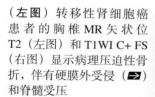
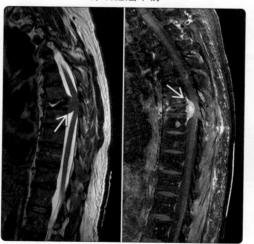
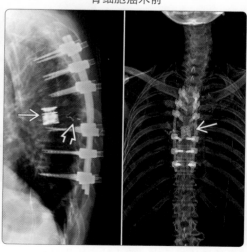

（左图）转移性肾细胞癌患者的胸椎 MR 矢状位 T2（左图）和 T1WI C+ FS（右图）显示病理压迫性骨折，伴有硬膜外受侵（➡）和脊髓受压

（右图）1 例转移性肾细胞癌患者的矢状位平片（左图）和冠状位定位像（右图）显示椎体切除伴膨胀性植入物（➡）和多节段椎弓根螺钉植入。可见残留的栓塞材料造成的线状高密度影（➡）

黑色素瘤转移 CT

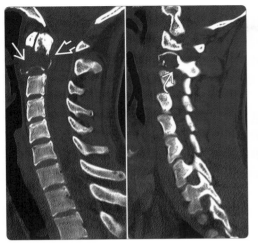

黑色素瘤转移 MR

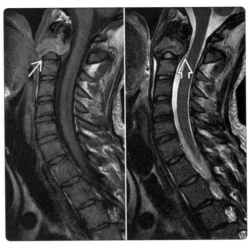

（左图）颈椎矢状增强 CT 显示转移性黑色素瘤患者累及 C2 椎体（➡）及附件（⇲）的较大溶骨性骨质破坏。溶骨性转移延伸至椎体及椎弓（➡）连接处

（右图）MR 矢状位 T1WI（左图）和 T2WI（右图）显示 C2 椎体病变在 T1WI 呈高信号（➡）。肿瘤已延伸至腹侧硬膜外间隙（➡），并向前延伸至椎前间隙

黑色素瘤转移 CT 和 MR

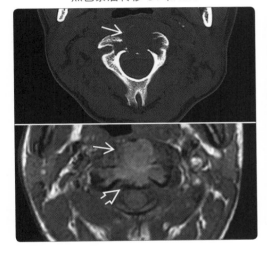

黑色素瘤转移在 T1WI 呈高信号

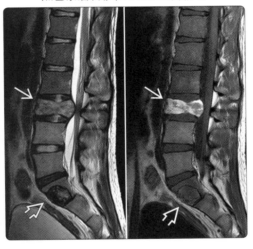

（左图）轴位增强 CT（上）和 T1WI（下）显示 C2 椎体（➡）转移性黑色素瘤，呈溶骨性骨质破坏。病变在 T1WI 图像上呈罕见但在黑色素瘤中可见的高信号。可见到肿瘤向硬膜外延伸，但无脊髓受压（➡）

（右图）腰椎 MR 矢状 T2WI（左图）和 T1WI（右图）显示黑色素瘤转移至 L3 椎体，在 T1WI 呈高信号。有严重的硬膜外肿瘤侵犯伴马尾受压（➡）。可以看到 S1 椎体转移治疗后改变（➡）

马尾受压

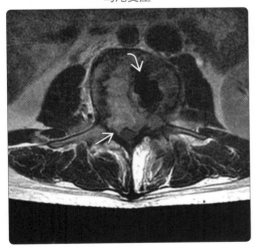

马尾受压对比

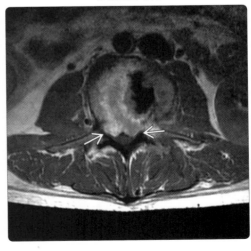

（左图）轴位 T2WI 显示 L3 椎体水平一个巨大的黑色素瘤转移灶（➡），严重压迫马尾。ESCC 为 3 级。左侧椎体的低信号（➡）是由之前的椎体成形术所致

（右图）轴位 T1WI 平扫显示 L3 椎体高信号转移灶（➡），伴马尾神经明显受压。低信号的甲基丙烯酸酯位于椎体左侧

术语

- 原发肿瘤扩散至脊柱，造成骨生成多于骨破坏

影像学

- 脊柱多发成骨性病变
  - 可与溶骨性肿瘤及软组织肿块并存
- 病变在红骨髓的分布比例：腰椎 > 胸椎 > 颈椎
- 成骨性转移瘤在 MRI 上一般表现为 T1WI、T2WI 信号减低
- 硬化性转移瘤在骨扫描上一般表现为示踪剂浓聚

主要鉴别诊断

- 转移瘤治疗后
- 椎间盘硬化症
- 血管瘤
- Paget 病
- 骨肉瘤

病理学

- 骨髓浸润，肿瘤刺激成骨细胞反应
  - 新骨沉积于骨小梁、小梁间隙
- 原发肿瘤，成人：前列腺癌，乳腺癌，类癌，肺癌，胃肠道肿瘤，膀胱癌，鼻咽癌，胰腺癌
- 原发肿瘤，儿童：髓母细胞瘤，神经母细胞瘤，尤因肉瘤

临床信息

- 轴向进展性，移位的或神经根痛
- 硬膜外肿瘤，如果存在，可造成神经功能障碍
- 90% 的前列腺转移瘤累及脊柱，腰椎发生率是颈椎的 3 倍

（左图）X 线片示由乳腺癌弥漫性骨转移造成的脊柱和骨盆的广泛的弥漫性骨硬化

（右图）骨扫描示因乳腺癌弥漫性骨转移造成胸腰椎、骨盆、胸骨、多块肋骨的弥漫性斑片状示踪剂摄取

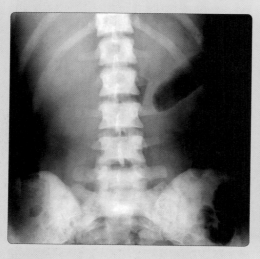
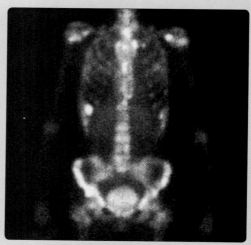

（左图）矢状位增强 CT（左）、T1WI（中）和 T1WI C+MR（右）显示前列腺癌弥漫性母骨转移。CT 表现为弥漫性骨密度增加，MR 表现为 T1WI 信号弥漫减低（➡）。增强后，骨髓多发斑片状强化（➥）

（右图）该前列腺癌骨转移患者前后位骨扫描显示中轴骨摄取弥漫增加，特别是在后位图像上（➡）

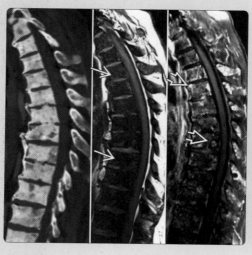
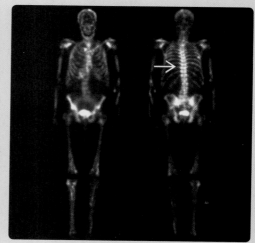

术语

近义词

- 硬化性转移、骨硬化性转移、成骨性转移

定义

- 原发肿瘤扩散至脊柱，造成骨生成多于骨破坏

影像学

一般表现

- 最佳诊断线索
  - 脊柱多发成骨性病变
- 部位
  - 椎体和后部附件
  - 病变在红骨髓的分布比例：腰椎 > 胸椎 > 颈椎
- 大小
  - 从几毫米到整个椎体（象牙椎）
- 形态
  - 圆形硬化病灶，或溶骨 / 硬化混合

X 线表现

- X 线片
  - 散在的或斑点状的硬化区，通常多发

CT 表现

- CT 平扫
  - 多发硬化病变，可与溶骨性病变并存
  - 可见椎旁及硬膜外软组织肿块
- 增强 CT
  - 由于硬化的存在，一般不易显示强化
  - 邻近溶骨性病灶区域或肿瘤骨外浸润区可见强化
- CT 造影
  - 多发硬化性病变类似 CT 平扫
  - 硬膜外肿瘤造成的硬膜外压迫
    - 与 CT 平扫或增强 CT 相比，能更好地评估脊髓压迫
    - 可作为无法进行 MRI 扫描患者的替代检查

MRI 表现

- T1WI
  - 成骨性转移区一般表现为低信号或无信号
  - ± 压缩骨折
  - ± 椎旁及硬膜外软组织
  - 一般不累及椎间盘
- T2WI
  - 多变，可为高信号或低信号
- STIR 序列
  - 多变，可为高信号或低信号
- DWI
  - 诊断脊柱转移能力存在争议
  - 据报道，DWI 诊断硬化性转移存在假阴性
- T1WI C+
  - 强化随硬化程度不同而变化

核医学表现

- 骨扫描
  - 硬化性转移一般表现为摄取增多
  - 广泛摄取增加（超级骨显像）最常见于前列腺癌
  - 除颅骨外的广泛摄取增加（无头的骨扫描），是转移性前列腺癌的少见类型
- PET
  - 尽管影像学上存在病变进展，成骨性骨转移 FDG 报告为阴性
    - 治疗后的溶骨性转移 FDG 一般表现为阴性，但是骨扫描一般表现为示踪剂浓聚

最佳成像方法

- 成像建议
  - 全脊柱 MRI 评估骨转移、硬膜外肿瘤、脊髓压迫
    - 包括 STIR 序列或抑脂 T2WI、强化 T1WI（± 脂肪饱和）
  - 骨扫描可用于全身骨筛查

鉴别诊断

转移瘤治疗后

- 溶骨性转移"治愈"后，一般表现为骨质硬化

椎间盘硬化症

- 硬化局限于终板骨髓，邻近退变的椎间盘

造血系统恶性肿瘤

- 浆细胞瘤
  - 一般表现为溶骨性病变，硬化少见（3%）
- 多发性骨髓瘤
  - 一般表现为溶骨性病变，硬化性多发性骨髓瘤少见（1%）
  - POEMS 综合征：病变多样，伴有硬化性病灶
- 淋巴瘤
  - 象牙椎，一种罕见的骨淋巴瘤表现

血管瘤

- 透亮区域内增粗的垂直骨小梁，呈栅栏状改变

骨肉瘤

- 骨外浸润，骨膜新生骨，软组织肿块

骨水泥（椎体成形术 / 椎体后凸成形术）

- 有压缩骨折、形态改变的椎体的中线或前中线部位的非常致密的材料

Paget 病

- 椎体膨胀，骨小梁增粗（"画框"椎）

良性压缩骨折（骨质疏松）

- 因骨小梁嵌顿或愈合，可见线样（水平）硬化
- 椎体变扁

骨髓纤维化

- X 线片通常正常，可见弥漫型骨小梁硬化，周边骨骼不受累
- 骨髓信号 T1、T2 弥漫性减低

石骨症

- 终板、骨髓增厚、硬化（夹心椎）
- 无骨外浸润

肾性骨病

- X 线片一般表现为"夹心"样改变
- 椎体呈 T1 低信号，无椎旁或硬膜外软组织

病理学

一般表现

- 病因学
  - 血行播散（动脉或静脉经 Baston 丛）＞外周神经、淋巴管 CSF 播散
  - 骨髓浸润，肿瘤刺激成骨细胞反应
  - 原发肿瘤，成人：前列腺癌，乳腺癌，类癌，肺癌，胃肠道肿瘤，膀胱癌，鼻咽癌，卵巢癌，胰腺癌
  - 原发肿瘤，儿童：髓母细胞瘤，神经母细胞，尤因肉瘤
  - 肿瘤促成骨细胞生长因子，如 RANKL、PTHrP、BMPs、TGF-β、IGFs、FGFs、白细胞介素和 VEGF
    - 通过激活增殖和分化信号通路，如 Wnt，导致成骨细胞功能紊乱

分期、分级及分类

- 脊柱不稳定性肿瘤评分（SINS）
  - 位置、疼痛、溶骨或成骨、椎体顺列、椎体压缩程度、附件受累
  - 最低分为 0 分，最高分为 18 分
  - 0~6 分表示稳定性，7~12 分表示不确定的（可能发生的）不稳定性，13~18 分表示不稳定
- 硬膜外脊髓压迫（ESCC）量表
  - 0：仅累及骨质
  - 1a：硬膜外受累无硬膜囊变形
  - 1b：无脊髓受累的硬膜囊变形
  - 1c：硬膜囊变形伴脊髓受累
  - 2：脊髓受压，保留部分脑脊液
  - 3：脊髓受压伴脑脊液完全消失

大体病理与手术所见

- 新骨沉积在现有的骨小梁和骨小梁间隙
- 可同时存在的骨破坏 ± 邻近软组织肿块

镜下所见

- 随原发肿瘤的组织学成分破骨或成骨

临床信息

临床表现

- 常见体征 / 症状
  - 轴向进展性，移位的或神经根痛

  - 硬膜外肿瘤浸润可引起神经功能障碍
  - 压缩骨折
- 其他体征 / 症状
  - 低钙血症或高钙血症
- 临床资料
  - 老年男性，前列腺癌，新发下肢无力、后背痛

人口统计学

- 年龄
  - 儿童和成人
- 性别
  - 存在特定肿瘤好发人群
- 流行病学
  - 脊柱是骨转移瘤的好发部位
  - 90% 的前列腺转移癌累及脊柱，腰椎发生率是颈椎的 3 倍
  - 5% 的患有全身系统癌症的成人存在硬膜外脊髓压迫症状（70% 孤立，30% 多部位）

转归与预后

- 无法缓解的，进展性；病理性骨折，脊髓压迫
- 预后随原发病变病理类型改变

治疗

- 放疗
- 手术减压，固定
- 椎体成形术，栓塞

诊断思路

思考点

- 由于溶骨性转换（肿瘤进展）和衰减（良好反应）看起来相同，所以定义硬化性病变的治疗反应存在困难

影像解读要点

- 转移性"象牙椎"见于前列腺癌，淋巴瘤，骨髓瘤，脊索瘤

（邢晓颖、袁慧书 译）

参考文献

1. Cornelis FH et al: Percutaneous image-guided electrochemotherapy of spine metastases: initial experience. Cardiovasc Intervent Radiol. 42(12):1806-9, 2019
2. Pennington Z et al: SINS score and stability: evaluating the need for stabilization within the uncertain category. World Neurosurg. 128:e1034-47, 2019
3. Hussain I et al: Patient-reported outcomes after surgical stabilization of spinal tumors: symptom-based validation of the Spinal Instability Neoplastic Score (SINS) and surgery. Spine J. 18(2):261-7, 2018
4. Shi DD et al: Assessing the utility of the spinal instability neoplastic score (SINS) to predict fracture after conventional radiation therapy (RT) for spinal metastases. Pract Radiat Oncol. 8(5):e285-94, 2018
5. Macedo F et al: Bone metastases: an overview. Oncol Rev. 11(1):321, 2017
6. Dushyanthen S et al: The osteoblastic and osteoclastic interactions in spinal metastases secondary to prostate cancer. Cancer Growth Metastasis. 6:61-80, 2013

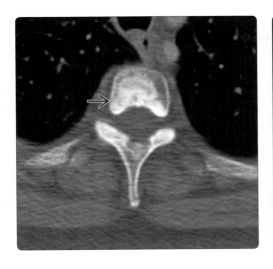
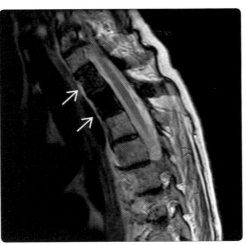

（左图）轴位 NECT 示乳腺癌弥漫性硬化性转移累及大部分椎体（➡）

（右图）同一患者的矢状位 T2WI 示乳腺癌硬化性转移累及 2 个上胸椎椎体（➡）。致密骨化一般表现为信号降低，类似骨皮质

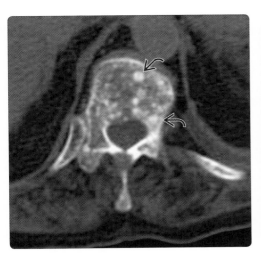
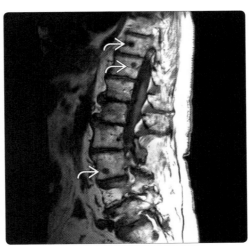

（左图）轴位 NECT 示乳腺癌成骨性转移产生下位胸椎的多发小圆形硬化病灶（➡）

（右图）同一患者的矢状位 T1WI 示圆形硬化性转移病灶呈明显低信号（➡），累及多个胸椎、腰椎椎体

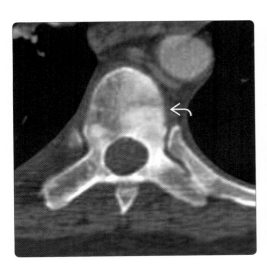
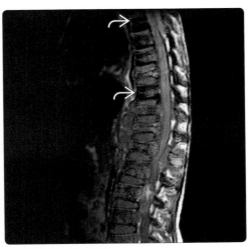

（左图）轴位 NECT 示前列腺癌转移患者由于成骨性转移引起的左半椎体弥漫性硬化（➡）

（右图）矢状位 T1WI 示弥漫性骨髓替代遍及所有可见脊柱和多发压缩骨折。X 线片显示尤因肉瘤的弥漫性硬化和溶骨性转移瘤（➡）。T6 和 T10 椎体低信号对应两个硬化更明显的病灶

术语
- 原发肿瘤扩散至脊柱，骨质破坏多于骨质生成

影像学
- 脊柱多发溶骨性病变
- 压缩骨折伴后方皮质突出，骨溶解延伸到神经弓、骨外软组织
- 病变按红骨髓比例分布：腰椎＞胸椎＞颈椎
- X线片只能检出 50%~70% 的骨破坏和尺寸＞1 cm 的肿瘤
- 溶骨性肿瘤在进展期或病变较小时，骨扫描结果可能为假阴性

主要鉴别诊断
- 血液系统恶性肿瘤
- 良性（骨质疏松）压缩骨折
- Schmorl 结节

- 正常异构骨髓
- 椎间盘炎

病理学
- 脊柱是溶骨性骨转移最常见的部位
- 引起溶骨性骨转移常见的原发性病变
  ○ 肾癌、肺癌、乳腺癌、甲状腺癌、胃肠道肿瘤、泌尿道肿瘤、卵巢癌、黑色素瘤、脊索瘤、副神经节瘤

临床信息
- 疼痛：进行性中轴部疼痛、牵涉痛或神经根性痛
- 硬膜外肿瘤生长可能导致神经功能障碍
- 压缩骨折
- 5% 有全身肿瘤的成年人（70% 单发，30% 多发）出现脊髓压迫
- 5%~10% 癌症患者可见脊柱转移

（左图）侧位片示 C2 椎弓（⇨）、C3 椎弓上缘骨质溶解（➡）

（右图）同一患者的矢状位 T1WI 示一个大的软组织肿（⇦）。C2 椎体和齿突的骨髓也被取代（➡）。随访结果示右上肺非小细胞肺癌

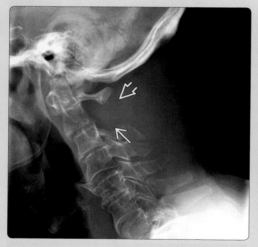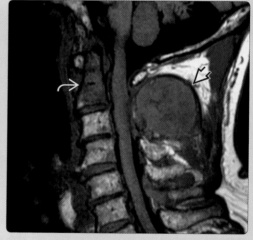

（左图）轴位 NECT 示巨大的甲状腺癌转移至 C3 椎体和左侧小关节面。病变为一增生的骨质薄边部分包绕。未见明显骨外软组织肿块（➡）

（右图）轴位增强 CT 示肿块强化（➡），典型的富血供肿瘤如甲状腺癌。肿瘤的内侧缘在椎管内，超越硬膜囊且可能累及颈髓

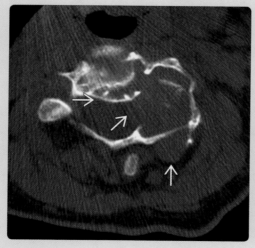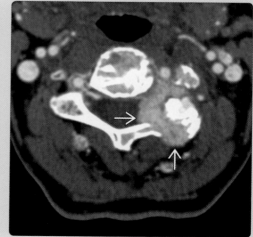

术语

近义词

● 溶骨性骨转移

定义

● 原发肿瘤扩散至脊柱，骨质破坏多于骨质生成

影像学

一般表现

● 最佳诊断依据
  ○ 脊柱多发溶骨性病变
  ○ 压缩骨折并后方皮质弓形突出，骨溶解延伸到椎弓、骨外软组织
● 部位
  ○ 椎体和后部附件
  ○ 病变按红骨髓比例分布：腰椎＞胸椎＞颈椎
● 大小：任何大小
● 形态
  ○ 典型的圆形骨质破坏（由于离心生长）

X 线表现

● X 线片
  ○ 只能检测出 50%~70% 的骨破坏和尺寸＞1 cm 的肿瘤
    - 正位片：椎弓根消失 ± 棘突旁软组织肿块
    - 侧位片：后皮质线破坏
  ○ X 线片对神经压迫的检出率＜25%

CT 表现

● NECT
  ○ 骨皮质和骨松质的破坏
    - ± 压缩骨折
  ○ 椎旁及硬膜外软组织
    - 良性压缩骨折的血肿 / 水肿边缘可见，通常＜5 mm
  ○ 边界通常不清，有渗出
● CECT
  ○ 多种增强方式

MRI 表现

● T1WI
  ○ 低信号，取代了正常的 T1 高信号骨髓
    - 弥漫性多发骨质累及，导致广泛的低骨髓信号（椎间盘比骨"亮"）
    - ± 压缩骨折
  ○ 椎旁硬膜外软组织
    - "窗帘"征
  ○ 椎间盘一般不受累
● T2WI：与正常骨髓相比，为低或高信号
● STIR：对椎体转移瘤的显示比快速 SE T2WI 抑脂图像更明显
● DWI
  ○ 高信号

○ 作用尚有争议
  - DWI 应用于脊柱在技术上有难度
  - 许多关于 DWI 信号升高的报道似乎实际上是由 T2 的穿透效应引起的
● T1WI C+
  ○ 典型的弥漫性增强
  ○ 没有脂肪饱和序列，与正常骨髓脂肪相比，使用造影剂会影响病灶的发现

非血管性介入

● 脊髓造影
  ○ 同 NECT 一致的骨质破坏
  ○ 硬膜外肿瘤对硬膜囊的外源性压迫
    - 与 NECT 或 CECT 相比，更好地评估脊髓压迫
    - 适用于不能进行 MR 检查的患者

核医学表现

● 骨扫描
  ○ 示踪剂对肿瘤边缘的骨质生成区域有亲和力，而不是直接与溶骨性肿瘤结合
  ○ 溶骨性肿瘤在进展期或病变较小时会出现假阴性结果
● PET
  ○ 与骨扫描相比，FDG PET 在检出恶性骨转移时特异性较高，但灵敏度较低
  ○ FDG PET/CT 比单独应用 FDG PET 在检出恶性肿瘤累及脊柱时具有更高的特异性

推荐成像方法

● 成像建议
  ○ 对整个脊髓行轴向 MRI 检查，以评估骨转移、硬膜外肿瘤和脊髓压迫
    - 包括 STIR 或抑脂 T2WI 和增强（± 脂肪饱和）T1WI
  ○ 骨扫描可用于整个骨架筛查

鉴别诊断

血液系统恶性肿瘤

● 浆细胞瘤
● 多发性骨髓瘤（MM）
● 25% 的 MM 骨扫描为阴性或可疑
● 淋巴瘤
● 弥漫性骨髓受累比转移多见

良性（骨质疏松）压缩骨折

● 可能难以区分急性骨质疏松性压缩骨折（DWI 可能会有所帮助）
  ○ 有已知的原发肿瘤患者的骨折 1/3 是良性的
  ○ 有明显骨质疏松的患者的骨折 1/4 是由恶性疾病引起的
● 晚期亚急性或慢性良性骨折的骨髓信号与正常骨髓（在 STIR 上抑制）相近

Schmorl 结节

● 环绕椎体 / 邻近椎间盘的 T1 低 /T2 高信号

- 可能有少许边缘强化

正常的异构骨髓

- 老年患者的脂肪性骨髓信号
- 完整的椎弓根、椎体皮质，无硬膜外软组织

椎间盘炎

- 被破坏的椎间盘空间出现液体信号、增强，邻近任意一侧椎间盘空间的骨髓异常信号

病理学

一般表现

- 病因
  - 血行传播（动脉或静脉经 Batson 丛）＞外周神经、淋巴、CSF 播散
  - 骨髓浸润，肿瘤刺激破骨细胞反应
    - 后部椎体通常首先受累，然后是椎弓根
  - 原发性肿瘤，成人：肾癌、肺癌、乳腺癌、甲状腺癌、胃肠道肿瘤、泌尿生殖系统肿瘤、卵巢癌、胰腺癌、黑色素瘤、脊索瘤、副神经节瘤
    - 15%～25% 的原发灶不明
  - 原发肿瘤，儿童：尤因肉瘤、其他肉瘤、神经母细胞瘤、血液系统恶性肿瘤

分期、分级及分类

- 手术分期（Tokuhashi 等）
  - 以 6 个参数计算分值
    - 患者的一般情况，脊柱外骨转移数量，椎体转移瘤数量，内脏转移情况，原发肿瘤部位，脊髓麻痹的严重程度
  - 分值＞9 分者行手术切除
  - 分值＜5 分者行姑息治疗
- 手术分期（Tomita 等）
  - 恶性肿瘤的分级（生长缓慢，1 分→快速增长，4 分）
  - 内脏转移（无转移，0 分→无法治愈的，4 分）
  - 骨转移（单发，1 分；多发，2 分）
    - 总分 2～3 分，建议广泛切除后长期局部控制
    - 总分 8～10 分，建议行非手术支持治疗

大体病理与手术所见

- 骨质软化、侵蚀 ± 骨旁软组织肿块

镜下所见

- 多种原始组织学特征复合出现，破骨 / 成骨

临床信息

临床表现

- 常见体征 / 症状
  - 疼痛：进行性中轴部位痛、牵涉痛或神经根性痛
  - 硬膜外肿瘤生长可能导致神经功能障碍
  - 压缩骨折
- 其他体征 / 症状
  - 高钙血症，局部压痛，软组织肿块
- 临床资料
  - 已知有原发肿瘤的患者出现背部疼痛、运动或感觉障碍

人口统计学

- 年龄
  - 中老年最常见
- 流行病学
  - 脊柱是溶骨性骨转移最常见的部位
  - 脊椎转移
    - 10%～40% 的肿瘤患者出现脊柱骨转移
    - 脊椎转移占全部骨转移的 40%
  - 5% 有全身肿瘤的成年人（70% 单发，30% 多发）出现脊髓压迫
  - 5% 有恶性实体瘤的儿童出现脊髓压迫

转归与预后

- 脊柱转移见于 5%～10% 的癌症患者
- 逐渐加重的病理性骨折，脊髓压迫
- 预后随原发灶的组织学类型不同而变化

治疗

- 放疗
- 手术减压，稳定
- 椎体成形，栓塞治疗

诊断思路

影像解读要点

- 治疗后骨髓持续 T1 低信号，可能是残余有活性的肿瘤或纤维化

（邢晓颖、袁慧书 译）

参考文献

1. Barzilai O et al: State of the art treatment of spinal metastatic disease. Neurosurgery. 82(6):757-69, 2018
2. Matamalas A et al: Team approach: metastatic disease of the spine. JBJS Rev. 6(5):e6, 2018
3. Kumar N et al: Evolution in treatment strategy for metastatic spine disease: presently evolving modalities. Eur J Surg Oncol. 43(9):1784-801, 2017
4. Kaloostian PE et al: Current paradigms for metastatic spinal disease: an evidence-based review. Ann Surg Oncol. 21(1):248-62, 2014
5. Molina CA et al: Diagnosis and management of metastatic cervical spine tumors. Orthop Clin North Am. 43(1):75-87, viii-ix, 2012
6. Quraishi NA et al: Management of metastatic sacral tumours. Eur Spine J. 21(10):1984-93, 2012
7. Heran MK: Preoperative embolization of spinal metastatic disease: rationale and technical considerations. Semin Musculoskelet Radiol. 15(2):135-42, 2011
8. Munk PL et al: Fire and ice: percutaneous ablative therapies and cement injection in management of metastatic disease of the spine. Semin Musculoskelet Radiol. 15(2):125-34, 2011
9. Fehlings MG et al: Decision making in the surgical treatment of cervical spine metastases. Spine (Phila Pa 1976). 34(22 Suppl):S108-17, 2009
10. Guillevin R et al: Spine metastasis imaging: review of the literature. J Neuroradiol. 34(5):311-21, 2007
11. Tokuhashi Y et al: A revised scoring system for preoperative evaluation of metastatic spine tumor prognosis. Spine (Phila Pa 1976). 30(19):2186-91, 2005
12. Tomita K et al: Surgical strategy for spinal metastases. Spine. 26(3):298-306, 2001
13. Castillo M et al: Diffusion-weighted MR imaging offers no advantage over routine noncontrast MR imaging in the detection of vertebral metastases. AJNR Am J Neuroradiol. 21(5):948-53, 2000

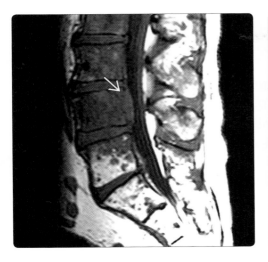
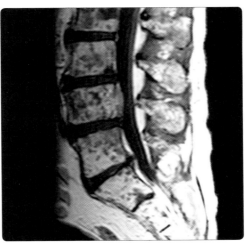

（左图）矢状位 T1WI 示因肺癌并曾行放疗的患者出现复发，L2-L5 弥漫的低信号转移性病灶，L4 水平硬膜外生长（➡）

（右图）矢状位 T1WI C+ 示多个低信号转移灶，强化后肿瘤弥漫性增强加上脂肪的高信号，致病灶显示欠清晰

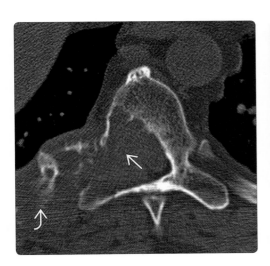
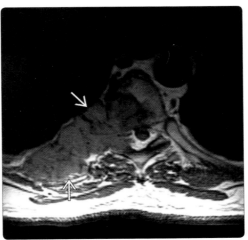

（左图）轴位 NECT 示肾细胞肾癌引起的 T7 椎体的右后方溶骨性转移破坏，并累及后部附件（➡）及右侧第 7 肋（➡）

（右图）同一患者轴位 T1WI 示软组织肿块累及肋骨和 T7 椎体右侧的范围（➡）。此帧图像中还可见到轻度的椎管内受累

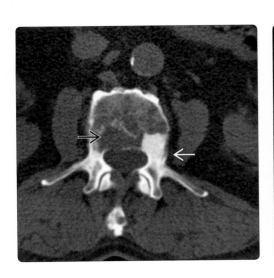
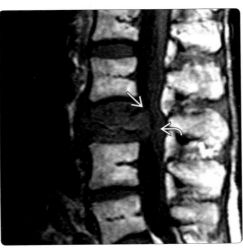

（左图）转移性前列腺癌患者。轴位 NECT 示溶骨性骨质破坏（➡）与致密成骨性转移混合出现（➡）。此层面中未发现明显的骨外累及，骨皮质尚存

（右图）矢状面 T1WI 示崩解的 L3 和转移性疾病弥漫的低信号（➡）。L3 后缘突出伴严重的马尾神经受压（➡）和前方椎旁软组织肿胀，提示肿瘤浸润

术语

- 常见的良性椎体内静脉畸形
- 一般情况下在骨内，可有硬膜外部分
- 通常与影像学检查偶然发现的病变无关

影像学

- CT 上有粗直骨小梁的局限性低密度病变（轴向 CT "白色圆点花布"）
- MRI：局限性病变，T1WI 和 T2WI 均为高信号，有低信号的纵行骨嵴
  - 非典型性血管瘤可能由于缺乏脂肪而 T1 信号减低
- 常为多发（20%~30%）
- 对疑为血管瘤而又因影像学表现不典型考虑肿瘤者，CT 可作为 MRI 的补充

病理学

- 并发症发生率 <1%
  - 病理性压缩骨折
  - 硬膜外血管瘤部分伴脊髓压迫
- 组织学
  - 内衬血管内皮的薄膜窦道
  - 散在的骨小梁
  - 脂肪组织

临床信息

- 病灶小且无骨外侵犯，影像学图像典型者，通常无须进行随访

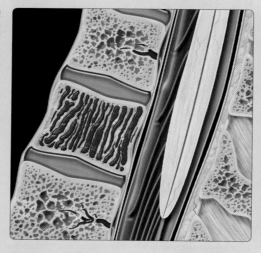

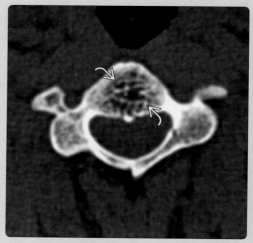

（左图）胸腰椎交界处的矢状位解剖断面图示典型的血管瘤，骨小梁增厚，既无骨外受累也无硬膜囊压迫

（右图）轴位 NECT 示增厚的骨小梁之间的透亮区（➡），显示椎体血管瘤典型的 CT 表现

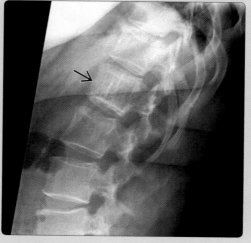

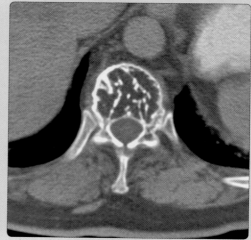

（左图）侧位片示 L1 椎体由于弥漫性椎体血管瘤导致的垂直条纹，即所谓的"灯芯绒"椎（➡）

（右图）轴位 CECT 示低位胸椎椎体内的脂肪衰减，伴多发点状增厚的骨小梁

术语

定义

- 常见的椎体内良性静脉畸形
  - 一般情况下在骨内，可有硬膜外部分
  - 罕见：单纯硬膜外脊髓血管瘤
- 通常与影像学检查偶然发现的病变无关

影像学

一般表现

- 最佳诊断依据
  - CT 上有粗直骨小梁的局限性低密度病变（轴向 CT "白色圆点花布"）
  - MRI：局限性病变，T1WI 和 T2WI 均为高信号，有低信号的纵行骨嵴
- 部位
  - 椎体
    - 通常不累及后方附件
  - 常为多发（20%~30%）
- 大小
  - 变异很大，可能包括整个椎体
- 形态
  - 界限清晰、增厚的骨小梁
  - 伴硬膜外软组织者少见

X 线表现

- X 线片
  - 椎体病变，粗直骨小梁类似灯芯绒或蜂窝

CT 表现

- CT 平扫
  - 脊椎的低密度病变
  - 增厚的垂直排列的骨小梁
    - 轴位像出现 "圆点花布"

MR 的表现

- T1WI
  - 典型（脂肪间质）：高信号
  - 非典型（多为血管的软组织）：等信号或低信号
    - 非典型性血管瘤可类似椎体转移瘤
- T2WI
  - 通常为高信号，由血管成分决定
- T1WI C+
  - 不同程度增强
    - 病变脂肪成分较多时，通常轻度强化
- "渐进性强化" 血管瘤的特点
  - T1 等到低信号并明显强化
  - 骨外软组织受累
  - 病理性骨折

血管造影表现

- 不同程度增强

- 血管造影是不必要的，除非怀疑血栓形成

核医学表现

- 骨扫描
  - 检查结果通常是正常的，病变不显示

推荐成像方法

- 最佳成像方法
  - CT 和 MRI 均可发现病理改变
- 成像建议
  - 对疑为血管瘤而又因影像学表现不典型考虑肿瘤者，CT 可作为 MRI 的补充

鉴别诊断

局灶性脂肪性骨髓

- MRI 上偶发的骨髓脂肪圆形亮点
- 抑脂序列（如 STIR）可显示病变明显，表现为低信号；通常血管瘤由于血管成分，可有部分高信号

椎体转移瘤

- T1WI 上低信号，T2WI 上低到高信号（与骨髓相比）
- 考虑其 CT 表现，可能与表现为 "显著强化" 的血管瘤难以区分
- 常为多发

Paget 病

- 椎体膨大伴皮质增厚并呈低信号，含有脂肪的不均匀信号
- 无规律的垂直排列的骨小梁
- 无硬膜外软组织受累（除非变性为肉瘤）

II 型终板退变

- 紧邻椎间盘
- 相邻的退化椎间盘终板硬化

脊髓放疗

- 椎体被脂肪性骨髓完全取代
- 与放射野一致
- 无血管瘤的粗直骨小梁

病理学

一般表现

- 病因学
  - 进展性的、错构瘤性病变
- 遗传学
  - 罕见：脑海绵状血管瘤家族中的 Krev 互动捕获 1（KRIT1）基因，常染色体显性遗传
- 相关异常
  - 并发症发生率 <1%
    - 病理性压缩骨折
    - 硬膜外血管瘤部分伴脊髓压迫

大体病理与手术所见

- 多数完全局限于椎体
  - 可能很小或占据整个椎体

○ 累及后方附件或椎间盘罕见（10%~15%）
- 胸段病变往往比其他部位的病变更具侵袭性

镜下所见

- 内衬血管内皮的薄膜窦道
- 散在的骨小梁
- 脂肪组织
  ○ 非典型病变脂肪更少，血管间质更多
- 静脉血流缓慢
- 类似静脉畸形

临床信息

临床表现

- 常见体征／症状
  ○ 偶然发现，占总人口的 11%
  ○ 侵蚀性病变，可有病理性压缩骨折或脊髓压迫
    – 罕见：怀孕期间血管瘤增大造成脊髓压迫
- 临床资料
  ○ 因其他原因行脊柱成像时偶然发现

人口统计学

- 年龄
  ○ 发病高峰年龄为 40 多岁到 60 多岁
- 性别
  ○ 男女发病率相似，或女性发病率比男性高 2 倍
- 流行病学
  ○ 最常见脊柱肿瘤
  ○ 发生于 11% 的成年人
  ○ 25%~30% 多发，尤其是在胸椎

转归与预后

- 良性（脂肪性）血管瘤：偶发病变，无临床后遗症
- 侵袭性血管瘤：根据病灶大小、硬膜外受累程度、是否存在脊髓压迫而不同

治疗

- 影像学表现典型者无须随访
- 对血管瘤伴有疼痛的患者，每年行神经学和放射学检查可能比较适当
- 侵袭性血管瘤
  ○ 直接瘤内注射无水乙醇（有报道乙醇治疗有椎体崩解的并发症）
  ○ 近期有用 Onyx 进行栓塞的报道
  ○ 有病理性骨折的情况下，可以考虑栓塞＋椎体成形术
  ○ 也可行手术切除（椎体切除）或放疗

诊断思路

思考点

- 有 MRI 上单发不确定的脊椎病变的低风险患者的非典型（乏脂质）血管瘤

影像解读要点

- 注意可疑非典型血管瘤（乏脂质）的 CT 表现，以识别特征性的骨质表现

（邢晓颖、袁慧书 译）

参考文献

1. Parekh AD et al: Long-term tumor control with radiotherapy for symptomatic hemangioma of a vertebral body. Spine (Phila Pa 1976). 44(12):E731-4, 2019
2. Peckham ME et al: Imaging of vascular disorders of the spine. Radiol Clin North Am. 57(2):307-18, 2019
3. Wang B et al: Atypical radiographic features of aggressive vertebral hemangiomas. J Bone Joint Surg Am. 101(11):979-86, 2019
4. Acosta FL Jr et al: Treatment of Enneking stage 3 aggressive vertebral hemangiomas with intralesional spondylectomy: report of 10 cases and review of the literature. J Spinal Disord Tech. 24(4):268-75, 2011
5. Ropper AE et al: Primary vertebral tumors: a review of epidemiologic, histological, and imaging findings, Part I: benign tumors. Neurosurgery. 69(6):1171-80, 2011
6. Singh P et al: Treatment of vertebral hemangiomas with absolute alcohol (ethanol) embolization, cord decompression, and single level instrumentation: a pilot study. Neurosurgery. 68(1):78-84; discussion 84, 2011
7. Alexander J et al: Vertebral hemangioma: an important differential in the evaluation of locally aggressive spinal lesions. Spine (Phila Pa 1976). 35(18):E917-20, 2010
8. Hurley MC et al: Preoperative Onyx embolization of aggressive vertebral hemangiomas. AJNR Am J Neuroradiol. 29(6):1095-7, 2008
9. Bandiera S et al: Symptomatic vertebral hemangioma: the treatment of 23 cases and a review of the literature. Chir Organi Mov. 87(1): 1-15, 2002
10. Gabal AM: Percutaneous technique for sclerotherapy of vertebral hemangioma compressing spinal cord. Cardiovasc Intervent Radiol. 25(6): 494-500, 2002
11. Murugan L et al: Management of symptomatic vertebral hemangiomas: review of 13 patients. Neurol India. 50(3): 300-5, 2002
12. Bas T et al: Efficacy and safety of ethanol injections in 18 cases of vertebral hemangioma: a mean follow-up of 2 years. Spine. 26(14): 1577-82, 2001
13. Baudrez V et al: Benign vertebral hemangioma: MR-histological correlation. Skeletal Radiol. 30(8): 442-6, 2001
14. Miszczyk L et al: The efficacy of radiotherapy for vertebral hemangiomas. Neoplasma. 48(1):82-4, 2001
15. Cross JJ et al: Imaging of compressive vertebral haemangiomas. Eur Radiol. 10(6):997-1002, 2000
16. Doppman JL et al: Symptomatic vertebral hemangiomas: treatment by means of direct intralesional injection of ethanol. Radiology. 214(2): 341-8, 2000
17. Lee S et al: Extraosseous extension of vertebral hemangioma, a rare cause of spinal cord compression. Spine. 24(20): 2111-4, 1999
18. Pastushyn AI et al: Vertebral hemangiomas: diagnosis, management, natural history and clinicopathological correlates in 86 patients. Surg Neurol. 50(6): 535-47, 1998
19. Griffith JF et al: Clinics in diagnostic imaging (25). Aggressive vertebral haemangioma. Singapore Med J. 38(5): 226-30, 1997
20. Jayakumar PN et al: Symptomatic vertebral haemangioma: endovascular treatment of 12 patients. Spinal Cord. 35(9): 624-8, 1997
21. Sakata K et al: Radiotherapy of vertebral hemangiomas. Acta Oncol. 36(7):719-24, 1997
22. Ide C et al: Vertebral haemangiomas with spinal cord compression: the place of preoperative percutaneous vertebroplasty with methyl methacrylate. Neuroradiology. 38(6): 585-9, 1996
23. Guedea F et al: The role of radiation therapy in vertebral hemangioma without neurological signs. Int Orthop. 18(2): 77-9, 1994
24. Fox MW et al: The natural history and management of symptomatic and asymptomatic vertebral hemangiomas. J Neurosurg. 78(1): 36-45, 1993
25. Laredo JD et al: Vertebral hemangiomas: fat content as a sign of aggressiveness. Radiology. 177(2):467-72, 1990
26. Ross JS et al: Vertebral hemangiomas: MR imaging. Radiology. 165(1):165-9, 1987

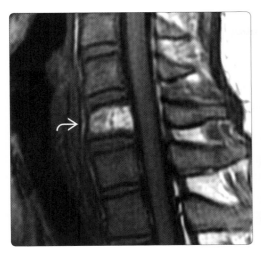
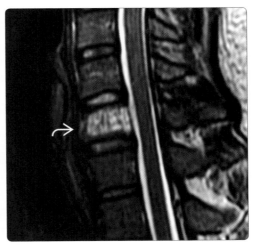

（左图）矢状位颈椎 T1WI 示一个大的椎体血管瘤，导致包括大部分 C6 椎体的 T1 高信号（➥）

（右图）同一患者的矢状位 T2WI 示血管瘤的弥漫性高信号（➥）。细密的纵向条纹对应 CT 上可以看到的增厚的骨小梁

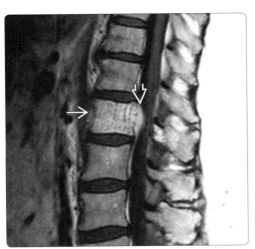
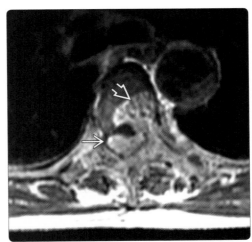

（左图）矢状位胸椎 T1WI 示一个位于低位胸椎椎体的不均匀等信号病变（➡），提示乏脂质血管瘤（不典型）

（右图）轴位增强 T1WI 示椎体后方及后部附件受累（➡），并有明显的硬膜外受累和脊髓压迫。低信号的增厚骨小梁（➥）提示侵袭性血管瘤，并有骨与软组织受累

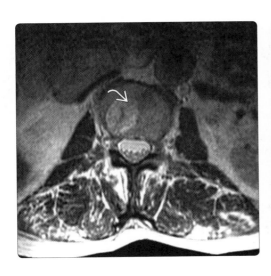
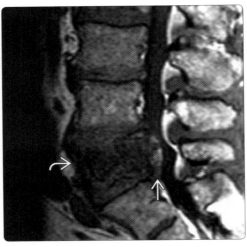

（左图）轴位 T2WI 示腰椎体的局限性高信号病变。微细斑点的低信号灶与 CT 上的增厚的骨小梁对应

（右图）L5 椎体的乏脂质血管瘤伴明显弥漫整个椎体的 T1 低信号（➡）。邻近腹侧可见脂肪和软组织混杂信号跨越了硬膜囊（➡），脂肪和软组织信号表明血管瘤向骨外扩展

术语

- <1.5 cm 的产生类骨质的良性肿瘤
- 肿瘤通常被称为"瘤巢"，以区别于周围因宿主反应而产生的反应区

影像学

- 10% 的骨样骨瘤（OO）发生在脊柱、椎弓
- 局部脊柱侧弯，凹向肿瘤侧
- 中央瘤巢
  - 不同程度的骨化
- 反应区
  - 致密硬化和水肿包绕瘤巢
  - 累及面积比肿瘤大很多
  - 骨膜反应多种多样
  - 软组织肿块或胸膜增厚／积液
  - T1WI 低信号，T2WI、STIR 高信号
  - 注射钆、碘造影剂后强化

主要鉴别诊断

- 成骨细胞瘤
- 椎弓或椎板的应力性骨折
- 单侧峡部裂
- 单侧椎弓根或峡部缺如
- 硬化性转移
- 淋巴瘤
- 骨髓炎
- 尤因肉瘤

临床信息

- 可为阿司匹林、非甾体抗炎药缓解的夜间疼痛
- 70% 有肌肉痉挛相关的脊柱侧弯，凹向肿瘤侧

诊断思路

- 薄层 CT 可准确发现瘤巢
- MRI 上的水肿类似感染和恶性肿瘤

（左图）轴位解剖断面图示左侧椎板骨样骨瘤的富含血管（➡）的小瘤巢，被周围的致密的反应骨包绕（⇨）

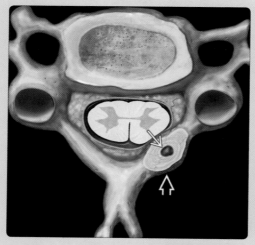

（右图）同一患者的轴位CT 骨窗示 C6 骨样骨瘤的瘤巢（➡）。病灶密度从溶骨性骨质破坏至完全硬化。病变边界清晰，周围硬化（➡）。病变在之前的颈椎 MRI 中被漏诊

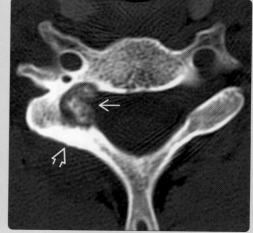

（左图）矢状位 STIR MR 显示一个严重背痛的青少年 L2 椎弓、关节突关节（⇨）及邻近软组织（➡）的广泛水肿。L2 的上关节突有一个低信号灶（➡）

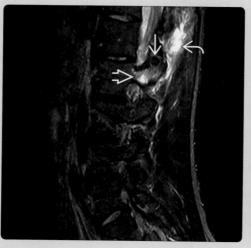

（右图）同一患者的矢状骨 CT 显示 L2 椎弓根和关节突关节的增大（➡），以及上关节突内致密病灶（➡），代表着骨样骨瘤的瘤巢

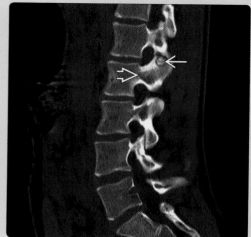

术语

缩略语

- 骨样骨瘤（osteoid osteoma，OO）

定义

- <1.5 cm 的产生类骨质的良性肿瘤
- 肿瘤通常被称为"瘤巢"，以区别于周围因宿主反应而产生的反应区

影像学

一般表现

- 最佳诊断依据
  - 小而透亮的瘤巢与周围硬化
- 部位
  - 10% 的骨样骨瘤发生在脊柱
  - 几乎均累及椎弓
  - 发生率：腰椎 59%，颈椎 27%，胸椎 12%，骶椎 2%
- 大小
  - 瘤巢 <1.5 cm，病灶较大者称为成骨细胞瘤
- 形态
  - 瘤巢圆形或椭圆形

X 线表现

- X 线片
  - 中间半透明的瘤巢往往被反应性硬化掩盖
  - 脊柱侧弯，凹向肿瘤侧

CT 表现

- CECT
  - 瘤巢和反应区强化程度不同
    - 注射造影剂可能会掩盖骨基质
- CT 骨窗
  - 中央瘤巢
    - 瘤巢的不同程度骨化
    - 瘤巢多为半透明状
    - 偶见病灶硬化
  - 反应区
    - 瘤巢周围致密硬化
    - 骨膜反应多种多样，通常为层状
    - 软组织肿块、胸膜增厚 / 积液常见
    - 邻近骨样骨瘤的骨可能会出现硬化、骨膜反应
      □ 邻近的肋骨和椎体多受影响
    - 有黄韧带骨化的报道

MRI 表现

- 中央病灶
  - T1WI 低信号
  - T1WI、STIR 上高低不等的信号
  - 注射钆造影剂后快速显著强化
- 反应区
  - 由于前列腺素释放引起的瘤巢周围水肿
    - T1WI 低信号，T2WI、STIR 高信号

- 注射钆剂后强化
  - 动态扫描可出现瘤巢相关的延迟强化
- 累及范围比肿瘤大很多
- 可误诊为恶性肿瘤或感染
- 骨膜反应和皮质增厚常见
- 可以累及相邻的椎体、肋骨、脊柱旁软组织
  - 胸椎骨样骨瘤有胸膜增厚、增强，胸腔积液常见
- 据报道，骨样骨瘤的 MRI 误诊率高
  - 瘤巢较小者病变可能看不到
    - 后部附件变薄、变斜
    - 邻近结构的部分容积效应
    - 3~3.5 mm 的薄层可改善对病变的显示
    - 轴位、冠状位和矢状位
  - 误诊多因反应区而非瘤巢的显示
- 常误诊为感染或恶性肿瘤

核医学表现

- 骨扫描
  - 在 ^{99m}Tc MDP 骨扫描三相阳性

推荐成像方法

- 最佳的成像方法
  - CT 扫描

鉴别诊断

成骨细胞瘤

- 较大（>1.5 cm）
- 椎弓或椎弓根的膨胀性病变

椎弓根或椎板的应力性骨折

- 骨折周围的硬化类似骨样骨瘤周围的反应性硬化
- 重组 CT 或高分辨率 MRI 可显示骨折线
- 脊柱侧弯患者由于应力改变可能发病
- 疼痛与活动相关，夜间加重

单侧腰椎峡部裂

- 椎弓峡部线性裂隙
- 对侧硬化
- 疼痛
- 多见于年轻患者
- 脊柱侧弯可能进展
- 可通过斜位 X 线片、CT 诊断

单侧椎弓峡部或椎弓根缺如

- 对侧硬化
- CT 证实先天性椎弓峡部或椎弓根缺如

硬化性转移

- 老年患者

淋巴瘤

- 老年患者
- 通常累及椎弓根，破坏椎体后方骨皮质
- 边界不清，过渡带范围大
- 周围软组织肿块常见
- 常出现可被阿司匹林、非甾体抗炎药缓解的夜间疼痛

骨髓炎

- 病灶的死骨或局灶性脓肿类似骨样骨瘤的瘤巢
  - 形状往往不规则，与圆形骨样骨瘤瘤巢不同
- 通常累及椎体而不是椎弓
- CT 常示终板破坏或关节面的破坏性关节炎
- 常出现能被阿司匹林、非甾体抗炎药缓解的夜间疼痛

尤因肉瘤

- 在 MRI 上与骨髓取代类似
  - 以椎体为中心
  - 弥漫性水肿可能累及相邻的椎骨和肋骨

病理学

一般表现

- 病因学
  - 成骨细胞起源的良性肿瘤

大体病理与手术所见

- 边界清晰、圆形、品红染色的肿块（瘤巢）
- 瘤巢可从周围硬化中分离，反应带不包括肿瘤

镜下所见

- 骨小梁网不同程度矿化
- 血管、纤维结缔组织
- 与成骨细胞瘤在组织学上类似
- 无恶变潜能
- 反应带可能含有淋巴细胞和浆细胞

临床信息

临床表现

- 常见体征 / 症状
  - 可为阿司匹林、非甾体抗炎药缓解的夜间疼痛
- 临床资料
  - 70% 有肌肉痉挛相关的脊柱侧弯，凹向肿瘤侧
  - 有时会出现步态不稳、肌肉萎缩、斜颈

人口统计学

- 年龄
  - 多数发生在 20 多岁
  - 70 多岁发病亦见报道，但非常罕见
- 性别
  - 男：女 =(2~3)：1
- 流行病学
  - 占良性骨肿瘤的 12%

转归与预后

- 后方切除可治愈大部分病例
  - 必须切除整个瘤巢，否则可能复发
  - 放射性核素标记可用于术中定位
- 有自发愈合的报道

治疗

- 开放式切除术
  - 在颈椎应注意邻近椎动脉
- CT 引导下经皮穿刺切除
- 热 / 光凝
- 症状控制好的患者可行保守观察

诊断思路

思考点

- 是儿童或青少年成人引起疼痛性脊柱侧弯的重要原因

影像解读要点

- 在发现瘤巢方面薄层 CT 最准确
- MRI 所示水肿类似感染和恶性肿瘤

（邢晓颖、袁慧书 译）

参考文献

1. Bhure U et al: Osteoid osteoma: multimodality imaging with focus on hybrid imaging. Eur J Nucl Med Mol Imaging. 46(4):1019-36, 2019
2. Ono T et al: Osteoid osteoma can occur at the pars interarticularis of the lumbar spine, leading to misdiagnosis of lumbar spondylolysis. Am J Case Rep. 19:207-13, 2018
3. Tomasian A et al: Spinal osteoid osteoma: percutaneous radiofrequency ablation using a navigational bipolar electrode system. AJR Am J Roentgenol. 211(4):856-60, 2018
4. Tomasian A et al: Benign spine lesions: advances in techniques for minimally invasive percutaneous treatment. AJNR Am J Neuroradiol. 38(5):852-61, 2017
5. Earhart J et al: Radiofrequency ablation in the treatment of osteoid osteoma: results and complications. Pediatr Radiol. 43(7):814-9, 2013
6. Liu PT et al: The vascular groove sign: a new CT finding associated with osteoid osteomas. AJR Am J Roentgenol. 196(1):168-73, 2011
7. Chai JW et al: Radiologic diagnosis of osteoid osteoma: from simple to challenging findings. Radiographics. 2010 May;30(3):737-49. Erratum in: Radiographics. 30(4):1156, 2010
8. Hoffmann RT et al: Radiofrequency ablation in the treatment of osteoid osteoma-5-year experience. Eur J Radiol. 73(2):374-9, 2010
9. Kan P et al: Osteoid osteoma and osteoblastoma of the spine. Neurosurg Clin N Am. 19(1):65-70, 2008
10. Liu PT et al: Imaging of osteoid osteoma with dynamic gadolinium-enhanced MR imaging. Radiology. 227(3):691-700, 2003
11. Davies M et al: The diagnostic accuracy of MR imaging in osteoid osteoma. Skeletal Radiol. 31(10):559-69, 2002
12. Scuotto A et al: Unusual manifestation of vertebral osteoid osteoma: case report. Eur Radiol. 12(1):109-12, 2002
13. Lefton DR et al: Vertebral osteoid osteoma masquerading as a malignant bone or soft-tissue tumor on MRI. Pediatr Radiol. 31(2):72-5, 2001
14. Cove JA et al: Osteoid osteoma of the spine treated with percutaneous computed tomography-guided thermocoagulation. Spine. 25(10):1283-6, 2000
15. Gangi A et al: Percutaneous laser photocoagulation of spinal osteoid osteomas under CT guidance. AJNR Am J Neuroradiol. 19(10):1955-8, 1998
16. Radcliffe SN et al: Osteoid osteoma: the difficult diagnosis. Eur J Radiol. 28(1):67-79, 1998
17. Assoun J et al: Osteoid osteoma: MR imaging versus CT. Radiology. 191(1):217-23, 1994
18. Zambelli PY et al: Osteoid osteoma or osteoblastoma of the cervical spine in relation to the vertebral artery. J Pediatr Orthop. 14(6):788-92, 1994
19. Greenspan A: Benign bone-forming lesions: osteoma, osteoid osteoma, and osteoblastoma. Clinical, imaging, pathologic, and differential considerations. Skeletal Radiol. 22(7):485-500, 1993
20. Woods ER et al: Reactive soft-tissue mass associated with osteoid osteoma: correlation of MR imaging features with pathologic findings. Radiology. 186(1):221-5, 1993
21. Klein MH et al: Osteoid osteoma: radiologic and pathologic correlation. Skeletal Radiol. 21(1):23-31, 1992
22. Raskas DS et al: Osteoid osteoma and osteoblastoma of the spine. J Spinal Disord. 5(2): 204-11, 1992
23. Afshani E et al: Common causes of low back pain in children. Radiographics. 11(2): 269-91, 1991
24. Kransdorf MJ et al: Osteoid osteoma. Radiographics. 11(4):671-96, 1991
25. Crim JR et al: Widespread inflammatory response to osteoblastoma: the flare phenomenon. Radiology. 177(3):835-6, 1990

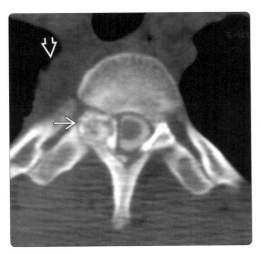

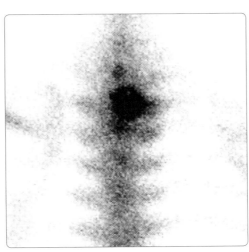

（左图）CT 轴位骨窗显示了典型的、边界清晰的瘤巢（➡）。局部胸膜反应（➡）常见于胸椎骨样骨瘤

（右图）同一患者的后位骨扫描显示不仅肿瘤本身有明显的摄取，邻近骨的摄取亦有增加。这反映了周围骨对肿瘤分泌的前列腺素的局部反应

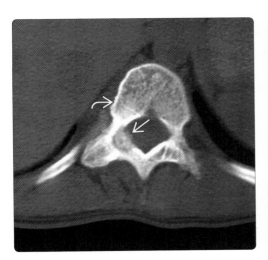

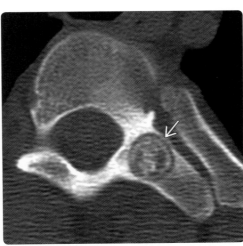

（左图）轴位 CT 骨窗显示一个位于胸椎板的硬化性骨样骨瘤的瘤巢（➡）。反应性硬化延伸至椎体（➡）

（右图）轴向 NECT（骨窗）显示 T3 左侧横突边界清晰、明显钙化的瘤巢（➡）。注意相邻的骨硬化

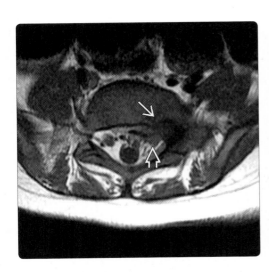

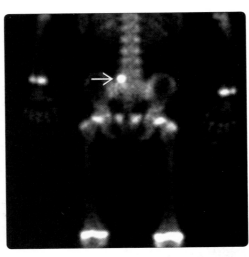

（左图）一个背部疼痛的患儿，轴位 T1WI MR 显示 S1 椎体后方（➡）、邻近上关节突边界不清的病灶，邻近硬膜外可见炎性改变（➡），最终被诊断为骨样骨瘤

（右图）AP 骨扫描（同一患者）显示 S1 椎体左侧有明显摄取（➡）

术语

- 骨母细胞瘤（osteoblastoma, OB）：产生骨基质的良性肿瘤
  - 与骨样骨瘤的明显区别是体积较大（＞1.5 mm）

影像学

- 40% 的骨母细胞瘤（OB）发生于脊柱
- 椎弓的界限清晰的膨胀性病变
  - 常累及椎体
  - 过渡带较窄，有硬化边
- 相邻肋骨的骨膜反应，胸膜增厚和／或积液
- 肿瘤周围水肿明显（"光晕征"）
  - 水肿掩盖了肿瘤边缘，MR 上类似恶性肿瘤

主要鉴别诊断

- 骨样骨瘤
- 动脉瘤样骨囊肿
- 转移
- 骨肉瘤
- 脊索瘤
- 感染

诊断思路

- 病变在 X 线片上可能被掩盖，应对每例有疼痛的脊柱侧弯年轻患者行 CT 扫描

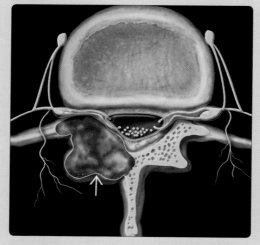

（左图）轴位解剖断面图示来自右侧椎板的膨胀性、富血管性的成骨细胞瘤，压迫神经根（➡）

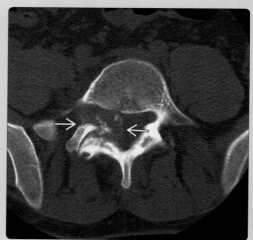

（右图）轴位增强 CT 显示 L5 椎体右后方巨大软组织肿块，起自右侧附件（➡），骨质破坏区内有不规则钙化，局部骨皮质连续性中断，但过渡带较窄

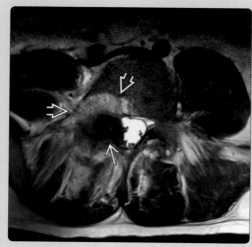

（左图）轴位 T2WI MR 显示右侧椎板低信号肿块（➡），累及右侧硬膜囊。相邻椎弓根和椎体内明显的水肿（➡），证实为骨母细胞瘤

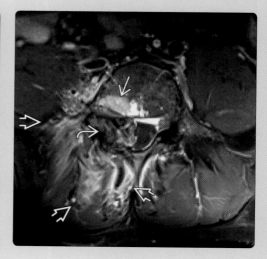

（右图）轴位抑脂 T1WI C+ MR 显示反应性邻近骨髓水肿（➡）和周围软组织炎症（➡）的广泛强化。病灶本身有轻度强化（➡）

术语

定义

- 产生骨基质的良性肿瘤
  - 与骨样骨瘤的明显区别是体积较大（＞1.5 mm）

影像学

一般表现

- 最佳诊断依据
  - 发生于后部附件的膨胀性肿块
- 部位
  - 40% 的骨母细胞瘤（OB）发生于脊柱
    - 40% 发生于颈椎，25% 发生于腰椎，20% 发生于胸椎，15%~20% 发生于骶骨
  - 自椎弓起病
  - 可集中在椎弓根、椎板、横突或棘突、关节承重处，或椎弓峡部
  - 经常累及椎体
- 大小
  - ＞1.5 cm

X 线表现

- X 线片
  - 局限的膨胀性病变
  - 基质在 X 线片上通常不可见，CT 检查能更清楚地显示
  - 通常是透亮的，偶有硬化
  - 细微的影像学表现
    - 与对侧附件及上、下方层面比较
  - 前后位片
    - 椎弓根透亮或硬化
    - 横突膨胀
    - 50%~60% 的病例有脊柱侧弯，凹向肿瘤侧
  - 侧位片
    - 椎弓根、椎板或棘突膨胀
    - 椎体后部边界清晰的透亮区

CT 表现

- 增强 CT：骨基质不均匀强化
- CT 骨窗
  - 最常见的表现
    - 椎弓的边界清晰的膨胀性病变
    - 常累及椎体
    - 过渡带较窄，有硬化边
  - 侵袭性骨母细胞瘤
    - 突破皮质，过渡带较宽
    - 与骨肉瘤难以鉴别
  - 基质矿化
    - 不同程度矿化
    - 可以看到小的、不规则的骨小梁
    - 与内生软骨瘤、软骨肉瘤的软骨钙化难以区分

- 炎症反应可能远远超过了病变范围
  - 广泛的边界不清的硬化骨包绕病变
  - 相邻肋骨骨膜反应
  - 胸膜增厚和 / 或积液
  - 黄韧带骨化

MRI 表现

- T1WI 低 / 中等信号强度
- T2WI、STIR 上的信号强度由低到高
  - 由肿瘤骨化程度决定
- 注射钆剂后不同程度增强
- 瘤周水肿显著（"光晕征"）
  - 由前列腺素分泌导致
  - 水肿掩盖了肿瘤边缘
  - 类似恶性肿瘤
  - 可累及邻近的骨和软组织
    - 胸腔积液常见
- 可累及骨或邻近骨，常见骨膜反应
  - 由前列腺素分泌导致
- 骨基质通常不可见
  - 在所有序列都看到小的、形状不规则的低信号区
- 肿瘤边缘往往被周围的骨髓水肿掩盖
  - CT 显示更清晰
- 常与动脉瘤样骨囊肿相关
  - 液 - 液平
- 有轻微外伤导致硬膜外血肿的报道

血管造影表现

- 强烈的肿瘤染色

核医学表现

- 骨扫描：三相骨扫描为阳性

推荐成像方法

- 矢状位、冠状位 CT 重建

鉴别诊断

骨样骨瘤（OO）

- 较小（＜1.5 mm）
- 圆形瘤巢与周围反应性硬化
- 好发年龄相同
- 疼痛通常更加严重
- 脊柱侧弯常见

动脉瘤样骨囊肿（ABC）

- 后部附件的膨胀性病变
- ABC 见于 10%~15% 的骨母细胞瘤
- ABC 可单发或与其他肿瘤伴发
- 有液 - 液平的充满血液的多房性病变
- ABC 缺乏骨基质者，不伴骨母细胞瘤

转移

- 老年患者
- 通常是皮质破坏而不是膨胀
- 也可膨胀，特别在肾细胞癌时

第五篇 肿瘤、囊肿和其他肿块

- 累及后方附件和 / 或椎体

骨肉瘤（OGS）

- 含骨基质的肉瘤
- 成骨细胞瘤
- 发生于脊柱者罕见
- X 线片、CT 表现更具侵袭性
- 过渡带较宽
- 皮质破坏而非膨胀
- 累及椎弓和 / 或椎体

脊索瘤

- 累及椎体而非附件
- 常见于骶骨，活动脊柱罕见
- 没有骨基质，纯粹的溶骨性肿瘤

感染

- 因邻骨的炎性改变，OB 的 MRI 表现可与感染类似
- CT 很容易鉴别 OB 和感染

骨纤维异常增殖症

- 发生于脊柱者罕见
- 附件的膨胀性病变
- 可为溶骨性或 "磨玻璃" 样基质或细小的骨嵴

软骨肉瘤

- 脊柱罕见
- 累及椎体和 / 或附件
- 影像学表现中非侵袭性特征明显
- 环形软骨钙化

病理学

一般表现

- 肿瘤释放的前列腺素引起广泛的瘤周水肿
- 疼痛通常不如骨样骨瘤强烈

分期、分级及分类

- 典型的成骨细胞瘤
- 侵袭性成骨细胞瘤
  - 交界性病变与骨肉瘤
  - 局部浸润，但不转移

大体病理与手术所见

- 易碎、富血管性肿瘤
- 由于富血供而呈红色
- 与周围正常骨界限清楚

镜下所见

- 明显的成骨细胞
- 成骨细胞沿骨小梁分布
- 纤维血管间质
- 数量不同的编织骨
  - 10%～15% 伴发 ABC
- "进展性" OB
  - 具有相同的特征，再加上：
    - 多形性核、上皮样成骨细胞
- 最常见的体征 / 症状

- 局部隐痛
- 由于脊髓和神经根压迫引起的神经系统症状
- 伴有疼痛的脊柱侧弯

人口统计学

- 年龄
  - 90% 发生于 20～30 岁
  - 已确诊的患者最大发生于 70 多岁
- 性别：男：女 =(2～2.5)：1

转归与预后

- 生长缓慢
- 10%～15% 发展为典型性 OB
- 50% 发展为侵袭性 OB

治疗

- 刮除植骨或甲基异丁烯酸填充
- 术前栓塞可能有帮助

诊断思路

思考点

- 病变在 X 线片上可被掩盖，应对每例有疼痛的脊柱侧弯年轻患者行 CT 扫描

影像解读要点

- 侵袭性 OB 在影像学和组织学上很难与骨肉瘤鉴别
  - 过渡带较宽者可疑为骨肉瘤
  - 皮质不连在 OB 更为常见
    - 如果没有较宽的过渡带，不应该被视为恶性肿瘤的指征

（邢晓颖、袁慧书 译）

参考文献

1. Mishra A et al: Cervical spine osteoblastoma with an aneurysmal bone cyst in a 2-year-old child: a case report. Pediatr Neurosurg. 54(1):46-50, 2019
2. Jia Q et al: Factors affecting prognosis of patients with osteoblastoma of the mobile spine: a long-term follow-up study of 70 patients in a single center. Neurosurgery. 86(1):71-9, 2018
3. Galgano MA et al: Osteoblastomas of the spine: a comprehensive review. Neurosurg Focus. 41(2):E4, 2016
4. Orguc S et al: Primary tumors of the spine. Semin Musculoskelet Radiol. 18(3):280-99, 2014
5. Ruggieri P et al: Osteoblastoma of the sacrum: report of 18 cases and analysis of the literature. Spine (Phila Pa 1976). 39(2):E97-103, 2014
6. Li Z et al: Clinical features and surgical management of spinal osteoblastoma: a retrospective study in 18 cases. PLoS One. 8(9):e74635, 2013
7. Singh DK et al: Aggressive osteoblastoma involving the craniovertebral junction: a case report and review of literature. J Craniovertebr Junction Spine. 4(2):69-72, 2013
8. Harrop JS et al: Aggressive "benign" primary spine neoplasms: osteoblastoma, aneurysmal bone cyst, and giant cell tumor. Spine (Phila Pa 1976). 34(22 Suppl):S39-47, 2009
9. Qian BP et al: Spinal osteoblastoma complicated with epidural hematoma: two case reports. Spine (Phila Pa 1976). 34(12):E447-51, 2009
10. Kan P et al: Osteoid osteoma and osteoblastoma of the spine. Neurosurg Clin N Am. 19(1):65-70, 2008
11. Biagini R et al: Osteoid osteoma and osteoblastoma of the sacrum. Orthopedics. 24(11):1061-4, 2001
12. Okuda S et al: Ossification of the ligamentum flavum associated with osteoblastoma: a report of three cases. Skeletal Radiol. 30(7):402-6, 2001
13. Shaikh MI et al: Spinal osteoblastoma: CT and MR imaging with pathological correlation. Skeletal Radiol. 28(1):33-40, 1999
14. Saifuddin A et al: Osteoid osteoma and osteoblastoma of the spine. Factors associated with the presence of scoliosis. Spine. 23(1):47-53, 1998
15. Cheung FM et al: Diagnostic criteria for pseudomalignant osteoblastoma. Histopathology. 31(2):196-200, 1997

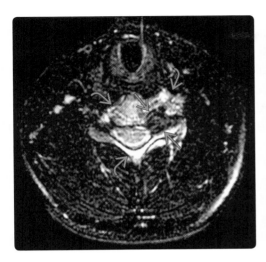 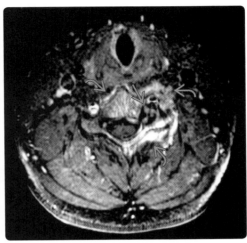

（左图）轴位抑脂 T2WI 示低信号致密骨化肿块（➡），累及左侧椎弓根。邻近附件、椎体、软组织有广泛的水肿（⇗），更像侵袭性的肿瘤

（右图）轴位抑脂 T1WI C+ 示肿瘤非骨化部分（➡）及瘤周水肿（⇗）明显强化

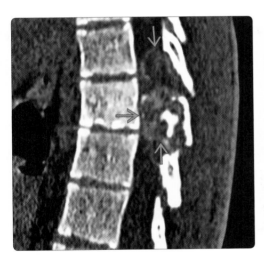 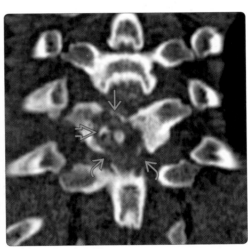

（左图）矢状位骨窗 CT 显示下胸椎骨母细胞瘤（➡），呈膨胀性改变，范围从椎板延伸至椎管

（右图）冠状位骨窗 CT 显示右侧椎板膨胀性改变（➡），骨基质（➡）类似于环形或半环形软骨基质钙化，肿瘤下缘可见骨皮质不连（➡）

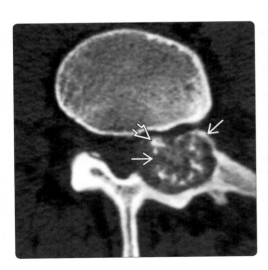 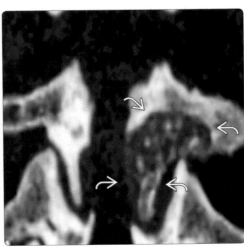

（左图）同一患者的轴位骨 CT 显示一个膨胀性骨质破坏（➡），其内可见纤细的不规则骨嵴（➡），这是 OB 的特征。虽然有皮质不连，但向邻近骨的过渡区狭窄且硬化

（右图）同一患者的冠状骨 CT 显示肿瘤范围从横突到下关节突（➡）

影像学

- 气球样膨胀性骨质破坏
  - 变薄的"蛋壳样"骨皮质
  - 与正常骨的移行带窄，无硬化边
  - 局部骨皮质不连常见
- 以椎弓为中心，可累及椎体
- 无椎弓根征：椎弓根膨胀导致在前后位片上看不到椎弓根轮廓
- 多发圆形囊肿，其内有液 - 液平
  - 由出血导致，血液成分沉积
  - 囊内充满出血，见厚薄不一的分隔

主要鉴别诊断

- 骨母细胞瘤
- 毛细血管扩张性成骨肉瘤
- 转移瘤
- 骨巨细胞瘤

- Tarlov 囊肿

病理学

- 海绵状、充满多发血窦的红色肿块
- 分为原发和继发两种类型
  - 原发动脉瘤样骨囊肿（aneurysmal bone cyst, ABC）是骨的孤立性肿瘤
  - 继发 ABC 和其他肿瘤相关
- 现在认为是真正的肿瘤，因为超过 50% 病例细胞遗传学异常
  - 16~17 号染色体之间的易位

临床信息

- 年轻患者背部隐痛

诊断要点

- "无椎弓根"征，由 ABC、成骨细胞瘤、骨肉瘤、转移瘤、创伤、先天性椎弓根缺如引起
- 常规在前后位片上评价每位患者的椎弓根

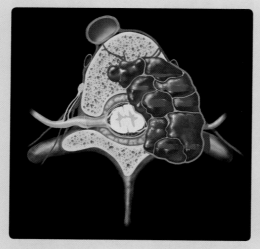

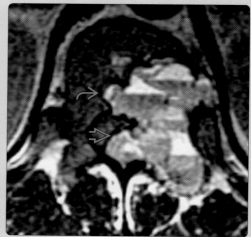

（左图）轴位解剖断面图示椎体后部及椎弓根动脉瘤样骨囊肿，为膨胀性、蜂窝状多囊肿块，并累及硬膜外腔。液 - 液平是典型特征

（右图）轴位 T2WI 示 T12 动脉瘤样骨囊肿，由于血液成分分层，显示多个液 - 液平。移行带狭窄并硬化（➡）。骨皮质被破坏，并累及椎管（➡），压迫脊髓

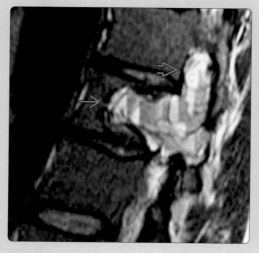

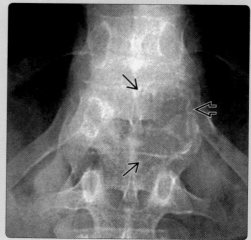

（左图）同一患者矢状位 T2WI 示病变累及椎体（➡）及椎管（➡）。鉴别诊断的关键点是确定骨肿瘤来源的中心

（右图）前后位片示 T12 动脉瘤样骨囊肿（➡），未见椎弓根（➡）。可见骨破坏，累及椎体及椎弓

术语

缩写

- 动脉瘤样骨囊肿（aneurysmal bone cyst, ABC）

定义

- 良性膨胀性肿块，内含薄壁出血空洞

影像学

一般表现

- 最佳诊断依据
  - 膨胀性肿块内有多个液 - 液平
- 部位
  - 10%～30% 的 ABC 发生于脊柱 / 骶骨
    - 起自椎弓
    - 75%～90% 累及椎体
- 形态学
  - 没有真正的骨膨胀
  - "膨胀"现象表明具有骨膜新生骨的肿瘤成分

X 线表现

- X 线片：骨的气球样膨胀
- 以椎弓为中心，累及椎体
  - 皮质变薄
  - 常见局部皮质破坏
  - 无椎弓根征：椎弓根膨胀导致在前后位片上看不到椎弓根轮廓
  - 少见：椎体塌陷（"扁平椎"）
  - 少见：累及多个椎体
  - 少见：累及邻近肋骨

CT 表现

- 以后部为中心的气球样膨胀性肿块
  - 通常侵入硬膜外间隙，可以导致椎管严重狭窄
- 内含圆形的囊，有液 - 液平
  - 由出血导致，血液成分沉积
- 病变无钙化
  - 可见薄的骨性间隔
- 与邻骨间有狭窄的无硬化移行带
- 变薄的"蛋壳"样骨皮质
- 常见局部皮质破坏
- 肿瘤周边、多囊间的分隔强化
- 实性 ABC 弥散强化

MR 表现

- 分叶状椎弓肿块，累及或不累及椎体
- 肿块有清晰的低信号边界
  - 提示骨膜和 / 或假包膜
- 肿瘤周围水肿
  - T2WI 高信号，STIR 上水肿超出肿瘤边界
  - 增强扫描强化
- 肿块内有多个大小不等的囊
  - 囊内见出血所致的液 - 液平
  - 信号强度不等
  - 可见厚薄不一的分隔
  - 肿块周边及其内的分隔强化

血管造影表现

- 常规表现
  - 血管丰富
  - 周边血管最明显，覆盖于病变周围

核医学表现

- 骨扫描
  - 骨扫描三相阳性
    - 放射缺损区周边可见活性边缘（"面包圈"征）

推荐成像方法

- CT 是最佳检查方法，可显示特定的影像征象
- CT 是与毛细血管扩张性成骨肉瘤鉴别的最佳方法
  - ABC 可见狭窄的移行带
  - 不累及周围软组织
- MRI 显示累及硬膜外、脊髓压迫

鉴别诊断

骨母细胞瘤

- 患者年龄段相近
- 椎弓膨胀性病变
- X 线片或 CT 上可见骨质
- 可继发于 ABC

毛细血管扩张性成骨肉瘤（OGS）

- 患者年龄段相近或更大
- 累及椎体和 / 或椎弓
- 也可见液 - 液平
- 可见更多的渗透性骨破坏
- 移行带更宽
- 累及周围软组织

转移瘤

- 患者年龄更大
- 累及椎体 ± 椎弓
- 破坏性病变并累及软组织，形成肿块
- 罕见：血行转移灶可见液 - 液平
- 通常破坏骨质而非膨胀性
- 肾细胞癌可见"皂泡样"膨胀性表现

骨巨细胞瘤（GCT）

- 患者年龄稍大
- 起源于椎体而不是椎弓
- 膨胀性、溶解性病变 ± 软组织肿块
- 可能继发于 ABC

浆细胞瘤

- 患者年龄通常大于 40 岁
- 累及椎体，通常不累及椎弓
- 椎体可膨大

Tarlov 囊肿

- 骶骨周围神经囊肿

- 起源于神经孔或椎管
- 引起骨重塑
- 无强化
- 所有序列显示单纯性液体

单纯性骨囊肿（SBC）

- 外周骨的另一类囊性病变
- 可见液 - 液平
- 未见脊柱病变

病理学

一般表现

- 病因学
  - 先前认为产生于创伤和局部血液循环障碍
    - 50% 以上发现细胞遗传学畸形，因此这一学说不可靠
  - 分为两种类型
    - 原发性 ABC 是孤立的骨肿瘤
    - 继发性 ABC 与另一种肿瘤有关
      - 多为常见的巨细胞瘤或骨母细胞瘤

大体病理与手术所见

- 柔软有弹性的红色肿块
- 多发含血的囊

镜下所见

- 典型
  - 囊性成分占主导地位
    - 大小不等蜂窝状含血的囊
    - 由成纤维细胞、巨细胞、组织细胞、含铁血黄素排列组成
  - 实性成分
    - 含血的囊与囊之间可见分隔
    - 含有骨基质及纤维组织、反应骨、巨细胞
- 实性 ABC 是罕见的变异
  - 占全部 ABC 的 5%～8%
  - 实性成分占主导
  - 有侵犯脊柱的倾向

遗传学

- t（16；17）(q22；p13）易位
- 导致 16q22 染色体上成骨细胞钙黏蛋白基因启动子区（CDH11）与 17p13 染色体上的泛素蛋白酶基因（USP6）融合
  - 启动子交换机制
  - 上调 USP6 的转录
  - 成骨细胞的未成熟细胞可能参与过度表达

临床信息

临床表现

- 常见体征 / 症状
  - 背痛，多夜间加重
  - 其他体征 / 症状
    - 脊柱侧弯
    - 由神经根和 / 或脊髓压迫引起的神经症状
    - 病理性骨折
- 临床资料
  - 年轻患者背部隐痛

人口统计学

- 年龄：80% 小于 20 岁
- 性别：女性比男性稍多
- 流行病学：ABC 占主要骨肿瘤的 1%～2%
- 有关于家族发病率的报道

转归与预后

- 未经治疗的 ABC 长期多变
  - 最初生长，之后一般保持稳定
  - 无恶性退变
- 复发率为 20%～30%（不完全切除情况下复发率增加）

治疗

- 栓塞
  - 部分病例作为单独治疗方法有效
  - 也可以作为术前治疗
- 手术切除
- 可能需要固定脊柱
- 放疗可能易诱发肉瘤

诊断思路

思考点

- "无椎弓根"征，由 ABC、成骨细胞瘤、溶骨肉瘤、转移瘤、创伤、先天性椎弓根缺如引起

影像解读要点

- 常规在前后位片上评价每位患者的椎弓根

（邢晓颖、袁慧书 译）

参考文献

1. Parker J et al: Spinal aneurysmal bone cysts (ABCs): optimal management. Orthop Res Rev. 11:159-66, 2019
2. Bazzocchi A et al: Fluid-fluid levels in aneurysmal bone cysts. J Pediatr. 204:317, 2018
3. Girolami M et al: Do multiple fluid-fluid levels on MRI always reveal primary benign aneurysmal bone cyst? J Neurosurg Sci. 62(2):234-36, 2018
4. Palmerini E et al: Denosumab in patients with aneurysmal bone cysts: a case series with preliminary results. Tumori. 104(5):344-51, 2018
5. Samir Barakat A et al: Early recurrence of a solid variant of aneurysmal bone cyst in a young child after resection: technique and literature review and two-year follow-up after corpectomy. J Am Acad Orthop Surg. 26(10):369-75, 2018
6. Protas M et al: Cervical spine aneurysmal bone cysts in the pediatric population: a systematic review of the literature. Pediatr Neurosurg. 52(4):219-24, 2017
7. Charest-Morin R et al: Benign tumors of the spine: has new chemotherapy and interventional radiology changed the treatment paradigm? Spine (Phila Pa 1976). 41 Suppl 20:S178-85, 2016
8. Dubory A et al: Interest of Denosumab for the treatment of giant-cells tumors and aneurysmal bone cysts of the spine. About nine cases. Spine (Phila Pa 1976). 41(11):E654-60, 2016
9. Oliveira AM et al: USP6-induced neoplasms: the biologic spectrum of aneurysmal bone cyst and nodular fasciitis. Hum Pathol. 45(1):1-11, 2014
10. Amendola L et al: Aneurysmal bone cyst of the mobile spine: the therapeutic role of embolization. Eur Spine J. 22(3):533-41, 2013

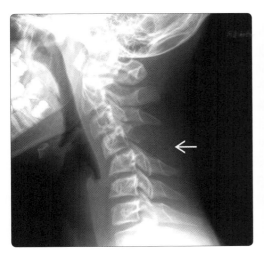

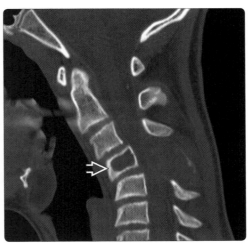

（左图）颈椎侧位片显示 C4 棘突膨胀性溶骨性骨质破坏（➡），病变向椎体后方及邻近附件延伸。继发脊柱后突畸形

（右图）该患者颈椎中线矢状位骨窗 CT 显示，C4 椎体溶骨性骨质破坏（➡），附件区膨胀性改变

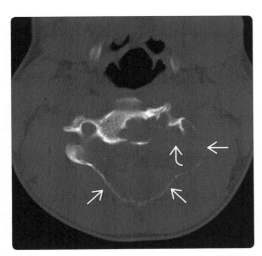

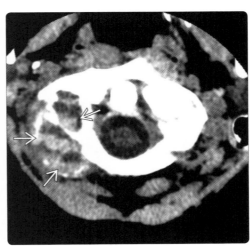

（左图）轴位骨窗 CT 显示附件区明显膨胀性骨质破坏（➡）。左侧骨性椎动脉管几乎消失（➡），表明肿瘤包绕动脉

（右图）轴位增强 CT 显示骨质明显膨胀，边缘薄或骨皮质连续性中断，病变内多发囊性改变，由于肿瘤内出血导致的液 - 液平面（➡）

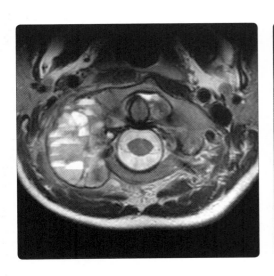

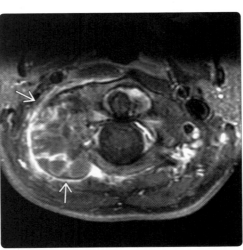

（左图）轴位 T2WI 显示 C1 侧块膨胀性信号不均匀肿块。病变内有典型多发液 - 液面，被骨性分隔分隔开来

（右图）轴向 T1 C+ MR 显示 C1 侧块膨胀性骨质破坏，增强扫描囊壁多发强化（➡）

术语
- 破骨细胞样巨细胞形成的局部侵袭性肿瘤

影像学
- 3% 的 GCT 发生在脊柱
- 4% 的 GCT 发生在骶骨
- 椎体或骶骨的溶骨性、膨胀性病变
- 狭窄的移行带
- 通常边界无硬化
- 无骨质，但可见残余骨小梁
- 可见皮质破坏
- 不均质强化
- 常可见无强化坏死区
- 可能与动脉瘤样骨囊肿成分有关

主要鉴别诊断
- 转移瘤
- 骨髓瘤
- 脊索瘤
- 成骨肉瘤

临床表现
- 潜在背痛，夜间加重
- 局部侵犯：复发率为 12%~50%
- 单纯刮除复发率高
  - 刮除后填充甲基丙烯酸甲酯或植骨
  - 迪诺单抗：RANKL 单克隆抗体
    - 一项研究显示，86% 的患者对肿瘤治疗有反应

诊断思路
- 成人单发骶骨肿块最常见的病因有 GCT、脊索瘤和浆细胞瘤
- 恶性 GCT 罕见，难与典型 GCT 区别
  - 移行带通常边界不清晰

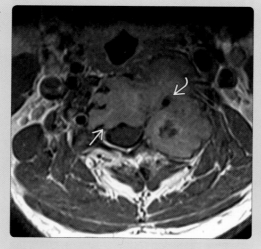
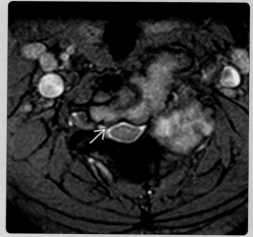

（左图）颈椎轴位 T1WI C+ MR 显示一个大的、膨胀性、弥漫强化的肿块，边界清晰，边缘分叶。向硬膜外延伸（➡）和包绕左侧椎动脉（➡）

（右图）轴位 T2* GRE MR 显示病变中心呈高信号，信号略高于周围肌肉组织。硬膜外延伸和硬膜囊腹侧的肿块（➡）边界清晰

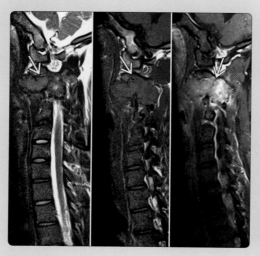
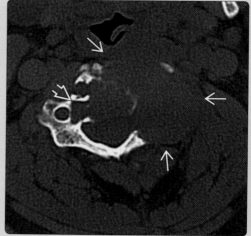

（左图）C2 骨巨细胞瘤矢状位 T2WI（左）、T1WI（中）和 T1WI C+（右）MR 图像，显示低 T2 信号（➡），弥漫性增强。病变累及 C2 椎体和后部

（右图）轴位 CT 显示 C2 椎体和左侧附件骨质破坏、周围软组织肿块（➡），右侧椎体呈膨胀性改变（➡）

术语

缩略语
- 骨巨细胞瘤（giant cell tumor, GCT）

定义
- 破骨细胞样巨细胞形成的局部侵袭性肿瘤

影像学

一般表现
- 最佳诊断依据
  ○ 椎体或骶骨溶骨性病变
- 部位
  ○ 3% 的 GCT 发生在脊柱
    - 以椎体为中心
  ○ 4% 的 GCT 发生在骶骨
  ○ 很少 / 多发

X 线表现
- X 线片
  ○ 椎体或骶骨溶骨性、膨胀性病变
  ○ 狭窄的移行带
  ○ 通常边界无硬化
  ○ 无骨质，但可见残余骨小梁
  ○ 可见皮质破坏

CT 表现
- 比 X 线片显示更清晰
- 因坏死，可见液体信号区
- 强化类似骨质
- 液 - 液平提示动脉瘤样骨囊肿（ABC）

MR 表现
- 膨胀性肿块
- 常累及软组织
- 边界锐利，可见狭窄的移行带
- T1WI 为低到中等信号
- T2WI 和 STIR 为中等到高信号
- 液 - 液平提示 ABC
- 所有序列的薄的曲线状低信号带
- 提示残余骨小梁或纤维分隔
- ± 低信号含铁血黄素
- 不均质强化
- 常见非强化坏死区

核医学表现
- 骨扫描
  ○ 三相扫描均为阳性

推荐成像方法
- 最佳成像方法
  ○ CT 扫描诊断
  ○ MRI 评价椎管、神经根
- 成像建议
  ○ 矢状位、冠状位薄层 CT 重建

鉴别诊断

转移瘤
- 常更具侵袭性，但可以表现为膨胀性
- 累及椎体和（或）椎弓
- 常多发
- 一般为老年患者

骨髓瘤
- 溶骨性病变，常为膨胀性
- 椎体或骶骨
- 可见锐利的移行带，地图样表现
- 一般为老年患者
- 寻找其他病变

脊索瘤
- 溶骨性、膨胀性病变
- 通常发生在骶骨，可累及椎体
- 起于中线
- 无骨质
- 可见大量软组织成分

成骨肉瘤（OGS）
- 移行带宽，呈弥漫性表现
- 椎体或椎弓
- 软组织肿块
- 80% 可见骨质
- 可含大量骨细胞

动脉瘤样骨囊肿（ABC）
- 显著膨胀
- 起于椎弓，可累及椎体
- 可与 GCT 并存

骨母细胞瘤
- 椎弓溶骨性、膨胀性病变
- 可累及椎体
- CT 扫描可见骨基质

甲状旁腺功能亢进性棕色瘤
- 影像学和组织学与 GCT 相同
- 由甲状旁腺功能亢进时破骨细胞刺激引起
- 甲状旁腺功能亢进治愈后肿瘤可消失

病理学

分期、分级及分类
- 典型 GCT：提出过分级系统，但并不能预测肿瘤表现
- 恶性 GCT：有局部复发和向骨、肺、肝转移的高风险

大体病理与手术所见
- 柔软、棕色
- 10%~15% 肿瘤有 ABC 成分
- 周围骨膨胀，皮质变薄
  ○ 骨膜新生骨提示肿瘤
- 周边显示薄层纤维和反应骨
- 明显累及软组织通常被骨膜覆盖

镜下所见

- 多核破骨巨细胞
  - 骨巨细胞平均有 15 个核
  - 无有丝分裂
  - 细胞核呈圆形或椭圆形，非多形性
  - 细胞质丰富
  - 无巨细胞产生的骨及软骨基质
- 纺锤细胞基质
  - 每个细胞有单核，表现与巨细胞相似
- 可见反应骨
  - 骨膜反应，并非肿瘤细胞所致
- 可见出血、坏死、含铁血黄素
- 恶性骨巨细胞瘤
  - 少见，组织学诊断较难
  - 巨细胞的间变及异形性
  - 缺少肿瘤细胞的骨结构，可以与巨细胞丰富的 OGS 区分

临床信息

临床表现

- 常见体征 / 症状：背痛，潜伏发病，夜间加重
- 临床资料
  - 30% 有病理性骨折
  - 邻近病变区的关节运动受限

人口统计学

- 年龄
  - 80% 的患者为 30~50 岁
  - 脊柱发病的高峰年龄段为 20~30 岁
  - 骨骼成熟前发病少见
- 性别
  - 脊柱发病，女：男 =2.5：1
    - 比四肢骨骼更倾向于女性发病
- 流行病学
  - 在主要骨肿瘤中占 5%
  - 在最常见骨肿瘤中为第六位

转归与预后

- 局部侵犯：复发率为 12%~50%
- 可有肉瘤变：可自发或是放疗反应
- 肺转移：1%~2%
  - 潜在自限性生长
  - 可以自行退化
  - 手术切除有效
  - 切除原发 GCT 后 3 年内发病
  - 组织学上与原发 GCT 相同
- 原发恶性 GCT（少见）
  - 预后差
  - 可有肺、肝、骨转移

治疗

- 单独刮除复发率高

- 冷冻或热凝可降低复发率
- 刮除产生的缺损用异丁烯酸甲酯填充或植骨
- 如果肿瘤不能完全切除，可行辅助化疗
- 骶骨肿瘤完全切除后复发率高
- 迪诺单抗：RANKL 单克隆抗体
  - 一项研究显示：86% 的患者对肿瘤治疗有反应
    - 到第 25 周，90% 的巨细胞组织学消除或目标病变无放射学进展
- 放疗只用于不可切除肿瘤
  - 治疗后几年内有发生肉瘤的风险
- 动脉栓塞
  - 术前应用
  - 用于治疗不可切除肿瘤
- 手术切除肺转移：切除后预后良好
- 恶性 GCT 应行广泛切除、化疗、放疗

诊断思路

思考点

- 成人单发骶骨肿块最常见病因有 GCT、脊索瘤和浆细胞瘤
- 恶性 GCT 少见，难与典型 GCT 区别
  - 移行带通常边界不清晰

影像解读要点

- 骶骨 GCT 在 X 线片上可能观察不到，非典型骶骨痛的患者应行 CT 检查
- 放疗患者必须通过 MRI 随访复发风险和肉瘤变

（邢晓颖、袁慧书 译）

参考文献

1. Montgomery C et al: Giant cell tumor of bone: review of current literature, evaluation, and treatment options. J Knee Surg. 32(4):331-6, 2019
2. Jamshidi K et al: Denosumab in patients with giant cell tumor and its recurrence: a systematic review. Arch Bone Jt Surg. 6(4):260-8, 2018
3. Noh BJ et al: Giant cell tumor of bone: updated molecular pathogenesis and tumor biology. Hum Pathol. 81:1-8, 2018
4. Chakarun CJ et al: Giant cell tumor of bone: review, mimics, and new developments in treatment. Radiographics. 33(1):197-211, 2013
5. Raskin KA et al: Giant cell tumor of bone. J Am Acad Orthop Surg. 21(2):118-26, 2013
6. Boriani S et al: Giant cell tumor of the mobile spine: a review of 49 cases. Spine (Phila Pa 1976). 37(1):E37-45, 2012
7. Branstetter DG et al: Denosumab induces tumor reduction and bone formation in patients with giant-cell tumor of bone. Clin Cancer Res. 18(16):4415-24, 2012
8. Zbojniewicz AM et al: Neoplastic disease of the vertebral column: radiologic-pathologic correlation. Curr Probl Diagn Radiol. 39(2):74-90, 2010
9. Gerber S et al: Imaging of sacral tumours. Skeletal Radiol. 37(4):277-89, 2008
10. Luther N et al: Giant cell tumor of the spine. Neurosurg Clin N Am. 19(1):49-55, 2008
11. Kwon JW et al: MRI findings of giant cell tumors of the spine. AJR Am J Roentgenol. 189(1):246-50, 2007
12. Bertoni F et al: Malignancy in giant cell tumor of bone. Cancer. 97(10):2520-9, 2003
13. Garcia-Bravo A et al: Secondary tetraplegia due to giant-cell tumors of the cervical spine. Neurochirurgie. 48(6):527-32, 2002
14. Lackman RD et al: The treatment of sacral giant-cell tumours by serial arterial embolisation. J Bone Joint Surg Br. 84(6):873-7, 2002
15. Murphey MD et al: From the archives of AFIP. Imaging of giant cell tumor and giant cell reparative granuloma of bone: radiologic-pathologic correlation. Radiographics. 21(5):1283-309, 2001

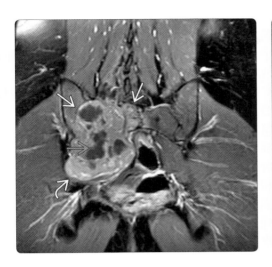

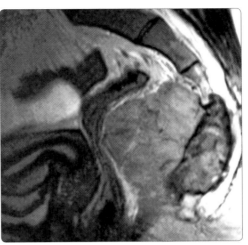

（左图）骶骨冠状面 T1WI C+ MR 显示一个大的 GCT 累及右骶翼和髂骨翼（➡），并有明显的软组织肿块（➡）。肿瘤内有多发囊状坏死（➡）

（右图）同一患者的矢状位 T2WI MR 显示病变信号强度不均匀，以低信号为主。GCT 信号强度是多变的，在鉴别诊断中应用有限

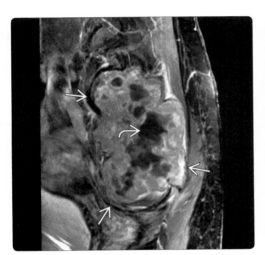

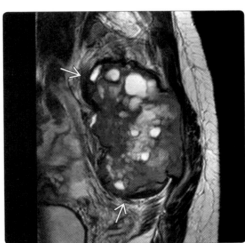

（左图）骶骨矢状位 T1WI C+ FS MR 显示骶骨巨大 GCT（➡）强化不均匀，可见多发囊变 / 坏死区无强化

（右图）骶骨矢状位 T2WI MR 显示骶骨边界清晰（➡）的巨大肿块，信号不均匀

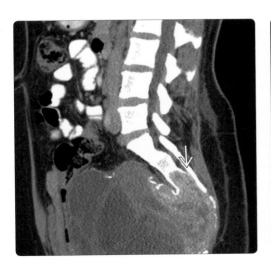

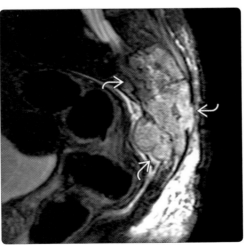

（左图）矢状面 NECT 显示盆腔巨大肿块，累及骶骨下部（➡）。主要鉴别骶骨脊索瘤和骨巨细胞瘤。不太可能是转移瘤，因为这看起来像一个原发的病变

（右图）矢状位 STIR MR 显示骶骨恶性 GCT（➡）。提示肿瘤比大多数骨巨细胞瘤更具侵袭性的线索包括巨大软组织肿块和更广泛的骨质破坏

术语

- 骨软骨瘤（osteochondroma, OC）
- 骨软骨瘤，外生骨疣
- 邻近正常骨的软骨帽骨化

影像学

- 有蒂或无蒂的"菜花样"骨性病变
- 病变与下方正常骨皮质和骨髓腔相连续
- 软骨帽可见钙化
- 在 MRI 上，病变中心可见正常骨髓信号
- 软骨帽与脊髓信号在 T1WI 上相似，T2WI 上呈高信号

主要鉴别诊断

- 软骨肉瘤
- 成骨细胞瘤
- 动脉瘤样骨囊肿（ABC）
- 肿瘤样钙质沉着
- 肌腱起止点病

病理学

- 特发性，外伤，软骨周围环状缺损
- 辐射诱发的骨软骨瘤
- 综合征：遗传性多发性骨软骨瘤病（hereditary multiple exostoses, HME）
- 椎体 OC 罕见；1%~5% 为散发性，1%~9% 为遗传性多发性骨软骨瘤病（HME）

临床信息

- 通常无症状；在 X 线片上偶然发现
- 可触及肿块
- 压迫、侵犯关节、肌肉
- 压迫脊髓、神经根而引起症状者较少见
- 发病高峰：10~30 岁

诊断思路

- 多发性→ 考虑 HME
- 在成人，软骨帽 >1.5 cm 要考虑恶变可能（软骨肉瘤）

（左图）轴位示意图示典型的骨软骨瘤（外生骨疣）（➡），突入椎管致椎管狭窄、脊髓受压

（右图）一个颈髓病患者的轴位骨窗 CT 显示典型的外生骨疣（➡）突出到颈椎管，导致椎管严重狭窄。病变与邻近椎体髓腔相延续是其特征

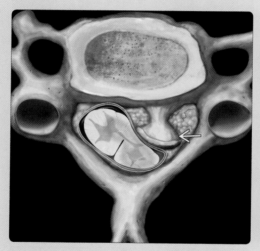
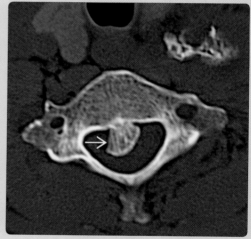

（左图）CT 骨窗示自右侧椎弓根伸出的带蒂骨性病变（➡），突入椎管，与皮质、髓质相延续，导致椎管狭窄。由于骨软骨瘤的骨性成分，致右侧椎弓根不规则膨大（⇨）

（右图）同一患者的轴位抑脂 T2WI 示骨性肿块与右侧椎弓根的髓质信号相延续（➡）。软骨帽为高信号（➡），椎管受压变形（⇨）

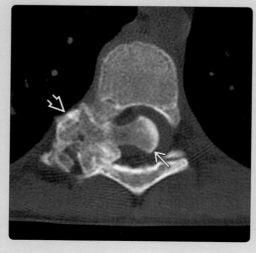
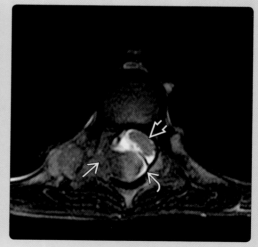

术语

缩略语

- 骨软骨瘤（OC）
- 遗传性多发性骨软骨瘤病（HME），又称骨干性软骨发育不全、多发性软骨性外生骨疣

近义词

- 骨软骨瘤，外生骨疣
- HME：软骨发育障碍，多发性软骨瘤

定义

- 与骨干相连的骨赘，带有软骨帽

影像学

一般表现

- 最佳诊断依据
  - 有蒂或无蒂的"菜花样"骨性病变，皮质与骨干相连
- 部位
  - 软骨内化骨的骨骼
    - 85% 见于长管状骨干骺端，尤其是膝关节
  - 发生于脊柱者不足 5%
    - 颈椎（50%，C2 多见）＞胸椎（T8＞T4＞其他）＞腰椎＞骶骨
    - 棘突＞横突＞椎体
- 大小
  - 大小因发现时间的不同而明显不一样，1～10 cm

X 线表现

- X 线片
  - 有蒂或无蒂的骨性突起，在肿瘤附着处骨皮质相延续
  - 只有钙化时软骨帽才能看见

CT 表现

- CT 平扫
  - 有蒂或无蒂的骨性病变
  - 皮质及髓腔与所附着骨相连续
  - 软骨帽可看见钙化
- 增强 CT
  - 可见软骨帽周围或分隔强化

MRI 表现

- T1WI
  - 中心高信号（髓质）被周围低信号的皮质所环绕
  - 透明软骨形成的软骨帽呈低或等信号
- T2WI
  - 中心为等或高信号，周围为低信号的皮质
  - 高信号的透明软骨帽
- T1WI C+
  - 软骨帽可见周围或分隔强化

超声表现

- 灰阶超声
  - 没有钙化的软骨帽呈低回声，与邻近的脂肪、肌肉很容易分开
  - 有蒂、钙化的软骨帽后方有声影

核医学表现

- 骨扫描
  - 表现多样
- 放射性核素摄取量升高：骨软骨代谢活跃
- 放射性核素摄取量无升高：骨软骨代谢静止

推荐成像方法

- 首选影像学检查
  - MRI
- 成像建议
  - MRI 可以测量软骨帽，确定局部神经、骨骼肌肉组织的情况
  - CT 骨窗可以用来评估钙化情况，确定椎管连续性

鉴别诊断

软骨肉瘤

- 骨软骨瘤恶变
- 软组织肿块囊变、坏死，有硬化边
- 软骨样基质（环形或半环形，50%）

成骨细胞瘤

- 膨胀性病变
- 囊性病变，有骨基质，过渡带窄

动脉瘤样骨囊肿

- 膨胀性、囊性病变
- 多囊，有液-液平

肿瘤样钙质沉着

- 关节周围钙化肿块
- 脊柱很少累及

肌腱起止点病

- DISH，强直性脊柱炎，银屑病性关节病，钙盐代谢紊乱

病理学

一般表现

- 病因学
  - 特发性，外伤，软骨周围环状缺损
    - 软骨周围部分疝出
    - 刺激干骺端软骨，软骨内成骨形成蒂
  - 辐射诱发的骨软骨瘤
    - 是最常见的辐射诱发良性肿瘤
      - 发病率为 6%～24%
  - 辐射剂量 1500～5500 cGy，发生在照射野周围
    - 患者一般在 2 岁前进行 XRT
    - 潜伏期 3～17 年
  - 病理学和影像学表现与其他外生骨疣相同
- 遗传学
  - 遗传性多发性骨软骨瘤病
    - 常染色体显性遗传
    - 第 8 对染色体长臂的外生骨疣（多发性）基因 1（a.k.a.*EXT1*）导致外生骨疣

- – 第 11 对染色体短臂的外生骨疣（多发性）基因 2（a.k.a.*EXT2*）导致外生骨疣
- – 第 19 对染色体短臂的外生骨疣（多发性）基因 3（a.k.a.*EXT3*）
- – 1 个 EXT 基因失活→外生骨疣；继发第 2 个 EXT 基因失活→恶变
- 良性软骨性骨肿瘤
  - 占所有骨肿瘤的 9%，是最常见的良性骨肿瘤（30%~45%）
  - 生长加快，新出现疼痛；骨骼发育成熟后软骨帽持续生长，厚度 > 1.5 cm 提示恶变为软骨肉瘤
  - 骨软骨瘤的并发症包括畸形、骨折、血管受累、神经病的后遗症、上方黏液囊覆盖、恶变
- 脊柱的骨软骨瘤较少见；骶骨占 1%~5%，HMC 占 1%~9%
  - 窄蒂或宽基底与椎体皮质、骨髓腔相连
  - 透明软骨帽的厚度与患者年龄呈正比
- 脊柱的骨软骨瘤很多无临床症状
  - 可引起机械冲击
  - 可压迫椎管或神经根

大体病理与手术所见
- 与发病骨骨皮质和髓腔相连续的骨赘
- 软骨帽大小不一，有的为较厚的突起，表面为蓝灰色（年轻患者）；有的厚度为几个毫米或无软骨帽（见于成年人）

镜下所见
- 成熟软骨，松质骨，皮质骨
- 软骨帽在组织学上代表典型的生长面

临床信息

临床表现
- 常见体征 / 症状
  - 通常无症状，在 X 线片上偶然发现
  - 可触及肿块
  - 对关节肌肉的机械刺激
- 其他体征 / 症状
  - HME 引起脊髓或神经根性症状
  - 外伤引起椎管狭窄，易导致脊髓损伤
  - 脑神经功能障碍
  - 咽部肿块
  - 脊柱侧弯

人口统计学
- 年龄
  - 发病高峰为 10~30 岁
  - 多数 HME 于 5 岁左右发现，12 岁后都能确诊
- 性别
  - 男：女 =3：1
- 流行病学

- 单发的骨软骨瘤流行病学特点不明，因为很多无临床症状
- HME 在西方人群中发病率为 1：(50 000~100 000)；在 Chanorros 人中达到 1：1000

转归与预后
- 术后局部复发率 <2%
- 良性病变，无转移倾向
- 单发者恶变率 <1%，HME 恶变率为 3%~5%
  - 无症状者骨骼成熟后病变长大或出现疼痛，在成人软骨帽厚度增大（ >1.5 cm ）

治疗
- 无症状者保守治疗
- 有症状者可手术切除，矫正畸形

诊断思路

思考点
- 多发性→考虑 HME
- 分析软骨帽的厚度时要考虑患者的年龄

影像解读要点
- 在成人，软骨帽 > 1.5 cm 要考虑恶变的可能（软骨肉瘤）
- 放射性特征能确诊，反映病理学表现

（邢晓颖、袁慧书 译）

参考文献

1. Jackson TJ et al: Is Routine spine MRI necessary in skeletally immature patients with MHE? Identifying patients at risk for spinal osteochondromas. J Pediatr Orthop. 39(2):e147-52, 2019
2. Akhaddar A et al: Multiple hereditary exostoses with tetraparesis due to cervical spine osteochondroma. World Neurosurg. 116:247-8, 2018
3. Ganesh S et al: Solitary facet joint osteochondroma of the upper thoracic spine: an unusual cause of cord compression in the pediatric age group. Neurol India. 66(2):555-6, 2018
4. Garg B et al: Solitary anterior osteochondroma of cervical spine: an unusual cause of dysphagia and review of literature. J Clin Orthop Trauma. 9(Suppl 2):S5-S7, 2018
5. Yakkanti R et al: Solitary osteochondroma of the spine-a case series: review of solitary osteochondroma with myelopathic symptoms. Global Spine J. 8(4):323-39, 2018
6. Raswan US et al: A solitary osteochondroma of the cervical spine: a case report and review of literature. Childs Nerv Syst. 33(6):1019-22, 2017
7. Akhaddar A et al: Solitary osteochondroma of the cervical spine presenting as recurrent torticollis. Pan Afr Med J. 17:271, 2014
8. Ruivo C et al: Spinal chondrosarcoma arising from a solitary lumbar osteochondroma. JBR-BTR. 97(1):21-4, 2014
9. Rustagi T et al: C2 compressive osteochondroma with transient neurologic symptoms in a pediatric patient. Spine J. 14(10):2516-7, 2014
10. Aldea S et al: Acute spinal cord compression in hereditary multiple exostoses. Acta Neurochir (Wien). 148(2):195-8; discussion 198, 2006
11. Maheshwari AV et al: Osteochondroma of C7 vertebra presenting as compressive myelopathy in a patient with nonhereditary (nonfamilial/sporadic) multiple exostoses. Arch Orthop Trauma Surg. 126(10):654-9, 2006
12. Moon KS et al: Osteochondroma of the cervical spine extending multiple segments with cord compression. Pediatr Neurosurg. 42(5):304-7, 2006
13. Kouwenhoven JW et al: Headache due to an osteochondroma of the axis. Eur Spine J. 13(8):746-9, 2004
14. Taitz J et al: Osteochondroma after total body irradiation: an age-related complication. Pediatr Blood Cancer. 42(3):225-9, 2004
15. Akagi S et al: Osteochondroma of the upper cervical spine presenting as vertigo. Orthopedics. 26(2):187-8, 2003
16. Fiechtl JF et al: Spinal osteochondroma presenting as atypical spinal curvature: a case report. Spine. 28(13):E252-5, 2003

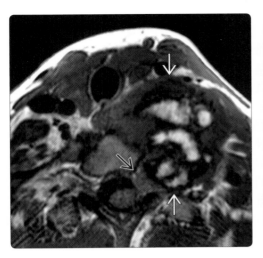
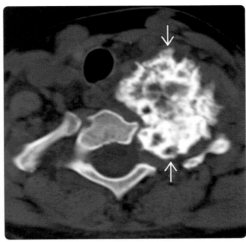

（左图）轴位 T1WI MR 显示遗传性多发性骨软骨瘤病（HME）患者 T1 左侧巨大骨软骨瘤（➡），局部臂丛神经病变。肿瘤位于左侧 C7-T1 椎间孔（➡）

（右图）同一患者的轴位骨窗 CT 显示 T1 左侧巨大外生性、伴有典型的"菜花样"骨化（➡）。该患者表现为继发于局部神经压迫的臂丛神经病变。注意 CT 和 MR 在描述不同组织成分时是如何互为补充的

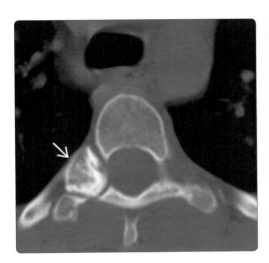
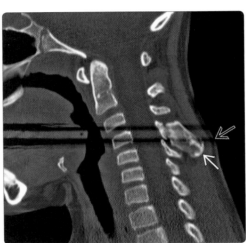

（左图）一个典型的遗传性多发性骨软骨瘤（外生性）的病例。轴位骨 CT 显示无蒂椎弓根病变（➡），是无蒂骨软骨瘤的典型表现

（右图）矢状位 CT 平扫重建显示突起的骨性肿块（➡），病变起自该患儿的 C4 棘突。肿块导致上方皮肤隆起（➡）

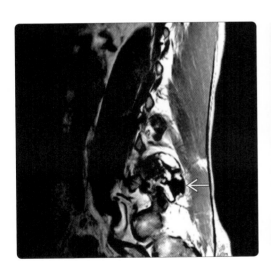
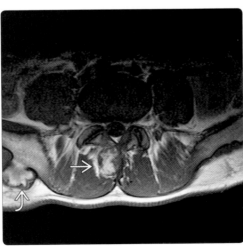

（左图）矢状位 T1WI 显示一个背痛患者的起自左侧 L5-S1 小关节面的混杂信号肿块（➡），T1 高信号的是骨髓成分

（右图）轴位 T1WI 示 L4 椎板巨大骨软骨瘤（➡），中心为高信号的骨髓，周围是等信号的软骨帽。右侧髂骨嵴典型的"菜花状"骨软骨瘤（➡）

定义

- 来自结缔组织的恶性肿瘤，以肿瘤细胞形成软骨基质为特点

影像学

- 含软骨基质的囊性肿块
  - 较高级别的病变多较大，无钙化
- 多为分叶状
- 周围和内部分隔强化
- 可穿透骨皮质延伸至硬膜外或椎旁
- 最易受累的脊柱节段是胸椎
  - 椎体和附件均受（45%）
  - 只累及附件（40%）
- 大小多样，典型者较大

主要鉴别诊断

- 转移瘤

- 浆细胞瘤
- 淋巴瘤
- 骨肉瘤
- 恶性纤维组织细胞瘤

临床信息

- 固定位置的疼痛，症状一般持续时间长
- 脊柱的软骨肉瘤 45% 有神经症状
- 无力，感觉异常，瘫痪
- 可触及肿块
- 发病年龄为 20~90 岁；发病高峰为 40~60 岁
- 在脊柱的原发性非淋巴组织增生性恶性肿瘤中排第二位

诊断要点

- 内生软骨瘤或骨软骨瘤若增大或产生疼痛，则应怀疑肉瘤变

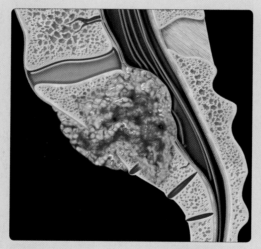
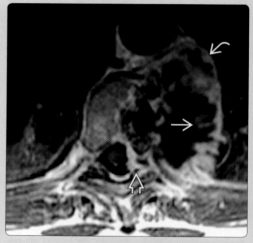

（左图）矢状位示意图示腰骶联合可见巨大软组织肿块，骨质破坏，侵犯骶前组织和硬膜外

（右图）轴位增强 T1WI 示椎体巨大肿块，侵犯硬膜外（➡）和椎旁组织（➡），病变周边不规则强化，中线分隔轻度强化（➡）

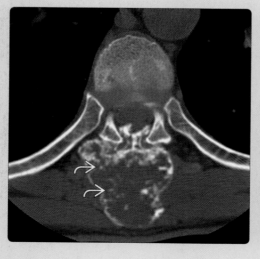
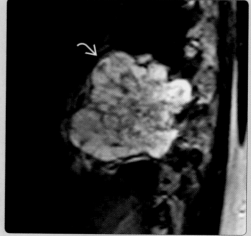

（左图）轴位 CT 平扫示起自神经管的巨大软组织肿块，含环形或斑点状钙化（➡），典型的肿瘤软骨基质的表现

（右图）同一患者矢状位 T2WI 示在左侧椎旁可见一巨大分叶状肿块（➡），主要以高信号为主，小叶周围因钙化而呈低信号环绕。这是软骨类肿瘤的典型 MRI 表现

术语

缩略语

- 软骨肉瘤（chondrosarcoma, CHS）

定义

- 来自结缔组织的恶性肿瘤，以肿瘤细胞形成软骨基质为特点

影像学

一般表现

- 最佳诊断依据
  - 含软骨基质的囊性肿块
- 部位
  - 最易受累的脊柱节段是胸椎
  - 附件（40%）
  - 椎体（15%）
  - 椎体和附件同时发病（45%）
  - 骶骨很少见
- 大小：大小不一，典型者较大
- 形态学
  - 富含或无软骨基质的囊性软组织肿块（环形或半环形钙化）
- 较高级别的病变一般较大，无钙化
  - 多为分叶状
  - 可穿透骨皮质延伸至硬膜外或椎旁

X 线表现

- X 线片
  - 破坏性肿块
  - 可见软骨基质

CT 表现

- CT 平扫
  - 囊性骨病变
  - 软骨基质钙化
  - 肿瘤未钙化部分密度低于肌肉
  - 不同程度的骨外软组织肿块

MRI 表现

- T1WI
  - 破坏性骨病变
  - 低 - 中等信号强度
  - 不同大小的骨外软组织肿块
- T2WI
  - 因透明软骨富含水分而呈分叶状高信号
  - 低信号区因含钙化成分
- T1WI C+
  - 周围及中心分隔强化
  - 非强化区代表透明软骨、囊性黏液组织、坏死

核医学表现

- 骨扫描
  - 放射性示踪剂摄取升高
  - 由于周围充血、水肿，使得对病变范围的估计过大

推荐成像方法

- 最佳成像方法
  - CT 可显示骨质破坏、钙化及其范围
- 成像建议
  - CT 可评估软骨基质，皮质的破坏，骨内或骨外的侵犯
  - MRI 可评估肿瘤骨内和邻近软组织的侵犯范围

鉴别诊断

转移瘤

- 溶骨性肿瘤，边缘不整
- 典型者为多发
- 椎旁、硬膜下侵犯
- 压缩骨折
- 许多原发肿瘤可引起成骨性转移

浆细胞瘤

- 溶骨性肿瘤，边缘不整
- 典型者为单发
- 椎旁、硬膜下侵犯
- 压缩骨折

淋巴瘤

- 主要累及脊柱的软组织肿块（如硬膜下疾病）
- 当骨质结构受累时为破坏性肿瘤
- 无钙化

骨肉瘤

- 骨基质，不是软骨
- 多发生于年轻人

恶性纤维组织细胞瘤（MFH）

- 常为纯囊性
- 可有硬化区，无软骨基质
- 无明显的骨膜反应

病理学

一般表现

- 病因学
  - 原发性软骨肉瘤
    - 可为放疗并发症
  - 继发性软骨肉瘤、骨软骨瘤或内生软骨瘤恶变而来
- 遗传学
  - 1 级软骨肉瘤（CHS）：二倍体
  - 2 级或 3 级软骨肉瘤（CHS）：非整倍体，与肿瘤侵袭性行为有关
  - 高级别病变：复杂染色体畸变伴不可逆易位和缺失
    - 细胞遗传学和分子遗传学的发现是多样、复杂的，缺乏特异性
- 肿瘤细胞形成透明软骨

分期、分级及分类

- 1 级软骨肉瘤 (CHS)：生长缓慢，局部侵袭，无痛性过程
  - 潜在的复发倾向，无转移、播散

- ○ 确诊需要临床及放射学资料的证据支持
- 2 级软骨肉瘤（CHS）：局部侵袭性肿瘤，局部复发的潜力大
  - ○ 软骨基质较少
  - ○ 转移占 10%~15%
- 3 级软骨肉瘤（CHS）：侵袭性较高，生长迅速
  - ○ 转移率 > 50%
  - ○ 软骨基质稀少或缺如
  - ○ 黏液样物质增多

大体病理与手术所见

- 分叶状肿瘤，内有透明玻璃样结节（类似正常软骨）
  - ○ 结节周围钙化
- 局灶性象牙质样区域代表广泛的软骨钙化
- 出血、坏死，尤其在高级别的肿瘤
- 中心病变侵蚀破坏骨皮质，并侵犯周围软组织
  - ○ 在扁骨，由于骨髓腔较窄，骨皮质破坏出现较早
- 易侵犯皮质邻近的骨外软组织，形成肿块

镜下所见

- 不规则形小叶状软骨
- 可被狭窄的纤维带分开
- 软骨细胞呈簇状排列，单核或多核
- 基质：成熟的透明软骨或黏液基质
- 免疫组织化学：S100 蛋白或波形蛋白阳性

组织学分型

- 传统髓内型（80%~90%）
  - ○ 典型者诊断时较大
  - ○ 小叶状结构，环形或半环形钙化
  - ○ 高级别病变软骨样基质较少
- 透明细胞型
  - ○ 少见，低级别，生长缓慢
  - ○ 像成软骨细胞瘤
- 皮质旁型
  - ○ 起自骨表面
  - ○ 皮质侵犯，髓内侵犯较少
  - ○ 含骨膜的纤维性假包膜
- 黏液型
  - ○ 罕见，中等级别肿瘤
  - ○ 黏液样基质水分含量高
- 间充质型
  - ○ 罕见，高级别转化
  - ○ 低级别软骨肉瘤含有小圆形细胞
- 去分化型
  - ○ 低级别的软骨肉瘤混有较高级别的肉瘤（恶性纤维组织细胞瘤、骨肉瘤、纤维肉瘤）
  - ○ 5 年生存率不足 10%

临床信息

临床表现

- 常见体征 / 症状
  - ○ 固定位置的疼痛，症状一般持续时间长

- ○ 45% 的脊柱软骨肉瘤有神经症状
  - – 无力，感觉异常，瘫痪
- ○ 可触及肿块

人口统计学

- 年龄：20~90 岁，高峰：40~60 岁
- 性别：男：女 =2∶1
- 流行病学
  - ○ 在常见原发性恶性骨肿瘤中排第三位
  - ○ 在脊柱常见原发性非淋巴组织增生性恶性疾病中排第二位
  - ○ 占所有原发性骨肉瘤的 10%~25%
  - ○ 骨外软骨肉瘤：占所有软组织肉瘤的 2%

转归与预后

- 预后依赖于部位、大小及组织学分级；手术可全切除
  - ○ 5 年生存率：48%~60%
  - ○ 5 年生存者 90% 为 1 级肿瘤，81% 为 2 级肿瘤，29% 为 3 级肿瘤
- 手术后 5~10 年复发
  - ○ 肿瘤复发可同时伴随着组织学分级的升高和更具侵袭性的行为
- 转移（肺，淋巴结，肝脏，肾脏，脑）：66%（3 级的软骨肉瘤）
- 10% 分化为纤维肉瘤、恶性纤维组织细胞瘤、骨肉瘤
- 骨盆的软骨肉瘤可侵犯膀胱或结肠
- 病理性骨折较少见

治疗

- En bloc 手术切除
  - ○ 发生在脊柱者不可能完全切除
- 辅助放疗可大大降低复发率

诊断思路

思考点

- 内生软骨瘤或骨软骨瘤若增大或产生疼痛，则应怀疑肉瘤变
- 透明细胞软骨肉瘤可能与良性软骨类肿瘤不易鉴别（成软骨细胞瘤、内生软骨瘤）
- 分块切除或穿刺有肿瘤种植和复发的风险

（邢晓颖、袁慧书 译）

参考文献

1. Littrell LA et al: Chondrosarcoma arising within synovial chondromatosis of the lumbar spine. Skeletal Radiol. 48(9):1443-9, 2019
2. Song K et al: Development and validation of nomograms predicting overall and cancer-specific survival of spinal chondrosarcoma patients. Spine (Phila Pa 1976). 43(21):E1281-9, 2018
3. Fisher CG et al: Surgical management of spinal chondrosarcomas. Spine (Phila Pa 1976). 41(8):678-85, 2016
4. Groves ML et al: Epidemiologic, functional, and oncologic outcome analysis of spinal sarcomas treated surgically at a single institution over 10 years. Spine J. 15(1):110-4, 2015
5. Yin H et al: Prognostic factors of patients with spinal chondrosarcoma: a retrospective analysis of 98 consecutive patients in a single center. Ann Surg Oncol. 21(11):3572-8, 2014
6. McLoughlin GS et al: Chondroma/chondrosarcoma of the spine. Neurosurg Clin N Am. 19(1):57-63, 2008

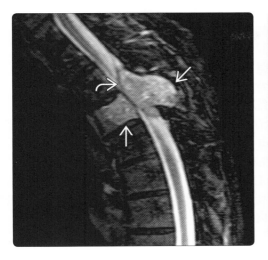
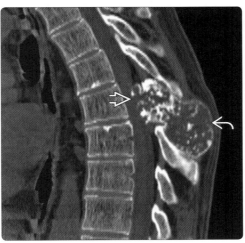

（左图）矢状位 STIR 示肿块侵及棘突和上胸椎的椎体（➡），硬膜下侵犯后累及硬膜囊（↻），压迫脊髓。MRI 不能很好地显示钙化，表现不具有特异性

（右图）同一患者的矢状位 CT 重建示受累脊椎的棘突为膨胀性肿块所替代（➡）。膨大的椎弓突向椎管，致椎管明显狭窄（⇥）

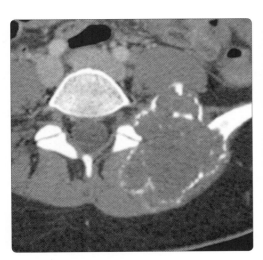
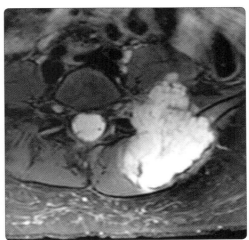

（左图）轴向 NECT（骨窗）显示一个较大的"皂泡样"膨胀性肿块累及髂骨翼，边缘不规则，内部基质散在钙化

（右图）轴位 T2WI FS MR 显示侵犯髂骨翼的软骨肉瘤呈典型的高信号，外观分叶状，其内可见分隔。脊索瘤也能发出类似的信号，但一般不会偏离中线

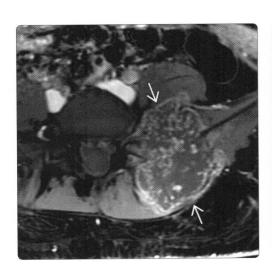
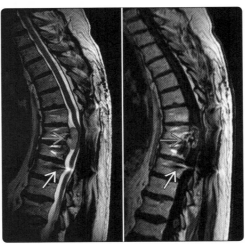

（左图）轴位 T1WI C+ FS MR 显示一较大的肿块累及左髂骨翼，呈点状不均匀强化（➡）。点状强化模式是软骨肉瘤和脊索瘤的典型表现。

（右图）胸廓矢状 T2WI（左）和 T1WI C+（右）胸椎 MR 显示肿瘤复发（▱），使胸髓受压后移。软骨样肿瘤具有典型的斑点状强化模式。注意前方椎弓根螺钉固定时产生的金属伪影（➡）

定义

- 原发性骨肉瘤（osteogenic sarcoma, OGS）：由肿瘤细胞直接产生的含有骨样基质的肉瘤

影像学

- 穿凿样或虫蚀样改变
- 骨皮质不连
- 不成熟骨的生成，骨质硬化
- 移行区较宽
- 不连续的骨膜反应，通常为多层反应
- 软组织肿块
  - 毛细扩张型骨肉瘤可见液 - 液平

主要鉴别诊断

- 硬化性转移瘤；成骨细胞瘤；动脉瘤样骨囊肿；脊索瘤；骨髓炎；尤因肉瘤；软骨肉瘤；淋巴瘤；恶性骨巨细胞瘤

病理

- 4% 的原发性 OGS 发生在脊柱和骶骨
- 大多数病因不明的 OGS = 原发性 OGS
- 与视网膜母细胞瘤有关（*RB* 基因突变）

临床信息

- 隐匿性背痛，夜间疼痛最严重
- 神经系统症状，包括神经根性痛，虚弱
- 10 年生存率为 3%，位居恶性肿瘤中的第二位

诊断要点

- CT 扫描是评价肿瘤基质与移行区最好的方法
- 所有的毛细血管扩张型 OGS 在 X 线片和 CT 上均为溶骨性病变，但不是所有的溶骨性 OGS 都是毛细血管扩张型骨肉瘤

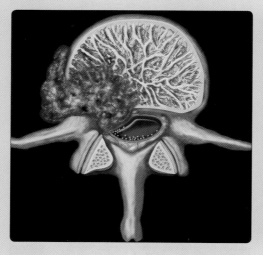
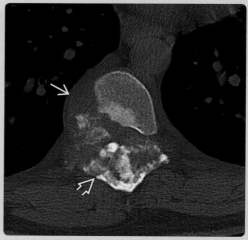

（左图）轴位示意图示继发于椎体 Paget 病的骨肉瘤，破坏骨皮质并侵犯邻近软组织。骨肉瘤的软组织肿块内通常有成骨。

（右图）骨轴位 NECT 示一不规则的溶性和成骨性肿块，累及椎体右侧及后方附件。有非钙化的软组织成分（➡），以及成骨、可见附件区呈膨胀性改变（➾）

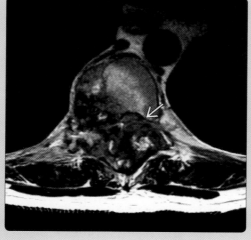
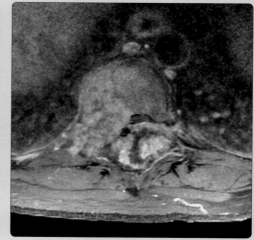

（左图）轴位 T2WI 示椎体和后方附件信号不均匀肿块，脊髓严重受压（➡）

（右图）轴向 T1 C+ FS MR 示肿块弥漫性不均匀强化伴严重脊髓压迫。附件区的不均匀增强可能与不同程度的成骨有关

术语

缩略词

- 原发性骨肉瘤（OGS）

定义

- 由肿瘤细胞直接产生的含有骨样基质的肉瘤

影像学

一般表现

- 最佳诊断线索
  - 形成不成熟骨的侵袭性病变
- 部位
  - 4% 的原发性 OGS 发生在脊柱和骶骨
  - 79% 发生在附件
  - 17% 累及相邻 2 个节段椎体
  - 84% 侵犯椎管

X 线表现

- 穿凿样或虫蚀样改变
  - 多处小范围骨质破坏
  - 肿瘤周边最明显
- 移行带较宽
  - 难以区分肿瘤与正常骨的边界
- 骨质硬化是由不成熟骨生成所导致
  - 80% 能在 X 线片和 CT 上看到骨基质
  - 20% 看不到骨基质，为溶骨性表现
- 突破皮质
  - 通常广泛
- 不连续的骨膜反应，通常为多层反应
- 软组织肿块
  - 经常含有未成熟骨
- 可穿过骶髂关节或椎间盘间隙

CT 表现

- 与 X 线片相似，但细节显示更清晰
- 评价肿瘤基质的最佳检查方法
  - OGS 基质呈云雾状，无定形
- 增强扫描会使骨基质变模糊，一般不推荐

MRI 表现

- 侵袭性、异源性的肿块，与其他恶性肿瘤相似
- 难以发现骨基质，CT 更有特异性
- 密集的肿瘤钙化在所有序列上均表现为低信号
- 非钙化部分在 T1WI 上呈低信号，在 T2WI 及 STIR 上呈高信号
- 毛细扩张型骨肉瘤可见液 - 液平

核医学表现

- 骨扫描
  - 三相均为吸收增加
  - 用于分期，检出跳跃性病变、转移灶

推荐成像方法

- 最佳成像方法
  - CT 扫描
- 成像建议
  - 应用 CT 骨窗时避免增强扫描，以便发现肿瘤基质
  - MRI 有利于评价脊髓、神经根的侵犯
  - 确定分期时应进行骨扫描与胸部 CT 扫描

鉴别诊断

硬化性转移瘤

- 多源于前列腺、乳腺、胃肠道
- 硬化很少延伸至骨表面
- 通常多发

成骨细胞瘤（OB）

- 附件膨胀性、成骨性病变
- 能延伸至椎体
- 通常能见到突破骨皮质
- 移行区较窄
- 侵袭性成骨细胞瘤在影像上与骨肉瘤相似

动脉瘤样骨囊肿（ABC）

- 液 - 液平与毛细血管扩张型骨肉瘤相似
- 以附件为中心的膨胀性病变
- 突破皮质很常见
- 移行区较窄

脊索瘤

- 多发生在骶骨
- 中线部位
- 溶骨性、侵袭性肿块，无硬化区

骨髓炎

- 通常有硬化区
- 通常累及 2 个相邻椎体并侵犯椎间盘

尤因肉瘤

- 通常有硬化区
- 倾向于穿破皮质而不是形成大片骨质破坏区

软骨肉瘤

- 环状和弓状钙化

淋巴瘤

- 虫蚀样、溶骨性骨质破坏
- 少有硬化区

恶性骨巨细胞瘤

- 少有实性病变，最常见于骶骨
- 溶骨性、侵袭性肿块，无骨基质形成
- 组织学上与富含巨细胞的骨肉瘤相似

巨大骨岛

- 硬化区集中在髓质骨
- 成熟皮质骨
- 表现为毛刷样边界：骨小梁与邻近骨融合

病理学

一般表现

- 病因

- ○ 多数骨肉瘤病因不明，即原发性骨肉瘤
- ○ 与视网膜母细胞瘤有关（RB 基因突变）
- ○ 继发性骨肉瘤与以下疾病相关
  - – Paget 病
  - – 骨梗死
  - – 放射性骨病

分期、分级及分类

- 根据组织学上主要的细胞类型分类
  - ○ 成骨细胞型（传统型）、成软骨细胞型、成纤维细胞型、毛细血管扩张型、小细胞型、巨细胞型、上皮样型
- AJCC 分期依据大小、等级和有无转移

大体病理与手术所见

- 由成骨成分和非成骨成分组成的肿块
- 成骨区：黄白相间、坚硬，和皮质骨一样坚硬
- 乏成骨区：柔软、褐色，伴出血和坏死灶
- 常有坏死
- 穿破骨皮质
- 常为较大骨外瘤块

镜下所见

- 多能性肿瘤
- 在所有亚型中肿瘤细胞产生许多类骨质，但难以发现
  - ○ 类骨质是不成熟的
- 经典型：高度间变、高有丝分裂率
  - ○ 肿瘤细胞可能为纺锤形或球形
  - ○ 细胞从小到巨大
- 毛细血管扩张型骨肉瘤
  - ○ 扩张的血管排列在多核巨细胞周围
  - ○ 间质形成类骨质，可能不是最显著的特征
- 其他恶性肿瘤（如软骨肉瘤）也包含反应骨，但肿瘤细胞不产生类骨质

临床信息

临床表现

- 常见体征 / 症状
  - ○ 后背疼痛：起病隐袭，夜间加重
  - ○ 神经系统症状：神经根性痛、虚弱
- 临床资料
  - ○ 病理性骨折
  - ○ 最常见转移部位是肝、肺、骨、淋巴结
    - – 转移瘤常有钙化
  - ○ 肺部转移可以造成气胸
  - ○ 血清碱性磷酸酶升高

人口统计学

- 年龄
  - ○ 脊柱骨肉瘤发病高峰年龄是 30~40 岁
    - – 发病年龄迟于四肢骨肉瘤
  - ○ 8~80 岁均可发病
- 性别：男 = 女
- 流行病学

- ○ 第二常见的原发性骨肿瘤（仅次于多发性骨髓瘤）

转归与预后

- 平均生存时间：最近的研究显示是 23 个月
- 因为难以手术切除，脊柱骨肉瘤存活率低于外周型骨肉瘤
- 所有的骨肉瘤 10 年存活率为 3%，居恶性肿瘤中的第二位
- 患者应当采用 CT（或 PET CT）密切监测

治疗

- 辅助化疗 ± 放疗
- 扩大手术切除范围
- 决定手术切除者应行活检

诊断思路

思考点

- CT 扫描是评价肿瘤基质与移行区最好的方法
- 患者可能表现为同时发生多个肿瘤（骨肉瘤病）

影像解读要点

- 所有的毛细血管扩张型骨肉瘤在 X 线片及 CT 上均为溶骨性病变，但不是所有的溶骨性骨肉瘤都是毛细血管扩张型的

（邢晓颖、袁慧书 译）

参考文献

1. Parsai S et al: Spine radiosurgery in adolescents and young adults: early outcomes and toxicity in patients with metastatic Ewing sarcoma and osteosarcoma. J Neurosurg Spine. 1-8, 2019
2. Chen DJ et al: Lumbar spinal canal osteosarcoma: a case report. Medicine (Baltimore). 97(25):e11210, 2018
3. Noor Khairiah AK et al: Lumbosacral osteosarcoma with dural spread, skip lesions and intravascular extension: a case report. Med J Malaysia. 73(2):116-8, 2018
4. Shankar GM et al: The role of revision surgery and adjuvant therapy following subtotal resection of osteosarcoma of the spine: a systematic review with meta-analysis. J Neurosurg Spine. 27(1):97-104, 2017
5. Zhou Z et al: Does rarity mean imparity? Biological characteristics of osteosarcoma cells originating from the spine. J Cancer Res Clin Oncol. 143(10):1959-69, 2017
6. Dekutoski MB et al: Osteosarcoma of the spine: prognostic variables for local recurrence and overall survival, a multicenter ambispective study. J Neurosurg Spine. 25(1):59-68, 2016
7. Groves ML et al: Epidemiologic, functional, and oncologic outcome analysis of spinal sarcomas treated surgically at a single institution over 10 years. Spine J. 15(1):110-4, 2014
8. Sadek AR et al: Multiple spinal osteochondromata and osteosarcoma in a patient with Gorlin's syndrome. Clin Neurol Neurosurg. 118:5-8, 2014
9. Smith JA et al: Locomotor biomechanics after total sacrectomy: a case report. Spine (Phila Pa 1976). 39(24):E1481-7, 2014
10. Bhatia R et al: Osteosarcoma of the spine: dismal past, any hope for the future? Br J Neurosurg. 28(4):495-502, 2013
11. Katonis P et al: Spinal osteosarcoma. Clin Med Insights Oncol. 7:199-208, 2013
12. Lim JB et al: Primary osteosarcoma of the spine: a review of 10 cases. Acta Orthop Belg. 79(4):457-62, 2013
13. Schiller MD et al: A case of intradural osteosarcoma of the spine. Spine J. 13(8):e55-8, 2013
14. Zils K et al: Osteosarcoma of the mobile spine. Ann Oncol. 24(8):2190-5, 2013
15. Sundaresan N et al: Primary malignant tumors of the spine. Orthop Clin North Am. 40(1):21-36, v, 2009
16. Kelley SP et al: Primary bone tumours of the spine: a 42-year survey from the Leeds Regional Bone Tumour Registry. Eur Spine J. 16(3):405-9, 2007
17. Ilaslan H et al: Primary vertebral osteosarcoma: imaging findings. Radiology. 230(3):697-702, 2004

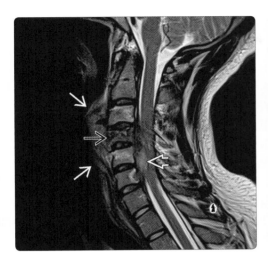
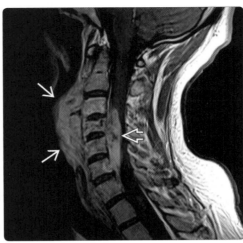

（左图）矢状 T2 MR 示一例上皮样骨肉瘤，可见一巨大软组织肿块（➡），T2 信号相对较低，与高细胞肿瘤一致。肿块累及多个椎体，但可能起源于 C4（➡）。注意硬膜及脊髓向后方移位（➡）

（右图）1 例上皮样骨肉瘤病例的矢状 T1 C+ MR 示肿瘤弥漫强化，伴有椎前 /椎旁（➡）及硬膜外蔓延（➡）

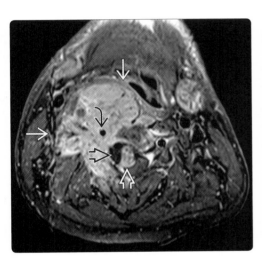
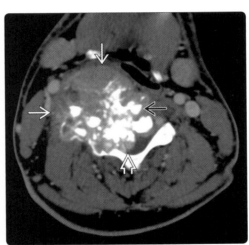

（左图）轴位 T1 C+ FS MR 示一例上皮样骨肉瘤软组织肿块大面积、弥漫性强化。病变向椎前 / 椎旁（➡）、硬膜外（➡）蔓延，右侧椎动脉被包绕（➡）伴脊髓受压（➡）

（右图）轴向 CECT 示一例侵袭性上皮样骨肉瘤，周围巨大软组织肿块（➡）。可见明显骨质破坏区（➡）有未成熟的骨样基质（➡）

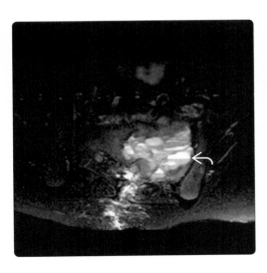
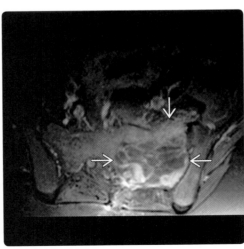

（左图）轴位 T2 FS MR 示一例毛细血管扩张性骨肉瘤，可见骶骨侵袭性肿块，肿瘤内显示多个液 - 液平面（➡）

（右图）轴向 T1 C+ FS MR 示侵袭性破坏性骶骨肿块（➡）（毛细血管扩张性骨肉瘤）。注意肿瘤与邻近骨之间较宽的移行带。无强化低信号囊性区周围有实性成分强化

术语

- 起源于脊索残留组织的恶性肿瘤

影像学

- 骶尾部 > 蝶枕部 > 活动脊柱
- 骨质破坏伴不成比例的巨大软组织肿块
- 局限的、扇形的或有硬化边
- 瘤内无定形钙化
- 在 T2WI 上与椎间盘相比呈高信号，伴多发分隔
- 可延伸至椎间盘间隙，累及 2 个或以上椎体

主要鉴别诊断

- 软骨肉瘤
- 骨巨细胞瘤
- 转移瘤
- 浆细胞瘤

病理学

- 分叶状、柔软、浅灰色凝胶状（黏液状）肿块

- 有钙化和出血区

临床信息

- 颅底
  - 复视（CNV2 型麻痹最常见）
  - 头痛
  - 面部疼痛
- 活动性脊柱：压迫脊髓、神经根（50%）
- 骶骨：骶臀部感觉异常
- 症状持久（4~24 个月）
- 复发常见
- 5 年生存率为 50%~68%；10 年生存率为 28%~40%

诊断要点

- 肿块在 T2WI 上为高信号且有分隔，脊索瘤或软骨肉瘤轻度强化

（左图）矢状位颈椎示意图示 C2 椎体后部硬膜外的软组织肿块，造成骨质破坏和硬膜外蔓延合并脊髓压迫

（右图）矢状位 T2WI 示 C3 椎体高信号肿块伴广泛的硬膜外蔓延和脊髓压迫

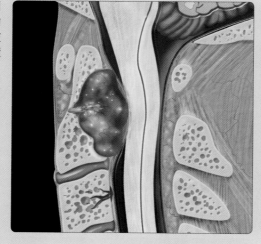
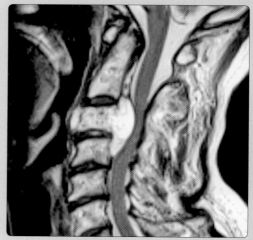

（左图）腰椎矢状位 STIR MR 示 L3 椎体见 T2 高信号肿瘤，累及附件（➡），并伴有腹侧（➡）和背侧软组织蔓延。腹侧硬膜外扩张导致硬膜囊受压（➡）

（右图）T2WI 矢状位示边界清晰的较大软组织肿块累及远端骶尾骨，并扩展至椎前间隙和背部软组织（➡）。肿块呈高信号伴线状低信号分隔

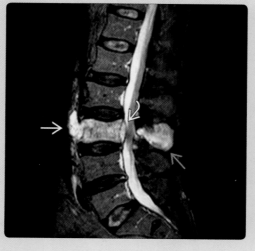
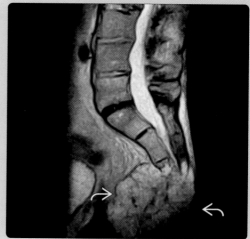

术语

定义

- 起源于脊索残余组织的恶性肿瘤

影像学

一般表现

- 最佳诊断依据
  - 伴有不成比例的较大软组织肿块的破坏性过程
  - 发生于斜坡和骶骨
  - 在 T2WI 上与椎间盘相比呈高信号，伴多发分隔
- 部位
  - 骶尾部＞蝶枕部＞活动脊柱
- 大小
  - 不一，骶尾部的脊索瘤巨大
- 形态学
  - 中线部位软组织肿块伴骨质破坏

X 线表现

- X 线片
  - 骶骨或椎体不均质性破坏性肿块
  - 可以延伸至椎间盘间隙，累及 2 个或以上椎体
  - 可使椎间孔扩大
  - 60% 病例出现骨质硬化
    - 象牙椎（少见）

CT 表现

- CT 平扫
  - 破坏性溶骨性病变
  - 通常可见软组织肿块
    - 常不成比例，较大，伴骨质破坏
  - 瘤内无定形钙化
    - 骶骨：＞70%
    - 脊柱：＞30%
- CT 强化
  - 弱至中等程度的强化
  - ± 不均质区（囊性坏死，出血）

MRI 表现

- T1 WI
  - 均匀的低至等信号（与脊髓相比）
- T2WI
  - 与 CSF、椎间盘相比呈高信号
  - 可有低信号分隔（纤维性的）
- T1WI C+
  - 不同程度的增强：轻度至明显增强

非血管性介入

- 脊髓造影术
  - 大的硬膜外肿块

核医学表现

- 骨扫描
  - 摄取率正常或降低

推荐成像方法

- 最佳成像方法
  - MRI：观察软组织（STIR/ 抑脂 T2WI，增强 T1WI）
  - CT 平扫：观察骨质的细节

鉴别诊断

软骨肉瘤

- 椎弓＞椎体
- 软骨基质（环状和弓形钙化）
- 边缘和内部分隔轻度强化
- MRI 表现相似

骨巨细胞瘤

- T2 混杂、不均匀、高信号
- 可以浸润椎间盘，蔓延至邻近的椎体

转移瘤

- T1WI 低信号，在 T2WI 上有时为高信号
- 常为多发，包含椎体和附件

浆细胞瘤

- 病变破坏椎体，有与溶骨性转移瘤相同的表现

淋巴瘤

- 病变多发；T2 信号不均匀

骶尾部畸胎瘤

- MRI 信号不均匀
- T1WI 上可以看见表现为高信号的脂肪区域
- 多见于儿童

颅内脊索瘤（少见）

- 良性，残余的脊索组织异位形成
- 通常位于颅底 /C2，但是也可发生于任何部位（包括硬膜内）

病理学

一般表现

- 病因学
  - 起源于残留脊索组织
- 遗传学
  - 染色体臂 3p（50%）和 1p 缺失（44%）
  - 染色体 7q（69%）、2q（50%）、5q（38%）和 12q（38%）突变
- 部位
  - 占原发性恶性骨肿瘤的 2%~4%
  - 骶尾部（50%），蝶 - 枕骨（35%），活动性脊椎（15%）
  - 活动性脊椎：颈椎（20%~50%）＞腰椎＞胸椎
- 胚胎解剖学
  - 肿瘤来源于残留的脊索组织
    - 脊索（位于神经管腹侧的柱状细胞）起源于妊娠期的第 3 周，第 7 周退化、消失
    - 剩余的脊索细胞存在于中轴骨骼，从尾骨到鞍背

分期、分级及分类

- Enneking 系统（肌肉骨骼肉瘤分期）
  - 侵袭性分级
  - 解剖背景
  - 有无转移

大体病理与手术所见

- 分叶状、柔软的、淡灰色胶凝状（黏液样）肿块
- 伴钙化和出血区

镜下所见

- 分为三种类型
  - 经典型：小叶状、大片状和胞质内含空泡的一串串清晰的细胞（含空泡的细胞）；大量的黏蛋白
  - 软骨型：透明软骨（通常位于蝶枕骨区）
  - 去分化型：含肉瘤成分（罕见，高度恶性）
- 免疫组织化学：S100、角蛋白（AE1/AE3；CK8，CK19，CK5）、HBME-1、上皮细胞的细胞膜抗原均为阳性；CK7、CK20 常为阴性

临床信息

临床表现

- 常见体征 / 症状
  - 与部位有关
    - 斜坡
      - 复视（CNV2 型麻痹最常见）
      - 头痛
      - 面部疼痛
    - 骶骨
      - 无力
      - 骶骨肿块
      - 骶臀部感觉异常
      - 肠 / 膀胱 / 性功能障碍
    - 脊柱
      - 脊髓压迫，神经根病（50%）
      - 颈椎脊索瘤可伴有气道阻塞，吞咽困难
  - 症状长期存在（4~24 个月）
- 临床资料
  - 中年男性常出现疼痛、神经系统功能障碍

人口统计学

- 年龄
  - 发病高峰年龄是 50~60 岁（儿童罕见）
- 性别
  - 脊索瘤发生率男女之比为 2 : 1
    - 斜坡脊索瘤发生率男女之间差距不明显
- 种族划分
  - 非洲裔美国人罕见
- 流行病学
  - 占原发性恶性骨肿瘤的 2%~4%
  - 在脊柱的原发非淋巴组织增生性恶性肿瘤中最常见
  - 发病率为 0.08/10 万

- 40 岁以下罕见

转归与预后

- 生长缓慢
- 5%~40% 发生远处转移（肺、肝、淋巴结、骨）
- 影响预后的因素
  - 体积大
  - 次全切除，局部复发
  - 细微坏死
  - Ki-67 指数 > 5%
- 5 年生存率达 67%~84%
- 10 年生存率 40%

治疗

- XRT 辅助下手术切除
  - 整块切除效果最好
    - 30%~70% 的骶骨肿瘤实现了广泛切除，而活动脊柱全切除仅实现了 20%
  - 大剂量质子放射治疗（RT）作为有效的辅助治疗或复发治疗手段
  - 碳离子 RT 对局部复发的控制率 > 88%
- 复发常见
  - 局部复发占 90%
  - 区域淋巴结转移占 5%
  - 远处转移占 5%；肺，骨
  - 5 年生存率为 50%~68%；10 年生存率为 28%~40%

诊断思路

思考点

- 肿块在 T2WI 上为高信号且有分隔，脊索瘤或软骨肉瘤轻度强化

影像解读要点

- 沿着手术路径复发（种植）并不常见，但要调整 FOV 包括手术路径

（邢晓颖、袁慧书 译）

参考文献

1. Barber SM et al: Spinal dural resection for oncological purposes: a systematic analysis of risks and outcomes in patients with malignant spinal tumors. J Neurosurg Spine. 1-10, 2019
2. Stacchiotti S et al: Best practices for the management of local-regional recurrent chordoma: a position paper by the Chordoma Global Consensus Group. Ann Oncol. 28(6):1230-42, 2017
3. De Amorim Bernstein K et al: Chordomas and chondrosarcomas-the role of radiation therapy. J Surg Oncol. 114(5):564-9, 2016
4. Rotondo RL et al: High-dose proton-based radiation therapy in the management of spine chordomas: outcomes and clinicopathological prognostic factors. J Neurosurg Spine. 23(6):788-97, 2015
5. Osaka S et al: Long-term outcome following surgical treatment of sacral chordoma. J Surg Oncol. 109(3):184-8, 2014
6. Wang Y et al: Primary chordomas of the cervical spine: a consecutive series of 14 surgically managed cases. J Neurosurg Spine. 17(4):292-9, 2012
7. Brennan PM et al: Chordoma masquerading as a nerve root tumour – a clinical lesson. Br J Radiol. 82(983):e231-4, 2009
8. Sciubba DM et al: Chordoma of the spinal column. Neurosurg Clin N Am. 19(1):5-15, 2008
9. Takeyama J et al: Giant chordoma occupying the whole abdominal cavity. Pathology. 40(3):313-4, 2008
10. Chugh R et al: Chordoma: the nonsarcoma primary bone tumor. Oncologist. 12(11):1344-50, 2007

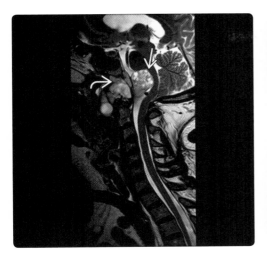

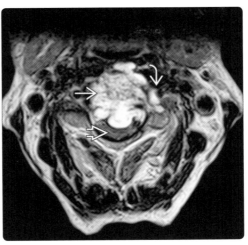

（左图）矢状位 T2WI MR 示一膨胀性、信号不均匀软组织肿块，起源于蝶枕联合区（➦），向椎体腹侧延伸，局灶性肿块使脑桥表面受压变形（➦）

（右图）轴位 T2WI 示脊索瘤取代了 C3 椎体，延伸至硬膜外并且压迫椎管（➥）。肿瘤延伸至左侧横突孔，并且沿着椎动脉走行（➦）。可见典型的 T2 高信号和内部分隔强化的典型特点（➦）

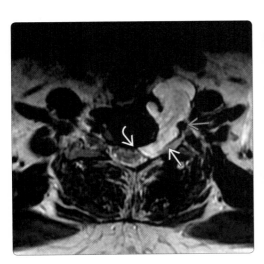

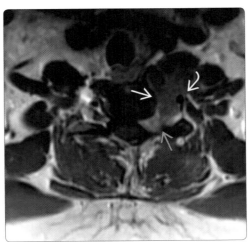

（左图）颈椎 T2WI MR 轴位示左侧神经孔内有一个大的分叶状肿块，边缘清晰（➦）。肿块延伸至左侧硬膜外间隙并压迫硬膜囊（➦）。椎体向外侧移位（▭）。值得注意的是，病变并未累及椎体

（右图）颈椎轴位 T1 C+ MR 显示左侧椎间孔肿瘤（➥）延伸至椎旁软组织，椎体移位（➦）。肿块边缘轻度强化（▭）

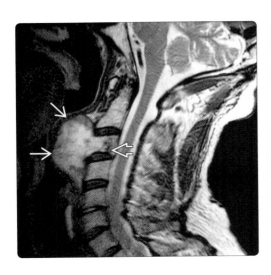

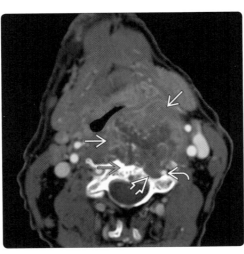

（左图）矢状位 T2WI 示不均质中等信号的椎前肿块（➥），自 C2 椎体中部延伸至 C4-5 水平。邻近的 C3 椎体前缘受累，有轻度硬化的边缘（▭）

（右图）同一患者的 CTA 示椎前外生性肿块（➥），椎体受累，边缘呈光滑的贝壳状改变（➦）。受累区域骨质硬化（▭），无基质。椎动脉被推压移位（➥）

（左图）轴位 T2WI FS 示高信号的硬膜外肿块压迫颈髓（➡）并且延伸至左侧椎前区域。细微的内部分隔为低信号。C3 骨皮质可见局灶性缺损（➡）。与软组织肿块相比，骨质受累范围较小。肿块使左侧椎间孔扩大

（右图）同一患者的轴位增强 T1WI FS 示肿块呈弥漫性、轻度、不均质增强

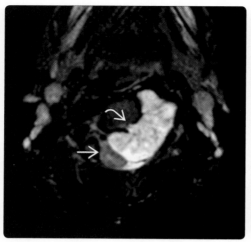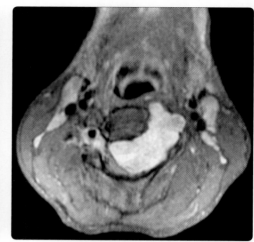

（左图）矢状位 CT 重建示少量的骨质破坏（➡），并可见不均匀的巨大的脊椎旁 / 后纵隔肿块（➡），可以看见不规则的钙化成分

（右图）同一患者的轴位 T2WI 示骨质破坏（➡）和巨大的脊柱旁软组织成分（➡）。胸腔内巨大的肿瘤 CT 平扫显示不清（➡）。软组织肿块呈轻度、不均质高信号，呈分叶状

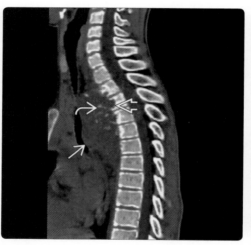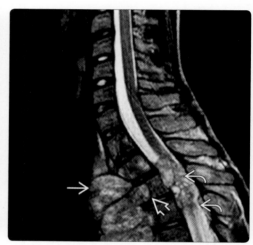

（左图）矢状位 T2WI FS 示巨大的后纵隔肿块，累及 4 个相邻的胸椎椎体。肿块呈高信号，内有清晰的分隔（➡）。椎体上部有病理性压缩骨折，腹侧有硬膜外肿瘤（▷）。前下方边缘呈扇形（➡）

（右图）同一患者的矢状位增强抑脂 T1WI 示后纵隔肿块。T2 低信号分隔呈显著不均匀强化（➡）

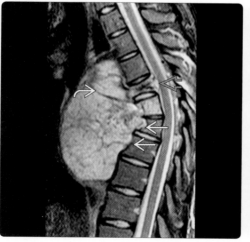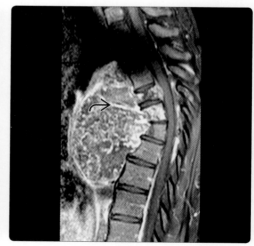

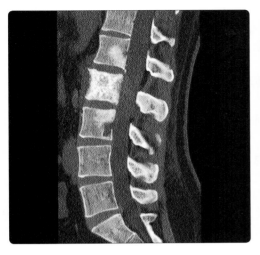
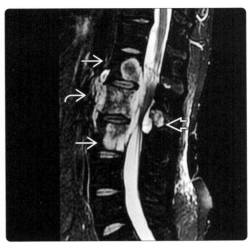

（左图）矢状位 CT 平扫示巨大的腰椎脊索瘤，L1-L3 椎体明显骨质硬化

（右图）矢状位 STIR 示多个椎体内含骨质和软组织成分（➡），椎间隙不受累，附件受累（⇴）。腹侧椎旁软组织受累（↗），向硬膜外蔓延，L2 水平硬膜囊严重受压

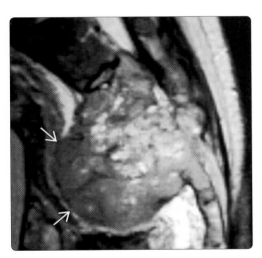
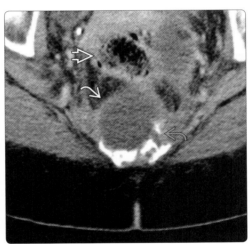

（左图）矢状位 T2WI 示骶骨破坏性的肿块（➡），骶骨前间隙显示巨大的非骨性成分。信号不均匀而且只比呈中等高信号的骨骼肌肉信号高一点儿

（右图）轴位 CT 平扫示骶尾部可见破坏性改变以及片状钙化（▱）。骶尾部脊索瘤显示为不常见的囊状肿块，从此区域扩展到腹侧（➡），覆盖了直肠（⇴）

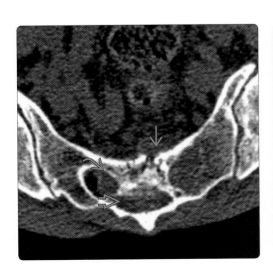
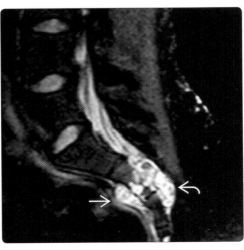

（左图）轴位 CT 平扫示不均匀、破坏性骶骨肿块，边缘呈浸润性，穿破骨皮质（▱）。病变侵入骶管（▱）以及 S2 右侧神经孔（▱），由于没有增强，评价起来有局限

（右图）同一患者的矢状位 STIR 示 S2 膨胀性、破坏性肿块，骶骨前组织（➡）和骶管（➡）受累。肿块呈不均匀高信号，伴低信号分隔

术语

- 尤因肉瘤家族（Ewing sarcoma family of tumors, ESFT）
- 侵袭性儿童癌症，包括尤因肉瘤、Askin 肿瘤和周围原始神经外胚层肿瘤（peripheral primitive neuroectodermal tumor, PNET）

影像学

- 5% 发生于脊柱
  - 骶骨是脊柱最常见发病部位
- 可起源于硬膜外或椎旁软组织
- 渗透性 / 虫蚀样骨质破坏
  - 5% 硬化（代表宿主反应，不是肿瘤基质）
  - 中央坏死区常见
  - 通过皮质上微小的孔渗透
- T1WI 信号低于椎间盘或肌肉
  - T2WI 上信号可与红骨髓相同
  - STIR 上为中到高信号

- MR 可更好地显示相邻骨质及软组织受累情况，这些在 CT 上可能被低估
- CT 可显示肿瘤基质的缺乏，借此可与 OGS 鉴别

鉴别诊断

- PNET
- 朗格汉斯细胞组织细胞增多症
- 骨肉瘤
- 转移性神经母细胞瘤
- 骨髓炎

临床信息

- 90% 的尤因肉瘤在 20 岁之前发病
- 发热、白细胞增多、ESR 升高（类似骨髓炎）
- 相比外周尤因肉瘤，脊柱和骶骨病变通常发生在老年患者

诊断要点

- 在影像学鉴别诊断中要考虑骨髓炎和其他小圆细胞肿瘤

（左图）颈胸椎矢状 T1 MR 显示起源于 T4 棘突的硬膜外肿块（➡）。肿块向硬膜外上下方蔓延形成硬膜外脂肪帽

（右图）同一患者的矢状位 STIR MR 显示了肿瘤细胞信号强度。脊髓受压，髓内信号异常（➡）

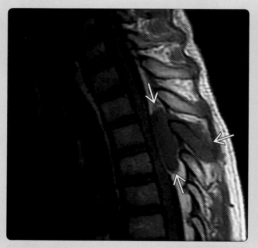
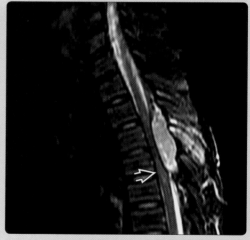

（左图）同一患者的轴位 T1 C+ FS MR 示肿块中度强化。肿块向椎管蔓延导致脊髓受压移位（➡）

（右图）同一患者轴位骨 CT 显示肿瘤起源处 T4 棘突斑点状骨质破坏（➡）

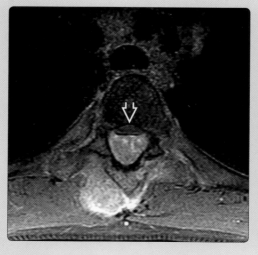
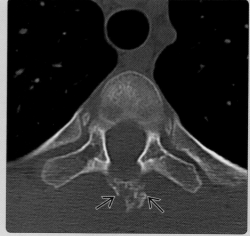

术语

近义词
- 尤因肉瘤家族（ESFT）
- 小圆细胞肉瘤

定义
- 侵袭性儿童癌症，包括尤因肉瘤、Askin 肿瘤和周围原始神经外胚层肿瘤（PNET）

影像学

一般表现
- 最佳诊断线索
  - 椎体和骶骨渗透性 / 溶骨性病变
- 部位
  - 5% 尤因肉瘤发生于脊柱
  - 侵犯神经弓之前先侵犯椎体
  - 脊柱中好发于骶骨
  - 可侵犯邻近的骨骼：脊椎、肋骨或髂骨
  - 沿周围神经蔓延
  - 可起源于硬膜外或椎旁周围软组织

X 线表现
- X 线片
  - 集中在椎体和髂骨
  - 渗透性 / 虫蚀样骨质破坏
  - 过渡区较宽
    - 很难确定肿瘤边缘
  - 很难看到骨皮质破坏
    - CT 能更好地显示较细微的骨皮质穿破
  - 50% 有骨外无钙化的软组织肿块
  - 5% 硬化（代表宿主反应，而不是肿瘤基质）
  - 可导致扁平椎
  - 可侵犯 2 个或多个邻椎
  - 如侵犯邻椎，看不到像骨髓炎时的椎间隙变窄和终板侵蚀

CT 表现
- 渗透性髓内肿块 ± 软组织肿块
- 中心坏死区常见
- 骨皮质较微小的穿破
  - 通常看不到大片的骨皮质穿透区
- 强化不均匀
- 由于反应性新生骨的形成，骨硬化少见
  - 类似成骨肉瘤（OGS）
  - 软组织成分内不出现骨化
- 软组织尤因肉瘤为无特异性肿块

MRI 表现
- 起源于骨或软组织的界限不清的病变
  - T1WI 上信号低于椎间盘或肌肉
  - T2WI 上信号可与红骨髓相同
  - STIR 上为中到高信号
- 中心坏死常见
  - 注射轧剂后不均匀强化
    - 无法确切区分肿瘤和瘤周水肿
      - 注射轧剂后瘤周水肿可以强化
- 虽然软组织肿块向骨蔓延，但骨皮质仍可见
  - 由于肿瘤穿透骨皮质，所以外观模糊

核医学表现
- 骨扫描
  - 三相骨扫描均表现为阳性
- PET
  - 肿瘤及转移瘤的摄取率均增加

推荐成像方法
- 最佳成像方法
  - MRI 可更好地显示相邻骨质及软组织的受累情况，这些在 CT 上可能会被低估
    - 由于瘤周水肿，肿瘤的大小会被高估
- 成像建议
  - MRI 用于确定肿瘤的范围
    - 矢状位 T1WI
    - 轴位和矢状位 STIR，强化 T1WI
  - CT 有助于确定肿瘤基质的缺失，可与骨肉瘤鉴别

鉴别诊断

原发性神经外胚瘤（PNET）
- 临床 / 影像学表现与尤因肉瘤相同
- 可发生于骨质或软组织
- 肿瘤细胞向较大的神经外胚层分化

朗格汉斯细胞组织细胞增生症
- 影像学表现与尤因肉瘤相同
- 可以形成较分散的溶骨性病变
- 扁平椎常见

淋巴瘤和白血病
- 同尤因肉瘤有相同的影像学表现
- 散在分布、界限不清的溶骨性病变
- 椎体较椎弓更易受累
- 经常累及多个椎体

转移性神经母细胞瘤
- 原发于肾上腺或肾上腺外
- 发生于儿童
- 与发生于骨质者表现相同

骨肉瘤
- 界限不清的溶骨性病变
- 80% 在 X 线片或 CT 上可见骨基质
- 累及椎体及椎弓
- 可累及邻近的椎体
- 皮质破坏比皮质穿透更多见

骨髓炎
- 界限不清的囊性病变，可呈穿透样改变
- 范围可能更大（边缘增强的骨内脓肿）

- 椎体较椎弓更易受累
- 以椎间盘为中心：通过椎间盘累及邻椎
- 椎间隙变窄，MRI 上椎间盘有增强，终板侵蚀
- 常见软组织肿块

多发性骨髓瘤
- 发生于老年人
- 通常多个椎体受累

脊索瘤
- 骶骨最常见
- 起源于中线区
- 膨胀性骨质破坏

骨巨细胞瘤
- 起源于椎体
- 移行带狭窄
- 局部皮质破坏

软骨肉瘤
- 通常可见软骨样基质
  - 环形或半环形钙化

病理学

一般表现
- 病因学
  - 间充质细胞轻度的神经外胚层细胞分化
  - 起源细胞尚不清楚
- 遗传学
  - 22 号染色体上的 EWS 基因和 11 号染色体上的类 ETS 基因相互易位

分期、分级和分类
- 没有国际公认的风险分类方案

大体病理与手术所见
- 浅灰白色肿瘤
- 界限不清
- 局部出血、囊变、坏死

镜下所见
- 小而圆的细胞（大于淋巴细胞 2~3 倍），缺乏细胞质
- 细胞轮廓不清楚
- 圆形细胞核，多个凹陷，高有丝分裂率
- 细胞被纤维分隔为不规则的团块状

临床信息

临床表现
- 常见体征 / 症状
  - 局部疼痛
  - 发热、白细胞增多、ESR 升高（类似骨髓炎）
  - 神经症状从神经根病变到瘫痪
  - 扁平椎

人口统计学
- 年龄
  - 90% 的尤因肉瘤在 20 岁之前发病
  - 第 2 次高峰（小）在 50 多岁
  - 相比外周尤因肉瘤，脊柱和骶骨病变通常发生在老年患者
- 性别
  - 男：女 = 2：1
- 流行病学
  - 尤因肉瘤每年的发病率（所有的地点）为 3/ 百万，白人儿童＜15 岁
  - 在恶性骨肿瘤中占第六位

转归与预后
- 30% 转移到肺、局部淋巴结和其他骨骼
- 由于手术难以切除，脊柱尤因肉瘤比外周尤因肉瘤预后差
- 第二高发风险恶性肿瘤
- 有局部表现的患者治疗后长期生存率＞50%
- 治疗＞5 年后常见并发症
  - 局部复发
  - 转移
  - 再发恶性肿瘤

治疗
- 手术或放疗；若无辅助化疗，常致命
- 手术前行新辅助化疗
- 手术应大范围切除
- 手术无法切除的部位、Ⅲ期病变，化疗效果差者可行放疗

诊断思路

思考点
- 发现时常已转移

影像解读要点
- 在影像学鉴别诊断中要考虑骨髓炎和其他小圆细胞肿瘤

（邢晓颖、袁慧书 译）

参考文献

1. Berger GK et al: Outcomes in different age groups with primary Ewing sarcoma of the spine: a systematic review of the literature. J Neurosurg Spine. 1-10, 2019
2. Hesla AC et al: Ewing sarcoma of the mobile spine; predictive factors for survival, neurological function and local control. A Scandinavian sarcoma group study with a mean follow-up of 12 years. J Bone Oncol. 14:100216, 2019
3. Charest-Morin R et al: Ewing sarcoma of the spine: prognostic variables for survival and local control in surgically treated patients. Spine (Phila Pa 1976). 43(9):622-9, 2018
4. Scantland JT et al: Primary spinal intradural extraosseous Ewing sarcoma in a pediatric patient: case report and review of the literature. Pediatr Neurosurg. 53(4):222-8, 2018
5. Murphey MD et al: From the radiologic pathology archives: Ewing sarcoma family of tumors: radiologic-pathologic correlation. Radiographics. 33(3):803-31, 2013
6. Balamuth NJ et al: Ewing's sarcoma. Lancet Oncol. 11(2):184-92, 2010
7. Indelicato DJ et al: Spinal and paraspinal Ewing tumors. Int J Radiat Oncol Biol Phys. 76(5):1463-71, 2010
8. Maheshwari AV et al: Ewing sarcoma family of tumors. J Am Acad Orthop Surg. 18(2):94-107, 2010
9. Klimo P Jr et al: Primary pediatric intraspinal sarcomas. Report of 3 cases. J Neurosurg Pediatr. 4(3):222-9, 2009

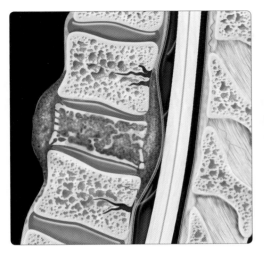
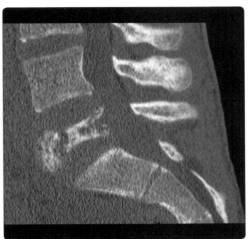

（左图）矢状位示意图示椎体被尤因肉瘤覆盖，导致轻度塌陷。肿瘤通过骨皮质的小孔延伸至邻近的软组织

（右图）一位患有急性腰痛的青少年患者的矢状位骨窗 CT 示 L5 椎体继发于侵蚀性尤因肉瘤所导致的病理性骨折

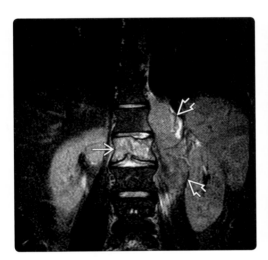
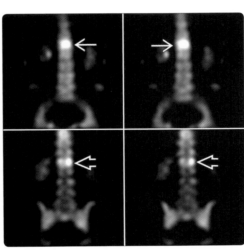

（左图）冠状位 T2 FS MR 示 L1 椎体骨质破坏（➡），左侧椎管旁可见较大硬膜外肿瘤肿块（⇨）。注意病理性压缩骨折导致椎体高度轻度减低

（右图）冠状位 SPECT 骨扫描示异常 L1 椎体（➡）及左侧附件（⇨）局部摄取增高。未发现转移病灶

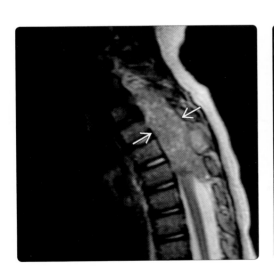
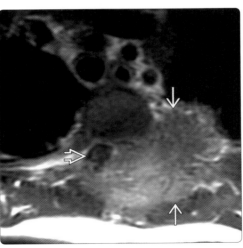

（左图）一位 6 个月大的脊髓进行性麻痹患儿 T2 矢状位 MR 可见一较大硬膜外肿块充满椎管（➡），导致脊髓严重受压

（右图）同一患者的轴位 T1 C+ MR 证实有一个较大且强化的硬膜外肿块（➡）压迫脊髓并导致其移位（⇨）

术语

- 伴有多种特定疾病和多向细胞分化的淋巴网状内皮细胞肿瘤

影像学

- 多种不同类型的影像学表现
- 硬膜外淋巴瘤：胸椎＞腰椎＞颈椎
  - 有强化的硬膜外肿块 ± 椎体受累
- 骨淋巴瘤：长骨＞脊柱
  - 骨质破坏（象牙椎，罕见），扁平椎
- 淋巴瘤性软脑膜炎
  - 光滑 / 结节性软膜增强
- 髓内淋巴瘤：颈椎＞胸椎＞腰椎
  - 边界不清的强化肿块
- 继发性＞原发性

- 硬膜外＞硬膜内＞髓内
- FDG PET 用于分期，监测治疗反应，预测治疗结果，淋巴瘤患者的风险分级

病理学

- NHL≫霍奇金病（HD）；80%～90% 是 B 细胞型
  - CNS 淋巴瘤 ＞85% 为非霍奇金（B 细胞≫T 细胞）
- CNS 淋巴瘤可为原发或继发（经血液系统或邻近传播）

临床信息

- 最常见的临床症状为背痛
- 髓内 = 脊髓病（无力，麻木）
- 脊髓压迫见于 5%～10% 的全身性淋巴瘤
- 一般 CNS 淋巴瘤预后不良
- 化疗 /XRT 明显敏感
- 体液和细胞免疫受抑制，易导致机会感染

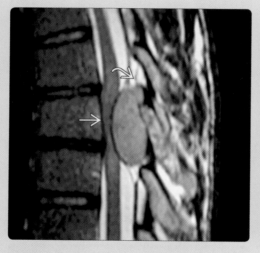
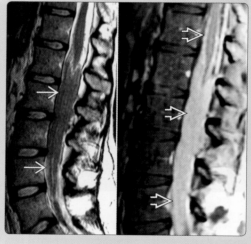

（左图）矢状位 T2WI 示后部硬膜外腔孤立的低信号肿块，硬膜外脂肪呈"帽状"（➔），脊髓前移（➡）。淋巴瘤是硬膜外最常见的恶性肿瘤

（右图）矢状位 T2WI（左）示不定形的低信号肿瘤组织沿马尾生长（➡）。矢状位增强 T1WI（右）示淋巴瘤明显强化，包绕圆锥周围的软脊膜，神经根广泛受累（➔）

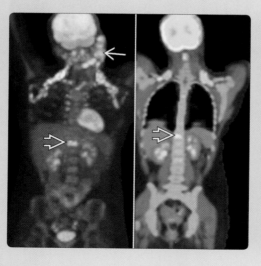
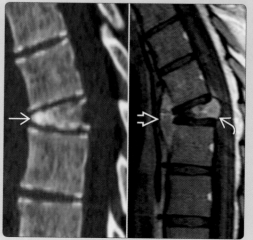

（左图）冠状位 PET（左）示左侧颈部淋巴结 FDG 摄取（➡），这一点引起了临床关注。PET/CT 融合图像确定 T11 的异常摄取（➔），这是一个颈部原发性霍奇金淋巴瘤骨转移的病例

（右图）矢状位 CT（左）示中胸椎的病理性压缩骨折（➡），矢状位增强 T1WI（右）显示骨髓异常强化（➔）和椎体前方软组织肿块（➡）

术语

定义

- 伴有多种特定疾病和多向细胞分化的淋巴网状内皮细胞肿瘤

影像学

一般表现

- 部位
  - 多种不同类型的影像学表现
    - 硬膜外淋巴瘤：胸椎＞腰椎＞颈椎
      □ 从相邻椎体／棘突旁病变延伸至硬膜外
    - 骨淋巴瘤：长骨＞脊柱
    - 淋巴瘤性软脑膜炎
    - 髓内淋巴瘤：颈椎＞胸椎＞腰椎
  - 继发性＞原发性
    - 30% 的全身性淋巴瘤累及骨骼
    - 原发性骨淋巴瘤占所有恶性骨肿瘤的 3%～4%
  - 硬膜外＞硬膜内＞髓内
- 最佳诊断依据
  - 硬膜外：强化的硬膜外肿块 ± 椎体受累
  - 骨：骨质破坏（象牙椎，罕见）
  - 软脊膜炎：光滑／结节性软膜增强
  - 髓内：边界不清的强化肿块

X 线表现

- X 线片
  - 硬膜外可以看到骨侵蚀
  - 骨
    - 骨质破坏（30%～40%）
    - 象牙椎罕见，扁平椎

CT 表现

- CT 平扫
  - 硬膜外均匀略高密度肿块 ± 骨受累
- CT 增强
  - 硬膜外：均匀强化
- CT 骨窗
  - 骨：溶骨性、侵蚀性骨质破坏，跨椎间盘多水平受累

MRI 表现

- T1WI
  - 硬膜外：均匀等信号硬膜外肿块（经常跨越椎间盘累及多节段）
  - 骨：信号低于正常骨髓（ ± 硬膜外扩展）
  - 脑脊膜炎：增厚的神经根 ± 局部结节（与脊髓比呈等信号）
  - 髓内：肿块与脊髓信号强度相似
- T2WI
  - 硬膜外：与脊髓相比低／高信号
  - 骨：多样的；等／高信号
  - 脑脊膜炎：增粗神经根 ± 局部结节（与脊髓比呈等信号）
  - 髓内：高信号＋周围水肿
- STIR
  - 骨质：T2 信号显著升高
- DWI
  - ADC 测量值与肿瘤细胞密度病理学评估呈负相关
- 增强 T1WI
  - 硬膜外：明显均匀强化
  - 骨质：弥漫均匀强化
  - 脑脊膜炎：神经根强化
  - 髓内：多样；斑片／融合的；浸润性／散在的
- 动态增强 MRI
  - 骨髓强化在淋巴组织增生性疾病诊断中的准确率为 99%
  - 所有对治疗有反应的患者骨髓的强化程度下降，但 2/3 的患者对治疗无反应

核医学表现

- 骨扫描
  - 摄取率增加
- PET
  - F18-FDG PET 用于分期，监测治疗反应，预测治疗效果，淋巴瘤患者的风险分级
    - 弥漫性大 B 细胞淋巴瘤与霍奇金淋巴瘤阴性预测值高
    - 霍奇金淋巴瘤：正电子扫描应结合其他检查方法进行分期诊断
    - 非霍奇金淋巴瘤：假阳性率较低，FDG PET 扫描阴性者必须慎重对待
    - 化疗（免疫治疗）至少 3 周后、放疗 8～12 周后才能进行代谢反应评估
- 镓扫描
  - ^{67}Ga 闪烁扫描法诊断骨淋巴瘤的灵敏度和特异性都较高
  - 能够区分对于诱导治疗获得完全反应或无反应、仅部分反应的患者

推荐成像方法

- 最佳成像方法：MRI C+
- 成像建议：T1WI 抑脂，STIR 可有帮助

鉴别诊断

硬膜外淋巴瘤

- 血肿：不均匀＞均匀信号
- 脓肿：边缘＞实性强化，中央低信号
- 转移：硬膜外没有骨受累者罕见

骨淋巴瘤

- 转移：骨质破坏， ± 有无软组织肿块
- 嗜酸性肉芽肿：扁平椎；年轻患者

淋巴瘤性脑膜炎

- 其他新生物／肉芽肿或传染性脑膜炎

髓内淋巴瘤

- 室管膜瘤：出血，囊变多见
- 星形细胞瘤：多节段，囊变多见
- 转移：通常是圆形的，更为明显

病理学

一般表现

- 病因学
  - 没有明确病因（经血液系统或邻近传播）
  - CNS 淋巴瘤可原发或继发
  - 风险因素
    - 暴露于化学物质，如杀虫剂、肥料或溶剂
    - EB 病毒导致免疫力低下
    - 感染 HTLV1
    - 艾滋病 / 移植免疫抑制患者
    - NHL 家族史，尽管无明确遗传模式
- 遗传学
  - 继承性免疫缺陷
  - 在免疫功能正常的原发性 CNS 淋巴瘤患者中，8% 伴发恶性肿瘤（如白血病）
- 伴发异常
  - 多系统 / 多脏器受累

分期、分级及分类

- NHL：Ann Arbor 分期系统
  - B 细胞（80%~85%）
    - AL：罕见的系统性疾病，血管部分或全部由 B 细胞谱系的肿瘤细胞闭塞
  - T 细胞（15%~20%）
  - 外周血淋巴细胞和骨髓侵犯的儿童中有 50%，成人中有 20% 出现白血病样改变
    - 一般来说，患者淋巴结受累更广泛（尤其是纵隔），血液循环中异常细胞较少，骨髓中母细胞较少（<20%）= 淋巴瘤
  - 侵袭：侵袭快速但对治疗有反应，通常能治愈
  - 惰性：进展缓慢，对治疗有反应，但常规的治疗方法不能治愈
- HL：Cotswol 系统（改良的 Ann Arbor 系统）
  - 淋巴结外侵袭不常见

镜下所见

- 骨髓、脑膜中肿瘤性的淋巴细胞
- 包裹血管周围间隙
- AL：通常在毛细血管、小静脉、动脉和小动脉血管腔内发现肿瘤细胞增殖
- HL：B 细胞起源的细胞克隆转化→特异性的双核 R-S 细胞

临床信息

临床表现

- 常见体征 / 症状
  - 最常见的症状为背痛
  - 髓内 = 脊髓病（无力，麻木）
- 其他体征 / 症状
  - 体液和细胞免疫受抑制，易导致机会感染

人口统计学

- 年龄
  - 成人；峰值 40~70 岁
- 性别
  - 略以男性为主
- 流行病学
  - NHL ≫ 霍奇金病（HD）；80%~90% 是 B 细胞
    - CNS 淋巴瘤 >85% 非霍奇金淋巴瘤（B 细胞≫ T 细胞）
    - HD 罕见
  - 硬膜原发见于 1%~7% 的 NHL，10%~30% 的恶性病变
  - 5% 的全身性淋巴瘤患者有继发性硬膜病变
  - 骨性原发见于 3%~4% 的恶性骨肿瘤
  - 25%~50% 非霍奇金淋巴瘤、5%~15% 霍奇金淋巴瘤患者骨髓受累
  - 硬膜外 / 椎体受累源于血行转移或从邻近淋巴结传播
  - 髓内受累见于 1%~3% 的 CNS 淋巴瘤
  - 淋巴瘤性软膜炎几乎总是源自颅内淋巴瘤
  - 淋巴瘤局限于周围神经：神经淋巴瘤病

转归与预后

- 脊髓压迫见于 5%~10% 的全身性淋巴瘤
- CNS 淋巴瘤一般预后不良
- 骨原发淋巴瘤预后最好
  - 5/10 年生存率分别为 91% 与 87%

治疗

- XRT ± 化疗
  - 化疗 /XRT 非常敏感
  - 软脑膜炎鞘内治疗
- ± 手术

诊断思路

思考点

- 淋巴瘤表现多样

（邢晓颖、袁慧书 译）

参考文献

1. Dada R: Diagnosis and management of follicular lymphoma: a comprehensive review. Eur J Haematol. 103(3):152-63, 2019
2. Liu Y et al: Diffuse large B-cell lymphoma: 2019 update on diagnosis, risk stratification, and treatment. Am J Hematol. 94(5):604-16, 2019
3. Becnel MR et al: Follicular lymphoma: past, present, and future. Curr Treat Options Oncol. 19(7):32, 2018
4. Mechtler LL et al: Spinal cord tumors: new views and future directions. Neurol Clin. 31(1):241-68, 2013
5. Hanrahan CJ et al: MRI of spinal bone marrow: part 2, T1-weighted imaging-based differential diagnosis. AJR Am J Roentgenol. 197(6):1309-21, 2011
6. Barajas RF Jr et al: Diffusion-weighted MR imaging derived apparent diffusion coefficient is predictive of clinical outcome in primary central nervous system lymphoma. AJNR Am J Neuroradiol. 31(1):60-6, 2010
7. Geus-Oei LF et al: Predictive and prognostic value of FDG-PET. Cancer Imaging. 8:70-80, 2008

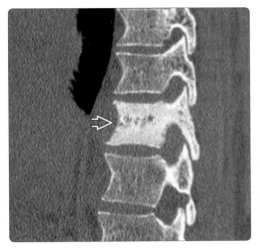

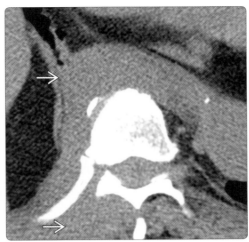

（左图）矢状位 CT 平扫示淋巴瘤患者的一个单纯硬化性椎体（➡）。淋巴瘤在老年患者致病或者致死中起着越来越重要的作用

（右图）轴位 CT 平扫示椎前间隙的浸润性软组织肿块，沿着右侧椎旁区域扩展到右背椎旁肌肉组织（➡）。尽管这种椎旁和硬膜外渗透存在，但仍有骨破坏

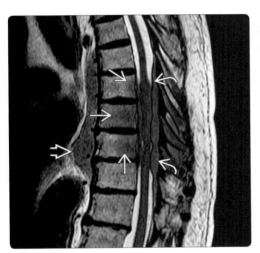

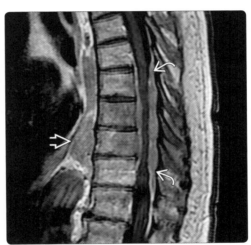

（左图）矢状位 T2WI 示多个胸椎椎体异常低信号（➡），并且有大的椎旁（➡）及硬膜外软组织肿块（➡）。这种肿块及 T2WI 低信号是由典型的浸润性淋巴瘤造成的，没有骨破坏

（右图）矢状位强化 T1WI 示椎旁（➡）和硬膜外（➡）病灶均匀强化，后者造成脊髓周围压迫

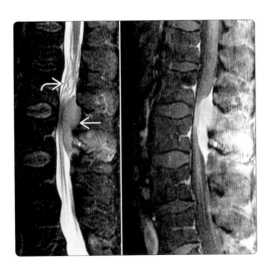

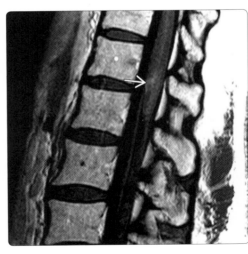

（左图）矢状位 STIR（左）示后部硬膜外低信号肿块（➡），并且肿块明显影响硬膜囊及马尾神（➡）。矢状位强化 T1WI 示肿块不均匀强化，没有明确的骨破坏。T2WI 低信号肿块不均匀强化，与肿瘤细胞密度一致，如淋巴瘤

（右图）矢状位强化 T1WI 示圆锥部位有斑片状强化（➡），是弥漫性大细胞淋巴瘤造成的

（**左图**）矢状位 T1WI MR 显示胸椎多节段骨髓浸润（➡），呈异常低信号，向椎旁（➡）侵犯，可见一个较大的硬膜外肿块（➡）。骨髓浸润累及附件（➡）

（**右图**）T2WI 矢状位 MR 表现为淋巴瘤典型的低信号，累及椎前间隙（➡）、椎体（➡）及硬膜外间隙（➡）

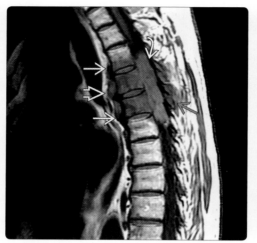
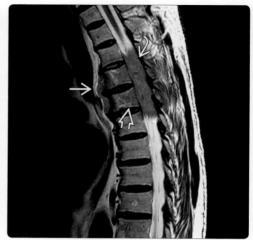

（**左图**）矢状位 T1 C+ MR 显示淋巴瘤患者的颈髓广泛均匀强化（➡）。可看到无明显软脊膜强化

（**右图**）轴位 T1 C+ MR 显示由于淋巴瘤累及颈髓，增强扫描可见其均匀片状强化（➡）

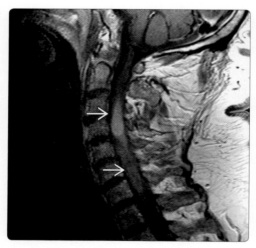
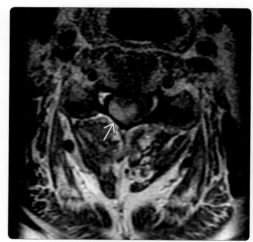

（**左图**）T1WI 矢状位 MR 显示淋巴瘤广泛骨髓异常低信号（➡）。马尾显示不清（➡）

（**右图**）矢状位 T1 C+ MR 显示淋巴瘤广泛强化，几乎累及每个椎体（➡），以及广泛的软脊膜强化（➡）

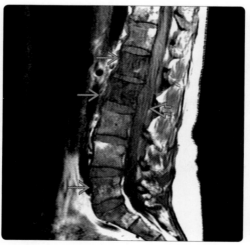
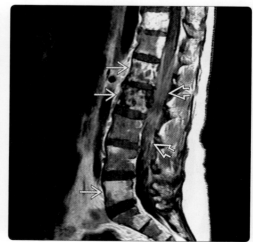

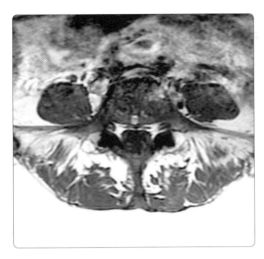
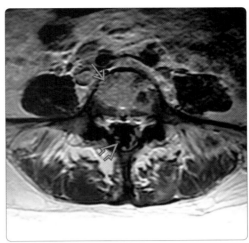

（左图）轴位 T1WI MR 显示淋巴瘤患者腰椎体及附件骨髓弥漫性异常低信号。由于广泛的软脊膜受累，马尾神经根显示明显

（右图）轴位 T1 C+ MR 显示椎体内骨髓受累强化（➡），累及马尾神经的软脊膜广泛强化（⇨）

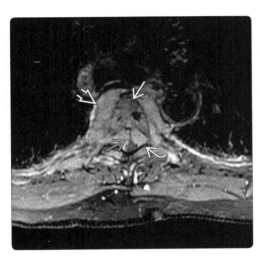
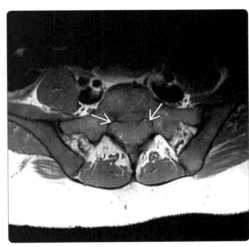

（左图）轴位 T1 C+ FS MR 显示胸椎体（➡）、椎旁软组织（⇨）和硬膜外间隙（➡）弥漫性淋巴瘤。在被压缩的脊髓和后纵韧带之间的中线可见线性低信号，为 Hoffman 韧带（▱）

（右图）轴位 T1 MR 显示淋巴瘤患者骶骨水平有弥漫的软组织肿块（➡）取代正常的硬膜外脂肪信号

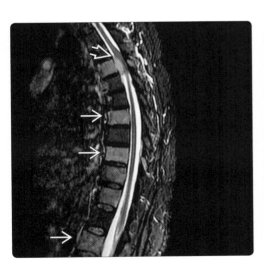
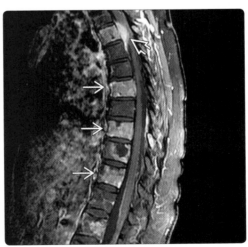

（左图）矢状位 STIR MR 显示广泛的淋巴瘤转移，累及多个椎体（➡），并出现上胸椎硬膜外转移导致的脊髓受压（⇨）

（右图）矢状位 T1 C+ FS MR 显示胸椎体转移灶的不均匀强化（➡）。病变硬膜外蔓延，导致脊髓压迫，可见肿块均匀强化（⇨）

术语

- 急 / 慢性髓性或淋巴细胞样白细胞肿瘤，伴脊柱受累的系统性疾病

影像学

- X 线 /CT
  - 弥漫性骨质缺乏，多个脊椎骨折 ± 脊柱囊变
  - 多样强化的等密度软组织肿块，邻近骨质破坏
- MRI
  - T1WI：低信号骨髓＋局部肿瘤组织
  - T2WI：低信号骨髓＋局部椎体肿块，脊髓信号异常
  - T1WI＋C：骨髓异常强化，局部病变，或软脑膜炎

主要鉴别诊断

- 转移瘤
- 淋巴瘤
- 尤因肉瘤
- 朗格汉斯细胞组织细胞增生症

临床信息

- 局部或弥漫性骨痛
- 有症状的患者表现为发热、ESR 升高、肝脾大、淋巴结病、关节积液、视网膜出血、淤斑、贫血、反复感染

诊断思路

- 在儿童，骨髓浸润与骨质疏松应疑有白血病
- 有不明原因的压缩骨折时应考虑白血病可能

（左图）颈椎 T1WI（左）及 T2WI（右）示椎体弥漫性的异常低信号，信号强度低于邻近椎间盘信号

（右图）矢状位 T1WI（左）及 STIR MR（右）MRI 示异常的低、高骨髓信号，而且有多个椎体的压缩骨折（➡）。这代表了白血病骨髓浸润初期，表现为椎体压缩骨折

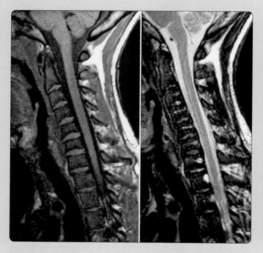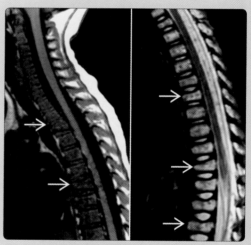

（左图）慢性骨髓性白血病（CML）患者的矢状位 T1WI MR 显示骨髓相对于邻近椎间盘呈弥漫性低信号，椎间盘突出（➦）是颈痛的常见病因，建议影像学检查

（右图）矢状位 T1WI C+ MR 示骨髓弥漫性强化，反映 CML 骨髓浸润。正常的骨髓应该会轻度强化

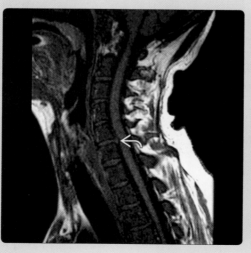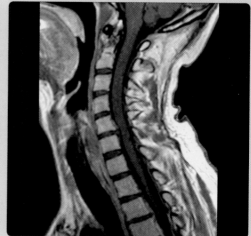

术语

近义词

- 急性淋巴细胞白血病（acute lymphocytic leukemia, ALL），慢性淋巴细胞白血病（chronic lymphocytic leukemia, CLL）、急性髓性白血病（acute myelogenous leukemia, AML）、慢性粒细胞性白血病（chronic myelogenous leukemia, CML）、粒细胞肉瘤（granulocytic sarcoma, GS）、绿色瘤（chloroma）、髓系肉瘤（myeloid sarcoma, MS）

定义

- 急/慢性髓性或淋巴细胞样白细胞肿瘤，伴脊柱受累的系统性疾病

影像学

一般表现

- 最佳诊断线索
  - 弥漫性骨质缺乏，多个脊椎骨折 ± 脊柱囊变
- 部位
  - 儿童：多个长骨和脊柱（14%）
  - 成人：主要在中轴骨
- 形态
  - 骨量减少 ± 多个椎体的虫噬样骨破坏，软脊膜强化，局部肿块（"绿色瘤"）

X 线表现

- X 线片
  - 多个椎体、长骨骨量减少
    - 松质骨骨小梁形成 ± 椎体病理性压缩骨折
    - 即使疾病较广泛，有时影像学看起来正常
  - ± "白血病线"（水平椎线）
  - 粒细胞肉瘤：局部囊性肿块

CT 表现

- CT 平扫
  - 等密度软组织肿块，邻近骨质破坏
  - 脊膜疾病：蛛网膜下腔密度增高与腰神经根粗大
  - 粒细胞肉瘤：与肌肉等密度
- CT 骨窗
  - 浸润性骨破坏 ± 局部囊变，椎体病理性骨折

MR 表现

- T1WI
  - 白血病骨髓，局部肿块相对低信号
  - 粒细胞肉瘤：等信号
- T2WI
  - 白血病骨髓信号强度增加 ± 局部椎体肿块，脊髓信号异常
  - 粒细胞肉瘤：高信号（轻度至中度）
- STIR
  - 白血病骨髓高信号

- T1WI C+
  - 骨髓异常强化，局部病变，或软膜炎
  - 粒细胞肉瘤：多种增强；外围边缘增强可能类似脓肿
  - 基于时间 - 强度曲线的动态增强 MR（DCE-MR）可用于区分高细胞造血骨髓和高细胞肿瘤浸润

核医学表现

- 骨扫描
  - ± 放射性示踪剂摄取率升高；经常低估了疾病程度，尤其是在缺乏显著的皮质破坏时
- PET/CT
  - 有报道髓外 AML 的葡萄糖摄取量增加

推荐成像方法

- 成像建议
  - 多平面 T1 WI、T2WI（＋脂肪抑制）或 STIR，T1WI C+
  - 全身 STIR MRI 分期，评估病变重点
  - CT 骨窗多平面重建可显示骨性病变，压缩骨折

鉴别诊断

转移瘤

- 儿童神经母细胞瘤或横纹肌肉瘤的转移，成人癌症
- 多灶性骨受累，类似白血病

朗格汉斯细胞组织细胞增生症（LCH）

- 囊变，有骨膜反应，骨内膜扇形变，软组织肿块
- 可能有类似白血病的全身性症状

化脓性骨髓炎

- 椎体和椎间盘细菌性感染
- 软组织累及
- 可能有类似白血病的全身性症状

肉芽肿性骨髓炎

- 脊柱后突，具有相对完整的椎间盘、较大的脊柱旁脓肿

淋巴瘤

- 老年患者软组织肿块，好发于脊柱旁、硬膜外
- 全身性淋巴瘤的转移或原发性脊椎病变

尤因肉瘤

- 明显骨膜反应 ± 软组织肿瘤
- 没有干骺端半透明线
- 可能有类似白血病的全身症状

病理学

一般表现

- 病因学
  - 外部因素：烷基化药物、电离辐射、化学物质（苯）
  - 内部因素：染色体异常
  - 诱发血液疾病：再生障碍性贫血、慢性骨髓增生性疾病
  - 粒细胞肉瘤：骨受累可能是白血病细胞通过哈弗管从骨髓迁移到骨膜与硬膜

－ CNS 受累可能是通过血管、神经周围从硬膜直接扩散，或通过毛细血管迁移形成的

- 遗传学
  ○ 与染色体异常密切相关
    － 急性淋巴细胞白血病：21 三体，染色体易位
    － 慢性淋巴细胞白血病：12 三体
    － 慢性粒细胞性白血病：90% 具有费城染色体 t（9；22）
- 伴发异常
  ○ 急性白血病的诊断建立在骨髓抽出物显示至少 30% 为原始细胞
  ○ 长骨骨膜炎（12%～25%）、白血病干骺线
  ○ 扁骨 / 管状骨局部破坏，病理性骨折
- 神经病理学特性
  ○ 脊柱原发性疾病的表现：骨折、骨髓或脊膜浸润
  ○ 治疗效果（放疗、化疗、骨髓移植 BMT）：继发肿瘤（通常是侵袭性 CNS 肿瘤）、出血、腰骶神经根病（鞘内甲氨蝶呤毒性）
  ○ 免疫抑制的并发症：真菌或其他机会性感染
- GS / MS（绿色瘤）：不成熟粒细胞形成髓外肿瘤→局部囊性肿块
  ○ 最常见于 AML（并发表现 ≤9.1% AML 病例）
  ○ 在 CNS、皮下组织、泌尿生殖系统形成多个软组织肿块

镜下所见
- 骨髓被多个分化不良血液细胞浸润
  ○ ALL：小蓝细胞浸润
  ○ AML：奥氏小体（凝聚溶酶体、胞质、棒状结构）是诊断依据
  ○ CML：白细胞增多，中性粒细胞、嗜酸性粒细胞、嗜碱性粒细胞增加；费城染色体 t（9；22）
  ○ CLL：成熟的淋巴细胞，＜55% 非典型细胞
- GS/MS 3 个主要变异基于主要细胞的类型和成熟度

临床信息

临床表现
- 常见体征 / 症状
  ○ 局部或弥漫性骨痛，关节痛复发（75%）
- 其他
  ○ CNS 受累的肿瘤性脑膜炎患者：CSF 中细胞渗出增加，肿瘤细胞趋性，血管生成
  ○ GS：软组织肿块占位效应可产生症状，如马尾综合征
- 临床资料
  ○ 慢性白血病可无症状
  ○ 有症状的患者表现为发热、ESR 升高、肝脾大、淋巴结病、关节积液、视网膜出血、瘀斑、贫血、反复感染

人口统计学
- 年龄
  ○ ALL：峰值 2～10 岁
  ○ AML：峰值 ＞65 岁
  ○ CML：儿童罕见（＜5%），峰值 ＞40 岁
  ○ CLL：峰值 50～70 岁
- 性别
  ○ 男：女 =2：1
- 流行病学
  ○ 儿童最常见的恶性肿瘤（ALL：75%；AML：15%～20%；CML：5%）
  ○ 在最常见的癌症死亡原因中占第二十位（所有年龄组）

转归与预后
- 5 年生存率（所有的白血病）：25%～30%
  ○ 儿童 ALL：90% 完全缓解，80% 5 年无病生存
  ○ 成人 ALL：60%～80% 缓解，20%～30% 5 年无病生存
  ○ AML：5 年生存率 45%
  ○ CLL：平均生存时间 6 年
  ○ CML：平均生存时间 5 年

治疗
- 化疗：诱导阶段、整合阶段、维持治疗阶段
  ○ 阿糖胞苷、甲氨蝶呤全身化疗
  ○ CNS 受累者，鞘内化疗
  ○ 化疗者骨髓密度下降，骨折的风险增加
- 放疗
- 骨髓移植

诊断思路

思考点
- 儿童的骨髓浸润与骨质疏松，应怀疑罹患白血病
- 软脊膜炎样转移的 CSF 实验室评价的敏感度 ≫MR

影像解读要点
- 有原因不明的压缩骨折时应考虑白血病可能

（邢晓颖、袁慧书 译）

参考文献

1. Magome T et al: Whole-body distribution of leukemia and functional total marrow irradiation based on FLT-PET and dual-energy CT. Mol Imaging. 16:1536012117732203, 2017

2. Chamberlain MC: Comprehensive neuraxis imaging in leptomeningeal metastasis: a retrospective case series. CNS Oncol. 2(2):121-8, 2013

3. Seok JH et al: Granulocytic sarcoma of the spine: MRI and clinical review. AJR Am J Roentgenol. 2010 Feb;194(2):485-9. Erratum in: AJR Am J Roentgenol. 194(3):554, 2010

4. Zha Y et al: Dynamic contrast enhanced magnetic resonance imaging of diffuse spinal bone marrow infiltration in patients with hematological malignancies. Korean J Radiol. 11(2):187-94, 2010

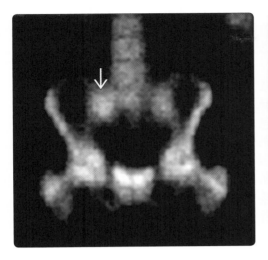

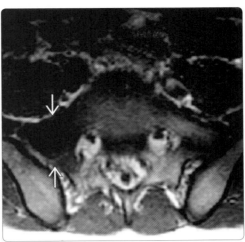

（左图）冠状位骨盆骨扫描示右侧骶骨翼的异常高摄取（➡）。在这一病例中，白血病局灶性向中轴骨转移。骨扫描可高估病变的进展，尤其是没有明显的皮质破坏时

（右图）同一患者轴位T1WI示右侧髂骨翼的转移灶（➡）。没有明确的皮质破坏

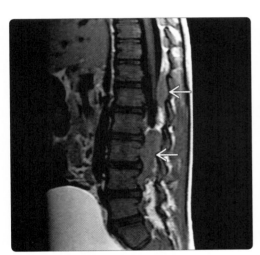

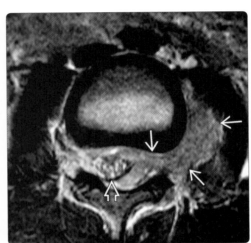

（左图）矢状位T1WI示散在的骨髓异常低信号，另可见多发硬膜外肿块（➡），代表白血病累及硬膜外

（右图）轴位T2WI示软组织肿块（➡），信号略高于肌肉，从左侧脊柱旁区域浸润至硬膜外间隙。肿块具有轻度的占位效应（➡），使硬膜囊向内侧移位

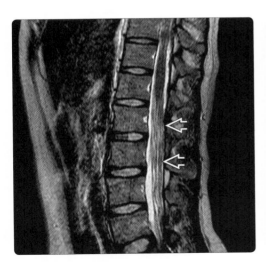

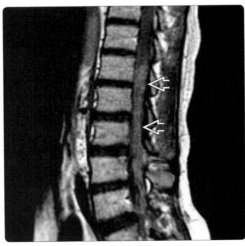

（左图）T2WI矢状位MR示马尾神经结节状浸润（➡），表现为白血病脑脊液播散，马尾神经根异常增厚

（左图）矢状位T1WI C+ MR显示软脊膜弥漫性强化（➡），白血病通过鞘内传播并包绕脊髓，浸润马尾

术语
- 骨或软组织的孤立性单克隆浆细胞瘤
- 孤立性骨浆细胞瘤（solitary bone plasmacytoma, SBP）的诊断要求
  - 孤立病变，活检见浆细胞
  - 骨骼检查阴性，MRI 上脊柱、骨盆、肱骨近端 / 股骨阴性
  - 骨髓检测克隆细胞阴性
  - 没有贫血、高钙血症，或提示全身性骨髓瘤的肾受累

影像学
- 中轴骨 ＞ 四肢骨
  - 胸椎椎体是最常见的部位
- X 线 /CT
  - 囊性、多囊样病变 ± 椎体纵行骨嵴

- 常见病理性压缩骨折
- T1 低信号，T2 /STIR 高信号骨髓中含曲线低信号区
  - 多有附件受累
  - ± 伴发软组织肿块（椎旁或硬膜外"垂帘"征）

病理
- SBP 可能反映了早期（Ⅰ期）多发性骨髓瘤（MM）
- SBP 被认为是临床Ⅰ期的 Durie-Salmon 病变

临床信息
- 最常见的症状为骨质破坏引起的疼痛
- 硬膜外侵犯可能导致脊髓或神经根受压
- 平均年龄 55 岁（比多发性骨髓瘤患者年轻）

诊断思路
- 必须排除第二个隐性病灶（33% 的病例）

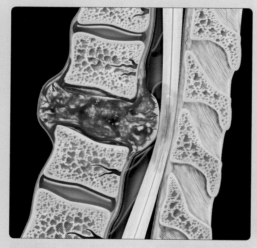
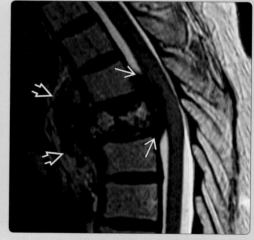

（左图）矢状位示意图示由于肿瘤浸润引起的胸椎体前、后缘受压导致的塌陷。背侧移位及肿瘤引起脊髓受压。孤立性骨浆细胞瘤（SBP）代表没有明显骨髓浆细胞浸润的单克隆浆细胞增生

（右图）矢状位 T2WI 示胸椎椎体病变呈不均质高信号，伴腹侧硬膜外（➡）和椎旁（⇨）低信号软组织肿块，脊髓受压

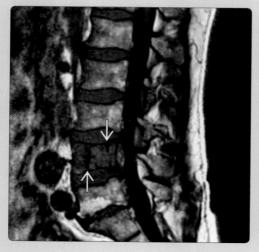
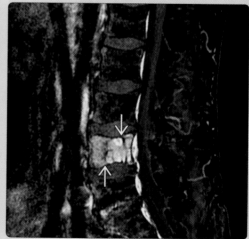

（左图）矢状位 T1WI 示 SBP "迷你脑"样表现。低信号的曲线样结构部分延伸至椎体，像脑沟（➡），这些是 SBP 内看到的厚皮质层

（右图）矢状位 STIR 示 L4 椎体散在的高信号灶，内部具有厚皮质层（➡）

术语

近义词

- 孤立性骨浆细胞瘤（SBP），孤立性骨髓瘤，孤立性浆细胞瘤

定义

- 骨或软组织的孤立性单克隆浆细胞瘤，无多发性骨髓瘤的证据
  - 孤立病变，活检见浆细胞
  - 骨骼检查阴性，MRI 上脊柱、骨盆、肱骨近端／股骨阴性
  - 没有贫血、高钙血症，或提示全身性骨髓瘤的肾受累

影像学

一般表现

- 最佳诊断线索：T1 骨髓低信号伴曲线高信号
- 部位
  - 中轴骨是最常受累的部位（25%～60%），伴肢体受累
    - 椎体是 SBP 最常见的部位
    - 胸椎＞腰椎＞颈椎

X 线表现

- X 线片
  - 早期可正常
  - 囊性、多囊样病变 ± 纵行骨嵴
  - 常见病理性压缩骨折
  - 无骨膜反应

CT 表现

- CT 平扫
  - 常见
    - 囊变，椎体破坏
    - 压缩骨折 ± 伴发软组织肿块
  - 不常见：骨硬化（3%）
  - 少见：椎间盘、相邻椎体受累（如果存在的话，有助于与转移瘤相鉴别）
  - 椎体塌陷

MR 表现

- T1WI
  - 孤立椎体病变
    - 骨髓等或低信号（与肌肉相比）
    - 包含曲线低信号区 ± 皮质不规则（终板骨折造成的内折）
    - "迷你脑"是由椎体皮质层增厚造成的
    - 不同程度的压缩
    - 多有附件受累
    - ± 伴发软组织肿块（椎旁或硬膜外"垂帘"征）
  - 1/3 病例扫描整个脊柱会检出第二个病变
- T2WI
  - 混杂信号
    - 局部高信号（脂肪为参照）

- 弯曲的信号缺失区
- STIR：高信号（对应于 CT 平扫的囊变区）
- T1WI C+
  - 常见：轻／中度弥漫性增强
  - 不常见：外周（边缘）强化

核医学表现

- 骨扫描
  - 摄取率高，但在疾病早期可正常
  - 用之分期和监测不可靠
- PET
  - FDG PET 检测活动的多发骨髓瘤较可靠
  - FDG PET 阴性支持意义未定的单克隆丙种球蛋白病（MGUS）的诊断
- ^{99m}Tc-MIBI
  - 多发骨髓瘤摄取增加，范围和强度与疾病的活动性相关

推荐成像方法

- 成像建议
  - 标准 MRI+STIR，全脊柱扫描
  - CT 引导下穿刺活检／细针抽吸

鉴别诊断

多发性骨髓瘤

- 33% 的脊柱孤立性浆细胞瘤会发现第二个病灶

转移瘤

- 可能与 SBP 难以鉴别
- 附件受累对鉴别 SBP 帮助不大
- 不累及椎间盘或邻椎

良性压缩骨折（骨质疏松）

- 老年患者多见，包括 SBP 和 MM 的患者
- 多发骨髓瘤中 50%～60% 的压缩骨折在 MRI 上表现为良性
- 信号强度（亚急性／慢性 FXS）类似正常的骨髓

椎体血管瘤（VH）

- 侵袭性椎体血管瘤可能会与 SBP 类似，转移罕见
- 侵袭性椎体血管瘤信号可能类似于 SBP
  - 良性椎体血管瘤多为 TI/T2 高信号
- 明显强化

Paget 病

- 椎体扩张伴骨小梁增厚

病理学

一般表现

- 病因学
  - 孤立性骨浆细胞瘤可以提示早期（Ⅰ期）多发骨髓瘤
  - 有些患者稳定几十年，提示与意义未定的单克隆丙种球蛋白病（MGUS）有关
- 遗传学
  - 孤立性骨浆细胞瘤遗传学机制不明
  - 原位杂交研究表明，80%～90% 多发骨髓瘤患者存在细胞遗传学异常

- 最常见 13 号染色体缺失（13q）
- 其他：染色体 14q32 缺失 / 移位，11q，混杂易位
- 单倍体 13 与预后较差有关，尤其是有 β2 球蛋白升高的类型，伴 11 号染色体畸变

分期、分级及分类

- SBP 被认为是临床 I 期的 Durie-Salmon 病变
  - 分期基于
    - 尿或血单克隆免疫球蛋白
    - 血钙水平
    - X 线片上可见骨质破坏
    - 血红蛋白
- 孤立性骨浆细胞瘤的诊断标准
  - 骨破坏信号区由无性系的浆细胞增生导致
  - 组织学上正常骨髓抽吸和环锯活检（浆细胞 ＜10%）
  - 骨检查正常，包括长骨的 X 线片
  - 无贫血、高钙血症，或由于浆细胞恶病质引起的肾损害
  - 血或尿单克隆免疫球蛋白水平降低或无（疑多发骨髓瘤者 ＜ 20 g/L）
  - MRI 未发现其他脊柱病变
- 定义不同，如 2 处骨病变或 ＜10% 骨髓浆细胞瘤

大体病理与手术所见

- 压缩的椎体由灰蓝色黄骨髓所替代

镜下所见

- 肿瘤浆细胞的单一收集
- 肿瘤细胞表达了更多的浆细胞抗原，包括 CD138、CD38 和 PC

临床信息

临床表现

- 常见体征 / 症状
  - 临床表现与解剖部位有关
    - 最常见的症状为骨质破坏引起的疼痛
      □ 疼痛持续平均 6 个月
    - 可无症状
    - 硬膜外侵犯可压迫脊髓或神经根
    - 病理性骨折可引起脊髓受压
  - 其他体征 / 症状
    - 血或尿单克隆蛋白水平降低（25%~75%）
    - 脱髓鞘多神经病表现不常见
      □ POEMS 综合征：多发性神经病（polyneuropathy）、脏器肿大（organomegaly）、内分泌障碍（endocrino-pathy）、M 蛋白（monoclonal protein）血症和皮肤病变（skin changes）

人口统计学

- 年龄：平均年龄为 55 岁（比多发性骨髓瘤患者年轻）
- 性别：男 ＞ 女（2 : 1）
- 流行病学
  - 单发骨浆细胞瘤病变占单克隆丙种球蛋白病的 3%~5%
  - 脊柱是最常见的部位

- ○ 20% 单发病灶在肋骨、胸骨、锁骨、肩胛骨

转归与预后

- SBPs 典型者具有无痛过程（生存期 7.5~12 年）
  - 5 年生存率为 70%
- 进展方式包括出现新骨病灶、骨髓瘤蛋白水平升高、骨髓浆细胞增多
  - 放疗后，M 蛋白增高 ＞1 年是进展为多发骨髓瘤的重要预示
  - 诊断时异常血浆免疫球蛋白缺失轻链率可提示进展为多发骨髓瘤的风险
  - 据报道，伴有高级别血管生成的 SBP 患者可进展为多发骨髓瘤，比伴有低级别的血管生成者生存期短
- 由 SBP 进展为多发骨髓瘤时，肿瘤倾向低级别，对放疗的反应率高
- 与较高复发率相关的预后因素：年龄 ＞60 岁；病变部位为中轴骨以外的骨骼；肿瘤 ＞5 cm；诊断时存在 M 蛋白不具有预测预后的价值

治疗

- 决定性局部放疗（40~60 Gy）± 自体干细胞移植
  - 侵犯神经或肿瘤诱发脊柱不稳的患者手术较好
- 研究证明，整个肿瘤完整切除或全脊柱切除 ± 辅助放疗可降低局部复发率以及进展为多发骨髓瘤的可能性
- 手术时遇到明显的肿瘤侵犯时，可利用顺铂和甲氧普林行局部化疗
- 许多无症状的 I 期多发骨髓瘤患者未行治疗，直到临床随访发现更具侵袭性病变时
- 双磷酸盐治疗，2 年内能有效抑制骨质溶解或丧失

诊断思路

思考点

- 必须排除第二个隐性病灶（33% 的病例）
- 只有排除了多发骨髓瘤的髓外侵犯，SBP 的诊断才能成立

影像解读要点

- 典型的影像表现为脊椎 T1WI 低信号，皮质内折，曲线样低信号区

（邢晓颖、袁慧书 译）

参考文献

1. Wang Y et al: Solitary plasmacytoma of bone of the spine: results from surveillance, epidemiology, and end results (SEER) registry. Spine (Phila Pa 1976). 44(2):E117-25, 2019
2. Caers J et al: Diagnosis, treatment, and response assessment in solitary plasmacytoma: updated recommendations from a European Expert Panel. J Hematol Oncol. 11(1):10, 2018
3. Dimopoulos MA et al: Role of magnetic resonance imaging in the management of patients with multiple myeloma: a consensus statement. J Clin Oncol. 33(6):657-64, 2015
4. Song IC et al: Diagnostic and prognostic implications of spine magnetic resonance imaging at diagnosis in patients with multiple myeloma. Cancer Res Treat. 47(3):465-72, 2014
5. Yang JS et al: Rapid progression of solitary plasmacytoma to multiple myeloma in lumbar vertebra. J Korean Neurosurg Soc. 54(5):426-30, 2013
6. Afonso PD et al: Solitary plasmacytoma of the spine: an unusual presentation. AJNR Am J Neuroradiol. 31(1):E5, 2010
7. Huang W et al: Solitary plasmacytoma of cervical spine: treatment and prognosis in patients with neurological lesions and spinal instability. Spine (Phila Pa 1976). 35(8):E278-84, 2010

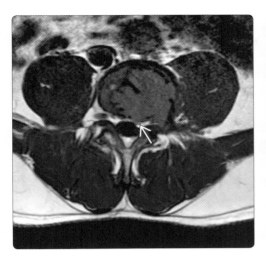

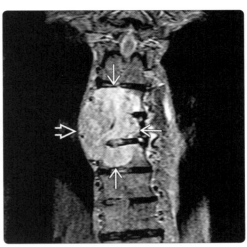

（左图）轴位 T1WI 示腰椎体分叶状肿块，延伸至腹侧硬膜外间隙（➡）

（右图）冠状位 STIR 示相邻 3 个椎体高信号灶（➡），右侧椎旁软组织肿块

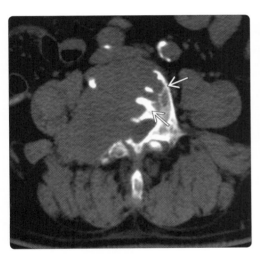

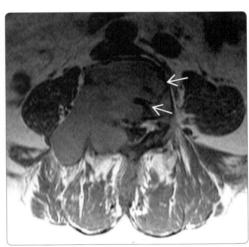

（左图）轴位 NECT 显示密度均匀溶骨性病变，累及椎体、椎弓根和右侧附件。突然过渡到重塑的椎体，可见增厚的骨嵴，即所谓的"微脑征"（➡）

（右图）轴位 T1WI MR 显示一个信号均匀的肿块，累及椎体、椎弓根和椎板，并延伸至邻近软组织。可以看到在 MR 上呈低信号的增厚骨嵴（➡）

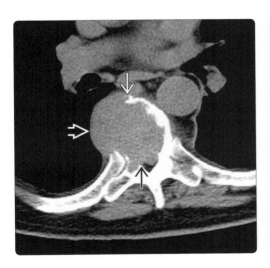

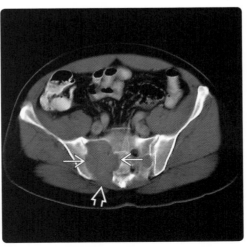

（左图）轴位 CT 平扫示囊性病变（➡），累及胸椎体。病变延伸至右侧椎旁（➡）。硬膜外侵犯显示硬膜囊后外侧明显的占位效应（➡）

（右图）轴位 CT 示囊性膨胀性病变，累及右侧骶骨（➡）。病变边界清晰，有狭窄的过渡区。但是，后部皮质不连（➡），表明病变侵袭性为中等程度

多发骨髓瘤

要 点

术语
- 骨髓内多灶性浆细胞单克隆恶性增生

影像学
- 骨骼检查是最基本的影像诊断评价方法
  - 弥漫性骨质疏松和多发囊变
- CT 平扫
  - 多灶性囊性病灶
  - 脊椎破坏和骨折
- MRI
  - 正常
  - 骨髓局灶性受侵
  - 骨髓弥散性侵犯
  - 形式多样（小结节样，椒盐征）
- 压缩骨折伴不同程度椎管狭窄

- FDGPET
  - 能确诊活动的多发骨髓瘤，有助于检测治疗效果
- 快速自旋回波抑脂 T2WI、STIR 或抑脂强化 T1WI 能更清楚地显示病灶

主要鉴别诊断
- 转移瘤
- 白血病 / 淋巴瘤
- 骨质疏松

临床信息
- 骨骼疼痛：75%
- 骨髓衰竭：贫血，感染
- 肾功能不全 / 衰竭
- M 蛋白（单克隆免疫球蛋白）：血 ± 尿
- 血钙过多

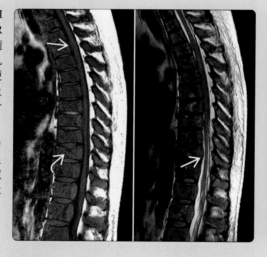
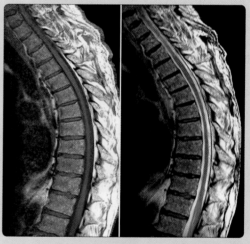

（左图）胸椎矢状位 T1WI（左）和 T2WI（右）MR 图像显示典型的多发骨髓瘤（MM），全骨髓可见 T1WI 弥漫低信号。腹侧硬膜外间隙有多个骨外累及区（➡）。并可见压缩骨折（➡）

（右图）矢状位 T1WI（左）和 T2WI（右）MR 图像显示典型的多发骨髓瘤（椒盐型）。小于 5 mm 的病灶被认为是小病灶

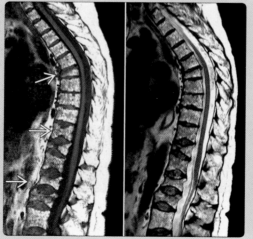
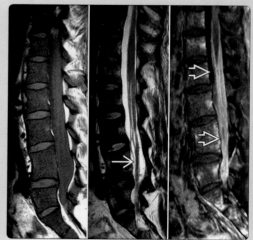

（左图）矢状 T1WI（左）和 T2WI（右）MR 图像显示胸椎微结节状骨质破坏，伴多发压缩性骨折（➡）

（右图）矢状 T1WI（左）、T2WI（中）和 T1 C+ FS（右）MR 图像显示弥漫性 MM 累及所有椎体。骨髓瘤性癌性脑膜炎引起马尾神经（➡）弥漫性异常强化（➡）

术语

缩略语

- 多发骨髓瘤（multiple myeloma, MM）

定义

- 浆细胞肿瘤的异构组，主要原发累及骨髓 ± 软组织

影像学

一般表现

- 最佳诊断依据
  - 多灶，弥散，T1 不均质低信号
- 部位
  - 中轴骨（红骨髓）＞长骨
    - 脊柱、颅骨（下颌骨）、肋骨、骨盆
  - 87% 脊椎骨折在 T6-L4

X 线表现

- X 线片
  - 骨骼检查（SS）是最基本的影像诊断评价方法
    - 至少有 30% 的骨质破坏才能显示病变
  - 弥散性骨质疏松（减少）：85%
  - 多发性囊性病灶占 80%；约 1% 的病变有硬化
  - 骨内膜扇形变
  - 邻近骨质破坏区的软组织肿块
  - 椎体压缩骨折

CT 表现

- CT 平扫（骨窗）
  - 多灶性囊性病变
  - 脊椎破坏或骨折
  - 矢状位和冠状位 CT 重建
    - 皮质破坏，骨外软组织成分，能对潜在的骨不稳定性进行很好的评估

MRI 表现

- 正常
- 骨髓局灶性受侵
  - 与骨髓相比，T1WI 上呈低到中等信号
  - T2WI 或 STIR 呈高信号
  - 注入轧剂后强化
- 骨髓弥散性侵犯
  - T1WI 黄骨髓由低信号取代
    - 与椎间盘相比，呈等 - 低信号
  - 弥散性骨髓强化
- 形式多样（小结节样，椒盐征）
  - T1 斑片状，不均质，或斑点状信号灶
  - 增强不均质强化
- 压缩骨折→不同程度的椎管变窄
  - 67% 椎体骨折表现为良性
  - 皮质穿破→硬膜下侵犯，可能会导致脊髓压迫
- 反应形式
  - T1WI：逐渐由红骨髓、然后黄骨髓代替

- STIR：信号均匀↑或病变边缘信号↑
- T1WIC +：弥散强化→活跃性 MM
  - 周边强化→ ± 活的肿瘤细胞
- 灶性多发骨髓瘤病变可持续 58 个月

核医学表现

- 骨扫描
  - 典型者为阴性→多发骨髓瘤抑制成骨细胞活性
  - 暗区
- PET
  - 多发骨髓瘤代谢活跃
    - 敏感性：84%～92%
    - 特异性：83%～100%
  - 能确诊活动的多发骨髓瘤；用于检测治疗效果
    - 检测髓外病变比 MRI 准确
  - PET 和全身 MRI 表现相结合具有特异性，阳性预测值为 100%

推荐成像方法

- 最佳成像方法
  - MRI 和 FDG PET/CT 比 X 线片或骨闪烁扫描更敏感
    - 可为分期和治疗后检测提供辅助信息

鉴别诊断

转移瘤

- 转移瘤早期椎弓根常受累
- 骨扫描放射性示踪剂摄取增加

白血病 / 淋巴瘤

- 弥散性骨髓信号异常和增强

骨质疏松

- 无连续病灶
- 在 MRI 上与弥散性多发骨髓瘤难以区分

骨髓增生症

- 弥散性或斑片状 T1 低信号
- 无连续病灶

病理学

一般表现

- 病因学
  - 多数不明
  - 危险因素
    - 电离辐射
    - 暴露于杀虫剂、除草剂、二噁英
    - 慢性免疫刺激
    - 自身免疫性疾病
    - HIV，人类疱疹病毒
  - 细胞来源：记忆性 B 淋巴细胞
- 遗传学
  - 预后较好
    - 细胞周期蛋白上调，超二倍体
  - 预后差

- 某种易位，亚二倍体，*P53* 肿瘤抑制基因丢失，浆细胞增生，血浆 β 微球蛋白升高

分期、分级及分类

- Durie-Salmon 分期系统：基于 Hb 和血钙水平、M（单克隆）蛋白装载、X 线片上的骨受累
  - Ⅰ期：低级别肿瘤
    - MRI 上骨髓正常或斑点样改变
  - Ⅱ期：中等级别肿瘤
    - MRI 上局灶性或散在的改变
  - Ⅲ期：高级别肿瘤
    - MRI 上局灶性或散在的改变
  - 每一个分期被分为 A（血肌酸酐 < 2 mg/dl）或 B（血肌酸酐 > 2 mg/dl）
  - 与 X 线断层影像合并：Durie and Salmon PLUS
    - 局灶性病变为 5 mm 或更大
    - MRI 或 FDG PET/CT 上骨髓散在病变

临床信息

临床表现

- 常见体征 / 症状
  - 骨痛：75%
  - 病理性骨折
  - 骨髓衰竭：贫血，感染
  - 肾功能不全 / 衰竭
  - M 蛋白（单克隆免疫球蛋白）：血 ± 尿
  - 淀粉样变性（10%）
  - 高钙血症
- 临床资料
  - 20% 发现时无症状
  - 非功能性 M 蛋白产生过量：60% IgG，20% IgA，20% 轻链缺失
  - 实验室检查异常提示有残余肿瘤存在

人口统计学

- 年龄
  - 发病高峰为 40~80 岁
- 性别
  - 男：女 =3：2
- 种族
  - 非洲裔美国人比白种人高 2 倍
- 流行病学
  - 最常见的原发骨肿瘤
    - 10% 为恶性血液系统疾病

转归与预后

- 高剂量化疗和周围干细胞移植中位生存期为 8.5 年
  - 5% 完全缓解
- 血浆 M 蛋白水平和骨髓浆细胞比例分层是病情进展的危险因素

- 意义未明的单克隆丙种球蛋白血症（MGUS）
  - 每年有 1% 的风险发展为 MM
- 交界性单克隆 γ 病（MGBS）
  - 10%~30% 骨髓浆细胞比例（MGUS ≤ 10%）
- 阴性 MM(SMM)：没有疾病相关的器官损害
  - ≥ 3 g/dl
- 症状性 MM：需要治疗
- 其他
  - 浆细胞性白血病
    - 较具侵袭性的形式，血液循环中的浆细胞比例 ≥ 20%
  - 非分泌性多发骨髓瘤
    - 符合多发骨髓瘤的诊断标准，但 M 蛋白不高
  - POEMS 综合征：多神经病，器官巨大症，内分泌失调，单克隆丙种球蛋白症，皮肤改变
  - 浆细胞瘤
    - 预后较好的病例放疗能治愈
    - 许多演变为多发骨髓瘤
- 预后差的因素：血红蛋白低、高钙血症、广泛的囊变、免疫球蛋白产生率高、肾功能受损害

治疗

- 支持疗法
- 局部放疗
- 化疗
- 移植
  - 自体造血干细胞：患者通常 < 65 岁，刚诊断为多发骨髓瘤
  - 同种异体骨髓：治疗相关死亡率达 50%

诊断思路

思考点

- T1 骨髓表现为多发、散在、不均质低信号时，可诊断多发骨髓瘤
- 全身 MRI 比 X 线片的敏感性和特异性高
  - 推荐用于单发性浆细胞瘤或单克隆丙种球蛋白病，X 线片正常或少于 5 个病灶
- PET 能识别活性病变

影像解读要点

- 即使治疗成功，CT 上的囊性病变会持续存在

（邢晓颖、袁慧书 译）

参考文献

1. Messiou C et al: Guidelines for acquisition, interpretation, and reporting of whole-body MRI in myeloma: myeloma response assessment and diagnosis system (MY-RADS). Radiology. 291(1):5-13, 2019
2. Zamagni E et al: Imaging in multiple myeloma: how? When? Blood. 133(7):644-51, 2019
3. Lasocki A et al: Multiple myeloma of the spine. Neuroradiol J. 30(3):259-68, 2017

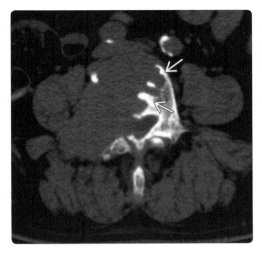

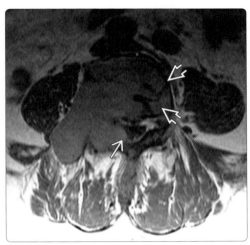

（左图）轴位 NECT 显示密度均匀溶骨性病变，累及椎体、椎弓根和右侧附件。突然过渡到重塑的椎体，可见增厚的骨嵴，即所谓的"微脑征"（➡）

（右图）轴位 T1WI MR 显示一个信号均匀的肿块，累及右侧椎体和附件，并延伸至硬膜外（➡）。可以看到在 MR 上呈低信号的增厚骨嵴（微脑征）（➡）

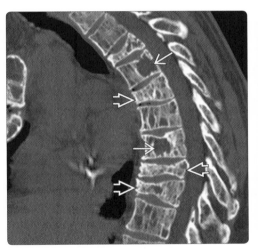

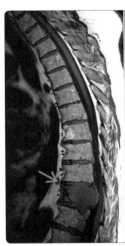

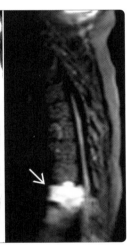

（左图）矢状位 CT 重建示多发椎体骨质疏松及多囊性病变（➡），胸椎椎体多发病理性压缩骨折（➡）。压缩骨折能引起不同程度的椎管狭窄

（右图）矢状位 T1WI（左）及 PET（右）显示局灶性骨髓瘤累及下部胸椎体（➡），弥散图像上呈高信号（➡）。DWI 的灵敏度为 77%，而 FDG PET 的灵敏度为 47%

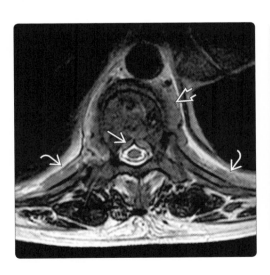

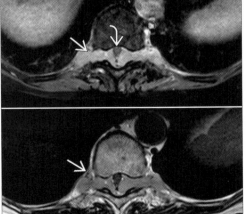

（左图）轴位 T2 MR 显示 MM 向骨外延伸，累及硬膜外间隙（➡）、椎旁区域（➡）和肋骨内侧附近（➡）

（右图）轴位 T2（下）和 T1 C+ MR（上）图像显示哑铃状肿块（➡）强化，累及双侧神经孔，脊髓严重受压（➡）（Courtesy C. Carr, MD.）

术语

- 起源于形成交感神经系统的原始神经嵴细胞的胚胎肿瘤
- 神经母细胞瘤（neuroblastic tumors）= 神经节瘤（ganglioneuroma, GN）、神经节母细胞瘤（ganglioneuroblastoma, GNB）、神经母细胞瘤（neurobla-stoma, NB）

影像学

- 腹部（肾上腺、脊柱旁神经节）＞胸部＞骨盆＞颈部
- X线片
  - 广泛的脊柱旁软组织肿块 ± 脊椎侧弯
  - ± 腹部或纵隔斑点状钙化
- CT
  - 神经孔和肋间隙扩大，椎弓根侵蚀，邻近肋骨展开（GN、GBN）或破坏（NB）
- MRI用于诊断、术前计划的制订
  - T1WI：脊柱旁低→等信号肿块
  - T2WI：脊柱旁低→高信号肿块
  - ± 通过神经孔侵犯硬膜下
  - 不同程度强化 ± 内部出血、坏死
  - MIGB用于神经母细胞瘤（NB）的分期、治疗后评估

主要鉴别诊断

- 尤因肉瘤；脊椎转移瘤；淋巴瘤

病理

- 国际神经母细胞瘤分期系统（International Neuroblastoma Staging System, INSS）
  - 结合手术可切除性、影像学表现、淋巴结和骨髓受累情况

临床信息

- 腹部肿块/疼痛，骨痛，易疲劳，体重减轻，烫伤样皮下小结节
- 下肢轻瘫/瘫痪（脊髓压迫）

诊断思路

- 确定肿瘤是否延伸至椎管或神经孔至关重要

（左图）冠状位示意图，示血管神经母细胞瘤（NB），起自右侧，通过邻近的神经管蔓延，穿过中线达左侧（3期）

（右图）冠状位STIR MR显示一个巨大的脊柱旁肿物（→），穿过神经孔，形成一个巨大的硬膜外肿物（⇉）。出现硬脊膜侵犯和圆锥移位（⇨）

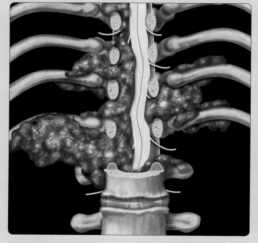
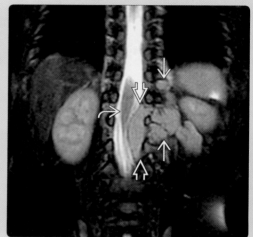

（左图）轴位STIR示椎旁神经母细胞瘤越过神经孔进入硬膜下隙，取代内侧硬膜囊（→）。报告要说明肿瘤是否延伸至椎管或神经孔，因为硬膜下浸润会使手术处理变得复杂

（右图）同一例NB患者轴位T1 C+ FS MR显示肿块（→）明显强化

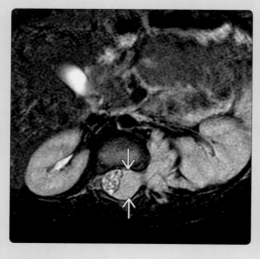
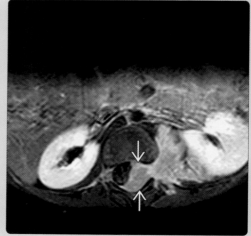

术语

定义

- 神经母肿瘤 = 神经节瘤（GN）、神经节母细胞瘤（GNB）和神经母细胞瘤（NB）
  - 起源于神经嵴细胞的胚胎肿瘤

影像学

一般表现

- 最佳诊断依据
  - 腹部或胸部的脊柱旁肿块 ± 椎管内延伸、钙化
- 部位
  - 肾上腺（40%）> 脊柱旁神经节（25%）> 胸部（15%）> 骨盆（5%）> 颈部（3%）；混杂的（12%）
- 大小：不一，直径 1~10 cm
- 形态学
  - 骨髓替代，哑铃形椎旁 / 内肿瘤

X 线表现

- X 线片
  - 广泛的脊柱旁软组织肿块 ± 脊椎侧弯
    - 对于青少年脊柱僵直、渐进性弯曲或不典型左侧弯者，应该进行进一步的检查
  - ± 腹部或纵隔斑点状钙化

CT 表现

- CT 平扫
  - 脊柱旁强化的肿块 ± 向硬膜下延伸，细微的斑点状钙化
- CT 骨窗
  - 神经孔和肋间隙扩大，椎弓根侵蚀，邻近肋骨展开（GN、GBN）或破坏（NB）

MRI 表现

- T1WI
  - 脊柱旁低→等信号肿块 ± 通过神经孔延伸至硬膜下
  - ± 骨髓被低信号替代
- T2WI
  - 脊柱旁低→高信号肿块 ± 硬膜下延伸，椎管压迫
- DWI
  - 与 GN/GNB 相比，NB 的 ADC 具有明显不同
    - 无 GN/GNB ADC ＜ 1.1 × 10^{-3} mm^2/s
- T1WI C+
  - 不同程度强化 ± 内部出血、坏死

核医学表现

- 骨扫描
  - 骨转移性病灶 ^{99m}Tc MDP 摄取
- PET
  - FDG 摄取
- MIBG（间碘苯甲胍）
  - 交感神经的儿茶酚胺能细胞摄取
  - ^{123}I MIBG 用于 NB 的分期，治疗后评估
  - ^{123}I MIBG 可早期提示 NB 的治疗效果

推荐成像方法

- 最佳成像方法
  - MRI 用于诊断、术前计划的制订
  - MIBG 用于分期、治疗后的评估
- 成像建议
  - 多方位强化 MRI 用于肿瘤评估
  - CT 骨窗多平面重建来评估骨病变，检测钙化

鉴别诊断

尤因肉瘤

- 蓝色小圆细胞肿瘤；T2 相对低信号
- 起源于邻近的扁骨（肋骨、胸壁、骨盆），随后侵犯脊椎

脊椎转移瘤

- 信号多样；影像学特点与原发肿瘤相同
- 通常为多发病灶

神经鞘肿瘤

- 与神经孔相连续，± 哑铃形

淋巴瘤

- 全身性转移或原发性脊椎病变；好发于脊柱旁、硬膜下

Wilms 瘤

- 主要起源于肾实质；组织学特征明显，发病年龄相对 NB 较大

病理学

一般表现

- 病因学
  - 无明确的特异性环境暴露或危险因素
- 遗传学
  - 70%~80%1p 染色体缺失
  - Myc-N（原癌基因染色体 2p）扩增→肿瘤快速进展，预后差
  - 17q 染色体臂增益与肿瘤进展相关
  - HER2/ 神经鞘肿瘤基因过度表达提示预后差
  - CD44（神经母细胞表面的糖蛋白）、TRK-A（神经生长因子）升高与较好的预后有关
- 伴发异常
  - 眼眶 / 颅骨 / 下颌骨 / 硬膜转移，发根样骨膜炎，原发性脑神经母细胞瘤（PNET）
- 起源于沿交感神经链分布的原始神经嵴细胞
  - 神经节瘤 = 最良性分化的间质和细胞成分，成熟的神经节细胞（100%）
  - 神经节母细胞瘤 = 中等恶性潜能，神经母细胞和成熟神经节细胞（＞50%）的比例不同
  - 神经母细胞瘤 = 恶性"蓝色小圆细胞肿瘤"，分化成分 ＜50%

分期、分级及分类

- 神经母细胞瘤 Evans 解剖学分期（总体生存率）
  - 局部（1~3 期）
    - 1 期：局限在器官（90%）
    - 2 期：延伸至器官下但是没有越过中线（75%）
    - 3 期：越过中线（包括脊柱）（30%）
  - 4 期：全身性广泛远处转移（10%）
  - 4S 期：诊断不足 1 年；转移限制在皮肤、肝脏、骨髓；可自发性退化（生存率近 100%）
- 国际神经母细胞瘤分期系统
  - 结合手术可切除性、影像学表现、淋巴结和骨髓受累情况

大体病理与手术所见

- GN、GNB：坚硬的灰白色结节
- NB：柔软的灰白色结节 ± 出血、坏死、钙化

镜下所见

- GN：成熟的神经节细胞，施万细胞，神经炎
- GNB：由 GN 到 NB 的过渡谱带
- NB：去分化的神经母细胞、神经节细胞

临床信息

临床表现

- 常见体征 / 症状
  - 腹部肿块 / 疼痛，骨痛，疲劳，体重减轻，皮下结节
  - 下肢轻瘫 / 瘫痪（椎管压迫）
- 其他体征 / 症状
  - 血管活性肠性肽（VIP）导致的腹泻
  - 突眼，眶周 / 结膜瘀斑（熊猫眼）
  - 眼阵挛 - 肌阵挛 - 共济失调（OMA）副肿瘤综合征（2%~3%）
  - Horner 综合征（颈部 NB）
  - 马尾综合征
  - 患恶性肿瘤的儿童肋骨异常的比例较高（18%）
    - 同源性基因，涉及椎体和肋骨测序，在许多不同的恶性病变中异常表达
  - 实验室检查
    - 尿 HVA ± VMA 升高 > 90%
      - HVA：多巴胺的代谢产物，在较成熟的 NBs 和 GNBs 中升高
      - VMA：神经外膜和去甲肾上腺素的较不成熟的代谢产物
      - VMA /HVA 比率：成熟度的标志，< 1，较好；>1，预后较差
- 临床资料
  - Kerner-Morrison 综合征：继发于 VIP 分泌（GN、GNB＞NB）的顽固性分泌性腹泻
  - Peper 综合征：婴儿具有广泛的肝转移性神经母细胞瘤，可导致呼吸困难

- "橘松饼"样婴儿：婴儿皮下转移性神经母细胞瘤
- Hutchinson 综合征：广泛的骨转移，导致骨痛、跛行、病理性骨折
- 非意外伤者：转移性眼球后神经母细胞瘤，可表现为快速进展的无痛性凸眼、眶周皮斑

人口统计学

- 年龄
  - 就诊时 40%<1 岁，35% 1~2 岁，25%＞2 岁，10 岁以后就诊者很少
- 性别
  - 男＞女（1.3：1）
- 流行病学
  - 美国每 10 万名儿童就有 7~10 名患神经母细胞瘤；神经节细胞瘤和神经母细胞瘤的真实发病率不详，因为很多无症状

转归与预后

- GN 手术切除后瘤预后很好
- GNB 的预后依赖于神经节细胞与神经母细胞的比例
- 神经母细胞瘤的 5 年生存率：婴儿 83%，1~5 岁儿童 55%，5 岁以上儿童 40%
  - 预后较好：局部的，4S 期，n-myc 扩增率下降，超二倍体 DNA
  - 预后较差：4 期，可见 CNS 受累，血浆神经特异性烯醇酶和铁蛋白水平升高，尿 VMA/HVA 升高治疗

治疗

- 化疗，手术，放疗，类固醇治疗
- 椎管受压的患者行单纯放疗、椎板切除术或化疗，在神经系统症状改进方面差别不大

临床信息

思考点

- 神经母细胞瘤的表现取决于患者的年龄、原发部位、转移情况、活性代谢产物
- 婴儿多表现为胸部、颈部肿瘤；较大的儿童多是腹部肿瘤

报告要点

- 术前确定肿瘤是否延伸到椎管或神经孔很关键，因为硬膜下延伸会使得手术变得很复杂

（邢晓颖、袁慧书 译）

参考文献

1. Del Campo Braojos F et al: Practical application of the International Neuroblastoma Risk Group Staging System: a pictorial review. Curr Probl Diagn Radiol. 48(5): 509-18, 2019
2. Newman EA et al: Update on neuroblastoma. J Pediatr Surg. 54(3):383-9, 2019
3. Chen AM et al: A review of neuroblastoma image-defined risk factors on magnetic resonance imaging. Pediatr Radiol. 48(9):1337-47, 2018
4. Whittle SB et al: Overview and recent advances in the treatment of neuroblastoma. Expert Rev Anticancer Ther. 17(4):369-86, 2017

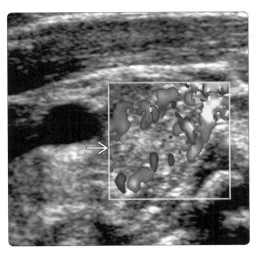
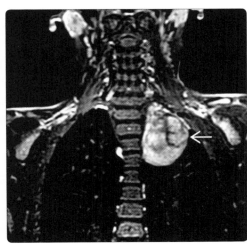

（左图）Horner 综合征患者横断面超声彩色多普勒成像显示左颈动脉间隙富血供高回声肿块（➡），位于颈交感神经走行区。手术切除确诊为 NB

（右图）经手术证实的神经节神经母细胞瘤患者冠状面 T1 C+ FS MR 显示后上纵隔肿块（➡）

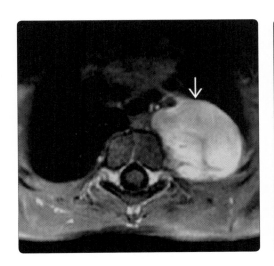
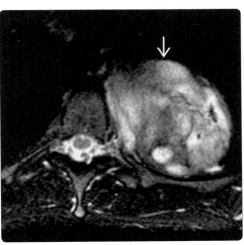

（左图）轴位 T1WI C+ MR 显示经手术证实一个较大的、位于左侧椎旁星形胶质细胞瘤（➡）。没有发现椎体或神经孔的侵犯

（右图）轴位 STIR MR 显示后纵隔神经节神经瘤（➡）附着在邻近的肋骨和椎体上，没有提示直接侵犯的骨髓信号异常。可见神经孔未受累

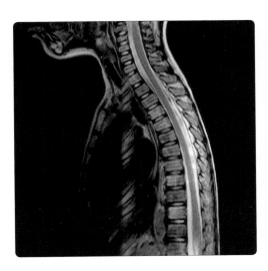
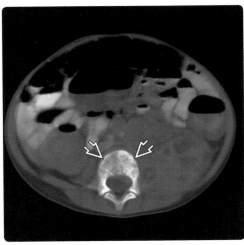

（左图）矢状位 T2 MR 显示，4 期 NB 患者几乎每个层面都有血行性椎体转移

（右图）骨窗轴位 NECT（4 期转移性 NB，大的腹膜后原发肿瘤）显示椎体骨转移（➡），具有成骨及溶骨的混合改变，这是转移性 NB 的常见影像学表现

要 点

术语
- 组织细胞异常增生并产生肉芽肿的骨骼病变

影像学
- 颅盖骨＞下颌骨＞长骨＞椎体
- 在儿童脊柱受累多见
  - 胸椎＞腰椎＞颈椎
- 破坏性囊性病变 ± 病理性骨折，椎旁 / 硬膜下肿块，椎管内延伸
- ± 椎板（邻近椎间盘、附件较少受累）

主要鉴别诊断
- 尤因肉瘤
- 转移瘤
- 神经母细胞瘤
- 血液系统恶性病变

病理学
- 局限性 LCH
  - 只有皮肤病变
  - 骨病变 ± 尿崩症，邻近淋巴结受累或皮疹
- 扩散性 LCH
  - 内脏器官受累 ± 骨病变，尿崩症，邻近淋巴结受累，± 皮疹，± 血液系统器官功能不良

临床信息
- 无症状或因骨髓膨胀 / 病理性骨折引起局部疼痛
- ± 发热、白细胞增多症

诊断要点
- 扁平椎、无硬膜外肿块是 LCH 的典型表现

（左图）矢状位示意图显示弥漫性骨髓浸润伴病理性骨折、扁平椎。硬膜外延伸导致脊髓腹侧受压

（右图）腰椎矢状位 T1WI C+ FS MR 显示 L3 病理性骨折伴明显均匀强化（➡），导致扁平椎和硬膜外肿块。可见椎间隙仍正常

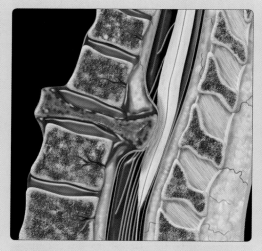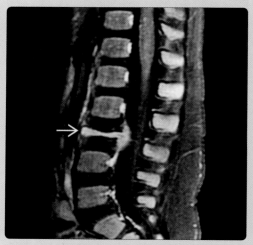

（左图）冠状位 T1WI C+ FS MR 显示 L3 扁平椎（➡），明显均匀强化

（右图）轴位 T1 C+ FS MR 显示扁平的 L3 椎体（高度与椎间隙相当）相对轻微的异常强化，向后延伸至硬膜外间隙

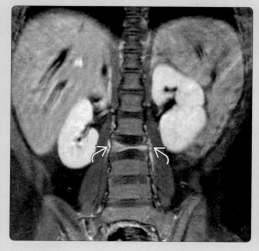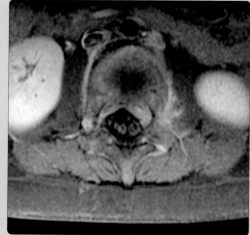

术语

近义词
- 朗格汉斯细胞组织细胞增生症（langerhans cell histiocytosis, LCH）；朗格汉斯细胞肉芽肿，嗜酸性肉芽肿（eosinophilic granuloma, EG），组织细胞增生症X

定义
- 组织细胞异常增生产生肉芽肿的骨骼病变

影像学

一般表现
- 最佳诊断线索
  - ± 椎体薄盘样改变（椎板变薄，椎间盘未受累）
- 部位
  - 颅骨 > 下颌骨 > 长骨 > 肋骨 > 骨盆 > 椎体
  - 脊柱受累
    - 胸椎（54%）> 腰椎（35%）> 颈椎（11%）
    - 儿童 > 成人
- 形态学
  - 破坏性囊性病变 ± 病理性骨折、软组织肿块、椎管内延伸

X线表现
- X线片
  - 囊性（非硬化性）破坏性脊椎病变
    - ± 椎板（邻近椎间盘、附件很少受累）
    - ± 硬化；脊柱后凸不常见

CT表现
- CT 强化
  - 囊性（非硬化性）破坏性脊椎病变并强化的软组织肿块 ± 椎旁、硬膜下延伸
- CT 骨窗
  - 囊性椎体病变 ± 椎体塌陷

MRI表现
- T1WI
  - 低信号的脊椎软组织肿块 ± 病理性骨折
- T2WI
  - 不均匀高信号的软组织肿块 ± 病理性骨折
  - 椎间盘常未受累
- T1WI C+
  - 均匀强化

核医学表现
- 骨扫描
  - 摄取率不同，骨病变区可为热区、冷区或混合性
  - 假阴性率较高（35%）

推荐成像方法
- 成像建议
  - 多方位强化 MRI 评估软组织，确定有无硬膜下侵犯
  - 骨算法 CT 多方位重建可详细显示骨质破坏，椎体变扁程度

鉴别诊断

尤因肉瘤
- 溶骨性骨质破坏 ± 病理性骨折
- 与 LCH 相比，更易形成软组织肿块及邻近骨质破坏

转移瘤
- 原发性肿瘤侵犯脊柱
  - 骨增生 > 破坏（芽生型）
  - 骨破坏 > 增生（囊性）

神经母细胞瘤
- 胸腹部椎旁肿块，± 脊椎侵犯

血液系统恶性病变
- 多灶性疾病，与 LCH 不易鉴别
- 多发散在异常骨髓信号，有强化

化脓性骨髓炎
- 异常骨髓信号 ± 椎体塌陷
- 高信号变窄的椎间盘 ± 液体信号

骨巨细胞瘤
- 膨胀性、囊性椎体病变＋软组织肿块
- 通常发病年龄较大（＞30 岁）

病理学

一般表现
- 病因学
  - 朗格汉斯细胞生长、活性和运输调节异常
  - 原因不明，可能与感染性因素（尤其是病毒）、免疫系统功能异常、肿瘤机制、遗传因素、细胞黏附颗粒有关
    - 人类疱疹病毒 6 可能是 LCH 的刺激因子
- 伴发异常
  - 垂体 - 下丘脑轴→尿崩症
  - 化脓性中耳炎→耳聋
  - 眼眶受累→突眼
  - 皮肤受侵的 LCH（小于 50%）
  - 肺受侵（20%~40%）；男性为主，年龄较大（20~40 岁），与吸烟有关
  - 胃肠道出血，肝脾异常
  - 淋巴结肿大 ± 化脓，慢性窦道形成
  - 髓腔膨胀，组织细胞聚集
- 小于 1% 穿刺证实为原发性骨病；脊柱受累（6%）
  - 在儿童，源于椎板最常见
  - 超过数月至数年椎体可恢复
  - 椎弓根易受累；附件、邻近的椎间隙通常未受累
- PCR 试验证明所有的朗格汉斯细胞是克隆性的→LCH 可能是克隆性肿瘤而不是如先前所认为的反应性疾病

分期、分级及分类
- 基于年龄、性别和受累范围的经典分类
  - EG
  - Hand-Schüller-Christian 病

- ○ Lettere-Siwe 病
- 经修订的根据疾病范围的 LCH 分类
  - ○ 局限性
    - 皮肤病变，无其他部位受累
    - 单骨病变 ± 尿崩症，邻近淋巴结受累，或发疹
    - 多骨病变，累及多块骨 ≥ 单骨 2 个病灶 ± 尿崩症，邻近的淋巴结受累，或皮疹
  - ○ 广泛性 LCH
    - 内脏器官受累 ± 骨病变，尿崩症，邻近淋巴结受累，或皮疹
      - □ 伴或不伴肺、肝脏或造血系统功能不良

镜下所见

- 光镜：具有折叠核的异常肉芽肿性组织细胞（朗格汉斯细胞），细胞质 S100 反应，骨坏死区
- 电子显微镜：Berbeck 胞质内容物颗粒

临床信息

临床表现

- 常见体征 / 症状
  - ○ 无症状
  - ○ 由于骨髓侵犯或病理性骨折而引起局部疼痛、活动受限、肿胀、发热、白细胞增多症
  - ○ 脊髓病或神经根病
- 临床资料
  - ○ 嗜酸性肉芽肿（EG）（70%）
    - 局限性，病变只局限于骨，多见于较大的儿童（5~15 岁），预后好
    - 背痛、僵硬、脊柱侧弯、神经病并发症、发热，白细胞增多症
  - ○ Hand-Schuller-Christian 病（20%）
    - 急性播散性骨和内脏病变，多见于较小的儿童（1~5 岁），预后中等（死亡率 10%~30%）
    - 三联征：尿崩症，凸眼，骨病变
  - ○ Letterer-Siwe 病（10%）
    - 发病急，快速的内脏器官播散，多见于婴儿（<3 岁），预后差
    - 发热，恶病质，贫血，肝脾大，淋巴结病，皮疹，牙龈肿胀
    - 多于 1~2 年内死亡
  - ○ 多系统疾病占所有 LCH 成人病例的 2/3 以上（68.6%）
    - 皮肤和肺部受累分别占比约 51% 和 62%

人口统计学

- 年龄
  - ○ 主见于少儿或年轻人，任何年龄均可发病

- 最严重者发病高峰年龄较小
- 性别
  - ○ 男：女 =2：1

转归与预后

- 因发病年龄、全身疾病的范围不同而不同
  - ○ 单系统疾病 5 年生存率可达 100%
  - ○ 单发的肺部表现：生存率为 87.8%
  - ○ 多系统疾病：生存率为 91.7%
- 病变常能自发缓解，但可复发或再次恶化
  - ○ 通常 3 个月后病变开始消退，有可能需要 2 年
  - ○ 骨骼系统不成熟时复发率较低
- 症状改善或保守治疗可保持脊椎高度的扁平椎预后较好
  - ○ 骨骼成熟前，脊椎高度复位率为 18.2%~63.8%，骨骼成熟后为 72.2%~97%

治疗

- 最初保守治疗，观察 ± 支架
  - ○ 对多系统疾病者要联合化疗
- 局限性疾病预后好，通常不需要系统治疗
  - ○ 多灶性骨骼受累、难治的皮肤病、散播性或复发性的器官病变需要系统治疗
- 高级分期病变：局部治疗，放疗，化疗，免疫调整，肝脏、肺及干细胞移植
- ± 手术干预（部分病灶内刮除，融合），放疗，化疗，神经功能缺陷、保守治疗失败的患者服用类固醇

诊断思路

思考点

- 源自椎板在儿童比成人更多见
- 少儿的不易解释的椎体压缩要排除 LCH 或白血病

影像解读要点

- 源自椎板者一般无硬膜下肿块，LCH 中较典型者可出现椎间盘异常

（邢晓颖、袁慧书 译）

参考文献

1. Nakamura N et al: Characteristic reconstitution of the spinal langerhans cell histiocytosis in young children. J Pediatr Orthop. 39(4):e308-e11, 2019
2. Lee SK et al: Solitary Langerhans cell histiocytosis of skull and spine in pediatric and adult patients. Childs Nerv Syst. 30(2):271-5, 2014
3. Lee SW et al: Long-term clinical outcome of spinal Langerhans cell histiocytosis in children. Int J Hematol. 106(3):441-9, 2017
4. Xu X et al: Clinical features and treatment outcomes of Langerhans cell histiocytosis of the spine. Spine J. 18(10):1755-62, 2018
5. Vielgut I et al: Langerhans-cell histiocytosis of the cervical spine in an adult patient: case report and review of the literature. J Orthop. 14(2):264-7, 2017
6. Huang WD et al: Langerhans cell histiocytosis of spine: a comparative study of clinical, imaging features, and diagnosis in children, adolescents, and adults. Spine J. 13(9):1108-17, 2013

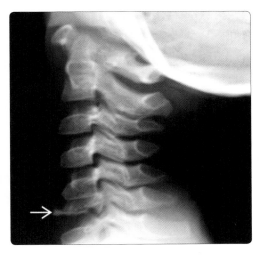 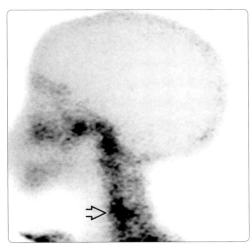

（左图）颈椎侧位片显示 C6 椎体完全变平（➡）形成的典型扁平椎畸形。椎体附件区顺列仍正常

（右图）同一患者 Tc-99m MDP 骨扫描的侧位图可见 C6 LCH 活跃期放射性同位素摄取异常增加（➡）

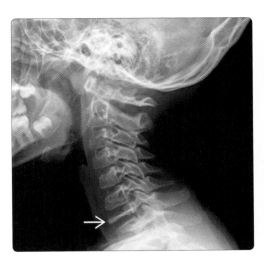 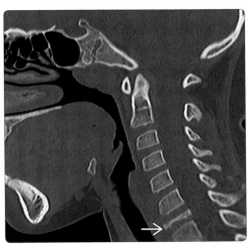

（左图）7 岁患者颈椎疼痛，颈椎侧位片显示 C7 扁平椎（➡），可见椎体高度与邻近正常椎体相比明显变扁

（右图）同一患者的矢状位骨窗 CT 可见 C7 椎体变扁（➡），其他颈椎外观正常

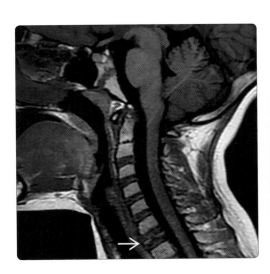 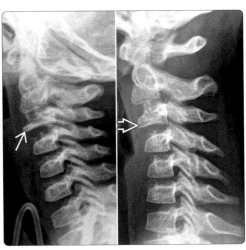

（左图）同一患者 T1 矢状位 MR 显示变扁 C7 椎体骨髓信号正常（➡），无软组织肿块。相邻的椎间盘正常

（右图）侧位片显示急性 C3 扁平椎（➡）（左）椎体高度明显减低。3 年后的随访（右）显示椎体高度恢复（➡）。椎体高度重建是由骨突板软骨内成骨所致

术语

- 含脂肪和血管成分的良性肿瘤

影像学

- CT 上硬膜外脂肪密度肿块（-20~-60 HU），分散的软组织网状物
- 胸椎为主，通常延伸超过 1~4 个椎体节段
- 平扫 T1WI 高信号肿块，抑脂 T1WI 可见强化
  - 信号不均匀（归因于血管通道）
- 脊柱受累不常见：硬膜外
  - T1WI 上中心低信号的程度预示血管化的程度
- T2WI/STIR 上相对于 CSF 信号轻度增高

主要鉴别诊断

- 脂肪瘤
- 脂肪肉瘤
- 血肿
- 硬膜外或椎旁脓肿
- 硬膜外脂肪增多症

病理学

- 浸润性肿块在前部硬膜外间隙侵犯较多见，可破坏邻近骨质
- 局灶性肿块在后部胸椎硬膜外间隙常见，无骨质破坏

临床信息

- 缓慢进展的下肢轻瘫

诊断要点

- 脂肪抑制 T1WI 对病灶清晰度最有帮助，显示不均匀强化
- 不要与血管平滑肌脂肪瘤混淆，后者见于结节性硬化症患者的肾脏

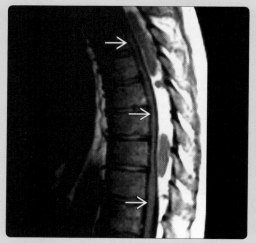

（左图）矢状位 T1WI 示胸段背侧硬膜外间隙较长的、巨大的、以 T1 高信号为主的肿块（➡），脊髓中等程度受压，夹杂脂肪成分

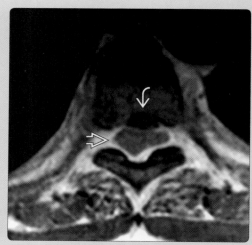

（右图）轴位强化 T1WI 示胸段硬膜外血管脂肪瘤压迫脊髓（➡），在脂肪成分内是病变的血管瘤成分，显示为低信号（➡）

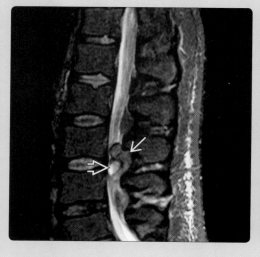

（左图）矢状位 STIR 示分叶状、不均质的背侧硬膜外肿块（➡）。在 STIR 上脂肪成分被压低，而血管成分仍是高信号（➡）。脊柱的血管脂肪瘤是不常见的良性肿瘤，包含不同比例的成熟脂肪细胞和异常血管成分

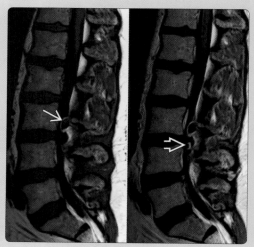

（右图）矢状位 T1WI（左）示 L3-L4 水平硬膜外一不均质病灶（➡），矢状位 T1 C+MR（右）显示血管瘤成分呈轻度不均质强化（➡）

血管脂肪瘤

术语

缩略语
- 脊柱血管脂肪瘤（spinal angiolipoma, SAL）

近义词
- 血管脂肪瘤，海绵状血管脂肪瘤，纤维肌脂瘤

定义
- 含脂肪和血管成分的良性肿瘤

定义
- 原发肿瘤扩散至脊柱，造成骨生成多于骨破坏

影像学

一般表现
- 最佳诊断线索
  - 平扫 T1WI 上高信号肿块，抑脂 T1WI 可见强化
- 定位
  - 下肢、躯干、颈部不常见
  - 脊柱受累不常见：硬膜外
    - 胸段为主，可能是由于局部血供变异导致
    - 中胸椎最少见
  - 髓内 SAL 非常少见
  - SAL 可从椎旁侵犯椎管
  - 纵隔血管脂肪瘤向椎管内延伸鲜有报道
- 大小
  - 延伸 1~4 个椎体节段
  - 平均＞2 个椎体高度
- 形态学
  - 局灶性或浸润性肿块，不均匀脂肪信号

X 线表现
- 经常为阴性
- 部分病例表现为椎弓根的侵蚀、椎管扩大
- 浸润性肿瘤影响椎体骨小梁形成

CT 表现
- CT 平扫
  - 含脂肪密度的硬膜外肿块（CT 值 -20~-60 Hu），分散的软组织网状物
  - 轻度强化
  - 钙化少见
  - 骨骼重塑

MRI 表现
- T1WI
  - T2WI 高信号，不均质信号
  - 不均质信号被认为与血管通道有关
  - 血管成分为主者 T1 多为等信号
- T2WI
  - 与 CSF 相比信号轻度增高
- 质子加权像
  - 因 CSF 信号增高，但因脂肪信号降低

- T1WI C+
  - 抑脂 T1WI 对病变定性最有用，呈不均匀强化

非血管性介入
- 脊髓造影
  - 非特异性硬膜外肿块
  - 因病变侵袭性而引起梗阻

推荐成像方法
- 最佳成像方法
  - 抑脂强化 T1WI
- 成像建议
  - 强化前：轴位、矢状位 T1WI、STIR、T2WI
  - 强化后：轴位、矢状位抑脂 T1WI

核医学表现
- PET
  - SAL 可由 F18-FDG PET 检测出

鉴别诊断

脂肪瘤
- 轻度或无强化，微细分隔
- 可为硬膜外、硬膜下或皮下
- 显微镜下可辨认血管脂肪瘤具有血管分支和纤维瘢痕

脂肪肉瘤
- 可有较厚的不规则分隔，T2WI 高信号区
- 脂肪肉瘤示细胞多形性和有丝分裂活跃
- 可示大量的 T1 等信号组织

血肿
- 抑脂信号无减低
- 无强化，除非慢性血肿
- T2 可见低信号

硬膜外或椎旁脓肿
- T1WI 可表现为硬膜外脂肪内的不均质信号，局部低信号
- 周边显著强化
- 可为不均质信号，强化类似血管脂肪瘤

硬膜外脂肪增多症
- 均质的脂肪信号，无强化
- ± 使用类固醇的病史
- 典型的部位：胸段硬膜外

病理学

一般表现
- 病因学
  - 不明，有几个理论
    - 可能是起源于原始的多能间叶组织细胞
    - 先天性畸形
    - 错构瘤性病变，放大了对外伤/感染的反应
- 遗传学
  - 皮下血管脂肪瘤以正常核型为主

- 相对于其他脂肪瘤性病变中特征性染色体畸变，如脂肪瘤、脂肪母细胞瘤、棕色脂肪瘤
  - 家族性血管脂肪瘤罕见
- 良性肿瘤常发生于四肢、躯干和颈部
- 脊柱血管脂肪瘤少见
- 可局限性或浸润性生长
  - 浸润性生长常见于前部硬膜外腔，可伴随邻近骨质的破坏
  - 局限性生长常见于后胸部硬膜外腔，无骨质破坏
    - 可在皮下组织内多部位发生

大体病理与手术所见
- 大体上为脂肪组织的特点，染色可能呈现酒红或暗棕色

镜下所见
- 可观察到脂肪组织和血管组织
  - 伴有微栓子的增殖血管
  - 血管脂肪瘤的组成标志：血管管腔内出现与内皮细胞断裂相关的纤维微栓子
- SAL 与皮肤血管脂肪瘤的不同在于其首要组成成分——血管成分的管径明显大于皮肤血管脂肪瘤
- 主要为血窦、薄壁血管或由平滑肌增生所致的厚壁血管
- 无有丝分裂或多形性
- 特征不一
  - 主要为脂肪组织，血管性区域很小
  - 主要为血管，内见少量脂肪成分

临床信息

临床表现
- 常见体征 / 症状
  - 非特异性背痛
  - 其他体征 / 症状
    - 进行性下肢轻瘫
    - 可能随孕期进展的症状
      - □ 与体重增加相关
      - □ 肿瘤体积增大导致脊柱静脉系统受损
      - □ 激素改变导致血管外体液增加
    - 肥胖可能由脂肪成分增加引起，并产生相应的症状
    - 延长的神经通路可能突然发生恶变
      - □ 血管性充血
      - □ 持续增大或变性的血管
      - □ 血管盗血现象
      - □ 伴有血栓的静脉淤滞
      - □ 病变内出血
- 临床资料
  - 缓慢进行性下肢轻瘫并伴有背痛

人口统计学
- 年龄
  - 40~50 岁，也可发生于儿童
  - 平均年龄 42 岁
- 性别
  - 女 > 男
- 流行病学
  - 罕见，占全部脊柱肿瘤的 0.14%~1.2%
  - 占硬膜外肿瘤的 2%~3%
  - 脊柱中局限性生长更常见
  - 典型者位于中胸部水平，但可发生于脊柱任何部位
  - CNS 很少受累，90% 发生在脊柱

转归与预后
- 缓慢进展
- 累及骨质结构时肿瘤恶性程度更高，预后不良

治疗
- 对有疼痛及其他症状的病灶行手术切除
  - 局限性生长者：被包裹的，术后复发概率很低
  - 浸润性生长者：复发率 50%
    - 应考虑放疗后的扩大肿瘤切除术
- 对浸润性生长的肿瘤，行部分切除术可使临床症状得到很好的缓解
- T1WI 图像上信号减低的程度，可预示血液供应程度

诊断思路

思考点
- 区别于血管平滑肌脂肪瘤，后者发生于肾脏，常见于结节性硬化患者

影像解读要点
- 血管脂肪瘤无血管流空效应

（邢晓颖、袁慧书 译）

参考文献

1. Shen G et al: PET/CT and MR features of infiltrating spinal angiolipoma. Clin Nucl Med. 44(3):e148-50, 2019
2. Lacour M et al: Sudden paraplegia due to spontaneous bleeding in a thoracic epidural angiolipoma and literature review. Neurochirurgie. 64(1):73-5, 2018
3. Yang X et al: Spinal extradural angiolipoma: a report of two cases and review of literature. J Spine Surg. 4(2):490-5, 2018
4. Kang HI et al: Angiolipoma on the lumbar spine. Korean J Spine. 14(3):112-4, 2017
5. Sandvik U et al: Spinal cavernous extradural angiolipoma manifesting as a spontaneous spinal epidural hematoma in a child. Childs Nerv Syst. 31(8):1223-6, 2015
6. Si Y et al: Spinal angiolipoma: etiology, imaging findings, classification, treatment, and prognosis. Eur Spine J. 23(2):417-25, 2014
7. Hu S et al: MRI features of spinal epidural angiolipomas. Korean J Radiol. 14(5):810-7, 2013
8. Reyes D et al: Thoracolumbar spinal angiolipoma demonstrating high signal on STIR imaging: a case report and review of the literature. Spine J. 13(11):e1-5, 2013
9. Gelabert-González M et al: Spinal extradural angiolipoma: report of two cases and review of the literature. Eur Spine J. 18(3):324-35, 2009
10. Hungs M et al: Spinal angiolipoma: case report and literature review. J Spinal Cord Med. 31(3):315-8, 2008
11. Nanassis K et al: Lumbar spinal epidural angiolipoma. J Clin Neurosci. 15(4):460-3, 2008

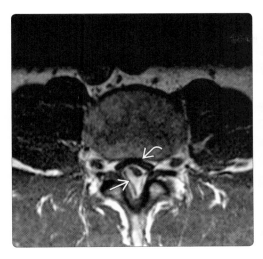

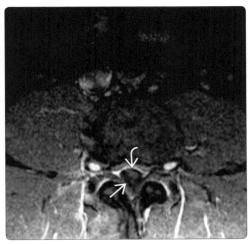

（左图）轴位 T1WI 示由不同成分组成的硬膜外 SAL（➡）所致的硬膜囊受压（➡），T1WI 上中心信号减低的程度预示可能在术中遇到的血管情况。局限性 SAL 多数发生于硬膜外间隙后方，不累及周围组织

（右图）轴位 T1WI C+ FS 示血管脂肪瘤后方的轻微强化（➡）。抑脂图像上脂肪成分呈现低信号（➡）

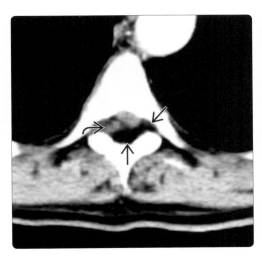

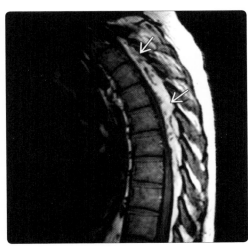

（左图）轴位强化 CT 示脂肪密度背侧硬膜外肿块（➡）伴软组织成分填充部分椎管（➡）

（右图）矢状位 T1WI 示大的混杂的背侧硬膜外肿块（➡），T1WI 主要为高信号，伴脊髓受压

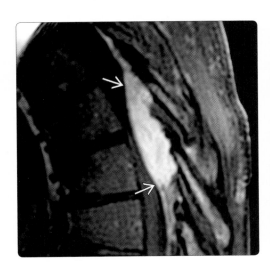

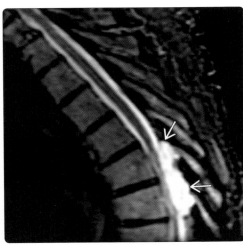

（左图）矢状位 T1WI C+FS 示轻度不均质的明显强化的硬膜外肿块（➡），累及上胸段脊柱背侧并伴脊髓受压。此种硬膜外肿块 MRI 表现无特异性，术前诊断 SAL 可能较难

（右图）矢状位 STIR 示高强化分叶状背侧硬膜外肿块（➡）累及上胸段脊柱并有脊髓受压。SAL 的临床标志为由脊髓受压引起的相关症状

神经鞘瘤（施万细胞瘤）

要点

术语
- 近义词：神经膜瘤，神经鞘膜瘤
- 神经鞘瘤（施万细胞瘤）

影像学
- 70%~75% 发生于髓外硬膜内
  - 髓外硬膜内肿块中最常见的肿瘤
- 15% 完全位于硬膜外
- 15% 穿过椎间孔，呈"哑铃形"
- 骨质重塑：由大的椎管内或椎间孔肿块引起
- 囊变常见
- 钙化、出血少见
- 邻近骨质塑形改变
- 均质、不均质或周边强化

主要的鉴别诊断
- 神经纤维瘤（neurofibroma, NF）

- 周围神经根囊肿
- 黏液乳头状室管膜瘤
- 脑膜瘤
- 软脑膜癌病
- 神经母细胞瘤

病理学
- WHO 1 级
- NF2：22 号染色体上肿瘤抑制因子（merlin）缺失
- 散发的施万细胞瘤较 NF2 更常见
  - 60% 伴随 merlin 基因钝化突变

临床信息
- 疼痛、无力、感觉异常是最常见的临床症状
- 通常单独存在，除非是遗传性肿瘤综合征的一部分

诊断思路
- 孤立、有强化的哑铃形脊柱肿块多数为神经鞘瘤

（左图）轴位图显示右侧哑铃形脊神经根的神经鞘瘤，扩大的神经孔及受压的脊髓。同时显示硬膜内及硬膜外成分

（右图）轴位强化 CT 显示穿过椎间孔的低密度肿块（➡）导致右侧神经孔的扩大。脊柱内部分影响到鞘囊（➡）并导致椎管狭窄

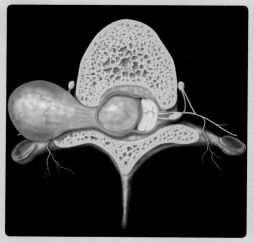
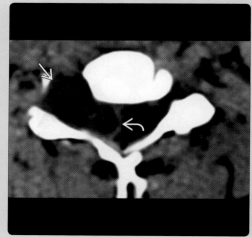

（左图）轴位强化 CT 示软组织密度肿块（➡）使右侧 L1-2 神经孔扩大。椎体边缘呈扇贝样改变（▱）。脊柱内部分未见完整显示

（右图）同一患者轴位 T2WI MR 示高低混杂信号肿块（➡），亦可见到神经孔的扩大及椎体边缘呈扇贝样改变（▱）。椎管内硬膜外肿块致椎管明显狭窄（➡）

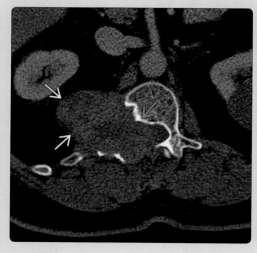
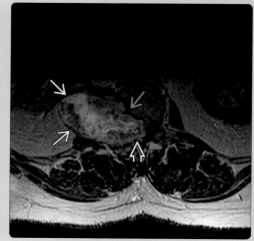

术语

缩略语

- 2 型神经纤维瘤病（neurofibromatosis type 2, NF2）
  - 多发的遗传性施万细胞瘤、脑膜瘤及室管膜瘤（multiple inherited schwannomas, meningiomas, and ependymomas, MISME）

近义词

- 神经鞘瘤，神经鞘膜瘤
- 神经鞘瘤（nerve sheath tumor, NST）

定义

- 发生于神经鞘的肿瘤（施万细胞）

影像学

一般表现

- 最佳诊断依据
  - 边界清晰、哑铃形、穿神经孔的肿块
  - 发生于马尾的孤立或多发的强化结节
- 位置
  - 70%~75% 发生于髓外硬膜内
    - 髓外硬膜内肿块中最常见的肿瘤
  - 15% 完全位于硬膜外
  - 15% 呈哑铃形
    - 硬膜内和硬膜外同时发生
  - 髓内少见
  - 胸段 > 颈段 = 腰段
- 大小
  - 多数肿瘤较小：但直径为几毫米者也很少见
  - 巨型施万细胞瘤
    - 跨度 ≥ 2 个椎体节段
    - 椎旁 > 2.5 cm
    - 向后外侧生长进入肌筋膜间隙内：巨型侵袭性施万细胞瘤
    - 腰骶部最常见
- 形态学
  - 圆形
  - 分叶状

X 线表现

- 平片
  - 由椎管内或椎间孔肿块所致的骨质重塑
    - 细蒂，神经孔扩大，椎体边缘变形、移位，椎弓根间距增宽
  - 在胸段脊柱可能见到椎旁肿块

CT 表现

- CT 平扫
  - 肿块边界清晰
    - 神经孔内、椎旁或髓内（平扫 CT 不易发现）
  - 与脊髓、神经根比较呈等密度
    - 囊变常见
  - 钙化少见
- CT 强化
  - 中度实性强化或边缘强化
- CT 骨窗
  - 肿瘤邻近骨质重塑

MR 表现

- T1WI
  - 与脊髓、神经根比较呈等或低信号
  - 黑色素沉着的施万细胞瘤呈高信号
- T2WI
  - 75% 呈高信号
  - 40% 有囊性变
  - 10% 伴出血
  - 偶见"靶征"
    - 周边高信号，中心低信号
    - 在神经纤维瘤中更典型
  - 可能出现由脊髓受压导致的脊髓软化或水肿
- T1WI C+：均质、不均质或者周边强化

血管成像表现

- 血供多样

非血管性介入

- 脊髓造影术
  - 硬膜内肿块或硬膜外肿块压迫硬膜囊
  - 若肿瘤位于椎管内则可能导致脊髓造影的阻断

影像成像方法

- 最佳成像方法：MR 检查多方位成像
- 成像建议
  - 注射钆对比剂后扫描抑脂图像
  - 对临床无症状但怀疑 2 型神经纤维瘤病的患者扫描范围应包含整个脊柱

鉴别诊断

神经纤维瘤（NF）

- 孤立的神经纤维瘤在影像上很难与施万细胞瘤相鉴别
- 神经纤维瘤常呈纺锤形
- "靶征"在神经纤维瘤中较常见
- 出血、囊变或脂肪变性在施万细胞瘤中更常见

周围神经根囊肿

- 囊性无强化肿块
- 脑脊液密度或信号

黏液乳头状室管膜瘤

- 大的血管性髓内肿块
- 腰椎沿终丝的位置
- 小的室管膜瘤与施万细胞瘤可能区分不开

脑膜瘤

- 以硬膜为基底的肿块，有强化
- 出现钙化

软脑膜癌病

- 沿脊髓、马尾表面软膜的均匀或结节样强化

神经母细胞瘤

- 脊柱旁肿块，常发生于儿童
- 可通过神经孔延伸到椎管内（"哑铃形"肿瘤）

椎间盘突出

- 可与椎管内（硬膜外）肿块表现类似，无强化
- 中心无强化，边缘可强化

病理学

一般表现

- 遗传学
  - 散发病例：最常见
    - 在高达 60% 的病例中可发现 NF2 基因的钝化突变
  - NF2（MISME 综合征）（OMIM #101000）
    - 常染色体显性遗传
    - 概率：1 : (30 000 ~ 40 000)
    - 22 号染色体长臂突变
      □ 肿瘤抑制基因：Merlin（又名 schwannomin）
      □ 特殊 NF2 基因突变是相对稳定表型
    - 双侧听神经鞘瘤
    - 多发神经鞘瘤、脑膜瘤、室管膜瘤
  - 神经鞘瘤病（OMIM #162091）
    - 多发周围性施万细胞瘤
    - 缺少 NF2 的其他特征
    - 抑癌基因 SMARCB1 的种系杂合突变
  - Carney 综合征（OMIM #160980）
    - 常染色体显性遗传
    - 17 号常染色体长臂基因缺失或失活
      □ 肿瘤抑制基因
    - 黑色素沉着性施万细胞瘤、皮肤黏液瘤、隐性威胁生命的心脏黏液瘤、色素性肾上腺肿瘤

分期、分级及分类

- WHO 1 级

大体病理及术中所见

- 局限，有包膜
- 浅褐色或黄色，圆形或卵圆形
- 可囊变
  - 出血常见，直接坏死不常见

镜下所见

- 三层被膜：纤维层、神经组织层、过渡层
- 细胞起源：施万细胞
- 典型"双相"型
  - Atoni A 型：紧密的长形细胞，伴有随机栅栏样改变
  - Atoni B 型：细胞少，排列稀疏，常脂肪变
- 血管透明样变
- 脂肪变性，囊性变，出血
- 可能包含黑色素：50% 黑色素沉着性施万细胞瘤伴随 Carney 综合征发生
- 免疫组化：S100（+）且 anti-leu-7（+）；EMA（+）

临床信息

临床表现

- 常见的症状 / 体征
  - 疼痛
  - 无力
  - 感觉异常
- 临床资料：与运动相关的疼痛

人口统计学

- 年龄：30 ~ 60 岁
- 性别：男 = 女
- 种族：无差异
- 流行病学
  - 占原发性脊柱肿瘤的 30%
  - 多数单独存在，除非是遗传性肿瘤综合征的一部分

转归和预后

- 生长缓慢
- 恶变少见
- 典型施万细胞瘤无复发
  - NF2 和施万细胞瘤病可发展出新病灶
  - 黑色素性施万细胞瘤：15% 复发，26% 转移

治疗

- 全部采用外科切除术
- 高度适形放射手术在缓解症状且保留功能手术中占有重要位置

诊断思路

影像解读要点

- 孤立、有强化的哑铃形脊柱肿块多数为神经鞘瘤

（高丽香、袁慧书 译）

参考文献

1. Tish S et al: The epidemiology of spinal schwannoma in the United States between 2006 and 2014. J Neurosurg Spine. 1-6, 2019
2. Ardern-Holmes S et al: Neurofibromatosis type 2. J Child Neurol. 32(1):9-22, 2017
3. Gu BS et al: Surgical strategies for removal of intra- and extraforaminal dumbbell-shaped schwannomas in the subaxial cervical spine. Eur Spine J. 24(10):2114-8, 2015
4. Kukreja S et al: Cauda equina schwannoma presenting with intratumoral hemorrhage and intracranial subarachnoid hemorrhage. J Neurosurg Spine. 21(3):357-60, 2014
5. Netra R et al: Spinal cystic schwannoma: an MRI evaluation. J Coll Physicians Surg Pak. 24(2):145-7, 2014
6. Vadivelu S et al: Giant invasive spinal schwannoma in children: a case report and review of the literature. J Med Case Rep. 7:289, 2013
7. Ozawa H et al: Spinal dumbbell tumors: an analysis of a series of 118 cases. J Neurosurg Spine. 7(6):587-93, 2007
8. Conti P et al: Spinal neurinomas: retrospective analysis and long-term outcome of 179 consecutively operated cases and review of the literature. Surg Neurol. 61(1):34-43; discussion 44, 2004
9. Colosimo C et al: Magnetic resonance imaging of intramedullary spinal cord schwannomas. Report of two cases and review of the literature. J Neurosurg. 99(1 Suppl):114-7, 2003
10. Hasegawa M et al: Surgical pathology of spinal schwannomas: a light and electron microscopic analysis of tumor capsules. Neurosurgery. 49(6):1388-92; discussion 1392-3, 2001
11. Woodruff JM et al: Schwannoma. In Kleihues P et al: Tumors of the Nervous System. Lyon: IARC Press. 164-6, 2000

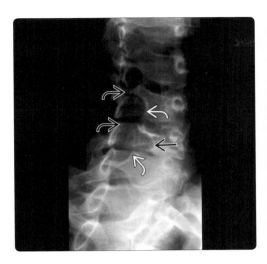

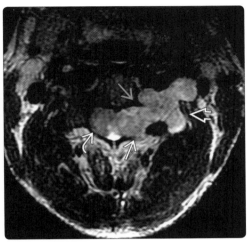

（左图）颈椎斜位 X 线片显示由于脊柱内施万细胞瘤的塑形作用所致的椎弓根变薄（⇨），椎间孔扩大（➡），椎体边缘变形（⇨）

（右图）轴位 T2 MR 图像显示颈椎较大的硬膜内（➡）和硬膜外（⇨）哑铃状肿块，脊髓受压右移（➡）。肿块导致左侧椎间孔重塑、扩大（⇨）

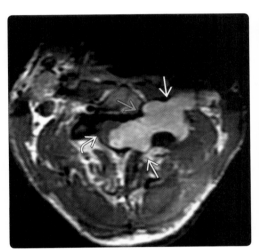

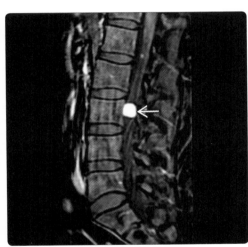

（左图）轴位 T1WI C+ MR 图像示颈椎施万细胞瘤弥漫强化（➡），脊髓右移（➡）。椎间孔重塑、扩大，边界清晰（⇨），表明病变生长缓慢

（右图）矢状位 T1WI C+FS MR 图像示 L3 水平边界清晰、明显强化的肿块（➡）

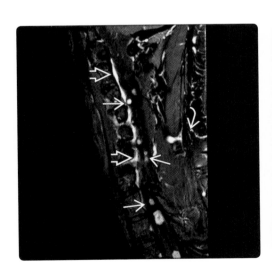

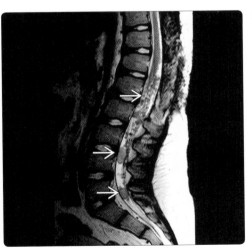

（左图）矢状位 T1WI C+FS MR 示颈椎管内多发强化的神经纤维瘤病（➡），线状强化的为正常的静脉丛（➡）。亦可见皮下神经鞘瘤（➡）。神经纤维瘤病不伴有双侧听神经瘤

（右图）矢状位 T2WI FS MR 示该 2 型神经纤维瘤病马尾可见很多个大小不等的施万细胞瘤（➡）

（左图）典型的胸椎管内施万细胞瘤沿椎间孔生长。轴位 T1C+MR 显示肿块明显强化，向右侧椎间孔延伸，邻近椎体和椎弓根骨质受压重塑（➡）

（右图）典型的胸椎管内施万细胞瘤沿椎间孔生长。矢状位 T2WI MR 显示一个较大的髓外硬膜内肿块，压迫胸髓（➡）

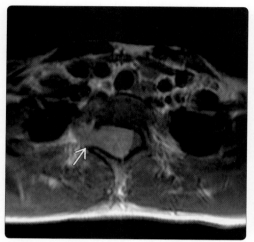
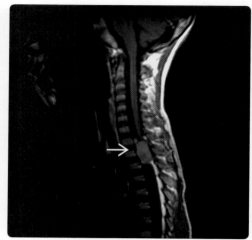

（左图）矢状位 T1 C+ MR 示典型明显稍不均匀强化的硬膜内施万细胞瘤（➡）

（右图）矢状位 T1WI 示颈椎椭圆形髓外硬膜内肿瘤（➡），脊髓背侧受压，增强扫描肿块均匀强化。脊膜瘤可作为鉴别诊断，但该肿瘤不沿硬膜基底生长，也无硬膜尾征

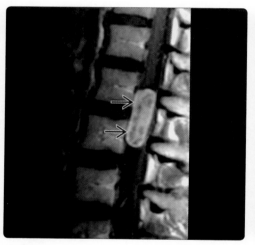
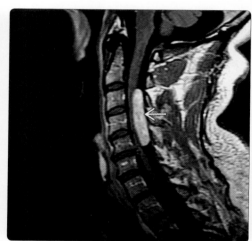

（左图）轴位 T1WI C+ MR 示边界清晰的、明显强化的肿块（➡），沿右侧椎间孔生长，瘤内囊变为施万细胞瘤的典型征象

（右图）矢状位 T1WI C+ MR 示腰椎管内弥漫生长、明显强化的施万细胞瘤（➡），自下胸椎延伸至 L4 水平。椎体长期受压呈扇贝样外观（➡）

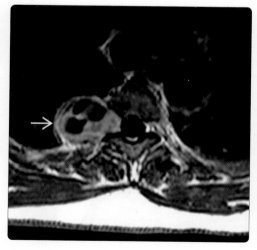
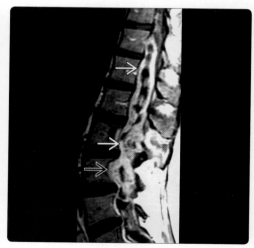

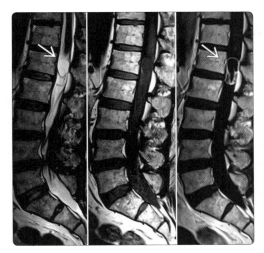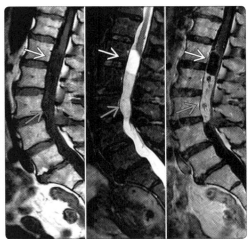

（左图）矢状位 T2（左）、T1（中）和 T1 C+MR（右）示硬膜内施万细胞瘤呈 T2 囊性高信号，边缘明显强化，病变累及马尾神经（➡）

（右图）矢状位 T1（左）、T2（中）和 T1 C+MR（右）示马尾神经混合实性（⊟➡）和囊性（➡）施万细胞瘤

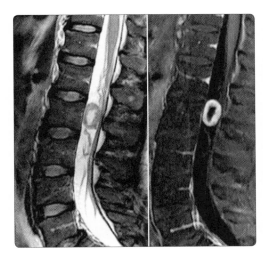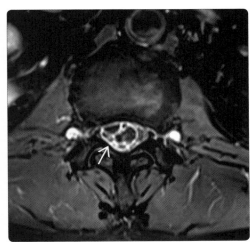

（左图）矢状位 T2（左），和 T1 C+MR（右）示边界清晰、累及马尾神经的肿块，边缘环状明显强化，中心呈囊性无明显强化

（右图）轴位 T1 C+FS MR 示腰椎边界清晰、中心多发囊性的肿块（➡），提示为囊性施万细胞瘤

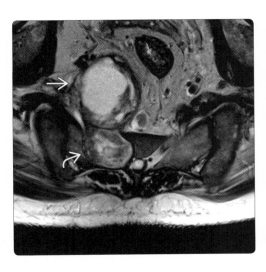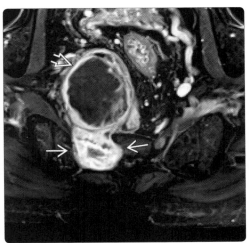

（左图）轴位 T2 MR 示骶神经根囊性施万细胞瘤，沿骶神经孔生长（➡），致骶神经孔骨质重塑、扩大，并向前延伸至骨盆内（➡）

（右图）轴位 T1 C+ FS MR 示骶部囊实性施万细胞瘤，延伸至骨盆内（➡）。肿瘤长期压迫致骶孔明显扩大（➡）

术语
- 罕见的施万细胞瘤，内含多种黑色素，有恶性行为的可能

影像学
- 脊神经后根和椎旁神经节
- 骨或其他部位罕见
- 在 Carney 复合体中可能是多中心的
- 脊柱病变看起来像典型的神经鞘瘤，但可能会表现为 T1 高信号（变量）

主要鉴别诊断
- 硬膜内的 DDx
  - 神经鞘瘤
  - 脊膜瘤
  - 黏液乳头状室管膜瘤
- 硬膜外的 DDx

○ 椎体或骶部病变
  - 转移（黑色素瘤）
  - 巨细胞瘤

病理学
- 常与 Carney 复合体关联
  - 50% 以上（个别系列更低）
  - 其他表现包括黏液瘤（皮肤、心脏），皮肤色素沉着，和内分泌肿瘤 / 畸形

临床信息
- 1/3 的病例出现局部复发
- 15%~42% 的报告病例有转移

诊断思路
- 黑色素性施万细胞瘤具有侵袭性，临床上为恶性，肿瘤可局部复发和远处转移，发生率分别为 35% 和 42%

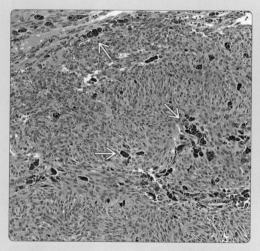
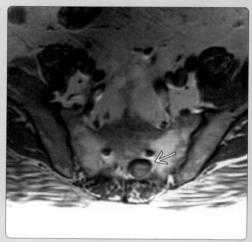

（左图）黑色素性施万细胞瘤是不常见的肿瘤，结合了施万细胞和黑色素细胞的特性，好发于脊神经后根。肿瘤细胞呈梭形向上皮样生长，并伴有大量的黑色素（➡）。有丝分裂少见

（右图）轴位 T1 MR 示骶骨左侧 S3 神经根病变（➡），呈不均匀 T1 高信号，病理证实为黑色素性施万细胞瘤

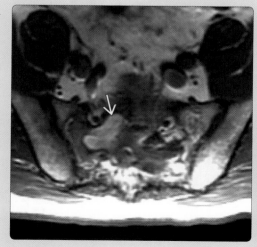
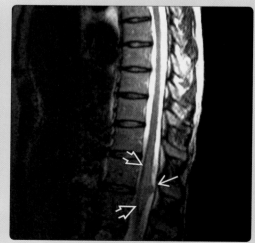

（左图）轴位 T1 平扫 MR 示骶骨膨胀性分叶状肿块，呈不均匀 T1 高信号（➡），病理证实为黑色素性施万细胞瘤

（右图）矢状位 T2 MR 示罕见的髓内黑色素性施万细胞瘤，位于脊髓背侧的局灶性外生肿块（➡），伴脊髓水肿（➡）

术语

近义词
- 沙砾体型黑色素性施万细胞瘤
- 恶性黑色素性施万细胞瘤（建议）

定义
- 罕见的施万细胞瘤，内含多种黑色素，有恶性行为可能

影像学

一般表现
- 位置
  - 脊神经后根和椎旁神经节
  - 亚群出现在胃肠道
  - 骨或其他部位罕见
  - 通常是孤立的
  - 在 Carney 复合体中可能是多中心的
- 大小
  - 大小不一，但通常 <5 cm
- 形态
  - 圆形

MR 表现
- 脊柱病变看起来像典型的神经鞘瘤，但可能会表现为 T1 高信号（变量）

鉴别诊断

硬膜内的 DDx
- 神经鞘瘤
  - 如黑色素性施万细胞瘤黑色素含量少，二者难以鉴别
- 脊膜瘤
- 黏液乳头状室管膜瘤
- 罕见
  - 髓内肿瘤，如星形细胞瘤或室管膜瘤

硬膜外的 DDx
- 椎体或骶部病变
  - 转移（黑色素瘤）
  - 巨细胞瘤

病理学

一般表现
- 病因
  - 常与 Carney 复合体关联
    - 50% 以上（个别系列更低）
    - 家族性；常染色体显性
    - 其他表现包括黏液瘤（皮肤、心脏），皮肤色素沉着，和内分泌肿瘤／畸形

大体病理及手术所见
- 边界清楚，圆形到梭状
- 可有包膜或无包膜，也可能不完整
- 表面呈不同的灰褐色至黑色

微观特征
- 小叶性生长，但常为外周浸润
- 梭形上皮样细胞呈片状和束状，伴丰富的苍白色嗜酸性细胞质
  - 轻度不典型，核泡状，核仁小
  - 偶尔出现核增大，多核的，或明显的核仁
  - 有丝分裂很少出现
- 砂砾体（50% 的病例）
  - 球形、同心层状钙化
- 不同程度的黑色素
  - 可能稀少呈点状，或大量而模糊
- 恶性行为在组织学上很难预测

临床信息

临床表现
- 最常见的体征／症状
  - 疼痛、肌肉无力、感觉障碍、麻木
  - 有骶部或马尾部肿瘤的患者经常出现便秘和尿路症状

人口统计学
- 年龄：最常见的年龄：20~45 岁
- 性别：女性多见
- 流行病学：罕见

转归与预后
- 1/3 的病例出现局部复发
- 15%~42% 的报告病例有转移
  - 可能发生在临床病程晚期
  - 肺、脑、肝等
- 总死亡率为 15%
- 形态和临床表现无相关性

治疗
- 完全手术切除，至切缘阴性
- 建议长期临床随访

诊断思路

思考点
- 黑色素性施万细胞瘤具有侵袭性，临床上为恶性，肿瘤可局部复发和远处转移，发生率分别为 35% 和 42%

（高丽香、袁慧书 译）

参考文献

1. Koeller KK et al: Intradural extramedullary spinal neoplasms: radiologic-pathologic correlation. radiographics. 39(2):468-90, 2019
2. Bakan S et al: Primary psammomatous melanotic schwannoma of the spine. Ann Thorac Surg. 99(6):e141-3, 2015
3. Torres-Mora J et al: Malignant melanotic schwannian tumor: a clinicopathologic, immunohistochemical, and gene expression profiling study of 40 cases, with a proposal for the reclassification of "melanotic schwannoma". Am J Surg Pathol. 38(1):94-105, 2014
4. Carney JA: Psammomatous melanotic schwannoma. A distinctive, heritable tumor with special associations, including cardiac myxoma and the Cushing syndrome. Am J Surg Pathol. 14(3):206-22, 1990

影像学

- 硬膜内髓外肿块
- 胸段（80%）＞颈段（16%）＞腰段（4%）
- 典型者呈圆形或卵圆形
  - 沿硬膜呈扁平或平坦状
- 宽基底附着于硬膜（常位于腹侧或腹外侧）
- 高强化，通常均匀强化
- 1%~5% 发生钙化
- 无骨质塑形

主要鉴别诊断

- 施万细胞瘤
- 室管膜瘤、黏液乳头状室管膜瘤
- 淋巴瘤
- 硬膜内转移瘤

病理学

- 起自蛛网膜盖细胞

- ＞95% 的肿瘤为 WHO 1 级
- 多数孤立、散发
  - 几乎全部有 22q 12 异常
- 综合征
  - 多发性病变伴 NF2
    - 硬膜内髓外脑膜瘤和施万细胞瘤
    - 髓内室管膜瘤
  - 家族性透明细胞脑膜瘤综合征
  - 多发性脑膜瘤病

临床信息

- 发病高峰期 50~60 岁
- ＞80% 为女性
- 硬膜内髓外次最常见肿瘤
- 感觉和运动障碍（84%）
- 步态障碍（83%）
- 局部疼痛（47%）

（左图）矢状位 T2（左），T1 C+（中），DWI（右）MR 示边界清晰、明显均匀强化的髓内硬膜外肿块（➡），局部脊髓受压，上下蛛网膜下腔增宽（➡），DWI 呈明显高信号（➡）

（右图）矢状位 T1 WI C +（左）和 DWI（右）MR 示均匀强化的肿块，与硬膜宽基底相连（➡）。DWI 呈高信号（➡）

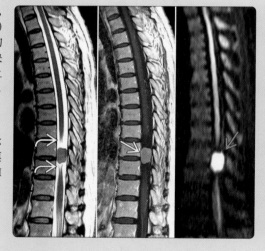
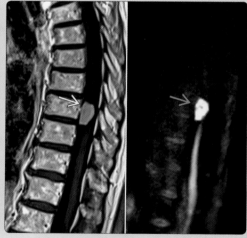

（左图）矢状位 CT（➡），肿瘤起源于椎管腹侧缘，平 C2 水平，并导致明显椎管狭窄

（右图）轴位 T1C + MR 示大的颈椎脊膜瘤，与 C5-6 水平腹侧硬膜相连（➡），局部脊髓明显受压、后移（➡）

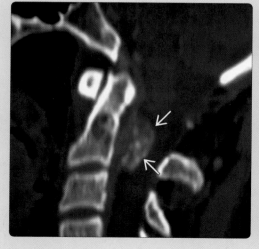
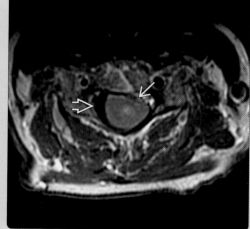

术语

定义

- 起源于硬膜的生长缓慢的良性肿瘤

影像学

一般表现

- 最佳诊断依据
  - 硬膜内髓外肿块，注射造影剂后明显强化
- 部位
  - 硬膜内髓外 >95%
    - 少见部位有骨组织内、硬膜外（5%）甚至棘突旁
  - 胸段（80%）> 颈段（16%）> 腰段（4%）
    - 各部位发生率大致与脊柱该处硬膜表面积成正比
- 大小
  - 多样
- 形态学
  - 典型者呈圆形或椭圆形
    - 沿硬膜呈扁平或平坦状
  - 宽基底附于硬膜（常见腹侧或腹外侧）
  - 可见硬膜尾征（约占脊柱脊膜瘤的 58%）

X 线表现

- X 线片：局限性脊柱内不透明（钙化时）

CT 表现

- CT 平扫
  - 常与脊髓呈等密度，CT 平扫可能无法发现
  - 1%~5% 发生钙化
  - 骨质增生硬化不是脊膜瘤的特征
  - 无骨质塑形（如椎间孔扩大）
- CT 强化
  - 明显强化，均质性多见

MRI 表现

- T1 WI
  - 与脊髓信号相等
- T2WI
  - 与脊髓相比，基本上呈等信号
    - 发生钙化时信号减低
    - 2%~4% 发生囊变，T2WI 上呈高信号
  - 血管性脊膜瘤可能呈现显著的流空信号
- T1WI C+
  - 明显的弥漫性强化
  - 硬膜尾征

血管成像表现

- 常规
  - 早期毛细血管充盈
  - 血管染色良好直至静脉期

非血管性介入

- 脊髓造影术
  - 圆形硬膜内髓外肿块

- 锐利的新月形充盈缺损（硬膜内髓外肿块典型表现）
- 同侧蛛网膜下腔增宽（脊髓、神经根向对侧移位）
- 可导致脊髓造影的阻断

推荐成像方法

- MRI 及强化 MRI
- CT（发生钙化时）

鉴别诊断

施万细胞瘤

- 强化多样性，可不均质
- 不以硬膜为基底，但肿瘤很大时可与硬膜广泛接触，此时与脊膜瘤不易鉴别
- T2WI 上为明显高信号，囊变、出血
- 脊髓后方非常少见

神经纤维瘤

- 影像上很难或不能区分孤立性神经纤维瘤（NF）和神经鞘瘤
- NF 通常为梭形
- NF 比神经鞘瘤、脊膜瘤更常见靶征

黏液乳头状室管膜瘤

- 腰椎椎管内高强化肿瘤
- 不以硬膜为基底，可与硬膜广泛接触；可能与脊膜瘤不易鉴别

其他硬膜内髓外肿瘤

- 副神经节瘤
  - 与黏液乳头状室管膜瘤类似
  - 少见
- 表皮样囊肿
  - 硬膜内肿块
  - T1WI 低信号，相对于 CSF 呈等或略高信号
  - 中心无强化
- 蛛网膜囊肿
  - 囊性硬膜内或硬膜外占位，CT 或 MRI 上密度或信号与 CSF 相等
- 硬膜内转移瘤
  - 常多发
  - 早期病变

淋巴瘤

- 孤立的硬膜内占位少见

硬膜外肿瘤

- 肿瘤很大或其他不能区分的情况时，可能与脊膜瘤相似
  - 血管瘤，硬膜外
  - 淋巴瘤
  - 脊索瘤
  - 原始神经母细胞瘤

病理学

一般表现

- 病因学

○ 起源千蛛网膜盖细胞
- 遗传学
  ○ 多为孤立、散发性
    - 几乎全部伴 22q l2 染色体异常
  ○ 多发性肿瘤伴神经纤维瘤病 2 型（NF2）
    - 脑膜瘤、施万细胞瘤、室管膜瘤
  ○ 多发脑膜瘤病
  ○ 罕见家族性透明细胞脑膜瘤综合征
    - *SMARCE1* 的功能丧失

分期、分级及分类

- ＞95% 为 WHO 1 级

大体病理与手术所见

- 坚硬、边界清楚的分叶状或圆形肿块
- 在硬膜内向心性扩大
- 很少出现类似施万细胞瘤的哑铃形
- 很少囊变

镜下所见

- 多数是典型脊膜瘤
  ○ 常见的组织学亚型
    - 最常见：砂粒体型，伴有钙化
    - 脊膜上皮型
    - 纤维型
    - 过渡型
  ○ 少见
    - 血管瘤性
    - 微囊性
    - 透明细胞性
    - 脉络膜性
    - 脂肪瘤性
    - 出血性
- 罕见
  ○ 不典型性（细胞有丝分裂及细胞质增加等）
  ○ 间变性（恶性）
    - 成血管细胞，很难与血管外皮细胞瘤鉴别
    - 可能转移或为多中心性

临床信息

临床表现

- 常见体征 / 症状
  ○ 感觉或运动障碍（84%）
  ○ 步态障碍（83%）
  ○ 局部疼痛（47%）
- 临床资料：女性，脊髓病变发作

人口统计学

- 年龄
  ○ 发病高峰 50～60 岁
  ○ 50 岁以下，遗传性常见，恶性、进行性
- 性别：＞80% 为女性
- 流行病学

○ 硬膜内髓外次最常见肿瘤
  - 占原发脊柱肿瘤的 25%
○ 男：女 =1：4
○ 颅内：脊柱 =8：1

转归与预后

- 缓慢生长，压迫但不侵及周围结构
- 无特异性体征，典型者在明显的神经病学损害之前不会引起注意
- 复发率为 0%～13%，切除不完全、浸润性或斑块性肿瘤复发率更高

治疗

- 手术切除术（Simpson Ⅰ 期切除效果最佳）
- 个别患者行放射治疗至少能达到短期缓解的目的

诊断思路

思考点

- 发生于脊髓背侧的肿瘤多为脊膜瘤而不是施万细胞瘤（神经根位于前外侧）

影像解读要点

- 女性患者胸段脊膜瘤更常见
- 以下 MRI 特征提示施万细胞瘤而非脊膜瘤：神经孔扩大，肿瘤位于腰椎内，T2WI 上为液体信号，边缘强化

（高丽香、袁慧书 译）

参考文献

1. Yeo Y et al: Magnetic resonance imaging spectrum of spinal meningioma. Clin Imaging. 55:100-6, 2019
2. Zhang LH et al: Imaging appearances and pathologic characteristics of spinal epidural meningioma. AJNR Am J Neuroradiol. 39(1):199-204, 2018
3. Louis DN et al: The 2016 World Health Organization Classification of Tumors of the Central Nervous System: a summary. Acta Neuropathol. 131(6):803-20, 2016
4. Smith MJ et al: Loss-of-function mutations in SMARCE1 cause an inherited disorder of multiple spinal meningiomas. Nat Genet. 45(3):295-8, 2013
5. Nakamura M et al: Long-term surgical outcomes of spinal meningiomas. Spine (Phila Pa 1976). 37(10):E617-23, 2012
6. Wang XQ et al: Spinal meningioma in childhood: clinical features and treatment. Childs Nerv Syst. 28(1):129-36, 2012
7. Liu WC et al: Radiological findings of spinal schwannomas and meningiomas: focus on discrimination of two disease entities. Eur Radiol. 19(11):2707-15, 2009
8. Gers?zten PC et al: Radiosurgery for benign intradural spinal tumors. Neurosurgery. 62(4):887-95; discussion 895-6, 2008
9. Sandalcioglu IE et al: Spinal meningiomas: critical review of 131 surgically treated patients. Eur Spine J. 17(8):1035-41, 2008
10. Cohen-Gadol AA et al: Spinal meningiomas in patients younger than 50 years of age: a 21-year experience. J Neurosurg. 98(3 Suppl):258-63, 2003
11. Covert S et al: Magnetic resonance imaging of intramedullary meningioma of the spinal cord: case report and review of the literature. Can Assoc Radiol J. 54(3):177-80, 2003
12. Lucey BP et al: Spinal meningioma causing diffuse leptomeningeal enhancement. Neurology. 60(2):350-1, 2003
13. Doita M et al: Recurrent calcified spinal meningioma detected by plain radiograph. Spine. 26(11):E249-52, 2001
14. Eastwood JD et al: Diffusion-weighted MR imaging in a patient with spinal meningioma. AJR Am J Roentgenol. 177(6):1479-81, 2001
15. Louis DN et al: Meningiomas. In Kleihues P, Cavanee WK. Tumours of the Nervous System. IARC Press. 176-84, 2000
16. Naderi S: Spinal meningiomas. Surg Neurol. 54(1):95, 2000
17. Klekamp J et al: Surgical results for spinal meningiomas. Surg Neurol. 52(6):552-62, 1999
18. Yoshiura T et al: Cervical spinal meningioma with unusual MR contrast enhancement. AJNR Am J Neuroradiol. 19(6):1040-2, 1998

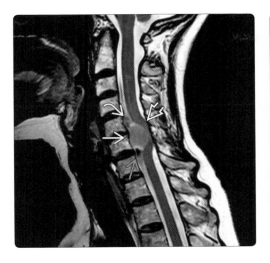

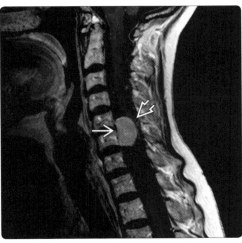

（左图）矢状位 T2 MR 示 C5-6 水平圆形、腹侧、与硬膜宽基底相连的肿块（➡），颈髓受压、后移（➡）。硬膜内髓外肿块使脊髓移位，并伴有邻近脑脊液间隙增宽（➡）。T2 MR 显示脑脊液零相位化，肿块邻近的信号缺失（➡）

（右图）硬膜内髓外脊膜瘤强化明显。注意腹侧硬膜下腔增宽（➡），和严重的脊髓压迫（➡）

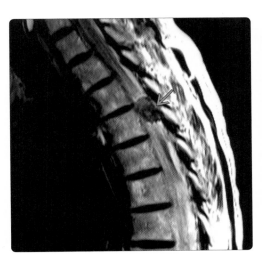

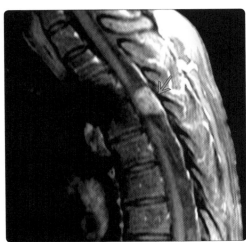

（左图）矢状位 T2WI 示硬膜内髓外肿块，沿胸髓背侧以宽基底附着于硬膜（➡）。肿块呈信号轻度不均，与脊髓相比呈等低信号

（右图）矢状位 T1 WI C+ FS 示同一患者强化后肿块呈相对均质强化（➡）

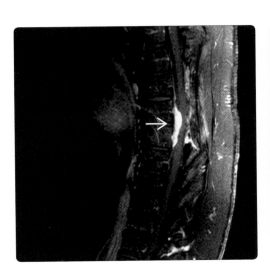

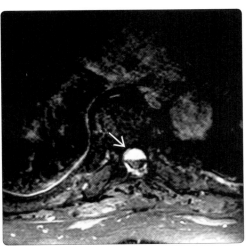

（左图）矢状位 T1C+ FS MR 示胸椎斑块形脊膜瘤，宽基底附着于硬膜腹侧（➡）

（右图）轴位 T1 C+FS MR 示脊髓腹侧均匀强化的肿块，宽基底附着于硬膜（➡）

（左图）轴位 CT 平扫示椎管内导致椎管狭窄的高度钙化的脊膜瘤（➡），延伸并进入左侧椎间孔（➡），这在脊膜瘤中不常见

（右图）轴位 T1WI C+ FS 示同一患者脊膜瘤内呈弥漫性强化。由于肿瘤既有椎管内（➡）也有椎间孔内部分（➡），可以视为哑铃形肿瘤，而哑铃形肿瘤应更多考虑施万细胞瘤。

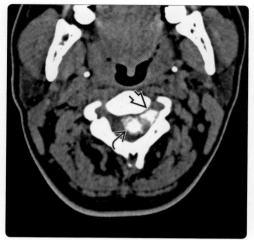
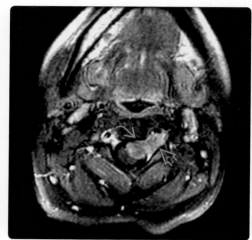

（左图）轴位 NECT 示颈胸连接处病变，其内多发钙化（➡），考虑脊膜瘤

（右图）矢状位 T2 MR 示颈胸连接处大的髓内硬膜外肿块（➡），脊髓明显受压、后移。病变内低信号提示钙化（➡）

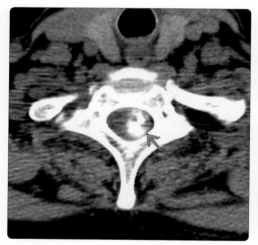
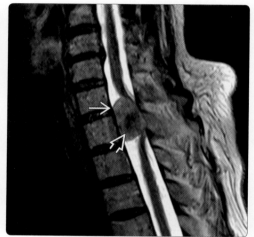

（左图）轴位 CT 骨窗显示一个大量钙化的颈椎脊膜瘤，可见软组织肿块影，与椎体后缘分离（➡），可与后纵韧带骨化鉴别

（右图）轴位 T2WI MR 示另一例明显钙化的颈脊膜瘤，MR 显示极低信号的脊膜瘤与腹侧硬膜宽基底相连（➡），造成严重的脊髓压迫（➡）

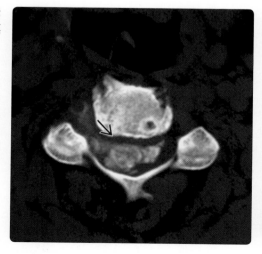
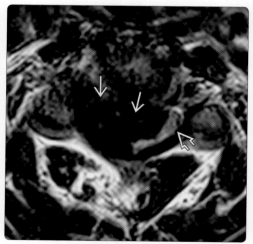

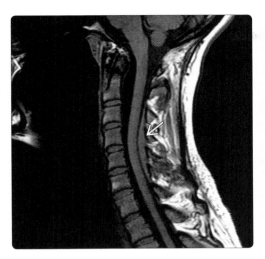
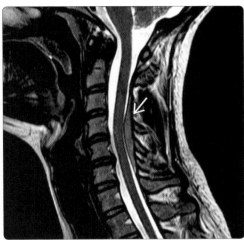

（左图）矢状位 T1MR 示一个罕见的硬膜外脊膜瘤病例，在低信号硬膜边缘的背侧有一个非特异性的宽基底肿块（➡），并伴有脊髓向腹侧移位。病理证实为脊膜瘤

（右图）矢状位 T2WI MR 示颈椎中段硬膜背侧低信号肿块（➡），术前考虑淋巴瘤，术后诊断为脊膜瘤

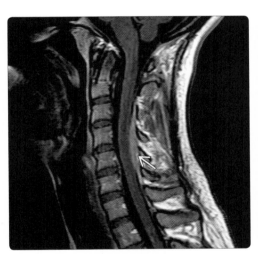
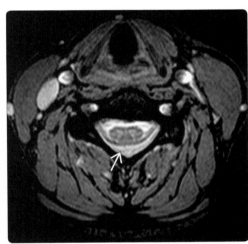

（左图）矢状位 T1C+ MR 示另一例硬膜外脊膜瘤，肿瘤位于硬膜背侧，呈条带状异常强化（➡）

（右图）轴位 T2* GRE MR 示硬膜外的非特异性外观的脊膜瘤（➡），脊髓向腹侧移位

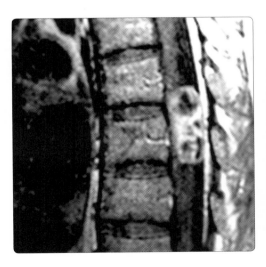
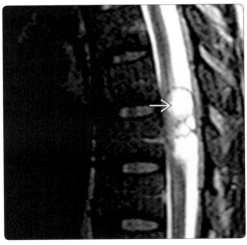

（左图）矢状位 T1WI C+ MR 示一个强化的多囊性肿块，患者有神经纤维瘤病 2 型的家族史。囊肿更符合神经鞘瘤，而非脊膜瘤。但病变的位置为脊髓背侧，支持脊膜瘤。手术证实为脊膜瘤

（右图）矢状位 T2WI MR 示脊髓外硬膜内的多囊性肿瘤（➡），患者有神经纤维瘤病 2 型的家族史，尽管该肿瘤与神经鞘瘤相似，但其位置支持脊膜瘤，术后也得到了证实

术语

- 单发的纤维型肿瘤（solitary fibrous tumor, SFT）/血管外皮细胞瘤（hemangiopericytoma, HPC）：间充质肿瘤由卵圆形到纺锤形细胞组成，血管呈明显的分支状（HPC- 样）
  - 骨：以前诊断为骨 HPCs 现在大部分被归类为 SFTs
  - CNS：SFT/HPC 术语仍在使用

影像学

- 除脊髓内，HPC 可以发生于脊柱任何位置
- 局限性生长，分叶状
- 特征性高强化

主要鉴别诊断

- 脊膜瘤
- 施万细胞瘤
- 脊索瘤和其他原发性骨恶性肿瘤
- 血行转移瘤
- 血管肉瘤

病理学

- SFTs 和 HPCs 在 12q13 共享倒置，融合 STAT6 与 NAB2，导致 STAT6 核表达

临床信息

- 自然病史
  - 进行性生长
  - 局部复发
  - 转移
- 主要治疗方法是手术切除
- 放疗作为辅助治疗，主要用于不可手术切除者
  - 化疗作用有限

（左图）轴位 T1 C + MR 示分叶状高度强化的脊柱旁肿块，内部因富含血管而有流空信号（➘）。硬膜内部分（➙）向外延伸跨越椎间孔。可见腰椎骨质受侵（➙）

（右图）轴位 CT 平扫示背侧软组织肿块（➙），侵及腰椎骨质及背侧硬膜外腔（➣）

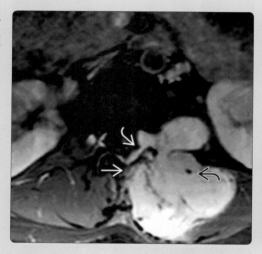
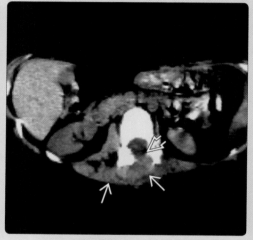

（左图）矢状位 T1 C + MR 示第三胸椎水平高强化肿块（➘），侵及胸椎背侧附件及邻近软组织。椎管内部分位于硬膜下、硬膜外还是髓内区分不清

（右图）矢状位 T2 和 T1 C+ MR 示患者病理证实的、边界清晰、均匀强化的硬膜内髓外 SFT（➙）。此病例不易和神经鞘瘤、脊膜瘤鉴别（Courtesy C. Hunt, MD.）

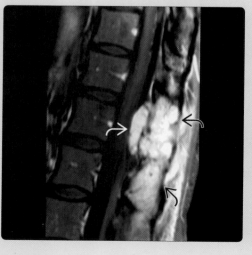
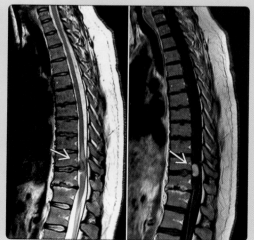

术语

缩略语
- 单发的纤维型肿瘤（SFT）
- 血管外皮细胞瘤（HPC）

定义
- 间充质肿瘤由卵圆形到纺锤形细胞组成，血管呈明显的分支状（HPC-样）
- 骨
  - 大部分以前被诊断为骨 HPCs 的现在被分为 SFTs
- 中枢神经系统
  - SFT/HPC 术语仍在使用
    - 被认为存在于一个谱系中
      - 以前被认为是 SFTs 的肿瘤，代表谱系的下端，显示更懒惰的行为
      - 以前被认为是中枢神经系统 HPCs 的肿瘤代表谱系的较高端，预后不佳
    - 大多数 SFTs/HPCs 存在 NAB2/STAT6 融合

影像学

一般表现
- 最佳诊断依据
  - 高强化病变，侵及周围骨质结构，伴大的软组织成分
- 部位
  - 脊柱内，常见以硬膜为基底，硬膜外或脊柱旁
  - 也可位于硬膜内，或软膜和髓内
  - 可见到来自脊柱外 HPC 的骨转移
- 大小
  - 多种多样
- 形态学
  - 局限性生长，多呈分叶状

X 线表现
- X 线片
  - 位于脊柱或附件的侵蚀性软组织肿块

CT 表现
- CT 平扫
  - 骨性侵蚀，破坏
  - 边界清楚的等密度肿块，导致椎管扩大
  - 无静脉石或钙化成分
- CT 强化
  - 高度强化

MRI 表现
- T1WI
  - 低信号、多分叶肿块，推压或侵及骨质和椎管
- T2WI
  - 轻到中度高信号
- STIR
  - 侵及骨质的高信号，正常脊髓受压
- T1WI C+
  - 高度均质强化

血管成像表现
- 常规
  - 动脉期为富血供，伴异常不规则血管

非血管性介入
- 脊髓造影术
  - 硬膜内或硬膜外肿块，阻断造影剂柱
  - 骨质破坏

核医学表现
- 骨扫描
  - "高"局灶性摄取

推荐成像方法
- 最佳成像方法
  - 抑脂强化 T1WI
- 成像建议
  - 完整神经轴扫描检出原发灶，因为转移常见，尤其是曾经接受过治疗的患者

鉴别诊断

脊膜瘤
- 境界非常清楚，无侵袭性
- 钙化有助于诊断
- 常见于女性
- 胸段脊柱多见

施万细胞瘤
- 椎管内、神经孔内的高强化肿块
- T2 高信号
- 骨质重塑，神经孔扩大，或椎体边缘受压、移位

脊索瘤或其他原发性骨恶性肿瘤
- 骨质破坏中心位于骨内
- 脊索瘤最常见于骶骨窦
- 骨外 / 硬膜外软组织肿块

侵袭性血管瘤
- 位于骨质溶解区内增厚的垂直状骨小梁
- 高强化
- 相关的硬膜外或脊柱旁软组织肿块

血行性转移瘤
- 肾细胞癌，甲状腺癌
- 通常位于骨松质内，椎管后部常受累
- 以硬膜为基底者，范围十分局限

血管肉瘤
- 在脊柱非常罕见
- 边界更模糊

病理学

一般表现
- 病因学
  - 最近的 WHO 分类（2016）舍弃了传统的外皮细胞起源而将其归于成纤维细胞起源

- WHO 2、3 级
  ○ 肿瘤的多样性表现为 HPC 样生长
- 遗传学
  ○ STAT6 是单发纤维性肿瘤的敏感和特异性标记物
  ○ SFTs 和 HPCs 在 12q13 共享倒置，融合 STAT6 与 NAB2，导致 STAT6 核表达
- 免疫组化
  ○ CD34（80%~90%）
    - SFT 的细胞形式少见
  ○ CD99（70%）
  ○ BCL-2（30%）
  ○ SMA（20%）
  ○ S100 通常是负值

大体病理与手术所见

- 散在的硬膜血管肿块，硬膜外间隙，和 / 或伴有椎旁软组织

镜下所见

- 发育好，分支，周围结缔组织鞘围成厚壁血管
- 细胞发育由中等到高等
- 光学显微镜下表现较单一
- 圆形到卵圆形，核单一
- 中间纤维化较少
- 黏液样变性的慢性炎症间质肥大细胞
- 在所有软组织肉瘤中，类 HPC 的病理改变高达 15%

临床信息

临床表现

- 常见体征 / 症状
  ○ 疼痛
  ○ 其他体征 / 症状
    - 神经病变
    - 脊髓病变

人口统计学

- 发病年龄
  ○ 好发于 20~70 岁，平均约 40 岁
- 性别
  ○ 没有明显性别差异
- 流行病学
  ○ 少见

转归与预后

- 生长缓慢
- 局部复发
- 转移
  ○ 肺，肝，骨

治疗

- 方法、风险、并发症
  ○ 手术切除是主要的治疗方法
  ○ 放疗作为辅助治疗，主要用于不可手术切除者
  ○ 化疗者的唯一好处可能是抑制血管生成
  ○ 持续的 X 线监测能够预防短期复发

诊断思路

思考点

- 手术常采用血管造影栓塞术

（高丽香、袁慧书 译）

参考文献

1. González-Vargas PM et al: Hemangiopericytoma/solitary fibrous tumor in the central nervous system. Experience with surgery and radiotherapy as a complementary treatment: a 10-year analysis of a heterogeneous series in a single tertiary center. Neurocirugia (Astur). 31(1):14-23, 2020
2. Koeller KK et al: Intradural extramedullary spinal neoplasms: radiologic-pathologic correlation. radiographics. 39(2):468-90, 2019
3. Li Z et al: Primary epidural hemangiopericytoma of the thoracic spine: case report and literature review. J Clin Neurosci. 60:142-7, 2019
4. Chen H et al: Solitary fibrous tumor of the central nervous system: a clinicopathologic study of 24 cases. Acta Neurochir (Wien). 154(2):237-48, 2012
5. Verbeke SL et al: A reappraisal of hemangiopericytoma of bone; analysis of cases reclassified as synovial sarcoma and solitary fibrous tumor of bone. Am J Surg Pathol. 34(6):777-83, 2010
6. Fitzpatrick D et al: Intradural hemangiopericytoma of the lumbar spine: a rare entity. AJNR Am J Neuroradiol. 30(1):152-4, 2009
7. Park MS et al: New insights into the hemangiopericytoma/solitary fibrous tumor spectrum of tumors. Curr Opin Oncol. 21(4):327-31, 2009
8. Kashiwazaki D et al: Subpial hemangiopericytoma with marked extramedullary growth: case report. Neurosurgery. 61(6):E1336-7; discussion E1337, 2007
9. Gengler C et al: Solitary fibrous tumour and haemangiopericytoma: evolution of a concept. Histopathology. 48(1):63-74, 2006
10. Cox DP et al: Myopericytoma of the thoracic spine: a case report. Spine. 28(2):E30-2, 2003
11. Musacchio M et al: Posterior cervical haemangiopericytoma with intracranial and skull base extension. Diagnostic and therapeutic challenge of a rare hypervascular neoplasm. J Neuroradiol. 30(3):180-7, 2003
12. Woitzik J et al: Delayed manifestation of spinal metastasis: a special feature of hemangiopericytoma. Clin Neurol Neurosurg. 105(3):159-66, 2003
13. Akhaddar A et al: Thoracic epidural hemangiopericytoma. Case report. J Neurosurg Sci. 46(2):89-92; discussion 92, 2002
14. Betchen S et al: Intradural hemangiopericytoma of the lumbar spine: case report. Neurosurgery. 50(3):654-7, 2002
15. Ijiri K et al: Primary epidural hemangiopericytoma in the lumbar spine: a case report. Spine (Phila Pa 1976). 27(7):E189-92, 2002
16. Tayoro K et al: [Imaging of meningeal hemangiopericytomas] J Radiol. 83(Pt 1):459-65, 2002
17. Suzuki SO et al: Clinicopathological features of solitary fibrous tumor of the meninges: An immunohistochemical reappraisal of cases previously diagnosed to be fibrous meningioma or hemangiopericytoma. Pathol Int. 50(10):808-17, 2000
18. Nonaka M et al: Metastatic meningeal hemangiopericytoma of thoracic spine. Clin Neurol Neurosurg. 100(3):228-30, 1998
19. Lin YJ et al: Primary hemangiopericytoma in the axis bone: case report and review of literature. Neurosurgery. 39(2):397-9; discussion 399-400, 1996
20. Murphey MD et al: From the archives of the AFIP. Musculoskeletal angiomatous lesions: radiologic-pathologic correlation. Radiographics. 15(4):893-917, 1995
21. Kozlowski K et al: Primary sacral bone tumours in children (report of 16 cases with a short literature review). Australas Radiol. 34(2):142-9, 1990
22. Bridges LR et al: Haemangiopericytic meningioma of the sacral canal: a case report. J Neurol Neurosurg Psychiatry. 51(2):288-90, 1988
23. Cuccurullo L et al: Hemangiopericytoma of the cervical spine. A case report. Acta Neurol (Napoli). 6(6):472-81, 1984
24. Beadle GF et al: Treatment of advanced malignant hemangiopericytoma with combination adriamycin and DTIC: a report of four cases. J Surg Oncol. 22(3):167-70, 1983
25. Muraszko KM et al: Hemangiopericytomas of the spine. Neurosurgery. 10(4):473-9, 1982
26. Cappabianca P et al: Hemangiopericytoma of the spinal canal. Surg Neurol. 15(4):298-302, 1981

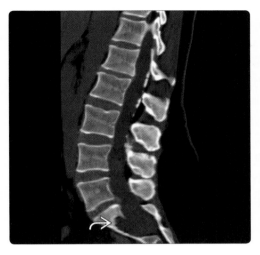 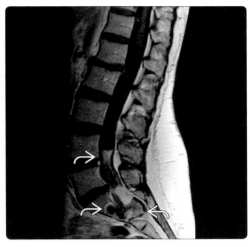

（左图）矢状位 CT 重建示自椎管内长入骶骨体内的破坏性肿块（➡）

（右图）矢状位 T1WI C＋示同一患者低位腰骶管内的 HPC 样肿瘤（➡）呈明显不均质强化，与侵入骶骨体内肿块相关

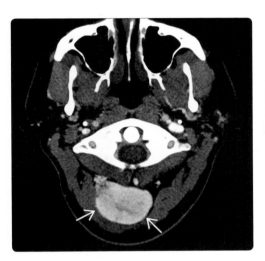 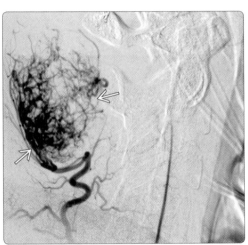

（左图）轴位 CT 平扫示上颈部背侧软组织内明显强化、边界清楚的软组织肿瘤（➡）

（右图）同一患者外周注射造影剂 DSA 示血管外皮细胞瘤明显富血供（➡）

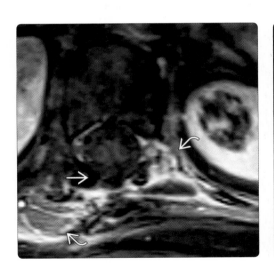 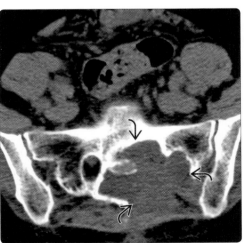

（左图）轴位 T1 WI C＋ FS 示胸段脊柱内 HPC 局部复发所致的伴有椎间盘破坏（➡）的浸润型强化软组织肿块（➡）

（右图）轴位 CT 平扫示由源自曾经治疗过的颅内血管外皮细胞瘤骨转移产生的大的软组织密度病灶，侵及骶骨（➡）和神经孔

术语

- 含施万细胞、成纤维细胞、黏液和外周神经纤维的肿瘤

影像学

- 部位
  - 硬膜外 / 椎旁
  - 硬膜内 / 髓外
- 部位多变，如脊神经根、神经丛、周围神经或末梢器官
- 大小不一，从小的局限性肿块到累及全身多个区域的大的丛状神经纤维瘤
- 丛状的 NF 对 NF1 是特异的
- T2 上的"靶"征提示 NF，但非特异性
- 对 FDG 的亲和力提示恶变可能

主要鉴别诊断

- 神经鞘瘤
- 脊膜瘤
- 周围神经根鞘囊肿
- 慢性多发性神经间质脱髓鞘病变
- 恶性神经鞘瘤

病理学

- 肿瘤施万细胞 + 成纤维细胞
- 肿瘤、神经束混杂
  - 存在 NF 特有的轴突
- 90% NFs 为散发

临床信息

- 10% 的 NFI 型患者由丛状 NF 恶变为 MPNST

诊断思路

- NF 快速生长或非典型疼痛，应考虑向 MPNST 转变
- 单发椎管内病变多为施万细胞瘤，而非 NF

（左图）轴位示意图示双侧分叶状丛状 NF1。肿瘤侵蚀左侧椎弓根

（右图）冠状位全身 T2WI MR 示该 NF 1 患者大量的 NFs 累及几乎每根神经，病变增厚、分叶状、呈 T2 高信号。注意臂丛神经（➡）、肋间神经（➡）和腰丛（➡）受累

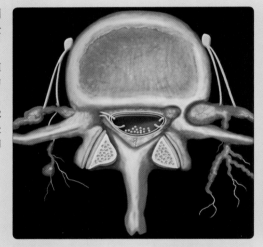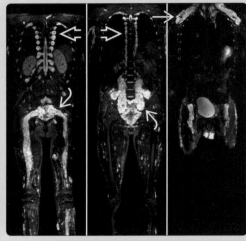

（左图）轴位 T2WI MR 示该 NFI 患者胸椎右侧囊实性肿物（➡），不向硬膜内延伸

（右图）轴位 T1 C+MR 示该 NFI 患者脊柱旁囊实性 NF（➡）不均匀强化。病变特征与神经鞘瘤不可区分

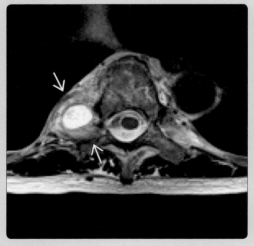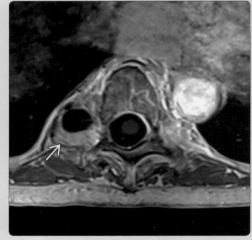

术语

缩略语
- 神经纤维瘤（neurofibroma, NF）

近义词
- 神经鞘瘤（nerve sheath tumor, NST）
  - NST 中还包括施万细胞瘤

定义
- 良性肿瘤包含施万细胞、成纤维细胞、黏液和外周神经纤维，无真正的包膜（WHO1 级）

影像学

一般表现
- 最佳诊断依据
  - 体积大的多层次的脊神经根的肿瘤，NF 1 患者伴发皮肤红斑
- 部位
  - 硬膜内 / 髓外
  - 硬膜外 / 椎旁
  - 部位多变，如脊神经根、神经丛、周围神经或末梢器官
  - 神经纤维瘤 1 型
    - 颈椎、腰骶椎
    - 单侧或双侧
- 大小
  - 谱系：范围由小的、界限清晰的肿块，到大的、累及多个椎体的丛状神经纤维瘤
- 形态学
  - 局限性的神经纤维瘤
    - 孤立结节状或梭形神经肿大
    - 通常情况下小于 5 cm
    - 零星的，与神经纤维瘤 1 型无关
    - 占所有神经纤维瘤的 90%
  - 弥漫生长
    - 浸润性肿瘤
    - 儿童和青年人
    - 通常影响头颈部皮下组织
    - 脊神经很少受累
    - 90% 为零星、孤立存在，与神经鞘瘤 1 型无关
  - 丛状
    - 长形，体积大，神经结节样增大
    - 与周围软组织相互交错
    - 双边，多层次的
    - 往往会影响腰骶部或臂丛神经
    - 对神经纤维瘤 1 型来说为特异性表现

X 线表现
- X 线片
  - 肿瘤导致骨重建
    - 神经根管扩大
    - 椎弓根吸收变薄
    - 椎体呈扇形

CT 表现
- CT 平扫
  - 与脊髓密度相等的软组织肿块
  - 钙化少见
- CT 强化
  - 轻至中度强化
- CT 骨窗
  - 可表现为神经孔增大，骨重塑

MRI 表现
- T1 WI
  - 其信号强度类似于脊髓或神经根
- T2WI
  - 其为等或高信号
  - 靶信号提示神经纤维瘤，但非特异性
    - 外周高信号
    - 中央为低 - 等信号
    - 丛状神经纤维瘤可见低信号分隔
- STIR：高信号
- T1WI C+
  - 信号多种
    - 低 / 中等强化
    - 相对均匀

核医学表现
- PET
  - MPNST 代谢活跃，葡萄糖摄取率高于良性 NF
    - 早期（90 分钟）和延迟成像 4 小时，准确的病变特征，延迟显像 SUVmax＞3.5

推荐成像方法
- 最佳成像方法：MRI 平扫或强化
- 成像建议：抑脂 T2WI 或 STIR 可提高病变检出率

鉴别诊断

神经鞘瘤
- 影像上同孤立神经纤维瘤区别不大
- 比起神经鞘瘤，"靶"征更易出现在神经纤维瘤
- 神经鞘瘤的出血、囊变或脂肪变性较常见

脊膜瘤
- 90% 位于硬膜下
- 可以显示强化的硬膜尾征
- 钙化在 T2 上呈低强度（＜5%）

周围神经根鞘囊肿
- 囊性无强化肿块
- CSF 密度 / 信号强度
- 通常椎管内造影可清晰显示

慢性多发性神经间质脱髓鞘病变（CIDP）
- 由反复的脱髓鞘引起，脊髓再生
- 脊髓、周围神经的"洋葱皮"样分层扩大

- 成像类似丛状神经纤维瘤
- 缺乏神经纤维瘤 1 型的特征
- 常由 NF 恶变而来
- T2 信号不均质或强化有助于与 NF 鉴别
  - 由于坏死和出血导致

其他原因的多发、巨大、有强化的脊神经

- 炎性神经炎
  - CMV 神经根型颈椎病 HIV（+）
  - 机械性 / 化学性神经根刺激
    - 腰椎间盘突出
    - 手术史
  - 吉兰 - 巴雷综合征
- 软脑膜癌病
- 腓骨肌萎缩综合征

病理学

一般表现

- 遗传学
  - 散发 NF
    - 30%~50% 自发
    - 可能由于 NF1 基因突变
  - NF1（von Recklinghausen disease）（OMIM #162200）
    - 常染色显性遗传
    - ~100% 外显率，表型变异广泛
    - 发生率为 1 : 3 000
    - 神经纤维蛋白基因的杂合突变在常染色体 17q11
      - 肿瘤抑制神经纤维瘤通过降低 p21-ras 控制细胞的生长

分期、分级及分类

- NFs：WHO 1 级
- MPNSTs：WHO 2~4 级

镜下所见

- 肿瘤施万细胞＋成纤维细胞
- 肿瘤、神经束混合
  - 存在 NF 特有的轴突
- 有丝分裂在 NF 中少见
  - MPNST 有丝分裂率高
- 免疫组化
  - S100（+）和抗 -CD57（+）

临床信息

临床表现

- 常见体征 / 症状
  - 疼痛
  - 乏力
  - 感觉缺失
- 其他体征 / 症状
  - 脊髓病

- NF1 患者：牛奶咖啡斑，皮肤色素斑，皮肤 NFs，虹膜错构瘤结节

人口统计学

- 发病年龄：好发于 20~30 岁
- 性别：没有明显性别差异
- 种族：没有明显种族差别
- 流行病学
  - 占所有良性软组织肿瘤的 5%
  - 90% NFs 为散发、孤立的肿块
  - 13%~65% 的 NF 1 患者有脊柱 NFs
    - ~57% 为单发病变
  - 约 10% 的 NF 1 患者发展成为 MPNST
  - 50%~60% 的 MPNSTs 与 NF 1 相关

转归与预后

- 生长缓慢
- 10% 的 NF 1 型患者由丛状 NF 恶变为 MPNST
  - NF 生长较快
  - 疼痛
  - 散在 NF 少见

治疗

- 手术切除
  - 治愈率 ＞80%
- 丛状神经纤维瘤很难切除
  - 复发率高

诊断思路

思考点

- NF 快速生长或非典型疼痛，应考虑向 MPNST 恶变

影像解读要点

- 在神经纤维瘤病 1 型中，所有的脊神经根肿瘤是 NFs
  - 施万细胞瘤，或 NF2 中的混合性肿瘤
- 单发椎管内病变最可能是施万细胞瘤

（高丽香、袁慧书 译）

参考文献

1. Ledbetter LN et al: Imaging of intraspinal tumors. Radiol Clin North Am. 57(2):341-57, 2019
2. Stewart DR et al: Care of adults with neurofibromatosis type 1: a clinical practice resource of the American College of Medical Genetics and Genomics (ACMG). Genet Med. 20(7):671-82, 2018
3. Merhemic Z et al: Neuroimaging of spinal tumors. Magn Reson Imaging Clin N Am. 24(3):563-79, 2016
4. Simou N et al: Plexiform neurofibroma of the cauda equina: a case report and review of the literature. Int J Surg Pathol. 16(1):78-80, 2008
5. Sehgal VN et al: Solitary plexiform neurofibroma(s): role of magnetic resonance imaging. Skinmed. 6(2):99-100, 2007
6. Brenner W et al: Prognostic relevance of FDG PET in patients with neurofibromatosis type-1 and malignant peripheral nerve sheath tumours. Eur J Nucl Med Mol Imaging. 33(4):428-32, 2006
7. Cardona S et al: Evaluation of F18-deoxyglucose positron emission tomography (FDG-PET) to assess the nature of neurogenic tumours. Eur J Surg Oncol. 29(6):536-41, 2003
8. Garg S et al: Quadriplegia in a 10 year-old boy due to multiple cervical neurofibromas. Spine (Phila Pa 1976). 28(17):E339-43, 2003
9. Khong PL et al: MR imaging of spinal tumors in children with neurofibromatosis 1. AJR Am J Roentgenol. 180(2):413-7, 2003

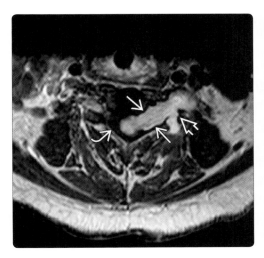

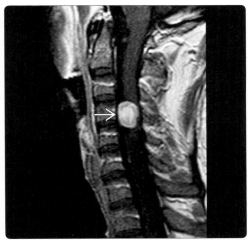

（左图）轴位 T1 WI C+MR 示沿着左侧 C4-5 椎间孔走行的长强化肿块。椎间孔由于长期的塑形作用变大（➡）。肿块椎管内部分导致椎管狭窄、脊髓受压（➡）

（右图）矢状位 T1WI C + 示同一患者肿块椎管内部分（➡）。值得注意的是，强化方式为同心圆形或者"靶"样，与 T2WI 上所见的神经纤维瘤的靶征相似

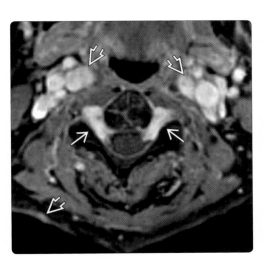

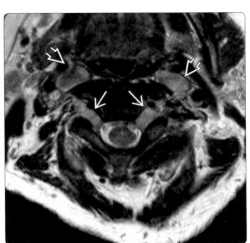

（左图）颈椎轴位 T1 C+FS MR 示该 NF1 患者双侧均匀强化的硬膜内和硬膜外 NFs（➡）。另外，软组织内可见多发的 NFs（➡）

（右图）轴位 T2WI MR 示该 NF1 患者双侧硬膜内和硬膜外中等 T2 信号的 NFs（➡）。另外，软组织内可见多发的沿交感神经走行的 NFs（➡）

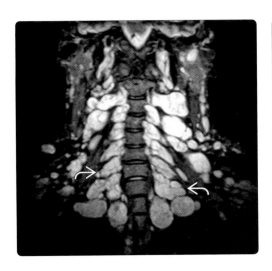

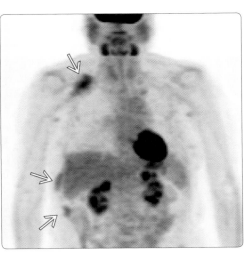

（左图）冠状位 STIR 示广泛的大量丛状神经纤维瘤累及双侧颈神经根（➡）。这种表现是 1 型神经纤维瘤病的特异性表现

（右图）AP FDG PET MIP 显示右臂丛 NF 的摄取增加（➡），以及沿右胸壁的摄取。延迟显像 SUVmax＞3.5 提示周围神经鞘恶性肿瘤（MPNST）

术语

- 恶性周围神经鞘瘤（malignant peripheral nerve sheath tumor, MPNST）
- 起源于或向外周神经鞘细胞分化的软组织肉瘤

影像学

- CT 和 MR：体积较大的、浸润性、常伴有出血的软组织肿块
  - 自发的或来自神经纤维瘤的恶变
  - 出血、钙化或坏死导致呈混杂信号
  - 骨质浸润破坏
  - 明显强化
  - 边界不清
- FDG-PET 诊断 NF1 型相关的 MPNST 敏感性和特异性分别为 89% 和 95%
  - CT 在肿瘤良恶性鉴别方面的准确性明显低于 FDG PET

主要鉴别诊断

- 良性周围神经鞘瘤
- 其他软组织肉瘤
- 血肿

病理学

- 发病率为 0.001%
- 50%~60% 与神经纤维瘤病 I 型有关

临床信息

- 逐渐增大的软组织肿块
- 局部或神经根痛，感觉障碍
- 下肢轻瘫
- 散发 MPNST 病例，40 岁左右发病（平均年龄 39.7 岁）
- 与神经纤维瘤病 I 型相关者发病年龄一般为 26~42 岁（平均 28.7 岁）
- 26%~65% 局部复发，20%~65% 发生转移
- NF I 型预后不良

（左图）MPNSTs 通常起自主神经干，如坐骨神经肿瘤形成梭状分叶状神经内肿块（➡）。这些肿瘤可以沿着神经延伸形成卫星结节（⇒）

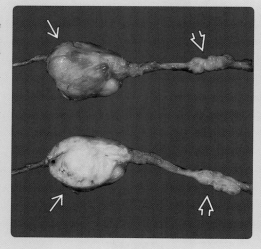

（右图）冠状位强化 FS-T1WI 示右侧盆腔肿块明显强化，信号混杂，通过骶孔延伸至椎管（➡），经过坐骨切迹浸润至臀部（⇒）

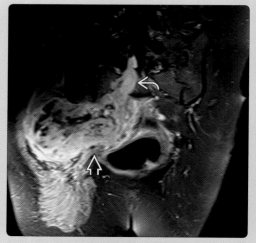

（左图）轴位增强 T1WI 示颈椎一强化的、哑铃形软组织肿块侵犯椎旁软组织（➡），椎管内可见侵犯脊髓实质（⇒）

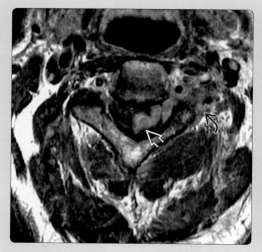

（右图）冠状 PET/CT（上部）和骨盆 STIR MR（下部）示肿块摄取增加，右侧骶神经明显增大（➡），延伸到神经丛，病理证实为 MPNST

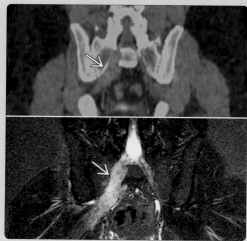

术语

缩略语
- 恶性周围神经鞘瘤（MPNST）

近义词
- 神经纤维肉瘤
- 恶性施万细胞瘤
- 神经源性肉瘤

定义
- 起源于或向外周神经鞘细胞分化的软组织肉瘤

影像学

一般表现
- 最佳诊断依据
  - 起源于丛状神经纤维瘤的体积较大的、浸润性、常伴有出血的软组织肿块
- 部位
  - 椎旁，很少位于椎管内
    - 后纵隔
    - 腹膜后
  - 四肢神经血管束近端
    - 尤其臂丛及骶丛多见
- 大小
  - >5 cm
- 形态学
  - 局限性或浸润性软组织肿块

X线检查表现
- X线片表现
  - 表浅或深部软组织肿块
  - 椎间孔扩大

CT 表现
- CT 平扫
  - 密度与肌肉相近或低于肌肉
  - 出血、钙化或坏死导致呈混杂密度
  - 骨质浸润或破坏
- CT 强化
  - 明显强化

MRI 表现
- T1 WI
  - 与肌肉信号相当的软组织肿块
  - 边界不清
- T2WI
  - 信号不均质
    - 提示出血、坏死及钙化
  - 丛状神经纤维瘤出现不均质信号或"靶"征消失
- STIR
  - 高信号
- T1WI C+
  - 明显强化，侵犯邻近软组织

血管造影表现
- 富血供的软组织肿块

核医学表现
- 骨扫描
  - 血池相及延迟相放射性示踪剂浓聚
- PET
  - 可区分 1 型神经纤维瘤病（NF1）患者良性 PNST 与 MPNST
  - MPNST 代谢活跃；FDG 高摄取，可与神经纤维瘤鉴别
    - 延迟成像的 SUVmax > 3.5
  - FDG PET 鉴别神经鞘瘤与 MPNST 的可靠性较低
    - 神经鞘瘤可表现为 SUVs > 5 g/ml

推荐成像方法
- 最佳成像方法
  - 前两年每 6 个月进行 FDG PET/CT 扫描，此后每年一次
- 检查序列
  - T1WI、T2WI 及强化 FS-T1WI，多方位扫描

鉴别诊断

良性周围神经鞘瘤
- 不伴周围组织侵犯
- 边界清晰
- 神经纤维瘤病 1 型（NFI）肿块突然增大伴疼痛，应怀疑恶性周围神经鞘瘤

其他软组织肉瘤
- 与神经血管束无关
- 出血、坏死
- 明显强化

血肿
- 无强化实性成分
- T2WI 低信号存在
- 周围水肿

病理学

一般表现
- 病因学
  - 细胞向施万细胞或神经束膜细胞、纤维细胞分化
  - 特发性或神经纤维瘤的恶性转化
    - 50%~60% 与 NF1 有关
    - 来源于其他部位的与 NF1 无关的 MPNST
  - 11% 与辐射有关
- 潜伏期 10~20 年
- 基因学
  - NF1（von Recklinghausen 病）
  - 17 号染色体长臂缺失
    - 缺失越长，恶性周围神经鞘瘤发病率越高
      - 常染色体显性遗传

□ 肿瘤抑制基因：神经纤维瘤蛋白
- 50% 起源于基因新的变异
- 伴发异常
  ○ NF1
    - 牛奶咖啡斑
    - 脊柱侧弯及椎体异常
    - 蝶骨发育不良，带状肋骨，长骨假性肥大
    - 脑膜膨出，硬膜膨出
    - 视神经胶质瘤，星形细胞瘤
    - Lisch 瘤

分期、分级及分类
- 外科分期
  ○ Ⅰ期：低级别
  ○ Ⅱ期：高级别
  ○ Ⅲ期：低或高级别，伴有转移
    - 每期：A= 局限型；B= 侵犯型
- 低级别：外周神经细胞异型
- 高级别：高分裂率，± 坏死，肉瘤化倾向

大体病理与手术所见
- 与主要神经相关的球形或纺锤形肿块
- 无真性包膜
- 棕灰色，鱼肉样外观
- 坏死及出血
- 侵犯周围软组织
- 沿神经束膜和神经外膜走行

镜下所见
- 浓染，核分裂活跃，细胞呈纺锤形
  ○ 以上皮细胞为主的罕见变异
  ○ 少见演变为横纹肌及腺管样组织
- 黏液样基质，矿质沉着
- 可见残存的神经纤维瘤或纤维瘤向肉瘤转化
- 免疫组化：S100 蛋白、Leu-7、vimentin、烯醇酶阳性

临床信息

临床表现
- 常见体征 / 症状
  ○ 局部或神经根痛，感觉障碍
  ○ 逐渐增大的软组织肿块
  ○ 下肢轻瘫
- 临床资料
  ○ 累及主要的神经干、骶丛、臂丛或坐骨神经
  ○ NF1 已有神经纤维瘤突然增大
  ○ 经常发现时即为ⅡB 期（85%）

人口统计学
- 年龄
  ○ 40 岁左右发病（平均年龄 39.7 岁）
  ○ 与神经纤维瘤病 1 型相关者发病年龄一般为 26~42 岁（平均 28.7 岁）

- 性别
  ○ 男女大体相当
  ○ NF1，男多于女
- 流行病学
  ○ 发病率为 0.001%
    - 10% NF1 发展为恶性周围神经鞘瘤
  ○ 50%~60% 的恶性周围神经鞘瘤与 NF1 有关
  ○ 占所有恶性软组织肿瘤的 5%
  ○ MPNST 是 NF1 的主要死亡原因

转归与预后
- 26%~65% 局部复发
- 20%~65% 发生转移
  ○ 肺、骨、胸膜及肝脏
- 5 年生存率为 10%~50%
- NF1 型预后不良
  ○ 复发率高，生存期短
- 较好的预后与以下有关
  ○ 直径 <5 cm，完全切除，年轻

治疗
- 手术切除
  ○ 提高远端病变的可切除性
    - 椎旁 MPNST 切除率为 20%，肢体 MPNST 切除率可达 95%
  ○ 扩大切缘范围（>3 cm）
- 术前或术后放疗
- 化疗对转移病例的有效性未得到证实
- 放疗
  ○ 控制局部复发，对生存率没有影响

诊断思路

思考点
- 丛状神经纤维瘤突然增大，考虑恶变倾向
- CT 在肿瘤良恶性鉴别方面的准确性明显低于 FDG PET

（高丽香、袁慧书 译）

参考文献

1. Widemann BC et al: Biology and management of undifferentiated pleomorphic sarcoma, myxofibrosarcoma, and malignant peripheral nerve sheath tumors: state of the art and perspectives. J Clin Oncol. 36(2):160-7, 2018

2. Kolberg M et al: Survival meta-analyses for >1800 malignant peripheral nerve sheath tumor patients with and without neurofibromatosis type 1. Neuro Oncol. 15(2):135-47, 2013

3. Wasa J et al: MRI features in the differentiation of malignant peripheral nerve sheath tumors and neurofibromas. AJR Am J Roentgenol. 194(6):1568-74, 2010

4. Benz MR et al: Quantitative F18-fluorodeoxyglucose positron emission tomography accurately characterizes peripheral nerve sheath tumors as malignant or benign. Cancer. 116(2):451-8, 2009

5. Ferner RE et al: [18F.] 2-fluoro-2-deoxy-D-glucose positron emission tomography (FDG PET) as a diagnostic tool for neurofibromatosis 1 (NF1) associated malignant peripheral nerve sheath tumours (MPNSTs): a long-term clinical study. Ann Oncol. 19(2):390-4, 2008

6. Gupta G et al: Malignant peripheral nerve sheath tumors. Neurosurg Clin N Am. 19(4):533-43, v, 2008

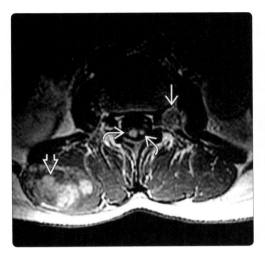

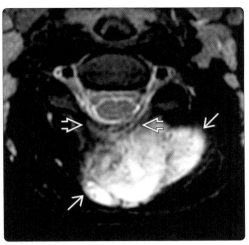

（左图）增强 T1WI 示左侧神经孔（➡）、椎管内（➡）的神经纤维瘤病 I 型。右侧竖脊肌肿块有强化，边界欠清晰（➡）。病例证实为恶性周围神经鞘瘤

（右图）起源于颈后部软组织的 MPNST，可能来源于颈后主要神经分支。轴位 FS-T2WI 示不均质高信号的软组织肿块（➡），伴有邻近椎弓的破坏及浸润（➡）

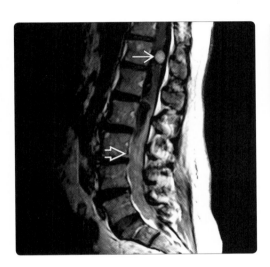

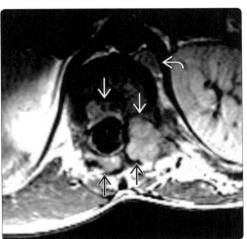

（左图）矢状位强化 T1WI 示 L1-2 水平椎管内弥漫性强化的恶性周围神经鞘瘤（➡），T12 水平可见一小的神经纤维瘤（➡）

（右图）轴位强化 T1WI 示下胸椎左侧神经孔为中心的软组织肿块，明显强化并伴有椎体左侧（➡）及附件（➡）的骨质破坏。左膈肌的神经纤维瘤也可见强化（➡）

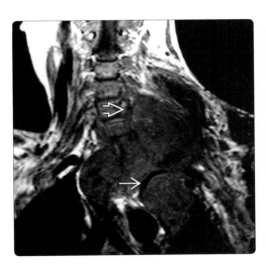

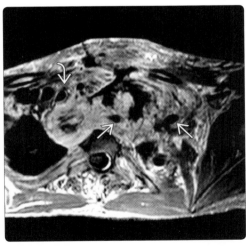

（左图）T1WI 示 NF1 患者上纵隔及下颈部恶性周围神经鞘瘤包绕左侧锁骨下动脉（➡），侵犯臂丛神经（➡）

（右图）同一患者轴位 T1WI 强化扫描示上纵隔巨大混杂信号，明显强化的恶性周围神经鞘瘤，气管受压移位（➡），包绕左侧锁骨下动脉（➡），并延伸至左侧锁骨上窝。中心无强化为坏死区域

脑脊液播散性转移瘤

要 点

术语
- 恶性肿瘤经大脑和脊髓蛛网膜下腔扩散

影像学
- 沿脊髓或马尾神经分布的光滑带状或结节样强化
- CSF 循环路径的任何部位均可发生
- 4 种基本模式
  - 位于硬膜下或脊髓表面的局灶性孤立结节
  - 脊膜或神经根鞘膜的弥漫性增厚（癌性脑膜炎）
  - 马尾神经绳样增厚
  - 沿神经根或脊髓表面的多发、散在结节

主要鉴别诊断
- 多灶性原发肿瘤
- 化脓性脑膜炎
- 肉芽肿性脑膜炎
- 化学性脑膜炎

- 近期腰椎穿刺术后
- 先天性多发神经根肥大病
- 神经根及马尾增粗

病理学
- 实性肿瘤的血源性播散（5%~8%）
- CNS 原发肿瘤的"水滴样"转移（下行转移）（1%~2%）
- 白血病，淋巴瘤（5%~15%）

临床信息
- 常见于晚期癌症患者
- 随着肿瘤患者生存期延长，患病率增加
- 治疗后生存中位数为 3~6 个月，不治疗者为 4~6 周

诊断思路
- MRI 比单次脑脊液细胞学检查敏感
  - 3 次大容量腰椎穿刺非常敏感/特异

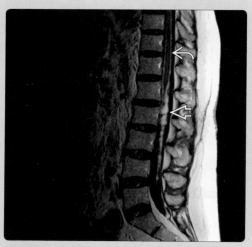
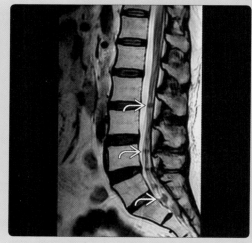

（左图）多形性胶质母细胞瘤下行转移，强化 T1WI 示脊髓远端软膜及圆锥部位结节样（➎）、光滑带状增厚（➧）

（右图）颅内多形性胶质母细胞瘤下行转移（➧），T2WI 可见马尾神经根部多发类圆形水滴状低信号结节

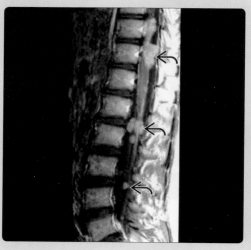
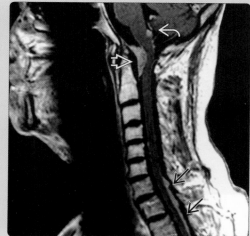

（左图）矢状位强化 TIWI 示松果体生殖细胞瘤下行转移至脊髓圆锥及马尾神经部位（▱），呈巨大结节样改变

（右图）小细胞肺癌的 CSF 转移，矢状位强化 T1WI 示颅颈交界区硬膜明显增厚（➎），C7 后方软膜线样强化（▱）。另一个增强灶可见于薄束结节区域（➧）

术语

近义词

- 软脑膜癌病
- 癌性脑膜炎
- 肿瘤性脑膜炎
- 水滴样转移

定义

- 恶性肿瘤通过脑和脊髓蛛网膜下腔播散

影像学

一般表现

- 最佳诊断依据
  - 基底池，沿脊髓（尤其背侧）和马尾神经处光滑带状或结节样强化
- 部位：CSF 循环的任何部位
- 体积：大小不一
- 形态学
  - 4 种基本模式
    - 位于硬膜下或脊髓表面的局灶性孤立结节
    - 脊膜或神经根鞘膜的弥漫性增厚（癌性脑膜炎）
    - 马尾神经绳样增厚
    - 沿神经根或脊髓表面的多发、散在的结节
  - 髓内结节
    - 很少由 CSF 播散，与血行转移不能鉴别

CT 表现

- CT 平扫
  - 通常无异常表现
  - 可以见到脊柱及局部软组织的转移
- 强化 CT
  - 可以正常
  - 有时可见到马尾神经强化

MRI 表现

- T1WI
  - 通常与神经根、脊髓等信号
  - 转移瘤充满硬膜囊，导致 CSF 信号升高
    - 神经根及硬膜"浑浊"及"污垢"样改变
    - CSF 磨玻璃样改变
- T2WI
  - 神经根增粗
  - 肿瘤相对于脊髓及神经根为等信号或高信号
  - 脊髓可见血管源性水肿
- T1WI 强化
  - 强化方式多样
    - 单个或多发结节样强化
    - 脊髓或神经根"糖衣"样强化
    - 髓内类圆形肿块

非血管性介入

- 脊髓造影
  - 椎管扩大，神经根增粗
  - 结节样或肿块样充盈缺损
  - 脊髓造影截断
- 腰椎穿刺
- 怀疑软脑膜转移的病例经过 3 次大容量腰椎穿刺后，脑脊液细胞学敏感性 ＞90％，特异性 ＞95％

推荐成像方法

- 成像建议
  - 高度怀疑 CNS 肿瘤，开颅前行全面神经系统检查发现转移灶
    - 高分辨 T2WI 及 STIR
    - 增强 T1WI ± 抑脂

核医学表现

- 核素脑池造影
  - 持续脑积水
  - 硬膜下肿瘤导致 CSF 在椎管内及颅底梗阻

鉴别诊断

多灶性原发性肿瘤

- 血管母细胞瘤
- 星形细胞瘤（少见）
- 室管膜黏液乳头状瘤

化脓性脑膜炎

- 通常为慢性细菌性或真菌性脑膜炎
- 硬膜下脓肿
- 临床实验室检查有助于鉴别

肉芽肿性脑膜炎

- 结核性脑膜炎
- 真菌性脑膜炎
- 结节病

化学性脑膜炎

- 术后改变
- 蛛网膜下腔出血，粘连可以与转移瘤相似

近期腰惟穿刺术后

- 软膜及硬膜强化

先天性多发神经根肥大病

- Charcot-Marie-Tooth 病
- Dejerine-Sottas 病

神经根及马尾增粗

- 吉兰 - 巴雷综合征
  - 病毒感染后或牛痘接种导致的上行性麻痹
  - 明显的运动神经元受累征象
- AIDS 相关的多神经病（如巨细胞病毒）
- 化疗相关性多神病
- 慢性脱髓鞘性多神经病（CIDP）

病理学

一般表现

- 病因学

- ○ 实性肿瘤的血源性播散（Batson 丛，动脉）(5%~8%)
  - 最常见：腺癌（肺、乳腺），黑色素瘤，小细胞肺癌
  - 原发灶不明者占 1%~7%
- ○ CNS 原发性肿瘤的"水滴"样转移（1%~2%）
  - 成人：间变性星形细胞瘤，多形性胶质母细胞瘤（0.5%~1%），室管膜瘤
  - 儿童：最常见的是 PNET（髓母细胞瘤）
    - □ 其他：生殖细胞瘤，室管膜瘤，脉络丛乳头状瘤/癌
- ○ 恶性血液病：白血病，淋巴瘤（5%~15%）
- 伴发异常
  - ○ CSF 蛋白、白细胞升高，葡萄糖降低

镜下所见
- 根据原发肿瘤的组织学而异
- 活检证实的软膜癌 CSF 细胞学检查阴性率可达 40%
  - ○ 提高检出率的方法
    - 两次取样
    - 足够的 CSF，容量大于 10.5 ml
    - 在靠近病变的位置取样

临床信息

临床表现
- 常见体征/症状
  - ○ 头痛
  - ○ 思维混乱，认知损伤，癫痫发作
  - ○ 脑神经功能障碍
    - 复视，尤其展神经受累
    - 三叉神经痛或麻痹
    - 视神经病变
    - 耳聋
  - ○ 无力，通常是下肢无力
  - ○ 带状或节段性感觉丧失
  - ○ 放射性疼痛
  - ○ 颈项强直（15%）
  - ○ 肠及膀胱功能异常
- 其他体征/症状
  - ○ 30%~70% 有 CSF 动力学异常，通常在梗阻水平以下
    - 脊髓
    - 颅底
    - 蛛网膜颗粒（持续脑积水）
- 临床资料
  - ○ 常见于晚期癌症患者
  - ○ 肺癌、乳腺癌、黑色素瘤原发型是最常见的实体瘤
    - 肺癌（9%~25%）
    - 乳腺癌（5%~8%）
    - 黑色素瘤（6%~18%）

人口统计学
- 流行病学

- ○ 占全部脊柱转移瘤的 5%
- ○ 随着癌症患者存活期延长，患病率增加

转归与预后
- 病程持续演进
- 治疗者生存中位数为 3~6 个月，不治疗者为 4~6 周

治疗
- 局部放疗
- 椎管内化疗

诊断思路

思考点
- MR 检查比 CSF 细胞学敏感，尤其抑脂 T1WI 增强

影像解读要点
- 术后软膜增强与软膜转移癌影像特点类似

（高丽香、袁慧书 译）

参考文献

1. Franzoi MA et al: Leptomeningeal carcinomatosis in patients with breast cancer. Crit Rev Oncol Hematol. 135:85-94, 2019
2. Assi HI et al: Management of leptomeningeal metastasis in breast cancer. Clin Neurol Neurosurg. 172:151-9, 2018
3. Wang N et al: Leptomeningeal metastasis from systemic cancer: review and update on management. Cancer. 124(1):21-35, 2018
4. Alvarez de Eulate-Beramendi S et al: Delayed leptomeningeal and subependymal seeding after multiple surgeries for supratentorial diffuse low-grade gliomas in adults. J Neurosurg. 120(4):833-9, 2014
5. Chamberlain M et al: Leptomeningeal metastasis: a response assessment in neuro-oncology critical review of endpoints and response criteria of published randomized clinical trials. Neuro Oncol. 16(9):1176-85, 2014
6. Knafo S et al: Intradural extramedullary spinal metastases of non-neurogenic origin: a distinct clinical entity or a subtype of leptomeningeal metastasis? A case-control study. Neurosurgery. 73(6):923-31; discussion 932, 2013
7. Scott BJ et al: Leptomeningeal metastases in breast cancer. Am J Cancer Res. 3(2):117-26, 2013
8. Lawton CD et al: Leptomeningeal spinal metastases from glioblastoma multiforme: treatment and management of an uncommon manifestation of disease. J Neurosurg Spine. 17(5):438-48, 2012
9. Groves MD: Leptomeningeal disease. Neurosurg Clin N Am. 22(1):67-78, vii, 2011
10. Clarke JL et al: Leptomeningeal metastases in the MRI era. Neurology. 74(18):1449-54, 2010
11. Mahendru G et al: Meninges in cancer imaging. Cancer Imaging. 9 Spec No A:S14-21, 2009
12. Chamberlain MC: Neoplastic meningitis. Oncologist. 13(9):967-77, 2008
13. Lindsay A et al: Spinal leptomeningeal metastases following glioblastoma multiforme treated with radiotherapy. J Clin Neurosci. 9(6): 725-8, 2002
14. Singh SK et al: MR imaging of leptomeningeal metastases: comparison of three sequences. AJNR Am J Neuroradiol. 23(5): 817-21, 2002
15. Collie DA et al: Imaging features of leptomeningeal metastases. Clin Radiol. 54(11): 765-71, 1999
16. Straathof CS et al: The diagnostic accuracy of magnetic resonance imaging and cerebrospinal fluid cytology in leptomeningeal metastasis. J Neurol. 246(9): 810-4, 1999
17. van der Ree TC et al: Leptomeningeal metastasis after surgical resection of brain metastases. J Neurol Neurosurg Psychiatry. 66(2): 225-7, 1999
18. Chamberlain MC: Radioisotope CSF flow studies in leptomeningeal metastases. J Neurooncol. 38(2-3):135-40, 1998
19. Formaglio F et al: Meningeal metastases: clinical aspects and diagnosis. Ital J Neurol Sci. 19(3): 133-49, 1998
20. Gomori JM et al: Leptomeningeal metastases: evaluation by gadolinium enhanced spinal magnetic resonance imaging. J Neurooncol. 36(1): 55-60, 1998
21. Kallmes DF et al: High-dose gadolinium-enhanced MRI for diagnosis of meningeal metastases. Neuroradiology. 40(1): 23-6, 1998
22. Chamberlain MC: Comparative spine imaging in leptomeningeal metastases. J Neurooncol. 23(3):233-8, 1995

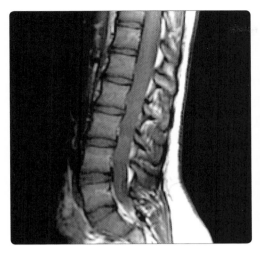
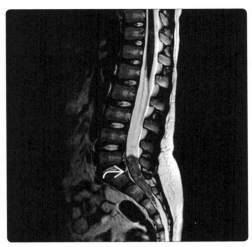

（左图）矢状位 T1WI 示椎管内 CSF 信号弥漫性异常增高。进一步检查确定为颅内胶质瘤的软脊膜转移

（右图）矢状 T2WI 示第四脑室室管膜瘤"水滴"样转移（➙），尾部硬膜囊内见轻度不均质强化的肿块

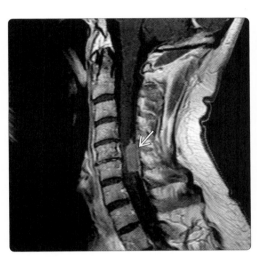
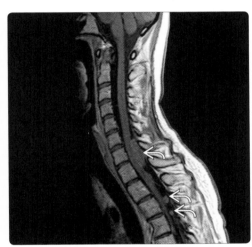

（左图）矢状位 T1WI C+ MR 示患者 C5-C6 水平硬膜内髓外病变（➙），病理证实为颅内胶质母细胞瘤的转移。注意软脑膜弥漫性强化不明显

（右图）右侧丘脑无强化的多形性胶质母细胞瘤切除术后随访，矢状位强化 T1WI 示脊髓多发表面"水滴"样无强化性转移（➙）

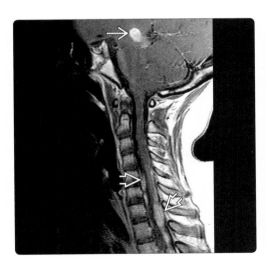
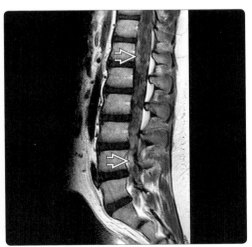

（左图）矢状位 T1WI 示中脑少突胶质细胞瘤明显强化（➙），颈髓可见"水滴"样结节样转移及融合（➙）

（右图）矢状位 T1WI C+ MR 示腰椎管内较大结节"水滴"样转移，并延伸至马尾神经（➙）

术语

- 近义词：血管球瘤，肾上腺外嗜铬细胞瘤，化学感受器瘤

影像学

- 髓外硬膜内明显强化的富血供肿块
  - 粗大引流静脉导致流空征
  - ± 囊变，因出血有含铁血黄素沉着
- 比较大的肿瘤可导致骨质结构改变
- 恶性副（神经）节细胞瘤可导致骨质破坏及转移
- MIBG 扫描 I-123、I-131 常为阳性

主要鉴别诊断

- 黏液性乳头状室管膜瘤
  - 通常与副神经节细胞瘤难以区分
- 神经鞘瘤
  - 很少有血管扩张
- 脊膜瘤
- 转移瘤
- 终丝血管母细胞瘤

病理学

- WHO 1 级
- 生长缓慢，良性肿瘤的生物学特征

临床信息

- 持续后背疼痛或神经根病（通常慢性）
- 预后与肿瘤位置有关，通常预后较好

诊断思路

- MR 表现不具特异性
- 室管膜瘤及神经鞘瘤比副神经节细胞瘤常见

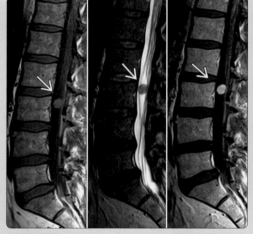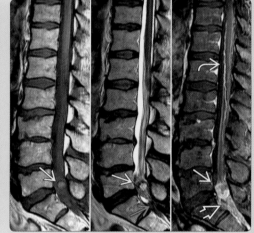

（左图）副神经节细胞瘤矢状位 T1（L）、T2（M）和 T1 C+（R）MR 图像显示 L3 水平明显强化，边界清楚的硬膜内肿块（➡），外观是非特异性的

（右图）矢状位 T1（L）、T2（M）和 T1 C+ FS（R）MR 图像显示一个不清楚、T1 稍高信号肿块（➡）及供血血管（➡）& 强化，延伸至硬膜囊末端（➡）。术后证实为 WHO 1 级副神经节细胞瘤。远端强化为含铁血黄素反应性强化，而非肿瘤强化（➡）

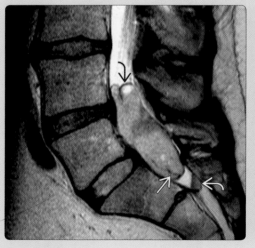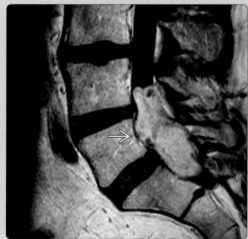

（左图）矢状位 T2WI 示骶管硬膜囊内不均质肿块，上部可见囊变区（➡），并可见流空的血管（➡），提示病变富血供。骶管硬膜囊末端可见少量出血灶（➡）

（右图）同一患者矢状位强化 T1WI 示病变弥漫不均匀强化。L5 椎体后缘扇贝样压迹，提示生长缓慢而导致的骨质塑形（➡）

术语

近义词

- 血管球瘤
- 肾上腺外嗜铬细胞瘤
- 化学感受球瘤

定义

- 副神经节细胞瘤表现为马尾的髓外硬膜内的肿块

影像学

一般表现

- 最佳诊断依据
  - 富血管，马尾部位强化肿块
- 部位
  - 脊柱是肾上腺外嗜铬细胞瘤少见的部位
  - 脊柱原发副节细胞瘤常位于终丝处
  - 其他脊柱副节细胞瘤
    - 恶性副节细胞瘤常伴有脊柱溶骨性破坏及转移
    - 原发性骨内和硬膜外副神经节细胞瘤只有零星报道
- 大小
  - 10 mm 至 50 mm 以上
- 形态学
  - 边界清晰的髓外硬膜内肿块

CT 表现

- CT 平扫
  - 体积较大的椎管内肿块，常导致骨质形态改变
    - 椎体边缘扇贝样压迹
    - 椎弓根变细
    - 椎间孔扩大
- 强化 CT
  - 明显强化的硬膜内肿块，伴增粗的引流静脉

MRI 表现

- T1WI
  - 髓外硬膜囊末端内肿块
  - 与脊髓等信号或低信号
- T2WI
  - 信号多变，与脊髓相比呈等或高信号
  - 可见囊变区域
  - 既往出血可见含铁血黄素
  - 粗大引流静脉导致流空征
- T1WI 强化
  - 明显强化
  - 轻度不均质强化

血管成像表现

- 富血供，引流静脉增粗

非血管性介入

- 脊髓造影
  - 硬膜内髓外浅分叶肿块

- ± 硬膜静脉增粗，导致迂曲充盈缺损

核医学表现

- 90% 以上的副神经节细胞瘤放射性碘 MIBG 扫描阳性
- 含生长抑素受体可摄取奥曲肽

推荐成像方法

- 增强 MR（全脊柱成像评价"上坡"样转移瘤）

鉴别诊断

黏液性乳头状室管膜瘤

- 在影像学上与副神经节细胞瘤不易鉴别
- 马尾神经部位更常见

神经鞘瘤

- 很少出血
- 很少有血管扩张
- 马尾部位常见肿瘤

脊膜瘤

- 基底起自硬膜
- 腰椎部位少见
- 不伴血管扩张

转移瘤

- "水滴"样转移是硬膜内强化肿块常见的鉴别特征

终丝血管母细胞瘤

- 马尾部位少见
- 富血供，血管扩张

病理学

一般表现

- 病因学
  - 起源于神经外胚层
  - 与自主神经系统平行的、散发的肾上腺外嗜铬细胞瘤
  - 脊柱副神经节细胞瘤组织学起源存在争议
    - 马尾部位副神经节组织少见
    - 马尾外周神经母细胞向副神经节细胞化生
- 遗传学
  - 与非椎管内肾上腺外嗜铬细胞瘤不同，家族性脊柱副神经节细胞瘤未见报道

分期、分级及分类

- WHO 1 级
- 6.5% 组织学为恶性

大体病理与手术所见

- 有包膜，柔软，黑或红 - 棕色肿瘤
- 血供丰富

镜下所见

- 分化较好的肿瘤（类似正常的副神经节）
  - Ⅰ型：主要细胞排列紧密，呈巢状
  - Ⅱ型：周围环以不明显的单层支持细胞
- 染色清楚的细胞核呈圆形或卵圆形，部分染色不清
- 窦状血管（有时壁厚，变透明）

- 免疫组化
  - 嗜铬粒蛋白及突触素是副神经节细胞瘤主要标志物
  - 有助于不常见的副神经节细胞瘤与室管膜瘤、转移瘤的鉴别
- 电镜可见核心排列紧密及神经内分泌颗粒

临床信息

临床表现

- 常见体征 / 症状
  - 持续后背痛或神经根病（通常慢性）
  - 1%～3% 有神经内分泌症状（去甲肾上腺素、肾上腺素）
    - 头痛
    - 面部潮红
    - 高血压、心悸和出汗
    - 尿儿茶酚胺水平升高
- 其他体征 / 症状
  - 运动或感觉丧失
  - 膀胱及胃肠功能障碍
  - 少数有颅内压增高
- 临床资料
  - 中年患者，伴脊髓病
  - 硬膜内髓外强化的肿块

人口统计学

- 年龄
  - 范围：13～70 岁
  - 平均年龄：45～50 岁
- 性别
  - 男 = 女
- 流行病学
  - 绝大多数神经节肿瘤发生在肾上腺髓质（嗜铬细胞瘤）
  - 80%～90% 发生在颈静脉球及颈动脉体或附近
  - 脊柱不是常见发病部位

转归与预后

- 生长缓慢，良性肿瘤的生物学特征
- 根据肿瘤生长部位不同预后不同（脊髓副神经节细胞瘤通常预后较好）
- 切除后复发率不足 5%

治疗

- 为了减少术中出血，术前可行栓塞治疗
- 手术切除通常可治愈

诊断思路

思考点

- MRI 表现无特异性

影像解读要点

- 室管膜瘤及神经鞘瘤比副神经节细胞瘤更常见

（高丽香、袁慧书 译）

参考文献

1. Pipola V et al: Paraganglioma of the spine: q twenty-years clinical experience of a high volume tumor center. J Clin Neurosci. 66:7-11, 2019
2. Yin M et al: Clinical characteristics and surgical treatment of spinal paraganglioma: a case series of 18 patients. Clin Neurol Neurosurg. 158:20-26, 2017
3. Mishra T et al: Primary paraganglioma of the spine: a clinicopathological study of eight cases. J Craniovertebr Junction Spine. 5(1):20-4, 2014
4. Simpson LN et al: Catecholamine-secreting paraganglioma of the thoracic spinal column: report of an unusual case and review of the literature. Neurosurgery. 70(4):E1049-52; discussion E1052, 2012
5. Ardon H et al: Paraganglioma of the cauda equina region: a report of three cases. Surg Neurol Int. 2:96, 2011
6. Makhdoomi R et al: Primary spinal paragangliomas: a review. Neurosurgery Quarterly. 19(3):196-9, 2009
7. Rodesch G et al: Embolization of intradural vascular spinal cord tumors : report of five cases and review of the literature. Neuroradiology. 50(2):145-51, 2008
8. Aydin AL et al: Chemodectoma presenting with dorsal vertebral metastasis. Neurosurgery Quarterly. 16(1):32-4, 2006
9. Walsh JC et al: Paraganglioma of the cauda equina: a case report and literature review. Surgeon. 3(2):113-6, 2005
10. Sankhla S et al: Cauda equina paraganglioma presenting with intracranial hypertension: case report and review of the literature. Neurol India. 52(2):243-4, 2004
11. Jeffs GJ et al: Functioning paraganglioma of the thoracic spine: case report. Neurosurgery. 53(4):992-4; discussion 954-5, 2003
12. Lazaro B et al: Malignant paraganglioma with vertebral metastasis: case report. Arq Neuropsiquiatr. 61(2B):463-7, 2003
13. Houten JK et al: Thoracic paraganglioma presenting with spinal cord compression and metastases. J Spinal Disord Tech. 15(4):319-23, 2002
14. U-King-Im JM et al: Vertebral metastatic chemodectoma: imaging and therapeutic octreotide. Case report. J Neurosurg. 97(1 Suppl):106-9, 2002
15. Kim SH et al: Oncocytoma of the spinal cord. Case report. J Neurosurg. 94(2 Suppl):310-2, 2001
16. Lalloo ST et al: Clinics in diagnostic imaging (68). Intradural extramedullary spinal paraganglioma. Singapore Med J. 42(12):592-5, 2001
17. Masuoka J et al: Germline SDHD mutation in paraganglioma of the spinal cord. Oncogene. 20(36):5084-6, 2001
18. Shin JY et al: MR findings of the spinal paraganglioma : report of three cases. J Korean Med Sci. 16(4):522-6, 2001
19. Hamilton MA et al: Metastatic paraganglioma causing spinal cord compression. Br J Radiol. 73(872):901-4, 2000
20. Taira H et al: MR appearance of paraganglioma of the cauda equina. Case reports. Acta Radiol. 41(1):27-30, 2000
21. Arbelaez A et al: Hemangioblastoma of the filum terminale: MR imaging. AJR Am J Roentgenol. 173(3):857-8, 1999
22. Sundgren P et al: Paragangliomas of the spinal canal. Neuroradiology. 41(10):788-94, 1999
23. Tibbs RE Jr et al: Hemangioblastoma of the filum terminale: case report. Neurosurgery. 44(1):221-3, 1999
24. Ashkenazi E et al: Paraganglioma of the filum terminale: case report and literature review. J Spinal Disord. 11(6):540-2, 1998
25. Herman M et al: Paraganglioma of the cauda equina: case report and review of the MRI features. Acta Univ Palacki Olomuc Fac Med. 141:27-30, 1998
26. Paleologos TS et al: Paraganglioma of the cauda equina: a case presenting features of increased intracranial pressure. J Spinal Disord. 11(4):362-5, 1998
27. Faro SH et al: Paraganglioma of the cauda equina with associated intramedullary cyst: MR findings. AJNR Am J Neuroradiol. 18(8):1588-90, 1997
28. Hopster DJ et al: Widespread neuroendocrine malignancy within the central nervous system: a diagnostic conundrum. J Clin Pathol. 50(5):440-2, 1997
29. Moran CA et al: Primary spinal paragangliomas: a clinicopathological and immunohistochemical study of 30 cases. Histopathology. 31(2):167-73, 1997

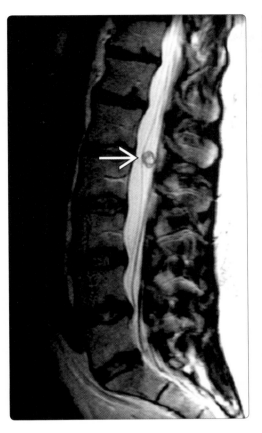
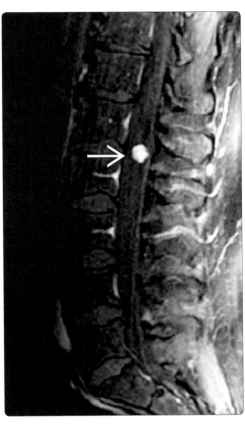

（左图）矢状位 T2WI 示 L1-2 水平椎管硬膜内马尾神经间实性小结节（➡），呈均匀高信号

（右图）同一患者矢状位抑脂强化 T1WI 示硬膜内肿块弥漫性强化（➡），无其他提示肿瘤播散的病理性强化

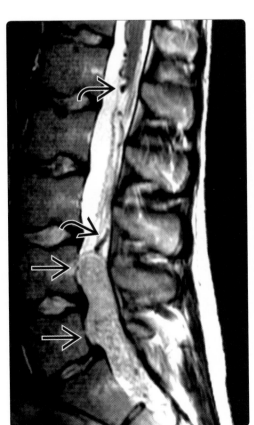
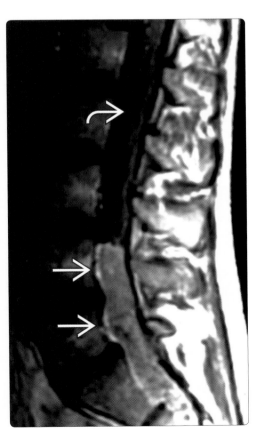

（左图）矢状位 T2WI 示硬膜内髓外高信号肿块，L4 及 L5（➡）椎体后缘由于慢性骨骼塑形呈扇贝样。硬膜囊内马尾神经和圆锥表面增粗的血管（➡）提示肿瘤富血供

（右图）同一患者矢状位 T1WI 强化扫描示硬膜内肿块弥漫强化（➡），椎体后缘扇贝样压迹提示慢性骨骼重塑，多发增粗的血管（➡）证明肿瘤富血供

星形细胞瘤

术语
- 起源于脊髓内星形细胞的原发性肿瘤

影像学
- 脊髓纺锤样增粗，强化方式多样
  - 几乎都有增强
- 颈髓多于胸髓
- 通常小于 4 个节段
  - 偶为多节段，甚至累及整个脊髓（毛细胞型星形细胞瘤多见）
- ± 囊变 / 脊髓空洞（T1 上略高于 CSF 信号）
- T2/PDWI 高信号
- 增强 MRI 是脊髓病变的最佳方法

主要鉴别诊断
- 室管膜瘤
- 血管母细胞瘤

- 脊髓空洞
- 自身免疫性 / 感染性脊髓炎

病理学
- 80%~90% 为低级别
- 10%~15% 为高级别

临床信息
- 慢性起病的脊髓病变
- 可导致痛性脊柱侧弯
- 通常生长缓慢
  - 恶性肿瘤可导致神经症状迅速恶化
- 儿童及青少年最常见的髓内肿瘤
- 大体上，室管膜瘤 > 星形细胞瘤（2：1）

诊断思路
- 脊髓病应通过 MR 进行评估

（左图）2 岁患者，手臂功能减少、步态异常显示轻微的紧张，矢状位 T1 MR 示颈胸髓内膨胀性肿块（➡）

（右图）同一患者矢状位 TIWI 强化扫描示肿块斑片状、不均匀强化。弥漫性星形细胞瘤通常表现为斑片状而不是均匀的增强模式

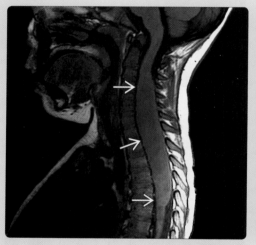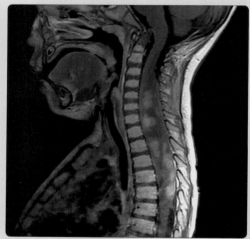

（左图）同一患者矢状位 T2WI 示不均质肿块内的 T2 高信号，以及椎管内脊髓扩张。注意椎管轻度扩大，提示慢性

（右图）同一患者轴位 T2WI 示弥漫性脊髓膨大以及骨性椎管膨胀性重塑。手术活检显示弥漫性 WHO 2 级星形细胞瘤

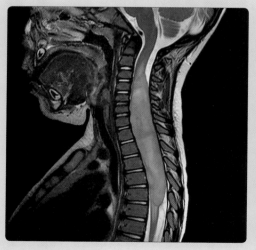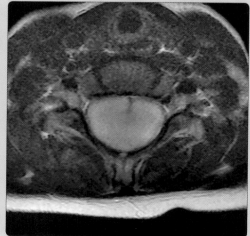

术语

定义
- 来源于脊髓内星形细胞的原发性肿瘤

影像学

一般表现
- 最佳诊断依据
  - 髓内增强的、浸润性生长的肿块
- 部位
  - 颈髓多于胸髓
- 大小
  - 常小于 4 个节段
  - 可以比较广泛，尤其是毛细胞型
- 形态学
  - 脊髓纺锤样增粗，强化方式多样
  - 偶尔不对称，甚至向外生长
    - 偏心性生长 > 中心性生长

X 线表现
- X 线片
  - ± 脊柱侧弯
  - ± 骨性椎管扩大

CT 表现
- CT 平扫
  - 脊髓增粗
  - ± 骨性椎管膨胀、重塑
- 增强 CT：轻度 / 中度强化

MRI 表现
- T1WI
  - 脊髓增粗
    - 常小于 4 个节段
    - 偶为多个节段，甚至累及整个脊髓
  - ± 囊性 / 脊髓空洞（空调信号轻度高于 CSF）
  - 实性部分为等 / 低信号
    少数病例由于正铁血红蛋白而呈高信号
- T2WI：高信号
- T2* GRE
  - 高信号
  - 出血后，少数病例由于出血成分可有低信号区
- DWI
  - ↓分数各向异性，↑ADC
  - 具有纤维追踪功能的弥散张量纤维束成像（DTT）显示出评估肿瘤恶性程度的良好前景
- T1WI C+
  - 常见强化（部分 > 总体）
  - 轻 / 中度强化多于明显强化
  - 不均质性 / 浸润性 > 均匀 / 边界清晰
  - 强化部分用于活检
  - 文献报道 20%～30% 髓内星形细胞瘤无强化

核医学表现
- 间变性星形细胞瘤高摄取 F-18 FDG 和 C-11 蛋氨酸

推荐成像方法
- 最佳成像方法
  - 增强 MRI 是评价脊髓病变的最佳方法
- 成像建议
  - 矢状及轴位 T2、T1 及强化 T1

鉴别诊断

室管膜瘤
- 明显强化，边界清晰
- 中心性生长 > 偏心性生长
- 下胸髓常见
- 出血多见
- 囊变、坏死、出血常见
- 通常比星形细胞瘤患者年龄大

其他肿瘤
- 神经节胶质瘤
  - 混杂 T1 信号，囊实性成分
  - 均匀或不均匀 T2 高信号
- 淋巴瘤
  - 边界不清的髓内强化肿块
- 转移瘤
  - 髓内强化病灶更明显，伴有广泛水肿
  - 软膜转移可与血管母细胞瘤相似
  - 通常发生于老年人
- 血管母细胞瘤
  - 局限性软膜或软膜下结节
  - 伴有脊髓空洞时与星形细胞瘤相似
- 脊髓空洞
  - 囊样成分与 CSF 相似；无强化

自身免疫性 / 感染性脊髓炎
- 脱髓鞘病变（急性期，± 斑块状，边界不清强化）
  - 多发硬化
    - 常多灶性
    - 脊髓局限性水肿，火焰样形态
  - 横贯性脊髓炎
    - 节段较长 ± 斑片样强化
  - 感染性脊髓炎
    - 病毒性脊髓炎，肉芽肿性脊髓炎，细菌性脑膜炎
    - 快速发病，原发的迹象
- 脊髓梗死
  - 突然发病
  - 危险因素：动脉粥样硬化，高血压，糖尿病
  - 临床状况：主动脉夹层，腹主动脉瘤或手术
- 硬膜血管畸形
  - 通常远端脊髓水肿或增粗
  - 软膜血管多见
  - 起病缓慢，上肢无力

病理学

一般表现

- 遗传学
  - 与颅内胶质瘤不同：IDH 1 突变在脊髓星形细胞瘤中并不常见
  - 低级别脊髓星形细胞瘤中常见 BRAF 突变

分期、分级及分类

- 80%～90% 为低级别
  - 毛细胞型星形细胞瘤为 WHO 1 级
    - 局限性或弥漫性肿块，形态不规则，常伴囊变及脊髓空洞
    - 好发于胸髓及颈髓
    - 强化程度多样，弥散不受限
  - 纤维细胞型星形细胞瘤为 WHO 2 级
  - 毛细胞黏液样星形细胞瘤与毛细胞型星形细胞瘤相似，但病理学完全不同
    - 脊髓少见
    - 比毛细胞型星形细胞瘤更具有浸润性
    - ±CSF 播散
  - 多形性黄色星形细胞瘤
    - 脊髓少见
    - 预后良好，15%～20% 有间变
    - 位置表浅，局部侵犯软膜
  - 神经节胶质瘤，混合性胶质瘤也常发生
- 10%～15% 为高级别
  - 多数为间变性星形细胞瘤（WHO 3 级）
  - 胶质母细胞瘤（WHO 3 级）少见
  - 高级别（WHO 3 和 4 级）肿瘤复发率高

镜下所见

- 纤维细胞型星形细胞瘤
  - 细胞密度高，核分裂及异型性差异大
  - 实质浸润
- 毛细胞型星形细胞瘤
  - Rosenthal 纤维，球样及透明血管
  - 核分裂及异型性低
- 间变性星形细胞瘤
  - 细胞密度高
  - 核分裂及异型性活跃
  - 缺乏微血管增生，常伴坏死

临床信息

临床表现

- 常见体征 / 症状
  - 慢性起病的脊髓病变
- 其他体征 / 症状
  - 痛性脊柱侧弯
  - 神经根病
  - 运动感觉障碍
  - 大小便失禁
- 临床资料：青少年或青年脊髓病变起病隐匿

人口统计学

- 年龄
  - 儿童及青少年最常见的髓内肿瘤
  - 儿童 60% 髓内肿瘤为星形细胞瘤，30% 为室管膜瘤
- 性别：男多于女，比例约为 1.3：1
- 流行病学
  - 次最常见髓内肿瘤
  - 脊髓内肿瘤占所有 CNS 肿瘤的 5%～10%
    - 成人 20% 为髓内肿瘤
    - 儿童 30%～35% 为髓内肿瘤
  - 90%～95% 髓内肿瘤为胶质瘤
    - 总体上，室管膜瘤多于星形细胞瘤，比例约为 2：1
  - M：F=1.3：1
  - 与 1 型神经纤维瘤病（NF1）相关，尽管不常见

转归与预后

- 通常生长缓慢
- 恶性肿瘤常导致神经症状迅速恶化
- 生存率与肿瘤组织学 / 分级及切除情况有关
  - 低级别 5 年生存率为 80%，高级别为 30%
  - 现代外科技术带来了更多的 GTR，更长无进展生存期（PFS）
- 术后神经系统功能主要取决于术前损伤程度

治疗

- 无症状患者进行随访
- 为避免进行性神经功能下降，可行保守性切除
- 显微手术切除（低级别肿瘤）
- 辅助治疗
  - WHO 3、4 级星形细胞瘤可选择
  - 放疗及化疗长期效果没有得到证实

诊断思路

思考点

- 脊髓病应通过 MR 进行评估

影像解读要点

- 轴位及矢状位抑脂强化 T1WI，排除硬膜及软膜病变导致的脊髓空洞

（高丽香、袁慧书 译）

参考文献

1. Diaz-Aguilar D et al: Prognostic factors and survival in low grade gliomas of the spinal cord: a population-based analysis from 2006 to 2012. J Clin Neurosci. 61:14-21, 2019
2. Ogunlade J et al: Primary spinal astrocytomas: a literature review. Cureus. 11(7):e5247, 2019
3. She DJ et al: MR imaging features of spinal pilocytic astrocytoma. BMC Med Imaging. 19(1):5, 2019
4. Takai K et al: Spinal cord astrocytoma with isocitrate dehydrogenase 1 gene mutation. World Neurosurg. 108:991.e13-6, 2017
5. Zhao M et al: Axial MR diffusion tensor imaging and tractography in clinical diagnosed and pathology confirmed cervical spinal cord astrocytoma. J Neurol Sci. 375:43-51, 2017

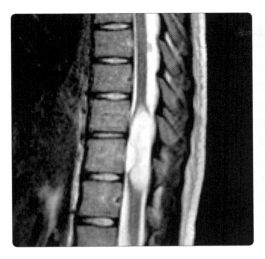
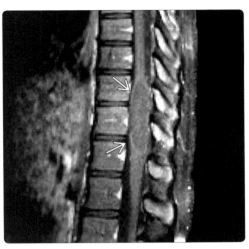

（左图）矢状位 T2 MR 示胸髓末端低级别星形细胞瘤，局部膨大伴弥漫性异常高信号，且与正常信号脊髓间分界清晰

（右图）矢状位 T1 C+MR 示该病变无明显强化（➡）

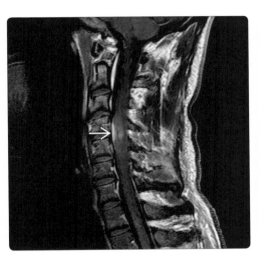
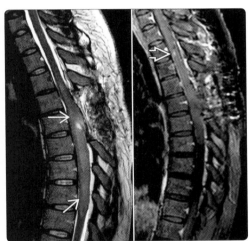

（左图）矢状位 T1 C+MR 示典型的颈髓（C3-4）水平梭形扩大，呈不规则斑片样强化（➡）

（右图）矢状位 T2 MR（左）示胸髓间变性星形细胞瘤，有一长段轻度的脊髓扩张和高信号（➡）。矢状位 T1 C+FS MR（右）显示病变极少的强化灶（➡）

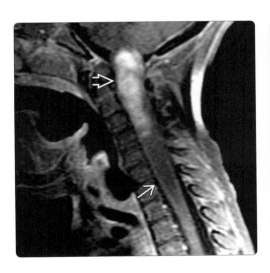
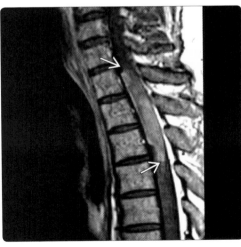

（左图）矢状位 T1 C+MR 示肿块较长范围的强化（➡），从枕骨大孔延伸至 C4 水平以及无强化肿瘤区域（➡）。手术活检显示为 WHO 1 级毛细胞星形细胞瘤

（右图）矢状位 T1 C+MR 示一个大的增强胶质母细胞瘤累及上胸段脊髓，伴脊髓长节段梭状扩张（➡）。强化较均匀，下缘不规整

要 点

术语

- 肿瘤起源于脊髓中央管内的室管膜细胞

影像学

- 边界清晰，脊髓出血伴轴位水肿
- 囊变多见
- 颈髓 > 胸髓 > 圆锥
- 通常为 3~4 个节段
- T1WI：相对于脊髓呈等信号或轻度低信号
- T2WI/STIR：高信号
- 帽征：含铁血黄素在头侧或尾侧沉积
- 大多数肿瘤有强化

主要鉴别诊断

- 星形细胞瘤
- 血管母细胞瘤
- 脱髓鞘病变
- 特发性横贯性脊髓炎

病理学

- 起源于脊髓管中央的室管膜细胞
  - 大部分髓内
  - 很少是硬膜内髓外
- 大多数 WHO 2 级
- WHO 3 级少见
  - 间变性室管膜瘤
- 与 2 型神经纤维瘤病相关

临床信息

- 常见表现
  - 颈背部疼痛
- 其他表现
  - 进行性瘫痪、感觉异常

诊断要点

- 脊髓肿瘤伴相关的外周出血提示室管膜瘤

（左图）冠状位示意图示颈髓室管膜瘤导致脊髓中度膨大，头侧及尾侧伴有囊变及血液代谢产物

（右图）矢状位 T2WI MR 示颈髓内弥漫的、相对低信号及边界清晰的肿块（➡）。注意，病变头侧和尾侧可见边界清晰的囊肿（⇨）

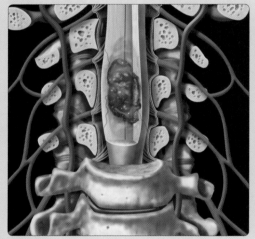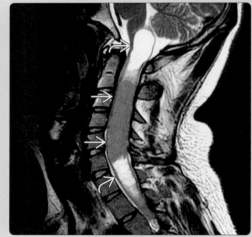

（左图）同一患者矢状位 T1WI MR 示病变信号均匀，类似于正常的脑干（➡）。囊肿（⇨）呈低信号但信号高于 CSF，代表含有蛋白成分

（右图）矢状位 T1 C+MR 示该病变明显均匀强化（➡）

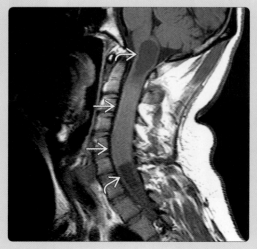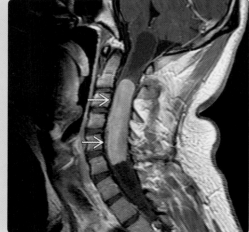

术语

近义词

- 脊髓室管膜瘤

定义

- 沿脊髓中央管内层生长的室管膜肿瘤

影像学

一般表现

- 最佳诊断依据
  - 边界清晰，可见伴有出血的强化脊髓肿块
- 部位
  - 颈髓 > 胸髓 > 圆锥
- 大小
  - 多节段：通常 3~4 个节段
- 形态学
  - 脊髓对称性膨大
  - 边界清晰
  - 可向外生长

X 线表现

- X 线片
  - 骨性椎管增宽：20%
  - 椎弓根内侧骨质侵蚀或椎体后缘扇贝样压迹
    - 脊髓下段及终丝部位的室管膜瘤比颈椎室管膜瘤多见
  - ± 脊柱侧弯

CT 表现

- CT 骨窗
  - 骨性椎管扩大（尤其是下段椎管）
    - 椎弓根变细
    - 椎弓根间距增大
    - 椎体后方扇贝样压迹

MRI 表现

- T1WI
  - 相对于脊髓呈等信号或轻度低信号
  - 出血导致高信号
  - 可见脊髓萎缩，与手术有关
- T2WI
  - 高信号
  - 局部低信号：含铁血黄素
    - 帽征：头侧或尾侧含铁血黄素沉着
    - 见于 20%~64% 的脊髓室管膜瘤
  - 周围脊髓水肿
  - 囊性改变有三种形式（50%~90%）：肿瘤囊变，头侧或尾侧囊肿，中央管扩大（脊髓空洞）
    - 肿瘤囊变：来源于肿瘤退变、坏死及液化
      - 包含蛋白混合物、陈旧出血及肿瘤坏死组织
      - 多种混合成分，信号混杂
      - 周围伴有异常的胶质细胞
    - 头侧或尾侧囊肿
      - 位于肿瘤的上极或下极
    - 中央管扩大：可能与局部中央管阻塞有关
      - 位于脊髓中央部
      - 与 CSF 等信号
      - 位于肿瘤边缘以外的部位（上、下）
    - 两极囊肿或中央管扩张可导致脊髓的广泛扩大
- T2*GRE
  - 出血导致低信号
    - 可能继发于血管结缔组织水肿
    - 也可能继发于神经基质缺乏，因此在肿瘤与正常脊髓组织交界处较脆弱
- T1WI C+
  - 肿瘤强化方式
    - 明显，边界清晰的均匀强化（50%）
    - 结节样强化，边缘强化及不均匀强化
    - 轻微或者无强化少见
  - 肿瘤囊性部分外周强化
  - 极性囊肿及中央管扩张无强化

推荐成像方法

- 最佳成像方法
  - 多平面 MR
- 成像建议
  - 矢状位、轴位 T2WI 和 T1WI MR ± 增强

鉴别诊断

星形细胞瘤

- 有时不易鉴别
  - 通常范围更广，可累及整个脊髓
  - 通常偏心性浸润性生长，边界不清
- 出血少见
- 肿瘤囊变及脊髓空洞少见
- 是儿童最常见的髓内肿瘤

血管母细胞瘤

- 明显强化的血管性结节伴囊变，可见血管流空征
  - 更广泛的周围水肿
- 胸髓多于颈髓
- 发病年龄大
- 1/3 与 von Hippel-Lindau 病有关

脱髓鞘性病变

- 多发硬化
- 急性播散性脑脊髓炎
- 病变常位于外周及后外侧
- 长度常小于 2 个脊髓节段
- 模糊结节或斑点状强化
  - 病灶通常为多发，90% 有脑部病变

脊髓梗死

- 症状突然出现
- 后索常不累及

特发性横贯性脊髓炎

- 脊髓扩张不如室管膜瘤明显
- 病变多位于中央，累及 3~4 个椎体节段
- 强化多样
- 胸髓多于颈髓

病理学

一般表现

- 病因学：起源于中央管室管膜细胞
- 遗传学
  - 髓内与颅内室管膜瘤在基因改变上存在不同
    - 比较基因组杂交获得染色体复制变异：2、7、12 号等染色体
    - 染色体 1、6、17 号等的结构异常
  - 与 NF2 相关的室管膜瘤
    - 22 号染色体缺失或异位
- 伴随异常
  - 硬膜下出血（尤其是乳头型）
  - 表面含铁血黄素沉着症
  - NF2
    - 神经鞘瘤
    - 脑膜瘤
- 4 种亚型：细胞型，乳头状型，透明细胞型，伸长细胞型
  - 细胞型是最常见的髓内肿瘤亚型
  - 伸长细胞型：星形细胞及室管膜细胞的前体细胞

分期、分级及分类

- 多为 WHO 2 级
- 少数 WHO 3 级
  - 间变性室管膜瘤

大体病理与外科所见

- 红色或灰鱼肉样外观，柔软肿块
  - 肿瘤表面小血管
- 边界清晰：可有包膜
- 囊变常见
- 肿瘤周边出血

镜下所见

- 免疫组化：GFAP、S100、vimentin（＋）
- 细胞型：方形或低柱形细胞弥漫分布
  - 血管周围呈假菊形团样结构分布
  - 真正的室管膜菊形团样结构少见（有些被归类为上皮型）
  - 中等细胞密度，核分裂不活跃
- 乳头型：乳头核内的胶质基质
  - 单层立方状肿瘤细胞呈指状突起
- 透明细胞型：常位于青少年患者幕上脑室内
- 伸长细胞型：细长、双极成分
  - 缺少室管膜菊形团样结构
  - 脊髓多见

临床信息

临床表现

- 常见体征 / 症状
  - 颈背部疼痛
- 其他体征 / 症状
  - 进行性瘫痪
  - 感觉异常
- 临床资料
  - 生长缓慢，常导致诊断延迟
    - 发现前症状持续时间：平均 2.5 年

人口统计学

- 年龄：35~45 岁
- 流行病学
  - 室管膜瘤占 CNS 原发肿瘤的 4%
    - 30% 室管膜瘤起源于脊髓
  - 成人最常见的脊髓原发肿瘤
    - 占脊髓原发肿瘤的 60%
  - 儿童次最常见的髓内原发肿瘤

转归与预后

- 术前神经系统损害较轻者预后常较好
- 胸髓肿瘤预后差
- 转移少见：肺、皮肤、肾、淋巴结
- 5 年生存率为 85%

治疗

- 2 级室管膜瘤完全切除后密切随访观察
- 3 级室管膜瘤需辅助放疗
- 手术切除
  - 85% 以上可以大体切除
  - 局部及颅内复发率非常低
- 次全切或复发需要放疗
  - 放疗剂量为 4000~5400 cGy
  - 无剂量 - 反应关系

诊断思路

影像解读要点

- 病变周围伴出血，常考虑为脊髓室管膜瘤

（高丽香、袁慧书 译）

参考文献

1. Alizada O et al: Surgical management of spinal intramedullary tumors: ten-year experience in a single institution. J Clin Neurosci. 73:201-8, 2020
2. Khalid SI et al: Pediatric spinal ependymomas: an epidemiologic study. World Neurosurg. 115:e119-28, 2018
3. Kobayashi K et al: MRI characteristics of spinal ependymoma in WHO grade II: a review of 59 cases. Spine (Phila Pa 1976). 43(9):E525-30, 2018
4. Merchant TE: Current clinical challenges in childhood ependymoma: a focused review. J Clin Oncol. 35(21):2364-9, 2017
5. Li TY et al: Surgical strategies and outcomes of spinal ependymomas of different lengths: analysis of 210 patients. J Neurosurg Spine. 21(2):249-59, 2014
6. Carter M et al: Genetic abnormalities detected in ependymomas by comparative genomic hybridisation. Br J Cancer. 86(6):929-39, 2002

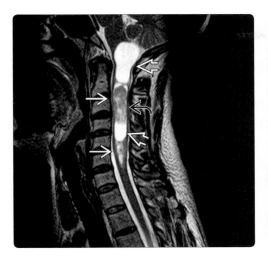

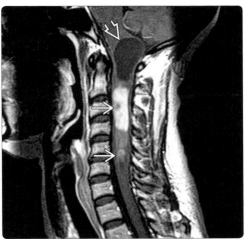

（左图）矢状位 T2WI 示颈髓内大的肿块，颈髓梭形扩张（➡）。注意肿块实性（◪）和囊性（⇲）成分，这是典型的颈髓室管膜瘤表现

（右图）矢状位 T1 C+ 示该病变实性成分明显强化（➡），上端囊性成分（⇲）延伸至脑干

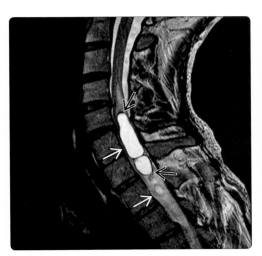

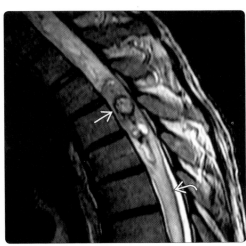

（左图）矢状位 T2WI 示颈胸髓不均质肿块，脊髓增粗（➡）。囊变区及周边低信号含铁血黄素沉着（⇲），提示之前有过出血

（右图）矢状位 T2WI 示脊髓室管膜瘤的典型改变（➡），伴囊肿和出血。病变低信号区反映以前出血导致的含铁血黄素沉着。注意病变尾侧广泛的脊髓水肿（⇲）

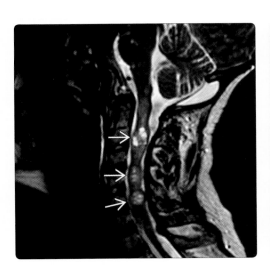

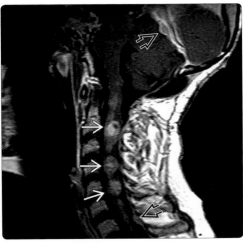

（左图）矢状位 T2WI 示 2 型 NF 患者多发的膨胀性髓内病变（➡），其内含囊性成分，反映变异型多发性脊髓室管膜瘤

（右图）同一患者矢状位增强 T1 示髓内室管膜瘤呈不均匀强化（➡）。同时也需注意小脑幕和颈胸椎硬脑膜瘤（⇲）

术语

- 来源于脊髓圆锥、终丝及马尾室管膜细胞，生长缓慢的胶质瘤

影像学

- 经常延伸 2~4 个椎体节段
  - 可充满整个腰骶部硬膜囊
- 形态为卵圆形、分叶状及腊肠样
- CT/X 线片
  - ± 骨性椎管扩大，椎弓根变细，椎体扇贝样压迹
  - 可导致椎间孔扩大或延伸至椎间孔外侧
- T1WI：相对于脊髓，呈等信号或高信号
- T2WI：相对于脊髓，多为高信号
  - 肿瘤边缘低信号，含铁血黄素沉积点
- T1WI 增强：明显强化

主要鉴别诊断

- 神经鞘瘤
- 硬膜内转移瘤
- 脊膜瘤
- 副神经节细胞瘤

病理学

- WHO 1 级
- 可有局部种植或硬膜下播散
- 硬膜下出血

临床信息

- 症状与椎间盘突出相似
- 背痛
- 其他包括轻瘫、神经根病或膀胱和肠道功能障碍

诊断思路

- 肿瘤生长缓慢可能延误诊断
- 以背部疼痛为表现的患者病变常发生于圆锥

（左图）矢状位示意图示圆锥部位黏液性乳头状室管膜瘤，可见椎管扩大，椎体骨皮质改变。肿瘤常富血供，常伴肿瘤内出血及急性蛛网膜下腔出血。在脑干、脑池、室间孔、脑表面都可以看到铁质沉积

（右图）矢状位增强 T1WI 示腰椎有一个轻度强化、轮廓清晰的硬膜内髓外肿块（➡）。肿块可能出现在终丝内

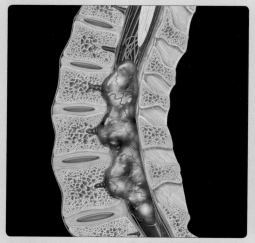
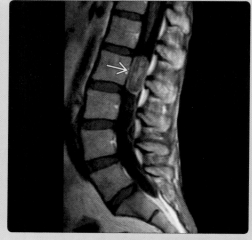

（左图）冠状位 T1WI 示腰骶部位边界清晰的肿块（➡），与脊髓神经根相比为等信号。70% 终丝肿瘤为室管膜瘤，几乎均为黏液性乳头状型

（右图）术中图片示牵拉硬膜显露硬膜内黏液性乳头状室管膜瘤（➡）。注意肿块表面的血管结构

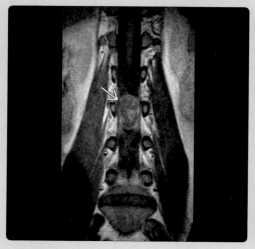
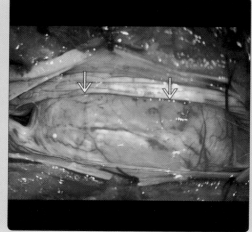

术语

- 黏液性乳头状室管膜瘤(myxopapillary ependymoma, ME)

定义

- 来源于脊髓圆锥、终丝及马尾室管膜细胞，生长缓慢的胶质瘤

影像学

一般表现

- 最佳诊断依据
  - 强化的马尾肿块伴出血
- 部位
  - 几乎均位于圆锥、终丝及马尾
  - CNS 外的室管膜瘤非常少见
    - 原发 CNS 室管膜瘤术后转移或直接蔓延
    - 脊髓室管膜瘤或 ME 直接蔓延至骶尾部
    - 原发骶前、盆部或腹部病变
    - 骶尾部皮肤或皮下组织原发室管膜瘤
      - 起源于异位的残存室管膜组织
- 大小
  - 经常延伸 2~4 个椎体节段
    - 可充满整个腰骶部硬膜囊
- 形态学
  - 边界清晰、卵圆形、分叶状或腊肠样改变

X 线表现

- X 线片
  - 椎体改变
    - 椎弓根间距增宽
    - 椎弓根骨质吸收
    - 椎体后缘扇贝样压迹
    - 椎间孔扩大

CT 表现

- CT 平扫
  - 椎管内等密度肿块
- 强化 CT
  - 明显均匀强化
- CT 骨窗
  - ± 椎管扩大
    - 椎弓根变细
    - 椎弓根间距增宽
    - 椎体扇贝样压迹
    - 椎间孔扩大或延伸至椎间孔外侧

MRI 表现

- T1WI
  - 常与脊髓等信号
  - 由于黏蛋白积聚而呈高信号
- T2WI
  - 几乎均为高信号
  - 肿瘤边缘低信号，含铁血黄素沉积
    - 70% 有椎管内出血的肿瘤为室管膜瘤
  - 可见流空征
- STIR
  - 高信号
- T1WI 强化
  - 明显强化
    - 有报道称无包膜的肿瘤强化不均匀
      - 无包膜的肿瘤可有大面积坏死，肿瘤内出血及进行性血管周围透明样变而导致信号多变

推荐成像方法

- 最佳成像方法
  - 多平面 MR 平扫加增强
- 成像建议
  - 背痛患者注意检查圆锥部位

鉴别诊断

神经鞘瘤（NST）

- 体积较小的肿瘤多位于神经根处，终丝相对较少
- 体积较大、多节段的神经鞘瘤不易鉴别
- 常经过椎间孔向外生长
- 出血少见

硬膜内转移瘤

- 圆锥及神经根均匀或结节样强化
- 肿块增强，常为多发

获得性表皮样囊肿

- T1WI 为低信号
- T2WI 为高信号，与 CSF 相似
- 无强化
- 常较小

脊膜瘤

- 与脊髓相比，在 T1WI 及 T2WI 上为等信号
- 颈胸段多见，圆锥及马尾部位少见
- 出血少见
- 骨质改变少见

副神经节细胞瘤

- 马尾部位少见
- 血供丰富
  - 与 ME 不易鉴别，常较小

病理学

一般表现

- 病因学
  - 起源于终丝部位的室管膜细胞
  - 骶尾部皮下组织室管膜瘤起源于尾部残存的室管膜细胞
    - 室管膜内衬的肛后尾神经管腔
- 遗传学
  - 脊髓室管膜瘤与颅内室管膜瘤致病基因不同
- 伴发异常
  - 急性非动脉瘤性蛛网膜下腔出血

- CNS 表面含铁血黄素沉积
- 室管膜瘤四种亚型：细胞型，黏液性乳头状型，透明细胞型，伸长细胞型
  - 细胞型是髓内室管膜瘤常见类型
  - 黏液性乳头状室管膜瘤最常伴出血
  - 10%~40% MEs 为多发

分期、分级及分类

- WHO 1 级
- 可有局部种植或硬膜下播散
- 无恶变倾向

大体病理与手术所见

- 质地较软，分叶状或卵圆形
- 表面呈灰色鱼肉状
- 无浸润表现，常有包膜
- 血管丰富

镜下所见

- 血管基质核心周围纺锤状、柱状及方形细胞放射状排列，呈乳头状结构
- 纤维黏液基质
- 囊变、出血、钙化多见
- 有丝分裂无或少
  - MIB-1（细胞增殖标记物）0.4%~1.6%
- 免疫组化：GFAP，S100，vimentin（+）
  - Cytokeratin（-）

临床信息

临床表现

- 常见体征 / 症状
  - 背痛
- 其他体征 / 症状
  - 轻瘫
  - 神经根病
  - 膀胱及胃肠功能障碍占 20%~25%
- 临床资料
  - 症状类似椎间盘突出
  - 肿瘤生长缓慢，可能导致诊断延迟
    - 诊断前约有 2 年的症状持续期

人口统计学

- 年龄
  - 大体年龄范围，在所有年龄段都有报道
    - 发病峰值：30~40 岁
- 性别
  - 男：女 =2：1
- 流行病学
  - 室管膜瘤占成人所有 CNS 肿瘤的 4%
    - 30% 位于脊髓
  - 脊髓室管膜瘤：最常见的成人脊髓肿瘤
    - 占所有脊髓原发肿瘤的 60%

- 黏液性乳头状室管膜瘤：占室管膜瘤的 27%~30%
  - 终丝、马尾及圆锥部位最常见肿瘤
  - 占终丝肿瘤的 90%

转归与预后

- 完全切除预后良好
  - 完全切除后局部复发及远处转移罕见
- 不完全切除有局部复发风险
  - 包膜破坏可有 CSF 播散
- 大体病理学特征比组织学特征更能决定预后
  - 包膜完整能够完全切除的肿瘤复发率非常低（10%），次全切或破碎的复发率为 19%
  - 生存率与残存病变有关
    - 全切比次全切生存率高
- 儿童患者易发生远处转移及恶变
  - 复发率高，容易引起神经轴内播散

治疗

- 手术切除
  - 85% 以上可以全部切除
- 次全切或复发后放疗
  - 黏液性乳头状室管膜瘤对放疗敏感
- 多发病变辅助治疗

诊断思路

思考点

- 如发现圆锥病变，扫描范围要至少包括胸髓中段
- 肿瘤生长缓慢，可致临床表现和诊断延迟

影像解读要点

- T1 及 T2WI 均为高信号，增强明显，终丝部位伴有出血的病变，要高度怀疑黏液性乳头状瘤

（高丽香、袁慧书 译）

参考文献

1. Abdallah A et al: Long-term surgical resection outcomes of pediatric myxopapillary ependymoma: experience of two centers and brief literature review. World Neurosurg. 136:e245-61, 2020
2. Khalid SI et al: Pediatric spinal ependymomas: an epidemiologic study. World Neurosurg. 115:e119-28, 2018
3. Kraetzig T et al: Metastases of spinal myxopapillary ependymoma: unique characteristics and clinical management. J Neurosurg Spine. 28(2):201-8, 2018
4. Rogers S et al: Unusual paediatric spinal myxopapillary ependymomas: unique molecular entities or pathological variations on a theme? J Clin Neurosci. 50:144-8, 2018
5. Khan NR et al: Primary seeding of myxopapillary ependymoma: different disease in adult population? Case report and review of literature. World Neurosurg. 99:812.e21-6, 2017
6. Lucchesi KM et al: Primary spinal myxopapillary ependymoma in the pediatric population: a study from the surveillance, epidemiology, and end results (SEER) database. J Neurooncol. 130(1):133-40, 2016
7. Rege SV et al: Spinal myxopapillary ependymoma with interval drop metastasis presenting as cauda equina syndrome: case report and review of literature. J Spine Surg. 2(3):216-21, 2016
8. Cimino PJ et al: Myxopapillary ependymoma in children: a study of 11 cases and a comparison with the adult experience. Pediatr Blood Cancer. 61(11):1969-71, 2014
9. Lundar T et al: Pediatric spinal ependymomas: an unpredictable and puzzling disease. Long-term follow-up of a single consecutive institutional series of ten patients. Childs Nerv Syst. 30(12):2083-8, 2014

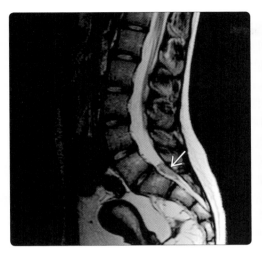
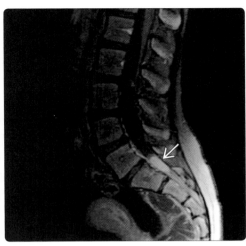

（左图）矢状位 T2 示尾部硬膜囊内有稍高信号的肿块（➡），患者表现为神经性膀胱和腿部疼痛

（右图）矢状位增强 T1 示肿块明显强化（➡）。病理学证实为 WHO 1 级黏液性乳头状室管膜瘤。骨盆内的游离液体反映了不相关的分流性脑积水

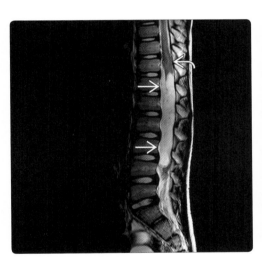
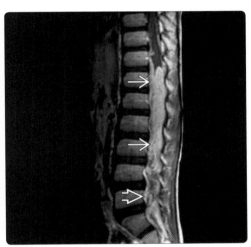

（左图）矢状位 T2 示硬膜囊内高信号肿块（➡），正常圆锥和马尾神经扭曲。弥漫性外观，而不是单个肿块，表明弥漫性硬膜内肿瘤播散。脊髓圆锥水肿（➡）

（右图）矢状位增强 T1 示肿块明显均匀强化（➡）。注意弥漫性硬膜内肿瘤播散（➡）。较小的肿瘤倾向于使马尾神经根移位，而较大的肿瘤往往压迫或包绕马尾神经根

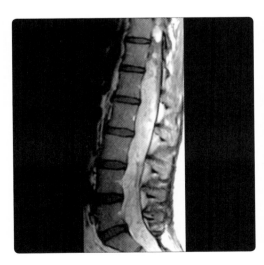
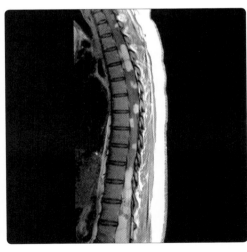

（左图）矢状位增强 T1 示多发广泛强化的硬膜内肿块，分布于腰椎管和胸椎管，提示 CSF 播散的转移性黏液性乳头状室管膜瘤

（右图）矢状位胸椎 T1 C+ MR 显示转移性室管膜瘤的脑脊液播散，在腰椎管和胸椎管内可见多个强化的硬膜内肿块

术语

- 小脑或脊髓偶发、低级别、毛细血管丰富的肿瘤，或者为 von Hippel-Linda（VHL）综合征的一部分

影像学

- 胸段＞颈段＞腰骶部
- 软膜下、脊髓后部
- 常不均质强化
- 较大的病灶内有血管流空征
- 常伴发髓内囊肿
- 广泛的脊髓空洞提示血管母细胞瘤
- 肿瘤远端脊髓增粗，不伴脊髓空洞

主要鉴别诊断

- 动静脉畸形
- 海绵状血管瘤

- 富血供的脊髓肿瘤
  - 室管膜瘤
  - 星形细胞瘤
  - 血源性转移瘤
- 髓外硬膜内肿瘤

病理学

- WHO 1 级
- 无恶变倾向

临床信息

- 68% 的脊髓血管母细胞瘤为偶发（32% 与 VHL 相关）
  - 多发血管母细胞瘤提示 VHL 综合征
- 怀疑血管母细胞瘤或 VHL，须对整个 CNS 行 MRI 检查，以除外多发病变
- 症状：感觉＞运动＞疼痛

（左图）矢状位示意图示颈髓内肿块（➡）伴明显的供血血管，邻近囊变（⇨），脊髓增粗并水肿

（右图）低倍 H&E 显微镜示典型的间质细胞（肿瘤成分），苍白的空泡状细胞质（透明细胞）中含有脂滴

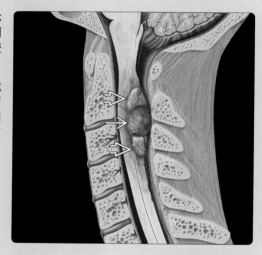
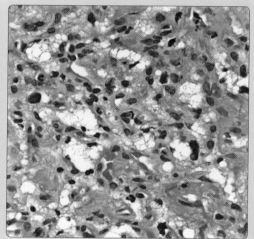

（左图）矢状位强化 T1WI 示 C4 水平颈髓内明显强化的局灶性肿块（➡），具有血管母细胞瘤的典型特点，包括伴发囊变 / 脊髓空洞（➡），脊髓弥漫性增粗、水肿，向外膨胀性生长

（右图）矢状位 T2WI 示外周囊性成分及局部肿块（➡）。脊髓增粗、水肿（⇨）。低信号环（➡）提示以前曾有出血

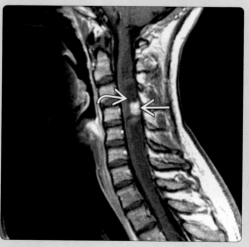
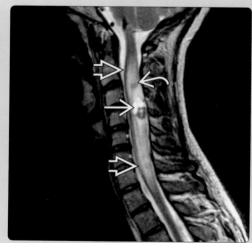

血管母细胞瘤

术语

近义词
- 毛细血管血管母细胞瘤（hemangioblastoma, HB）

定义
- 小脑或脊髓偶发、低级别、毛细血管丰富的肿瘤，或者为 VHL 综合征的一部分

影像学

一般表现
- 最佳诊断依据
  - 髓内肿瘤伴有迂曲延长的流空血管
- 部位
  - 软膜下
  - 脊髓的后部，常有髓内囊变
  - 胸段 > 颈段 > 腰骶部
- 大小
  - 几毫米到数厘米
  - 多发肿瘤（通常很小）见于 VHL 患者
- 形态学
  - 圆形，边界清晰

CT 表现
- CTA
  - 可以看到增粗的供血血管，强化的肿块

MRI 表现
- T1 WI
  - 取决于肿瘤的大小及有无脊髓空洞
  - 体积较小者
    - 与脊髓等信号（可能不显示，除非合并出血）
    - 脊髓空洞（低信号）发生率 > 50%
  - 体积较大者
    - 混杂低信号或等信号
    - > 2.5 cm 的肿瘤几乎均可见血管流空征
- T2WI
  - 较小的病变常呈均匀高信号
    - 伴或不伴瘤周水肿
  - 脊髓空洞常比 CSF 信号高
  - 较大病变，混杂高信号（流空，出血多见）
  - 可以表现为广泛的多节段脊髓水肿而无脊髓空洞
- T1WI 强化
  - 体积较小的肿瘤
    - 软膜下结节（常位于脊髓后部的表面）
    - 边界清晰，明显均质强化
  - 体积较大的肿瘤
    - 不均匀强化
    - 伴有脊髓空洞，壁无强化
- MRA
  - 非创伤性检查，可供术前明确血供的来源

血管成像表现
- 常规血管造影
  - 明显及延长的血管染色
  - 伴或不伴动静脉短路
  - 增粗的脊髓动脉（前 > 后）供应肿瘤

推荐成像方法
- 最佳成像方法
  - 矢状位及轴位 T2WI，增强 T1WI
- 成像建议
  - 怀疑血管母细胞瘤或 VHL 时，要对整个神经系统行 MR 强化扫描，以除外其他部位的多发病变
  - DSA 可以为体积较大的肿瘤进行术前栓塞

鉴别诊断

动静脉畸形
- 脊髓常正常或萎缩，伴胶质增生
- 无脊髓空洞及结节样强化

海绵状血管瘤
- 斑点状改变，含铁血黄素环
- 轻度强化

富血管脊髓肿瘤
- 室管膜瘤
  - 脊髓中央部肿瘤
  - 明显强化，边界清晰，偶有中心空洞形成
  - 伴或不伴脊髓空洞
- 星形细胞瘤
  - 不均匀强化
  - 常血供不丰富
  - 瘤周水肿常见
- 血源性转移瘤
  - 已知原发病，如肾癌

髓外硬膜内肿瘤
- 脊膜瘤
- 神经鞘瘤
  - 很少有脊髓空洞，流空征少见
- 副神经节细胞瘤
  - 发生于终丝者比 SC 更常见

病理学

一般表现
- 病因学
  - 肿瘤抑制基因产物（VHL 蛋白）导致肿瘤转化
- 遗传学
  - 家族性血管母细胞瘤（VHL）
    - 常染色体遗传（OMIM #193300）
    - 3p25 染色体及其他基因突变常见
    - VEGF 过度表达
    - 红细胞生成素上调
    - 野生型等位基因失活或丢失，导致肿瘤形成

- – 20% 的 VHL 家族检测不到基因缺失或突变
  - ○ 偶发血管母细胞瘤（起源不明）
- 相关的异常
  - ○ VHL
    - – 小脑血管母细胞瘤，视网膜血管母细胞瘤，嗜铬细胞瘤，肾细胞癌，肾脏 / 胰腺 / 附睾的血管瘤或囊性病变，内淋巴管肿瘤

分期、分级及分类

- 血管母细胞瘤为 WHO 1 级
- 外生型血管母细胞瘤
  - ○ 起源于脊髓表面或邻近脊髓表面（66%）
  - ○ 邻近脊髓实质无反应或有轻度反应
  - ○ 与神经鞘瘤、脊膜瘤或室管膜瘤相似
- 与脊髓空洞相关的血管母细胞瘤（40%~55%）
  - ○ 空洞可以较小、囊性变或累及整个脊髓
- 血管母细胞瘤累及的脊髓增粗（23%）
  - ○ 脊髓增粗范围超过血管母细胞瘤强化的边缘，与脊髓空洞分界明显
  - ○ 可由动静脉短路、静脉异常或者肿瘤分泌的促水肿因子引起
    - – 脊髓肿胀在切除强化结节后常有所缓解
- 髓外血管母细胞瘤
  - ○ 8% 的血管母细胞瘤位于髓外硬膜内
- 髓内血管母细胞瘤不伴脊髓改变（23%）
  - ○ 体积较小的血管母细胞瘤可不引起脊髓增粗或脊髓空洞
  - ○ 25% 的血管母细胞瘤完全位于髓内

大体病理与手术所见

- 脊髓背侧红 - 橙色，边界清晰的富血管肿块
- 软脑膜罕见广泛受累 = 软脑膜血管母细胞瘤病
- 动脉、静脉明显

镜下所见

- 大的空泡基质细胞＋丰富毛细血管网状结构
- 如有空洞，囊壁常为受压脊髓而非肿瘤

临床信息

临床表现

- 常见体征 / 症状
  - ○ 非特异性的临床症状
    - – 感觉（39%）＞ 运动缺陷或疼痛
  - ○ VHL 患者常有一个引起明显症状的病灶，其余病灶可以非常小而不引起症状
    - – 95% 引起症状的血管母细胞瘤伴脊髓空洞症
- 其他体征 / 症状
  - ○ 可引起继发性红细胞增多症
  - ○ 发病过程比较长

- – 平均症状期：38 个月
  - ○ 很少能导致蛛网膜下腔出血或脊髓出血

人口统计学

- 年龄
  - ○ 平均发病年龄：30 岁
    - – VHL 患者发病年龄更小
- 性别
  - ○ 男 = 女
- 流行病学
  - ○ 占脊髓肿瘤的 1.6%~5.8%
  - ○ 68% 的脊髓血管母细胞瘤为偶发（32% 与 VHL 相关）
  - ○ 常多发（VHL 常有一个大的病灶 ± 多个小病灶）

转归与预后

- 生长缓慢
- 无恶变倾向
- VHL 患者预期生命：50 岁
  - ○ 死亡原因：CNS 血管母细胞瘤，随后发生的肾细胞肾癌

治疗

- 术前动脉栓塞
- 引起症状的肿瘤显微手术切除
  - ○ 腹侧肿瘤或完全位于髓内的肿瘤术后恶化风险高
- 立体定向射频消融（伽玛刀治疗）
  - ○ 尤其适用于 VHL 患者，这些患者往往表现为多发 HBs，否则将需要多次手术

诊断思路

思考点

- VHL：患者从婴幼儿期开始每年行体检及眼科检查
  - ○ 青少年及成人定期行腹部器官及 CNS 检查

影像解读要点

- 典型表现为脊髓背侧软膜表面明显强化的小结节

（高丽香、袁慧书 译）

参考文献

1. Krüger MT et al: Minimally invasive resection of spinal hemangioblastoma: feasibility and clinical results in a series of 18 patients. J Neurosurg Spine. 1-10, 2019
2. Yousef A et al: Sporadic and Von-Hippel Lindau disease-associated spinal hemangioblastomas: institutional experience on their similarities and differences. J Neurooncol. 143(3):547-52, 2019
3. Dornbos D 3rd et al: Review of the neurological implications of von Hippel-Lindau disease. JAMA Neurol. 75(5):620-7, 2018
4. Deng X et al: Intraspinal hemangioblastomas: analysis of 92 cases in a single institution. J Neurosurg Spine. 1-10, 2014
5. Mechtler LL et al: Spinal cord tumors: new views and future directions. Neurol Clin. 31(1):241-68, 2013
6. Rykken JB et al: Rim and flame signs: postgadolinium MRI findings specific for non-CNS intramedullary spinal cord metastases. AJNR Am J Neuroradiol. 34(4):908-15, 2013
7. Leung RS et al: Imaging features of von Hippel-Lindau disease. Radiographics. 28(1):65-79; quiz 323, 2008

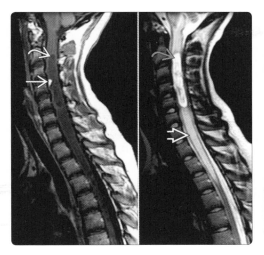

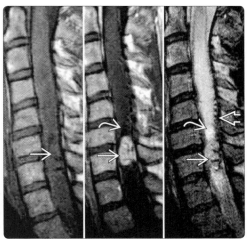

（左图）矢状位增强 T1WI 示脊髓腹侧强化结节（➡）伴囊性改变（➡）；T2WI 示囊性成分信号不均匀（➡），周围伴有广泛水肿（➡）

（右图）矢状位 T1WI、增强 T1WI、T2WI 示髓内强化的肿块（➡），伴少许囊性成分（➡）。沿着脊髓背侧表面有明显的蛇形血管结构（➡）

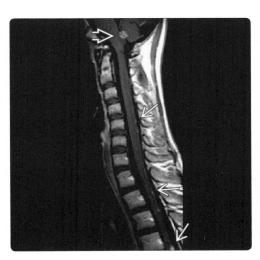

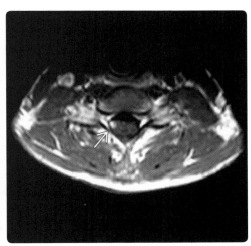

（左图）矢状位增强 T1WI 示 VHL 患者沿脊髓表面多发点状强化的 HBs（➡）。注意第四脑室腹侧的 HB（➡）

（右图）颈椎轴向增强 T1WI 示一个小的 HB 结节的所处位置（➡）

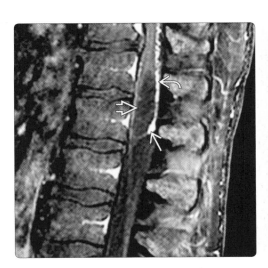

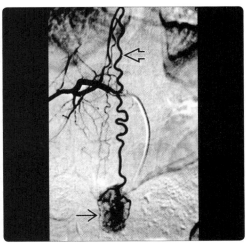

（左图）矢状位增强 T1WI 示一个较小的强化灶（➡），伴明显囊变（➡）和突起的血管（➡）。HB 是富血供肿瘤，较大的突起的血管在 MRI 上可见流空征。脊柱的 HBs 很少引起髓内或蛛网膜下腔出血

（右图）AP 血管造影显示一个增大的脊髓前动脉（➡）在胸腰椎交界处为一个血供丰富的肿块（➡）提供营养

（左图）矢状位增强 T1 示 SC 上广泛的脊髓空洞形成（➡），呈低信号，并延伸到颅颈交界区（CVJ），该患者 HB 位于圆锥处

（右图）矢状位 T2 示脊髓空洞呈高信号（➡），管腔内可见低信号流空征（➡）。肿瘤位于脊髓圆锥水平

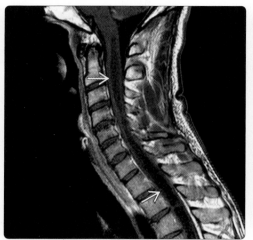
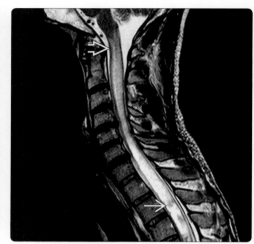

（左图）胸腰椎矢状位增强 T1 示圆锥处有一个孤立的强化灶（➡）。脊髓空洞从肿瘤延伸至 CVJ

（右图）腰椎矢状位 T2 MR 示圆形中等信号的病灶（➡），提示脊髓圆锥内有肿块病变

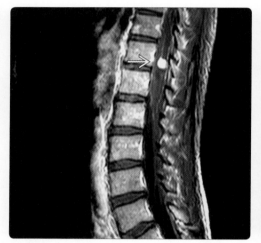
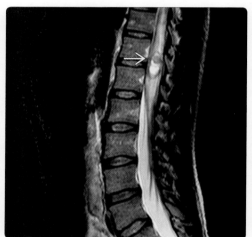

（左图）矢状位 T2 MR 示胸椎多发的小腔样脊髓空洞，整个 SC 信号增高（➡），该患者圆锥处为 HB

（右图）轴位增强 T1 示圆锥处明显强化的结节（➡），病理证实为 HB

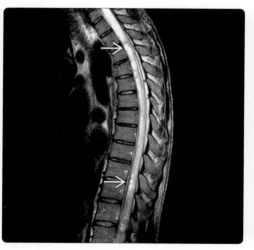
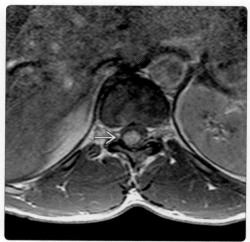

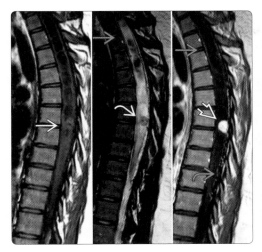
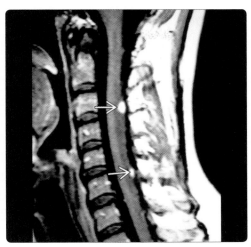

（左图）矢状位 MR 图像示胸椎 HB，T1（左）（➡）、T2（中）（➡）和增强 T1（右）（➡）。肿瘤伴脊髓空洞、致脊髓弥漫性扩张（➡）。注意供血血管（➡）。矢状位增强 T1 示 2 个小的强化硬膜内结节，位于颈髓背侧（➡）

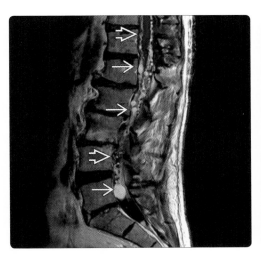
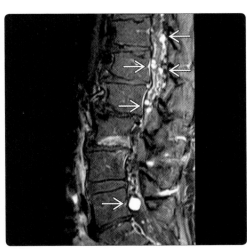

（左图）矢状位 T1 C+ FS MR 示脊髓鞘内多支扩张血管（➡）供给硬膜内多发的均匀强化的肿块（➡）。血管母细胞瘤可能由于以前的颅后窝手术，导致肿瘤播散到脑脊液而形成的

（右图）一例罕见的无 VHL 的血管母细胞瘤患者，矢状位 T1 C+ FS MR 显示多个增大的鞘内血管和多个硬膜内均匀强化的肿块（➡）

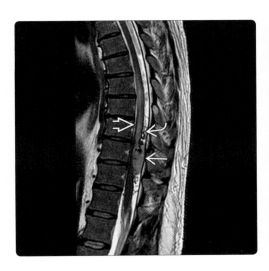
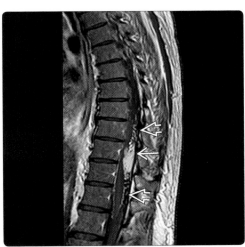

（左图）矢状位 T2 MR 示脊髓末端后方硬膜内髓外 HB（➡）。有严重的脊髓压迫，邻近脊髓水肿（➡）。注意与供血血管相关的多个流动信号（➡）

（右图）硬膜内髓外 HB 患者矢状位 T1 C+ MR 示背侧、与脊膜宽基底相连的肿块（➡），明显强化，且邻近多处强化，供血血管扩大（➡）

要 点

术语

- 髓内脊髓转移（intramedullary spinal cord metastatic, ISCM）疾病
- 其他部位（包括脑部）的原发肿瘤转移至脊髓

影像学

- 局部强化的肿块伴脊髓广泛水肿
- 通常较小（＜1.5 cm）
- T1WI：脊髓增粗
- T2WI/PD/STIR：弥漫性水肿引起局部高信号
  - 脊髓空洞少见
- T1WI 强化：局灶性强化
- T2* GRE：出血成分导致信号减低

主要鉴别诊断

- 脱髓鞘病变
  - 多发性硬化
  - 急性播散性脑脊髓炎

- 原发脊髓肿瘤
- 感染性肉芽肿
  - 结核
  - 结节病
- 脊髓炎

临床信息

- Brown-Séquard 综合征
- 急性进行性软瘫
- 大小便障碍
  - 尿道和肠道功能障碍，以圆锥受累为主
- 疼痛：25%~33% 有神经根痛
- 髓内脊髓转移预后差

诊断思路

- 发现脊髓局部病变时要进行全脑及全脊髓成像
- 病灶范围与水肿范围不成比例，即使单个病灶也应怀疑转移瘤

（左图）矢状位示骨骼、硬膜外及脊髓内的转移瘤。髓内转移瘤出血导致脊髓增粗。急性发病支持髓内脊髓转移。30%~40% 髓内转移的患者，其脊髓不对称的功能障碍类似 Brown-Séquard 综合征，但在硬膜外脊髓压迫的患者中是例外的

（右图）矢状位强化 T1WI 示圆锥（➡）明显强化的非小细胞转移瘤。注意马尾神经（➤）轻度强化

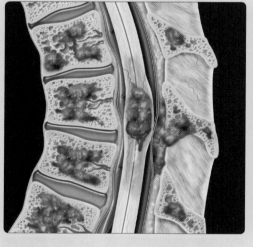
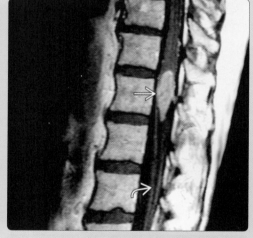

（左图）矢状位强化 T1 示颈椎（左）及胸腰椎交界处（右）显示多发强化的肺癌转移灶（➡）。还需注意多发性小脑（➤）和骨转移（⟹）

（右图）腰椎矢状位 T2（左）和强化 T1（右）示出血性黑色素瘤转移到圆锥处。肿块显示上脊髓出血呈 T2 低信号（➡）和卵圆形强化肿瘤（➚）。马尾神经周围软脊膜轻度强化（⇨）

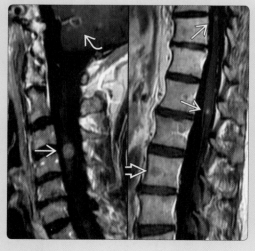
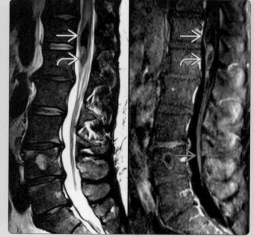

术语

近义词
- 髓内脊髓转移（ISCM）疾病

定义
- 其他部位（包括脑部）的原发肿瘤转移至脊髓

影像学

一般表现
- 最佳诊断依据
  - 局部强化的肿块伴脊髓广泛水肿
- 位置
  - 颈髓＞胸髓＞腰髓、圆锥
- 大小：通常较小（＜1.5 cm）
- 形态
  - 边界清晰
  - 纺锤形或卵圆形

CT 表现
- 强化 CT
  - 很少发现髓内富血管性转移瘤的强化（如肾上腺样瘤）

MRI 表现
- T1 WI
  - 脊髓增粗
  - 脊髓空洞少见
  - 黑色素瘤转移为 T1 高信号，由肿瘤的亚急性出血或黑色素内自由基的顺磁效应造成
- T2WI
  - 弥漫性水肿引起局部高信号
  - 脊髓空洞少见
  - 出血性转移导致的低信号少见（甲状腺或黑色素瘤转移）
- PD
  - 局部高信号（水肿）
- T2* GRE
  - 出血成分导致信号减低
- T1WI 强化
  - 局灶性强化
    - 边缘征：强化病灶周围有薄边缘强化
    - 火焰征：上缘/下缘模糊，火焰状强化区

超声
- 灰阶超声
  - 对手术切除有帮助
  - 强回声病变

血管造影
- 传统血管造影有助于鉴别 AVM、血管母细胞瘤及转移瘤

非血管性介入
- CSF 造影
  - 病变较小时常不能显示病变

假阴性率为 40%～50%
  - 阳性时，局部脊髓肿胀
  - CT 椎管造影（脊髓造影术后）
    - 同 CSF 造影一样，部分病变不能显示
    - 多节段脊髓不对称纺锤样肿胀

核医学
- PET
  - FDG PET 可显示摄取

推荐成像方法
- 最佳成像方法
  - MRI
    - 强化 T2WI、T1WI
    - 抑脂序列有助于清晰显示病变
- 成像建议
  - 矢状位和轴位 T1 C+ FS 图像

鉴别诊断

脱髓鞘病变
- 多发性硬化
  - 常位于脊髓背侧，T2WI 上火焰样外形
  - 与转移瘤相比，引起脊髓肿胀及水肿不明显
  - 多发病变
  - 病变可无强化
  - 多有脑部病变
- 急性播散性脑脊髓炎
  - 多发病变
  - 与多发硬化类似

原发脊髓肿瘤
- 星形细胞瘤
- 室管膜瘤
- 血管母细胞瘤
- 神经纤维瘤

脊髓动静脉畸形
- 血管流空征，供血及引流血管
- 血管造影隐匿性 AVM 有铁染色，无水肿

感染性肉芽肿
- 结核
- 结节病
  - 寻找气管前淋巴结

感染性脊髓炎
- 横贯性脊髓炎
  - 通常受累的脊髓段很长
  - 散在分布，强化
- 病毒性脊髓炎
  - 前驱病变
  - CSF 病毒浓度测定可证实诊断

放射性脊髓病变
- 不伴疼痛
- 神经功能缺损隐匿进展

病理学

一般表现

- 病因学
  - 血行转移，最常见的转移方式
    - 通过动脉供应或从静脉系统逆行扩散
  - 癌性脑膜炎，直接播散
  - 通过 CSF 经脊髓中央管播散
  - 肺部是最常见的原发肿瘤部位
    - 小细胞癌 > 非小细胞癌
  - 乳腺肿瘤是次最常见的原发肿瘤
  - 任何部位都可以是原发部位，如脑、甲状腺、膀胱等
- 遗传学
  - 有肿瘤倾向的患者，如 VHL 综合征引起的肾细胞癌
- 伴发的异常
  - 出血
  - 脊髓空洞
    - 与发育性脊髓空洞相比，空洞内液体信号常较高
  - 脑部原发肿瘤的转移占 20%~59%
  - 约 25% 有软脑膜癌
- 尸检发现转移 <1%
- 只有 5% 的患者死前能确诊
- CSF：蛋白阴性或增高，淋巴细胞中度增高

大体病理与手术所见

- 边界清晰，鱼肉状外观

镜下所见

- 与原发肿瘤类似

临床信息

临床表现

- 常见体征 / 症状
  - 快速进行性软瘫
- 其他体征 / 症状
  - 累及圆锥，导致大小便障碍（括约肌功能紊乱）
  - Brown-Séquard 综合征
    - 疼痛，25%~33% 有神经根性痛
  - 感觉减退
  - 全身症状，体重减轻，食欲减低，无力
  - 肾细胞癌分泌红细胞生成素导致红细胞压积升高，比较特异
- 临床表现
  - 多有已知原发肿瘤，脊髓病变快速加重
  - 在 20% 的 ISCM 中，这是癌症的首发表现

人口统计学

- 年龄
  - 任何年龄可发病，常大于 50 岁
- 性别
  - 无性别倾向

- 流行病学
  - 髓内脊髓转移占 CNS 转移的 4%~8.5%
    - 可以反映不同的心输出量所占的百分比（大脑的 20% vs. 脊髓的 5%）和随之而来的组织灌注程度

转归与预后

- 髓内脊髓转移预后差
  - 少数生存期大于 1 年
  - 诊断后中位生存期：100 天
- 术前神经系统状态，原发肿瘤性质及全身性 /CNS 转移瘤可能影响生存期

治疗

- 治疗选择，风险及并发症
  - 类固醇，化疗及放疗
  - 单发转移可行手术治疗
    - 可提高生存率，改善神经功能
  - 放疗反应差别较大
    - 早期诊断或放疗敏感的肿瘤效果较好
  - 化疗
    - 多数研究表明对生存期无影响
  - 立体定向放疗有助于缓解症状，如疼痛等
- 治疗目的为稳定或减轻脊髓病，使患者能活动

诊断思路

思考点

- 发现脊髓局部病变时要全脑及全脊髓成像

影像解读要点

- 病灶范围与水肿范围不成比例，即使是单个病变也应怀疑转移瘤

（高丽香、袁慧书 译）

参考文献

1. Barrie U et al: Intramedullary spinal metastatic renal cell carcinoma: systematic review of disease presentation, treatment, and prognosis with case illustration. World Neurosurg. 134:584-93, 2020
2. Goyal A et al: Intramedullary spinal cord metastases: an institutional review of survival and outcomes. J Neurooncol. 142(2):347-54, 2019
3. Payer S et al: Intramedullary spinal cord metastases: an increasingly common diagnosis. Neurosurg Focus. 39(2):E15, 2015
4. Rykken JB et al: Rim and flame signs: postgadolinium MRI findings specific for non-CNS intramedullary spinal cord metastases. AJNR Am J Neuroradiol. 34(4):908-15, 2013
5. Sung WS et al: Intramedullary spinal cord metastases: a 20-year institutional experience with a comprehensive literature review. World Neurosurg. 79(3-4):576-84, 2013
6. Birbilis TA et al: Spinal metastasis of glioblastoma multiforme: an uncommon suspect? Spine (Phila Pa 1976). 35(7):E264-9, 2010
7. Graber JJ et al: Myelopathies in patients with cancer. Arch Neurol. 67(3):298-304, 2010
8. Dam-Hieu P et al: Retrospective study of 19 patients with intramedullary spinal cord metastasis. Clin Neurol Neurosurg. 111(1):10-7, 2009
9. Ebner FH et al: Intramedullary lesions of the conus medullaris: differential diagnosis and surgical management. Neurosurg Rev. 32(3):287-300; discussion 300-1, 2009
10. Pellegrini D et al: Intramedullary spinal cord metastasis. Arch Neurol. 66(11):1422, 2009

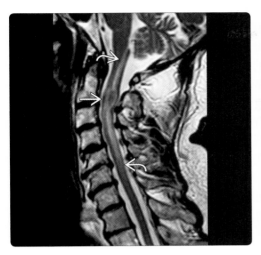

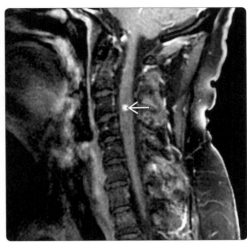

（左图）肺癌脊髓转移，矢状位 T2WI 示从颅颈交界至 C5 水平脊髓水肿（➡），C2-3 水平可见低信号结节（➡）

（右图）矢状位抑脂强化 T1WI 示 C3 水平肾细胞癌髓内转移（➡）。肿瘤及周围水肿的占位效应使脊髓呈纺锤样扩大

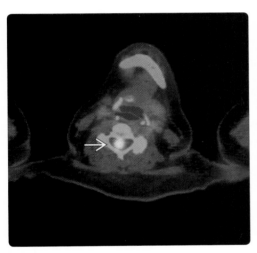

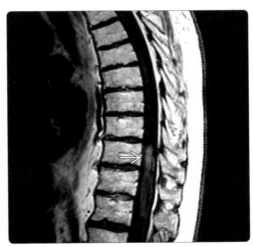

（左图）轴位 FDG PET/CT 显示转移性肺癌患者颈椎脊髓明显摄取（➡）

（右图）矢状位 T1 C+ MR 显示转移性小细胞肺癌在胸髓末端呈局灶性强化（➡）

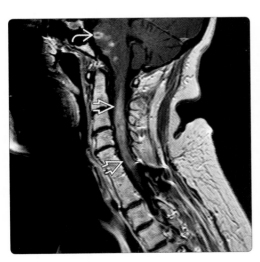

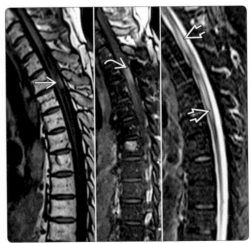

（左图）矢状位强化 T1WI 示脑干胶质瘤向下延伸至颈髓（➡）。脑干内见多处异常强化（➡）。胶质母细胞瘤脊髓转移少见，常在病变晚期发生

（右图）矢状位 MR 示髓内高信号病灶（➡）。病变边界不清，并可见强化，证实为黑色素瘤转移（➡）。脊髓可见广泛水肿（➡）

第五篇 肿瘤、囊肿和其他肿块

术语

- 来自正常软脑膜黑色素细胞的罕见肿瘤
- 从低级别黑色素细胞瘤到中分化黑色素细胞瘤再到恶性黑色素瘤的形态学谱
  - 与其他含有黑色素的病变如脊膜瘤、神经鞘瘤、黑色素瘤不同

影像学

- 硬膜内肿块，位于髓外硬膜内，少数位于髓内
- MRI
  - T1WI：等信号或高信号的硬膜内肿块
  - T2WI：相对于脊髓为等信号或低信号
  - T2*WI GRE：黑色素磁敏感效应导致信号明显减低
  - T1WI 强化：不均匀强化

主要鉴别诊断

- 脊髓出血性肿瘤
- 海绵状血管瘤
- 动静脉畸形
- 含色素的硬膜内髓外肿瘤
  - 恶性黑色素瘤，脊膜瘤，神经鞘瘤

临床信息

- 进行性背痛，肢体麻木，无力
- 病变进展；低级别病变切除后可治愈
- 局部侵袭
- 治疗
  - 完全切除是防止复发的最佳方法
  - 部分切除辅以放疗

（左图）黑色素细胞瘤的主要特征是细胞巢紧密，呈梭形。淡色或无色素性肿瘤可能被误诊为脊膜瘤

（右图）矢状位强化 T1WI 示圆锥部位髓内均匀强化的 T1 高信号肿块（➡）

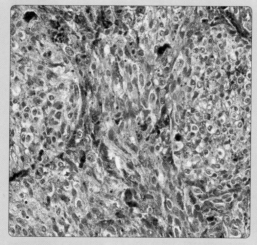
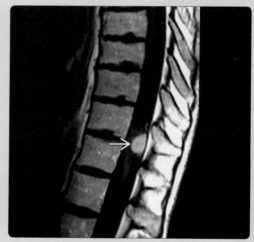

（左图）矢状位 T1 MR（左）示原发性髓内黑色素细胞瘤，T1 缩短为黑色素的特征（➡）。矢状位 T2 MR（右）示灶性低信号（➡）（Courtesy P. Hildenbrand, MD.）

（右图）胸髓下端边界清晰的肿块，T1 高信号（➡），T2 低信号（➡）。周围脊髓水肿（➡）

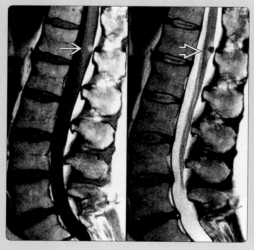
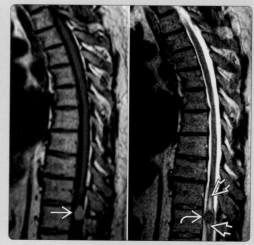

术语

定义
- 来自正常软脑膜黑色素细胞的罕见肿瘤
  - 从低级别黑色素细胞瘤到中分化黑色素细胞瘤再到恶性黑色素瘤的形态学谱

影像学

一般表现
- 最佳诊断依据
  - 硬膜内强化肿块，在 T1WI 而不是抑脂序列上表现为高信号
- 部位
  - 硬膜内肿块，在髓外硬膜内，少数位于髓内
  - 上颈部软脊膜黑色素细胞最多
    - 可发生于胸腰交界区
- 大小
  - 多变

MRI 表现
- T1WI
  - 等信号或高信号的硬膜内肿块
- T2WI
  - 相对于脊髓为等信号或低信号
- T2* GRE
  - 黑色素磁敏感效应导致信号明显降低
- T1WI 强化
  - 不均匀强化

推荐成像方法
- 最佳成像方法
  - 整个脊髓及脑部强化 MR，除外其他病变或者转移性黑色素瘤的可能性
- 成像建议
  - T1WI、T2WI 和强化 T1WI

鉴别诊断

脊髓出血性肿瘤
- 室管膜瘤可伴出血、CNS 铁质沉着
- 富血管肿瘤转移，如肾癌

海绵状血管瘤
- 既往出血呈斑纹或斑点状，边缘含铁血黄素环

动静脉畸形
- 多发流空血管

含色素的硬膜内髓外肿瘤
- 恶性黑色素瘤
- 脊膜瘤，神经鞘瘤可显示黑色素

病理学

一般表现
- 病因学
  - 未知，可能来自脊膜黑色素细胞的转化

分期、分级及分类
- 没有确定等级的界限，有很多重叠
- 黑色素性病变可能由分化良好的黑色素细胞瘤→明显的恶性黑色素瘤构成
  - 黑色素细胞瘤 MIB-1 染色率低（＜1%~2%）
  - 中级别黑色素细胞瘤偶尔见核分裂，MIB-1 染色率为 1%~4%
  - 黑色素瘤 MIB-1 染色率（平均 8.1%）高于黑色素细胞瘤

大体病理与手术所见
- 黑色素沉着，有包膜，表浅部位铁色素沉着

镜下所见
- 单形梭形细胞，胞质中有明显的核仁和黑色素
  - 有丝分裂活动极少或无
    - 抗黑色素瘤抗体 HMB-45 和 S100 蛋白、波形蛋白抗体具有免疫活性，EMA 为阴性
- 电镜下多发黑色素可与含黑色素的神经鞘瘤、脑膜瘤相鉴别

临床信息

临床表现
- 常见体征 / 症状
  - 进行性背痛，肢体麻木，无力（≥1 年）

人口统计学
- 年龄
  - 年龄范围广（13~73 岁），平均年龄 45 岁

转归与预后
- 病变进展；低级别病变切除后可治愈
- 一般缺乏转移潜能

治疗
- 完全切除是防止复发的最佳方法
  - 部分切除辅助放疗

诊断思路
- 黑色素自由基顺磁效应使 T1 及 T2 弛豫时间缩短

（高丽香、袁慧书 译）

参考文献

1. Xie S et al: Primary spinal cord melanocytoma: a case report and review of literature. Int J Clin Exp Pathol. 12(2):669-73, 2019
2. Yang C et al: Spinal meningeal melanocytomas: clinical manifestations, radiological and pathological characteristics, and surgical outcomes. J Neurooncol. 127(2):279-86, 2016
3. Foit NA et al: Bifocal extra- and intradural melanocytoma of the spine: case report and literature review. Eur Spine J. 22 Suppl 3:S521-5, 2013
4. El-Khashab M et al: Intermediate grade meningeal melanocytoma of cervical spine. Childs Nerv Syst. 25(4):407-10, 2009

术语

- 髓内的包含肿瘤性星形细胞及神经细胞的病变

影像学

- 颈髓 > 胸髓
  - 可以累及整个脊髓
- CT/X 线片
  - 脊柱侧弯，骨质塑形
- MRI
  - T1WI：混杂信号
  - T2WI：均匀信号 > 不均匀信号
  - 囊变或脊髓空洞
  - 不伴水肿
  - 明显强化，肿瘤中心无强化
  - 含铁血黄素沉着或钙化

主要鉴别诊断

- 脊髓星形细胞瘤
- 脊髓细胞型室管膜瘤

病理学

- *BRAF*V600E 突变已被描述

临床信息

- 发病年龄比较年轻
  - 30 岁以前多发
- 背痛，肢体麻木
- 进行性脊髓神经病
- 占所有脊髓肿瘤的 1.1%
- 比脑神经节细胞胶质瘤复发率更高（3.5 倍）
- 恶变少有报道，神经胶质成分多于神经节细胞胶质瘤成分，恶变率约 10%
- 手术切除程度是影响预后的重要因素

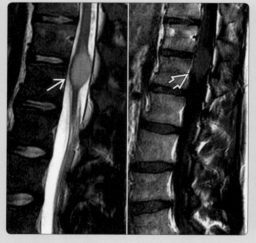
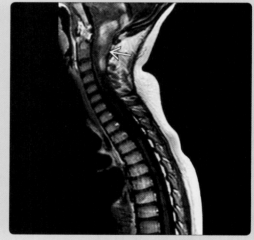

（左图）矢状位 T2（左）和 T1 C+（右）MR 示 T2 高信号的髓内肿块（➡），累及圆锥。没有强化。（➡）。病理证实神经节神经胶质瘤，其外观与低度星形细胞瘤相似

（右图）矢状位 T1WI C+ 示脑干颈髓浸润性肿块（➡），明显不规则强化。胶质细胞与神经细胞比例各异。常累及邻近蛛网膜下腔，但是软膜转移少见

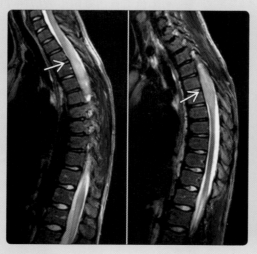
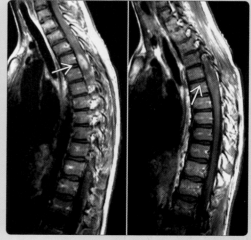

（左图）矢状位 T2 MR 示上胸髓弥漫性扩大，呈高信号延伸至颈椎连接处（➡）。主要与低级别星形细胞瘤鉴别。病理证实为神经节神经胶质瘤

（右图）12 岁患者矢状位 T1 C+ MR 示上胸髓肿物多个区域强化（➡）

神经节细胞胶质瘤

术语

缩略语
- 神经节神经胶质瘤（ganglioglioma，GG）

近义词
- 神经节细胞瘤，节细胞神经瘤，星形胶质细胞瘤

定义
- 分化良好、生长缓慢的神经上皮肿瘤，包含成熟的神经节细胞与肿瘤胶质细胞

影像学

一般表现
- 部位
  - 颈髓（67%）＞胸髓
- 大小
  - 肿瘤常比较长
- 形态
  - 脊髓内偏心性生长

影像检查方法
- 成像建议
  - MRI 检查需包含全部病变范围

MRI 表现
- T2WI
  - 60% 信号均匀，40% 信号不均匀
- TIWI 强化
  - 斑片状强化或脊髓表面强化
  - GG 囊变比星形细胞瘤、室管膜瘤更常见
  - 反应性囊肿无壁强化

鉴别诊断

脊髓星形细胞瘤
- 脊髓增粗，浸润性生长并有强化
- 范围常小于 4 个节段
- 几乎全部都强化
- ± 脊髓空洞或囊变

脊髓细胞型室管膜瘤
- 髓内环形强化肿块伴有出血
- 强化边缘清晰
- 极性或肿瘤内囊变（50%～90%）

脊髓黏液乳头状室管膜瘤
- 起源于终丝部位室管膜细胞的缓慢生长的胶质瘤
- 边界清晰

病理学

一般表现
- 病因学
  - 含有神经及胶质成分的良性肿瘤

分期、分级及分类
- 肿瘤星形细胞成分：GG

- 大量的非肿瘤性间质和小的、肿瘤性、成熟的神经元：神经节神经细胞瘤
- 肿瘤仅由大的、相对成熟的肿瘤神经元或神经节细胞和非肿瘤间质组成：神经节细胞瘤
- 多数 GG 为 WHO 1 级
- *BRAFV600E* 突变已被描述

镜下所见
- 当星形细胞瘤含有可能代表神经元的大细胞成分时，应考虑到 GG 的可能性
- 成熟的神经节细胞及非神经节胶质细胞成分

临床信息

临床表现
- 常见体征 / 症状
  - 背痛、下肢无力
  - 进行性脊髓病
  - 脊柱侧弯
- 其他体征 / 症状
  - 下肢轻瘫，截瘫
  - 小便失禁
  - 步态 / 感觉异常
  - Floating-Harbor 综合征：语言表达迟缓，发育迟缓，身材矮小，面部异常

人口统计学
- 年龄：较年轻，平均 23 岁
- 性别：男女无差别
- 流行病学
  - 占所有原发 CNS 肿瘤的 0.4%～6.25%
    - 儿童次最常见髓内肿瘤
  - 占所有脊髓肿瘤的 1.1%
    - GG 多见于大脑半球，尤其是颞叶和第三脑室
  - 有 NF2 见于 GG 的报道
    - 可能因为 NF2 患者倾向于形成髓内胶质系肿瘤

转归与预后
- 生长缓慢
  - 低度恶性
  - 肿瘤膨胀性生长产生症状
- 手术切除的程度是影响预后的重要因素

治疗
- 对于 1、2 级 GG，应完全切除肿瘤
- 间变性 GG 和复发性肿瘤行放疗

（高丽香、袁慧书 译）

参考文献

1. Deora H et al: Spinal intramedullary ganglioglioma in children: an unusual location of a common pediatric tumor. Pediatr Neurosurg. 54(4):245-52, 2019
2. Yang C et al: Intramedullary gangliogliomas: clinical features, surgical outcomes, and neuropathic scoliosis. J Neurooncol. 116(1):135-43, 2014

术语

- CSF 流动现象是由于时间飞跃（TOF）及湍流效应造成的

影像学

- 部位：鞘膜内，蛛网膜下腔
  - 最常见于颈椎、胸椎
- 低或高信号
- 边缘模糊

主要鉴别诊断

- 血管畸形，Ⅰ型硬膜动静脉瘘
- 血管畸形，Ⅳ型动静脉瘘
- 脑脊液下行转移

临床信息

- 时间飞跃（TOF）影响
  - CSF 暗信号
  - CSF 流速与时间飞跃信号缺失呈正相关
  - 典型表现常见于 SE 与 FSE 序列
- 流动增强呈高 CSF 信号
- 湍流
  - 异常暗信号
- 运动伪影
  - 周期性运动，如 CSF 流动、心脏搏动及呼吸运动

诊断思路

- 流动伪影通常具有奇异的非解剖外观
- 交叉应用其他序列或与快速扫描序列进行比较有助于诊断，如 GRE 及快速 FISP 序列
- 相位编码方向上伪影常与 TOF 和 FRE 相关信号变化有关，有助于揭示这些变化的真正本质

（左图）矢状位 STIR 示胸椎蛛网膜下腔边界模糊的信号流空（➡）。此伪影是由与呼吸、心脏相关 CSF 流动及 CSF 湍流造成的。这种 CSF 混合运动导致相位不连续，信号缺失

（右图）轴位 T2WI 示 CSF 流动伪影（➡）

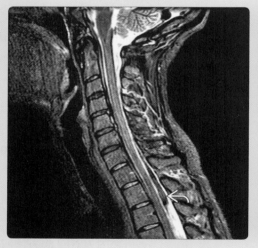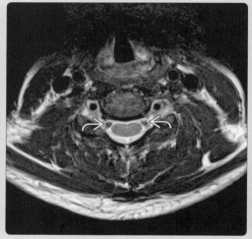

（左图）轴位 T1WI 示胸髓背侧蛛网膜下腔等信号 CSF 流动伪影（➡）

（右图）矢状位 T2WI MR（复杂的 Chiari 畸形）显示颈椎脊髓空洞（➡）。脊髓空洞和上位脊髓背侧（➡）CSF 信号显示出明显的信号不均一性，反映了 CSF 流动的失相性。湍流的结果使质子速度的频谱更宽，从而导致更快的失相位和信号损失

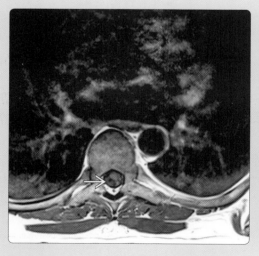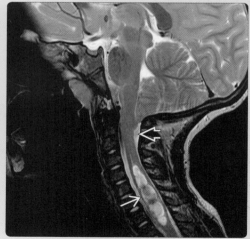

术语

定义
- CSF 流动相关现象是由于时间飞跃（time of flight, TOF）及湍流效应造成的

影像学

一般表现
- 部位
  - 鞘膜内，蛛网膜下腔
  - 最常见于颈椎、胸椎

推荐成像方法
- 成像建议
  - 通过缩短 TE 序列时间和缩小体素，降低湍流失相位
  - 通过运用饱和技术或者超快成像技术，如实时 FISP 降低流动相关增强
  - BLADE 技术相比于 TSE 序列更有优势
  - 可以通过增加激发次数降低重影伪影
  - 3T 和 1.5T 机器的 T1 FLAIR 能更好地显示 CSF 流空，更清晰地显示正常解剖结构及退变和转移性病变，并能提高图像对比度

MRI 表现
- T1WI
  - 相对于 CSF 呈高信号
- T2WI
  - 相对于 CSF 呈低信号
  - 边缘模糊
- FLAIR
  - CSF 流动伪影 3T＞1.5T
    - 两次翻转脉冲之间的干扰
- T2*GRE
  - 短 TE 序列可以对抗 TOF 的丢失
- T1 FLAIR
  - 相对短的 TI/TR 可以造成有效的 CSF 流空，获得重 T1 像，提高正常组织和脊髓骨髓的对比度

鉴别诊断

血管畸形，I 型 dAVF
- 扩张的软膜血管覆盖于扩大、信号增高的马尾

血管畸形，IV 型 AVF
- 硬膜外／硬膜下 AVF 表现为多发、边界清楚的迂曲流空血管，在脊髓腹侧或者背侧

病理学

一般表现
- 病因学
  - 由于心脏循环使颅内血管扩张与收缩，导致颅脑扩张与收缩，引起 CSF 流入及流出运动
    - 明显的运动相关效应，可改变 CSF 信号

临床信息

人口统计学
- 年龄
  - 常见于小儿

转归与预后
- 时间飞跃（TOF）影响
  - CSF 暗信号
    - 常发生于快速质子运动、较小层厚、长 TE 及垂直于流动的成像平面
    - 典型表现常见于 SE 序列与 FSE 序列
  - SS FSE：心脏收缩期 TOF 信号缺失，舒张期 TOF 信号不缺失
  - CSF 流速与时间飞跃信号缺失呈正相关
  - 层流：表面 CSF 流速较慢导致 CSF 缺失程度降低
- FRE 产生亮 CSF 信号
  - CSF 亮信号是由于不饱和 CSF 流入采集层面取代流出的部分饱和 CSF
  - 在单层采集技术中见于多层面
- 湍流
  - 异常暗信号
  - 不同的流速和方向→更快速的失相和信号丢失，即"体素内失相位"
  - 着重于综合的 MR 序列
- 运动伪影
  - 周期性运动，如 CSF 流动、心脏搏动及呼吸运动
  - 相位编码方向
  - 同相位亮于或者异相位暗于背景信号

诊断思路

影像解读要点
- 流动伪影通常具有奇异的非解剖外观

（高丽香、袁慧书 译）

参考文献

1. Ryu KH et al: Initial clinical experience of synthetic MRI as a routine neuroimaging protocol in daily practice: a single-center study. J Neuroradiol. 47(2):151-60, 2020
2. Aoki R et al: Clinical significance of the CSF pulsation flow sign in the foramen of Monro on FLAIR in patients with aneurysmal SAH -preliminary report. Neurol Med Chir (Tokyo). 59(7):271-80, 2019
3. Lavdas E et al: Reduction of motion, truncation and flow artifacts using BLADE sequences in cervical spine MR imaging. Magn Reson Imaging. 33(2):194-200, 2015

术语

- 椎管内、脊髓外充满 CSF 的蛛网膜下腔的良性扩张

影像学

- 非强化脊髓外 CSF 信号囊腔
  - 单发、多发或多房
- 硬膜外或硬膜内脊髓外
  - 硬膜外蛛网膜囊肿可以通过扩大的神经孔延伸
  - 硬膜内蛛网膜囊肿可以压迫脊髓，引起占位效应
- T1WI、T2WI、FLAIR 表现为 CSF 信号
- 囊肿壁可以看不见
- 帽征：硬膜外蛛网膜囊肿被硬膜外脂肪包绕

主要鉴别诊断

- 特发性脊髓疝
- 硬膜囊扩张
- 脊神经根撕裂

病理学

- 脊髓 MC 的 Nabors 分型
  - Ⅰ型：无脊神经纤维的硬膜外 MC
  - Ⅱ型：硬膜外 MC 伴脊髓神经纤维
  - Ⅲ型：硬膜内 MC

临床信息

- 多数患者无症状
- 其他体征和症状
  - 疼痛，下肢轻瘫，感觉异常
- 随着囊肿增大，神经功能缺损加重

诊断思路

- 胸髓外无增强的 CSF 信号伴占位效应，高度提示脊髓 MC

（左图）矢状位示意图示Ⅲ型胸椎椎管内硬膜下 MC，对脊髓有中度占位效应

（右图）矢状位 FIESTA MR 显示一个大的多腔性胸椎硬膜外囊肿（➡），造成脊髓腹侧移位和受压。一个较小的、可能无症状的囊肿（➡）位于胸腰椎交界处

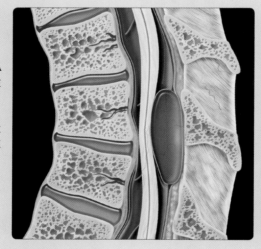
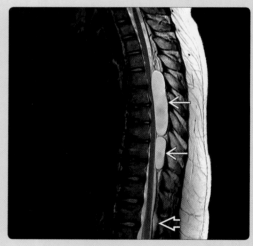

（左图）矢状位 STIR 示 L4 椎体压缩骨折（➡）。外伤后硬膜撕裂导致蛛网膜疝形成蛛网膜囊肿（➡）

（右图）矢状位 T2WI 示局部蛛网膜囊肿压迫 C3-4 水平脊髓（➡）。球霉菌感染与蛛网膜囊肿压迫脊髓致脊髓水肿（➡）。注意脑膜受累引起第四脑室扩张（➡）

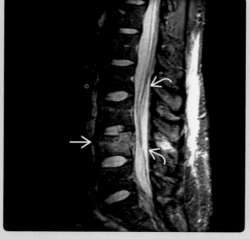
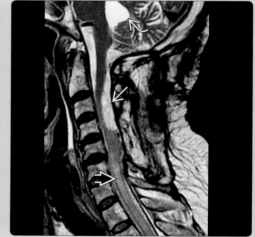

术语

缩略语

- MC：脊膜囊肿
- AC：蛛网膜囊肿

定义

- 椎管内、脊髓外充满脑脊液的蛛网膜下腔的良性扩张

影像学

一般表现

- 最佳诊断证据
  - 取代脊髓、神经根的非强化脊髓外 CSF 信号囊腔
- 部位
  - 椎管内、脊髓外
  - 原发性 MC
    - 硬膜外：低位胸椎后部或后外侧
    - 硬膜内：中位胸椎背侧
    - 前部不常见
  - 继发于外伤、器械、蛛网膜下腔出血
    - 无特定部位
- 大小
  - 多变
    - 平均 2~4 个椎体节段
- 形态
  - 边界清楚，椭圆，细长
  - "哑铃"征：通过神经孔延伸
  - 囊肿壁可以看不见
    - 硬膜内 MC 的存在提示脊髓的占位效应
  - 单发、多发或多房
  - 帽征：硬膜外蛛网膜囊肿被硬膜外脂肪包绕

X 线表现

- X 线片
  - ± 椎管增大
    - 椎后缘扇形突起
    - 椎弓根间距变宽

CT 表现

- CT 增强
  - 脊髓造影 CT 图像可以勾画硬膜外蛛网膜囊肿与蛛网膜下腔的关系
  - 充填造影剂的硬膜下蛛网膜囊肿不易显示
    - 脊髓、神经根占位效应提示病变
    - 延迟成像显示囊肿晚期充盈
- CT 骨窗

MRI 表现

- T1WI：CSF 信号
- T2WI
  - 典型 CSF 信号
  - 可能高于 CSF 信号
    - CSF 流动减慢或不流动

  - 由 CSF 流出导致低信号
- PD
  - CSF 信号
- STIR
  - CSF 信号，CSF 搏动增强
- T1WI 增强
  - 无强化
  - 明显占位效应压迫脊髓，致脊髓软化
    - 脊髓空洞积水
  - 蛛网膜囊肿部分阻塞 CSF
- MR 电影成像
  - 2D 动态强化 CSF 流动成像可以显示蛛网膜囊肿边缘的 CSF 流动的突然变化
  - 舒张期可以显示蛛网膜囊肿两端压迫征象
- MR 脊髓造影
  - 重 T2 序列有助于显示囊肿壁
    - 非创伤性
    - 有些技术支持三维重建
  - 鞘内注射轧剂可以显示与 CSF 相通的囊肿

非血管介入

- 脊髓造影
  - 硬膜下蛛网膜囊肿：造影剂充盈缺损
  - 硬膜外蛛网膜囊肿：蛛网膜下腔不显示
  - 脊髓受压
  - 脊髓造影多变
    - 可能有囊肿延迟充盈

推荐成像方法

- 最佳成像方法
  - 矢状位和轴位 T2WI、增强 T1WI
- 成像建议
  - CT 脊髓造影延迟成像可使造影剂充填蛛网膜囊肿

鉴别诊断

特发性脊髓疝出

- 上段及中段胸髓常见
- 局部脊髓萎缩并向腹侧移位
  - 脊髓造影未见背侧蛛网膜囊肿
  - 腹侧硬膜缺损疝出

小关节滑囊囊肿

- 典型见于腰骶椎
  - L4-5 常见
- 椎管后外侧
  - 邻近小关节
- 相关的小关节病

硬膜囊扩张

- 与马方综合征、NF1 有关
- 硬膜囊弥漫性扩张
- 脊髓未见扭曲
- 无 CSF 阻塞

脊神经根撕裂
- 外伤史
  - 蛛网膜下腔连续
  - 无孤立性椎管内病变

假性脑脊膜膨出
- 术后液体聚集接近手术部位

病理学

一般表现
- 病因学
  - 原发性硬膜下蛛网膜囊肿由蛛网膜憩室发展而来
    - 蛛网膜撕裂形成囊肿壁
  - 原发性硬膜外蛛网膜囊肿可能病因
    - 先天性硬膜憩室
    - 蛛网膜在硬膜缺陷处突出
  - 两者都会通过一个通道与蛛网膜下腔交通
    - 可能因"球阀"效应而增大
  - 继发性 MC 是医源性创伤所致（腰椎穿刺、脊柱感染、手术）、感染或出血
    - 外伤性硬膜撕裂伴蛛网膜疝
    - 炎症或手术后粘连使蛛网膜下腔分隔
- 遗传性：多发的蛛网膜囊肿常并发多囊肾
- 原发性蛛网膜囊肿：硬膜、蛛网膜或者神经根袖的憩室

分期、分级及分型
- Nabors 分型
  - Ⅰ型：脊膜囊肿内无神经纤维
    - A：硬膜外的 MC/AC
    - B：骶管膨出
  - Ⅱ型：硬膜外 MC 内含神经纤维
    - Tarlov 神经周围囊肿
    - 神经根憩室
  - Ⅲ型：硬膜内 MC
    - 硬膜内 MC
    - 获得性硬膜下 MC 也称蛛网膜下囊肿

大体病理与手术所见
- 囊肿块具有光滑外壁，内有清亮无色的液体

镜下所见
- 原发 MC ± 蛛网膜内壁组织
  - 有时重复
  - 可有不同种类的结缔组织
  - 典型的无血管组织
  - 无明显炎症变化
- 继发性囊肿由纤维结缔组织构成

临床信息

临床表现
- 常见体征 / 症状
  - 多无症状
    - 尤其是 Ⅱ 型 AC
- 其他体征 / 症状
  - 疼痛，下肢轻瘫，感觉异常
  - 放射亢进
  - 二便功能障碍
- 临床检查
  - Valsalva 动作疼痛加重
    - 内囊压力增加

人口统计学
- 年龄
  - 可见于任何年龄
    - 典型 Ⅰ 型胸部 MC 常见于青少年
    - 其余多见于成年人
- 流行病学：原发性硬膜外 MC 罕见

转归与预后
- 随着囊肿增大，神经功能缺损加重
- 预后良好（症状完全缓解率 > 80%）
- 脊髓萎缩的程度预示神经功能的预后

治疗
- 椎板＋全囊肿切除
- 如果不能完整切除
  - 囊肿袋形缝合术
  - 分流术
  - 开窗术

诊断思路

思考点
- 薄层轴位 CT 脊髓造影可显示蛛网膜囊肿与蛛网膜下腔的关系
- 重 T2MR 脊髓造影有助于显示囊肿壁

影像解读要点
- 胸髓外无增强的 CSF 信号伴占位效应，高度提示脊髓 MC

（高丽香、袁慧书　译）

参考文献

1. Nisson PL et al: Arachnoid web of the spine: a systematic literature review. J Neurosurg Spine. 1-10, 2019
2. Sharma M et al: A systematic comparative outcome analysis of surgical versus percutaneous techniques in the management of symptomatic sacral perineural (Tarlov) cysts: a meta-analysis. J Neurosurg Spine. 1-12, 2019
3. Singh S et al: Symptomatic extradural spinal arachnoid cyst: more than a simple herniated sac. J Craniovertebr Junction Spine. 10(1):64-71, 2019
4. Aoyama T et al: Long segment spinal dural cyst: a case report. World Neurosurg. 88:686.e13-686.e17, 2016
5. Ball BG et al: Ventral "spinal epidural meningeal cysts"–not epidural and not cysts? Case series and review of the literature. Neurosurgery. 70(2):320-8; discussion 328, 2012
6. Furtado SV et al: Management of complex giant spinal arachnoid cysts presenting with myelopathy. J Neurosurg Spine. 15(1):107-12, 2011
7. Algin O et al: Phase-contrast cine MRI versus MR cisternography on the evaluation of the communication between intraventricular arachnoid cysts and neighbouring cerebrospinal fluid spaces. Neuroradiology. 51(5):305-12, 2009
8. Wang YF et al: Heavily T2-weighted MR myelography vs CT myelography in spontaneous intracranial hypotension. Neurology. 73(22):1892-8, 2009
9. Watters MR et al: Transdural spinal cord herniation: imaging and clinical spectra. AJNR Am J Neuroradiol. 19(7):1337-44, 1998
10. Nabors MW et al: Updated assessment and current classification of spinal meningeal cysts. J Neurosurg. 68(3):366-77, 1988

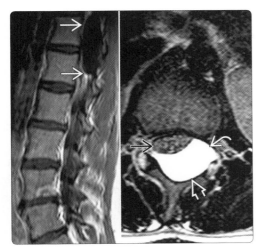

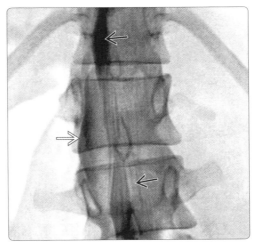

（左图）矢状位强化 T1WI 示胸腰椎交界处无强化硬膜下蛛网膜囊肿（➡）。轴位 T2WI 示囊肿为高信号（➡），椎板受压、边缘锐利（➡），脊髓受压前移（➡）

（右图）脊髓造影正位片显示造影剂沉积（➡）。在 MC 内存在与鞘内蛛网膜下腔成分分离的造影剂聚集（➡）

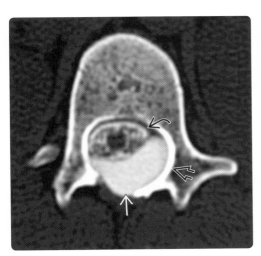

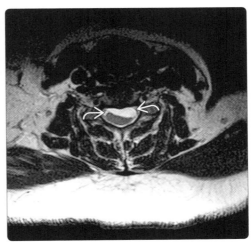

（左图）轴位 CT 脊髓造影示硬膜下髓外蛛网膜囊肿（➡），与前方脊髓分界清楚（➡），后缘光滑（➡）

（右图）轴位 T2WI 示髓外高信号病变（➡），在颈髓内引起轻度占位效应，这是一例硬膜下血肿，类似蛛网膜囊肿。血液成分在 T2* 上显示清晰

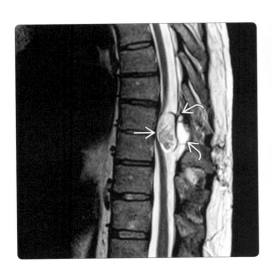

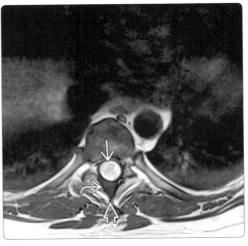

（左图）矢状位 T2WI 示胸椎中段硬膜外单发蛛网膜囊肿（➡），与硬膜内髓外蛛网膜囊肿（➡）并发，引起明显脊髓压迫。蛛网膜囊肿可发生于沿椎管的任何部位，常见于中段及下段胸椎

（右图）轴位 T1WI 示硬膜下皮样囊肿（➡），T1WI 高信号（➡），硬膜外蛛网膜囊肿为低信号（➡），可见脊椎闭合不全（➡）

（左图）矢状位 T1WI MR 示一个巨大的硬膜外 MC 延伸到多个椎体节段，椎体有广泛的重塑和扇形压迹（➡）

（右图）矢状位 T2 TSE MR 示巨大的硬膜外 MC（➡），呈高信号，广泛的骨重塑，囊内分隔（➡）

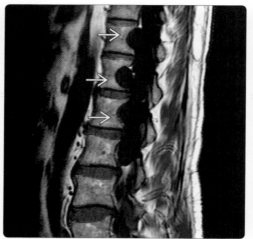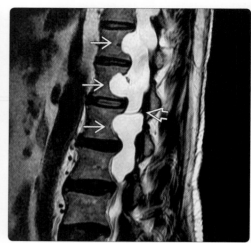

（左图）轴位 T2WI MR 示双侧巨大硬膜外 MC，椎体和后缘骨质重塑（➡），脊髓腹侧受压、移位（➡）

（右图）轴位 T2WI MR 显示双侧巨大硬膜外 MC 沿双侧椎间孔延伸（➡），伴有骨质扩张和重塑。脊髓腹侧受压、移位（➡）

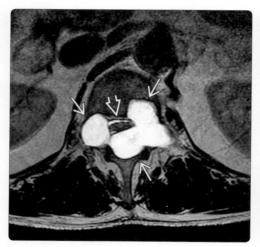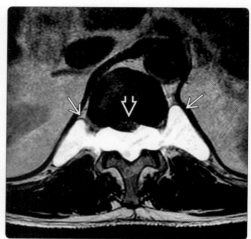

（左图）矢状位 T2WI MR 示骶骨内一个巨大的"隐匿性"脑膜膨出，骶骨扩大并重塑（➡）

（右图）轴位 T2WI MR 显示骶骨内 MC 呈高信号伴邻近骶骨扩大和重塑

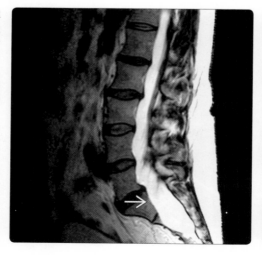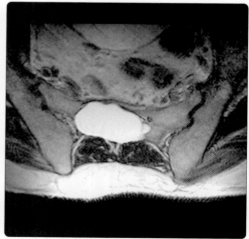

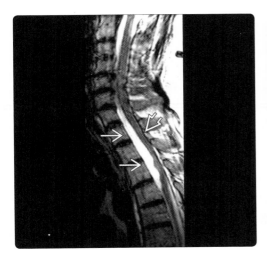

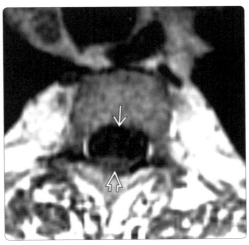

（左图）矢状位 T2WI MR 示脑脊液高信号的硬膜内肿块（➡），脊髓受压和移位（➡）。蛛网膜囊肿随脑脊液信号强度的变化而变化，除非合并出血

（右图）轴位 T1WI MR 证实硬脊膜囊内有脑脊液信号强度肿块（➡），伴有邻近脊髓后移位和变平（➡）

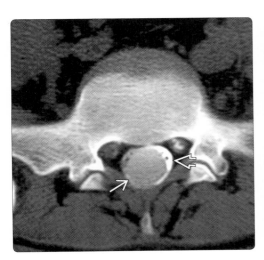

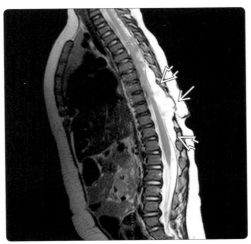

（左图）脊髓造影轴位 CT 示边缘清楚的中央病变（➡），硬膜内 MC 导致造影剂密度降低。囊肿周围可见正常蛛网膜下腔由于造影剂而明显衰减（➡）

（右图）矢状位 T2WI MR 示背侧闭合不全患者背侧皮肤与胸硬膜囊相连的脑脊液信号（➡）。由 MC 导致的椎管扩张（➡）

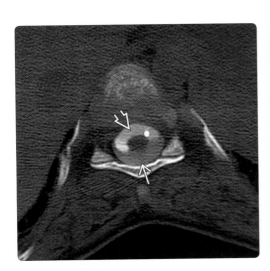

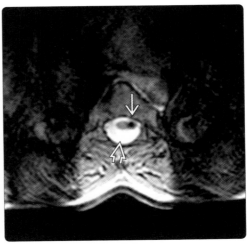

（左图）脊髓造影 CT 示由于硬膜内偏后的 MC（➡）部分充盈，硬膜囊内造影剂量存在差异。腹侧脑脊液由于存在 Baclofen 输送导管，显示正常造影剂量（➡）

（右图）轴向 GRE 示下胸椎背侧硬膜内 MC（➡），存在 Baclofen 输送导管（➡），但无法看到囊肿边缘

术语

- 蛛网膜下腔与硬膜后部神经根鞘扩张，含神经纤维

影像学

- 沿脊柱的任意位置
  - 最常见于低位腰椎及骶椎
  - S2 及 S3 神经根最常受累
- 薄壁囊性肿块
  - 脑脊液密度 / 信号
  - 无强化
- ± 神经孔增宽（骨重塑）

主要鉴别诊断

- 小关节滑膜囊肿
- 神经鞘瘤
- 脊神经根撕脱
- 转移瘤
- 脊膜膨出

病理学

- 脊膜囊肿（meningeal cyst, MC）的 Nabors 分型
  - Ⅰ型：硬膜外 MC 不伴脊神经根纤维
    - ⅠA：硬膜外 MC
    - ⅠB：隐匿性骶骨脊膜膨出（过时术语）
  - Ⅱ型：硬膜外 MC 伴脊神经根纤维
  - Ⅲ型：硬膜内 MC

临床信息

- 多数无症状：＞80%
- 症状随着体位变化及瓦氏动作可以加重
- 囊肿破裂→自发性颅内低血压
- 症状类似椎间盘突出和椎管狭窄

诊断思路

- 骶部 CSF 信号肿块导致神经孔或骶管扩张提示神经根袖周围囊肿

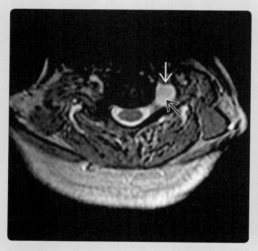
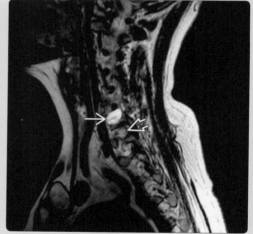

（左图）轴位 T2 MR 示左侧 C6-C7 孔内灶性、边界清楚、高信号的神经周围囊肿（➡）。囊肿内细线状低信号代表神经（⊷）

（右图）矢状位 T2 MR 证实左侧 C6-C7 孔灶性扩张为神经根袖周围囊肿（➡）。注意与正常背根神经节相邻水平神经孔内的高信号囊肿（⇨）

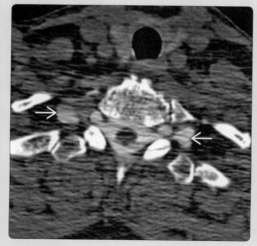
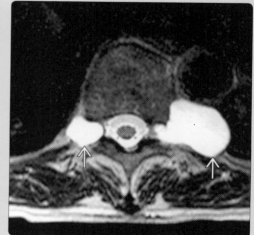

（左图）轴位 CT 脊髓造影示多发双侧 T1 神经根袖囊肿（➡）。只有右侧部分囊肿充填造影剂

（右图）轴位 T2WI 示多发边界清楚 CSF 信号肿块（➡），通过神经孔并导致右侧神经孔扩张

神经根袖周围囊肿

术语

近义词
- 脊神经根憩室
- Tarlov 囊肿
- 神经周围囊肿

定义
- 蛛网膜下腔与硬膜后部神经根鞘扩张，含神经纤维

影像学

一般表现
- 最佳诊断依据
  - 薄壁 CSF 信号肿块，延伸至或者穿过神经根孔
- 部位
  - 沿脊柱的任意位置
    - 最常见于低位腰椎及骶椎
    - S2 及 S3 神经根最常受累
- 大小：差异较大
- 形态
  - 边界清楚
  - 薄壁囊性肿块
  - 圆形、分叶状或多房性
  - 常为多房性、双侧性

X 线表现
- X 线片
  - 诊断价值有限
  - 神经孔扩大
  - 椎弓根变薄

CT 表现
- CT 平扫
  - 不连续的 CSF 信号肿块
  - 可见神经孔扩张，椎弓根变薄
    - 完整、重塑的骨皮质
- 强化 CT：无强化
- CT 骨窗：神经孔增宽、椎弓根变薄反映骨重建

MR 表现
- T1WI：边界清楚的椎间孔内/外肿块，接近 CSF 信号
- T2WI：边界清楚的椎间孔内/外肿块，接近 CSF 信号
- T1WI C+：无强化

非血管性介入
- CT 脊髓造影
  - 鞘内造影剂显示囊肿不透明
  - 有时需要延迟成像才能显示囊肿填充情况

推荐成像方法
- 最佳成像方法
  - 矢状位与轴位 T1WI 及 T2WI
- 成像建议
  - 对于信号不明确的囊肿，轧剂造影有助于与实性肿块鉴别

鉴别诊断

小关节滑膜囊肿
- 腰骶椎后外侧
- 小关节退变

神经鞘瘤（NST）
- 边界清楚、圆形或纺锤形肿块
- MRI 信号多样性
- 可见强化

脊神经根撕脱
- 常见于低位颈椎与上位胸椎
- 经常单发，也可在邻近水平多发
- 外伤史
- 行脊髓造影时造影剂立即充盈

转移瘤
- 软组织信号，强化
- 硬膜下髓外
  - 由于骨重塑造成神经孔增宽

脊膜膨出
- 骶前脊膜膨出
  - 盆腔内单发 CSF 信号病变
    - 通过骶前缺损出现脑脊膜膨出
  - ± 骶骨异常（弯刀形）、肛门直肠功能障碍
    - Currarino 三联征
- 远端或隐匿性骶内脊膜膨出
  - IB 型脊膜膨出囊肿
    - 无神经组织存在
  - CSF 信号充填骶管
  - 与骶尾部硬膜囊通过椎弓根相连
- 胸椎侧部脊膜膨出
  - 尖角状脊柱侧弯
  - 75%~85% 病例为 NF1

病理学

一般表现
- 病因学
  - 起源有争论，为先天性或继发性病变
- 遗传学
  - 无遗传倾向
- 明显的邻近骨质结构重塑、变薄可以导致机能不全骨折
- 囊肿破裂可以引起自发性低颅压综合征

分期、分级及分类
- 脊膜囊肿 Nabors 分类
- I 型：硬膜外 MC 不伴脊神经根纤维
  - IA：硬膜外脊膜囊肿
    - 也称硬膜外蛛网膜囊肿
    - 相当少见
    - 见于低位胸椎背部或侧背部
    - 可以造成神经孔扩张

- ○ ⅠB：隐匿性骶骨脊膜膨出（过时术语）
  - 实际为骶部硬膜外蛛网膜囊肿
- Ⅱ型：硬膜外 MC 伴脊神经根纤维
  - ○ Tarlov 神经周围囊肿
  - ○ 脊神经根憩室
- Ⅲ型：硬膜内 MC
  - ○ 也称硬膜内蛛网膜囊肿
  - ○ 见于中位胸椎后部

大体病理与手术所见

- 原发于背侧的神经根及神经节交界处
- 脊神经根横穿囊肿或囊肿壁
- ± 与蛛网膜下腔相通

镜下所见

- 外壁有神经外膜与蛛网膜分界
- 内壁有软膜
- 存在胶原纤维组织
- 陈旧出血
- 神经纤维（75%）或神经节细胞（25%）位于囊肿或囊壁内

临床信息

临床表现

- 常见体征 / 症状：多数无症状：＞80%
- 其他体征 / 症状
  - ○ 低位背部及骶部疼痛
  - ○ 根性或会阴部疼痛
  - ○ 感觉异常
  - ○ 下肢无力
  - ○ 膀胱直肠功能障碍
- 临床资料
  - ○ 症状类似椎间盘突出和椎管狭窄
  - ○ 症状随着体位变化及瓦氏动作可以加重

人口统计学

- 年龄：30～40 岁
- 性别：男 = 女
- 种族：无种族差异
- 流行病学
  - ○ 常见，偶发，通常无症状
  - ○ 成年人发病率为 4.6%～9%

转归与预后

- 囊肿渐进性增大
- 囊肿可在抽吸术或部分切除术后复发
- 完全切除后症状缓解 ＞70%
  - ○ 预后较好者相关特征
    - 囊肿 ＜1.5 cm
    - 神经根性痛
    - 膀胱直肠功能障碍
    - 随瓦氏动作症状加重

治疗

- 内科保守治疗
  - ○ 抗生素
  - ○ 理疗
- 介入性治疗
  - ○ 囊肿抽吸术后暂时缓解
    - 通常有几个月症状缓解
- 手术
  - ○ 骶板开窗切除微创手术
  - ○ 囊肿 / 神经根完全切除

诊断思路

思考点

- 没有可靠的影像学方法来区分症状性和无症状性病变

影像解读要点

- 骶部 CSF 信号肿块导致神经孔或骶管扩张提示神经袖囊肿
- 造影剂注入椎管后延迟扫描（30～60 min）可见囊肿内造影剂充填

（高丽香、袁慧书 译）

参考文献

1. Hulens M et al: Symptomatic Tarlov cysts are often overlooked: ten reasons why-a narrative review. Eur Spine J. 28(10):2237-48, 2019
2. Sharma M et al: A systematic comparative outcome analysis of surgical versus percutaneous techniques in the management of symptomatic sacral perineural (Tarlov) cysts: a meta-analysis. J Neurosurg Spine. 1-12, 2019
3. Haber MD et al: Differentiation of idiopathic spinal cord herniation from CSF-isointense intraspinal extramedullary lesions displacing the cord. Radiographics. 34(2):313-29, 2014
4. Padma S et al: Multilocular disseminated tarlov cysts: importance of imaging. World J Nucl Med. 13(1):67-70, 2014
5. Sivakumar W et al: Intracranial hypotension in the setting of concurrent perineural cyst rupture and subarachnoid hemorrhage. J Clin Neurosci. 21(6):1063-5, 2014
6. Lohani S et al: Intrasacral meningocele in the pediatric population. J Neurosurg Pediatr. 11(6):615-22, 2013
7. Lucantoni C et al: Tarlov cysts: a controversial lesion of the sacral spine. Neurosurg Focus. 31(6):E14, 2011
8. Merlini L et al: Look for the nerves! MR neurography adds essential diagnostic value to routine MRI in pediatric practice: a pictorial overview. J Neuroradiol. 38(3):141-7, 2011
9. Murphy KJ et al: Tarlov cysts: an overlooked clinical problem. Semin Musculoskelet Radiol. 15(2):163-7, 2011
10. Mitra R et al: Conservative management of perineural cysts. Spine (Phila Pa 1976). 33(16):E565-8, 2008
11. Langdown AJ et al: The clinical relevance of Tarlov cysts. J Spinal Disord Tech. 18(1):29-33, 2005
12. Acosta FL Jr et al: Diagnosis and management of sacral Tarlov cysts. Case report and review of the literature. Neurosurg Focus. 15(2):E15, 2003
13. Caspar W et al: Microsurgical excision of symptomatic sacral perineurial cysts: a study of 15 cases. Surg Neurol. 59(2):101-5; discussion 105-6, 2003
14. Kumar K et al: Symptomatic spinal arachnoid cysts: report of two cases with review of the literature. Spine. 28(2):E25-9, 2003
15. Voyadzis JM et al: Tarlov cysts: a study of 10 cases with review of the literature. J Neurosurg. 95(1 Suppl):25-32, 2001
16. Mummaneni PV et al: Microsurgical treatment of symptomatic sacral Tarlov cysts. Neurosurgery. 47(1):74-8; discussion 78-9, 2000
17. ArunKumar MJ et al: Sacral nerve root cysts: A review on pathophysiology. Neurol India. 47(1):61-4, 1999
18. Paulsen RD et al: Prevalence and percutaneous drainage of cysts of the sacral nerve root sheath (Tarlov cysts). AJNR Am J Neuroradiol. 15(2):293-7; discussion 298-9, 1994
19. Davis SW et al: Sacral meningeal cysts: evaluation with MR imaging. Radiology. 187(2):445-8, 1993

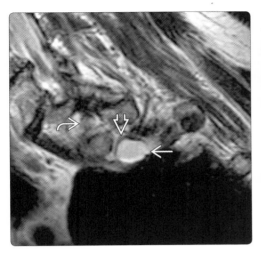

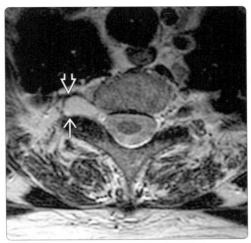

（左图）斜矢状 T2 MR 高分辨神经影像显示神经根袖周围囊肿（➡）。背根神经节（DRG）被囊肿压迫并向上移位（⬇）。注意上方的正常 DRG1（➡）

（右图）同一患者的轴位 T2 MR 示 DRG（➡）受神经根囊肿（➡）压迫向前移位

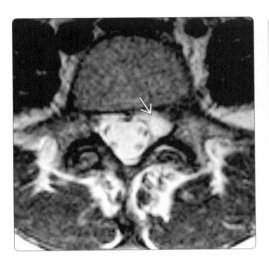

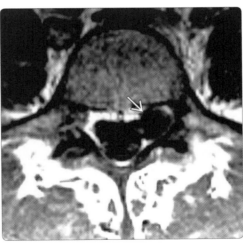

（左图）轴位 T2 MR 示 L5 水平硬膜外左侧隐窝内 CSF 信号肿块（➡）

（右图）同一例患者的轴位 T1 C+ MR 证实肿块内部或壁无强化，与典型的神经根袖周围囊肿一致

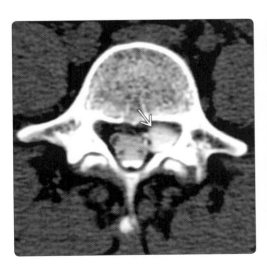

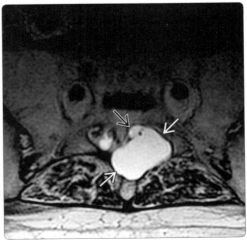

（左图）同一患者的轴位 CT 脊髓造影显示神经根袖周围囊肿（➡）内造影剂充盈，证实囊肿与硬膜囊相连

（右图）另一位患者骶骨的轴位 T2 MR 示一个大的偏心囊肿（➡），为左侧 S2 神经根囊肿。这个大的囊肿使 S2 神经背根神经节发生腹侧移位（➡）

术语

- 脊髓积水：中央椎管囊性扩张
- 脊髓空洞：囊性脊髓空洞，非紧邻脊髓中心
- 延髓空洞：脑干导水管扩张

影像学

- 扩大的脊髓内见膨胀的、串珠样、囊状囊肿样空洞
- 正常或椎管扩大，脊椎扇样征（严重的、长期的脊髓空洞症）

主要鉴别诊断

- 终室
- 囊性脊髓肿瘤
- 脊髓软化

病理学

- 病因包括脑积水，Chiari 1 或 2 型畸形，脊膜膨出或其他脊柱畸形，脊髓拴系，先天性脊柱侧弯，脊髓外伤

临床信息

- 隐匿性疼痛和温感丧失，位置感、本体感觉、轻微触觉感保存
- 上肢末端衰弱，步态不稳
- 脑神经病变（继发于延髓空洞症）

诊断思路

- 尽管部分病变有分隔，大的脊髓空洞常无分隔
- 复杂空洞病变可通过注射造影剂与肿瘤鉴别

（左图）矢状位示意图示大的囊状、串珠状脊髓空洞，并延伸至脊髓圆锥。虽然脊髓空洞较大，但是单个的液体空间是连续的，可以用一个分流导管排出

（右图）矢状位 T1WI（Chiari 2 型畸形，图中未显示）示一个大的囊状脊髓空洞，延伸至整个脊髓，达脊髓末端 L4 水平硬膜闭合处

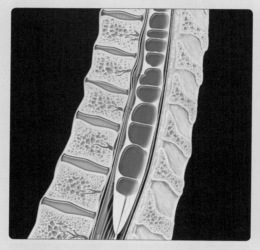
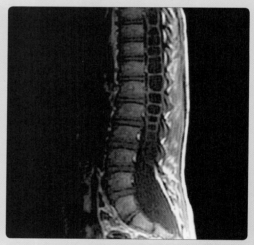

（左图）矢状位 T1WI MR（Chiari 1 型畸形）示小脑扁桃体明显下移（➡），颈胸段脊髓有液体信号，呈囊状扩张（➡）

（右图）同一 Chiari 1 型畸形患者的矢状位 T2WI MR 显示脊髓空洞呈 T2 高信号（➡）。异位扁桃体引起的脑脊液流动改变，增加了空洞内及蛛网膜下腔内的脑脊液流动伪影

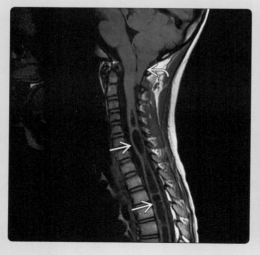
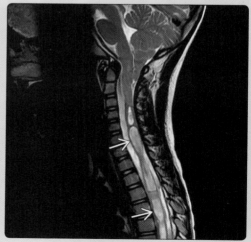

术语

定义

- 脊髓积水：中央椎管囊性扩张
- 脊髓空洞：囊性脊髓空洞，非紧邻脊髓中心
  - 延髓空洞：脑干导水管扩张
  - 大脑空洞：脑/大脑脚空洞延伸
- 脊髓延髓空洞积水症：脊髓空洞症和脊髓积水的特征
- 脊髓空洞前状态：CSF 动力学改变引起的可逆性脊髓水肿

影像学

一般表现

- 最佳诊断依据
  - 扩大的脊髓内见膨胀的、串珠样、囊状囊肿样空洞
- 部位
  - 脊髓内
- 大小
  - 较小→显著扩张
- 形态
  - 囊性脊髓内病变；小的脊髓空洞为管状，增大时为串珠状或有分隔

X 线表现

- X 线片
  - 骨性椎管正常或扩张
  - ± 萎缩性神经性关节病（颈髓空洞）

CT 表现

- 强化 CT
  - 脊髓扩张，无强化的 CSF 囊性信号
- CT 骨窗
  - 正常或椎管扩大，脊椎扇形征（严重的、长期的脊髓空洞）

MRI 表现

- T1WI
  - 低信号脊髓裂
    - 矢状位图像显示纵向扩张
    - 轴位图像显示脊髓空洞局部解剖及与邻近结构关系
- T2WI
  - 脊髓内囊性高信号 ± 邻近神经胶质增生、脊髓软化
    - ± 蛛网膜粘连，脊髓拴系或水肿
- T1WI C+
  - 无强化的囊性病变，强化提示合并感染或者肿瘤病变

超声表现

- 灰阶超声
  - 低回声的脊髓囊肿或者中央管扩张

非血管介入

- 脊髓造影
  - 脊髓扩张 ± 椎管增宽
  - 脊髓造影剂吸收延迟

其他表现

- 2D MR 动态强化 CSF 流动成像
  - ± 经小脑扁桃体 CSF 动力学异常（Chiari I 型畸形）
  - 正常圆锥运动与拴系脊髓运动相矛盾
  - 较大的脊髓空洞常见 CSF 流动伪影

推荐成像方法

- 最佳成像方法
  - MRI
- 成像建议
  - 矢状位与轴位 T1WI、T2WI、T1C+
  - 电影 PC CSF 流动 MR

鉴别诊断

终室

- 终末脊髓中央管无症状（正常）扩张

囊性脊髓肿瘤

- 脊髓扩张，异常 T2 信号环绕囊性空洞，结节样强化

脊髓软化

- 脊髓体积变小，胶质细胞增生
- T1 WI 可见无 CSF 信号的空洞

病理学

一般表现

- 病因学
  - 存在争议；两种最流行的理论并不互相排斥
    - 蛛网膜下腔异常使 CSF 通过血管周围间隙进入脊髓→中央管重建/扩大
      □ 蛛网膜粘连、肿块、脊髓空洞、Chiari 畸形、脊柱闭合不全、脊髓纵裂
    - 继发于原发脊髓病变的脊髓坏死（外伤、感染或脊髓炎、强直性脊柱炎）→脊髓空洞
- 伴发异常
  - 脑积水，Chiari 1 或 2 型畸形，脊膜膨出或其他脊柱畸形，脊髓拴系，先天性脊柱侧弯，脊髓外伤
- CSF 囊肿纵向扩张 ± 邻近神经胶质增生，脊髓软化
- 与脊柱侧弯相关（左侧屈曲↑，高或低头端/尾端椎体，男性，Chiari 1 或 2 型畸形）
- 脊髓空洞：室管膜包围的中央管扩张
  - "脊髓脑积水"
  - 中央管的通畅决定了瘘管空洞的位置和范围
  - 小部分无症状成年人可见裂隙样中央管残留
- 脊髓空洞：中心旁脊髓空洞独立于脊髓中央管
  - ± 前联合、后角的偏心性扩张
  - 脊髓内压力增加→神经功能紊乱，神经束、神经元及微循环受压
- 脊髓空洞前状态：CSF 流动改变引起的可逆性颈髓水肿，不出现明显的空洞

○ 通常由于 Chiari 1 或 2 型畸形引起枕骨大孔处 CSF 流动受阻

大体病理与手术所见

- 腔样扩张 ± 与中央管相连
- ± 蛛网膜粘连、肿块病变、脊髓拴系、Chiari 畸形、血液产物 / 外伤碎屑

镜下所见

- 与第四脑室相关的中央管扩张
  ○ 环绕以水肿的空洞；长度受年龄相关的中央管狭窄影响
- 无脊髓空洞段下方非交通性（孤立的）中央管扩张
  ○ 第四脑室下方距离可变；空洞边缘被邻近中央管狭窄限制
  ○ ± 皮质旁偏心性分离、神经胶质增生
- 管外的（实质内）管腔与中央管不连续
  ○ 脊髓分水岭区域 ± 脊髓软化，以神经胶质 / 纤维胶质分界偏心性分布，中心神经元溶解，噬神经细胞作用，Wallerian 变性

临床信息

临床表现

- 常见体征 / 症状
  ○ 隐匿性疼痛和温感丧失，位置感、本体感觉、轻微触觉感保存
  ○ 上肢末端衰弱，步态不稳
  ○ 其他症状 / 体征
    - 机械性脊柱疼痛，根性疼痛，痉挛性瘫痪，脊柱侧弯
    - 脑神经病变（继发于延髓空洞症）
- 临床资料
  ○ 对称性扩大的中央空洞无症状，或非特异性神经征象（痉挛状态、虚弱、节段性疼痛）
  ○ 实质旁空洞与长神经束及节段征象相关，与位置、脊髓水平、脊髓空洞象限相关

人口统计学

- 年龄
  ○ 常见于年轻及年长成年人，少见于儿童
- 性别
  ○ 男 = 女
- 流行病学
  ○ 原发性脊髓空洞常见于年轻人
    - 如有颅底凹陷症、Chiari 1 或 2 型畸形，则患病率增加
  ○ 继发性脊髓空洞见于任何年龄，症状取决于原发病变
    - 25% 脊髓损伤（SCI）患者发展为脊髓空洞

转归与预后

- 可变，取决于潜在的病因
- 慢性、缓慢发展，相关急性表现
- 自发性缓解罕见
- ±Chiari 减压术、肿块切除、粘连松解或脊髓解栓后的可逆性
  ○ 长期病变 ＜50%
  ○ 感觉失调 / 迟钝，疼痛较运动减弱与步态不稳容易缓解
- CSF 舒张期流动决定了囊肿大小及生物学行为
  ○ 成功手术后 CSF 舒张期流速下降，持续性升高预示预后欠佳

治疗

- 寻找潜在原发病因
  ○ 纠正骨畸形、减压、松解粘连
  ○ 如果不能恢复正常 CSF 流动，则考虑空洞引流

诊断思路

思考点

- 脊髓空洞病因影响治疗
  ○ Chiari 1 型畸形 *vs.* 其他病因
- 尽管部分病变有分隔，大的脊髓空洞常无分隔

影像解读要点

- 单纯脊髓空洞症罕见强化，或造成诊断困难
- 复杂空洞病变可以通过注射造影剂与肿瘤鉴别

（高丽香、袁慧书 译）

参考文献

1. Yuan C et al: Rapid progression of acute cervical syringomyelia: a case report of delayed complications following spinal cord injury. J Spinal Cord Med. 1-5, 2020
2. Holly LT et al: Chiari malformation and syringomyelia. J Neurosurg Spine. 31(5):619-28, 2019
3. Shen J et al: Syringobulbia in patients with Chiari malformation type i: a systematic review. Biomed Res Int. 2019:4829102, 2019
4. Yuan C et al: Spontaneous resolution of syringomyelia with a 16-year serial magnetic resonance imaging follow-up: a case report and literature review. World Neurosurg. 130:432-8, 2019
5. Klekamp J: How should syringomyelia be defined and diagnosed? World Neurosurg. 111:e729-45, 2018
6. Menezes AH et al: Syringobulbia in pediatric patients with Chiari malformation type I. J Neurosurg Pediatr. 22(1):52-60, 2018
7. Governale LS: Resolution of Chiari-associated syringomyelia. Pediatr Neurol. 50(5):542-3, 2014
8. Nagoshi N et al: Factors contributing to improvement of syringomyelia after foramen magnum decompression for Chiari type I malformation. J Orthop Sci. 19(3):418-23, 2014
9. Vandertop WP: Syringomyelia. Neuropediatrics. 45(1):3-9, 2014
10. Tsitouras V et al: Syringomyelia and tethered cord in children. Childs Nerv Syst. 29(9):1625-34, 2013
11. Aghakhani N et al: Long-term follow-up of Chiari-related syringomyelia in adults: analysis of 157 surgically treated cases. Neurosurgery. 64(2):308-15; discussion 315, 2009
12. Nakamura M et al: Clinical significance and prognosis of idiopathic syringomyelia. J Spinal Disord Tech. 22(5):372-5, 2009
13. Akhtar OH et al: Syringomyelia-associated scoliosis with and without the Chiari I malformation. J Am Acad Orthop Surg. 16(7):407-17, 2008
14. Goh S et al: Presyrinx in children with Chiari malformations. Neurology. 71(5):351-6, 2008

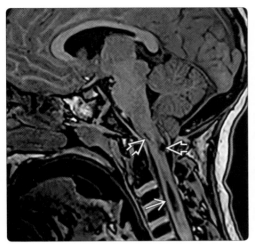
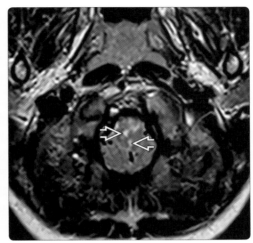

（左图）T1 FLAIR MR（针对头痛做的 MR）显示颈椎脊髓空洞症（➡），以及髓质内 2 个区域的液体信号（➡）（延髓空洞症）

（右图）同一患者的轴位 T2WI MR 证实髓质内的 T2 信号为空泡（➡）。脊髓空洞症延伸至脑干，称为延髓空洞症

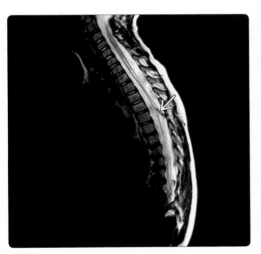
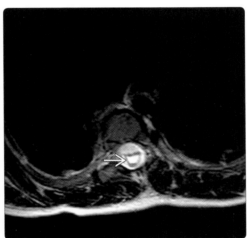

（左图）矢状位 T2WI（Chiari 2 畸形，脊膜膨出）示胸髓小管状空洞伴脊髓萎缩，可见低信号脊膜引流管（➡）延伸到脊髓空洞内

（右图）轴位 T2 WI（Chiari 2 畸形，先天性脊髓膨出手术治疗后脊髓空洞内置引流管）示胸髓内不规则脊髓空洞（➡）

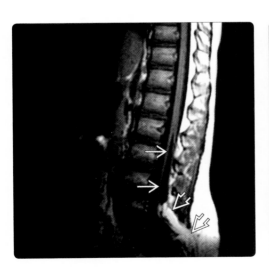
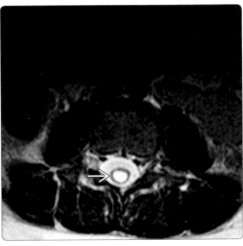

（左图）矢状位 T1WI（临床脊髓拴系）示低位腰椎脊髓空洞（➡），远端脂肪脊髓脊膜膨出（➡）

（右图）轴位 T2WI（骶椎管脂肪脊髓脊膜膨出合并脊髓拴系）示典型的脊髓积水空洞症（➡）

术语
- 椎管内过多脂肪堆积，引起脊髓压迫及神经功能缺损

影像学
- 胸椎：58%~61%
  - T6-T8，脊髓背侧
  - 硬膜外脂肪≥7 mm
- 腰椎：39%~42%
  - L4-L5，包绕硬膜囊
- 轴位图像上呈 Y 形包绕腰椎硬膜囊
- 对硬膜囊、神经根有占位效应
- 所有序列上都有脂肪信号
  - 脂肪抑制序列可证实脂肪组织，除外血块

主要鉴别诊断
- 亚急性硬膜外出血

- 脊柱血管脂肪瘤
- 硬膜外转移瘤
- 硬膜外脓肿

病理学
- 外源性或内源性类固醇
- 普遍性肥胖
- 特发性

临床信息
- 症状逐渐进展
- 虚弱＞85%
- 背痛、感觉缺失、多发性神经根病、反射改变、失禁、共济失调

诊断要点
- 大多数病例与外源性皮质类固醇使用有关

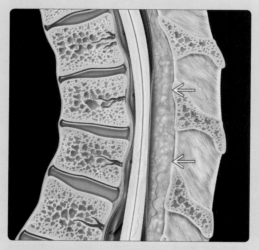
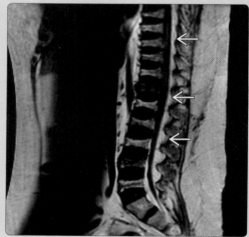

（左图）矢状位示意图示位于胸椎管背侧的融合的大量硬膜外脂肪（➡），背侧硬膜囊消失及脊髓中度占位效应，硬膜囊腹侧移位

（右图）长期慢性外源性类固醇的儿童患者表现为下肢麻痹。矢状位 T1 MR 显示广泛的背侧硬膜外脂肪增生（➡），导致严重的椎管狭窄。每个胸椎和腰椎也有激素相关的椎体压缩骨折

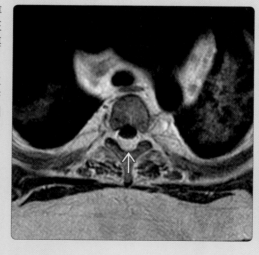
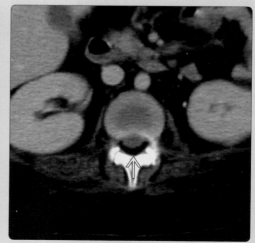

（左图）慢性外源性类固醇的肥胖患者轴位 T1 MR 证实硬膜外（➡）以及腹膜后和皮下脂肪广泛增生

（右图）该患者腹部轴位 CT 证实硬膜外间隙有低密度脂肪，导致硬膜囊腹侧移位

术语

定义

- 椎管内过多脂肪堆积，引起脊髓压迫及神经功能受损

影像学

一般表现

- 最佳诊断依据
  - 大量的硬膜外脂肪位于中胸椎及腰椎，压迫硬膜囊
- 部位
  - 胸椎：58%～61%
    - T6-T8，脊髓背侧
  - 腰椎：39%～42%
    - L4-L5，包绕硬膜囊
- 大小
  - 胸椎硬膜外脂肪 ≥ 7 mm
  - 多节段发生
- 形态学
  - 轴位图像上呈 Y 形包绕腰椎硬膜囊

CT 表现

- 椎管内脂肪增多
- 压迫脊髓或硬膜囊
- 无异常强化
- 无骨侵蚀

MRI 表现

- 对硬膜囊、神经根有占位效应
  - CSF 压迫，脊髓压迫，马尾神经聚集
- 所有序列上都有脂肪信号
- 无异常强化

推荐成像方法

- 最佳成像方法
  - 矢状位和轴位 T1 MR
- 成像建议
  - 抑脂序列可证实脂肪组织，除外血块

鉴别诊断

亚急性硬膜外出血

- 急性征象
- T1 抑脂序列上呈高信号

脊柱血管脂肪瘤

- 含脂肪及血管组织的良性肿瘤
- 局限性、圆形肿块
- 具有侵袭性，可侵犯周围骨质
- 通常在 T1WI 上较脂肪信号低，在 STIR 上高
  - 因为含血管成分
- 注入轧剂非脂肪成分可见强化

硬膜外转移瘤

- TIWI 低信号，T2WI、STIR 等或高信号

- 注入轧剂可见强化

硬膜外脓肿

- T1WI 低信号，T2WI 高信号
- 注入轧剂可见弥漫性或周围强化

病理学

一般表现

- 病因学
  - 最常见：长期外源性类固醇应用
  - 内源性类固醇分泌过多
    - 垂体腺瘤
  - 普遍性肥胖；特发性
  - 代谢综合征相关
- 相关异常
  - 椎体压缩性骨折
    - Steroid-related 骨质疏松症

镜下所见

- 组织学上正常的硬膜外腔包裹脂肪组织

临床信息

临床表现

- 常见体征 / 症状：虚弱 > 85%
- 其他体征 / 症状：背痛、感觉缺失、多发性神经根病、反射改变、失禁、共济失调
- 临床资料：症状逐渐进展

人口统计学

- 不常见，多见于中年人（男 > 女）

转归及预后

- 术前降低类固醇使用及特发性者预后较好
- >80% 的患者手术后症状缓解

治疗

- 纠正潜在的内分泌病变
- 普遍性肥胖患者减肥
- 多平面椎板切除与融合
  - 有脊髓压迫及神经根病时建议使用

（高丽香、袁慧书　译）

参考文献

1. Kim K et al: Spinal epidural lipomatosis: a review of pathogenesis, characteristics, clinical presentation, and management. Global Spine J. 9(6):658-65, 2019
2. Ishihara S et al: Spinal epidural lipomatosis is a previously unrecognized manifestation of metabolic syndrome. Spine J. 19(3):493-500, 2018
3. Morishita S et al: Lumbar epidural lipomatosis is associated with visceral fat and metabolic disorders. Eur Spine J. 27(7):1653-61, 2018
4. Papastefan ST et al: Management of idiopathic spinal epidural lipomatosis: a case report and review of the literature. Childs Nerv Syst. 34(4):757-63, 2018
5. Singh J et al: Neonatal epidural lipomatosis: a rare case. J Pediatr Neurosci. 13(2):267-69, 2018
6. Al-Yafeai R et al: Spinal cord compression secondary to idiopathic thoracic epidural lipomatosis in an adolescent: a case report and review of literature. Int J Surg Case Rep. 37:225-9, 2017
7. Brennan RC et al: Spinal epidural lipomatosis in children with hematologic malignancies. Ann Hematol. 90(9):1067-74, 2011

术语
- 红骨髓：造血性骨髓
- 黄骨髓：脂肪性骨髓

影像学
- 黄骨髓常分布在中央穿静脉周围
- 在椎间盘退变性疾病中，黄骨髓近终板
- 骨髓移植后：脂肪位于椎体中央部位，红骨髓在外周
  - 黄骨髓为高信号
  - 红骨髓为低至中等信号
- 信号强度等或略高于肌肉组织

主要鉴别诊断
- 白血病
- 多发骨髓瘤
- 转移瘤
- 骨髓纤维化

- 血管瘤

病理学
- 正常的骨髓类型随年龄变化
- 儿童时期为原始造血性骨髓
- 成年渐变为脂肪性骨髓
- 脂肪性骨髓最先见于中央穿静脉周围
- 脂肪性骨髓和造血性骨髓常混合成大理石花纹状
- 成年人后期转化为脂肪含量高的骨髓
- 贫血、肥胖、高强度体育锻炼、骨髓移植、红骨髓刺激药物可以诱导红骨髓转化生成

临床表现
- 无症状

诊断要点
- 骨髓脂肪模式因年龄、健康状况而异

（左图）矢状位 T2WI 示一名 15 岁患者脂肪（➔）聚集于椎体引流静脉（➔）周围，椎体其他部分为红骨髓

（右图）矢状位 T1WI 示 50 岁患者红骨髓、黄骨髓相间出现。脂肪一般集中在引流静脉周围和退变椎间盘附近（➔）。与肌肉相比，红骨髓呈等或稍高信号（➔）

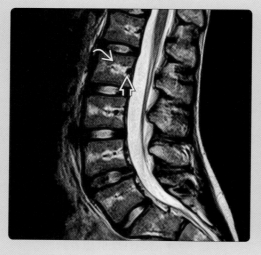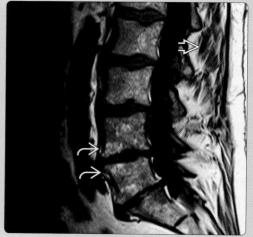

（左图）矢状位 T1WI 示 85 岁患者主要为黄骨髓，但小的局灶性红骨髓分布于各处。虽然红骨髓随着年龄减少，但是脊柱仍存在一些红骨髓，除非患者接受放疗

（右图）矢状位 T1WI 示正常骨髓（➔）、接受放疗的骨髓（➔），与肿瘤浸润骨髓（➔）的不同信号

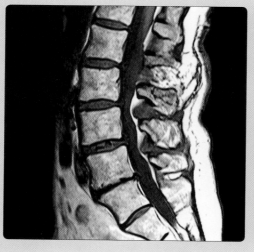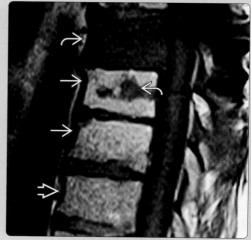

术语

定义
- 红骨髓：造血性骨髓
- 黄骨髓：脂肪性骨髓

影像学
一般表现
- 部位
  - 椎体
  - 黄骨髓常分布在中央穿静脉周围
  - 在椎间盘退变性疾病中，黄骨髓近终板
  - 骨髓移植后：脂肪位于椎体中央部位，红骨髓在外周
  - 放疗区域红骨髓会减少

CT 表现
- 有正常的骨小梁结构

MRI 表现
- T1WI
  - 黄骨髓为高信号
  - 红骨髓为低至中等信号
    - 信号强度等或略高于肌肉组织
- T2WI
  - 如果不用抑脂序列，黄骨髓为高信号
  - 红骨髓为低至中等信号，与肌肉组织类似
- STIR
  - 黄骨髓为低信号
  - 红骨髓为低至中等信号
- DWI：对于鉴别红骨髓和肿瘤没有价值
- T1WI C+：红骨髓信号略高
- 正 / 反相位序列
  - 随着 TE 时间延长，正相位和反相位序列可以反映脂肪与水的信号权重
  - 红骨髓含脂肪和水：在反相位表现为低信号
  - 肿瘤突出不包含脂肪：在反相位表现为高信号
  - 无大样本研究证实这个观点
    - 早期骨髓瘤与红骨髓表现相同

推荐成像方法
- 最佳成像方法：可疑病例可行 CT 检查排除溶解性病变

鉴别诊断

白血病
- 早期：可以与红骨髓表现完全相同
- 晚期：T1 信号低于椎间盘
- CT 显示局部小梁破坏
- 反相位 MRI：（通常）高信号

多发骨髓瘤
- 与白血病表现相同

转移瘤
- T1WI 比椎间盘信号低；通常 STIR 高信号，硬化型转移瘤时呈中等信号

- 通常比红骨髓更清晰，病灶更大
- 反相位：高信号

骨髓纤维化
- MRI 所有序列上均为低信号

血管瘤
- 通常为含有脂肪组织的圆形团块
- 栅栏状表现，由于骨小梁的横向损害，纵向骨小梁显得异常粗大

病理学

一般表现
- 病因
  - 黄骨髓增多
    - 正常的老化现象
      - 骨髓呈大理石花纹状
    - 放疗
      - 对应于辐照区域
      - 红骨髓对于放疗更敏感
    - 椎间盘退变性疾病
      - 主要靠近椎体终板
  - 红骨髓增多
    - 黄骨髓转化为红骨髓
    - 贫血、肥胖、高强度体育锻炼、骨髓移植、红骨髓刺激药物

分期、分级及分类
- 正常的骨髓类型随年龄变化
  - 儿童时期为原始造血性骨髓
  - 成年渐变为脂肪性骨髓
  - 脂肪性骨髓最先见于中央穿静脉周围
  - 脂肪性骨髓和造血性骨髓混合经常存在
  - 成年人后期转化为脂肪含量高的骨髓
  - 贫血、肥胖、高强度体育锻炼、骨髓移植、红骨髓刺激药物可以诱使红骨髓转化生成

诊断要点

思考点
- 骨髓脂肪模式因年龄、健康状况而异

（高丽香、袁慧书 译）

参考文献

1. He J et al: Vertebral bone marrow fat content in normal adults with varying bone densities at 3T magnetic resonance imaging. Acta Radiol. 60(4):509-15, 2019
2. Shiran SI et al: T1-weighted MR imaging of bone marrow pattern in children with adolescent idiopathic scoliosis: a preliminary study. J Child Orthop. 12(2):181-6, 2018
3. Singhal V et al: Differential associations between appendicular and axial marrow adipose tissue with bone microarchitecture in adolescents and young adults with obesity. Bone. 116:203-6, 2018
4. Guillerman RP: Marrow: red, yellow and bad. Pediatr Radiol. 43 Suppl 1:S181-92, 2013
5. Vande Berg BC et al: Normal variants of the bone marrow at MR imaging of the spine. Semin Musculoskelet Radiol. 13(2):87-96, 2009

术语

- McCune-Albright 综合征：多骨性纤维性结构不良，性早熟，皮肤咖啡牛奶斑

影像学

- 多发脊柱骨纤维结构发育不良病变
- 常引起脊柱侧弯
- 椎弓 > 椎体
- 骨梭形膨大
- 皮质变薄
- 常见磨玻璃样区域
  - 然而，此种区域可位于单纯溶解区与单纯硬化区之间
- 狭窄的过渡区 ± 硬化边缘
- T1WI、T2WI 低至等信号，强化各异
- 放射性核素摄取从轻微到显著摄取

主要鉴别诊断

- 动脉瘤样骨囊肿（aneurysmal bone cyst，ABC）
- Paget 病
- 成骨细胞瘤
- 骨肉瘤
- 结节性硬化

病理学

- GNAS 基因的散发突变

临床信息

- 生长受限，病理性骨折
- 罕见肉瘤样转化

诊断思路

- 与 Paget 病在影像上不要混淆
  - Paget 病中，骨皮质、骨小梁增厚
  - FD 中骨皮质变薄，骨小梁被替代

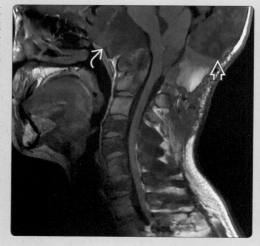
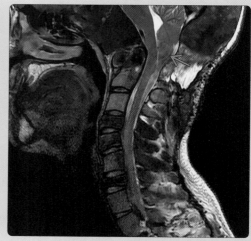

（左图）矢状位 T1 MR 在一个患有严重多骨性纤维结构不良的青春期男孩（FD）显示斜坡（➥）、枕骨（➡）及整个颈椎广泛的骨质膨胀。注意，所涉及的区域呈低信号

（右图）同一患者的矢状位 T2 MR 显示受累区也呈低信号，这一特征性表现有助于区分 FD 与肿瘤病变。该患者因减压后颅内体积减小，也出现小脑扁桃体异位（➡）

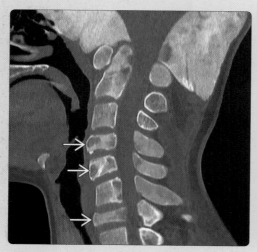
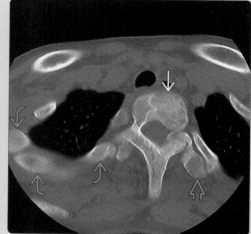

（左图）同一患者枕骨下减压前矢状位 CT 骨窗证实广泛的磨玻璃样骨膨胀，与 MR 上的低强度区域相对应，较不广泛的硬化灶也很明显。还应注意椎体病理性压缩（➡）

（右图）同一患者的轴位 CT 骨窗显示椎体（➡）和后缘以及横突（➡）和肋骨（➡）呈磨玻璃样膨胀

术语

缩略语

- 骨纤维结构发育不良（fibrous dysplasia, FD）

定义

- 单骨性的：单发病变
- 多骨性的：多发病变，常与生长障碍有关
- McCune-Albright 综合征：多骨性纤维性结构不良，性早熟，皮肤咖啡牛奶斑

影像学

一般表现

- 部位
  - 较少累及脊柱
    - 多数脊柱病变见于多骨性病变
    - 椎弓 > 椎体

X 线表现

- X 线片
  - 骨梭形膨胀
  - 皮质变薄
  - 常见磨玻璃样区域
    - 然而，此种区域可位于单纯溶解区与单纯硬化区之间
    - 可见软骨岛
  - 狭窄的过渡区 ± 硬化边缘
  - 脊柱侧弯

CT 表现

- 交界区在 X 线片上更容易显示
- 皮质破坏不常见

MRI 表现

- T1 WI：低到中等信号
- T2WI FS：非均质低到中等信号
- TIWI C+：强化表现多样

核素检查

- 骨扫描
  - 放射性核素摄取从轻微到显著摄取
  - 放射性核素摄取与症状无关

推荐成像方法

- 最佳成像方法
  - CT 扫描：1~3 mm 层厚

鉴别诊断

动脉瘤样骨囊肿（ABC）

- 椎弓球形膨大
- CT 和 MRI 可见液 - 液平
- 可与 FD 相关

Paget 病

- 溶解期表现类似
- 修复期特征：皮质增厚，骨小梁粗大，骨膨大

成骨细胞瘤

- 常显示多发分散的骨基质
- 可见"磨玻璃"征

结节性硬化

- 硬化性骨病变
- 特征性改变为脑内异常

骨肉瘤

- ± 无定形的、未成熟区域
- 交界区较宽
- 骨皮质破坏、软组织肿块
- 骨膜反应

病理学

一般表现

- 遗传学
  - *GNAS* 基因的散发突变
- 伴发异常
  - 内分泌异常：甲状旁腺功能亢进，肢端肥大症，性早熟，尿磷酸盐增多

大体病理与手术所见

- 白色或褐色沙砾样病变

镜下所见

- 纤维组织间质
- 编织骨小骨针（杂乱）
- 偶见软骨病灶

临床信息

转归与预后

- 生长受限，病理性骨折常见
- 肉瘤样转化为骨肉瘤或者恶性纤维组织细胞瘤少见

诊断思路

思考点

- 与 Paget 病在影像上不要混淆
  - Paget 病中，骨皮质、骨小梁增厚
  - FD 中骨皮质变薄，骨小梁被替代

（高丽香、袁慧书 译）

参考文献

1. Milon A et al: Locally aggressive monostotic fibrous dysplasia of the cervical spine mimicking malignancy: a case report and literature review. SICOT J. 5:34, 2019
2. Nuñez JH et al: Surgical treatment of cervical spine fibrous dysplasia: case report and literature review. Int J Spine Surg. 12(6):659-64, 2018
3. Wu FL et al: Polyostotic fibrous dysplasia involving the thoracic spine with myelopathy: case report and review of the literature. Spine J. 14(1):e11-5, 2014
4. Zhong H et al: Monostotic fibrous dysplasia of cervical spine. Joint Bone Spine. 82(1):65, 2014
5. Wu FL et al: Fibrous dysplasia of the mobile spine: report of 8 cases and review of the literature. Spine (Phila Pa 1976). 38(23):2016-22, 2013
6. Park SK et al: CT and MRI of fibrous dysplasia of the spine. Br J Radiol. 85(1015):996-1001, 2012

要 点

术语

- 中枢神经系统（CNS）的罕见、非肿瘤性、钙化性病变，肿块可发生于轴外或轴内
- 排除性诊断

影像学

- 离散的钙化肿块，无明显软组织成分

主要鉴别诊断

- 脊柱硬膜内 DDx
  ○ 脊膜瘤
  ○ 黏液乳头性室管膜瘤
- 脊柱硬膜外 DDx
  ○ 成骨细胞瘤
  ○ 骨软骨瘤
  ○ 肿瘤样钙质沉着症
- 颅内 DDx
  ○ 脑膜瘤
  ○ 转移性疾病

病理学

- 未知，神经轴钙化性假瘤（calcifying pseudoneoplasm of neuraxis，CAPNON）可能是对一系列刺激因子的愈合反应
- 中心区域纤维性，不规则，线性，在其他实体中看不到

临床信息

- 非肿瘤性，预后良好
- 治疗
  ○ 保守
  ○ 手术治愈
- 表现
  ○ 颅内病变：癫痫、头痛等
  ○ 脊髓损伤：背部疼痛，轻瘫

（左图）矢状位无强化 T1WI MR 示 L2 水平硬膜内低信号病灶（➡）。病变非特异性，但没有宽的硬膜基底提示脊膜瘤。经病理证实为神经轴钙化性假瘤（CAPNON）

（右图）矢状位 T2WI MR 示 L2 水平马尾处不规则的低信号团块（➡）。注意病变上方的囊肿（➡）

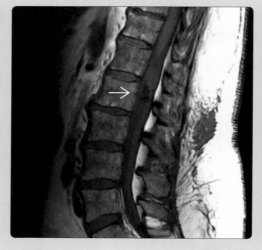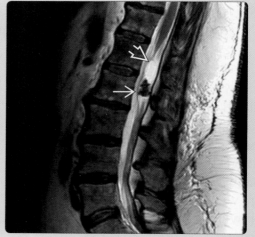

（左图）周围 T2WI MR 示 CAPNON 是马尾神经根处的一个低信号的硬膜内肿块（➡）。这些病变的病因尚不清楚，但可能是对先前损伤的非特异性愈合反应。注意椎体内偶发血管瘤（➡）

（右图）矢状位 T1 C+ MR 显示马尾硬膜内病变的轻微不均匀强化（➡）

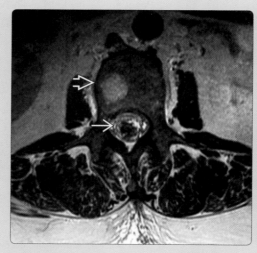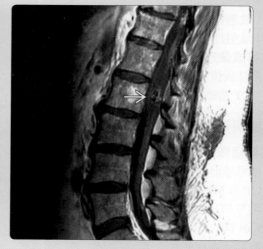

术语

缩略语
- 神经轴钙化性假瘤（CAPNON）

定义
- 中枢神经系统（CNS）的罕见、非肿瘤性、钙化性病变，肿块可发生于轴外或轴内
- 排除性诊断

影像学

一般表现
- 最佳诊断依据
  ○ 离散的钙化肿块，无明显软组织成分
- 部位
  ○ 颅内
    - 硬脑膜
    - 软脑膜
  ○ 脊柱
    - 硬膜内的
    - 硬膜外的
  ○ 骨
- 大小：多变
- 形态：圆形

CT 表现
- 钙化、界限明确的肿块

MR 表现
- T1WI：低信号
- T2WI
  ○ 脊柱
    - 低信号的不连续病变
    - 可能与邻近囊肿有关
  ○ 脑
  ○ 低信号病变伴邻近血管源性水肿
- T1WI C +：强化方式多样

鉴别诊断
- 脊柱硬膜内 DDx
  ○ 脊膜瘤
  ○ 黏液乳头性室管膜瘤
- 脊柱硬膜外 DDx
  ○ 成骨细胞瘤
  ○ 骨软骨瘤
  ○ 肿瘤样钙质沉着症
- 颅内 DDx
  ○ 脑膜瘤
  ○ 转移性疾病

病理学

一般表现
- 病因学

○ 未知，神经轴钙化性假瘤（CAPNON）可能是对一系列刺激因子的愈合反应
- 相关的异常
  ○ 2 型神经纤维瘤病占少数
  ○ 该综合征钙化性假瘤的发生率尚不清楚

大体病理及手术所见
- 离散的、坚硬的、白色的、粒状的、有砂砾的

镜下所见
- 离散的、软骨钙化的、有时骨化的肿块，表面有可变的上皮样细胞，可能是脑膜上皮型细胞
- 中心区域纤维性，不规则，线性，在其他实体中看不到
  ○ 结节型软骨黏液样基质
  ○ 巨细胞引起的异物反应
  ○ 钙化、骨化生、散在砂砾小体
  ○ 纤维基质数量不等
  ○ 上皮样细胞的栅栏梭形结构

临床信息

临床表现
- 最常见的体征 / 症状
  ○ 颅内
    - 癫痫、头痛
    - 脑神经功能障碍
  ○ 脊柱
    - 背痛，轻瘫

人口统计学
- 年龄：任何年龄可发生
- 性别：无明显差别

转归与预后
- 非肿瘤性，预后良好

治疗
- 保守治疗
- 手术切除治愈

诊断思路

思考点
- 与任何特定的年龄或部位都没有太大关系

（高丽香、袁慧书 译）

参考文献

1. Gauden AJ et al: Calcifying pseudoneoplasm of the neuraxis: a case report and review of the literature. J Clin Neurosci. 70:257-9, 2019
2. Nussbaum ES et al: Extradural petromastoid calcifying pseudoneoplasm of the neuraxis (CAPNON): case report and literature review. Clin Neurol Neurosurg. 166:99-106, 2018
3. Saha A et al: Calcifying pseudoneoplasm of the spine: imaging and pathological features. Neuroradiol J. 31(4):440-4, 2017
4. Alshareef M et al: Calcifying pseudoneoplasm of the cervicomedullary junction: case report and a literature review. World Neurosurg. 85:364.e11-8, 2016
5. García Duque S et al: Calcifying pseudoneoplasms of the neuraxis: report on four cases and review of the literature. Clin Neurol Neurosurg. 143:116-20, 2016

术语

- 外伤后椎体缺血性坏死

影像学

- X 线片、CT
  - 椎体变扁、硬化
  - 椎体内水平方向狭窄的气带
  - 由于骨折不愈合引起椎体裂隙
- MRI
  - 椎体塌陷
  - 在所有序列上气体裂隙为低信号
  - 骨折线可见或不可见
  - 不如 CT 容易显示

主要鉴别诊断

- 感染

- 非外伤性骨梗死
- 退变椎间盘内气体
- CPPD

病理学

- 影像学上隐匿的椎体裂隙常见于骨折患者
- 椎体骨折裂隙不愈合，发生 2 度坏死、塌陷
- 氮气在裂缝中积累

临床信息

- 表现为疼痛、脊柱后凸
- 通常发生在老年骨质疏松患者
- 如果不治疗会出现进行性骨质塌陷

诊断思路

- Kümmell 病很少与病理性骨折相关

（左图）冠状位 CT 骨窗示气体（➡）位于塌陷、硬化椎体内，也见于邻近椎间隙（➡）。Kümmell 病中，气体可能由退变椎间盘进入椎体

（右图）矢状位 T1WI 示气体（➡）见于骨折椎体及椎间盘（➡），易误诊为钙化

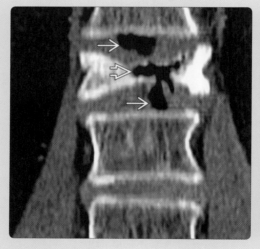
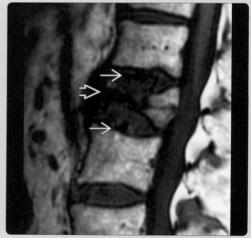

（左图）矢状位 T2WI 示椎体内带状气体（➡）与椎间盘内气体（➡）。表现不及 CT 显著及具有特征性

（右图）矢状位 CT 骨窗示气体（➡）位于塌陷椎体内。这是发生于一个转移性病变的少见病例（➡）。Kümmell 病不只见于良性病变。本病变为前列腺癌转移

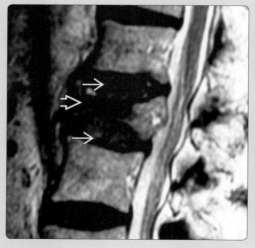
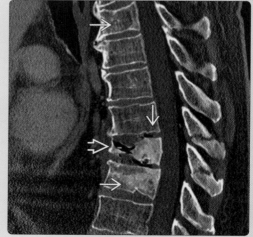

术语

定义
- 迟发性外伤后椎体缺血性坏死

影像学

一般表现
- 最佳诊断依据
  - 变扁椎体内气体裂隙
- 部位
  - 胸椎、腰椎椎体

X 线表现
- X 线片
  - 椎体变扁、硬化
  - 椎体内水平方向狭窄的气带
  - 由于骨折不愈合引起椎体裂隙

CT 表现
- CT 骨窗
  - 椎体内水平分布的气体带
  - 气体常见于邻近椎间隙

MRI 表现
- 椎体塌陷
- 骨折线可见或不可见
  - T1WI 水平分布的低信号线
  - T2WI、STIR 带状高信号
- 气体裂隙
  - 在所有序列上气体裂隙为低信号
  - 不如 CT 容易显示

核医学表现
- 骨扫描
  - 三相骨扫描阳性

推荐成像方法
- 最佳成像方法
  - CT 扫描
- 成像建议
  - 矢状位、冠状位 MDCT 重建

鉴别诊断

感染
- 有时可见小泡状气体，但不是气体裂隙
- 终板破坏
- 椎间盘及椎体不均质强化
- 棘旁软组织积液

非外伤性骨梗死
- 坏死区螺旋形轮廓，周围强化
- 与类固醇、镰刀细胞病、胰腺炎、血管炎、栓塞和潜水病相关

退变椎间盘内气体
- 气体形成于退变椎间盘内，可进入 Schmorl 结节

CPPD
- 在 MRI 上钙化与气体表现类似

病理学

一般表现
- 病因学
  - 椎体后凸成形术数据表明，放射学上隐匿的椎体裂隙在慢性骨折患者中很常见
  - 不一致的椎体骨折会发生继发性坏死和塌陷
  - 氮气沉积在骨折裂隙

临床信息

临床表现
- 常见体征 / 症状
  - 疼痛，脊柱后凸
  - Kümmell 病仍然是排除性诊断

人口统计学
- 年龄：常见于老年骨质疏松患者
- 流行病学：不常见

转归与预后
- 如果不治疗会出现进行性骨质塌陷

治疗
- 选择、风险、并发症
  - 行椎体成形或脊柱侧弯矫正，以减轻疼痛

诊断思路

影像解读要点
- Kümmell 病很少与病理性骨折相关
- 气体存在也可见于感染
  - 常为小泡状，非线性裂隙

（高丽香、袁慧书 译）

参考文献

1. Lim J et al: Posttraumatic delayed vertebral collapse : Kummell's disease. J Korean Neurosurg Soc. 61(1):1-9, 2018
2. Matzaroglou C et al: Kümmell's disease: clarifying the mechanisms and patients' inclusion criteria. Open Orthop J. 8:288-97, 2014
3. Wang Q et al: Pathomechanism of intravertebral clefts in osteoporotic compression fractures of the spine: basivertebral foramen collapse might cause intravertebral avascular necrosis. Spine J. 14(6):1090-1, 2014
4. Lin CL et al: MRI fluid sign is reliable in correlation with osteonecrosis after vertebral fractures: a histopathologic study. Eur Spine J. 22(7):1617-23, 2013
5. Voulgari PV et al: Avascular necrosis in a patient with systemic lupus erythematosus. Joint Bone Spine. 80(6):665, 2013
6. Wu AM et al: Vertebral compression fracture with intravertebral vacuum cleft sign: pathogenesis, image, and surgical intervention. Asian Spine J. 7(2):148-55, 2013
7. van der Schaaf I et al: Percutaneous vertebroplasty as treatment for Kummell's disease. JBR-BTR. 92(2):83-5, 2009
8. Swartz K et al: Kümmell's disease: a case report and literature review. Spine (Phila Pa 1976). 33(5):E152-5, 2008
9. Jang JS et al: Efficacy of percutaneous vertebroplasty in the treatment of intravertebral pseudarthrosis associated with noninfected avascular necrosis of the vertebral body. Spine. 28(14):1588-92, 2003
10. Lane JI et al: Intravertebral clefts opacified during vertebroplasty: pathogenesis, technical implications, and prognostic significance. AJNR Am J Neuroradiol. 23(10):1642-6, 2002

要点

术语
- 一种屈曲状态时后方硬膜前移的颈椎病

影像学
- 不对称的脊髓萎缩
- 屈曲状态下显示后方硬膜周围间隙增宽，硬膜腹侧移位及脊髓压迫
- T1WI C＋显示后方硬膜周围间隙增宽伴强化

主要鉴别诊断
- 运动神经元疾病
- 慢性神经根病

病理学
- 屈曲状态时硬膜囊和颈椎长度变化不成比例
- 通常散发，但是有家族性病例报道

- C5-T1 水平脊髓前角细胞表现萎缩、变性、坏死，并有轻度神经胶质增生

临床信息
- 非进行性手 / 前臂肌肉萎缩
  - 20~30 岁发病
- 避免颈部屈曲可以防止病情进展
- 选择性行颈椎后路减压＋椎管成形术
- M＞F（3∶1）

诊断思路
- 如上肢远端无力的患者 MRI 表现为下颈髓不对称萎缩，应高度怀疑 Hirayama 病
  - 建议行颈椎屈曲位 MRI 检查

（左图）矢状位 T2WI 示 Hirayama 病典型表现。中立位 MRI 示 C5-6 水平脊髓轻度萎缩（➡），其他正常

（右图）屈曲位 T2WI 示硬膜后缘明显腹侧移位和脊髓压迫（➡）。硬膜背侧膨大的血管丛呈 T2 低信号，这个区域在增强时呈现均匀增强（未展示）

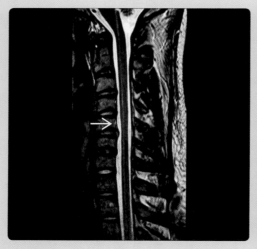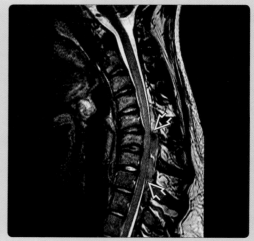

（左图）屈曲 T1 C+ MR 显示硬膜后缘明显腹侧移位，伴长段脊髓受压。背侧硬膜外间隙不均匀明显增强的为扩张的静脉丛（➡）

（右图）轴位屈曲 T2WI MR 显示硬膜后方神经丛明显扩张（➡）。硬脑膜腹侧移位，脊髓不对称受压，右侧为著（➡）

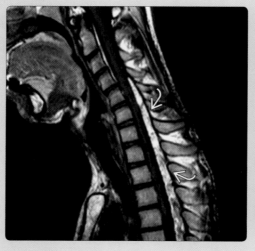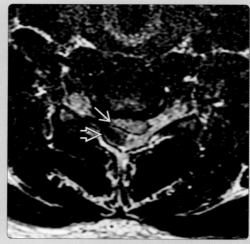

术语

近义词

- 青少年脊髓性肌萎缩，单肢肌萎缩，青少年不对称脊髓性肌萎缩

定义

- 一种屈曲状态时后方硬膜前移的颈椎病

影像学

一般表现

- 最佳成像方法
  - MRI 显示颈椎后方硬膜向前方移位
- 部位
  - 颈椎
- 大小
  - 多变
- 形态
  - 线性后方硬膜前移

CT 表现

- 脊髓造影显示单侧脊髓萎缩
- 由于造影剂流动造成难以在屈曲位进行诊断

MR 表现

- T1WI
  - 不对称的脊髓萎缩
  - 屈曲状态下显示后方硬膜周围间隙增宽，硬膜腹侧移位及脊髓压迫
- T2WI
  - 不对称的脊髓萎缩，萎缩区域高信号
  - 屈曲状态下显示后方硬膜周围间隙增宽，硬膜腹侧移位及脊髓压迫
- T1WI C+
  - 屈曲状态下显示后方硬膜周围间隙增宽

推荐成像方法

- 最佳成像方法
  - 屈曲位 MRI

鉴别诊断

运动神经元病

- 排除性诊断，无脊髓影像表现

慢性神经根病

- 有椎间盘的病变

病理学

一般表现

- 病因学
  - 有争议
  - 颈椎屈曲时存在动态脊髓压迫
  - 屈曲状态时硬膜囊和颈椎长度变化不成比例
    - 屈曲时颈椎管长度增加

- 在正常受试者中，硬膜囊可以补偿这种延长
- Hirayama 病中，脊柱和硬膜囊不平衡导致硬膜紧张、移位
- 遗传学
  - 通常散发，但是有家族性病例报道

大体病理与手术所见

- C5-T1 水平脊髓前角细胞表现萎缩、变性、坏死，并有轻度神经胶质增生
  - 提示这些区域的循环功能不全与脊髓压迫的慢性创伤有关
- 后方异常的硬膜伴少量弹性纤维

临床信息

临床表现

- 常见体征 / 症状
  - 手部 / 前臂肌肉萎缩
    - 右上肢 > 左肢 =2.8∶1
  - 一般为单侧，也可以为双侧
  - 隐匿起病
  - 没有感觉或锥体束受累

人口统计学

- 年龄：20~30 岁
- 性别：男 > 女（3∶1）

转归与预后

- 渐进性发展，最终稳定

治疗

- 避免颈椎屈曲可以防止进展
  - 佩戴颈托 3~4 年
- 选择性行颈椎后路减压＋椎管成形术

诊断思路

影像解读要点

- 如上肢远端无力的患者 MRI 表现为下颈髓不对称萎缩，应高度怀疑 Hirayama 病
  - 建议行颈椎屈曲位 MRI 检查

（高丽香、袁慧书 译）

参考文献

1. Lay SE et al: Hirayama disease (non-progressive juvenile spinal muscular atrophy), 2020
2. Kieser DC et al: Hirayama disease. Eur Spine J. 27(6):1201-6, 2018
3. Paredes I et al: A severe case of Hirayama disease successfully treated by anterior cervical fusion. J Neurosurg Spine. 20(2):191-5, 2014
4. Lehman VT et al: Cervical spine MR imaging findings of patients with Hirayama disease in North America: a multisite study. AJNR Am J Neuroradiol. 34(2):451-6, 2013
5. Zhou B et al: Clinical features of Hirayama disease in mainland China. Amyotroph Lateral Scler. 11(1-2):133-9, 2010
6. Patel TR et al: Lack of epidural pressure change with neck flexion in a patient with Hirayama disease: case report. Neurosurgery. 64(6):E1196-7; discussion E1197, 2009
7. Chen CJ et al: Hirayama flexion myelopathy: neutral-position MR imaging findings--importance of loss of attachment. Radiology. 231(1):39-44, 2004

自发性颅内低压和原发性头痛的临床及影像学表现

特征	自发性颅内低压	原发性头痛
疼痛部位	多变，但常在后方	多变
时间	随着时间的推移加重	多变，通常在觉醒时出现
Valsalva 动作、锻炼后加重	是	是
咖啡因是否有帮助	改善	多变
直立位	改善	多变
头低脚高位	改善	无变化
耳鸣	可发生但通常不搏动	无
关节活动过度	常见	无相关性
背痛	常见	常见
性别	女 > 男	男或女
体态	苗条或正常	无相关性
影像学表现		
垂体形态	增大	正常
脑桥前方平直	常见	无
扁桃体下移	常见，表现为 Chiari 1	正常
视神经交叉	向下倾斜（脑下垂）	正常
开放压力	低，正常，偶尔高	正常

Friedman DI. Headaches due to low and high intracranial pressure. Continuum(Minneap Minn). 24(4-Headache):1066-91, 2018.

术语

通常使用的术语自发性颅内低血压（SIH）在多个方面上用词不准确。首先，该综合征并不总是自发的，因为存在一个起作用的因素，如轻微创伤或 Valsalva 动作。

"自发"也不意味着"特发性"，因为特定的病因已知，如腹侧硬膜撕裂和 CSF 静脉瘘。该综合征对颅内结构有影响，这些影像学表现是确定诊断的关键。然而，如前所述，病因是位于脊柱而不是大脑。CSF 低血压可发生在综合征（定义为开放压力 6 cm H_2O 或更低），但非常不一致，可以低、正常，甚至偶尔增加。开放压力不应该作为一个排除性指标，因为所有类型的脊髓漏患者都可以有正常的 CSF 压力。液体异常更适合定义为 CSF 容量低，而不是压力低。

以解剖为基础的影像学问题
大脑表现

典型的 SIH 脑影像学征象多种多样，包括硬膜下积液、硬脑膜增强、静脉结构充血，如硬脑膜窦（横切面膨胀的圆形）和垂体静脉扩张引起肿大。脑脊液容积减低导致的脑尾侧下降（脑下垂）有许多表现，如视交叉尾端成角，鞍上池变窄，脑桥变平伴桥前池消失（≤5 mm），乳头体脑桥距离减少（≤6.5 mm）。Dobroky（2019）设计了一个评分系统，将患者分为低、中、高级别脊髓脑脊液漏。主要标准（各2分）包括硬脑膜增强，静脉窦充血，4.0 mm 或以下的鞍上池消失。次要标准（各1分）包括硬膜下积液，5.0 mm 或以下的桥前池消失，乳头体脑桥距离 6.5 mm 或以下。根据增加的数字，脊髓脑脊液漏的级别分为低（≤2分）、中（3~4分）、高（≥5分）。

脊柱表现

Schievink（2016）将脊髓漏的来源定义为 1~4 型。1 型是腹侧硬膜撕裂（26%），几乎总是与硬膜外积液（快速渗漏）有关。这些渗漏通常与发生在椎间盘水平的钙化有关，CT 显示最佳。动态 CT 或数字减影脊髓造影（DSM）对于精确地确定渗漏的来源往往是必要的。2 型渗漏（42%）与沿神经根的脊膜憩室有关。这种类型的渗漏也很常见，与硬膜外液体（快速渗漏）有关。3 型渗漏缓慢，与 CSF 静脉瘘相关。没有异常的硬膜外积液。脑脊液静脉瘘的百分比尚不确定，但可能远高于最初报告的 2.5%（更有可能是20%）。这些渗漏也需要进行动态研究来确定，最好是在卧位，以便造影剂进入瘘口部位。最后一组，4 型，是不确定或未知的渗漏。

成像协议
流程

许多算法已被定义用于脑脊液漏的评估。对于临床怀疑 SIH 的患者，推荐的第一个影像学检查是脑MR ± 造影剂和全脊柱 MR 平扫。如果脑和脊柱影像学特征与 SIH 一致（± 脊柱硬膜外液），则建议经验性使用大容量硬膜外血贴疗法（BP）（×2）。如果患者的血压没有改善，或者对血压的影响不是持久的，需要对脊柱进行更加严格的检查。

对于出现硬膜外液体的快速渗漏，需要进行一种动态研究，如动态 CT 脊髓造影或 DSM（动态荧光脊髓造影）。如果怀疑有 1 型腹侧渗漏，则患者行俯卧位检查。如果怀疑 2 型渗漏，则卧位可能更有用。持久性是关键，如果第一次动态检查没有发现渗漏，那么建议重复检查。如果影像学检查不能发现快速渗漏，可以尝试使用多层、非靶向的 BP/ 纤维蛋白胶。对于缓慢渗漏，应首先怀疑脑脊液静脉瘘。这些问题可以通过更常规的 CT 脊髓造影或 MR 脊髓造影来解决，以寻找增强的椎旁静脉或异常的脊膜憩室。如果不成功，则采用卧位 DSM。由于鞘内造影剂的限制，这些手术通常在连续几天内进行 2 次，首先是一侧卧位，然后在第二天进行另一侧卧位。腹侧裂口和脑脊液静脉瘘需要手术才能持久治愈，但脊膜憩室可以通过靶向 BP 或纤维蛋白胶直接手术闭合来治疗。

（高丽香、袁慧书 译）

参考文献

1. Dobrocky T et al: Assessing spinal cerebrospinal fluid leaks in spontaneous intracranial hypotension with a scoring system based on brain magnetic resonance imaging findings. JAMA Neurol. 76(5):580-7, 2019
2. Dobrocky T et al: Cryptogenic cerebrospinal fluid leaks in spontaneous intracranial hypotension: role of dynamic CT myelography. Radiology. 289(3):766-72, 2018
3. Friedman DI: Headaches due to low and high intracranial pressure. Continuum (Minneap Minn). 24(4, Headache):1066-91, 2018
4. Kranz PG et al: CSF venous fistulas in spontaneous intracranial hypotension: imaging characteristics on dynamic and CT myelography. AJR Am J Roentgenol. 209(6):1360-6, 2017
5. Kranz PG et al: Myelographic techniques for the detection of spinal CSF leaks in spontaneous intracranial hypotension. AJR Am J Roentgenol. 206(1):8-19, 2016
6. Schievink WI et al: A classification system of spontaneous spinal CSF leaks. Neurology. 87(7):673-9, 2016
7. Mokri B: Spontaneous intracranial hypotension. Continuum (Minneap Minn). 21(4 Headache):1086-108, 2015
8. Schievink WI et al: CSF-venous fistula in spontaneous intracranial hypotension. Neurology. 83(5):472-3, 2014
9. Akbar JJ et al: The role of MR myelography with intrathecal gadolinium in localization of spinal CSF leaks in patients with spontaneous intracranial hypotension. AJNR Am J Neuroradiol. 33(3):535-40, 2012

脑脊液漏诊断流程

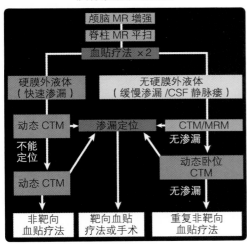

自发性颅内低血压脑下垂

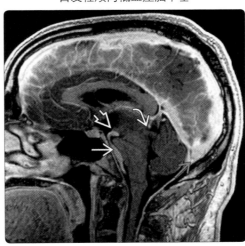

（左图）脊柱 CSF 漏相关的自发性颅内低血压的诊断和处理流程。动态卧位脊髓造影术 = 数字减影脊髓造影

（右图）矢状位 1 例脑脊液 - 静脉瘘患者 T1 MR 表现为严重自发性颅内低血压：脑桥变平（➡），乳头体脑桥距离消失（➡），中脑和顶盖板扭曲（➡）。注意扩张和突出的硬脑膜窦（➡）

脊膜憩室渗漏

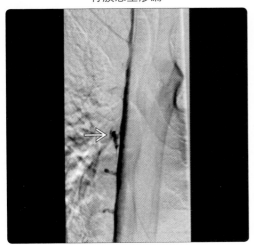

CSF- 静脉瘘

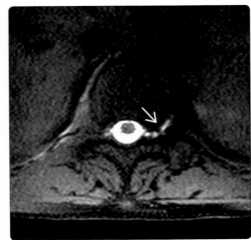

（左图）动态透视脊髓造影（患者前后位、右侧朝下）显示胸椎硬膜囊侧缘造影剂流动，并因脊膜憩室破裂在神经孔处（➡）溢出

（右图）轴位 T1 FS MR 鞘内注射钆造影剂后的脊髓造影显示左侧神经孔异常强化，造影剂延伸至左侧椎旁静脉（➡），此为 CSF- 静脉瘘病例

术语
- 脊柱脊液漏引起直立性头痛（及各种其他症状）

影像学
- 经典成像
  - 弥漫性硬膜增厚 / 强化
    - 光滑，不呈结节状或"凹凸不平"
  - 大脑通过切迹向下移位（中脑下移）
  - 静脉、硬脑膜窦扩张
  - ± 硬膜下水囊瘤 / 血肿
- 4 个典型表现中缺乏 ≥ 1 个并不排除诊断

主要鉴别诊断
- 脑膜炎
- 脑膜转移

- 慢性硬膜下血肿
- 静脉窦血栓形成
- 术后硬脑膜增厚
- 特发性肥厚性硬脑膜炎

临床表现
- 剧烈头痛（直立性、持续性、脉动性，甚至伴有颈强直）
- 不太常见的：脑神经麻痹（如外展）、视觉或听力障碍
- 罕见：伴有意识障碍的严重脑病
- 资料：中青年直立性头痛

诊断要点
- 临床上常被误诊；脑和脊柱成像是诊断的关键
  - 不要将颅内低血压（IH）误诊为 Chiari 1
- 所有典型的 IH 表现都出现在同一患者身上，非常罕见

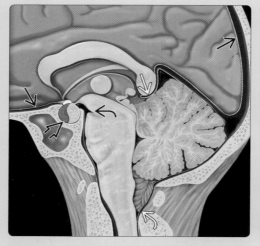

（左图）图示 IH 伴硬脑膜窦扩张（➡），垂体肿大（➡），扁桃体疝（➡），中脑下降引起中脑下垂，脑桥下移，脑桥 - 中脑角闭合（➡），胼胝体压部向下压迫 ICV/Galen 静脉连接处（➡）

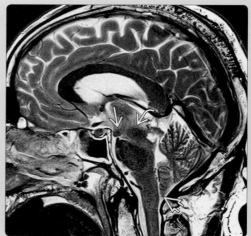

（右图）在一个按照"偏头痛"治疗的患者矢状位 T2 MR 图像上，显示严重的中脑下垂（➡），小脑扁桃体下移（➡），下丘脑位于鞍背之上，乳头体（➡）位于鞍背下方

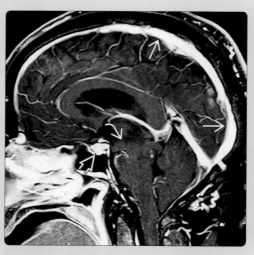

（左图）同一患者矢状位 T1 C+ FS MR 显示严重的中脑下垂（➡）和扁桃体下移。此外，垂体出现"肥胖"（➡），硬脑膜静脉窦充血（➡）

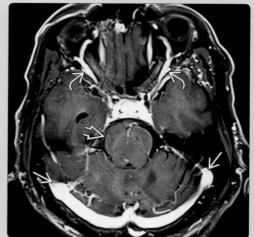

（右图）同一患者轴位 T1 C+ FS 显示"肥胖"的中脑 / 脑桥（➡），突出的眼上静脉（➡），和充盈的、向外凸出的横 / 乙状窦（➡）。采用硬膜外血贴疗法成功治疗重度 IH

术语

缩略语
- 颅内低血压（intracranial hypotension, IH）
- 自发性颅内低血压（spontaneous intracranial hypotension, SIH）

定义
- 脊柱脊液漏引起直立性头痛（及各种其他症状）

影像学

一般特征
- 最佳诊断依据
  - 经典的脑成像四重奏
    - 大脑通过切迹向下移位（中脑下垂或下沉）
    - 弥漫性硬膜增厚/增强
    - 静脉、硬脑膜窦扩张
    - 硬膜下水囊瘤/血肿
  - 4 个典型表现中缺乏 ≥1 个并不排除诊断
- 位置
  - 硬脑脊膜（硬脑膜）
    - 都在幕上和幕下
    - 可延伸至内耳道
    - 可能累及硬脊膜、硬膜外静脉丛
- 形态
  - 硬脑膜增强是光滑的，而不是结节状或凹凸不平的

CT 表现
- NECT
  - 相对不敏感；可能表现正常
  - 寻找消失的鞍上/基底池，"肥胖"的中脑/脑桥
  - ± 硬脑膜厚
  - ± 硬膜下积液
    - 通常是双边
    - 脑脊液（水囊瘤）或血液（血肿）
- CECT
  - 弥漫性硬膜增厚、强化

MR 表现
- T1WI
  - 矢状面显示 40%~50% 的患者脑下移
    - 中脑下垂
      - 中脑在鞍背下方移位
      - 脑桥可压向斜坡
    - 脑桥、脚之间的角度减小
    - 扁桃体尾侧移位（25%~75%）
    - 视交叉、下丘脑覆盖于鞍上
    - 50% 病例鞍上垂体肿大
    - 静脉/硬脑膜窦扩张（凸缘）
    - 大脑内静脉（ICVs）和 Galen 静脉之间的夹角减小
  - 轴位
    - 鞍上池受压/消失

- 中脑，脑桥拉长（"肥胖"的中脑）
- 颞叶在小幕上方疝出，形成切迹
- 侧脑室小，常变形
  - 中脑向下移位导致三角区向内拉
- 15% 的病例出现双侧硬膜下积液
  - 70% 的水瘤（透明液体聚集在硬膜边缘细胞层内）
  - 10% 血肿（信号可变）
- T2WI
  - 硬脑膜增厚，通常为高信号
  - 硬膜下积液（信号可变）
- FLAIR
  - 高信号硬脑膜、硬膜下积液
- T2*GRE
  - 可能会出现出血
- T1WI C+
  - 85% 的病例呈弥漫性、明显的硬脑膜强化
  - 经常延伸到桥小脑角区（CPAs）

非血管介入
- 脊髓造影术
  - 脑脊液渗漏部位可能出现硬膜外或脊髓旁造影剂聚集
    - 动态 CT 脊髓造影可显示快速高流量渗漏

核医学表现
- 放射性核素脑池造影（RNC）
  - 直接表现：蛛网膜下腔外渗漏部位放射性聚集
  - 间接表现
    - 脑脊液腔快速冲刷
    - 肾脏和膀胱早期出现活动
    - 同位素在凹凸面上迁移不良

成像建议
- 最佳成像工具
  - 颅脑 MR 增强
  - 全脊柱 MR，轴位 T2WI
- 建议
  - 脑部及脊柱影像学检查呈阳性，则第一次治疗为大容量硬膜外血贴疗法 ×2

鉴别诊断

脑膜炎
- 软 - 蛛网膜强化 > 硬 - 蛛网膜

脑膜转移
- 增强通常较厚，不规则（"凹凸不平"）

慢性硬膜下血肿
- 寻找血液制品的强化膜

静脉窦血栓形成
- 寻找血栓窦（空三角征，等）

术后硬脑膜增厚
- 寻找其他术后表现（如：钻孔）
- 可能在术后立即发生，持续数月/数年

特发性肥厚性硬脑膜炎

- 头痛通常不是直立性的
- 可能导致骨侵犯

病理学

一般特征

- 病因学
  - 病理生理学 =Monro-Kellie 学说
    - 脑脊液、颅内血容量呈反向变化
    - 脊柱渗漏导致的脑脊液容量减低，颅内硬脑膜静脉丛扩张
  - 硬脑膜增厚，静脉充血强化
  - SIH 的常见原因是自发性脑脊液漏
    - 脊膜憩室
    - 腹侧硬膜撕裂
    - CSF- 静脉瘘
- 相关异常
  - 扩张的颈硬膜外静脉丛、脊髓水囊瘤、脊髓后积液
  - 典型的表现
    - 开放压力低（OP），<6 cm H$_2$O
    - 低压相对特异，但不敏感
  - 多变的表现
    - OP 可以正常（脑脊液低容量而不是低血压）
  - 2/3 的患者有系统性结缔组织疾病的皮肤红斑
    - Marfan 综合征、Ehlers-Danlos 2 型
    - 临床表现 = 轻微的骨骼特征，小关节过度活动等；可能是轻微的

分期、分级和分类

- Dobrocky（2019）
  - 3 个主要标准（各 2 分）
    - 增厚的硬脑膜强化
    - 静脉窦充血
    - 4 mm 或以下的鞍上池消失
  - 3 个次要标准（各 1 分）
    - 硬膜下积液
    - 5.0 mm 或以下的桥前池消失
    - 乳头体脑桥距离 6.5 mm 或以下
  - 脑脊液漏的可能性
    - 低（≤2），中（3~4），高（≥5）

镜下特征

- 脑膜表面正常
  - 没有炎症或肿瘤的证据
- 内表面
  - 许多脆弱的、薄壁的、扩张的血管，常附着在内壁上
  - 脑膜上皮细胞巢可能很明显，不应被误认为是脑膜瘤
  - 如病变时间较长，蛛网膜、硬膜可明显纤维化

临床信息

临床表现

- 最常见的体征 / 症状
  - 国际头痛疾病分类（第 3 版）脑脊液低压头痛标准
    - 头痛通常但不总是直立性的
      □ 直立或站立后头痛明显加重，躺平后头痛改善
    - SIH 的客观证据
      □ 脑成像异常
      □ 脊髓成像有脑脊液漏
      □ CSF 压力 <6 cmH$_2$O（敏感但不特异）
  - 脑神经麻痹（如外展）、视觉障碍、听力障碍、耳鸣
  - 罕见：伴有意识障碍的严重脑病
- 临床资料
  - 患有直立性头痛的中青年

人口统计学

- 年龄
  - 30~40 岁多见

转归与预后

- 长期和慢性症状多见
  - 需要高度怀疑脑脊液漏和 SIH
- 罕见：昏迷，死于严重颅内疝

治疗

- 硬膜外血贴疗法（高容量 ×2）
- 手术修复腹侧硬膜撕裂、脊膜憩室或 CSF- 静脉瘘

诊断要点

思考点

- 临床上常被误诊；脑和脊柱成像是诊断的关键
  - 不要将 IH 误诊为 Chiari 1 型
- SIH 不是由颅底脑脊液漏引起的

（高丽香、袁慧书 译）

参考文献

1. Amrhein TJ et al: Spontaneous intracranial hypotension: imaging in diagnosis and treatment. Radiol Clin North Am. 57(2):439-51, 2019
2. Dobrocky T et al: Assessing spinal cerebrospinal fluid leaks in spontaneous intracranial hypotension with a scoring system based on brain magnetic resonance imaging findings. JAMA Neurol. 76(5):580-7, 2019
3. Upadhyaya P et al: A review of spontaneous intracranial hypotension. Curr Neurol Neurosci Rep. 19(5):22, 2019
4. Dillon WP: Challenges in the diagnosis and treatment of spontaneous intracranial hypotension. Radiology. 289(3):773-4, 2018
5. Nesbitt C et al: Lumbar blood patching for proximal CSF leaks: where does the blood go? BMJ Case Rep. 2015, 2015
6. Scott S et al: Low pressure headaches caused by spontaneous intracranial hypotension. BMJ. 349:g6219, 2014

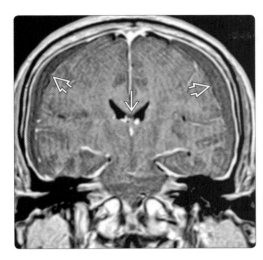
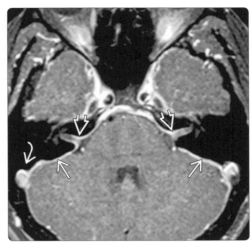

（左图）冠状位 T1 C+ MR 显示硬膜下积液（➡），弥漫性硬膜增厚 / 强化，侧脑室顶夹角减小，这是由于中央核心脑结构下降所致（➡）

（右图）轴位 T1 C+ FS MR 显示因静脉充盈弥漫性硬脑膜增厚（➡）。注意延伸至桥小脑角（CPAs）（➡）。横窦 / 乙状窦交界处呈圆形且扩张（➡）

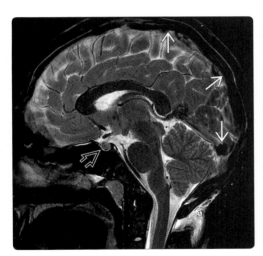
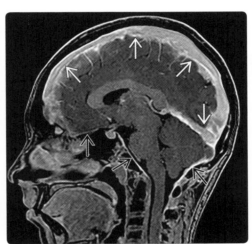

（左图）11 岁背部创伤和体位性头痛患者矢状位 T2 MR 显示硬脑膜静脉窦充血（➡）和垂体充血（➡）以及项韧带损伤，但没有脑干下垂或扁桃体异位

（右图）同一患者的矢状位 T1 C+ MR 证实有明显的硬脑膜静脉充血（➡），并显示光滑的硬脑膜增厚和强化（➡）

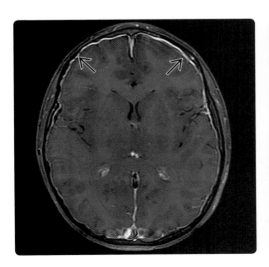
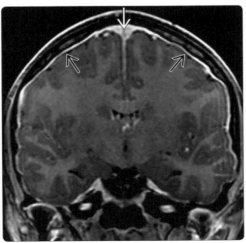

（左图）轴位 T1 C+ FS MR（CSF 漏伴体位性头痛）显示双侧弥漫性、光滑的硬脑膜增厚和强化（➡）

（右图）同一例体位性头痛患者的冠状面 T1 C+ MR 证实光滑的硬脑膜增厚（➡）以及上矢状窦充血（➡）

术语
- 脊髓 CSF 从脊膜憩室撕裂处漏入硬膜外隙（根袖）

影像学
- 应用动态 CT 或荧光透视脊髓造影直接显示渗漏部位
- 位置：颈椎和腰椎
- 常规脊髓造影显示硬膜外液体（快漏）
  - 一般不会显示硬膜缺损的具体位置
  - 无渗漏脊膜憩室非常多见
- 重 T2 加权成像显示硬膜外液体（快速渗漏）
  - 轴位影像最佳，可寻找硬膜外积液及延伸到神经孔的液体
- 最佳的渗漏地点定位
  - 动态 CT 脊髓造影（患者卧位）
  - 动态荧光透视脊髓造影（患者卧位，图像交叉侧面采集）

主要鉴别诊断
- 腹侧硬膜撕裂所致渗漏（椎间盘源性微距）
- 脑脊液静脉瘘
- 硬膜外积液的其他原因
  - 硬膜外囊肿
  - 术后假性脑脊膜膨出
  - 创伤后假性脑脊膜膨出

病理学
- Schievink 2 型（2016）

诊断要点
- 单独检测到脊膜憩室并不等于存在脑脊液漏
  - 在没有渗漏的患者中很常见
  - 主动外渗是通过影像学检查确定的，需要快速的时间分辨率（动态 CT 或荧光透视脊髓造影）

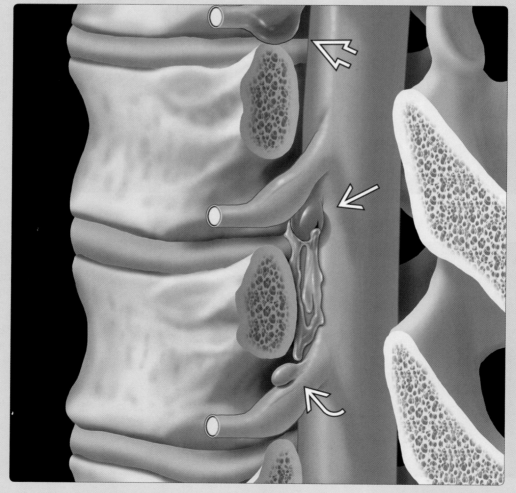

后斜位图显示后侧部分附件被切除，可见脊膜憩室撕裂（➡），导致脑脊液漏入硬膜外腔。这些患者通常有多个神经周围囊肿（➥）和其他憩室（➡），在没有动态脊髓造影（CT 或数字减影脊髓造影）的情况下很难诊断

术语

缩略语

- 自发性颅内低血压（spontaneous intracranial hypotension, SIH）

定义

- 脊髓 CSF 从脊膜憩室撕裂处漏入硬膜外隙（根袖）

影像学

一般特征

- 最佳诊断依据
  - 应用动态 CT 或荧光透视脊髓造影直接显示渗漏部位
- 位置：颈椎和腰椎
- 大小
  - 多变
- 形态
  - 与根袖相关的分叶状脊膜憩室

CT 表现

- 常规脊髓造影显示硬膜外液体（快漏）
  - 一般不会显示硬膜缺损的具体位置
  - 无渗漏脊膜憩室非常多见

MR 表现

- 重 T2 加权成像显示硬膜外液体（快速渗漏）
- 轴位影像最佳，可寻找硬膜外积液及延伸到神经孔的液体

成像建议

- 最佳成像工具
  - CT 脊髓造影或常规 MR 重 T2 加权成像显示快速渗漏的异常
  - 最佳的渗漏地点定位
    - 动态 CT 脊髓造影（患者卧位）
    - 动态荧光透视脊髓造影（患者卧位，图像交叉侧面采集）

鉴别诊断

自发性颅内低压的其他原因

- 腹侧硬膜撕裂所致渗漏（椎间盘源性微距）
- 脑脊液静脉瘘

腰椎穿刺后渗漏

- 伴有腰椎穿刺相关的暂时性症状的年轻患者

硬膜外积液的其他原因

- 硬膜外囊肿
- 术后假性脑脊膜膨出
- 创伤后假性脑脊膜膨出
- 硬膜外脓肿

病理学

一般特征

- 脑脊液渗漏与神经根出口处的脊膜憩室破裂相关
  - 神经孔水平

分期、分级和分类

- Schievink 2 型（2016）

临床信息

临床表现

- 最常见的体征 / 症状
  - 直立性头痛最常见
  - 颈项强直、恶心
  - 耳鸣、听觉减退
  - 重症患者的认知能力下降
- 其他体征 / 症状
  - 慢性硬膜下水囊瘤 / 血肿

人口统计学

- 年龄
  - 任何年龄都可发生，一般是 30~50 岁
- 性别
  - 女 > 男
- 据估计，SIH 发病率为 1/50 000

治疗

- 靶向血贴、纤维蛋白胶
- 外科闭合缺损的硬脊膜

诊断要点

思考点

- 单独检测到脑膜憩室并不等于存在脑脊液漏
  - 在没有渗漏的患者中很常见
  - 主动外渗是通过影像学检查确定的，需要快速的时间分辨率（动态 CT 或荧光透视脊髓造影）

影像解读要点

- 常见的错误定位征象：C1-C2 水平的脊髓后积液并不一定是 SIH 患者脑脊液漏的部位

（高丽香、袁慧书 译）

参考文献

1. Dobrocky T et al: Assessing spinal cerebrospinal fluid leaks in spontaneous intracranial hypotension with a scoring system based on brain magnetic resonance imaging findings. JAMA Neurol. 76(5):580-7, 2019
2. Dobrocky T et al: Cryptogenic cerebrospinal fluid leaks in spontaneous intracranial hypotension: role of dynamic CT myelography. Radiology. 289(3):766-72, 2018
3. Kranz PG et al: CSF venous fistulas in spontaneous intracranial hypotension: imaging characteristics on dynamic and CT myelography. AJR Am J Roentgenol. 209(6):1360-6, 2017
4. Kranz PG et al: Myelographic techniques for the detection of spinal CSF leaks in spontaneous intracranial hypotension. AJR Am J Roentgenol. 206(1):8-19, 2016
5. Schievink WI et al: A classification system of spontaneous spinal CSF leaks. Neurology. 87(7):673-9, 2016
6. Schievink WI et al: CSF-venous fistula in spontaneous intracranial hypotension. Neurology. 83(5):472-3, 2014
7. Akbar JJ et al: The role of MR myelography with intrathecal gadolinium in localization of spinal CSF leaks in patients with spontaneous intracranial hypotension. AJNR Am J Neuroradiol. 33(3):535-40, 2012
8. Schievink WI et al: False localizing sign of C1-2 cerebrospinal fluid leak in spontaneous intracranial hypotension. J Neurosurg 100:639-44, 2004

（左图）矢状位 T1 MR 示自发性颅内低压（SIH）所致脑下垂的典型特征：视交叉下角（➡），乳头体脑桥距离变短（➡），脑桥腹侧变平（➡），扁桃体下移（➡）。不要与 Chiari 1 型相混淆

（右图）冠状位 T1 C+ MR 显示 SIH 的两个重要方面：弥漫性硬脑膜强化（➡），静脉扩张伴圆形和扩大的硬脑膜窦（➡）

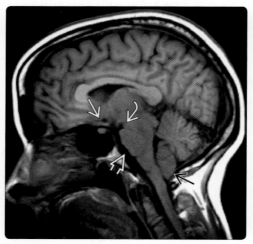
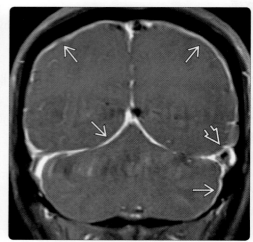

（左图）动态荧光透视脊髓造影未减影图（患者前后位，右侧朝下）显示胸椎多个突出的根袖中有 1 处不规则造影剂外渗（➡）

（右图）动态荧光透视脊髓造影（患者前后位，右侧朝下）显示造影剂在胸硬膜囊外侧缘流动（➡），并在神经孔水平外渗（➡），原因是脊膜憩室破裂

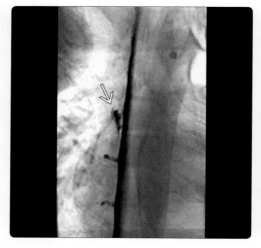
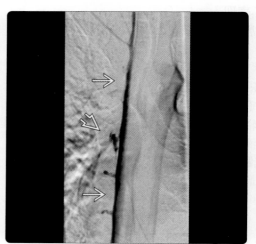

（左图）轴位 CT 脊髓造影显示硬膜外造影剂（➡）从神经孔水平脊膜憩室处渗出（➡）

（右图）轴位 T2 FS MR 显示异常硬膜外积液，硬膜囊（➡）周围信号增高，右侧硬脊膜憩室明显（➡）

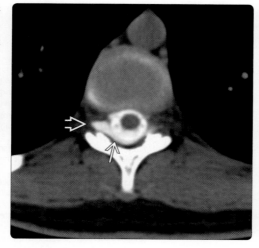
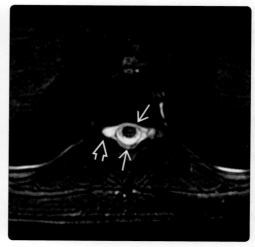

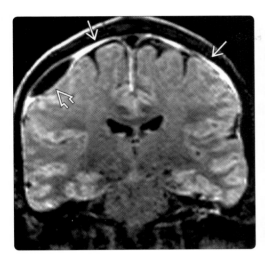

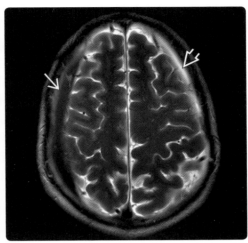

（左图）SIH 患者冠状位 FLAIR MR 显示弥漫性硬脑膜增厚（➡），右侧凸面硬膜下血肿（➡）

（右图）本例 SIH 患者的轴位 T2 MR 显示右侧凸面硬膜下血肿呈低信号（➡），左侧凸面硬膜下血肿信号微弱、模糊（➡），反映静脉扩张和硬脑膜增厚

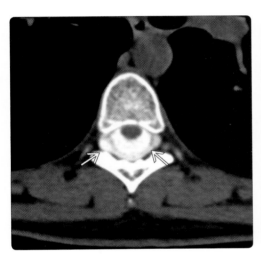

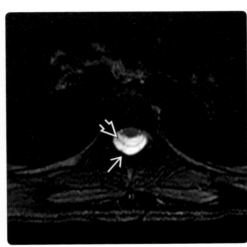

（左图）一例 SIH 患者的轴位 CT 脊髓造影显示了快速渗漏的一般模式，大量硬膜外积液（➡）围绕在硬膜囊周围。快速渗漏的主要鉴别诊断是腹侧硬膜撕裂或外侧脊膜憩室破裂

（右图）轴位 T2 FS MR 显示胸椎硬膜囊周围有大量高信号的硬膜外积液（➡）。硬膜边缘为线性低信号（➡）

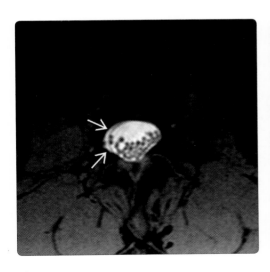

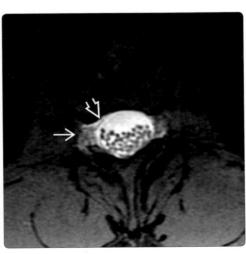

（左图）轴位 T1 FS MR 脊髓造影图。由于快速脑脊液漏，硬膜囊右侧有偏心性造影剂积聚（➡）

（右图）轴位 T1 FS MR 脊髓造影图。由于快速渗漏，造影剂随着硬膜外液（➡）沿根袖外渗（➡）

快速脑脊液漏/腹侧硬脑膜撕裂

要 点

术语

- 脊髓脑脊液从腹侧硬膜撕裂处漏入硬膜外腔，通常为钙化的椎间盘源性微骨刺引起
  - 快速脑脊液漏伴硬膜外积液

影像学

- 使用动态 CT 或透视脊髓造影可直接显示渗漏部位
- 部位：C6-T12
  - 最常见的是腹侧硬脊膜上的纵行小裂缝
  - 也可能是外侧的，很少是背侧的
- 常规脊髓造影显示硬膜外积液（快速渗漏）
  - 通常不会显示硬脑膜缺损的具体位置
- 重 T2 成像显示硬膜外积液（快速渗漏）
- CT 脊髓造影或常规 MR 重 T2 加权图像可显示快速渗漏的一般表现
- 渗漏位置的确定
  - 动态 CT 脊髓造影（患者俯卧）
  - 动态荧光脊髓造影术（患者俯卧，图像采集跨检查台侧位）

主要鉴别诊断

- 脑膜憩室破裂导致快速渗漏
- 脑脊液静脉瘘导致缓慢渗漏
- 导致硬膜外积液的其他原因
  - 术后假性脑膜膨出
  - 硬膜外脑膜囊肿

诊断思路

- 仅在 CT 上检测出椎间盘源性小骨刺不足以证实脑脊液渗漏存在
  - 盘状小撕裂较常见，如脑膜憩室
  - 活动性外渗需要通过具有快速时间分辨率的影像学检查手段（动态 CT 或透视脊髓造影术）确定

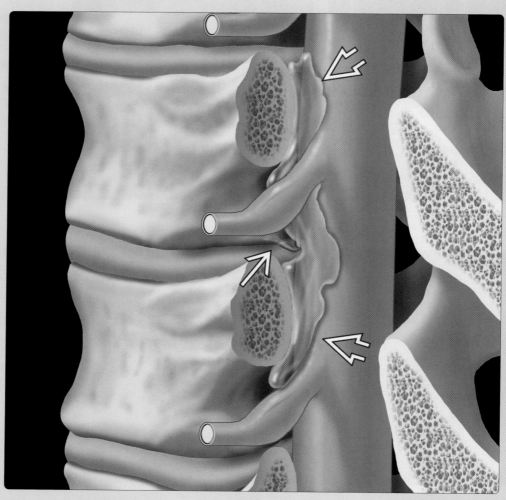

图：切除左后方附件的胸腰椎斜位图像显示，椎间盘边缘出现骨刺（➡），撕裂腹侧硬脊膜，导致大量硬膜外脑脊液汇集（⇛）（快速渗漏）

术语

缩写
- 自发性颅内低血压（spontaneous intracranial hypotension，SIH）

定义
- 脊髓脑脊液从腹侧硬膜撕裂处漏入硬膜外腔，通常为钙化的椎间盘源性微骨刺引起
  - 快速脑脊液漏伴硬膜外积液

影像学

一般特征
- 最佳诊断线索
  - 使用动态 CT 或透视脊髓造影可直接显示渗漏部位
- 部位：C6-T12
- 大小：几毫米
- 形态学
  - 最常见的是腹侧硬脑膜上的纵行小裂缝
    - 也可能是外侧的，很少是背侧的

CT 表现
- 常规脊髓造影显示硬膜外积液（快速渗漏）
  - 通常不会显示硬脑膜缺损的具体位置

MR 表现
- 重 T2 成像显示硬膜外积液（快速渗漏）
  - 轴位图像最好

影像学检查推荐
- 最佳影像学手段
  - CT 脊髓造影或常规 MR 重 T2 加权图像可显示快速渗漏的常见表现
  - 渗漏位置的确定
    - 动态 CT 脊髓造影（患者俯卧）
  - 动态荧光脊髓造影术（患者俯卧，图像采集跨检查台侧位）

鉴别诊断

自发性颅内低血压的其他原因
- 脑膜憩室破裂引发渗漏
- 脑脊液静脉瘘

腰椎穿刺后渗漏
- 有腰椎穿刺相关暂时性症状的年轻患者

导致硬膜外积液的其他原因
- 硬膜外脓肿
- 术后假性脑膜膨出
- 外伤后假性脑膜膨出
- 硬膜外脑膜囊肿

病理学

一般特征
- 脑脊液漏与钙化微骨刺造成的硬脊膜纵行裂隙有关

- 大多数病例起源于椎间盘（70% 为腹侧泄漏）
- 在 22% 的患者脑脊液漏是由神经根腋部硬脑膜外侧裂缝导致

大体病理和外科特征
- 术中可见类似于刀尖的突起

临床表现

表现
- 最常见的体征 / 症状
  - 直立性头痛最常见
  - 颈部僵硬，恶心
  - 耳鸣和听力减退
- 其他体征 / 症状
  - 慢性硬膜下积液 / 血肿

人口统计学
- 年龄
  - 任何年龄，但一般为 3~5 岁
- 性别
  - 女性多于男性
- SIH 的估计发病率为 1/50 000

治疗
- 腹侧微骨刺通过手术切除和硬脑膜修复治疗

诊断思路

思考
- 仅在 CT 上检测出椎间盘源性微骨刺不足以证实脑脊液渗漏存在
  - 盘状小撕裂较常见，如脑膜憩室
  - 活动性外渗需要通过具有快速时间分辨率的影像学检查手段（动态 CT 或透视脊髓造影术）确定

（邢晓颖、袁慧书 译）

参考文献

1. Dobrocky T et al: Assessing spinal cerebrospinal fluid leaks in spontaneous intracranial hypotension with a scoring system based on brain magnetic resonance imaging findings. JAMA Neurol. 76(5):580-7, 2019
2. Dobrocky T et al: Cryptogenic cerebrospinal fluid leaks in spontaneous intracranial hypotension: role of dynamic CT myelography. Radiology. 289(3):766-72, 2018
3. Kranz PG et al: CSF venous fistulas in spontaneous intracranial hypotension: imaging characteristics on dynamic and CT myelography. AJR Am J Roentgenol. 209(6):1360-6, 2017
4. Beck J et al: Diskogenic microspurs as a major cause of intractable spontaneous intracranial hypotension. Neurology. 87(12):1220-6, 2016
5. Kranz PG et al: Myelographic techniques for the detection of spinal CSF leaks in spontaneous intracranial hypotension. AJR Am J Roentgenol. 206(1):8-19, 2016
6. Schievink WI et al: A classification system of spontaneous spinal CSF leaks. Neurology. 87(7):673-9, 2016
7. Schievink WI et al: CSF-venous fistula in spontaneous intracranial hypotension. Neurology. 83(5):472-3, 2014
8. Akbar JJ et al: The role of MR myelography with intrathecal gadolinium in localization of spinal CSF leaks in patients with spontaneous intracranial hypotension. AJNR Am J Neuroradiol. 33(3):535-40, 2012

（左图）自发性颅内低血压（SIH）患者的脑轴向 FLAIR MR 显示典型的小的双侧硬膜下积血（➡）。也可以看到明显增厚的脑膜及与静脉扩张相关的强化

（右图）颈椎轴位 T2* GRE MR 显示患者快速脊髓脑脊液漏，硬膜囊周围有积液（➡）

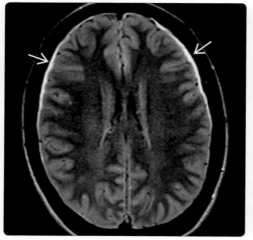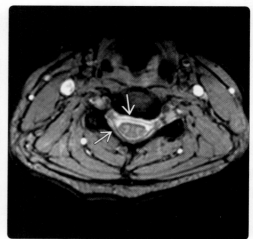

（左图）矢状位 CT 扫描视图显示动态 CT 脊髓造影的定位，以找到快速渗漏的位置。骨盆被抬高，因此通过腰椎穿刺将对比剂注入腰椎硬膜囊，造影剂将流向头部

（右图）矢状位动态 CT 脊髓造影显示硬膜撕裂点是由于流入腹侧硬膜外间隙（➡）导致造影剂突然增宽。造影剂在硬膜囊（➡）和硬膜外间隙（➡）形成两条线

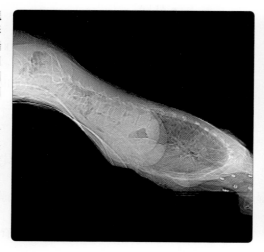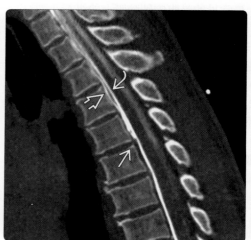

（左图）轴位动态 CT 脊髓造影显示钙化椎间盘源性小骨刺（➡），这是硬脑膜撕裂形成的原因。可见图像中硬膜外间隙造影剂的聚集（➡）

（右图）当对比剂从尾部流向头部时，动态透视脊髓造影的三个侧面减影图像显示了中胸椎硬膜撕裂（➡）的具体位置

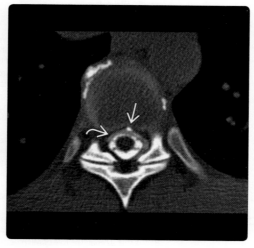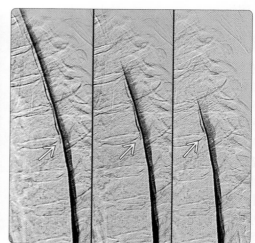

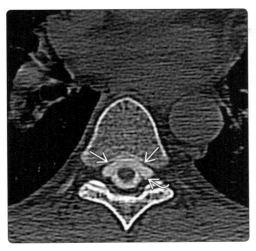

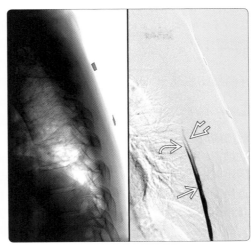

（左图）轴位 CT 脊髓造影显示脑脊液快速渗漏，腹侧硬膜外腔（➡）内有大量造影剂。背侧硬膜（➡）在在蛛网膜下腔和硬膜外腔的对比剂勾勒下显现出来

（右图）透视图和减影动态荧光透视脊髓造图显示，当对比剂从尾部（底部）流至颅脑（顶部）时，在渗漏点对比剂分离成两条线（➡）。背侧线在蛛网膜下腔（➡），腹侧线在硬膜外（➡）

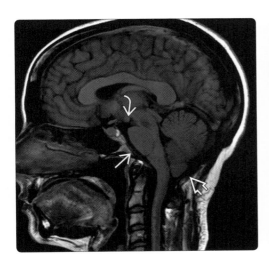

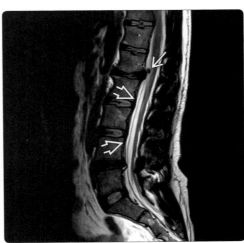

（左图）矢状位 T1 MR 显示 SIH 的特征：脑桥腹侧扁平（➡）、小脑扁桃体下移（➡）、乳头体与脑桥之间距离缩短（➡），不要将此外观与 Chiari I 畸形混淆

（右图）矢状位 T2 MR 显示，患者有大量硬膜外积液（➡），由于大的 L1-L2 椎间盘突出导致硬膜撕裂，脑脊液快速泄漏（➡）

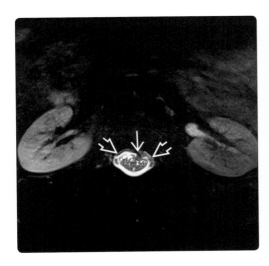

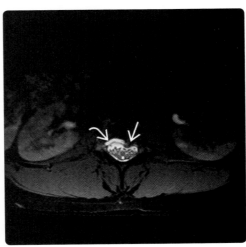

（左图）轴位 T2 FS MR 显示靠近马尾侧的硬膜外椎间盘突出（➡），由于硬膜撕裂，周围有大量硬膜外脑脊液（➡）

（右图）同一例患者的轴向 T1 C+ FS MR 脊髓造影显示椎间盘突出（➡），该例快速脑脊液漏患者的腹侧硬膜外液体聚集（➡）可以更好地确定诊断

缓慢脑脊液漏/脑脊液静脉瘘

要 点

术语
- 脊髓蛛网膜下腔与椎旁静脉的直接相连导致脑脊液不规则流失
- 缓慢渗漏，因此通常不存在硬膜外积液

影像学
- 使用动态 CT 或动态荧光脊髓造影直接显示渗漏部位（数字减影脊髓造影）
- 位置：胸、胸腰椎交界处
- 神经孔水平造影剂外溢至椎旁静脉
  - 常规 CT 脊髓造影一般呈阴性
  - 脊柱常规 MR 检查一般呈阴性
  - 动态 CT 或动态荧光脊髓造影（数字减影脊髓造影）
    - 通过以下方式确定缓慢渗漏部位
      - 动态 CT 脊髓造影（患者卧位）
      - 动态荧光脊髓造影（患者卧位，在侧方采集图像）

主要鉴别诊断
- 自发性颅内低血压（spontaneous intracranial hypotension，SIH）的其他原因
  - 腹侧硬脑膜撕裂或脑膜憩室破裂引发渗漏
    - 硬膜外液快速渗漏模式
- 腰椎穿刺术后渗漏
  - 有与腰椎穿刺相关暂时性症状的年轻患者
    - 硬膜外液快速渗漏模式

病理学
- Schievink 3 型（2016）

诊断要点
- 尽管进行了详尽的影像学检查，仍有很大比例的 SIH 临床病例可能未显示硬膜外脑脊液渗漏
  - 考虑脑脊液静脉瘘

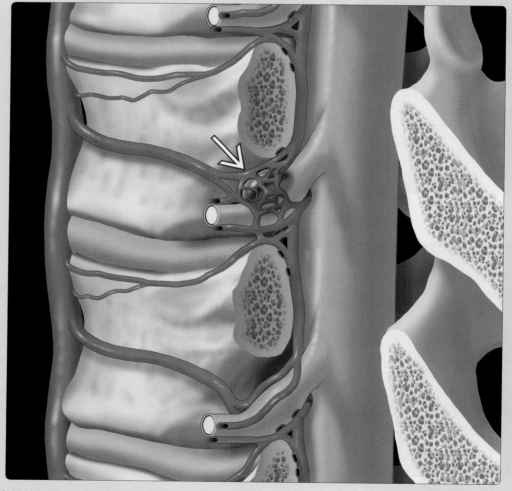

（图）胸腰段交界处切除左后方的斜位图显示出根袖和小憩室相关的异常静脉网（➡）。脑脊液从根袖漏入静脉网，而没有明显的脑脊液漏入硬膜外间隙（缓慢漏）。正常静脉显示在瘘管上方和下方

术语

缩写
- 自发性颅内低血压（SIH）

定义
- 脊髓蛛网膜下腔与椎旁静脉的直接相连导致脑脊液不规则流失
  - 缓慢渗漏，因此通常不存在硬膜外积液

影像学

一般特征
- 最佳诊断
  - 使用动态 CT 或动态荧光脊髓造影（数字减影脊髓造影）直接显示渗漏部位
- 部位
  - 胸、胸腰椎交界处
- 大小
  - 多变，几毫米
- 形态学
  - 神经孔水平造影剂外溢至椎旁静脉

CT 表现
- 常规 CT 脊髓造影一般呈阴性

MR 表现
- 脊柱常规 MR 检查一般呈阴性

影像学检查推荐
- 最佳影像学检查方法
  - 动态 CT 或动态荧光脊髓造影（数字减影脊髓造影）
  - 缓慢渗漏部位的确定
    - 动态 CT 脊髓造影（患者卧位）
    - 动态荧光脊髓造影（患者卧位，在侧方采集图像）

鉴别诊断

自发性颅内低血压的其他原因
- 腹侧硬脑膜撕裂或脑膜憩室破裂引发渗漏
- 硬膜外液快速渗漏模式

腰椎穿刺术后渗漏
- 有与腰椎穿刺相关暂时性症状的年轻患者
  - 硬膜外液快速渗漏模式

病理学

一般特征
- 病因学
  - 未知
    - 椎旁静脉突出，邻近的根袖附件有蛛网膜颗粒，可能是脑脊液静脉瘘形成的原因
- 相关异常
  - 椎旁血管畸形易导致脑脊液静脉瘘

- 80% 的脑脊液静脉瘘与神经根袖憩室相关
  - 部分憩室可能表现为增大的蛛网膜颗粒
- 根袖与椎旁静脉的连接异常

分期、分级和分类
- Schievink 3 型（2016）

临床表现

表现
- 最常见的体征 / 症状
  - 直立性头痛最常见
  - 颈部僵硬，恶心
  - 耳鸣和听力减退
  - 重症患者的认知能力下降

人口统计学
- 年龄
  - 成年人任何年龄，但通常为 20~50 岁
- 性别
  - 女性多于男性
- SIH 的估计发病率为 1/50 000

治疗
- 对脑脊液和静脉的连接实施外科阻断
- 靶向贴片（血液、纤维蛋白胶）通常不耐用

诊断思路

思考
- 尽管进行了详尽的影像学检查，仍有很大比例的 SIH 临床病例可能未显示硬膜外脑脊液渗漏
  - 考虑脑脊液静脉瘘

（邢晓颖、袁慧书 译）

参考文献

1. Chan SM et al: Intracranial hypotension and cerebrospinal fluid leak. Neuroimaging Clin N Am. 29(2):213-26, 2019
2. Dobrocky T et al: Assessing spinal cerebrospinal fluid leaks in spontaneous intracranial hypotension with a scoring system based on brain magnetic resonance imaging findings. JAMA Neurol. 76(5):580-7, 2019
3. Dobrocky T et al: Cryptogenic cerebrospinal fluid leaks in spontaneous intracranial hypotension: role of dynamic CT myelography. Radiology. 289(3):766-72, 2018
4. Kranz PG et al: CSF venous fistulas in spontaneous intracranial hypotension: imaging characteristics on dynamic and CT myelography. AJR Am J Roentgenol. 209(6):1360-6, 2017
5. Kranz PG et al: Myelographic techniques for the detection of spinal CSF leaks in spontaneous intracranial hypotension. AJR Am J Roentgenol. 206(1):8-19, 2016
6. Schievink WI et al: A classification system of spontaneous spinal CSF leaks. Neurology. 87(7):673-9, 2016
7. Mokri B: Spontaneous intracranial hypotension. Continuum (Minneap Minn). 21(4 Headache):1086-108, 2015
8. Schievink WI et al: CSF-venous fistula in spontaneous intracranial hypotension. Neurology. 83(5):472-3, 2014
9. Akbar JJ et al: The role of MR myelography with intrathecal gadolinium in localization of spinal CSF leaks in patients with spontaneous intracranial hypotension. AJNR Am J Neuroradiol. 33(3):535-40, 2012
10. Schievink WI et al: False localizing sign of C1-2 cerebrospinal fluid leak in spontaneous intracranial hypotension. J Neurosurg 100:639-44, 2004

（左图）矢状位 T1 C+MR 显示脑脊液静脉瘘患者的严重脑下垂特征：脑桥扁平（➡），乳桥距离不正常（➡），小脑内静脉下移（➡），弥漫性硬脑膜窦充血（➡）。注意扁桃体没有下降（➡）

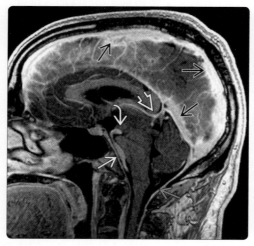
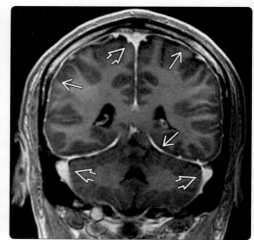

（右图）冠状位 T1 C+MR 显示该患者的硬脊膜强化（➡）和硬脑膜窦充血（➡），并伴有脑脊液静脉瘘引起的自发性颅内低血压（SIH）

（左图）动态卧位脊髓造影（数字减影）的两个视图显示，造影剂在侧鞘囊中从尾部（底部）流向头部（顶部）（➡），与椎旁静脉异常连接（➡）

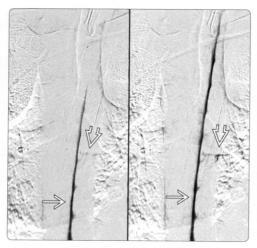
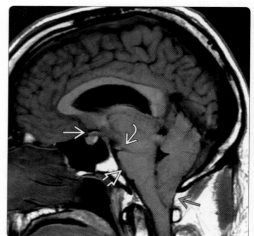

（右图）1 例脑脊液静脉瘘患者的矢状位 T1 MR 显示严重自发性颅内低血压特征：视交叉降低（➡），脑桥扁平（➡），乳桥距离消失（➡），小脑扁桃体严重下移（➡）

（左图）轴位 T1 FS MR 脊髓造影显示该患者胸椎右侧静脉异常强化（➡），伴有脑脊液静脉瘘

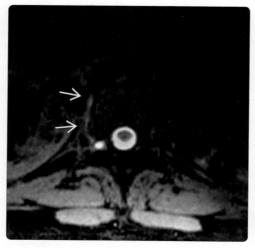
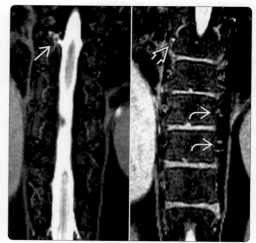

（右图）冠状位 T1 FS MR 脊髓造影显示脑脊液静脉瘘部位，伴有神经孔内不规则强化（➡）（左）和右侧椎旁静脉异常强化（➡）（右）。注意其他正常静脉没有强化（➡）

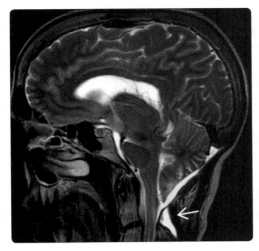

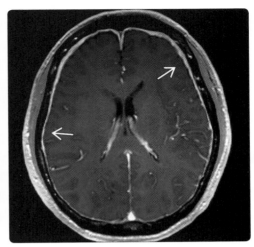

（左图）矢状位 T2 MR 显示一名患者被误诊为 Chiari I 型，并接受了枕下开颅扁桃体减压术。影像学表现是典型的由于脊髓脑脊液泄漏而引发的严重自发性颅内低血压。扁桃体位置和脑下垂是继发于渗漏导致的。注意 C1-C2 背面信号增高的假定位征（➡），这不是渗漏的位置

（右图）轴位 T1 C+MR 显示典型的平滑、弥漫性的硬脑膜强化（➡），见于自发性颅内低血压。憩室从小到正常均可见。硬脑膜窦轻度扩张

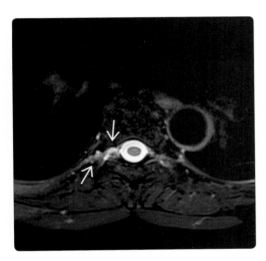

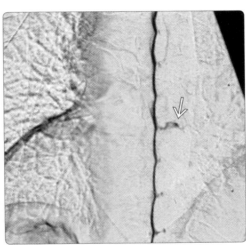

（左图）轴位 T1 FS MR 脊髓造影显示，由于脑脊液静脉瘘，神经孔处的软组织模糊强化（➡）

（右图）胸部动态脊髓造影（数字减影脊髓造影）中的卧位视图（患者前后位）显示脑脊液静脉瘘部位不规则造影剂的异常积聚（➡）。脊髓纵裂时，通常可以随着造影剂的增减看到渗漏点，证实了渗漏的存在

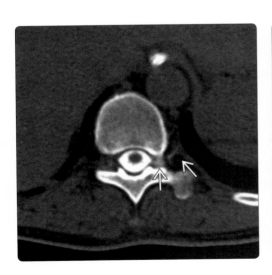

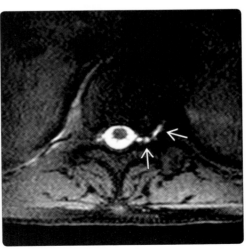

（左图）脑脊液静脉瘘患者的轴位 CT 脊髓造影显示左神经孔和左椎旁静脉内轻微强化（➡）。70 HU 阈值是一个可靠的临界值，可用于区分瘘管与正常静脉的位置

（右图）轴位 T1 FS MR 脊髓造影显示左侧神经孔异常强化，造影剂从脑脊液静脉瘘延伸至左侧椎旁静脉（➡）

术语

- 腹侧疝
- 腹侧硬脊膜缺损导致脊髓突出

影像学

- 最佳诊断线索：脊髓局灶性前移位伴背侧蛛网膜下腔扩张
- 位置：通常位于中胸椎
  - T2-T8 水平
- 局灶性脊髓畸形
- 脊髓向前移位，紧贴椎体后缘
- 背侧蛛网膜下腔扩大
- 可以在硬膜外囊中看到造影剂二次显影
- 最佳成像工具：CT 脊髓造影

主要鉴别诊断

- 蛛网膜囊肿

- 表皮样囊肿
  - 弥散受限
- 粘连 / 背侧脊膜带
- 囊性神经鞘瘤
  - 周围性或结节性强化
- 硬膜外血肿
- 硬膜外积脓

病理学

- 腹侧硬脊膜缺损或憩室，脊髓疝出
- 几个发病假说
  - 先天性腹侧硬脊膜薄弱
  - 椎间盘突出或其他机制对腹侧硬脊膜的损伤
  - 脊髓与前硬脑膜囊的异常粘连逐渐磨损硬脊膜，导致疝出

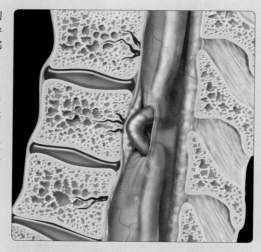
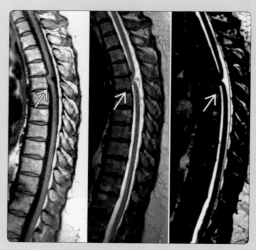

（左图）矢状位图显示胸椎的局灶性硬脊膜缺损导致脊髓疝。可见脊髓局部扭曲

（右图）矢状位 T1（左）、T2（中）和 FIESTA（右）显示上胸椎脊髓腹侧突然成角（➡），脊髓背侧出现的脑脊液量增加。突发的异常使其区别于背侧脊髓疝及蛛网膜囊肿

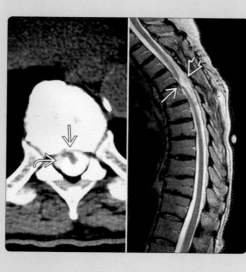
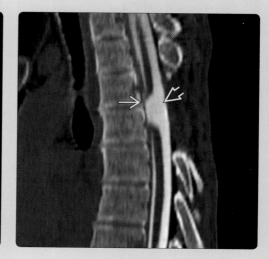

（左图）轴位 CECT 脊髓造影（左）和矢状位 T2WI MR（右）显示腹侧脊髓扭曲和前移位至硬膜外（➡），并伴有背侧脑脊液局部增多（➡）。注意硬膜外汇聚的脑脊液由于造影剂延迟渗漏而密度稍低（➡）

（右图）矢状位 CECT（脊髓造影后）显示胸髓（➡）局灶性扭曲和与椎体后部的粘连。扩张的背侧硬膜囊（➡）与蛛网膜囊肿类似

术语

同义词
- 腹侧疝

定义
- 腹侧硬脊膜缺损导致脊髓突出

影像学

一般特征
- 最佳诊断线索
  - 脊髓局灶性前移位伴背侧蛛网膜下腔扩张
- 部位
  - 通常在中胸椎
    - T2-T8 水平
    - 腹侧硬脊膜受累
  - 通常位于或接近椎间盘水平
- 形态学
  - S 形或扭曲，变细

MR 表现
- T1WI
  - 局灶性脊髓畸形
  - 脊髓向前移位，紧贴椎体后缘
  - 背侧蛛网膜下腔扩大
- T2WI
  - 背侧脑脊液间隙增宽
  - 局灶性脊髓前移位
  - 扭曲或 S 形
- T2*GRE
  - 与 T2WI 相同
- T1WI C+
  - 除外髓外肿块

非血管性介入
- 脊髓造影
  - 脊髓和蛛网膜下腔局灶性畸形
  - 可能与相邻的硬膜外积液有关

其他检查结果
- 鞘内造影 CT（脊髓造影后）
  - 脊髓前移位
    - 轴位图像显示脊髓腹侧移位至硬脊膜缺损处
    - 部分扭曲的脊髓可延伸至硬脊膜边缘之外
  - 局灶性脊髓畸形
  - 扩张的背侧蛛网膜下腔
  - 可以在硬膜外囊中看到造影剂二次显影

影像学建议
- 最佳成像工具
  - CT（脊髓造影后）或 MR
- 序列建议
  - CT 薄层切片
    - 矢状位重建
    - 延迟扫描以观察硬膜外囊的充盈情况
  - MR 薄层切片确定脊髓畸形并排除其他肿块

鉴别诊断

蛛网膜囊肿
- 如果是背侧的，可能产生相同的结果
- 通常不存在突然的脊髓畸形
- 可伴有疝（由于粘连）

粘连/蛛网膜带
- 背侧脑膜带可类似于背侧蛛网膜囊肿伴腹侧脊髓移位的表现
- 脊髓粘连通常伴有疝
- 可能出现手术刀征，背部边缘口径突然改变

蛛网膜炎
- 与先前的手术或创伤有关
- 广泛性蛛网膜炎很少与先前的蛛网膜下腔出血相关

表皮样囊肿
- 囊肿含蛋白可引起的 T1 和 T2 信号改变
- 背侧非增强性肿块伴腹侧脊髓移位
- 弥散受限

硬膜外血肿
- 可以局灶性脊髓位移
- 如果为亚急性，将在 T1WI 上显示高信号
- 通常比较分散

硬膜外积脓
- 通常更广泛，不局限于椎间盘层面
- T1WI 增强
- 椎间盘间隙感染

囊性神经鞘瘤
- 背侧肿块伴腹侧脊髓移位
- 周围性或结节性强化
- 没有弥散受限

病理学

一般特征
- 病因学
  - 几个发病机制假说
    - 先天性腹侧硬脊膜薄弱
    - 椎间盘突出或其他机制对腹侧硬脑膜的损伤
  - 胸椎间盘突出或骨赘刺穿、撕裂并逐渐侵蚀前硬脑膜
    - 脊髓与前硬脑膜囊的异常粘连逐渐磨损硬脑膜，导致疝出
    - 脑脊液搏动随时间损伤硬脊膜
- 流行病学
  - 罕见
  - 文献包括许多病例报告和小样本报道（＜10 名患者）
- 一般发生机制
  - 腹侧硬脑膜缺损或憩室，脊髓疝入其中

大体病理和外科特征

- 腹侧硬脊膜缺损或憩室
- 脊髓疝入缺损
- 粘连
- 可见到蛛网膜囊肿
- 脑脊液渗漏出的硬膜外液

临床信息

表现

- 最常见的体征 / 症状
  - 慢性腿痛
  - 腿无力
  - 其他体征 / 症状
    - Brown-Séquard 综合征
  - 同侧上运动神经元麻痹伴本体感觉丧失、对侧疼痛和温度感觉丧失
    - 痉挛
    - 括约肌功能障碍
- 临床概况
  - 不明原因的慢性进行性腿痛伴脊髓病发作

人口统计学

- 年龄
  - 大多数报告病例为中年人
  - 范围广泛：20~80 岁；平均年龄：50 岁
- 性别
  - 女性多于男性
- 种族
  - 不限

自然史与预后

- 诊断前进行性出现的神经症状和体征

治疗

- 选择、风险、并发症
  - 外科手术
    - 硬脑膜缺损修补
      - 在缺损处放置移植物
      - 脊髓复位和疝节段复位
    - 蛛网膜囊肿切除术（如有）
    - 手术扩大硬脑膜缺损，解除脊髓压迫
- 手术成功后症状改善或消失
  - 88% 改善
  - 24% 稳定
  - 9% 恶化

诊断思路

思考

- 任何局灶性脊髓移位或蛛网膜下腔畸形可能是疝

- 罕见但重要的是要认识到病变大小决定了脊髓病是否可治愈

诊断要点

- CT 显示脊髓造影后硬膜外液充盈延迟、局部充盈缺损 = 疝

（邢晓颖、袁慧书 译）

参考文献

1. Neale N et al: Surgical management of idiopathic thoracic spinal cord herniation. World Neurosurg. 129:81-4, 2019
2. Bartels RHMA et al: Pathogenesis of idiopathic ventral herniation of spinal cord: neuropathologic analysis. World Neurosurg. 114:30-3, 2018
3. Ghali MGZ et al: Idiopathic thoracic spinal cord herniation. J Clin Neurosci. 51:1-5, 2018
4. Haber MD et al: Differentiation of idiopathic spinal cord herniation from CSF-isointense intraspinal extramedullary lesions displacing the cord. Radiographics. 34(2):313-29, 2014
5. Brus-Ramer M et al: Idiopathic thoracic spinal cord herniation: retrospective analysis supporting a mechanism of diskogenic dural injury and subsequent tamponade. AJNR Am J Neuroradiol. 33(1):52-6, 2012
6. Ghostine S et al: Thoracic cord herniation through a dural defect: description of a case and review of the literature. Surg Neurol. 71(3):362-6, discussion 366-7, 2009
7. Groen RJ et al: Operative treatment of anterior thoracic spinal cord herniation: three new cases and an individual patient data meta-analysis of 126 case reports. Neurosurgery. 64(3 Suppl):ons145-59; discussion ons159-60, 2009
8. Hassler W et al: Spontaneous herniation of the spinal cord: operative technique and follow-up in 10 cases. J Neurosurg Spine. 9(5):438-43, 2008
9. Sasaoka R et al: Idiopathic spinal cord herniation in the thoracic spine as a cause of intractable leg pain: case report and review of the literature. J Spinal Disord Tech. 16(3):288-94, 2003
10. Barbagallo GM et al: Thoracic idiopathic spinal cord herniation at the vertebral body level: a subgroup with a poor prognosis? Case reports and review of the literature. J Neurosurg. 97(3 Suppl):369-74, 2002
11. Aizawa T et al: Idiopathic herniation of the thoracic spinal cord: report of three cases. Spine. 26(20):E488-91, 2001
12. Eguchi T et al: Spontaneous thoracic spinal cord herniation--case report. Neurol Med Chir (Tokyo). 41(10):508-12, 2001
13. Miyaguchi M et al: Idiopathic spinal cord herniation associated with intervertebral disc extrusion: a case report and review of the literature. Spine. 26(9):1090-4, 2001
14. Pereira P et al: Idiopathic spinal cord herniation: case report and literature review. Acta Neurochir (Wien). 143(4):401-6, 2001
15. Watanabe M et al: Surgical management of idiopathic spinal cord herniation: a review of nine cases treated by the enlargement of the dural defect. J Neurosurg. 95(2 Suppl):169-72, 2001
16. Ewald C et al: Progressive spontaneous herniation of the thoracic spinal cord: case report. Neurosurgery. 46(2):493-5; discussion 495-6, 2000
17. Tekkok IH: Spontaneous spinal cord herniation: case report and review of the literature. Neurosurgery. 46(2):485-91; discussion 491-2, 2000
18. Wada E et al: Idiopathic spinal cord herniation: report of three cases and review of the literature. Spine. 25(15):1984-8, 2000
19. Marshman LA et al: Idiopathic spinal cord herniation: case report and review of the literature. Neurosurgery. 44(5):1129-33, 1999
20. Vallée B et al: Ventral transdural herniation of the thoracic spinal cord: surgical treatment in four cases and review of literature. Acta Neurochir (Wien). 141(9):907-13, 1999
21. Dix JE et al: Spontaneous thoracic spinal cord herniation through an anterior dural defect. AJNR Am J Neuroradiol. 19(7):1345-8, 1998
22. Baur A et al: Imaging findings in patients with ventral dural defects and herniation of neural tissue. Eur Radiol. 7(8):1259-63, 1997
23. Henry A et al: Tethered thoracic cord resulting from spinal cord herniation. Arch Phys Med Rehabil. 78(5):530-3, 1997
24. Sioutos P et al: Spontaneous thoracic spinal cord herniation. A case report. Spine. 21(14):1710-3, 1996
25. Kumar R et al: Herniation of the spinal cord. Case report. J Neurosurg. 82(1):131-6, 1995

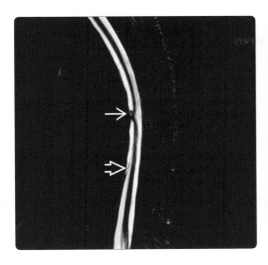
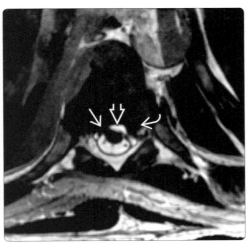

（左图）矢状位重 T2 加权成像脊髓造影显示胸髓局灶性扭曲和扭结（➡）。注意移位的硬脊膜边缘，显示与硬脑膜缺损相关的硬膜外积液（➡）

（右图）轴位重 T2 加权 CISS MR 显示穿过硬脑膜的脊髓疝部位（➡）以及沿着腹侧鞘囊的相邻硬膜外积液（➡）。注意相关的椎间盘突出（➡）

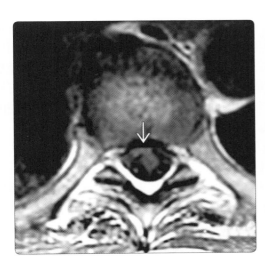
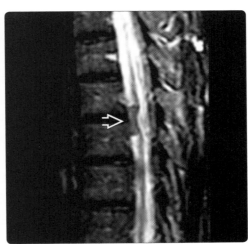

（左图）轴位 T1WI MR 显示一条扭曲、向前移位的脊髓（➡）。手术证实该患者硬脊膜缺损伴有缓慢进行性下肢无力

（右图）矢状位 T2 MR 显示腹侧局灶性变性和紧靠椎体后缘的脊髓移位（➡）。需要与蛛网膜囊肿和脊髓疝鉴别

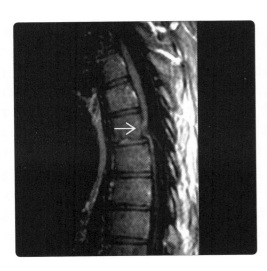
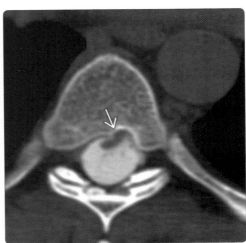

（左图）矢状位 T1 MR 显示了上胸椎的特发性硬脊膜脊髓疝，伴脊髓腹侧局部成角（➡）进入硬脊膜缺损

（右图）轴位 CT 脊髓造影显示脊髓疝典型病例中邻近椎体后缘（➡）的脊髓向腹侧和左侧移位

术语

缩略语：脊髓前动脉（anterior spinal artery, ASA），脊髓后动脉（posterior spinal artery, PSA），Adamkewcz 动脉（artery of Adamkiewicz, AA）

同义词：大前根动脉，根髓动脉 =AA

影像解剖学

椎动脉

椎动脉分为 4 段。椎动脉的第一段（V1）自其起始部延伸至第 6 颈椎横突孔入口处。椎动脉通常是锁骨下动脉近端最大的分支。椎动脉的起始点及解剖学行程是多变的。最常见的椎动脉起始点的变化是从近侧锁骨下动脉发出。左侧椎动脉起自左颈总动脉与左锁骨下动脉之间的主动脉弓部，占已描述案例的 2.4%~5.8%。当椎动脉起自弓部时，椎动脉常进入 C5 横突孔。当左侧椎动脉正常自锁骨下动脉发出时，近 88% 的椎动脉进入 C6 横突孔。进入横突孔的位置在 C4、C5、C7 水平的概率分别为 0.5%、6.6%、5.4%。左侧椎动脉起自左侧颈总动脉或颈外动脉者罕见。同样，右侧椎动脉起自主动脉、颈动脉或者头臂干者也很罕见（不足 1%）。

椎动脉第二段（V2）是通过横突孔垂直上行至 C2 横突孔的一段。

椎动脉第三段（V3）是指自 C2 横突孔至椎管入口的一段。椎动脉穿出 C2 横突孔后，向外、向后通过 C1 横突孔，然后向后、向内行经 C1 后弓上面的横沟。当椎动脉接近中线时突然转弯，穿过寰枕后膜进入椎管。在此水平，除了连接颈内/外动脉与椎动脉之间的寰前节间动脉，这个区域的异常连接是罕见的。V3 段局部可能有重复或开窗。枕动脉亦可自 V3 段发出。一永存的节间动脉可在椎动脉自穿出 C2 横突孔后，行经 C1 弓下方，不经 C1 横突孔直接进入椎管内的一段发出（3%~4%）。小脑后下动脉（PICA）的起始部也能反常低至 C1 与 C2 之间。

第 4 段（V4 段）穿过硬膜，水平行向脊髓前方穿过枕骨大孔，最终与对侧的椎动脉汇合并构成基底动脉。自椎动脉发出的主要分支包括脑膜支和多条发自颅外段的滋养颈部深部肌群的肌支。脑膜后支发自 C1 水平以上至枕骨大孔以下的椎动脉，滋养小脑镰和颅后窝的硬膜内侧部分。在汇合连接构成基底动脉之前，每条椎动脉发出分支向下行，在中线形成脊髓前动脉并不断加入其他椎动脉相应分支，脊髓后动脉可以来自小脑后下动脉或者椎动脉的颅内段。

脊髓动脉

脊髓循环基于椎动脉的节段性分支和发自节段动脉的多条根动脉。这些节段动脉包括颈降动脉、颈深动脉、肋间动脉、腰动脉和骶动脉。脊髓前动脉发自椎动脉硬膜内段的连接部，尾部指向基底动脉。脊髓前动脉在中线处自枕骨大孔不间断地下降至终丝。脊髓前动脉又由多条节段性供血动脉加强。节段性供血动脉发出供应脊髓前 2/3 的沟支或者中央系支。脊髓前 2/3 包括脊髓前角、脊髓丘脑束、皮质脊髓束。脊髓前动脉在脊髓腹面中线的前正中裂内走行。脊髓后动脉起自椎动脉后支或小脑后下动脉。

脊髓后动脉是脊髓背侧中间附近脊神经根处的成对的纵行血管系统，在两背侧血管之间构成丛状或网状系统。脊髓后动脉供应脊髓的后 1/3，包括后柱和皮质脊髓束。脊髓前动脉和脊髓后动脉供应的持续基于节段性吻合。这些节段血管发起自椎动脉后支、锁骨下动脉、胸肋间动脉和腰肋间动脉。后支通过神经孔进入椎管内，然后穿过硬膜分成两条主要的分支：脊髓脊神经根动脉和供应神经根袖及硬膜的硬膜支。脊髓脊神经根支随后穿过蛛网膜下腔分成供应前后根的神经根动脉，那里同样有连接脊髓前动脉和脊髓后动脉的通路。自脊髓脊神经根动脉分出发起的神经根动脉，沿前、后神经根走行。在后神经根动脉沿着脊髓后表面延伸的同时，前神经根动脉同样沿着脊髓前表面延伸。

多条胎儿节段性血管到成人期会退化，只留 2~14 条（平均 6 条）前根动脉，以及 11~16 条后根动脉。颈椎根供血动脉主要起自 C5~C7 水平。那里有 2~3 条直径 400~600 μm 的颈髓前供血动脉，以及 3~4 条更细的颈髓后供血动脉（直径 150~400 μm）。V3 段没有到脊髓脊神经根的分支。在胸椎，有 2~3 条胸髓前滋养节段血管，通常位于左侧，直径 550~1200 μm。小的腹侧滋养血管可能同样存在，直径约 200 μm。腹侧神经根血管的数量和粗细呈反比。"少节段"构造血管较少（<5 条）但管径大，"多节段"构造血管为多条但管径小。主要的胸前神经根动脉也称为根最大动脉。根最大动脉多起自 T9~T12（62%）左侧面（73%），起自腰部（26%）T6~T8（12%）的不常见。胸髓后滋养血管的数量为 9~12 条，平均为 8 条。主要滋养段血管也可能发生在上胸椎，通常是 T5 节段，这被称为 von Haller 动脉。胸髓后滋养血管均非自右向左走行，其直径为 150~400 μm。腰骶部和骨盆区有 0~1 条主要的脊髓滋养血管。脊髓前动脉终止于终丝，并与脊髓后动脉相交通。髂动脉后股发出向上和向下的骶外侧支，骶外侧支发出经骶前孔的脊髓动脉。髂动脉前股发出供应坐骨神经的臀下动脉。髂动脉后股在髂骨翼水平发出供应股神经的髂腰动脉。

脊髓静脉

脊髓静脉分布类似脊髓动脉，有非常对称的前后左右节段变化极少的静脉分布（与高度不对称的动脉相比）。此处有两组辐状引流静脉系统，并在脊髓表面汇合。中央组静脉接受前角和白质周围的回流，汇入前正中裂的中央静脉，形成脊髓前中央静脉。周围背侧和外侧索静脉经由小的无静脉瓣的放射状静脉丛，延伸至脊髓表面的冠状静脉丛，然后流入硬膜外静脉丛。硬膜外静脉丛包括椎骨前后内丛结构，并与上下腔静脉、奇静脉和半奇静脉、颅内硬膜窦相通，形成30~70 条髓根静脉。前中央静脉沿终丝继续向尾侧走行并止于硬膜囊。冠状静脉和中央静脉在神经根袖离开硬膜内间隙并延伸为硬膜外静脉丛的髓静脉。髓静脉在硬膜的边缘有能防止硬膜外血液反流入硬膜内间隙的功能性瓣膜结构，但没有硬膜内瓣膜。

胚胎学

椎动脉大约在胚胎第 32 天开始发育，第 40 天完成。发生原始成对背侧动脉的颈部节段动脉之间通过纵向吻合形成椎动脉。除了第 7 节段动脉将演变为包括椎动脉起始部在内的锁骨下动脉的近端部分之外，其余颈部节段动脉退化。通常原始背主动脉的连接部消失，椎动脉形成，最初有更多的串珠状吻合，外形迂曲。基底动脉是由原始的两条椎动脉融合构成的。

脊髓血管源于连接主动脉节段分支的脊髓腹侧及外侧面的毛细血管网，形成两个原始的纵向系统。在胚胎发育第 2 个月月底前，腹外侧的血管体系在中线处演变为纵向单一的脊髓前动脉。丛状分布在脊髓背侧表面残留更显著。脊髓前动脉结构形成后，随之是节段供养血管（最初为 31 条）退化，在妊娠的第 4 个月完成。在胸腰段的数量减少是最显著的。节段动脉作为肋间动脉和腰动脉而存留。在颈椎，背侧节间吻合作为椎动脉的构成部分而存留，腹侧吻合作为甲状颈干而存留。

（曾祥柱、袁慧书 译）

参考文献

1. Gailloud P: Spinal vascular anatomy. Neuroimaging Clin N Am. 29(4):615-33, 2019
2. Peckham ME et al: Imaging of vascular disorders of the spine. Radiol Clin North Am. 57(2):307-18, 2019
3. Kramer CL: Vascular disorders of the spinal cord. Continuum (Minneap Minn). 24(2, Spinal Cord Disorders):407-26, 2018
4. Gailloud P: The artery of von Haller: a constant anterior radiculomedullary artery at the upper thoracic level. Neurosurgery. 73(6):1034-43, 2013
5. Eskander MS et al: Vertebral artery anatomy: a review of two hundred fifty magnetic resonance imaging scans. Spine (Phila Pa 1976). 35(23):2035-40, 2010
6. Becske T et al: The vascular anatomy of the vertebro-spinal axis. Neurosurg Clin N Am. 20(3):259-64, 2009
7. Bell R et al: Neurovascular anatomy: a practical guide. Neurosurg Clin N Am. 20(3):265-78, 2009
8. Debette S et al: Cervical-artery dissections: predisposing factors, diagnosis, and outcome. Lancet Neurol. 8(7):668-78, 2009
9. Goyal MS et al: The diagnosis and management of supraaortic arterial dissections. Curr Opin Neurol. 22(1):80-9, 2009
10. Johnson MH et al: Vascular anatomy: the head, neck, and skull base. Neurosurg Clin N Am. 20(3):239-58, 2009
11. Kim YK et al: Cervical artery dissection: pathology, epidemiology and management. Thromb Res. 123(6):810-21, 2009
12. Tubbs RS et al: Surgical anatomy and quantitation of the branches of the V2 and V3 segments of the vertebral artery. Laboratory investigation. J Neurosurg Spine. 11(1):84-7, 2009
13. Wang S et al: Anomalous vertebral artery in craniovertebral junction with occipitalization of the atlas. Spine (Phila Pa 1976). 34(26):2838-42, 2009
14. Bagheri SC et al: Penetrating neck injuries. Oral Maxillofac Surg Clin North Am. 20(3):393-414, 2008
15. Chen JW: Cervical spine injuries. Oral Maxillofac Surg Clin North Am. 20(3):381-91, 2008
16. Turan TN et al: Treatment of intracranial atherosclerotic stenosis. Rev Neurol Dis. 5(3):117-24, 2008
17. Schmidt WA: Takayasu and temporal arteritis. Front Neurol Neurosci. 21:96-104, 2006
18. Nelson PK et al: Vertebrospinal angiography in the evaluation of vertebral and spinal cord disease. Neuroimaging Clin N Am. 6(3):589-605, 1996

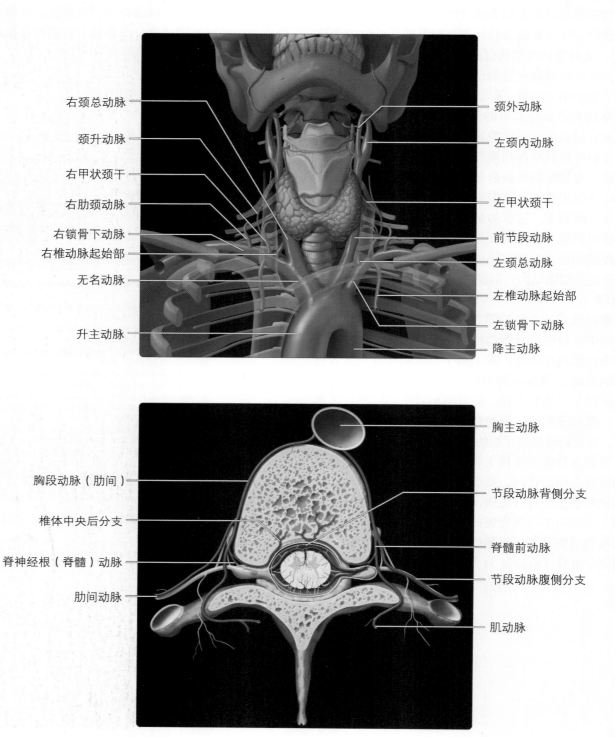

右颈总动脉

颈升动脉

右甲状颈干

右肋颈动脉

右锁骨下动脉

右椎动脉起始部

无名动脉

升主动脉

颈外动脉

左颈内动脉

左甲状颈干

前节段动脉

左颈总动脉

左椎动脉起始部

左锁骨下动脉

降主动脉

胸段动脉（肋间）

椎体中央后分支

脊神经根（脊髓）动脉

肋间动脉

胸主动脉

节段动脉背侧分支

脊髓前动脉

节段动脉腹侧分支

肌动脉

（上图）AP 位图像示主动脉弓和动脉大血管。椎动脉分出脊髓动脉的前支和后支。颈升动脉由甲状颈干发出，分出脊髓节段动脉的背侧分支和腹侧分支，分别与 ASA 和 PSA 在脊索表面吻合。完全脊髓血管造影包括对所有这些血管的评价

（下图）轴位图像示脊柱及其内容物的血供，这里显示的是下胸椎。一系列成对的节段动脉（颈段的椎动脉和甲状颈动脉，胸段的肋间动脉，腰段的腰动脉）分别发出前支和后支，后支分别发出肌支、椎体支和脊神经根支。脊神经根动脉通过神经孔进入椎管内

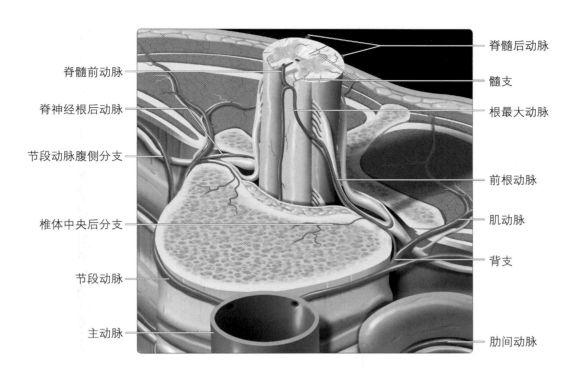

脊髓前动脉
脊神经根后动脉
节段动脉腹侧分支
椎体中央后分支
节段动脉
主动脉

脊髓后动脉
髓支
根最大动脉
前根动脉
肌动脉
背支
肋间动脉

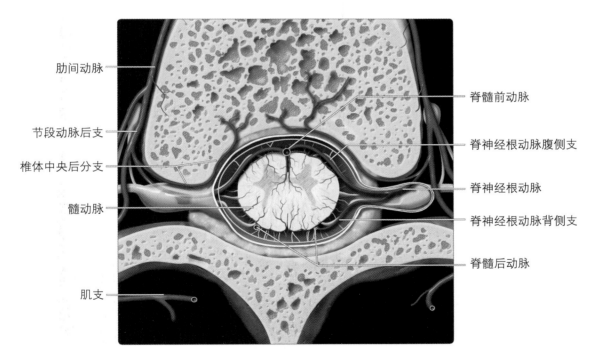

肋间动脉
节段动脉后支
椎体中央后分支
髓动脉
肌支

脊髓前动脉
脊神经根动脉腹侧支
脊神经根动脉
脊神经根动脉背侧支
脊髓后动脉

（上图）斜轴位图像示 T10 肋间动脉发自于下胸主动脉。根最大动脉是胸髓的优势节段滋养动脉，通过脊髓前动脉供应脊髓前表面

（下图）前、后脊神经根动脉分别与脊髓前、后动脉吻合。贯穿脊髓的髓动脉多是少有吻合支的终末动脉。脊髓的"分水岭"区域是在中央灰质

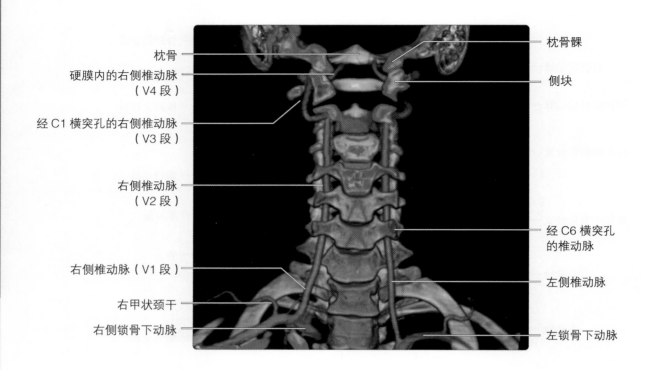

枕骨

硬膜内的右侧椎动脉
（V4 段）

经 C1 横突孔的右侧椎动脉
（V3 段）

右侧椎动脉
（V2 段）

右侧椎动脉（V1 段）

右甲状颈干

右侧锁骨下动脉

枕骨髁

侧块

经 C6 横突孔
的椎动脉

左侧椎动脉

左锁骨下动脉

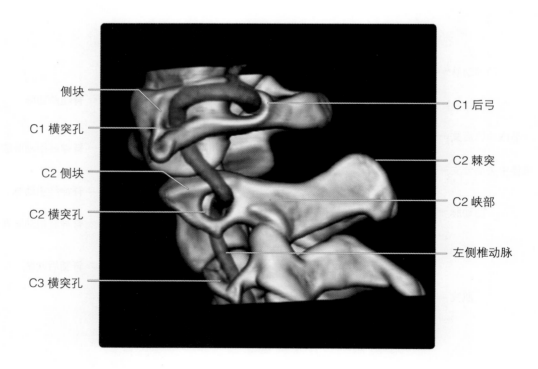

侧块

C1 横突孔

C2 侧块

C2 横突孔

C3 横突孔

C1 后弓

C2 棘突

C2 峡部

左侧椎动脉

（上图）CTA 示椎动脉通过横突孔上升到枕骨大孔的路径。此例患者的两条椎动脉均于 C6 水平进入横突孔，但可有较多变化。左侧椎动脉在 C5 水平从弓部上升且更偏向头侧

（下图）侧位 CTA 示左侧椎动脉远端穿出 C2 横突孔水平，经 C1 走行的路径

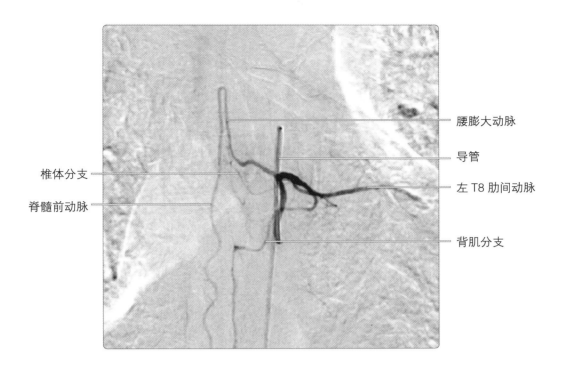

腰膨大动脉

导管

左 T8 肋间动脉

背肌分支

椎体分支

脊髓前动脉

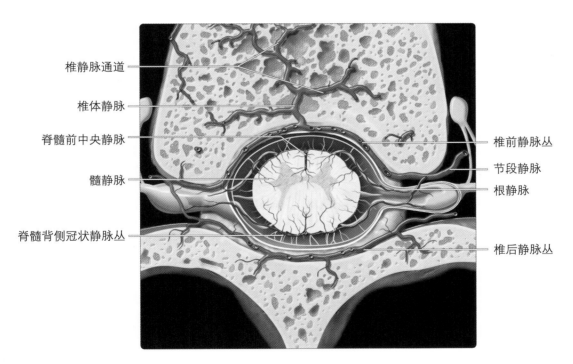

椎静脉通道

椎体静脉

脊髓前中央静脉

髓静脉

脊髓背侧冠状静脉丛

椎前静脉丛

节段静脉

根静脉

椎后静脉丛

（上图）左侧肋间动脉注射的观察点是作为胸髓主要滋养血管的腰膨大动脉的特征性急转弯，从顶部急转向下延伸为脊髓前动脉，供应脊髓的前 2/3

（下图）椎内静脉丛的放大图像。沿腹侧支、背侧支神经走行的根静脉，最终汇入前、后椎内静脉丛，随后汇入节段静脉，其将汇入上腔静脉或下腔静脉

术语
- 椎动脉（vertebral artery, VA）V3 段在 C1-C2 水平进入椎管的解剖变异

影像学
- C1 弓内侧的血管结构
  - C1 后弓内侧血管的位置可能会显示出相关的骨沟
- 矢状位图像显示 C1 弓下方有流空血管信号
- 轴位图像显示 C1 弓内侧有流空血管信号

主要鉴别诊断
- 寰前节间动脉
  - 颈动脉 - 基底动脉持续性吻合
- 椎动脉开窗
  - 正常的 V3 段高于 C1 水平进入，但椎动脉开窗是在 C1-C2 水平进入椎管内

- 小脑后下动脉（PICA）低位起源
  - 正常的 V3 段高于 C1 水平进入，但小脑后下动脉（PICA）的起源较低，在 C1-C2 水平进入椎管
- 颈肌侧支的椎动脉

病理学
- 胚胎发育过程中颈第一节间动脉持续存在

临床信息
- 通常无临床症状
- 介入或外科手术中可能存在的问题
  - C1 侧块螺钉可能有血管损伤的危险
  - C1-C2 侧位穿刺脊髓造影时，血管损伤风险增加

诊断思路
- 对 C1/C2 进行手术时，需要关注的重要病变

（左图）左侧椎动脉（VA）延伸至 C1 弓下方（➡），作为永存第一节间动脉（➡）。左侧椎动脉通过 C1 孔越过 C1 弓顶部（⇨）

（右图）轴位 CTA 显示左侧永存第一节间动脉从 C1 弓下方走行（➡）。右侧椎动脉位于 C1 弓上方（➡）

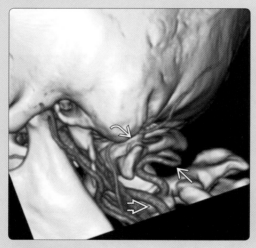
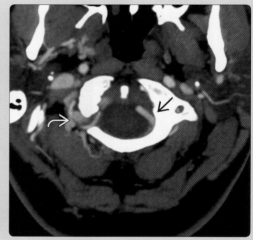

（左图）轴位 CTA 显示，右侧永存第一节间动脉由 C1-C2 间隙的 C1 弓右下方（➡）进入椎管

（右图）轴位 CTA 显示，典型的右侧永存第一节间动脉延伸至 C1 弓下方的椎管，并向 C1 弓头侧延伸至 C1 弓内侧（➡）

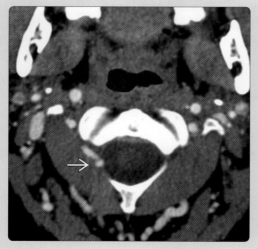
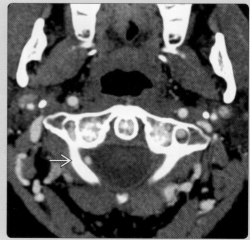

术语

定义

- 椎动脉（VA）V3 段在 C1- C2 水平进入椎管的解剖变异
- 4% 的患者为单侧
- 双侧永存不常见（＜1%）

影像学

一般表现

- 最佳诊断依据
  - 椎动脉通常占据 C2 神经根区域，走行于寰椎及中轴之间
  - 轴位像显示为 C1 弓内侧至外侧走行的血管
- 部位
  - C1-C2 水平，低于 C1 弓
- 大小
  - 可变，像正常的椎动脉

CT 表现

- CTA
  - C1 弓内侧的血管样结构
  - C1 后弓内侧血管的位置可能会显示出相关的骨沟
  - 观察横突孔大小是否对称，作为椎动脉变异的一般指标

MR 表现

- T2WI
  - 矢状位图像显示 C1 弓下方有血管流空信号

鉴别诊断

寰前节间动脉

- 颈动脉 - 基底动脉持续性吻合
- 2 型永存寰椎间段动脉起源于颈外动脉，并在 C1-C2 间隙汇入正常的椎动脉

椎动脉开窗

- 正常的 V3 段高于 C1 水平进入，但椎动脉开窗是在 C1-C2 水平进入椎管内

小脑后下动脉低位起源

- 正常的 V3 段高于 C1 水平进入，但小脑后下动脉（PICA）的起源较低，在 C1-C2 水平进入椎管

颈肌侧支的椎动脉

- 椎动脉远端闭塞，侧支血流形成进入椎体远端
- C1-C2 水平，可能起源于颈外动脉（枕动脉）

病理学

一般表现

- 病因学
  - 胚胎发育过程中颈第一节间动脉持续存在
  - 胚胎生骨节再分割失败

临床信息

临床表现

- 最常见体征 / 症状
  - 通常无临床症状
  - 介入或外科手术中可能存在的问题
    - C1 侧块螺钉可能有血管损伤的危险，首选 C1-C2 关节螺钉
    - 损伤包括
      - 动静脉瘘形成
      - 闭塞
      - 椎动脉剥离
      - 大量出血
    - C1-C2 侧位穿刺脊髓造影时，血管损伤风险增加
  - 双侧永存第一节间动脉导致的脊髓受压病例报告罕见
  - 该类血管异常罕见的相关报道
    - 颈椎疼痛
    - 枕神经痛
    - 副神经麻痹

诊断思路

思考点

- 对 C1/C2 进行手术时，需要关注的重要病变

（曾祥柱、袁慧书 译）

参考文献

1. Kashiro H et al: Atlantoaxial fixation in a patient with bilateral persistent first intersegmental vertebral artery anomaly using an O-arm navigation system: a case report. Spine Surg Relat Res. 3(2):196-8, 2019
2. Zhang H et al: Persistent first intersegmental vertebral artery (PFIA) visualized by three-dimensional computed tomography angiography in Chinese population. Int J Surg. 52:233-6, 2018
3. Buch VP et al: Rotational vertebrobasilar insufficiency due to compression of a persistent first intersegmental vertebral artery variant: case report. J Neurosurg Spine. 26(2):199-202, 2017
4. Patra DP et al: Redundant anomalous vertebral artery in a case of congenital irreducible atlantoaxial dislocation: Emphasizing on the differences from the first intersegmental artery and operative steps to prevent injury while performing C1-2 joint manipulation. Ann Neurosci. 22(4):245-7, 2015
5. O'Donnell CM et al: Vertebral artery anomalies at the craniovertebral junction in the US population. Spine (Phila Pa 1976). 39(18):E1053-7, 2014
6. Nakashima K et al: Persistent primitive first cervical intersegmental artery (proatlantal artery II) associated with subarachnoid hemorrhage of unknown origin. Clin Neurol Neurosurg. 114(1):90-2, 2012
7. Uchino A et al: Vertebral artery variations at the C1-2 level diagnosed by magnetic resonance angiography. Neuroradiology. 54(1):19-23, 2012
8. Hong JT et al: Posterior C1 stabilization using superior lateral mass as an entry point in a case with vertebral artery anomaly: technical case report. Neurosurgery. 68(1 Suppl Operative):246-9; discussion 249, 2011
9. Lee SH et al: Posterior C1-2 fusion using a polyaxial screw/rod system for os odontoideum with bilateral persistence of the first intersegmental artery. J Neurosurg Spine. 14(1):10-3, 2011
10. Tubbs RS et al: Persistent fetal intracranial arteries: a comprehensive review of anatomical and clinical significance. J Neurosurg. 114(4):1127-34, 2011
11. Carmody MA et al: Persistent first intersegmental vertebral artery in association with type II odontoid fracture: surgical treatment utilizing a novel C1 posterior arch screw: case report. Neurosurgery. 67(1):210-1; discussion 211, 2010
12. Ulm AJ et al: Normal anatomical variations of the V3 segment of the vertebral artery: surgical implications. J Neurosurg Spine. 13(4):451-60, 2010

术语

- 永久性的胎儿颈动脉 - 基底动脉吻合，从颈内动脉（internal carotid artery, ICA）经过舌下神经管到基底动脉

主要鉴别诊断

- 寰前节间动脉
  - 1 型起源于颈动脉远端，在 C1 号与枕骨之间走行，连接同侧椎动脉远端
  - 2 型起源于颈外动脉，在 C1-C2 间隙走行并连接同侧椎动脉

病理学

- 4 种颈动脉 - 基底动脉吻合已被报道
- 三叉动脉（0.1%~0.5%）
- 耳动脉（非常罕见，≤0.001%）
- 舌下动脉（0.1%）
  - 原始舌下动脉起源于颈动脉 C1-C3 水平
  - 椎动脉近端通常发育不良
- 寰椎前间动脉（0.002%）

临床信息

- 通常无临床症状
- 与该病变相关的病例报告多为混合病理类型
  - 动脉瘤（可能不会比一般人高）
  - 永存舌下动脉粥样硬化性狭窄
  - 舌下神经功能障碍及舌咽神经痛

诊断思路

- 经舌下神经管从颈内动脉到基底动脉的动脉，为永存舌下动脉

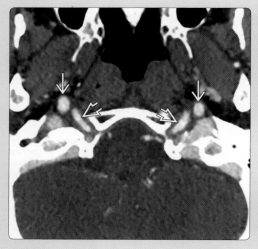
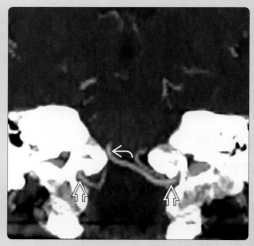

（左图）一位 78 岁患者轴位 CT 血管造影显示双侧动脉（舌下动脉）（➡）起源于颈内动脉（➡），经舌下神经管向后循环颅内供血

（右图）同例患者冠状位 CT 血管造影 MIP 证实双侧舌下动脉（➡）通过舌下神经管，在颅内连接形成异常起源的低位基底动脉（➡）

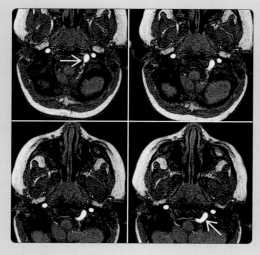
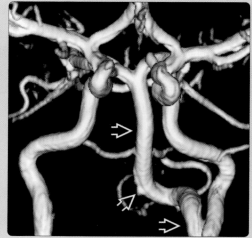

（左图）一系列 MRA 轴位图像显示，颈动脉分叉上方的左侧颈内动脉分出的一条大动脉（➡），从背侧穿过舌下神经管形成基底动脉

（右图）3D MRA 重建显示了形成基底动脉时血管的异常走行（➡）

术语

同义词

- 原始舌下动脉，胎儿舌下动脉

定义

- 永久性的胎儿颈动脉 - 基底动脉吻合，从颈内动脉（ICA）经过舌下神经管到基底动脉

影像学

一般表现

- 最佳诊断依据
  - 舌下神经管内的血管，起源于颈动脉远端并供应基底动脉
- 部位
  - 舌下神经管
- 大小
  - 可变的，可能接近远端颈内动脉的大小

CT 表现

- CTA
  - 经舌下神经管延伸形成基底动脉的血管样结构

MR 表现

- T1WI
  - 通过扩大的舌下神经管延伸的血管流空信号

推荐成像方法

- 最佳成像方法
  - CTA/MRA

病理学

一般表现

- 病因学
  - 4 种颈动脉 - 基底动脉吻合已被报道
    - 三叉动脉（0.1%～0.5%）
    - 耳动脉（非常罕见，≤0.001%）
    - 舌下动脉（0.1%）
      □ Batujeff 于 1889 年首次描述
      □ 原始舌下动脉起源于颈动脉 C1-C3 水平
      □ 血管弯曲走向并穿过扩大的舌下神经管与基底动脉下部连接
      □ 椎动脉近端通常发育不良
      □ 同侧椎动脉可能缺失
      □ 罕见的变异，舌下动脉起源于颈外动脉
    - 寰椎前间动脉（0.002%）
  - 在胚胎发育早期，这些吻合口的功能可以维持 7～10 天
    - 后交通动脉发育速度减慢
    - 退化失败导致胚胎动脉永久存在

临床信息

临床表现

- 最常见体征 / 症状
  - 通常无临床症状
  - 与该病变相关的病例报告多为混合病理类型
  - 动脉瘤（可能不会比一般人高）
  - 颈动脉粥样硬化伴后循环栓塞
  - 永存舌下动脉粥样硬化性狭窄
  - 舌下神经功能障碍及舌咽神经痛

诊断思路

思考点

- 经舌下神经管从颈内动脉到基底动脉的动脉，为永存舌下动脉

（曾祥柱、袁慧书）

参考文献

1. Ozawa M et al: Bilateral persistent hypoglossal arteries: a case report and literature review. Surg Radiol Anat. 41(9):1083-5, 2019
2. Uchino A: Carotid-vertebrobasilar anastomosis: magnetic resonance and computed tomographic angiographic demonstration. Jpn J Radiol. 37(8):565-78, 2019
3. Yamamoto R et al: Anomalous anastomosis between the external carotid artery and vertebrobasilar artery via the hypoglossal canal: a case report and review of literature. Surg Radiol Anat. 41(7):849-52, 2019
4. O'Donnell CM et al: Vertebral artery anomalies at the craniovertebral junction in the US population. Spine (Phila Pa 1976). 39(18):E1053-7, 2014
5. Binning MJ et al: Cerebellar hemangioblastoma supplied by persistent hypoglossal artery. J Neurointerv Surg. 4(3):e3, 2012
6. Minné C et al: Persistent primitive hypoglossal artery (a normal variant) as the sole supply to the brain. J Vasc Interv Radiol. 23(3):426-8, 2012
7. Pavlisa G et al: Endovascular treatment of AVM-associated aneurysm of anterior inferior cerebellar artery through persistent primitive hypoglossal artery. Br J Neurosurg. 26(1):86-8, 2012
8. Takahashi H et al: Bilateral persistent hypoglossal arteries: MRI findings. Br J Radiol. 85(1010):e46-8, 2012
9. Clerici AM et al: De-novo headache with transient vertebro-basilar symptoms: role of embryonic hypoglossal artery. J Headache Pain. 12(6):639-43, 2011
10. Hui FK et al: Endovascular treatment of an aneurysm of a persistent primitive hypoglossal artery with complete resolution of brainstem compressive symptoms: case report. Neurosurgery. 68(3):E854-7; discussion E857, 2011
11. Tubbs RS et al: Persistent fetal intracranial arteries: a comprehensive review of anatomical and clinical significance. J Neurosurg. 114(4):1127-34, 2011
12. Uchino A et al: Persistent hypoglossal artery arising from the external carotid artery diagnosed by MR angiography. Surg Radiol Anat. 33(6):543-5, 2011
13. Lee EJ et al: Rare variant of persistent primitive hypoglossal artery in magnetic resonance angiography. Surg Radiol Anat. 32(8):801-4, 2010
14. Merrow AC: Persistent hypoglossal artery. Pediatr Radiol. 40 Suppl 1:S162, 2010
15. Uzawa A et al: Posterior cerebral artery territory infarction associated with persistent primitive hypoglossal artery with internal carotid artery atherosclerosis. Intern Med. 49(5):515-6, 2010
16. De Blasi R et al: A case of aneurysm on a persistent hypoglossal artery treated by endovascular coiling. Interv Neuroradiol. 15(2):175-8, 2009

术语

- C1 水平永久性的胎儿颈动脉 - 基底动脉吻合，从颈内动脉（internal carotid artery, ICA）或颈外动脉（external carotid artery, ECA）到基底动脉

影像学

- 枕骨下方有异常血管通过枕骨大孔连接颈外动脉或颈内动脉至基底系统

主要鉴别诊断

- 永存舌下动脉
  - 永久性的胎儿颈动脉 - 基底动脉吻合，从颈内动脉经过舌下神经管到基底动脉
- 永存第一节间动脉
  - 椎动脉通常占据 C2 神经根区域，走行于寰椎及中轴之间

- 椎动脉开窗
  - 正常的 V3 段高于 C1 水平进入，但椎动脉开窗是第二段在 C1-C2 水平进入椎管内

病理学

- 1 型寰前节间动脉起源于颈动脉，不进入横孔上升至 C0-C1 间隙（~50%）
- 2 型寰前节间动脉（C1 节段间变异）起源于颈外动脉

临床信息

- 通常无临床症状
- 介入或外科手术中可能存在的问题
- 前循环（颈动脉分叉）动脉粥样硬化引起的与后循环相关的栓塞性梗死的罕见报道

（左图）侧位导管血管造影显示 1 型寰前节间动脉（➡），起源于颈内动脉，通过枕骨大孔供给基底动脉（➡）（Courtesy P. Hildebrand, MD.）

（右图）导管侧位血管造影显示起自颈内动脉近端的寰前节间动脉异常（➡）。注意正常颈内动脉（➡）和颈外动脉（➡）的走行。图示动脉粥样硬化性颈动脉球不规则（➡），引起栓塞性梗死（未显示）（Courtesy P. Hildebrand, MD.）

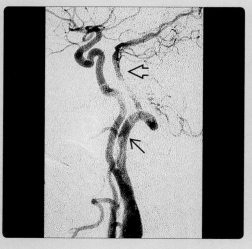
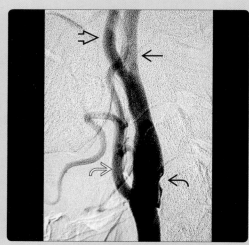

（左图）斜位 MRA 显示一个异常的 2 型寰前节间动脉（➡），起源于左侧颈外动脉并供应基底动脉（Courtesy A. Illner, MD.）

（右图）轴位 MRA 显示颈部左侧颈外动脉（➡）、颈内动脉（➡）和 2 型寰前节间动脉（➡）的位置。注意左侧横突孔内未见正常的左侧椎动脉信号（Courtesy A. Illner, MD.）

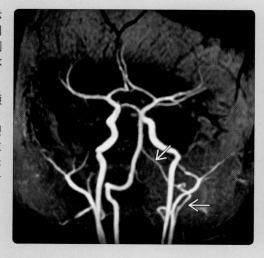
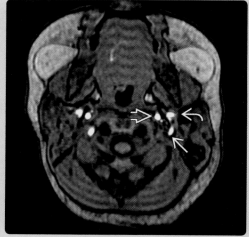

术语

同义词
- 永存的原始的寰前节间动脉
- 寰前节间动脉

定义
- C1 水平永久性的胎儿颈动脉 - 基底动脉吻合，从颈内动脉（ICA）或颈外动脉（ECA）到基底动脉

影像学

一般表现
- 最佳诊断依据
  - 枕骨下方有异常血管通过枕骨大孔连接颈外动脉或颈内动脉至基底系统
- 部位
  - 枕骨下方通过枕骨大孔
- 大小
  - 可变的，可能接近远端颈内动脉的大小

CT 表现
- CTA
  - 从远端颈内动脉或颈外动脉经枕骨大孔延伸至基底动脉的血管样结构

MR 表现
- T1WI
  - 从前循环延伸至基底动脉的血管流空信号

推荐成像方法
- 最佳成像方法
  - CTA/MRA

鉴别诊断

永存舌下动脉
- 永久性的胎儿颈动脉 - 基底动脉吻合，从颈内动脉经过舌下神经管到基底动脉

永存第一节间动脉
- 椎动脉通常占据 C2 神经根区域，走行于寰椎及中轴之间

椎动脉开窗
- 正常的 V3 段高于 C1 水平进入，但椎动脉开窗是第二段在 C1-C2 水平进入椎管内

颈肌侧支的椎动脉
- 椎动脉远端闭塞，侧支血流形成进入椎体远端

病理学

一般表现
- 伴发异常
  - 吻合血管近端 1 条或 2 条椎动脉发育不全占 50%
  - 伴寰前节间动脉的颅内动脉瘤罕见，但其发生率可能等同于一般人群

分期、分级及分类
- 1 型寰前节间动脉起源于颈动脉，不进入横孔上升至 C0-C1 间隙（~50%）
  - 动脉经 C1 背侧至横突，向头侧延伸进入枕骨大孔
- 2 型寰前节间动脉（C1 节段间变异）起源于颈外动脉
  - 在位置上比 1 型走行更横向
  - 进入枕骨大孔之前汇入椎动脉水平段

临床信息

临床表现
- 常见体征 / 症状
  - 通常无临床症状
  - 介入或外科手术中可能存在的问题
    - C1 侧块螺钉可能有血管损伤的危险
  - 前循环（颈动脉分叉）动脉粥样硬化引起的与后循环相关的栓塞性梗死的罕见报道

人口统计学
- 流行病学
  - 罕见：< 50 例

（曾祥柱、袁慧书 译）

参考文献

1. Choudhary G et al: Type 2 persistent primitive proatlantal intersegmental artery, a rare variant of persistent carotid-vertebrobasilar anastomoses. Proc (Bayl Univ Med Cent). 32(1):101-4, 2019
2. Uchino A: Carotid-vertebrobasilar anastomosis: magnetic resonance and computed tomographic angiographic demonstration. Jpn J Radiol. 37(8):565-78, 2019
3. Choi Y et al: A Type 1 Persistent proatlantal artery originating from the external carotid artery detected by computed tomographic angiography. J Cerebrovasc Endovasc Neurosurg. 20(4):231-4, 2018
4. Cappabianca S et al: Extracranial internal carotid artery: anatomical variations in asymptomatic patients. Surg Radiol Anat. 38(8):893-902, 2016
5. O'Donnell CM et al: Vertebral artery anomalies at the craniovertebral junction in the US population. Spine (Phila Pa 1976). 39(18):E1053-7, 2014
6. Cao YH et al: Proatlantal intersegmental artery with absence of the common carotid artery. Clin Neurol Neurosurg. 113(3):245-6, 2011
7. Tubbs RS et al: Persistent fetal intracranial arteries: a comprehensive review of anatomical and clinical significance. J Neurosurg. 114(4):1127-34, 2011
8. Dimmick SJ et al: Normal variants of the cerebral circulation at multidetector CT angiography. Radiographics. 29(4):1027-43, 2009
9. Li TH et al: Type II proatlantal intersegmental artery associated with objective pulsatile tinnitus. Neurology. 71(4):295-6, 2008
10. Purkayastha S et al: Proatlantal intersegmental arteries of external carotid artery origin associated with Galen's vein malformation. AJNR Am J Neuroradiol. 26(9):2378-83, 2005
11. Grego F et al: Primitive proatlantal intersegmental artery and carotid endarterectomy. J Vasc Surg. 39(3):691, 2004
12. Gumus T et al: Bilateral persistence of type 1 proatlantal arteries: report of a case and review of the literature. AJNR Am J Neuroradiol. 25(9):1622-4, 2004
13. Woodcock RJ et al: Bilateral type 1 proatlantal arteries with absence of vertebral arteries. AJNR Am J Neuroradiol. 22(2):418-20, 2001
14. Bahsi YZ et al: Persistent primitive proatlantal intersegmental artery (proatlantal artery I) results in 'top of the basilar' syndrome. Stroke. 24(12):2114-7, 1993

要 点

术语

- 近义词：1 型脊髓动静脉瘘（arteriovenous fistula, AVF），硬膜动静脉瘘（dural arteriovenous fistula, dAVF），硬膜瘘
- 定义：脊髓动静脉瘘（AVF），发生在硬膜，硬膜内的引流静脉扩张

影像学

- 脊髓增大，T2WI 高信号，脊髓表面的血管流空信号
- 脊髓表面迂曲的静脉多样性强化
- 动态增强 MRA 能确认硬膜静脉扩张，可以引导导管造影
- 脊髓导管造影是确定诊断 / 治疗的金标准

主要鉴别诊断

- CSF 流空效应
- 脊髓肿瘤
- 脊髓动静脉畸形（SCAVM）
- 脊髓狭窄造成的曲折而"冗余"的血管

病理学

- 充血静脉的静脉高压使髓腔内的动静脉压力梯度减小，导致组织灌注减少和脊髓缺血

临床信息

- 最常见的表现是进行性双下肢无力，上 + 下运动神经元均受累
- 合并蛛网膜下腔出血非常罕见
- 中年男性，进行性双下肢无力，运动加剧
- 即使瘘临床治疗成功，仍可发生持续性水肿和脊髓强化

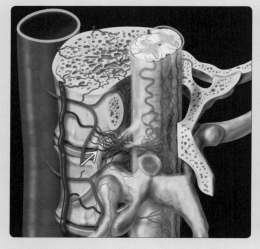
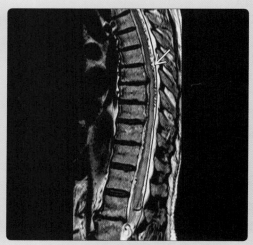

（左图）斜矢状位胸髓示意图示 1 型硬膜动静脉瘘位于硬膜根袖水平（➡），由于动静脉分流，继发硬膜内静脉丛扩张

（右图）矢状位 T2WI 示脊髓周围静脉高压通常导致的外周瘘分流，使脊髓中央呈 T2 信号（水肿），多个蜿蜒迂曲的硬膜内流空信号来源于动脉化静脉丛（➡）

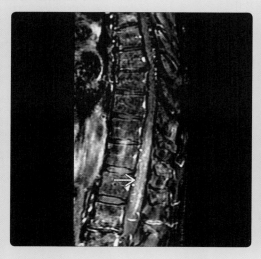
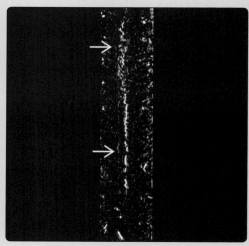

（左图）矢状位抑脂 T1WI 示 1 型硬膜动静脉瘘边界不清的弥漫性增强的脊髓远端（➡）。此类病变有轻微的实质强化的情况并不少见

（右图）双倍剂量动态增强冠状位脊髓 MRA 重建示扩张的冠状静脉丛遍及整个胸髓（➡）

术语

近义词

- 1 型脊髓动静脉瘘（AVF）；硬脊膜动静脉瘘（dAVF）
- 硬脊膜 AVF；1 型脊髓血管畸形；神经根型脊膜瘘

定义

- 脊髓动静脉（AV）瘘，发生在硬膜，硬膜内的引流静脉扩张

影像学

一般表现

- 最佳诊断依据
  - 异常增大，末梢脊髓 T2WI 高信号与软膜静脉扩张
- 部位
  - 硬膜内的，髓外硬膜内流空的扩张的引流静脉
  - 可变的，从上胸椎到骶骨
    - 最常见在圆锥水平
- 大小
  - 可变
- 形态学
  - 脊髓表面蛇皮状的血管

CT 表现

- CT 增强
  - 远端脊髓轻度增大
  - 脊髓表面的软膜静脉强化
  - 常规 CT 比 MR 成像更难以诊断
- CTA
  - 神经孔处的病灶呈现局灶性增强，硬膜内引流静脉显著扩张
  - 多平面重建后处理是强制格式重排

MR 表现

- T1WI
  - 脊髓增大，低信号
    - 脊髓软膜表面的小血管异常流空
- T2WI
  - 脊髓增大，高信号
    - 脊髓软膜表面许多小的血管异常流空（软脑膜静脉扩张）
    - 脊髓周边明显水肿
    - 水肿上、下边缘呈火焰形
    - T2WI 脊髓边缘呈低信号，与静脉高压性脊髓病一致
- STIR
  - 脊髓增大，脊髓水肿的高信号
- T1WI C +
  - 脊髓表面迂曲的静脉多样性强化
  - 脊髓内可能会出现斑片状、边界不清的强化
    - 增强很明显
- MRA

- 动态增强 MRA 能确认硬膜静脉扩张，可以引导导管造影
- 在确诊的瘘管病例中，偶尔 MR 正常或仅显示脊髓高信号而无血流信号

血管造影表现

- 脊髓导管造影是确诊的金标准
  - 可以确认动静脉分流程度
  - 提供脊髓前动脉的精确定位
  - 提供介入治疗 / 栓塞的通路
  - 瘘可能出现于椎动脉的任何位置，特别是椎动脉及其上方的髂内动脉

非血管性介入

- 脊髓造影
  - 由于静脉扩张导致的多曲线充盈缺损

推荐成像方法

- 首先要注意的是 MRI，在矢状位（3 mm 层厚 /0 mm 间距）和横断位（4 mm 层厚 /0 mm 间距）薄层扫描视野小
  - T1WI、T2WI、T1 C+ 双平面成像
- 动态 MRA 能更好地分辨出周围病灶的瘘的位置和引流静脉
  - 也可以使用 CTA，但动态 MRA 是血管成像的首选
  - 相对于 MRA 和 CTA 的实用性，脊髓造影不再是首选或次选诊断工具
- 选择性脊髓动脉造影以确诊和指导治疗计划的制订

鉴别诊断

CSF 流空效应

- 典型表现为 T2WI 中脊髓背面边界不清

脊髓肿瘤

- 髓内病灶局灶性强化是可鉴别的
- 可伴有富血供的硬膜内血管

脊髓动静脉畸形

- 通常是急性发作（相比之下：DAVF 多隐匿发作）
- 伴有髓内或蛛网膜下腔出血比较常见

脊髓狭窄造成的曲折而"冗余"的血管

- 区别在于存在严重的中心狭窄

侧支静脉循环

- 下腔静脉阻塞可引起硬膜外 / 硬膜内静脉凸显
- 检查小的或不明确的下腔静脉，或下腔静脉处金属过滤器伪影

病理学

一般表现

- 病因学
  - 如为获得性损害，可能是硬膜外静脉系统血栓形成引起的
  - 脊髓动静脉瘘的引流静脉导致软膜静脉压力增高，并传到脊髓内固有静脉
  - 充血静脉的静脉高压使髓腔内的动静脉的压力梯度减

小，导致组织灌注减少和脊髓缺血
- 遗传学
  - 与其他中枢神经系统（CNS）血管畸形不相关
- 病变是髓外硬膜动静脉瘘（AVFs），而不是真正的动静脉畸形
  - 没有中间的毛细血管网
  - 血液经过瘘管直接进入引流静脉
  - 通常于硬膜内
- 供应来源于硬脑膜的迂曲小动脉

分期、分级及分类
- Anson-Spetzler 分类：1 型脊柱血管畸形
- Spetzler 2002 分类：硬脑膜动静脉瘘

大体病理及手术所见
- 最常见于胸腰段（T5-L3）
- 通常位于相邻椎间孔或硬膜根袖
- 由来自硬膜神经根动脉分支动脉供血
- 硬膜内引流静脉直接回流至脊髓软脑膜静脉
- 常见动静脉分流的位置和临床脊髓功能障碍的水平之间的相关性较差
  - 作为急性恶化的原因，亚急性坏死性脊髓病（"Foix-Alajouanine 综合征"）目前不被认为是一种真正的并发症

镜下所见
- 真正的动静脉瘘，没有中间的毛细血管网

临床信息

临床表现
- 最常见体征 / 症状
  - 最常见的表现是进行性双下肢无力，上 + 下运动神经元受累
  - 其他体征 / 症状
    - 其他症状包括背部疼痛，肠 / 膀胱功能障碍，阳痿
    - 因上肢不受累，瘘口定位于胸腰椎
    - 合并蛛网膜下腔出血非常罕见
- 临床资料
  - 中年男性，进行性双下肢无力，运动加剧
  - 从症状出现到做出诊断往往会有延误

人口统计学
- 年龄
  - 发病通常在 50~60 岁（范围：20~80 岁）
- 性别
  - 男 > 女
- 流行病学
  - 所有脊髓血管畸形的 80%
  - 80% 的患者是男性

转归与预后
- 经过几年的缓慢发展，最终可导致截瘫

- 如及早治疗，脊髓缺血 / 静脉充血性脊髓病变是可逆的；如治疗不及时，可发展为不可逆性的
- 即使成功封闭瘘口后，肠 / 膀胱功能障碍和阳痿改善不明显

治疗
- 采用永久栓塞剂闭塞血管瘘
- 手术切除
  - 手术切除瘘后 40%~60% 好转，40%~50% 的脊髓型症状趋向于稳定
  - 成功栓塞 1~4 个月后，T2WI 上显示脊髓水肿减轻
  - 治疗后，MR 上脊髓外观的改变不等同于症状的改善
  - 即使瘘临床治疗成功，仍可发生持续性水肿和脊髓强化

诊断思路

思考点
- 动态增强 MRA 是血管成像的首选
- 如果出现髓内的流空效应，则属于其他类型的脊髓血管畸形
- 颈部 1 型动静脉瘘很少引流入颅内，常伴高流动性、静脉曲张的形成和蛛网膜下腔出血
- 当颅后窝瘘出现向下方椎管内的引流静脉时，与颈部 1 型 AVM 相类似

影像解读要点
- 影像医学与临床结果常常是微妙或非特异性的，早期诊断需要有高度怀疑

（曾祥柱、袁慧书 译）

参考文献

1. Kramer CL: Vascular disorders of the spinal cord. Continuum (Minneap Minn). 24(2, Spinal Cord Disorders):407-26, 2018
2. Takai K: Spinal arteriovenous shunts: angioarchitecture and historical changes in classification. Neurol Med Chir (Tokyo). 57(7):356-65, 2017
3. Saindane AM et al: Contrast-enhanced time-resolved MRA for pre-angiographic evaluation of suspected spinal dural arterial venous fistulas. J Neurointerv Surg. 7(2):135-40, 2015
4. Oda S et al: Comparison of dynamic contrast-enhanced 3T MR and 64-row multidetector CT angiography for the localization of spinal dural arteriovenous fistulas. AJNR Am J Neuroradiol. 35(2):407-12, 2014
5. Kaufmann TJ et al: Magnetic resonance imaging findings in treated spinal dural arteriovenous fistulas: lack of correlation with clinical outcomes. J Neurosurg Spine. 14(4):548-54, 2011
6. Krings T et al: Spinal dural arteriovenous fistulas. AJNR Am J Neuroradiol. 30(4):639-48, 2009
7. Sivakumar W et al: Endovascular management of spinal dural arteriovenous fistulas. A review. Neurosurg Focus. 26(5):E15, 2009
8. Spetzler RF et al: Modified classification of spinal cord vascular lesions. J Neurosurg. 96(2 Suppl):145-56, 2002
9. Van Dijk JM et al: Multidisciplinary management of spinal dural arteriovenous fistulas: clinical presentation and long-term follow-up in 49 patients. Stroke. 33(6):1578-83, 2002
10. Hurst RW et al: Peripheral spinal cord hypointensity on T2-weighted MR images: a reliable imaging sign of venous hypertensive myelopathy. AJNR Am J Neuroradiol. 21(4):781-6, 2000
11. Anson J et al: Classification of spinal arteriovenous malformations and implications for treatment. BNI Quarterly. 8:2-8, 1992

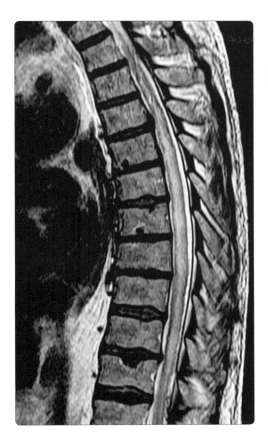

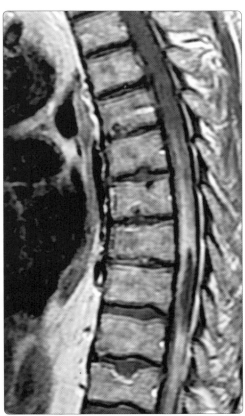

（左图）矢状位 T2WI 示在周边高信号 CSF 背景衬托下，1 型硬膜动静脉瘘显示为涉及全部胸段脊髓的 T2 高信号，没有发现脊髓背侧外围显著流空的引流静脉

（右图）矢状位增强 T1WI 示 1 型硬膜动静脉瘘，表现为胸髓远端广泛连续的强化。与感染和炎症等原因引起的改变有明显不同，如脱髓鞘疾病

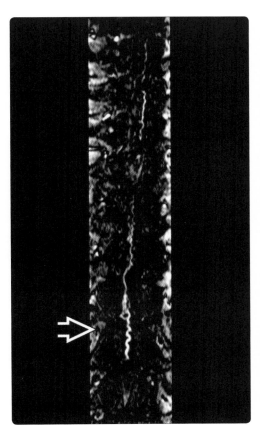

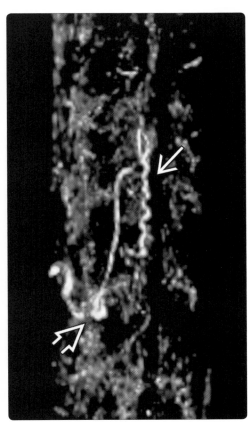

（左图）冠状位脊髓动态增强 MRA 重建示胸髓远端的异常血管，（➡）动脉期静脉显影

（右图）冠状位脊髓动态增强 MRA 3D 容积提取示瘘位于 L1 平右侧（➡），分流入脊髓周围的冠状静脉丛（➡）

（左图）矢状位 T2WI 示脊髓水肿型硬膜动静脉瘘的典型特征，即脊髓的高信号与脊髓表面多发的流空信号

（右图）矢状位抑脂强化 T1WI 示脊髓的典型特征，即不明确的、分散的、不清晰的边界（➡）

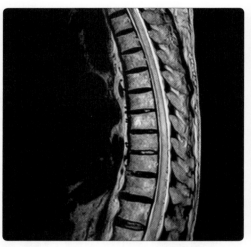
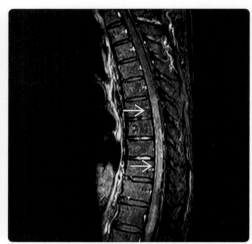

（左图）动态增强 MR 血管造影冠状位重建显示脊髓表面异常血管，更加清晰、更加精确地确定瘘口的位置位于 T9 左侧椎间孔内（➡）

（右图）T9 左侧肋间动脉经导管血管造影显示 1 型硬膜动静脉瘘的瘘口位置在神经椎间孔水平（➡），并回流入扩张的冠状静脉丛（⇨）

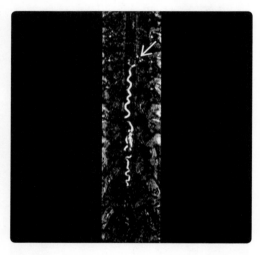
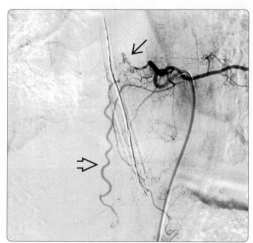

（左图）矢状位 T2WI 示脊髓周围扩张的引流静脉多发流空信号和脊髓梭形高 T2 信号（静脉高压水肿的典型表现）

（右图）冠状位 CTA 重建示在右胸神经孔的 1 型硬膜动静脉瘘（➡）和下方扩张的引流静脉（⇨）

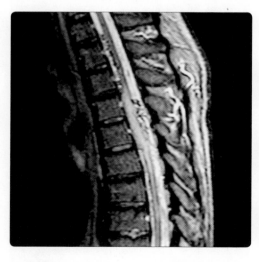
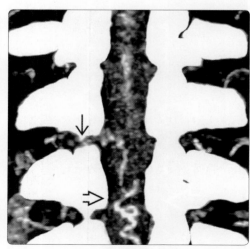

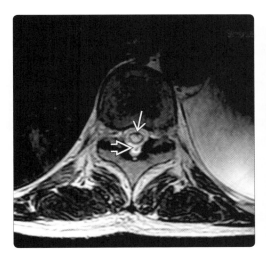
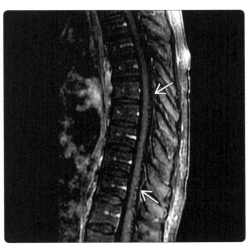

（左图）轴位 T2WI 示 1 型硬脑膜动静脉瘘患者脊髓信号改变，无血管流空信号，中央脊髓高信号（➡）。脊髓周围可见脑脊液流空效应（⮕），但未见明确的血管流空信号

（右图）矢状位 T1WI C+ 示 1 型瘘管血管轻度强化，脊髓背缘有轻度的锯齿样强化（⮕），无明显的脊髓强化，缺乏强化并不能排除瘘的存在

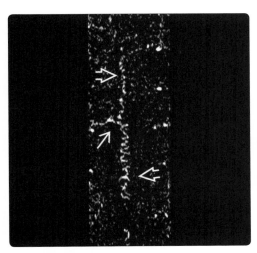
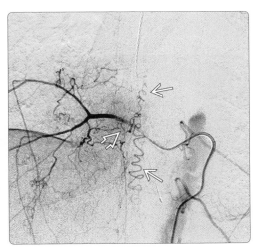

（左图）动态增强 MRA 冠状重建显示神经孔瘘（⮕）的位置和扩张的引流静脉（⮕）

（右图）导管血管造影显示对比剂从右侧 1 型瘘管分流至环绕脊髓（⮕）的静脉丛（⮕）

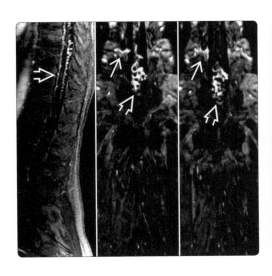
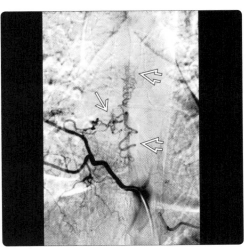

（左图）动态增强 MRA 脊柱矢状位（左）和 2 个冠状位（中、右）显示右侧 T9-T10 神经孔瘘（⮕）的位置，椎管内引流静脉广泛扩张、迂曲（⮕）

（右图）脊髓血管造影前后位显示 T9-T10 神经孔内硬膜瘘（⮕），有明显的扩张和蛇形引流静脉（⮕）

要点

第五篇 肿瘤、囊肿和其他肿块

术语

- 近义词：
  - 球形动静脉畸形（arteriovenous malformation, AVM）
  - 丛状动静脉畸形
- 在脊髓内形成的动静脉直接相通的血管团

影像学

- 脊髓内多发的、明确的蛇纹状流空信号
- 脊髓增大，信号不均匀（血液所致），流空征
- 动态增强 MRA 能够显示扩大的供血动脉、病灶以及扩大的引流静脉
- 脊髓前动脉或脊髓后动脉供血
  - 病灶血液回流汇入脊髓表面的冠状静脉丛，随后汇入硬膜外间隙

主要鉴别诊断

- 髓内肿瘤
- 海绵状血管畸形
- 富供血副神经节瘤（罕见）

病理学

- 可合并有皮肤血管瘤、Klippel-Trenaunay-Weber 综合征和 Rendu-Osler-Weber 综合征（郎 - 奥 - 韦综合征）
- 合并蛛网膜下腔出血（SAH）、血管窃血导致的局部缺血、脊髓压迫以及静脉高压造成的局部缺血时，可导致神经系统功能恶化

临床信息

- 蛛网膜下腔出血最常见的症状：疼痛，脊髓病
- 手术切除，术前栓塞（动脉瘤、病灶）

（左图）斜矢状位胸髓示意图示 2 型动静脉畸形的小的局灶性髓内病灶（➡），由脊髓前动脉的分支供应（➡）

（右图）颈髓动态增强冠状位 MRA 可以在 30~60 秒内实现高分辨 MRA，并显示出向下延伸至 AVM 病灶（➡）的脊髓前动脉（➡）

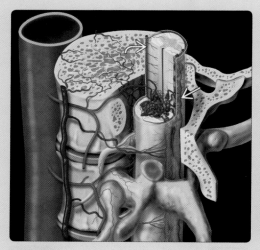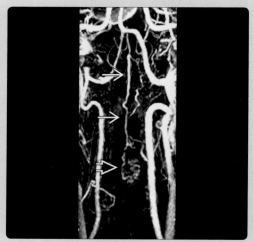

（左图）颈椎薄层矢状位 MR 显示，2 型脊髓 AVM 患者颈脊髓内存在多个蛇形血流空腔（➡），并延伸至邻近的蛛网膜下腔

（右图）右侧椎动脉血管造影侧位显示供应 2 型 AVM 致密病灶（➡）的供血血管（➡），有明显的分流和引流静脉早期显影（➡）

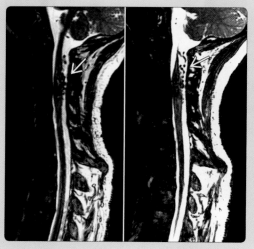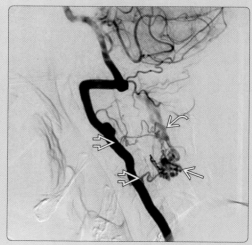

术语

近义词

- 球形动静脉畸形（AVM），丛状 AVM

定义

- 在脊髓内形成的动静脉直接相通的血管团
- 脊髓血管畸形的常规分类
  - 1 型：硬膜动静脉瘘（DAVF）
    - 最常见的就是 1 型（高达 80%）
  - 2 型：髓内球形血管畸形（与脑动静脉畸形类似）
  - 3 型：青少年型 AVM（髓内、髓外）
  - 4 型：硬膜内髓外硬膜动静脉瘘

影像学

一般表现

- 最佳诊断依据
  - 1 型：脊髓 T2 高信号，脊髓表面流空信号
  - 2 型：髓内病灶（可延伸至脊髓背侧软膜下表面）
  - 3 型：病灶可延及髓外和脊柱外组织
  - 4 型：脊髓腹侧表面动静脉瘘（静脉曲张可造成脊髓移位、扭曲）
- 部位
  - 2 型：颈髓或胸髓的髓内病灶
- 大小
  - 可变
- 形态学
  - 脊髓内多发的、明确的蛇纹状流空信号

CT 表现

- CT 平扫
  - 通常正常
- CT 增强
  - 可显示增大脊髓内的强化病灶
- CTA
  - 可显示到脊髓病灶的位置
  - 可显示多条供血动脉、引流静脉

MR 表现

- T1WI
  - 脊髓增大，信号不均匀（血液所致），流空征
- T2WI
  - 脊髓高信号（水肿、胶质细胞增生、脑缺血）或混杂信号（血液）
- STIR
  - 显示流空征，脊髓内水肿
- T2* GRE
  - 对 AVM 出血的血液信号更加敏感
- T1WI C +
  - 病灶、脊髓、血管增强各异
- MRA
  - 动态增强 MRA 能够显示扩大的供血动脉、病灶以及扩大的引流静脉
  - 不同的 MRA 序列可以提高时间分辨率，如 TWIST 和 TRICKS
- 比较：1 型和 4 型脊髓动静脉瘘
  - T1WI：脊髓动静脉瘘多位于腹侧表面，静脉曲张可造成脊髓移位、扭曲
  - T2WI：1 型脊髓动静脉瘘表现为 T2 脊髓高信号和流空信号
  - 强化：软脑膜血管强化，硬膜外血管丛，± 脊髓远端片状增强

血管造影表现

- 常规导管
  - 2 型：滋养动脉可来源于脊髓前动脉（ASA）、脊髓后动脉（PSA）；病灶血液回流汇入脊髓表面的冠状静脉丛，随之汇入硬膜外间隙
- 旋转血管造影：后处理图像用于显示病变与周围骨的关系，且能够更精确地显示病变的位置

非血管性介入

- 脊髓造影
  - 正常静脉呈柱状充盈缺损，与之不同的是，扩张的引流静脉呈现蛇纹状充盈缺损
  - 可以显示病灶水平的脊髓轻微的增粗

推荐成像方法

- 增强 MR、CTA、脊髓血管造影 ± 栓塞术

鉴别诊断

髓内肿瘤

- 室管膜瘤：表现多样（囊肿，血液信号）
- 星形细胞瘤：肿块不均匀强化，没有扩张的血管
- 出血性转移性肿瘤（恶性黑色素瘤）

有明显供血血管的髓外硬膜内肿瘤

- 副神经节瘤：明显强化的硬膜内髓外肿块
- 血管母细胞瘤：较大病变可表现为混合性高信号，伴软脊膜的血管流空、出血

海绵状血管畸形

- 与脑内病变一样，脊髓海绵状血管畸形在 T1WI 和 T2WI 上表现为斑点状的异常信号
- 没有明显扩张的血管

病理学

一般表现

- 病因学
  - 2 型：小病灶，高流动性，常见的动脉瘤（20%~44%）
- 遗传学
  - 单个发生或者作为综合征的一部分
    - 2 型：可合并有皮肤血管瘤、Klippel-Trenaunay-Weber 综合征和 Rendu-Osler-Weber 综合征
- 伴发异常
  - 2 型动静脉畸形合并滋养血管血管瘤者占 40%

- ○ 造成神经功能恶化的原因包括蛛网膜下腔出血（subarachnoid hemorrhage，SAH）、血管窃血导致的局部缺血、脊髓压迫、静脉压增高
- 部位
  - 2 型（血管球型）：颈髓/上胸椎（可能发生在任何位置）
- 胚胎学
  - 动脉和静脉之间持久的原始的直接相通的通道，中间没有毛细血管床

分期、分级及分类

- 动静脉畸形的最新分类法分为硬膜外、硬膜外和硬膜内、硬膜内
  - ○ 硬膜内：背侧或腹侧 AVF，髓内（小的、弥漫性的、圆锥形的）
- 血管造影分类基础基于 AVF/AVM 供血累及轴动脉，AVF/AVM 引流累及轴静脉，以及有无病变
  - ○ 轴动脉由 1 条脊髓前动脉和 2 条脊髓后动脉组成
  - ○ 轴静脉是由 3 条脊髓前静脉和 3 条脊髓后静脉组成的髓周静脉

大体病理及手术所见

- 2 型：缺少正常毛细血管床的小的髓内病灶
  - ○ 病灶内没有实质成分（病灶内可有软膜的延伸）

镜下所见

- 2 型：内弹力层壁不均匀增厚的异常血管
- 周围组织的反应性改变：通常有胶质细胞增生，胞样小体、Rosenthal 纤维、含铁血黄素沉积；± 钙质

临床信息

临床表现

- 最常见体征/症状
  - ○ 2 型：蛛网膜下腔出血最常见，其他还有疼痛、脊髓病
- 临床资料
  - ○ 2 型：成人急性蛛网膜下腔出血（SAH）、脊髓病
- 妊娠相关症状恶化
  - ○ 一项研究显示妊娠期 AVMs 出血风险增高：每次妊娠出血率为 8.1% 或每年为 10.8%

人口统计学

- 年龄
  - ○ 成人
- 性别
  - ○ 男 = 女
- 流行病学
  - ○ 髓内（2 型、3 型）：占脊髓动静脉畸形的 15%~20%
  - ○ 动静脉畸形占脊髓占位的 10%

转归与预后

- 2 型（血管球型）和 4 型（髓内型）预后良好

- 汇总分析显示，治疗前每年出血率为 4%，有出血史的 AVMs 每年的出血率增加到 10%
  - ○ 78% 的患者通过手术完全切除，33% 的患者通过血管内治疗完全切除
  - ○ 12% 的患者在手术治疗后出现病情加重，13% 的患者在血管内治疗后出现病情加重
  - ○ 完全切除后无出血，部分手术治疗后每年出血率为 3%
    - 超过 196 例患者在局部血管内治疗后，无出血记录
- 尽管有一些残余的病变，术后症状通常也会减轻
  - 即使在残余的动静脉畸形中，神经功能损伤的风险也相对较低

治疗

- 2 型：手术切除，术前栓塞（动脉瘤、病灶）
  - 有 Onyx 血管内治疗的报道

诊断思路

思考点

- 与导管血管造影相比，CTA 或动态 MRA 作为定位工具可优先考虑
- 可以确定畸形类型、ASA 的位置

影像解读要点

- 确诊髓内病变对于病变的分类、预后以及治疗方案的选择是至关重要的

（曾祥柱、袁慧书 译）

参考文献

1. Peckham ME et al: Imaging of vascular disorders of the spine. Radiol Clin North Am. 57(2):307-18, 2019
2. Kramer CL: Vascular disorders of the spinal cord. Continuum (Minneap Minn). 24(2, Spinal Cord Disorders):407-26, 2018
3. Nikova A et al: Pediatric dilemma: endovascular versus surgical Intervention for spinal vascular malformations. Pediatr Neurosurg. 53(5):291-8, 2018
4. Takai K: Spinal arteriovenous shunts: angioarchitecture and historical changes in classification. Neurol Med Chir (Tokyo). 57(7):356-65, 2017
5. Gross BA et al: Spinal glomus (type II) arteriovenous malformations: a pooled analysis of hemorrhage risk and results of intervention. Neurosurgery. 72(1):25-32, 2013
6. Rubin MN et al: Vascular diseases of the spinal cord. Neurol Clin. 31(1):153-81, 2013
7. Gross BA et al: Hemorrhage from arteriovenous malformations during pregnancy. Neurosurgery. 71(2):349-55; discussion 355-6, 2012
8. Qureshi AI: A new classification scheme for spinal vascular abnormalities based on angiographic features. J Neuroimaging. 23(3):401-8, 2012
9. Boström A et al: Spinal glomus-type arteriovenous malformations: microsurgical treatment in 20 cases. J Neurosurg Spine. 10(5):423-9, 2009
10. Eddleman CS et al: Advanced noninvasive imaging of spinal vascular malformations. Neurosurg Focus. 26(1):E9, 2009
11. Spetzler RF et al: Modified classification of spinal cord vascular lesions. J Neurosurg. 96(2 Suppl):145-56, 2002
12. Bemporad JA et al: Magnetic resonance imaging of spinal cord vascular malformations with an emphasis on the cervical spine. Neuroimaging Clin N Am. 11(1):viii, 111-29, 2001
13. Mascalchi M et al: Spinal vascular malformations: MR angiography after treatment. Radiology. 219(2): 346-53, 2001

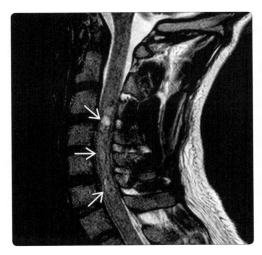

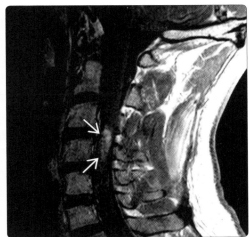

（左图）T2 矢状位示 2 型 AVM 患者可见轻度脊髓扩张和超急性 / 急性出血灶导致的不均匀信号（➡）。2 型 AVMs，如有出血史，特别是 10 年内的出血史，则有更高的出血风险。完全栓塞和部分血管内治疗可以显著降低出血率

（右图）同例患者矢状面 T1WI C+ 示髓内病灶不规则强化（➡）

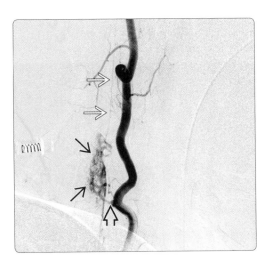

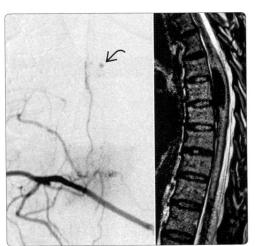

（左图）侧位 DSA 显示球形静脉畸形（➡），起源于右侧椎动脉的根分支（➡），位于 C4-C5 水平。脊髓前动脉（➡）密度不均，其起源与支配动静脉的椎动脉根支很难分清

（右图）DSA（左）显示胸 2 型 AVM，病灶边界不清伴有病灶内动脉瘤（➡）。T2 矢状面（右）显示髓内出血和脊髓增大，可能是由于动脉瘤破裂所致

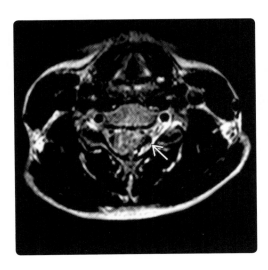

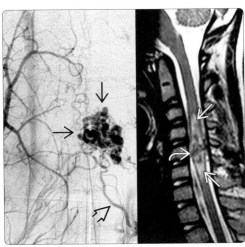

（左图）轴位 T2 显示脊髓梭形扩张，脊髓周围和脊髓内部有多个蛇纹状血管流空信号（➡）。髓内异常高信号是由于脊髓水肿导致的

（右图）正位 DSA（左）显示致密的 AVM 病灶（➡）累及颈髓。引流静脉向下延伸至颈髓硬膜外神经丛（➡）。矢状位 T2（右）显示脊髓轻度扩张，伴髓内不均匀的 T2 信号，这是由于出血（➡）和水肿（➡）导致的

复杂的脊髓动静脉畸形（3型）

术语

- 近义词：青少年动静脉畸形（arteriovenous malformation，AVM）；髓内 - 髓外型 AVM
- 青少年型 AVM（大的、复杂的髓内、髓外动静脉畸形）
- 最罕见的脊髓动静脉畸形（7%）

影像学

- 大的、复杂的，有多条滋养血管，可能为髓内、髓外甚至椎管外的病灶

主要鉴别诊断

- 髓内肿瘤
- 海绵状血管畸形
- 4 型髓周动静脉瘘
- 副神经节瘤：硬膜内、髓外的强化肿块（罕见）

病理学

- 与科布（Cobb）综合征相关（节段性血管畸形同时累及脊髓、皮肤和骨骼）
- 可能存在的各种血管病变，包括椎旁和硬膜外血管瘤

临床信息

- 进行性神经功能下降（虚弱），蛛网膜下腔出血
- 下肢或背部疼痛，运动功能受损
- 青少年型 AVM（3 型）预后差

诊断思路

- 确诊为髓内病变对于病变的分类、预后以及治疗方案的选择是至关重要的
- 与导管血管造影术相比，CTA 或 MRA 作为定位工具优先考虑

（左图）斜矢状位胸髓示意图示 3 型动静脉畸形的大的、复杂的、有多条滋养动脉的髓内病灶（➡）

（右图）矢状位颈椎 T2WI 示长节段的多个髓内流空信号（➡），可见于蛛网膜下腔。这些病变是由多个椎体水平的多个动脉供血的。髓内缺血或出血与髓内动静脉畸形密切相关

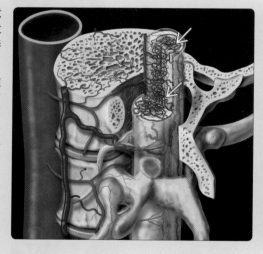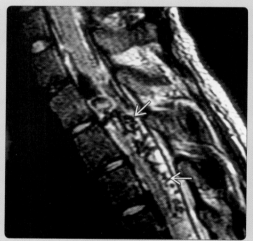

（左图）矢状位 T1WI C+ 显示颈椎内见由多个血流组成的血管病变，累及椎体（➡）和椎前肌肉（➡）

（右图）同例患者轴位 T1WI C+ 显示了这种 3 型 AVM 的髓内（➡）、髓外（➡）和硬膜外（➡）成分。MR 的优势是可以显示椎管内的血管成分以及椎管外累及的部分，甚或椎旁组织

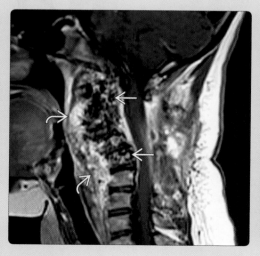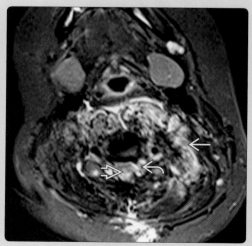

术语

- 近义词：青少年动静脉畸形（Juvenile AVM）；髓内 - 髓外型 AVM

定义

- 脊髓动脉、静脉直接相通，中间没有毛细血管床
- 脊柱 AVM 分类
  - 1 型：硬膜动静脉瘘（dural arteriovenous fistula, DAVF）
    - 最常见（高达 80%）
  - 2 型：髓内球形血管畸形（与脑动静脉畸形类似）
  - 3 型：青少年型 AVM（大的、复杂的髓内、髓外动静脉畸形）
    - 最罕见的脊柱动静脉畸形（7%）
  - 4 型：硬膜内 / 髓外硬膜动静脉瘘

影像学

一般表现

- 最佳诊断依据
  - 1 型：脊髓高信号，脊髓表面流空信号
  - 2 型：髓内病灶（可延伸至脊髓背侧软膜下表面）
  - 3 型：病灶可延及髓外和脊柱外组织
  - 4 型：软膜动静脉瘘（静脉曲张可造成脊髓移位、扭曲）
- 部位
  - 髓内 - 髓外
- 大小
  - 3 型较大、较复杂
- 形态学
  - 脊髓内、蛛网膜下腔的和硬膜外的多发明显蛇纹状的流空信号

CT 表现

- CT 平扫
  - 通常正常（椎弓根间距加宽，椎板后移较罕见）
- CT 增强
  - 可以显示脊髓增大，病灶强化，软膜血管
- CTA
  - 可以显示强化的病灶相对于脊髓的位置
  - 显示多条滋养血管与脊髓静脉

MR 表现

- T1WI
  - 脊髓增大，信号不均匀（血液信号），流空信号
- T2WI
  - 脊髓高信号（水肿，胶质细胞增生，局部缺血）或混杂信号（血液）
- STIR
  - 可以显示流空信号、脊髓水肿
- T2* GRE
  - 对 AVM 出血的血液信号更加敏感
- T1WI C +
  - 病灶、脊髓、血管的不规则强化
- MRA
  - 动态增强 MRA 能够明确扩大的供血动脉、病灶和扩大的引流静脉
    - 新的动态增强 MRA 技术提高了空间和时间分辨率
      - 采用快速采集和注射造影剂，大大提高了血管 - 病灶的对比
      - 能够显示脊髓供血及引流血管，并能区分脊髓动脉和静脉
      - 结合导管选择性插入，可以显示所有供应脊髓和脑膜的动脉

血管造影表现

- 常规
  - 1 型：周围硬膜动静脉瘘可能出现于上行的椎动脉和下行的髂内动脉之间的任何位置
  - 2 型：滋养动脉可来源于脊髓前动脉（ASA）或脊髓后动脉（PSA）
    - 病灶血液回流汇入冠状静脉丛（位于脊髓表面），随之汇入硬膜外间隙
  - 3 型：大的复杂病灶，供血可能源于髓内、髓外甚至脊柱外的多条滋养动脉
  - 4 型：来源于 ASA 或 PSA 的滋养血管直接与脊髓静脉相通（无病灶）
- 被认为是唯一可靠的用于脊柱血管畸形的治疗前检查和特征描述的技术
  - 缺点：有创，有电离辐射，少部分会伴有神经系统并发症

非血管性介入

- 脊髓造影
  - 引流静脉和扩大的供血血管表现为蛇纹状的充盈缺损
  - 脊髓水肿导致的膨胀，可能导致脊髓造影阻滞

推荐成像方法

- 增强 MR 和动态 MRA；CTA
- 考虑脊髓血管造影 ± 栓塞术

鉴别诊断

髓内肿瘤

- 室管膜瘤：表现多样（囊肿，血液信号）
- 星形细胞瘤：肿块不均匀强化，没有扩张的血管
- 罕见的：转移性出血（黑色素瘤）

有明显供血血管的髓外硬膜内肿瘤

- 副神经节瘤：明显强化的硬膜内、髓外肿块（罕见）
- 血管母细胞瘤：增强结节伴囊肿，常位于软膜下，伴有明显的血管流动空洞

海绵状血管畸形

- 与脑内病变一样，脊髓海绵状血管畸形在 T1WI 和 T2WI 上表现为斑点状的异常信号，没有明显扩张的血管

4 型髓周动静脉瘘
- 明显高血流量、曲张的血管造成脊髓压迫，产生髓内损伤

病理学

一般表现
- 病因学
  - 1 型：如为获得性损害，可能是硬膜外静脉系统血栓形成引起的
  - 2 型：常见的动脉瘤（20%～44%），先天性的、小的病灶，高血流量
  - 3 型：大的弥漫性病灶，脊髓缺血，静脉高血，先天性
  - 4 型：先天性；创伤后后天获得；（A）静脉高血；（B，C）动脉窃血；（C）脊髓受压
- 遗传学
  - 单发或者作为综合征的一部分
    - 3 型：与科布综合征相关（节段性血管畸形，同时累及脊髓、皮肤和骨骼）
- 伴发异常
  - 3 型 AVW 与科布综合征相关
    - 也称"皮肤脊髓脊椎血管瘤病"
    - 可能存在多种血管病变，包括椎旁和硬膜外血管瘤
    - 科布综合征神经功能缺陷的发病机制被认为是继发于血流短路或脊髓压迫引起的缺血
- 部位
  - 1 型：通常为下段胸髓或圆锥
  - 2 型（血管球型）：颈髓 / 上胸髓（可能发生在任何部位）
  - 3 型（青少年型）：颈髓 / 上胸髓（可能发生在任何部位）
  - 4 型：脊髓圆锥（A 型、B 型），胸髓（C 型）
- 胚胎学
  - 动脉和静脉之间持久、原始的、直接相通的通道，中间没有毛细血管床

大体病理及手术所见
- 3 型：大的复杂髓内病变，病灶内有正常的神经组织（可能累及髓外、硬膜外）

镜下所见
- 内弹力层壁不均匀增厚的异常血管
- 周围组织的反应性改变：通常有胶质细胞增生，胞样小体，Rosenthal 纤维，含铁血黄素沉积；± 钙质

临床信息

临床表现
- 最常见体征 / 症状
  - 1 型：渐进性脊髓病

- 2 型：蛛网膜下腔出血是最常见，其他包括疼痛、脊髓病
  - 3 型：进行性神经功能下降（虚弱），SAH
    - 下肢或背部疼痛，运动功能受损
    - Cobb 综合征可见病灶分布区的皮肤呈葡萄皮样改变
- 其他症状 / 体征
  - 腰椎穿刺：SAH，蛋白和细胞计数↑
- 临床资料
  - 3 型：患急性蛛网膜下腔出血、脊髓病的年轻人

人口统计学
- 年龄
  - 10～30 岁
- 性别
  - 科布综合征以男性患者稍多
- 流行病学
  - 髓内（2 型，3 型）：占脊髓动静脉畸形的 15%～20%；4 型占 10%～20%
  - 动静脉畸形占脊髓占位的不足 10%

转归与预后
- 青少年型动静脉畸形（3 型）预后差

治疗
- 3 型：一般是不可能完全切除，姑息性治疗
  - 对于大量的 AVMs 患者，需要有个体化的治疗方案
  - 阶段性栓塞和手术治疗相结合

诊断思路

思考点
- 与导管血管造影术相比，CTA 或 MRA 作为定位工具应优先考虑
- 可以确定畸形类型、ASA 的位置

影像解读要点
- 确诊为髓内病变对于病变的分类、预后以及治疗方案的选择是至关重要的

（曾祥柱、袁慧书 译）

参考文献

1. Peckham ME et al: Imaging of vascular disorders of the spine. Radiol Clin North Am. 57(2):307-18, 2019
2. Takai K: Spinal arteriovenous shunts: angioarchitecture and historical changes in classification. Neurol Med Chir (Tokyo). 57(7):356-65, 2017
3. Rubin MN et al: Vascular diseases of the spinal cord. Neurol Clin. 31(1):153-81, 2013
4. Schirmer CM et al: Obliteration of a metameric spinal arteriovenous malformation (Cobb syndrome) using combined endovascular embolization and surgical excision. J Neurosurg Pediatr. 10(1):44-9, 2012
5. Backes WH et al: Advances in spinal cord MR angiography. AJNR Am J Neuroradiol. 29(4):619-31, 2008
6. Spetzler RF et al: Modified classification of spinal cord vascular lesions. J Neurosurg. 96(2 Suppl): 145-56, 2002

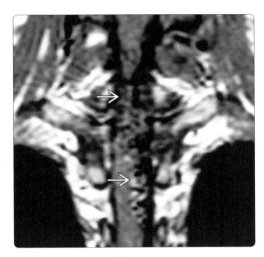

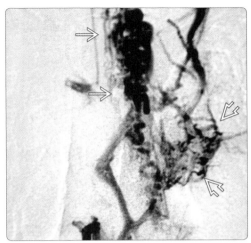

（左图）冠状位 T1 WI 示广泛的髓内、髓外型 AVM，长节段的实质流空信号延伸到脊髓左侧相邻的蛛网膜下腔（➡）

（右图）科布（Cobb）综合征患者的前后位椎动脉造影显示硬膜外引流静脉（⇗）和蛛网膜下腔（➡）成分。导管血管造影技术是诊断、定位和分类脊髓血管病变的最佳成像技术

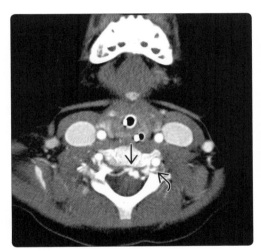

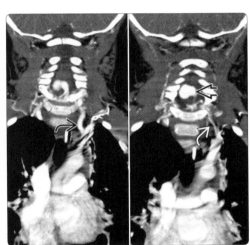

（左图）轴位 CTA 显示与 3 型 AVM 相关的血管，在脊髓腹侧面聚集（➡），由脊髓前动脉和大量进入双侧神经孔的迂曲动脉供血（➡）

（右图）同例患者冠状动脉 CTA 显示髓内动脉瘤（➡），该动静脉畸形的一些动脉供体似乎来自于甲状腺动脉分支（➡）和椎动脉近端肌支（➡）

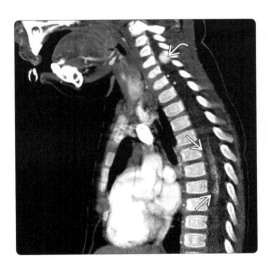

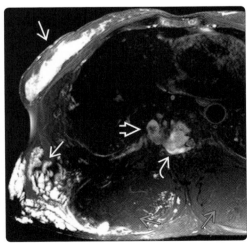

（左图）矢状位 CTA 显示胸髓 T5-T8 处血管系统异常（第二斑块）（➡），主要位于髓内。颈髓内动脉瘤（➡）也见于 C5-C6

（右图）科布综合征患者的轴位 T2 显示广泛的胸壁慢流血管畸形（➡），在硬膜外间隙（➡）和椎旁（➡）区域有额外的血管畸形。注意椎旁肌肉广泛的脂肪瘤性肥厚（➡）

脊髓周围动静脉瘘（4型）

要 点

术语

- 近义词：髓周瘘；4 型脊髓血管畸形；脊髓动静脉瘘（pial arteriovenous fistula, AVF）
- ASA 或 PSA 与引流静脉之间通过髓外硬膜内的动静脉直接相通，中间无毛细血管床

影像学

- 脊髓高信号 + 流空信号
- 瘘位于硬膜内，邻近脊髓
- 引流静脉位于脊髓背侧或腹侧表面
- 源自 ASA 或 PSA 的滋养血管与脊髓静脉直接相通（无病灶）

主要鉴别诊断

- 正常 CSF 的流空效应
- 1 型硬膜动静脉瘘
- 合并冗长的硬膜内神经根的腰椎管狭窄
- 髓内肿瘤

病理学

- 4A：低流量、静脉轻度扩张的小 AVF
- 4B：高流量、滋养动脉扩张的中等 AVF
- 4C：滋养动脉扩张、静脉迂曲扩张的大 AVF
- 关联
  - 遗传性出血性毛细血管扩张症
  - 科布综合征（Cobb 综合征）
  - 合并动静脉瘘的血管-骨肥大综合征（Klippel-Trenaunay-Weber 综合征，KTWS）

临床信息

- 栓塞和手术切除的选择要以病灶的解剖结构和大小作为根据：手术切除（4A），手术切除或栓塞术（4B），栓塞术（4C）

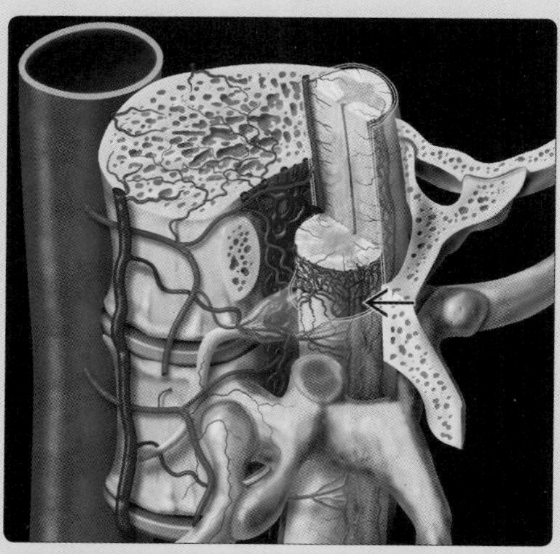

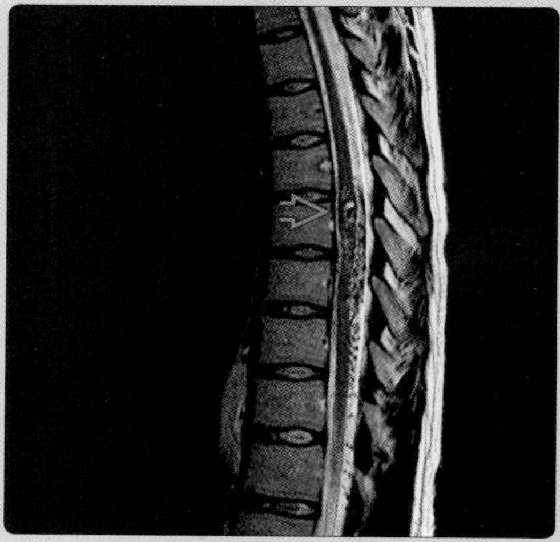

（左图）斜冠状位胸髓示意图示脊髓背侧表面的弥漫性静脉怒张的硬膜内动静瘘（4 型）（→）。沿脊髓腹侧表面分布的瘘更加典型

（右图）矢状位 T2WI 示胸髓背侧表面的多个蜿蜒迂曲的硬膜内/髓外的流空信号和高血流量动脉瘤形成的局灶性脊髓异常信号（→）

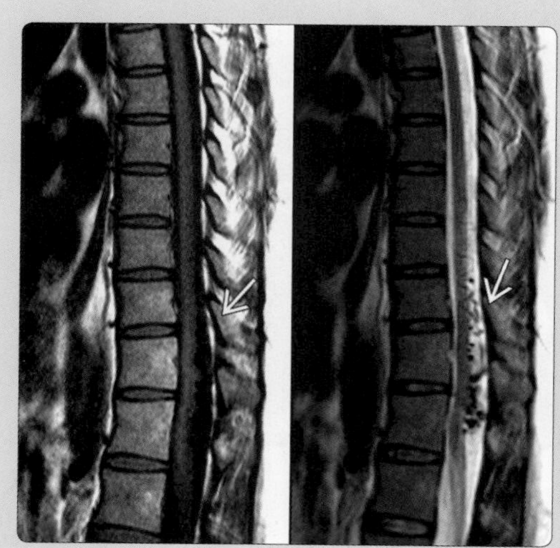

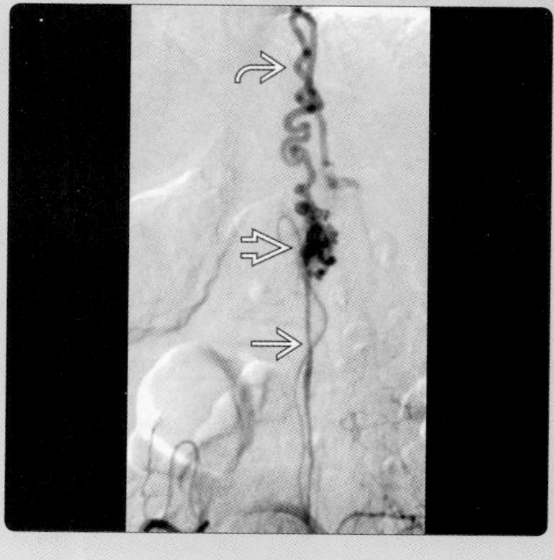

（左图）下胸椎矢状位 T1（左）和 T2（右）MR 图像显示沿脊髓背面有多个流空血管（→）。本例为 4 型动静脉瘘，影像学对该类血管畸形无特异性表现

（右图）经 L2 腰动脉导管造影的斜位视图显示，一个突出的脊髓后动脉（→）供给 T11 水平的髓周瘘（→）。引流静脉从瘘管处延伸至头侧（→）

术语

近义词

- 髓周瘘；4型脊髓血管畸形；脊髓动静脉瘘（AVF）

定义

- 脊柱血管畸形的分类
  - 1型：硬膜动静脉瘘（dural arteriovenous fistula, DAVF）
    - 最常见（高达80%）
  - 2型：髓内球形血管畸形（与脑动静脉畸形类似）
  - 3型：青少年型AVM（髓内、髓外动静脉畸形）
    - 髓内2型和3型是次最常见的，占15%~20%
  - 4型：硬膜内/髓外硬膜动静脉瘘（4A、4B、4C型）
- 4型：ASA或PSA与引流静脉之间通过髓外硬膜内的动静脉直接相通，中间无毛细血管床
  - 本型病变涵盖类型多样，从低流速瘘管（Ⅳa）到高流速瘘管（Ⅳc）

影像学

一般表现

- 最佳诊断依据
  - 1型：脊髓高信号和流空信号
  - 2型：髓内病灶（可延伸至脊髓背侧软脊膜下表面）
  - 3型：病灶可延及髓外和脊柱外组织
  - 4型：腹侧瘘（静脉曲张可造成脊髓移位、扭曲）
- 部位
  - 4型：瘘位于硬膜内，邻近脊髓
  - 引流静脉位于脊髓背侧或腹侧表面
- 大小
  - 取决于供养血管的数量、引流静脉的大小和动脉瘤的存在
- 形态学
  - 多个定义明确的蜿蜒迂曲的流空信号

CT表现

- CT增强
  - 可以显示脊髓增大，病灶强化，软脊膜血管（罕见）
- CTA
  - 可辨识硬膜内引流静脉；辨识瘘的精确位置更困难
  - 通过强化能更好地显示解剖结构

MR表现

- T1WI
  - 4型（髓周型）
    - 腹侧瘘，大的流空信号使脊髓受推压、变形
    - 在影像学上，可能难以与Ⅰ型AVF区分
- T2WI
  - 脊髓高信号 + 流空信号
- T1WI C+
  - 软脊膜血管和硬膜外血管丛强化或脊髓末梢片状增强

- MRA
  - 动态增强MRA能够确认扩张的引流静脉
  - 对滋养动脉的空间分辨率一般不足

血管造影表现

- 常规导管
  - 1型：周围硬膜动静脉瘘可能出现于从椎动脉向下到髂内动脉之间供应的任何位置
  - 2型：滋养动脉由ASA或PSA提供；病灶血液流入脊髓表面的冠状静脉丛，随之进入硬膜外间隙
  - 3型：大的复杂的病灶，可能来源于髓内、髓外甚至脊柱外多条滋养动脉
  - 4型：源自ASA或PSA的滋养血管直接与软脊膜表面的脊髓静脉连接相通（无病灶）

非血管性介入

- 脊髓造影
  - 沿脊髓分布的蛇纹状充盈缺损

推荐成像方法

- 对比增强MR；CTA；考虑脊髓血管造影或栓塞术

鉴别诊断

正常CSF的流空效应

- 胸髓背侧是最显著的
- 随序列不同而表现为边界不清，外观也就不同

1型硬膜动静脉瘘

- MR、CTA可能无法与4型相区分

合并有冗长的硬膜内神经根的腰椎管狭窄

- 可通过严重中心性狭窄相区别
- 止于圆锥的冗长的蛇纹状神经根

髓内肿瘤

- 室管膜瘤：表现多样（囊肿，血液信号）
- 星形细胞瘤：肿块不均匀强化，没有扩张的血管

有明显供血血管的髓外硬膜内肿瘤

- 副神经节瘤：明显强化的硬膜内/髓外的肿块

病理学

一般表现

- 病因学
  - 4型：病因不明确
- 遗传学
  - 单发或者为综合征的一部分
    - 1型：无
    - 2型：可合并有皮肤血管瘤、Klippel-Trenaunay-Weber综合征和Rendu-Osler-Weber综合征
    - 3型：与科布综合征相关（节段性血管畸形同时累及脊髓、皮肤和骨骼）
    - 4型：
      - 遗传性出血性毛细血管扩张症

□ 科布综合征（Cobb 综合征）

□ 合并动静脉瘘的血管 - 骨肥大综合征（Klippel-Trenaunay-Weber 综合征，KTWS）

- 伴发异常
  - 部位
    - 1 型：通常为下段胸髓或圆锥
    - 2 型（血管球型）：颈髓 / 上胸髓（可能发生在任何部位）
    - 3 型（青少年型）：颈髓 / 上胸髓（可能发生在任何部位）
    - 4 型：脊髓圆锥（A 型、B 型），胸髓（C 型）
  - 胚胎学
    - 动脉和静脉之间持久的、原始的、直接相通的通道，中间没有毛细血管床

分期、分级及分类

- 4A：低流量、静脉轻度扩张的小 AVF
- 4B：高流量、滋养动脉扩张的中等 AVF
- 4C：滋养动脉扩张、静脉迂曲扩张的大 AVF

大体病理及手术所见

- 4 型：ASA 或 PSA 直接与引流静脉相通，没有瘤性病灶

镜下所见

- 内弹力层壁不均匀增厚的异常血管
- 周围组织的反应性改变：通常有胶质细胞增生，细胞样小体，Rosenthal 纤维，含铁血黄素沉积；± 钙质

临床信息

临床表现

- 最常见体征 / 症状
  - 4 型：渐进性圆锥 / 马尾综合征，蛛网膜下腔出血（SAH）
    - 缓流、静脉压增高是 4A 型症状的主要原因
    - 4B、4C 型表现为动脉窃血和静脉曲张、蛛网膜下腔出血造成的脊髓压迫
  - ＞90% 的患者神经功能下降
    - 下肢轻瘫 78%
    - 感觉功能下降 66%
    - 肠道或膀胱症状 62%
  - 36% 的患者出现出血
    - 蛛网膜下腔出血 75%
    - 脊髓出血 32%
    - 在出血发生率方面，4 种亚型之间没有明确的差异
    - 如果不治疗，每年出血率为 2.5%
    - 有出血性疾病，继发出血的年发生率更高（5.6%）
  - 罕见的是，有颈髓动静脉瘘的患者，可以出现呼吸道症状

人口统计学

- 年龄
  - 儿童和成人
  - 平均 32 岁
- 性别
  - 约 60% 男性
- 流行病学
  - 髓内（2 型、3 型）：占脊髓动静脉畸形的 15%~20%
  - 4 型占脊髓动静脉畸形的 10%~20%
  - 动静脉畸形占脊髓占位的不足 10%

转归与预后

- 4A 型：一般采用手术治疗，效果良好（＞90% 闭塞率）
- 4C 型：预后差，较低的闭塞率（~70%）

治疗

- 栓塞和手术切除的选择以病灶的解剖结构和大小作为根据：手术切除或栓塞术
  - 4A 型选择手术切除是因为正常口径的 ASA 是不可能栓塞的
  - 4B 型中扩张的滋养血管允许行栓塞或手术
  - 4C 型存在高血流量，最应该栓塞

诊断思路

思考点

- 与导管血管造影术相比，CTA 或动态增强 MRA 作为定位工具应优先考虑
- 可以确定畸形类型、ASA 的位置

（曾祥柱、袁慧书 译）

参考文献

1. Takai K: Spinal arteriovenous shunts: angioarchitecture and historical changes in classification. Neurol Med Chir (Tokyo). 57(7):356-65, 2017
2. Gross BA et al: Spinal pial (type IV) arteriovenous fistulae: a systematic pooled analysis of demographics, hemorrhage risk, and treatment results. Neurosurgery. 73(1):141-51; discussion 151, 2013
3. Krings T et al: Spinal dural arteriovenous fistulas. AJNR Am J Neuroradiol. 30(4):639-48, 2009
4. Pattany PM et al: MR angiography of the spine and spinal cord. Top Magn Reson Imaging. 14(6):444-60, 2003
5. Hida K et al: Corpectomy: a direct approach to perimedullary arteriovenous fistulas of the anterior cervical spinal cord. J Neurosurg. 96(2 Suppl): 157-61, 2002
6. Rodesch G et al: Classification of spinal cord arteriovenous shunts: proposal for a reappraisal—the Bicetre experience with 155 consecutive patients treated between 1981 and 1999. Neurosurgery. 51(2): 374-9; discussion 379-80, 2002
7. Spetzler RF et al: Modified classification of spinal cord vascular lesions. J Neurosurg. 96(2 Suppl): 145-56, 2002
8. Mascalchi M et al: Spinal vascular malformations: MR angiography after treatment. Radiology. 219(2): 346-53, 2001
9. Sugiu K et al: Successful embolization of a spinal perimedullary arteriovenous fistula with cellulose acetate polymer solution: technical case report. Neurosurgery. 49(5): 1257-60; discussion 1260-1, 2001

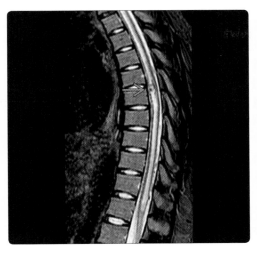

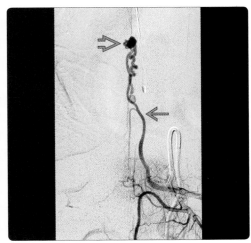

（左图）矢状位 STIR 示长节段脊髓高信号，沿脊髓腹侧表面分布的边界不清的流空信号。有一个更重要的低信号区域，在血管造影中是高血流动脉瘤（➡）

（右图）前后位经导管血管造影（动脉相）示没有中间病灶的分流入冠状静脉丛的明显的脊髓节段滋养动脉（➡），在瘘管的位置有一高血流的动脉瘤（➡）

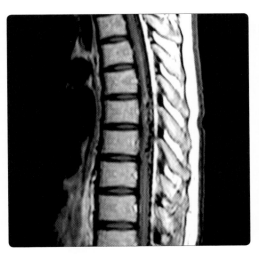

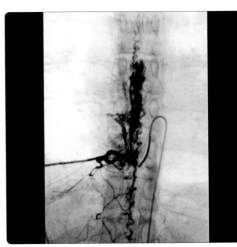

（左图）矢状位 T1 WI 示胸髓背侧硬膜内 4 型动静脉瘘的多个蜿蜒迂曲的流空信号

（右图）前后位血管造影示由右侧根动脉滋养的、有多条扩张的软膜静脉的 4 型动静脉瘘

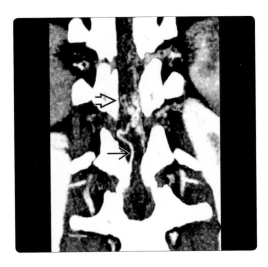

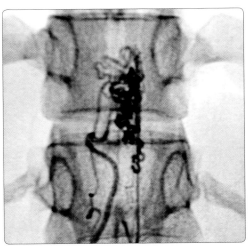

（左图）冠状位 CTA 示由右侧根动脉（➡）滋养的、脊髓上有扩张静脉（➡）的、沿脊髓腹侧表面的大血管结节

（右图）前后位血管造影示由根动脉滋养的、在脊髓软膜表面的血管畸形。分流在脊髓水平（4 型）而不是在硬膜水平（1 型）

术语

- 具有血管构筑学特征的脊髓血管病变
  - 脊髓前动脉和脊髓后动脉双动脉供血
  - 多发性血管型结构
  - 脊髓圆锥水平上的复杂静脉引流

影像学

- MR 显示胸髓远端周围有多个血管流空信号
- MR 上可能与 1 型或 4 型动静脉瘘难以鉴别
- 多个增粗的供血血管，分流相对较快，包括脊髓前动脉
- 多发性血管型结构，可能在髓内或髓外
- 导管造影可以明确诊断

主要鉴别诊断

- 正常的脑脊液流动伪影
- 1 型硬膜动静脉瘘
- 4 型动静脉瘘
- 腰椎椎管狭窄伴硬膜内神经根弯曲
- 具有明显血管供应的髓外硬膜内肿瘤

临床信息

- 临床表现
  - 进行性脊髓病、神经根病或髓神经根病
  - 蛛网膜下腔出血（30%）
  - 肠道或膀胱功能障碍（50%）
- 治疗
  - 栓塞后微创切除
  - 只进行微创手术切除
    - 血管畸形闭塞率约 80%

（左图）矢状位 T1WI 显示圆锥（➡）周围的正常形态消失，血管流空信号（➡）显示不清。小的高信号病灶反映静脉曲张内的血栓或与血流相关的强化（➡）

（右图）矢状位 T1WI 显示神经鞘内见多发扩张的蛇形血管（➡），下圆锥和马尾模糊

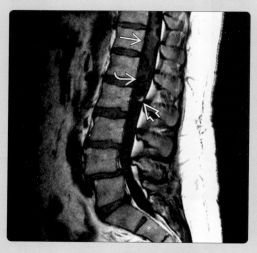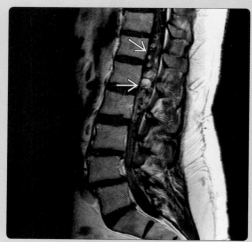

（左图）矢状位 STIR 显示脊髓远端周围的多根硬膜内扩张的血管内有血流空洞。这些扩张血管是供血动脉和引流静脉的结合

（右图）矢状位 T1WI 显示从圆锥动静脉畸形向上延伸至胸椎中部水平的引流静脉广泛强化

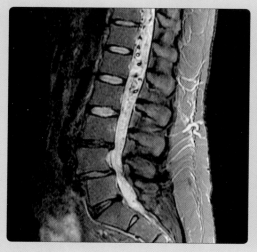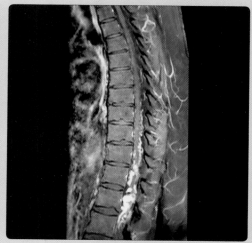

术语

定义

- 脊柱血管病变具有血管构筑学特征：①来自脊柱前、后动脉的双动脉供血；②多发性血管型结构；③脊髓圆锥水平上的复杂静脉引流

影像学

一般表现

- 最佳诊断依据
  - MR 显示胸髓远端周围有多个血管流空信号
  - MR 上可能与 1 型或 4 型动静脉瘘难以鉴别
- 部位
  - 圆锥
- 大小
  - 可变的，取决于供血血管的数量和大小

MR 表现

- T1WI
  - 硬膜内有多根蛇形血管流空信号
  - 很少或没有脊髓实质的血管流空信号
  - 脑脊液可显示有蛛网膜下腔出血
- T2WI
  - 髓外硬膜内的血管流空信号
  - 脊髓水肿
- T1WI C+
  - 由于静脉缺血，可能出现带状强化
- MRA
  - 动态增强 MRA 可以确认血流空洞的血管性质
  - 通过 MRA 很难确定多个供血血管

血管造影表现

- 多个增粗的供血血管，分流相对较快，包括脊髓前动脉
- 多个瘘管点，可能显示动脉瘤样扩张
- 多发性血管型结构，可能在髓内或髓外
- 引流静脉复杂

推荐成像方法

- 最佳成像方法
  - MR 筛检可以显示异常血流空洞，并确定脊髓血管畸形
  - 导管造影可以明确诊断

鉴别诊断

正常的脑脊液流动伪影

- 胸髓背侧最突出

1 型硬膜动静脉瘘

- 根动脉走行的神经孔水平的瘘管

4 型动静脉瘘

- MR、MRA 可能无法鉴别

腰椎椎管狭窄伴硬膜内神经根弯曲

- 寻找脊髓中央管狭窄伴向头延伸的信号

具有明显血管供应的髓外硬膜内肿瘤

- 副神经节瘤：明显强化的髓外硬膜内肿块

临床信息

临床表现

- 最常见体征 / 症状
  - 进行性脊髓病、神经根病或髓神经根病
    - 由静脉高压、缺血或局部肿块效应引起
- 其他体征 / 症状
  - 蛛网膜下腔出血（30%）
  - 肠道或膀胱功能障碍（50%）

治疗

- 栓塞后微创切除
- 只进行微创手术切除
  - 血管畸形闭塞率约 80%

（曾祥柱、袁慧书 译）

参考文献

1. Niu X et al: Concomitant sacral dural arteriovenous fistula and conus medullaris arteriovenous malformation with respective drainage veins: case report and literature review. World Neurosurg. 141:299-305, 2020
2. Guédon A et al: Primary conus medullaris arteriovenous shunt and secondary lumbo-sacral epidural arteriovenous fistula: One malformation can hide another. J Neuroradiol. ePub, 2019
3. Brinjikji W et al: Endovascular treatment of spinal arteriovenous malformations. Handb Clin Neurol. 143:161-74, 2017
4. Flores BC et al: Spinal vascular malformations: treatment strategies and outcome. Neurosurg Rev. 40(1):15-28, 2017
5. Rangel-Castilla L et al: Contemporary management of spinal AVFs and AVMs: lessons learned from 110 cases. Neurosurg Focus. 37(3):E14, 2014
6. Horie N et al: Intra-arterial indocyanine green angiography in the management of spinal arteriovenous fistulae: technical case reports. Spine (Phila Pa 1976). 37(4):E264-7, 2012
7. Wilson DA et al: Multimodality treatment of conus medullaris arteriovenous malformations: 2 decades of experience with combined endovascular and microsurgical treatments. Neurosurgery. 71(1):100-8, 2012
8. Tubbs RS et al: Arteriovenous malformation of the conus supplied by the artery of Desproges-Gotteron. J Neurosurg Spine. 14(4):529-31, 2011
9. Bley TA et al: Presurgical localization of the artery of Adamkiewicz with time-resolved 3.0-T MR angiography. Radiology. 255(3):873-81, 2010
10. Andres RH et al: Endovascular and surgical treatment of spinal dural arteriovenous fistulas. Neuroradiology. 50(10):869-76, 2008
11. Boll DT et al: MDCT angiography of the spinal vasculature and the artery of Adamkiewicz. AJR Am J Roentgenol. 187(4):1054-60, 2006
12. Kim LJ et al: Classification and surgical management of spinal arteriovenous lesions: arteriovenous fistulae and arteriovenous malformations. Neurosurgery. 59(5 Suppl 3):S195-201; discussion S3-13, 2006
13. Spetzler RF et al: Modified classification of spinal cord vascular lesions. J Neurosurg. 96(2 Suppl):145-56. Review, 2002

（左图）前后位血管造影显示大圆锥动静脉畸形4条供血血管中的第1条。经右侧T7肋间动脉导管造影可见膨大的脊髓前动脉（➡），显示出扩张的静脉瘘管（➡）

（右图）前后位血管造影显示大圆锥动静脉畸形4条供血血管中的第1条。经右侧T7肋间动脉导管造影后期显示脊髓前动脉增粗（➡），瘘口引流静脉扩张（➡）

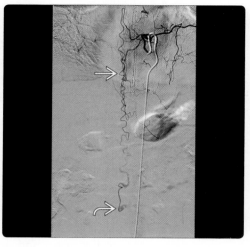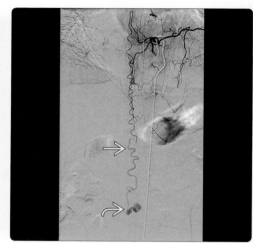

（左图）前后位血管造影显示大圆锥动静脉畸形4条供血血管中的第2条。经右侧T10肋间动脉导管造影显示，可见膨大的脊髓动脉（➡），小血管病灶（➡）

（右图）前后位血管造影显示大圆锥动静脉畸形4条血管中的第3条，经右侧L1腰动脉导管造影显示一条小的供血动脉（➡）汇入到圆锥动静脉畸形

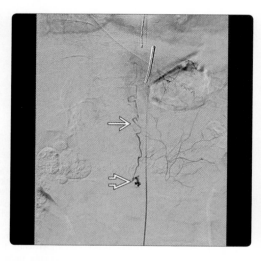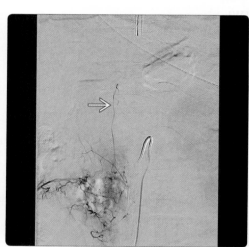

（左图）前后位血管造影显示大圆锥动静脉畸形4条供血血管中的第4条。经左侧L2腰动脉导管造影显示脊髓前动脉增粗（➡），可见引流静脉扩张和静脉曲张的瘘管（➡）

（右图）前后位血管造影显示大圆锥动静脉畸形4条供血血管中的第4条。经左侧L2腰动脉导管造影静脉期显示明显扩张的引流静脉（➡），并见静脉曲张形成（➡）

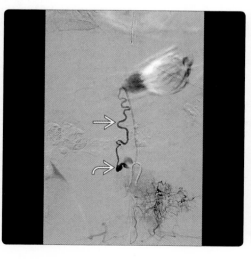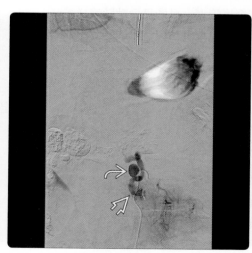

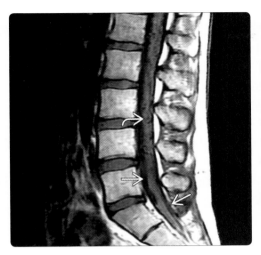

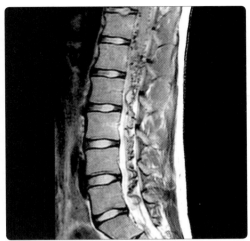

（左图）矢状位 T1WI 显示由于蛛网膜下腔出血（➡）和鞘内凝块，导致马尾神经明显增粗或凝结（➡）。还存在分散的异常血流空洞（➡）

（右图）矢状位 T2WI 显示大圆锥畸形患者的鞘囊内可见广泛且明显的血流空洞。所显示的血管主要是静脉，并伴有扩张和动脉化的引流血管

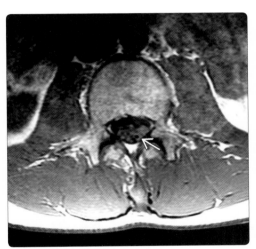

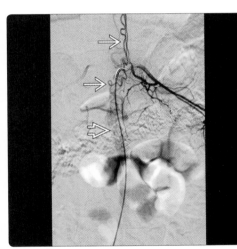

（左图）轴位 T1WI 显示马尾神经内异常流动空洞，邻近蛛网膜下腔出血导致神经增粗

（右图）前后位血管造影显示大圆锥动静脉畸形 2 条血管中的第 1 条。经左侧 T12 肋间动脉导管造影显示膨大的脊髓动脉（➡）和动静脉畸形分流导致的早期静脉浑浊（➡）

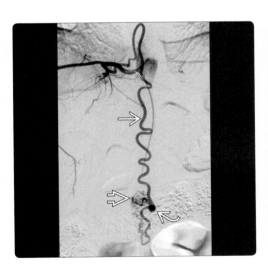

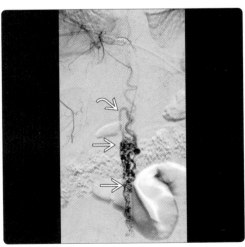

（左图）前后位血管造影显示大圆锥动静脉畸形 2 条血管中的第 2 条。经右侧 T10 肋间动脉导管造影显示扩张的脊髓前动脉（➡）和血管病灶（➡）。颅内动脉瘤（➡）

（右图）前后位血管造影显示大圆锥动静脉畸形 2 条血管中的第 2 条。经右侧 T10 肋间动脉导管造影后期显示血管病灶（➡）的范围和部分扩大的引流静脉（➡）

术语

● 硬脑膜动静脉瘘（dural arteriovenous fistula, dAVF）：硬脑膜动脉和静脉窦及（或）皮质静脉之间的异常连接，没有正常的毛细血管网

● 罕见的 dAVF 变异静脉可以优先向下引流至脊髓静脉

影像学

● 上颈髓/髓质 T2 信号强化，髓周异常血流空洞

● 位于颅后窝的瘘管，其症状与静脉引流部位有关（脊髓病）

● 导管造影仍是金标准

主要鉴别诊断

● 脊髓硬膜动静脉瘘

○ 脊髓信号改变和血流空洞看起来似乎与颅后窝硬脑膜

动静脉瘘合并椎管内引流相同

● 脱髓鞘病变

○ 脊髓增强，T2 信号强化，但髓周未见异常血流空洞

临床信息

● 症状趋于慢性和进展性

● 症状改善或完全恢复的预后良好

诊断思路

● 即使 MRA 阴性，仍需血管造影排除 dAVF

● dAVF 的临床表现与引流静脉的解剖分布有关，与瘘管位置无关

● Cognard V 型瘘管的症状与脊髓功能障碍有关，而不是大脑功能障碍

（左图）颅后窝硬脑膜瘘患者的矢状位 T2WI 显示从 C1 到 C4 广泛的脊髓高信号和脊髓轻度梭状扩张（➡）。有多个明显异常的髓周血流空洞（➡）。颅后窝可见扩张的引流静脉（▱）

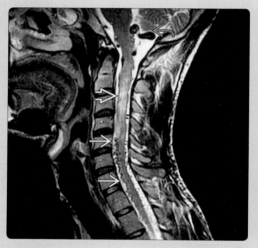
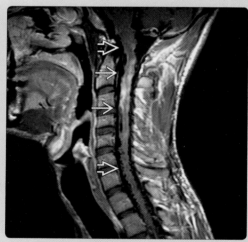

（右图）造影后，矢状位 T1WI 显示从颈髓交界处到 C5 上颈髓弥漫性强化（➡）。可见多个髓外硬膜内血流空洞（➡）

（左图）经左侧椎导管造影动脉期显示由后脑膜支（➡）供应的硬脑膜瘘分流（▱）

（右图）经左侧椎导管造影静脉期显示颅后窝硬脑膜瘘（➡）部位，有广泛的脊髓背侧和腹侧引流静脉（▱）

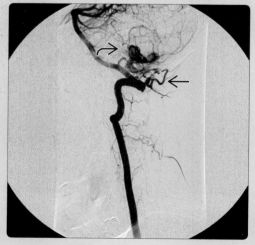
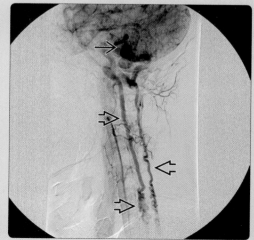

术语

同义词
- 颅内硬脑膜动静脉瘘（dAVF）伴脊髓周静脉引流，Cognard V 型瘘

定义
- 硬脑膜动静脉瘘（dAVF）：硬脑膜动脉和静脉窦及（或）皮质静脉之间的异常连接，没有正常的毛细血管网
  - 罕见的 dAVF 变异静脉可以优先向下引流至脊髓静脉

影像学

一般表现
- 最佳诊断依据
  - 上颈髓 / 髓质 T2 信号强化，髓周异常血流空洞
- 部位
  - 位于后颅窝的瘘管，其症状与静脉引流部位有关（脊髓病）
- 大小
  - 不一，从髓质 T2 高信号的小病灶到广泛的颈髓水肿

CT 表现
- CTA
  - 颅后窝及周围髓内软脑膜血管数量和大小增加
  - 静脉扩张 / 动脉瘤

MR 表现
- T2WI
  - 髓质和（或）上颈髓信号增高
  - 髓周血管流空信号
- T1WI C+
  - 髓质或颈髓上部斑片状弥漫性强化

推荐成像方法
- 最佳成像方法
  - 导管造影仍是金标准

鉴别诊断

脊髓硬膜动静脉瘘
- 脊柱硬膜瘘颈部不常见
- 脊髓信号改变和血流空洞看起来似乎与颅后窝硬脑膜动静脉瘘合并椎管内引流相同

脱髓鞘疾病
- 脊髓增强，T2 信号强化，但髓周未见异常血流空洞

病理学

一般表现
- 病因
  - 椎管内引流的 dAVF 通常位于颅后窝硬脑膜

分期、分级及分类
- 存在皮质静脉引流（Cognard IIb ~ V）表明更有侵袭性

- 年死亡率高达 10.4%
- 出血率高达 8.1%
- 非出血性神经功能障碍的风险高达 6.9%

临床信息

临床表现
- 最常见体征 / 症状
  - 脊髓病与继发的静脉高压有关，继发于动静脉分流和脊髓静脉引流不足
  - 症状趋于慢性和进展性
    - 25% 有急性神经系统疾病

治疗
- 通过血管内或开放手术阻断 / 切除瘘管
- 症状改善或完全恢复的预后良好

诊断思路

思考点
- dAVF 的临床表现与引流静脉的解剖分布有关，与瘘管位置无关
  - Cognard V 型瘘管的症状与脊髓功能障碍有关，而不是大脑功能障碍
- 即使 MRA 阴性，仍需血管造影排除 dAVF

影像解读要点
- 当上段颈髓出现水肿时，检查颅后窝是否有异常的流空信号

（曾祥柱、袁慧书 译）

参考文献

1. Copelan AZ et al: Dural arteriovenous fistulas: a characteristic pattern of edema and enhancement of the medulla on MRI. AJNR Am J Neuroradiol. 39(2):238-44, 2018
2. Saindane AM et al: Contrast-enhanced time-resolved MRA for pre-angiographic evaluation of suspected spinal dural arterial venous fistulas. J Neurointerv Surg. 7(2):135-40, 2014
3. Chaichana KL et al: Dural arteriovenous fistulas: epidemiology and clinical presentation. Neurosurg Clin N Am. 23(1):7-13, 2012
4. Mossa-Basha M et al: Imaging of cerebral arteriovenous malformations and dural arteriovenous fistulas. Neurosurg Clin N Am. 23(1):27-42, 2012
5. Aixut Lorenzo S et al: Transvenous approach to intracranial dural arteriovenous fistula (Cognard v): a treatment option. A case report. Interv Neuroradiol. 17(1):108-14, 2011. Erratum in: Interv Neuroradiol. 18(1):114, 2012
6. Chen G et al: Dural arteriovenous fistulae at the craniocervical junction: the relation between clinical symptom and pattern of venous drainage. Acta Neurochir Suppl. 110(Pt 2):99-104, 2011
7. Kim NH et al: Myelopathy due to intracranial dural arteriovenous fistula: a potential diagnostic pitfall. Case report. J Neurosurg. 114(3):830-3, 2011
8. Patsalides A et al: Intracranial dural arteriovenous fistula presenting as an enhancing lesion of the medulla. J Neurointerv Surg. 2(4):390-3, 2010
9. Li J et al: Intracranial dural arteriovenous fistula with venous reflux to the brainstem and spinal cord mimicking brainstem infarction--case report. Neurol Med Chir (Tokyo). 44(1):24-8, 2004
10. Cognard C et al: Cerebral dural arteriovenous fistulas: clinical and angiographic correlation with a revised classification of venous drainage. Radiology. 194(3):671-80, 1995

（左图）矢状位 T1WI C+ 显示舌下神经管瘘伴椎管内引流时，因静脉高压导致髓质扩张和强化（➡），容易被误认为是肿瘤。注意颈髓中明显的静脉血流空洞（➡）

（右图）轴位 MRA 显示来自右舌下神经管瘘管的异常信号（➡）。正常静脉信号呈等信号（注意颈内静脉（➡）；因此，舌下信号是不正常的，且不是人为的

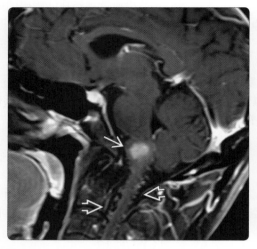
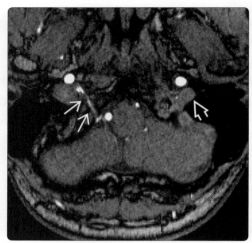

（左图）矢状位 FIESTA 示静脉高压引起的脑干水肿（➡）和上颈髓的引流静脉（➡）

（右图）右侧颈外动脉前后位血管造影显示右侧舌下神经管瘘管（➡），并将静脉向下引流至颈髓静脉（➡）

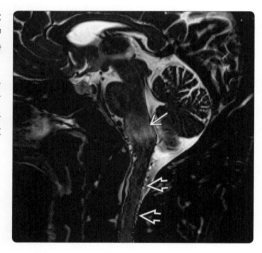
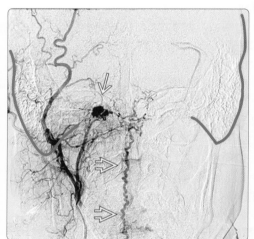

（左图）引流至脊髓静脉的瘘管引起静脉性高血压并伴有脑干和脊髓水肿。CTA 显示颅后窝脊髓瘘管在上颈髓（➡）的背侧和腹侧都有明显的静脉，中间有明显的髓静脉（➡）

（右图）血管造影显示发自右侧小脑下后动脉远端的脊髓瘘管（➡），并分流至脊髓静脉和脊髓静脉（➡）

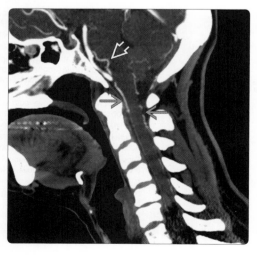
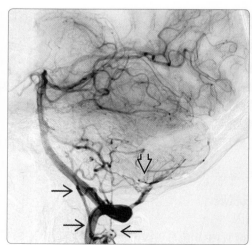

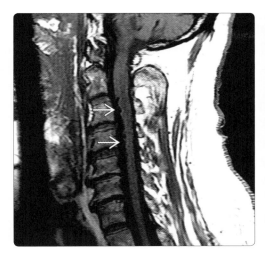
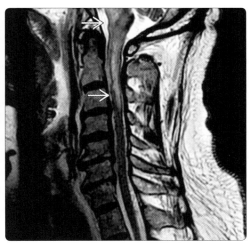

（左图）矢状位 T1WI 显示颅后窝小脑幕硬脑膜瘘伴椎管内静脉引流和脊髓静脉高压的影响。沿着脊髓表面的异常蛇形血流空洞（➡）是血管病变存在的唯一线索

（右图）伴有脑干和脊髓水肿的颅后窝瘘管患者矢状位 T2WI 显示弥漫性髓质和上颈髓 T2 高信号（➡）

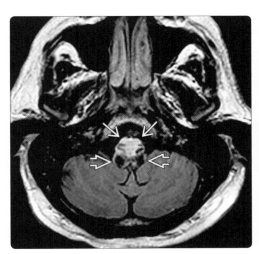
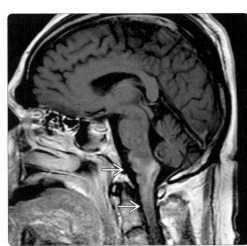

（左图）轴位 FLAIR MR 证实脑干异常（➡），下髓核含铁血黄素染色（➡），推测为老年性出血所致

（右图）矢状位 T1WI C+ 显示弥漫性髓质和上颈髓增强（➡）。这种长节段边界不清晰的弥漫性强化在肿瘤中并不常见

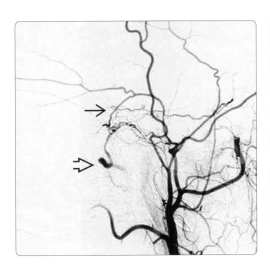
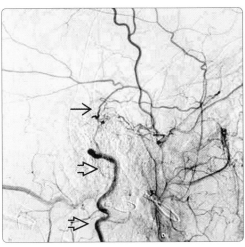

（左图）经颈外动脉导管造影显示瘘口部分由中脑膜动脉（➡）静脉（➡）分流。脊髓型颈椎病可由颅内瘘引起的静脉高压引起

（右图）经颈外动脉导管造影动脉晚期显示瘘管部分由中脑膜动脉（➡）通过静脉（➡）分流进入椎管

术语

- 椎管旁/椎旁动脉系统分支与硬膜外静脉丛之间形成的脊髓动静脉瘘

影像学

- 类似硬脊膜动静脉瘘（spinal dural arteriovenous fistula, SdAVF），伴脊髓水肿和硬膜内血管，同时伴有硬膜外扩张的静脉囊
- 位置：胸腰椎
- 影像学表现取决于静脉引流方式
  - T2WI：硬膜内引流显示脊髓扩张、水肿和明显的硬膜内静脉血流空洞
  - T2WI：硬膜外引流显示静脉囊为等信号肿块，伴硬膜囊受压
  - T1WI C+：脊髓病变硬膜内静脉引流，显示像 SdAVF 一样模糊的脊髓强化
    - 静脉囊因血流去相表现为均匀至中等不均匀强化

- 血管造影有助于明确诊断和治疗

主要鉴别诊断

- 1 型动静脉瘘
  - 如果脊髓硬膜外动静脉瘘（spinal epidural dural arteriovenous fistula, SEdAVF）没有静脉囊，可能看起来相同
- 脊髓动静脉畸形
  - 脊髓实质内血管异常
- 脊髓星形细胞瘤
  - 无明显硬膜外血管或硬膜外囊
- 特发性横贯性脊髓炎
- 侧支静脉

临床信息

- 治疗方法为手术或供血动脉与引流静脉之间瘘管连接的血管内栓塞术，包括静脉囊

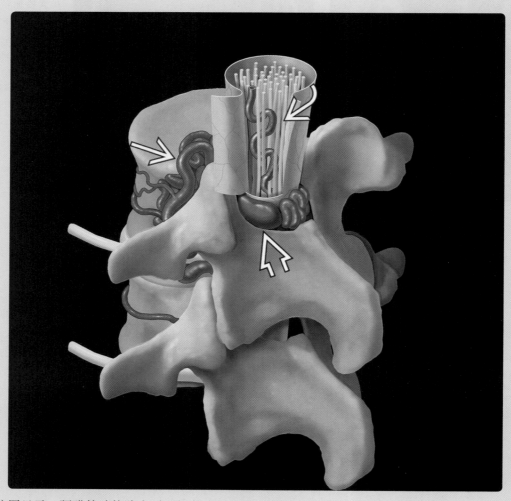

腰椎斜位后位图显示，硬膜外动静脉瘘（➡）伴多发扩张和明显的静脉囊（静脉曲张）（➥）。可以是硬膜外、硬膜内（⤳）或硬膜外及硬膜内联合引流

术语

同义词
- 硬脊膜外动静脉瘘（SEdAVF）
- 硬脊膜动静脉瘘（SdAVF）

定义
- 椎管旁 / 椎旁动脉系统分支与硬膜外静脉丛之间形成的脊髓动静脉瘘

影像学

一般表现
- 最佳诊断依据
  - 类似硬脊膜动静脉瘘（SdAVF），伴脊髓水肿和硬膜内血管，同时伴有硬膜外扩张的静脉囊
- 部位：胸腰椎
- 大小：可变的
- 形态：由于静脉囊，硬膜外可见肿块样强化

MR 表现
- T2WI
  - 影像学表现与静脉引流方式相关
  - 硬膜内引流显示脊髓扩张、水肿和明显的硬膜内静脉血流空洞
  - 硬膜外引流显示静脉囊为等信号肿块，伴硬膜囊受压
- T1WI C+
  - 脊髓病变硬膜内静脉引流，显示像 SdAVF 一样模糊的脊髓强化
  - 静脉囊因血流去相表现为均匀至中等不均匀强化
- MRA：由于瘘管与静脉囊内的缓慢流动可能没有诊断价值

推荐成像方法
- 最佳成像方法：血管造影有助于明确诊断和治疗

鉴别诊断

1 型动静脉瘘
- 如果脊髓硬膜外动静脉瘘（SEdAVF）没有静脉囊，可能看起来相同

脊髓动静脉畸形
- 脊髓实质内血管异常

脊髓星形细胞瘤
- 无明显硬膜外血管或硬膜外囊

特发性横贯性脊髓炎
- 通常不伴有明显的硬膜外血管

侧支静脉
- 下腔静脉（IVC）闭塞可能导致硬膜外 / 硬膜内静脉突出

病理学

一般表现
- 病因学
  - 大部分是自发性；少数有手术史或外伤史

临床信息

临床表现
- 最常见体征 / 症状
  - 通常无临床症状
  - 与该病变相关的病例报告多为混合病理类型
  - 动脉瘤（可能不会比一般人发病率高）
  - 颈动脉粥样硬化伴后循环栓塞
  - 永存舌下动脉粥样硬化性狭窄
  - 舌下神经功能障碍及舌咽神经痛

分期、分级和分类
- 取决于静脉引流方式
  - 伴硬膜内静脉引流的 SEdAVF
    - 像 SdAVF，表现为脊髓病变、脊髓水肿、硬膜内静脉突出
  - 单纯硬膜外或椎旁静脉引流的 SEdAVF
    - 通过肿块占位效应和神经压迫出现症状
    - 可能是偶然的
  - 合并硬膜内和硬膜外静脉引流的 SEdAVF

临床信息

临床表现
- 最常见的症状 / 体征
  - 依赖于静脉引流方式。硬膜内：表现为脊髓病变；硬膜外：无症状或肿块占位效应
- 其他症状 / 体征：罕见的硬膜外或硬膜内出血

人口统计学
- 男 = 女；平均年龄：46 岁（小于 SdAVF 患者）

治疗
- 治疗方法为手术或供血动脉与引流静脉之间瘘管连接的血管内栓塞术，包括静脉囊
  - 肝动脉栓塞
  - 初次术后血管内闭塞率为 55%，在分期治疗后的随访中增加到 92%

诊断思路

影像解读要点
- 血管造影 SEdAVF 影像学特征为硬膜外静脉囊扩张伴继发脊柱和椎旁静脉混杂

（曾祥柱、袁慧书 译）

参考文献

1. Byun JS et al: Presentation and outcomes of patients with thoracic and lumbosacral spinal epidural arteriovenous fistulas: a systematic review and meta-analysis. J Neurointerv Surg. 11(1):95-8, 2019
2. Mull M et al: Spinal epidural arteriovenous fistula with perimedullary venous reflux: clinical and neuroradiologic features of an underestimated vascular disorder. AJNR Am J Neuroradiol. 39(11):2095-102, 2018
3. Mathur S et al: First-pass contrast-enhanced MRA for pretherapeutic diagnosis of spinal epidural arteriovenous fistulas with intradural venous reflux. AJNR Am J Neuroradiol. 38(1):195-9, 2017
4. Nasr DM et al: Clinical presentation and treatment outcomes of spinal epidural arteriovenous fistulas. J Neurosurg Spine. 26(5):613-20, 2017
5. Brinjikji W et al: Spinal epidural arteriovenous fistulas. J Neurointerv Surg. 8(12):1305-10, 2016

（**左图**）伴硬膜内静脉引流的脊髓硬膜外动静脉瘘（SEdAVF）：轴位 T2WI 显示，与瘘管静脉囊相对应的硬膜外腹侧间隙（➡），有微小的分叶状病变。这些慢流瘘管中不会有血流空洞

（**右图**）伴硬膜内静脉引流的 SEdAVF：T2WI（上）和 T1WI C+（下）显示静脉囊为腹侧硬膜外均匀强化的肿块（➡）

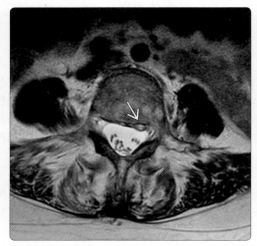
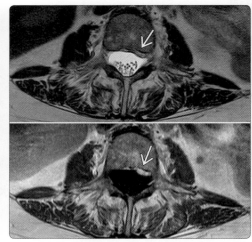

（**左图**）伴硬膜内静脉引流的 SEdAVF：矢状位 T2WI（左）和 T1WI C+（右）显示脊髓弥漫性水肿（➡）和静脉性高血压导致的脊髓内异常线性强化（➡）

（**右图**）伴硬膜内静脉引流的 SEdAVF：腰椎矢状位 T2WI（左）和 T1WI C+（右）显示硬膜外静脉扩张，呈曲线强化，延伸至椎间隙和椎体（➡）

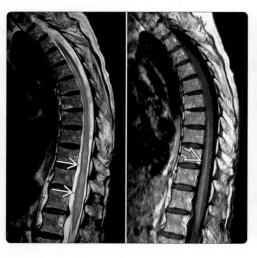
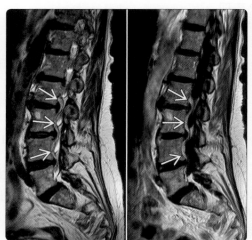

（**左图**）伴硬膜内静脉引流的 SEdAVF：经左侧 L2 腰动脉正后位导管造影显示引流硬膜内静脉有静脉囊（➡）和充盈延迟（➡）

（**右图**）伴硬膜内静脉引流的 SEdAVF：左侧 L2 腰动脉正后位导管造影显示静脉囊（➡）及转入引流硬膜内静脉的分流管，延伸至头侧（➡）

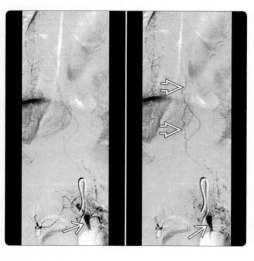
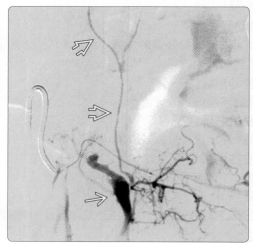

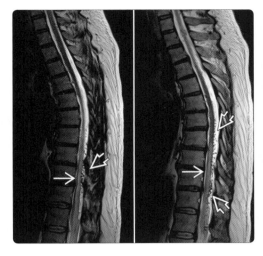
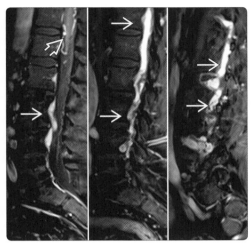

（左图）伴硬膜内和硬膜外静脉引流的 SEdAVF：矢状位 T2 显示脊髓水肿（➡）和多个硬膜内血流空洞（➡），与硬脊膜动静脉瘘 (SdAVF) 难以区分

（右图）SEdAVF 伴硬膜内和硬膜外静脉引流：3 张矢状位 T1WI C+ 图像显示明显的硬膜外扩张的静脉丛（➡）和硬膜内扩张的静脉（➡）

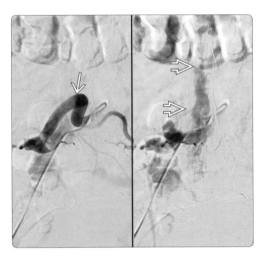
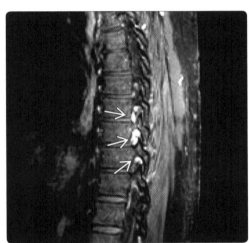

（左图）伴硬膜内和硬膜外静脉引流的 SEdAVF：经右侧 L4 腰动脉导管造影显示明显增粗的血管（➡），并分流至扩张、扩大的硬膜外静脉丛（➡）

（右图）仅伴有硬膜外和椎管旁静脉引流的 SEdAVF：矢状位胸椎 T1WI C+ 显示在多个层面上扩张的静脉丛和强化的静脉囊（➡）

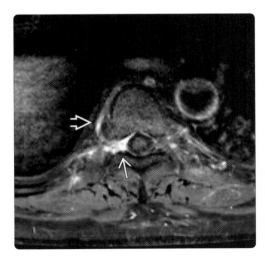
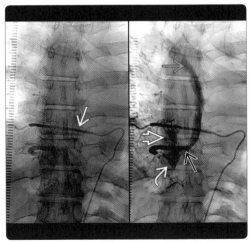

（左图）仅伴有硬膜外和椎管旁静脉引流的 SEdAVF：轴位 T1WI C+ 显示右侧神经孔（➡）内非特异性强化，占位效应不明显，右侧椎管旁静脉突出（➡）

（右图）仅伴有硬膜外和椎管旁静脉引流的 SEdAVF：经右侧 T2 肋间动脉导管造影（➡）（左侧图未减影，右侧图减影）显示瘘口（➡）、静脉囊（➡）和突出的引流椎旁静脉（➡）延伸至奇静脉（➡）

海绵状血管畸形

术语

- 分叶状、薄壁血窦，没有散在分布的神经组织的血管病变

影像学

- 含有液 - 液平的、外周包绕明显 T2 低信号环的血室
- 脊髓并非常见部位，占所有海绵状血管畸形的 3%~5%
  - 球形的混杂异常信号，边界清楚

主要鉴别诊断

- 髓内肿瘤
- 动静脉畸形（arteriovenous malformation，AVM）
- 多发性硬化症

病理学

- 颈髓（40%），胸髓（50%）
  - 分散成小叶状的、蓝色 – 赤褐色（桑葚样）的团块
  - 衬以单层内皮细胞的血管间基底层异常
  - 血管间隙之间没有散在分布的神经组织
- 多发（家族性）CM 综合征（占 20%）
  - 家族性 CMs 出血风险高，可形成新的损伤
  - 3 个基因（*KRIT1*，*CCM2*，*PDCD10*）的突变与家族性 CM 相关

临床信息

- 通常为 30~60 岁
- 男：女 =1：1
- 广泛的动态变化（可能会恶化，进展，好转）
- 文献结果显示：术后 50% 好转，40% 稳定，10% 恶化

（左图）矢状位 T2WI 显示 C1 水平有一个小的、信号不均的髓内病变（➡）。脊髓轻度扩张，周围未见水肿。急性出血易伴发占位效应和髓内水肿

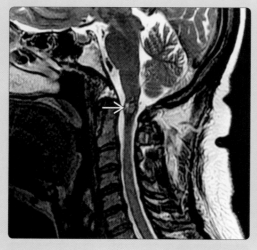
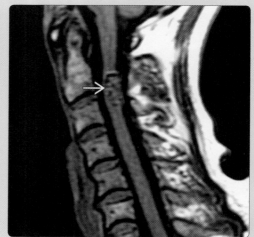

（右图）矢状位增强 T1WI 显示 C2-3 水平的脊髓海绵状血管畸形呈现淡淡的斑点状强化（➡）。淡淡的轻度强化是典型表现，尽管较大的病灶可能会出现显著的强化

（左图）矢状位 T2WI 示典型的混杂高信号（"爆米花"样或"胡椒盐"样）病灶，周围包绕以含铁血黄素的低信号（➡）。海绵状血管畸形是在手术中发现的

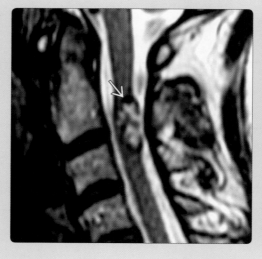
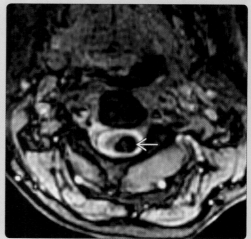

（右图）轴位 T2* GRE 示颈髓海绵状血管畸形中不同时期出血成分的磁敏感性伪影（➡），呈现大面积的低信号。应该是回波时间较长造成的这种病变的模糊现象

术语

缩略语

- 海绵状血管畸形（cavernous malformation，CM）

近义词

- "隐匿性"血管畸形

定义

- 分叶状、薄壁血窦，没有散在分布的神经组织的血管病变

影像学

一般表现

- 最佳诊断依据
  - 含有液 - 液平的、外周包绕明显 T2 低信号环的血室
- 部位
  - 脊髓并非常见部位，占所有海绵状血管畸形的 3%～5%
- 大小
  - 几毫米，或点状 > 1 cm
- 形态学
  - 球形的混杂异常信号，边界清楚

CT 表现

- CT 平扫
  - 通常正常，脊髓可能会出现扩大
- CTA
  - 可显示到脊髓病灶的位置
  - 可显示多条供血动脉、引流静脉

MR 表现

- T1WI
  - 不同时期的出血成分导致信号混杂
  - 典型的斑点状的"爆米花样"混杂信号
  - 小病变可能无明显的混杂信号
- T2WI
  - 混杂，低信号环（含铁血黄素）
  - 小病变可能无明显的混杂信号，可能只显示局灶性低信号
  - 通常无水肿，除非新鲜出血
- T2* GRE
  - 磁敏感性导致明显的"模糊"效应
- T1WI C +
  - 无强化 / 极轻微的

血管造影表现

- 常规
  - 阴性（"隐匿性"血管畸形的一种）
  - 脊髓血管造影中的血管断层扫描，能够明确发育异常的静脉

推荐成像方法

- 脊柱 MRI（使用梯度回波对比序列排除其他病因）
- 颅脑 MR 中的 SWI 可以识别出幕上病变

鉴别诊断

髓内肿瘤

- 室管膜瘤：含有囊变和出血成分的强化肿块，流空效应罕见
- 星形细胞瘤：多节段强化肿块（出血少见）
- 血管母细胞瘤：血管性小团块；流空效应常见
- 转移：合并水肿、出血的强化肿块

动静脉畸形

- 合并扩大的流空效益的血管病灶
- DSA 显示扩大的供血动脉、病灶和早显的引流静脉

多发性硬化症

- 脊髓海绵状血管畸形的病程与多发性硬化症类似，病情发展缓慢，逐渐加重
- 在 MS 中无出血成分 / 含铁血黄素

病理学

一般表现

- 病因学
  - 血管内皮细胞增殖，新生血管发生增加，VEGF、PFGF 及 TGFa 表达的不成熟血管生成的病变
- 遗传学
  - 多发性（家族性）CM 综合征（20%）
    - 常染色体显性遗传，外显率可变
    - 家族型涉及的 3 个基因中的 1 个发生功能缺失的基因突变（KRIT1，CCM2，PDCD10）
      □ CCM1=KRIT1，CCM2= 抗体，CCM3=PDCD10
      □ KRIT1 缺失：细胞黏附不完全导致血管生成不足可导致海绵状血管畸形形成
      □ KRIT1 解释了有墨西哥血统的西班牙裔美国人的家族性 CM 疾病
  - 家族性 CMs 出血风险高，可形成新的损伤
    - 家族性的特征有多发 CMs 多见，部位在幕下，出现临床症状的年龄低
- 与颅内海绵状血管畸形一致
- 部位
  - 胸髓（50%），颈髓（40%），腰椎和圆锥不常见
  - 髓外硬膜内或硬膜外的海绵状血管畸形的报道罕见
- 12% 的脊髓 CM 患者具有家族多样性
- 多发性脊髓 CMs 罕见
  - PDCD10（CCM3）突变 1 例
- 在多发 CMs 的病例报道中，Klippel Trenaunay-Weber 综合征（KTWS）患者较少
  - KTWS 的 RASA1 突变
  - 鸟苷三磷酸酶信号细胞黏附分子是 KRIT1 和 RASA1 与 Rap-1A 蛋白相互作用的产物

分期、分级及分类

- 1 型：亚急性出血
- 2 型：亚急性和慢性混合；典型的爆米花样改变

第五篇 肿瘤、囊肿和其他肿块

- 3 型：慢性
- 4 型：GRE 图像上显示为小点状低信号

大体病理及手术所见

- 分散成小叶状的、蓝色 – 赤褐色（桑葚样）的团块
- 假包膜（脊髓胶质瘢痕形成，含铁血黄素沉积）

镜下所见

- 衬以单层内皮细胞的血管间基底层异常
- 血管间隙之间为胶原组织，缺乏平滑肌或弹性蛋白，无神经鞘瘤、星形细胞瘤成分
- 普遍缺乏动脉、毛细血管和静脉的组织学特征
- 血管间隙之间没有散在分布的神经组织
  - 钙质沉积罕见（常见于脑海绵状血管畸形）
  - 不同阶段演变的出血成分
  - 局部或整个的血栓形成
- 周围没有真正的被膜
  - 周围神经组织显示胶质细胞增生、萎缩，含铁血黄素、钙和铁的沉积

临床信息

临床表现

- 最常见体征 / 症状
  - 感觉运动功能减弱，渐进性下肢轻瘫
  - 4 种临床类型
    - 多次发作的神经功能衰退，间歇性恢复
    - 缓慢进行性神经系统衰退
    - 症状突发，快速衰退（几小时到几天）
    - 急性起病，症状轻微，逐渐衰退（几周到几个月）
  - 蛛网膜下腔出血极其罕见
  - 一项研究发现，病变发生于幕下、基底节或脊髓，且存在神经功能缺损症状，是预后不良的独立危险因素。
- 临床资料
  - 年轻成年人突然截瘫

人口统计学

- 年龄
  - 30~60 岁好发
    - 12~88 岁均可发病，40~50 岁最好发
- 性别
  - 男：女 =1：2
- 流行病学
  - 一般人群，颅内 CM 患病率为 0.5%
  - 10%~30% 为多发性、家族性
  - 对于脑 CMs，颅脑照射疑为危险因素
    - 脊柱放疗后脊髓 CM 有新发病例的报告
  - 同时发生，影响颅内和脊髓，发病率不同（37%~47%）

转归与预后

- 脊髓病变很少无症状
- 广泛的动态变化（可能会恶化、稳定、好转）
- 可能出现新的病变（尤其是家族 CM 综合征）
- 从病程缓慢进展到急性四肢瘫痪，临床病程多样
- 每个病灶每年的出血率为 1%~5%

治疗

- 如果无症状，保守治疗
  - 连续 MRl 随访观察
- 手术切除有症状的病灶
  - 前期治疗持续时间较长（0~3 年）
  - 术后结果与术前神经功能状态相关
  - 文献报道预后变化较大，50% 改善，40% 稳定，10% 术后恶化
  - 术中电生理监测有助于降低围手术期髓鞘和硬膜内纤维损伤的风险
  - 在手术时机上存在争议，有人主张神经功能下降后推迟手术（4~6 周），也有人建议在出血后 4~6 周内进行切除

诊断思路

思考点

- 其他出血性病变，如果没有典型的斑点样或含铁血黄素环

影像解读要点

- 混杂的团块（含铁血黄素）
- 扫描大脑为了发现其他病变
- 通过 GRE 筛选

（曾祥柱、袁慧书 译）

参考文献

1. Awad IA et al: Cavernous angiomas: deconstructing a neurosurgical disease. J Neurosurg. 131(1):1-13, 2019
2. Zafar A et al: Familial cerebral cavernous malformations. Stroke. 50(5):1294-301, 2019
3. Otten M et al: Natural history of spinal cavernous malformations. Handb Clin Neurol. 143:233-9, 2017
4. Badhiwala JH et al: Surgical outcomes and natural history of intramedullary spinal cord cavernous malformations: a single-center series and meta-analysis of individual patient data. J Neurosurg Spine. 21(4):662-76, 2014
5. Pearl MS et al: Angiographic detection and characterization of "cryptic venous anomalies" associated with spinal cord cavernous malformations using flat-panel catheter angiotomography. Neurosurgery. 71(1 Suppl Operative):125-32, 2012
6. Tong X et al: Clinical presentation and surgical outcome of intramedullary spinal cord cavernous malformations. J Neurosurg Spine. 16(3):308-14, 2012
7. Kivelev J et al: A proposed grading system of brain and spinal cavernomas. Neurosurgery. 69(4):807-13; discussion 813-4, 2011
8. Maslehaty H et al: Symptomatic spinal cavernous malformations: indication for microsurgical treatment and outcome. Eur Spine J. 20(10):1765-70, 2011

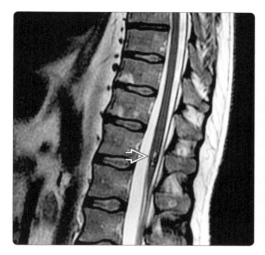
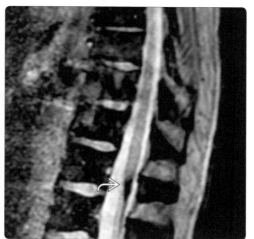

（左图）T2 矢状位示圆锥处海绵状血管畸形出血（➡），早期出血的信号不均，无占位效应或脊髓水肿

（右图）矢状 T2*GRE 示圆锥内低信号病灶（➡），在该序列中很明显

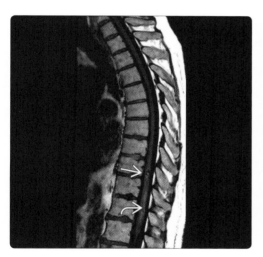
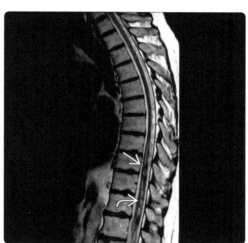

（左图）T1 矢状位示胸髓远端有一边界清晰、明确的病灶（➡），信号不均匀。因有近期出血，可见向脊髓下方延伸的 T1 高信号（➡）

（右图）T2 矢状位显示 CM 病灶，可见低信号含铁血黄素环（➡），内部信号不均匀。胸髓远端下方有出血信号（➡）

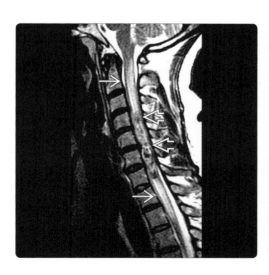
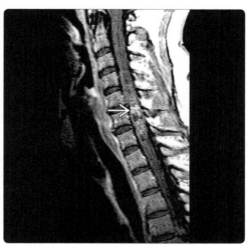

（左图）矢状位 T2WI 示海绵状血管畸形的急性广泛脊髓出血。脊髓出血（➡）向头侧和尾侧延伸，并有广泛的脊髓水肿（➡）

（右图）矢状位增强 T1WI 示海绵状血管畸形（➡）的显著局灶性"斑点状"强化，是大量脊髓出血形成的。该序列定义不清广泛的脊髓出血，但弥漫性脊髓膨大是显而易见的

要 点

术语

- 脊髓供血动脉呈梭形或囊状扩张，尤其是脊髓前动脉（anterior spinal artery, ASA），也包括脊神经根分支

影像学

- 诊断需要脊髓血管造影

主要鉴别诊断

- 髓内肿瘤出血
- 脊髓血管畸形出血

病理学

- 最常见的脊髓血管畸形
- 主动脉缩窄
- 动脉炎（包括炎性病因，如梅毒或真菌）
- 纤维肌性发育不良

- 弹性纤维性假黄瘤
- Klippel-Trenaunay-Weber 综合征
- 特发性
  - 形状上往往趋向于梭形，没有明显的"瓶颈"（如颅内动脉瘤）
  - 常与动脉分支部位无关

临床信息

- 主要症状包括背痛、头痛、呕吐、四肢无力、下肢轻瘫、瘫痪
- 治疗包括：如果存在"瓶颈"可以切除，或者通过栓塞载瘤血管进行封闭，或者用明胶海绵进行填塞
- 有弹簧圈栓塞治疗脊髓动脉瘤的个案报道
- 有炎性动脉瘤自然消退的报道

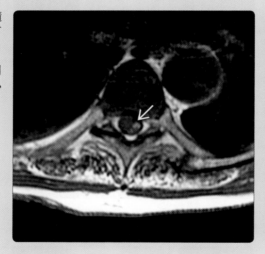

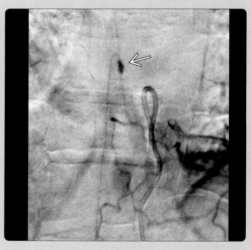

（左图）轴位 T1WI 示脊髓动脉瘤患者整个蛛网膜下腔呈现血液的高信号（➡）

（右图）前后位经左侧肋间动脉造影示充盈显影的小脊髓前动脉瘤（➡）

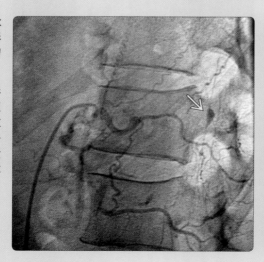

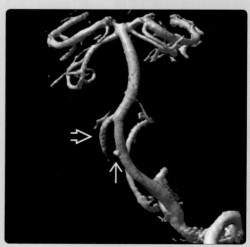

（左图）经胸腰肋间动脉横向血管造影示充盈显影的梭形脊髓前动脉动脉瘤（➡）

（右图）前后位血管造影3D 重建示左侧椎动脉腹内侧相对略微外翻，导致脊髓前动脉起始部出现一个动脉瘤（➡），有少量血倒流入向下的右椎动脉（➡）

术语

定义

- 脊髓供血动脉呈梭形或囊状扩张，尤其是脊髓前动脉（ASA），也包括脊神经根分支

影像学

一般表现

- 最佳诊断依据
  - 血管造影发现动脉瘤，合并蛛网膜下腔出血
- 部位：硬膜内髓外，主要沿脊髓腹侧
- 大小
  - 不定，但通常较小（3 mm）
- 形态学
  - 梭形或囊状

MR 表现

- T1WI
  - 因蛛网膜下腔出血，CSF T1 信号增强（如果为急性出血，可能接近等信号）
- T2WI
  - 因蛛网膜下腔出血，CSF 表现为不定的异常信号

推荐成像方法

- 最佳成像方法
  - 脊髓血管造影

鉴别诊断

髓内肿瘤出血

- 室管膜瘤

脊髓血管畸形出血

- 2~4 型

病理学

分期、分级及分类

- 异质性病变，解剖和病理生理特点各异
  - 最常见的脊髓血管畸形
  - 主动脉缩窄
  - 动脉炎（包括炎性病因，如梅毒或真菌）
  - 纤维肌性发育不良
  - 弹性纤维性假黄瘤
  - Klippel-Trenaunay-Weber 综合征
  - 特发性

大体病理及手术所见

- 形状上往往趋向于梭形，没有明显的"瓶颈"（如颅内动脉瘤）
- 没有明确的好发部位或特定动脉
- 常与动脉分支部位无关
- 最常见的发病血管是 ASA
  - 动脉瘤常见于脊髓的后面和侧面，节段动脉亦可发生

临床信息

临床表现

- 常见体征 / 症状
  - 脊髓起源的蛛网膜下腔出血罕见（＜1% 所有的 SAHS）
  - 主要症状包括背痛、头痛、呕吐、四肢无力、下肢轻瘫、瘫痪
  - 症状可能与蛛网膜下腔出血或脊髓压迫有关
- 其他体征 / 症状
  - 突发背痛时几乎均能发现血管破裂

治疗

- 因腹侧椎管内的位置，血液供应脊髓的情况，以及经常使治疗复杂的梭形改变，治疗方法有所不同
  - 因炎性动脉瘤可自发消退，因此可行保守治疗
  - 如果存在"瓶颈"，可以切除
  - 通过栓塞载瘤血管进行封闭
  - 用明胶海绵进行填塞
  - 弹簧圈栓塞治疗

诊断思路

思考点

- 因病变可自发消退，可考虑"等待和观望"的保守治疗
- 与颅内动脉瘤不同，手术治疗动脉瘤破裂的风险可能超过预期效益

影像解读要点

- 确诊髓内病变对于病变的分类、预后以及治疗方案的选择是至关重要的

（曾祥柱、袁慧书 译）

参考文献

1. Smith G et al: Anterior spinal artery aneurysm presenting with spinal subarachnoid hemorrhage in a case of polyarteritis nodosa. Clin Imaging. 56:108-13, 2019
2. Renieri L et al: Spinal artery aneurysms: clinical presentation, radiological findings and outcome. J Neurointerv Surg. 10(7):644-8, 2018
3. Pahl FH et al: Spontaneous resolution of an isolated cervical anterior spinal artery aneurysm after subarachnoid hemorrhage. Surg Neurol Int. 5:139, 2014
4. Madhugiri VS et al: Spinal aneurysms: clinicoradiological features and management paradigms. J Neurosurg Spine. 19(1):34-48, 2013
5. Niimi Y et al: Spinal arteriovenous metameric syndrome: clinical manifestations and endovascular management. AJNR Am J Neuroradiol. 34(2):457-63, 2013
6. Yang JS et al: Vascular complications from anterior spine surgery in three patients with Ehlers-Danlos syndrome. Spine (Phila Pa 1976). 34(4):E153-7, 2009
7. Longatti P et al: Bleeding spinal artery aneurysms. J Neurosurg Spine. 8(6):574-8, 2008
8. Lavoie P et al: Selective treatment of an anterior spinal artery aneurysm with endosaccular coil therapy. Case report. J Neurosurg Spine. 6(5):460-4, 2007
9. Berlis A et al: Solitary spinal artery aneurysms as a rare source of spinal subarachnoid hemorrhage: potential etiology and treatment strategy. AJNR Am J Neuroradiol. 26(2):405-10, 2005
10. Gonzalez LF et al: Spontaneous spinal subarachnoid hemorrhage secondary to spinal aneurysms: diagnosis and treatment paradigm. Neurosurgery. 57(6):1127-31; discussion 1127-31, 2005
11. Morishita K et al: Anatomical study of blood supply to the spinal cord. Ann Thorac Surg. 76(6):1967-71, 2003
12. Chen CC et al: Aneurysms of the lateral spinal artery: report of two cases. Neurosurgery. 48(4):949-53; discussion 953-4, 2001

术语

- 脊髓缺血
- 血管阻塞（根动脉）导致的脊髓梗死

影像学

- 造影＋弥散 MRI
- T2WI 呈中央"猫头鹰眼"状髓内高信号
  - 急性期脊髓轻度膨大
- 中央灰质或整个横截面高信号

主要鉴别诊断

- 多发性硬化
- 横贯性脊髓炎
- 急性播散性脑脊髓炎 / 病毒性脊髓炎
- 视神经脊髓炎
- 1 型硬膜动静脉瘘
- 脊髓肿瘤
- 放射性脊髓病

病理学

- 50% 病因不明
- 大部分已知的原因涉及主动脉病变
- 败血症，全身性低血压
- 钝性损伤
- 纤维软骨栓塞
- 医源性：椎间孔注射类固醇，选择性神经根封闭

临床信息

- 起病急骤，虚弱无力，感觉丧失
- 在几个小时内快速进展，病情发展至巅峰
- 预后差，可有永久性后遗症
- 脊髓梗死的特点：疼痛和功能丧失常见

诊断思路

- 主动脉疾病中有脊髓缺血的确切证据时，应注意寻找相关的椎体梗死

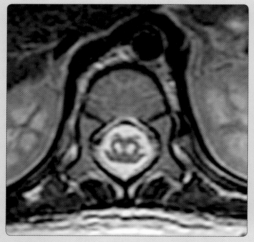
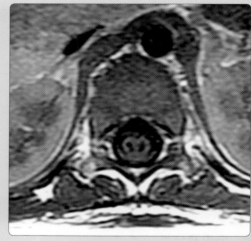

（左图）缺氧缺血性脑病（HIE）的轴位 T2WI 示慢性脊髓梗死的中央灰质呈典型的"猫头鹰眼"状异常高信号

（右图）重度缺氧缺血性脑病的轴位 T1WI 示脊髓软化症的陈旧性梗死，表现为在脊髓中央的局灶性低信号

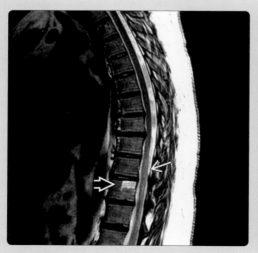
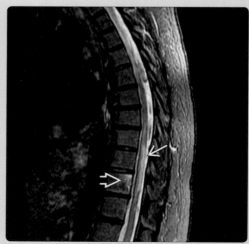

（左图）矢状位 T2WI 示急性发作性腿无力患者远端胸髓（→）有稍高信号（⇒）。由于伴有脊髓和椎体梗死，在胸椎椎体上缘有局限性高信号

（右图）矢状位 STIR 像示胸髓中部及背侧可见高信号（→），并伴有椎体梗死（⇒）。该病例并未表现出典型的脊髓前 2/3 受累

术语

缩略语

- 脊髓梗死（spinal cord infarction, SCI）

近义词

- 脊髓缺血

定义

- 血管阻塞（根动脉）导致的脊髓梗死

影像学

一般表现

- 最佳诊断依据
  - T2WI 呈中央"猫头鹰眼"状髓内高信号
- 部位：胸髓远端 1/2 →动脉交界区
- 大小
  - 通常 > 单节椎体
- 形态学
  - T2WI 呈中央高信号，涉及中央灰质，更多变化涉及脊髓边缘

CT 表现

- CT 平扫
  - 没有特征
- CTA
  - 对于确认引起心肌梗死的潜在主动脉疾病或者发现其他类似脊髓梗死的病因（硬膜动静脉瘘）是有价值的
  - 因为不能直接看到 ASA，所以不直接用于确诊 ASA

MR 表现

- T1WI
  - 急性期脊髓轻度膨大
  - 脊髓萎缩是慢性结果
  - 转移性出血→高信号（罕见）
- T2WI
  - 中央灰质或整个横截面高信号
- DWI
  - 如脑梗死，高信号
- MRA
  - 动态增强
    - 评估其他可能类似梗死的病因，如硬膜动静脉瘘
    - 因为不能直接看到 ASA，所以不直接用于确诊 ASA

推荐成像方法

- 最佳成像方法
  - 造影 + 弥散 MRI
- 成像建议
  - 矢状位 + 轴位 T2WI、DWI

鉴别诊断

多发性硬化

- 室管膜瘤

横贯性脊髓炎

- 继发于已知的原因［MS，急性播散性脑脊髓炎，或特发性（15%）]
- 位于中央，通常 > 2/3 脊髓横截面的面积
- 累及 3~4 个节段，占据 > 2/3 脊髓直径
- CSF 细胞增多
- 在 4 小时至 21 天内症状进展

急性播散性脑脊髓炎 / 病毒性脊髓炎

- 儿童或年轻成人
- 相对于脊髓，脑受累更明显

视神经脊髓炎

- 纵向广泛的髓内 T2 高信号（>3 个椎体节段）

1 型硬膜动静脉瘘

- T2WI 上脊髓膨大和水肿
- 脊髓表面蜿蜒迂曲的扩张软膜静脉

脊髓肿瘤

- 膨大，强化，水肿，囊变

放射性脊髓病

- 通常剂量 > 50 Gy

寄生虫或细菌感染

- 脊髓水肿、膨大并局灶性强化

病理学

一般表现

- 病因学
  - 50% 病因不明
  - 大部分已知的原因涉及主动脉病变
    - 动脉粥样硬化→剥离或栓子
    - 胸腹动脉瘤
    - 主动脉手术（血管并发症的概率从缩窄修复的 0.4% 到 IIIb 型夹层动脉瘤的 12%）
  - 败血症，全身性低血压
  - 纤维软骨栓塞
  - 闭合性损伤与解剖
  - 穿通伤
  - 血管炎，减压病
  - 医源性；椎间孔注射类固醇，选择性神经根封闭
    - 颈部神经根动脉多于神经孔腹侧走行
    - 颈深支和颈上支行经偶尔为颈髓提供节段供血血管的后孔
- 遗传学
  - 无
- 伴发异常
  - 在脊髓梗死的大体水平，寻找与之相关的椎体梗死
    - 椎体梗死最常见的部位为胸段
    - 与主动脉病变相关
- 胚胎学 / 解剖学
  - 神经根动脉→1 条脊髓前动脉、2 条脊髓后动脉
  - 脊髓循环状丛

  - 椎动脉
  - 多个水平的节段血管
    □ 颈升动脉
    □ 颈深动脉
    □ 肋间动脉
    □ 腰动脉
    □ 骶动脉
  ○ 脊髓前动脉的分支供应覆盖白质的周围灰质
    - 发出于椎动脉的硬膜内段，走行于脊髓中线腹侧面
    - 向下达终丝
  ○ 后支供应脊髓外围的 1/3
    - 自 PICA 动脉或椎动脉发出
    - 脊髓背面成对的纵向血管
    - 吻合较多
  ○ 胸腰段区域自大脊髓脊神经根动脉获取血供
    - 通常自左侧发出，来自 T9~Tl2 水平的占 75%
    - MRA、DSA 上特有的"发夹"样结构

大体病理及手术所见
● 软的，苍白的，组织肿胀

镜下所见
● 急性缺血性神经元细胞毒性、血管性水肿，内皮细胞、星形胶质细胞肿胀

临床信息

临床表现
● 常见体征 / 症状
  ○ 脊髓前综合征：麻痹，痛觉及温觉丧失，膀胱及肠道功能障碍
  ○ 脊髓梗死后：振动感及本体感觉缺失
  ○ 突然发病
● 临床资料
  ○ 起病急骤，虚弱无力，感觉丧失
  ○ 在几个小时内快速进展，病情达巅峰

人口统计学
● 年龄
  ○ > 50 岁
● 性别
  ○ 男 = 女

转归与预后
● 预后差，遗留永久性失能
● 神经功能缺失的初始严重程度是最好的预测指标
● 发病时存在本体感觉和行走障碍时，预后更差
  ○ 1/2 ASA 供应区域的梗死出现本体感觉的损伤
● 脊髓梗死的特点：疼痛和功能丧失常见
  ○ 脊髓丘脑束损伤通常出现中枢性疼痛
● 梗死并发症
  ○ 呼吸机依赖

  ○ 肠道或膀胱功能减低
  ○ 呼吸道和泌尿道感染

治疗
● 肝素和阿司匹林抗凝治疗
● 类固醇
● 支持疗法和康复理疗

诊断思路

思考点
● 主动脉疾病中有脊髓缺血的确切证据时，应注意寻找相关的椎体梗死

影像解读要点
● 经典的影像学表现：T2 高信号，前角细胞

（曾祥柱、袁慧书 译）

参考文献

1. Zalewski NL et al: Characteristics of spontaneous spinal cord infarction and proposed diagnostic criteria. JAMA Neurol. 76(1):56-63, 2019
2. Yadav N et al: Spinal cord infarction: clinical and radiological features. J Stroke Cerebrovasc Dis. 27(10):2810-21, 2018
3. AbdelRazek MA et al: Fibrocartilaginous embolism: a comprehensive review of an under-studied cause of spinal cord infarction and proposed diagnostic criteria. J Spinal Cord Med. 39(2):146-54, 2016
4. Romi F et al: Spinal cord infarction in clinical neurology: a review of characteristics and long-term prognosis in comparison to cerebral infarction. Eur Neurol. 76(3-4):95-8, 2016
5. Reisner A et al: Spinal cord infarction following minor trauma in children: fibrocartilaginous embolism as a putative cause. J Neurosurg Pediatr. 11(4):445-50, 2013
6. Rubin MN et al: Vascular diseases of the spinal cord. Neurol Clin. 31(1):153-81, 2013
7. Cheng MY et al: Concomitant spinal cord and vertebral body infarction is highly associated with aortic pathology: a clinical and magnetic resonance imaging study. J Neurol. 256(9):1418-26, 2009
8. Lyders EM et al: A case of spinal cord infarction following lumbar transforaminal epidural steroid injection: MR imaging and angiographic findings. AJNR Am J Neuroradiol. 30(9):1691-3, 2009
9. Malhotra G et al: Complications of transforaminal cervical epidural steroid injections. Spine (Phila Pa 1976). 34(7):731-9, 2009
10. Mommertz G et al: Brain and spinal cord protection during simultaneous aortic arch and thoracoabdominal aneurysm repair. J Vasc Surg. 49(4):886-92, 2009
11. Thurnher MM et al: Diffusion-weighted imaging, diffusion-tensor imaging, and fiber tractography of the spinal cord. Magn Reson Imaging Clin N Am. 17(2):225-44, 2009
12. Yin W et al: Retrograde filling of a thoracic spinal artery during transforaminal injection. Pain Med. 10(4):689-92, 2009
13. Hobai IA et al: Perioperative spinal cord infarction in nonaortic surgery: report of three cases and review of the literature. J Clin Anesth. 20(4):307-12, 2008
14. Uotani K et al: Preoperative visualization of the artery of Adamkiewicz by intra-arterial CT angiography. AJNR Am J Neuroradiol. 29(2):314-8, 2008
15. Nance JR et al: Ischemic spinal cord infarction in children without vertebral fracture. Pediatr Neurol. 36(4):209-16, 2007
16. Masson C et al: Spinal cord infarction: clinical and magnetic resonance imaging findings and short term outcome. J Neurol Neurosurg Psychiatry. 75(10):1431-5, 2004
17. Weidauer S et al: Spinal cord infarction: MR imaging and clinical features in 16 cases. Neuroradiology. 44(10): 851-7, 2002
18. Di Lazzaro V et al: Ischaemic myelopathy associated with cocaine: clinical, neurophysiological, and neuroradiological features. J Neurol Neurosurg Psychiatry. 63(4):531-3, 1997
19. Cheshire WP et al: Spinal cord infarction: etiology and outcome. Neurology. 47(2): 321-30, 1996

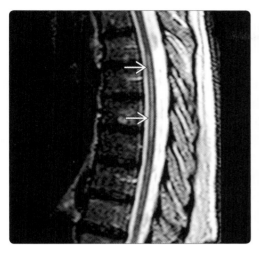

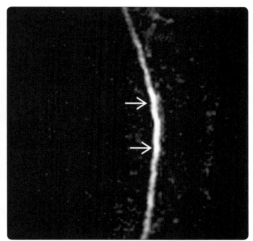

（左图）矢状位 T2WI 示血管手术后胸髓呈高信号（➡）

（右图）矢状位 DWI 示因急性梗死弥散受阻致脊髓呈高信号（➡）

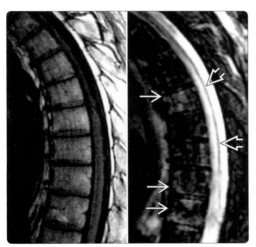

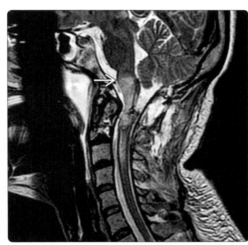

（左图）矢状位 T1WI（左侧）无明显异常征象。矢状位 STIR（右侧）示因胸椎（➡）和脊髓梗死（➡）而出现的胸椎和脊髓的高信号病灶

（右图）矢状位 T2WI 示脊髓梗死，是广泛的脊髓动静脉畸形的栓塞并发症。延髓和脊髓的高信号为非特异性，但其上缘有一水平线（➡），鲜明的过渡不同于典型的脊髓水肿，更暗示了血管的供应区域。DWI 示脊髓梗死

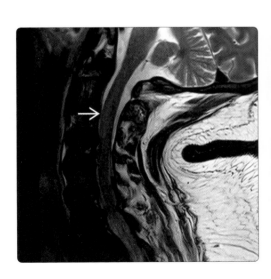

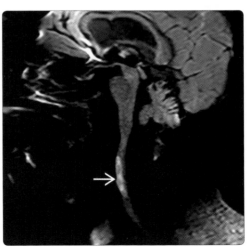

（左图）矢状位 T2WI 示一例四肢瘫痪急性发作期的老年患者，颈髓中央可见稍高信号（➡）

（右图）同例患者矢状位 DWI 示 T2 信号异常区域弥散受限（➡），ADC（未显示）值减低，证实了弥散受限

术语

- 多种原因可引起蛛网膜下腔出血
  - 创伤（＞50%）
  - 动脉瘤性 SAH 延伸至脊柱
  - 脊髓动静脉畸形
  - 肿瘤
  - 抗凝治疗
  - 感染（肺炎球菌性脑膜炎、疱疹）
  - 系统性疾病
  - 脊髓动脉动脉瘤（罕见）

影像学

- 硬膜囊内液 - 液平
- 随血液崩解的不同时期及产物而变化
- 动态增强 MRA 有助于确诊脊髓血管畸形

主要鉴别诊断

- 硬膜外出血
- 硬膜下出血
- 髓内出血

病理学

- 有脊髓蛛网膜下腔出血后出现颈髓及胸髓蛛网膜炎的报道，但很罕见

临床信息

- 急性背部或神经根性疼痛 ± 脊髓受压的征象（麻木，无力）
- 严重的脊髓蛛网膜下腔出血可出现急性脊髓压迫、截瘫、大小便失禁

诊断思路

- 自发性脊髓蛛网膜下腔出血比较罕见：应排除病理因素

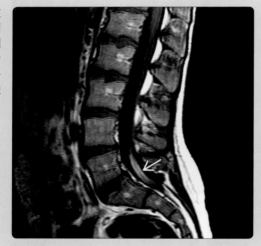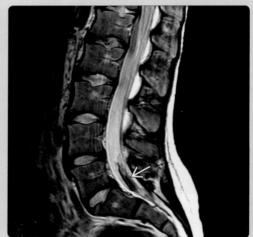

（左图）矢状位 T1WI 示在硬膜外血斑后出现的蛛网膜下腔出血，推测是穿刺位置不恰当所致，表现为硬膜囊远端、L5-S1 水平的椭圆形病灶，因含高铁血红蛋白 T1 高信号（➡）。无硬膜外损伤存在

（右图）矢状位 T2WI 示在硬膜外血斑后出现的蛛网膜下腔出血，推测是穿刺位置不当所致，显示血液呈低信号（➡）。硬膜外间隙正常

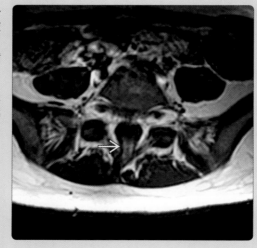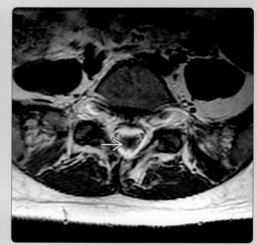

（左图）轴位 T1WI 硬膜外血斑后出现的蛛网膜下腔出血，表现为硬膜囊远端、L5-S1 水平的 T1 高信号病灶（➡）

（右图）轴位 T2WI 示弥漫性蛛网膜下腔出血，在远端硬膜囊内呈低信号（➡）

术语

缩略语

- 蛛网膜下腔出血（subarachnoid hemorrhage, SAH）

定义

- 多种原因可引起蛛网膜下腔出血
  - 创伤（＞50%）
    - 机动车事故、职业性等
    - 术后
    - 腰椎穿刺，硬膜外或硬膜内穿刺针的位置
  - 相关的脑部病变
    - 动脉瘤性 SAH 延伸至脊柱
  - 脊髓动静脉畸形
    - 主要为 2 型、3 型、4C 型、圆锥动静脉畸形
    - 硬膜内髓外海绵状畸形（罕见）
  - 肿瘤
    - 脊髓室管膜瘤
    - 脊髓神经鞘瘤（罕见）
    - 血管母细胞瘤（罕见）
    - 星形细胞瘤（罕见）
    - 子宫内膜异位症（罕见）
  - 出血体质
  - 抗凝治疗
  - 感染（肺炎球菌性脑膜炎、疱疹）
  - 系统性疾病
    - 红斑狼疮，结节性多发性动脉炎
  - 脊髓动脉动脉瘤（罕见）
    - 高流量的各型 AVM，或主动脉缩窄
    - 先天型胶原蛋白的基因突变，结缔组织疾病
  - 自发特发性（罕见）

影像学

一般表现

- 最佳诊断依据
  - 硬膜囊内液 - 液平
- 部位：鞘内注射：腰椎＞胸椎＞颈椎
- 大小：不定
- 形态学
  - 根据血块形成的不同程度而变化；从肿块状到液 - 液平

CT 表现

- CT 平扫：蛛网膜下腔高密度影
- 强化 CT：可能会发现潜在病因（AVM 肿瘤）的增强
- CTA：有助于确定潜在的脊髓血管畸形（病灶、扩大引流静脉）

MR 表现

- T1WI
  - 随血液崩解的不同时期及产物而变化
    - 硬膜囊内缓慢、显著的信号增强

- 在马尾水平的液 - 液平或更多的球形血块
- 由于硬膜囊内弥漫性蛛网膜下腔出血，可能会难以区分 CSF、脊髓以及神经根
- T2WI：随血液崩解的不同时期及产物而变化
- T2*GRE：血液崩解产物呈现低信号
- T1WI C＋
  - 因炎症反应可能会出现轻度马尾强化
  - 寻找是否存在潜在病变的增强
- MRA：动态增强 MRA 有助于确诊脊髓血管畸形（扩大的引流静脉）

血管造影表现

- 常规
  - 脊髓血管造影用于诊断潜在的病变（脊髓血管畸形）

推荐成像方法

- 最佳成像方法
  - MRI 明确潜在的病因（AVM、肿瘤）
- 可行性建议
  - 矢状位和横轴位 T1WI 和 T2WI，梯度回波＋延迟增强 T1WI
  - 扫描整个脊髓，如果病因不明可加行颅脑扫描

鉴别诊断

硬膜外出血

- 线性血肿替代低信号的硬膜、脊髓
- 信号变化取决于不同的阶段，急性期可能是等信号

硬膜下出血

- 髓外分叶状的异常信号，与外周保存完好的硬膜
- 轴位可呈现似 "奔驰" 汽车标志的分叶状

髓内出血

- TWI 示脊髓内局灶性信号增强
- T2WI 示脊髓内局灶性低信号
- 用梯度回波成像，出血范围会增大
- 除了高铁血红蛋白引起的缩短 T1 弛豫的高信号外，应寻找是否有可强化的肿块信号

病理学

一般表现

- 病因学
  - 抗凝剂诱导的出血
    - 脊髓的任何部分：硬膜外、硬膜下或蛛网膜下腔
    - 可能无前期创伤
    - 治疗范围内可能发生 PT、PPT、凝血时间的改变
    - 脊柱表现最常见于硬膜外
  - 创伤性腰椎穿刺（LP）与真正 SAH 的比较
    - 据估计，20% 的 LP 是创伤性的
    - 就穿刺创伤的形成还没有达成共识
    - 通常＜1000 cells/mm³
    - 创伤性穿刺伴开放压正常，60% 真正的蛛网膜下腔出血病例中开放压升高

- 创伤性穿刺的穿刺液最初为血性，超过 3 管后转为澄清；真正的 SAH 为持续血性的
- 真正的 SAH 伴有黄变（RBC 血红蛋白分解代谢→高铁血红蛋白和胆红素）
- 在真正的蛛网膜下腔出血中，由于含有血红蛋白的分解产物，分光光度测定法阳性
- 真正的 SAH 导管内红细胞计数增多，持续超过数倍
- 创伤性穿刺白细胞计数与外周血象相均衡
- 真正的 SAH 中，CSF 不应该凝结（去纤维蛋白作用）
- 真正的 SAH 中，D- 二聚体测定阳性（假阳性和阴性的问题）

- 伴发异常
  - 有脊髓蛛网膜下腔出血后出现颈胸髓蛛网膜炎的报道，但很罕见
  - 蛛网膜下腔出血的发病率为每年 6/10 万
  - 85% 归因于动脉瘤破裂
    - 非动脉瘤性的周围出血占 10%
    - 原发性脊髓蛛网膜下腔出血占 1%

分期、分级及分类

- 蛛网膜下腔出血的 Hunt and Hess 等级
  - Ⅰ级：无症状
  - Ⅱ级：剧烈头痛，颈项强直，无神经功能障碍
  - Ⅲ级：嗜睡，轻度神经功能障碍
  - Ⅳ级：昏睡，轻偏瘫
  - Ⅴ级：昏迷，去大脑的姿态

临床信息

临床表现

- 常见体征 / 症状
  - 急性背痛或神经根性痛 ± 脊髓受压征象（麻木、无力）
    - 脊髓蛛网膜下腔出血的特点：突然头痛，急性坐骨神经痛，黄色 CSF，脑膜刺激征，感觉障碍或瘫痪
    - 严重的脊髓蛛网膜下腔出血可出现急性脊髓压迫、截瘫、大小便失禁

人口统计学

- 年龄：成人 > 儿童
- 性别：与潜在病因相关的好发倾向
- 种族：与潜在病因相关的好发倾向
- 流行病学
  - 创伤是脊髓出血的重要原因
    - 脊髓损伤在美国每年新增 1 万例

诊断思路

思考点

- 发生在第一个 24 小时内的蛛网膜下腔出血 CT 颅脑扫描的敏感性 > 95%

- 在第 1 周的灵敏度为 50%
- 自发性脊髓蛛网膜下腔出血比较罕见：应排除病理因素

（曾祥柱、袁慧书 译）

参考文献

1. Blackburn SL et al: Prospective trial of cerebrospinal fluid filtration after aneurysmal subarachnoid hemorrhage via lumbar catheter (PILLAR). Stroke. 50(9):2558-61, 2019
2. Yost MD et al: Spontaneous spinal subarachnoid hemorrhage: presentation and outcome. J Stroke Cerebrovasc Dis. 27(10):2792-6, 2018
3. Ichiba T et al: Comprehensive evaluation of diagnostic and treatment strategies for idiopathic spinal subarachnoid hemorrhage. J Stroke Cerebrovasc Dis. 26(12):2840-8, 2017
4. Pahl FH et al: Spontaneous resolution of an isolated cervical anterior spinal artery aneurysm after subarachnoid hemorrhage. Surg Neurol Int. 5:139, 2014
5. Boström A et al: Spinal glomus-type arteriovenous malformations: microsurgical treatment in 20 cases. J Neurosurg Spine. 10(5):423-9, 2009
6. Ros de San Pedro J et al: Massive hemorrhage in hemangioblastomas : Literature review. Neurosurg Rev. 33(1):11-26, 2009
7. Sharma GK et al: Spontaneous intramedullary hemorrhage of spinal hemangioblastoma: case report. Neurosurgery. 65(3):E627-8; discussion E628, 2009
8. Yu SD et al: Factors associated with traumatic fluoroscopy-guided lumbar punctures: a retrospective review. AJNR Am J Neuroradiol. 30(3):512-5, 2009
9. Germans MR et al: Spinal vascular malformations in non-perimesencephalic subarachnoid hemorrhage. J Neurol. 255(12):1910-5, 2008
10. Ginanneschi F et al: Arachnoid cyst and arachnoiditis following idiopathic spinal subarachnoid haemorrhage. Br J Neurosurg. 22(4):578-9, 2008
11. Longatti P et al: Bleeding spinal artery aneurysms. J Neurosurg Spine. 8(6):574-8, 2008
12. Koch C et al: Dural arteriovenous fistula of the lumbar spine presenting with subarachnoid hemorrhage. Case report and review of the literature. J Neurosurg. 100(4 Suppl):385-91, 2004
13. Pancu D et al: EPs do not accept the strategy of "lumbar puncture first" in subarachnoid hemorrhage. Am J Emerg Med. 22(2):115-7, 2004
14. Yahiro T et al: Pseudoaneurysm of the thoracic radiculomedullary artery with subarachnoid hemorrhage. Case report. J Neurosurg. 100(3 Suppl):312-5, 2004
15. Berlis A et al: Subarachnoid haemorrhage due to cervical spinal cord haemangioblastomas in a patient with von Hippel-Lindau disease. Acta Neurochir (Wien). 145(11):1009-13; discussion 1013, 2003
16. Bertalanffy H et al: Isolated paramedullary hemangioblastoma originating from the first cervical nerve root: case report. Spine. 28(10):E191-3, 2003
17. Chatterjee T et al: Pneumococcal meningitis masquerading as subarachnoid haemorrhage. Med J Aust. 178(10):505-7, 2003
18. Kastenbauer S et al: Pneumococcal meningitis in adults: spectrum of complications and prognostic factors in a series of 87 cases. Brain. 126(Pt 5):1015-25, 2003
19. Nozaki K et al: Spinal intradural extramedullary cavernous angioma. Case report. J Neurosurg. 99(3 Suppl):316-9, 2003
20. Rabinov JD et al: Endovascular management of vertebrobasilar dissecting aneurysms. AJNR Am J Neuroradiol. 24(7):1421-8, 2003
21. Shah KH et al: Incidence of traumatic lumbar puncture. Acad Emerg Med. 10(2):151-4, 2003
22. Yamaguchi S et al: Spinal subdural hematoma: a sequela of a ruptured intracranial aneurysm? Surg Neurol. 59(5):408-12; discussion 412, 2003
23. Fahy BG et al: Current concepts in neurocritical care. Anesthesiol Clin North America. 20(2):441-62, viii, 2002
24. Pai SB et al: Post lumbar puncture spinal subarachnoid hematoma causing paraplegia: a short report. Neurol India. 50(3):367-9, 2002
25. Wells JB et al: Subarachnoid hemorrhage presenting as post-dural puncture headache: a case report. Mt Sinai J Med. 69(1-2):109-10, 2002
26. Wityk RJ et al: Neurovascular complications of marfan syndrome: a retrospective, hospital-based study. Stroke. 33(3):680-4, 2002
27. Cihangiroglu M et al: Spinal subarachnoid hemorrhage complicating oral anticoagulant therapy. Eur J Radiol. 39(3):176-9, 2001
28. Cruickshank AM: ACP Best Practice No 166: CSF spectrophotometry in the diagnosis of subarachnoid haemorrhage. J Clin Pathol. 54(11):827-30, 2001

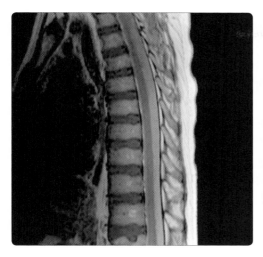

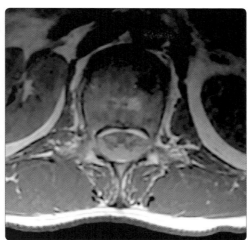

（左图）矢状位 T1WI 示一例坠落后颅内大量蛛网膜下腔出血（SAH）的患者，脊髓硬膜内可见弥漫性高信号。T2 MR（未呈现）：直观显示 T2 信号增高，可能与 T1 成像相矛盾

（右图）同例患者，轴位 T1WI 示圆锥水平硬膜内弥漫性高信号，表明脑脊液与蛛网膜下腔血液混合

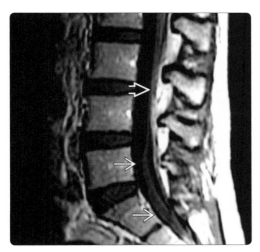

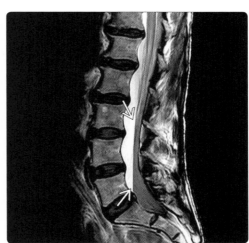

（左图）矢状位增强 T1WI 示尾部硬膜囊含有不强化血凝块的蛛网膜下腔出血的不同表现（➡），以及神经根的轻度炎性增强（➡）

（右图）矢状位 T2WI 示一个大的蛛网膜下腔出血，在硬膜囊内分层，有明确的液 - 液平面（➡）

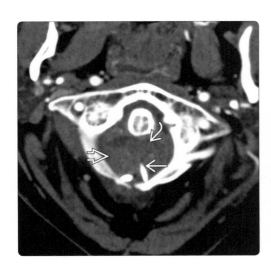

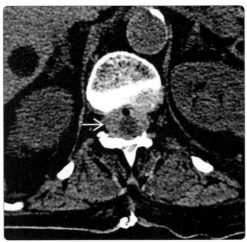

（左图）CTA 扫描后脊柱 CT 重建示 C1-2 水平的寰椎后弓骨折（➡），骨折碎片穿过硬膜，贴近脊髓背侧（➡）。大量的蛛网膜下腔出血使蛛网膜下腔呈高密度（➡）

（右图）轴位 CT 平扫示颅后窝肿瘤手术后广泛蛛网膜下腔出血致硬膜内呈高密度（➡）。硬膜内无术后积气

自发性硬膜外血肿

术语

- 非重大创伤或医源性操作造成硬膜外出血

影像学

- 硬膜外多节段 T1 高信号液体积聚
- 胸椎、腰椎 ＞ 颈椎
  - 透镜状或双凸状
  - 因背侧硬膜外脂肪存在而形成头盖形或鸟嘴状
- 急性 T1WI： ＜ 48 h
  - 等信号 ＞ 低信号 / 高信号
- T1 WI：亚急性和慢性
  - 高信号 ＞ 等信号
- T2WI：不均匀高信号

主要鉴别诊断

- 硬膜外转移
- 淋巴瘤
- 椎间盘脱出、迁移

- 硬膜外脓肿
- 硬膜下血肿
- 硬膜外脂肪过多

病理学

- 特发性：40%～50%
- 轻微外伤
- 抗凝
- 椎间盘突出
- 血管异常

临床信息

- 急性起病的颈背部疼痛
- 渐进性下肢轻瘫
- 膀胱或肠道功能障碍

诊断思路

- 双凸面的硬膜外团块，T1WI 为高信号，T2WI 为低信号灶，高度提示脊髓硬膜外血肿

（左图）矢状位 T1WI 示一位非创伤性左侧偏瘫的老年患者，硬膜外可见一稍高信号的肿块（➡），脊髓呈受压改变

（右图）同例患者轴位 T2WI 示硬膜外混杂血液信号（➡）为病灶位置，左半脊髓受压

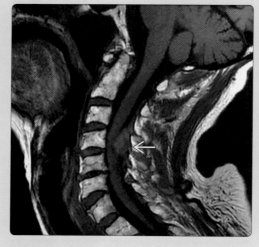
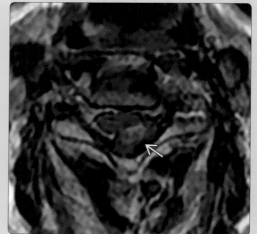

（左图）同一例患者的轴位 GRE 示硬膜外肿块有明显的磁敏感效应（➡），为出血

（右图）矢状位 T1（左）和 T2（右）MR 图像显示病灶向硬膜外背侧聚集（➡），压迫颈髓和上胸髓。血肿的下缘（➡）有利于定位为硬膜外

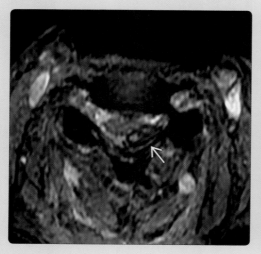
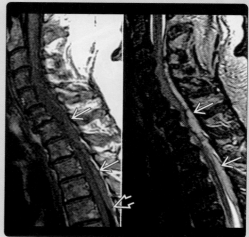

术语

缩略语

- 自发性脊髓硬膜外血肿（spontaneous spinal epidural hematoma, SSEDH）

定义

- 非重大创伤或医源性操作造成的硬膜与脊柱之间的出血积聚

影像学

一般表现

- 最佳诊断依据
  - 硬膜外多节段 T1 高信号液体积聚
- 部位
  - 胸椎、腰椎 ＞ 颈椎
    - 颈胸段多见于儿童
  - 背侧 ＞ 腹侧 ＞ 周围
- 大小
  - 多节段 ＞ 单节段
- 形态学
  - 广基底，透镜状或双凸状
  - 因背侧硬膜外脂肪存在而形成头盖形或鸟嘴形

X 线表现

- X 线片
  - 无价值

CT 表现

- CT 平扫
  - 硬膜外高密度团块
    - 软组织窗非常重要
  - 不同程度的脊髓受压
  - 矢状位重建可更好地确认头尾向的长度

MR 表现

- T1WI
  - 不同时期的 SSEDH 的信号强度不同
  - 急性：＜48 h
    - 等信号 ＞ 低信号 / 高信号
  - 亚急性和慢性，高信号 ＞ 等信号
  - 抑脂 T1WI 用以区分血液与脂肪
- T2WI
  - 不均匀高信号
  - 脱氧血红蛋白或硬膜外脂肪的纤维间隔低信号
- PD/ 等信号
  - 弥漫性高信号
- T2* GRE
  - 高信号伴脱氧血红蛋白的显著低信号
- T1 WI C +
  - 急性 SSEDH 局灶性强化提示血液外渗活跃
  - 周围强化归因于邻近的硬膜充血
  - 线性增强可能提示硬膜外间隔或血管

- 脊髓压迫 ± 脊髓水肿

非血管性介入

- 脊髓造影
  - CSF 回流受阻
    - 脊髓造影后 CT 扫描证实位于硬膜外

推荐成像方法

- 最佳成像方法
  - 矢状位和轴位 T1WI+T2WI
    - CT 平扫对于确诊急性 T1 等信号的 SSEDH 有帮助，表现为局灶性增强
    - 内固定术后脊髓 CT 造影
  - 除非发现存在动静脉畸形，脊髓血管造影没有异常表现

鉴别诊断

硬膜外转移

- 弥漫性软组织增强

淋巴瘤

- 边界清楚的骨外软组织肿块
  - T1WI 上呈低信号，T2WI 上呈低 / 等信号
  - 除坏死灶（罕见）外，弥漫性增强
  - 通常有相邻椎体的损伤
    - 侵及椎体的后部和椎弓根
- 病理性压缩骨折
- 在某些情况下脊柱可能幸免，如硬膜外淋巴瘤

椎间盘脱出、迁移

- 椎间盘高度丧失：脱水、突出、纤维环撕裂
- 更多局部表现：头尾向 ＜ 1/2 椎体高度
- 与椎间盘相似的信号强度
  - T1WI 等信号，T2WI 低 / 等信号
  - ± 轻度周边强化
- SSEDH 可能与椎间盘脱出相关
  - 通过图像难以区分

硬膜外脓肿

- 多见于腹侧硬膜外腔
- 通常与感染性椎间盘炎关系密切
- T1 WI 低 / 等信号，T2WI 高信号
- 弥漫性或边缘强化

硬膜下血肿

- 除了外伤，有凝血功能障碍的患者行腰椎穿刺是最常见的原因
- 多见于腰椎或胸腰段
- 与硬膜囊一致
- T2WI 上主要为低信号，或梯度回波 T1WI 上为等信号
- 无延迟增强

硬膜外脂肪过多

- 显著过多的硬膜外脂肪在胸椎常见
- 脂肪过多：椎管内存在过多的硬膜外脂肪
  - 胸椎最常见

- T1WI 和 T2WI 上呈均匀性高信号
- 抑脂序列呈低信号
- 无延迟增强

病理学

一般表现

- 病因学
  - 轻微外伤
    - 无静脉瓣的硬膜外静脉丛破裂
  - 抗凝
  - 凝血功能障碍
  - 瞬态静脉高压
    - 咳嗽，打喷嚏，或其他突发 Valsalva 动作
  - 椎间盘突出
    - 78% 的腰椎 SSEH 在 L1 水平
    - 相邻的硬膜外静脉破裂
  - 血管异常
  - 妊娠
  - Paget 病
  - 特发性：40%~50%
- 遗传学：无遗传倾向
- 伴发异常
  - 椎间盘突出
  - 纤维环撕裂
- 硬膜外静脉出血 ± 轻微的创伤

大体病理及手术所见

- 硬膜外腔的游离血肿

临床信息

临床表现

- 常见体征 / 症状
  - 急性起病的颈背部疼痛
  - 神经根性痛
  - 其他体征 / 症状
    - 渐进性下肢轻瘫
    - 感觉障碍
    - 深部腱反射改变
    - 膀胱或肠道功能障碍
- 临床资料
  - 快速进展的神经功能障碍
  - 类似急性椎间盘突出

人口统计学

- 年龄
  - 双峰分布
    - 童年
    - 50~70 岁
- 性别
  - 男：女 = 4：1
  - 儿童时期：男女无差别

- 种族：没有种族好发倾向
- 流行病学
  - 每年发病率约为 0.1/10 万
  - ＜1% 的脊髓占位性病变
    - 硬膜外血肿的主要原因

转归与预后

- 可能会自发消退
- 良好的临床、影像学结果与保守治疗
- 根据神经功能障碍的严重程度和持续时间，预测术后神经功能的恢复情况
  - 术后恢复到神经系统的基线
    - 89%~95% 的患者出现不完全神经功能障碍，38%~45% 的患者出现完全的神经功能障碍
  - 患者完全丧失感觉的 36 h 内进行手术，结果会改善
    - 应在患者未完全丧失感觉的 48 h 内进行手术
  - 局限性腰骶部病变或累及单一层面者，同样有良好的手术预后
- 死亡率：6%

治疗

- 椎板切除减压＋血肿清除
- 处理
  - 纠正潜在的与维生素 K、鱼精蛋白、血小板输注等相关的凝血功能障碍
  - 静脉注射地塞米松，以减轻炎症反应和脊髓水肿
  - 症状较轻的情况下
    - 不论 MRI 上脊髓受压的程度
  - 神经功能快速恢复

诊断思路

影像解读要点

- 双凸面的硬膜外团块，T1WI 为高信号，T2WI 低信号灶，高度提示脊髓硬膜外血肿

（曾祥柱、袁慧书 译）

参考文献

1. Soltani S et al: Spontaneous spinal epidural hematomas in pregnancy: a systematic review. World Neurosurg. 128:254-58, 2019
2. Salehpour F et al: Spontaneous epidural hematoma of cervical spine. Int J Spine Surg. 12(1):26-9, 2018
3. Figueroa J et al: Spontaneous spinal epidural hematoma: literature review. J Spine Surg. 3(1):58-63, 2017
4. Bateman BT et al: The risk and outcomes of epidural hematomas after perioperative and obstetric epidural catheterization: a report from the Multicenter Perioperative Outcomes Group Research Consortium. Anesth Analg. 116(6):1380-5, 2013
5. Wang P et al: Spontaneous cervical epidural hematoma during pregnancy: case report and literature review. Eur Spine J. 20 Suppl 2:S176-9, 2011
6. Rois PV et al: Spinal epidural hematoma in hemophilic children: controversies in management. Childs Nerv Syst. 25(8):987-91; discussion 993-5, 2009
7. Liao CC et al: Experience in the surgical management of spontaneous spinal epidural hematoma. J Neurosurg. 100(1 Suppl):38-45, 2004
8. Fukui MB et al: Acute spontaneous spinal epidural hematomas. AJNR Am J Neuroradiol. 20(7):1365-72, 1999
9. Alexiadou-Rudolf C et al: Acute nontraumatic spinal epidural hematomas. An important differential diagnosis in spinal emergencies. Spine. 23(16):1810-3, 1998
10. Patel H et al: Spontaneous spinal epidural hematoma in children. Pediatr Neurol. 19(4):302-7, 1998

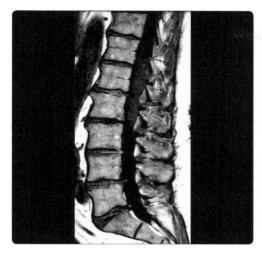
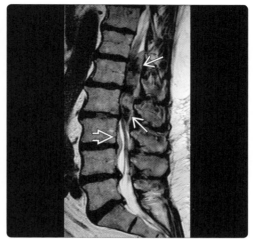

（左图）矢状位 TlWI 示一例曾行抗凝治疗的患者的 2 个较大团块（➡），挤压胸髓远端和终丝。下方的病变非常明显是硬膜外的

（右图）矢状位 T2WI 示一个大的头侧的等、低信号混杂的硬膜外团块（➡），挤压脊髓腹侧和终丝。较小的尾侧的硬膜外出血使 L3-4 水平的硬膜囊稍模糊（➡）

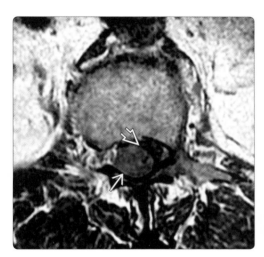
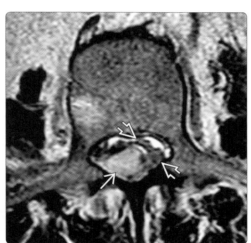

（左图）轴位 TlWI 示推移硬膜的等信号团块（➡），表明病灶是硬膜外的（➡）。这个团块在使用造影剂后未强化

（右图）轴位 T2WI 示严重推压硬膜（➡）的硬膜外团块（➡），脑脊液信号消失

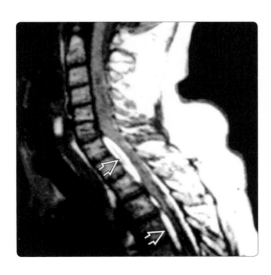
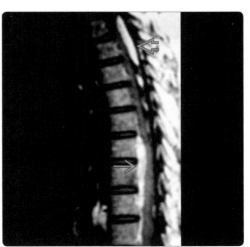

（左图）颈胸段脊柱矢状位 Tl WI 示严重推压脊髓的 2 个透镜状腹侧硬膜外血肿（➡）。胸段背侧硬膜外脂肪明显

（右图）胸段脊柱矢状位 T1WI 示 2 个亚急性高信号的 SSEDHs，分别在腹侧（➡）和背侧（➡）

（左图）矢状位 CT 软组织窗示广泛的硬膜外血肿（➡），脊髓后方可见稍高密度灶，脊髓向前移位（➡）

（右图）轴位 CT 示颈椎硬膜外间隙内（➡）的密度增高，硬膜外血肿伴脊髓环周占位效应（➡）。患者服用了阿司匹林和波立维

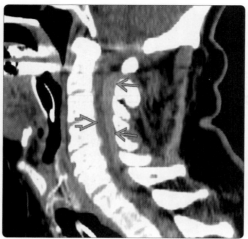
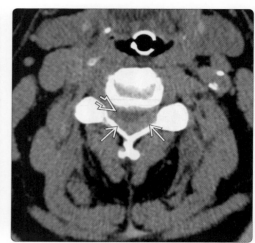

（左图）矢状位 T1WI 示椎管后部的硬膜外血肿（➡）使脊髓前移，挤压椎间盘及骨赘（➡）

（右图）同例患者的矢状位 T2WI 明确了不均匀血肿（➡）后，硬膜下间隙消失和压迫脊髓。注意椎间盘及骨赘水平的脊髓挫伤（➡）

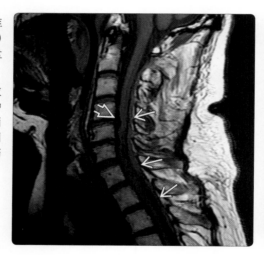
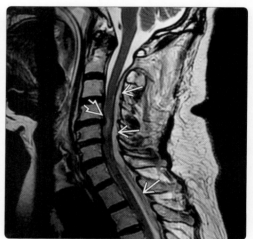

（左图）矢状位 T1WI 示硬膜囊背侧有一长段等信号（➡），脊髓向前移位

（右图）轴位 T2*GRE 示硬膜外血肿（➡）中心高信号，周围线样低信号，部分原因是由于硬脊膜移位（➡）。脊髓略向前移位（➡）

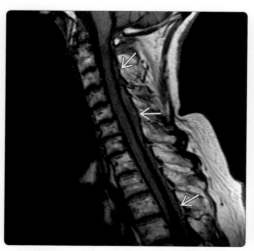
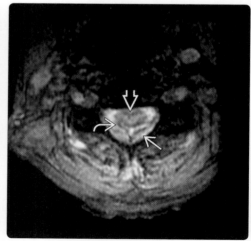

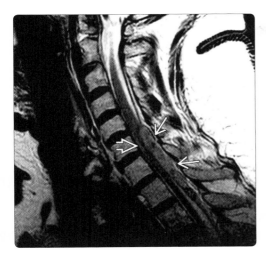
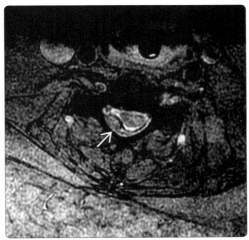

（左图）矢状位 T2WI 示颈椎背侧硬膜外间隙见不均匀低信号（➡），从 C6 椎体水平向下延伸至上胸椎，血肿压迫脊髓（➡）

（右图）轴位 T2*GRE 示颈椎硬膜外血肿（➡），硬膜背侧和脊髓受压。血肿位于椎管右侧，形态不规则

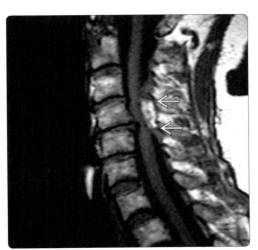
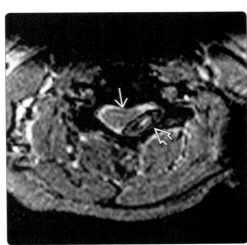

（左图）矢状位 T1WI 示 C4-5 水平硬膜囊背侧可见局灶性病灶（➡），压迫脊髓，病灶表现为典型的高铁血红蛋白所致的 T1 高信号

（右图）轴位 T2*GRE 示硬膜外出血呈不均匀低信号（➡）。占位效应使颈髓移位（➡）

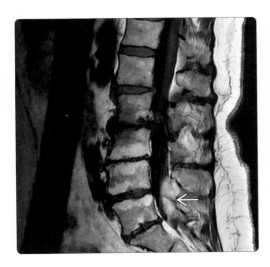
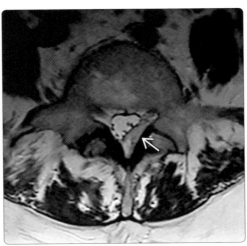

（左图）矢状位 T1WI 示自发性腰痛老年患者，除脊柱退行性变外，还可见一个高信号的硬膜外肿块（➡）

（右图）同例患者轴位 T2WI 示病灶中度高信号（➡），位于硬膜外，GRE（未呈现）证实为出血。15 天后的增强成像（未呈现）示血肿几乎完全消失

术语
- 硬膜与蛛网膜之间的积血

影像学
- 簇状的、包裹性的出血性密度或强度的团块
- 胸腰段＞腰段，或腰骶部＞颈段

主要鉴别诊断
- 硬膜外血肿
- 硬膜下脓肿
- CSF 渗漏综合征
- 脊髓膜炎
- 特发性肥厚性脊椎硬膜炎

病理学
- 创伤
- 出血体质：占报道病例的 54%
- 2/3 的凝血参数异常是医源性的

- 肿瘤
- 动静脉畸形
- 术后并发症
- 自发性：15%

临床信息
- 急性起病的颈背痛
- 神经根性痛：膀胱／直肠功能障碍
- 较脊髓硬膜外血肿更少见
- 治疗
  ○ 可自发消退
  ○ 椎板切除减压和血凝块清除，用于伴有严重的进展性神经症状恶化

诊断思路
- 如果 MRI 表现模棱两可，CT 平扫能确定硬膜内的位置＋高密度的急性血肿

（左图）矢状位非抑脂 T1WI 示骨性椎管内腹侧（→）和背侧（⇒）明显的线性高信号，伴有膜性 CSF 空间狭窄

（右图）矢状位非抑脂 T1WI 示骨性椎管内腹侧（→）和背侧（⇒）硬膜下血液聚集，呈线性高信号，伴明显的膜性 CSF 空间狭窄。2/3 凝血参数异常为医源性的

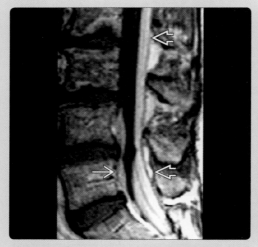
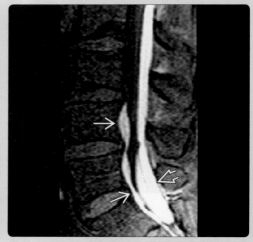

（左图）轴位抑脂 T1WI 示硬膜下出血的典型表现，具有由硬膜形成的明确外缘，内缘分叶状，呈"奔驰"汽车标志样

（右图）慢性颈痛患者矢状位 T1WI 示弥漫性腹侧和背侧椎管内高信号（→），向颅内蔓延

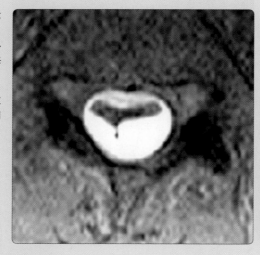
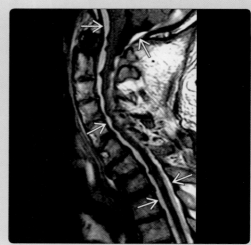

术语

缩略语

- 脊髓硬膜下血肿（spinal subdural hematoma, SSDH）

定义

- 硬膜与蛛网膜之间的积血

影像学

一般表现

- 最佳诊断依据
  - 在 T1WI 上呈硬膜内的高信号积聚，在 T2WI 或梯度回波成像上主要为低信号
- 部位
  - 胸腰段＞腰段，或腰骶部＞颈段
  - 腹侧的，背侧的，侧面的，或周围的
- 大小
  - 在头尾范围内变化，通常见于多个水平
- 形态学
  - 簇状的、包裹性的出血性密度或强度的团块
  - 与硬膜一致
  - 与硬膜外脂肪及相邻的骨性结构有区别

X 线表现

- X 线片
  - 除创伤外，无价值

CT 表现

- CT 平扫
  - 高密度硬膜下积聚
    - 轮廓由硬膜外脂肪和相对低密度的脊髓勾画
  - 矢状位重建可更好地描述头尾向范围
  - 脊髓压迫
- CT 增强
  - 无显著增强
  - CT 骨窗
    - 可在创伤患者中发现脊椎骨折

MR 表现

- T1WI
  - 不均匀的、变化的信号强度取决于 SSDH 的不同时期
    - 急性：等信号到稍高信号
    - 亚急性和慢性：高信号
- T2WI
  - 不均匀高信号，显著低信号
- STIR
  - 高信号
- T2* GRE
  - 显著低信号，部分归因于脱氧血红蛋白
- T1WI C +
  - ± 轻微增强
  - 脊髓和马尾有不同的占位效应
    - T2WI 上脊髓水肿呈高信号

非血管性介入

- 脊髓造影
  - 多个水平的蛛网膜下腔被掩盖
  - 脊髓受压

推荐成像方法

- 最佳成像方法
  - 矢状位和轴位 T1WI+T2WI
  - 除非发现存在动静脉畸形，否则脊髓血管造影无阳性指征

鉴别诊断

硬膜外血肿

- 胸腰椎最常见
- 矢状位图像上可见硬膜外脂肪形成的血肿"帽"
- 由于硬膜外脂肪的消失，直接与骨性结构相连
  - 不受硬膜限制
- T1WI：急性为等信号到高信号，亚急性、慢性为高信号
- T2WI：高信号，以及脱氧血红蛋白所致的低信号
- ± 中心或周围强化

硬膜下脓肿

- 胸腰椎最常见
- 多节段硬膜下增厚
- CSF 循环受阻
- T1WI 为等信号，T2WI 为高信号
- 弥漫性或边缘强化

CSF 渗漏综合征

- 自发性或由之前的脊髓损伤、诊断 / 介入性操作引起
- 硬膜静脉怒张、强化
- 弥漫性光滑的脑 / 脊膜增厚、强化
- 可见小脑扁桃体下降，颅后窝脑桥前间隙被占

脊髓脊膜炎

- T1WI 上正常或增高的 CSF 信号强度
- 脊髓与 CSF 接触面模糊
- CSF 弥漫性强化
- 光滑或结节状的脑 / 脊膜 / 神经根强化
- ± 脊髓水肿 / 肿胀

特发性肥大性脊椎硬膜炎

- 排除诊断
- 纤维炎性硬膜增厚
- 在 T1WI 和 T2WI 上，增厚的硬膜呈等信号或低信号，显著的延迟增强

病理学

一般表现

- 病因学
  - 创伤
    - 机制
      - 检查椎骨骨折脱位

□ 创伤后椎间盘突出

□ 出血性脊髓挫伤：在 T2WI 为高信号，伴局灶性低信号

- 其他可能的 SSDH 形成机制

□ 穿过硬膜下和蛛网膜下腔的无静脉瓣的脊髓脊神经根静脉破裂

□ 硬膜内表面上的特殊蛛网膜血管破裂

○ 出血体质：占报道病例的 54%

- 抗凝

- 硬膜下血肿

○ 凝血功能障碍：血友病，白血病，血小板减少症，红细胞增多症

○ 2/3 的凝血参数异常是医源性的

- 腰椎穿刺

- 椎管内麻醉

○ 肿瘤

○ 动静脉畸形

○ 术后并发症

○ 自发性：15%

- 遗传学

○ 无遗传倾向

○ 胚胎学与解剖学

- 硬膜内层（硬膜边缘细胞层）在结构上比外层弱

- 创伤时可能会被撕破

- 在硬膜边缘细胞层出现潜在腔隙

- 硬膜下血肿位于硬膜与蛛网膜之间

- 真正的脊髓硬膜下隙在人体解剖研究中不存在

大体病理及手术所见

- 压力下的硬膜下（局部的）血凝块

○ 紧张的硬膜偏蓝

- ± 蛛网膜下腔 / 硬膜外出血

临床信息

临床表现

- 常见体征 / 症状

○ 急性起病的颈背痛

○ 神经根性痛

- 头痛

- 假性脑 / 脊膜炎

- 截瘫

- 感觉异常

- 膀胱 / 直肠功能障碍

- 深部腱反射减弱

- 临床资料

○ 神经功能障碍可能会延迟，从几小时到 1 周不等

○ 慢性硬膜下血肿可能没有明显的疼痛

○ 与蛛网膜下腔出血的临床表现相似

人口统计学

- 年龄

○ 所有年龄段均受影响

○ 60 岁以上人群发病率略有增高

- 性别：男 = 女

- 种族：没有种族倾向

- 流行病学：较脊髓硬膜外血肿更少见

转归与预后

- 可自发消退

- 适合保守治疗者，治疗后多有良好的临床和影像学结果

- 40% 以上接受手术的患者神经功能几乎完全恢复

- 并发蛛网膜下腔出血提示预后较差

治疗

- 椎板切除减压＋血凝块清除

○ 表明伴有严重的进展性神经症状恶化

- 非手术治疗

○ 目前症状较轻的情况下

○ 快速神经功能恢复的患者

○ 止痛药

○ ± 静脉注射地塞米松以减轻炎症反应和脊髓水肿

诊断思路

思考点

- 如果 MRI 表现模棱两可，CT 平扫能确定硬膜内的位置＋高密度的急性血肿

影像解读要点

- 髓外硬膜内积聚，在 T1WI 为高信号，在 T2WI 或梯度回波成像上主要为低信号，没有显著的 SSDH 的强化特点

（曾祥柱、袁慧书　译）

参考文献

1. Benyaich Z et al: Acute lumbar spinal subdural hematoma inducing paraplegia after lumbar spinal manipulation: case report and literature review. World Neurosurg. 128:182-5, 2019

2. Gan CW et al: Spontaneous spinal subdural hematoma: case report of 2 years' clinical and radiologic findings. World Neurosurg. 127:275-8, 2019

3. Rothrock RJ et al: Aneurysmal subarachnoid hemorrhage with spinal subdural hematoma: a case report and systematic review of the literature. World Neurosurg. 128:240-7, 2019

4. Maddali P et al: Subdural thoracolumbar spine hematoma after spinal anesthesia: a rare occurrence and literature review of spinal hematomas after spinal anesthesia. Cureus. 9(2):e1032, 2017

5. Kokubo R et al: Prospective assessment of concomitant lumbar and chronic subdural hematoma: is migration from the intracranial space involved in their manifestation? J Neurosurg Spine. 20(2):157-63, 2014

6. Sandler AL et al: Infections of the spinal subdural space in children: a series of 11 contemporary cases and review of all published reports. A multinational collaborative effort. Childs Nerv Syst. 29(1):105-17, 2013

7. Cho DC et al: Traumatic subacute spinal subdural hematoma successfully treated with lumbar drainage: case report. J Spinal Disord Tech. 22(1):73-6, 2009

8. Hamaguchi H et al: Idiopathic lumbar spinal subdural hematoma. Orthopedics. 31(7):715, 2008

9. Braun P et al: MRI findings in spinal subdural and epidural hematomas. Eur J Radiol. 64(1):119-25, 2007

10. Layton KF et al: Recommendations for anticoagulated patients undergoing image-guided spinal procedures. AJNR Am J Neuroradiol. 27(3):468-70, 2006

11. Hung KS et al: Traumatic spinal subdural hematoma with spontaneous resolution. Spine. 27(24):E534-8, 2002

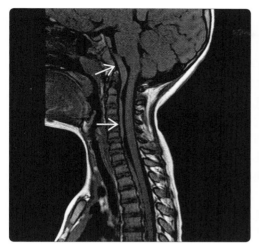

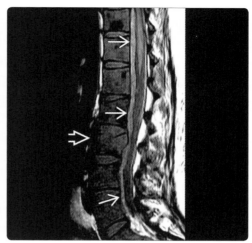

（左图）矢状位 T1WI 示外伤后斜坡和颈部的腹侧硬膜下血肿（➡），为分叶状轮廓的亚急性血液产物的稍高信号，没有韧带断裂

（右图）矢状位 T1WI 示转移性疾病所致弥漫性骨髓信号异常，伴 L3 轻度病理性压缩性骨折（➡）。硬脑膜下出血（➡），轻度强化，病灶环绕脊髓远端和腰椎脑脊液

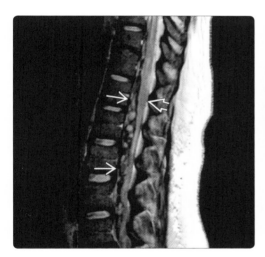

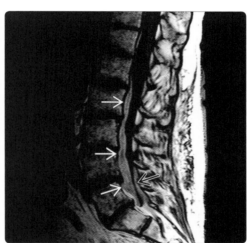

（左图）矢状位 T2WI 示大的腹侧不均匀信号血肿（➡），伴包裹性的显著低信号区。相当大的占位效应作用于马尾（➡），并使之向后移位

（右图）腰骶椎矢状位 T1WI 示广泛的腹侧（➡）和极小的背侧（➡）的高信号硬膜下血肿。注意硬膜囊明显狭窄

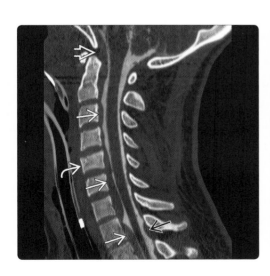

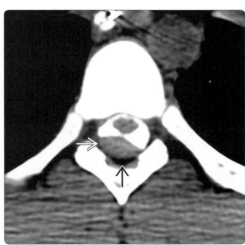

（左图）创伤患者行腰椎脊髓造影后矢状位强化 CT 示硬膜下出血的典型表现，脊髓背侧（➡）及腹侧（➡）的轮廓呈分叶状，并跨越颅脊交界处（➡）。注意 C5 椎体前缘（➡）

（右图）脊髓造影后轴位强化 CT 造影示呈分叶状的畸形轮廓，显然归因于胸椎内（➡）占据由脂肪低密度画定的正常硬膜外腔（➡）的硬膜下血肿

要 点

术语

- 近义词：CNS 铁质沉积症，含铁血黄素沉积症
- 反复发作的蛛网膜下腔出血（多发病因的）导致含铁血黄素在脊髓和神经表面沉积

影像学

- T2WI 和梯度回波图像上，脊髓 / 脑表面为弥漫性低信号
- 脑部和脊髓 MRI
- 铁质沉积病的诊断必须寻找反复发作的蛛网膜下腔出血的根本原因

主要鉴别诊断

- CSF 流动位移导致邻近脊髓的低信号伪影
- 硬膜下出血
- 硬膜动静脉瘘中的脊髓周边的 T2 低信号
- 蛛网膜下腔出血的潜在病因

- 硬膜来源与椎管内囊性变，如脊膜膨出、假性脊膜膨出或憩室
  - 室管膜瘤
  - 星形细胞瘤
  - 动静脉畸形
  - 创伤后或术后

临床信息

- 双侧感觉神经性听力丧失（95%）
- 共济失调（88%）
- 锥体束征（76%）
- 临床前期往往持续很长时间（＞10 年）
- 隐匿性、渐进性的异常

诊断思路

- 表浅的铁质沉积继发于反复蛛网膜下腔出血
  - 针对脑 / 脊髓查找潜在病因

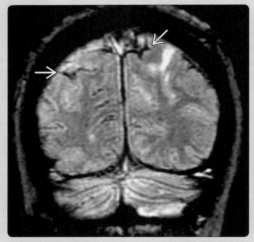
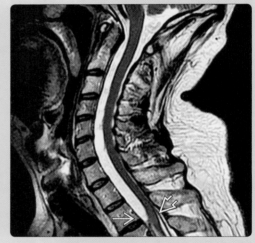

（左图）冠状位 T2* GRE 示动脉瘤性蛛网膜下腔出血后的表面铁沉积病，表现为低信号（→）

（右图）矢状位 T2WI 示严重的脊髓蛛网膜炎伴脊髓腹侧粘连（→），以及动脉瘤性蛛网膜下腔出血后的表面铁沉积病，表现为软膜的低信号（⇒）。这是蛛网膜下腔出血后的一个不寻常事件，但应牢记，蛛网膜下腔出血后患者新的脊髓症状较晚发生

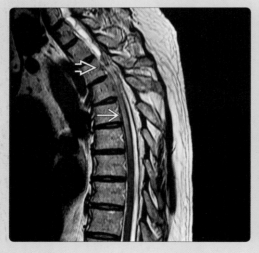
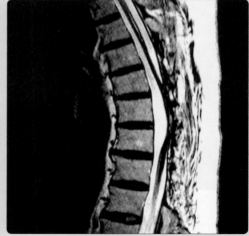

（左图）矢状位 T2WI 示伴 T3 水平胸髓突然腹侧移位的动脉瘤性蛛网膜下腔出血后的蛛网膜炎和表面铁沉积病（⇒），伴脊髓表面低信号的腹侧粘连，蛛网膜炎以下水平的脊髓为 T2 高信号（→）

（右图）矢状位 T2WI 示胸髓室管膜瘤切除术后患者，胸髓弥漫性含铁血黄素沉积呈弥漫性低信号，体积减小，以及椎板切除部分的局限性粘连

表面铁沉积病（SS）

术语

缩略语
- 表面铁沉积症（superficial siderosis, SS）

近义词
- CNS 铁质沉积症，含铁血黄素沉积症

定义
- 反复发作的蛛网膜下腔出血（多发病因的）导致含铁血黄素在脊髓和神经表面沉积

影像学

一般表现
- 最佳诊断依据
  - T2WI 和梯度回波图像上，脊髓 / 脑表面为弥漫性低信号
- 部位
  - 小脑，脑干，大脑，脊髓，脑神经
- 大小
  - 线性低信号的厚度 < 几毫米
- 形态学
  - 沿着受累 CNS 结构的轮廓表面呈曲线

CT 表现
- CT 平扫
  - 脊髓和脑部体积减小
- CT 增强
  - 无增强

MR 表现
- T1WI
  - 通常正常，偶见脊髓表面低信号
- T2WI
  - 受累脊髓和神经根表面线性低信号
  - 寻找小脑和脑干的典型受累表面
- T2* GRE
  - 受累脊髓和神经根表面线性低信号
  - 与 T2WI、T1WI 相比，表现更加明显
- T1WI C +
  - 表面铁沉积部位的软膜无强化
  - 如果反复出血的原因是 CSF 漏导致的颅内压低，可能见到硬膜强化

推荐成像方法
- 最佳成像方法
  - 脊髓和脑部 MRI
  - 铁质沉积病的诊断必须寻找反复性蛛网膜下腔出血的根本原因
- 成像建议
  - 脑 MRI：T1WI，T2WI，FLAIR，造影后 T1WI，T2* GRE
  - 脊髓：扫描整个脊髓，矢状位 T2WI、T2* GRE，造影后 T1WI

鉴别诊断

MRI 伪影
- CSF 流动位移导致的邻近脊髓的低信号伪影
- 形状随不同平面采集的序列而改变

脊髓中央 T2 高信号
- 引起脊髓中央 T2 高信号、脊髓周围异常低信号的各种疾病
  - 脊髓梗死：急性发病
  - 寻找：脊髓膨大、脱髓鞘疾病的强化，或不伴 SS 的肿瘤

硬膜下出血
- 邻近脊髓而非脊髓表面的分叶状 T2 低信号

脊髓周围 T2 低信号的硬膜瘘
- 1 型硬膜动静脉瘘的脊髓实质 T2 信号降低，被认为与静脉高血压性脊髓病相关

蛛网膜下腔出血的潜在病因
- 髓内肿瘤
  - 室管膜瘤
  - 星形细胞瘤
  - 海绵状血管畸形
- 动静脉畸形
- 脑部病变（术后）
- 硬膜来源与椎管内囊性变，如脊膜膨出、假性脊膜膨出或憩室

病理学

一般表现
- 病因学
  - 反复性蛛网膜下腔出血→ CNS 表面含铁血黄素沉积
    - 含铁血黄素有细胞毒性
  - 脑和脊髓表面受累是一个活动过程，有神经胶质组织（小神经胶质细胞、Bergman 神经胶质、软膜下的星形胶质细胞）参与
    - 外周髓鞘结构较少受累
    - 长条的第Ⅷ脑神经"中央"髓鞘说明是最先累及的，同时累及第Ⅰ、Ⅱ脑神经
  - 含铁血黄素沉积可能累及脊髓灰质，影响神经元
    - 大量铁负荷致铁蛋白的生物合成障碍→铁负荷过量的游离铁→刺激脂质过氧化→局部组织坏死
- 伴发异常
  - 脑积水
- 小脑、脑干和脊髓表面含铁血黄素沉积
- 延伸或累及软膜、软膜下、室管膜下的表面
- 不同的神经元破坏，胶质细胞增生，脱髓鞘，小脑 Purkinje 细胞丧失，Bergman 胶质细胞增生

大体病理及手术所见
- 脊髓、神经根软膜 / 软膜下表面含铁血黄素沉积
- 软膜纤维化，因内含铁血黄素的巨噬细胞的存在而增厚

临床信息

临床表现

- 常见体征 / 症状
  - 双侧感觉神经性听力丧失（95%）
    - 共济失调（88%）
    - 锥体束征（76%）
    - 痴呆（20%）
    - 眼球震颤（19%）
    - 失嗅（17%）
  - 临床症状与 MRI 所见没有联系
  - 50% 可因其蛛网膜下腔出血复发
    - 手术（半球切除术）遗留空腔导致术后改变
    - 硬膜源性液体积聚，如假憩室
      □ 创伤性神经根撕脱
      □ 先天性或术后硬膜周围液体积聚
    - 肿瘤性出血（35%）：室管膜瘤最常见
    - 动静脉畸形
    - 动脉瘤
    - 海绵状血管畸形（0.5%～0.9%）
  - 原发性（25%～46%）
- 临床资料
  - 典型表现：感觉神经性听力丧失，小脑共济失调，痴呆，脊髓病（不一定都表现）
  - CSF 分析
    - 黄变
    - RBC 计数增高
    - 铁和铁蛋白水平增高
    - 可能正常

人口统计学

- 年龄
  - 成人和儿童（平均年龄 50 岁）
- 性别
  - 男：女 =3：1
- 种族
  - 没有种族倾向
- 流行病学
  - 危险性、进展性异常
  - 0.15% 的患者接受 MRI 检查，85% 没有症状

自然病史与预后

- 临床前期较长（＞10 年）
  - 据报道，初次手术后 SS 进展 ＞30 年

治疗

- 下列异常可以通过手术或血管内技术进行治疗
  - AVM，动脉瘤，肿瘤
- SNHL 可考虑置入人工耳蜗
- 铁 / 铜螯合物治疗无效

诊断思路

思考点

- 表浅的铁质沉积继发于反复蛛网膜下腔出血
  - 针对脑 / 脊髓查找潜在病因

（曾祥柱、袁慧书 译）

参考文献

1. Charidimou A et al: APOE and cortical superficial siderosis in CAA: meta-analysis and potential mechanisms. Neurology. 93(4):e358-71, 2019
2. Wollenweber FA et al: Prognostic relevance of cortical superficial siderosis in cerebral amyloid angiopathy. Neurology. 92(8):e792-801, 2019
3. Takai K et al: Superficial siderosis of the central nervous system associated with intraspinal hemorrhage from ventral thoracic epidural veins and a ventral spinal CSF leak: case report. J Neurosurg Spine. 26(6):751-3, 2017
4. Wilson D et al: Infratentorial superficial siderosis: classification, diagnostic criteria, and rational investigation pathway. Ann Neurol. 81(3):333-43, 2017
5. Pikis S et al: Superficial siderosis of the central nervous system secondary to spinal ependymoma. J Clin Neurosci. 21(11):2017-9, 2014
6. De Reuck J et al: Superficial siderosis of the central nervous system: a post-mortem 7.0-tesla magnetic resonance imaging study with neuropathological correlates. Cerebrovasc Dis. 36(5-6):412-7, 2013
7. Kumar N: Neuroimaging in superficial siderosis: an in-depth look. AJNR Am J Neuroradiol. 31(1):5-14, 2010
8. Messori A et al: The importance of suspecting superficial siderosis of the central nervous system in clinical practice. J Neurol Neurosurg Psychiatry. 75(2):188-90, 2004
9. Anderson NE: Late complications in childhood central nervous system tumour survivors. Curr Opin Neurol. 16(6):677-83, 2003
10. Yoshida S et al: Superficial siderosis from spinal teratoma. Lancet. 360(9345):1539, 2002
11. Polidori MC et al: Superficial siderosis of the central nervous system: a 70-year-old man with ataxia, depression and visual deficits. Gerontology. 47(2):93-5, 2001
12. Bostantjopoulou S et al: Superficial CNS siderosis and spinal pilocytic astrocytoma. Neurology. 55(3):450, 2000
13. Padberg M et al: Cerebral siderosis: deafness by a spinal tumor. J Neurol. 247(6):473, 2000
14. Manfredi M et al: Superficial siderosis of the central nervous system and anticoagulant therapy: a case report. Ital J Neurol Sci. 20(4):247-9, 1999
15. Pelak VS et al: Evidence for preganglionic pupillary involvement in superficial siderosis. Neurology. 53(5):1130-2, 1999
16. Lemmerling M et al: Secondary superficial siderosis of the central nervous system in a patient presenting with sensorineural hearing loss. Neuroradiology. 40(5):312-4, 1998
17. Schievink WI et al: Surgical treatment of superficial siderosis associated with a spinal arteriovenous malformation. Case report. J Neurosurg. 89(6):1029-31, 1998
18. Lai MT et al: Superficial siderosis of the central nervous system: a case with an unruptured intracranial aneurysm. J Laryngol Otol. 109(6):549-52, 1995
19. Pyhtinen J et al: Superficial siderosis in the central nervous system. Neuroradiology. 37(2):127-8, 1995
20. Bonito V et al: Superficial siderosis of the central nervous system after brachial plexus injury. Case report. J Neurosurg. 80(5):931-4, 1994
21. Pribitkin EA et al: Superficial siderosis of the central nervous system: an underdiagnosed cause of sensorineural hearing loss and ataxia. Am J Otol. 15(3):415-8, 1994
22. River Y et al: Superficial hemosiderosis of the central nervous system. Mov Disord. 9(5):559-62, 1994
23. Bracchi M et al: Superficial siderosis of the CNS: MR diagnosis and clinical findings. AJNR Am J Neuroradiol. 14(1):227-36, 1993

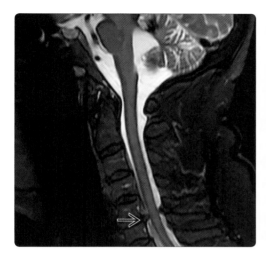
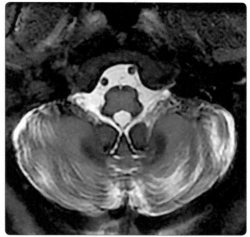

（左图）矢状位 STIR 示一例特发性表面铁沉积病患者，脑干和颈髓表面见广泛含铁血黄素沉积。小脑内可见染色和萎缩，反映了含铁血黄素对浦肯野细胞的细胞毒性。椎间盘突出（⇨）和韧带冗余与含铁血黄素沉积的关系尚不明确

（右图）轴位 T2WI 示同例患者证实脑干和小脑含铁血黄素沉积，伴有对称性小脑受累

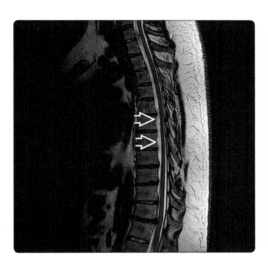
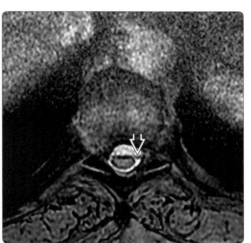

（左图）矢状位 T2WI 示整个脊髓均匀低信号含铁血黄素沉积。胸髓向腹侧移位，腹部硬膜外积液特征（⇨）不明显

（右图）同例患者矢状位 T2* 示整个脊髓均匀低信号含铁血黄素沉积。腹侧硬膜下积液也见含铁血黄素沉积（⇨），提示该患者含铁血黄素沉着的来源

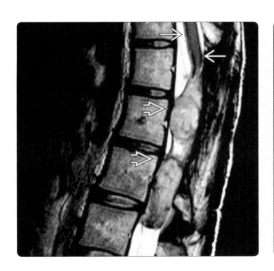
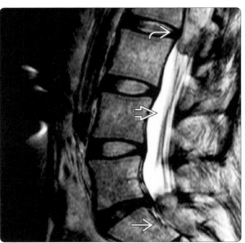

（左图）矢状 T2WI 示室管膜瘤复发，表面有铁质沉积（⇨），沿脊髓扩展向头侧（➡）

（右图）矢状位 T2WI 示大的终丝室管膜瘤（➡）向下移位（➡），表面铁质沉积的马尾线性低信号（⇨）

术语

- 近义词
  - 髓内出血，自发性脊髓出血
- 定义
  - 脊髓内出血病因多样，主要包括抗凝治疗、血管性因素和肿瘤等

影像学

- MRI 表现多样，取决于出血阶段

主要鉴别诊断

- 凝血障碍
- 血管畸形
  - 海绵状畸形
  - 动静脉畸形
- 肿瘤
  - 室管膜瘤
  - 星形细胞瘤
  - 转移瘤
  - 血管母细胞瘤（很少见）
- 医源性
- 梗死
- 血管炎
- 特发性

临床信息

- 影响预后的关键因素
  - 术前神经损伤程度
  - 手术时间
    - 手术越早，恢复越好
- 40% 的脊髓出血能够完全恢复

诊断思路

- 病因多样：临床信息很重要

（左图）脊髓圆锥水 AVM 出血。轴位 T2WI 示圆锥尖部液样腔（➡）及含铁血黄素沉积（➡）。箭头示脊髓圆锥远端背侧硬膜内多发蛇形流空腔隙

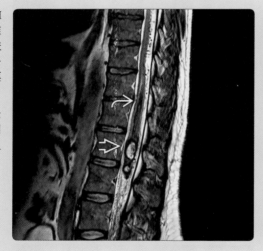
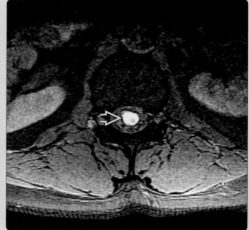

（右图）轴位 T1 WI FS 示圆锥水平 AVM 出血。圆锥中央高信号区为高铁血红蛋白（➡）

（左图）矢状位 T1WI 示典型髓内和骨转移的患者，椎体（➡）转移呈低信号，圆锥处髓内病变呈圆形高信号（➡）。圆锥损伤信号与出血有关

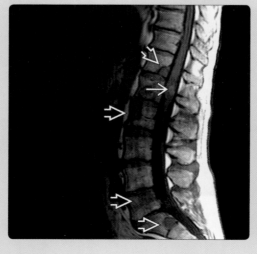
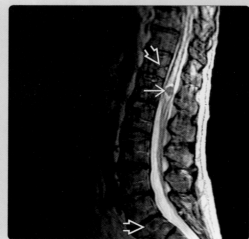

（右图）矢状位 T2WI 示圆锥部转移性肿瘤引起的髓内出血，为圆形低信号（➡），周围有血管性水肿。椎体转移瘤（➡）很难鉴别

术语

近义词

- 脊髓出血，髓内出血，自发性脊髓出血

定义

- 脊髓内出血病因多样，主要包括抗凝治疗、血管性因素和肿瘤等

影像学

一般表现

- 最佳诊断依据
  - 脊髓内 T1 低信号（高铁血红蛋白）
- 部位
  - 髓内
- 大小
  - 多样
- 形态学
  - 线性分布

推荐成像方法

- 最佳成像方法
  - MRl 表现多样，取决于出血阶段
- 成像建议
  - 包括矢状位 / 轴位梯度回波

鉴别诊断

凝血障碍引起的脊髓出血

- 非特异性影像学结果与确切的病史

血管畸形

- 海绵状畸形
- AVMs：髓内病灶及 2、3 型最常见
  - 2、3 型可能引起蛛网膜下腔出血
  - 1 型不伴出血

肿瘤出血

- 室管膜瘤
- 星形细胞瘤
- 转移瘤
- 血管母细胞瘤（很少见）
- 硬膜内的 / 髓外病变引起的蛛网膜下腔出血，而不是脊髓实质引起
  - 神经鞘瘤（罕见）
  - 脑膜瘤（罕见）

医源性出血

- 手术部位的术后出血
- 经皮穿刺直接损伤，罕见

梗死

- 出血性转化（罕见）

血管炎—系统性红斑狼疮（罕见）

- 非特异性影像检查＋确切的病史

特发性

- 排除性诊断

临床信息

临床表现

- 常见体征 / 症状
  - 可能出现脊髓休克引起的弛缓性截瘫
  - 也可能出现痉挛性截瘫
  - 单侧脊髓受累出现脊髓半切综合征

转归与预后

- 影响预后的关键因素
  - 术前神经损伤程度
  - 手术时间（手术越早，恢复越好）
- 40% 的脊髓出血能够完全恢复差

诊断思路

思考点

- 病因多样：临床信息很重要

（曾祥柱、袁慧书　译）

参考文献

1. Kumar MS et al: A report of quadriparesis in dengue fever due to hematomyelia. Neurol India. 67(2):530-1, 2019
2. Oichi Y et al: Multiple spinal chronic subdural hematomas associated with thoracic hematomyelia: a case report and literature review. World Neurosurg. 131:95-103, 2019
3. Peckham ME et al: Imaging of vascular disorders of the spine. Radiol Clin North Am. 57(2):307-18, 2019
4. Fiaschi P et al: Idiopathic cervical hematomyelia in an infant: spinal cord injury without radiographic abnormality caused by a trivial trauma? Case report and review of the literature. World Neurosurg. 90:38-44, 2016
5. Saliou G et al: Risk factors of hematomyelia recurrence and clinical outcome in children with intradural spinal cord arteriovenous malformations. AJNR Am J Neuroradiol. 35(7):1440-6, 2014
6. Madhugiri VS et al: Spinal aneurysms: clinicoradiological features and management paradigms. J Neurosurg Spine. 19(1):34-48, 2013
7. Rubin MN et al: Vascular diseases of the spinal cord. Neurol Clin. 31(1):153-81, 2013
8. Moftakhar P et al: Vascular myelopathies. Semin Neurol. 32(2):146-53, 2012
9. Cheng MY et al: Concomitant spinal cord and vertebral body infarction is highly associated with aortic pathology: a clinical and magnetic resonance imaging study. J Neurol. 256(9):1418-26, 2009
10. Ebner FH et al: Intramedullary lesions of the conus medullaris: differential diagnosis and surgical management. Neurosurg Rev. 32(3):287-300; discussion 300-1, 2009
11. Kitagawa RS et al: Paraspinal arteriovenous malformations in children. J Neurosurg Pediatr. 3(5):425-8, 2009
12. Leep Hunderfund AN et al: Intramedullary spinal cord hemorrhage (hematomyelia). Rev Neurol Dis. 6(2):E54-61, 2009
13. Rourke T et al: Intraoperative, imaging and pathological features in spinal cord vasculitis. J Clin Neurosci. 16(8):1093-5, 2009
14. Sharma GK et al: Spontaneous intramedullary hemorrhage of spinal hemangioblastoma: case report. Neurosurgery. 65(3):E627-8; discussion E628, 2009
15. Sheerin F et al: Magnetic resonance imaging of acute intramedullary myelopathy: radiological differential diagnosis for the on-call radiologist. Clin Radiol. 64(1):84-94, 2009
16. Xia C et al: Pediatric cavernous malformation in the central nervous system: report of 66 cases. Pediatr Neurosurg. 45(2):105-13, 2009
17. Espinosa PS et al: Hereditary hemorrhagic telangectasia and spinal cord infarct: case report with a review of the neurological complications of HHT. Clin Neurol Neurosurg. 110(5):484-91, 2008
18. Heuer GG et al: Acute paraparesis from hemorrhagic spinal ependymoma: diagnostic dilemma and surgical management. Report of two cases and review of the literature. J Neurosurg Spine. 7(6):652-5, 2007

（左图）矢状位 T1WI C+ 示 C7 水平见髓内不规则强化的室管膜瘤（➡），肿瘤轻度强化可延伸到 C3 水平（➡）

（右图）脊髓出血性室管膜瘤患者矢状位 T1WI 平扫示肿块、出血和含铁血黄素沉积区域（➡），表现为轻度混杂信号（➡）

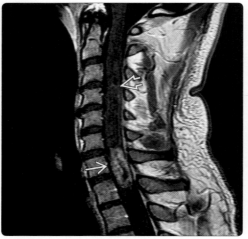
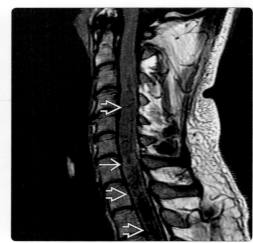

（左图）矢状位 T2WI 示颈髓血性室管膜瘤信号明显不均匀（➡），可见液 - 液平面（➡），同时伴有很多慢性含铁血黄素沉积环绕的囊性病变（➡）

（右图）血性室管膜瘤患者的轴位 T2* 示，囊肿壁内可见低信号的含铁血黄素环（➡），注意囊肿内低信号的液 - 液平面（➡），是近期出血所致

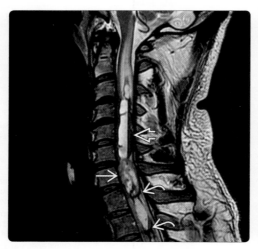
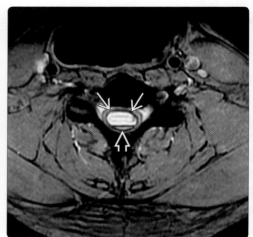

（左图）12 岁非对称偏瘫发病的患者矢状位 T2WI 示，胸髓局部可见含铁血黄素环（➡），病灶下方可见稍低信号，上方可见高信号（水肿）（➡），远端脊髓萎缩（➡）

（右图）同一例患者的矢状位 T2* 示比 T2 序列更广泛的含铁血黄素沉积。手术证实为出血性海绵状血管畸形（➡）

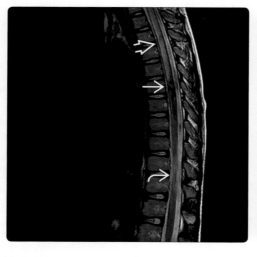
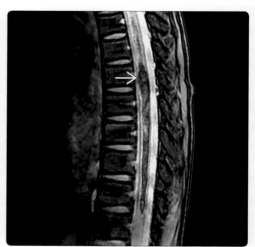

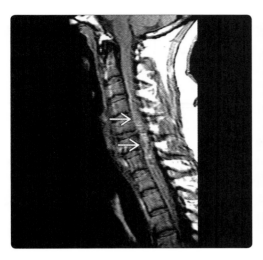

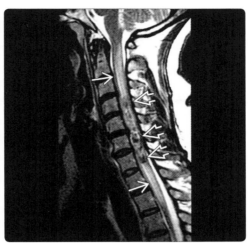

（左图）脊髓海绵状血管畸形出血患者矢状位 T1WI 平扫示 C5-C7 水平的脊髓信号异常（➡），这是非特异性表现。这可能会是肿瘤或出血

（右图）海绵状血管畸形髓内出血的矢状位 T2WI 示髓内见椭圆形 T2 低信号（➡），代表含铁血黄素。广泛的脊髓水肿（➡），从头部和尾部延伸至髓内

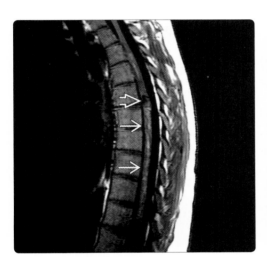

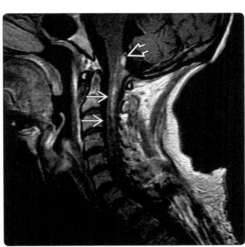

（左图）胸髓海绵状血管畸形（➡）出血患者矢状位 T1WI 平扫示一长段脊髓信号不均匀，是从脊髓束的血液分离出来的（➡）

（右图）von Hippel-Lindau 病患者的矢状 T1WI C+ 示血管母细胞瘤（➡）累及脊髓背侧，出血（➡）向下延伸至颈髓。血管母细胞瘤出血是非常罕见的

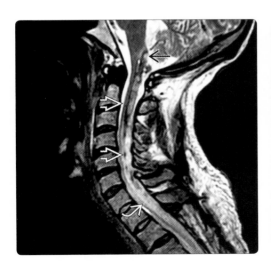

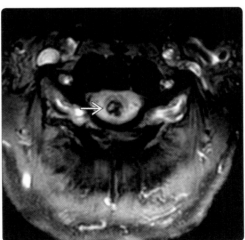

（左图）血管母细胞瘤（➡）患者的矢状位 T2WI 示广泛的低信号，出血（➡）从肿瘤向下延伸至颈髓。脊髓广泛水肿（➡）

（右图）轴位 T2* GRE MR 示患者由脊髓肿瘤引起的血肿，颈髓中央为低信号出血（➡）

术语

- 猎人弓（Bow hunter）卒中、椎动脉位置闭塞、椎动脉旋转闭塞
- 机械阻塞或头部转动时椎动脉狭窄引起的椎基底动脉供血不足

影像学

- 与头位置相关的血管闭塞或狭窄，依靠超声、MRA、CTA 或导管造影证实

病理学

- 椎动脉在第 1~2 颈椎特别容易受到机械压迫
- 可由沿椎骨走行的任何部位的病变引起，如脊椎病、寰枢椎不稳定，寰枕膜、椎旁肌肉筋膜肥厚

临床信息

- 椎基底动脉供血不足
  - 运动或感觉丧失、共济失调、复视、构音障碍、测距不准、眩晕、视野缺失、脑神经功能障碍、晕厥
- 治疗
  - 保守：限制头部运动
  - 手术：手术融合以防止寰枢椎旋转，椎动脉减压
  - 介入：椎动脉支架置入

诊断思路

- 日常活动中出现短暂的位置相关性椎动脉闭塞如果无症状，可能是正常的
- 发育不全或对侧椎动脉狭窄的患者，头部转动时诱发椎基底动脉缺血

（左图）头部转向右侧获得的轴向 CTA 图像显示右侧椎动脉（➡）受钩椎关节突退行性变的压迫。此外，右侧颈内动脉（➡）在这个位置也被拉长的茎突（➡）压迫

（右图）同例患者头部转向右侧的矢状 CTA 图像显示右侧颈内动脉（➡）被细长茎突（➡）压迫

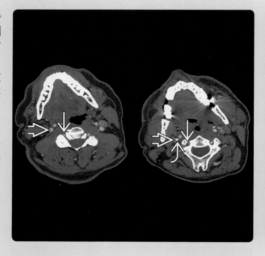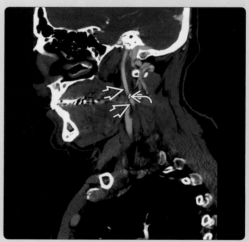

（左图）同一例患者在头部向右旋转时，经右颈总动脉注射，显示局部外源性压迫使右颈内动脉（➡）在 CTA 所示水平变窄

（右图）两张图像经右椎动脉注射，中立位（左）和右旋转（右）显示椎动脉（➡）在中立位变窄，并完全闭塞

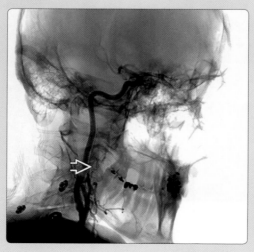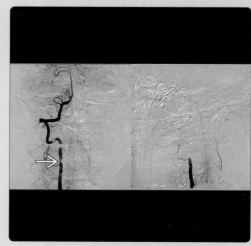

术语

近义词

- 弓亨特卒中、椎动脉位置闭塞、椎动脉旋转闭塞

定义

- 由于纤维带或骨的突出导致的机械性阻塞或头部转动时椎动脉狭窄引起的椎基底动脉供血不足

影像学

一般表现

- 最佳诊断依据
  - 与头位置相关的血管闭塞或狭窄，依靠超声、MRA、CTA 或导管造影证实
- 部位
  - 沿椎动脉走行，典型者在 C1、C2 连接处
- 形态学
  - 与头位置改变相关的椎动脉狭窄或闭锁

CT 表现

- CTA
  - 头转向有症状侧时引起椎动脉狭窄或闭塞

超声表现

- 彩色多普勒
  - 头转向有症状侧时椎动脉向前流动速度减低

血管造影表现

- 头转向有症状侧时，椎动脉狭窄或闭塞

推荐成像方法

- 导管造影能够快速评估转头时血管狭窄 / 闭塞程度

鉴别诊断

椎动脉闭塞

- 动脉粥样硬化引起
- 创伤引起

病理学

大体病理与手术所见

- 位置相关的机械性压迫产生的椎动脉狭窄或闭塞
  - 对侧椎动脉发育不全或狭窄时，患者在头部旋转时容易发生椎基底动脉缺血发作
  - 可由沿椎骨走行的任何部位的病变引起，如脊椎病、寰枢椎不稳定、寰枕膜、椎旁肌肉筋膜肥厚
  - 椎动脉在 C1、C2 处特别容易受到机械性压迫
    - 例如，头向右旋转使右寰枢椎关节固定而左寰枢关节打开，使左椎动脉受到拉伸或压迫
  - 罕见位置的椎体融合与先天性颅椎交界处骨异常，例如寰枕融合

临床信息

临床表现

- 常见体征 / 症状
  - 椎基底动脉供血不足
    - 运动或感觉丧失、共济失调、复视、构音障碍、测距不准、眩晕、视野缺失、脑神经功能障碍、晕厥
    - 可能导致永久性神经功能缺损的卒中

治疗

- 保守：限制头部运动
- 手术：手术融合以防止寰枢椎旋转，椎动脉减压
- 介入：椎动脉支架置入

诊断思路

思考点

- 日常活动中出现短暂的位置相关性椎动脉闭塞如果无症状，可能是正常的

影像解读要点

- 发育不全或对侧椎动脉狭窄的患者，头部转动时诱发椎基底动脉缺血

（曾祥柱、袁慧书 译）

参考文献

1. Mori M et al: Bow-hunter's syndrome due to left C7 schwannoma in a patient with bilateral absence of the posterior inferior cerebellar artery. J Orthop Sci. 24(5):939-44, 2019
2. Patankar AP: Vertebro-basilar stroke due to bow-hunter syndrome: an unusual presentation of rotatory atlanto-axial subluxation in a fourteen year old. Br J Neurosurg. 1-3, 2019
3. Johnson SA et al: Rotational vertebral artery dissection secondary to anomalous entrance into transverse foramen. World Neurosurg. 108:998.e1-5, 2017
4. Anaizi AN et al: Bow hunter's syndrome: the use of dynamic magnetic resonance angiography and intraoperative fluorescent angiography. J Neurosurg Spine. 20(1):71-4, 2014
5. Lu DC et al: Rotational vertebral artery occlusion-series of 9 cases. Neurosurgery. 67(4):1066-72; discussion 1072, 2010
6. Sugiu K et al: Endovascular treatment for bow hunter's syndrome: case report. Minim Invasive Neurosurg. 52(4):193-5, 2009
7. Velat GJ et al: Intraoperative dynamic angiography to detect resolution of bow hunter's syndrome: technical case report. Surg Neurol. 66(4):420-3; discussion 423, 2006
8. Horowitz M et al: Bow hunter's syndrome in the setting of contralateral vertebral artery stenosis: evaluation and treatment options. Spine (Phila Pa 1976). 27(23):E495-8, 2002
9. Seki T et al: Anterior decompression of the atlantoaxial vertebral artery to treat bow hunter's stroke: technical case report. Neurosurgery. 49(6):1474-6, 2001
10. Matsuyama T et al: Comparison of C1-2 posterior fusion and decompression of the vertebral artery in the treatment of bow hunter's stroke. J Neurosurg. 86(4):619-23, 1997
11. Sorensen BF: Bow hunter's stroke. Neurosurgery. 2(3):259-61, 1978

术语

- 椎动脉（vertebral artery, VA）夹层
- 血管内膜撕裂或膜下血肿导致的椎动脉轮廓不规则

影像学

- 夹层狭窄闭塞
  - 剥离至内膜层面，伴血管管腔狭窄或闭塞
- 夹层动脉瘤
  - 剥离至外膜层面，动脉外壁扩张
- 壁间血肿是特异性的
  - 在 T1WI 图像上为新月形高信号
- CTA 图像显示腔内轮廓的变化
- 常规导管血管造影是金标准

主要鉴别诊断

- 颅外动脉粥样硬化
- 肌纤维发育不良

- 其他血管炎
- 先天性椎动脉发育不全

病理学

- 外伤性 VA 夹层
  - 直接或间接的动脉损伤
- 自发性 VA 夹层
  - 多种相关和诱发因素

临床信息

- 夹层是 5% ~20% 年轻患者卒中的原因

诊断思路

- 仔细检查其他血管是否有二次剥离
- 注意枕骨下外皮征
  - 无狭窄的壁间血肿
- 青年人到中年人小脑梗死；需要排除 VA 夹层引起的大脑后下动脉梗死

（左图）特发性椎动脉夹层患者的轴向 CT 显示，左侧椎动脉（➡）管径正常，右侧椎动脉（⇨）管腔偏心性狭窄。注意椎间孔正常且对称

（右图）同一例患者的轴位 T1 显示附壁血肿（⇨）呈新月形高信号，伴小的未闭塞的低信号管腔。对侧椎动脉无高铁血红蛋白的高信号（➡）。这是单侧椎动脉切面

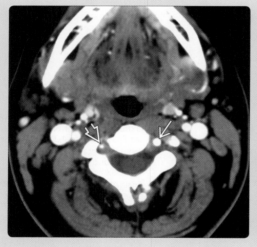
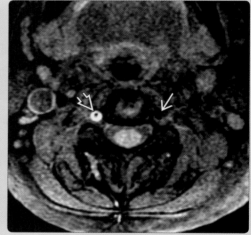

（左图）轴位 CTA 显示左侧椎动脉（➡）边缘强化伴低密度的血肿，还有造影剂填充狭窄的管腔（➡）。在右侧椎动脉有微小的线性高密度影证明不是一个夹层瓣（➡）

（右图）颈椎创伤和颈椎骨折患者的轴向 T2 显示，与正常的左侧（➡）相比，外伤性椎动脉夹层导致右侧椎动脉流空信号消失（➡）。注意颈髓右侧缺血（⇨）导致的高信号

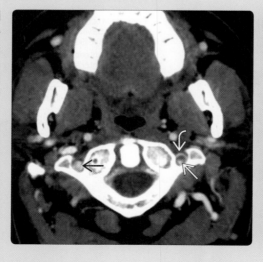
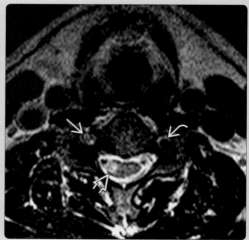

术语

缩写
- 椎动脉（VA）夹层

定义
- 血管内膜撕裂或膜下血肿导致的椎动脉轮廓不规则

影像学

一般表现
- 最佳诊断依据
  - 轴位 T1 典型表现是新月形高信号的附壁血肿
- 部位
  - VA 最易移动，因此，在 C1-C2 处最容易受到机械性损伤，因为它穿过 C1 横孔并穿过硬脑膜
- 形态学
  - 两种不同形式的 VA 夹层
  - 夹层狭窄闭塞
    - 锥形狭窄或闭塞
    - 长段狭窄→管状信号
    - 可能涉及硬膜内和硬膜外的 VA
  - 夹层动脉瘤
    - 局灶性或梭状动脉瘤性扩张 ± 狭窄
    - 通常是硬膜内的 VA
    - 可能表现为蛛网膜下腔出血（SAH）

CT 表现
- CTA
  - 枕骨下外皮征
    - 通常，VA 管腔浑浊，壁内血肿致管壁增厚
    - MRA 或导管血管造影难以描述

MR 表现
- T1WI
  - 附壁血肿的信号随时间变化
    - 超急性或急性出血
      - 氧合 / 脱氧血红蛋白：等→高信号
    - 亚急性血（约 2~3 天）
      - 高铁血红蛋白在 T1 上是亮的
- T1WI FS
  - FS 使附壁高铁血红蛋白更加明显
- T2WI
  - 正常血管流空信号消失
- MRA
  - 显示管腔口径变化
    - 动脉瘤样扩张和狭窄 / 闭塞
  - 内膜瓣和双腔偶尔可见
- 磁共振的射频脉冲和快速梯度回波序列（MP-RAGE）
  - 与高铁血红蛋白相关的腔内新月形 T1 高信号
- 融合时间飞跃法 MRA 与真正的快速成像与稳态进动图像，可以提供更多关于动脉血管壁的信息

血管造影表现
- 显示血管轮廓改变，包括动脉瘤样扩张和狭窄 / 闭塞
- 内膜瓣和双腔具有特异性

推荐成像方法
- 最佳成像方法
  - MR+MRA 或 CTA 敏感，有相对特异性征象
  - 壁间血肿是特异性的
    - 最好使用 T1 FS 和 MP-RAGE
  - 常规导管血管造影是金标准
    - 若腔内无变化，可能难以检测
- 流程建议
- CT 排除 SAH
  - 全脑成像评估梗死
    - 寻找后循环梗死，特别是小脑后下动脉（PICA）区域
  - 颈、头部 CTA 或 MR/MRA 评估全范围 VA
  - 如果临床高度怀疑，但无创检查呈阴性，则采用常规导管血管造影
  - 据报道，在常规导管血管造影作为参考标准的情况下，CTA（100%）比 MRA（77%）或多普勒超声（71%）更敏感

鉴别诊断

颅外动脉粥样硬化
- 多支血管不规则变窄
- 内膜钙化斑块

肌纤维发育不良
- 多灶性狭窄（串珠状）或长段狭窄

先天性椎动脉发育不全
- 先天性小的 VA 的椎间孔也会变小

其他血管炎
- 多个大小不一的血管狭窄

病理学

一般表现
- 病因学
  - 外伤性 VA 夹层
    - 动脉直接损伤，如刺伤
    - 间接损伤 ± 颈椎骨折，可能是牵拉损伤
      - 钝性外伤中脑血管损伤占 1%
      - 筛查下颌骨骨折、复杂颅骨骨折、外伤性颅脑损伤合并胸廓损伤、头皮撕裂、胸廓血管损伤患者
      - 脊椎按摩，瑜伽，天花板涂漆，咳嗽
      - 系统性回顾发现，颈部按摩与卒中之间没有明显关联的结论性证据；然而，也没有证据表明两者之间没有关联
    - 运动相关性损伤
  - 自发性 VA 夹层
    - 多种相关和诱发因素

□ 高血压
□ 血管异常：纤维肌发育不良、马方综合征、胶原血管疾病、高胱氨酸尿症
□ 病毒性脑膜炎：炎症性动脉壁损伤，导致血管壁薄弱，随后剥离
○ 病理生理学不明
– 内膜撕裂，血肿进入中膜
– 中膜血管出血
● 伴发异常
○ 在一项研究中，SAH 患者的吸烟率明显较高
– 显性 VA 夹层，剥离侧的 VA 变窄，小脑后下动脉受累，基底动脉弯曲 <3 mm，珍珠线征

大体病理及手术所见

● 夹层狭窄闭塞
○ 剥离至内膜层面，伴血管管腔狭窄或闭塞
● 夹层动脉瘤
○ 剥离至外膜层面，动脉外壁扩张

镜下所见

● 硬膜内的 VA 无外膜弹性层，外膜较薄，中膜弹性纤维较少，动脉瘤更易扩张和破裂

临床信息

临床表现

● 最常见体征 / 症状
○ 系统评价结果为头晕 / 眩晕（58%）、头痛（51%）、颈部疼痛（46%）
○ 卒中可能是一种特征性表现，也可能以后才会出现
– 缺血性脑卒中是由损伤部位的血栓栓子引起，或因严重狭窄 / 闭塞导致血流动力学不全所致
– 卒中很常见（63%），特别是颅内外夹层（66% vs. 32%）
– 小脑、外侧髓质
– 椎基底动脉缺血的症状：眩晕、声音嘶哑、吞咽困难和小脑功能障碍
○ 短暂性脑缺血发作（14%）和 SAH（10%）
– SAH 通常伴有颅内动脉夹层（57% vs. 0%）

人口统计学

● 年龄
○ 45 岁以下成年人
● 流行病学
○ 约 20% 的年轻人卒中是由夹层引起的
○ 颈内动脉（ICA）夹层比椎动脉（VA）夹层多 5 倍
– 在一项研究中，每年自发性 ICA 夹层的发生率 = 2.5~3/10 万
– 每年自发性 VA 夹层的发生率 =1~1.5/10 万
○ VA 夹层动脉瘤所致自发性 SAH ≤5%

转归与预后

● 系统评价显示良好（改良 Rankin 评分 0~1）者占 67%，不良（改良 Rankin 评分 5~6）者占 10%
● 动脉夹层治疗后 3~6 个月内，狭窄的好转率为 90%，闭塞的再通率高达 50%
● 随访影像显示，动脉瘤消退者占 5%~40%，体积缩小者占 15%~30%，保持不变者占 50%~65%
● 一项研究表明，大多数颅内 VA 夹层破裂有扩张，无狭窄或珍珠线状外观
○ 未破裂夹层的主要形态：无扩张狭窄和珍珠线征
● VA 夹层比 ICA 夹层的治疗效果更好

治疗

● 狭窄性剥离术→抗凝和抗血小板药物
○ 目前来自非随机研究的数据显示，没有证据表明抗凝或抗血小板治疗在预防 ICA 和 VA 夹层卒中方面的优势
○ 卒中非随机颈动脉夹层研究数据显示，卒中复发率低于以前报道的一些病例
● 动脉瘤夹层→结扎或螺旋管栓塞

诊断思路

思考点

● 仔细检查其他血管（ICA，其他 VA），看是否有第二个或第三个夹层
● 中青年患者小脑梗死，需要排除 VA 夹层引起的大脑后下动脉梗死

影像解读要点

● 如果管腔正常，但临床高度怀疑，仔细评估轴向 CTA 是否有枕骨下外皮征
● 在轴向 T1 FS 上寻找偏心性 T1 高信号

（曾祥柱、袁慧书 译）

参考文献

1. Kim MK et al: Conservative management of unruptured spontaneous intracranial vertebral artery dissection. World Neurosurg. 126:e402-9, 2019
2. Saw AE et al: Vertebral artery dissection in sport: a systematic review. Sports Med. 49(4):553-64, 2019
3. Saw AE et al: Vertebral artery dissection in sport: expert opinion of mechanisms and risk-reduction strategies. J Clin Neurosci. 68:28-32, 2019
4. Ahn SS et al: Spontaneous symptomatic intracranial vertebrobasilar dissection: initial and follow-up imaging findings. Radiology. 264(1):196-202, 2012
5. Gottesman RF et al: Imaging characteristics of symptomatic vertebral artery dissection: a systematic review. Neurologist. 18(5):255-60, 2012
6. Fusco MR et al: Cerebrovascular dissections–a review part I: spontaneous dissections. Neurosurgery. 68(1):242-57; discussion 257, 2011
7. Fusco MR et al: Cerebrovascular dissections: a review. Part II: blunt cerebrovascular injury. Neurosurgery. 68(2):517-30; discussion 530, 2011
8. Provenzale JM et al: Comparison of test performance characteristics of MRI, MR angiography, and CT angiography in the diagnosis of carotid and vertebral artery dissection: a review of the medical literature. AJR Am J Roentgenol. 193(4):1167-74, 2009

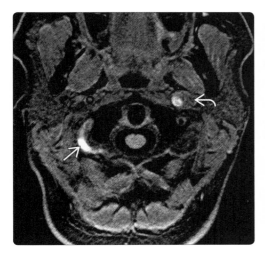

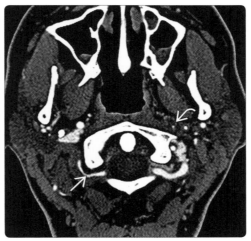

（左图）轴位 T1 MP-RAGE 显示右侧 V3 段（➡）因血栓形成表现为 T1 高信号。左侧颈内动脉 (ICA) 夹层伴附壁血栓（↩）形成。自发性 VA 夹层最常见于硬膜外 VA

（右图）同一例患者的轴位 CTA 显示右侧 VA（➡）不规则变窄，左侧 ICA 也因夹层而接近闭塞（➡）

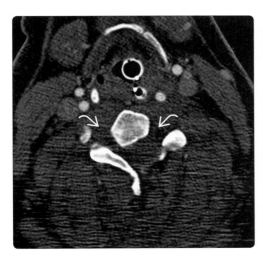

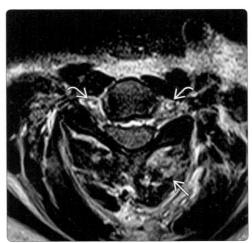

（左图）轴位 CTA 显示椎动脉腔内未见混杂密度。硬膜外 VA（➡）严重狭窄或闭塞可导致脑干或小脑缺血，如果同时累及对侧 VA，则会限制侧支血流

（右图）同一患者的轴位 T2 显示双侧 VA（➡）无正常血管流空信号。注意外伤引起的椎旁肌水肿/血肿（➡）

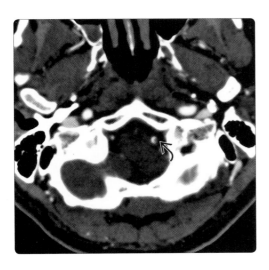

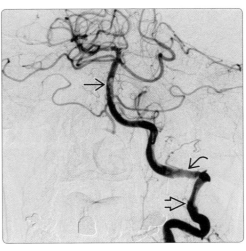

（左图）轴位 CTA 显示左侧 VA 腔内的充盈缺损（➡）与近端夹层有关

（右图）同一患者前后位 DSA 显示与血栓相关的腔内充盈缺损（➡）。左侧 VA 的 V4 段（➡）近端不规则，V3 段（➡）不规则和管腔狭窄与夹层有关

（**左图**）冠状 CTA 显示右侧硬膜外 VA 不规则变窄（➡）

（**右图**）轴向 CTA 显示左侧 VA 的 V3/V4 段变窄、不规则（➡），颈髓交界处周围可见蛛网膜下腔出血（SAH）（➡）。硬膜内夹层患者通常表现为严重的头痛和蛛网膜下腔出血，以及出现脑干或小脑缺血症状

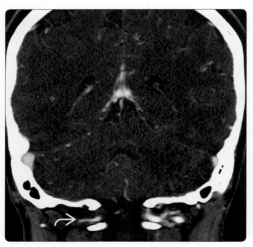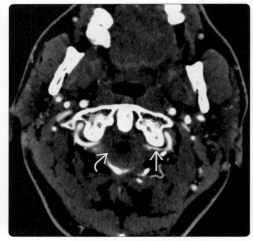

（**左图**）矢状位 CTA 显示 VA 的 V2 段（➡）夹层，一小段对比剂填充管腔（➡）。从基底动脉逆行流出的 V3 段（➡）密度混杂，可能来自肌肉侧支

（**右图**）同一患者选择性左侧 VA 注射前后位 DSA 显示 VA（➡）呈锥形，常规血管造影被认为是诊断 VA 夹层的金标准

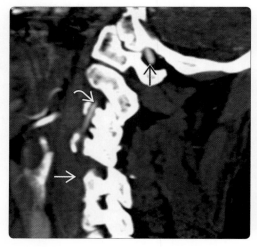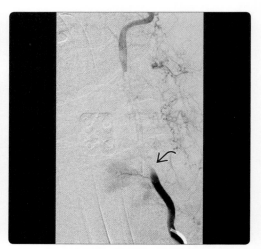

（**左图**）矢状位 CTA 显示因夹层引起的 VA（➡）管腔不规则狭窄。然而，在某些情况下，C2 枕骨横孔和枕骨大孔之间的段管腔口径可能是正常的，唯一可见的异常是背侧动脉壁相对于邻近脂肪侧增厚，即枕骨下外皮征

（**右图**）同一患者矢状位 CTA 显示夹层延伸至硬膜内 V4 节段（➡）

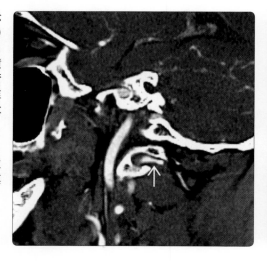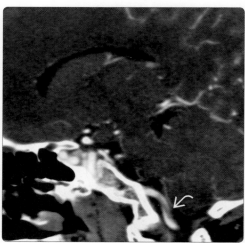

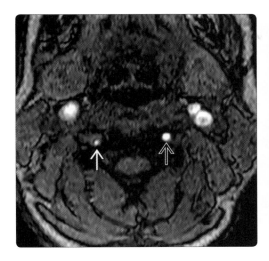

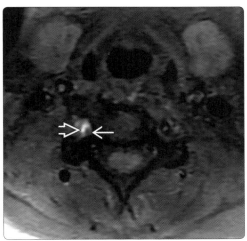

（左图）轴位时间飞跃法（TOF）MRA 显示右侧 VA 夹层患者的 VA（V2 段）（➡）管腔较正常的左侧 VA（⇨）缩小

（右图）同一患者的轴位 T1 FS 显示部分新月形 T1 高信号（⇨）包绕右侧 VA（➡）的血管流空信号，反映出与残余未闭部分相邻的附壁血栓形成

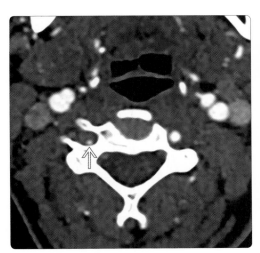

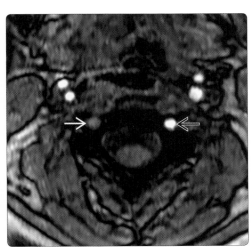

（左图）同一个患者的轴位 CT 血管造影，确认 MR 检查结果，在右侧 VA（➡）的夹层腔内表现为明显强化

（右图）右大脑后下动脉（PICA）分布梗死（未显示）的患者轴位 TOF MRA 显示右侧 VA（➡）内无血流，与夹层后血栓形成混合。左侧 VA（⇨）可见正常血流

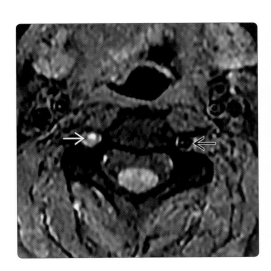

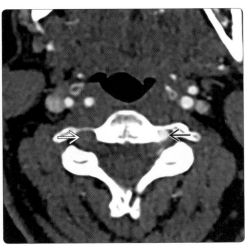

（左图）同一患者的轴位 T1 FS 明确右侧 VA（➡）腔内有高信号血栓，检测到左侧 VA 的正常的流空信号（⇨）

（右图）轴位 CT 血管造影明确右侧椎动脉闭塞，右侧椎动脉（➡）无造影剂显影，左侧椎动脉（⇨）正常

骨质疏松

要 点

术语
- 骨骼疾病，特点是骨强度降低和骨折的风险增加

影像学
- 骨显像和 MR 是检测脊柱骨质疏松和骶骨不全骨折（sacral insufficiency fractures, SIFs）最敏感的方式
- 骨矿物质密度（bone mineral density, BMD）
  - 诊断骨质疏松症（osteoporosis, OP）的标准方法，评估骨折风险
- X 线片和 CT 显示骨皮质变薄
- T1WI、T2WI 为正常或异常信号（signal intensity, SI）
- 良性骨质疏松性骨折的 MR 特征
  - 骨髓（bone marrow, BM）的不完全改变，有正常椎体信号
  - 多发椎体压缩骨折
  - 后部骨碎片后突
  - T1/T2WI 上为低信号

主要鉴别诊断
- 有裂解或再结晶的骨转移
- 多发性骨髓瘤
- 甲状旁腺功能亢进

病理学
- 风险因素
  - 年龄
  - 绝经后
  - 糖甾类药物
- 潜在的疾病→继发性骨质疏松
- 脆性骨折和不完全骨折

临床信息
- 无症状的骨质流失
- 影响 40% 的绝经后妇女

诊断思路
- 无症状的骨质流失→骨折的风险增加

（左图）矢状位 CT（➡）和 X 线片（➡）显示中段胸椎椎体骨质疏松性骨折

（右图）矢状位 STIR MR 显示中段胸椎椎体由于急性骨质疏松性压缩骨折产生的水肿高信号（➡），T1WI MR 显示为低信号伴低信号的骨折线（➡）。不均匀 T1WI/T2WI/STIR MR 信号和骨髓的不完全改变是良性骨折的特点

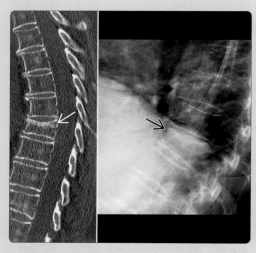
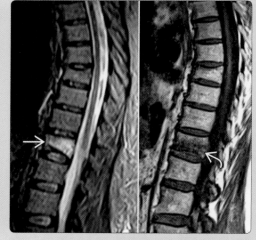

（左图）侧位 X 线片显示弥漫性骨质疏松，骨皮质变薄，骨小梁由于背景的骨软化而显示明显（➡）

（右图）矢状位 STIR MR 显示良性骨质疏松性骨折（➡），T12 椎体向后压迫脊髓（➡）。MR 发现的转移性骨折包括椎体边界后凸，椎弓根或附件异常信号，硬膜外或椎旁肿块，以及其他转移

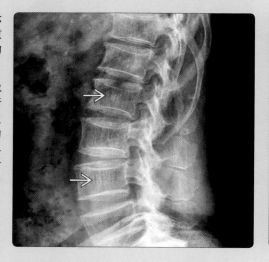
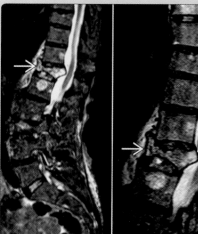

术语

缩略语

- 骨质疏松症（osteoporosis，OP）、骶骨不全骨折（sacral insufficiency fracture，SIF）

定义

- 骨量减少 / 骨矿物质密度（BMD）减低
- 骨骼疾病，特点是骨强度降低和骨折的风险增加

影像学

一般表现

- 位置
  - 椎体、骶骨

推荐成像方法

- 最佳成像方法
  - 骨显像和 MR 是检测脊柱骨质疏松和骶骨不全骨折最敏感的方式

X 线表现

- 骨皮质变薄
- 骶骨不全骨折：S1 区平行于骶髂关节（sacroiliac joints，SIJ）的垂直硬化带
  - 皮质破坏 ± 骨折线
  - SIF 检测不敏感：只有 20%～38% 的 SIFs 及骨盆环骨折得到确认

CT 表现

- CT 骨窗
  - 骨皮质变薄
  - 骶骨不全骨折：骶骨翼及平行于骶髂关节骶侧硬化
    - 骨折线 ± 骨硬化，见于大约 75% 的患者
    - 骨折线延伸到神经小孔有助于确诊
    - 灵敏度为 60%～75%

MR 表现

- T1WI
  - 正常或异构
- T2WI
  - 正常或异构
- STIR
  - 对骨折相关早期水肿敏感
  - 骶骨不全骨折：水肿带内的低密度骨折线通常显而易见，不显示者占 7%
- DWI
  - 低或等信号，反映急性、良性破坏
  - 高信号提示肿瘤性
  - 表观扩散系数（apparent diffusion coefficients，ADCs）在转移性疾病比骨髓水肿显著降低
- 良性骨质疏松性骨折 MR 特征
  - T1/T2/STIR 不均匀信号强度
  - 骨髓不完全替代，椎体正常骨髓信号强度未受影响
  - 多发压缩骨折
  - 后部骨碎片后突
  - T1/T2WI 低信号带
  - 液体征：骨质疏松和轻微创伤骨折终板的骨坏死与缺血
- 恶性骨折的 MR 特点
  - 脊椎旁 / 硬膜外软组织
  - 晚期浸润
  - 肿瘤细胞均匀替代骨髓
  - 边缘后凸
  - 其他脊柱转移
- BMD
  - 骨质疏松症的诊断标准和评估骨折风险
  - 双 X 线吸收法→矿物质（g/cm^2）
    - 与正常的成年同性参考对照使用 T 分数
      - 骨质疏松 WHO T 界限分数为 -2.5

核医学表现

- 骨骼扫描
  - ^{99m}Tc- 亚甲基二磷酸盐化合物标记是检测 SIFs 最敏感方法之一
    - 本田（Honda）征或 H 模式占 20%～40%
    - 随访结果多样：摄取模式从异常活动消失，到稳定，到不断恶化

鉴别诊断

溶骨性骨转移

- 原发肿瘤延伸到脊柱，骨质破坏 > 骨质增生

再结晶的骨转移

- 离散结节状、斑点状或弥散的硬化

多发性骨髓瘤

- 多灶性、弥漫性或不均匀 T1WI 低信号 /STIR 高信号

甲状旁腺功能亢进

- 骨量减少，皮质变薄
- 骨膜下骨吸收

创伤骶骨骨折

- 骨折 ± 骨盆前后韧带损伤
- 破坏骶神经弓状线
- 软组织水肿和血肿

病理学

一般表现

- 病因学
  - 骨重塑是由于有调节的骨吸收和骨形成
    - 破骨吸收骨质→逆转期后，造骨细胞以胶原基质填充空腔细胞→基质矿化
    - 决定复制、分化、功能和死亡的细胞谱系的信号决定了骨重塑程度
  - Wnt/β- 连环蛋白信号途径诱导成骨和骨形成
  - 成骨蛋白（bone morphogenic proteins，BMP）刺激软骨细胞成熟和功能完善
  - 生长激素 IGF-1 对长骨生长的影响

- 骨骼发育和骨量的维持
  - 绝经后骨质疏松
    - 雌激素缺乏症→过多的骨吸收和骨丢失
  - 糖剂干扰 Wnt 信号，影响成骨过程，抑制成骨细胞的功能
    - 抑制 IGF-1 合成
- 遗传学
  - 在双胞胎的研究中，BMD 遗传性估计占 50%~85%，受影响最大的是中轴骨
  - 表型是由多个基因的联合效应和环境影响共同决定的
- 伴发异常
  - 脆性骨折：从不高于站立高度坠落的低能量骨折
  - 不完全骨折是应力骨折的一个亚型，是正常压力作用于已经失去了弹性阻力的异常骨造成的
  - SIFs
    - 通常影响骨质疏松老年妇女
    - 其他风险因素：盆腔辐射，类固醇诱导骨量减少，肾性骨营养不良，多发性骨髓瘤
    - 高危患者群体的发病率为 1%~5%
    - 最常见的是弥漫性低背部疼痛 ± 辐射到半边臀部、臀部或腹股沟
    - 神经症状不常见（5%~6%）
    - 伴骨盆不全骨折发病率高
- 骨质疏松及相关骨折风险因素
  - 成年骨折病史
  - 低体重
  - 吸烟
  - 口服皮质类固醇治疗
  - 年龄增加

分期、分级及分类

- 骨质疏松的 2 种形式
  - 低转换率：骨形成和骨吸收活动减弱
    - 老年人，药物治疗（化疗、类固醇、二磷酸盐）
  - 高转换率：破骨活动增加，成骨活动正常或增加
    - 最常见
    - 绝经后女性，甲状旁腺功能亢进，男性短暂性骨质疏松
- 继发性骨质疏松常由以下疾病引起
  - 甲状腺功能亢进或肾脏疾病
- 不活动引起的失用性骨质疏松
  - 骨可能呈片状或有锐化表现
- 短暂性骨质疏松
  - 女性在怀孕第三阶段或中年男性
  - 自限性自发性疼痛，进展超过几周
  - 影像学包括 1 个或几个关节，臀部常见

临床信息

临床表现

- 常见体征 / 症状

- 无症状的骨质流失
- 2/3 椎体骨折无症状
- 其他体征 / 症状
  - 血清和尿液中的降解产物
    - 骨形成和吸收标记分析用于临床疗效监控

人口统计学

- 年龄
  - 通常 > 55 岁
- 性别
  - 女 > 男
- 流行病学
  - 最常见的代谢性骨病
  - 影响 40% 的绝经后妇女

转归与预后

- T 分数每低于平均年轻成人参考标准 1 分，骨折风险增加 2 倍
- 骨折风险评估工具（Fracture Risk Assessment Tool，FRAX）
  - 采用临床危险因素 ± 股骨颈骨密度预测骨折

治疗

- 考虑患者骨矿物质密度低（T 分数在 -1.0 和 -2.5 之间）
- 骨吸收抑制疗法→减少骨吸收→稳定骨架构，降低骨折的发生率
- 合成因素→增加骨形成和骨质量
- 急性骨质疏松性骨折
  - 严格卧床休息和疼痛控制
  - 椎体成形 / 脊椎后凸成形 / 骶成形

诊断思路

影像解读要点

- 骨折风险升高
  - MR 对急性骨折相关的水肿最敏感

（王莹、郎宁 译）

参考文献

1. Dimai HP et al: Assessing the effects of long-term osteoporosis treatment by using conventional spine radiographs: results from a pilot study in a sub-cohort of a large randomized controlled trial. Skeletal Radiol. 48(7):1023-32, 2019
2. Bijelic R et al: Risk factors for osteoporosis in postmenopausal women. Med Arch. 71(1):25-8, 2017
3. Cosman F et al: Clinician's guide to prevention and treatment of osteoporosis. Osteoporos Int. 25(10):2359-81, 2014
4. Siris ES et al: The clinical diagnosis of osteoporosis: a position statement from the National Bone Health Alliance Working Group. Osteoporos Int. 25(5):1439-43, 2014
5. Zhang J et al: Use of pharmacologic agents for the primary prevention of osteoporosis among older women with low bone mass. Osteoporos Int. 25(1):317-24, 2014
6. Canalis E: Update in new anabolic therapies for osteoporosis. J Clin Endocrinol Metab. 95(4):1496-504, 2010
7. Lyders EM et al: Imaging and treatment of sacral insufficiency fractures. AJNR Am J Neuroradiol. 31(2):201-10, 2010
8. Unnanuntana A et al: The assessment of fracture risk. J Bone Joint Surg Am. 92(3):743-53, 2010

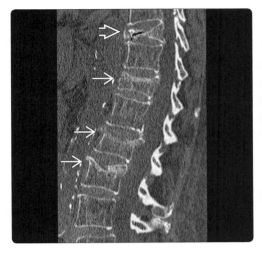
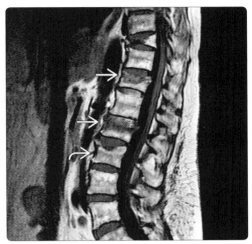

（左图）矢状位 NECT 显示 T10-L3 多发椎体压缩性骨折（➡）。T10 椎体前部压缩骨折内可见气体（➡），合并 Kümmell 病（骨坏死）。T12-L3 慢性压缩性骨折内伴终板硬化

（右）矢状位 T1WI MR 显示同一个患者 L3 椎体慢性压缩性骨折，伴脂肪信号（➡）。L2 和 T12 椎体急性压缩性骨折伴上终板缘低信号（➡）

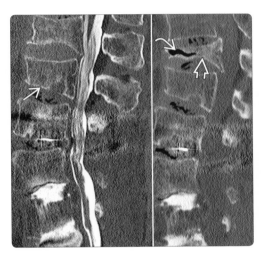
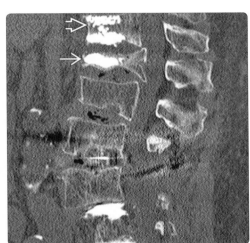

（左图）矢状位 CT 显示脊椎弥漫性骨量减少和 L2 椎体前部轻度楔形变（➡）。患者在 1 年内发展为 L1 骨质疏松性压缩性骨折（➡）。脊柱内的真空（➡）和骨矿物质密度之间存在一个负相关关系

（右图）矢状位 CT 重建显示经皮穿刺椎体成形术后 L1 椎体（➡）、T12 椎体（➡）内高密度甲基丙烯酸甲酯

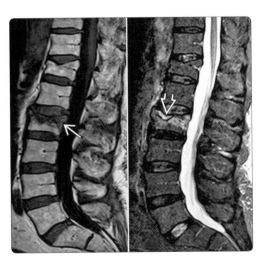
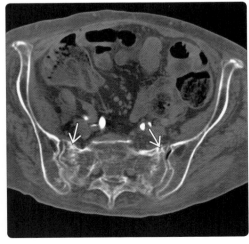

（左图）矢状位 T1WI MR 显示低密度平行于终板（➡），STIR MR 显示在相应区域的高信号和一个流体信号（➡）。流体信号常见于急性良性骨质疏松性骨折。骨质疏松症（OP）和轻微外伤导致终板骨折、骨坏死。流体压入骨坏死间隙引起 MR "流体" 现象

（右图）轴位 CT 显示双侧骶骨不全骨折（SIFs）（➡），2/3 的患者先前无或轻微创伤史

Paget病

要点

术语

- 畸形性骨炎
- 成人骨骼慢性代谢紊乱导致的异常骨重塑

影像学

- 椎骨增大，伴骨小梁增粗和皮质增厚
  - 累及椎体、神经弓
- 腰椎最常见
- "相框"椎
- 广泛、密集的"象牙"椎
- 活动期骨髓富含纤维血管组织
- 混合期骨髓富含脂肪
- 非活动期出现硬化和纤维化

主要鉴别诊断

- 成骨细胞瘤转移

- 椎体血管瘤

病理学

- 发病部位
  - 骨盆 = 脊柱 > 股骨 > 颅骨 > 胫骨 > 锁骨 > 肱骨 > 肋骨
  - 多骨发病、不对称 > 单骨发病

临床信息

- 20% 无症状
- 深而钝的骨痛
- 肉瘤变：< 1%
- 脊髓病，椎管狭窄引起马尾综合征

诊断要点

- 增大的方椎，皮质增厚和椎中央透亮（"相框"），高度提示 Paget 病

（左图）轴位示意图显示 Paget 病增大的椎体、左侧面骨小梁增厚和骨髓脂肪增加。Paget 病（PD）是一种慢性代谢紊乱异常骨重塑，可影响到每一块骨

（右图）轴位 T1WI MR 示腰椎粗大和不规则骨小梁，伴轻度脊椎膨大。本例 Paget 病中骨髓内脂肪不均匀分布

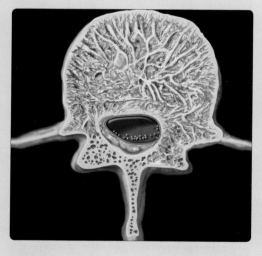
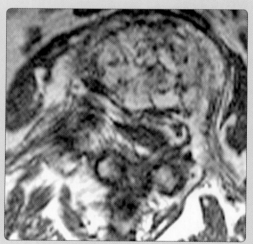

（左图）前后位 X 线片显示增大的 L3 椎体（▱）、椎弓根（➡）和横突（↗），密度增高表现为"象牙"椎。外围骨小梁粗大僵化和中央骨量减少，呈"相框"样外观

（右图）前后位骨扫描显示 L3 椎骨吸收增加，胸骨吸收增加（⇗）应怀疑 PD。腰椎骨痛常见

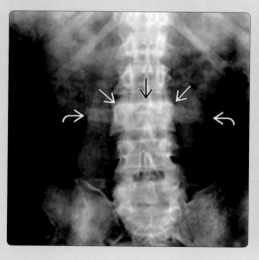
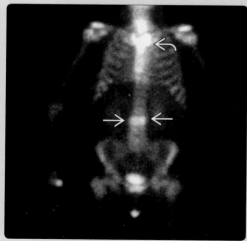

Paget病

术语

缩略语
- Paget 病（paget disease, PD），Paget 骨病（paget disease of bone, PBD）

近义词
- 畸形性骨炎

定义
- 成人骨骼慢性代谢紊乱导致的异常骨重塑

影像学

一般表现
- 最佳诊断依据
  - 椎骨增大伴骨小梁增粗和皮质增厚
- 位置：腰椎最常见：L3、L4
- 大小：单个或多个水平
- 形态学
  - 椎骨扩大，"方形"
    - 前凹边缘消失
    - 皮质增厚
  - 垂直方向的粗大骨小梁
  - 累及椎体、神经弓

X 线表现
- X 线片
  - "相框"样脊椎
    - 粗大和僵化的外围骨小梁模式
    - 中央骨量减少
  - 广泛密集的"象牙"椎
  - 罕见的孤立的离散溶解病变

CT 表现
- CT 骨窗
  - 能更好地显示僵化的皮质骨、紊乱的骨小梁
  - 能评估椎体崩解风险

MR 表现
- T1WI：低信号皮质 + 增粗的骨小梁
- T2WI：低信号皮质
- STIR：低信号椎骨
- 不同程度的脊髓狭窄 + 椎间孔的缩小
- 骨髓模式
  - 活动期骨髓富含纤维血管组织
    - 信号不均匀，主要是 T1WI 低信号、T2WI 高信号
    - 富含脂肪的骨髓
    - 钆剂可强化
  - 混合期骨髓富含脂肪
    - T1WI 和 T2WI 为高信号
    - 最常见
    - 可能比正常椎骨增加
  - 非活动期
    - 骨髓间隙 T1WI/T2WI 低信号代表硬化、纤维化

核医学表现
- 骨扫描
  - 增大的椎骨广泛吸收增加
  - 非活动期可能正常
    - 影像学异常持续存在
- PET
  - 多数情况下无高代谢
    - 没有肉瘤变的低 - 高级吸收已有报道

推荐成像方法
- 最佳成像方法
  - X 线片经济有效
  - CT：累及骨的范围、骨质疏松程度和骨皮质丢失
  - MR：评价硬膜外腔和神经结构
  - 骨扫描：确定病变范围，评估疾病活动程度，监测治疗反应

鉴别诊断

成骨细胞瘤转移
- 多灶性、斑片状或弥漫性
- T2WI 脂肪抑制或 STIR 高信号
- 注射钆剂后增强
- 可能无法区分"象牙"椎
  - 淋巴瘤、转移
- 硬膜外、脊椎旁软组织肿瘤常见
- 病理性压缩骨折

椎体血管瘤
- T1WI 及 T2WI 典型高信号
  - 注射钆剂后增强
- 轴位 CT 呈斑点状或蜂窝状
- 没有椎骨扩大或皮质增厚

病理学

一般表现
- 病因学
  - 可能的病毒病原学
    - 破骨细胞内发现副黏病毒科麻疹病毒
    - 据报道，白细胞介素 -6 及其受体基因上调
- 遗传学
  - 40% 有疾病家族史
    - 多数情况下突变基因为 *SQSTM1*
    - *SQSTM1* 突变也见于个别的 Paget 病
  - Valousin-containing 蛋白突变
- 伴发异常
  - 其他部位骨受累
    - 骨盆 = 脊柱 > 股骨 > 颅骨 > 胫骨 > 锁骨 > 肱骨 > 肋骨
    - 多骨发病、不对称 > 单骨发病
  - 病理性压缩骨折
  - 脊柱后凸 / 侧弯

- 脊椎病
- 颅底凹陷
  - 颈椎脱垂入发生 Paget 病的颅骨引起枕骨大孔缩小
- 脊髓缺血
  - 枕骨大孔缩小
  - 充血的骨质分流脊髓血液，引起缺氧
    □ 富血供的 Paget 骨每个横截面积比正常骨多 6 条血管
  - 血管压迫
- 骨髓造血
- 肉瘤变：<1%
  - 多骨发病风险增加
  - 臀部、骨盆、肩部常见
  - 中轴骨发病相对常见，头骨和脊柱少见
  - 骨肉瘤：50%～60%
    □ 多为老年人长期多部位的骨病变
    □ Paget 骨肉瘤往往不累及脊柱，更常见于骨盆、股骨、肱骨、头骨
  - 纤维肉瘤 / 恶性纤维组织细胞瘤：20%～25%
  - 软骨肉瘤：10%
  - 继发肉瘤由于分化程度低，组织学特征不典型
  - 骨质破坏，强化软组织肿瘤伴坏死、转移

分期、分级及分类
- 3 个发展阶段，具有相应的影像表现
  - 初始裂解期、中间混合期、慢性硬化期

镜下所见
- 活动阶段：骨蚀相
  - 侵袭性骨吸收
  - 含多个核与包涵体的巨大破骨细胞
  - 破骨细胞活动 > 成骨细胞的活动
  - 造血骨髓为纤维结缔组织代替
  - 血管通道增加
- 混合成骨 - 破骨期
  - 成骨细胞的活动最终超过骨吸收
  - 紊乱骨小梁模式
    - "镶嵌"或"拼图"：多种重塑线条
  - "浮石"骨
    - 缺乏正常相互连接，脆弱骨质
- 不活跃的静止期
  - 骨代谢↓
    - 减弱的成骨细胞、破骨细胞活动
  - 血管损失过多
  - 富含脂肪的骨髓

临床信息

临床表现
- 最常见体征 / 症状
  - 深而钝的骨痛
  - 其他体征 / 症状

- 20% 无症状
- 脊髓病，马尾综合征
- 椎间孔狭窄引起的神经根病
- 血清碱性磷酸酶、尿羟脯氨酸水平升高
- 颈椎受累会导致颈脊髓压迫和颈脊髓病
  □ 伴或不伴继发于 C2 病理性骨折的颅颈不稳定
  □ 脑干受压的基本表现
- 临床资料
  - 肉瘤化
    - 既往无症状病变出现剧痛伴有大片坏死 + 软组织肿块

人口统计学
- 年龄
  - 55～85 岁
    - 40 岁以下罕见
- 性别：男：女 =(3～4)：2
- 种族
  - 白种北欧血统
  - 亚洲和非洲裔美国人罕见
- 流行病学
  - 40 岁以上成年人占 3%～4%
  - 80 岁以上成年人占 10%～11%

转归与预后
- 药物治疗后疾病过程可能会停止，恢复正常结构
- 肉瘤变预后不良
  - 3 年死亡率：>90%

治疗
- 镇痛药物
- 药物抑制破骨细胞骨吸收和缓解疼痛
  - 双磷酸盐类药物：阿仑磷酸（Fosamax），二磷酸类钙代谢调节剂（Aredia）等
  - 降血钙素
  - 普卡霉素
- 脊髓狭窄减压术

诊断思路

影像解读要点
- 增大的方椎，皮质增厚和椎中央透亮（"相框"），高度提示 Paget 病

（王莹、郎宁 译）

参考文献

1. Rolvien T et al: Skeletal dissemination in Paget's disease of the spine. Eur Spine J. 27(Suppl 3):453-7, 2018
2. Senthil V et al: Monostotic Paget disease of the lumbar vertebrae: a pathological mimicker. Neurospine. 15(2):182-6, 2018
3. Morales H: MR imaging findings of Paget's disease of the spine. Clin Neuroradiol. 25(3):225-32, 2015
4. Theodorou DJ et al: Imaging of Paget disease of bone and its musculoskeletal complications: review. AJR Am J Roentgenol. 196(6 Suppl):S64-75, 2011
5. Colina M et al: Paget's disease of bone: a review. Rheumatol Int. 28(11):1069-75, 2008

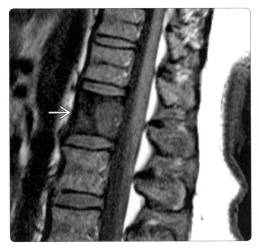
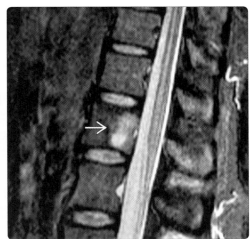

（左图）矢状位 T1WI MR 显示 PD 的纤维血管组织骨髓象，不均匀，但以 T1 低信号为主（➡）。过于活跃的破骨细胞和造骨细胞导致异常和无序的骨重塑。新形成的骨异常增大、变形、脆弱

（右图）矢状位 T2WI MR 示 PD 纤维血管组织骨髓象，不均匀但以 T2 高信号为主（➡）

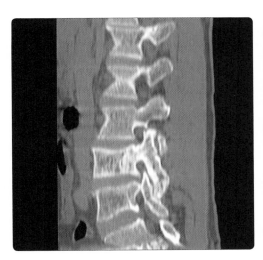
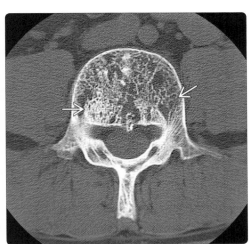

（左图）矢状位 CT 示 L4 椎体和侧面皮质增厚，后部轻度扩张。该病很少见于 40 岁以下人群，倾向于从 50 岁开始每十年发病率加倍，第 9 个十年达到约 10%

（右图）轴位 CT 示皮质僵化和骨小梁紊乱（➡），治疗方法基于二磷酸盐，骨碱性磷酸酶高时使用

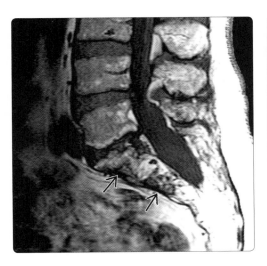
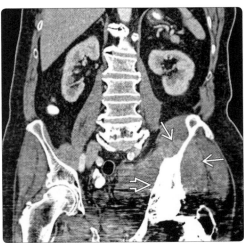

（左图）矢状位 T1WI 示 S1 和 S2 的椎体信号不均，由于脂肪和增厚的低信号骨小梁所致（➡）。没有软组织成分。继发性骨关节炎及恶性变等并发症取决于骨骼发病部位

（右图）冠状位 CT 示软组织肿瘤位于膨大（➡）、增厚的左侧髂骨（➡）。肉瘤变比较罕见（＜1% 的病例）

术语

- 甲状旁腺激素水平升高

影像学

- 骨量减少
  - 次级骨小梁的吸收
    - 互连、非负重骨小梁
  - 原始骨小梁的强化
    - 负重骨小梁
  - 骨皮质萎缩
- 骨膜下骨吸收
- 骶髂关节侵蚀
- 罕见：椎体终板侵蚀

主要鉴别诊断

- 多发性骨髓瘤
- 肾性骨营养不良
- 老年性骨质疏松症
- 血清反应阴性的脊椎关节病

病理学

- 原发：甲状旁腺腺瘤、增生或癌
- 继发
  - 由肾衰竭引起，由肠道吸收不良引起者极少
- 第三种
  - 长期甲状旁腺功能亢进（hyperparathyroidism, HPT）导致的甲状旁腺功能自动调节

临床信息

- 骨痛
- 肾绞痛
- 不完全性骨折

诊断思路

- 可疑病例通过实验室测试证实
- 手部 X 线片有助于确诊

（左图）侧位 X 线片显示弥漫性、非特异性的骨量减少（➡）。终板侵蚀是一个诊断线索，但在感染、焦磷酸钙沉积（calcium pyrophosphate deposition, CPPD）、肾性骨营养不良、椎间盘退变时也可以看到。本病例非连续水平 2 个关节受累，不太可能是感染

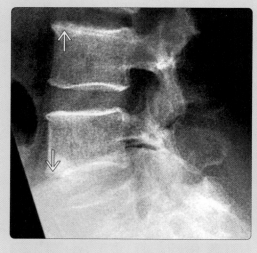

（右图）冠状位 CT 显示 HPT 导致多个终板侵蚀（➡），骨小梁缺乏，中央部分椎体通过正常的脂肪间隙（➡）可以与肿瘤鉴别

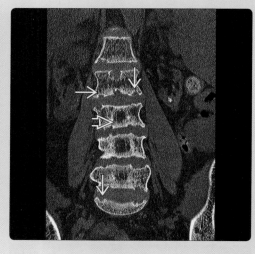

（左图）矢状位 CT 骨窗显示严重甲状旁腺功能亢进的 50 岁患者。由于次级骨小梁吸收，初级（垂直）骨小梁突出。T12 有突出的 Schmorl 结节和不完全骨折（➡）

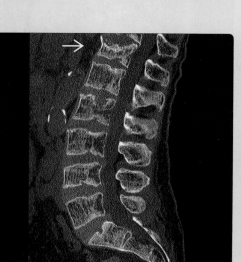

（右图）同一患者冠状位 CT 骨窗显示骶髂关节侵蚀（➡），这是 HPT 一个常见的现象，但可能误诊为强直性脊柱炎

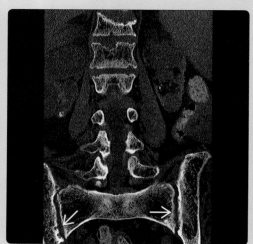

术语

缩略语
- 甲状旁腺功能亢进（hyper parathyroidism, HPT）

定义
- 甲状旁腺激素水平升高
- 囊状纤维性骨炎：长期的 HPT 导致各种骨变化
- 棕色瘤：HPT 活性巨细胞病变
- HPT 可能是原发、继发或第三种

影像学

一般表现
- 最佳诊断线索
  - 骨量减少
- 位置
  - 外周骨＞脊柱

X 线表现
- X 线片
  - 骨量减少
    - 如骨量丢失达 30%～50%，有必要检测
  - 次级骨小梁吸收（互连、非负重骨小梁）
  - 原始骨小梁强化（负重骨小梁）
  - 骨皮质萎缩
    - 皮质间差异明显，髓腔
  - 骨膜下骨吸收
  - 骶髂关节侵蚀
  - Schmorl 结节
  - 罕见：椎体终板侵蚀
  - 罕见：棕色瘤（破骨细胞瘤）
    - 溶解性、膨胀性的损伤没有基质产生
    - 组织学与骨巨细胞瘤相同
  - 软组织钙化
    - 通常包括四肢骨

CT 表现
- CT 骨窗
  - 比 X 线片检测骨量减少、骨吸收更敏感

核医学表现
- 骨扫描
  - 骨代谢增加

其他表现
- 骨密度检测对骨量减少最敏感

鉴别诊断

多发性骨髓瘤
- 最常表现为弥漫性脊柱骨量减少
- CT、MR 上可见骨髓替换

肾性骨营养不良
- 继发性 HPT+ 骨软化、骨质硬化
- "橄榄球球衣"样脊柱，模糊的骨小梁

老年性骨质疏松症
- 皮质变薄，原发性骨小梁吸收

血清反应阴性的脊椎关节病
- 侵蚀骶髂关节和脊椎边缘
- 韧带骨赘

病理学

一般表现
- 病因学
  - 原发
    - 甲状旁腺腺瘤、增生或癌
  - 继发
    - 由肾衰竭引起，由肠道吸收不良引起者很少
    - 甲状旁腺增生
  - 第三种
    - 长期 HPT 导致甲状旁腺功能自动调节
- 伴发异常
  - 低磷酸盐血症、肾结石、胰腺炎、消化性溃疡

临床信息

临床表现
- 常见体征 / 症状
  - 骨痛、肾绞痛
  - 脊柱不完全性骨折

转归与预后
- 许多病例病情稳定

治疗
- 选择、风险、并发症
  - 甲状旁腺切除术主要危险：复发、喉返神经损伤
- 病情稳定的情况下可行保守治疗
- 甲状旁腺切除术后骨矿物质密度可能不正常

诊断思路

思考点
- 可疑病例通过实验室检查证实

影像解读要点
- 手部 X 线片有助于确诊

（王莹、郎宁 译）

参考文献

1. Hu J et al: Management of brown tumor of spine with primary hyperparathyroidism: a case report and literature review. Medicine (Baltimore). 98(14):e15007, 2019
2. Ejlsmark-Svensson H et al: Prevalence and risk of vertebral fractures in primary hyperparathyroidism: a nested case-control study. J Bone Miner Res. 33(9):1657-64, 2018
3. Choi MK et al: Nontraumatic multiple vertebral compression fractures induced by primary hyperparathyroidism: a case report and literature review. World Neurosurg. 108:992.e5-9, 2017
4. Khalatbari MR et al: Brown tumor of the spine in patients with primary hyperparathyroidism. Spine (Phila Pa 1976). 39(18):E1073-9, 2014
5. Lacativa PG et al: Prevalence of radiological findings among cases of severe secondary hyperparathyroidism. Sao Paulo Med J. 127(2):71-7, 2009

术语

- 慢性肾脏病 - 矿物质和骨异常（chronic kidney disease-mineral and bone disorder, CKD-MBD）：代谢异常、骨塑形 / 重构障碍和骨外钙化
- 肾性骨营养不良（osteodystrophy, OD）：仅定义与 CKD 相关的骨病变

影像学

- 橄榄球球衣样脊柱
- 骨龄滞后
- 病理性骨折
- 骨软化症 / 佝偻病样改变
- 甲状旁腺功能亢进症（HPT）的表现

主要鉴别诊断

- 原发性甲状旁腺功能亢进症
- 骨质软化和佝偻病
- 透析性关节病

- 骨硬化症
- 畸形性骨炎
- 椎间盘硬化症

病理学

- 继发性甲状旁腺功能亢进症
  - 肾的磷酸吸收降低→血清钙降低→甲状旁腺激素（PTH）升高
  - 甲状旁腺激素升高→骨吸收增强
- 骨软化症
- 软组织钙化

临床信息

- 常见于慢性肾衰竭
- 多无症状，除非发生病理性骨折

诊断思路

- 考虑 CKD 的患者，尤其是血液透析患者

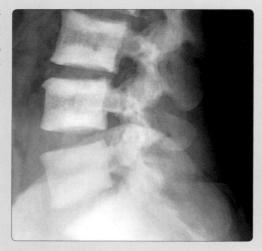
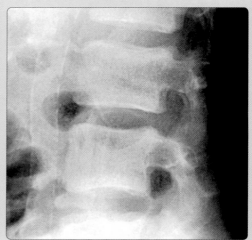

（左图）侧位 X 线片示严重的肾性骨营养不良。硬化的椎体与相邻终板构成条纹状外观，类似橄榄球球衣。硬化的边界并不明显，和骨硬化症边界清楚有明显不同

（右图）侧位 X 线片示中度肾性骨营养不良的典型改变。硬化的椎体与相邻的终板、骨小梁模糊

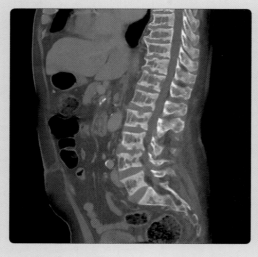
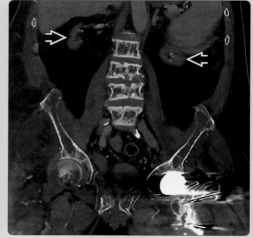

（左图）一名中年透析患者的矢状位骨窗 CT 显示各个水平的特征性终板增厚和硬化（橄榄球球衣样脊柱）。初次骨小梁增厚，表面粗糙。某些水平显示高度减低，反映压缩骨折

（右图）同一患者的冠状位骨窗 CT 证实终板增厚和硬化，伴有不规则的高度减低。注意双侧肾脏减小（➡），与透析相关性慢性肾衰竭有关

术语

定义

- 慢性肾脏病 - 矿物质和骨异常（CKD-MBD）：进展期肾脏疾病中出现的一系列异常，包括代谢异常、骨塑形 / 重构障碍以及动脉和软组织中的骨外钙化
- 肾性骨营养不良（OD）：仅定义与 CKD 相关的骨病变

影像学

一般表现

- 最佳诊断依据
  - 橄榄球球衣样脊柱

X 线表现

- X 线片
  - 骨质硬化和 / 或骨质减少
  - 橄榄球球衣样脊柱
    - 硬化带平行于终板
    - 硬化带边界多模糊、不清楚
  - 甲状旁腺功能亢进的表现
    - 突出的初级骨小梁
    - 次级骨小梁吸收
    - 骨皮质变薄
    - 肌腱起止点、终板及骶髂关节的破坏
    - 骨膜下骨吸收
    - 棕色瘤：溶骨性病变，无基质，边界清楚
  - 骨软化症 / 佝偻样改变
    - 骨小梁模糊、粗糙
    - 儿童：干骺端杯口样磨损变形
  - 骨龄滞后
  - 病理性骨折

CT 表现

- 同 X 线表现

MR 表现

- 骨髓有多种非特异性表现
- 棕色瘤
  - T1WI：低信号肿块
  - T2WI：高信号肿块

核医学表现

- 骨扫描可表现为广泛的摄取增强（"超级骨显像"）

鉴别诊断

原发性甲状旁腺功能亢进症

- 骨质减少，骨小梁的继发性吸收
- 椎体终板和骶髂关节的骨侵蚀

骨软化症和佝偻病

- 模糊的骨小梁
- 骨皮质和骨髓质减少的差异

透析性关节病

- 晶体或淀粉样物质沉积导致关节炎

- 仅发生在透析的患者，通常是血液透析患者
- 终板侵蚀、破坏
- 淀粉样物质或晶体沉积导致软组织肿块

骨硬化症

- 与终板相邻的边界清楚的硬化带

畸形性骨炎

- 环绕椎体的皮质增厚（"相框"样）
- 骨小梁增厚、紊乱

椎间盘硬化症

- 骨小梁正常
- 骨赘，可伴有椎间隙变窄

病理学

一般表现

- 病因学
  - 继发性甲状旁腺功能亢进症
    - 肾的磷酸吸收降低→血清钙降低→甲状旁腺激素升高
    - 甲状旁腺激素升高→骨吸收增强
  - 骨软化症
    - 无法转化为维生素 D 的活性形式
    - 改变透析液可以消除铝中毒导致的骨软化
- 伴发异常：软组织钙化

临床信息

临床表现

- 多无症状，除非发生病理性骨折

人口统计学

- 流行病学
  - 多发生于慢性肾衰竭患者

转归与预后

- 增加了骨折的风险
- 血液透析可能导致透析性关节病

治疗

- 维生素 D，饮食限制，磷酸结合剂

诊断思路

思考点

- 考虑 CKD 的患者，尤其是血液透析患者

（王莹、郎宁 译）

参考文献

1. Sharma AK et al: Deterioration of cortical bone microarchitecture: critical component of renal osteodystrophy evaluation. Am J Nephrol. 47(6):376-84, 2018
2. Ketteler M et al: Executive summary of the 2017 KDIGO Chronic Kidney Disease-Mineral and Bone Disorder (CKD-MBD) Guideline Update: what's changed and why it matters. Kidney Int. 92(1):26-36, 2017
3. Bover J et al: Adynamic bone disease: from bone to vessels in chronic kidney disease. Semin Nephrol. 34(6):626-40, 2014
4. Kemper MJ et al: Renal osteodystrophy in children: pathogenesis, diagnosis and treatment. Curr Opin Pediatr. 26(2):180-6, 2014
5. Torres PU et al: When, how, and why a bone biopsy should be performed in patients with chronic kidney disease. Semin Nephrol. 34(6):612-25, 2014
6. Sundaram M: Founders lecture 2007: Metabolic bone disease: what has changed in 30 years? Skeletal Radiol. 38(9):841-53, 2009

术语
- 系统性压力导致黄骨髓转化成红骨髓的生理过程

影像学
- 部位：首先累及颅骨、脊柱、肋骨、骨盆
  - 然后是四肢骨
  - 是成熟的反向过程
- T1WI：相对于椎间盘为低信号
- T2WI：中、低信号
- STIR：与肌肉信号类似，但不是高信号
- 钆对比剂中度强化

主要鉴别诊断
- 正常造血骨髓
  - 10 岁以下儿童
- 骨髓浸润 / 代替
  - 白血病 / 淋巴瘤
  - 多发性骨髓瘤 / 转移瘤

- 骨髓水肿
  - 外伤
  - 骨髓炎

病理学
- 缺铁性贫血
- 慢性疾病导致的贫血
- 溶血性贫血
- 发绀型心脏病，心力衰竭
- 造血生长因子

诊断思路
- 红骨髓向黄骨髓的转化发生在生命中的第一个 20 年
  - 25 岁时转变为成人骨髓模式
  - 从周围和远端到中心和近端
- 骨髓弥漫性 T1WI 低信号，无明显强化，或者骨皮质破坏，均提示骨髓增生

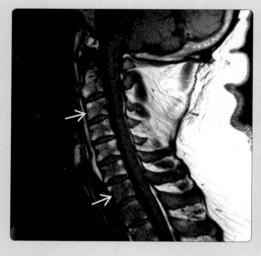
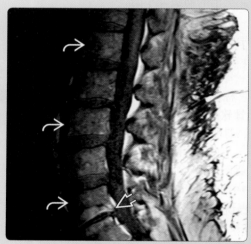

（左图）矢状位 T1WI MR 显示由于骨髓转换导致的颈椎骨髓多种不均质信号中的低信号区（➡），病灶信号强度的改变反映病变部位椎体成分的变化，包括脂肪和造血细胞、骨和血管

（右图）矢状位 T1WI MR 显示继发于慢性低氧血症和贫血的不均质低信号（➡）。L5-S1 椎间盘和脂肪退变与变性（➡）

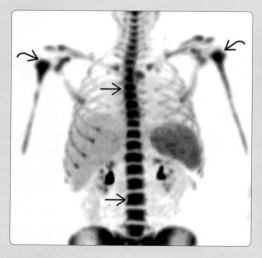
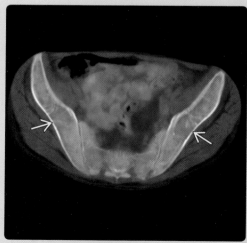

（左图）冠状位 PET 显示中轴骨（➡）和四肢骨（➡）摄取明显增高。在癌症患者，粒细胞集落刺激因子导致造血骨髓畸形生长，用来减少治疗相关的骨髓抑制

（右图）轴位 PET-CT 示双侧髂骨骨髓腔膨胀，伴弥漫性摄取增加（➡）。该患者患有重型地中海贫血

术语

近义词

- 骨髓复原

影像学

一般表现

- 最佳诊断依据
  - 椎体骨髓信号相对于椎间盘为低信号（T1WI 上为高信号）
- 范围
  - 整个脊柱受累
- 形态
  - 弥漫的，均匀的；斑片状，地图形

X 线表现

- X 线片
  - 溶血性贫血
    - 肋骨、颅骨、长骨的骨髓膨胀
    - 骨皮质变薄
    - 颅骨"毛骨悚然"样条纹
    - 镰状细胞性贫血时的椎体双凹样改变

CT 表现

- CT 骨窗
  - 镰状细胞性贫血时终板梗死导致 H 形椎体
  - 地中海贫血时可表现为髓腔扩大

MR 表现

- T1WI
  - 相对于椎间盘来说为低信号
    - 等于或者略高于肌肉信号
    - 正常椎体骨髓信号明显高于肌肉信号
  - 1.5T 时，骨髓信号在 T1WI ＜骨骼肌或椎间盘的信号是不正常的造血骨髓
  - 最准确的诊断方法是在 3T MRI 上以肌肉的信号作为对比标准
- T2WI
  - 等信号
    - 在抑脂 T2WI 上与肌肉信号类似，但不高于肌肉信号
- STIR
  - 与肌肉信号相似，但不是高信号
  - 造血骨髓信号 ＞脂髓信号
- DWI
  - 造血骨髓的弥散 ＞脂髓的弥散
  - 随着年龄的增长，骨髓的弥散率降低
- T1WI C+
  - 注射钆剂后中度强化
    - 35% 的 35 岁以上成人正常骨髓的信号不应该升高
  - 椎体骨髓在 MR 化学位移成像上变化不同
    - 相对于同相位信号来说，超过 20% 的异相位信号降低，为区分椎体骨髓良恶性病变阈值

核医学表现

- 骨扫描
  - ^{99m}Tc 的双磷酸盐或 ^{99m}Tc 的硫胶体
    - 由于骨髓膨胀导致摄取增加
      - 四肢骨远端、颅骨
- PET
  - 粒细胞集落刺激因子（GCSF）治疗可发现 FDG 摄取广泛增高
    - 正常和受刺激细胞葡萄糖转运和代谢的上调，使这些细胞 FDG 的摄取和存储增多
  - 与邻近的红骨髓相比，骨髓增生的焦点区域在 FDG PET 上可表现为轻度的代谢吸收增强

其他检查的表现

- 铁氧化物增强的骨髓影像
  - 正常和细胞过多的重新转换的骨髓蓄积超顺磁性氧化铁
    - 注入氧化铁 45~60 min 后，在 STIR 上信号明显丢失
  - 在肿瘤浸润和骨髓复原的鉴别方面可能有帮助

推荐成像方法

- 最佳成像方法
  - MR
    - T1WI 对增生的骨髓细胞有很高的敏感性
- 成像建议
  - 强化前后抑脂 T1WI 也会有帮助
  - STIR 或抑脂 T2WI MR
    - 鉴别造血元素与骨髓水肿或肿瘤浸润

鉴别诊断

正常造血骨髓

- 10 岁以下的儿童

骨髓浸润 / 替换

- 白血病 / 淋巴瘤
- 多发性骨髓瘤 / 转移瘤
  - 弥漫性或局限性 T1WI 低信号
    - 多灶疾病比较容易与增生的正常骨髓相鉴别
    - 弥漫的骨髓浸润可能表现类似
  - 在 STIR 或抑脂 T2WI 上通常高于肌肉信号
  - 注射钆对比剂后强化
  - PET 扫描示代谢活性增强
  - 病理性骨折
  - 硬膜外 / 椎旁肿瘤扩展

骨髓增生障碍

- 真性红细胞增生症，慢性髓细胞性白血病，原发性血小板增多症，骨髓纤维化伴骨髓增生
- MR 上看起来像增生的正常骨髓

骨髓水肿

- 多种因素，如创伤或感染
  - T1WI 低信号
    - 通常低于肌肉信号

- ○ STIR 多表现为局部或多段高信号
- ○ 外伤处软组织和椎管内血肿

病理学

一般表现

- 病因学
  - ○ 缺铁性贫血
    - 最常见的贫血
    - 慢性血液丢失
    - 需求增加（妊娠、青春期等）
    - 不适当饮食
  - ○ 慢性疾病导致的贫血
    - 贫血的第二常见原因
    - 感染（如 AIDS）、炎性疾病（如类风湿关节炎）、癌症最常见
    - 单核细胞分泌的干扰素、白细胞介素抑制红细胞生成、红细胞增殖
    - 从网状组织细胞到血浆释放的铁不足
    - 由于网状内皮系统导致的红细胞破坏增加
  - ○ 溶血性贫血
    - 红细胞加速性破坏
    - 镰状细胞疾病、地中海贫血等
      - □ 镰状细胞性贫血的骨坏死
  - ○ 慢性低氧血症
    - 发绀型心脏疾病，心力衰竭
    - 严重吸烟：每天多于 1 包
    - 其他：高海拔，肥胖，马拉松运动员
  - ○ 造血生长因子
    - 如 GCSF
      - □ 促进造血干细胞的生长与分化
    - 抗 HIV 药物
- 胚胎 - 解剖学
  - ○ 出生后，整个骨髓腔充满了红骨髓
  - ○ 红骨髓转变为黄骨髓发生在生命中的第一个 20 年
    - 第 1 年：开始转变为脂肪骨髓
      - □ 以椎间盘为参考，在 T1 上从椎体中央评价椎体信号
      - □ <1 岁为低信号，1~5 岁为等信号
      - □ >5 岁为 T1WI 高信号
    - 25 岁时转变为成人骨髓模式
  - ○ 从四周和远端到中心和近端
  - ○ 随着年龄的增长，所有红骨髓从第一个 10 年的 58% 下降到第 8 个 10 年的 29%
  - ○ 也可以代替骨的丢失
- 从中轴骨开始的转换过程
  - ○ 从颅骨开始，接着是椎体、肋骨、胸骨、骨盆
  - ○ 然后是四肢，从近端到远端
  - ○ 与成熟的顺序相反

- ○ 骨骺通常不受累，除非严重需要转换
- ○ 四肢骨广泛转换提示严重贫血或者增生累及中轴骨
- 40 岁以上成人比老年人具有更强的骨髓转换能力

临床信息

临床表现

- 常见体征 / 症状
  - ○ 可能没有和脊柱相关的症状
  - ○ 与贫血、低氧血症有关的体征 / 症状
    - 皮肤和黏膜苍白
    - 虚弱和乏力，呼吸困难
    - 先天性心脏病

人口统计学

- 种族
  - ○ 没有种族差异，除非特殊贫血
    - 镰状细胞疾病：黑种人
    - 地中海贫血：东地中海一带的种族（如希腊人、意大利人、波斯人）

治疗

- 潜在疾病的治疗
- 输血
- 重组红细胞生成素

诊断思路

思考点

- 当 T1WI 显示骨髓低信号后，建议采用快速抑脂 T2WI 序列（或者 STIR）与钆剂强化的 T1WI

影像解读要点

- 骨髓弥漫性 T1WI 低信号，无明显强化，或有骨皮质破坏，均提示骨髓增生

（王莹、郎宁 译）

参考文献

1. van Vucht N et al: The Dixon technique for MRI of the bone marrow. Skeletal Radiol. 48(12):1861-74, 2019
2. Park S et al: Intravoxel incoherent motion diffusion-weighted magnetic resonance imaging of focal vertebral bone marrow lesions: initial experience of the differentiation of nodular hyperplastic hematopoietic bone marrow from malignant lesions. Skeletal Radiol. 46(5):675-83, 2017
3. Chan BY et al: MR Imaging of pediatric bone marrow. Radiographics. 36(6):1911-30, 2016
4. Shigematsu Y et al: Distinguishing imaging features between spinal hyperplastic hematopoietic bone marrow and bone metastasis. AJNR Am J Neuroradiol. 35(10):2013-20, 2014
5. Hanrahan CJ et al: MRI of spinal bone marrow: part 2, T1-weighted imaging-based differential diagnosis. AJR Am J Roentgenol. 197(6):1309-21, 2011
6. Shah LM et al: MRI of spinal bone marrow: part I, techniques and normal age-related appearances. AJR Am J Roentgenol. 197(6):1298-308, 2011
7. Jaramillo D: Whole-body MR imaging, bone diffusion imaging: how and why? Pediatr Radiol. 40(6):978-84, 2010
8. Vande Berg BC et al: Normal variants of the bone marrow at MR imaging of the spine. Semin Musculoskelet Radiol. 13(2):87-96, 2009
9. Zhao J et al: MRI of the spine: image quality and normal-neoplastic bone marrow contrast at 3 T versus 1.5 T. AJR Am J Roentgenol. 192(4):873-80, 2009
10. Darge K et al: Whole-body MRI in children: current status and future applications. Eur J Radiol. 68(2):289-98, 2008

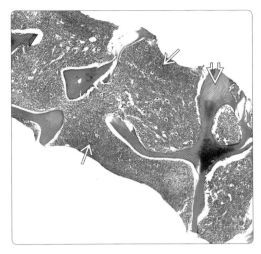

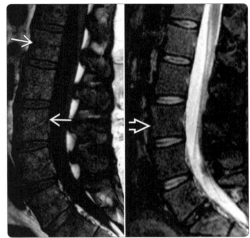

（左图）HIV 感染患者的骨髓显微照片显示，骨小梁（➡）之间骨髓细胞明显增多（➡）。这种类型的骨髓细胞增生是由三系增生引起的

（右图）矢状位 T1WI MR 显示与椎间盘相比，骨髓信号为等信号（➡）。STIR 上无不正常的高信号（➡）。骨髓增生显示的信号与红骨髓信号相似

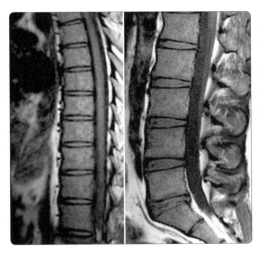

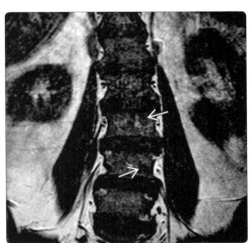

（左图）矢状位胸腰椎 T1WI MR 显示骨髓为等信号。研究报道，在骨密度下降和骨髓受蛋白酶抑制剂影响或处于脂肪营养障碍时，骨髓脂肪减少

（右图）冠状位腰椎 T1WI MR 示慢性疾病导致贫血的患者图像显示不同的低信号骨髓，类似肌肉的信号。注意多发结节样低信号病灶（➡），由局部红骨髓的增生导致

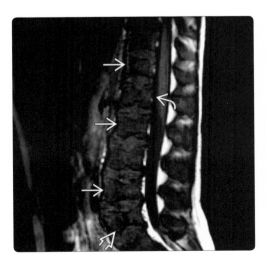

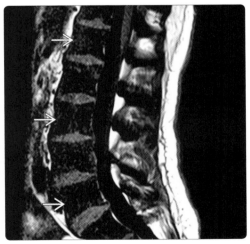

（左图）矢状位 T1WI MR 示弥漫性椎体骨髓更黑的低信号（➡）。在此镰状细胞性贫血伴有椎体骨髓增生的患者 MR 上，椎体骨髓信号低于椎间盘信号。变黑的椎体骨髓代表了造血元素。经典的双凹样改变或者"鱼嘴样"（➡）、"H"形椎体都表现出来（➡）

（右图）矢状位 T1WI MR 显示与椎间盘相比，表现为弥漫的低信号的骨髓（➡）。该患者有乳腺癌多发转移，还受到了骨髓刺激因子作用

术语

- 骨髓增生异常综合征的典型特征就是正常骨髓为纤维组织替代

影像学

- 骨硬化
- 脾大，肝大，棘突旁肿块
- 在所有的序列上骨髓呈低信号
  - 在 T2WI 和 STIR 上信号略高于在 T1WI 上
  - 病变可表现为弥漫性或斑片状
  - 信号在同相位或反相位上没有变化
  - 轻微强化或无强化

主要鉴别诊断

- 白血病和淋巴瘤
- 生血性骨髓
- 成骨性转移

- 骨硬化症
- 再生骨髓

病理学

- 原发：肿瘤干细胞的刺激，非肿瘤增殖的成纤维细胞和胶原
- 继发：与白血病、淋巴瘤、转移性疾病、苯类毒素中毒有关

临床信息

- 通常无痛，也可能无症状
  - 贫血、血小板增多或者全血细胞减少
  - 髓外造血→脾大、肝大
  - 急性骨髓纤维化（罕见）：突然发作，贫血，全骨髓增殖，迅速致命

诊断思路

- MR 影像学表现有提示作用，但需要活检才能确诊

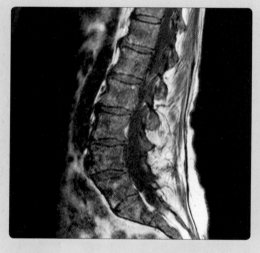
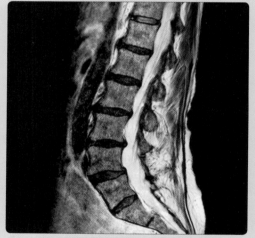

（左图）矢状位 T1WI MR 显示一有长期血小板增多症和继发性全血细胞减少症的 70 岁女性患者，骨髓呈现广泛的、轻度的非均质低信号。活检证实为骨髓纤维化

（右图）同一患者的矢状位 T2WI MR 示骨髓仍然呈低信号，该患者对治疗不耐受，但她在诊断为骨髓纤维化后存活了 8 年

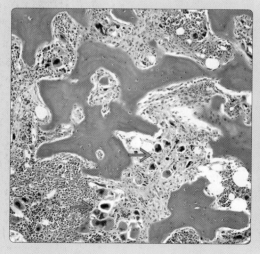
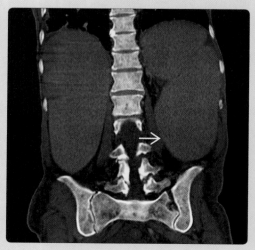

（左图）显著的骨硬化、骨髓纤维化和巨核细胞多形性是原发性骨髓纤维化的重要组织学特征。巨核细胞的范围从小到大，呈深染和成簇状（➡）

（右图）同一患者的冠状位 CT 示骨硬化和脾大（➡）。髓外造血通常包括脾，但也可能在棘突旁软组织内被发现

术语

近义词

- 骨髓硬化症；特发性骨髓外化生

定义

- 骨髓增生异常综合征是指骨髓为纤维组织替代

影像学

X 线表现

- X 线片
  - 多表现正常；骨骼有时表现为广泛硬化
  - 髓外造血
    - 脾大，肝大
    - 棘突旁肿块

CT 表现

- 骨硬化
- 髓外造血

MR 表现

- 骨髓在所有序列上均表现为低信号
  - 在 T2WI 和 STIR 上信号稍高于在 T1WI 上
  - 病变可表现为弥漫性或者斑片状
  - 信号在同相位或反相位上没有变化
  - 轻微强化或无强化

推荐成像方法

- 最佳成像方法
  - MR
- 成像建议
  - 矢状位 T1WI、T2WI、STIR

鉴别诊断

白血病和淋巴瘤

- T1WI 低信号
- T2WI、STIR 等信号

生血性骨髓

- T1WI 低信号，但是高于椎间盘和肌肉的信号
- 脂肪混杂信号
- T2WI、STIR 等信号

成骨性转移

- T1WI 和 T2WI 上呈现非常低的信号
- 通常为片状、不均匀

骨硬化症

- T1WI 和 T2WI 上呈现非常低的信号
- X 线片上可表现为"骨中骨"

再生骨髓

- 骨髓移植后或骨髓刺激后
- 通常表现为脂肪混杂信号，在反相位上信号降低

病理学

一般表现

- 病因学
  - 原发：肿瘤干细胞的刺激，非肿瘤增殖的成纤维细胞和胶原
    - 造血元素的丢失
    - 有可能是慢性髓细胞性白血病的前驱
  - 部分与产生激酶（JAK）/信号转导子和转录激活子（STAT）通路过度激活信号的突变有关
  - 继发：与白血病、淋巴瘤（霍奇金和非霍奇金淋巴瘤）、转移性疾病、苯类毒素中毒有关

镜下所见

- 骨髓中网状蛋白纤维增加；其他变化多样
- *JAK2* 和 *MPL* 基因突变

临床信息

临床表现

- 常见体征 / 症状
  - 通常无痛，也有可能无症状
  - 贫血、血小板增多或者全血细胞减少
  - 髓外造血→脾大、肝大
  - 急性骨髓纤维化（罕见）：突然发作，贫血，全骨髓增殖，迅速致命

人口统计学

- 年龄
  - 原发：50~70 岁

转归与预后

- 不同，取决于病因

治疗

- 注意事项、风险、并发症
  - 雄激素、泼尼松、镇静药及骨髓移植等都有效
  - 鲁索利替尼是 FDA 批准用于治疗中高危骨髓纤维化的口服 *JAK1* 和 *JAK2* 抑制剂

诊断思路

影像解读要点

- MR 不能排除并存的肿瘤；穿刺活检有利于确诊

（王莹、郎宁 译）

参考文献

1. Nakamura G et al: Magnetic resonance imaging of bone marrow for TAFRO syndrome. Mod Rheumatol. 29(3):551-7, 2019
2. Caranci F et al: Magnetic resonance imaging correlates of benign and malignant alterations of the spinal bone marrow. Acta Biomed. 89(1-S):18-33, 2018
3. Verstovsek S et al: Efficacy, safety and survival with ruxolitinib in patients with myelofibrosis: results of a median 2-year follow-up of COMFORT-I. Haematologica. 98(12):1865-71, 2013
4. Etienne A et al: Myelofibrosis-associated lymphoproliferative disease: retrospective study of 16 cases and literature review. Adv Hematol. 2009:179847, 2009
5. Orazi A et al: Myelodysplastic syndromes. Am J Clin Pathol. 132(2):290-305, 2009
6. Smith BD et al: Biology and management of idiopathic myelofibrosis. Curr Opin Oncol. 13(2):91-4, 2001

术语
- 继发于全身性疾病或主动脉病变的椎体松质骨和骨髓的梗死
  - 不是骨坏死（Kümmell 病）

影像学
- 边界清楚的、区域分布的异常信号，易累及椎体的前 1/3 ~ 1/2
- T2WI 示多椎体信号增高，与正常骨髓界限清楚
- T1WI C + 示受累椎体区域强化显著降低
  - 不涉及硬膜外或脊柱旁软组织
  - 累及后缘者罕见

主要鉴别诊断
- 继发于潜在的全身性疾病的梗死
  - 镰状细胞
  - 急性白血病（AML 或 ALL）
  - 系统性红斑狼疮
  - 淋巴瘤
  - 移植与宿主疾病
- 继发于主动脉疾病的梗死
  - 夹层
  - 腹主动脉手术
- 转移性肿瘤骨髓浸润
- 白血病或淋巴瘤骨髓肿瘤浸润
- 肉芽肿或霉菌感染

临床信息
- 全身性疾病的非特异性背痛
- 主动脉疾病如伴脊髓梗死，则会出现脊髓病、下肢轻截瘫

诊断思路
- 梗死是全身性疾病或恶性肿瘤的信号，如白血病

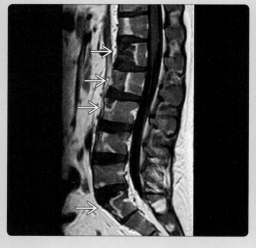
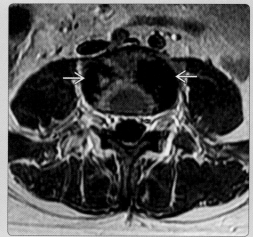

（左图）矢状位 T1WI C+ MR 显示一例新诊断为淋巴细胞性白血病的患者多个椎体、多发、边界清楚的、区域分布的低信号增强区（➡），边缘强化。不伴有软组织肿块，不累及椎间盘

（右图）轴位 T1WI C+ MR 显示一例多发椎体梗死和新诊断为急性粒细胞性白血病的患者，椎体两侧边界清楚、周边中等强化的病变（➡）

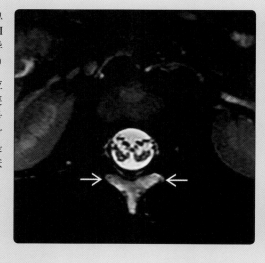
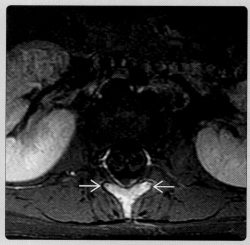

（左图）镰状细胞疾病和急性背痛患儿的轴位 T2WI FS MR 显示腰椎棘突内异常高信号的骨髓信号（➡）

（右图）同一患者的轴位 T1WI C+ FS MR 证实棘突内的异常强化的骨髓信号（➡）。脊椎其余部分的骨髓信号在所有序列上都是低信号，反映有贫血和铁沉积

术语

近义词

- 不成熟的骨梗死、骨髓梗死

定义

- 继发于全身性疾病或主动脉病变的椎体松质骨和骨髓的梗死
  - 不是骨坏死（Kümmell 病）

影像学

一般表现

- 最佳诊断依据
  - 全身性疾病存在的情况下，多发椎体区域性 T2 高信号伴强化减弱
- 部位：多个椎体，多发
- 范围
  - 从整个椎体到小部分椎体
- 形态学
  - 境界清楚的、区域分布的异常信号，易累及椎体的前 1/3～1/2

X 线表现

- X 线片
  - 通常非成熟骨的梗死无法显示或者轻微的密度降低

CT 表现

- NECT
  - 急性和亚急性梗死显示无异常或中度的密度降低
  - 慢性期可能涉及硬化，或者镰状细胞性贫血中典型的 H 形梗死

MR 表现

- T1WI：多椎体边界清楚的低信号改变；垂直方向
- T2WI：多椎体信号增高，与正常骨髓界限清楚
- T1WI C+
  - 椎体中心无区域性强化，可以周边强化
  - 不涉及硬膜外或脊柱旁软组织
  - 很少累及后缘

鉴别诊断

继发于潜在的全身性疾病的梗死

- 镰状细胞
- 急性白血病（急性淋巴细胞白血病，ALL）或（急性髓细胞白血病，AML）
- 系统性红斑狼疮
- 淋巴瘤
- 移植与宿主疾病（graft-vs.-host disease，GVHD）

继发于主动脉疾病的梗死

- 夹层
- 腹主动脉手术

转移性疾病

- 椎体或后缘被累及

- 局部肿块，伴硬膜外或脊柱旁软组织扩张

白血病或淋巴瘤骨髓瘤浸润

- 骨髓更均匀，但没有清楚的边界
- 均匀强化

肉芽肿或霉菌感染

- 通常累及软组织
- 通常累及椎间隙

病理学

大体病理与手术所见

- 血管阻塞，血栓，血小板功能障碍
- 移植群体的骨髓梗死主要是由移植物抗宿主疾病有关的微血管病引起

临床信息

临床表现

- 常见体征 / 症状
  - 全身性疾病的非特异性背痛
  - 主动脉疾病如伴脊髓梗死，则会出现脊髓病、下肢轻截瘫

诊断思路

思考点

- 梗死是全身性疾病或恶性肿瘤的信号，如白血病
- 伴有脊髓梗死；非特异性 T2 高信号作为一个确定信号，在反映梗死的线索中非常有用

（王莹、郎宁 译）

参考文献

1. Hughes D et al: Gaucher disease in bone: from pathophysiology to practice. J Bone Miner Res. 34(6):996-1013, 2019
2. Peckham ME et al: Imaging of vascular disorders of the spine. Radiol Clin North Am. 57(2):307-18, 2019
3. Watanabe M et al: Craniofacial bone infarcts in sickle cell disease: clinical and radiological manifestations. J Comput Assist Tomogr. 37(1):91-7, 2013
4. Shah LM et al: MRI of spinal bone marrow: part I, techniques and normal age-related appearances. AJR Am J Roentgenol. 197(6):1298-308, 2011
5. Tall MA et al: MR imaging of the spinal bone marrow. Magn Reson Imaging Clin N Am. 15(2):175-98, vi, 2007
6. Alyas F et al: MR imaging evaluation of the bone marrow and marrow infiltrative disorders of the lumbar spine. Magn Reson Imaging Clin N Am. 15(2):199-219, vi, 2007
7. Vazquez E et al: Neuroimaging in pediatric leukemia and lymphoma: differential diagnosis. Radiographics. 22(6):1411-28, 2002
8. Mori A et al: Avascular necrosis in the femoral head secondary to bone marrow infarction in a patient with graft-versus-host disease after unrelated bone marrow transplantation. Ann Hematol. 80(4):238-42, 2001
9. Butt WP: MRI diagnosis of bone marrow infarction in the child with leukaemia. Clin Radiol. 53(1):77, 1998
10. Mori A et al: Bone marrow infarction due to acute graft-versus-host disease in an acute lymphoblastic leukemia patient after unrelated bone marrow transplantation. Bone Marrow Transplant. 21(6):615-7, 1998
11. Amano Y et al: Case report: the MRI diagnosis of bone marrow infarction in a child with leukaemia. Clin Radiol. 52(7):560-2, 1997
12. Munk PL et al: Immature bone infarcts: findings on plain radiographs and MR scans. AJR Am J Roentgenol. 152(3):547-9, 1989
13. Bain B: Extensive bone marrow infarction followed by myelofibrosis in patient with Ph' positive chronic granulocytic leukaemia. J Clin Pathol. 33(5):449-53, 1980

术语
- 为适应严重的慢性贫血而形成的硬膜外和（或）脊柱旁造血组织增殖

影像学
- 胸椎中段 > 颈椎、腰椎
- CT
  - 软组织密度
  - 中央管狭窄
  - 没有骨质侵蚀或者钙化
- MR
  - T1：与脊髓相比呈等信号
  - T2：与脊髓相比呈略高信号
  - 最低的、轻微的或者中度强化

主要鉴别诊断
- 硬膜外或椎旁转移
- 脊柱硬膜外淋巴瘤
- 椎旁蜂窝织炎或脓肿
- 外周神经鞘瘤
- 硬膜外血肿

病理学
- 异位的造血组织受应激，以适应慢性贫血的状态
  - 中度 β- 地中海贫血：最常见
  - 镰状细胞贫血
  - 真性红细胞增生症
  - 骨髓纤维化伴有骨髓化生

临床信息
- 无症状
- 背痛，伴或不伴神经根痛

诊断思路
- 在胸椎硬膜外或椎旁发现等密度肿块时，应考虑脊柱髓外造血或骨髓增生性疾病

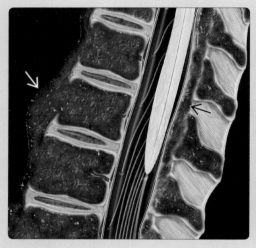
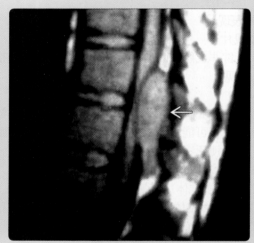

（左图）矢状位示意图显示一例髓外造血患者腰椎椎体大量造血骨髓延伸到脊柱前（➡）和背部硬膜外隙（▱➡）

（右图）矢状位 T2WI MR 显示一局限性等信号卵圆形硬膜外软组织肿块（➡），压迫胸髓远端。这是一个典型的髓外造血病例的 MR 表现，伴硬膜外软组织肿块

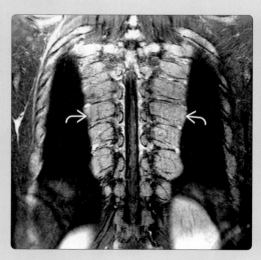
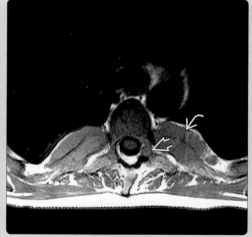

（左图）冠状位 T1WI C+ FS MR 显示脊柱和椎旁软组织处从肋骨扩展过来的髓外的造血物沉积（➡）。由于骨髓造血不足，另一侧的造血组织增殖来补偿造血元素的循环需要

（右图）轴位 T1WI MR 显示髓外造血组织从肋骨（➡）通过椎体延伸到神经孔（➡）

术语

缩略语

- 髓外造血（extramedullary hematopoiesis, EMH）

定义

- 为适应严重的慢性贫血而形成的硬膜外和（或）脊柱旁造血组织增殖

影像学

一般表现

- 最佳诊断依据
  ○ 胸椎管内或椎旁肿块最低程度均匀强化，伴广泛的脊髓低信号
- 部位
  ○ 胸椎中段＞颈椎、腰椎
  ○ 硬膜外、脊柱旁
- 大小：多节段
- 形态
  ○ 非常局限
  ○ 均匀，小叶状软组织肿块

X 线表现

- X 线片
  ○ 正位片上呈双侧对称、增宽的脊柱旁索条影
  ○ 伴或不伴肋骨、锁骨浸润

CT 表现

- NECT
  ○ 软组织密度
  ○ 中央管狭窄
  ○ 脊髓受压、移位
  ○ 伴或不伴肋骨、锁骨浸润
- CECT：中度强化
- CT 骨窗
  ○ 没有骨侵蚀或钙化

MR 表现

- T1WI
  ○ 与脊髓相比呈等信号
- T2WI
  ○ 与脊髓相比呈略高信号
    - 低信号可能代表了造血组织内铁元素的增加
- STIR
  ○ 高信号
- T1WI C+
  ○ 最低的、轻微的或者中度强化
- 各种肿块累及脊髓
  ○ 据报道，脊髓受压最常见于 β- 地中海贫血
  ○ 髓内 T2 高信号有可能存在
    - 脊髓水肿或软化
- 神经根受压
- 弥漫性椎体骨髓在所有 T1 序列上呈低信号

非血管性介入

- 脊髓造影术
  ○ 非特异性低密度硬膜外肿块导致中央管消失
  ○ 在一份报道中，椎骨增大和半透明占 0%~86%

核医学表现

- 锝硫胶体扫描
  ○ 硬膜外或椎旁的摄取与髓外造血相符

推荐成像方法

- 最佳成像方法
  ○ 矢状位、轴位 T2WI、T1WI、T1WI C+ MR

鉴别诊断

硬膜外或椎旁转移

- 由邻近椎体延伸来的病变
  ○ 后缘骨皮质多被累及
    - 在 STIR 上为高信号
  ○ 压缩骨折
- 孤立的硬膜外或椎旁疾病而脊柱未受累罕见
- 常表现为中等强化

脊柱硬膜外淋巴瘤

- 与脊髓相比，在 T1WI 上呈等信号、在 T2WI 上呈高信号
- 伴或不伴相邻椎体受侵
- 伴或不伴弥漫性脊髓低信号

椎旁蜂窝织炎或脓肿

- 伴感染性脊柱炎
  ○ 相邻椎体有破坏性改变
- STIR 上高信号
  ○ 特别是液化部分
- 弥漫性（蜂窝织炎）或周围性（脓肿）强化

外周神经鞘瘤

- 常为单一水平
- 多发神经纤维瘤、1 型神经纤维瘤病
- 与脊髓相比，在 T1WI 上呈等信号，在 T2WI 上呈高信号
- 可明显强化
- 椎间孔增宽

硬膜外血肿

- 在 T1WI 上呈高信号
- 在 T2WI 上呈等 - 低信号
- 可有或无强化
- 发病突然

病理学

一般表现

- 病因学
  ○ 异位的造血组织应激，以适应慢性贫血的状态
    - 中度 β- 地中海贫血：最常见
      □ 由于骨髓的补偿机制而发生独立转移
    - 镰状细胞性贫血

- 真性红细胞增生症
- 骨髓纤维化伴骨髓化生
○ 椎管外造血的起源有争议
  - 硬膜外隙胚胎造血干细胞的刺激
  - 造血骨髓直接从椎体延伸到硬膜外隙
  - 胎儿硬膜的造血能力
  - 栓子形成
- 伴发异常
  ○ 肋骨的骨髓膨胀
  ○ 镰状细胞疾病患者小的脾梗死
    - 地中海贫血患者的脾大
  ○ 血胸伴脊柱旁髓外造血
  ○ 实验室检查：慢性微细胞性溶血性贫血
- 慢性贫血中，正常骨髓不能满足循环需要时的代偿机制
- 髓外造血的常见部位：肝、脾、淋巴结
  ○ 不常见部位：腹膜后组织、肾、肾上腺区域、脊柱旁区域、胸腺、乳腺、汗腺、胸膜、前列腺、阔韧带
  ○ 罕见部位：外周神经或颅骨硬膜
  ○ 胎儿造血的部位

大体病理与手术所见

- 散在的肉色肿块

镜下所见

- 与骨髓穿刺物相似
  ○ 三系造血
    - 红细胞和粒细胞前体、巨核细胞

临床信息

临床表现

- 常见体征 / 症状
  ○ 无症状
  ○ 背痛，伴或不伴神经根痛
  ○ 其他体征 / 症状
    - 下肢轻瘫
    - 感觉缺失
    - 步态障碍
    - 膀胱、肠道功能障碍
    - 腱反射明显减弱
    - 贫血、全血细胞减少
- 临床资料
  ○ 因硬膜外髓外造血造成脊髓压迫，引起神经系统症状的患者，应高度怀疑伴慢性贫血

人口统计学

- 年龄
  ○ 成人常见：30~40 岁
- 种族
  ○ 部分血红蛋白病在特定种族中比较常见
    - 镰状细胞疾病：黑种人
    - α- 地中海贫血最常见于亚裔和非洲人后裔，而 β- 地中海贫血最常见于地中海血统的人

- 骨髓增生障碍：无种族特异性
- 流行病学
  ○ 脊柱受累多见于肝脾髓外造血
    - 脊柱髓外造血：涉及 27% 的非肝脾髓外造血
    - 椎管内的髓外造血见于 11%~15% 地中海贫血患者

转归与预后

- 预后非常好：放疗 3~7 天后症状消失
  ○ 在血红蛋白病或有骨髓增生障碍时预后受影响

治疗

- 静脉应用类固醇
  ○ 减轻脊髓水肿
- 放疗
  ○ 异位造血组织对放疗特别敏感
  ○ 单独放疗或者与手术联合
  ○ 骨髓抑制的风险
    - 可刺激髓外造血的进一步发展
- 减压性椎板切除与手术切除
  ○ 存在典型的脊髓疾病时，提示使用此方法
- 输血
  ○ 存在放疗或手术禁忌
  ○ 因贫血改善而使髓外造血组织消退
  ○ 多次复发
- 抗肿瘤药
  ○ 增加血红蛋白 -F 的产量
  ○ 骨髓抑制
- 胎儿血红蛋白诱导剂可以减弱造血驱动

诊断思路

影像解读要点

- 血红蛋白病或骨髓增生异常的患者存在胸椎硬膜外或椎旁等密度肿块时，应考虑脊柱髓外造血

（王莹、郎宁 译）

参考文献

1. Kapatia G et al: Extramedullary hematopoiesis: clinical and cytological features. Diagn Cytopathol. 48(3):191-6, 2020
2. Yang X et al: The mechanisms of pathological extramedullary hematopoiesis in diseases. Cell Mol Life Sci. ePub, 2020
3. Ismail II et al: Compressive dorsal myelopathy secondary to extramedullary hematopoiesis in a thalassemic patient. Case Rep Neurol Med. 2019:5827626, 2019
4. Nguyen GT et al: Nonanemic extramedullary hematopoiesis in the posterior mediastinum. Asian Cardiovasc Thorac Ann. 27(2):135-7, 2019
5. Hisamud-Din N et al: Incomplete paraplegia caused by extramedullary hematopoiesis in a patient with thalassemia intermedia. Spinal Cord Ser Cases. 3:17020, 2017
6. Ruo Redda MG et al: Complete recovery from paraparesis in spinal cord compression due to extramedullary haemopoiesis in beta-thalassaemia by emergency radiation therapy. Intern Med J. 44(4):409-12, 2014
7. Ghieda U et al: Progressive spinal cord compression due to epidural extramedullary hematopoiesis in thalassemia intermedia. A case report and literature review. Neuroradiol J. 26(1):111-7, 2013
8. Hassanzadeh M: Images in clinical medicine. Extramedullary hematopoiesis in thalassemia. N Engl J Med. 369(13):1252, 2013
9. Haidar R et al: Paraspinal extramedullary hematopoiesis in patients with thalassemia intermedia. Eur Spine J. 19(6):871-8, 2010
10. Singh S et al: Paraspinal extramedullary hematopoiesis diagnosed using Tc-99m sulfur colloid. Clin Nucl Med. 33(11):794-6, 2008

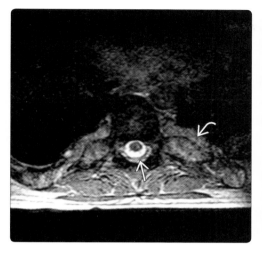
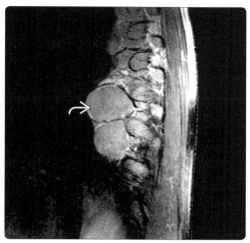

（左图）轴位 T2WI MR 示中等信号强度的病灶从肋骨开始经过椎体（➡）进入硬膜外间隙（➡）。发病机制包括骨髓干细胞再生，穿过椎体和肋骨的皮质进入骨膜下，胸腔内的负压可促进该现象的发生

（右图）矢状位 T1WI C+ FS MR 示髓外造血椎旁沉积物的弥漫性均匀强化（➡）

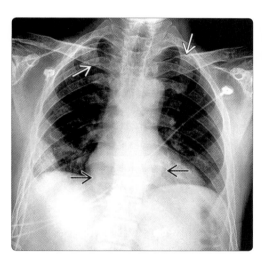
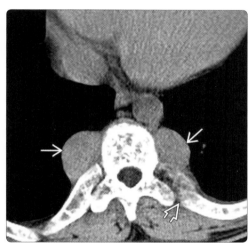

（左图）前后位胸片示双侧锁骨和肋骨髓腔膨胀（➡），也可见椎旁软组织索条影增宽（➡）

（右图）轴位 NECT 证实了胸椎旁软组织肿块的存在，和椎体与肋骨的髓腔膨胀（➡）。在这例 EMH 中，由于贫血所致的骨髓肿胀和椎旁肿块是其主要表现

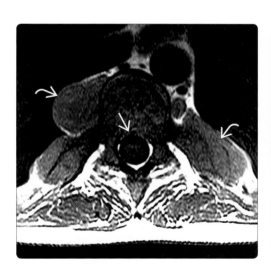
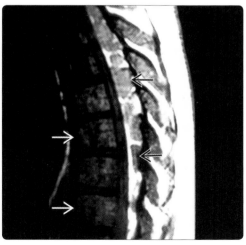

（左图）轴位 T1WI MR 示骨髓异常信号和髓外造血的异常沉积，从肋骨（➡）通过椎体破入硬膜外间隙（➡）。在老年患者，对 MR 提示的硬膜外软组织肿块要有多种考虑，包括淋巴瘤、骨髓瘤和转移瘤

（右图）矢状位 T1WI MR 示背侧硬膜外间隙等信号软组织肿块（➡）。椎体骨髓由于增生性造血元素显示为弥漫性低信号（➡）

肿瘤样钙质沉着症

术语
- 良性的关节周围软组织沉积，钙化

影像学
- 钙化肿块位于大的滑膜关节中心，但不侵犯关节
- 好发于大关节
  - 髋关节
  - 肩关节
  - 肘关节
  - 累及脊柱不常见
- X 线片 /CT
  - 围绕关节的钙化肿块和簇状的钙化聚集物
- T1/T2/STIR
  - 小关节中心分叶状低信号肿块
  - 可以越过中线累及背侧组织、黄韧带
  - 极少强化

主要鉴别诊断
- 主要鉴别诊断
  - 焦磷酸钙沉积症
  - 骨原发肿瘤
  - 滑膜性骨软骨瘤病
  - 神经性关节病
  - 滑膜囊肿

病理学
- 慢性肾衰竭的并发症，通常发生在肾透析中
- 家族性肿瘤样钙质沉着症（familial tumoral calcinosis, FTC）
  - 血磷正常性 FTC
  - 高磷血症性 FTC

诊断思路
- 肿瘤样钙质沉着症是排除性诊断
- 通过 CT 在其他大关节寻找病变

（左图）矢状位 CT 显示腰椎肿瘤样钙化（➨）。钙化肿块延伸到骨性椎管，引起椎管受侵（➨）。不透 X 线的关节周围肿块经常是由于体外巨细胞或组织细胞反应形成的羟基磷灰石晶体

（右图）轴位 NECT 显示颈椎处包绕在小关节周围的、边界清楚的分叶状非软组织密度病灶（➨）（Courtesy N. Stence, MD.）

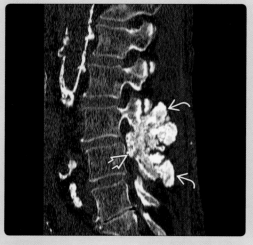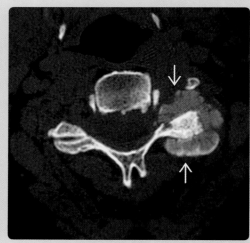

（左图）轴位 CT 显示后方大量钙化导致的中央管受侵犯（➨）

（右图）轴位 T2WI MR 显示后方钙化的低信号肿块（➨）。硬膜囊内中等大小的肿块压迫神经根（➨）。肿瘤样钙质沉着多伴有遗传性钙代谢疾病或肾透析，也常见于缺乏系统性疾病的退变组织

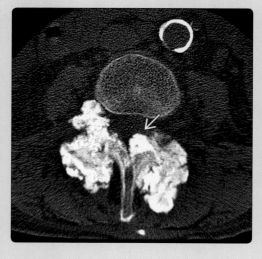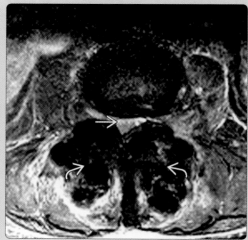

术语

缩略语

- 肿瘤样钙质沉着症（tumoral calcinosis, TC）
- 家族性肿瘤样钙质沉着症（familial tumoral calcinosis, FTC）

同义词

- 骨外肿瘤钙化、钙化性假瘤

定义

- 关节周围软组织沉积，钙化

影像学

一般表现

- 最佳诊断依据
  - 钙化肿块位于大的滑膜关节中心，但不侵犯关节
    - 罕见，常被误诊
- 部位
  - 好发于大关节
    - 髋关节、肩关节、肘关节
    - 累及脊椎不常见
- 大小
  - 多变
- 形态
  - 边界清楚的钙化肿块

X 线表现

- X 线片
  - 围绕关节的钙化肿块和簇状的钙化聚集物
  - 可能显示骨重建，但没有骨破坏
  - 可能显示退变，包括脊柱滑脱或变形性脊柱关节病

CT 表现

- NECT
  - 围绕关节的钙化肿块和簇状的钙化聚集物
  - 骨重建少见，没有骨破坏的表现
  - 无明显的非钙化软组织肿块

MR 表现

- T1WI
  - 小关节中心分叶状低信号肿块
  - 可能延伸到邻近的椎旁软组织
  - 可以越过中线累及背侧组织、黄韧带
  - MR 诊断相对比较困难→CT 可以确诊
- T2WI
  - 分叶状低信号肿块
  - 肿块累及邻近的硬膜囊
- STIR
  - 分叶状低信号肿块
- T2*GRE
  - 髓背侧膨胀性分叶状低信号肿块
- T1WI C+
  - 极少强化

- 不伴强化的软组织成分

核医学表现

- 骨扫描
  - 摄取明显增加

推荐成像方法

- 最佳成像方法
  - CT 显示钙化病变、范围，骨质破坏存在与否
- 成像建议
  - 轴位薄层 CT 扫描，多方位重建

鉴别诊断

焦磷酸钙沉积症

- 包括黄韧带在内的钙化
- 可能压迫背侧的硬膜囊
- 关节面不受侵

骨原发性肿瘤

- 边界不清，浸润性，骨质破坏
- 与钙化肿块分离的强化的软组织肿块

滑膜性骨软骨瘤病

- 通常发生在大关节，同肿瘤样钙质沉着症
- 单关节受累，病因不明
- 渐进性关节周围肿胀和疼痛
- X 线片及 CT 上可见多发关节内异常密度灶

神经性关节病

- 终板或关节面破坏，骨碎片
- 骨密度正常

Baastrup 病（棘突间关节形成）

- 棘间突韧带和黄韧带退变
- 背侧脊柱韧带增厚、屈曲
- 棘突间韧带囊性退变，在 T2WI 上呈高信号

感染 / 化脓性小关节炎

- 关节面内不正常的低信号，伴不规则的邻近软组织扩张
- 关节积液，骨质破坏
- 硬膜外脓肿，周边强化

滑膜囊肿

- 从关节面或黄韧带腹侧发出的边界清楚的肿块
- T2WI 上中央呈高信号，T1WI 上周边强化
- 可显示周边钙化

病理学

一般表现

- 病因学
  - 慢性肾衰竭的并发症，通常发生在肾透析中
  - FTC
    - 血磷正常性 FTC
      - 钙、磷酸盐、维生素 D_3 代谢物和 PTH 水平正常
      - 典型的孤立性钙化
      - 见于 20 岁以前

□ 可能与 SAMD9 蛋白编码基因突变有关
  - 高磷血症性 FTC
    □ 由于功能丧失性突变导致肾对磷酸盐的吸收增加
- 遗传学
  ○ 磷酸盐的调节是特异性的，涉及磷脂素，尤其是成纤维细胞生长因子 23（fibroblast growth factor 23，FGF23）
  ○ 高磷血症性 FTC
    - OMIM#211900
    - *GALNT3*（601756）、*FGF23*（605380）或 *KL*（604824）基因突变
  ○ 血磷正常性 FTC
    - OMIM#10455
    - *SAMD9*（610456）基因突变
- 伴发异常
  ○ 高磷血症性 FTC 伴牙列异常
    - 短、异常牙根和根管及髓室闭塞
  ○ 慢性肾衰竭
    - TC 样病变与钙磷代谢紊乱相关，是慢性肾衰竭导致继发性甲状旁腺功能亢进的结果
    - 血液透析患者的发病率约为 0.5%~7%
    - 继发性甲状旁腺功能亢进症
    - 血清甲状旁腺激素（PTH）↑→破骨细胞活跃→磷酸盐滞留，血钙相对过少，维生素代谢发生改变，甲状旁腺激素的反馈调节发生改变
  ○ 需要排除其他原因引起的软组织钙化
    - 胶原血管病，维生素 D 过多症，慢性肾脏疾病
    - 焦磷酸钙沉积病（calcium pyrophosphate deposition disease，CPPD）
- 大体病理与手术所见
  ○ 钙化肿块，固体的或"牛奶样钙化"
  ○ 硬膜增宽，椎旁白色的白垩样液体
- 镜下所见
  ○ 组织细胞肉芽肿性反应，骨破坏样多核巨细胞，成纤维细胞围绕羟基磷灰石形成中隔，轻微炎症
  ○ 证实有羟基磷灰石＋双水焦磷酸钙结晶

临床信息

临床表现

- 常见体征/特征
  ○ 关节增大，起初可能无痛
    - 随着关节增大，可能会引起不适，关节活动受限
    - 较大的软组织肿块可能导致表面皮肤溃疡
  ○ 其他体征/特征
    - 脊柱受累时，病变通常发生在其他大关节
    - 腿痛、背痛或者颈痛
    - 可以引起神经压迫→神经根病，下肢轻瘫或感觉障碍
    - 有基础疾病易导致发病

- 临床资料
  ○ 成人大关节无痛性生长，常伴有肾衰竭

人口统计学

- 年龄
  ○ 成人
- 性别
  ○ 男＝女
- 种族
  ○ 黑种人＞白种人
- 流行病学
  ○ 20~30 岁

转归与预后

- 渐进的
  ○ 累及多部位

治疗

- 治疗选择、风险、并发症
  ○ 对症治疗
  ○ 广泛的手术切除
  ○ 复发常见
  ○ 基本代谢障碍评价
  ○ 口服氢氧化铝或乙酰唑胺等脱磷药物治疗

诊断思路

思考点

- TC 是排除性诊断
- 认识到重要的本质
  ○ 良性
  ○ 可与恶性病变混淆，如肉瘤

影像解读要点

- 无强化
- 通过 CT 在其他大关节寻找病变

（王莹、郎宁 译）

参考文献

1. Ebot J et al: Tumoral calcinosis of the lumbar and cervical spine. J Clin Neurosci. 62:243-5, 2019
2. Al-Sukaini A et al: Idiopathic tumoral calcinosis-like lesion in the lower cervical spine causing acute central cord syndrome: case report. J Neurosurg Spine. 26(1):97-102, 2017
3. Sasaki O et al: Tumoral calcinosis involving the cervical spine. Surg Neurol Int. 6:109, 2015
4. Fathi I et al: Review of tumoral calcinosis: a rare clinico-pathological entity. World J Clin Cases. 2(9):409-14, 2014
5. Rafaelsen S et al: Long-term clinical outcome and phenotypic variability in hyperphosphatemic familial tumoral calcinosis and hyperphosphatemic hyperostosis syndrome caused by a novel GALNT3 mutation; case report and review of the literature. BMC Genet. 15(1):98, 2014
6. Benet-Pagès A et al: An FGF23 missense mutation causes familial tumoral calcinosis with hyperphosphatemia. Hum Mol Genet. 14(3):385-90, 2005
7. Topaz O et al: Mutations in GALNT3, encoding a protein involved in O-linked glycosylation, cause familial tumoral calcinosis. Nat Genet. 36(6):579-81, 2004
8. Martinez S: Tumoral calcinosis: 12 years later. Semin Musculoskelet Radiol. 6(4): 331-9, 2002
9. Durant DM et al: Tumoral calcinosis of the spine: a study of 21 cases. Spine. 26(15): 1673-9, 2001

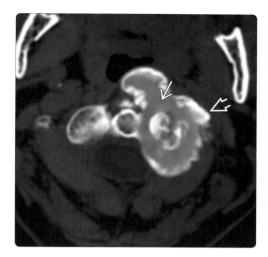
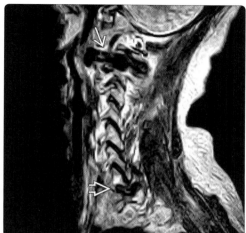

（左图）轴位 NECT 显示以左侧 C1-C2 关节为中心的边界清晰的钙化肿块，内部密度均匀增高（➡），周边呈更高密度（⇨）

（右图）矢状位 T2WI MR 显示 CT 上钙化的肿块呈低信号（➡）。TC 的第二个小病灶出现在 C7-T1（⇨）。MR 表现无特异性，需要 CT 诊断

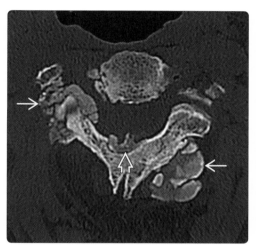
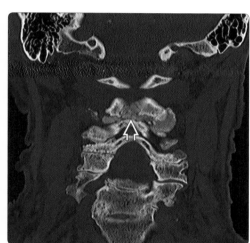

（左图）84 岁女性肾衰竭透析的患者，伴颈部疼痛，轴位骨窗 CT 显示，小关节周围可见双侧广泛的无定形钙化（➡）。这些钙化性肿块表现为连续性（⇨），沿着黄韧带延伸

（右图）同一患者的冠状位骨窗 CT 证实了无定形钙化的连续性（➡），沿着椎板之间的黄韧带延伸

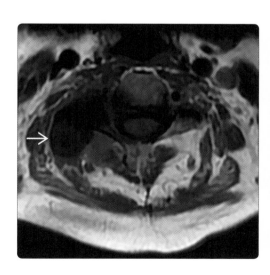
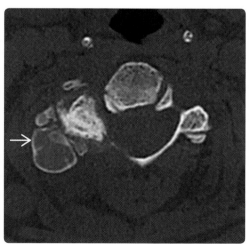

（左图）一名患有严重颈部疼痛的老年患者，轴位 T1WI MR 显示退变的小关节旁可见一个低信号肿块（➡）。T2WI MR（未展示）也显示为低信号肿块

（右图）为排除肿瘤而对同一患者进行的轴位骨窗 CT 检查，再次证实退变的小关节周围软组织内存在无定形钙化（➡），符合 TC 表现

术语

- 脊柱与脊髓的非干酪样肉芽肿性疾病
- 神经系统结节病

影像学

- 软脑膜及其周围髓内斑块状增强，提示脊髓内结节病
- 髓内
  - 梭形增大
  - 髓内斑块状增强
  - 局灶性或弥漫性 T2 高信号病灶
- 髓外硬膜下
  - 软脑膜增强
  - 硬脑膜肿块
- 硬膜外
  - CT/X 线片：硬化或混杂分散的硬化结节

主要鉴别诊断

- ○ 髓内新生物
- ○ 先天横贯性脊髓炎
- ○ 淋巴瘤
- ○ 硬膜转移瘤
- ○ 多发性硬化

临床信息

- 5% 的结节病患者累及 CNS
- 下肢无力，感觉异常
- 膀胱 / 直肠功能障碍
- 治疗：静脉内 ± 口服皮质类固醇，免疫抑制治疗

诊断思路

- 影像学表现变化多端，脊柱多发类似病灶
- 典型的、全身性疾病存在；极少的患者会在早期出现髓内结节

（左图）矢状位示意图显示脑干和上颈髓内多发结节性肉芽肿，累及髓内、髓外硬膜下和硬膜外区域。可见罕见的钙化和囊肿

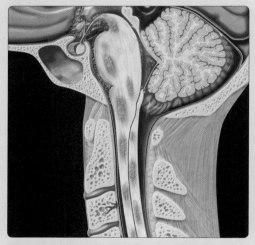
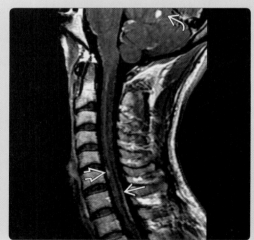

（右图）矢状位 T1WI 增强扫描显示软脑膜弥漫线样增强（➡）伴局部结节状强化（➡）。颅内受累出现结节（➡）。较大的软脑膜结节在神经系统结节病中不常见（➡）

（左图）轴位 T2WI MR（上方）显示髓内高信号（➡）。轴位 T2WI MR（下方）显示软脑膜沿神经呈不规则强化（➡）

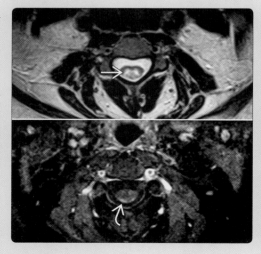
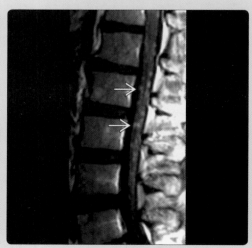

（右图）矢状位增强 T1WI MR 显示蛛网膜下马尾散在结节多发增强（➡），髓外硬膜下结节代表软脑膜结节状渗出，60% 的患者出现脊神经病变

术语

定义
- 脊柱与脊髓的非干酪样肉芽肿性疾病

影像学

一般表现
- 最佳诊断依据
  - 软脑膜及其周围髓内斑块状强化，提示脊柱结节病
- 部位
  - 髓内（intramedullary, IM）
    - 颈部，上胸部
  - 髓外硬膜下
    - 马尾
    - 受累硬膜无节段差异
  - 硬膜外
    - 脊椎
      □ 下胸部和上腰部
      □ 4% 的结节病患者有骨病灶：经常累及小的手骨和足骨
      □ 脊柱很少受累但经常出现症状→活动时背痛

X 线表现
- 溶骨性的、压缩的或弥漫分布的病灶
  - 在治疗过程中溶骨性病灶可出现硬化边
  - 骨硬化结节少见
- X 线片示骨异常（1%~20%）

CT 表现
- 骨窗 CT
  - 硬化、溶骨性与硬化性混合病灶

MR 表现
- T1WI
  - 梭形增大
  - 晚期脊髓萎缩
  - 等或高信号病灶
- T2WI
  - 局灶性或弥漫性高信号病灶
- STIR
  - 高信号病灶
- T1WI C+
  - 硬膜斑块状强化
    - 多发神经及神经根受压
  - 软脑膜增强
    - 平滑或结节状
  - 外周 IM 增强
    - 与脊髓表面宽基底相连
  - IM 肿块状增强
    - 局灶或单发
  - 髓内弥漫性或斑片状增强
  - 通常椎体病变增强
- 在类固醇激素治疗过程中发现消退
  - 增强减弱
  - 与临床反应相关性差

核医学表现
- 骨扫描
  - 在脊椎的硬化结节中放射性示踪剂多灶性凝聚
- PET
  - 脊髓病变代谢活动增加
    - 18F-FDG PET 扫描发现活动性肉芽肿病灶（87%），比 Ga-67 显像（67%）敏感度更高

推荐成像方法
- 最佳成像方法
  - 矢状位和轴位 T1WI 和 T2WI MR 钆对比剂增强扫描

鉴别诊断

髓内新生物
- 没有软脑膜增强
- 通常在轴位像上全脊髓增强
- 瘤周水肿
- 囊肿 ± 出血

多发性硬化
- 没有软脑膜强化
- 外周病变中心强化
- ＜1/2 脊髓横断面积
- 脑室周围病变

先天横贯性脊髓炎
- 中央结节周边强化
- 上下累及 3~4 个脊髓节段
- 软膜或硬膜无增强
- 排除诊断

淋巴瘤
- 临床表现变化多端，可能与肉瘤难以区分
- 软膜结节状增强
- 脊柱和硬膜可以看到包块

硬膜转移瘤
- 脊髓或神经根平滑强化
- 多灶性不连续结节，结节状肿块
- 马尾增厚

腰髓梗死
- 突然发病，腹侧

病理学

一般表现
- 病因学
  - 可能有过度的 T 细胞介导的免疫反应
    - 自身抗原或传染性病原体
  - 抑制机制缺陷
- 遗传学
  - 巨噬细胞的主要组织相容性复合体或补体受体可能受累

- – 过度的趋化因子反应
- 相关异常
  - 颅内结节病
  - 系统性结节病
- 血 - 脑脊液屏障破坏、细胞外液引流减少及蛛网膜下腔的 CSF 漏入脊髓导致脊髓空洞

分期、分级及分类

- 脊髓内结节病与组织学相关的四个分期
  - 1：早期炎症→软膜线样增强
  - 2：软膜炎性过程通过血管周围间隙向周围扩散→实质轻度强化和肿胀
  - 3：肿胀不明显伴有局灶性或多发性的增强
  - 4：炎症消退，脊髓大小正常或出现萎缩，没有明显增强

大体病理与手术所见

- 肉芽肿类似于新生物
- 冷冻切片检查可能会误诊为胶质瘤

镜下所见

- 上皮细胞肉芽肿
  - 周围被淋巴细胞和单核巨噬细胞围绕
  - 致病因子染色阴性
  - 与其他全身性疾病相比，肉芽肿较小
    - 多核巨细胞少
- 神经组织梗死区域
- 血管周围淋巴细胞渗出物
  - 也可能累及动脉外膜

临床表现

- 常见体征 / 症状
  - 下肢无力
  - 感觉异常
  - 神经根病
  - 膀胱 / 直肠功能障碍
- 其他体征 / 症状
  - 10%~20% 以上的结节病患者没有结节病相关的临床和 X 线表现
  - 血管紧张素转化酶（ACE）水平升高，可监控疾病进程
  - 20% 的患者会继发血清钙水平和尿钙水平升高，结节性肉芽肿患者的骨化三醇产物升高
- 临床资料
  - 急性或亚急性发病

人口统计学

- 年龄
  - 20~40 岁
- 性别
  - 脊柱结节病男性多于女性
  - 全身性结节病女性发病率略高
- 种族
  - 结节病在北欧和黑色人种中相对较常见
  - 亚洲发病较少
- 流行病学
  - 结节病发病率
    - 美国和欧洲，每 10 万人中 10~40 例
  - 临床上结节病患者中枢神经系统（CNS）受累（0.5%）
    - 脊髓内结节病（＜1%）
      □ 髓内病变首次很少表现为结节病，特别在没有全身受累的情况下
  - CNS 受累的影像学证据（10%）
  - 尸检 CNS 受累（15%~25%）
  - 孤立的神经系统结节病（1.5%）

转归与预后

- 对皮质类固醇治疗有较好的反应
  - 2/3 的神经系统结节病
- 1/3 复发

治疗

- 静脉内 ± 口服皮质类固醇
  - 可能需要慢性类固醇治疗
- 免疫抑制治疗
  - 治疗与 CSF T- 淋巴细胞亚群比例的改善相关
- 低剂量放疗（很少使用）
  - 几天到几周内 1~3 000 rads（0.01~3 Gy）
- 需要组织穿刺或神经系统症状进展的脊柱结节病患者可行手术干预

诊断思路

影像解读要点

- 影像学表现变化多端
  - 脊柱多发类似病灶
  - 典型的、全身性疾病存在；极少的患者会在早期出现髓内结节

（王莹、郎宁 译）

参考文献

1. Murphy OC et al: Clinical and MRI phenotypes of sarcoidosis-associated myelopathy. Neurol Neuroimmunol Neuroinflamm. 7(4):e722, 2020
2. Ben Hassine I et al: Osseous sarcoidosis: a multicenter retrospective case-control study of 48 patients. Joint Bone Spine. 86(6):789-93, 2019
3. Sigaux J et al: High prevalence of spondyloarthritis in sarcoidosis patients with chronic back pain. Semin Arthritis Rheum. 49(2):246-50, 2019
4. Soni N et al: Imaging findings in spinal sarcoidosis: a report of 18 cases and review of the current literature. Neuroradiol J. 32(1):17-28, 2019
5. Sohn M et al: Spinal cord neurosarcoidosis. Am J Med Sci. 347(3):195-8, 2014
6. Nozaki K et al: Neurosarcoidosis. Curr Treat Options Neurol. 15(4):492-504, 2013
7. Brembilla C et al: Surgical management in spinal sarcoidosis: case report. Spine (Phila Pa 1976). 34(7):E258-61, 2009
8. Makino T et al: Diffuse neurosarcoidosis involving only the leptomeninges of the brainstem and spinal cord. Intern Med. 48(21):1909-13, 2009
9. Varron L et al: Spinal cord sarcoidosis: report of seven cases. Eur J Neurol. 16(3):289-96, 2009
10. Smith JK et al: Imaging manifestations of neurosarcoidosis. AJR Am J Roentgenol. 182(2):289-95, 2004
11. Gullapalli D et al: Neurologic manifestations of sarcoidosis. Neurol Clin. 20(1):59-83, vi, 2002

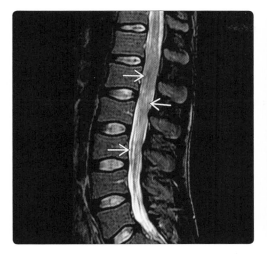

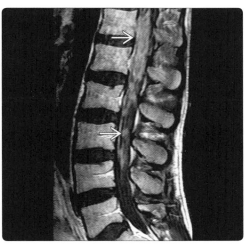

（左图）矢状位 T2WI MR 显示软膜见弥漫分布的结节状高信号且马尾明显增厚（➡）

（右图）矢状位增强 T1WI MR 显示马尾软膜呈显著的结节状增强（➡）。轴位增强图像可以确定硬膜内和硬膜外神经末梢的性质和马尾受累情况。症状与影像学发现之间相关性较差，尤其是在脊髓损害方面

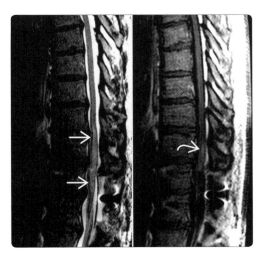

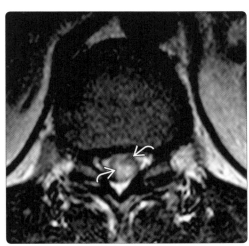

（左图）矢状位 T2WI MR 显示脊髓末梢可见脊髓内高信号并可见轻度扩大（➡），同时有微小的不均匀增强（➡）。在临床上，可能会出现模糊的薄壁增强和弥漫性肿大，或脊髓肿胀不显著且可能外形正常伴局灶或多灶性的增强区域

（右图）轴位 T2WI MR 显示髓内 T2 高信号且脊髓膨胀（➡）

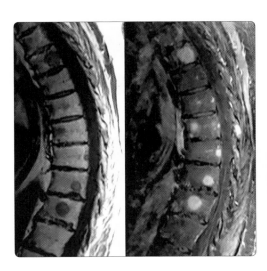

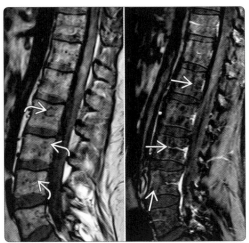

（左图）矢状位 T1（左）和 T1WI C+FS MR（右）图像显示脊柱多发 T1WI 低信号病变，增强扫描明显强化。活检证实为肉瘤样病变。T2WI MR 上的病变相对较轻微（未展示）

（右图）矢状位 T1WI MR 显示椎体内可见分散的低信号病变（➡），轻度强化（➡）。这些治疗后的硬化结节边缘硬化，可能逐步延伸到椎弓根和椎旁区域

（左图）矢状位 T2WI MR 显示上中胸段脊髓弥漫性增大，T2 信号增加（➡）。这种纵向广泛的增加信号是非特异性的。经支气管淋巴结活检显示非肉芽肿，与结节病一致

（右图）矢状位 T1WI C+ MR 显示多个髓内强化病灶（➡），位于胸髓中心

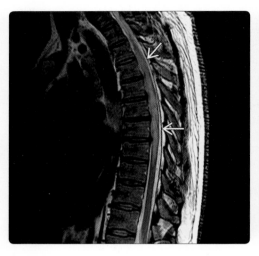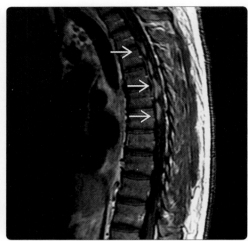

（左图）轴位 T1WI C+ MR 显示该结节病患者胸髓内多发病灶中 1 个病灶的局灶性均匀强化（➡）。需要考虑的鉴别诊断很多，包括转移性疾病和淋巴瘤

（右图）轴位 T1WI C+ MR 显示由于结节病在胸腹侧脊髓内有一个小的增强病灶（➡）。注意纵隔淋巴结肿大（➡）

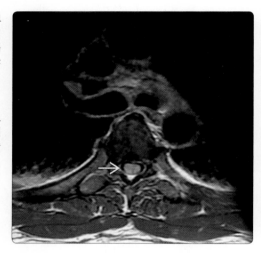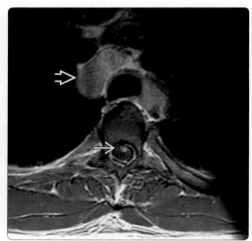

（左图）脊髓病和下肢无力患者的矢状位 T1WI C+ FS MR 显示长段不规则髓内强化（➡）。病变在 T2WI MR 上呈高信号（未展示）。有明显的纵隔淋巴结肿大（➡）

（右图）胸部轴位 CECT 证实明显的纵隔和肺门淋巴结病变（➡），符合活检证实的结节病

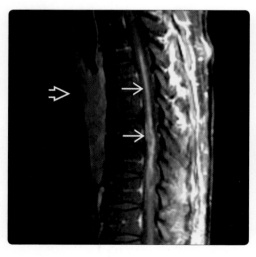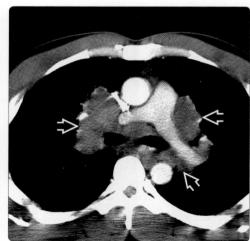

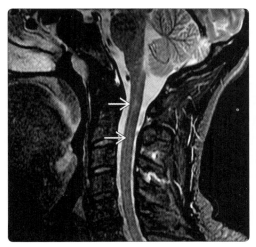
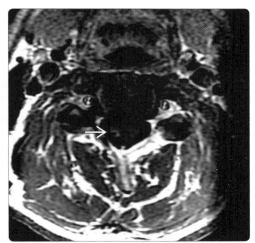

（左图）矢状位 STIR MR 显示这例经病理证实的神经系统结节病患者中上颈髓的斑片状轻度信号增高（➡）

（右图）轴位 T1WI C+ MR 显示一个小的增强病灶，累及颈髓右侧（➡）

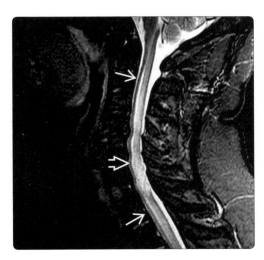
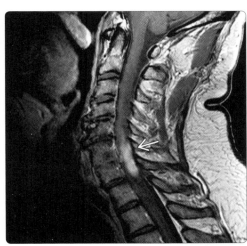

（左图）矢状位 STIR MR 显示弥漫性脊髓水肿，从 C2 向下延伸至上胸椎脊髓（➡）。脊髓有轻微的膨胀（➡）

（右图）矢状位 T1WI C+ MR 显示颈髓大面积弥漫性强化（➡）。患者先前在 C6-C7 处进行了不相关的前路融合

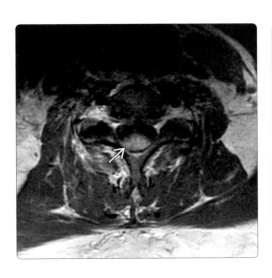
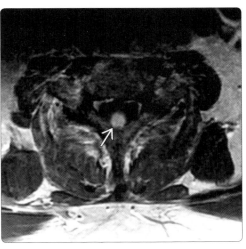

（左图）轴位 T1WI C+ MR 显示大面积弥漫性增强，累及颈背髓（➡）。患者进行了脊髓活检，病理证实为神经系统结节病

（右图）轴位 T1WI C+ MR 显示神经系统结节病累及下颈髓的后部，表现为结节状强化区（➡）。这一发现是非特异性的，淋巴瘤是主要的考虑诊断

血友病性假瘤

术语

- 非肿瘤性肿块，累及关节外肌肉骨骼系统的反复出血所致

影像学

- 主要发生在长骨和骨盆
  - 脊柱很少受累
- T1WI：不均匀信号，由于不同时期的血液成分、囊肿形成和纤维化所导致
- T2WI：不均匀信号，由于不同时期的血液成分、纤维化所导致
  - 可显示较厚的周围纤维包膜

主要鉴别诊断

- 骨巨细胞瘤
- 浆细胞瘤
- 转移瘤
- 动脉瘤样骨囊肿
- 包虫病
- 骨肉瘤

病理学

- 影响 1%~2% 的严重血友病 A 型和 B 型患者
- 可能在既往的创伤部位发现

临床信息

- 由于 X 连锁遗传模式，仅男性发病
- 手术切除
- 凝血因子替代和长期制动的保守治疗
- 动脉栓塞
- 对不能切除的病变很少使用放射治疗

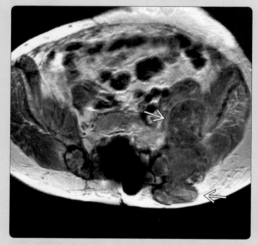
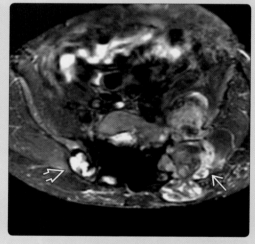

（左图）骨盆轴位 T1WI MR 显示左侧髂骨内有一个巨大的膨胀性肿块（➡），延伸至髂肌，并向后延伸至皮下组织。金属伪影来自先前的后路脊柱融合术

（右图）轴位 T1WI C+FS MR 显示左侧髂骨巨大病灶伴周围轻度不均匀强化（➡）。注意先前植骨部位的第二个病变（⇒）

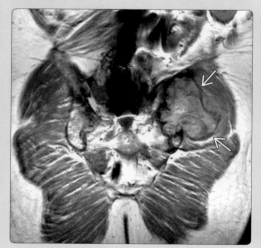
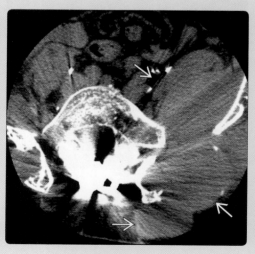

（左图）骨盆冠状位 T1WI MR 显示左侧髂骨假性肿瘤，并向外侧延伸至臀肌组织（➡）

（右图）轴位 NECT 显示大的分叶肿块，它破坏左髂骨，并向腹侧延伸至髂肌，向后延伸至皮下组织（➡）。注意内部没有钙化基质

术语

定义

- 非肿瘤性肿块，累及关节外肌肉骨骼系统的反复出血所致

影像学

一般表现

- 最佳诊断依据
  - 血友病患者的无痛性缓慢增大肿块
- 位置
  - 主要发生在长骨和骨盆
  - 脊柱很少受累
- 大小
  - 多变

X 线表现

- 多变的溶骨性病灶
  - 局限性溶骨性骨质破坏
  - 大面积骨质破坏 ± 钙化
  - ± 骨膜反应或边缘硬化

CT 表现

- 不均匀扩张性肿块伴多种钙化和骨皮质膨胀
- CT 可评价骨膜反应

MR 表现

- T1WI：不均匀信号，由于不同时期的血液成分、囊肿形成和纤维化所导致
- T2WI：不均匀信号，由于不同时期的血液成分、纤维化所导致
  - 可显示较厚的周围纤维包膜
- T1WI C+
  - 多变：从无到广泛强化

鉴别诊断

骨巨细胞瘤

- 椎体或骶骨溶骨性骨质破坏
- 狭窄的移行区
- 液 - 液平面提示相关的动脉瘤样骨囊肿

浆细胞瘤

- 膨胀性溶骨性骨质破坏
- 椎体或骶骨
- 老年患者
- 寻找其他病变

转移瘤

- 通常多发

动脉瘤样骨囊肿

- 膨胀性，出现在椎弓根
- 可与骨巨细胞瘤共存

包虫病

- 流行区生活史
- 复杂囊性肿块

骨肉瘤

- 具有渗透性表现的宽移行区
- 软组织肿块
- 骨基质占 80%

病理学

- 病因学
  - 影响 1%～2% 的严重血友病 A 型和 B 型患者
  - 可能在既往的创伤部位发现
  - 非常罕见于非血友病患者
- 包裹性血肿伴钙化和骨化

临床信息

临床表现

- 常见体征 / 症状
  - 进行性增大肿块伴邻近结构受压，疼痛
- 其他体征 / 症状
  - 假性肿瘤的临床表现和影像学表现可能被误认为是恶性肿瘤

人口统计学

- 年龄
  - 20～70 岁
- 性别
  - 由于 X 连锁遗传模式，仅男性发病

治疗

- 手术切除
  - 据报道术后感染率增加
- 凝血因子替代和长期制动的保守治疗
- 动脉栓塞
- 对不能切除的病变很少使用放射治疗

诊断思路

影像解读要点

- 易误诊为恶性肿瘤

（王莹、郎宁 译）

参考文献

1. Kamal AF et al: Various surgical treatment of hemophilic pseudotumor: a case series. Arch Bone Jt Surg. 7(6):514-22, 2019
2. Allen S et al: Hemophilic pseudotumor in a non-hemophilic patient treated with a hybrid procedure of preoperative embolization of the feeding arteries followed by surgical resection-A case report. Int J Surg Case Rep. 27:165-8, 2016
3. Keshava SN et al: Imaging evaluation of hemophilia: musculoskeletal approach. Semin Thromb Hemost. 41(8):880-93, 2015
4. Pennekamp PH et al: Giant haemophilic pseudotumour of the pelvis: case report and literature review. Haemophilia. 21(6):e484-6, 2015
5. Nachimuthu G et al: Hemophilic pseudotumor of the first lumbar vertebra. Indian J Orthop. 48(6):617-20, 2014
6. Jaganathan S et al: Musculoskeletal manifestations of hemophilia: imaging features. Curr Probl Diagn Radiol. 40(5):191-7, 2011
7. Park JS et al: Hemophilic pseudotumor involving the musculoskeletal system: spectrum of radiologic findings. AJR Am J Roentgenol. 183(1):55-61, 2004

术语

- EB 病毒（Epstein-Barr virus, EBV）感染导致免疫功能低下患者发生的罕见的高分化平滑肌肿瘤

影像学

- 中等信号（肌肉样）的肿块
- 低信号，均匀到轻度不均匀

主要鉴别诊断

- 淋巴瘤
- 浆细胞瘤
- 转移瘤

病理学

- EBV 在人群中高度流行
- 与肿瘤数量有关
  - Burkitt 淋巴瘤
  - 鼻咽癌

- 胃癌
- 移植后淋巴增生性疾病
- EBV 相关性平滑肌瘤（smooth muscle tumors, SMT）（罕见）
- 伴发异常
  - 实体器官移植
  - 艾滋病
  - 免疫力低下

临床信息

- 有实体器官移植史的成年人，通常为肾移植（60% 的病例）
- ＞1/2 的 EBV-SMT 在特定患者中以多发病变的形式出现
- 肿瘤常出现在不寻常部位，包括平滑肌较少的部位（如大脑、硬脑膜）

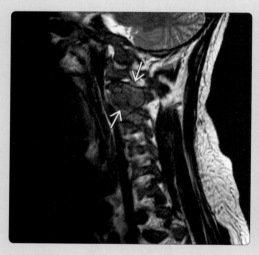
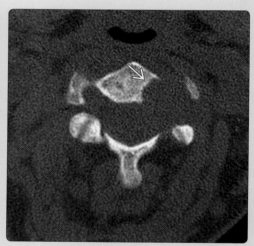

（左图）矢状位 T2WI MR 显示患有终末期肾病（ESRD）和肾移植的患者的颈椎局限性 T2 低信号肿块（➡），累及 C2 椎体的侧面。患者接受了切除手术，病理检查发现 EBV-SMT

（右图）同一患者的轴位 NECT 显示局灶性溶骨性骨质破坏（➡），累及 C2 椎体左侧，边缘清晰，但无硬化。注意无内部钙化基质

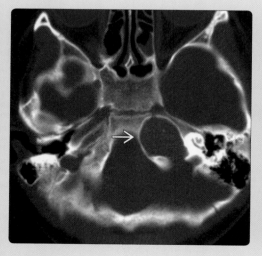
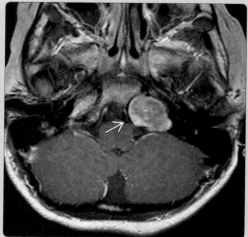

（左图）轴位 NECT 显示免疫缺陷儿童的局灶性膨胀性骨质破坏，硬化边缘（➡）累及左侧颅底，无内部钙化基质

（右图）同一患者的轴位 T1WI C+ MR 显示这位免疫功能低下儿童左侧颅底膨胀性肿块伴弥漫性强化（➡）。活检证实为 EBV-SMT

术语

缩略语

- EBV 相关性平滑肌肿瘤（epstein-Barr virus-associated smooth muscle tumors, EBV-SMT）

定义

- EBV 感染导致免疫功能低下患者发生的罕见的高分化平滑肌肿瘤

影像学

一般表现

- 最佳诊断依据
  - 免疫功能低下（特别是实体器官移植）患者中边缘无侵袭性的新发肿块
- 位置：任何位置
- 大小：多变
- 形态学：圆形

CT 表现

- 窄移行区的溶骨性病变

MR 表现

- T1WI
  - 中等信号（肌肉样）的肿块
- T2WI
  - 低信号，均匀到轻度不均匀
- T1WI C+
  - 弥漫强化

推荐成像方法

- 最佳成像方法
  - MR 明确硬膜外成分和脊髓损伤

鉴别诊断

淋巴瘤

- T2 低信号的年轻患者最有可能需要鉴别

浆细胞瘤

- 具有均匀低 T2 信号的局限性肿块

转移瘤

- 多变的 T2 信号

病理学

一般表现

- 病因学
  - EBV 在人群中高度流行
  - 与肿瘤数量有关
    - Burkitt 淋巴瘤
    - 霍奇金和非霍奇金淋巴瘤
    - 鼻咽癌
    - 胃癌
    - 移植后淋巴增生性疾病
    - EBV 相关性平滑肌瘤（罕见）
- 伴发异常
  - 实体器官移植
  - 艾滋病
  - 免疫力低下

分期、分级及分类

- 特定患者的多发肿瘤通常是独立的原发肿瘤（独立感染事件）

镜下所见

- 分化良好，核异型性程度适中
- 有丝分裂活性从无到每 10 HPF 高达 18 次有丝分裂不等

临床信息

临床表现

- 常见体征 / 症状
  - 有实体器官移植史的成年人，通常为肾移植（60% 的病例）
  - ＞1/2 的 EBV-SMT 在特定患者中以多发病变的形式出现
  - 肿瘤常出现在不寻常部位，包括平滑肌较少的部位（如大脑、硬脑膜）
  - 据报道可发生在肾上腺、肺、骨、膀胱、甲状腺、心脏和大脑
  - EBV-SMT 在移植术后 3 年前很少被诊断

转归与预后

- SMT 本身很少导致死亡

治疗

- 多重策略
  - 更改 HIV 治疗或移植后免疫抑制治疗方案
  - 手术
  - 化疗
  - 放疗

诊断思路

思考点

- 区分 EBV-SMT 与散发性平滑肌肉瘤很重要，散发性平滑肌肉瘤需要更积极的临床处理

影像解读要点

- 病变通常是多灶性的

（王莹、郎宁 译）

参考文献

1. Hirama T et al: Epstein-Barr virus-associated smooth muscle tumors after lung transplantation. Transpl Infect Dis. 21(3):e13068, 2019
2. Stubbins RJ et al: Epstein-Barr virus associated smooth muscle tumors in solid organ transplant recipients: Incidence over 31 years at a single institution and review of the literature. Transpl Infect Dis. 21(1):e13010, 2019
3. Al Hussain T et al: Synchronous hepatic, mesenteric and pulmonary Epstein-Barr virus-associated smooth muscle tumors in a renal transplant recipient. Clin Transplant. 24(5):579-84, 2010
4. Deyrup AT et al: Epstein-Barr virus-associated smooth muscle tumors are distinctive mesenchymal tumors reflecting multiple infection events: a clinicopathologic and molecular analysis of 29 tumors from 19 patients. Am J Surg Pathol. 30(1):75-82, 2006

亚急性联合变性病

要　点

术语
- 维生素 B$_{12}$ 缺乏，导致选择性脊髓后索 ± 侧索退变

影像学
- 脊髓后索纵向的 T2 信号异常
- 轴位图像→脊髓后索"反 V"形或"反兔耳"形
- ± 后索轻度增强

主要鉴别诊断
- 传染性脊髓炎
  - HIV 空泡样脊髓病
  - 水疱 - 带状疱疹
- 炎性脱髓鞘
  - 多发性硬化
  - 急性播散性脑脊髓炎
- 急性横贯性脊髓炎

- 急性表现→多束神经纤维高信号，肿胀
- 脊髓梗死
  - 超急性期表现

病理学
- 吸收不良（最普遍）
  - 新陈代谢状况：铜缺乏，N$_2$O 麻醉敏感，钴胺传递蛋白 II 缺乏

临床信息
- 感觉异常，僵硬，轻度感觉共济失调，位置感和振动感缺失，强直状态，反射亢进
- 临床症状缓解程度与病程和严重程度呈反比

诊断思路
- 神经病学发现可能会出现在贫血症状出现之前，可能不完全取决于后续治疗

（左图）解剖断面图显示继发于维生素 B$_{12}$ 缺乏的脊髓后索髓鞘缺失。主要临床表现为脊髓后索、皮质脊髓侧束和偶有横向脊髓丘脑束继发性功能紊乱，致上肢 ± 下肢感觉迟钝、位置和振动觉损伤

（右图）轴位 T2WI MR 显示 T2 高信号局限于脊髓后索（➜），表现为"反 V"形态，是维生素 B$_{12}$ 缺乏的特征表现

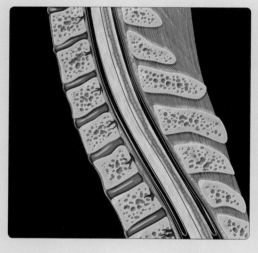
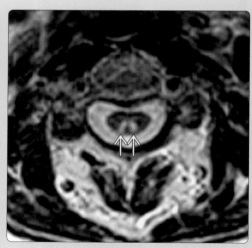

（左图）矢状位 T1WI C+ MR 显示背侧脊髓内模糊高信号（➜）。钴胺素缺乏（需要辅因子使甲基丙二酰辅酶 A 转化为琥珀酰）致甲基丙二酰辅酶 A 积聚，引起髓磷脂和神经元脂肪内脂肪酸异常吸收

（右图）轴位 MR 显示脊髓后索双侧片状增强（➜），可以反映血管周围脱髓鞘和炎症所引起的血 - 脊髓屏障的破坏

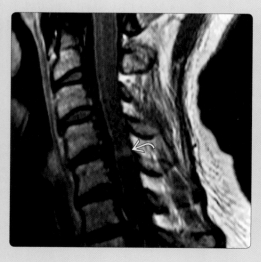
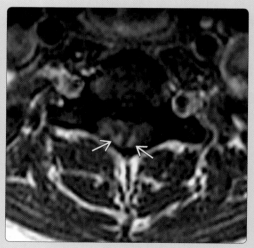

术语

缩略语

- 亚急性联合变性（subacute combined degeneration，SCD）

定义

- 维生素 B_{12} 缺乏，导致选择性脊髓后索 ± 侧索退变

影像学

一般表现

- 最佳诊断依据
  - 脊髓轻度扩大，脊髓后索 T2 异常高信号
- 部位
  - 胸髓 ± 颈髓的后索 ± 侧索
- 大小
  - 成像异常只限于脊髓后索纤维束
- 形态学
  - 轻度脊髓扩大，异常信号仅在脊髓后索 ± 侧索

MR 表现

- T1WI
  - 脊髓轻度扩大，脊髓后索低信号
- T2WI：
  - 高信号仅限于脊髓后索 ± 侧索
  - 轴位图像→脊髓后索"反 V"形或"反兔耳"形
- T1WI C+
  - ± 后索轻度增强

其他影像学表现

- 脑 MR
  - ± 脑白质 T2 高信号
  - 对婴儿进行维生素 B_{12} 注射治疗，严重的脑容积损失可能会好转

推荐成像方法

- 最佳成像方法
  - 多平面 T2WI 确定病变位于脊髓后索，排除脊髓梗死或脊椎退变

鉴别诊断

脊髓梗死

- 超急性期表现，运动 > 感觉
- 主要为脊髓前索或中央灰质信号异常

脊髓挫伤 – 出血

- 脊髓肿胀，T2 高信号 ± 出血
- 相关的骨折，软组织损伤
- 病史，临床诊断有助于确诊

炎性脱髓鞘

- 多发性硬化
- 急性播散性脑脊髓炎
- 与维生素 B_{12} 缺乏相比，病灶更为局限性、呈斑片状，对侧索或后索无特异性

- 特征性临床表现

传染性脊髓炎

- HIV 空泡样脊髓病、带状疱疹、莱姆病
- 影像学发现可能与维生素 B_{12} 缺乏相同
- 临床、实验室检查发现有助于鉴别诊断

急性横贯性脊髓炎

- 急性（非外伤）表现→多束神经纤维高信号，肿胀
- 先天性或与某些疾病相关；临床、实验室表现有助于鉴别病因

病理学

一般表现

- 病因学
  - 吸收不良（最常见）
    - 在美国，恶性贫血（抗体介导内在因子疾病）是维生素 B_{12} 缺乏的最常见因素
      □ 免疫介导的胃壁细胞破坏→胃酸缺乏，萎缩性胃炎，内在因子供应量减少
      □ 平均年龄 60 岁；经常有其他自身免疫性疾病，如 Graves 病
    - 其他原因包括胃或回肠切除、阔节裂头绦虫感染，Crohn 病、乳糜泻、回盲部细菌过度生长
  - 其他代谢情况 [对一氧化二氮（N_2O）麻醉敏感，钴胺传递蛋白 II 缺乏（TC-11）]
    - N_2O 使维生素 B_{12} 失活→甲基丙二酸积累→髓磷脂毒性
      □ 不可逆转的氧化作用使维生素 B_{12} 成为失活形式→排出
      □ 可能导致维生素 B_{12} 缺乏的临床表现
  - 维生素 B_{12} 摄入不足（罕见）
    - 婴儿的母亲为素食者，或患者为素食者
  - 铜缺乏性脊髓病（CDM）
    - 危险因素包括先前进行的上消化道手术，锌超载，吸收不良综合征→上消化道铜吸收障碍
    - 脊柱 MR 显示，47% 的患者在颈髓和胸髓有 T2 高信号
- 遗传学
  - 某些患者血清钴胺传递蛋白 II（TC-II）转运物缺乏
- 伴发异常
  - 巨幼红细胞性贫血
    - >1/4 的有神经系统症状患者血细胞计数完全正常
    - 髓外造血（严重贫血）
    - 脑神经功能紊乱；痴呆，精神疾病，视神经病
    - 其他部位的脱髓鞘病变（少见）：外周神经，视神经，锥体束和脊髓小脑束，大脑 / 小脑
- 维生素 B_{12}（钴胺素）大部分存于肉中，蔬菜中缺乏
  - 维生素 B_{12} 主要在肝脏中储存，直到储存耗尽前不会造成影响

- 维生素 B_{12} 是 2 个重要生物化学酶促反应的辅酶
  - 同型半胱氨酸甲基化→蛋氨酸
  - 甲基丙二酰辅酶 A+ 琥珀酸盐→琥珀酸盐辅酶 A+ 甲基丙二酸
- 甲基丙二酸累积可引起髓磷脂毒性→脊髓后外侧索脱髓鞘（髓鞘＋轴索）
  - →局灶性髓磷脂肿胀进一步发展，致空泡形成→轴索减少，后索及侧索 Wallerian 变性（WD）

大体病理与手术所见

- 脊髓后索 ± 侧索灰质退变
- ± 脑白质斑片状脱髓鞘

镜下所见

- 早期的神经病理学发现：脊髓后索及侧索髓鞘肿胀（薄束和脊髓小脑束）
  - 髓磷脂壳层和髓磷脂内空泡分离，最终导致髓鞘破坏
- 后遗症：髓鞘＋轴索退变 / 减少→长束 Wallerian 变性
  - 明显的神经胶质增生

临床信息

临床表现

- 常见体征 / 症状
  - 感觉异常，僵硬，麻木或肢体刺痛（最早期的神经病学表现）
  - 轻度感觉失调，位置感和振动感丧失，强直状态，反射亢进，Babinski 征阳性
  - 经常为对称发病，末端→近端
  - CDM：进行性感觉失调和上下肢无力
- 其他体征 / 症状
  - 非典型临床特点：运动症状，膀胱功能障碍，支气管痉挛
  - 膀胱症状会见于 SCD 病例晚期
    - 逼尿肌无反射，神经性逼尿肌过度活跃，伴高压力排空、对维生素 B_{12} 治疗的反应
- 临床资料
  - 潜伏的临床亚急性期症状发作；功能快速失调→几周到数月内出现严重功能障碍
    - 脊髓症状最初表现为运动（痉挛的下肢轻瘫、步态不稳）和感觉（感觉异常、无反射、关节的位置觉和振动觉消失）表现异常
    - 可能伴有精神状态异常→进展性精神运动退化（困惑，抑郁，妄想，智力迟钝）
- 实验室检查异常
  - 大细胞性贫血（MCV ＞ 100 fl）
  - 血浆维生素 B_{12} 下降
  - 神经电图、肌电图和诱发电位检查异常
  - CDM：血清铜水平低，血浆铜蓝蛋白水平低，尿铜水平低

人口统计学

- 年龄
  - 多见于 50~80 岁，婴儿和年轻成人少见
  - CDM：经常发生于 50~60 岁
- 性别
  - 男性 ≥ 女性
  - CDM：多见于女性（女性：男性 = 3.6：1）
- 种族
  - 恶性贫血最常见于斯堪的纳维亚人和母语英语人群，但在所有种族中均可发病

转归与预后

- 不经治疗，罕有自发性好转
- 经维生素 B_{12} 治疗后临床症状改善多变
  - 临床症状的缓解程度与病程和严重程度呈反比
- 退变过程是该病治疗的临界点，但是神经纤维损伤不能恢复

治疗

- 病因治疗
- 终身进行经胃肠外注射维生素 B_{12}
- 易感患者避免 N_2O 麻醉
- CDM：补充铜，修正任何危险因素→使血液正常，改善和稳定神经系统

诊断思路

思考点

- 神经病学发现可能会早于贫血症
- 后续治疗可能不会使影像学表现完全改变

影像解读要点

- 脊髓后索局限性的 T2 高信号高度提示该病的诊断，需要实验室检查确诊

（王莹、郎宁 译）

参考文献

1. Nouri A et al: The role of vitamin B12 in the management and optimization of treatment in patients with degenerative cervical myelopathy. Global Spine J. 9(3):331-7, 2019
2. Cao J et al: Subacute combined degeneration: a retrospective study of 68 cases with short-term follow-up. Eur Neurol. 79(5-6):247-55, 2018
3. Patel KK et al: Subacute combined degeneration of the spinal cord following nitrous oxide anesthesia: a systematic review of cases. Clin Neurol Neurosurg. 173:163-8, 2018
4. Coimbra CMF et al: Magnetic resonance findings in subacute combined degeneration. Arq Neuropsiquiatr. 75(7):488, 2017
5. Schwendimann RN: Metabolic, nutritional, and toxic myelopathies. Neurol Clin. 31(1):207-18, 2013
6. Kumar N: Metabolic and toxic myelopathies. Semin Neurol. 32(2):123-36, 2012
7. Lim CC: Neuroimaging in postinfectious demyelination and nutritional disorders of the central nervous system. Neuroimaging Clin N Am. 21(4):843-58, viii, 2011
8. Goodman BP et al: Copper deficiency myeloneuropathy resembling B12 deficiency: partial resolution of MR imaging findings with copper supplementation. AJNR Am J Neuroradiol. 27(10):2112-4, 2006

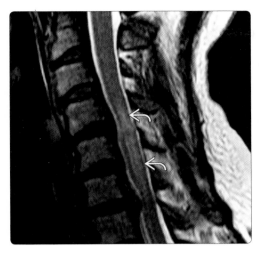
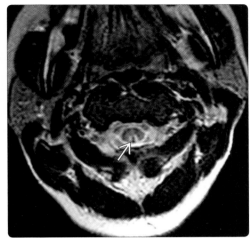

（左图）矢状位 T2WI MR 显示轻度增大的颈髓内模糊高信号（➡）。脊髓背侧的异常信号通常连续跨越几个椎体

（右图）轴位 T2WI MR 显示脊髓后索内见"反 V"形 T2 高信号（➡），提示 SCD。肠外维生素 B_{12} 治疗可以改善症状，但是影像学异常不能完全消失

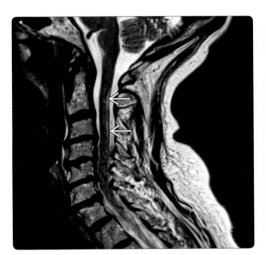
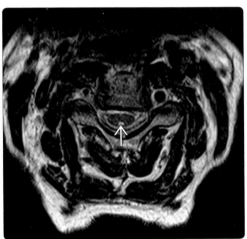

（左图）矢状位 T2WI MR 显示该患者患有 SCD 并伴有低铜血症，颈髓背侧可以见到线状高信号（➡）。非压迫性的铜缺乏脊髓病可以治愈，由于维生素 B_{12} 缺乏的存在，该病与 SCD 相似

（右图）轴位 T2WI MR 显示患者患有 SCD 并伴有低铜血症，脊髓背侧内可见局灶性高信号（➡）

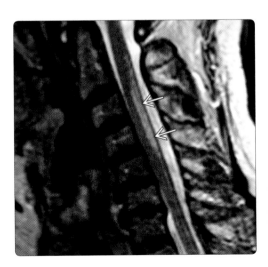
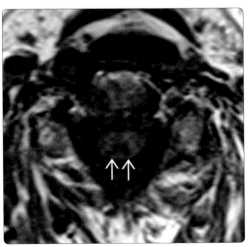

（左图）矢状位 T2WI MR 显示维生素 B_{12} 缺乏患者颈髓双侧背侧内的特征性 T2 高信号（➡）

（右图）同一患者的轴位 T1WI MR 证实了特征性"反 V"形低信号（T2WI MR 高信号，未显示）仅限于脊髓后索

第六篇
周围神经和神经丛

神经丛及周围神经病变

术语

神经根丝：脊髓直接发出的背、腹侧神经根中一根根的神经纤维

神经根：由多条背侧或者腹侧的神经根丝组成

- 背侧感觉神经根由脊髓背外侧发出，其神经细胞胞体在背根神经节（dorsal root ganglion, DRG）中
- 腹侧运动神经根由脊髓前角发出，其神经细胞胞体在前角灰质中

DRG：背侧神经根的感觉神经节位于脊柱神经孔处

脊神经（干）：背侧及腹侧神经根的总称

- 共有 31 对（8 个颈节，12 个胸节，5 个腰节，5 个骶节，1 个尾节）
- 脊神经干很短，分为背支和腹支

分支：脊神经的一级分支

- 较粗大的腹主分支（ventral primary ramus, VPR）分布于躯干腹侧肌肉及皮肤
- 较细小的背主分支（dorsal primary ramus, DPR）分布于脊旁肌及附近皮肤

周围神经：由一条或多条分支共同进入一个神经鞘组成

神经丛：由互相吻合的神经构成的神经网络

影像学解剖
颈丛

颈丛由 Cl-C4 神经的腹支构成，或有 C5 小分支参与。颈丛包括上行浅支、下行浅支和分布于颈背部肌肉、膈以及头 / 颈皮肤的深支。

臂丛

臂丛（brachial plexus, BP）由 C5-T1 神经的腹支构成，或有 C4/T2 小分支参与。臂丛包括在臂丛神经干上发出的数条神经，如肩胛背神经、胸长神经、斜角肌或颈长肌神经和膈神经分支。其余较小的和所有主要终末神经的分支均由臂丛干发出。

解剖学上，臂丛由近到远分为五段：根部 / 分叉部、主干部、股部、束部、终末支。根部 / 分叉部由 C5-T1 水平脊髓直接发出。三条主干包括上干（C5-C6）、中干（C7）和下干（C8、T1）。由干部直接发出的重要的较小的神经包括肩胛上神经和支配锁骨下肌的神经。股部分为支配前群肌（屈肌）的前股和支配后群肌（伸肌）的后股。数根未命名的小神经直接由前后股发出。束部包括三个部分：外侧束（上、中干的前股）支配前群肌（屈肌），内侧束（下干的前股）支配前群肌（屈肌），后束（上、中、下干的后股）支配后群肌（伸肌）。束部形成数条重要的终末周围神经支。

临床上，根据与锁骨的解剖关系将臂丛分为三个独立的节段。包括锁骨上段（根部 / 分叉部、主干部）、锁骨中段（股部）与锁骨下段（束部、终末支）。

腰丛

腰丛（lumbar plexus, LP）由 L1-L4 神经的腹支和从 T12 发出的较小分支构成。重要分支有髂腹下神经、髂腹股沟神经、生殖股神经、股外侧皮神经（L2-L3）和臀上神经（L4-S1）、臀下神经（L5-S2）。重要的较大分支包括股神经（L2-L4）和闭孔神经（L2-L4 前支）。

腰骶干

腰骶干（lumbosacral trunk, LST）由 L4 腹支（小分支）和 L5 腹支构成，在轴位图像上可以看到其穿过骶骨翼的腹侧面进入盆腔，参与骶丛的构成。

骶丛

骶丛（sacral plexus, SP）由腰骶干、S1-S3 的腹支和 S4 的小分支构成。骶神经分支和腰骶干汇成坐骨神经的骶上神经带（LST 和 S1-S3）和形成阴部神经的骶下神经带（S3-S4）。

尾丛

尾丛（coccygeal plexus, CP）由 S5 腹支、Cxl 和 S4 的小分支构成，主要分支为肛尾神经。

与解剖有关的成像问题
正常神经影像学

神经周围的脂肪提供了极佳的对比，使神经能很容易地与周围的软组织区分开来。正常的周围神经横断面呈圆形或卵圆形，内部呈束状。正常的神经束有一致的大小和形状，特征性的束状结构有助于区分周围神经和其他病变，如在 T2WI 同样显示高信号的神经鞘瘤和腱鞘囊肿。

神经束的内部信号强度取决于神经内液体和轴浆水分的多少，而神经束间的信号强度则由结缔组织的纤维脂肪成分决定，这种信号可以通过抑脂序列来消除。因此，与肌肉组织信号相比，在 T1WI 上正常神经束为等信号，在抑脂 T2WI 或 STIR 上神经束呈略高信号，散在于低信号纤维脂肪结缔组织内。解剖正常的神经不会出现直径或走行的突然改变。

异常神经影像学

急性神经异常可出现下列一种或者多种征象：节段性增粗，神经连续性中断，T2 信号强度接近于 FS-T2WI 或者 STIR 上的血管信号，正常束样结构破坏或扭曲。残留神经或神经瘢痕可表现为直径或走行的突然变化。

与肌肉相比，异常的神经在 T1WI 上为等信号，但是在 T2WI 上呈明显增高的信号。在有外伤的情况下，神经内自由水含量增多改变了其正常信号。

在 FS-T2WI 和 STIR 序列上呈异常高信号的原因尚不明确，但推测 T2WI 上的异常高信号可能是由神

经内液体运输紊乱或者局部静脉引流障碍引起的神经内液体增加导致的。轴浆运输的改变也可以引起信号增高。神经受压时轴浆运输受阻，神经轴内近端和远端到受损部位的体液增加可能使 T2 信号升高。

影像学假象

有时很难区分周围神经与邻近血管结构，尤其是异常神经在 T2WI 上表现为高信号时。血管具有流空效应、分支角度大和对比增强等特点；而神经没有流空效应，分支呈锐角，增强程度极低，并且在轴位上呈分散的特异性束状结构。

临床提示

高分辨率 MR 技术已经能够确定较大的主要神经和主要神经丛，并且能够显示神经的内部解剖结构。然而，较小的主要分支和所有较小的周围神经分支因为太细而无法直接显示。

成功的周围神经成像要有丰富的正常神经丛和神经解剖的背景知识。除此之外，周围神经成像耗时长，因此有必要根据临床相关部位来选择相应的成像区域而不是广泛扫描。结合所有相关的临床和电生理检查诊断资料来确定合适的、有限的成像区域非常重要，有助于细小病变的检测。

鉴别诊断

正常神经／神经丛

正常神经／神经丛具有正常的走行、直径、轮廓和内部束状结构。对于有症状的患者，要考虑肌肉病变或其他非神经性病因。

神经／神经丛肿瘤

最常见的神经肿瘤起源于神经鞘，如孤立性或丛状神经纤维瘤、施万细胞瘤、恶性周围神经鞘瘤（malignant peripheral nerve sheath tumor, MPNST）。较为常见的有神经淋巴瘤病和周围神经转移瘤。

创伤

病因包括牵拉（拉伸或撕脱）、断裂（子弹、骨折片、尖锐物体）或是直接挤压（血肿、骨折）。

MR 可以敏感地判断周围神经损伤的程度，在部分病例中还能够辨别损伤的病因。**神经失用**是神经损伤中最轻的一种，特点是仅有局部神经鞘的局部损伤而没有神经轴的断裂，在图像上可以显示为肿胀的高信号神经束。**轴突断伤**是一种中度损伤，因挤压或牵拉伤造成轴索断裂及继发的沃勒变性，但施万细胞和神经内部的联系依然存在。中断的轴突失去束状结构，在损伤部位表现为一致的高信号。**神经断伤**是最严重的一种神经损伤，有时候在功能上不能将它与轴突断伤区分，但它可以表现为轴突断伤伴周围结缔组织部分或全部撕裂，而且在确诊的病例中有继发性沃勒变性存在。

卡压综合征

神经挤压常发生于特定部位，这样的损伤常与不合理的人体工程学或者过用有关，但也不是绝对的。

遗传性运动感觉神经病（hereditary motor and sensory neuropathy, HMSN）

遗传性周围神经疾病以异常增大的周围神经（若不深可触及）和多变的临床神经病症状为特点。有人发现其在神经活检显微病理学检查中表现为"洋葱头"样，反映了反复的脱髓鞘和重新髓鞘化的过程。最常见的 HMSN 为腓骨肌萎缩症，有较为特征性的临床表现，可以累及马尾或周围神经，或者同时累及两者。

感染／炎症

本组的各类疾病均有很多特异性的病理学和临床表现。较为重要病因的有梅毒（脊髓病）、麻风、感染性神经炎（常为病毒感染）和结节病。免疫介导的非感染性疾病包括病毒感染或接种疫苗后（吉兰-巴雷综合征）、慢性炎性脱髓鞘性多发性神经炎（chronic immune demyelinating polyneuropathy, CIDP）和特发性臂丛神经炎（Parsonage-Turner 综合征）。

药物／毒性损伤

长春新碱、金制剂、胺碘酮、氨苯砜、沙利度胺和铅或汞中毒均与神经损伤有关。

血管损伤

周围神经损伤也可能由与周围血管性疾病有关的神经缺血引起，或者由血管外伤、血管炎后遗症引起。糖尿病、变应性肉芽肿性血管炎、结节性多动脉炎和 Wegener 肉芽肿病是引起血管炎的最常见病因。

（王莹、郎宁 译）

参考文献

1. Deshmukh SD et al: Magnetic resonance neurography of traumatic pediatric peripheral nerve injury: beyond birth-related brachial palsy. Pediatr Radiol. 49(7):954-64, 2019
2. Martín Noguerol T et al: Functional MR neurography in evaluation of peripheral nerve trauma and postsurgical assessment. Radiographics. 39(2):427-46, 2019
3. Chhabra A et al: Peripheral nerve injury grading simplified on MR neurography: as referenced to Seddon and Sunderland classifications. Indian J Radiol Imaging. 24(3):217-24, 2014
4. Crush AB et al: Malignant involvement of the peripheral nervous system in patients with cancer: multimodality imaging and pathologic correlation. Radiographics. 34(7):1987-2007, 2014
5. Demehri S et al: Conventional and functional MR imaging of peripheral nerve sheath tumors: initial experience. AJNR Am J Neuroradiol. 35(8):1615-20, 2014
6. Pham M et al: Peripheral nerves and plexus: imaging by MR-neurography and high-resolution ultrasound. Curr Opin Neurol. 27(4):370-9, 2014
7. Sureka J et al: MRI of brachial plexopathies. Clin Radiol. 64(2):208-18, 2009
8. Bowen BC et al: Plexopathy. AJNR Am J Neuroradiol. 29(2):400-2, 2008
9. Hof JJ et al: What's new in MRI of peripheral nerve entrapment? Neurosurg Clin N Am. 19(4):583-95, vi, 2008
10. Kim S et al: Role of magnetic resonance imaging in entrapment and compressive neuropathy—what, where, and how to see the peripheral nerves on the musculoskeletal magnetic resonance image: part 2. Upper extremity. Eur Radiol. 17(2):509-22, 2007
11. Castillo M: Imaging the anatomy of the brachial plexus: review and self-assessment module. AJR Am J Roentgenol. 185(6 Suppl):S196-204, 2005

臂丛主要神经

神经	定义	运动 / 感觉支配	重要分支
桡神经	臂丛后束的终末支	支配手臂屈肌（肱三头肌、肱桡肌、前臂伸肌）	最重要的分支为骨间后神经
正中神经	发自臂丛内侧和外侧束的终末支	支配前臂和拇指屈肌肌腱以及第一和第二蚓状肌	最重要的分支为骨间前神经
尺神经	臂丛内侧束的终末支	支配尺侧腕屈肌、第三和第四蚓状肌和大部分手内肌	
肌皮神经	臂丛外侧束的终末支	支配手臂屈肌（喙肱肌、肱二头肌和肱肌）	
腋神经	臂丛后束的终末支	支配三角肌和小圆肌	

腰骶丛主要神经

神经	定义	运动 / 感觉支配
闭孔神经	腰丛（前支）的终末支	支配股内收肌
股神经	腰丛（后支）的终末支	支配髂肌、腰大肌和股四头肌
坐骨神经	骶丛的最大周围神经	支配股后肌群（股二头肌、半腱肌、半膜肌和内收肌）及所有小腿肌（通过胫神经与腓总神经）
腓总神经	坐骨神经的主要前终支	支配小腿前群肌；腓浅神经支配腓骨肌、趾短伸肌；腓深神经支配胫前肌、趾长伸肌、蹈长伸肌
胫神经	坐骨神经的主要后终支	支配小腿后肌群（腓肠肌、比目鱼肌、胫骨后肌、趾长屈肌、蹈长屈肌）

高分辨率 MR

MR 脉冲序列	技术参数	技术注释
冠状位 T1WI	层厚 3~4 mm，FOV 20~24 cm，层间距为 0	直接冠状平面，非斜位
冠状位 FS-T2WI 或 STIR 序列	层厚 3~4 mm，FOV 20~24 cm，层间距为 0	直接冠状平面，非斜位
轴位或斜矢状位 T1WI	层厚 5~7 mm，FOV 16~26 cm，层间距为 0	斜矢状位，垂直于神经丛
轴位或斜矢状位 FS-T2WI 或 STIR 序列	层厚 5~7 mm，FOV 16~26 cm，层间距为 0	斜矢状位，垂直于神经丛
冠状位及轴位强化 FS-T1WI（必要时）	与非增强序列一致	怀疑或确认肿块或感染时使用

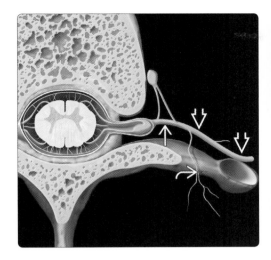

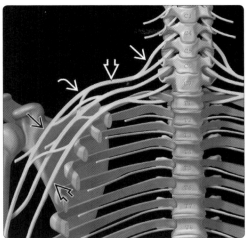

（左图）胸椎轴位示意图显示典型脊神经由腹根及背根合成脊神经干（➡），较短的脊神经干分叉为较大的腹侧支（➡）和较小的背侧支（➡）

（右图）冠状位示意图示臂丛神经由近至远的经典五分段：C5-T1 的根部（主要是腹侧主支）（➡）、主干部（➡）、股部（➡）、束部（➡）和终末主要分支（➡）

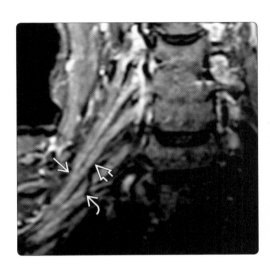

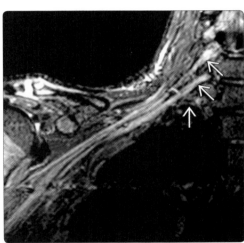

（左图）冠状位 STIR 显示右侧上臂丛 C5-T1 臂神经根及其分支呈正常略高信号。C5、C6 形成上干（➡），C7 形成中干（➡），C8、T1 形成下干（➡）

（右图）冠状位 STIR 显示右侧下臂丛正常的 C7、C8、T1 神经根及其分支（➡），由上至下分为干部、股部及束部。正常的臂丛自锁骨后行至腋下

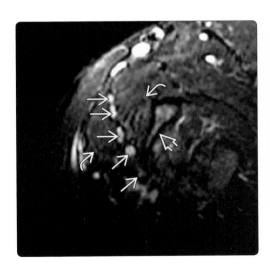

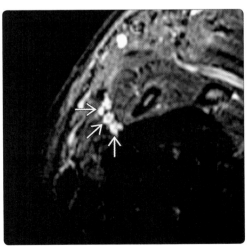

（左图）斜矢状位 STIR 显示 C5-T1 腹侧支的近端至干部（➡）。C8 在第一肋上面发出（➡），而 T1 在第一肋下面发出。臂丛在前、中斜角肌间形成"三明治"样结构（➡）

（右图）斜矢状位 STIR 显示根部水平远端上、中、下干（➡）的形成，在斜角肌之间排列成垂线

（左图）斜矢状位 STIR 示右侧臂丛神经远端主干部、股部及三个束部（外侧束、中间束和后束）（➡）

（右图）轴位 STIR 示 C5、C6、C7 腹侧主支（➡）于前、中斜角肌间（➡）穿过，参与形成上臂丛。这幅图表明在常规颈椎 MRI 上可以清楚显示臂丛

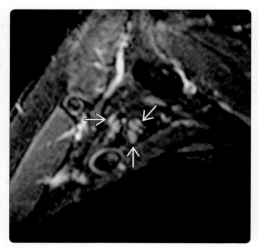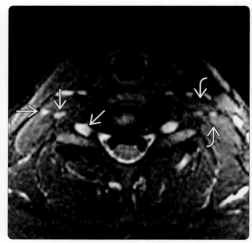

（左图）冠状位示意图示腰丛（➡）腹侧支支配腰方肌、髂肌和腰大肌内侧。股神经（➡）为腰丛的主要终末支，在腹股沟韧带穿行于下髂肌和腰大肌之间。坐骨神经（➡）是由腰骶丛（➡）所形成的主要神经

（右图）冠状位 T2WI FS MR 示 L4（➡）、L5（➡）神经根形成腰骶干（➡）

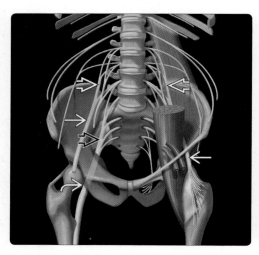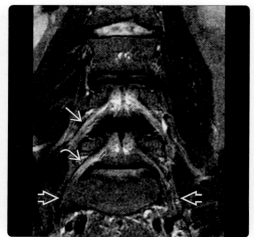

（左图）轴位 T2WI FS 示双侧 L4 于腰大肌内侧参与构成腰丛（➡）。左侧股神经（➡）已经分出，并且沿着髂腰肌间沟走行

（右图）冠状位 T1WI 示正常的左侧 S2 神经穿过相应的神经孔参与构成骶丛，经过坐骨结节时形成左侧坐骨神经（➡）

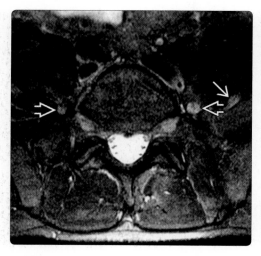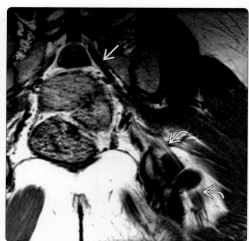

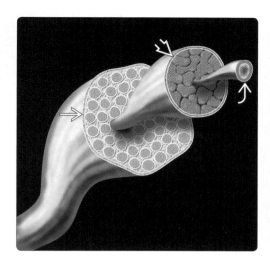

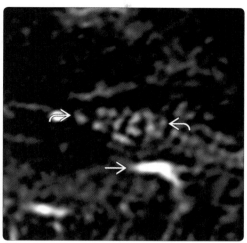

（左图）3D 示意图示周围神经层次结构。周围神经本身是由神经外膜包绕的许多小束组成的。每根神经束（➡）独立地被神经束膜包绕，其内包含很多由神经内膜包绕的神经轴突（➡）

（右图）轴位 STIR 示正常周围神经（坐骨神经）（➡）的影像特点。与肌肉组织相比，神经束（➡）为轻度高信号，但不如区域内的血管信号高（➡）

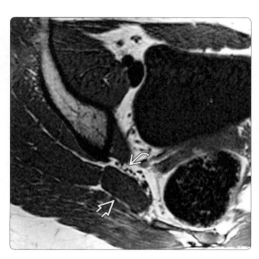

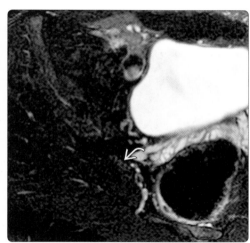

（左图）斜轴位 T1WI MR 示位于梨状肌（➡）前方的正常坐骨神经（➡）。尽管坐骨神经（全身最粗大的神经）被神经外膜包绕，丰富的神经外纤维脂肪成分使每根神经束彼此独立地散在于盆腔脂肪中

（右图）斜轴位 T2WI FS MR 示正常坐骨神经（➡）呈清晰的略高信号，神经束被极低信号（脂肪抑制）的纤维脂肪结缔组织所间隔

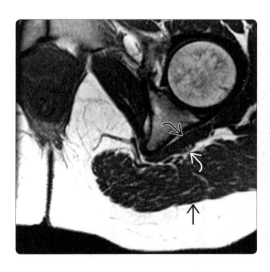

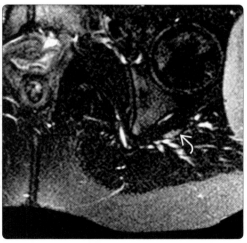

（左图）轴位 T1WI MR 示在闭孔内肌水平可以很容易区分闭孔内肌（➡）和臀大肌（➡）之间的正常坐骨神经（➡）。于此水平的正常坐骨神经较梨状肌水平的小而扁

（右图）轴位 T2WI FS MR 示臀大肌和闭孔内肌水平正常的坐骨神经（➡）。正常的神经束结构较为明显，能够将其与周围静脉区分开来

术语

- 近义词：肺上沟瘤
- 延伸至胸廓入口的良性或恶性肿瘤，伴有沿 C8、T1、T2 神经干放射的严重的肩 / 手臂疼痛、Horner 综合征、手内在肌无力＋萎缩（肺上沟瘤综合征）

影像学

- 肺尖软组织密度肿块伴不同程度的胸壁浸润，邻近骨质破坏，臂丛神经受侵

主要鉴别诊断

- 肿瘤转移性疾病
- 其他胸部肿瘤 [非小细胞肺癌（non-small cell lung carcinoma, NSCLC）除外]
- 臂丛神经肿瘤
- 血液系统肿瘤
- 放射性纤维化
- 脉管（静脉或淋巴管）畸形
- 感染

病理学

- 可见于任何肺上叶气管源性肿瘤
- 可侵犯壁胸膜、胸内筋膜、锁骨下血管、臂丛、椎体和上肋
- NSCLC 是最常见的病因

临床信息

- 根据肿瘤相对于斜角肌的位置确定的临床表现
- 严重的肩部和手臂疼痛
- 疾病进展早期肺部症状不常见

诊断思路

- 有骨质破坏的肺尖肿块＝支气管源性肿瘤（除非有证据证明不是）
- 很少有良性肿瘤或感染与肺癌相似

（左图）一位有手臂疼痛和无力症状的非小细胞肺癌（NSCLC）患者的冠状位 STIR 示由周围型肺部肿块（➡）引起的广泛肺尖结构异常，并伴有臂丛浸润（➡）

（右图）同一患者冠状位 T1WI C+ FS 示肺尖肿物呈不均匀强化（➡）并沿下臂丛浸润（➡）

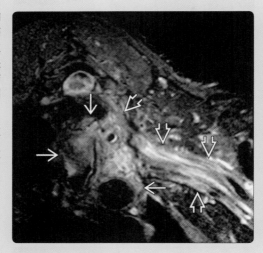
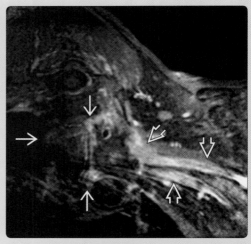

（左图）轴位 CECT 示右肺上叶软组织肿块（➡），广泛浸润胸壁并破坏右侧第一、第二肋骨（➡）

（右图）轴位 FDG PET/CT 融合图像示右肺上叶支气管源性肿瘤对示踪剂的摄取，表明其处于明显的高代谢状态（➡）

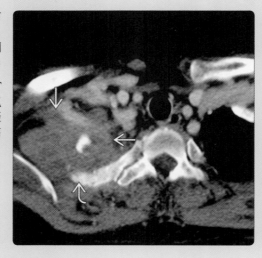
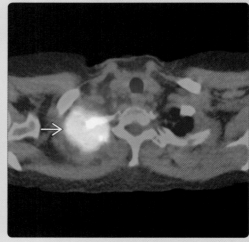

术语

近义词

- 肺上沟瘤

定义

- 延伸至胸廓入口的良性或恶性肿瘤，伴有沿 C8、T1、T2 神经干放射的严重的肩 / 手臂疼痛、Horner 综合征、手内在肌无力＋萎缩（肺上沟瘤综合征）
  - 最常见于非小细胞肺癌（NSCLC）

影像学

一般表现

- 最佳诊断依据
  - 肺尖部软组织肿块，伴邻近肋骨破坏
- 位置
  - 肺尖及相邻胸壁、臂丛、颈胸交界处的椎体
- 大小
  - 不定

X 线表现

- X 线
  - 肺尖软组织密度，± 第一、第二肋骨破坏

CT 表现

- CECT
  - 肺尖软组织密度肿块伴有不同程度的胸壁浸润和邻近骨破坏
    - 第一、第二肋骨破坏
    - 可显示沿硬膜 / 椎间孔的扩散浸润，有或无脊髓受压
- CTA
  - 可确认锁骨下动脉及分支是否被包绕，以及有或无受压变窄

MR 表现

- T1WI
  - 肺尖处等信号肿块，伴胸壁或椎旁浸润
    - 可显示对锁骨下动脉的包绕以及与臂丛的关系
- T2WI
  - ± T2 低信号的肺尖肿物，伴胸壁或椎旁浸润
- T1WI C+
  - 不同程度强化的肿块
    - 抑脂扫描有助于显示病变沿硬膜 / 椎间孔的扩散浸润
- MRA
  - 2D 和 3D TOF 技术或 TRICKS 动态强化扫描可确定主动脉弓 / 近端大血管是否受累

血管造影表现

- 传统造影
  - 评估肿瘤对大血管的包绕，已基本被 MRA/CTA 取代

非血管介入造影

- 脊髓造影
  - 在颈胸交界处行脊髓造影，已经出现硬膜浸润的晚期病例可表现为典型的硬膜外充盈缺损

核医学表现

- 骨扫描
  - 受累肋骨、椎体呈阳性反应，或出现广泛骨转移
- PET
  - 原发灶及转移性淋巴结呈阳性
    - 无论 PET 阳性结果如何，纵隔镜检查发现 N2、N3 淋巴结转移为不良预后因素

推荐成像方法

- 最佳成像方法
  - MR 或 CT 互补性技术
    - MR 可显示肺尖软组织的受累情况以及病变与臂丛 / 锁骨下血管的关系
    - CT 可显示纵隔淋巴结转移和肺、肝的转移灶
- 成像建议
  - 多方位 T1WI、T2WI、T1 C+ FS 以确定骨和硬膜的累及范围、病灶与锁骨下血管 / 斜角肌关系

鉴别诊断

肿瘤转移性疾病

- 常见乳腺癌或肺癌的淋巴结转移

其他胸部肿瘤（NSCLC 除外）

- 间皮瘤
- 血管外皮细胞瘤
- 肉瘤

臂丛神经肿瘤

- 施万细胞瘤表现为沿前、中斜角肌间隙走行的可强化的肿瘤
- 神经纤维瘤深入臂丛神经结构中，常为轻度强化

血液系统肿瘤

- 淋巴瘤
- 浆细胞瘤

放射性纤维化

- 放疗区在 T2WI 上呈低信号
- 强化程度不同
- 也可深入臂丛结构内

脉管（静脉淋巴管）畸形

- 表现为明显的 T2 高信号（淋巴管畸形），不同程度增强，边缘分叶状

感染

- 葡萄球菌肺炎
- 曲霉菌病
- 隐球菌病
- 结核
- 包囊虫病

病理学

一般表现

- 病因学
  - 来自肺上叶的支气管源性肿瘤
  - 吸烟是肺癌的主要致病因素
    - 80% 的肺癌患者有烟草暴露史
    - 吸烟者患病风险比非吸烟者升高 20 倍
- 遗传学
  - 40%~80%NSCLC 患者存在 *EGFR* 基因的过表达
    - 对酪氨酸激酶抑制剂化疗（作用于表皮生长因子受体）是否有反应，取决于 *EGFR* 基因是否出现了特定突变
    - 突变导致生长因子信号转导通路对抑制剂的敏感性提高
  - 肺癌的其他基因异常
    - *TP53* 肿瘤抑制基因突变最常见，位于第 157 个密码子
    - *KARS* 基因突变与吸烟相关（*RAS* 原癌基因编码 GDP/GTP 偶联蛋白）
    - PTGS2、ERBB2、VEGFA 过表达
- 肿瘤可侵犯壁胸膜、胸内筋膜、锁骨下血管、臂丛、椎体和上肋伴发异常

分期、分级及分类

- 通过 X 线胸片、胸部 CT、支气管内镜、穿刺活检进行分级 / 诊断
- 体检、EMG 和 MR 可用来评估肿瘤对臂丛神经的侵犯程度
- 通过 CTA、MRA 或血管介入（动静脉）来判断血管受累情况

大体病理与手术所见

- 质硬、灰白色息肉样的肿块，浸润肺或胸壁

镜下所见

- 各种支气管源性癌细胞：鳞癌 > 腺癌 > 大细胞型肺癌

临床信息

临床表现

- 常见体征 / 症状
  - 疼痛
    - 在 C8-T2 分布区的肩部 / 手臂的严重神经性疼痛
    - 第一肋间神经受累引起的上胸壁疼痛
  - 在疾病进展早期，肺部症状不常见
    - 周围型肺癌，晚期出现肺部症状（咳嗽、咯血、呼吸困难）
- 其他体征 / 症状
  - Horner 综合征（眼睑下垂、无汗、瞳孔缩小）
  - 手部肌肉萎缩

人口统计学

- 年龄
  - 成人
- 性别
  - 男 > 女
- 种族特点
  - 肺癌的发病率和致死率有明显的种族差异
- 流行病学
  - 在美国，肺癌是男女癌症导致死亡的主要原因
  - 上腔沟肿瘤占所有支气管肿瘤的比例 <5%

转归与预后

- 行术前放疗和手术患者的中位生存时间为 22 个月，5 年存活率为 27%
- N2、N3 淋巴结转移为主要的不良预后因素
- Horner 综合征患者存活时间短
- 椎体或锁骨下血管受累的患者术后生存期短

治疗

- 多种专业治疗方案至关重要
- 手术切除后行放化疗为标准治疗方案
- 其他治疗有单纯放疗、术前放疗、单纯化疗
- 单纯放疗缓解疼痛的成功率为 75%
  - 单纯放疗的长期存活率为 5%
- 手术绝对禁忌证为胸外转移或纵隔淋巴结转移
  - T1 以上臂丛受累为相对禁忌证；C8、T1 受累时，新的显微外科学技术或许能够保留手的功能

诊断思路

思考点

- 有骨质破坏的肺尖肿块 = 支气管源性肿瘤（除非有证据证明不是）
- 很少有良性肿瘤或感染与肺肿瘤相似

（王莹、郎宁 译）

参考文献

1. Palumbo VD et al: Pancoast tumour: current therapeutic options. Clin Ter. 170(4):e291-4, 2019
2. Solli P et al: Surgical treatment of superior sulcus tumors: a 15-year single-center experience. Semin Thorac Cardiovasc Surg. 29(1):79-88, 2017
3. Nikolaos P et al: Therapeutic modalities for Pancoast tumors. J Thorac Dis. 6(Suppl 1):S180-93, 2014
4. Foroulis CN et al: Superior sulcus (Pancoast) tumors: current evidence on diagnosis and radical treatment. J Thorac Dis. 5(Suppl 4):S342-58, 2013
5. Manenti G et al: Pancoast tumor: the role of magnetic resonance imaging. Case Rep Radiol. 2013:479120, 2013
6. Younga J et al: Venous hemangioma presenting as a superior sulcus tumor. Ann Thorac Surg. 90(6):2033-5, 2010
7. Davis GA et al: Pancoast tumors. Neurosurg Clin N Am. 19(4):545-57, v-vi, 2008

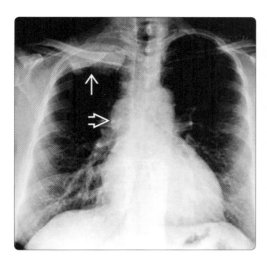

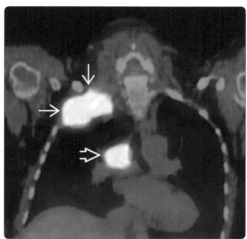

（左图）前后位胸片示原发性右肺尖分叶状肿瘤（➡），破坏右侧第二、三肋骨，同时见同侧的纵隔淋巴结肿大（⇨）

（右图）冠状位 PET/CT 融合图像确认右肺尖肿瘤的高代谢（➡），同样可发现同侧肿大淋巴结的高代谢（⇨）

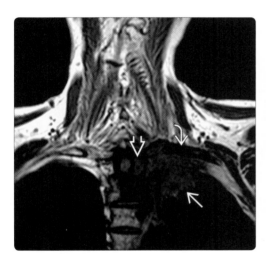

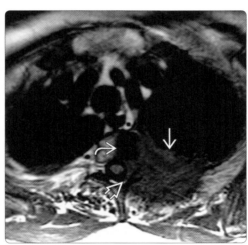

（左图）冠状位 T1WI MR 示一侵袭性肺部肿块（➡）破坏左后胸壁及肺尖，局部椎体、肋骨（➡）、椎旁软组织、椎间孔和硬膜外间隙（⇨）受侵

（右图）轴位 T1WI MR 示侵袭性肺部肿块（➡）累及左后胸壁、肺尖，扩展至椎体（➡）、椎旁软组织，并沿椎间孔累及硬膜外隙（⇨）

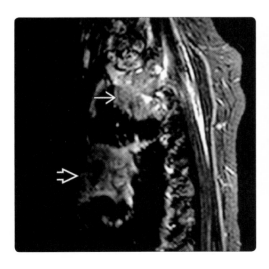

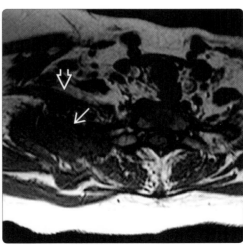

（左图）矢状位 STIR MR 示一呈高信号的肺尖肿物（➡），由后肺尖向邻近胸壁和软组织浸润，可见同侧纵隔淋巴结肿大（⇨）

（右图）轴位 T1WI MR 示原发于肺的肿瘤向周边浸润形成的较大软组织肿块（➡），破坏肋骨，并浸润周围软组织和血管神经束（⇨）

术语

- 胸廓出口综合征（thoracic outlet syndrome, TOS）
- 胸廓出口（thoracic outlet, TO）神经、静脉和/或动脉压迫综合征
- 通过三种方法中的一种进行诊断（根据症状、受影响的结构或压迫原因）

影像学

- ± 颈肋、伸长的 C7 横突
- ± 臂丛神经（BP）受压或变形，斜角肌发炎或纤维化，胸廓出口处异常血管流空
- 锁骨下动脉（SCA）位置性闭塞或狭窄伴手臂过度外展、外旋

主要鉴别诊断

- 原发性和继发性神经丛肿瘤
- 放射性神经丛病
- 创伤

病理学

- 颈肋、异常横突、纤维带、斜角肌压迫胸廓出口内结构
- 神经损伤伴纤维化、轴突丢失

临床信息

- "真性"的神经 TOS：间歇性手臂疼痛、麻木和虚弱，伴有过度外展、外旋
  ○ 肩部、上肢近端疼痛→颈部
  ○ 感觉异常，前臂/手麻木
- 血管性 TOS：感觉异常继发于动脉或静脉缺血
  ○ 肱动脉、桡动脉搏动闭塞伴手臂过度外展和抬高

诊断思路

- 胸廓出口处锁骨下动脉（subclavian artery, SCA）动脉瘤、锁骨下静脉（subclavian vein, SCV）血栓形成、臂丛神经受压伴有异常 T2 高信号，强烈提示 TOS

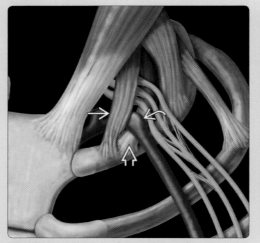
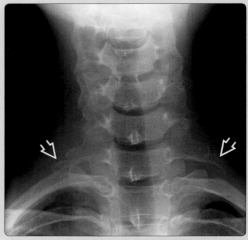

（左图）胸廓出口（TO）冠状位示意图显示臂丛神经（BP）受压和锁骨下动脉（SCA）动脉瘤（➡）继发于 C7 颈肋（➡）和前斜角肌（➡）压迫

（右图）前后位 X 线片显示双侧 C7 颈肋（➡）。右侧颈肋与第一胸肋连接

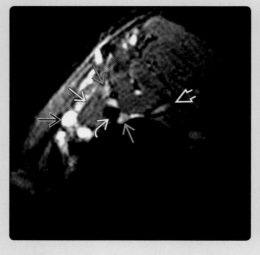
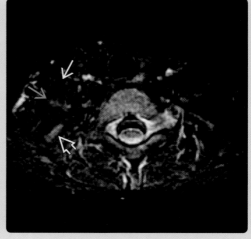

（左图）矢状斜位 STIR MR 显示肌间三角区的正常解剖结构：臂丛神经干（➡），前斜角肌（➡）和中斜角肌，SCA（➡），锁骨下静脉（SCV）（➡），第一胸肋（➡）

（右图）轴位 STIR MR 显示胸廓出口轴位正常解剖结构。臂丛神经（➡）穿过前斜角肌（➡）和中/后斜角肌之间以及第一胸肋上方（➡）

术语

缩略语

- 胸廓出口综合征（TOS）

定义

- 胸廓出口（TO）神经、静脉和／或动脉压迫综合征
- 通过三种方法中的一种进行诊断（根据症状、受影响的结构或压迫原因）

影像学

一般表现

- 最佳诊断依据
  - X线：有症状患者的颈肋
  - MR：肌间或肋颈通道内的神经或血管压迫
- 位置
  - 肌间、肋锁间隙、胸小肌后间隙（胸下通道）

X线表现

- X线片
  - 颈椎X线片通常正常
    - ± 颈肋、伸长的C7横突

CT表现

- CECT
  - 通常正常；± 异常软组织突起、斜角肌增厚、胸廓出口内血管异常
- 骨窗CT
  - ± 颈肋、伸长的C7横突
- CTA
  - ± 血管压迫、锁骨下动脉（SCA）动脉瘤或锁骨下静脉（SCV）血栓形成

MR表现

- T1WI
  - 通常是正常的；异常病例→臂丛神经（BP）受压或变形，胸廓出口处异常血管流空
- T2WI
  - ± 胸廓出口处局灶性异常臂丛神经T2高信号
  - 臂丛神经受压或变形，斜角肌水肿或纤维化，胸廓出口处异常血管流空
- STIR
  - 类似于脂肪抑制T2WI
- T1WI C+
  - ± 胸廓出口处局灶性强化灶
- MRA
  - ± SCA受压，动脉瘤
  - SCA位置性闭塞或狭窄伴手臂过度外展、外旋
- MRV
  - ± SCV受压或血栓形成、SCV位置性闭塞或狭窄

超声表现

- 灰度超声
  - BP、SCA或SCV的肌肉或骨质压迫
- 彩色多普勒
  - ± SCA动脉瘤、SCV血栓形成

血管造影表现

- 常规
  - SCV或SCA的位置性闭塞／狭窄伴上臂过度外展 ± 附壁血栓、栓塞、动脉瘤

推荐成像方法

- 最佳成像方法
  - MR
  - 据报道，MR诊断TOS的敏感性（41%）和特异性（33%）相对较低
- 成像建议
  - 多平面T1WI和STIR MR胸廓出口处
  - X线平片或CT→颈肋、变异C7横突
  - MRA/MRV处于中立、外展手臂位置

鉴别诊断

原发性和继发性神经丛肿瘤

- 肺上沟瘤
- 转移性乳腺癌
- 神经鞘瘤

放射性神经丛病

- 弥漫性神经丛T2高信号 ± 增强
- 乳腺癌、霍奇金淋巴瘤放射治疗后最常见
- 临床病史有助于诊断

创伤

- 拉伸伤或撕脱伤
- 外伤史、临床表现可作出诊断

病理学

一般表现

- 胸廓出口处由肌间三角区、肋锁间隙和胸小肌后间隙（胸下通道）组成
  - 压迫通过这些通道神经、动脉或静脉结构→TOS
  - 肋锁距离变窄可能是有症状患者最重要的异常
- 神经性TOS：症状学继发于臂丛神经压迫（大多数有症状患者）
  - 高达98%的有症状患者有神经丛压迫；与动脉或静脉撞击呈最小2°
- 血管TOS：SCV压迫
  - 重复性动脉损伤→局灶性狭窄，动脉瘤形成，微栓塞，组织损失
  - 静脉压迫→SCV血栓形成
- 肌间三角区前界为前斜角肌，后界为中斜角肌和后斜角肌，下界为第1肋骨
  - SCA穿过肌间三角区的下部，BP的上干（C5-C6）和中干（C7）穿过上部，下干（C8-T1）穿过SCA后面的下部
  - SCV位于锁骨前方和前斜角肌后方之间

- 先天性骨 / 纤维肌肉异常、创伤、表型（phenotype）和姿势导致神经血管束通过这些间隙时受压或拉长
  - 将手臂举过头顶，进一步压缩已经缩小的胸廓出口
- 病因学
  - 神经 ≫ 血管压迫（有症状的患者）
- 流行病学
  - TOS 发病率、患病率有争议；可能 ≤ 1/100 万
  - 颈肋：占总人口的 6% → 13% 的 TOS 患者，高达 90% 的 SCA 动脉瘤患者接受手术
- 伴发异常
  - 颈肋
  - 异常增大或伸长的 C7 横突
  - 纤维带（1%）
  - Klippel-Feil 综合征
- 遗传学

大体病理与手术所见
- 手术时可发现血管压迫、SCA 动脉瘤、SCV 血栓形成
- 神经可能肿胀、水肿、萎缩和纤维化
- 颈肋、异常横突、纤维带、斜角肌压迫胸廓出口内结构

镜下所见
- 神经损伤伴纤维化、轴突丢失

临床信息

临床表现
- 常见体征 / 症状
  - 感觉异常，前臂 / 手麻木
  - 肩部、上肢近端疼痛→颈部
  - 肱动脉、桡动脉搏动闭塞伴手臂过度外展和抬高
- 临床概况
  - "真性"的神经 TOS：间歇性手臂疼痛、麻木和虚弱伴有外展、外旋
    - 下干（C8、T1）≥ 上干、中干
    - 几乎总是继发于纤维带、颈肋压迫下干
    - 手消瘦，一致的肌电图结果
  - "有争议的"神经 TOS：无一致的临床或实验室结果
  - 血管 TOS：感觉异常继发于缺血
    - 比神经系统 TOS 更弥散
    - ± 肱动脉、桡动脉搏动消失

人口统计学
- 年龄
  - 成人 ≫ 儿童；诊断时的平均年龄：26 岁
- 性别
  - 男 < 女

转归与预后
- 有症状的患者不经治疗很少能自行康复

- 血管性 TOS 术后预后优于神经性 TOS

治疗
- 初始保守治疗包括物理疗法、止痛药
  - 麻醉注射的作用不明确；可能有助于诊断
  - TOS 减压 ± 第 1 肋骨切除术用于保守治疗失败者

诊断思路

思考点
- TOS 可能是多种病因的最终结果，而不是单一疾病过程

影像解读要点
- SCA 动脉瘤、SCV 血栓形成、BP 压迫、T2 异常高信号强烈提示 TOS

（王莹、郎宁 译）

参考文献

1. Jones MR et al: Thoracic outlet syndrome: a comprehensive review of pathophysiology, diagnosis, and treatment. Pain Ther. 8(1):5-18, 2019
2. Chavhan GB et al: MRI of thoracic outlet syndrome in children. Pediatr Radiol. 47(10):1222-34, 2017
3. Ferrante MA et al: The thoracic outlet syndromes: Part 1. Overview of the thoracic outlet syndromes and review of true neurogenic thoracic outlet syndrome. Muscle Nerve. 55(6):782-93, 2017
4. Peek J et al: Outcome of surgical treatment for thoracic outlet syndrome: systematic review and meta-analysis. Ann Vasc Surg. 40:303-26, 2017
5. Hussain MA et al: Vascular thoracic outlet syndrome. Semin Thorac Cardiovasc Surg. 28(1):151-7, 2016
6. Baumer P et al: Thoracic outlet syndrome in 3T MR neurography-fibrous bands causing discernible lesions of the lower brachial plexus. Eur Radiol. 24(3):756-61, 2014
7. Daniels B et al: Arterial thoracic outlet syndrome. Curr Sports Med Rep. 13(2):75-80, 2014
8. Gelabert HA et al: Regrown first rib in patients with recurrent thoracic outlet syndrome. Ann Vasc Surg. 28(4):933-8, 2014
9. Klaassen Z et al: Thoracic outlet syndrome: a neurological and vascular disorder. Clin Anat. 27(5):724-32, 2014
10. Likes K et al: Coexistence of arterial compression in patients with neurogenic thoracic outlet syndrome. JAMA Surg. 149(12):1240-3, 2014
11. Poretti D et al: Simultaneous bilateral magnetic resonance angiography to evaluate thoracic outlet syndrome. Radiol Med. 120(5):407-12, 2014
12. Singh VK et al: Diagnostic value of magnetic resonance imaging in thoracic outlet syndrome. J Orthop Surg (Hong Kong). 22(2):228-31, 2014
13. Vu AT et al: Thoracic outlet syndrome in the pediatric population: case series. J Hand Surg Am. 39(3):484-7.e2, 2014
14. Weber AE et al: Relevance of bone anomalies in patients with thoracic outlet syndrome. Ann Vasc Surg. 28(4):924-32, 2014
15. Aljabri B et al: Surgical management of vascular thoracic outlet syndrome: a teaching hospital experience. Ann Vasc Dis. 6(1):74-9, 2013
16. Marine L et al: Arterial thoracic outlet syndrome: a 32-year experience. Ann Vasc Surg. 27(8):1007-13, 2013
17. Simon NG et al: Sonographic diagnosis of true neurogenic thoracic outlet syndrome. Neurology. 81(22):1965, 2013
18. Twaij H et al: Thoracic outlet syndromes in sport: a practical review in the face of limited evidence--unusual pain presentation in an athlete. Br J Sports Med. 47(17):1080-4, 2013
19. Walden MJ et al: Cervical ribs: identification on MRI and clinical relevance. Clin Imaging. 37(5):938-41, 2013
20. Aralasmak A et al: MRI findings in thoracic outlet syndrome. Skeletal Radiol. 41(11):1365-74, 2012
21. Spears J et al: Anatomical relationship of Roos' type 3 band and the T1 nerve root. Plast Reconstr Surg. 128(6):1257-62, 2011

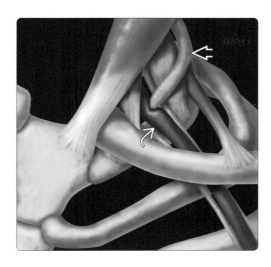

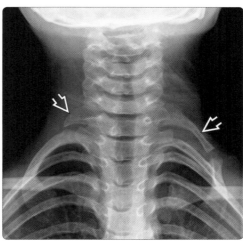

（左图）冠状位示意图显示一种血管性胸廓出口综合征（TOS）变异，主要由伸长的C7颈肋（➡）引起SCA（➡）压迫

（右图）前后位X线片（可触及左锁骨上肿块，TOS）显示双侧C7颈肋（➡）。左侧C7颈肋伸长，与左侧第一胸肋呈异常连接

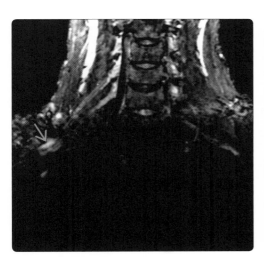

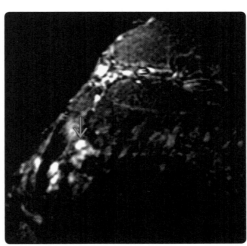

（左图）冠状面STIR MR（右侧神经性TOS）显示胸廓出口内BP上干（➡）的局灶性T2高信号

（右图）矢状斜位STIR MR显示BP上干（➡）的局灶性T2高信号，对应于临床右侧神经性TOS症状

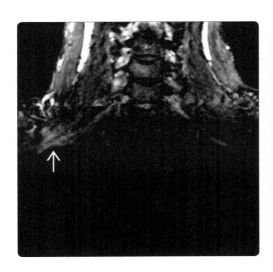

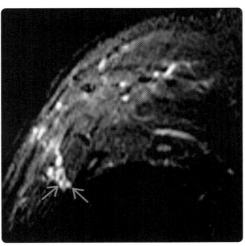

（左图）冠状位STIR MR显示一个专业鼓手的有症状的右侧神经性TOS患者，胸廓出口内异常的BP T2高信号（➡）

（右图）斜矢状位STIR MR显示一名专业鼓手的通过胸廓出口内的BP下干内部分神经束轻度T2高信号（➡），与下臂丛神经病变的临床表现相关

肌肉去神经支配

术语

- 神经损伤后失用导致的继发性肌肉损伤

影像学

- 急性神经失用
  - 在 T1WI 上肌肉无异常表现
  - 在 T2WI 和 STIR 呈弥漫性高信号
  - 注射钆对比剂后呈轻度均匀强化
- 慢性神经失用
  - 在 T1WI 上可见脂肪萎缩
  - 肌肉体积减小
  - 神经失用性水肿常持续较长时间

主要鉴别诊断

- 肌肉失用性萎缩
- 肌肉损伤

- 肌肉炎症或感染
- 放射性肌病

病理学

- 神经肿瘤、感染、自身免疫性神经炎、周围神经病或损伤

临床信息

- 无力，损伤神经分布区的肌肉体积减小
  - 可能疼痛
- 急性神经失用能否部分或完全恢复，取决于神经受损的程度
- 慢性神经失用是永久性的

诊断思路

- 肌肉信号异常分布区提示神经受损区
- 液体敏感序列能够在横断面上显示受累肌肉

（左图）冠状位 STIR MR 显示副神经（XI）支配的右侧斜方肌神经失用性水肿（➡）。副神经可因肩部负重过大而损伤

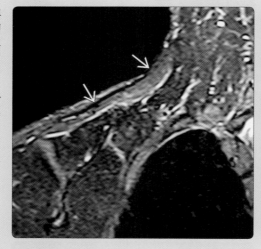

（右图）冠状位 T1WI C+ FS MR 显示同一患者受累肌肉的均匀增强（➡）。与急性去神经损伤相比，肌肉的撕裂增强后往往呈更不均匀强化

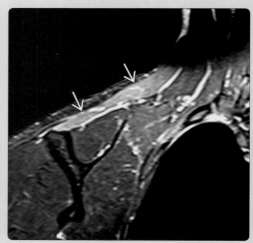

（左图）轴位 T2WI FS MR 显示腿部的游离肌瓣（➡）。肌肉呈严重的弥漫性水肿，夹杂条状的脂肪散在分布。这是可预见的表现，不应与感染混淆

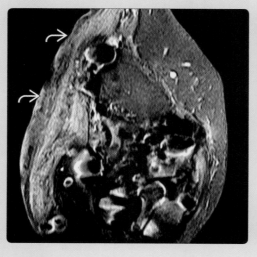

（右图）轴向 T1WI MR 显示修复后脊髓脊膜膨出（➡）患者椎旁隐窝（➡）内慢性肌肉萎缩伴脂肪替代继发于去神经支配。存在少量可检测到的骨骼肌残留

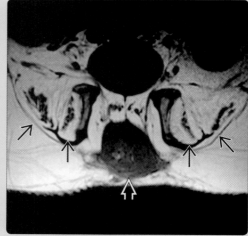

术语

定义
- 神经损伤后失用导致的继发性肌肉损伤

影像学

一般表现
- 最佳诊断依据
  - T2WI、STIR 弥漫性信号增高，肌纤维完整
- 大小
  - 急性：肌肉水肿可导致肌肉体积增大
  - 慢性：肌肉萎缩性改变

CT 表现
- 急性期肌肉未见明显异常
- 肌肉可轻度增大或增强（急性）
- 肌肉体积减小，出现低密度的脂肪（慢性）

MR 表现
- 急性神经失用
  - 在 T1WI 上肌肉无异常表现
  - 在 T2WI、STIR 上呈弥漫性高信号
    - 神经失用性水肿
    - 肌肉均匀受累
  - 少数情况下若供养肌肉的神经支末梢受损，可仅表现为肌肉的一段受累
    - 肌纤维完整
  - 有助于与肌肉撕裂进行鉴别
    - 常可在肌肉周围见少量液体信号
  - 注入钆对比剂后表现为轻度均匀强化
- 慢性神经失用
  - 在 T1WI 上可见脂肪化萎缩
  - 肌肉体积减小
  - 神经失用性水肿常持续较长时间
  - ± 强化

其他表现
- 肌电图（EMG）
  - 损伤后 3 周以上肌电图可显示异常

推荐成像方法
- 最佳成像方法：MR 成像
- 成像建议：选择成像层面时需在横断面显示受累肌肉

鉴别诊断

肌肉失用性萎缩
- 脂肪替代性萎缩
- 常无水肿表现

肌肉损伤
- 肌肉纤维断裂 / 不连续
- 血肿在 T2WI、STIR 上信号不均匀

肌腱损伤
- 大肌腱的损伤可以引起肌肉萎缩

肌肉炎症或感染
- T2WI 信号异常且增强后常呈更加不均匀斑片样强化
- 多种病因，包括：
  - 多肌炎 / 皮肌炎
  - 感染性肌炎
  - 糖尿病肌坏死
  - 横纹肌溶解症
  - 镰状细胞危象

放射性肌病
- 血管炎、组织损伤→均匀一致的肌肉水肿
- 受放射野影响，有平直锐利的水肿边界

病理学

一般表现
- 病因学
  - 神经肿瘤、感染、自身免疫性神经炎、周围神经病或损伤

临床信息

临床表现
- 常见体征 / 症状
  - 无力、受损神经分布区的肌肉体积减小
  - 可能疼痛

转归与预后
- 急性神经失用能否部分或完全恢复，取决于神经受损程度
- 慢性神经失用是永久性的

治疗
- 尽可能明确神经损伤的原因
- 对周围肌肉群进行能够提高肌力的物理治疗

诊断思路

影像解读要点
- 肌肉信号异常分布区提示神经受损区

（王莹、郎宁 译）

参考文献

1. Jenkins TM et al: Imaging muscle as a potential biomarker of denervation in motor neuron disease. J Neurol Neurosurg Psychiatry. 89(3):248-55, 2018
2. Smitaman E et al: MR imaging of atraumatic muscle disorders. Radiographics. 38(2):500-22, 2018
3. Weber MA et al: Imaging patterns of muscle atrophy. Semin Musculoskelet Radiol. 22(3):299-306, 2018
4. Simon NG et al: Skeletal muscle imaging in neuromuscular disease. J Clin Neurosci. 33:1-10, 2016
5. Gupta A et al: MRI diagnosis of muscle denervation from herpes zoster with discordant distribution of the skin rash. Skeletal Radiol. 43(10):1481-5, 2014
6. Mosole S et al: Long-term high-level exercise promotes muscle reinnervation with age. J Neuropathol Exp Neurol. 73(4):284-94, 2014
7. Hu ZJ et al: Effect and possible mechanism of muscle-splitting approach on multifidus muscle injury and atrophy after posterior lumbar spine surgery. J Bone Joint Surg Am. 95(24):e192(1-9), 2013
8. Viddeleer AR et al: Sequential MR imaging of denervated and reinnervated skeletal muscle as correlated to functional outcome. Radiology. 264(2):522-30, 2012
9. Kim SJ et al: MR imaging mapping of skeletal muscle denervation in entrapment and compressive neuropathies. Radiographics. 31(2):319-32, 2011

术语

- 近义词：臂丛神经拉伸伤、臂丛神经撕裂伤、撕裂后假性硬膜膨出
- 定义：一根或多根颈神经、臂丛神经拉伤或撕裂

影像学

- 抻拉伤：神经增粗，异常水肿
- 撕裂伤：在硬膜膨出处有异常的 CSF 信号

主要鉴别诊断

- 神经鞘瘤
- 椎旁脊膜膨出
- 神经根鞘囊肿
- 慢性炎性脱髓鞘性多发性神经病（chronic inflammatory demyelinating polyneuropathy, CIDP）

病理学

- 成人：多数继发于较强冲击力引起的创伤
- 婴儿：难产（臀位或产钳助产）时对臂丛的过度牵拉

临床信息

- 完全性臂丛神经撕裂可引起失用性"连枷臂"
- 由于肌肉接受多根神经的支配，完全的神经根撕裂也可仅引起肌肉的不完全麻痹

诊断思路

- 分析 MRI 征象时必须熟悉正常臂丛解剖
- 肌肉去神经支配的分布有助于定位异常的神经

（左图）冠状位示意图示左侧 C5-C8 神经根（➡）撕裂引起的局限性出血和假性脊膜膨出

（右图）冠状位 T2WI MR 示一位创伤后麻痹性"连枷臂"患者广泛的硬膜外 CSF 信号积聚，其中混有血液成分（➡），表明多根神经根撕裂后引起的 CSF 漏，脊髓受压向右移位

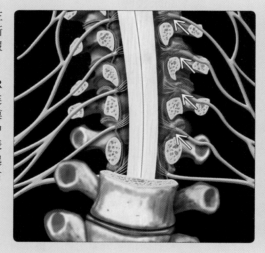
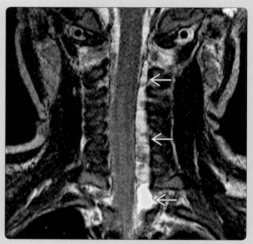

（左图）冠状位 STIR 示一名急性臂丛神经牵拉伤患者的右侧 C6-C8 神经根撕裂性假性脊膜膨出（➡）。C5 神经根处信号异常升高（不完全牵拉伤）（➡）。撕裂的神经根形成"挛缩球"（➡），远端神经丛异常增粗，T2WI 呈高信号（➡）

（右图）轴位 STIR MR 示 C7 右侧的假性脊膜膨出，呈 CSF 信号，其内未见明显神经信号（➡）

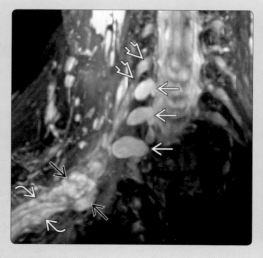
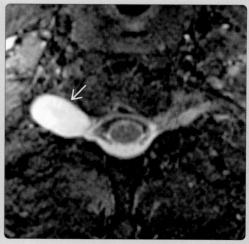

术语

近义词

- 臂丛神经拉伸伤、臂丛神经撕裂伤、撕裂后假性硬膜膨出

定义

- 一根或多根颈神经根、臂丛神经拉伸或撕裂伤

影像学

一般表现

- 最佳诊断依据
  - 含 CSF 的硬膜呈囊袋样向侧方膨出，其内未见神经结构信号
- 位置：臂丛、节前或节后神经根
- 形态学
  - 伸拉伤：可使神经水肿增粗或变细，但连续性存在
  - 撕裂伤：硬膜囊样膨出、变细或中断，近端神经根/分支出现在假囊内或紧邻假囊远端，可伴有回缩的远端神经根、神经"挛缩球"
  - 产科臂丛神经麻痹（OBPP）：C5-6 神经根（Erb-Duchenne 麻痹，占 80%）＞C8-T1 神经根（Klumpke 麻痹，占 20%）

CT 表现

- NECT
  - 通过 CT 诊断较困难
  - ± 假性脊膜膨出和椎旁血肿
  - 脊髓造影更有价值
- CT 骨窗
  - ± 椎体骨折

MR 表现

- T1WI
  - 神经肿大增粗，呈低/等信号（拉伸伤）
  - 膨大的硬膜憩室充满低信号 CSF，但没有神经信号（撕裂伤）
- T2WI
  - 神经肿大增粗，呈高信号（拉伸伤）
  - 膨大的硬膜憩室充满高信号 CSF，但没有神经信号（撕裂伤）
  - ± 脊髓水肿、脊髓软化、脊髓空洞
    - 急性神经根撕裂的中央型脊髓水肿
  - 神经失用改变常发生在颈后椎旁肌（特别是多裂肌）→节前损伤
- STIR
  - 与 FS-T2WI 表现相同
- T1WI C+
  - 急性损伤无强化；慢性损伤可显示强化的瘢痕组织
  - 肌肉强化表明已出现去神经化

非血管性介入

- 脊髓造影
  - 可见膨大的无神经根走行的神经根鞘，CSF/对比剂漏，撕裂处脊髓的"草皮"征

推荐成像方法

- 最佳成像方法
  - 高分辨率 MR（MR 神经成像）
- 成像建议
  - 冠状位、斜矢状位 T1WI、STIR
  - MR 无法确定时，可行 CT 脊髓造影

鉴别诊断

神经鞘瘤

- 丛状型神经纤维瘤（NF1）、孤立型神经鞘瘤与神经根撕裂相似
  - ± 肿瘤样强化
- 有神经纤维瘤 I 型（NF1）的临床学证据

椎旁脊膜膨出

- 马方综合征、Ehlers-Danlos 综合征（先天性结缔组织发育不全）、NF1
- 椎旁脊膜膨出与假性脊膜膨出表现相似，但膨出的部分内有神经结构
- 临床病史/证据 ± 脊膜发育不全应与外伤性相区别

神经根鞘囊肿

- 常为偶然发现，可以很大
- 神经根完整，周围包绕囊肿
- 自发性破裂可导致颅压低
- 临床病史有助于与神经根撕裂鉴别

CIDP

- 特异性的临床表现、实验室检查，常为双侧

病理学

一般表现

- 病因学
  - 多数成人臂丛神经麻痹继发于较强冲击力引起的创伤
    - 用力外展或下摆手臂
    - 枪伤或割裂伤（刀子、玻璃、汽车金属零件、链锯、动物咬伤）引起的贯通伤
  - 婴儿：继发于难产（臀位或产钳助产）时对臂丛的过度牵拉
- 伴发异常
  - ± 同时存在软组织和血管损伤、椎体骨折
  - ± 肌肉的神经失用表现，提示神经根异常
  - 经硬膜脊髓症（少见）
- 臂丛神经牵拉伤可使一根或多根神经根从脊髓撕裂
- 损伤程度对于确定治疗方案和预后十分关键
  - 节前神经损伤：损伤位于脊髓至背根神经节（DRG）之间（预后较差）
  - 节后神经损伤：病变位于神经节之后的周围神经（预后较好）

分期、分级及分类

- Boney 分类（1998）
  - A 型：神经根撕裂位于中央和移行区之间（真性撕裂伤）
  - B 型：神经根撕裂位于远端与移行区之间
    - 1 型：椎管内硬膜撕裂，DRG 移位至颈部
    - 2 型：椎间孔处硬膜撕裂，DRG 少许移位
    - 3 型：硬膜无撕裂，DRG 无移位
    - 4 型：硬膜无撕裂，DRG 无移位且腹、背支完整

大体病理与手术所见

- 神经根撕裂的证据：脊髓移位 / 水肿、出血，或椎管内瘢痕形成、椎间孔处未见神经根显示、假性硬膜膨出

镜下所见

- 神经连续性中断、轴突缺失、脱髓鞘、出血、瘢痕形成

临床信息

临床表现

- 常见体征 / 症状
  - 疼痛、同侧肢体麻痹、可出现膈神经麻痹
    - 完全性臂丛神经撕裂导致失用性"连枷臂"
    - 不完全性麻痹多见，但因为多根神经支配可代偿，在部分完全性神经根撕裂患者也可以出现不完全性麻痹
  - 临床检查区分节前还是节后神经损伤不可靠
- 临床资料
  - Erb-Duchenne 麻痹
    - 上臂丛损伤（C5、C6 神经根、上干），引起近端肌无力
    - 肩部的直接打击伤、产时牵拉伤
  - 中间神经根综合征
    - C7 神经根、中干损伤引起桡神经异常
  - Klumpke 麻痹
    - 下臂丛损伤（C8、T1 神经根、下干）引起远端肌无力
    - 可见于过头抓举后意图缓慢下降却突然坠落的情况

人口统计学

- 年龄
  - 青中年 > 婴儿、儿童
- 性别
  - 男 > 女，与创伤的流行病学一致
- 流行病学
  - 与越野车和摩托车事故密切相关
  - 发病率与创伤的流行病学趋势相符

转归与预后

- 撕裂预后差，拉伸伤及神经尚连续时预后好
- 节后神经损伤较节前损伤预后好
- 产伤预后比成人拉伸伤好

- 神经根的完整性情况是制订手术方案及预后的关键
  - 被拉伸的神经（连续性存在）可以恢复部分功能，而神经根撕裂伤将产生不可逆的感觉和运动缺陷
  - 节前神经撕裂常无法通过手术修复；失神经支配的肌肉的功能只能靠邻近的神经如颈丛、肋间神经等的迁移来部分代偿
  - 节后神经的撕裂可通过切除受损神经并通过神经断端神经自体移植来修复

治疗

- 保守治疗
  - 物理、康复治疗
- 手术治疗
  - 一般不主张对撕裂的神经根与脊髓进行再吻合，但新的显微技术促使我们重新考虑这一方法
  - 神经旁路或移植，通过神经松解、神经移植、神经迁移及有功能的肌肉 / 肌腱迁移来重建
  - 截断无功能的或疼痛的"连枷臂"
  - 背根神经入髓区（DREZ）切断术可减轻顽固性疼痛

诊断思路

思考点

- 分析 MR 征象时必须熟悉正常臂丛解剖
- MR 可区分节前与节后损伤，对于手术方案的制订与预后评估很有帮助

影像解读要点

- 查找是否有软组织损伤（水肿、出血）或骨折以支持诊断
- 肌肉去神经支配的分布有助于定位异常的神经

（王莹、郎宁 译）

参考文献

1. Clifton WE et al: Delayed myelopathy in patients with traumatic preganglionic brachial plexus avulsion injuries. World Neurosurg. 122:e1562-9, 2019
2. Gunes A et al: Brachial plexus ultrasound and MRI in children with brachial plexus birth injury. AJNR Am J Neuroradiol. 39(9):1745-50, 2018
3. Kachramanoglou C et al: Long-term outcome of brachial plexus reimplantation after complete brachial plexus avulsion injury. World Neurosurg. 103:28-36, 2017
4. Lutz AM et al: MR imaging of the brachial plexus. Neuroimaging Clin N Am. 24(1):91-108, 2014
5. Chhabra A et al: High-resolution 3T MR neurography of the brachial plexus and its branches, with emphasis on 3D imaging. AJNR Am J Neuroradiol. 34(3):486-97, 2013
6. Rhee PC et al: Concomitant traumatic spinal cord and brachial plexus injuries in adult patients. J Bone Joint Surg Am. 93(24):2271-7, 2011
7. Aralasmak A et al: MR imaging findings in brachial plexopathy with thoracic outlet syndrome. AJNR Am J Neuroradiol. 31(3):410-7, 2010
8. Doumouchtsis SK et al: Are all brachial plexus injuries caused by shoulder dystocia? Obstet Gynecol Surv. 64(9):615-23, 2009
9. Malessy MJ et al: Obstetric brachial plexus injuries. Neurosurg Clin N Am. 20(1):1-14, v, 2009
10. Smith AB et al: Magnetic resonance neurography in children with birth-related brachial plexus injury. Pediatr Radiol. 38(2):159-63, 2008
11. Medina LS et al: Diagnostic performance of MRI and MR myelography in infants with a brachial plexus birth injury. Pediatr Radiol. 36(12):1295-9, 2006

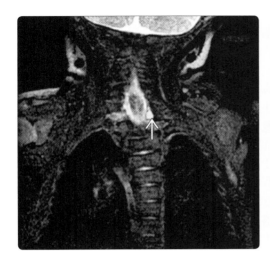

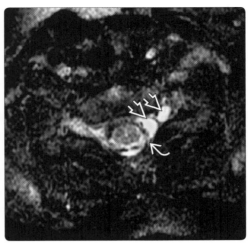

（左图）分娩造成臂丛拉伸伤和下干型臂丛神经麻痹的患者，冠状位 T2WI FS MR 示 C8 左侧撕裂性假性硬膜膨出，表现为小片 CSF 信号（➡）

（右图）轴位 T2WI FS 示同一患者撕裂性假性硬膜膨出处的空虚的神经鞘囊肿（➡），从硬膜外压迫硬膜囊（➡）

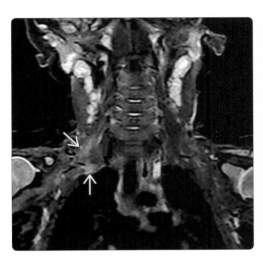

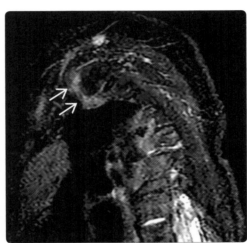

（左图）冠状位 STIR MR 示患有严重围产期臂牵引损伤的 6 周大婴儿臂丛神经的无定形增大和信号增高，表现为神经部分中断伴神经瘤（➡）。其他图像显示，所有 5 条腹侧初级支均未发生撕脱伤

（右图）同一患者的矢状斜位 MR 显示神经干的无定形外观（➡），没有正常的 3 层结构

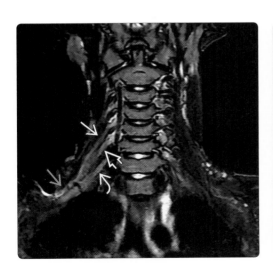

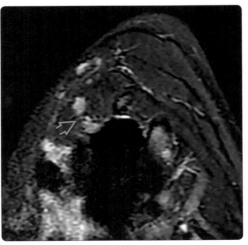

（左图）冠状位 STIR MR 示 10 岁男孩右臂丛严重牵引伤和锁骨骨折，C5（➡）、C6（➡）、C7（➡）腹侧初级支和主干（➡）与正常的左侧相比增粗和异常 T2 信号增高

（右图）同一患者的矢状位斜向 STIR MR 显示所有 3 个神经干异常增大和 T2 高信号（➡），为无解剖性断裂的严重牵引伤所致

特发性臂丛神经炎

要 点

术语
- Parsonage-Turner 综合征

影像学
- 可影响臂丛神经支配的任何肌肉
  - 最常见于：肩袖、三角肌、肱二头肌、肱三头肌
- 最初表现为神经失用性水肿
  - 在 T2WI、STIR 上受累肌肉呈弥漫、均匀的高信号
- 在慢性神经失用可发生脂肪萎缩
  - 不常见
- 常为由 2 根或更多神经支配的肌肉受影响

主要鉴别诊断
- 颈神经根病
- 肩胛上神经损伤
- 臂丛神经肿瘤
- 臂丛神经或颈神经撕裂

- 放射性神经炎 / 肌炎
- 四边孔综合征
- 肺上沟瘤
- 肌肉损伤

病理学
- 常与病毒或细菌感染有关
- 也可发生于创伤或手术后

临床信息
- 突发疼痛，伴无力和感觉异常
- 男性多于女性
- 多数病程为 3 个月到 2 年
- 物理治疗以保持关节活动度

诊断思路
- 常因无力、疼痛行肩部 MR 检查时无意中发现
- 神经分布区的一块以上肌肉异常信号

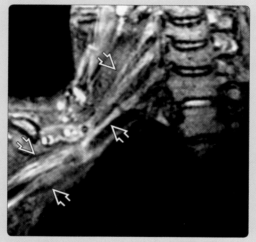
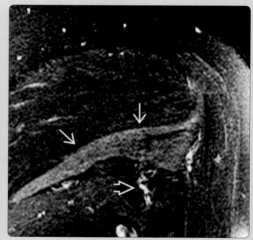

（左图）冠状位 STIR MR 示特发性臂丛神经炎导致的臂丛神经（➨）弥漫性高信号

（右图）斜冠状位 T2WI MR 示臂丛神经炎患者小圆肌（➔）的神经失用性水肿。水肿信号均匀一致且肌肉纤维连续。在四边孔（➨）处未发现与腋神经有关的肿块信号。一旦发现神经失用性水肿，应该仔细寻找神经性肿瘤或外在压迫

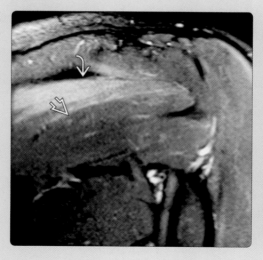
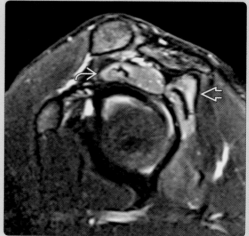

（左图）斜冠状位 T2WI MR 示冈下肌（➔）上部纤维束弥漫性的信号增高。有趣的是，其下部的肌肉（➨）未受累。这种特殊的神经失用性水肿在臂丛神经炎中较为常见

（右图）矢状位 T2WI MR 示冈下肌（➨）和冈上肌（➔）弥漫性异常高信号。此病例需与肩胛上神经损伤鉴别

术语

近义词

- 神经痛性肌萎缩性特发性神经炎累及上臂丛（特发性臂丛神经炎）、颈丛、腰骶丛 ± 颅神经
- 近义词：Parsonage-Turner 综合征
  - 神经痛性肌萎缩亚型
- 急性臂丛神经炎

定义

- 免疫介导的臂丛神经病

影像学

一般表现

- 最佳诊断依据
  - T2WI 上一块或多块肩部肌肉呈均匀信号增高
- 位置
  - 由臂丛支配的任何肌肉
    - 最常见于：肩袖、三角肌、肱二头肌、肱三头肌
    - 不常见：肱肌、前臂肌、膈肌、前锯肌（胸长神经）
  - 有时为双侧
  - 可引起单纯的感觉神经功能缺陷
- 大小
  - 受累肌肉轻度均匀一致地增粗
  - 在慢性病例中可见肌肉萎缩

CT 表现

- 用于排除累及臂丛神经或周围神经的肿瘤
- 慢性病例的肌肉萎缩、脂肪浸润较明显

MR 表现

- 臂丛神经
  - 在 T2WI、STIR 上受累神经呈高信号
  - 神经轻度强化
  - 神经走行区无肿瘤
- 受累肌肉
  - 最早表现为去神经支配性水肿
    - 在 T1WI 上肌肉信号正常
    - 在 T2WI、STIR 上整条受累肌肉呈弥漫、均匀的高信号
  - 肌肉纤维没有破坏
    - 弥漫、均匀强化
  - 慢性神经失用可发生脂肪萎缩
    - 脂纹较未受累肌肉宽
    - 肌肉体积变小
    - 不常见，多为自限性
  - 常为由 2 根或更多神经支配的肌肉受影响
    - 如冈下肌（肩胛上神经）+ 小圆肌（腋神经）

推荐成像方法

- 最佳成像方法
  - MR

成像建议

- T1WI、T2WI、STIR，沿有症状的肌肉的长轴和短轴扫描
- 在冠状位上肩 MR 的 FOV 应为 16~18 cm
  - 应包括冈盂切迹，以排除肩胛上神经损伤
  - 应包括四边孔，以排除腋神经损伤
- 臂丛神经成像排除臂丛神经肿瘤
  - 如果患者有此病史，除非症状不缓解，否则没有必要

鉴别诊断

颈神经根病

- 可用颈椎 MR 进行诊断
- 常累及单条神经根
  - 臂丛神经炎累及多条神经根
- 严重病例可出现受累肌肉的神经失用

肩胛上神经损伤

- 引起神经失用性水肿
- 肩胛上切迹处的肿瘤：影响冈上肌和冈下肌
- 冈盂切迹处的肿瘤：影响冈下肌

臂丛神经肿瘤

- 表现为疼痛和肌肉无力
- 引起神经失用性水肿
- 臂丛神经 MR 可发现肿块
- 常为转移性肿瘤，原发性肿瘤少见

臂丛神经或颈神经根撕裂

- 严重、高能量损伤
- 神经连续性中断，MR 可显示神经走行区的液体信号

放射性神经炎 / 肌炎

- 弥漫性肿大的神经和肌肉 T2 信号增高
- 区域性分布
- 放疗史

四边孔综合征

- 小圆肌与大圆肌间的肿瘤
- 腋神经受压，影响三角肌和小圆肌

糖尿病性神经病

- 常位于肢体远端，呈对称性
- 有时可累及一块或多块近端肌肉

肺上沟瘤

- 位于肺尖的支气管源性肿瘤（肺上沟瘤）
- 可直接向周围侵犯，累及臂丛

肌炎

- 肌肉异常的弥漫性 T2 高信号
- 周围脂肪水肿
- 常为系统性双侧病变，多组肌肉受累

肌肉损伤

- 局灶性不均匀 T2 高信号
- 常见肌肉纤维断裂

- 可见明显的血液成分
- 周围软组织水肿或血肿

肩袖撕裂

- 慢性、较大的撕裂表现为肌肉萎缩
- 在 MR 上可见肌腱断裂处的液体信号

Burner/Stinger 综合征

- 常见于进行接触性运动的运动员
- 疼痛，感觉异常，肌肉无力
- 直接击打锁骨上区的臂丛神经
- 也可由于对臂丛或颈神经根的牵拉引起
- 常为暂时性的，但也可持续几周
- 可行 MR 以排除神经撕裂

病理学

一般表现

- 病因学
  - 常与病毒或细菌感染有关
    - EBV、CMV、HIV 等病毒感染
  - 可发生于疫苗注射后
  - 也可发生于创伤或手术后
    - 可能不是同一区域的手术
  - 髋关节成形术可引起此病

大体病理与手术所见

- 神经周围水肿，受累肌肉水肿

镜下所见

- 神经周围炎性浸润
- 髓鞘变薄
- 轴突变性

临床信息

临床表现

- 常见体征 / 症状
  - 突发疼痛伴无力和感觉异常
  - 可仅有感觉异常
  - 胸长神经受累：翼状肩胛
  - 膈神经受累：呼吸短促

人口统计学

- 年龄
  - 可发生于任何年龄段
- 流行病学
  - 每 10 万人 1.6 例
- 性别：男性多于女性

转归与预后

- 多在 3 个月到 2 年内自行缓解

治疗

- 治疗选择、危险、并发症
  - 物理治疗以保持关节活动度

诊断思路

思考点

- 常因无力、疼痛行肩部 MR 检查时无意中发现
- 不典型病例行臂丛神经 MRI 可排除其他原因
  - 肩带周围肌肉
  - 呼吸受影响
  - 单纯感觉丧失

影像解读要点

- 神经分布区的一块以上肌肉异常信号
- 异常信号的分布有助于与神经卡压综合征相区别

（王莹、郎宁 译）

参考文献

1. Patel RH et al: Post-operative emergence of acute brachial neuritis following posterior cervical laminectomy with fusion: a case report and review of the literature. Int J Surg Case Rep. 65:197-200, 2019
2. van Alfen N et al: Phrenic neuropathy and diaphragm dysfunction in neuralgic amyotrophy. Neurology. 91(9):e843-9, 2018
3. McEnery T et al: Phrenic nerve palsy secondary to Parsonage-Turner syndrome: a diagnosis commonly overlooked. Lung. 195(2):173-7, 2017
4. Seror P: Neuralgic amyotrophy. An update. Joint Bone Spine. 84(2):153-8, 2017
5. Yuh EL et al: Diffusivity measurements differentiate benign from malignant lesions in patients with peripheral neuropathy or plexopathy. AJNR Am J Neuroradiol. 36(1):202-9, 2015
6. Fransz DP et al: Parsonage-Turner syndrome following post-exposure prophylaxis. BMC Musculoskelet Disord. 15:265, 2014
7. Gupta A et al: Neuralgic amyotrophy (Parsonage Turner syndrome). Orthopedics. 37(2):75, 130-33, 2014
8. Nociti V et al: Case of postpartum Parsonage-Turner syndrome. Muscle Nerve. 49(2):294-5, 2014
9. Park MS et al: Magnetic resonance neurographic findings in classic idiopathic neuralgic amyotrophy in subacute stage: a report of four cases. Ann Rehabil Med. 38(2):286-91, 2014
10. Smith CC et al: Challenging pain syndromes: Parsonage-Turner syndrome. Phys Med Rehabil Clin N Am. 25(2):265-77, 2014
11. Smith DP et al: Intravenous corticosteroid therapy for bilateral parsonage-turner syndrome: a case report and review of the literature. Reg Anesth Pain Med. 39(3):243-7, 2014
12. Kumar I et al: Utility of magnetic resonance imaging in the diagnosis of unsuspected cases of Parsonage-Turner syndrome: two case reports. J Med Case Rep. 7:255, 2013
13. Gazioglu S et al: Magnetic resonance imaging in bilateral brachial neuritis with pure sensory involvement. Neurol Sci. 33(4):927-30, 2012
14. Tjoumakaris FP et al: Neuralgic amyotrophy (Parsonage-Turner syndrome). J Am Acad Orthop Surg. 20(7):443-9, 2012
15. Zara G et al: MR imaging of peripheral nervous system involvement: Parsonage-Turner syndrome. J Neurol Sci. 315(1-2):170-1, 2012
16. Yamada K et al: MRI findings and steroid therapy for neuralgic amyotrophy in children. Pediatr Neurol. 45(3):200-2, 2011
17. Sureka J et al: MRI of brachial plexopathies. Clin Radiol. 64(2):208-18, 2009
18. Gourie-Devi M et al: Long-term follow-up of 44 patients with brachial monomelic amyotrophy. Acta Neurol Scand. 107(3):215-20, 2003
19. Janes SE et al: Brachial neuritis following infection with Epstein-Barr virus. Eur J Paediatr Neurol. 7(6):413-5, 2003
20. Carroll KW et al: Magnetic resonance imaging of the shoulder: a review of potential sources of diagnostic errors. Skeletal Radiol. 31(7):373-83, 2002
21. Cruz-Martinez A et al: Neuralgic amyotrophy: variable expression in 40 patients. J Peripher Nerv Syst. 7(3):198-204, 2002
22. Simon JP et al: Parsonage-Turner syndrome after total-hip arthroplasty. J Arthroplasty. 16(4):518-20, 2001
23. Bredella MA et al: Denervation syndromes of the shoulder girdle: MR imaging with electrophysiologic correlation. Skeletal Radiol. 28(10):567-72, 1999
24. Helms CA et al: Acute brachial neuritis (Parsonage-Turner syndrome): MR imaging appearance–report of three cases. Radiology. 207(1):255-9, 1998

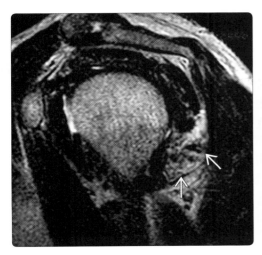

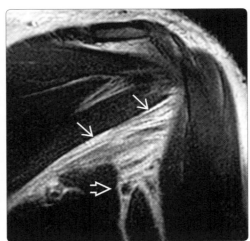

（左图）矢状位 T2WI MR 示小圆肌（➡）明显的脂肪化萎缩，表现为体积减小和信号强度增加。多数特发性臂丛神经炎会自行缓解，而不会发展成如此严重的萎缩

（右图）同一患者的冠状位 T1WI MR 示脂肪化萎缩（➡），局限于小圆肌。四边孔（⇨）正常说明肌肉萎缩不是由腋神经受压导致的

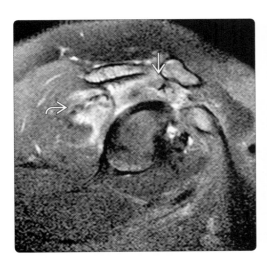

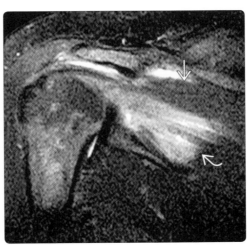

（左图）矢状位 T2WI FS MR 示冈上肌（➡）和冈下肌（➡）的神经失用性水肿。此表现也可见于肩胛上切迹处肩胛上神经的损伤

（右图）冠状位 T2WI FS MR 示仅部分冈下肌（➡）受累、水肿（➡）。冈盂切迹或肩胛上切迹处的神经损伤不会出现这种情况，它们会累及从损伤处到远端神经所支配的所有肌肉

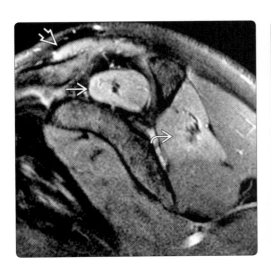

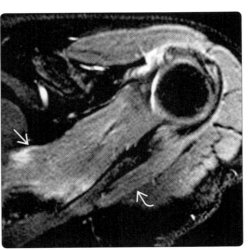

（左图）矢状位 T2WI FS MR 示冈上肌（➡）、冈下肌（➡）和斜方肌（➡）信号增高，代表轻度神经失用性水肿

（右图）轴位 T2WI FS MR 示冈上肌（➡）和冈下肌（➡）的神经失用性水肿

创伤性神经瘤

术语

- 继发于重度或轻微外伤导致的非肿瘤性神经增粗
- 截肢神经瘤（残肢神经瘤）
  - 创伤或截肢造成的一种创伤性神经瘤的亚型
- Morton 神经瘤：跖骨头间的创伤性神经瘤

影像学

- 神经呈球样增粗
- 神经束增粗
- T1WI 上呈正常信号
- 在 T2WI、STIR 上呈等到高信号
- 明显强化
- 发生于神经损伤或手术部位

主要鉴别诊断

- 良 / 恶性周围神经肿瘤
- 神经周围囊肿

- 位于神经外侧，无强化
- 软组织转移性肿瘤或恶性肿瘤复发
- 神经炎

病理学

- 继发于神经损伤：截肢术、碾压伤、深度烧伤、轻微创伤、神经压迫
- 神经瘤中含有除瘢痕组织外的所有神经成分

临床信息

- 严重疼痛或感觉异常
- 神经损伤后 1~12 个月出现
- 1/4 的截肢者会有残肢神经瘤

诊断思路

- 临床病史对正确诊断很重要
- 可能误诊为肉瘤复发

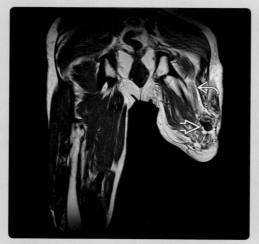
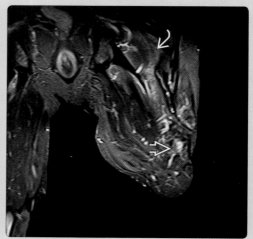

（左图）冠状位 T1WI MR 示一名创伤后膝上截肢患者，其坐骨神经（➔）末端形成了残肢神经瘤（⇒）

（右图）冠状位 STIR MR 示同一患者的残肢神经瘤（⇒）。正常的坐骨神经（➔）与脂肪信号相似，不如在 T1WI 上清晰。T1WI 为显示正常神经的最佳序列，因为神经的低信号在周围脂肪高信号的衬托下显得尤为清晰

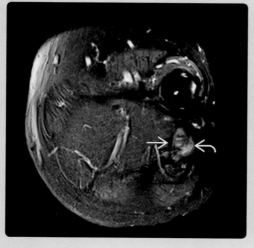
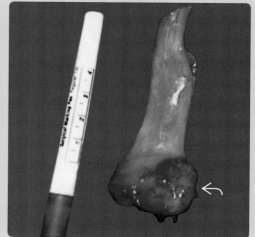

（左图）轴位 T1WI C+ FS MR 示同一患者明显粗大的坐骨神经，并可清晰地看到其分出的胫神经（➔）和腓神经（➔）

（右图）手术切除的残肢神经瘤的照片，可见神经残端腔，球形增粗，向近端逐渐变细为正常神经

术语

近义词

- 截肢神经瘤（残肢神经瘤）
  - 创伤或截肢造成的一种创伤性神经瘤的亚型
- Morton 神经瘤：跖骨头间的创伤性神经瘤

定义

- 继发于重度或轻微外伤导致的非肿瘤性神经增粗
  - 部分 / 完全神经切断或挤压伤

影像学

一般表现

- 最佳诊断依据
  - 神经断端或软组织损伤处的神经增粗位置
- 部位
  - 神经损伤或手术部位
    - 可出现在面、耳、颈、四肢、会阴部及阴茎
- 大小：常 3~4 倍于正常大小

MR 表现

- 神经横断
  - 截断处神经球形增粗最明显
    - 神经向近端逐渐变细
  - 神经束增粗
    - 轴位呈圆点样
  - 在 T1WI 上信号正常
  - 在 T2WI、STIR 上呈等到高信号
  - 注入钆对比剂后明显强化
- 神经撕裂
  - 神经不规则增粗
  - 常见近端神经束增粗
  - 寻找邻近软组织损伤的证据
- 神经压迫
  - 神经增粗，与肿瘤类似
  - 引起神经压迫的结构常与神经有清晰的界限

推荐成像方法

- 最佳成像方法：高分辨率 MR
- 成像建议
  - T1WI MR 和 T2WI FS MR，沿神经短轴扫描
  - T1WI C+ 轴位和冠状位（或矢状面），以确认病变神经和显示范围

鉴别诊断

良 / 恶性周围神经肿瘤

- 信号特点、梭形形态具有一定的特异性
- 如无外伤史，则有必要进行活检
- 如有外伤史，可通过一系列检查进行监测

神经周围囊肿

- 位于神经外（但是邻近）
- 无强化

腱鞘囊肿

- 与肌腱关系密切
- 无强化
- 可压迫神经引起相应症状

软组织转移性肿瘤或恶性肿瘤复发

- 常包绕神经或使之移位
- 很少与神经相连续

关节炎相关肿物

- 痛风结节或类风湿结节常被误认为是 Morton 神经瘤
- 可有关节炎的表现

神经炎

- 也可表现为神经束的增粗
- 注入对比剂后也可均匀强化
- 神经增粗较神经瘤更加弥漫

病理学

一般表现

- 病因学
  - 继发于神经损伤
    - 截肢术或碾压伤
    - 也可见于轻微创伤
    - Morton 神经瘤：较紧的鞋、高跟鞋

临床信息

临床表现

- 常见体征 / 症状
  - 严重疼痛或感觉异常

人口统计学

- 流行病学
  - 神经损伤后 1~12 个月出现
  - 1/4 的截肢者会有残肢神经瘤

治疗

- 注射类固醇、物理治疗、手术切除

诊断思路

思考点

- 临床病史对正确诊断很重要
- 可能误诊为肉瘤复发

（王莹、郎宁　译）

参考文献

1. Oliveira KMC et al: Time course of traumatic neuroma development. PLoS One. 13(7):e0200548, 2018
2. Penna A et al: Incidence and associations of painful neuroma in a contemporary cohort of lower-limb amputees. ANZ J Surg. 88(5):491-6, 2018
3. Vlot MA et al: Symptomatic neuroma following initial amputation for traumatic digital amputation. J Hand Surg Am. 43(1):86.e1-8, 2018
4. Antoniadis G et al: Iatrogenic nerve injuries: prevalence, diagnosis and treatment. Dtsch Arztebl Int. 111(16):273-9, 2014
5. Fayad JN et al: Symptomatic postsurgical traumatic neuromas. Otol Neurotol. 30(7):981-4, 2009
6. Henrot P et al: Imaging of the painful lower limb stump. Radiographics. 20 Spec No:S219-35, 2000

（左图）冠状位 T1WI MR 示患者一侧上肢截肢后球形肿物（➡）与臂丛（➡）相连，形状和位置有助于鉴别创伤性神经瘤和肿瘤复发

（右图）冠状位 STIR MR 示同一患者与臂丛神经（➡）相比，神经瘤（➡）的信号不均匀增高，肿物内多个小圆形区域为增粗的神经束

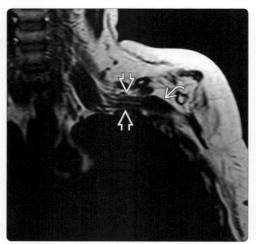
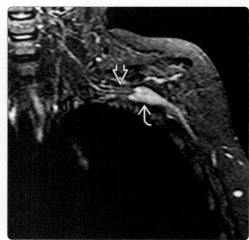

（左图）前臂轴位 T2WI FS MR 示前臂玻璃撕裂伤后严重尺神经病变患者的尺神经异常增粗（➡），神经瘤部位失去正常的内部分支结构

（右图）同一患者的轴位 T1WI C+FS MR 证实了创伤性神经瘤（➡）部位以及邻近软组织瘢痕内的尺神经异常强化（➡）

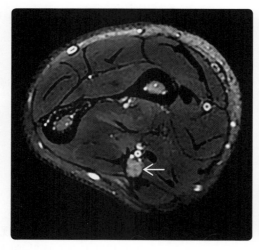
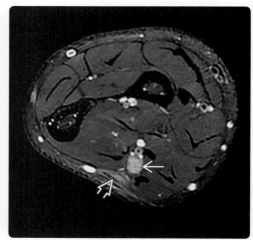

（左图）冠状位 T1WI MR 示手臂截肢术后与原神经（➡）相连的神经瘤（➡）。在手臂截肢术后，3 根主要神经（正中神经、尺神经和桡神经）的神经瘤非常常见

（右图）同一患者冠状位 STIR MR 示一个信号不均匀的肿块（➡）。肿块与神经相连（➡）的特点有助于确诊。邻近神经瘤的不均匀高信号的肿块（➡）很可能是瘢痕组织，应该进行连续的 MR 随访观察

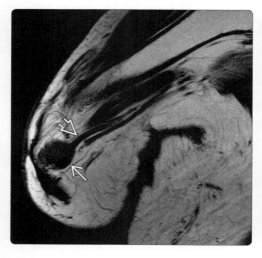
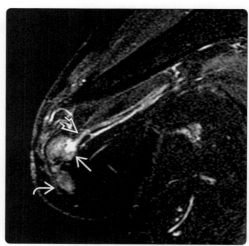

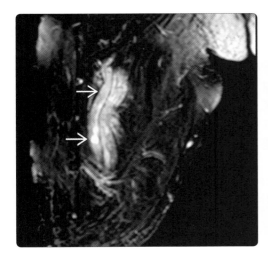

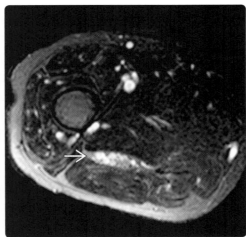

（左图）冠状位 T2WI FS MR（创伤性膝上截肢）显示邻近断面的坐骨神经（➡）异常增粗、T2 高信号和扭曲。更严重的周围神经损伤患者的这一病理学发现反映了神经束的轴浆水肿

（右图）轴位 T2WI FS MR（同一患者）证实横断附近的坐骨神经束异常增粗和高信号（➡）。远端影像（未展示）显示神经瘤

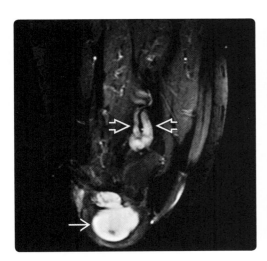

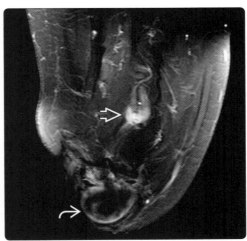

（左图）冠状位 T2WI FS MR 示膝上截肢术后股骨远端坐骨神经（➡）增粗和水肿，可清楚区分胫神经和腓神经。截肢处另一个肿块（➡）表现为不相关的滑囊炎

（右图）冠状位 T1WI C+ FS 示神经瘤（➡）强化。滑囊炎（➡）表现为边缘强化，延迟强化扫描将发现对比剂逐渐进入病变内部

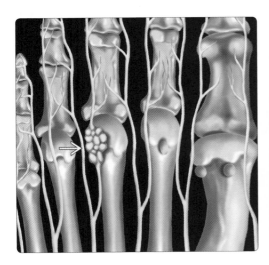

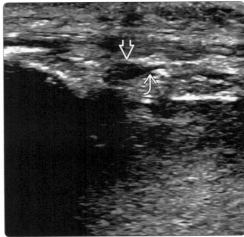

（左图）示意图示足底趾间神经的 Morton 神经瘤（➡）。这种创伤性神经瘤与鞋子太紧或穿高跟鞋有关。跖骨间的滑囊炎和类风湿结节常被 MR 或超声诊断为 Morton 神经瘤

（右图）超声纵向扫查示足底面跖骨头之间的 Morton 神经瘤（➡）。肿块呈低回声并有特征性的"尾巴"延伸至趾间神经（➡）

放射性神经丛病变

要点

术语

- 近义词：放射性神经丛炎（radiation-induced plexitis, RIP），放射性纤维化（radiation induced fibrosis, RIF）

影像学

- 光滑、弥漫的 T2 高信号 ± 多个神经丛组成部分的强化
- 乳腺癌、肺癌、淋巴瘤放疗（XRT）后，放射性神经损伤累及上段臂丛（C5-7）＞下段臂丛（C8-T1）
- 前列腺癌、大肠癌、妇科肿瘤、淋巴瘤放疗后会出现腰骶丛神经放射性损伤

主要鉴别诊断

- 恶性肿瘤臂丛神经浸润
- 丛状神经纤维瘤
- 神经丛牵拉损伤

病理学

- 电离辐射直接导致的细胞继发性损伤和神经血管进行性放射损伤
- 结合化疗时放射性神经损伤更明显

临床信息

- 同侧末端肢体疼痛、感觉异常、运动功能缺陷
- 预后多样，与放射剂量、神经损伤严重程度相关

诊断思路

- 正确诊断从而避免不恰当的额外放疗是十分重要的
- 上臂丛神经呈光滑的、弥漫性 T2 高信号并线样强化，支持放射性神经炎的可能大于恶性疾病

（左图）冠状位示意图示乳腺癌骨转移（➩）放疗（XRT）后患者，辐射后的臂丛神经弥漫性水肿（➡）。照射野内的神经呈现典型的节段性放射性神经损伤表现

（右图）冠状位 STIR MR（乳腺癌放疗 3 年后，有不明确的手臂症状）示臂丛神经呈光滑弥漫性 T2 异常高信号（➡），未见明显肿大淋巴结

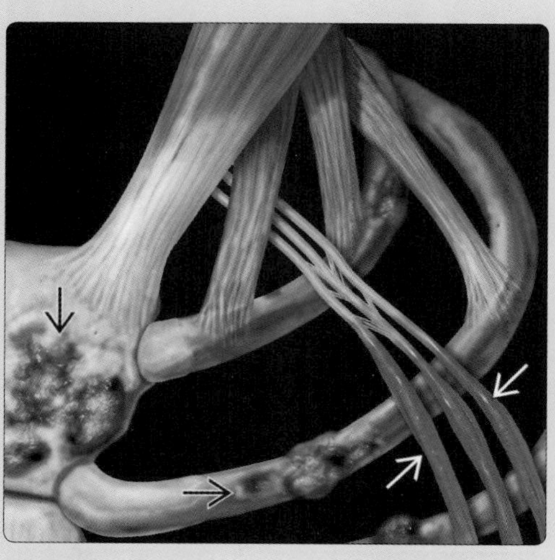

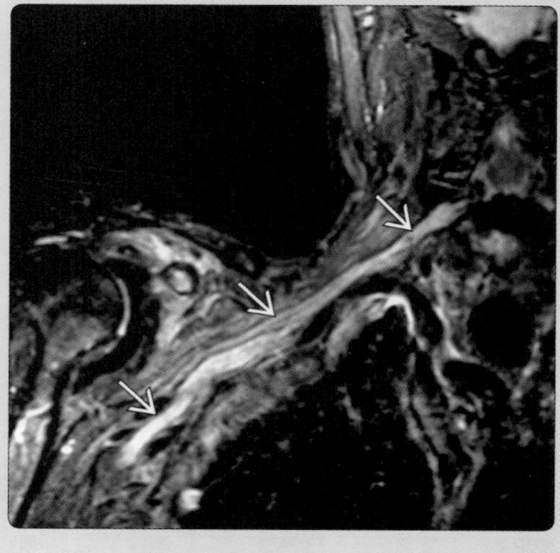

（左图）冠状位 T1WI C+ FS MR（乳腺癌放疗 3 年后，有不明确的手臂症状）示神经丛轻度斑片样强化（➡），未见能够提示肿瘤浸润的征象，如明显肿大淋巴结或异常强化灶

（右图）矢状位 STIR MR 示下段臂丛神经腹侧分支异常 T2 高信号（➡），内部仍见束状结构。由于腋下有淋巴结分布，因此臂丛神经淋巴结肿瘤浸润更常累及下臂丛神经

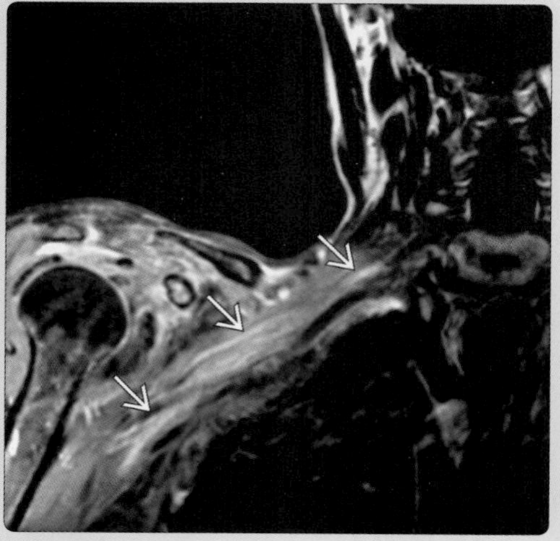

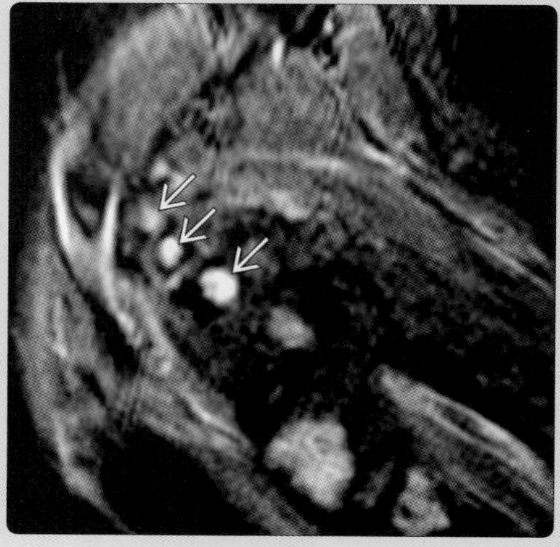

术语

近义词

- 放射性神经丛炎（RIP），放射性纤维化（RIF）

定义

- 放射后臂丛神经（postradiation brachial plexus, BP）炎或腰骶丛神经（lumbosacral plexus, LSP）炎

影像学

一般表现

- 最佳诊断依据
  - 光滑、弥漫的 T2 高信号 ± 神经丛多个组成部分强化
- 位置
  - 乳腺癌、肺癌、淋巴瘤放疗（XRT）后，放射性神经损伤累及上段臂丛（C5-7）＞下段臂丛（C8-T1）
  - 前列腺癌、大肠癌、妇科肿瘤、淋巴瘤放疗后会出现腰骶丛神经放射性损伤
- 大小
  - 异常神经纤维轻度弥漫性增大
- 形态学
  - 多条神经干 / 束节段光滑弥漫的 T2 高信号

CT 表现

- CECT
  - CT 很难诊断
  - ± 弥漫性神经丛粗大，有强化（急性期）
  - 组织结构扭曲，腋窝脂肪密度增加

MR 表现

- T1WI：
  - 急性期：弥漫性神经丛增粗，T1 呈稍低信号 ± 弥漫性（非结节样）强化，肌肉神经失用表现
  - 慢性期：神经正常或结构扭曲 ± 周围软组织瘢痕形成、纤维化，肌肉神经失用表现
- T2WI：
  - 急性期：弥漫性神经丛增粗、相对均匀的 T2 高信号，仍保留神经丛内部束状结构 ± 肌肉神经失用表现
  - 慢性期：神经正常或结构紊乱 ± 周围软组织瘢痕形成、纤维化，肌肉神经失用表现
- STIR
  - 与抑脂 T2WI 类似
- T1WI C+
  - ± 轻度均匀强化

核医学表现

- PET
  - ± 轻度弥漫性 FDG 摄取，明显的灶性浓聚提示肿瘤转移性病变

其他检查

- 肌电图：亚急性到慢性神经丛病变可伴受累肌肉肌纤维颤搐放电

推荐成像方法

- 最佳成像方法
  - 高分辨率 MR（MR 神经成像）
- 成像建议
  - 冠状位、斜矢状位 T1WI，STIR，抑脂 T1WI C+ MR

鉴别诊断

恶性肿瘤臂丛神经浸润

- 来自腋窝肿大淋巴结（乳腺癌）或肺尖（肺癌）的直接浸润＞全身性转移
- 与 RIP 相比，浸润多呈局灶性、结节性
- 最常累及下段臂丛神经（C8-T1），疼痛通常比 XRT 神经丛病更剧烈

丛状神经纤维瘤

- 病变通常较 RIP 更局限，呈结节状
- 临床表现、遗传学检测易于鉴别

神经丛牵拉损伤

- 通常有外伤史
- 病变通常较 RIP 更局限，只累及一小部分神经丛
- ± 撕裂性假性脊膜膨出

病理学

一般表现

- 病因学
  - 电离辐射直接导致继发性细胞损伤→自由基 + 进行性放射性缺血（神经血管的血管性损伤）的联合作用
  - 剂量 ＜60 Gy 时不常见，具有剂量依赖性，采用每日大剂量或短程疗法时更常见
  - 结合化疗时放射性神经损伤更明显
- 伴发异常
  - ± 残留恶性组织、纤维瘢痕
  - 单侧声带麻痹（5%）
  - 放射性动脉炎，加速动脉粥样硬化斑块形成
- 发病机制尚不明确
  - 结缔组织系列反应：水肿、急性炎症→慢性炎症、进行性纤维化和新生血管形成、神经供血破坏
  - 损伤较轻时急性水肿可以缓解，临床症状也不明显；但从病理学上来看，某种程度的神经损伤常持续存在
  - 在慢性神经丛病变中，损伤的神经组织为纤维组织取代
- 放疗后，并发症的发生率随时间增加而增加

分期、分级及分类

- 改良的 LENT-SOMA 分级（臂丛神经病变）
  - 1 级：轻度感觉功能缺陷，不伴疼痛
  - 2 级：中度感觉功能缺陷，疼痛可以耐受，轻度手臂无力
  - 3 级：持续感觉异常，不完全麻痹
  - 4 级：完全麻痹，疼痛剧烈，肌肉萎缩

大体病理与手术所见

- 水肿，脱髓鞘，神经组织萎缩，神经鞘增厚，纤维组织取代神经纤维，结缔组织纤维化

镜下所见

- 急性期：过多的细胞外基质沉积，炎性细胞浸润
- 慢性期：密实的非炎性纤维基质伴少量细胞

临床信息

临床表现

- 常见体征/症状
  - 疼痛，感觉异常，同侧肢体末端运动功能缺陷
    - 臂丛神经病变常发生于上段臂丛（C5-7）＞下段（C8-T1）
    - 腰骶丛神经病变最常影响坐骨神经的分布区
    - 与恶性神经丛病变相比，放射性神经损伤造成的疼痛相对较轻，但也可很严重
  - 其他体征/症状
    - Horner 综合征（少见，在恶性神经丛病变中更常见）
- 临床资料
  - 单侧臂丛神经病变通常发生在乳腺癌、肺上沟瘤、全身性转移放疗后
  - 双侧臂丛神经病变通常发生在 Hodgkin 病斗篷野放疗后
  - 腰骶丛神经病变通常发生在前列腺癌、宫颈癌放疗后

人口统计学

- 年龄
  - 发病年龄与初诊癌症的人口统计学和进行放疗的时间平行
- 性别
  - 男＜女（反映的是相关癌症的人口统计学）
- 流行病学
  - 少见（发生率＜1%）
  - 可于放疗后 6 个月甚至 20 年后发病
    - 发病高峰期为放疗后 10~20 个月，中位值为 1.5 年

转归与预后

- 不定，与神经丛接受的放射剂量和神经损伤严重程度有关
  - 部分患者能够自行缓解
  - 其他患者尽管进行治疗仍会缓慢进展
- 放射性臂丛神经病的风险终身存在
- 所有患者都有出现迟发症状和 RIP 分级升高的可能

治疗

- 避免额外的、不恰当的放疗
- 激素 ± 己酮可可碱与维生素 E 联合
- 手术不作为传统方案；根据患者实际病情制订方案
  - 损毁颈椎后根进入区，以缓解神经病理性疼痛
  - 肌皮瓣移植 ± 臂丛神经松解术，或可增加纤维化的

臂丛的血液供应

- 缓释长效麻醉剂和交感神经切除可以解除疼痛

诊断思路

思考点

- 正确诊断从而避免不恰当的额外放疗是很重要的

影像解读要点

- 神经丛 MR 受神经大小的限制
- 影像上很难鉴别 XRT 神经丛炎和肿瘤复发
- 上臂丛光滑的、弥漫性 T2 高信号并线样强化，支持放射性神经丛炎的可能大于恶性疾病

（王莹、郎宁 译）

参考文献

1. Warade AC et al: Radiation-induced brachial plexus neuropathy: a review. Neurol India. 67(Supplement):S47-52, 2019
2. Chang EI et al: Microneurosurgical treatment options in peripheral nerve compression syndromes after chemotherapy and radiation treatment. J Surg Oncol. 118(5):793-9, 2018
3. Sood SS et al: Brachial plexopathy after stereotactic body radiation therapy for apical lung cancer: dosimetric analysis and preliminary clinical outcomes. Adv Radiat Oncol. 3(1):81-6, 2018
4. Cai Z et al: Radiation-induced brachial plexopathy in patients with nasopharyngeal carcinoma: a retrospective study. Oncotarget. 7(14):18887-95, 2016
5. Chen AM et al: Dose–volume modeling of brachial plexus-associated neuropathy after radiation therapy for head-and-neck cancer: findings from a prospective screening protocol. Int J Radiat Oncol Biol Phys. 88(4):771-7, 2014
6. Eblan MJ et al: Brachial plexopathy in apical non-small cell lung cancer treated with definitive radiation: dosimetric analysis and clinical implications. Int J Radiat Oncol Biol Phys. 85(1):175-81, 2013
7. Pradat PF et al: Late radiation injury to peripheral nerves. Handb Clin Neurol. 115:743-58, 2013
8. Chen AM et al: Brachial plexus-associated neuropathy after high-dose radiation therapy for head-and-neck cancer. Int J Radiat Oncol Biol Phys. 84(1):165-9, 2012
9. Delanian S et al: Radiation-induced neuropathy in cancer survivors. Radiother Oncol. 105(3):273-82, 2012
10. Du R et al: Magnetic resonance neurography for the evaluation of peripheral nerve, brachial plexus, and nerve root disorders. J Neurosurg. 112(2):362-71, 2010
11. Gosk J et al: Radiation-induced brachial plexus neuropathy - aetiopathogenesis, risk factors, differential diagnostics, symptoms and treatment. Folia Neuropathol. 45(1):26-30, 2007
12. Mullins GM et al: Non-traumatic brachial plexopathies, clinical, radiological and neurophysiological findings from a tertiary centre. Clin Neurol Neurosurg. 109(8):661-6, 2007
13. Teixeira MJ et al: Dorsal root entry zone lesions for treatment of pain-related to radiation-induced plexopathy. Spine (Phila Pa 1976). 32(10):E316-9, 2007
14. Dahele M et al: Radiation-induced lumbo-sacral plexopathy (RILSP): an important enigma. Clin Oncol (R Coll Radiol). 18(5):427-8, 2006
15. Luthra K et al: F-18 FDG PET-CT appearance of metastatic brachial plexopathy in a case of carcinoma of the breast. Clin Nucl Med. 31(7):432-4, 2006
16. Bajrovic A et al: Is there a life-long risk of brachial plexopathy after radiotherapy of supraclavicular lymph nodes in breast cancer patients? Radiother Oncol. 71(3):297-301, 2004
17. Hoeller U et al: Radiation-induced plexopathy and fibrosis. Is magnetic resonance imaging the adequate diagnostic tool? Strahlenther Onkol. 180(10):650-4, 2004
18. Jaeckle KA: Neurological manifestations of neoplastic and radiation-induced plexopathies. Semin Neurol. 24(4):385-93, 2004
19. Fathers E et al: Radiation-induced brachial plexopathy in women treated for carcinoma of the breast. Clin Rehabil. 16(2):160-5, 2002

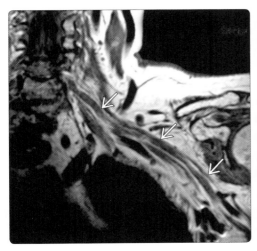
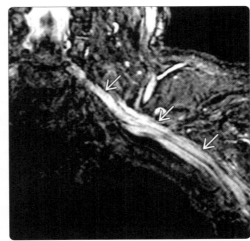

（左图）冠状位 T1WI MR（乳腺癌放疗后，症状不确切）示上臂丛轻度弥漫性增粗（➡）。T1WI MR 对放疗后损伤最不敏感

（右图）冠状位 STIR MR（乳腺癌放疗后，症状不确切）示上段臂丛轻度弥漫性增粗（➡）。T2 信号增高但不伴有局灶性结节样肿块（提示局部结节性肿瘤浸润）

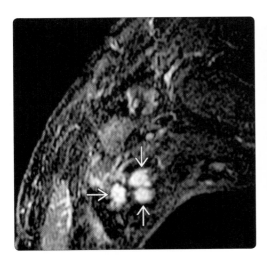
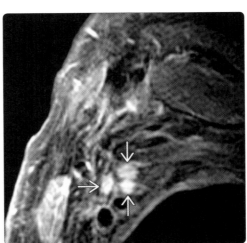

（左图）斜矢状位 STIR MR（乳腺癌放疗后，症状较轻）示 3 条臂丛神经的弥漫性增粗、束状肿胀，并见异常 T2 高信号（➡）。短轴呈特征性的束状结构证实了病变的神经源性

（右图）斜矢状位 T1WI C+ MR（乳腺癌患者放疗后，症状较轻）示异常的臂丛神经呈弥漫性增粗，轻度强化（➡）

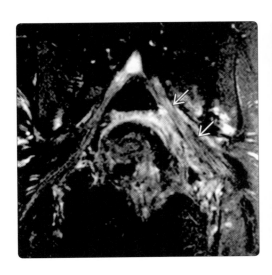
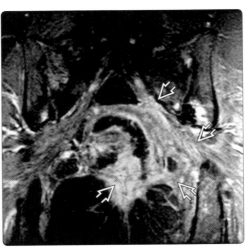

（左图）冠状位 STIR MR（乳腺癌患者放疗后，慢性病征）示左侧腰骶丛神经 T2 呈稍高信号（➡），周围环以边界不清的高信号纤维血管瘢痕组织。没有明显的肿块提示神经转移

（右图）冠状位 T1WI C+ MR（乳腺癌患者放疗后，慢性病症）示纤维血管瘢痕组织轻度强化➡，包绕受过照射的腰骶丛神经

术语

- 一组良性或恶性的原发性周围神经肿瘤

影像学

- 周围神经肿块
  - 施万细胞瘤：圆形肿块，神经纤维偏离肿块中心
  - 神经纤维瘤：神经纤维位于其中心的梭形、绳状或分叶状肿块
  - 丛状神经纤维瘤：交叉呈分叶状的肿块
  - 恶性周围神经鞘瘤（malignant peripheral nerve sheath tumor, MPNST）：圆形、卵圆形、梭形、分叶状
- 注入钆对比剂后明显强化
- 受病变神经支配的肌肉常表现为去神经支配

主要鉴别诊断

- 创伤性神经瘤
- 血管瘤
- 神经炎
- 其他软组织肉瘤
- 软组织转移瘤
- 淋巴瘤

病理学

- 神经纤维瘤可以发生恶变，施万细胞瘤则很少恶变

临床信息

- 可触及肿块，常伴有疼痛
- 病变神经所支配的肌肉可能出现无力症状

诊断思路

- 影像学检查无法鉴别良恶性神经鞘瘤
- 神经周围瘤往往难以识别；考虑与任何不明原因周围神经病变的对比

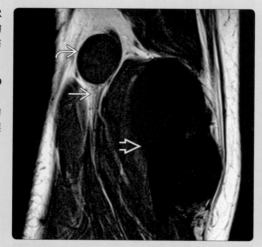
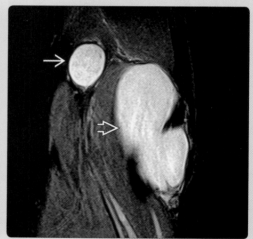

（左图）冠状位 T1WI MR 示起源于腓神经（➘）的较大肿块（➡）。肿块与窝囊肿（⇨）信号相同

（右图）同一患者冠状位 PD FSE FSMR 示肿块（➡），具有与液体（⇨）相似的信号。即使是 MR 也很难区分这些肿瘤和囊肿

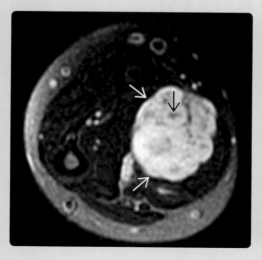
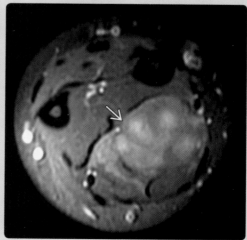

（左图）轴位 T2WI FS MR 显示在一个较大的正中神经肿块（➡）中有明显的 T2 高信号，这是神经鞘瘤的特征。注意丛状神经纤维瘤的特征表现（➡）

（右图）轴位 T1WI C+FS MR 证实了正中神经丛状神经纤维瘤（➡）内典型的不均匀、相对低的强化（与神经鞘瘤相比）

术语

定义

- 一组良性或恶性的原发性周围神经肿瘤
- 恶性周围神经鞘瘤（MPNST）取代了早期的名称（如恶性施万细胞瘤、神经纤维肉瘤、神经源性肉瘤）

影像学

一般表现

- 最佳诊断依据
  - 沿周围神经走行的肿块
- 形态学
  - 施万细胞瘤：圆形肿块，神经纤维偏离肿块中心
  - 神经纤维瘤：神经纤维位于其中心的梭形、绳状或分叶状肿块
  - 丛状神经纤维瘤：交叉呈分叶状的肿块
  - MPNST：圆形、卵圆形、梭形、分叶状的分叶状肿块

CT 表现

- 沿神经走行的梭形、分叶状或卵圆形肿块
- 良性神经鞘瘤经常侵蚀邻近骨质
  - 侵蚀部位骨皮质尚存，说明肿瘤增大比较缓慢
- 恶性神经鞘瘤经常侵蚀、破坏骨质

MR 表现

- 肿块与周围神经相关
  - 边界锐利
  - 边界可因瘤周水肿变模糊
  - 不能根据肿块边界判断良恶性
- T1WI 和 PDWI 呈低信号
  - 这两个序列是显示肿块与周围神经关系的最佳序列
  - 从肿块追踪到神经纤维，以确保肿块起源于神经纤维
- T2WI 和 STIR 呈等、高信号
  - 信号均匀或不均匀都有可能
- 注入钆对比剂后明显强化
  - MPNST 常见中央坏死区
  - 施万细胞瘤常发生囊变
  - 强化方式并不是判断肿瘤侵袭性的可靠征象
- 受病变神经支配的肌肉常表现为去神经支配
  - T2WI 和 STIR 呈均匀高信号
  - 注入对比剂后均匀强化
- DWI 有助于区分 MPNST 和良性肿瘤
  - 扩散受限在恶性肿瘤中比在良性肿瘤中更常见

推荐成像方法

- 最佳成像方法
  - MR
- 成像建议
  - T1WI 和 PDWI 是显示肿块与周围神经关系的最佳序列
  - 增强扫描有助于与囊肿鉴别
  - 增强扫描不能鉴别肿瘤的良恶性
  - DWI

超声表现

- 可以见到均匀回声或实性 / 液性混杂回声

鉴别诊断

创伤性神经瘤

- 有外伤或截肢手术史
- 创伤部位的神经球形增大
- 注入对比剂后弥漫强化

血管瘤

- 扩大的血管腔与多分叶状神经纤维瘤相似
- 可见引流静脉

神经炎

- 神经纤维轻度增粗，没有明显肿块
- 注入对比剂后神经节段大范围强化
- T2WI 呈高信号，并且受相应神经支配的肌肉信号也升高

其他软组织肉瘤

- MR 和 CT 上肿块与神经不连续

软组织转移瘤

- 转移瘤可以累及神经或使神经移位

淋巴瘤

- 神经淋巴瘤主要累及周围神经
- 非 Hodgkin 淋巴瘤

病理学

一般表现

- 伴发异常
  - 5%~13% 的神经纤维瘤病患者可以发展为 MPNST
  - 神经纤维瘤可以发生恶变，施万细胞瘤则很少恶变

分期、分级及分类

- 良性肿瘤
  - 施万细胞瘤（神经鞘瘤）
  - 神经纤维瘤
  - 丛状神经纤维瘤：发生于多发性神经纤维瘤患者的周围神经的分支状肿块
  - 神经鞘黏液瘤
  - 神经束膜瘤
- 恶性肿瘤
  - 恶性周围神经鞘瘤

大体病理与手术所见

- 施万细胞瘤：有包膜，实性区域，水肿区域，囊肿
- 神经纤维瘤：没有包膜、反光、白褐色
- 神经鞘黏液瘤：凝胶状
- 神经束膜瘤：界限清晰的白色肿块
- MPNST：肿块通常很大，白褐色，有出血、坏死

镜下所见

- 施万细胞瘤：2 种细胞：Antoni A（梭形细胞）和 Antoni

B（被液体包围的肿瘤细胞）

- 神经纤维瘤：周围神经所有成分都增生
- 神经鞘黏液瘤：黏液成分，细胞呈束状排列
- 神经束膜瘤：细长的细胞并行排列成束，呈席纹状生长
- MPNST：弯曲的肿瘤细胞排列成螺旋状或栅栏状
- 发现多种基因突变

临床信息

临床表现

- 常见体征 / 症状
  - 可触及肿块
    - 经常疼痛
    - Tinel 征阳性
  - 叩诊肿块产生神经远端走行区疼痛
  - 其他体征 / 症状
    - 病变神经所支配的肌肉可能出现无力症状
    - 神经周围瘤可能导致慢性神经病变缓慢发作

人口统计学

- 年龄
  - 局限性神经纤维瘤：通常在 20～30 岁
  - 神经鞘黏液瘤、神经束膜瘤：儿童至成人早期
  - 施万细胞瘤和 MPNST：20～50 岁

转归与预后

- MPNST 预后差
  - 邻近神经有局部转移或跳跃式转移的风险
    - 必须与手术造成的创伤性神经瘤鉴别
  - 术后行肿瘤监测是有必要的
  - 常发生肺转移

治疗

- 治疗方案、风险、并发症
  - 多应手术切除
    - "爬行皮瓣"可用于填补神经缺损
- MPNST 除行手术切除外还可行放化疗

诊断思路

思考点

- 经皮活检十分痛苦
  - 活检时静脉用药以减轻疼痛

影像解读要点

- MR 上周围神经病变常被误认为囊肿
  - 对所有软组织肿块都应进行增强扫描
  - 对任何非单纯囊性的肿块都应进行活检
- 肿块边缘常可见呈锥形并移行为正常连续走行的神经
  - 有助于鉴别神经鞘瘤与肿瘤压迫神经
- 神经周围瘤往往难以识别；考虑与任何不明原因周围神经病变的对比

报告要点

- 影像学检查无法鉴别良恶性神经鞘瘤
  - 诊断报告中不能出现绝对性的语句，如"符合神经鞘源性肿瘤"
- "靶征"强烈提示丛状神经纤维瘤
- 扩散限制提示肿瘤分级较高

（王莹、郎宁 译）

参考文献

1. Ahlawat S et al: Imaging biomarkers for malignant peripheral nerve sheath tumors in neurofibromatosis type 1. Neurology. 93(11):e1076-84, 2019
2. Assadi M et al: PET imaging of peripheral nerve tumors. PET Clin. 14(1):81-9, 2019
3. Well L et al: Differentiation of peripheral nerve sheath tumors in patients with neurofibromatosis type 1 using diffusion-weighted magnetic resonance imaging. Neuro Oncol. 21(4):508-16, 2019
4. James AW et al: Malignant peripheral nerve sheath tumor. Surg Oncol Clin N Am. 25(4):789-802, 2016
5. Soldatos T et al: Advanced MR imaging of peripheral nerve sheath tumors including diffusion imaging. Semin Musculoskelet Radiol. 19(2):179-90, 2015
6. Wang T et al: Malignant peripheral nerve sheath tumor (MPNST) in the spine: a retrospective analysis of clinical and molecular prognostic factors. J Neurooncol. 122(2):349-55, 2015
7. Mullins BT et al: Malignant peripheral nerve sheath tumors of the head and neck: a case series and literature review. Case Rep Otolaryngol. 2014:368920, 2014
8. Gan HK et al: Neurolymphomatosis: diagnosis, management, and outcomes in patients treated with rituximab. Neuro Oncol. 12(2):212-5, 2010
9. Levi AD et al: The surgical management of symptomatic peripheral nerve sheath tumors. Neurosurgery. 66(4):833-40, 2010
10. Arun D et al: Recent advances in neurofibromatosis type 1. Curr Opin Neurol. 17(2):101-5, 2004
11. Beaulieu S et al: Positron emission tomography of schwannomas: emphasizing its potential in preoperative planning. AJR Am J Roentgenol. 182(4):971-4, 2004
12. Beekman R et al: Bilateral intraneural perineurioma presenting as ulnar neuropathy at the elbow. Muscle Nerve. 30(2):239-43, 2004
13. Dellon AL et al: Painful neuroma of the posterior cutaneous nerve of the forearm after surgery for lateral humeral epicondylitis. J Hand Surg [Am]. 29(3):387-90, 2004
14. Forthman CL et al: Nerve tumors of the hand and upper extremity. Hand Clin. 20(3):233-42, v, 2004
15. He Y et al: The application of magnetic resonance imaging-guided fine-needle aspiration cytology in the diagnosis of deep lesions in the head and neck. J Oral Maxillofac Surg. 62(8):953-8, 2004
16. Hochman MG et al: Nerves in a pinch: imaging of nerve compression syndromes. Radiol Clin North Am. 42(1):221-45, 2004
17. Huang JH et al: Surgical management of brachial plexus region tumors. Surg Neurol. 61(4):372-8, 2004
18. Kim DH et al: Management and outcomes in 318 operative common peroneal nerve lesions at the Louisiana State University Health Sciences Center. Neurosurgery. 54(6):1421-8; discussion 1428-9, 2004
19. Lin V et al: Is a plexiform neurofibroma pathognomonic of neurofibromatosis type I? Laryngoscope. 114(8):1410-4, 2004
20. Robertson TC et al: Isolated plexiform neurofibroma: treatment with three-dimensional conformal radiotherapy. Laryngoscope. 114(7):1139-42, 2004
21. Rosai J: Surgical Pathology, vol 2. 9th ed. Mosby. 2629-62, 2004
22. Shapiro SL: Endoscopic decompression of the intermetatarsal nerve for Morton's neuroma. Foot Ankle Clin. 9(2):297-304, 2004
23. Skubitz KM et al: Characterization of sarcomas by means of gene expression. J Lab Clin Med. 144(2):78-91, 2004
24. Stamatis ED et al: Interdigital neuromas: current state of the art--surgical. Foot Ankle Clin. 9(2):287-96, 2004

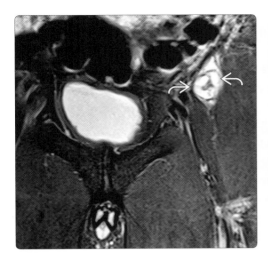
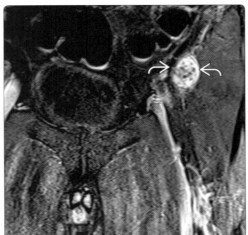

（左图）冠状位 T1WI FS MR 示起源于右侧股神经的不均质肿块（➡），术前以及冰冻活检诊断为施万细胞瘤，但最终组织学诊断为恶性神经鞘瘤

（右图）冠状位 T1WI C+ MR 示该患者肿块不均匀强化（➡），良恶性肿瘤均可有此表现

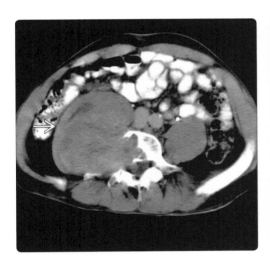
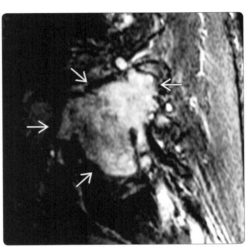

（左图）轴位 CECT 示神经纤维瘤（➡）以 L4 右侧椎间孔为中心向腹部生长，侵蚀骨质。放射学检查之前患者隐痛 14 年，此图显示该肿块

（右图）通过腰椎椎体和椎弓根的矢状位 T2WI 示神经纤维瘤（➡）内部信号强度不均匀，这种同时侵蚀邻近 2 个水平椎体的情况比较少见

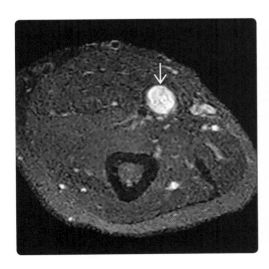
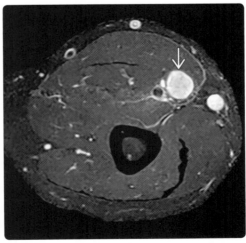

（左图）轴位 STIR MR 显示一例尺神经分布区严重疼痛患者沿尺神经走行的轻度不均匀 T2 高信号肿块（➡）

（右图）同一患者的轴位 T1WI C+FS MR 证实了施万细胞瘤典型的明显强化肿块；病理证实了此诊断。施万细胞瘤比神经纤维瘤更具明显强化的特征，神经纤维瘤通常具有中度强化特征

术语

- 近义词：周围神经淋巴瘤病（neurolymphomatosis，NL），神经周淋巴瘤病
- 周围神经丛或周围神经的淋巴瘤性浸润

影像学

- 淋巴瘤患者出现神经丛和周围神经的弥漫性浸润性病变
  - 神经呈异常的 T2 高信号
  - 正常神经束状组织结构破坏 / 扭曲
  - 多种强化方式

主要鉴别诊断

- 周围神经转移瘤
- 慢性炎性脱髓鞘性多发性神经病（chronic inflammatory demyelinating polyneuropathy，CIDP）
- 肥大性神经病
- 神经 / 神经丛牵拉伤

病理学

- 神经周淋巴瘤性浸润，引起神经各部分的增厚
- 孤立存在，或与系统性淋巴瘤、原发性 CNS 淋巴瘤有关

临床信息

- 进行性感觉运动性神经病 ± 神经丛病
- 持续进展，对放疗、化疗反应不确定

诊断思路

- 对非 Hodgkin 淋巴瘤患者进行仔细评估，常会发现临床尚无症状的系统性淋巴瘤
- 影像学改变常常比较细微
  - 仔细观察与临床症状相对应的神经 / 神经丛是否出现增粗、异常 T2 信号等改变
  - 高怀疑指数对识别很重要

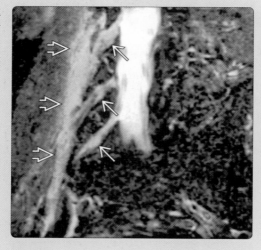
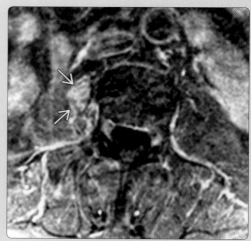

（左图）冠状位 STIR MR（胸部淋巴瘤 IV 期，进行性股部萎缩和疼痛）示 L2-L4 神经根和背根神经节增粗并呈高信号（➡）。同时显示右侧腰丛（➡）有相似的表现——神经异常增粗，呈 T2 高信号

（右图）轴位 T1WI C+ MR（胸部淋巴瘤 IV 期，进行性股部肌肉萎缩和疼痛）示受累的右侧腰丛异常增粗，明显强化（➡）

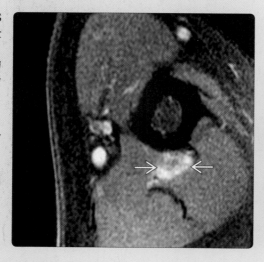
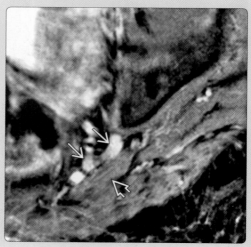

（左图）轴位 T1WI C+ FS MR（非 Hodgkin 淋巴瘤全身转移，进行性手臂疼痛、无力）示一个边界模糊的异常强化肿块（➡）位于左侧桡神经血管束中心，与桡神经沟相邻

（右图）斜矢状位 T1WI C+ FS MR（已知为淋巴瘤，左侧坐骨神经进行性病变）示梨状肌（➡）水平左侧坐骨神经异常增粗并明显强化（➡）

术语

近义词

- 周围神经淋巴瘤（NL），神经周淋巴瘤

定义

- 周围神经丛或周围神经的淋巴瘤性浸润

影像学

一般表现

- 最佳诊断依据
  - 淋巴瘤患者出现神经丛和周围神经的弥漫性浸润性病变
- 位置
  - 神经丛和周围神经
- 形态学
  - 神经丛和周围神经异常增粗，正常束状结构破坏/扭曲

CT 表现

- CECT
  - 通常表现正常，异常病例显示神经丛和周围神经呈梭形或结节性增粗＋多种强化方式

MR 表现

- T1WI：
  - 神经增粗，呈低或等信号
- T2WI：
  - 异常神经呈 T2 高信号，正常束状结构破坏/扭曲
- STIR：
  - 异常神经呈 T2 高信号，正常束状结构破坏/扭曲
- T1WI C+
  - 多种强化方式

推荐成像方法

- 成像建议
  - 多平面高分辨率 MR（T1WI、抑脂 T2WI 或 STIR、抑脂 T1WI C+）

鉴别诊断

周围神经转移瘤

- 通常较为局限，信号与原发神经源性肿瘤相似
- CIDP
- 弥漫性神经/神经丛增粗
- 通常为双侧、全身性的发病

肥大性神经病

- 弥漫性神经/神经丛增粗
- 通常为双侧、全身性

神经/神经丛牵拉伤

- 最常见于臂丛神经，通常为非对称性

病理学

一般表现

- 病因学
  - 孤立存在，或与系统性淋巴瘤、原发性 CNS 淋巴瘤有关
- 伴发异常
  - 对非 Hodgkin 淋巴瘤患者进行仔细评估，常会发现临床尚无症状的系统性淋巴瘤

大体病理与手术所见

- 神经周淋巴瘤性浸润→神经各部分增厚

镜下所见

- 神经周淋巴瘤性浸润（"小蓝细胞肿瘤"）

临床信息

临床表现

- 通常没有症状
  - 疼痛 ± 运动无力、感觉功能减退
- 临床资料
  - 进行性感觉运动性神经病 ± 神经丛病
  - 实验室检查异常
    - 电生理：神经丛病变/神经病变 ± 伴有周围神经轴突病变
- CSF：± 蛋白质含量升高，恶性细胞

人口统计学

- 年龄
  - 成人
- 性别
  - 男 = 女
- 流行病学
  - 活检显示 NL 约占淋巴瘤患者的 40%

转归与预后

- 侵袭性进行性发展；± 化疗、放疗有效

治疗

- 活检以确立诊断（如果没有发现系统性淋巴瘤）
- 化疗、体外放疗

诊断思路

思考点

- 对非 Hodgkin 淋巴瘤患者进行仔细评估，常会发现临床尚无症状的系统性淋巴瘤

影像解读要点

- 影像改变很细微，仔细观察与临床症状相对应的神经/神经丛是否出现增粗、T2 信号异常等改变

（王莹、郎宁 译）

参考文献

1. Iacobellis F et al: Secondary neurolymphomatosis of the radial nerve: a diagnostic challenge. Am J Case Rep. 20:1652-8, 2019

2. Foo TL et al: Peripheral nerve lymphomatosis. J Hand Surg Asian Pac Vol. 22(1):104-7, 2017

3. Kamiya-Matsuoka C et al: Neurolymphomatosis: a case series of clinical manifestations, treatments, and outcomes. J Neurol Sci. 343(1-2):144-8, 2014

术语

- 以局灶性或弥漫性周围神经粗大为特征的一组具有临床和遗传多样性的遗传性疾病

影像学

- 周围神经局灶或弥漫性梭形增粗
  - 周围神经 ± 硬膜内神经根
  - ± 累及马尾神经根
- 急性和（或）慢性肌肉神经失用改变
- 最佳成像方法：高分辨率 MR 周围神经成像（high-resolution MR peripheral nerve imaging, MRPNI）

主要鉴别诊断

- 吉兰 - 巴雷综合征
- 慢性炎性脱髓鞘性多发性神经病（chronic inflammatory demyelinating polyneuropathy, CIDP）
- 神经鞘瘤
- 外伤性神经牵拉伤

病理学

- 组织学特征为脱髓鞘和髓鞘再生 +"洋葱头"样结构形成 [遗传性运动感觉性神经病（hereditary motor-sensory neuropathy, HMSN）Ⅰ型]

临床信息

- 肢体远端肌肉无力 / 萎缩（运动＞感觉），足畸形
- 背部 / 下肢末端放射性疼痛 ± 脊髓病
- 感觉消失，局部压痛、触痛
- ± 可触及的神经肿块

诊断思路

- MR 表现为周围神经异常粗大时考虑 HMSN
- 对 MR 提示梭形神经粗大的患者建议进行遗传咨询

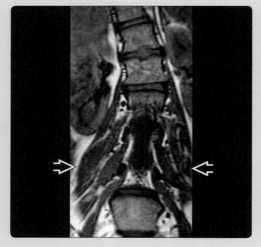
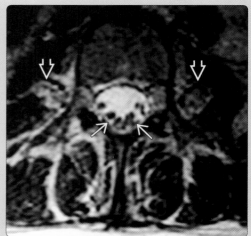

（左图）冠状位 T1WI MR（Charcot-Marie-Tooth 综合征，痛性脊柱侧弯）示脊柱向左侧弯，双侧硬膜外脊神经根和腰丛神经（➡）呈异常的梭形增粗

（右图）轴位 T2WI MR（Charco-Marie-Tooth 综合征，痛性脊柱侧弯）示双侧硬膜外腰神经根（➡）异常增粗，T2 呈高信号，同时硬膜内马尾神经根亦呈不规则增粗（➡）

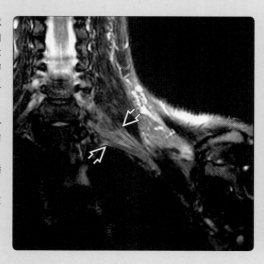
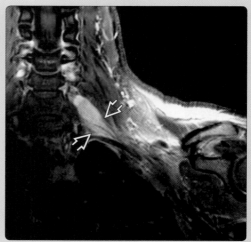

（左图）冠状位 STIR MR（肥大性神经病的类型不确定，左臂疼痛、无力）示左侧臂丛近端 C7、C8 神经根 / 支异常的梭形增粗（➡）

（右图）冠状位 T1WI C+ FS MR（肥大性神经病的类型不确定，左臂疼痛、无力）示左侧臂丛近端 C7、C8 神经根 / 支（➡）异常的梭形增粗和弥漫性均匀强化

肥大性神经病

术语

近义词

- 遗传性运动感觉神经病（HMSN），肥大性神经病（hypertrophic neuropathy, HN），遗传性感觉神经病（hereditary sensory neuropathy, HSN），遗传性运动神经病（hereditary motor neuropathy, HMN），遗传性感觉和自主神经病（hereditary sensory and autonomic neuropathy, HSAN），腓骨肌萎缩症（Charcot-Marie-Tooth, CMT）

定义

- 以局灶性或弥漫性周围神经粗大为特征的一组具有临床和遗传多样性的遗传病
- 根据运动和（或）感觉神经受累情况分为三大类
  - 运动和感觉神经均受侵及→HMSN
    - HMSN Ⅰ（Charcot Marie Tooth综合征1型，CMT 1）
    - HMSN Ⅱ（神经元型腓骨肌萎缩，CMT 2）
    - HMSN Ⅲ［Dejerine Sottas病（DSD），婴儿肥大性神经病，先天性髓鞘形成不良性神经病］
- 以运动神经纤维受侵为主→远端遗传性运动神经病（HMN），脊柱型腓骨肌萎缩症（CMT），远端型脊柱肌萎缩
- 主要以周围感觉神经 ± 自主感觉神经受累为主→遗传性感觉神经病（HSN）或遗传性感觉和自主神经病（HSAN）
- 遗传学压迫易感性神经病（HNPP）
  - 患者在卡压点出现轻微或未识别的神经损伤后出现神经病变

影像学

一般表现

- 最佳诊断依据
  - 局灶性或弥漫性周围神经增粗 + 肢体远端萎缩
- 位置：周围神经 ± 硬膜内神经根

CT 表现

- CECT：神经增粗 ± 强化

MR 表现

- T1WI：
  - 周围神经 ± 马尾神经的梭形低信号肿块（一个或多个）
  - ± 肌肉 T1 异常高信号，体积缩小（慢性去神经支配→脂肪性萎缩）
- T2WI：
  - 周围神经 ± 马尾神经的梭形高信号肿块（一个或多个）
  - 发生异常的神经节段内部束状结构破坏
  - ± 抑脂T2WI异常高信号，肌肉肿胀（急性去神经支配）
- STIR：与抑脂T2WI类似
- T1WI C+
  - ± 增粗的神经出现异常强化（最常见于 HMSN Ⅰ、Ⅲ型）

非血管性介入

- 脊髓造影
  - ± 神经根增粗，因椎管狭窄而出现脊髓对比剂弥散受限

推荐成像方法

- 最佳成像方法：高分辨率 MR（MR 神经成像）
- 成像建议
  - 轴位 T1WI，抑脂 T2WI 或 STIR，抑脂 T1WI C+

鉴别诊断

吉兰 - 巴雷综合征

- 急性发作的上行性麻痹，相应感觉功能保留
- 特征性的发作症状，并有渐进性的特点
- 软膜、神经根强化与 CIDP 类似

慢性炎性脱髓鞘性多发性神经病（CIDP）

- 脱髓鞘和髓鞘再生反复交替发生→脊神经"洋葱头"样改变，周围神经增粗
- 与遗传性运动感觉神经病（HMSN）和丛状神经纤维瘤的 MR 表现类似
- 炎性浸润（病史）助于与 HMSN 进行鉴别

神经鞘瘤

- 施万细胞瘤、孤立性神经纤维瘤、丛状神经纤维瘤
  - 弥漫性神经根增粗、强化
  - ± NF 1 患者体检时发现皮肤红斑
  - 基因检测、显著的皮肤红斑可与 CIDP、HMSN 鉴别

外伤性神经牵拉伤

- 神经增粗、结构扭曲
- 结合外伤病史及影像检查确诊

病理学

一般表现

- 病因学
  - HMSN Ⅰ 型（CMT 1）：周围神经髓鞘形成异常
    - 周围神经髓鞘蛋白 22（PMP22）基因突变→自发性脱髓鞘导致髓鞘不稳定
    - 施万细胞增生并使轴突再次髓鞘化
    - 脱髓鞘和髓鞘再生多次重复，在轴突周围形成同心结构的多层髓鞘（"洋葱头"样结构）
  - HMSN Ⅱ 型（CMT 2）：主要为轴突缺失，沃勒变性，不发生脱髓鞘和髓鞘再生循环
  - HMSN Ⅲ 型（DSD）：严重的节段性脱髓鞘，神经周围髓鞘变薄
- 遗传学
  - HMSN ⅠA 型（CMT 1A）：常染色体显性遗传，致病基因位于 17 号染色体短臂
  - HMSN ⅠB 型（CMT 1B）：致病基因位于 1 号染色体长臂
  - HMSN Ⅱ 型：致病基因位于 1 号染色体
  - HMSN Ⅲ 型：常染色体隐性遗传，致病基因位于 17

号染色体
- HNPP 型：染色体 17p11.2-p12 区域的缺失，包括 *PMP22* 基因

分期、分级及分类
- HMSN ⅠA、ⅠB 型（CMT 1A、1B）
- HMSN Ⅱ型（神经元型腓骨肌萎缩症）
- HMSN Ⅲ型（婴儿型肥大性神经病，DSD）
- HMSN Ⅳ型（植烷酸贮积导致的周围神经肥大）
- HMSN Ⅴ型（伴痉挛性截瘫）
- HMSN Ⅵ型（伴视神经萎缩）
- HMSN Ⅶ型（伴视网膜色素变性）

大体病理与手术所见
- 周围神经、周围神经根肥大、增厚
- 术中可见神经根填满硬膜囊

镜下所见
- 脱髓鞘和髓鞘再生的组织学特点
  - HMSN Ⅰ型：主要的病理改变为髓鞘增生→脱髓鞘 / 髓鞘再生，S100（+）同心圆状"洋葱头"样结构，其次为轴突改变
  - HMSN Ⅱ型：主要为轴突病理改变，轴突缺失 + 沃勒变性
  - HMSN Ⅲ型：神经周围严重的髓鞘缺失 / 髓鞘再生，轴突缺失，髓鞘变薄
  - HNPP：髓鞘的香肠样肿胀（tomacula）

临床信息

临床表现
- 常见体征 / 症状
  - HMSN Ⅰ型
    - 肢体末端肌肉无力、萎缩（运动＞感觉），足畸形（足外翻、锤状趾），腱反射下降，± 可触及的末梢神经肿块
    - 疼痛症状相对较少（与获得性周围神经病相反）
    - 常见亲属有相似疾病
  - HMSN Ⅱ型：通常症状很轻
  - HMSN Ⅲ型：临床症状与 HMSN Ⅰ型类似但更严重，早期即症状明显
    - 运动发育迟缓，进行性四肢肌肉无力
  - HNPP：压力点轻微创伤后发作性复发性脱髓鞘神经病变
- 其他体征 / 症状
  - ± 可触及的神经肿块
  - 背部 / 下肢末端放射性疼痛 ± 脊髓病
  - 感觉消失，局部压痛、触痛
  - 足冷、脱发、下肢水肿
- 临床资料
  - HMSN Ⅰ型：肢体远端无力，肌肉萎缩（下肢＞上肢）
    - 反射减弱或反射消失，足部骨骼畸形，脊柱侧弯（37%～50%），震颤（≤5%）

- HMSN Ⅱ型：周围神经不会出现临床增粗，无力症状下肢末端＞手，末端肢体感觉缺失，足部畸形（＜HMSN Ⅰ型）
- HMSN Ⅲ型：婴儿出现反射减弱，可触及的增大的周围神经，感觉减弱 ± 共济失调

人口统计学
- 年龄
  - HMSN Ⅰ型：典型病例在 10 岁内发作，也有部分患者在青、中年期发作
  - HMSN Ⅱ型：通常在年龄较大时才诊断出来，症状常在 20 岁左右出现
  - HMSN Ⅲ型：典型病例在婴儿期或儿童早期发作
- 性别：男 = 女
- 流行病学
  - HMSN Ⅰ型：发病率为 15/10 万
    - CMT1A 发病率为 10.5/10 万（占 HMSN Ⅰ型的 70%）
  - HMSN Ⅱ型：发病率为 7/10 万
  - HMSN Ⅲ型：罕见

转归与预后
- 预期寿命正常
- 病情缓慢进展，致残严重程度不一

治疗
- 保守治疗：避免外伤（调整生活方式，避免职业性损伤），治疗获得性周围神经病，物理治疗，踝足支架，抗炎药物治疗
- 手术治疗：对骨骼畸形进行矫正

诊断思路

思考点
- 对 MR 提示神经梭形肿大的患者进行遗传咨询

影像解读要点
- MR 发现周围神经或神经根异常粗大时考虑 HMSN

（王莹、邱宁 译）

参考文献

1. Attarian S et al: Hereditary neuropathy with liability to pressure palsies. J Neurol. ePub, 2019
2. Fridman V et al: Randomized trial of l-serine in patients with hereditary sensory and autonomic neuropathy type 1. Neurology. 92(4):e359-70, 2019
3. Pipis M et al: Next-generation sequencing in Charcot-Marie-Tooth disease: opportunities and challenges. Nat Rev Neurol. 15(11):644-56, 2019
4. Schwartzlow C et al: Hereditary sensory and autonomic neuropathies: adding more to the classification. Curr Neurol Neurosci Rep. 19(8):52, 2019
5. Tracy JA et al: Onion-bulb patterns predict acquired or inherited demyelinating polyneuropathy. Muscle Nerve. 59(6):665-70, 2019
6. Goedee SH et al: Distinctive patterns of sonographic nerve enlargement in Charcot-Marie-Tooth type 1A and hereditary neuropathy with pressure palsies. Clin Neurophysiol. 126(7):1413-20, 2015
7. Chung KW et al: Different clinical and magnetic resonance imaging features between Charcot-Marie-Tooth disease type 1A and 2A. Neuromuscul Disord. 18(8):610-8, 2008
8. Ellegala DB et al: Characterization of genetically defined types of Charcot-Marie-Tooth neuropathies by using magnetic resonance neurography. J Neurosurg. 102(2):242-5, 2005
9. Moore KR et al: The value of MR neurography for evaluating extraspinal neuropathic leg pain: a pictorial essay. AJNR Am J Neuroradiol. 22(4):786-94, 2001

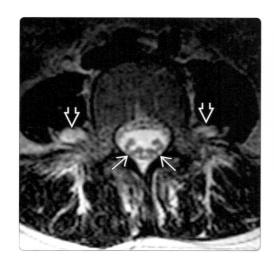 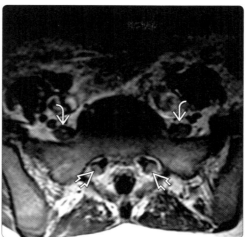

（左图）轴位 T2WI MR（CMT 综合征，CMT 1）示硬膜内马尾神经根轻度弥漫性增粗（➡），位于腰大肌内侧的双侧腰丛神经的硬膜外神经增粗（➡）

（右图）轴位 T1WI C+ MR（CMT 综合征，CMT 1）示椎管两侧骶神经（➡）和腰骶干（➡）的轻度强化和异常增粗

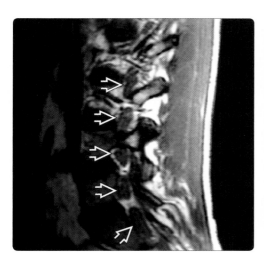 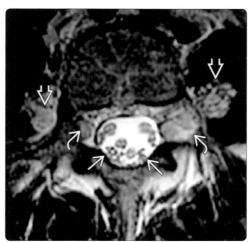

（左图）矢状位 T1WI MR（CMT 综合征）示椎间孔内异常增粗的硬膜外脊神经（➡）

（右图）轴位 T2WI MR（CMT 综合征）示马尾神经根（➡）椎间孔和椎旁硬膜外神经（➡）异常增粗，T2WI 呈高信号（➡）

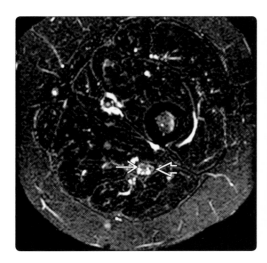 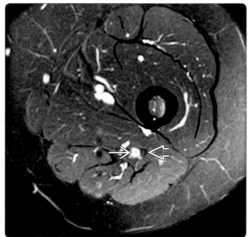

（左图）轴位 STIR MR（HMSN，类型未知，S1 神经根病）示一位于中心的低信号胫神经肿块（➡），使轻度水肿、高信号的神经束向周围移位，腓侧部分（➡）正常

（右图）轴位 T1WI C+ FS MR（HMSN，类型未知，S1 神经根病）示胫侧部神经肿块（➡）中等程度异常强化，邻近腓侧部未见异常强化（➡）

第七篇
脊柱术后影像学

术后影像学和并发症

脊柱内固定

放化疗后并发症

考虑因素

手术入路的选择是由多因素共同决定的。这些因素包括手术者的经验、特异性正常局部解剖、症状学、病灶与神经结构的关系、需要切除的病灶长度、是否需要融合固定、病灶成分是否一致（是否有钙化）、患者的身体状况和合并症。

上颈椎

前上颈椎的手术入路一般可以分**经口**和**经咽后**两种。

经口入路被用于寰枢椎复合体的手术。通过更加复杂的唇部分离和下颌骨切开术，这种入路方式能向下延伸到 C3-4 水平。切开悬雍垂或软腭可使手术范围向头侧延伸，从而清楚地呈现斜坡。这种术式的并发症包括咽部菌落导致的感染、伤口闭合问题、静脉出血、动脉破裂（尤其是椎动脉）和呼吸道损伤。

经咽后入路可分为**前内侧**和**前外侧**两种。经前内侧入路方式经颈动脉鞘内侧；经前外侧入路手术方式经颈动脉鞘外侧。为了暴露上颈椎，需横断部分胸锁乳突肌及向外推开颈动脉鞘。这种术式的优点在于未涉及主要的动脉（颈外动脉）和神经。但手术范围向上只能达到 C1 水平。

经咽后入路的并发症包括气道阻塞、出血及神经损伤。尤其注意要避免损伤喉神经及咽部功能失调。经前外侧入路的手术方式还有损伤副神经的风险。

下颈椎

下颈椎的手术方式与上颈椎相似，也分**前内侧入路**和**前外侧入路**。前内侧入路利用了胸锁乳突肌和气管食管复合体之间内侧的空隙。颈椎手术，尤其是 C6-7 水平的手术，通常从左侧进刀，以减小喉神经损伤的风险（右侧喉神经在更高的位置进入颈动脉鞘）。由于喉返神经位于气管食管沟区，手术时应该避开这一区域。

前外侧入路位于颈动脉鞘后，以避免损伤胸腺的血管、迷走神经和喉上神经。手术切口从前斜角肌前下方至横突前结节前方，以避开椎动脉及出口神经根。首先要避免的并发症是脊髓或神经根的直接损伤。当发生水肿或软组织出血时，可能发生气道阻塞。大约有 9% 的前入路手术病例会发生血肿。食管穿孔也有可能发生。声嘶或累及喉返神经的情况不常见，发生率约 1%。损伤交感神经丛可导致 Horner 综合征。交感链位于颈长肌的前表面，颈动脉鞘的后方。

后颈椎

后方入路是一种常用的、较安全的术式，可以直接进入从颅底到胸椎的椎体后部结构。椎板切除术已

被用做处理包括肿瘤、创伤、先天性畸形在内的脊柱病变的一种基本术式。肌肉的骨膜下剥离可暴露椎体的棘突、椎弓板、侧块和小关节。小关节囊是一个稳定结构且除非要对其进行融合固定否则应保持其完整性。后路螺钉植入术是一个常用的固定方法。螺钉植入采用多种不同的技术，达到既牢固又可以避开脊髓、神经根及椎动脉的目的。以前的方法建议螺钉向外倾斜 10° 从侧块中央植入，Magerl 则建议向外倾斜 25° 及向上倾斜 45° 植入。

要行半侧椎板切除术和椎间孔切开术，需从中线切入并剥离深部的项韧带，上提椎旁肌肉以暴露椎板及内侧关节面。除去椎小关节内侧部分，打开黄韧带，从而暴露神经根。这种手术方法的并发症包括气栓（如果进行坐位手术）、外伤感染及罕见的神经根损伤。

胸椎

椎板切除术最早于 20 世纪 50 年代被用于治疗胸椎间盘突出症，但因涉及胸髓而导致术后并发症（包括截瘫）发生率过高，很快被弃用。为了避免这些术后并发症，人们研发了多种术式。胸椎的手术方法可以归类为经前入路（**经胸廓**、**经胸骨**和**胸腔镜入路**）和**经后外侧入路**。

经胸廓入路是经前入路手术方式的一种，它采用胸廓切开的方法暴露 T2-L2 水平，被用于多种胸部疾病。患者通常采用左侧卧位，因为这个方向上术者易于避开主动脉及节段血管。相应肋骨可以切除，但要注意不要损伤肋间血管。牵开肺，使用肋分离器暴露胸椎。切开部分胸膜壁层以便观察椎间盘。由于纵隔的存在，T4 以上水平的左侧入路手术要困难得多。

经后方入路的胸椎手术方法很多，但可归结为 4 种：**椎板切除术**、**经椎弓根手术**、**肋骨横突切除术和外侧入路手术**。椎板切除术广泛用于多种情况，包括后路减压、胸椎椎间盘切除术、后路固定、肿瘤切除术、硬膜内肿块及许多固定手术。椎板切除术不用于胸椎前方病变的手术。胸髓手术对操作的要求很高，从而产生了多种手术方法，这些方法能够在减小操作风险的同时仍能直接暴露椎间盘或椎体。经椎弓根手术是从中线切入到达椎旁肌的边缘。肌肉横向切开的范围要超过椎间关节。切除关节面及椎弓根后，椎间盘手术的空间也就暴露出来。脊髓减压术后，可进行椎板切除。双侧的经椎弓根的手术也可以用于胸椎的完整移除。肋骨横突切除术是一个经后外侧入路的手术方式，它主要用于部分椎体的移除、固定及减压。这种术式需要去除内侧肋骨，离断肋椎关节。交感干

及壁层胸膜需提离椎体，以保证胸椎手术入路通畅。

侧方胸腔外入路可实现一次切除就可显露前后两个方向的手术部位，但这种术式的技术要求较高，手术时间更长，失血量大。去除肋骨并离断肋椎关节后，肋间神经及血管就可以被分离（如果采用血管移植）或去切除。去除椎弓根后，在胸膜腔外就可看到硬膜囊及神经根。这种手术方法的主要优点是在看到病灶前能够了解硬脊膜侧面的情况。

腰椎

腰椎经前入路的手术方式是由其周围的局部解剖决定的。这些解剖结构包括：腰方肌、腰大肌；沿腰肌外侧缘走行的髂腹下神经、髂腹股沟神经；位于腰大肌内侧和椎体之间的内脏神经、交感干。主动脉分叉位于 L4-L5 水平，髂总动脉经过 L5 水平，左、右髂总静脉在 L5 水平汇合成下腔静脉。髂总静脉位于髂总动脉的右下。输尿管位于髂血管的外侧。

经腹膜的手术方法需要打开腹膜、推开内脏以暴露腹膜后器官及血管。**经腹膜后入路**的手术方式需要从侧方将腹膜与腹壁分离。在腰大肌水平的腹膜和输尿管需提离腰大肌并推至内侧。腰椎前入路的手术方式有很多潜在的并发症，其中包括能导致逆行射精的上腹下丛损伤。这种并发症在经腹膜和腹膜后入路手术中更常见。血管并发症的发生率约 6%，死亡率1%。经腹膜前入路术后发生的左髂总动脉血栓栓塞已被多位作者报道。下腔静脉、腰静脉破裂或撕裂导致的出血可能需要缝合、夹闭、烧灼、明胶海绵阻塞等方法进行止血。同时也必须注意内脏的并发症，如肠梗阻、胰腺炎、肠穿孔等。腰椎经前入路的术式并发症发生率占 20%，其中 12% 为主要并发症。

腰椎椎体间融合术有多种手术方式，包括**后路腰椎椎体间融合术**（posterior lumbar interbody fusion，PLIF）、**经椎间孔腰椎椎体间融合术**（transforaminal lumbar interbody fusion，TLIF）、**前路腰椎椎体间融合术**（anterior lumbar interbody fusion，ALIF）、**斜入路腰椎椎体间融合术/腰大肌前**（oblique lumbar interbody fusion/ anterior to psoas，OLIF/ATP）、**侧路腰椎椎体间融合术**（lateral lumbar interbody fusion，LLIF）或**极外侧椎体间融合术**（extreme lateral interbody fusion，XLIF）。后路腰椎椎体间融合术常用于治疗因退行性椎间盘病变或僵硬的椎体滑脱导致的节段性椎体不稳。通过一次后方入路手术进行切除椎间盘、纠正椎体节段性不稳、进行椎体固定（通过螺钉或架线）等操作，就能完成 3 个椎体柱的固定。同

时它也可避免前路腰椎椎体间融合术导致的血管及交感神经损伤。传统的 PLIF 手术野的暴露需要行双侧椎板切除术及内侧椎骨关节面切除术，同时保留后中线上的棘突和棘间韧带。这种手术方式操作空间小，但可保证椎体的稳定性。想要获得更广阔的 PLIF 手术野，需要行椎骨关节面全切术及更广泛的椎板切除术。这种手术方式提供的操作空间大，但需要行内固定。内镜手术及微创手术现在已经发展起来。为了避免神经损伤，需要行适当的神经周围结构松解术和硬膜囊中线牵引，并间歇地松开牵引以保证神经受压一次不超过 30 分钟。为提供移植空间，是否应去除小部分椎间盘及终板软骨这一问题，一直存在争议。但一般推荐去掉约 2.5 cm×2.5 cm 范围的终板。PLIF 手术中这种程度的移植准备具有高的融合度。多种不同的材料可作移植物或融合物使用。后髂嵴是常用的自体移植物来源。不应用额外的自体移植或内固定来避免移植物下陷的话，同种异体移植能够提供的材料太小。TLIF 手术的优势在于更容易进入黄韧带和小关节。和传统的 PLIF 手术相比，TLIF 手术保留了韧带结构。

XLIF 是通过微创切口进入腹膜后，然后通过专业器械横向穿过腹膜后脂肪和腰肌（避开腰丛分支）。这样可以直接进入纤维环和椎间盘的外侧缘。这种远侧入路不会引起腹膜破裂，并且避免了处理前方主要血管的困难及相关的潜在并发症。椎间盘切除术可以在后环保持完整的情况下进行，然后将植入物/移植物放入椎间盘间隙。XLIF 植入物是典型的长方形，在轴位 CT 或 MR 上很容易识别，并为融合提供了较大的表面积。OLIF 是微创通过腹膜和腰大肌之间的间隙进入椎间盘。与侧路或极外侧入路相比，OLIF 手术不需要剥离或者穿过腰大肌。

（王丰、郎宁 译）

参考文献

1. Momin AA et al: The evolution of minimally invasive lumbar spine surgery. World Neurosurg. ePub, 2020
2. Bassani R et al: Evolution of the anterior approach in lumbar spine fusion. World Neurosurg. 131:391-398, 2019
3. Hasan S et al: Endoscopic spine surgery past, present, and future. Bull Hosp Jt Dis (2013). 77(1):75-84, 2019
4. Li JX et al: Oblique lumbar interbody fusion: technical aspects, operative outcomes, and complications. World Neurosurg. 98:113-23, 2017
5. Mobbs RJ et al: Lumbar interbody fusion: techniques, indications and comparison of interbody fusion options including PLIF, TLIF, MI-TLIF, OLIF/ATP, LLIF and ALIF. J Spine Surg. 1(1):2-18, 2015
6. Mason A et al: The accuracy of pedicle screw placement using intraoperative image guidance systems. J Neurosurg Spine. 20(2):196-203, 2014
7. Murtagh RD et al: New techniques in lumbar spinal instrumentation: what the radiologist needs to know. Radiology. 260(2):317-30, 2011
8. Pimenta L et al: Lumbar total disc replacement from an extreme lateral approach: clinical experience with a minimum of 2 years' follow-up. J Neurosurg Spine. 14(1):38-45, 2011

颈椎前内侧入路

后路颈椎融合术

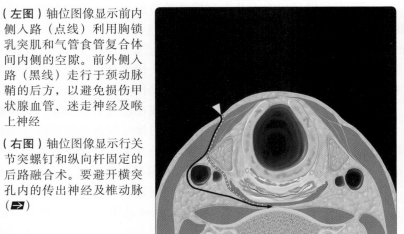
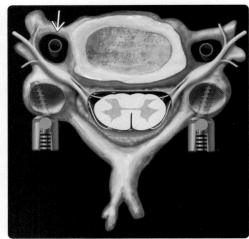

（左图）轴位图像显示前内侧入路（点线）利用胸锁乳突肌和气管食管复合体间内侧的空隙。前外侧入路（黑线）走行于颈动脉鞘的后方，以避免损伤甲状腺血管、迷走神经及喉上神经

（右图）轴位图像显示行关节突螺钉和纵向杆固定的后路融合术。要避开横突孔内的传出神经及椎动脉（➡）

枕颈融合术

枕颈融合术 CT 图像

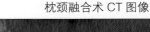

（左图）图像摄于 C2 动脉瘤样骨囊肿切除术后。术后 CT 检查显示头盔式固定架以及 C2 椎体次全切、后部结构切除并枕骨到 C3-5 融合术的正常表现

（右图）矢状位 CT 平扫示于固定器枕部可见 3 颗螺钉穿过颅骨内板（➡），此例为 C2 椎体次全切、后部结构切除并枕骨到 C3-5 融合术后带有头盔式固定架的患者

类风湿颅骨沉降

齿突切除术 CT 图像

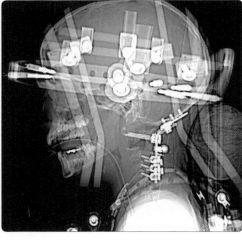
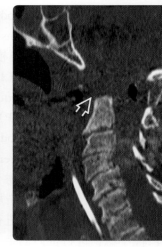
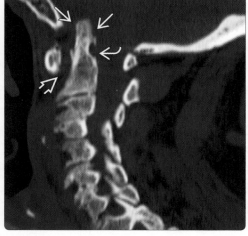

（左图）矢状位 CT 显示该类风湿关节炎患者颅骨沉降，齿突相对于枕骨大孔向上移位（➡）。齿突骨质侵蚀（➡），寰齿间隙增宽（➡）

（右图）矢状位 CT 显示两阶段手术的变化，第一阶段为后路枕骨至 C4 融合术（➡），第二阶段为前路齿突切除术（➡）。骨移植材料沿后部结构放置（➡）

5个腰椎椎体间融合术入路

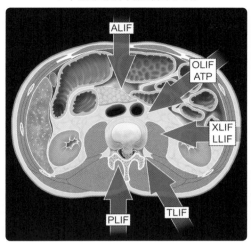

椎体间融合术入路

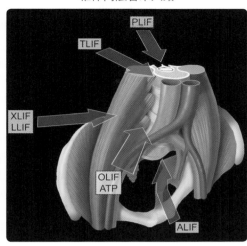

（左图）腰椎轴位图显示5个主要的椎体间融合术入路：前路（ALIF）、斜入路腰椎椎体间融合术/腰大肌前（OLIF/ATP）、侧路或极外侧椎体间融合术（LLIF或XLIF）、经椎间孔（TLIF或微创TLIF）和后路腰椎椎体间融合术（PLIF）

（右图）腰椎右前斜位图显示不同入路是根据腰大肌、腰丛和前方血管结构的关系确定的

腰椎经腹膜入路

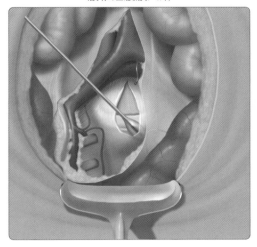

正常术后改变

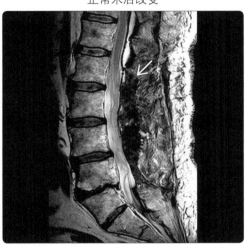

（左图）冠状位图像显示L5-S1水平经腹膜入路前路腰椎椎体间融合术。腰椎前路术式并发症发生率20%（主要并发症占12%）

（右图）矢状位T2WI MR显示多水平椎板切除术后正常背部软组织。低信号（➡）代表手术区的渗液及明胶海绵。对硬膜囊的中度占位效应可能没有任何症状

极外侧椎体间融合术的术中视图

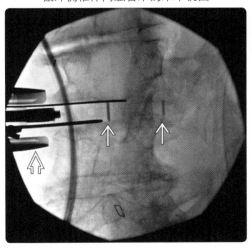

极外侧椎体间融合术的术后表现

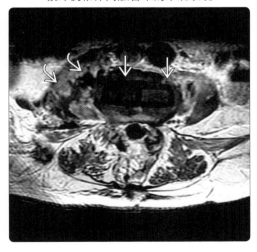

（左图）极外侧椎体间融合术（XLIF）的术中图像显示了可以通过可扩张和缩回的组织将椎体间融合植入物（➡）直接经腰大肌侧入路置入的专业器械（➡）

（右图）通过腰大肌进入椎间隙的XLIF术后正常影像学表现。MR显示了通过右侧腰大肌（➡）的手术通道和椎体间融合植入物（➡）

术语

- 常规的早期术后改变与手术并发症间具有很多相互重叠的影像表现
  - 早期术后影像检查并不属常规检查
  - 手术区的水肿、肉芽组织可与残留／复发的椎间盘突出相混淆
  - 手术区成分复杂的液体可能与感染性液体积聚相似
  - 脊髓改变及与椎间融合相关的液体可与椎间盘炎相混淆
  - 呈丛状并强化的神经根可与蛛网膜炎混淆
- 金属植入物干扰术后影像
  - CT 中的射线束硬化伪影
  - MR 中的磁敏感伪影、变形、抑脂不均
- 椎弓根螺钉周围的透亮区
  - 并不罕见

- 并不一定表示螺钉出现松动
- 一段时间之后可能消失
- 透亮区扩大则可能存在假关节
- 假关节
  - 所有成像方式都可能出现假象
  - 有时候在 CT 上很难识别结构复杂的假关节
  - 完整的内固定器可能限制在屈伸位 X 线片上对关节运动进行评估
  - 骨扫描存在许多假阳性和假阴性表现
  - 手术探查仍然是金标准
- 背部积聚的液体可能与早期的假性脊膜膨出相似
  - 硬膜外液体压迫的严重程度不能预测患者的神经系统状况
  - 减压手术后神经系统检查不佳可能需要立即返回手术室进行探查，因为术后即时影像学检查对病理不够敏感

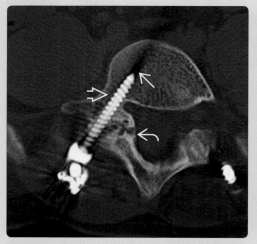

（左图）轴位 CT 平扫图像，L5/S1 水平的崩裂性脊柱滑脱（L5 慢性椎骨脱离（➡），L5 椎弓根螺钉（➡）是后固定一部分。除了螺钉尖周围的射线束硬化伪影（➡）之外，在骨－螺钉接触面没有异常的透亮区

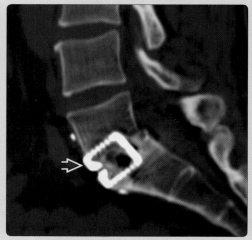

（右图）矢状位重建 CT 平扫显示通过融合器（➡）实现的 L5-S1 椎体间的融合。椎体间成熟骨桥的形成显示出良好的骨性连结

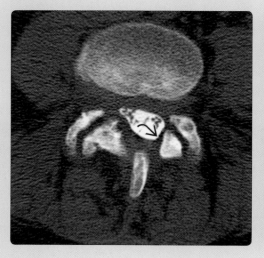

（左图）轴位 CT 脊髓成像显示左椎板切开术后的改变。在这个图像上很难鉴别真正的骨性缺损，图像上只表现出左侧黄韧带的缺失（➡）

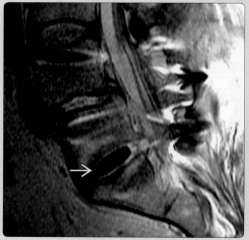

（右图）矢状位 T2 加权像显示 L5/S1 PLIF 术后的早期表现，即位于椎间盘间隙的（➡）低信号的移植物，周围环绕高信号液体

术语

定义

- 椎间盘全切或部分切除术
  - 手术移除椎体间椎间盘的突出部分
- 椎板切除术
  - 移除椎板，从而给椎管减压
    - 单侧（偏侧椎板切除术）或双侧
    - 部分移除椎板和黄韧带其实称为椎板切开术，虽然这两个术语有时候可以相互交换使用
- 椎体间融合术
  - 经后方（后路腰椎椎体间融合术 [PLIF]）或前方（前路腰椎椎体间融合术 [ALIF]）入路移除椎体
  - 植入骨性移植物和 / 或固定器
  - 目的是通过椎间盘间隙行关节融合
- 经后路内固定术
  - 包括椎弓根螺钉、棘突旁杆、横突杆、椎板钩
    - 可通过微创技术植入的经椎板或关节突螺钉
- 后外侧融合术
  - 明显减小椎间盘高度，代替椎体间融合术
  - 侧方放置骨性移植物、横突融合
  - 通常需要经后路内固定术进行补充
- 椎间盘替换
  - 多种椎体间金属替代物
  - 保持椎体节段的运动功能：关节成形术而不是关节融合术
- 假关节
  - 在融合后不能形成骨性连接
  - 理想情况下，可显示融合的椎体节段
    - X 线、CT 可显示成熟骨桥
    - 手术 6~12 个月后骨扫描低摄取
    - 1 型终板骨髓消退或转化为 2 型
    - 在屈伸摄片中没有关节运动
  - 然而
    - 假关节结构复杂，很难在 X 线、CT 上辨别
    - 显著假阴性和假阳性结果使骨扫描的用处很小
  - 手术后 12 个月的骨扫描比 6 个月的显示稍好
    - 尽管存在假关节，内固定提供的稳定性能在屈伸摄片中阻止关节运动
  - 由于正常骨的顺应性，融合的关节也可有 2°~3° 的动度
    - 椎弓根螺钉骨折可出现假关节
  - 在骨性连接出现前，内固定是一种暂时的处理方法
- 错位的椎弓根螺钉
  - 椎弓根螺钉应与椎弓根长轴平行并牢固地固定在椎体内
  - 错位包括
    - 椎体前骨质穿孔
    - 椎弓根骨质穿孔

  - ± 累及椎间孔及椎管
- 椎弓根螺钉周围的透亮区
  - 椎弓根螺钉周围的透亮区（≥ 1 mm）可能在术后影像上发现
    - 一般考虑螺钉松动或感染
  - 一系列纵向研究显示大部分（2/3）的透亮区几年后都会消退
    - 术后 2 年透亮区仍然存在预示着假关节的形成
- 硬膜外纤维化
  - 椎间盘切除术后，不同程度的硬膜囊边缘纤维化是一种典型表现
    - 手术后 6 周内，椎间盘切除区的水肿及组织破坏症状特别明显
      □ 可与突出椎间盘残留 / 复发混淆
  - 在腰椎手术失败综合征（FBSS）中瘢痕形成与神经根刺激有关
- 术后液体积聚
  - 手术后立即出现手术区液体积聚很常见
    - 可能出现伴有液 - 液平面的混杂信号
    - 可能有周围组织强化
  - 与术后血肿、假性脊膜膨出、感染性液体积聚鉴别困难
  - 硬膜外液体压迫的严重程度不能预测患者的神经系统状况
    - 减压手术后神经系统检查不佳可能需要立即返回手术室进行探查，因为术后即时影像学检查对病理不够敏感
- 丛状神经根，强化
  - 暂时的丛状神经根可在术后早期识别，常自发消退
  - 单个神经根增强可在围手术期观察到，多与压迫、操作引起的炎症相关

（王丰、郎宁 译）

参考文献

1. Eisenmenger L et al: Postoperative spine: what the surgeon wants to know. Radiol Clin North Am. 57(2):415-38, 2019
2. Bellini M et al: Neuroimaging of the postoperative spine. Magn Reson Imaging Clin N Am. 24(3):601-20, 2016
3. Wait SD et al: Prospective observational study of acute postlumbar laminectomy MRI. J Neurosurg Spine. 20(1):41-4, 2014
4. Willson MC et al: Postoperative spine complications. Neuroimaging Clin N Am. 24(2):305-26, 2014
5. Yang H et al: MRI manifestations and differentiated diagnosis of postoperative spinal complications. J Huazhong Univ Sci Technolog Med Sci. 29(4):522-6, 2009
6. Tokuhashi Y et al: Clinical course and significance of the clear zone around the pedicle screws in the lumbar degenerative disease. Spine (Phila Pa 1976). 33(8):903-8, 2008
7. Rutherford EE et al: Lumbar spine fusion and stabilization: hardware, techniques, and imaging appearances. Radiographics. 27(6):1737-49, 2007
8. Williams AL et al: CT evaluation of lumbar interbody fusion: current concepts. AJNR Am J Neuroradiol. 26(8):2057-66, 2005
9. Carmouche JJ et al: Epidural abscess and discitis complicating instrumented posterior lumbar interbody fusion: a case report. Spine (Phila Pa 1976). 29(23):E542-6, 2004
10. Ross JS: Magnetic resonance imaging of the postoperative spine. Semin Musculoskelet Radiol. 4(3):281-91, 2000

（左图）矢状位 T1WI C+ FS MR 图像显示在椎间盘部分切除的手术区，L4-5 椎间盘背侧边缘（➥）有强化

（右图）轴位 T1WI C+ FS MR 图像显示在椎间盘部分切除的手术区（➔），有少量强化的硬膜外纤维化。这种纤维性强化与复发性椎间盘突出的强化不同

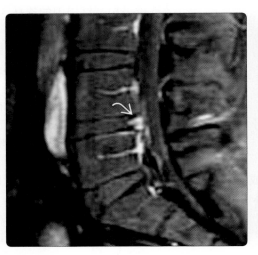
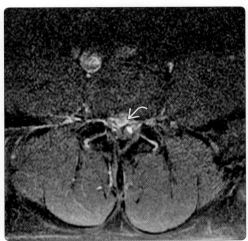

（左图）曾行椎板切除术（➔）的腰椎轴位 T1WI 图像，显示软组织紧贴于硬膜囊的腹侧缘，在右前外侧（➥）尤为显著，考虑可能为椎间盘突出复发

（右图）同一患者的轴位 T1WI C+ FS MR 图像示硬膜外组织强化（➔），因而诊断为硬膜外纤维化而不是椎间盘突出

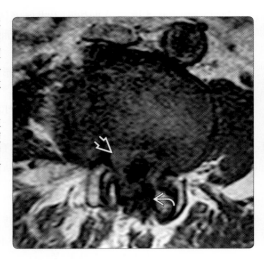
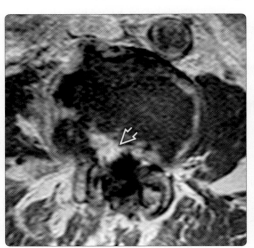

（左图）轴位 T1WI C+ FS MR 图像示椎弓根螺钉（➔）及椎板切除术后导致的椎板缺损（➔）。弥漫增强的信号可能是由椎弓根螺钉导致磁场不均匀而造成的，它可导致抑脂效果差，从而掩盖因硬膜外纤维化而造成的增强

（右图）轴位 T1WI MR 图像示在 L5 左侧椎板切除区域，右侧椎板及黄韧带缺损（➔）

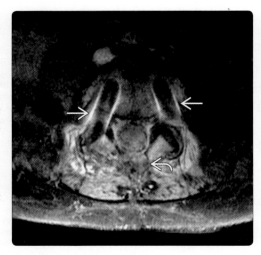
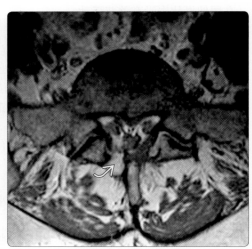

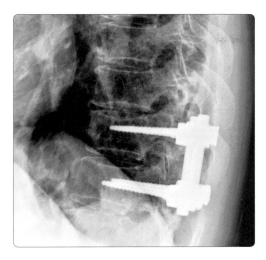

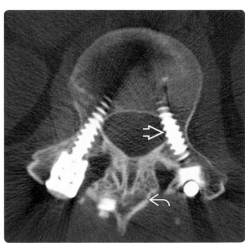

（左图）X 线片侧位图像示下胸椎 2 个椎体后固定器。固定器完整，位置良好，椎弓根螺钉周围并未发现异常透亮区

（右图）中部腰椎的轴位 CT 平扫图像示右侧螺钉位置良好，而左侧螺钉穿透椎弓根的内侧骨皮质（➡）并可能侵犯硬膜囊。可见骨性移植物与椎弓融合（➡）

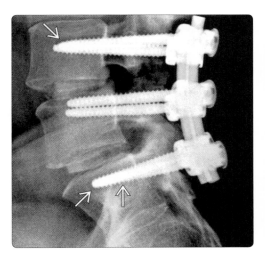

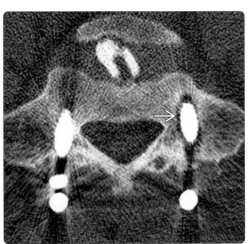

（左图）X 线片侧位图像示带有后固定器的 2 个水平的椎体融合，在 L4 和骶骨螺钉周围各有一个透亮区（➡）

（右图）同一患者轴位 CT 平扫图像显示左侧骶椎螺钉周围的透亮区。1 年后的随访图像显示其透亮程度下降

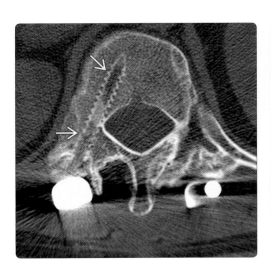

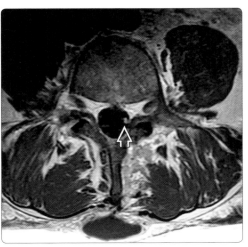

（左图）轴位 CT 平扫图像显示右侧椎弓根和 L2 椎体（➡）的线状透光区，该透光区表示前一次椎弓根螺钉放置的路径。在腰椎固定修正时，螺钉位置被移动过

（右图）在移除左侧一大块脱出椎间盘后的轴位增强 T1WI 图像，显示神经根强化（➡），这是由于椎间盘疝和手术操作导致的脊神经根炎

（左图）术前 T1WI MR 显示 L4-5 退行性脊柱滑脱，相邻椎体呈 I 型骨髓改变（➡）

（右图）同一患者术后矢状位 T1WI MR 显示邻近 L4-5 椎间盘间隙的骨髓由 I 型向 II 型转变（➡）。该患者已行后路内固定及 L4-S1 椎体融合术。注意由椎弓根螺钉产生的金属伪影（➡）。可以看到 L4-5 椎板切除。术前研究表明 L4-5 的前移是稳定的

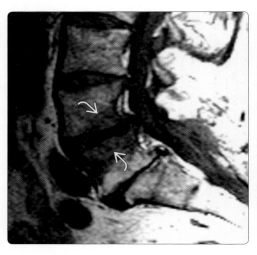
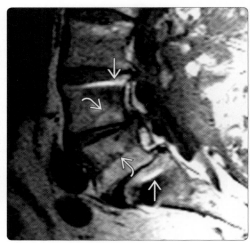

（左图）轴位 CT 平扫图像显示 L5-S1 融合术的骨性移植物已同椎体后附件结合。金属线（➡）为植入的促进骨生长的骨刺激物

（右图）颈椎 X 线片侧位图像显示 C5-6 水平椎间盘切除并用金属板和螺钉（➡）行椎体前融合（ADCF），固定器结构完整，所在位置良好，并没有松动、骨折或下沉的征象

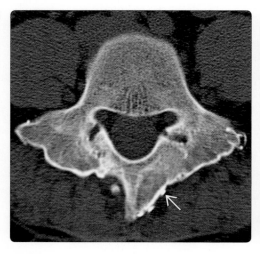
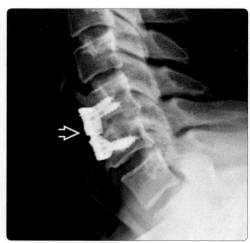

（左图）L5-S1 后方腰椎椎间融合术（PLIF）后 CT 轴位图像显示 L5 椎体上因 rh-BMP-2 导致的骨质重塑及吸收所形成的囊状透光区（➡）。不透射线的标记物标识椎体间移植物（➡）的边缘

（右图）同一患者轴位 T2WI MR 图像显示 L5 终板上的"囊性"病变（➡），它是因 rh-BMP-2 导致的骨质重塑及吸收而形成的。病变边缘平滑，周围正常椎体骨髓内无水肿征象

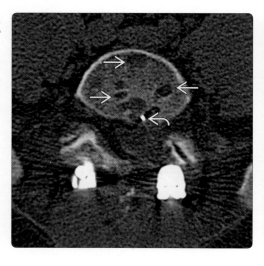
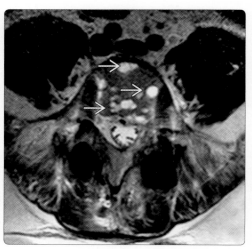

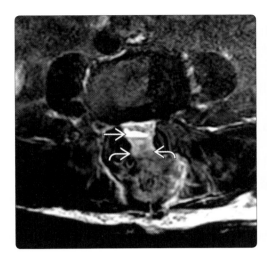

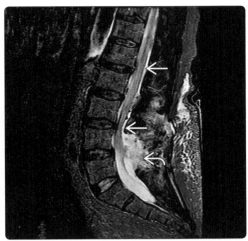

（左图）腰椎椎板切除术后轴位 T2WI FS MR 图像显示椎板切除区的复杂液体积聚（➡）及少量硬膜下积液（➡）。患者术后状况良好

（右图）矢状位 T2WI FS MR 图像显示位于 L4-5 椎板切除区的液体高信号（➡），与背侧硬膜囊难以区分。L1 到手术区的蛛网膜外隙内可见少量液体影（➡）

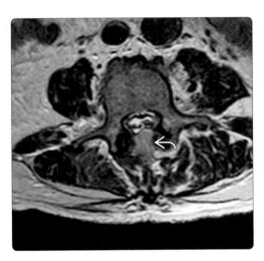

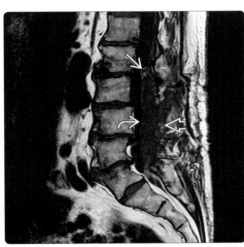

（左图）轴位 T2WI MR 图像显示椎板切除区的液体高信号（➡），与背侧硬膜囊难以区分

（右图）矢状位 T1WI C+ MR 图像上显示 L2-5 椎板切除术后手术区的液体积聚（➡），影响了对背侧硬膜囊的观察（➡）。L2 水平硬膜囊可见轻度强化（➡）。患者状况良好，没有临床感染的征象

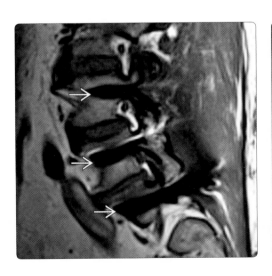

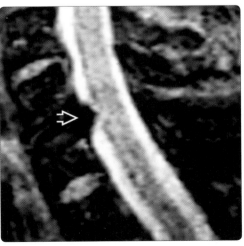

（左图）矢状位 T1WI MR 图像显示位于 L4-5 椎弓根和骶骨的螺钉。即使使用最好的 MR 技术，一些形状的扭曲也不可避免。位于 L4-5 水平的神经根周围的椎间孔脂肪存在，表明椎间孔狭窄程度不会超过中度，而 L5-S1 神经根鞘受侵犯，表明此处椎间孔已经狭窄

（右图）矢状位 T2* GRE MR 图像显示 C4-5 椎间盘切除术后改变。腹侧硬膜外的缺损区（➡）其实是金属磁敏感性伪影造成的，在 T1WI 上没有这种表现

术语

- 脊髓异常、神经功能障碍或固定失败、前次手术直接或间接引起的错位（包括生物力学的改变）
- 急性：多种多样的病因
  - 出血并脊髓受压
  - 脊髓梗死
  - 移植物 / 固定物错位
  - 与脊髓麻醉相关
  - 感染
- 慢性
  - 加速的椎间盘退变（交界性或移行性疾病）伴突出 / 狭窄
  - 假性脊膜膨出 / 脑脊液漏
  - 蛛网膜炎
  - 硬膜周围纤维化
  - 复发性椎间盘突出
  - 不稳
- 非手术部位
  - 颅内出血
  - 术后缺血性视神经病变

影像学

- 术后新出现的异常表现，超出一般术后改变的范围
- 梗死
  - 脊髓轻度增大，信号减低
- 出血
  - 在急性期为等至低信号

诊断思路

- MR+CT 用于软组织异常（出血、缺血）的定性＋观察骨 / 移植物的情况
- 超急性期出血在 T1WI+T2WI 上可表现为无任何特异性的液体信号，只能通过对神经结构的占位效应来诊断

（左图）矢状位 T2WI MR 图像显示 C3-4 水平颈髓内医源性外伤导致的局部高信号（➡），术前并不存在该信号。可以看到 C3-4 水平椎间盘切除以及放置的移植物（➡），多个椎体水平的椎板切除（➡）

（右图）矢状位 T2WI MR 图像显示为治疗颈椎病而于 C4-7 安放的支架和前方的金属板（➡）。急性硬膜外血肿导致颈髓受压（➡），急性期呈 T2 高信号。可以发现颈髓向后移位（➡）

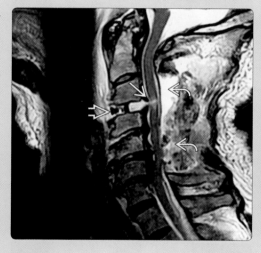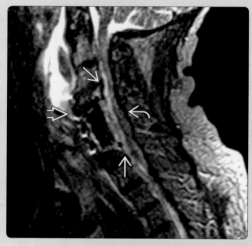

（左图）矢状位 T1WI MR 图像示因颈椎病行多节段椎体切除加支架放置。脊髓因急性梗死呈梭形增大并表现为 T1 略低信号（➡）

（右图）矢状位 T2WI MR 图像显示前部椎体切除加支架放置，后部多节段椎板切除。脊髓因急性梗死呈梭形增大并表现为 T2 高信号（➡）

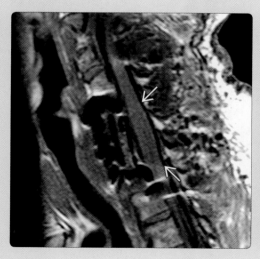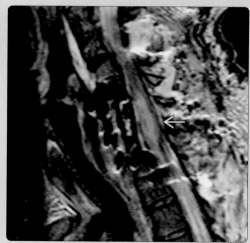

术语

同义词
- 医源性脊髓并发症

定义
- 脊髓异常、神经功能障碍或固定失败、手术直接或间接引起的错位（包括生物力学的改变）
- 急性：多种多样的病因
  - 出血并脊髓受压
    - 硬膜外
    - 硬膜下（可由颅后窝术区延伸而来）
    - 髓内（很少因手术所致）
    - 含铁血黄素沉着症（慢性后遗症）
  - 脊髓梗死
    - 主动脉瘤修补后椎前动脉闭塞或栓塞
    - 脊髓血管畸形修补或栓塞
    - 直接的手术脊髓损伤
    - 继发于血肿压迫
    - 低灌注/心包填塞
    - 少见：颈部手术错位导致的脊髓过伸损伤
  - 移植物/固定物错位
    - 移植物脱出或移位导致的脊髓压迫
    - 固定物（椎弓根螺钉）异位导致的脊髓/硬膜囊受压
  - 脊髓麻醉相关
    - 导管引发的血肿
    - 内脏神经阻滞（化学毒性）
    - 硬膜外导管位置不当导致麻醉剂注射到脊髓内
  - 感染
    - 移植物塌陷导致的脊髓压迫
    - 脓肿导致的脊髓压迫
    - 少见：髓内脓肿
- 慢性
  - 加速的椎间盘退变（交界性或移行性疾病）伴突出/狭窄
  - 假性脊膜膨出/脑脊液漏
  - 蛛网膜炎
  - 硬膜周围纤维化
  - 复发性椎间盘突出
  - 不稳
    - 生物力学改变并加速退化
- 非手术部位
  - 手术相关的一般风险：与麻醉、失血和/或低血容量、心肌梗死、卒中、肺栓塞、深静脉血栓形成以及医院获得性肺炎相关的风险
  - 颅内出血
    - 少见，最常发生于小脑半球
  - 术后缺血性视神经病变
    - 非影像诊断

影像学

一般表现
- 最佳诊断依据
  - 术后新出现的异常表现，超出一般术后改变的范围
- 位置
  - 颈椎、胸椎或腰椎
- 大小
  - 根据病因的不同变化多样
    - 梗死：可累及数个脊髓节段
    - 直接损伤：更局限的异常病灶
  - 出血可延伸至多个节段
- 形态学
  - 根据病因的不同变化多样
    - 梗死：急性期可呈梭形增大
  - 出血形成头尾方向的线性异常信号

X线表现
- X线
  - 明确固定物的位置

CT表现
- CT平扫
  - 螺旋CT可显示各部位相对位置、移植物的位置、对硬膜囊/脊髓的占位效应

MR表现
- T1WI
  - 梗死
    - 脊髓轻度增大，信号减低
    - 超急性梗死期T1可能显示为正常信号
  - 出血
    - 急性期呈等信号到低信号
    - 亚急性期呈典型高信号
- T2WI
  - 梗死
    - 灰质内T2高信号
    - T2中心高信号的蛇眼征是上肢运动无力恢复的不良预后因素
  - 出血
    - 急性期呈T2等至明显低信号
- T2*GRE
  - 梗死
    - 出血可能表现出磁敏感效应
  - 出血
    - 急性期出血呈低至等信号
- T1WI C+
  - 梗死
    - 急性期通常不强化
  - 增强扫描有助于显示术后积液，但在诊断急性术后并发症中的作用有限
  - 慢性脊髓软化可有强化，为线形至局限性强化

非血管性介入
- 脊髓造影
  - 仅次于 MR 的用于术后并发症检查的影像技术
    - 当 MR 有禁忌证时采用（有动脉瘤夹、起搏器时）
    - 可显示因梗死导致的非特异性脊髓增大或因硬膜外出血导致的硬膜外充盈缺损

影像成像方法
- 最佳成像方法
  - MR
- 成像建议
  - T1WI、T2WI、GRE 很好地显示脊髓内部的异常信号、脊髓畸形及硬膜外液体积聚

鉴别诊断

硬膜外出血
- 长条块状肿块，导致低信号硬脑膜移位

硬膜下出血
- 髓外分叶状异常信号，由硬脑膜形成的边缘光滑平整

椎间盘突出
- 由椎间盘向外突出形成的异常信号

植入物移位 / 位置异常
- 平片 /CT 能准确而快速地判断植入物位置

脓肿
- 亚急性周边强化的软组织肿块，中间是无强化的液体成分

硬膜下渗出
- 颅后窝术后，良性的硬膜下脑脊液集聚可能延伸到颈椎
- 也可发生于腰椎穿刺或手术后

脊髓拴系
- 术区脊髓变形并固定于硬膜表面
- 脊髓移位必须与液体积聚产生的占位效应相鉴别

病理学

一般表现
- 病因学
  - 术后并发症
- 梗死：脊髓组织变软、发白、肿胀，随时间延长与正常脊髓之间的分界逐渐清晰

镜下所见
- 急性梗死：神经元细胞毒性缺血、血管性水肿、内皮细胞和星形细胞肿胀

临床信息

临床表现
- 最常见体征 / 症状
  - 梗死
    - 前脊髓综合征表现为麻痹，痛温觉的丧失，膀胱 / 肠道功能紊乱

    - 后脊髓综合征主要特征为本体感觉 / 振动觉的消失，轻度瘫痪及括约肌的功能障碍
  - 术后 24 小时内出现硬膜外出血
    - 新出现的局部神经功能缺陷
    - 呼吸抑制 + 四肢迟缓性轻瘫 / 麻痹
  - 术后 3~5 天的亚急性出血病例少见
    - 主要特征为向四肢放射的严重锐痛
- 临床资料
  - 脊髓术后立即出现的新的神经功能缺陷

人口统计学
- 年龄
  - 成人或儿童
- 性别
  - 男性 = 女性
- 流行病学
  - 术后硬膜外出血与多个水平手术操作及术前凝血障碍有关

转归与预后
- 急性脊髓缺血综合征预后不良，有永久的致残性后遗症
  - 实际康复率 <20%
- 自主功能紊乱、疼痛、感觉异常和抑郁是常见后遗症并影响康复

治疗
- 对血肿压迫或植入物的移位 / 压迫立即再次手术
- 没有压迫的梗死：支持疗法

诊断思路

思考点
- MR+CT 用于软组织异常（出血、缺血）的定性＋观察骨 / 移植物的情况

影像解读要点
- 超急性期出血在 T1WI+T2WI 上可表现为无任何特异性的液体信号，只能通过对神经结构的占位效应来诊断

（王丰、郎宁 译）

参考文献

1. Igoumenou VG et al: Complications of spine surgery for metastasis. Eur J Orthop Surg Traumatol. 30(1):37-56, 2020
2. Willson MC et al: Postoperative spine complications. Neuroimaging Clin N Am. 24(2):305-26, 2014
3. Di Silvestre M et al: Complications of thoracic pedicle screws in scoliosis treatment. Spine (Phila Pa 1976). 32(15):1655-61, 2007
4. Deen HG et al: Early complications of posterior rod-screw fixation of the cervical and upper thoracic spine. Neurosurgery. 59(5):1062-7; discussion 1067-8, 2006
5. Okuda S et al: Surgical complications of posterior lumbar interbody fusion with total facetectomy in 251 patients. J Neurosurg Spine. 4(4):304-9, 2006
6. Fayyazi AH et al: Accuracy of computed tomography in assessing thoracic pedicle screw malposition. J Spinal Disord Tech. 17(5):367-71, 2004
7. Uribe J et al: Delayed postoperative spinal epidural hematomas. Spine J. 3(2):125-9, 2003

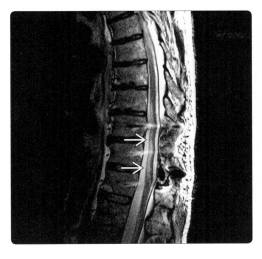

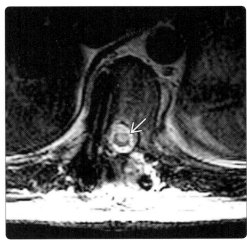

（左图）胸椎间盘切除术后，矢状位 T2WI MR 显示脊髓前部异常的高信号（➡）。患者由后外侧入路治疗椎间盘突出，一侧有椎弓根螺钉固定。可能的原因是 Adamkiewicz 动脉（根最大动脉）闭塞

（右图）轴位 T2WI 示脊髓的前 2/3 异常高信号（➡），为前脊髓梗死的典型表现，可能的原因是 Adamkiewicz 动脉闭塞

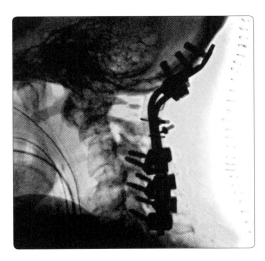

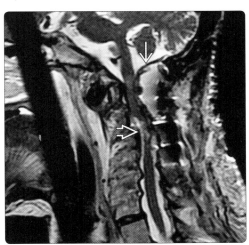

（左图）类风湿关节炎患者伴有 C1 侧块塌陷和弥漫枢椎下区受累，行 C1-C5 融合术后的侧位 X 线图像，与其异常的 MR 比较，X 线图像显示固定器位置满意

（右图）矢状位 T2WI 示在从枕骨至 C5 的金属伪影，椎板切除区域有大量积液（➡），导致脊髓背侧受压。注意 C4 水平的脊髓软化（➡）。由于后路广泛融合，金属伪影相对较少

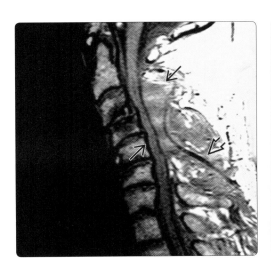

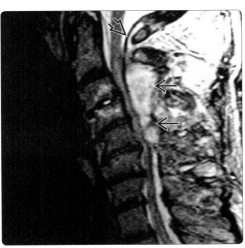

（左图）矢状位 T1WI MR 示多节段椎板切除术。硬膜外血肿（➡）导致脊髓压向前方椎间盘 / 骨刺，引起腹侧脊髓变形。注意引流导管（➡）

（右图）因颈椎病行椎板切除术，矢状位 T2WI MR 显示呈 T2 高信号的背侧硬膜外血肿（➡）压迫多个节段背侧脊髓。注意边界清晰的硬膜边缘（➡）

（左图）L4 后路腰椎椎体间融合术后，矢状位 T2WI 示 L4-L5 水平椎体间植入物（➔）向后移位，压迫腹侧的硬膜囊

（右图）L4 后路腰椎椎体间融合术后，轴位 T1WI 显示错位的植入物（➔）后缘与硬膜边缘及左侧神经根（➔）的相对位置关系

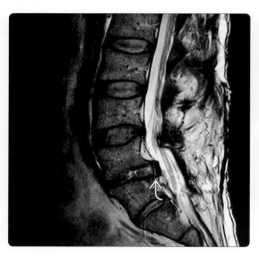
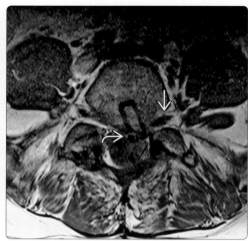

（左图）矢状位 CT 平扫示 L2-L4 融合器的转位。融合器上缘下沉至 L2 椎体（➔），下缘向后移位至 L3-L4 水平腹侧硬膜外间隙（➔）。从侧板固定可以显示椎体螺钉（➔）

（右图）矢状位 T2WI 示由于融合器导致的大范围信号衰减，但仍能发现其向后移位，因为金属伪影在 L3 椎体下缘水平延伸至椎管内（➔）

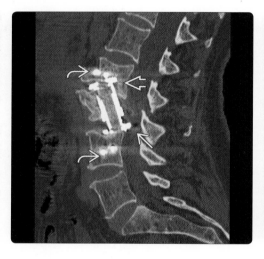
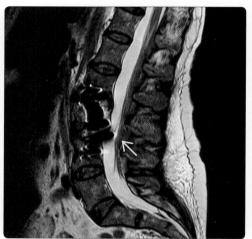

（左图）异位骨形成病例，最初矢状位增强 CT 示 L5 左侧由小关节切除术造成的较大缺损（➔）以及椎弓根螺钉。将这幅图像与之后的 CT 图像进行比较

（右图）2 年后矢状位增强 CT 示，手术缺损处由新的异位骨填充（➔），与椎小关节非常相似，导致骨性椎间孔中度狭窄

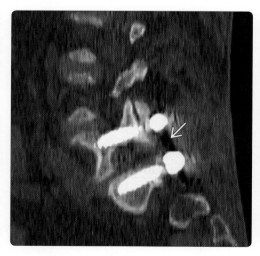
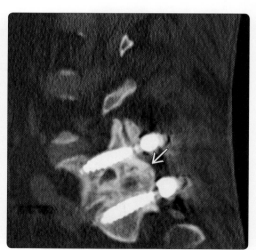

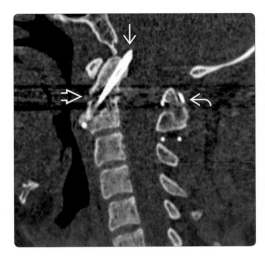

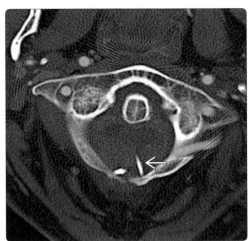

（左图）Ⅱ型齿突骨折（➟），矢状位 CT 平扫示螺钉尖端超出了齿突的皮质进入了延髓池（➡）。同时显示了 C1-C2 后部的金属缝线（➟）

（右图）轴位增强 CT 示后部固定线断裂并从硬膜内延伸至脊髓背侧（➡）。由于金属线断裂而导致蛛网膜下腔大量出血

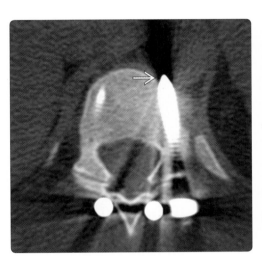

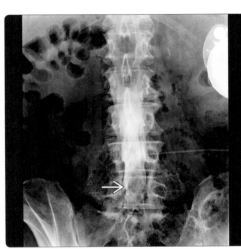

（左图）轴位 CT 平扫示左侧椎弓根螺钉超出了椎体前缘骨皮质，紧挨主动脉（➡）。患者再次行手术，将螺钉退出到合适的深度

（右图）前后位腰椎脊髓造影图像显示植入的药物输送泵以及 L4-L5 水平以下的不规则、不完全的造影阻断对比剂流向尾部，表现为由于蛛网膜炎导致的硬膜囊内充盈缺损（➟）

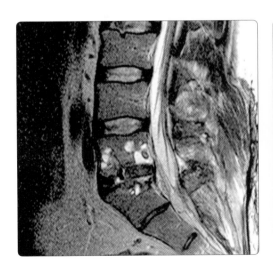

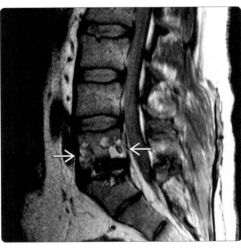

（左图）rh-BMP-2 骨重塑病例，矢状位 T2WI MR 示 L5 和 S1 椎体骨质吸收，多发小囊样病灶及 T2 高信号。这些囊样病变的边缘光滑锐利，周围骨髓信号正常，没有水肿征象

（右图）rh-BMP-2 骨重塑病例，矢状位 PDWI FSE MR 示几处病灶内都有强化，证明其均为实性病变。这种表现并不意味着融合失败

脊髓造影术并发症

要点

术语

- 轻度并发症
  - 硬膜穿刺后头痛（最常见）
  - 穿刺位置错误（硬膜下或硬膜外）
  - 一过性神经后遗症
  - 对比剂反应（轻度）
- 主要并发症
  - 脑脊液漏
  - 有症状的硬膜下或硬膜外出血
  - 对比剂反应（重度）
  - 脊髓损伤
  - 颅内出血
  - 癫痫
  - 麻痹
- 迟发性并发症
  - 医源性表皮样囊肿（少见）

影像学

- 脊髓造影术
  - 开始时在 X 线透视监视下注入对比剂以确定蛛网膜下腔位置
  - 使用较小型号、防损伤的穿刺针
  - 在 X 线透视下进行 C1-C2 穿刺，注射时要谨慎以避免注入脊髓
  - 在颈髓造影时中应避免颈椎过伸：围手术期脊髓损伤的少见原因
- 大部分常见并发症并没有明显的影像表现

临床信息

- 脊髓穿刺术后头痛通常于术后 3 天开始，并持续 3~5 天

诊断思路

- 使用交叉 X 线透视观察最初时硬膜囊内造影剂从针尖流出进入蛛网膜下腔

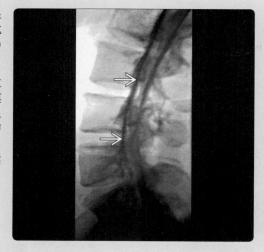
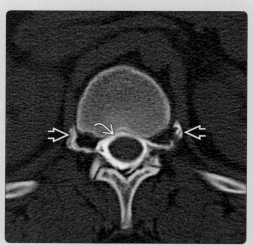

（左图）脊髓造影侧位片显示意外的硬膜外注射对比剂。未显影的硬膜囊（→）表现为管状的充盈缺损

（右图）同一患者的轴位 CT 脊髓造影骨窗，硬膜外间隙因对比剂充填而显影。对比剂沿着硬膜外神经根进入椎旁组织（→）。中央可见未显影的硬膜囊（→）

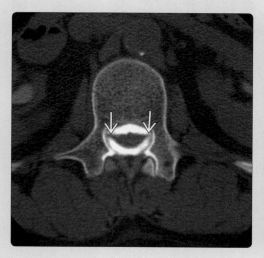
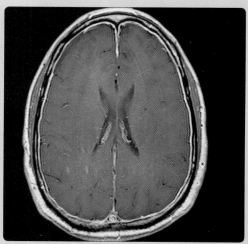

（左图）轴位 CT 脊髓造影示硬膜下对比剂勾勒出脊髓和邻近的悬韧带。注意对比剂勾勒出了延伸到外侧硬脊膜的齿状韧带的轮廓（→）

（右图）腰椎穿刺后低颅压患者，脑轴位增强 T1WI 显示硬脑膜弥漫均匀增厚并强化

术语

定义

- 脊髓造影后任何意外的后遗症
  - 轻度并发症
    - 硬膜穿刺后头痛（postdural puncture headache，PDPH）
    - 穿刺位置错误（硬膜外、硬膜下）
    - 一过性神经后遗症
    - 对比剂反应（轻度）
  - 主要并发症
    - 脑脊液漏
    - 有症状的脊柱硬膜下、硬膜外或蛛网膜下腔出血
    - 对比剂反应（重度）
    - 脊髓损伤
    - 颅内出血
    - 癫痫
    - 麻痹
    - 死亡
  - 迟发性并发症：医源性表皮样囊肿

影像学

一般表现

- 最佳诊断依据
  - 大多数并发症（如头痛）没有影像学发现
  - 注射部位错误：硬膜外、硬膜下或混合显影
  - 脑脊液漏：CT 脊髓造影、MR 脊髓造影或放射性核素脑池显像
    - 颅内低血压：中脑下垂，硬脑膜增厚、强化
  - 无菌性脑膜炎：± 脑膜强化
  - 蛛网膜炎：神经根聚拢，轻度软脑膜强化
  - 脊髓损伤：MR 显示脊髓挫伤、出血
  - 医源性表皮样囊肿：近脑脊液信号 / 密度的肿块，边界清晰

CT 表现

- 增强 CT
  - 医源性表皮样囊肿：不强化的低密度病变
- CT 脊髓造影术
  - 注射位置错误：最常见硬膜外或硬膜下注射
  - 脑脊液漏：± 泄漏处对比剂外渗

MR 表现

- T1W1
  - 脑脊液漏可能导致颅内低压（矢状位显示最佳）
    - 中脑下垂、基底池消失，获得性小脑扁桃体下疝
    - 可能导致硬脑膜下血肿→大脑下垂导致桥静脉撕裂
  - 脊髓损伤：急性期出血为等密度，转换为高铁血红蛋白后逐渐呈高密度
  - 医源性表皮样囊肿：等或略高信号的髓外硬膜内病变，边界清晰
- T2W1
  - 脊髓损伤：明显高信号
  - 医源性表皮样囊肿：边界清楚的髓外硬膜内病变，与脑脊液相比呈等或略高信号
- STIR
  - 脊髓损伤：明显高信号
- T1W1 增强
  - 脑脊液漏和颅内低压
    - 脑膜弥漫均匀强化
    - 垂体增大、强化
    - 脑和脊柱均可受累
  - 无菌性脑膜炎：可见强化
  - 蛛网膜炎：光滑、结节状或弥漫性软脑膜 / 蛛网膜下腔强化
  - 医源性表皮样囊肿：可有轻微的边缘强化

非血管性介入

- 脊髓造影术
  - 注射位置错误
    - 最常见硬膜外注射或混合性蛛网膜下 / 硬膜外注射
    - 如果不仔细监测，硬膜外对比剂最初可能会被误认为硬膜囊内对比剂
  - 为了预防头痛，取出探针前要替换针芯
  - X 线透视下进行 C1-C2 穿刺，刚开始注射时要仔细观察，避免注入脊髓
  - 颈髓造影时要避免颈椎过伸
    - 围手术期脊髓损伤的罕见原因

核医学

- 在脑脊液漏处有硬膜囊内 In-111 DTPA 外渗

影像成像方法

- 最佳成像方法
  - 注射位置错误：CT
  - 脑脊液漏：放射性核素脑池显像，CT 脊髓造影，MR 脊髓造影
  - 颅内低压、无菌性脑膜炎、蛛网膜炎、医源性表皮样囊肿：MR 增强
  - 脊髓损伤：MR 和 STIR

鉴别诊断

其他原因造成的硬脑膜增厚、强化（见于颅内低压）

- 感染性脑膜炎
- 癌症
- 肉芽肿性疾病

其他原因引起的脑脊液低压

- 自发的、术后或外伤性脑脊液漏

其他原因引起的蛛网膜炎

- 腰椎手术失败综合征
- 腰椎蛛网膜炎

脑膜炎

- 感染
- 转移，脑脊液播散

病理学

一般表现

- 病因学
  - PDPH：硬脊膜穿刺可造成持续性脑脊液漏
  - 一过性神经后遗症：对比剂的神经毒性效应，污染物，特异性反应
  - 脊髓损伤
    - 2/3 由于颈椎过伸，1/3 由于经 C1-C2 侧位穿刺
    - 致病因素为椎管狭窄和严重的颈椎病
  - 癫痫
    - 降低癫痫发作阈值的药物可能有协同作用（抗抑郁药、精神药物）
    - 误向硬膜囊内注射离子对比剂→增加强直性阵挛发作概率
  - 医源性表皮样囊肿
    - 脊髓穿刺导致鳞状细胞植入，与使用非管芯针有关
    - 多数是在新生儿早期进行脊髓穿刺导致的晚期并发症
    - 在植入后的 2~23 年被发现
- 相关异常
  - 硬膜下出血、蛛网膜下腔血肿：罕见
  - 神经根撕裂：罕见

镜下所见

- 医源性表皮样囊肿：含有角蛋白、胆固醇晶体、脱落的上皮细胞

临床信息

临床表现

- 最常见体征 / 症状
  - 最常见的并发症：头痛
    - 通常穿刺后 3 天开始，持续 3~5 天
  - 恶心、呕吐、眩晕、耳鸣、听力丧失、头晕、感觉异常
  - 癫痫：脱水、颈椎脊髓造影导致发病率增加
  - 有文献报道可以出现视觉障碍，如复视或皮质盲
  - 脑神经麻痹并不少见
  - 短暂性神经后遗症少见（如表达型语言障碍）
  - 医源性表皮样囊肿：渐进性的神经根和背部疼痛，步态异常，括约肌功能障碍

人口统计学

- 年龄
  - PDPH：年轻患者中更为常见
- 流行病学
  - PDPH
    - 发生在 36%~58% 使用 22 号 Quincke 针进行脊髓造影的患者
    - 使用 22 号防损伤针头痛发病率为 5% vs. 使用 20 号斜针发病率为 30%
    - 使用 24 号防损伤针的头痛发病率为 1%~2%，但如果需脑脊液样本则要行吸引术

- 无菌性脑膜炎：0.1% 使用碘帕醇（Isovue）进行腰椎脊髓造影的患者
- 在非癫痫患者中应用碘帕醇进行脊髓造影，癫痫发作率为 0%~0.847%
- 医源性表皮样囊肿
  - 表皮样囊肿不常见→占所有类型脊柱肿瘤的 0.5%~1%；获得性肿瘤占约 40%
  - 用紧适管心针代替非管心针可明显降低发病率

转归与预后

- PDPH
  - 72% 在 7 天内缓解，87% 在 6 个月内缓解
  - 减低风险
    - 使用小针，防损伤针（钝针）
    - 选择正中旁入路
    - 保持平行进针并与硬膜纤维呈斜角
    - 退针前替换管心针
  - Ⅳ度水化、没有抽取脑脊液、脊髓造影术者的经验和住院患者的状态与 PDPH 低发病率有着不太一致的相关性

治疗

- 对比剂反应：标准护理
- PDPH：针对头痛进行支持治疗
  - 非麻醉性止痛剂，水化，时间
  - 自体血补片
    - 很少需要，PDPH 持续 >1 星期可考虑应用
    - 非常有效→89% 可缓解，8% 需第二次注射才能缓解
- 脑脊液漏
  - 血补片（15~30 ml）往往能够成功
- 癫痫：支持性护理，苯二氮䓬类，苯妥英钠
- 医源性表皮样囊肿（少见）：手术切除可治愈

诊断思路

思考点

- 对椎管狭窄、脊柱疾病和脊髓病患者推荐脊髓造影前行 MR 筛查

影像解读要点

- 使用交叉 X 线透视观察最初时硬膜囊内造影剂从针尖流出进入蛛网膜下腔
- 始终要亲眼核实要注射到蛛网膜下腔的对比剂的类型和有效期

（王丰、郎宁 译）

参考文献

1. Özütemiz C et al: Lumbar puncture under fluoroscopy guidance: a technical review for radiologists. Diagn Interv Radiol. 25(2):144-56, 2019
2. Willson MC et al: Postoperative spine complications. Neuroimaging Clin N Am. 24(2):305-26, 2014
3. Soliman HM et al: Post-myelography paraplegia in a woman with thoracic stenosis. J Spinal Cord Med. 36(3):247-9, 2013
4. Chin KR et al: Myelographic evaluation of cervical spondylosis: patient tolerance and complications. J Spinal Disord Tech. 21(5):334-7, 2008
5. Sandow BA et al: Myelography complications and current practice patterns. AJR Am J Roentgenol. 185(3):768-71, 2005

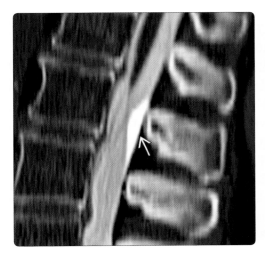

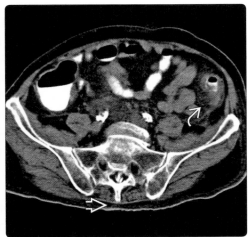

（左图）CT脊髓造影矢状位重建图像显示混合性对比剂注射；除了正常显示的硬膜内对比剂之外，还可见梭形硬膜下对比剂聚集（➡）

（右图）患有结肠炎（➡）的ICU患者，轴位腹部CT平扫显示了由于远端行碘苯酯脊髓造影而导致的骶管硬膜囊内高密度影（➡）

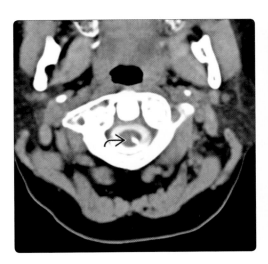

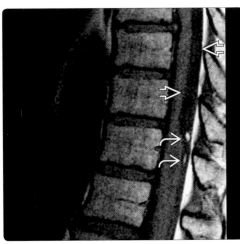

（左图）轴位CT脊髓造影显示侧位C1-C2对比剂注射时误伤脊髓而出现的脊髓强化（➡）。对比剂最先流入蛛网膜下，在探针调整位置时刺入脊髓

（右图）矢状位T1WI MR显示胸髓背侧蛛网膜囊肿形成（➡），继发于碘苯酯脊髓造影导致的蛛网膜炎。残留的碘苯酯呈水滴状的T1高信号（➡）

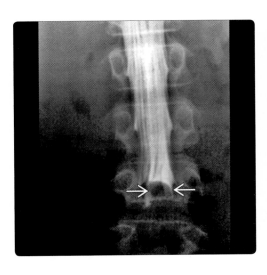

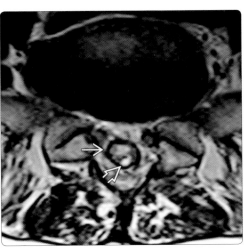

（左图）腰椎脊髓造影显示由于腰椎表皮样囊肿导致腰椎椎管内充盈缺损（➡），沿着马尾神经延伸

（右图）轴位T2 MR显示硬膜囊末端边缘呈低信号（➡），是继发于碘苯酯脊髓造影的重度钙化性蛛网膜炎所致。残存的碘苯酯呈无定形高信号（➡）

椎体成形术并发症

要　点

影像学

- 骨水泥外溢（进入椎管、椎间孔、椎旁间隙、硬膜外或椎旁静脉丛）或者肺栓塞
  - 进针位置错误
  - 聚甲基丙烯酸甲酯（polymethylmethacrylate, PMMA）注射时监测不到位
  - PMMA 透明度不够
  - 骨水泥黏性过低或注射量过大
  - 肿瘤导致的皮质缺陷
- 邻近之前治疗位置的新的椎体压缩骨折（vertebral compression fracture, VCF）
- 脂肪栓塞
  - 透视、X 线或 CT 显示肺实质内分支状或球状高密度影
- 椎体骨髓炎
  - 邻近 PMMA 的骨质破坏

病理学

- 邻近 VCF
  - 见于 10%～15% 接受治疗的患者
  - 与经皮椎体成形术（percutaneous vertebroplasty, PVP）的关系存在争议
- 脂肪栓塞
  - 脂性骨髓栓子被注射的 PMMA 取代

临床信息

- 不同的并发症类型导致不同的临床表现
- 椎体成形术的症状性并发症很少见
  - <1% 是为了治疗骨质疏松性压缩骨折
  - 2%～5% 是为了治疗溶骨性骨转移

诊断思路

- 使用 CT 观察术前或术后任何意外的症状

（左图）轴位 CT 示骨水泥自下胸椎椎体小的骨皮质缺损处外溢至椎旁软组织（➘）

（右图）侧位片示中胸椎椎体压缩骨折的椎体成形术（➡）。右肺下叶的骨水泥栓塞表现为心脏后间隙（➘）内条纹状高密度影

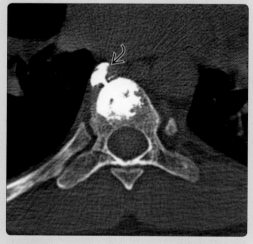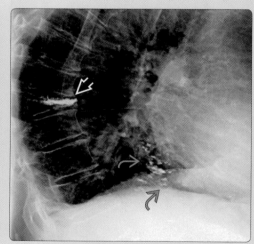

（左图）矢状位 CT 示前两次椎体成形术的骨水泥（➡）。因急性背痛而行影像学检查发现 T7 急性轻度压缩骨折，内部可见由骨小梁压缩形成的水平硬化线（➡）

（右图）矢状位 T2WI 示行长期类固醇治疗的患者在椎体成形术后数周骨水泥周围出现高信号。吸引术后显示为金黄色葡萄球菌感染（Courtesy S. Dunnagan, MD.）

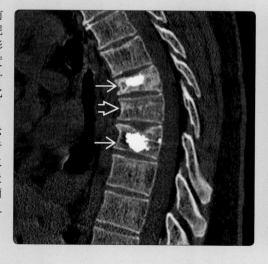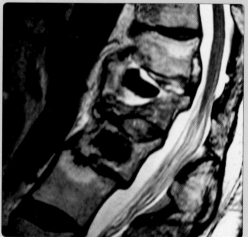

术语

定义

- 椎体成形术
  - 在压缩的椎体内注入聚甲基丙烯酸甲酯（PMMA）以稳定骨折
- 椎体后凸成形术
  - 先用球囊扩张椎体再注入 PMMA
    - 恢复椎体高度
    - 减轻脊柱后凸畸形
    - 创建空腔使骨水泥能够在低压力下注入

影像学

一般表现

- 最佳诊断依据
  - 骨水泥外溢
    - 进入椎管、椎间孔、脊椎旁间隙
      □ 骨水泥超出椎体边缘
    - 进入硬膜外或椎旁静脉丛
      □ 透视下可见蔓行的骨水泥慢慢进入中央静脉
  - 骨水泥肺栓塞
    - 透视、X 线或 CT 显示肺实质内分支或球状高密度物质
  - 邻近椎体压缩骨折（VCF）
    - 邻近之前治疗位置的新的 VCF
  - 椎体骨髓炎
    - 在延迟摄影、CT 上见椎体骨质溶解
    - T2 高信号，T1 低信号，骨水泥周围的强化

推荐成像方法

- 最佳成像方法
  - CT 是确定骨水泥超出椎体进入椎管或椎间孔、静脉丛和导致肺栓塞最敏感的成像方法
  - MRI 最适合检出骨髓炎和邻近 VCF 的早期征象
- 成像建议
  - 骨水泥外溢或栓塞：术后透视或 X 线平片检查
    - 对还有任何问题或者 X 线结果阴性但仍有症状的患者，应行 CT 检查
    - 骨窗和宽的软组织窗十分有帮助
    - 当椎体边缘显示不理想时，鞘内造影有助于防止骨水泥溢出
  - STIR 和强化前后 T1WI 用于检测骨髓炎和邻近 VCF

鉴别诊断

骨水泥外渗入椎管

- 后突进入椎管的间盘 / 骨折片
- 后纵韧带骨化

骨水泥渗入椎间孔

- 椎间孔内增生骨赘或骨折片

骨水泥外渗至椎旁静脉丛

- 静脉石

骨水泥肺栓塞

- 钙化性肉芽肿

椎体骨髓炎

- 骨坏死
- 假关节

病理学

一般表现

- 病因
  - 骨水泥外溢或栓塞
    - 进针位置不当
    - PMMA 注射过程监测不到位
    - 骨水泥黏度过低
    - 骨水泥注入量过大
    - 肿瘤导致的椎体骨皮质缺陷
  - 邻近 VCF
    - 见于 10%~15% 接受治疗的患者
    - 与经皮椎体成形术（PVP）的关系存在争议
    - 可能与以下情况有关
      □ 注射 PMMA 后椎体的顺应性改变
      □ 传递给相邻椎体的力增加
      □ 之前卧床的患者突然活动
    - 可能是引起初始 VCF 同一力量的持续作用
      □ 骨质疏松
      □ 超过相同脊柱节段的机械负荷
  - 脂肪栓塞
    - 脂性骨髓栓子被注射的 PMMA 取代
    - 可能发生于（某种程度上）所有椎体成形术 / 椎体后凸成形术的患者
    - 低血压，心搏骤停
    - 多椎体治疗和既往肺部疾病可引起伴临床症状的脂肪栓塞发生率增高
  - 椎体骨髓炎
    - 不标准的无菌技术
    - 未预防性使用抗生素
    - 免疫缺陷
    - 活动性尿路感染，其他原因引起的菌血症

大体病理与手术所见

- 骨水泥外渗、栓塞
  - 硬化的骨水泥超出椎体
    - 椎管、椎间孔不同程度受累
  - 栓塞导致血管闭塞
- 邻近 VCF
  - 皮质缺损，骨小梁嵌入
- 脂肪栓塞
  - 肺动脉内出现脂滴和针状骨小梁
- 骨髓炎

○ 典型的炎性改变，甚至骨水泥周围出现骨质液化

临床信息

临床表现
- 常见体征 / 症状
  ○ 骨水泥溢出到椎管、椎间孔
    – 通常无症状
    – 背痛、神经根病最常见
    – 严重者可有脊髓病变
  ○ 栓塞的骨水泥进入静脉或肺
    – 通常无症状
    – 少数肺动脉栓塞的患者可以出现胸痛、呼吸短促
    – 很少影响肺功能
    – 心肺衰竭和死亡也有报道
    – 严重的肺功能障碍患者不适合进行较大的椎体成形术
  ○ 邻近 VCF
    – 新发的迟发性背痛
  ○ 脂肪栓塞
    – 少见的椎体成形术并发症
    – 呼吸困难、呼吸衰竭、心搏骤停、死亡
  ○ 骨髓炎
    – 迟发性背部疼痛
    – 红细胞沉降率（血沉）加快，C 反应蛋白、白细胞计数增高
    – 血培养阳性
    – 针吸或骨活检阳性

人口统计学
- 流行病学
  ○ 椎体成形术的症状性并发症非常罕见
    – <1% 是为了治疗骨质疏松性压缩骨折
    – 2%~5% 是为了治疗溶骨性骨转移的患者
  ○ 骨水泥外渗
    – 最常见的并发症
    – 如果随访，20% 的患者有此情况
  ○ 肺栓塞
    – 有临床症状的肺栓塞罕见
    – 可能比我们所知道的更普遍
    – 骨髓内被骨水泥取代的脂肪，可能比骨水泥更容易引起亚临床栓塞
  ○ 骨髓炎
    – 非常罕见（至 2009 年报道病例 <10 例）

诊断思路

思考点
- 术后出现任何无法解释的症状，应进行 CT 检查
- 椎体后凸成形术较椎体成形术骨水泥栓塞少

参考文献

1. Hsieh MK et al: Risk factors of neurological deficit and pulmonary cement embolism after percutaneous vertebroplasty. J Orthop Surg Res. 14(1):406, 2019
2. Wang B et al: Balloon kyphoplasty versus percutaneous vertebroplasty for osteoporotic vertebral compression fracture: a meta-analysis and systematic review. J Orthop Surg Res. 13(1):264, 2018
3. Filippiadis DK et al: Percutaneous vertebroplasty and kyphoplasty: current status, new developments and old controversies. Cardiovasc Intervent Radiol. 40(12):1815-23, 2017
4. Xiao H et al: Comparing complications of vertebroplasty and kyphoplasty for treating osteoporotic vertebral compression fractures: a meta-analysis of the randomized and non-randomized controlled studies. Eur J Orthop Surg Traumatol. 25 Suppl 1:S77-85, 2015
5. Agrawal G et al: Mismatched perfusion defects secondary to recent methyl methacrylate embolization. Clin Nucl Med. 38(1):50-2, 2013
6. Al-Ali F et al: Vertebroplasty: what is important and what is not. AJNR Am J Neuroradiol. 30(10):1835-9, 2009
7. Popa RI et al: Urinary tract infections in the potential vertebroplasty patient: incidence, significance, and management. AJNR Am J Neuroradiol. 30(2):227-31, 2009
8. Syed MI et al: Fatal fat embolism after vertebroplasty: identification of the high-risk patient. AJNR Am J Neuroradiol. 27(2):343-5, 2006
9. Trout AT et al: Does vertebroplasty cause incident vertebral fractures? A review of available data. AJNR Am J Neuroradiol. 27(7):1397-403, 2006
10. Appel NB et al: Percutaneous vertebroplasty in patients with spinal canal compromise. AJR Am J Roentgenol. 182(4):947-51, 2004
11. Brown DB et al: Treatment of chronic symptomatic vertebral compression fractures with percutaneous vertebroplasty. AJR Am J Roentgenol. 182(2):319-22, 2004
12. Lin EP et al: Vertebroplasty: cement leakage into the disc increases the risk of new fracture of adjacent vertebral body. AJNR Am J Neuroradiol. 25(2):175-80, 2004
13. Stricker K et al: Severe hypercapnia due to pulmonary embolism of polymethylmethacrylate during vertebroplasty. Anesth Analg. 98(4):1184-6, table of contents, 2004
14. Baroud G et al: Biomechanical explanation of adjacent fractures following vertebroplasty. Radiology. 229(2):606-7; author reply 607-8, 2003
15. Childers JC Jr: Cardiovascular collapse and death during vertebroplasty. Radiology. 228(3):902; author reply 902-3, 2003
16. Evans AJ et al: Vertebral compression fractures: pain reduction and improvement in functional mobility after percutaneous polymethylmethacrylate vertebroplasty retrospective report of 245 cases. Radiology. 226(2):366-72, 2003
17. Gangi A et al: Percutaneous vertebroplasty: indications, technique, and results. Radiographics. 23(2):e10, 2003
18. Hodler J et al: Midterm outcome after vertebroplasty: predictive value of technical and patient-related factors. Radiology. 227(3):662-8, 2003
19. Kang JD et al: Cement augmentation of osteoporotic compression fractures and intraoperative navigation: summary statement. Spine. 28(15):S62-3, 2003
20. Kelekis AD et al: Radicular pain after vertebroplasty: compression or irritation of the nerve root? Initial experience with the "cooling system". Spine. 28(14):E265-9, 2003
21. Koessler MJ et al: Fat and bone marrow embolism during percutaneous vertebroplasty. Anesth Analg. 97(1):293; author reply 294, 2003
22. Mathis JM: Percutaneous vertebroplasty: complication avoidance and technique optimization. AJNR Am J Neuroradiol. 24(8):1697-706, 2003
23. Mousavi P et al: Volumetric quantification of cement leakage following percutaneous vertebroplasty in metastatic and osteoporotic vertebrae. J Neurosurg. 99(1 Suppl):56-9, 2003
24. Sarzier JS et al: Intrathecal injection of contrast medium to prevent polymethylmethacrylate leakage during percutaneous vertebroplasty. AJNR Am J Neuroradiol. 24(5):1001-2, 2003
25. Shapiro S et al: Surgical removal of epidural and intradural polymethylmethacrylate extravasation complicating percutaneous vertebroplasty for an osteoporotic lumbar compression fracture. Case report. J Neurosurg. 98(1 Suppl):90-2, 2003
26. Stallmeyer MJ et al: Optimizing patient selection in percutaneous vertebroplasty. J Vasc Interv Radiol. 14(6):683-96, 2003
27. Tsai TT et al: Polymethylmethacrylate cement dislodgment following percutaneous vertebroplasty: a case report. Spine. 28(22):E457-60, 2003

（王丰、郎宁 译）

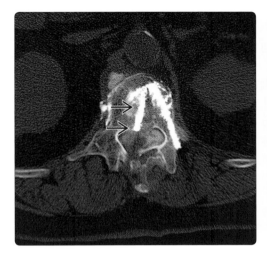

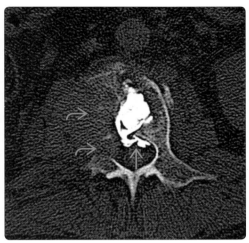

（左图）轴位 CT 脊髓造影显示椎体成形术的骨水泥在椎体中部的异常轨迹（➡），这是由硬膜穿刺针错误放置在右侧椎弓根内侧所致

（右图）轴位 CT 骨窗示 L2 右侧椎体和椎弓根溶骨性骨转移所致的骨质破坏（➡）。椎体形成术后骨水泥通过背侧皮质缺损处溢出至腹侧硬膜外间隙（➡）

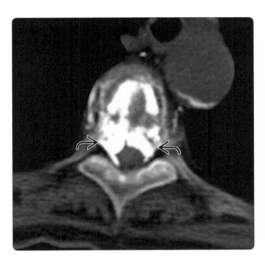

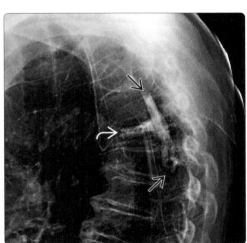

（左图）上位胸椎压缩骨折，轴位 CT 平扫示椎体成形术的大量聚甲基丙烯酸甲酯（PMMA）渗入硬膜外间隙（➡），导致椎管狭窄

（右图）同一患者侧位平片示有大量 PMMA 从上位胸椎椎体成形术术区（➡）进入椎管（➡）

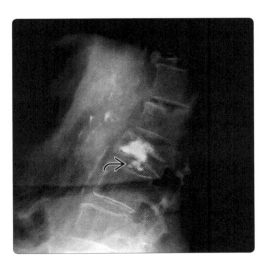

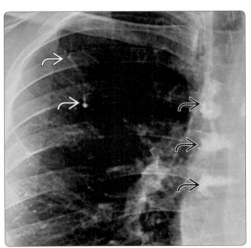

（左图）侧位平片示骨水泥自椎体压缩骨折处溢出至椎间隙（➡）

（右图）此例患者在多节段椎体形成术后（➡）发生骨水泥栓塞，前后位胸片示右肺上叶匍行的高密度物质（➡）

术语
- 腰椎术后持续性腰痛 ± 神经根痛

影像学
- 狭窄：腰椎椎管在轴位图像上呈三叶草状
- 不稳定：随活动及时间的增加而出现畸形
- 复发性间盘突出：源于椎间盘的界限清楚的无强化肿块
- 纤维化：强化的软组织密度（信号）浸润硬膜下 / 神经周围的脂肪
- 蛛网膜炎：马尾神经根的聚集、粘连

主要鉴别诊断
- 感染
  - 终板破坏，椎间盘 T2 高信号
- 肿瘤
  - 强化的软组织肿块

- 出血
  - 从急性期至亚急性期在 T1WI 上呈中等信号
- 假关节
  - 异常的 T1 低信号延伸至椎间盘、附件及韧带

病理学
- 后期失败的多种潜在病因
  - 椎间孔或中心性狭窄（20%～60%）
  - 假关节 / 不稳定（14%）
  - 复发性间盘突出（7%～12%）
  - 硬膜下纤维化（5%～25%）
  - 蛛网膜炎

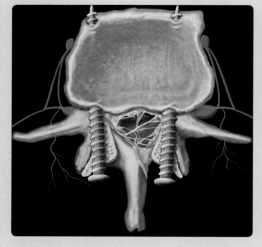
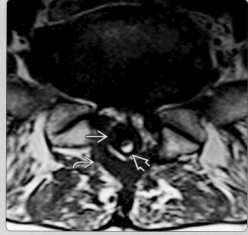

（左图）腰椎术后轴位示意图示双侧椎弓根螺钉及左侧椎板切除术后缺如。神经根聚集提示蛛网膜炎。椎弓根螺钉位置过于靠前而穿破椎体前方骨皮质

（右图）L5-S1 椎板切除术后轴位 T1WI 示蛛网膜炎引起的硬膜囊内神经根向周围聚集（➡）。注意 T1 高信号的水滴状碘苯酯（➡）。椎板切除部位可见后部硬膜外纤维化（➡）

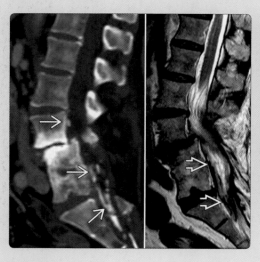
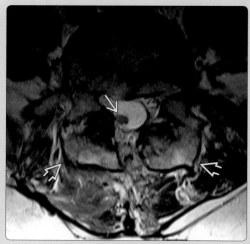

（左图）矢状位 CT（左）和 T2WI MR（右）显示广泛的钙化性蛛网膜炎，表现为硬膜线状钙化斑块（➡）以及硬膜囊尾部更广泛的硬膜增厚和低信号（➡）。患者之前因蛛网膜炎曾多次手术

（右图）轴位 T2WI MR 显示 L5 水平硬膜囊内神经根稀少，并于中央聚集呈块，符合蛛网膜炎（➡）。注意该患者曾行椎板切除术和后外侧融合术（➡）

术语

缩略语
- 腰椎手术失败综合征（failed back surgery syndrome，FBSS）

定义
- 腰椎术后持续性腰痛 ± 神经根痛

影像学

一般表现
- 最佳诊断依据
  - 狭窄：腰椎椎管在轴位图像上呈三叶草状
  - 不稳定：随活动及时间的增加逐渐出现畸形
  - 复发性椎间盘突出：源于椎间盘的边界清楚的无强化肿块
  - 纤维化：强化的软组织密度（信号）浸润硬膜下 / 神经周围的脂肪
  - 蛛网膜炎：马尾神经根的聚集、粘连
- 部位
  - 腰椎
- 大小
  - 多变
- 形态学
  - 依据病理的不同而不同

X 线表现
- X 线平片
  - 腰椎不稳
    - 屈伸时动态滑动 > 3 mm
    - 静态滑动 ≥ 4.5 mm
    - 成角达 10°~15° 以上时需进行手术干预

CT 表现
- CT 平扫
  - 椎间盘突出：腹侧硬膜下软组织影，与椎间盘相连并向背侧延伸至椎管内

MR 表现
- T1WI
  - 狭窄：椎管呈三叶草状，黄韧带肥厚
  - 腰椎不稳：前滑脱、后滑脱和侧方移位
  - 椎间盘突出：位于硬膜外，同邻近椎间盘信号
  - 纤维化：T1WI 中等信号
  - 蛛网膜炎：马尾神经根周围或中心型聚集
- T2WI
  - 狭窄：椎管呈三叶草状，黄韧带肥厚
  - 不稳定性：椎间盘信号及椎间高度非特异性减低
  - 椎间盘突出：腹侧硬膜外等至高信号病变
  - 纤维化：典型者信号较椎间盘突出稍高
  - 蛛网膜炎：马尾神经根周围或中心型聚集
- T1WI C+
  - 狭窄：神经根聚集 ± 强化

  - 不稳定性：由于椎间盘退变导致的椎间盘非特异性强化
  - 椎间盘突出：椎间盘无强化，瘢痕组织有强化
  - 纤维化：增强后立即出现均匀强化
  - 蛛网膜炎：神经根无或轻度强化

非血管性介入
- 脊髓造影
  - 狭窄：单节段或多节段沙漏状缩窄
  - 椎间盘突出：椎间盘水平硬膜外充盈缺损

核医学
- 骨扫描
  - 所有椎间盘退变均可见非特异性摄取增加
- PET
  - 终板退变表现为低代谢
  - 椎间隙感染和脊柱骨髓炎表现为高代谢

推荐成像方法
- 最佳成像方法
  - 屈伸位 X 线片
  - MRI 观察退变、终板改变、狭窄、纤维化和椎间盘突出
- 成像建议
  - 矢状位、轴位 T1WI 和 T2WI，矢状位、轴位 T1WI C+

鉴别诊断

感染
- 终板破坏，椎间盘 T2 高信号
- 脓肿和复发性突出均表现为边缘强化
- 感染典型的临床和实验室检查指标（ESR 加快，C 反应蛋白增加）

肿瘤
- 强化的软组织肿块
- 不源于椎间盘
- 形状不规则并向周围浸润

出血
- 从急性期至亚急性期在 T1WI 上呈中等信号

假关节
- 异常的 T1 低信号延伸至椎间盘、附件及韧带

病理学

一般表现
- 病因学
  - 后期失败的多种潜在病因
    - 椎间孔或中心性狭窄（20%~60%）
    - 假关节或腰椎不稳（14%）
    - 复发性椎间盘突出（7%~12%）
    - 硬膜下纤维化（5%~25%）
    - 蛛网膜炎
  - 早期手术失败病因

- – 术后出血并神经受压
- – 椎间隙感染，脊柱骨髓炎，脊膜炎
- – 硬膜撕裂伴假性脊膜膨出
- – 内固定移位
- – 手术位置错误
- ○ 纤维化范围与手术切开的范围密切相关
- ○ 反复复发性椎间盘突出与之前手术造成的较大的纤维环缺如有关
- ○ 15% 的手术后患者存在一定程度的 FBSS
- 术后瘢痕的形成属于正常修复的一部分
- 椎间盘突出 = 由髓核、断裂的纤维环、软骨、椎间关节骨碎片所形成的复合体

分期、分级及分类

- 椎间盘突出节段远离先前手术部位的患者再次手术的效果最好
- 在先前手术层面发生新的椎间盘突出再次手术效果一般
- 有纤维化患者禁止再手术

大体病理与手术所见

- 与特定病理相关的多种改变，如纤维化、不愈合、椎间盘突出、椎间骨关节病

镜下所见

- 纤维组织可延伸至椎管，与硬膜和神经根粘连
- 突出的椎间盘为肉芽组织、毛细血管和巨噬细胞所包绕

临床信息

临床表现

- 常见体征 / 症状
  - ○ 持续性腰部疼痛或神经根痛
  - ○ 无力、麻木
  - ○ 其他体征 / 症状
    - – 患者也可能因精神、心理、社会 / 职业因素而丧失活动能力，这些因素间接与背痛相关
- 临床资料
  - ○ 椎间盘切除术后出现的持续性后背疼痛

人口统计学

- 年龄
  - ○ 成人
- 性别
  - ○ 男 = 女
- 流行病学
  - ○ 腰椎间盘切除术后再次干预率：5%～33%
  - ○ 多次翻修：硬膜外纤维化和腰椎不稳的发生率已上升到 >60%

转归与预后

- 预后良好
  - ○ 青年女性
  - ○ 之前手术效果较好

- ○ 无硬膜外瘢痕
- ○ 手术前仍能活动
- ○ 以神经根性痛为主

治疗

- 保守措施
  - ○ 物理疗法，腰背部力量练习
  - ○ 经皮神经电刺激
  - ○ 硬膜外注射类固醇类药物
- 脊髓刺激仪
- 手术去除引起疼痛的因素：椎间盘突出，椎管狭窄，腰椎不稳
  - ○ 34% 手术有效（50% 疼痛缓解 2 年以上且患者对结果满意）

诊断思路

思考点

- 再次手术成功率达 30%～35%（范围为 12%～100%）

影像解读要点

- 对比增强 MR 对硬膜周围纤维化和复发性椎间盘突出的诊断准确率为 96%～100%

（王丰、郎宁 译）

参考文献

1. Daniell JR et al: Failed back surgery syndrome: a review article. Asian Spine J. 12(2):372-9, 2018
2. Baber Z et al: Failed back surgery syndrome: current perspectives. J Pain Res. 9:979-87, 2016
3. Hussain A et al: Interventional pain management for failed back surgery syndrome. Pain Pract. 14(1):64-78, 2014
4. Karppinen J et al: Management of degenerative disk disease and chronic low back pain. Orthop Clin North Am. 42(4):513-28, viii, 2011
5. Chou R et al: Nonsurgical interventional therapies for low back pain: a review of the evidence for an American Pain Society clinical practice guideline. Spine (Phila Pa 1976). 34(10):1078-93, 2009
6. Frey ME et al: Spinal cord stimulation for patients with failed back surgery syndrome: a systematic review. Pain Physician. 12(2):379-97, 2009
7. Ragab A et al: Management of back pain in patients with previous back surgery. Am J Med. 121(4):272-8, 2008
8. Schofferman J et al: Failed back surgery: etiology and diagnostic evaluation. Spine J. 3(5):400-3, 2003
9. Van Goethem JW et al: Review article: MRI of the postoperative lumbar spine. Neuroradiology. 44(9):723-39, 2002
10. Anderson SR: A rationale for the treatment algorithm of failed back surgery syndrome. Curr Rev Pain. 4(5):395-406, 2000
11. Anderson VC et al: Failed back surgery syndrome. Curr Rev Pain. 4(2):105-11, 2000
12. Van Goethem JW et al: Imaging findings in patients with failed back surgery syndrome. J Belge Radiol. 80(2):81-4, 1997
13. Fritsch EW et al: The failed back surgery syndrome: reasons, intraoperative findings, and long-term results: a report of 182 operative treatments. Spine. 21(5):626-33, 1996
14. Georgy BA et al: Fat-suppression contrast-enhanced MRI in the failed back surgery syndrome: a prospective study. Neuroradiology. 37(1):51-7, 1995
15. North RB et al: Failed back surgery syndrome: 5-year follow-up in 102 patients undergoing repeated operation. Neurosurgery. 28(5):685-90; discussion 690-1, 1991
16. Ross JS et al: MR imaging of the postoperative lumbar spine: assessment with gadopentetate dimeglumine. AJNR Am J Neuroradiol. 11(4):771-6, 1990

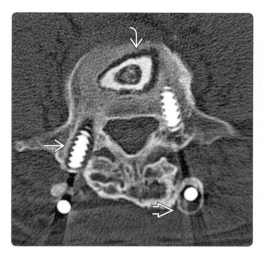

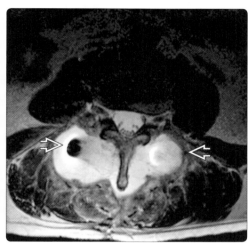

（左图）轴位 CT 示双侧椎弓根螺钉松动，螺钉中下段周围可见明显透亮区（➡）。在螺钉与纵向杆连接处周围同样可见透亮区和骨性结构的重塑（➡）。跨越 L3-5 的植入物未融合，周围可见环状透亮区（➡）

（右图）L4/5 腰椎后路椎体间植骨融合术及椎板切除术后，轴位 T2WI 示由于术后假性脊膜膨出而形成的椎体后部固定器周围及背部软组织内的异常液体信号（➡）

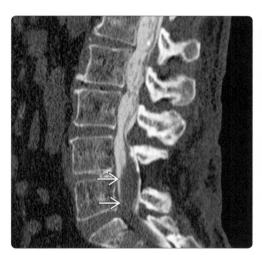

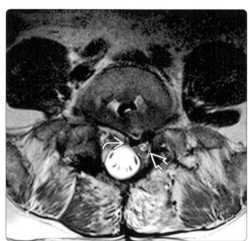

（左图）矢状位增强 CT 脊髓造影示较大软组织充盈缺损（➡），包绕马尾神经末端。此为慢性蛛网膜炎形成的炎性假瘤

（右图）轴位 T2WI 示 L4-5 水平椎体间植入物（➡）向后移位，靠近硬膜边缘和 S1 左侧神经根（➡）

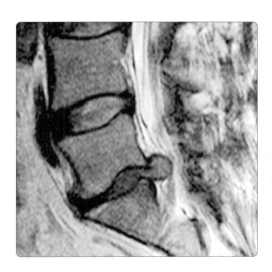

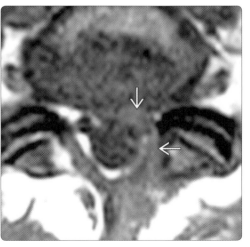

（左图）矢状位 T2WI 示 L5-S1 水平复发性椎间盘突出。L5-S1 椎间盘退变表现为椎间盘高度及信号的减低

（右图）轴状位 T1WI 示硬膜外纤维化形成的信号均匀的软组织包绕腹侧及左外侧硬膜囊，导致硬膜囊轻度受压变形（➡）

复发性椎间盘突出

术语

- 复发性突出或脱出
- 腰椎手术失败综合征（FBSS）
- 原手术椎间盘水平椎间盘组织局部突出，超出终板边缘

影像学

- 源于椎间盘的无强化肿物，边界清晰
- 椎间盘无强化
- 静脉注射造影剂后，由于肉芽组织和扩张的硬膜外静脉丛，可能出现周边强化
- 少见：如果有肉芽组织或延迟扫描，可呈弥漫性强化
- 抑脂 T1WI（强化前 / 后）可以提高检出硬膜外纤维化以及鉴别血栓和椎间盘的敏感性

主要鉴别诊断

- 硬膜外纤维化

- 增强后迅速均匀强化
- 出血
- 脓肿
- 骨赘形成
- 滑膜囊肿 / 腱鞘囊肿
- 椎体或硬膜外肿块
  - 均匀强化

临床信息

- PLIF/TLIF 微创椎间盘切除术 vs. 改良微创椎间盘切除术
  - 再次手术成功率为 30%~35%（范围：12%~100%）

诊断思路

- 在远离原手术部位的新节段发生的椎间盘突出再次手术效果最好

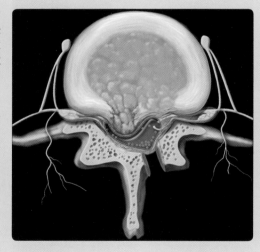
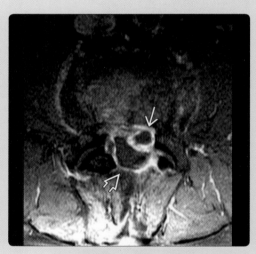

（左图）腰部轴位模式图示椎板切除术后左侧椎板缺如。可见中间偏右侧较大的突出间盘，之前椎间盘切除部位附近的硬膜囊和神经根受压

（右图）轴位 T1 抑脂增强 MR 显示复发性椎间盘突出（➡），边界清楚，边缘强化，腹侧硬膜囊受压。注意患者之前曾行椎板切除术导致局部骨质缺如（⇢）

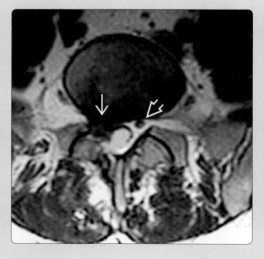
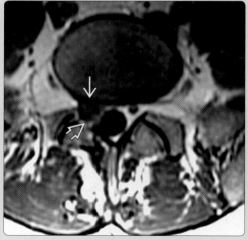

（左图）轴位 T2WI 示右侧复发性椎间盘突出（➡），病变呈局灶性低信号，右侧 S1 神经根和硬膜囊右侧边界显示不清。注意正常的左侧 S1 神经根（⇢）

（右图）轴位 T1WI 增强示突出部分中心不强化（➡），周围肉芽组织强化（⇢）

术语

近义词

- 腰椎手术失败综合征（FBSS）
- 复发性突出或脱出

定义

- 原手术椎间盘节段椎间盘组织局部突出，超出终板边缘

影像学

一般表现

- 最佳诊断依据
  - 起源于椎间盘的界限清楚的无强化肿块
- 部位
  - 原手术椎间盘水平
- 大小
  - 数毫米至 > 10 mm 或 1 cm 不等
- 形态学
  - 圆形、边界光滑软组织肿块
  - 突出
    - 突出是指疝出的椎间盘与母盘以宽基底相连
    - 任一层面突出的最大径小于该层面基底的宽度
    - 局灶性：小于椎间盘周长的 25%
  - 脱出
    - 脱出是指疝出的椎间盘与母盘之间以窄基底相连或完全脱离
    - 任一层面脱出物的最大径大于该层面基底的宽度
    - 游离：脱出物不与母盘相连
    - 移位：脱出的椎间盘组织偏离原疝出部位，与母盘相连或不连

X 线表现

- X 线片
  - 显示手术后椎板缺如部位，不能显示椎间盘突出

CT 表现

- CT 平扫
  - 腹侧硬膜外与椎间盘相连的软组织密度影向后突入椎管内
- 前次椎间盘 / 椎板切除术后改变
- 增强 CT
  - 椎间盘水平突出的软组织密度影，± 边缘强化，与纤维化或肉芽组织有关
  - 增强 MR 作为主要的诊断方法已经替代了增强 CT

MR 表现

- T1WI
  - 与邻近椎间盘等信号
  - 可出现钙化或真空现象导致的低信号
- T2WI
  - 等信号至高信号
- T1WI C+
  - 椎间盘组织无强化

- 静脉注射造影剂后，由于肉芽组织或硬膜外静脉丛扩张，可能会表现为周边强化
- 少见：如果有肉芽组织或延迟扫描，可呈弥漫性强化

非血管性介入

- 脊髓造影
  - 造影剂柱形充盈区于椎间盘水平可见非特异性硬膜外充盈缺损
    - 神经根袖缺失或中断
    - 可能不能显示 L5-S1 椎间盘突出，因其硬膜外间隙较大

推荐成像方法

- 最佳成像方法
  - 抑脂 T1WI（强化前 / 后）可以提高检出硬膜外纤维化以及鉴别血栓和椎间盘的敏感性
- 成像建议
  - 矢状位和轴位 T1WI/T2WI ；矢状位和轴位 T1WI 增强

鉴别诊断

硬膜外纤维化

- 增强后迅速均匀强化
- 强化与手术后时间长短无关
- 可伴同侧神经根鞘增粗（愈合瘢痕）

出血

- 急性或亚急性出血在 T1WI 上为中等信号
- 手术部位硬膜外间隙 T2 低信号病变

脓肿

- 可出现硬膜外间隙的均匀强化
- 脓肿同复发性突出一样表现为周围性强化
- 具有典型的临床 / 实验室表现（如 ESR 加快、C 反应蛋白升高等）

骨赘

- 边缘锐利，不与椎间盘相连
- 因骨髓内含脂肪而在 T1WI 上呈高信号

滑膜 / 腱鞘囊肿

- 延伸至硬膜囊一侧的滑膜囊肿与腹侧硬膜外突出类似
- 中心部分 T2 高信号，周围强化

椎体 / 硬膜外肿块

- 均匀强化
- 不起自椎间盘
- 不规则和浸润性

病理学

一般表现

- 病因学
  - 初次手术导致的纤维环缺失范围越大，复发性突出的发病率越高
- 伴发异常
  - 既往手术改变

- 融合，硬膜外纤维化，椎板术后缺如，假性脊膜膨出，蛛网膜炎
- 由髓核复合体、断裂的纤维环、软骨、骨碎片组成
- 椎间盘组织中混有肉芽组织 / 纤维化成分

分期、分级及分类

- 术后椎间盘 / 纤维化分三类
  - 复发性椎间盘突出 ± 硬膜外纤维化
  - 其他节段新发椎间盘突出
  - 仅有硬膜外纤维化

大体病理与手术所见

- 髓核
  - 含大量的水和少量胶原纤维的胶状物质
- 纤维环
  - 纤维软骨及同心层状排列的胶原纤维

镜下所见

- 椎间盘组织被肉芽组织、毛细血管和巨噬细胞包绕

临床信息

临床表现

- 常见体征 / 症状
  - 腰痛或神经根病
  - 其他体征 / 症状
    - 无力、麻木
- 临床资料
  - 成人最初成功的椎间盘手术后突发新发腰痛 / 神经根病

人口统计学

- 年龄
  - 成人
- 性别
  - 男 = 女
- 流行病学
  - 全球每年约行 100 万例腰椎手术
  - 腰椎手术失败综合征中，7% ~ 12% 出现复发性椎间盘突出
  - 12% 患者发生复发性椎间盘突出，中位发病时间为初次椎间盘切除术后 8 个月

转归与预后

- 腰椎手术失败综合征，多因素致病
- 微创椎间盘切除术后 7 年，随诊病例中有 25% 无疼痛，66% 疼痛明显改善，9% 疼痛无改善 / 加重
  - 症状未改善的病例中
    - 15% 在椎间盘切除术后需要转行
    - 6% 丧失行为能力，不能工作
    - 14% 被迫提前退休

治疗

- 保守治疗
  - 加强锻炼，物理治疗
  - 非甾体类抗药 / 阿片类药物
  - 硬膜外类固醇注射
- PLIF/TLIF 微创椎间盘切除术 vs. 改良微创椎间盘切除术
  - 再次手术成功率为 30% ~ 35%（范围：12% ~ 100%）

诊断思路

思考点

- 在远离原手术部位的新节段发生的椎间盘突出再次手术效果最好
- 原手术节段新发的椎间盘突出手术效果中等
  - 比仅有瘢痕而没有椎间盘的病例手术效果好
  - 比在新水平行椎间盘手术的效果差
- 仅有硬膜外纤维化的腰椎手术失败综合征是再次手术的禁忌证，因为再次手术效果很差

影像解读要点

- 通过 MR 的迅速强化来鉴别硬膜外纤维化和复发性椎间盘突出，准确率达 96% ~ 100%

（王丰、郎宁 译）

参考文献

1. Ziegler DS et al: The association between preoperative MRI findings and surgical revision within three years after surgery for lumbar disc herniation. Spine (Phila Pa 1976). 44(11):818-25, 2019
2. Ajiboye RM et al: Surgical treatment of recurrent lumbar disk herniation: a systematic review and meta-analysis. Orthopedics. 41(4):e457-69, 2018
3. Onyia CU et al: The debate on most ideal technique for managing recurrent lumbar disc herniation: a short review. Br J Neurosurg. 31(6):701-8, 2017
4. Mroz TE et al: Differences in the surgical treatment of recurrent lumbar disc herniation among spine surgeons in the United States. Spine J. 14(10):2334-43, 2014
5. Ambrossi GL et al: Recurrent lumbar disc herniation after single-level lumbar discectomy: incidence and health care cost analysis. Neurosurgery. 65(3):574-8; discussion 578, 2009
6. McGirt MJ et al: A prospective cohort study of close interval computed tomography and magnetic resonance imaging after primary lumbar discectomy: factors associated with recurrent disc herniation and disc height loss. Spine (Phila Pa 1976). 34(19):2044-51, 2009
7. Ruetten S et al: Recurrent lumbar disc herniation after conventional discectomy: a prospective, randomized study comparing full-endoscopic interlaminar and transforaminal versus microsurgical revision. J Spinal Disord Tech. 22(2):122-9, 2009
8. Schofferman J et al: Failed back surgery: etiology and diagnostic evaluation. Spine J. 3(5):400-3, 2003
9. Babar S et al: MRI of the post-discectomy lumbar spine. Clin Radiol. 57(11):969-81, 2002
10. Barrera MC et al: Post-operative lumbar spine: comparative study of TSE T2 and turbo-FLAIR sequences vs contrast-enhanced SE T1. Clin Radiol. 56(2):133-7, 2001
11. Suk KS et al: Recurrent lumbar disc herniation: results of operative management. Spine. 26(6):672-6, 2001
12. Ross JS: Magnetic resonance imaging of the postoperative spine. Semin Musculoskelet Radiol. 4(3):281-91, 2000
13. Bradley WG: Use of contrast in MR imaging of the lumbar spine. Magn Reson Imaging Clin N Am. 7(3):439-57, vii, 1999
14. Loupasis GA et al: Seven- to 20-year outcome of lumbar discectomy. Spine. 24(22):2313-7, 1999
15. Grane P: The postoperative lumbar spine. A radiological investigation of the lumbar spine after discectomy using MR imaging and CT. Acta Radiol Suppl. 414:1-23, 1998
16. Wilmink JT et al: MRI of the postoperative lumbar spine: triple-dose gadodiamide and fat suppression. Neuroradiology. 39(8):589-92, 1997

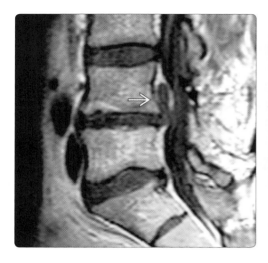
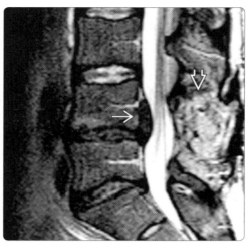

（左图）矢状位 T1WI C+ 示复发性椎间盘脱出，L4-L5 水平椎间盘向上移位，中心无强化，周围肉芽组织强化（➡）。可被认成游离片。注意 L4-L5 水平终板脂肪退变性改变

（右图）矢状位 T2WI 示由 L4-L5 椎间盘脱离并向上移位的复发性椎间盘脱出（游离片）（➡）。注意后方椎板切除术后缺如（➡）

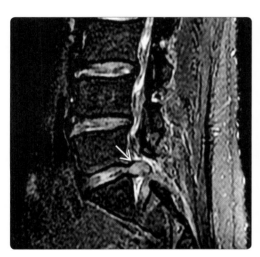
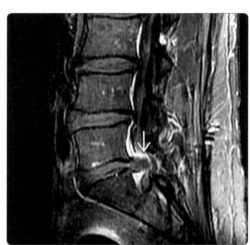

（左图）矢状位 STIR MR 示 L5 椎间盘切除术后，L5-S1 水平较大的复发性椎间盘突出，S1 神经根受压移位（➡）。突出的部分表现为边界清楚的稍高信号

（右图）矢状位 T1WI C+ 示无强化的突出椎间盘因周围肉芽组织和硬膜外静脉丛而呈现边缘强化（➡）

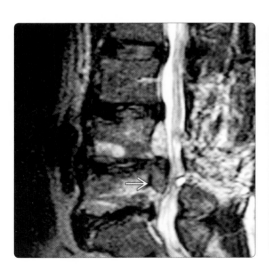
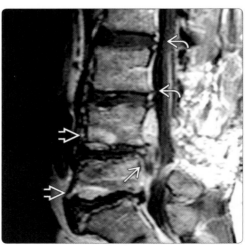

（左图）矢状位 T2WI 示 L4-L5 椎间盘较大的复发性突出（➡），硬膜囊受压并向 L5 椎体后下方移位。L3-L4 到 L5-S1 存在广泛的椎间盘退变

（右图）矢状位 T1WI C+ 示 L4-L5 水平无强化的复发性椎间盘突出，伴强化的纤维组织（➡）。严重的多节段椎间盘退变伴 Ⅱ 型终板退变（➡）以及多发纤维环撕裂（➡）

硬膜外纤维化
要点

术语
- 腰椎术后硬膜外间隙内瘢痕形成
- 腰椎手术失败综合征（failed back surgery syndrome，FBSS）的一部分

影像学
- 强化的软组织密度（信号）浸润硬膜下／神经周围脂肪
- T2WI 信号强度多变
- 注入造影剂后立即出现均匀强化

主要鉴别诊断
- 复发性椎间盘突出
- 硬膜外脓肿／蜂窝织炎
- 假性脊膜膨出

- 术后出血
- 蛛网膜炎

病理学
- 术后瘢痕形成是正常修复机制的一部分
- 可能无症状，是否会引起临床症状存在争议
- 占所有 FBSS 的 1/4
- 伴一定程度纤维化的患者大部分无症状

临床信息
- 成人椎间盘手术初期成功后逐渐出现腰痛

诊断思路
- 仅有硬膜外纤维化的 FBSS 患者禁忌再手术，再手术效果很差

（左图）轴位 T1WI 示右侧椎板切除术后骨质缺如，广泛硬膜外纤维化包绕硬膜囊右后侧和右侧神经根（➡）

（右图）轴位 T1WI C＋示右侧椎板切除术后骨质缺如，围绕硬膜囊右后侧的硬膜外纤维化呈弥漫性强化（➡）。纤维化中无强化的部分是神经根（➡）。强化的纤维组织延伸至椎间盘术后缺如部位（➡）

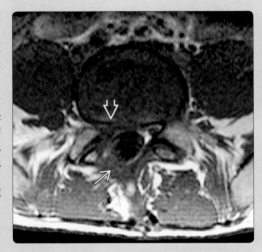
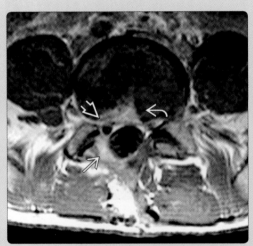

（左图）轴位 T1WI MR 显示之前左侧椎板切除术后骨质缺如（➡）伴等信号硬膜外纤维化（➡），包绕左侧硬膜囊外侧并进入左侧椎间孔

（右图）轴位 T1 C+ FS MR 显示硬膜外纤维化弥漫性强化（➡），包绕左侧硬膜囊外侧并进入左侧椎间孔和腹侧硬膜外间隙

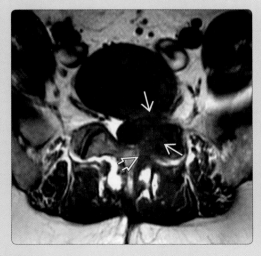
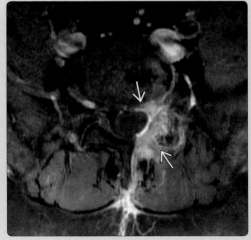

术语

近义词

- 硬膜外纤维化，硬膜外瘢痕

定义

- 腰椎术后硬膜外间隙内瘢痕形成
- 腰椎手术失败综合征（FBSS）的一部分

影像学

一般表现

- 最佳诊断依据
  - 强化的软组织密度（信号）浸润硬膜下 / 神经周围脂肪
- 部位
  - 手术水平的硬膜外间隙
- 大小
  - 从数毫米到 1~2 cm
- 形态学
  - 边缘光滑锐利的软组织，通常无占位效应

X 线表现

- X 线片
  - 非特异性术后改变，无法直接显示硬膜外纤维化

CT 表现

- CT 平扫
  - 非特异性硬膜外软组织密度
- 增强 CT
  - 硬膜外软组织密度
    - 静脉内注射造影剂后出现强化

MR 表现

- T1 WI
  - 硬膜外软组织信号
    - 等信号
    - 经常包绕神经根
    - 偶尔与肿块类似
  - 可能出现椎间盘和瘢痕的融合
  - 附件可见术后改变
  - 可伴同侧神经根袖增粗（瘢痕愈合）
- T2WI
  - 信号强度多变
  - 典型者信号稍高于突出椎间盘的信号
- T1WI C+
  - 增强后立即均匀强化
    - 强化会持续数年
    - 增强前后的 MR 对于鉴别硬膜外纤维化和椎间盘突出的准确率可达 96%
  - 注射造影剂后被包绕的神经根可能会强化

非血管性介入

- 脊髓造影：在造影剂充盈的柱形区域内可见非特异性的硬膜外充盈缺损

推荐成像方法

- 对于检出硬膜外纤维化和鉴别纤维化与椎间盘，抑脂 T1WI（强化前 / 后）敏感性更高

鉴别诊断

复发性椎间盘突出

- 静脉内注射造影剂后，早期中心部分无强化
  - 周边强化常见
- 注射造影剂 30 分钟后进行扫描，可出现延迟中心性强化
  - 椎间盘弥漫性强化

硬膜外脓肿 / 蜂窝织炎

- 硬膜外间隙可能表现为均匀强化
- 脓肿表现为周围性强化
- 具有典型的临床或实验室检查特点（如 ESR 加快、C 反应蛋白升高等）

假性脊膜膨出

- 来自于手术区域的 CSF 积聚于背侧软组织内

术后出血

- 急性或亚急性期呈 T1 等信号
- 手术部位硬膜外间隙内可见 T2 低信号肿块
- 压迫硬膜囊和神经根

蛛网膜炎

- Ⅱ型蛛网膜炎时硬膜内神经根周围型聚集可与硬膜外纤维组织相连
- 可类似硬膜外病变

病理学

一般表现

- 病因学
  - 纤维化范围可能与手术切开范围相关
  - 患者的炎症反应程度也有影响
  - 瘢痕组织收缩、刺激、异常牵拉神经根
    - 血供受限
    - 轴质运输中断
- 遗传学
  - 无
- 伴发异常
  - 寻找蛛网膜炎的依据
- 术后瘢痕形成是正常修复机制的一部分
- 可能无症状，是否会引起临床症状存在争议
- 硬膜外纤维化
  - 占所有 FBSS 的 1/4
  - 伴一定程度纤维化的患者大部分无症状
  - 是否是复发性疼痛的原因仍存在争议
  - 1996 年的一篇前瞻性研究称，广泛硬膜外纤维化患者发生神经根性痛的可能性是有少量硬膜外纤维化的患者的 3.2 倍；其他研究称无相关性（2008）

大体病理与手术所见
- 手术水平硬膜囊和神经根周围可见瘢痕组织

镜下所见
- 起源于椎旁肌肉组织深面的致密纤维组织浸润术后血肿
- 纤维组织可以延伸至硬膜囊，与硬膜及神经根相邻

临床信息

临床表现
- 常见体征 / 症状
  - 腰痛或神经根性痛
  - 麻木
  - 无力
  - 椎间盘切除术后 6 个月，复发性腰痛或神经根性痛的发病率为 10%
  - 复发性痛的原因
    - 复发性椎间盘突出
    - 在其他水平出现的新的突出
    - 硬膜外纤维化
- 临床资料
  - 成人椎间盘手术初期成功后逐渐出现腰痛

人口统计学
- 年龄
  - 成人
- 性别
  - 男 = 女
- 流行病学
  - 全球每年约有 100 万例脊椎手术
    - 其中 3/4 为腰神经根或马尾神经的减压
    - 3%~5% 的 FBSS 表现为硬膜外纤维化

转归与预后
- FBSS 中的一种慢性的、惰性病程的疾病
- 再次手术成功率为 30%~35%（范围：12%~100%）
- 手术中发现仅有硬膜外纤维化而无椎间盘突出的病例再手术的成功率更低
- 脊髓刺激的成功率为 50%~70%

治疗
- 通过物理疗法和多种镇痛剂进行对症治疗
- 神经根周围类固醇注射和局部麻醉
- 通过置入电极进行脊髓刺激
- 很少通过手术去除瘢痕组织

诊断思路

思考点
- 仅有硬膜外纤维化的 FBSS 患者禁忌再次手术，再手术效果很差

- 出现新节段椎间盘突出的患者再次手术效果最佳
- 在原手术节段出现新的突出的患者再手术效果中等
  - 比仅在瘢痕区域进行再手术效果好，比在非手术水平椎间盘再次手术的效果要差

影像解读要点
- 典型影像学表现：增粗的神经根周围可见强化的硬膜外软组织
- 影像学的主要功能是用于排除复发性椎间突出或其他引起 FBSS 的因素（如圆锥或终丝肿瘤等）

（王丰、郎宁 译）

参考文献

1. Akbas M et al: Comparison of 3 approaches to percutaneous epidural adhesiolysis and neuroplasty in post lumbar surgery syndrome. Pain Physician. 21(5):E501-8, 2018
2. Pereira P et al: New insights from immunohistochemistry for the characterization of epidural scar tissue. Pain Physician. 17(5):465-74, 2014
3. Willson MC et al: Postoperative spine complications. Neuroimaging Clin N Am. 24(2):305-26, 2014
4. Rönnberg K et al: Peridural scar and its relation to clinical outcome: a randomised study on surgically treated lumbar disc herniation patients. Eur Spine J. 17(12):1714-20, 2008
5. Ganzer D et al: Two-year results after lumbar microdiscectomy with and without prophylaxis of a peridural fibrosis using Adcon-L. Arch Orthop Trauma Surg. 123(1):17-21, 2003
6. Van Goethem JW et al: Review article: MRI of the postoperative lumbar spine. Neuroradiology. 44(9):723-39, 2002
7. Anderson SR: A rationale for the treatment algorithm of failed back surgery syndrome. Curr Rev Pain. 4(5):395-406, 2000
8. Anderson VC et al: Failed back surgery syndrome. Curr Rev Pain. 4(2):105-11, 2000
9. Coskun E et al: Relationships between epidural fibrosis, pain, disability, and psychological factors after lumbar disc surgery. Eur Spine J. 9(3):218-23, 2000
10. Pearce JM: Aspects of the failed back syndrome: role of litigation. Spinal Cord. 38(2):63-70, 2000
11. Samy Abdou M et al: Epidural fibrosis and the failed back surgery syndrome: history and physical findings. Neurol Res. 21 Suppl 1:S5-8, 1999
12. Fritsch EW et al: The failed back surgery syndrome: reasons, intraoperative findings, and long-term results: a report of 182 operative treatments. Spine. 21(5):626-33, 1996
13. Georgy BA et al: Fat-suppression contrast-enhanced MRI in the failed back surgery syndrome: a prospective study. Neuroradiology. 37(1):51-7, 1995
14. North RB et al: Failed back surgery syndrome: 5-year follow-up in 102 patients undergoing repeated operation. Neurosurgery. 28(5):685-90; discussion 690-1, 1991
15. Bundschuh CV et al: Distinguishing between scar and recurrent herniated disk in postoperative patients: value of contrast-enhanced CT and MR imaging. AJNR Am J Neuroradiol. 11(5):949-58, 1990
16. Djukic S et al: Magnetic resonance imaging of the postoperative lumbar spine. Radiol Clin North Am. 28(2):341-60, 1990
17. Ross JS et al: MR imaging of the postoperative lumbar spine: assessment with gadopentetate dimeglumine. AJNR Am J Neuroradiol. 11(4):771-6, 1990
18. Ross JS et al: MR imaging of the postoperative lumbar spine: assessment with gadopentetate dimeglumine. AJR Am J Roentgenol. 155(4):867-72, 1990
19. Hueftle MG et al: Lumbar spine: postoperative MR imaging with Gd-DTPA. Radiology. 167(3):817-24, 1988

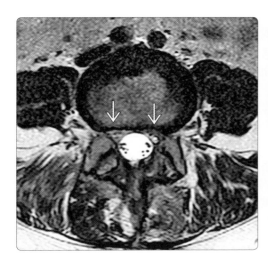

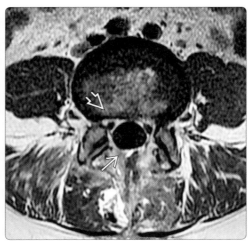

（左图）轴位 T2WI 示双侧较小的椎板切除术后椎板缺如，腹侧硬膜外脂肪被等信号的软组织替代（➡）。无硬膜囊受压，无椎间盘突出

（右图）轴位 T1WI C + 示椎板切除部位软组织强化（➡），腹侧硬膜外间隙和神经根周围弥漫性轻度强化（➡）

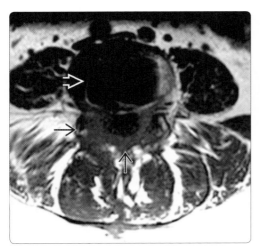

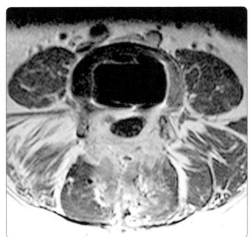

（左图）患者后路腰椎椎体间融合术（PLIF）后轴位 T1WI 示硬膜下纤维化，表现为硬膜囊周围广泛的低信号（➡）。椎间隙伪影来自于融合器（➡）

（右图）同一患者轴位 T1WI C + 示广泛的硬膜外纤维化呈弥漫性强化，邻近硬膜囊轻度变形。神经根被硬膜外纤维化包绕

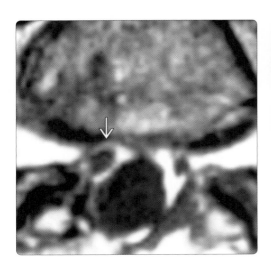

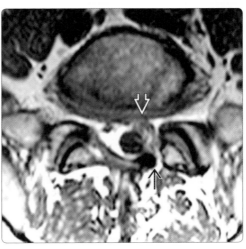

（左图）轴位 T1WI C + 示单侧椎板切除术后右侧椎板缺如，右侧神经根袖增粗，愈合瘢痕导致周围强化（➡）

（右图）轴位 T1WI 示左侧椎板切除术后小范围骨质缺如（➡）。左侧 S1 神经根周围呈软组织信号，对邻近硬膜囊无占位效应（➡）

术语

- 马尾炎症后改变

影像学

- 马尾神经根增厚、聚集
- 神经根与周围硬膜粘连（空囊征）
- 软组织肿块（假性肿块）
- 软脊膜和硬脊膜极少至轻度强化
- 神经根钙化或钙化性肿块（骨化性蛛网膜炎）少见

主要鉴别诊断

- 椎管狭窄
- 马尾神经肿瘤
- 癌性脊膜炎
- 硬膜内转移

病理学

- 炎症，胶状肿块
- 和创伤或脊膜炎病史有关，最常见的为既往腰椎手术

临床信息

- 最常见的症状是慢性腰痛或腿痛（伴或不伴神经根性痛）
  - 与椎管狭窄和多发性神经病相似
- 不常见的症状有下肢轻瘫、感觉减退、步态不稳、肠道/膀胱功能障碍

诊断思路

- 硬膜囊内无分散的神经根，表现为神经根聚集或空囊征，高度提示腰椎蛛网膜炎
- 部分无症状患者可有影像学异常

（左图）矢状位 T1WI C + 示马尾神经聚集（➡），伴有轻度强化。L2-L3 椎板缺如

（右图）矢状位增强 CT 脊髓造影示慢性蛛网膜炎改变，表现为尾部硬膜囊内较大肿块样充盈缺损（假性肿块）（➡），包绕马尾

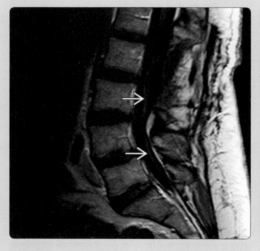
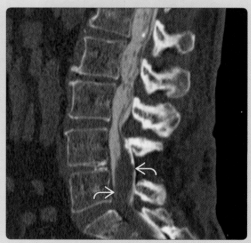

（左图）轴位 T1WI C + 示蛛网膜炎造成的硬膜囊内神经根聚集（➡）伴轻度强化

（右图）强直性脊柱炎（AS）患者轴位 T2WI 示周围神经根粘连至硬膜囊边缘，即蛛网膜炎典型的空囊征（➡）。长期 AS 的患者出现的这种改变可能会引起马尾神经综合征

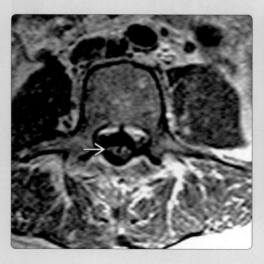
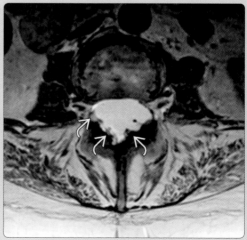

术语

定义

- 脊髓、马尾和硬膜囊炎症后改变

影像学

一般表现

- 最佳诊断依据
  - 马尾神经根增厚、聚集
  - 神经根与周围硬膜的粘连（空囊征）
- 部位
  - 腰椎
    - 马尾
- 形态学
  - 硬膜囊内神经根聚集成块，类似增大的脊髓
  - 空囊征表现为神经向周围硬脊膜聚集
  - 软组织肿块（假性肿块）充填硬膜囊
  - 硬膜内囊肿

X 线表现

- X 线片：既往腰椎术后改变

CT 表现

- 增强 CT：神经根和硬膜轻度强化
- CT 骨窗
  - 神经根钙化或钙化性肿块（骨化性蛛网膜炎）少见
- CT 脊髓造影
  - 由于神经根与硬膜囊壁粘连而出现空囊征
  - 神经根鞘充盈缺损
  - 神经根增厚、聚集
  - 硬膜增厚、收缩
  - 硬膜囊变形

MR 表现

- T1WI
  - 由于 CSF 信号升高导致脊髓显示不清
  - 偶可见碘苯酯脊髓造影残留的点状高信号
- T2WI
  - 神经根聚集
    - 1 型：中心型
      - 仅累及 2~3 条神经根
    - 2 型：周围型
      - 神经根与硬膜囊壁粘连
      - 空囊征
      - 中心只有 CSF 而无神经根
      - 硬膜囊壁增厚
  - 3 型：软组织肿块占据硬膜囊大部分
    - 神经根聚集
    - 硬膜囊直径缩小
    - 蛛网膜下腔闭塞
  - 硬膜内囊肿
    - 包裹性 CSF，可有分隔

- 由粘连造成
- T1WI C+
  - 软脊膜和硬脊膜极少至轻度强化
    - 光滑，线状
    - 结节状
    - 硬膜内肿块样强化
  - 术后立即行增强扫描也会出现强化，但脊髓造影不会出现蛛网膜炎的表现
  - 强化程度与症状的严重程度无关
  - 病变范围至少超过 2 个腰椎

非血管性介入

- 脊髓造影
  - 1 型
    - 局限性或弥漫性的硬膜囊内充盈缺损
    - 神经根增粗表现为充盈柱内大的线样充盈缺损
    - 分叶状或束状的强化：必须与硬膜外及硬膜下注射鉴别
  - 2 型
    - 空囊征
    - 硬膜增厚并与神经根粘连形成蜡滴征
    - 硬膜囊充盈均匀
    - 神经根鞘充盈缺损或僵硬
  - 3 型
    - 凝集成团的炎性肿物
    - 比典型的硬膜内肿瘤强化程度轻
  - 后续发现的其他类型

推荐成像方法

- 最佳成像方法
  - 矢状位和轴位 T1WI 及 T2WI
  - 增强扫描是必要的

鉴别诊断

椎管狭窄

- 狭窄部位神经根聚集
- 狭窄部位头侧的神经根扭曲、拉长
- 明显退行性改变
  - 椎间盘膨出、突出、椎板骨赘形成
  - 椎小关节病变，黄韧带退变性增生肥厚

马尾肿瘤

- 黏液乳头型室管膜瘤
- 大的神经鞘瘤
- 副神经节瘤
- 都会出现明显强化 ± 圆锥移位

癌性脊膜炎

- 神经根光滑或结节样强化
- 通常没有神经根聚集

硬膜内转移

- 马尾神经内的结节或肿块
- 注射造影剂后明显强化

病理学

一般表现

- 病因学
  - 腰椎手术
    - 特别是多节段或复杂手术
    - 合并先前的脊髓造影
      - 尤其是碘苯酯
  - 感染性脊膜炎：结核、梅毒、真菌、寄生虫
  - 硬膜囊内出血
    - 罕见的广泛胸腰椎蛛网膜炎与脊髓动脉瘤引起的蛛网膜下腔出血有关
    - 蛛网膜下腔出血引起的蛛网膜炎在胸段背侧更加常见
  - 其他原因
    - 脊髓麻醉，硬膜外血补片
    - 脊髓创伤
    - 退变性椎间盘疾病
  - 病理生理学
    - 感染性脊膜炎：血管充血、炎性渗出
    - 神经周围和软脊膜纤维化
    - 成纤维细胞产生的胶原蛋白沉积
    - 神经根彼此粘连，神经根与硬膜囊粘连
    - 包裹性 CSF
  - 三层脊膜及神经根的炎性反应
- 遗传学：无家族聚集性
- 伴发异常
  - 脊髓空洞
    - CSF 循环改变
    - 进入髓内的 CSF 增加
    - 较高位脊髓产生的症状

大体病理与手术所见

- 炎症，胶状肿块
- 可出现钙化
- 神经后根受累更常见

镜下所见

- 慢性淋巴细胞浸润
- 胶原蛋白沉积
- 小灶状钙化

临床信息

临床表现

- 常见体征/症状
  - 慢性腰痛
  - 腿痛，神经根性或非根性
    - 与椎管狭窄和多发性神经疾病相似
  - 其他体征/症状
    - 下肢轻瘫
    - 感觉减退
    - 步态不稳
    - 膀胱/肠道功能障碍
- 临床资料
  - 无典型临床症状
  - 部分无症状患者可有影像学异常

人口统计学

- 性别：无性别差异
- 种族：无种族差异
- 流行病学
  - 不常见
  - 临床综合征更常见
    - 6%~16% 为术后患者

转归与预后

- 症状常稳定
  - 重症患者有波动
- 少数患者出现渐进性神经功能缺失
  - 在一项研究中占 1.8%

治疗

- 硬膜囊内注射类固醇药物
- 脊髓刺激
  - 以疼痛为主诉时的治疗选择
  - 短期成功率（疼痛减轻）：>70%
  - 中期成功率：>50%
  - 长期成功率：>30%
- 疼痛康复治疗
- 椎板切除并粘连处微松解
  - 针对渐进性神经功能缺失的患者
  - 初始成功率达 50%
  - 随时间延长有效性下降

诊断思路

影像解读要点

- 硬膜囊内无分散神经根，表现为神经根聚集或空囊征，高度提示腰椎蛛网膜炎

（王丰、郎宁 译）

参考文献

1. Parenti V et al: Lumbar arachnoiditis: does imaging associate with clinical features? Clin Neurol Neurosurg. 192:105717, 2020
2. Atallah E et al: Rare case of diffuse spinal arachnoiditis following a complicated vertebral artery dissection. J Clin Neurosci. 52:132-4, 2018
3. Anderson TL et al: Imaging appearance of advanced chronic adhesive arachnoiditis: a retrospective review. AJR Am J Roentgenol. 209(3):648-55, 2017
4. Griessenauer CJ et al: Surgical manifestations of thoracic arachnoid pathology: series of 28 cases. J Neurosurg Spine. 20(1):30-40, 2014
5. Willson MC et al: Postoperative spine complications. Neuroimaging Clin N Am. 24(2):305-26, 2014
6. Ginanneschi F et al: Arachnoid cyst and arachnoiditis following idiopathic spinal subarachnoid haemorrhage. Br J Neurosurg. 22(4):578-9, 2008
7. Ross JS: Magnetic resonance imaging of the postoperative spine. Semin Musculoskelet Radiol. 4(3):281-91, 2000
8. Sklar EM et al: Complications of epidural anesthesia: MR appearance of abnormalities. Radiology. 181(2):549-54, 1991
9. Caplan LR et al: Syringomyelia and arachnoiditis. J Neurol Neurosurg Psychiatry. 53(2):106-13, 1990
10. Ross JS et al: MR imaging of lumbar arachnoiditis. AJR Am J Roentgenol. 149(5):1025-32, 1987

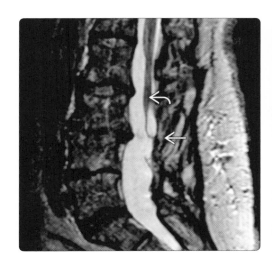

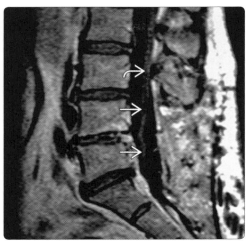

（左图）矢状位 T2WI MR 示 1 型蛛网膜炎引起 L2-L3 水平马尾神经根聚集（➤）。神经根尾部拴系于背侧硬膜囊壁（➡）。L3-L5 水平椎板切除术后骨质缺如

（右图）矢状位增强 T1WI 示马尾神经中心性聚集（➡）。软膜轻度强化（➡）。L4-L5 水平椎板切除术后

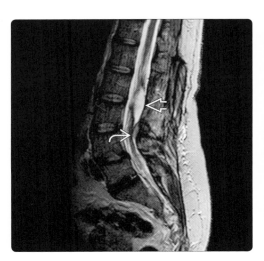

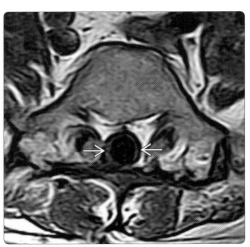

（左图）矢状位 T2WI 示蛛网膜炎引起马尾神经聚集（➤）。在 L2-L3 水平可见一囊性病变（➡），为蛛网膜囊肿形成

（右图）轴位 T1WI 示硬膜边缘增厚的环状异常信号（➡），硬膜囊内空虚，此为 2 型蛛网膜炎的表现。另可见既往椎板切除术后改变和背侧硬膜外纤维化

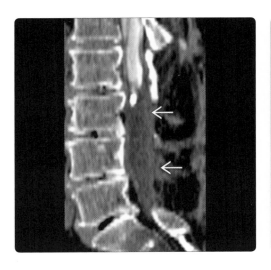

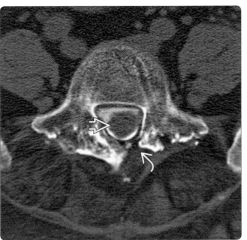

（左图）矢状位增强 CT 脊髓造影示软组织充填远端硬膜囊，L2-L3 水平造影剂流入受阻（➡），此患者为 3 型蛛网膜炎

（右图）轴位 CT 脊髓造影示 3 型蛛网膜炎，硬膜囊中心部位较大的、肿块样充盈缺损（➡）。肿块包绕而不是推压神经根。左侧椎板切除术后改变（➡）

（**左图**）脊髓造影正位片显示该蛛网膜炎患者造影剂分布异常，马尾边界不清，硬膜囊尾部形态不规则，与硬膜下注射类似

（**右图**）轴位 CT 脊髓造影显示硬膜囊内神经根在腹侧和背侧异常聚集。硬膜下注射的表现与之类似，但硬膜下注射无法看到神经根的轮廓（➡）

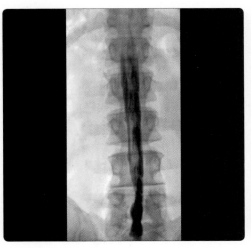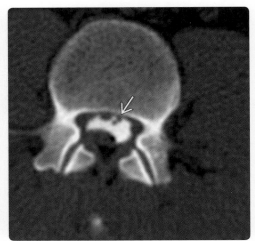

（**左图**）矢状位 T2WI MR 显示胸髓中下段后缘呈分叶状（➡），由粘连性蛛网膜炎所致，是颅内蛛网膜下腔出血后的晚期并发症

（**右图**）轴位 T2* GRE MR 显示粘连性蛛网膜炎髓外异常表现，脊髓向腹侧移位且与硬脊膜有轻度粘连（➡）

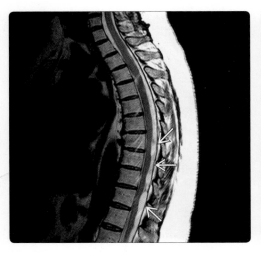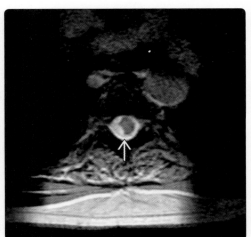

（**左图**）蛛网膜下腔出血 1 年后，矢状位 T2WI MR 显示 T3 水平广泛粘连/蛛网膜炎，脊髓背侧拴系（➡）。异常的脑脊液流动动力学和拴系导致脊髓水肿（➡）

（**右图**）矢状位 T2WI MR 显示了球孢子菌性脑膜炎的并发症，合并脑积水（➡），继发蛛网膜炎和颈椎蛛网膜囊肿形成（➡）。脑脊液流动的改变导致脊髓水肿（➡）

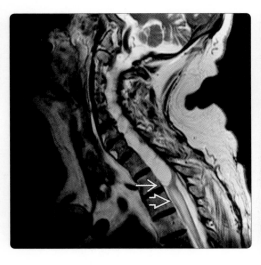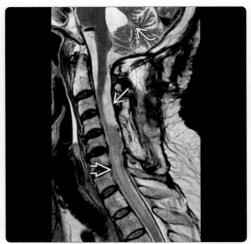

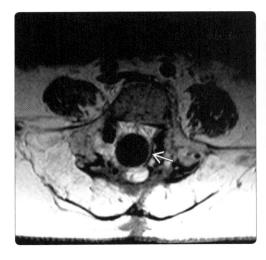

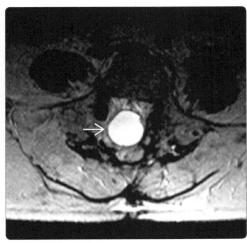

（左图）轴位 T1 C+ MR 显示后椎板切除术后改变，伴外周硬脊膜轻度强化（➡），但中央脑脊液低信号内没有看到神经根

（右图）轴位 T2WI MR 显示 L4 水平以下硬膜囊内未见神经根显示（空囊征）（➡），伴术后改变

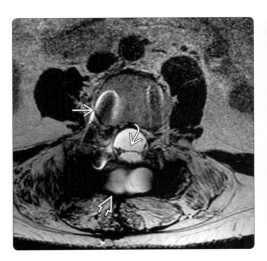

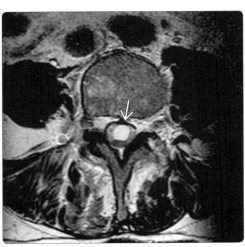

（左图）轴位 T2WI MR 显示术后改变，包括双侧椎弓根螺钉造成的金属伪影（➡）、椎板切除术后骨质缺如、椎板切除术区少量无菌性积液（➡）。蛛网膜炎导致神经根异常聚集（➡）

（右图）轴位 T2WI MR 显示术后广泛粘连性蛛网膜炎导致神经根增厚并向周围硬脊膜聚集，造成中央囊状脑脊液积聚

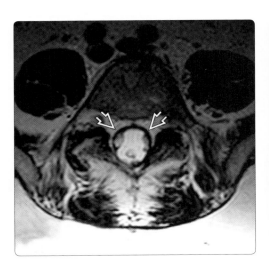

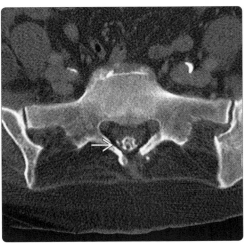

（左图）轴位 T2WI MR 显示远端硬膜囊弥漫性增厚伴神经根聚集，符合重度蛛网膜炎。低信号硬脊膜增厚提示钙化性蛛网膜炎（➡）

（右图）轴位骨窗 CT 平扫显示骶骨水平远端硬膜囊不规则钙化。符合晚期钙化性蛛网膜炎（➡）

术语

- 硬膜内骨化伴炎症后粘连和腰神经根聚集

影像学

- 钙化形态
  - 细小、线状
  - 肿块样、球状
- CT 钙化密度
  - CT 脊髓造影中造影剂可能会掩盖钙化
- T1WI：骨化部位呈多变的混杂信号
  - 低、等或高信号
- T2WI：钙化可表现为线状或球状低信号
  - 较大范围的骨化在 T2WI 上偶尔呈高信号
- 对脊髓圆锥和马尾可能有占位效应

病理学

- 病因学
  - 外伤史
  - 脊柱手术史
  - 蛛网膜下腔出血
  - 碘苯酯脊髓造影
  - 脊髓麻醉
- 大体病理：钙化、炎症、胶样肿块

临床信息

- 腰痛
- 神经根性或非神经根性腿痛
- 下肢轻瘫
- 膀胱 / 肠道功能障碍

（左图）腰椎矢状位 T2WI MR 示钙化性蛛网膜炎导致的沿尾部硬膜囊边缘的结节样低信号（➡）

（右图）腰椎矢状位 CT 平扫可更清楚地显示广泛粗大的硬膜囊钙化（➡）。CT 同时显示慢性术后改变，L3-L4、L4-L5 和 L5-S1 椎体及附件骨质融合

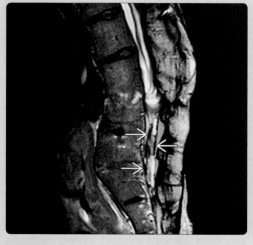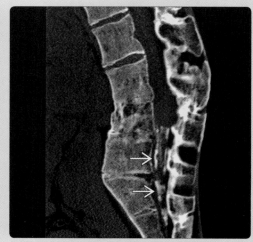

（左图）轴位 T2WI MR 再次显示营养不良性钙化导致的硬膜囊边缘不规则低信号（➡）

（右图）轴位 CT 平扫示尾部硬膜囊粗大曲线状钙化（➡）。同时显示 L5 左侧椎板术后缺如（▱）

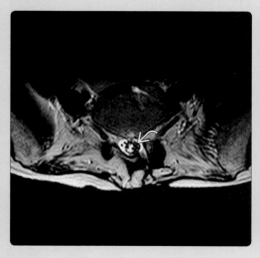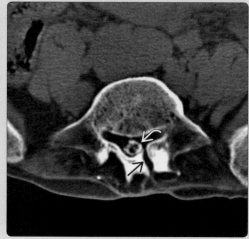

术语

定义
- 硬膜内骨化伴炎症后粘连和腰神经根聚集

影像学

一般表现
- 最佳诊断依据
  - CT 显示腰椎管内钙化
- 位置：腰椎
- 形态学：细小、线状或肿块样、球状

X 线表现
- X 线片：椎管内钙化

CT 表现
- CT 骨窗：聚集的神经根内出现钙化密度

MRI 表现
- T1WI
  - T1WI 骨化区域信号多变
    - 低、等或高信号
- T2WI
  - 神经根聚集呈索状和团状
  - 继发粘连和蛛网膜囊肿
  - 钙化可表现为线状或球状低信号
    - 较大范围的骨化在 T2WI 上偶呈高信号
  - 对脊髓圆锥和马尾可能有占位效应
- T1WI C+
  - 神经根轻度强化或无强化

非血管介入
- 脊髓造影
  - 椎管内造影剂可能会掩盖钙化

推荐成像方法
- 最佳成像方法
  - 轴位薄层 CT 骨窗并矢状位重建

鉴别诊断

硬膜钙化斑块
- 硬脊膜薄层钙化
- 老年患者无症状，偶然发现

椎管狭窄
- 神经根聚集
- 显著退变
- 没有椎管内钙化

椎管内肿瘤
- 强化的肿块，无钙化的软组织
- 马尾神经移位

残留的碘苯酯
- T1WI 呈高信号
- T2WI 呈等或低信号
- CT 上可与钙化鉴别

病理学

一般表现
- 病因学
  - 既往创伤，腰椎手术，蛛网膜下腔出血，脊髓造影，脊髓麻醉，慢性硬膜囊内用药
  - 腰椎蛛网膜炎的病理生理学
    - 纤维素沉积
    - 增生的成纤维细胞
    - 神经周围和软脊膜纤维化
  - 骨化的原因
    - 硬膜囊内血肿
    - 慢性炎症和纤维化导致的骨化
    - 慢性蛛网膜炎终末期
- 伴发异常：脊髓空洞

大体病理与手术所见
- 钙化、炎症、胶样肿块

临床信息

临床表现
- 常见体征 / 症状
  - 腰痛
  - 其他体征 / 症状
    - 神经根或非神经根性腿痛
    - 下肢轻瘫，膀胱 / 肠道功能障碍
- 临床资料
  - 无特定的临床症状
    - 与椎管狭窄和多发性神经病类似

人口统计学
- 流行病学：罕见

转归与预后
- 可能出现进行性神经功能损伤

诊断思路

思考点
- 蛛网膜炎患者出现硬膜囊内不均质异常信号时应行薄层 CT 骨窗扫描

（王丰、郎宁 译）

参考文献

1. Ward M et al: Novel association between intrathecal drug administration and arachnoiditis ossificans. World Neurosurg. 115:400-6, 2018
2. Anderson TL et al: Imaging appearance of advanced chronic adhesive arachnoiditis: a retrospective review. AJR Am J Roentgenol. 209(3):648-55, 2017
3. Maulucci CM et al: Arachnoiditis ossificans: clinical series and review of the literature. Clin Neurol Neurosurg. 124:16-20, 2014
4. Bakhsh WR et al: Arachnoiditis ossificans after revision adolescent idiopathic scoliosis surgery: a 22-year follow-up and review. Spine (Phila Pa 1976). 38(18):E1166-70, 2013
5. Papavlasopoulos F et al: Arachnoiditis ossificans with progressive syringomyelia and spinal arachnoid cyst. J Clin Neurosci. 14(6):572-6, 2007
6. Faure A et al: Arachnoiditis ossificans of the cauda equina. Case report and review of the literature. J Neurosurg. 97(2 Suppl):239-43, 2002

术语
- 毗邻手术融合区的椎间隙 / 椎间关节加速退变

影像学
- 紧邻融合部位以上或以下的椎间盘 / 椎间关节退变
- 也可见于先天性分割异常的邻近节段
- 可能出现邻近融合节段的退变椎体活动加大
- 屈伸位影像可明确是否存在椎体不稳
- X 线片是显示邻近节段退变和连续观察退变进展的最经济的方法
- MR 是识别 X 线片无法检出的软组织异常的最佳方法

主要鉴别诊断
- 椎间隙感染
- 假关节
- 脊椎滑脱
- 正常术后改变

病理学
- 因正常脊柱运动改变产生的异常的生物物理压力
- 实性融合改变了相邻活动水平的生物力学
- 更常见于多节段融合，但也见于单节段融合
- 颈椎手术时出现骨质减少会增加相邻节段退变的风险
- 颈椎手术时并发腰椎退变会增加相邻节段退变的风险

（左图）矢状位示意图示 L4-L5 椎体间融合和椎板切除术。L3-L4 椎间盘显著退变，包括椎体滑脱、椎间盘高度减低、骨赘形成和椎管中心性狭窄，L5-S1 水平由于生物力学改变导致严重退变

（右图）前后位脊髓造影（左）示 L1-L2 水平后部融合器上缘造影剂梗阻（➡）。侧位片（右）示造影剂梗阻和 L1-L2 显著退变（➡）

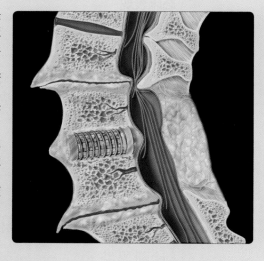
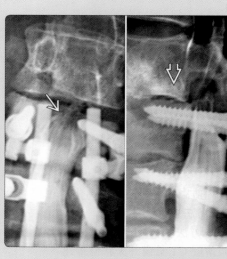

（左图）矢状位 T2*MR（左）显示 L1-L2 较大椎间盘脱出并下移（➡）。这发生在 L2-L5 融合以上节段。其他矢状位 T2*MR（右）显示后路固定术后椎弓根螺钉金属伪影（➡）

（右图）矢状位 T2 MR 显示患者 C4-C7 融合术后及前路钢板低信号伪影（➡）。C3-C4 水平可见一个较大的中心高信号的滑膜囊肿（➡）

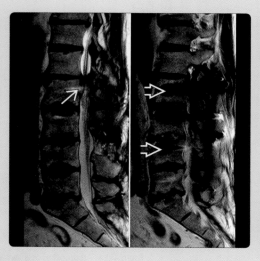
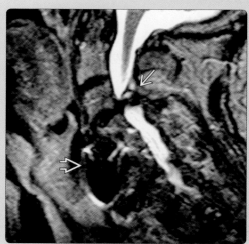

术语

近义词

- 脊柱移行性退变综合征、节段性加速退变
- 邻近节段退变

定义

- 毗邻手术融合区的椎间隙 / 椎间关节加速退变

影像学

一般表现

- 最佳诊断依据
  - 紧邻融合部位以上或以下的椎间盘 / 椎间关节退变
  - 也可见于先天性分割异常的邻近节段
- 位置
  - 毗邻融合椎体的椎间隙 / 椎间关节退变
- 大小
  - 轻到重度椎间盘退变伴畸形
- 形态学
  - 与椎间盘、终板、椎间关节相关的椎间盘退变

X 线表现

- X 线片
  - 平片能显示术后改变及邻近节段的退行性改变
  - 屈伸位影像可明确是否存在椎体不稳

透视表现

- 可能出现邻近融合节段的退变椎体活动加大

CT 表现

- CT 平扫
  - 移行水平椎间盘退行性疾病的表现
    - 椎间盘高度减低
    - 椎间盘真空现象
    - 骨性终板象牙质变性
    - 骨赘
    - 椎间小关节退变性骨关节病，伴椎间孔狭窄
    - 向前或向后滑脱
    - 椎间盘膨出、突出、脱出
    - 中心性椎管狭窄

MR 表现

- T1WI
  - 椎间盘和椎间小关节退变的典型表现
    - 椎间盘高度减低
    - 椎间盘内局灶性低信号：真空现象和 / 或钙化
    - 可能出现 I 型、II 型终板退变
    - 椎间盘膨出、突出
    - 中心性椎管狭窄和 / 或椎间孔狭窄
    - 椎间小关节退变
    - 顺列不齐
- T2WI
  - 椎间盘和椎间小关节退变的典型表现
    - 椎间盘内部信号减低
    - I 、II 型终板退变
- STIR
  - 移行水平 I 型终板退变，表现为高信号骨髓水肿
- T1WI C+
  - I 型终板改变，相邻椎体终板可见明显强化
  - 退变椎间盘内线状强化
    - 无终板破坏

非血管介入

- 脊髓造影
  - 移行水平非特异性硬膜外病变（狭窄、椎间盘突出）
  - 重者脊髓造影可能出现造影剂梗阻

核医学表现

- 骨扫描
  - 椎间盘退变导致摄取增加
- PET
  - 椎间盘退变为低代谢
  - 椎间隙感染 / 骨髓炎为高代谢
  - PET 鉴别感染和终板退变具有一定准确性和特异性

推荐成像方法

- X 线片是显示邻近节段退变和连续观察退变进展的最经济的方法
- MR 是识别 X 线片无法检出的软组织异常的最佳方法
  - 椎间盘突出，黄韧带松弛，滑膜增生

鉴别诊断

正常术后改变

- 椎体内融合器的低信号，伴典型的异常信号

椎间隙感染

- 邻近终板低信号，类似 I 型退变
- 终板破坏
- ± 椎旁或硬膜外软组织蜂窝织炎 / 脓肿

假关节

- 加速退变可能发展为附件 / 韧带假关节形成，伴异常运动
- 水平走行的异常信号穿过椎间盘达附件或棘间韧带

脊椎滑脱

- 局部骨质缺如是脊柱不稳的原因

脊椎前移

- 诊断依据是否有融合、内固定以及前移的程度
- 融合部位不稳和生物力学异常可能导致移行节段的应力性骨折

病理学

一般表现

- 病因学
  - 因正常脊柱运动改变产生的异常生物物理压力导致
    - Wolff 定律：活体组织对压力和张力的慢性改变产生应答
  - 实性融合改变了邻近活动节段的生物力学

○ 剩余脊柱节段的活动度增加可能会导致加速退变的病理学改变

● 融合部位上、下脊柱的节段性运动和椎间盘内压力增加
  ○ 更常见于多节段融合，但也可见于单节段融合
    – 最常影响腰椎近端节段
  ○ 并非所有有风险的患者都会出现加速退变
  ○ 病理表现为典型椎间盘和椎间小关节退行性病变
  ○ 颈椎手术时出现骨质减少会增加相邻节段退变的风险
  ○ 颈椎手术时并发腰椎退变会增加相邻节段退变的风险
  ○ 腰椎融合术后，既往存在的椎小关节退变与相邻节段病变的高风险相关

分期、分级及分类
● 脊椎滑脱可分为 Ⅰ ~ Ⅳ 级

大体病理与手术所见
● 椎间隙高度减低，椎间盘膨出或突出，中心性狭窄，椎间关节骨关节炎改变

镜下所见
● 椎间盘脱水、裂开，纤维环撕裂，椎间盘突出或脱出

临床信息

临床表现
● 常见体征 / 症状
  ○ 可无症状
  ○ 机械性疼痛
  ○ 手术融合部位上、下出现神经根或脊髓病症状
  ○ 融合部位以上的椎间盘突出 ＜2%
● 临床资料
  ○ 既往融合手术，出现与术前疼痛区域不同的新的渐进性疼痛

人口统计学
● 年龄
  ○ 成人
● 性别
  ○ 男 = 女
● 流行病学
  ○ 与单纯减压术相比，融合手术后发病更常见
  ○ Bertolotti 综合征指与腰骶移行椎相关的背痛
    – 紧邻移行椎体上方的椎间盘出现膨出 / 突出的概率是其他节段的 9 倍

转归与预后
● 难以区分椎间盘自然退变和融合后加速退变
● 逐步加重
  ○ 非常多变的过程
● 在 T2WI 上，邻近椎间盘信号减低可能在融合术后 12 个月就会出现
● 脊柱侧弯融合部位以下的椎间盘突出概率达 34%，椎间盘信号异常的概率达 50%

治疗
● 出现症状的邻近节段行外科减压和融合术

诊断思路

思考点
● 如果水平方向的异常信号同时累及脊柱前后部，则考虑为假关节

影像解读要点
● 既往行融合术、内固定
● 注意腰骶移行椎

（王丰、郎宁 译）

参考文献

1. Steinberger J et al: Cervical disc replacement. Neurosurg Clin N Am. 31(1):73-9, 2020
2. Joaquim AF et al: Multilevel cervical arthroplasty: current evidence. A systematic review. Neurosurg Focus. 42(2):E4, 2017
3. Pan A et al: Adjacent segment degeneration after lumbar spinal fusion compared with motion-preservation procedures: a meta-analysis. Eur Spine J. 25(5):1522-32, 2016
4. Celestre PC et al: Lumbar clinical adjacent segment pathology: predilection for proximal levels. Spine (Phila Pa 1976). 39(2):172-6, 2014
5. Murtagh R et al: Motion preservation surgery in the spine. Neuroimaging Clin N Am. 24(2):287-94, 2014
6. Nunley PD et al: Factors affecting the incidence of symptomatic adjacent level disease in cervical spine after total disc arthroplasty: 2-4 years follow-up of 3 prospective randomized trials. Spine (Phila Pa 1976). 37(6):445-51, 2012
7. Schoenfeld AJ: Adjacent segment degeneration after lumbar spinal fusion: risk factors and implications for clinical practice. Spine J. 11(1):21-3, 2011
8. Ekman P et al: A prospective randomised study on the long-term effect of lumbar fusion on adjacent disc degeneration. Eur Spine J. 18(8):1175-86, 2009
9. Lee CS et al: Risk factors for adjacent segment disease after lumbar fusion. Eur Spine J. 18(11):1637-43, 2009
10. Hadjipavlou AG et al: The pathophysiology of disc degeneration: a critical review. J Bone Joint Surg Br. 90(10):1261-70, 2008

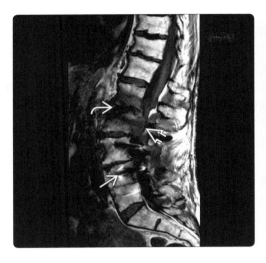
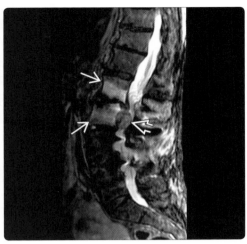

（左图）腰椎矢状位 T1 MR 显示 L2-L5 融合术后伪影（➡），L1-L2 有重度椎间盘退变，包括终板 T1 低信号、真空现象（➡）以及较大的椎间盘脱出（➡）伴下移

（右图）矢状位 T2 TSE 显示 L2-L5 融合上方 L1-L2 终板反应性退变（➡），表现为 T2 高信号。L1-L2 椎间盘脱出伴下移（➡）

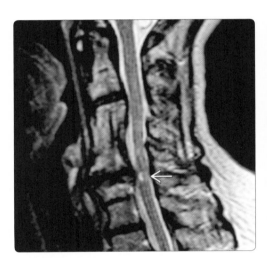
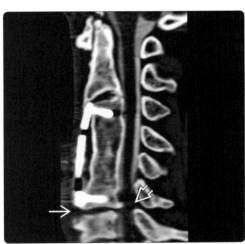

（左图）矢状位 T2WI 示 C3-C5 融合。C5-C6 退变并伴中心性椎管狭窄和蛛网膜下腔变窄。另可见脊髓软化导致的 C5-C6 颈髓内高信号（➡）

（右图）矢状位脊髓造影 CT 示 C3-C6 融合术后的前路钢板和螺钉。矢状位重建显示长节段融合以及 C6-C7 椎间隙明显变窄（➡）。另可见重度椎管中心性狭窄和造影剂充盈缺损（➡）

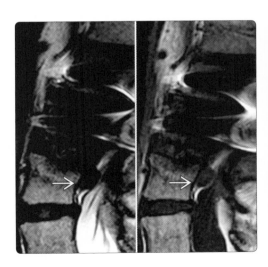
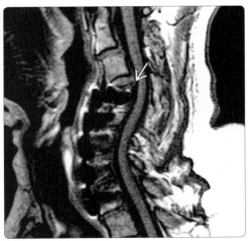

（左图）矢状位 T2 MR（左）和 T1 C+ MR（右）显示腰椎椎弓根螺钉伪影以及融合部位以下的椎间盘脱出（➡），伴周边强化和硬膜囊受压

（右图）矢状位 T1 MR 显示 C4-T1 融合及前路钢板/螺钉。在融合部位上方，C3-C4 椎间盘突出（➡）并挤压脊髓，同时加重脊柱后凸

要 点

定义

- 手术后继发感染

影像学

- 脊柱术后 MR 异常强化
  - 开始于手术椎间盘水平，表现为椎间盘炎
  - 扩散至邻近结构→"骨髓炎—椎间盘炎"
  - 可能出现椎体旁和 / 或硬膜外的蜂窝织炎 / 脓肿
- 早期 X 线片不敏感，但后期表现为骨质脱钙伴终板骨质溶解 / 侵蚀
- CT 显示邻近终板 ± 椎小关节侵蚀
- MR 骨髓水肿表现为 T1 低信号、T2 高信号
  - STIR 是显示骨髓水肿的最佳序列
  - 脓肿表现为 T2 高信号 /T1 低信号并周边强化
  - 椎间盘炎表现为无定形强化

- 抑脂序列可提高感染检出率
- F-18 FDG-PET 显示炎症反应激活的中性粒细胞和巨噬细胞的葡萄糖利用率增加
  - 诊断脊柱术后感染的阴性预测值、敏感度、特异度和准确度分别是 100%、100%、81% 和 86%
- 增强 MR；当存在 MR 内固定磁敏感伪影时考虑行 PET

主要鉴别诊断

- 化脓性骨髓炎
- 肉芽肿性骨髓炎
- 肿瘤

临床信息

- 活检确定病原体
- 有效的治疗可能包括植入物移除、冲洗和清创

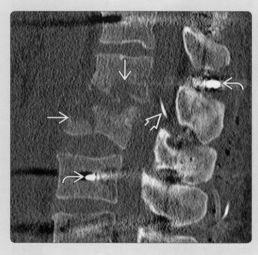
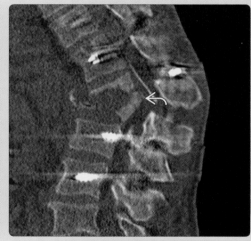

（左图）中段胸椎矢状位 CT 重建示术后感染引起的终板骨质破坏（➡）。伴骨质疏松，且骨质破坏延伸至椎间隙。硬膜囊内引流管（⇥）和椎弓根螺钉（➡）部分可见

（右图）CT 随访示终板进一步溶骨性改变，椎体塌陷以及局限性后凸（➡）

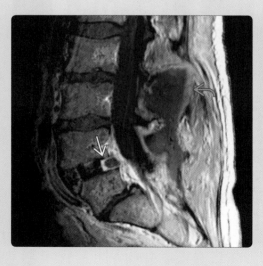
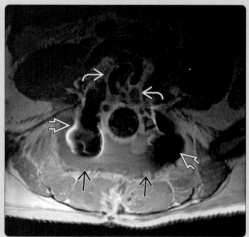

（左图）矢状位 T1WI C + 示 L4/L5 后外侧椎体间融合（posterolateral intervertebral Fusion，PLIF）和椎板切除术后，L4/L5 椎间隙见异常液体信号积聚（➡），背侧软组织内积液边缘可见强化。后部软组织脓肿内见液体 - 碎片平面（➡）

（右图）脓肿（➡）包绕后路脊柱融合器 [金属敏感伪影（⇥）]。强化的液体包裹椎间垫片（➡）

术语

定义
- 手术后继发感染

影像学

一般表现
- 最佳诊断依据
  - 术后积液伴骨质破坏
- 定位
  - 开始于手术椎间盘水平，表现为椎间盘炎
    - 少数表现为椎间小关节炎
  - 局部扩散→"骨髓炎 - 椎间盘炎"
  - 椎旁 ± 硬膜外蜂窝织炎 / 脓肿
- 大小
  - 局限至广泛
- 形态学
  - 硬膜外窗帘征 = 硬膜外间隙脓肿向后膨凸，压在双侧膜椎韧带上而形成双分叶状外观

X 线表现
- X 线片
  - 早期：不敏感
  - 晚期：骨质脱钙伴终板溶解 / 侵蚀

CT 表现
- 增强 CT
  - 蜂窝织炎：软组织强化，无低密度区域
  - 脓肿：在蜂窝织炎内出现低密度区域
- CT 骨窗
  - 椎间盘炎：邻近终板侵蚀
  - 椎小关节炎：骨质脱钙 ± 侵蚀

MR 表现
- T1WI
  - 水肿：骨髓低信号
  - 椎间盘炎：椎间盘低信号伴高度减低；椎间隙可完全消失
    - 终板退行性变可呈 T1WI 低信号或强化
  - 椎小关节炎：骨髓低信号
  - 蜂窝织炎：椎体旁软组织肿块（中等信号）
  - 脓肿：蜂窝织炎内低信号区域
- T2WI
  - 水肿：骨髓高信号
  - 椎间盘炎：椎间盘高信号或液体信号伴高度减低
  - 椎小关节炎：椎间小关节内高信号积液
  - 蜂窝织炎：椎体旁软组织高信号
  - 脓肿：蜂窝织炎内高信号区域
  - 蛛网膜炎：神经根聚集并与硬膜囊粘连（空囊征）
- STIR
  - 显示骨髓高信号和软组织水肿的最佳序列
- T1WI C+
  - 椎间盘炎：椎间盘强化
    - 正常术后椎间盘：20% 在 3 个月后出现与终板边缘平行的线状强化带
  - 椎小关节炎：椎小关节强化，边界不清
  - 蜂窝织炎：软组织强化
  - 脓肿：强化的蜂窝织炎内出现液体积聚
  - 骨髓炎：骨髓强化
  - 蛛网膜炎：神经根聚集并强化
- 慢性期 MR 表现
  - 感染椎体前部可相互嵌入并融合，椎间隙狭窄 / 消失
  - 硬化：T1/T2 低信号

非血管介入
- 脊髓造影
  - 表现非特异性，硬膜外疾病引起对比剂填充的硬膜囊扭曲

核医学表现
- 骨扫描
  - 摄取增加，但由于手术本身会造成摄取增加而价值有限
- PET
  - F-18 FDG PET 可能成为标准成像技术
    - 炎症反应中激活的中性粒细胞和巨噬细胞使葡萄糖利用率增加
    - 不受金属植入物的影响
    - 出结果较快（2 小时），图像分辨率高（4~5 mm）
    - 诊断脊柱术后感染阴性预测值、敏感度、特异度和准确度分别是 100%、100%、81% 和 86%
- 白细胞扫描
  - 正常的造血活跃的骨髓也会出现标记白细胞的高摄取，因而作用有限

推荐成像方法
- 最佳成像方法
  - 增强 MR；当内固定磁敏感伪影影响 MR 图像质量时考虑 PET
- 成像建议
  - STIR 检出骨髓水肿最有效
  - 抑脂技术提高感染检出率

鉴别诊断

化脓性骨髓炎
- 最常见细菌感染（通常为金黄色葡萄球菌）
- 滥用静脉注射药物者风险更高

肉芽肿性骨髓炎
- 通常有 TB（免疫功能低下者风险增加）
- 2 个或多个相邻节段受累，椎间盘可不受累

肿瘤（转移瘤）
- 累及相邻椎体，而椎间盘正常
- 可能有广泛的硬膜外、椎旁蔓延

病理学

一般表现

- 病因学
  - 最常见致病菌为金黄色葡萄球菌
  - 危险因素：高龄，糖尿病，术后尿失禁，后路手术，肿瘤切除术后，肥胖，失血过多，手术时间过长，手术椎体个数多，吸烟
    - 术前和术后血清葡萄糖水平升高与风险增加有关
  - 硬膜外引流管→硬膜外脓肿、骨髓炎、腰大肌脓肿
  - 脊柱侧弯手术
    - 胸腰椎手术由于组织过紧或缺少可用组织而导致创口闭合困难
    - 包含金属固定器的死腔易引起感染
    - 神经肌肉型脊柱侧凸患者曾行脑室腹腔分流术的话感染风险↑（5%）

临床信息

临床表现

- 常见体征 / 症状
  - 临床症状多样；最常见的是自发排液
  - 临床症状和表现无特异性
  - 脊柱手术后患者出现逐渐加重的背痛时应高度怀疑
- 临床资料
  - 异常的红细胞沉降率、C 反应蛋白、血培养结果
  - C 反应蛋白是评价是否存在感染及治疗有效性最敏感的临床实验室指标
  - 很多患者出现波动性肿块，局部排液或脓肿
  - 脓肿或排出物与植入物和融合部位相连续
  - 临床病史与表现是诊断的关键
    - 术后 1~4 周，患者出现可能很严重的背痛
      - 可放射至腹部、会阴、睾丸、腿部

人口统计学

- 年龄
  - 随年龄增长风险增加
- 流行病学
  - 整体少见；见于 0.2%~3% 的脊柱手术
  - 术后椎间盘炎：发病率约 0.2%
  - 脊柱侧弯手术：由于组织血供差以及伤口附近存在金属固定器导致术后感染很常见

转归与预后

- 大部分（90%）远期预后良好
- 大部分发生在术后早期（<3 个月）

治疗

- 活检确定病原体
- 有效的治疗可能包括
  - 清除植入物、冲洗和清创

- 椎间盘切除 / 椎板切除术后感染常局限于椎间隙，可以采用经皮经椎弓根引流进行治疗
- 硬膜外 / 椎旁脓肿→开放清创术
- 在植入术后第 1 个月内出现感染的患者，植入物可以安全保留
  - 对特定病例行单次手术清创
  - 多次清创→创口出现肉芽组织、C 反应蛋白↓→有效
- 静脉注射微生物特异性抗生素和脊柱固定
- 预防
  - 术前应用一次头孢替安，可有效降低腰椎间盘术后创口感染率
    - 应用抗生素后的感染率为 0.2%，未使用头孢替安的感染率为 2.8%
  - 有些人提倡术中预防性使用抗生素
- 脊柱侧弯手术
  - 下胸椎与胸腰椎：改良扩大的背阔肌肌皮瓣可以用来闭合切口并为创口供血
  - 创口闭合可大大降低术后感染的风险
  - 对已经感染的切口进行闭合并增加血供仍然有效

诊断思路

影像解读要点

- 手术水平椎间盘内出现与终板边缘平行的 2 条线状强化带 ± Ⅰ 型终板改变为术后的正常表现
- 与椎间隙感染导致的无定形强化不同

（王丰、郎宁 译）

参考文献

1. El-Kadi M et al: Risk factors for postoperative spinal infection: a retrospective analysis of 5065 cases. Surg Neurol Int. 10:121, 2019
2. Anderson PA et al: Prevention of surgical site infection in spine surgery. Neurosurgery. 80(3S):S114-23, 2017
3. Babic M et al: Infections of the spine. Infect Dis Clin North Am. 31(2):279-97, 2017
4. Chaichana KL et al: Risk of infection following posterior instrumented lumbar fusion for degenerative spine disease in 817 consecutive cases. J Neurosurg Spine. 20(1):45-52, 2014
5. Mazzie JP et al: Imaging and management of postoperative spine infection. Neuroimaging Clin N Am. 24(2):365-74, 2014
6. Master DL et al: Wound infections after surgery for neuromuscular scoliosis: risk factors and treatment outcomes. Spine (Phila Pa 1976). 36(3):E179-85, 2011
7. Carragee E et al: Does acute placement of instrumentation in the treatment of vertebral osteomyelitis predispose to recurrent infection: long-term follow-up in immune-suppressed patients. Spine (Phila Pa 1976). 33(19):2089-93, 2008
8. Söyüncü Y et al: Posterior spinal epidural abscess: an unusual complication of vertebroplasty. Joint Bone Spine. 73(6):753-5, 2006
9. De Winter F et al: 99mTc-ciprofloxacin planar and tomographic imaging for the diagnosis of infection in the postoperative spine: experience in 48 patients. Eur J Nucl Med Mol Imaging. 31(2):233-9, 2004
10. De Winter F et al: 18-fluorine fluorodeoxyglucose positron emission tomography for the diagnosis of infection in the postoperative spine. Spine. 28(12):1314-9, 2003
11. Ross JS et al: The postoperative lumbar spine: enhanced MR evaluation of the intervertebral disk. AJNR Am J Neuroradiol. 17(2):323-31, 1996

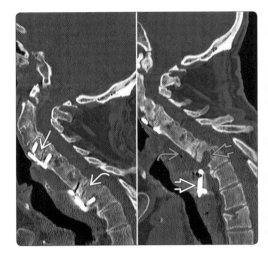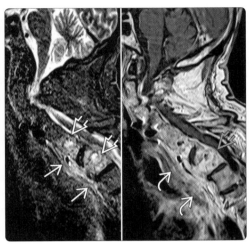

（左图）既往 CT 示 C4-C5（➡）及颈胸椎（➡）ACDF（前路颈椎椎间盘切除并融合术）。后来患者出现吞咽困难，CT 示下颈椎钢板移位（➡），软组织肿胀伴积气（➡）。融合椎体部位见骨质侵蚀（➡）

（右图）同一患者矢状位 STIR MR 示椎前咽后软组织水肿（➡）以及椎体骨髓水肿（➡）。T1WI C + 示相应部位可见强化，伴蜂窝织炎（➡）和骨髓炎（➡）

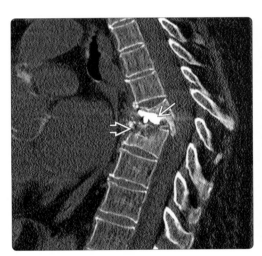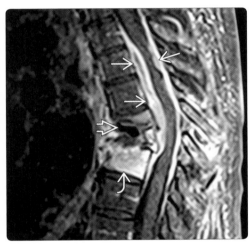

（左图）矢状位 CT 示胸椎中段椎体塌陷，造成局部后凸畸形。图中可见椎体成形术所用的甲基丙烯酸甲酯（➡）。相邻终板呈不规则、侵蚀样改变（➡）

（右图）中胸椎术后硬膜外脓肿（➡）。中胸椎椎体塌陷，造成局部后凸畸形。椎体成形术所用的甲基丙烯酸甲酯呈无信号（➡）。相邻椎体骨髓炎呈弥漫性明显强化（➡）

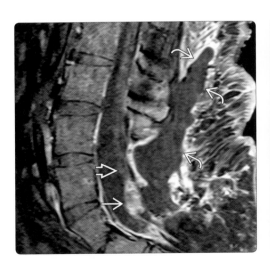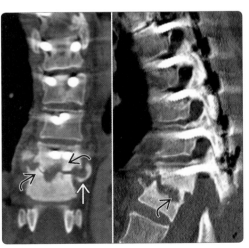

（左图）矢状位 T1WI C+ FS MR 示为松解脊髓拴系而行下腰椎椎板切除术，术区至背部软组织内积液（➡）且呈边缘强化。中度强化的神经基板（➡）附着于硬膜囊后壁。脊髓圆锥低位（➡）

（右图）在鉴别诊断中，神经源性骨关节病的 CT 重建示终板破坏（➡）、骨碎片及异位骨（➡）。受累椎体骨质硬化

术语

- 硬脊膜裂开，假性囊肿，脑脊液漏
- 脊柱积液与硬膜囊相连，无脊膜内衬

影像学

- 脊柱轴向上充满脑脊液的积液，伴术后或创伤后其他表现
- 最常见的位置是腰椎椎板切除术区的硬膜囊背侧

主要鉴别诊断

- 脊柱旁脓肿
- 术后血肿
  - 在所有脉冲序列上不同于脑脊液信号
- 硬脊膜外囊肿
  - Nabors Ⅰ型
- 真性脑脊膜膨出

- 某些疾病或综合征相关，如马方综合征或Ⅰ型神经纤维瘤病
- 丛状神经纤维瘤

病理学

- 创伤后
  - 最常见于颈神经根撕裂后
  - 也可见于后部附件骨折＋硬脊膜撕裂
- 手术后

临床信息

- 通常没有症状
- 非特异性背痛
- 脑脊液压力减低可引起头痛

诊断思路

- 典型影像学表现：与临床情况相应的部位出现与硬膜囊相连的脑脊液信号/密度

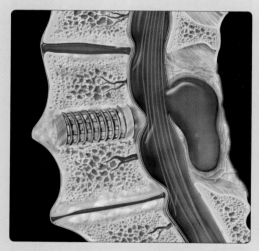
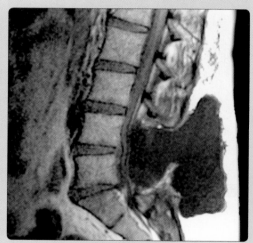

（左图）矢状位示意图示L4-L5椎体间融合术后大量脑脊液从手术中硬膜撕裂部位漫延到背侧软组织，囊肿边界清晰

（右图）矢状位T1WI示术区较大的脑脊液囊肿，从硬膜囊延伸到背部皮下软组织。积聚的脑脊液压迫L4和L5水平的硬膜囊

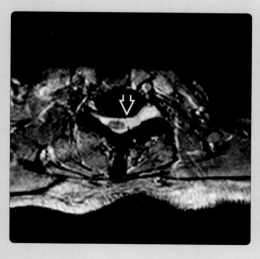
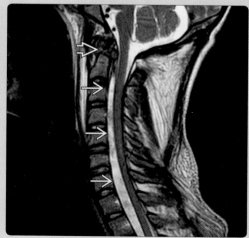

（左图）轴位T2*示呈脑脊液信号的假性脊膜膨出囊肿通过椎间孔向外延伸，内有分隔将硬膜囊和假性囊肿分开（⇨），表明此处病变由陈旧性创伤和神经根撕裂所致

（右图）C2骨折（⇨）和创伤性假性脊膜膨出患者矢状位T2WI示脑脊液信号聚积于脊髓前方（➡），脊髓向后移位。行C5-6椎间盘切除术伴C0-C2椎体融合术对假性脑脊膜膨出进行减压

术语

近义词
- 硬脊膜裂开，假性囊肿，脑脊液漏

定义
- 脊柱积液与硬膜囊相连，无脊膜内衬

影像学

一般表现
- 最佳诊断依据
  - 脊柱轴向上充满脑脊液的积液，伴术后或创伤后其他表现
- 位置
  - 最常见的位置是腰椎椎板切除术区的硬膜囊背侧
  - 少数可见于骨内（椎板/棘突）
- 大小：1 cm 至 > 10 cm
- 形态学
  - 圆形、分叶状脑脊液密度/信号积聚

X 线表现
- X 线片
  - 非特异性术后改变，如椎板切除术后骨质缺如

CT 表现
- CT 平扫
  - 硬膜囊旁脑脊液密度囊肿
  - 术后假性脑脊膜膨出通常沿手术入路进展
    - 没有硬膜囊造影剂很难显示硬脊膜与其关系
  - 颈神经根撕裂导致的假性硬膜囊肿向前外侧走行，与椎间孔连续，内部神经结构缺失

MR 表现
- T1WI
  - 脑脊液信号的囊肿
    - 注意与后部融合内固定的关系
      □ 液体可能包绕后部内固定
  - 存在后部融合内固定/金属伪影时，可能很难准确描述病变
- T2WI
  - 术后病例应用轴位和矢状位 T2WI 常可以识别硬膜囊与假性囊肿的交通
- DWI
  - 脑脊液信号病变，无明显扩散受限
- T1WI C+
  - 除非有炎症或者感染，否则无强化；术后 1 年内也许可以看到周边薄层强化
  - 有脑脊液低压症状的患者可出现脊柱和颅内硬膜增厚并强化

超声表现
- 低回声囊肿

非血管介入
- 脊髓造影

- 典型术后液体积聚表现为自硬膜囊背侧到皮下软组织的圆形/分叶状造影剂积聚
  - ± 能够精确定位与硬膜囊交通的部位
  - 注意与后部融合器的关系
  - ± 成为脑脊液积聚的一部分
  - 注意延伸至皮肤表面的造影剂
- 创伤后/手术后形成的假性脊膜膨出通常不含有神经结构
  - 可能看到脊髓或神经进入假性脊膜膨出，伴严重的硬膜撕裂

其他检查表现
- 放射性核素脑池显像可以显示假性脊膜膨出内活度，而 CT/MRI 用来直接显示病变

推荐成像方法
- 抑脂 T2WI 是显示假性脑膜膨出并定位其与硬膜交通部位的最佳序列
- 矢状位图像用于诊断并重建薄层轴位图像以精确定位

鉴别诊断

棘突旁脓肿
- 临床病史非常重要，包括实验室检查（ESR 和 C 反应蛋白）
- 可能与术后假性脊膜膨出无法鉴别

术后血肿
- 所有的脉冲序列上与脑脊液信号都不同
- T2* 图像有磁敏感伪影

硬脊膜外囊肿
- Nabors Ⅰ型
- 典型区域在胸腰段背侧
- 边界清楚，位于硬膜外
- 可能显示邻近骨重塑

软组织肿瘤
- 囊性肿瘤可见于
  - 骨巨细胞瘤
  - 动脉瘤样骨囊肿
  - 骨肉瘤
- 由于骨质破坏、软组织成分且伴强化，与假性脊膜膨出很容易鉴别

真性脊膜膨出
- 内衬蛛网膜
  - 神经纤维瘤病Ⅰ型
  - 马方综合征
  - 高胱氨酸尿症
  - Ehler-Danlos 综合征
- 无相关的创伤或手术史
- 经常伴硬膜发育不良

丛状神经纤维瘤
- T2 高信号；T1 低信号，可能类似脑脊液低信号
  - 神经纤维瘤不如脑脊液亮

- 多种强化方式
- 常见靶征

病理学

一般表现

- 病因学
  - 创伤后
    - 最常见于颈神经根撕裂后
    - 也可见于后部附件骨折＋硬膜撕裂
  - 手术后
    - 医源性硬膜撕裂伴脑脊液漏
    - 脊柱肿瘤切除术后硬膜移植后也可出现
- 遗传学
  - 无
- 伴发异常
  - 可能很少出现周边钙化／骨化
- 与硬膜囊相连的含脑脊液囊肿
- 无脊膜内衬
- 神经结构常缺失
- 部分病例中可见神经结构进入缺损处

大体病理与手术所见

- 脑脊液聚集

镜下所见

- 无真性脊膜覆盖
- 反应性纤维组织形成囊肿包膜

临床信息

临床表现

- 常见体征／症状
  - 通常无症状
  - 非特异性背疼痛
  - 脑脊液压力减低可引起头痛
  - 偶尔延伸至表层，可触及皮下异常
  - 脊膜炎／脓肿可延伸至皮肤，或与皮肤表面交通
- 临床资料
  - 成年患者，腰椎椎板切除手术部位触及皮下肿块

人口统计学

- 年龄
  - 成人或者儿童
- 性别
  - 男＝女
- 流行病学
  - 0.19%～2% 患者曾行腰椎椎板切除术

转归与预后

- 可能无症状
- 小的手术后缺损可自行愈合，但也需要治疗
- 颈神经根撕脱并假性脑脊膜膨出通常遗留永久性神经功能缺陷

治疗

- 如果可能应闭合硬膜缺损
  - 手术修复大的缺损
  - 蛛网膜下腔导管引流有时有效
  - 血补片对小的缺损可能有效

诊断思路

思考点

- 疼痛与术后假性脑脊膜膨出之间的关系很难判断
- 与假性脑脊膜膨出相关的疼痛原因包括
  - 囊肿对神经根产生的张力
  - 神经根包裹
  - 神经根周围纤维化

影像解读要点

- 经典影像学表现：与临床情况相应的部位出现与硬膜囊相通的脑脊液信号／密度
- 由于表面线圈信号不均，MR 研究中可能需要增加窗宽来观察皮下组织

（王丰、郎宁 译）

参考文献

1. Ghodasara N et al: Postoperative spinal CT: what the radiologist needs to know. Radiographics. 39(6):1840-61, 2019
2. Sellin JN et al: Cerebrospinal fluid leak and symptomatic pseudomeningocele after intradural spine surgery. World Neurosurg. 120:e497-502, 2018
3. Shu W et al: Nerve root entrapment with pseudomeningocele after percutaneous endoscopic lumbar discectomy: a case report. J Spinal Cord Med. 1-4, 2018
4. Radcliff KE et al: Distinguishing pseudomeningocele, epidural hematoma, and postoperative infection on postoperative MRI. J Spinal Disord Tech. 29(9):E471-4, 2016
5. Drummond JC et al: Direct pressure on a pseudomeningocele resulting in intraoperative cerebral ischemia. Can J Anaesth. 61(7):656-9, 2014
6. Mihlon F et al: Computed tomography-guided epidural patching of postoperative cerebrospinal fluid leaks. J Neurosurg Spine. 1-6, 2014
7. Horn EM et al: Spinal cord compression from traumatic anterior cervical pseudomeningoceles. Report of three cases. J Neurosurg Spine. 5(3):254-8, 2006
8. Scaduto AA et al: Perioperative complications of threaded cylindrical lumbar interbody fusion devices: anterior versus posterior approach. J Spinal Disord Tech. 16(6):502-7, 2003
9. Phillips CD et al: Depiction of a postoperative pseudomeningocele with digital subtraction myelography. AJNR Am J Neuroradiol. 23(2):337-8, 2002
10. Bosacco SJ et al: Evaluation and treatment of dural tears in lumbar spine surgery: a review. Clin Orthop Relat Res. (389):238-47, 2001
11. Elbiaadi-Aziz N et al: Cerebrospinal fluid leak treated by aspiration and epidural blood patch under computed tomography guidance. Reg Anesth Pain Med. 26(4):363-7, 2001
12. Jinkins JR et al: The postsurgical lumbosacral spine. Magnetic resonance imaging evaluation following intervertebral disk surgery, surgical decompression, intervertebral bony fusion, and spinal instrumentation. Radiol Clin North Am. 39(1):1-29, 2001
13. Ross JS: Magnetic resonance imaging of the postoperative spine. Semin Musculoskelet Radiol. 4(3):281-91, 2000
14. Stambough JL et al: Subarachnoid drainage of an established or chronic pseudomeningocele. J Spinal Disord. 13(1):39-41, 2000
15. Saunders RL et al: Four-level cervical corpectomy. Spine. 23(22):2455-61, 1998
16. McCormack BM et al: Pseudomeningocele/CSF fistula in a patient with lumbar spinal implants treated with epidural blood patch and a brief course of closed subarachnoid drainage. A case report. Spine. 21(19):2273-6, 1996
17. Hosono N et al: Postoperative cervical pseudomeningocele with herniation of the spinal cord. Spine. 20(19):2147-50, 1995

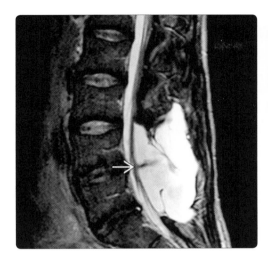

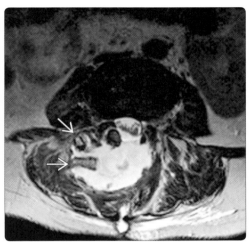

（左图）矢状位 T2WI MR 示 L4-L5 水平高信号积液。积液内局灶性低信号是由脊膜撕裂处的脑脊液流动引起去相位造成的（➡）

（右图）轴位 T2WI MR 示椎板切除术后，背部软组织内高信号积液。积液内可见散在骨移植物（➡）

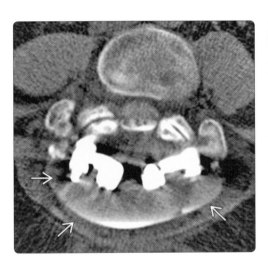

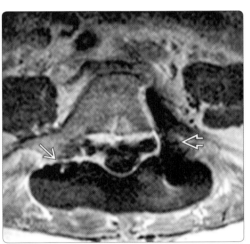

（左图）轴位 CT 脊髓造影示造影剂聚积在椎板切除 / 融合术区后部软组织内（➡），其内见融合固定器影

（右图）轴位 T1WI 示卵圆形脑脊液信号聚集在椎板切除术区的背部软组织内（➡）。左侧椎弓根螺钉形成伪影（➡）。不能通过 MR 上液体信号强度来判断是否存在感染

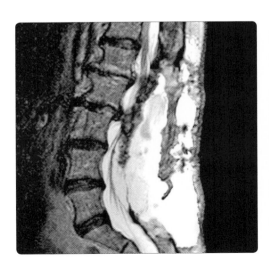

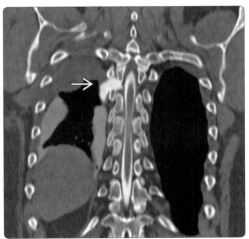

（左图）矢状位 T2WI 示多水平腰椎椎板切除术患者背侧广泛的高信号假性脑脊膜膨出。多个囊腔延伸至皮下组织

（右图）冠状位 CT 脊髓造影示造影剂从硬膜囊通过 T4-T5 右侧神经孔进入右侧胸腔（➡）。患者需要在 T4 水平行右侧椎板切除术来修补缺损

（左图）矢状位 STIR MR 显示 C2-C3 椎间盘破裂伴创伤性突出（➡），C2-C3 椎间盘以下液体增多，脊髓向后移位（➡）。这是一例外伤性硬脊膜撕裂伴腹侧硬脊膜外脑脊液漏

（右图）轴位 T2 TSE MR 显示伴 C2 骨折的外伤患者脊髓腹侧有液体信号且脊髓向后移位。此表现反映了外伤性硬膜撕裂合并硬膜外脑脊液漏伴出血（➡）

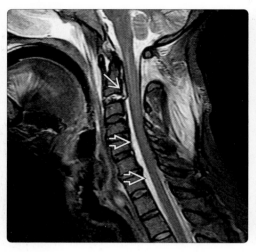
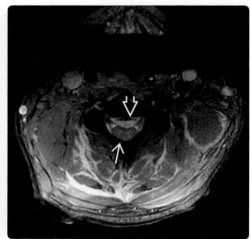

（左图）本例患者椎弓根减影截骨术后矢状位 T2WI MR 显示多节段椎弓根螺钉金属伪影（➡）。手术部位后方大量液体积聚（假性脑脊膜膨出），包绕后方内固定（➡）

（右图）本例患者多节段融合伴椎弓根螺钉固定，轴位 T2WI MR 显示术后软组织大量积液（➡）与内固定（➡）相连

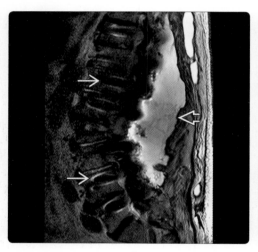
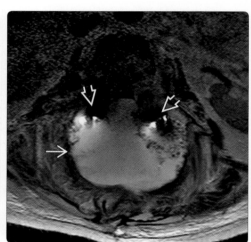

（左图）轴位增强 CT 显示多节段前路颈椎间盘切除和融合术（anterior cervical discectomy and fusion，ACDF）（➡）患者右颈部颈动脉间隙与气管间大量积液（➡），从皮下延伸至椎体前方

（右图）严重创伤后 1 年矢状位 T1WI MR 显示多发腰椎神经根撕裂的后遗症，表现为多发脑脊液信号的假性脊膜膨出（➡）

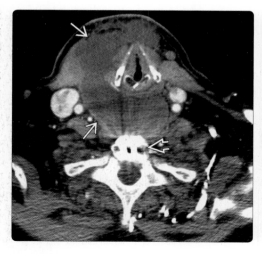
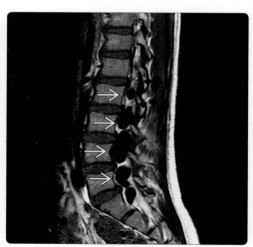

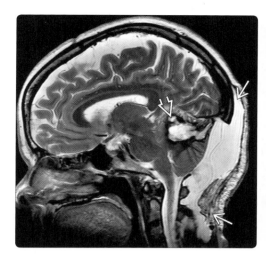

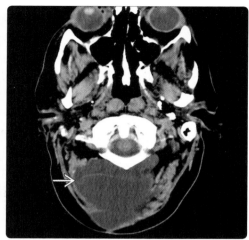

（左图）因海绵状血管瘤（➡）行枕下颅骨切除术后的矢状位 T2WI MR 显示枕部和上颈椎较大的假性脑脊膜膨出（➡）

（右图）轴位 CT 显示颅后窝颅骨切除术后颈部上背侧软组织内典型的假性脑脊膜膨出（➡）

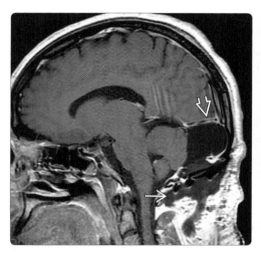

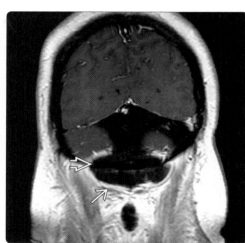

（左图）矢状位 T1 C+ MR 显示该患者因颅后窝蛛网膜囊肿（➡）开窗术行枕骨切开后颈部上背侧软组织内不规则假性脑脊膜膨出（➡）

（右图）冠状位 T1 C+ MR 显示双侧术区脑脊液信号（➡），该患者为枕骨切开术后假性脑脊膜膨出（➡）

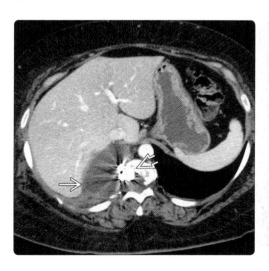

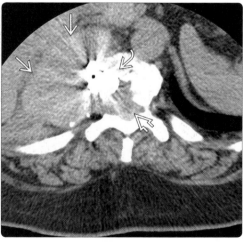

（左图）胸段椎体和椎间盘切除术后腹部轴位 CT 显示右侧胸部一较大的脑脊液密度假性脑脊膜膨出（➡），与手术部位相邻。注意融合器的金属伪影（➡）

（右图）CT 脊髓造影显示肿块密度增加（➡），符合与蛛网膜下腔相通的脑脊液积聚（➡）。金属伪影来自胸椎体切除术和融合器置入（➡）

术语

- 畸形：术后脊柱顺列、成角或形状异常
  - 可能与有临床意义的表现有关，如脊柱不稳

主要鉴别诊断

- 感染
- 肿瘤
- 退变性脊柱不稳
- 真性脊椎滑脱

病理学

- 畸形的危险因素
  - 年龄（儿童风险增加），治疗节段的数量
  - 椎板切除的位置
  - 髓内病变
  - 椎间小关节受累
- 既往已有退变的颈椎畸形的危险因素

- 脊柱曲度变直的患者中，脊柱后凸畸形的发病率达30%
- 胸腰椎交界处
  - 特别容易出现畸形
- 脊柱畸形再次手术并发症发生率高达 33%
  - 植入失败
  - 相邻节段退变（10%）
  - 假关节

临床信息

- 对出现进行性神经功能下降、顽固性疼痛或对外形有需求的患者行手术治疗

诊断思路

- 最佳成人畸形矫正阈值包括矢状面垂直轴（sagittal vertical axis, SVA）＜50 mm，骨盆倾斜角（pelvic tilt, PT）＜25°，骨盆入射角-腰椎前凸（pelvic incidence-lumbar lordosis, PI-LL）＜10°

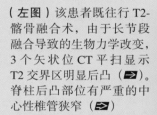

（左图）患者曾行椎板切除术及后路融合术。矢状位CT平扫示 C5-C6 前部融合（→）和邻近 C6-C7 节段退变（⇨），在此部位出现严重的后凸畸形。既往曾行椎板切除术和后路融合术

（右图）矢状位CT平扫示经过两个阶段的手术，椎体顺列已接近正常。第一阶段是后路截骨术。第二阶段是前路椎骨切除术以及钢板、螺钉植入支撑。第三阶段是后路固定器融合（未显示）

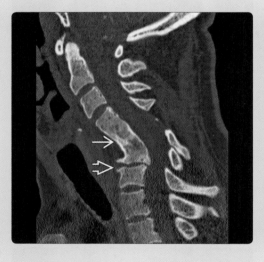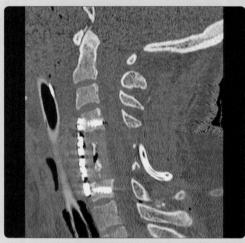

（左图）该患者既往行 T2-髂骨融合术，由于长节段融合导致的生物力学改变，3 个矢状位CT平扫显示 T2 交界区明显后凸（→）。脊柱后凸部位有严重的中心性椎管狭窄（⇨）

（右图）矢状位CT显示该患者在后路椎板切除术和椎体切除术后后凸成角增加。注意融合器成角，后下缘移位突入椎管（⇨）

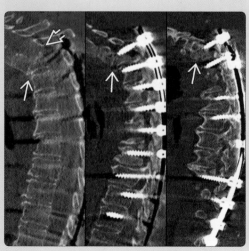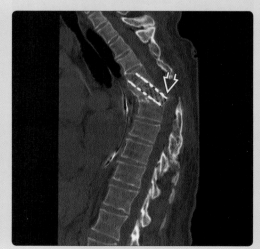

术语

近义词

- 医源性畸形，医源性脊柱不稳，术后脊柱不稳

定义

- 畸形：术后脊柱顺列、成角或形状异常
  - 可能与有临床意义的表现有关，如脊柱不稳
- 不稳：术后脊柱运动节段的刚度消失，施加外力时产生的移位比正常情况下大，导致疼痛／畸形

影像学

一般表现

- 最佳诊断依据
  - 术后新出现的畸形并随着运动和时间加重
- 位置
  - 任何脊柱运动节段
  - 畸形最常见于儿童颈椎，因脊髓内病变而行手术
- 大小
  - 移位程度可以小至几毫米大至椎体宽度
- 形态学
  - 相对于邻近椎体发生移位和成角

X 线表现

- X 线片
  - 平片有多种参数用来评价退变性脊柱不稳
    - 屈伸活动时动态滑动 > 3 mm
    - 静态滑动 ≥ 4.5 mm
    - 10°~15° 以上的成角提示需要手术治疗

透视表现

- 屈伸或平移活动幅度增加

CT 表现

- CT 平扫
  - 非特异性术后改变伴顺列不齐

MR 表现

- T1WI
  - 前滑脱、后滑脱、侧移
- T2WI
  - 成人椎间盘退变表现为椎间盘信号消失、椎间隙高度减低
- T1WI C+
  - 成人中，椎间盘退变导致非特异性强化

推荐成像方法

- 最佳成像工具
  - 屈伸位平片

鉴别诊断

感染

- 终板破坏，椎间盘 T2 高信号

肿瘤

- 强化的软组织肿块破坏椎体／脊椎后部结构

退变性椎体不稳

- 明显的椎间盘退变，终板结构完整，没有软组织肿块

真性脊椎滑脱

- 椎间关节松弛
- 儿童出现进行性 L5-Sl 畸形（成人不稳罕见）

病理学

一般表现

- 病因学
  - 手术后脊柱生物力学改变
  - 儿童椎板切除术后颈椎后凸畸形发生率 > 40%
  - 成人脊柱排列不齐发生率 20%~40%（可能没有临床意义）
    - 取决于年龄、治疗椎体的节段和手术
  - 畸形的危险因素
    - 年龄（儿童风险增高）
    - 治疗节段数量
    - 椎板切除的位置
      - 减压的位置越高，风险越大
    - 髓内病变
    - 既往放疗史
    - 椎间关节受累
  - 平背综合征
    - 脊柱侧弯术后出现症状性躯体前倾固定
      - 腰椎前凸（lumbar lordosis，LL）消失，垂直轴线和重心前移
      - 通过未融合胸腰段的过伸来补偿刚性失衡
      - 颈椎过伸，髋关节屈曲
      - 发生率高达 49%，25% 需要再手术
  - 既往已有退变的颈椎畸形的危险因素
    - 脊柱曲度变直的患者中，脊柱后凸畸形的发病率达 30%
    - 椎板成形术似乎不会提高颈椎畸形的发生率
  - 胸腰交界处
    - 特别容易出现畸形
    - 从有肋骨支持的胸椎过渡至无肋骨支持的腰椎
- 切除 ≥ 50% 的双侧椎间关节会改变脊柱节段的刚度
- 平片显示新的或加重的节段活动

分期、分级及分类

- 脊柱畸形再手术并发症发生率高达 33%
- 早期并发症包括
  - 神经功能退化（2%）
  - 创口感染（1%~8%）
  - 脑脊液漏
  - 血栓栓塞

- 晚期并发症包括
  - 邻近节段退变（10%）
  - 植入失败
  - 固定器融合部位头侧椎体出现交界区后凸畸形
  - 假关节形成

临床信息

临床表现

- 常见体征 / 症状
  - 颈、背痛伴随后出现的新的神经系统症状
    - 可为神经根性痛或椎间小关节病导致的疼痛
  - 在青少年脊柱侧弯患者中，畸形的治疗无需症状学的指导
  - 在成人脊柱侧凸患者中，疼痛和残疾比畸形本身更能决定治疗方式
  - 成人
    - 在计划手术时，矢状面脊柱顺列的评估至关重要
    - 局部测量
      □ 胸椎后凸（thoracic kyphosis, TK）、LL、颈椎前凸
      □ TK 是 T4 上终板与 T12 下终板之间的夹角
      □ LL 是 L1 上终板与 S1 上终板之间的夹角
    - 总体测量
      □ 矢状面垂直轴（sagittal vertical axis, SVA）
      □ SVA 是从 C7 垂线到 S1 后上角的线性偏移量
    - 骨盆测量，如骨盆入射角（PI）、骨盆倾斜角（PT）、骶骨倾斜角（SS）
      □ PT 是连接骶上终板中点与股骨头中心的线与垂线的夹角
    - SVA 和 PT 与健康相关生活质量得分相关性最大
- 临床资料
  - 早期手术效果较好，后期可出现进展性轴向脊柱疼痛和新的神经系统症状

人口统计学

- 年龄
  - 儿童和成人
- 性别
  - 无性别差异
- 流行病学
  - 术后不稳是诱发因素
    - 儿童 > 成人
    - 术前无颈椎前凸
    - 手术破坏椎小关节
    - C2 椎板切除术 ± 增加风险
    - 较多节段的椎板切除术 ± 增加风险

转归与预后

- 通常为进行性发展

治疗

- 轻微畸形保守治疗
- 处理包括髋部伸展，背部伸展练习；矫形架；NSAIDs
- 进行性神经功能下降、顽固性疼痛、对外观有要求者行手术治疗
  - 通过牵引以及椎间盘切除术或椎体切除术进行前路矫正
  - 随后通过后部固定器来强化结构并减少植入物并发症
  - 后路截骨术可矫正后凸畸形
- 对存在术后后凸畸形风险的患者行预防性融合术
  - 畸形的预防比治疗更容易
  - 颈椎小关节融合和侧块固定

诊断思路

思考点

- 正常曲度范围很宽
  - 正常颈椎有 14°~35° 的前凸
    - 任何颈椎后凸都是不正常的
  - TK
    - 37°~42°（T3-T4 至 T12）
  - LL
    - 50°~75°（L1 至 S1）
- 脊柱建构不应该终止在曲线顶点处
  - 融合终点距离顶点较短易导致连接处后凸畸形
  - 不应终止于胸腰连接处（T12、T11）
- 最佳成人畸形矫正阈值包括 SVA < 50 mm，PT < 25°，PI-LL < 10°

（王丰、郎宁 译）

参考文献

1. Dru AB et al: Cervical spine deformity correction techniques. Neurospine. 16(3):470-82, 2019
2. Hua W et al: Incidence and risk factors of neurological complications during posterior vertebral column resection to correct severe post-tubercular kyphosis with late-onset neurological deficits: case series and review of the literature. J Orthop Surg Res. 13(1):269, 2018
3. Mazel C et al: Malunion of post-traumatic thoracolumbar fractures. Orthop Traumatol Surg Res. 104(1S):S55-62, 2018
4. Blondel B et al: Posterior global malalignment after osteotomy for sagittal plane deformity: it happens and here is why. Spine (Phila Pa 1976). 38(7):E394-401, 2013
5. Hassanzadeh H et al: Three-column osteotomies in the treatment of spinal deformity in adult patients 60 years old and older: outcome and complications. Spine (Phila Pa 1976). 38(9):726-31, 2013
6. Chau AM et al: Bone graft substitutes in anterior cervical discectomy and fusion. Eur Spine J. 18(4):449-64, 2009
7. Crostelli M et al: Cervical fixation in the pediatric patient: our experience. Eur Spine J. 18 Suppl 1:20-8, 2009
8. Gottfried ON et al: Spinopelvic parameters in postfusion flatback deformity patients. Spine J. 9(8):639-47, 2009
9. Park DK et al: Problems related to cervical fusion: malalignment and nonunion. Instr Course Lect. 58:737-45, 2009
10. Schwab F et al: Sagittal plane considerations and the pelvis in the adult patient. Spine (Phila Pa 1976). 34(17):1828-33, 2009
11. Heary RF et al: The history of spinal deformity. Neurosurgery. 63(3 Suppl):5-15, 2008

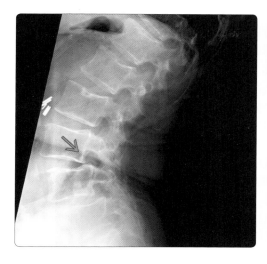
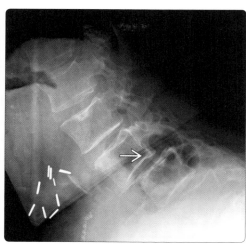

（左图）较宽椎板切除术导致L3-L4失稳，过伸位侧位片示Ⅰ度前滑脱（➡），屈曲位片示滑脱更严重

（右图）较宽椎板切除术导致腰椎失稳，屈曲位侧位片显示更加严重的L3-L4椎体Ⅱ度前滑脱（➡）

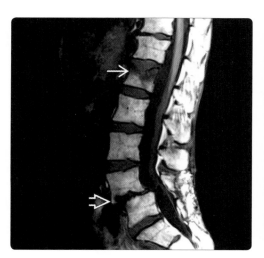
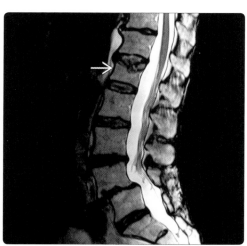

（左图）矢状位T1WI示L4、L5椎板切除术后脊柱后部结构改变。L4-L5椎间隙明显退变，L4相对于L5向前半脱位（➡）。L1终板压缩骨折（➡）

（右图）矢状位T2WI示L4-L5椎板切除术后腰椎前移，伴有严重的椎间盘退变和终板脂肪变。另显示L1椎体压缩畸形（➡）

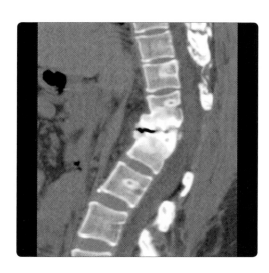
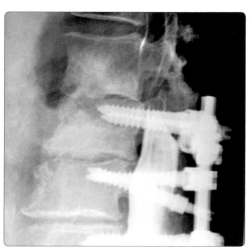

（左图）因髓内室管膜瘤行多节段椎板切除术，矢状位CT重建示术后后凸畸形加重，胸腰交界区假关节形成

（右图）矢状位脊髓造影示腰椎融合术上缘的椎体前滑脱，伴椎间盘加速退变和严重的中心性椎管狭窄

术语

- CT：射线硬化伪影和晕状伪影
- MR：磁敏感伪影
- 金属假体或植入物相关的图像质量下降

影像学

- CT：金属内固定物伪影与图像重建算法、管电流、X线千伏峰值、螺距以及内固定构成、形状和位置相关
  - 射线硬化伪影是高密度组织间的低密度条带，如骨
  - 晕状伪影是由部分容积效应或被扫描物内高密度结构（如金属）延伸的光子匮乏区域形成的
  - X线衰减系数较低的材料产生较少的图像失真
  - 减少金属相关伪影
    - 厚层、低核值（类似于标准重建算法）、扩展CT尺度

- MR：磁敏感伪影是由几何失真和失相位造成的信号丢失形成的
  - 减少金属伪影常用的MR方法
    - 快速自旋回波优于传统自旋回波，后者优于梯度回波
    - 增大视野
    - 减小体素
    - 增加发射和接收带宽
    - 频率编码方向与内固定长轴一致
    - 降低磁场强度
    - 频率选择性脂肪饱和会导致含金属植入物者图像质量差
      □ STIR序列较少依赖于主磁场的均匀性，可作为抑脂序列的替代选择

（左图）冠状位CT重建示射线硬化伪影（➡）。晕状伪影是由部分容积效应或扫描物内高密度物质（如金属）延伸的光子匮乏区域形成的。伪影较轻的时候，表现为阴影；伪影较重时，表现为高密度条纹和光子匮乏区域

（右图）轴位CT平扫示右侧螺钉外缘星芒状伪影（➡）

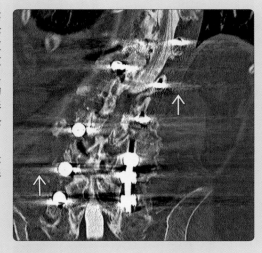
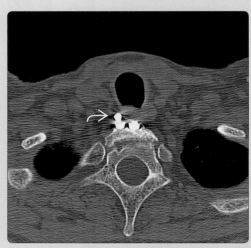

（左图）相邻组织和植入物（➡）的磁敏感差异导致局部磁场不均匀。质子自旋映射到图像的错误位置，造成金属物沿频率编码方向或扫描线方向的形状失真和信号丢失

（右图）椎弓根螺钉周围的磁敏感伪影（➡）。不成比例的质子自旋数目的错误映射导致金属物周围的高信号（➡）

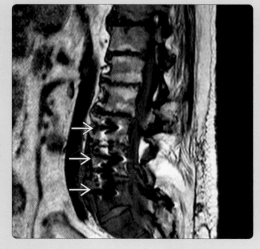
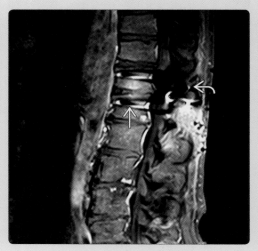

术语

近义词

- CT：射线硬化伪影和晕状伪影
- MR：磁敏感伪影

定义

- 金属假体或植入物相关的图像质量下降
- 磁敏感
  - 施加的外部磁场造成材料的部分磁化
  - 改变扫描设备的磁场强度可能会诱发非铁磁性金属产生局部电流
  - 在均匀磁场中，磁化率差异较大的组织间会产生
    - 磁化率差异造成磁场变形→ MR 图像变形
    - 磁敏感伪影由两部分构成
      □ 几何失真＋失相位造成的信号丢失

影像学

一般表现

- CT：图像重建算法相关的金属内固定伪影（滤波器）
  - 管电流（mA）
  - X 线球管电压峰值和螺距
  - 内固定构成、形状和位置
  - X 线球管发射的 X 线束的多色性以及消除 X 线束中低能光子共同产生射线硬化伪影
    - 表现为高密度组织间的低密度条带，如骨
  - 部分容积效应或扫描物内高密度结构（如金属）延伸的光子匮乏区域→晕状伪影
    - 轻度→阴影；重度→高密度条带和光子匮乏区域
    - 来源于谷壳植入物、外科手术钉和夹子、钙质沉积处的衰减
  - 在特定层面的金属引起 X 线显著衰减和数据丢失
  - 图像重建过程中，数据丢失或空心投影会引起典型的"星芒"征或条带伪影
  - X 线衰减系数较低的材料产生较少的图像失真
    - 塑料（最佳）＜钛＜＜钽＜不锈钢＜钴铬（最差）
    - 金属植入物的构成、质量、方向和位置是影响图像伪影大小的重要因素
- 选择金属时必须要权衡
  - 和钴铬或不锈钢相比，钛丝在 CT 图像上产生的伪影更少，但更易发生内固定失败
  - 和钽相比，钛螺钉和支架产生的伪影更少，但可能没有令人满意的生物学特性
- 使用高峰值管电压（千伏峰值）、高管电流（毫安秒）、窄准直和薄层扫描有助于减少金属相关伪影
  - 应始终保持谨慎，尤其对儿童、年轻人和进行多次检查的患者
  - 通过使用窄的 X 线准直器和小螺距，可以减少多通道 CT 扫描设备锥束伪影
- 减少金属相关伪影

- 厚层、低核值（类似于标准重建算法）、扩展 CT 尺度
- 基于投射的金属伪影消除（metal artifact reduction，MAR）算法
  - 抑制由于光子匮乏造成的伪影
- 双能 CT 可合成不同光子能级的虚拟单色图像
  - 高 keV 设置可有效抑制光束硬化，但在碘对比增强中会减低
- MR：考虑其潜在的安全性和生物学特性
  - 不锈钢是比较安全的，但是会产生严重的伪影（尤其镍含量较低时）
  - 钛和钽植入物伪影相等；比不锈钢的伪影要少得多
- MR 减少金属伪影的常用方法
  - 快速自旋回波 ＞ 传统自旋回波 ＞ 梯度回波
  - 增大 FOV
  - ↑发射带宽
    - ↑特异性吸收率
  - ↑接收带宽
    - ↓信噪比（SNR）
  - 减小体素
  - 频率编码方向沿内固定的长轴（使伪影投射在内固定上）
  - 降低磁场强度
  - 短反转时间反转恢复（STIR）序列较少依赖于主磁场的均匀性，可作为抑脂序列的替代选择
- 位置
  - 椎间盘水平融合器，前路钢板和螺钉，医源性金属
  - 椎弓根螺钉
  - 背侧附件区稳定杆，棘突间金属线
- 大小
  - 多变
- 形态
  - 中心低信号，边界不清，信号的空间错误分布致外周曲线状高信号

X 线表现

- X 线片
  - 可显示内固定移位和顺列

CT 表现

- CT 平扫
  - 金属衰减造成的数据丢失会引起典型的"星芒"征或条带伪影

MR 表现

- T1WI
  - 局部中心信号丢失及空间错配引起的周边高信号"晕"
- T2WI
  - 局部中心信号丢失及空间错配引起的周边高信号"晕"
  - FSE 序列可减少伪影
- T2*GRE

○ 梯度回波技术引起晕状磁敏感伪影，并且随回波时间增加而加重

非血管介入

- 脊髓造影
  - 如果有大范围的脊柱内固定影响 MR 检查，脊髓造影术则是必要的
  - 伴内固定物重叠者透视下摆位能得到最好的投射效果

推荐成像方法

- 最佳成像方法
  - 快速自旋回波 > 传统自旋回波 > 梯度回波
- 成像建议
  - CT：和传统非连续扫描相比，薄层螺旋扫描成像提高了图像质量
  - MR：最佳扫描序列不应包括梯度回波序列
    - 更适合选用 FSE 序列
    - 最佳 FSE 应保持较短的回波间隔时间（并不严格要求短回波链）
    - 单激发半傅里叶 FSE 序列（HASTE）是有用的
    - 不建议采用含有梯度回波和自旋回波序列成分的融合成像序列
    - 有金属植入物者用频率选择性抑脂技术产生的图像质量较差
    - 频率编码方向沿着椎弓根螺钉的长轴方向可减少伪影（除了植入物两端的区域）

鉴别诊断

骨 / 骨赘

- 在所有序列上表现为界限清楚的低信号；富含脂肪的骨髓可在 T1WI 上呈高信号

气体

- 没有质子，没有信号
- 医源性的硬膜外或蛛网膜下积气
- 椎间盘退变引起的真空现象

出血

- T2WI 上脱氧血红蛋白呈低信号

椎间盘突出

- 脱水或者钙化均呈低信号
- 来自邻近真空现象的气体

病理学

一般表现

- 病因学
  - 颈椎前路椎间盘切除术中，金属钻头和吸引头接触导致的金属碎屑沉积足以产生伪影
  - 颈椎后路椎间盘切除 / 融合术，微量的镍、铜、锌会产生金属磁敏感伪影

临床信息

临床表现

- 常见体征 / 症状
  - 通常无症状，可附带发现手术史

人口统计学

- 年龄
  - 任何年龄
- 性别
  - 无差异
- 流行病学
  - 5% 的颈椎间盘切除术后病例会出现较多的金属伪影而影响硬膜囊的显示

诊断思路

思考点

- 前路颈椎间盘切除 / 融合术后，融合处常可看到少量的金属伪影
  - 钻头和吸引头接触会导致软组织内金属碎屑而产生伪影
- MR 图像上椎弓根螺钉的伪影大小和频率编码方向上 FOV 与像素数之比减少相关

影像解读要点

- 选用 FSE 序列，频率编码方向沿螺钉长轴可以减少椎弓根螺钉的伪影
- 选择 3~4 mm 层厚；薄层可以减少伪影的产生

（王丰、郎宁 译）

参考文献

1. Chiang IC et al: Benefits and pitfalls of iterative decomposition of water and fat with echo asymmetry and least-squares estimation (IDEAL) imaging in clinical application of the cervical spine MR. Clin Radiol. 74(1):78.e13-21, 2019
2. Katsura M et al: Current and novel techniques for metal artifact reduction at CT: practical guide for radiologists. Radiographics. 38(2):450-61, 2018
3. Wellenberg RHH et al: Metal artifact reduction techniques in musculoskeletal CT-imaging. Eur J Radiol. 107:60-9, 2018
4. Hakky M et al: Application of basic physics principles to clinical neuroradiology: differentiating artifacts from true pathology on MRI. AJR Am J Roentgenol. 201(2):369-77, 2013
5. Stradiotti P et al: Metal-related artifacts in instrumented spine. Techniques for reducing artifacts in CT and MRI: state of the art. Eur Spine J. 18 Suppl 1:102-8, 2009
6. Lee MJ et al: Overcoming artifacts from metallic orthopedic implants at high-field-strength MR imaging and multi-detector CT. Radiographics. 27(3):791-803, 2007
7. Buckwalter KA et al: Multichannel CT imaging of orthopedic hardware and implants. Semin Musculoskelet Radiol. 10(1):86-97, 2006
8. Chang SD et al: MRI of spinal hardware: comparison of conventional T1-weighted sequence with a new metal artifact reduction sequence. Skeletal Radiol. 30(4):213-8, 2001
9. Viano AM et al: Improved MR imaging for patients with metallic implants. Magn Reson Imaging. 18(3):287-95, 2000
10. Henk CB et al: The postoperative spine. Top Magn Reson Imaging. 10(4):247-64, 1999

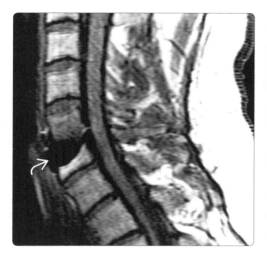

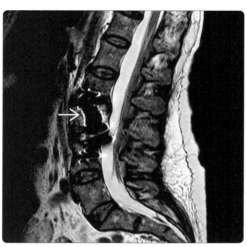

（左图）图示颈椎间盘人工假体造成的轻度伪影（➔）。错配效应在频率编码方向上尤为突出

（右图）此病例显示了椎体融合器产生的磁敏感伪影（➔）。影响金属伪影产生的因素包括其构成（非铁磁性材料产生伪影较少）、大小（越大产生伪影越重）以及金属内固定与外磁场方向之间的关系

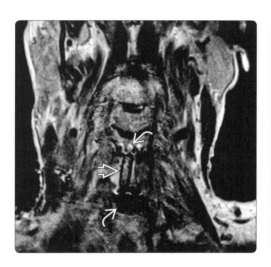

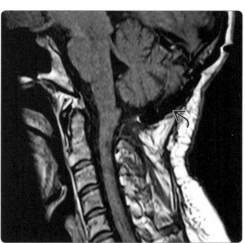

（左图）C5 椎体次全切除并腓骨块植骨术后无磁敏感伪影产生（➔）。相邻节段的螺钉产生了几何变形（➔）。随着螺钉长轴和主磁场方向夹角的增大，局部伪影也成比例地增大

（右图）图示枕骨切除术伴枕颈融合钢板。小视野、高分辨率矩阵、薄层和高梯度强度有助于减少金属伪影

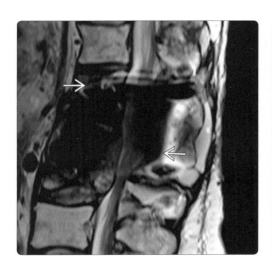

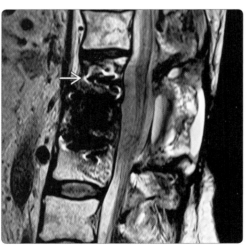

（左图）在 SE/FSE 序列上，磁敏感伪影（信号丢失和变形）会投射到频率编码方向上（➔）

（右图）为了减少伪影，频率编码方向应沿着内固定的长轴（这样伪影会投射到内固定上）（➔）。当有椎弓根螺钉时，频率编码方向应前后方向。增加接收带宽、延长回波链长度、减少层厚和回波时间也能减少磁敏感伪影的产生

术前

- 适用于枕颈不稳定，C1-C2 不稳定但无法行 C1-C2 关节融合术或手术失败者
- 创伤：寰枕脱位，寰枢半脱位
- 类风湿关节炎：颅骨下沉伴脑干或脊髓受压
- 肿瘤
- 感染：枕颈交界处不稳定和骨质破坏
- 先天性（颅底凹陷症）

手术

- 后路钢丝 / 棒、钉 / 棒、钩 / 棒、钉 / 板、线 / 板、后路钢丝伴嵌体植骨术

术后

- 枕颈融合率 >90%

预后

- 神经系统并发症

- 脊髓、第XII脑神经、C1 和 C2 神经根损伤
  - 枕颈固定术（occipitocervical fixation, OCF）脊髓损伤发生率极低
- 椎动脉（vertebral artery, VA）损伤主要是螺钉置入所致（4%）
  - 如果术中发生优势 VA 损伤，应设法控制出血并修复损伤
  - 正常的 VA 血管造影不能排除后期假性动脉瘤的形成
  - 双侧 VA 损伤可能是致命的，因此，VA 损伤者对侧无须放置螺钉
  - 18%~23% 伴骨和 VA 变异
    - ↑ VA 损伤风险
    - 如果 C2 水平 VA 高跨，C2 椎弓峡部变窄，螺钉安全放置受限

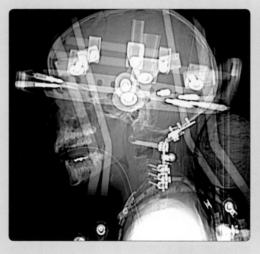
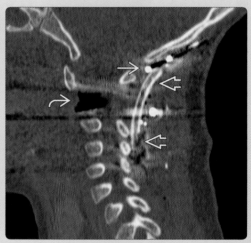

（左图）一例 C2 动脉瘤样骨囊肿切除术。侧位 CT 定位像显示颅环装置和枕骨 -C5 固定术。3 颗螺钉固定枕板伴双侧 C1 侧块螺钉和 C3-C5 侧块螺钉

（右图）同一患者术后矢状位 CT 平扫显示异体肋骨（➡）被用作骨融合支架。枕部金属内固定部分可见（➡），骨切除术区可见气体影（➡）

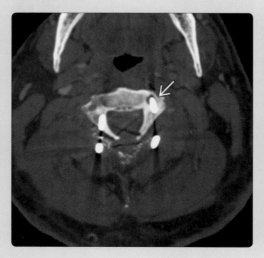
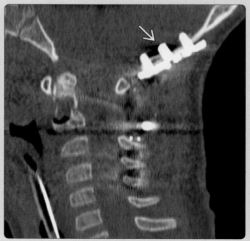

（左图）同一例患者轴位 CT 平扫显示左椎弓螺钉向腹侧延伸入横突孔（➡），确认右侧椎动脉通畅后，对左侧椎动脉（vertebral artery, VA）进行弹簧圈栓塞

（右图）C2 骨巨细胞瘤切除术后的矢状位 CT 平扫显示含内固定的枕骨，可见 3 颗螺钉穿透内板（➡）

术语

缩略语

- 枕颈固定术（occipitocervical fixation，OCF）

同义词

- 枕寰枢固定术

术前

适应证

- 枕颈不稳定，C1-C2 不稳定但无法行 C1-C2 关节融合术或手术失败者
  ○ 创伤：寰枕脱位，寰枢半脱位
  ○ 类风湿关节炎：颅骨下沉伴脑干或脊髓受压
  ○ 肿瘤
  ○ 感染：枕颈交界处不稳定和骨质破坏
  ○ 先天性（颅底凹陷症）
- 症状
  ○ 脊髓和脑干受压伴呼吸窘迫、疼痛、脑神经功能障碍、瘫痪和麻痹、猝死

禁忌证

- 禁用全身麻醉的并存病
- 枕骨不足（已行枕下颅骨切除术）

手术

手术步骤

- 多种方法和内固定类型
  ○ 后路钢丝 / 棒、钉 / 棒、钩 / 棒、钉 / 板、线 / 板、后路钢丝伴嵌体植骨术
  ○ 现代基于螺钉的装置
    - 通常已经取代了连接层下或层间金属丝 / 线的波形环或棒
  ○ 采用枕板和螺钉、纵棒、C1 螺钉（椎弓根或侧块）和 C2 螺钉（椎弓根、峡部、C1-C2 经关节）进行刚性固定
  ○ 先放置 C2 或经关节螺钉，再放置 C1 侧块螺钉
  ○ 最后放置枕骨螺钉，位置取决于所使用的植入物类型、枕骨质量和更多尾螺钉的放置
  ○ 植骨类型不一，但以髂骨移植为金标准
    - 自体肋骨移植应用颅骨及其他金属线技术进行固定术后

预期预后

- 枕颈融合率 ＞90%
- 与后路钢线 / 棒、螺钉 / 钢板和内嵌技术相比，后路螺钉 / 棒技术术后不良事件更少、神经系统改善更好

预后

并发症

- 直接 / 围手术期并发症
  ○ 神经系统
    - 脊髓、第XII脑神经、C1 和 C2 神经根损伤
      □ 枕颈固定术脊髓损伤发生率极低
      □ 舌下神经位于 C1 皮质前方；C1 侧块螺钉太长或 C1- C2 经关节螺钉可能会损伤到它
      □ C1 和 C2 神经根可能在螺钉起始点或螺钉放置位置受损
    - 小脑或静脉窦损伤由枕骨螺钉深穿透所致
  ○ 体位
    - 头的位置应该是中立的
    - 屈曲位会导致咽狭窄
  ○ 血管
    - 椎动脉（vertebral artery，VA）或颈内动脉（internal carotid artery，ICA）损伤
    - OCF 中 VA 损伤率（0%~4%）
    - VA 损伤主要是螺钉置入所致
      □ 如果术中发生优势 VA 损伤，应设法控制出血并修复损伤
      □ 正常的 VA 血管造影不能排除后期假性动脉瘤的形成
      □ 双侧 VA 损伤可能是致命的，因此，VA 损伤者对侧无须放置螺钉
    - 18%~23% 伴骨和 VA 变异
      □ ↑ VA 损伤风险
      □ 如果 C2 水平 VA 高跨，则 C2 椎弓峡部变窄，螺钉安全放置受限
    - 后寰椎沟桥（15%）
      □ 可能误以为 C1 椎板宽大，放置螺钉可能损伤 VA
    - 永存第 1 节间动脉
      □ VA 走行于 C1 弓下方，放置侧块螺钉有风险
    - ICA 走行于 C1 侧块前方
      □ C1 侧块螺钉破坏 C1 前骨皮质，有导致 ICA 损伤的风险
- 迟发性并发症
  ○ 内固定失败导致骨质不融合（7%）

（王丰、郎宁 译）

参考文献

1. Ashafai NS et al: Occipitocervical fusion: an updated review. Acta Neurochir Suppl. 125:247-52, 2019
2. Lopez AJ et al: Anatomy and biomechanics of the craniovertebral junction. Neurosurg Focus. 38(4):E2, 2015
3. Conroy E et al: C1 lateral mass screw-induced occipital neuralgia: a report of two cases. Eur Spine J. 19(3):474-6, 2010
4. Lall R et al: A review of complications associated with craniocervical fusion surgery. Neurosurgery. 67(5):1396-402; discussion 1402-3, 2010
5. Lu DC et al: Nuances of occipitocervical fixation. Neurosurgery. 66(3 Suppl):141-6, 2010
6. Winegar CD et al: A systematic review of occipital cervical fusion: techniques and outcomes. J Neurosurg Spine. 13(1):5-16, 2010
7. Ahmed R et al: Fusions at the craniovertebral junction. Childs Nerv Syst. 24(10):1209-24, 2008

术语

- 融合术中用于固定而非取代脊柱骨性结构的内固定装置

影像学

- 术后成像
  - 评价骨融合的进展情况
  - 确认内固定器位置正确和完整性
  - 发现可疑的并发症（如感染或血肿）
  - 检测新的疾病或病变进展
- X 线片
  - 无创，检查内固定器是否有断裂或周围透亮影
- CT
  - 显示骨质细节结构的检查方法，能够准确评价骨融合的程度

- MR
  - 有助于检测和监测感染，或术后图像采集

临床信息

- 并发症
  - 假关节形成、内固定器周围骨折
  - 神经、血管损伤，硬膜撕裂
  - 感染
  - 金属内固定器错位

诊断思路

- 将当前 X 线片与既往多次检查相比较

（左图）侧位 X 线片示 C5-T1 多节段前路颈椎椎间盘切除术和融合术（ACDF）（➘）。侧块内固定术是椎板切除术后附件区不稳定和功能不全的金标准（➙）

（右图）动态接骨板（➘）允许螺钉与接骨板间存在一定活动。通过让植入物下沉，可以进一步提高融合率。侧块接骨板固定（➙）比颈椎后路固定更有效对抗旋转和伸展力

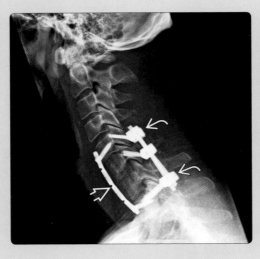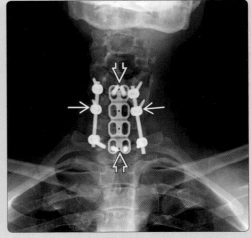

（左图）L3-L4、L4-L5 和 L5-S1 峡部缺损（➙）。重复过伸可以导致峡部裂，在某些运动中发生率↑。可见椎弓根螺钉（➙）对多节段峡部裂进行修复。注意椎间隙（➙）

（右图）胸"分离手术"（包括因转移瘤行椎体切除术）后的前后位平片（左）和侧位平片（右）显示植入物（➙）和上、下透亮的碳-纤维椎弓根螺钉（➙）。后棒完全透亮、不可见

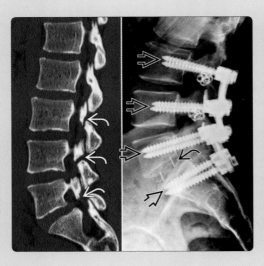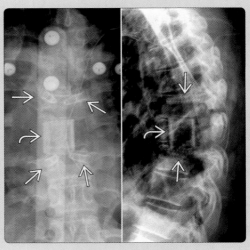

术语

近义词

- 脊柱内固定器，脊柱融合手术

定义

- 融合术中用于固定而非取代脊柱骨性结构的内固定装置
  - 完整的骨质融合很重要

影像学

一般表现

- 位置
  - 颈椎
    - 颈椎前路椎间盘切除术和融合术（ACDF）是退行性疾病的标准治疗
    - 后方侧块接骨板，椎板成形术
  - 胸椎
    - 椎弓根螺钉通过单个或两个螺杆连接
  - 腰椎
    - 椎弓根螺钉由接骨板或螺杆跨越一个或多个椎体节段连接 ± 交叉杆来增加强度

X 线表现

- 无创，最常用于评价融合情况
  - 金属内固定器断裂或周围透亮影
  - 在提示假关节形成方面，动态 X 线片上棘突间距离 ≥ 2 mm 比基于 Cobb 角测量的 2° 角运动更可靠

CT 表现

- CT 比 X 线片更准确
  - 显示骨质细节结构的检查方法，能够准确评价骨质融合的程度

MR 表现

- 显示椎管内容物和感染最佳
- 存在磁敏感伪影问题，尤其是不锈钢装置
  - 由钛合金构成的植入物铁磁性弱→磁敏感伪影不是很严重

病理学

分期、分级及分类

- 颈椎
  - ACDF
    - 间隙内骨移植物的固有稳定性
  - 后路手术
    - 预防或存在术后不稳定
    - 椎板成形术用于后纵韧带骨化患者的减压
- 腰椎
  - 对于多个水平的融合，螺杆要优于接骨板→螺杆可以单个切割和塑造，易于维持椎体矢状顺列
    - 椎弓根螺钉的尖端应嵌入椎体内，不应破坏椎体前部的骨皮质
  - 骶椎螺钉可固定于前部骨皮质，以增加稳定性

- 跨椎板小关节突螺钉：脊柱后部结构完整时备选的后路固定装置
- PLIF：双侧部分椎板切除术、椎间盘切除术、椎体间垫片、移植物填充椎间隙
  - 后部内固定器在骨融合之前提供坚固的支撑
- ALIF：取出椎间盘，用融合器替代椎间盘，辅以螺钉和螺杆或接骨板固定
  - 在 L5-S1 椎体，由于髂嵴限制了侧方入路，采用前路融合辅以后路内固定器

临床信息

临床表现

- 并发症
  - 假关节形成
  - 即使融合成功也可发生植入物腐蚀继发金属离子释放
  - 颈椎前方手术入路的风险
    - 植入物移位，喉上神经或喉返神经损伤，食管穿孔，持续性吞咽困难，发音障碍，吞咽困难，硬膜撕裂
  - 感染
  - 内固定器错位
  - 内固定器周围骨折
    - 椎弓根、小关节损伤

转归与预后

- 据报道，颈椎前路椎间盘切除和融合术的成功率为 97%
  - 平均随访（5 ± 3.3）年
  - 78% 的患者疼痛完全缓解，18% 部分缓解，4% 轻微或无缓解
- 颈椎 ACDF 患者长期 X 线片随访→未融合节段过度活动和退行性变：椎间隙变窄，终板硬化，骨赘形成
- 神经系统预后：椎板成形术 = 椎板切除术

（王丰、郎宁 译）

参考文献

1. Wu X et al: Pedicle screw loosening: the value of radiological imagings and the identification of risk factors assessed by extraction torque during screw removal surgery. J Orthop Surg Res. 14(1):6, 2019
2. Prasad GL: Management of broken pedicle screws. World Neurosurg. 118:380, 2018
3. Ringel F et al: Radiolucent carbon fiber-reinforced pedicle screws for treatment of spinal tumors: advantages for radiation planning and follow-up imaging. World Neurosurg. 105:294-301, 2017
4. Yuan C et al: Unilateral versus bilateral pedicle screw fixation in lumbar interbody fusion: a meta-analysis of complication and fusion rate. Clin Neurol Neurosurg. 117:28-32, 2014
5. Yoshihara H et al: Screw-related complications in the subaxial cervical spine with the use of lateral mass versus cervical pedicle screws: a systematic review. J Neurosurg Spine. 19(5):614-23, 2013
6. Kaiser MG et al: Radiographic assessment of cervical subaxial fusion. J Neurosurg Spine. 11(2):221-7, 2009
7. Schleicher P et al: Biomechanical comparison of two different concepts for stand alone anterior lumbar interbody fusion. Eur Spine J. 17(12):1757-65, 2008
8. Cain CM et al: A new stand-alone anterior lumbar interbody fusion device: biomechanical comparison with established fixation techniques. Spine (Phila Pa 1976). 30(23):2631-6, 2005

（**左图**）侧位片示后部带有可透光螺杆（➡）的动态稳定装置。通过改变承重和控制异常运动、稳定性有助于限制融合水平邻近节段的压力，从而有助于预防退变进展

（**右图**）动态稳定装置可根据其设计进行分组：(a) 椎弓根螺钉和人工韧带（➡），(b) 棘突间减压装置，(c) 后部结构置换系统

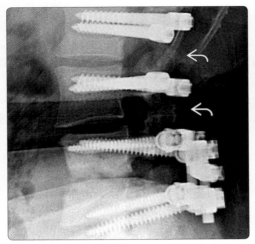
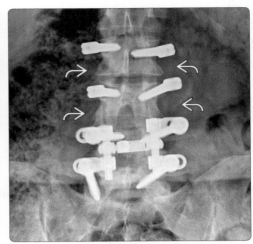

（**左图**）颈椎椎板成形术（➡）可为后纵韧带骨化或颈椎病导致的多节段前方压迫的患者进行椎管减压。长期随访发现椎板成形术会使 35% 的患者椎体序列更加不齐，10% 的患者会发展成脊柱后凸。颈椎 ROM 在椎板成形术后会显著降低

（**右图**）椎板成形术并椎板内植入物（➡）可能是椎间盘突出所致脊髓型颈椎病的替代治疗方法

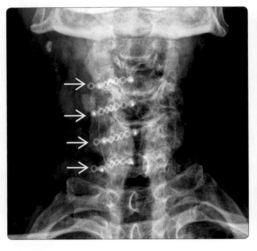
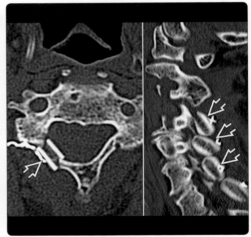

（**左图**）侧位片示 SYNFIX 融合器（➡）由螺钉固定至邻近椎体，可避免进一步行后部内固定

（**右图**）颈椎前路接骨板（➡）术后每个节段下沉 1～1.5 mm，可能会与椎间隙重叠（➡）。坚固的椎弓根螺钉伴固定接骨板（➡），↑融合率，但是可能会↑因后方肌肉组织破坏导致的术后并发症发病率，融合率↑与临床成功率↑并不相关

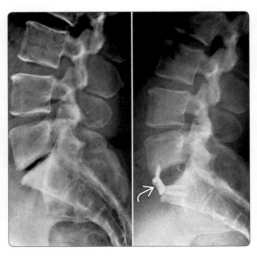
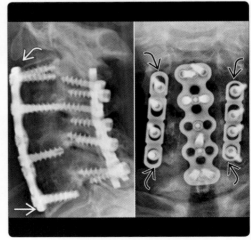

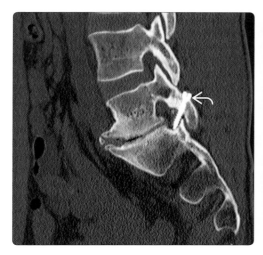

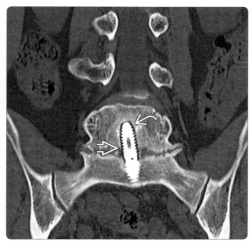

（左图）矢状位 CT 重建示后部非节段性融合伴双侧椎小关节螺钉（➦）。据报道，螺钉固定椎小关节能够稳定腰椎并促进脊柱融合

（右图）冠状位 CT 重建示 L5-S1 前路腰椎椎体间融合，椎体间螺钉（➡）深入骨髓。螺钉边缘的透亮影和硬化带（➥）被认为是该节段松动和运动所致

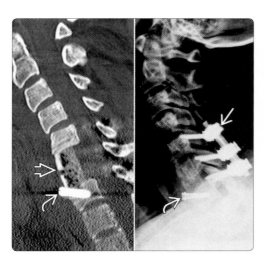

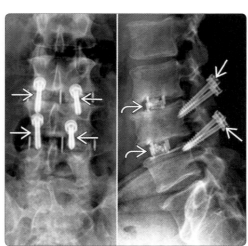

（左图）矢状位 CT 示 C6 椎体切除术并异体骨移植术（➡），通过螺钉进行固定（➦）。侧位片示后路融合术（➥）

（右图）经椎板关节突（TLF）螺钉固定器（➥）是一种较薄的结构，保留后部骨性结构的同时能够实现稳定作用。与完整的脊柱相比，这可能会限制小关节和椎体间运动。还可见椎体间成对的垫片装置（➦）

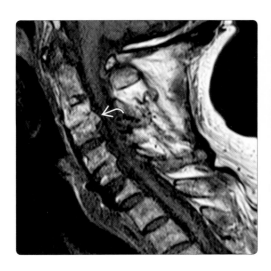

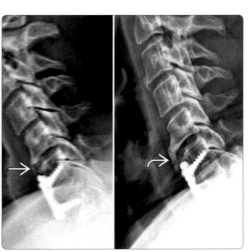

（左图）矢状位 T1WI 示 C3-C4 水平行 ACDF，后方骨赘形成（➥）

（右图）2007 年（➡）和 2009 年（➥）的颈椎侧位片示异位骨形成，原因是前路融合接骨板放置不当、太接近椎间隙上缘造成的。接骨板应该放置距离邻近椎间隙至少半个椎体的位置，以防止邻近节段骨化

术语

● 融合器用于椎体切除术后重建脊柱前柱
  ○ 活体内融合器膨胀可以实现最佳贴合和畸形矫正

影像学

● 沿着椎体（VB）头尾方向的圆柱状金属假体
● X 线片和 CT
  ○ 难以评价融合
  ○ 评价膨胀式融合器（expandable cages, ECs）的稳定性
  ○ 诊断 EC 相关的并发症
● MR
  ○ 可能受金属伪影干扰
  ○ 在评价硬膜囊和神经结构方面最好

临床信息

● 椎体切除术或椎间盘切除术的适应证：肿瘤、创伤、退变性疾病、感染、畸形
  ○ 融合器可迅速稳定椎体节段，矫正矢状位畸形，恢复椎体前部的支撑
● 不是独立装置
  ○ 前路装置 ± 后路装置
● 并发症
  ○ EC 移位、下沉、结构断裂
  ○ 与静态融合器相比，EC 的下沉率和下沉风险更高
    – 带尖头的融合器可能会限制下沉

（左图）侧位片示 L2 椎体爆裂骨折（➸）。L1-L3 节段置入 Synex 膨胀式融合器（expandable cage，EC）（⊟），并在 L1 和 L3 双侧椎弓根置入螺钉（➜）。手术目的为神经结构减压，恢复椎体高度，纠正成角畸形，稳定脊柱

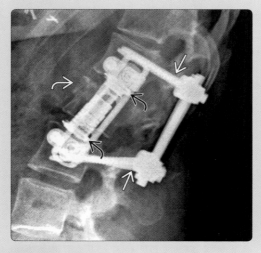

（右图）前后位片示 EC 及其侧面结构（⇒），它提供了有效的椎间牵拉，↑前柱高度，↓椎弓根螺钉上的额外应力

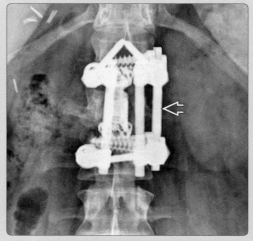

（左图）侧位片示 C4 和 C5 节段的非膨胀式融合器（⊟）。C3-C5 节段还可见 ACDF（⇒）。这种钛网融合器应该调整到终板和缺失的高度。同时可见 C5 椎体塌陷伴前路融合接骨板、融合器的下沉（➸）

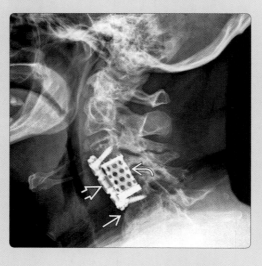

（右图）冠状位平片（⊟）和冠状位 CT 示椎体塌陷的 L2 水平成对的 Pyramesh 融合器。融合器（➸）周围可见甲基丙烯酸甲酯（➜）

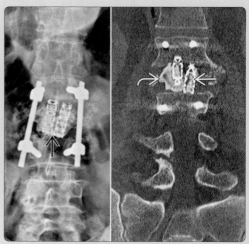

术语

近义词

● 膨胀式融合器（expandable cage, EC）、椎体（vertebral body, VB）置换融合器、VB 假体、可分离 VB 置换器

定义

● 融合器用于椎体切除术后重建脊柱前柱

影像学

一般表现

● 最佳诊断线索
  ○ 沿着 VB 头尾方向的圆柱状的金属假体
● 部位
  ○ 颈椎、胸椎、腰椎
● 大小
  ○ 因脊柱节段而异

X 线表现

● 难以评价融合
● 可以评估膨胀式融合器的稳定性和相关并发症
● 在术后和术前确定脊柱后凸角度矫正的程度很重要
● 聚醚醚酮（polyetheretherketone，PEEK）和碳纤维融合器可透射线
  ○ 可以通过上下的钛针识别融合器的位置

CT 表现

● 由于射线束硬化伪影，难以评估融合效果
● 评价 EC 的稳定性和相关并发症

MR 表现

● 在评价硬膜囊和神经结构方面最好
  ○ 可能受金属伪影干扰
  ○ PEEK 融合器几乎没有伪影
● 有助于评价术后积液

鉴别诊断

椎间融合器

● 椎间隙融合以提高手术节段的稳定性
● 融合材料包括自体移植物、异体移植物、骨移植替代物以及成骨因子

接骨板和螺钉

● 术后成像评估骨融合的进程，确认内固定的位置正确及完整性，检测可疑的并发症

病理学

一般表现

● 脊柱手术的主要目的是神经减压后进行椎间置换和骨融合
  ○ 增加椎间孔的高度和横断面面积

分期、分级及分类

● 大部分椎体间融合器由钛构成
● PEEK：可透射线的硬塑料 ± 碳纤维增强材料

○ 维持椎间隙的强度和刚度
○ 诱导细胞黏附和成纤维细胞增殖，增加骨母细胞的蛋白含量

临床信息

临床表现

● 常见体征 / 症状
  ○ 椎体切除术或椎间盘切除术适应证：肿瘤、创伤、退变性疾病、感染、畸形

转归与预后

● 迅速稳定椎体节段，矫正矢状位畸形，恢复椎体前部的支撑
● 并发症
  ○ 融合器移位、结构断裂
  ○ 融合器下沉入椎体，导致内固定失败
    - 与静态融合器相比，EC 的下沉率和下沉风险更高
      □ 融合器的过度膨胀可能是导致下沉的原因
    - 带尖头的融合器可能会限制下沉
  ○ 放置融合器时过度扩张可能会因牵拉关节囊内痛觉纤维引起神经根性疼痛
  ○ 前路：血管损伤（文献报道 5.8%）、内脏损伤
  ○ 腹膜后入路：输尿管、腰骶神经丛或交感神经损伤
  ○ 在冠状面上可发生邻近水平椎体骨折

治疗

● 通过同种异体移植物、碳纤维、网状融合器、自体骨移植物、ECs 来重建 VB
  ○ 自体移植物：金标准，但有一定并发症发病率
  ○ 异体移植物：融合时间长，可能会发生免疫排斥反应
  ○ 碳纤维：可透射线，炎症反应，脆度→断裂
  ○ 网状融合器：必须要切割成相匹配的大小
    - 锐利的边缘锚定到邻近椎体→扭转稳定性
  ○ ECs：放置好以后扩大至合适大小，减小后凸畸形，恢复椎体高度
● EC
  ○ 需要前路入路，可能需要腔外入路
  ○ 移植物材料可以用来填充 EC
  ○ 不是独立的装置→有前方接骨板或后方螺杆结构

（王丰、郎宁　译）

参考文献

1. Liu K et al: Risk factors for cage retropulsion after lumbar interbody fusion: systematic review and meta-analysis. World Neurosurg. 132:273-81, 2019
2. Dreimann M et al: Posterior vertebral column resection with 360-degree osteosynthesis in osteoporotic kyphotic deformity and spinal cord compression. Neurosurg Rev. 41(1):221-8, 2018
3. Lee JH et al: Comparison of the posterior vertebral column resection with the expandable cage versus the nonexpandable cage in thoracolumbar angular kyphosis. Clin Spine Surg. 30(4):E398-E406, 2017
4. Lau D et al: Radiological outcomes of static vs expandable titanium cages after corpectomy: a retrospective cohort analysis of subsidence. Neurosurgery. 72(4):529-39; discussion 528-9, 2013
5. Sasani M et al: Single-stage posterior corpectomy and expandable cage placement for treatment of thoracic or lumbar burst fractures. Spine (Phila Pa 1976). 34(1):E33-40, 2009

术语

- 经椎间隙融合来增加手术节段的稳定性

影像学

- X 线片与 CT
  - 评价融合水平、路径、融合器的类型以及数目、椎间融合器（interbody fusion device, IFD）的位置变化、植入物周围的透光性、椎体序列、椎体融合水平以外的椎间盘病变
- 在可透射线的椎间融合器中可见小的不透射线的标记物
- 评价 IFD 首选 CT
  - 冠状位和矢状位薄层重建图像显示融合成熟及骨生长

病理学

- IFD 由各种不同的物质组成
  - 融合材料包括自体移植物、人或动物的同种异体移植物、骨移植替代物以及成骨因子
  - IFD 的选择会影响 X 线片 /CT 表现
- 约 95% 的患者 X 线片可见实性融合，但是临床成功率只有 60%~80%

临床信息

- 临床主要目的为通过充分的椎管减压来缓解神经压迫
- 坚固的骨性融合
- 并发症
  - 下沉
  - 2.9~11.1% 的融合术患者会发生邻近节段退变（adjacent segment degeneration, ASD），估计 10 年内发生率为 25.6%
  - 融合失败、假关节形成，发生率可达 20%

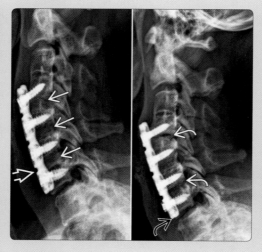

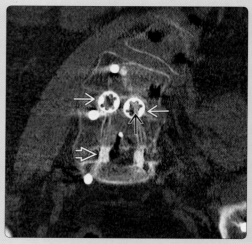

（左图）颈椎前路椎间盘切除并融合术（ACDF）后侧位片示 C4-C7 节段的自体移植物（➡）。前方接骨板（➡）用来稳定多节段颈椎病。12 个月随访中发现椎体 - 植入物界面的透亮区（➡），与假关节形成有关。还可见下沉（➡）

（右图）冠状位 CT 示成对的 Ray 钛融合器（➡），其内填充移植骨（➡），增大了骨生长的表面积。相邻椎间隙内可见同种异体椎间融合物（interbody fusion device，IFD）

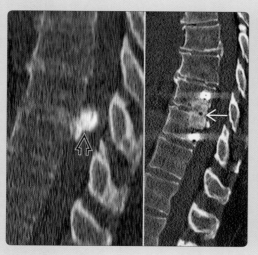

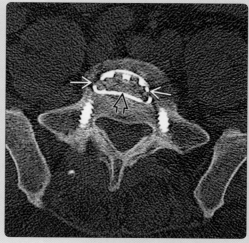

（左图）矢状位 CT 重建（左）示中胸段椎间盘突出并钙化（➡）。第二幅图（右）示椎体部分切除术伴突出间盘切除和骨钉椎间融合（➡）

（右图）轴位 CT 重建示新月形椎体间金属垫片（➡），中心填充移植骨材料（➡）以促进融合。术后维持 L4-L5 节段前凸角度 ≥20° 对于预防邻近节段退变（ASD）非常重要

术语

近义词

- 椎间融合器（interbody fusion device, IFD），植入物，融合器，垫片

定义

- 融合椎间隙
  - 恢复并保持椎间高度及矢状位正常序列
  - 增加手术节段的稳定性
- 颈椎
  - 前路颈椎椎间盘切除并椎体融合术（anterior cervical discectomy with fusion, ACDF）± 接骨板是治疗颈椎间盘退变性病变（degenerative disc disease, DDD）的标准方法
- 腰椎
  - 腰椎融合是治疗 DDD 相关的后背痛 ± 腿痛的金标准

影像学

一般表现

- 最佳诊断依据
  - 椎间隙内见到不透射线的物质
- 部位
  - 颈椎、腰椎，胸椎相对少见

X 线表现

- 可透射线的聚醚醚酮（PEEK），JAGUAR I/F 融合器以及可通过不透射线的标记物来识别 BOOMERANG Ⅱ 装置
- 骨桥难以评估
  - 可透射线的植入物和放射密度增高伴新生骨形成
- 关节融合标准
  - 跨越植入物 - 宿主界面的骨桥
    - 在评价颈椎关节融合上，动态 X 线片看到的骨小梁结构比静态平片更可靠
  - 对于假关节形成来说，动态片测量棘间距离 ≥ 2 mm 比基于 Cobb 角测量的 2° 角运动更为可靠

CT 表现

- 评估椎体融合水平、路径、融合器的类型以及数目、椎间融合器的位置变化、下沉、植入物周围的透光性、椎体顺列、融合水平以外的椎间盘病变
- 冠状位和矢状位薄层重建图像显示融合成熟及骨生长
- 可以识别融合器固定失败和不融合，但对识别真正的关节固定术不够敏感
- 金属装置（如 BAK 融合器）会产生很重的射线硬化及条纹伪影
- 复合融合器可透射线
- 骨性装置没有成像伪影

MR 表现

- 金属 IFDs 会产生显著的磁敏感伪影，使解剖细节显示不清
- 检测感染或术后积液
- 骨髓水肿或炎症在判定纤维愈合还是早期的关节融合中不具有特异性

推荐成像方法

- 最佳成像方法
  - CT 最适于评价 IFD
  - X 线片：侧位和前后位像对充分评估椎间隙很重要
    - 负重位、屈伸位、侧弯位
- 成像建议
  - 有学者建议在术后 3、6、12 个月时进行 CT 扫描
  - 与既往检查结果比较，评价其动态变化情况

核医学表现

- SPECT 成像显示在假关节水平局部放射性浓聚

鉴别诊断

融合器

- 在椎体切除术后可很快稳定椎体节段，矫正矢状面畸形，恢复对椎体前部的支撑

人工腰椎间盘

- 通过椎间盘假体置换来治疗 DDD，恢复病变节段的正常活动性，并通过降低邻近节段退变（ASD）的风险改善临床预后

人工颈椎间盘

- 前路减压术后进行假体全椎间盘置换来保持椎体间正常活动范围和类型

病理学

一般表现

- 融合材料包括自体移植物（如髂骨）、人或动物的同种异体移植物、骨移植替代物以及成骨因子
- 韧带整复术（通过纤维环和支持韧带来牵拉运动节段）提供生物力学稳定性
  - 间接去除对神经孔的压迫

分期、分级及分类

- IFD 由各种物质组成
  - 钛
  - PEEK
  - 人同种异体骨钉
  - 生物可吸收聚合物
    - 迅速稳定，相对可透射线，逐渐传递压力至融合部位，可分解的物质不会引起遗传突变和免疫反应
- 腰椎 IFDs 几何结构和壁厚各不相同
  - 金属：BAK 融合器，Ray 螺纹融合器，腰椎锥形融合器，interfix/rp 螺纹融合器，Harms 融合器
  - 复合材料：PEEK 融合器，JAGUAR I/F 融合器，BOOMERANG Ⅱ 装置
  - 生物学材料：皮质钉
  - 骨移植替代物：注入的骨移植物由重组人骨形态发生蛋白（rhBMP）构成

- 刺激间充质干细胞分化为成骨细胞并促进骨形成
- 颈椎 IFD 用于 1 个或 2 个节段 ACDF 术的关节融合
  - 自体骨取自髂骨，异体骨取自尸体的髂骨或腓骨
    - 要考虑到供体骨有无病变
  - 钛制融合器及矩形融合器 ± 自体移植物或替代物
  - PEEK 融合器，碳纤维融合器，聚甲基丙烯酸甲酯（PMMA），rhBMP
    - PMMA 不会促进融合
- IFD 的选择影响 X 线片 /CT 表现
  - 约 95% 的患者 X 线片可见实性融合，但临床成功率只有 60%~80%

临床信息

临床表现

- 常见体征 / 症状
  - 临床主要目标是通过充分减压缓解神经压迫症状
  - 坚固骨质融合
- 并发症
  - 融合失败、假关节形成，可达 20%
    - 持续疼痛或疼痛加重，神经功能缺失，脊柱畸形
    - 30% 的患者可不手术
  - 下沉
    - 融合器陷入邻近椎体
    - 机械结构稳定性丧失导致融合失败的发生率增加
  - 融合术患者 ASD 的发生率为 2.9%~11.1%，保守估计 10 年发生率为 25.6%
    - 创伤或非创伤性病例中，融合术 ASD 进展→不仅仅是 DDD 自然病史
      □ 由于脊柱正常生物力学的变化：↑椎间盘压力，↑小关节负重，↑邻近节段活动度
      □ 危险因素：既往存在小关节退变，年龄 > 50 岁
      □ 远端 ASD 的发生率 < 近端 ASD 发生率
      □ 头侧节段在屈伸、侧弯和轴向旋转时位移值更高
      □ X 线片上腰椎前凸消失提示 ASD 的原因 ± 症状
  - 异体移植物感染
  - 关节面的颗粒碎片诱导免疫炎症反应→骨质溶解和假体松动

转归与预后

- 关节融合的 5 个阶段
  - 炎症→肉芽组织形成
  - 血管生成→移植区营养物质和骨祖细胞
    - 自体移植→无免疫反应
    - 异体移植→急性的免疫反应以排斥异物或细胞
  - 骨诱导
    - 新骨形成过程→祖细胞到达

- 骨传导→移植物合并
- 重构→移植物转变为稳定的可承重骨
- 颈椎融合：85%~95% 的患者临床预后和影像学结果都很好
  - 为了降低失败率，可使用前路接骨板固定提供即时稳定性，放入椎体间融合器或垫片
  - 使用异体移植物的多节段手术移植物塌陷和假关节形成的发生率较高
  - 自体移植中，非固定的单节段预期融合率超过 80%，两个节段预期融合率超过 70%
  - 异体移植中，非固定的单节段预期融合率超过 80%，两个节段预期融合率超过 50%
- 腰椎融合：IFD 植入后坚固关节融合需 6~12 个月

治疗

- 环形窗，全椎间盘切除术以清楚显示出血终板
- 腰椎：腰椎后路椎体间融合术（PLIF），腰椎前路椎体间融合术（ALIF），经椎间孔腰椎椎体间融合术（TLIF）
  - ± 节段性后路固定器

诊断思路

思考点

- 动态影像（如屈伸位）有助于评价手术节段的活动性

影像解读要点

- 手术日期对于正确评价骨桥的表现很重要
- 查看手术记录，明确 IFD 类型

报告要点

- 评估其他退变，尤其是 ASD

（王丰、郎宁 译）

参考文献

1. Taba HA et al: Lateral lumbar interbody fusion. Neurosurg Clin N Am. 31(1):33-42, 2020
2. de Kunder SL et al: Lumbar interbody fusion: a historical overview and a future perspective. Spine (Phila Pa 1976). 43(16):1161-8, 2018
3. Kani KK et al: Anterior cervical discectomy and fusion: review and update for radiologists. Skeletal Radiol. 47(1):7-17, 2018
4. Chau AM et al: Current status of bone graft options for anterior interbody fusion of the cervical and lumbar spine. Neurosurg Rev. 37(1):23-37, 2014
5. Gruskay JA et al: Methods of evaluating lumbar and cervical fusion. Spine J. 14(3):531-9, 2014
6. Kim KH et al: Adjacent segment disease after interbody fusion and pedicle screw fixations for isolated L4-L5 spondylolisthesis: a minimum five-year follow-up. Spine (Phila Pa 1976). 35(6):625-34, 2010
7. Kaiser MG et al: Radiographic assessment of cervical subaxial fusion. J Neurosurg Spine. 11(2):221-7, 2009
8. Lee CS et al: Risk factors for adjacent segment disease after lumbar fusion. Eur Spine J. 18(11):1637-43, 2009
9. Ryken TC et al: Techniques for cervical interbody grafting. J Neurosurg Spine. 11(2):203-20, 2009

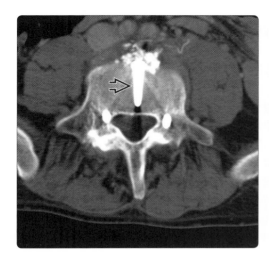

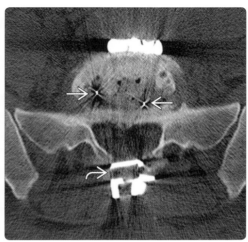

（左图）轴位 CT 平扫示 L5 椎体内小的钛制螺钉（➽），作为椎体内移植物的干涉螺钉

（右图）轴位 CT 骨窗示前路椎体间融合术伴接骨板、螺钉固定，以及后路融合术伴棘突间撑开器（➽）。点状高密度是椎体间移植物的标记物（➽）。随着邻近移植骨变坚固，透明融合器的轮廓也变得更清楚

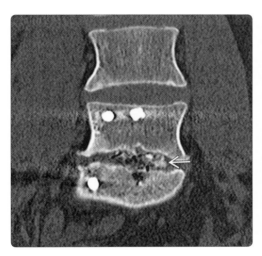

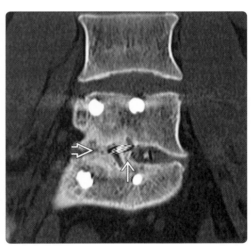

（左图）冠状位 CT 示近期置入的可透射线的 IFD 和移植物（➽）。3 个月时，内固定物周围透亮区提示固定缺失，下沉提示结构不稳定。6 个月时，评估 IFD 内外骨桥接情况。邻近 IFD 的囊状透亮区或桥接骨内线状缺损区提示延迟愈合

（右图）12 个月时，冠状位 CT 示植入物内部（➽）和外缘（➽）的骨桥接形成

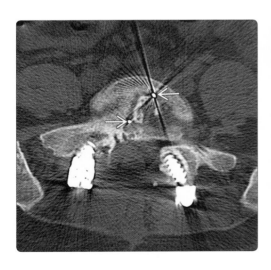

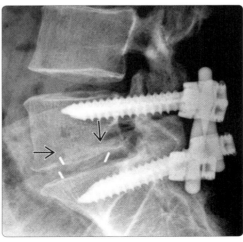

（左图）轴位 CT 透亮的 IFD 内的点状高密度标志物（➽）。12 个月时应有成熟骨小梁形成。如果 12 个月时没有关节融合，可以在 24 个月时再行 CT 扫描。IFD 边缘的透亮区提示不融合

（右图）小金属标志物（➽）代表不显影的 PEEK 椎体间垫片，标志物应放置在椎体后缘的前方至少 2 mm 处，可以保证其不突出到椎管内

术语
- 棘突间撑开器（interspinous spacing device, ISD）放置在略微屈曲的椎管狭窄节段，同时防止伸展
  - 动态稳定作用，能够改变脊柱运动节段活动并传递负重，且不需融合节段

影像学
- X 线片和 CT 有助于评估棘突间位置
  - 评估骨折

病理学
- 腰椎神经源性跛行症状在伸展时加重，屈曲时减轻
  - 椎管和椎间孔的大小屈曲时↑，伸展时↓
  - 椎小关节的承重伸展时↑，屈曲时↓

临床信息
- ISD 可能有助于治疗伴神经源性跛行的椎管狭窄
  - 使局部屈曲，从而使椎管和椎间孔的直径↑
- 并发症
  - ISD 错位、移位、脱位，棘突骨折
- 适应证
  - 腰椎椎管狭窄 ± 小关节增生肥大及侧隐窝狭窄，椎间孔狭窄
  - L1-L5 存在 1~2 个节段的椎管狭窄，并伴中度以上功能障碍
- 患者的解剖结构可能会影响预后
  - 椎板棘突平面到棘突尖的距离缩短
- 骨质疏松是禁忌证
- 和椎管狭窄的标准手术治疗（椎板切除术）相比，ISD 的确切作用存在争议

（左图）L4-5 和 L5-S1 水平的 X-Stop 植入物（➡️）是放置在棘突间的钛合金装置，以减轻脊柱伸展造成的椎管和神经孔狭窄，从而减轻神经源性间歇性跛行的症状

（右图）DDD 伴椎间隙变窄可以引起上关节突向前上方移位至椎间孔。黄韧带肥大和骨赘可能进一步压迫椎间孔区域。ISD（➡️）引起的脊柱前屈可使椎间孔面积增大 12% 左右

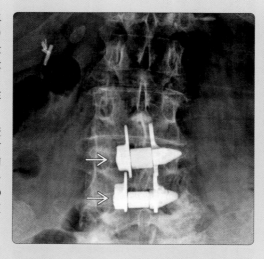
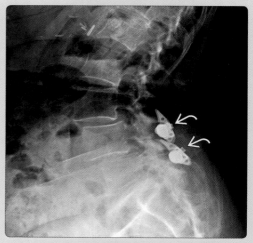

（左图）ISD（➡️）可以增加椎间孔的面积、宽度、高度以及伸展时椎管的直径。ISD 可在中短期内改善小关节疼痛复发，但不会超过去神经化的治疗效果

（右图）矢状位 T1WI 示 ISD 引起的磁敏感伪影（➡️）。在因腰椎管狭窄造成神经源性间歇性跛行的患者中，X-Stop 是最常用的 ISD。研究报道可以得到视觉上的改善和提高 Oswestry 功能障碍指数得分

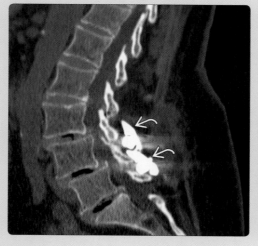
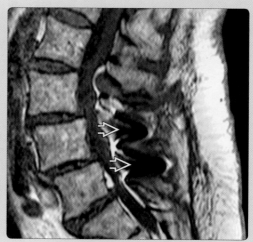

术语

近义词

- 棘突间后路减压（interspinous posterior decompression，IPD）、棘突间撑开装置（interspinous distraction device，IDD）、棘突间间隔装置（interspinous spacer device，ISD）、棘突间植入物

定义

- 棘突间植入物放置在略微屈曲的椎管狭窄节段，同时防止伸展
  - 动态稳定作用，能够改变脊柱运动节段活动并传递负重，且不需融合节段

影像学

一般表现

- 位置
  - 腰椎棘突间软组织
    - 硬膜外
- 形态
  - 因 ISD 类型而异

X 线表现

- 在棘突间"自由浮动"的金属假体

CT 表现

- 植入物不固定在骨性解剖结构上
  - 棘上韧带限制其向后移位，椎板限制其向前移位，棘突（spinous process，SP）限制其头尾侧移位，植入物两翼或两止点限制其侧向移位

MR 表现

- 磁敏感伪影会使内固定物的细节显示不清

推荐成像方法

- 最佳成像方法
  - X 线片有助于评价棘突间位置
    - 屈曲位和伸展位影像有助于检测内固定物的异常活动
  - CT 用于评估椎体和附件骨折

鉴别诊断

接骨板和螺钉

- 接骨板沿着椎体边缘、前面或侧面
- 螺钉可以在椎体或跨椎弓根

病理学

一般表现

- 腰椎神经源性间歇性跛行症状在伸展时加重，屈曲时减轻
  - 有多种理论解释，包括缺血理论、机械压迫理论和血流停滞缺氧理论
  - 神经根性疼痛，常为双侧，站立、行走或其他使腰椎（lumbar spine，LS）处于伸展体位时加重

- 屈曲时椎管（spinal canal，SC）和神经孔（neural foramen，NF）时直径↑，伸展时↓
  - 屈曲时，硬膜外的压力和神经根压迫↓
- 伸展时椎小关节负重↑，屈曲时负重↓
  - 椎间盘塌陷→↑运动节段的活动度→↑椎小关节承重→下背部疼痛
  - 椎间盘退变性疾病（degenerative disc disease，DDD）→椎间盘高度减低→椎小关节增生肥大、黄韧带变形，尤其是当腰椎伸展时，导致硬膜囊变窄
- ISD 置入受累水平的棘突之间，在运动节段略微屈曲时放置，同时防止伸展
  - ± 置入水平屈伸活动范围减小
    - 只限制一个方向的运动，允许置入节段的轴向旋转和侧弯
    - 在无负荷状态下将椎管狭窄节段放置在约 2° 的屈曲位，可能会减少该节段的屈曲和伸展
  - 研究表明，邻近水平在屈伸、轴向旋转和侧弯活动中没有受到显著影响

分期、分级及分类

- 有多种装置
  - X-Stop：卵圆形钛质垫片带有两个侧翼防止侧向移位
  - Minns 装置：哑铃状，由硅胶制成
  - 棘突间 U（coflex）
  - Aperius PercLID 系统
  - Diam：由聚乙烯覆盖的硅胶棘突间垫片，在上下棘突周围用两根线固定
  - Wallis 植入物：聚醚醚酮（polyetheretherketone，PEEK）垫片放置在棘突间，并用两根 Dacron 韧带缠绕在棘突上固定
    - 一项研究显示 13 年临床预后良好，80% 的患者未行关节融合
    - 目前适应证
      - 较大的椎间盘突出行椎间盘切除术后，造成椎间盘物质明显丢失
      - 复发性椎间盘突出再次行椎间盘切除术
      - 移行性椎间盘突出伴 L5 骶化行椎间盘切除术
      - 邻近融合节段的椎间盘退变
      - 孤立的 Modic Ⅰ 型病变导致的慢性腰痛

临床信息

临床表现

- 常见体征 / 症状
  - 和椎管狭窄的标准手术治疗（椎板切除术）相比，ISD 的确切作用存在争议
    - 标准手术中可能会有广泛的软组织剥离用于椎板切除术，手术时间更长，失血更多
    - 有限的证据显示，与标准减压手术相比，ISD 有相似的预后
  - ISD 有助于治疗伴神经源性跛行的椎管狭窄

- 置入水平局部屈曲导致即使试图伸展时 SC 的直径也会↑
- 在一些研究中，与保守治疗相比，ISD 可显著减轻患者疼痛，效果可达 2 年
  □ ISD 可降低置入水平椎间盘的压力，而不会改变邻近水平椎间盘的压力
  □ 尸体研究显示，脊柱伸展时治疗水平小关节面的承重↓，同时不会对邻近水平小关节承重产生影响
  □ 新型 ISD 可经皮置入
- 最近的系统性回顾显示 ISD 的并发症发生率较高，如 SP 骨折、植入物脱位、异位骨化等
  □ 再手术率也较高
○ 骨质疏松造成的骨折可能只会导致身高变矮和姿势弯曲
- 椎管狭窄、侧隐窝狭窄、椎间孔狭窄、背部伸展和站立时轴向承重增加都会使神经根受压
- 腰椎伸展时 NF 横断面积减少约 15%
- 并发症
○ 术后并发症发生率为 10.1%，再手术率为 6%～7.2%
- ISD 位置不正
- 移位：装置仍在棘突间，功能正常，患者无症状
- 错位：装置错位到棘突间区域外，但仍包含在分离的棘上韧带之间或与断裂的棘上韧带相连
  □ 无功能且症状复发时需要修复手术
- 棘突出现裂缝或骨折
- 椎小关节应力性骨折罕见

转归与预后
- X-Stop 装置治疗的患者的临床成功率为 64.3%（对照组为 12.9%）
- 9.2% 的再次手术是因为症状持续或复发，没有明确的与装置相关的并发症报道

治疗
- 适应证
○ 腰椎管狭窄 ± 小关节增生肥大和关节下隐窝狭窄，椎间孔狭窄 ± 稳定性 I 级腰椎滑脱或等效后滑脱
○ 仅限于 L1-L5 中存在 1～2 个水平椎管狭窄且至少为中度功能障碍的患者
○ 与椎体融合相比，动态稳定对于年轻患者更具吸引力，因为长期随访中他们相邻节段承受更大的压力
- 一般来说，骨质疏松是禁忌证
○ ↑椎体进一步压缩的可能性
- 部分研究中的排除标准
○ 不能长时间无痛地坐着
○ 任何体位持续性脊柱疼痛

○ 马尾综合征
○ 椎体病理性骨折
○ 活动性感染
○ 受累节段 Paget 病或脊柱转移瘤
○ 脊柱解剖问题，如强直性脊柱炎或病变节段融合
- 对退变性椎体滑脱造成椎管狭窄的患者短期随访显示，ISD 的失败率极高，需要再次手术干预
- 患者的脊柱解剖结构会影响手术结果
○ 棘突间退变，棘突间区域呈 V 形，棘突形态，椎小关节增生（↓椎板棘突平面与棘突尖之间的距离）
- 目前不赞成也不建议在 L5-S1 置入该装置
- ISD 不限制或排除当前正在开发的任何将来可能进行的手术方式，如关节成形术等

诊断思路

影像解读要点
- 发育性小 SC

报告要点
- 寻找骨折：SP、椎小关节、椎弓峡部
○ 椎体压缩骨折，特别是骨质疏松患者

（王丰、郎宁 译）

参考文献

1. Poetscher AW et al: Interspinous process devices for treatment of degenerative lumbar spine stenosis: a systematic review and meta-analysis. PLoS One. 13(7):e0199623, 2018
2. Gala RJ et al: Interspinous implants to treat spinal stenosis. Curr Rev Musculoskelet Med. 10(2):182-8, 2017
3. Wu AM et al: Interspinous spacer versus traditional decompressive surgery for lumbar spinal stenosis: a systematic review and meta-analysis. PLoS One. 9(5):e97142, 2014
4. Lo TP Jr et al: Interlaminar spacer: a review of its mechanism, application, and efficacy. World Neurosurg. 74(6):617-26, 2010
5. Nardi P et al: Aperius PercLID stand alone interspinous system for the treatment of degenerative lumbar stenosis: experience on 152 cases. J Spinal Disord Tech. 23(3):203-7, 2010
6. Barbagallo GM et al: Analysis of complications in patients treated with the X-Stop Interspinous Process Decompression System: proposal for a novel anatomic scoring system for patient selection and review of the literature. Neurosurgery. 65(1):111-9; discussion 119-20, 2009
7. Cabraja M et al: The short- and mid-term effect of dynamic interspinous distraction in the treatment of recurrent lumbar facet joint pain. Eur Spine J. 18(11):1686-94, 2009
8. Chung KJ et al: Stress fracture of bilateral posterior facet after insertion of interspinous implant. Spine (Phila Pa 1976). 34(10):E380-3, 2009
9. Sénégas J et al: Clinical evaluation of a lumbar interspinous dynamic stabilization device (the Wallis system) with a 13-year mean follow-up. Neurosurg Rev. 32(3):335-41; discussion 341-2, 2009
10. Sobottke R et al: Interspinous implants (X Stop, Wallis, Diam) for the treatment of LSS: is there a correlation between radiological parameters and clinical outcome? Eur Spine J. 18(10):1494-503, 2009
11. Verhoof OJ et al: High failure rate of the interspinous distraction device (X-Stop) for the treatment of lumbar spinal stenosis caused by degenerative spondylolisthesis. Eur Spine J. 17(2):188-92, 2008
12. Anderson PA et al: Treatment of neurogenic claudication by interspinous decompression: application of the X STOP device in patients with lumbar degenerative spondylolisthesis. J Neurosurg Spine. 4(6):463-71, 2006

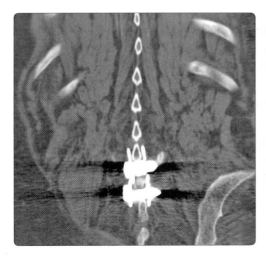

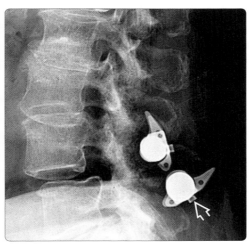

（左图）置入 ISD 时应考虑到的重要解剖因素包括椎板棘突平面与棘突尖之间的可达距离（尤其是伴有椎小关节骨质增生或椎体滑脱的老年人）、棘突形态、脊椎棘突吻合（可能是老年人和脊柱弹性减低患者的禁忌证）

（右图）L5-S1 水平 X-Stop 装置脱位（➡）。棘突间区域呈 V 形可能是 ISD 脱位的危险因素

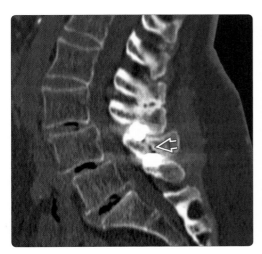

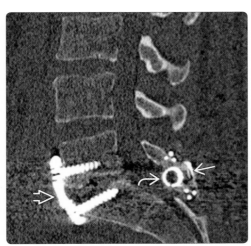

（左图）棘突骨折（➡）是 ISD 的潜在并发症。由于 ISD 导致置入节段屈曲，可能会↑骨质疏松患者椎体进一步压缩的可能性

（右图）ISD（➡）置入失败，症状复发，需要前路椎体间融合术加接骨板和螺钉（➡）。后路融合采用棘突间撑开器，该装置是中空的，其内可放置骨移植物（➡）

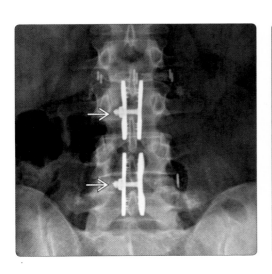

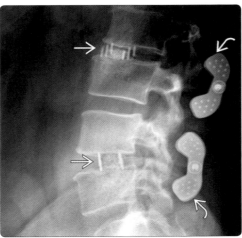

（左图）L2-L3 和 L4-L5 水平的 NuVasive Affix 棘突钢板是用于进一步稳定融合器的棘突间夹具（➡）。在正确报告脊柱内固定物时，与手术报告的相关性至关重要

（右图）侧位片示由 SP 夹具（➡）组成的两个节段的后路融合器，类似 ISD。L2-L3 和 L4-5 水平可见椎间融合植入物（➡）

人工颈椎间盘

要　点

术语

- 人工椎间盘置换，颈椎全椎间盘置换（total cervical disc replacement, TCDR），人工椎间盘关节成形术（artificial intervertebral disc arthroplasty, AIDA）
- 前路减压术后进行人工全椎间盘置换，目的是维持颈椎正常活动范围和类型
- 预防与关节融合术及之后的节段活动度丧失相关的并发症

影像学

- 屈伸位 X 线片
- CT 用于评价邻近椎体水平病变和异位骨化
- 术后 MR 可能有助于评价持续性疼痛患者是否存在手术减压不充分或脊髓病变

临床信息

- 理想的患者为单节段软性椎间盘突出引起神经体征或症状，受累节段有活动，无骨质疏松或感染
- 适应证：1~2 个椎体水平的神经根病变和脊髓病变
- 候选患者：保守治疗失败，有神经根症状 ± 脊髓压迫
- 并发症
  - 装置磨损、下沉或移位，椎体节段活动度过大，为了适应假体和随后的椎小关节分离造成的椎间隙过度分离，螺钉断裂
  - 椎小关节病，邻近节段退变
  - 非甾体抗炎药可能可以预防椎旁异位骨化

（左图）矢状位 T2WI 显示 C5-C6 局部椎间盘突出（➡）。文献建议颈椎全椎间盘置换（total cervical disc replacement，TCDR）用于局部中央型椎间盘突出致颈髓病变但无明显椎间盘退变或椎小关节病的年轻患者

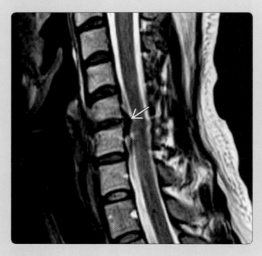

（右图）侧位片显示 ProDisc-C 型颈椎间盘（➡）。它的组成包括钴铬终板，中间的龙骨用于固定在椎体上，超高分子量聚乙烯的锁定核心构成了一个球窝关节

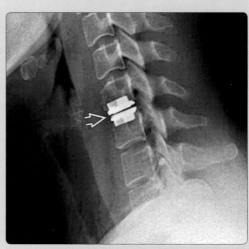

（左图）TCDR（➡）的放置采用同前路颈椎间盘切除并融合术一样的入路方法。可渗透的钛涂料和羟基磷灰石支架能够提供长期固定。TCDR 可以用于神经功能缺陷、神经根病变或脊髓病变的患者

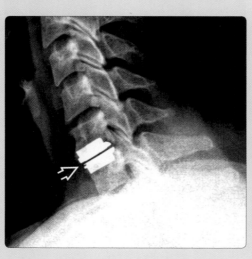

（右图）侧位片示 2 级异位骨化（➡），是 TCDR 的一种并发症。沿装置外侧面的骨化可能会促使融合，导致活动减少，而前面的骨化则会导致持续的活动

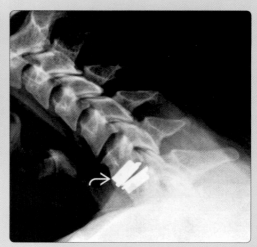

术语

近义词

- 人工椎间盘置换，颈椎全椎间盘置换（TCDR），人工椎间盘关节成形术（AIDA），人工颈椎间盘置换术（cervical artificial disc replacement, CADR）

定义

- 前路减压术后进行人工全椎间盘置换，目的是维持颈椎正常活动范围和类型
  - 预防与关节融合术及之后的节段活动度丧失相关的并发症
  - 从下面一节以上的椎体传递轴向负荷
  - 减震
  - 降低围手术期的发病率
    - 装置
    - 假关节形成
    - 暴露
    - 植骨并发症
    - 术后无法活动
  - 早期恢复活动

影像学

一般表现

- 最佳诊断依据
  - 椎间隙金属合金和聚合物假体
- 位置
  - C3-C7 椎间隙

X 线表现

- 有助于区分不同装置的特征
  - 终板龙骨、固定棘和嵌体的存在和表现可能有助于装置的识别
- 评估椎体前方的异位骨化

CT 表现

- 评估邻近椎体，尤其是检查骨折及邻近椎间隙和椎小关节的退变
- 检查异位骨化和装置磨损引起的小金属碎片

MR 表现

- 装置中含有非钛金属 [PCM（porous coated motion）型和 ProDisc-C 型中的钴 / 铬 / 钼合金] 会产生磁敏感伪影，因此不能准确评估手术及邻近椎体节段
- 钛装置 ± 聚乙烯（Bryan disc 或 Prestige LP）可以对手术及邻近椎体水平进行良好评估
- 评估邻近椎体，尤其是检查骨折及邻近椎间隙和椎小关节的退变
- 评价术后持续性疼痛的患者是否存在减压不充分或脊髓病变

推荐成像方法

- 最佳成像方法
  - 屈伸位 X 线片

- CT 有助于评价椎旁的骨化、骨折和邻近水平退变

鉴别诊断

椎间融合器

- 跨椎间隙融合增加手术节段的稳定性

接骨板和螺钉

- 在融合手术中起稳定作用而非取代脊柱骨性结构的装置

病理学

一般表现

- 研究表明，坚固融合与邻近水平椎间盘疾病发展相关
  - 2 个椎体节段的融合限制了脊柱局部活动性节段，增加了邻近节段的压力 / 张力
    - 认为是由于邻近椎体节段的压力增加和活动过度所致
- 正常情况下两个椎体间的运动围绕瞬时旋转中心，通常位于下位椎体上部的后 1/2
  - 假体的位置仿照自然位置

分期、分级及分类

- 材料：金属（钛、钢、铬）、陶瓷、聚合物（超高分子量聚乙烯或聚氨酯）
  - 材料性能：强度、模量、耐腐蚀性、生物相容性、耐磨性
  - 很多系统为通过骨生成的永久附着提供渗透体系
  - 类型：Mobi-C，Bryan，Prestige，ProDisc-C，Cervicore，PCM，Cervidisc
- 各种球窝型人工颈椎间盘设计
  - TCDR 后相应水平运动度增加
  - 不同的椎间盘设计之间没有很大的运动学差异
  - 球形设计的植入物压力更大
  - 下方球形装置的设计使椎小关节负重更低
    - 下方球形装置的卵圆形设计可以降低关节囊韧带的张力
  - 下方球形部件的卵圆形装置产生的运动、椎小关节负重、植入物压力及关节囊韧带的张力最接近完整脊柱→植入物长期保留

临床信息

临床表现

- 常见体征 / 症状
  - 理想的患者为单节段软性椎间盘突出引起神经体征或症状，受累节段有活动，无骨质疏松或感染
    - 矢状位序列正常，无局部或整体脊柱后凸
    - 尽管临床经验提示颈椎间盘置换术后颈部疼痛减轻，颈部疼痛并不是被广泛接受的适应证
- 其他体征 / 症状
  - 视觉模拟评分和颈部障碍指数明显改善
  - 并发症
    - 欧洲研究报道过脑脊液漏、食管损伤、伤口血肿，

每个手术节段水平的总体并发症发生率为 6.3%

- 装置磨损、下沉或移位，椎体节段活动过度，为了适应假体和之后的椎小关节分离造成的椎间隙过度分离，螺钉断裂
- 与特定装置相关的聚乙烯嵌体挤出、垂直骨折
- 关节表面的微小颗粒碎片会引起免疫炎症反应，从而导致骨质溶解和假体松动（微粒病）
  □ 和易发生炎症的滑膜关节相比，颈椎纤维软骨关节相对少见
- 非甾体抗炎药可能可以预防椎旁异位骨化（heterotopic ossification，HO）
  □ 研究报道 HO 发生率为 1.7%~7.7%，还有些报道要更高（只有 33.8% 没有出现 HO）
  □ 颈椎融合成形术
- 椎小关节病，邻近节段退变
- 初次手术减压不充分导致神经症状持续存在，临床治疗失败，需要行椎体融合术
  □ 植入术后 2 年内再手术率为 2.5%~3%
- 感染

人口统计学

- 年龄
  ○ 骨骼发育成熟的患者
- 适应证
  ○ 世界范围内：1~2 个椎体水平的神经根病变和脊髓病变
  ○ 因椎间盘退变引起的轴向疼痛的患者进行人工椎间盘置换并不比椎体融合效果好
  ○ 候选患者为保守治疗失败且存在神经根症状 ± 脊髓压迫症状
- 禁忌证
  ○ 椎体不稳
  ○ 显著的椎小关节病
  ○ 骨髓炎
  ○ 骨质疏松和骨质减少或其他骨代谢性疾病
  ○ 椎体后部压迫脊髓引起的严重脊髓病变
  ○ 肿瘤
  ○ 相关的金属过敏

转归与预后

- 目前可用装置的临床经验为术后 2~4 年，成功率等于或优于椎体融合，很少出现装置故障

○ 早期较好的临床结果说明患者选择适当、神经减压充分和短期内装置安全
○ 需要更长期的随访，以明确保留椎体活动性是否能够降低邻近节段的病变发生

- 研究表明，TCDR 术后早期，整个颈部及功能和邻近节段的活动范围减低，但在晚期恢复至术前的状态
  ○ 与椎体间融合相比，TCDR 会保留邻近椎体的活动性
    - 研究表明，前路减压和椎体间融合术后邻近椎间盘退变发生率 > 2.9%
  ○ TCDR 可矫正节段退变所致的脊柱后凸
- 既往颈椎融合术相邻水平的 TCDR 生物机械应力增加，可能增加失败的风险，但是短期内可以耐受

治疗

- 当前，颈椎神经根病是纳入标准

诊断思路

影像解读要点

- X 线片常用于评价 TCDR 装置的位置和完整性
- CT 有助于检测异位骨化和装置磨损造成的小金属碎片
- CT 有助于评价邻近椎体，尤其是检测邻近椎间隙和椎小关节水平的骨折和退变
- MR 有益于监测邻近活动节段椎间盘退变性疾病的发展

（王丰、郎宁 译）

参考文献

1. Othman YA et al: Artificial disc replacement in spine surgery. Ann Transl Med. 7(Suppl 5):S170, 2019
2. MacDowall A et al: Artificial disc replacement versus fusion in patients with cervical degenerative disc disease with radiculopathy: 5-year outcomes from the National Swedish Spine Register. J Neurosurg Spine. 30(2):159-67, 2018
3. Petscavage-Thomas JM et al: Imaging current spine hardware: part 1, cervical spine and fracture fixation. AJR Am J Roentgenol. 203(2):394-405, 2014
4. Zechmeister I et al: Artificial total disc replacement versus fusion for the cervical spine: a systematic review. Eur Spine J. 20(2):177-84, 2011
5. Ahn PG et al: Changes in cervical range of motion and sagittal alignment in early and late phases after total disc replacement: radiographic follow-up exceeding 2 years. J Neurosurg Spine. 11(6):688-95, 2009
6. Cavanaugh DA et al: Delayed hyper-reactivity to metal ions after cervical disc arthroplasty: a case report and literature review. Spine (Phila Pa 1976). 34(7):E262-5, 2009
7. Faizan A et al: Do design variations in the artificial disc influence cervical spine biomechanics? A finite element investigation. Eur Spine J. 21 Suppl 5:S653-62, 2009
8. Phillips FM et al: Cervical disc replacement in patients with and without previous adjacent level fusion surgery: a prospective study. Spine (Phila Pa 1976). 34(6):556-65, 2009
9. Phillips FM et al: Effect of two-level total disc replacement on cervical spine kinematics. Spine (Phila Pa 1976). 34(22):E794-9, 2009

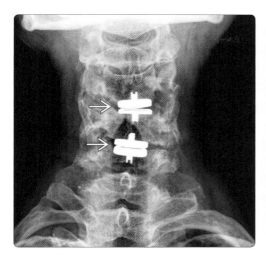

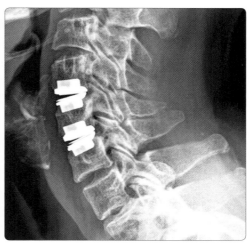

（左图）前后位 X 线片示颈椎两个节段 ProDisc-C（➡），能够使两个节段具有接近正常的活动度，且不降低其稳定性或影响邻近节段的活动，这表明单或多节段的 TCDR 或许比融合术更有优势

（右图）侧位片示 ProDisc-C 为半限制性金属聚乙烯设计，可以恢复颈椎节段的活动性、椎间孔高度和脊柱平衡。旋转运动可能会压迫椎小关节

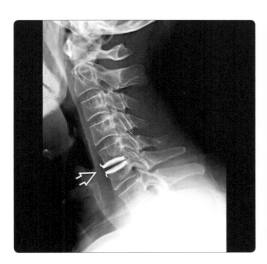

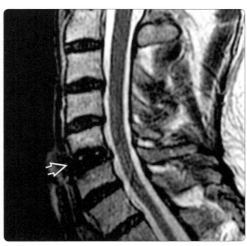

（左图）侧位片示 Bryan 颈椎间盘（➡），由多孔镀膜的贝壳状钛终板和聚碳酸酯、聚氨酯核构成。该假体具有弹性和压缩性，可在正常运动范围内进行不受限的活动和平移，但可能会因前后移位、终板后凸和无法运动而复杂化

（右图）矢状位 T2WI 示 C5-C6 水平 Bryan 椎间盘引起的轻度磁敏感伪影（➡）

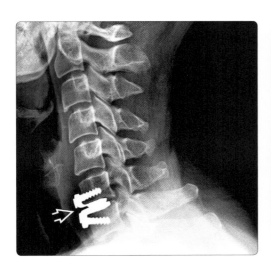

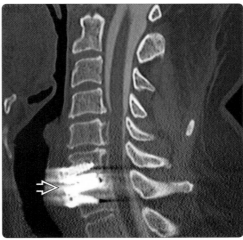

（左图）侧位片示 Prestige LP TCDR（➡）。此钛陶瓷装置由球形关节面和凹槽部分构成。螺钉将其固定在颈椎，终板表面有多孔钛-血浆涂层，有利于骨生长和长期固定

（右图）矢状位 CT 示 Prestige LP 为金属连接金属的假体（➡），允许前后移动达 2 mm。CT 有助于评价椎旁骨化

术语

- 治疗椎间盘退变性疾病（degenerative disc disease, DDD），恢复病变节段的正常活动性，通过降低邻近节段 DDD 的风险来改善临床预后

影像学

- 终板龙骨、固定钉、嵌体有助于识别每个装置
- X 线片有助于识别中线位置、前后位置、穿入或陷入椎体的程度
- CT 最适于评价穿入椎体的程度
- CT 和 MR 有助于评价邻近椎体，尤其是检测邻近椎间隙和椎小关节水平的骨折和退变

临床信息

- 腰椎间盘置换术主要适用于 1~2 个节段椎间盘源性机械性后背痛，且无神经根性疾病
- 并发症
  - 异位骨化（heterotopic ossification, HO）发生率为 1.4%~15%
  - 邻近水平退变、椎小关节病
  - 装置移位、嵌体挤出
  - 下沉：发生率为 3%~10%
  - 节段性前凸改变
  - 椎体骨折
- 适应证
  - 骨骼发育成熟
  - L4-S1 单节段的 DDD
  - 经 6 个月及以上的非手术治疗疼痛未见缓解
- 应用存在争议
  - 与融合术相比，优势在于可以保持节段性运动和恢复椎间盘高度

（左图）侧位片示 Activ-L 型人工腰椎间盘（➡）。尽管腰椎退行性疾病手术治疗的金标准是关节融合术，但是实性融合会增加邻近节段的活动度，这可能会引起或加速邻近节段的退变

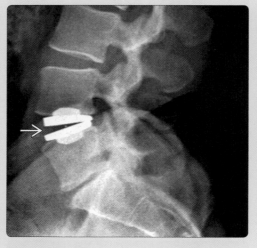

（右图）Activ-L 型（➡）能够维持/恢复受累节段的生理运动。恢复和维持节段的正常活动可以减轻对邻近节段的应力和负荷

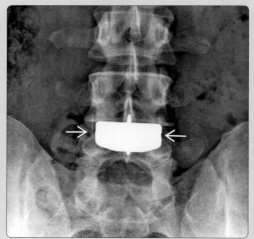

（左图）侧位片示 Flexi-Core TLDR（➡）。当前腰椎间盘置换术的适应证为年轻的非骨质疏松患者伴 1 或 2 个节段有症状的椎间盘退变，且没有严重的椎小关节病变、节段不稳或需要后路减压的神经压迫

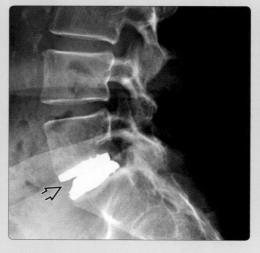

（右图）伸展位（➡）和屈曲位平片（➡）示相对保留的活动范围。正常的脊柱活动度和生物力学可以减缓邻近节段退变

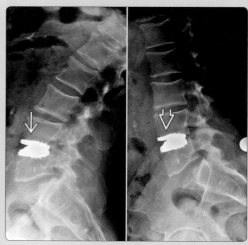

术语

近义词

- 全腰椎间盘置换术（total lumbar disc replacement，TLDR），关节置换术

定义

- 通过恢复病变节段的正常活动性和降低邻近水平椎间盘退变的风险来治疗椎间盘退变性疾病（DDD）
- 病变椎间盘切除和椎间盘假体植入
  - 主要目标：在屈伸、左右侧弯及横向旋转运动时，恢复并维持正常或接近正常的椎间隙运动

影像学

一般表现

- 最佳诊断依据
  - 椎体间高密度植入物
- 位置
  - 正中线椎体间
- 形态
  - 终板龙骨、固定钉、嵌体有助于识别每个装置

X线表现

- 评价装置是否在合适的位置
  - 中线位置、前后位置、穿入或陷入椎体的程度
- 常规X线片与CT对中线位置的评估无显著差异
- Charite：嵌体由金属丝包绕，上下终板前后各有3个小钉来增强其稳定性
- Activ-L：嵌体中心有不透射线的小圆点

CT表现

- 理想部位是两个椎弓根之间的中线位置
- 不应穿透终板
  - CT能更好地评估穿入椎体的程度
- 旋转中心应位于椎间隙的后1/2处，但是植入物不应超过椎体后缘线
- CT能很好地检测异位骨形成和小的金属碎片

MR表现

- 受金属相关伪影限制

推荐成像方法

- 最佳成像方法
  - X线片有助于识别中线位置、前后位置、穿入或陷入椎体的程度
  - CT是评估穿入椎体程度的最佳方法
- 成像建议
  - 屈曲、伸展、侧弯位有助于评价活动范围

鉴别诊断

椎体间融合器

- 跨椎间隙融合来提高手术节段的稳定性
  - 坚固的骨融合来恢复或维持椎间隙的高度和正常的矢状外形

- 支架
  - 用于椎体切除术后重建脊柱前柱

病理学

分期、分级及分类

- 多种类型和供应商
  - Charite：两个钴铬（Co-Cr）终板和聚乙烯嵌体或芯
  - ProDisc Ⅱ：两个钴铬合金 [Co-Cr-钼（Mo）] 终板和可透射线的聚乙烯嵌体
    - 终板具有脊状的金属龙骨，能够插入邻近的椎体来增加稳定性
  - FlexiCore：Co-Cr-Mo 金属对金属装置带有球窝结构，没有可透射线的嵌体，终板侧缘有3个固定钉
  - Maverick：球窝结构，龙骨嵌入相邻椎体内来固定位置，没有可透射线的嵌体
  - Mobidisc：起稳定作用的龙骨，含三部分设计，两个终板之间有可透射线的聚乙烯嵌体
  - Kineflex：在美国试用，龙骨起稳定作用并分三部分设计，带有金属嵌体
  - Activ-L：设计变化多样，龙骨 ± 钉起稳定作用，有三部分装置，带有聚乙烯嵌体

临床信息

临床表现

- 常见体征/症状
  - 腰椎间盘置换术主要适用于1~2个节段椎间盘源性机械性背痛，且无神经根疾病
  - 神经根病变是美国食品和药物管理局（FDA）前瞻性研究器械豁免（investigational device exemption，IDE）在腰椎间盘研究的排除标准
- 并发症
  - 异位骨化（HO）发生率为 1.4%~15%
    - 装置外侧面的骨化导致融合，降低装置的活动性；而装置前方的骨化会导致持续的活动性
    - 0级：没有 HO
    - 1级：HO 表现为孤立骨，不影响椎间隙
    - 2级：伴有椎间隙内新骨形成的 HO，邻近终板间没有封闭或连接
    - 3级：骨桥形成，导致假体的活动范围受限
    - 4级：完全骨性强直，屈伸时 TCDR 无运动
    - 这种骨化最可能发生在术后第5年
  - 邻近水平退变
    - 研究报道发生率为 4.6%~28.6%
    - 5° 的活动范围可能是对邻近节段退变的保护阈值
  - 椎小关节病
    - 与最佳放置部位相比，装置过前可能会对后部椎小关节造成 2.5 倍负荷
    - 与下沉有关
  - 装置移位

- 报道发生于 Charite 和 ProDisc
    - 归因于装置太大及放置在椎间隙太靠前
    - 需仔细评估假体移位是否侵犯主动脉或髂血管
  ○ 聚乙烯嵌体可能会被挤出去
    - 报道发生于 Charite 和 ProDisc
    - 带装置运动产生的剪切力增加，这可能会导致椎弓根骨折并伴发嵌体脱位
  ○ 植入物磨损产生的颗粒碎片可引起由各种细胞因子介导的炎症反应
    - 疼痛、骨质溶解、血管翳形成、假体松动
  ○ 神经并发症 ≤ 椎体间融合器或后路内固定
  ○ 前方入路：逆行射精
  ○ 下沉：发生率为 3%～10%
    - 植入装置下沉入邻近椎体
    - 终板负荷会引起反应性终板改变，从而导致疼痛和最终手术失败
    - 其发生与使用的假体过小有关
  ○ 对于半受限或不受限的人工椎间盘来说，会产生椎体节段性前凸改变及椎小关节负荷增加
    - 半受限装置可能会承担更大的负荷，以防止周围生物结构负荷过大或早期退变
      □ 可能更容易磨损
  ○ 椎体骨折
    - Maverick 和 ProDisc 需要在邻近椎体终板上手术做凹槽，这会使椎体变脆弱并导致骨折
  ○ 邻近软组织中的金属合金可能来自于终板间标志环破碎

转归与预后

- 尸体研究表明，与正常脊柱相比，人工椎间盘能够维持或者降低邻近水平的活动性和椎间盘内的压力
- 当前没有证据显示在经过适当选择的患者中，椎间盘置换术会比融合术短期或长期功能预后好

治疗

- 应用存在争议，一些研究显示即使在符合排除标准的优选人群中，也没有足够的证据支持对症状性腰椎 DDD 优先或常规使用腰椎关节置换术
- 适应证
  ○ 骨骼发育成熟
  ○ L4-S1 单节段的 DDD
  ○ 腰椎滑脱 ≤ 3 mm
  ○ 无神经根病变

○ 6 个月及以上的非手术治疗后疼痛未见缓解
- 禁忌证
  ○ 活动性的全身感染或退变部位的局部感染
  ○ 骨质疏松，骨质减少
  ○ 腰椎管狭窄
  ○ 对制造假体所用材料过敏或敏感
  ○ 孤立的神经根压迫症状，尤其是由椎间盘突出引起的
  ○ 峡部不连
  ○ 椎小关节病

诊断思路

影像解读要点

- 评价装置是否在合适的位置
  ○ 中线位置、前后位置、椎体穿透或下沉的程度
- 查看有无并发症：装置移位、聚乙烯嵌体挤出、异位骨化、植入物磨损产生颗粒碎片、邻近水平病变、椎小关节病、椎体骨折

（王丰、郎宁 译）

参考文献

1. Othman YA et al: Artificial disc replacement in spine surgery. Ann Transl Med. 7(Suppl 5):S170, 2019
2. Cui XD et al: Mid- to long-term results of total disc replacement for lumbar degenerative disc disease: a systematic review. J Orthop Surg Res. 13(1):326, 2018
3. Formica M et al: Lumbar total disc arthroplasty: outdated surgery or here to stay procedure? A systematic review of current literature. J Orthop Traumatol. 18(3):197-215, 2017
4. Janssen M et al: Challenges and solutions for lumbar total disc replacement implantation. Spine (Phila Pa 1976). 42 Suppl 24:S108-11, 2017
5. Nunley PD et al: Factors affecting the incidence of symptomatic adjacent level disease in cervical spine after total disc arthroplasty: 2-4 years follow-up of 3 prospective randomized trials. Spine (Phila Pa 1976). 37(6):445-51, 2012
6. Uschold TD et al: Cervical and lumbar spinal arthroplasty: clinical review. AJNR Am J Neuroradiol. 33(9):1631-41, 2012
7. Cepoiu-Martin M et al: Artificial cervical disc arthroplasty: a systematic review. Spine (Phila Pa 1976). 36(25):E1623-33, 2011
8. Murtagh RD et al: New techniques in lumbar spinal instrumentation: what the radiologist needs to know. Radiology. 260(2):317-30, 2011
9. Di Silvestre M et al: Two-level total lumbar disc replacement. Eur Spine J. 18 Suppl 1:64-70, 2009
10. Erkan S et al: Biomechanical comparison of a two-level Maverick disc replacement with a hybrid one-level disc replacement and one-level anterior lumbar interbody fusion. Spine J. 9(10):830-5, 2009
11. Ingalhalikar AV et al: Effect of lumbar total disc arthroplasty on the segmental motion and intradiscal pressure at the adjacent level: an in vitro biomechanical study: presented at the 2008 Joint Spine Section Meeting Laboratory investigation. J Neurosurg Spine. 11(6):715-23, 2009
12. Murtagh RD et al: Normal and abnormal imaging findings in lumbar total disk replacement: devices and complications. Radiographics. 29(1):105-18, 2009

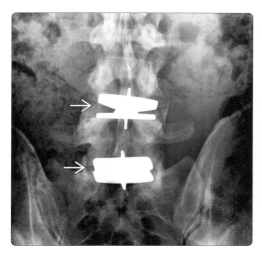

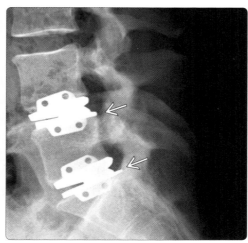

（左图）2 个节段 TLDR 伴 Maverick 型假体（➡）。尸体研究显示，与常规经椎弓根固定相比，2 个节段的腰椎关节置换术可在邻近节段保持更加适宜的生物力学环境

（右图）2 个节段 TLDR 伴 Maverick 假体（➡）。2 个节段应用 TLDR 比单节段置换并发症发生率更高。2 个节段 TLDR 可能与椎小关节退变进展有关

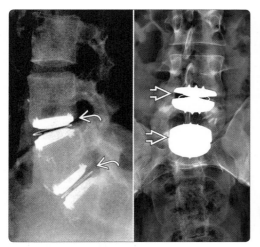

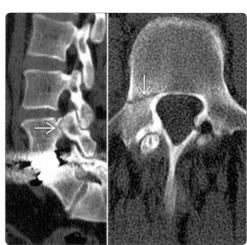

（左图）侧位片（➡）和前后位片（➡）示 2 节段 Charite 假体。文献报道约 9% 的关节置换术患者会出现邻近功能节段无症状的退变进展，1% 会出现邻近节段有症状的退变。多个水平的 Charite 植入需要切除 2 个水平的腰椎纤维环，这会增加不稳定性，比完整脊柱的 ROM 增加 140%~160%

（右图）CT 示由椎体后部压力增加导致右侧椎弓根骨折（➡）

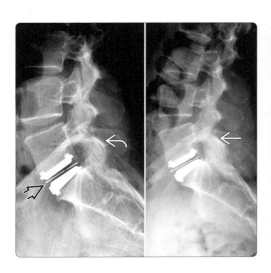

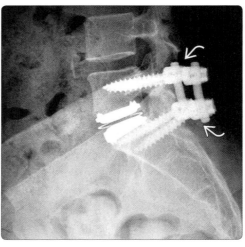

（左图）侧位片示 Charite TLDR（➡）植入术后早期的 L5-S1 椎小关节（➡）。L5-S1 椎小关节应力增加，表明关节病进展（➡）。患者术后初期症状改善，但随后腰痛逐渐复发

（右图）Charite TLDR 术后多年，该患者腰痛复发并在 L5-S1 椎间盘影像上出现相关表现。侧位片示后路经椎弓根融合进行修复（➡）

术语
- 机械故障或者内固定故障

影像学
- 金属植入物断裂或移位
- 沿植入物或椎体-植入物界面的透亮区 ± 骨质硬化
- 相邻节段可能经受生物学应力而引起骨髓水肿并加速其退变过程
- X 线片在评价椎体序列、内固定完整性、融合状态方面具有优势
- 屈伸位可以观察是否有内固定失败
- 如果怀疑植入物断裂，但 X 线片不能确定，则进行 CT 评估
  - 尤其是器械构造复杂和/或骨质疏松的患者
- 能准确评估骨融合的程度；虽然手术探查仍是评估融合的参考标准
- 软组织并发症、骨髓水肿（提示节段性不稳），或脊髓损伤

病理学
- X 线片上未出现骨性融合的患者，纤维愈合也可以提供满意的稳定性

临床信息
- 疼痛，压痛，神经根病

诊断思路
- 与既往多次检查相对比，以发现微小的渐进性改变
- 融合失败可能提示创伤中未发现的韧带损伤或肿瘤复发或进展

（左图）X 线片示 C4 椎体螺钉周围的透亮区及移位（➘）。颈椎前路接骨板固定术后相邻节段骨化和接骨板至椎间盘的距离（之间）呈正相关关系（➡），尤其是距离 < 5 mm 时

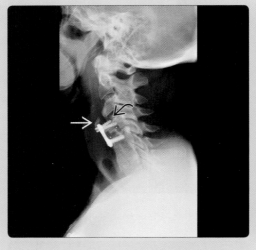

（右图）在此病例中，C4-C5 椎间隙融合不全（➡）。术后 12 个月内的相邻节段骨化很有可能在 24 个月后进展为晚期骨化（➚）

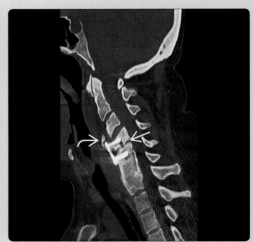

（左图）矢状位 CT 平扫（骨窗）显示 Hurler 综合征患儿枕骨内固定螺钉/接骨板（➡）已脱落。C2 侧块近端螺钉（➡）还在预期位置

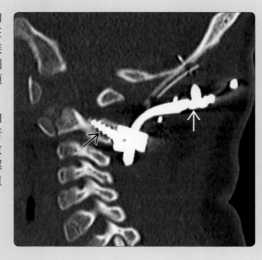

（右图）矢状位 CT 平扫（骨窗）显示 Ⅱ 型齿突骨折（➚）的单螺钉固定术故障伴螺钉松动（➡），螺钉回退并延伸至咽后软组织（➡）

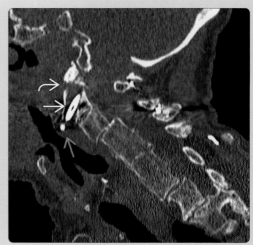

术语

近义词

- 植入物或假体故障

定义

- 机械故障或者内固定故障：假关节、下沉

影像学

一般表现

- 最佳诊断依据
  - 金属植入物断裂或移位
  - 沿植入物或者椎体 - 植入物界面的透亮区或骨质硬化
- 位置
  - 任何伴内固定的脊柱节段
    - 相邻节段可能经受生物学应力而引起骨髓水肿并加速其退变过程

X 线表现

- X 线片
  - 颈椎
    - 用于桥接 II 型齿突骨折的空心螺钉周围透亮区
    - 断裂、脱出
    - 接骨板断裂、向腹侧移位
    - 同种异体移植物脱落
    - 后颈椎金属丝断裂、分离
  - 胸腰椎、腰骶椎
    - 终板下、椎弓峡下金属丝断裂
    - 椎弓根螺钉弯曲、松动或断裂
    - 挂钩脱离
    - 金属杆断裂、移位
    - 椎间融合器 / 同种异体移植物移位
  - 假关节
    - 骨移植物和邻近椎体间的透亮区
    - 围绕未融合骨的骨质硬化
  - 椎体序列不正的发生或进展
  - 移植物塌陷，脊柱后凸加重

透视下表现

- 屈伸位发现假关节形成
  - 相邻椎体间移位 4 mm 或活动成角 > 10°
    - 3 mm 以内的移位可以视为正常的
  - 屈伸位棘突间距差 ≥ 2 mm

CT 表现

- CT 骨窗
  - 植入物周围的透亮区（提示松动）
  - 颈椎双皮质螺钉过伸超过后部椎体皮质
  - 腰椎弓根螺钉的放置位置欠佳，穿透内侧皮质
  - 隐匿性骨折
    - 椎体融合的生物力学改变可能导致相邻节段的应力反应
    - 骨折不愈合，假关节

MR 表现

- MR 通常对内固定位置或完整性显示不佳
  - 因金属内固定会产生大量伪影导致无法诊断
  - 钛金属内固定产生伪影较少
- MR 有助于显示周围软组织和脊髓形态
  - 由于应力反应，在相邻节段脊柱后部结构可以看到 T2/STIR 高信号

核医学表现

- 骨扫描
  - 融合部位放射性浓聚提示骨不愈合
    - 术后 1 年内不具有特异性
    - 6~12 个月后，融合部位应为"冷"区
    - 也可用于感染的检出

推荐成像方法

- 最佳成像方法
  - 平片在评估椎体序列、内固定完整性及融合状态方面具有优势
    - 检查费用较低
    - 屈伸位
    - 不能可靠地用于除外骨转移或马尾神经受压
  - 如果怀疑植入物断裂，但 X 线片不能确定，则进行 CT 评估
    - 尤其器械构造复杂和 / 或骨质疏松的患者
    - 能准确评估骨融合的程度；虽然手术探查仍是评估融合的参考标准
  - MR 检查可以发现软组织并发症、提示节段性不稳的骨髓水肿或者脊髓损伤
- 成像建议
  - 减少磁敏感伪影的 MR 技术
    - 低场强可以减少金属伪影
    - 快速自旋回波技术；避免梯度回波序列
      □ 更高的接收带宽，短 TE，小体素
    - SE/FSE 序列的磁敏感伪影（信号丢失、变形），沿频率编码方向投射
      □ 频率编码方向应沿着内固定长轴设定
  - 提高千伏峰值 / 毫安值，以减少 CT 硬线束伪影

病理学

一般表现

- 病因学
  - 植入物应力负荷过大
    - 术中植入物放置不当
    - 严重脊柱不稳
    - 融合失败并假关节形成
  - 骨质不佳
    - 植入物周围骨质吸收
    - 骨质疏松
    - 骨髓炎
    - 肿瘤残余或复发

- ○ 多节段的器械构造
- ○ 无限制的颈椎融合接骨板：Orozco，Casper
  - 螺钉未锁定接骨板，有螺钉脱出的风险
- ○ 假关节形成风险
  - 高危因素：高龄，吸烟，肥胖，糖尿病
  - 多次脊柱手术
  - 多节段融合
  - ≥ Ⅲ度以上脊柱前滑脱
- ○ 椎间盘假体的颗粒病变
  - 磨损碎片产生的颗粒导致巨噬细胞活化并吞噬→关节松动和植入失败
  - 边界清楚的类似肿瘤的溶骨性病变
- ○ 颈椎前路融合术中骨形态发生蛋白（BMP）与较高的并发症发生率相关
  - 发病率升高的主要并发症为伤口并发症、吞咽困难或声音嘶哑
- ○ BMP，特别是经椎间孔腰椎椎体间融合术和后路腰椎椎体间融合术，与术后严重的神经根炎相关
  - 促炎性反应 ± 异位骨形成
- 伴发异常
  - ○ 假关节形成，脊柱不稳，骨折
  - ○ 硬膜囊撕裂，神经损伤
- 在骨性融合成功前，内固定器械的作用是稳定要融合的结构
  - ○ 如果没有及时融合，所有的内固定器械最终都会失败
  - ○ 直流电刺激可提高融合率
  - ○ 融合发生在 6~9 个月后，最多 18 个月
- X 线影像上未出现骨性融合的患者，纤维愈合也可以提供满意的稳定性
  - ○ 动态屈伸位片可以确认

临床信息

临床表现

- 常见体征 / 症状
  - ○ 可以是偶然发现
- 其他体征 / 症状
  - ○ 疼痛，无力，感觉异常，神经根病
  - ○ 颈椎接骨板移位导致吞咽困难 / 食管穿孔
- 临床资料
  - ○ 术后早期的内固定失败
    - 持续严重脊柱不稳的指征
  - ○ 神经症状的发生或进展
    - 应该怀疑骨不愈合和 / 或内固定失败

人口统计学

- 流行病学
  - ○ 植入失败的再次手术率为 2%~45%
  - ○ 脊柱侧弯手术内固定失败
    - 前路 31%
    - 后路 1%

- ○ 非限制性颈椎融合系统失败率为 22%~46% vs. 限制性系统失败率为 18%
- ○ 采用非限制性椎弓根螺钉系统的腰椎融合
  - 失败率为 22%
    - □ 75% 因为假关节形成

转归与预后

- 即使内固定失败，也可达到预期的骨性融合
  - ○ 如果临床表现和影像学上脊柱是稳定的，则无须取出断裂的内固定
- X 线片上无骨性融合的纤维愈合可能是有效的
  - ○ 在动态屈伸位片上可以很好地显示
- 再次手术融合可能是必要的
  - ○ 尤其是在早期发生内固定失败时

治疗

- 保守观察
- 手术矫正以避免不愈合和脊柱不稳

诊断思路

影像解读要点

- 重要的不仅是评估内固定失败，还要寻找并发的脊柱不稳或骨折
- 怀疑有植入失败时，注意融合的初始征象是很重要的
  - ○ 创伤融合失败提示未被发现的韧带损伤
  - ○ 肿瘤术后融合失败可能提示肿瘤复发或进展

报告要点

- 重要的是把目前 X 线影像与之前的多次检查进行对比，以发现微小的渐进性改变（如脊柱序列与内固定器械的位置）

（王丰、郎宁 译）

参考文献

1. Camacho JE et al: The use of minimally invasive surgery in spine trauma: a review of concepts. J Spine Surg. 5(Suppl 1):S91-100, 2019
2. Baber Z et al: Failed back surgery syndrome: current perspectives. J Pain Res. 9:979-87, 2016
3. Petscavage-Thomas JM et al: Imaging current spine hardware: part 1, cervical spine and fracture fixation. AJR Am J Roentgenol. 203(2):394-405, 2014
4. Willson MC et al: Postoperative spine complications. Neuroimaging Clin N Am. 24(2):305-26, 2014
5. Cahill KS et al: Prevalence, complications, and hospital charges associated with use of bone-morphogenetic proteins in spinal fusion procedures. JAMA. 302(1):58-66, 2009
6. Murtagh RD et al: Normal and abnormal imaging findings in lumbar total disk replacement: devices and complications. Radiographics. 29(1):105-18, 2009
7. Stradiotti P et al: Metal-related artifacts in instrumented spine. Techniques for reducing artifacts in CT and MRI: state of the art. Eur Spine J. 18 Suppl 1:102-8, 2009
8. Park JB et al: Timing of development of adjacent-level ossification after anterior cervical arthrodesis with plates. Spine J. 7(6):633-6, 2007
9. Rutherford EE et al: Lumbar spine fusion and stabilization: hardware, techniques, and imaging appearances. Radiographics. 27(6):1737-49, 2007
10. Park JB et al: Development of adjacent-level ossification in patients with an anterior cervical plate. J Bone Joint Surg Am. 87(3):558-63, 2005
11. Cannada LK et al: Pseudoarthrosis of the cervical spine: a comparison of radiographic diagnostic measures. Spine (Phila Pa 1976). 28(1):46-51, 2003
12. Bagchi K et al: Hardware complications in scoliosis surgery. Pediatr Radiol. 32(7):465-75, 2002
13. Apfelbaum RI et al: Direct anterior screw fixation for recent and remote odontoid fractures. J Neurosurg. 93(2 Suppl):227-36, 2000

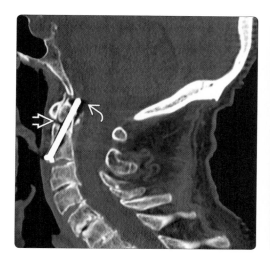 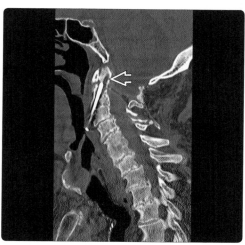

（左图）矢状位CT重建显示Ⅱ型齿突骨折（➡）行前路齿突螺钉内固定术，可以提供脊柱稳定性，维持寰枢关节正常的旋转活动。螺钉尖端完全穿出顶部骨皮质，并安全地向齿突尖韧带延伸数毫米（➡）

（右图）齿突螺钉周围出现透亮区（➡）提示持续活动。通过前路螺钉内固定治疗急性齿突骨折融合率为73%~90%。在慢性齿突骨折患者中，不愈合的发生率很高

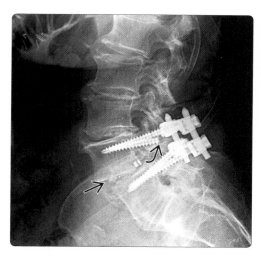 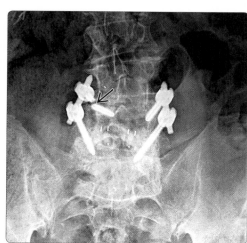

（左图）侧位片示L4右侧椎弓根螺钉断裂（➡）。早期的内固定失败可能是由于技术性插入应力或螺钉/杆设计相关的故障。后方的椎间隙金属标志（➡）应放置在椎体后缘前方至少2 mm处

（右图）前后位片示L4右侧椎弓根螺钉断裂（➡）。融合不佳、节段运动、螺钉周围透亮区、螺钉断裂都符合融合失败

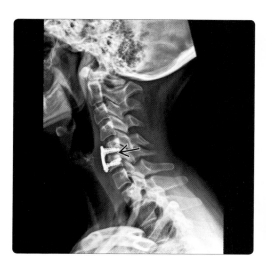 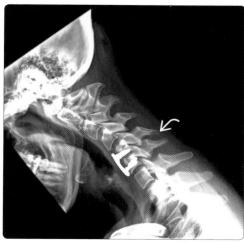

（左图）侧位片显示颈椎前路椎间盘切除术并C5-C6融合，在椎体-植入物界面可见透光条带（➡）。正常的颈椎前凸在中立位可见轻度逆转

（右图）屈曲位片显示C5-C6棘突间距增宽＞2 mm（➡），提示运动异常。前屈时并未发现半脱位。诊断假关节的参考标准是手术探查

（左图）前后位片示节段性椎弓根融合治疗脊柱左侧弯和骶髂关节融合，L3-L4水平左后方螺杆断裂（➡）。螺杆断裂提示假关节形成（发生率：5%）。外科医生建议，在L5-S1水平脊柱滑脱、L5-S1椎板切除术史、L5-S1椎管狭窄、L5-S1斜位、L5-S1椎间盘严重退变等情况下，融合范围应该延伸到骶骨

（右图）沿L3椎弓根螺钉（➡）的透亮区和骨质硬化带，由螺钉移动造成并随着骨质吸收进展。L5-S1水平可见椎间腓骨融合移植块（➡）和Ⅲ度前滑脱。椎间隙内新生骨形成呈线状、不规则透亮区（➡），提示延迟愈合

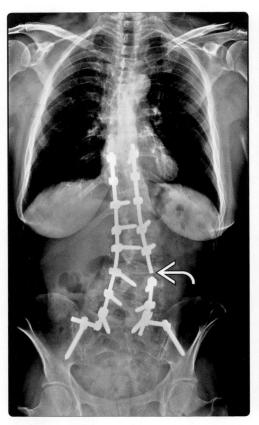
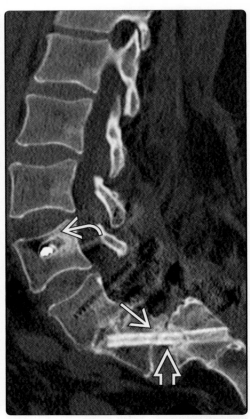

（左图）矢状位CT示C6-T1节段颈椎前路椎间盘切除并融合术（➡）。相邻终板可见囊性改变（➡），是由于器械移动造成的骨质溶解，并随骨质吸收进展。平行于终板的融合装置内部或邻近的椎间盘内新生骨的线样缺损提示融合失败

（右图）颈椎屈曲位片示C6-T1前路颈椎椎间盘切除并融合术（ACDF）。融合板上缘和C5-C6椎间隙重叠（➡）。内固定板影响C5椎体前下方终板。如果颈椎接骨板边缘和相邻椎间隙的距离小于5 mm，则接骨板头尾两端均可发生骨化。图中可见终板不规则、移植物-椎体界面的透亮区、棘突间隙异常增宽（➡）

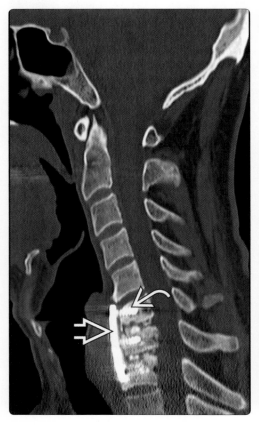
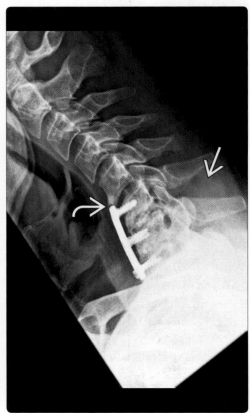

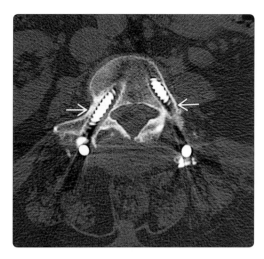
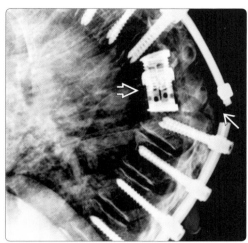

（左图）轴位 CT 平扫显示双侧椎弓根螺钉骨道可见透亮区和骨质硬化（➡）。透亮区提示手术节段存在运动和螺钉松动。这种透亮区与延迟融合或融合失败有关

（右图）侧位片示可伸展的融合器跨越骨折的中段胸椎椎体（➡）。后方连接杆断裂（➡），增大了局部脊柱后凸的程度。潜在的并发症是融合器可能下沉入椎体

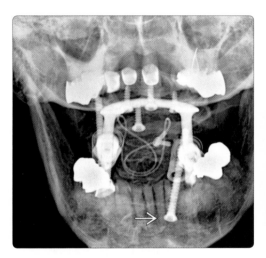
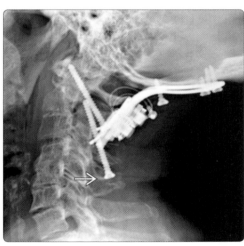

（左图）前后位片显示 C0-C2 融合术患者螺钉放置不对称（➡）

（右图）侧位片显示 C0-C2 融合术患者 C1 和 C2 侧块左侧经关节螺钉（➡）向背侧脱出

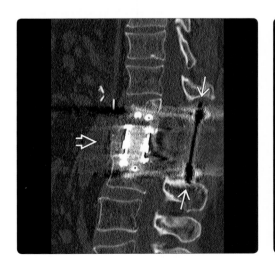
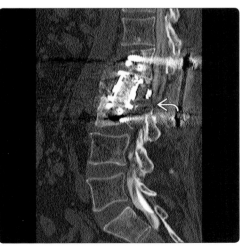

（左图）骨转移瘤切除术后跨越 L2 椎体放置可伸展的融合器（➡）用于脊柱重建。同时可见融合内固定伪影（➡）

（右图）矢状位 CT 脊髓造影示由于肾癌的溶骨性转移导致的 L3 椎体进一步塌陷。转移瘤导致融合结构的塌陷。骨和软组织向后移位导致硬膜囊重度狭窄和 L2-L3 水平造影剂阻塞（➡）

骨移植并发症

要　点

术语

- 近义词：植入物移位、异位、脱出
- 顺列、位置、植入物或固定器放置异常 ± 相关神经功能缺陷、不稳、感染

影像学

- X 线片对术中 / 术后快速评估植入物位置非常重要
- MDCT 及重建图像可以显示植入物位置、终板完整性、植入物 / 椎体骨折
- 自体移植物可因黄骨髓↑ T1 信号或因水肿↓ T1 信号
  - 同种异体移植物一般是低信号
- T1WI C+ 很少用于急性期植入物错位或硬膜外出血；若怀疑感染，则为必需

主要鉴别诊断

- 脓肿
- 出血
- 梗死
- 假关节形成

病理学

- 随着融合节段的增加，植入物移位发生率↑
- 支柱骨移植的移位率比椎体间移植高
- 颈椎前路椎体切除术后，7% 的患者发生移植物移位

临床信息

- 植入物移位 / 脱出 / 塌陷可能需要再次手术

（左图）椎板切除术和后路腰椎椎体间融合术（PLIF）患者轴位 T2WI 示 L4-L5 水平腰椎椎体间植入物向后移位（➡）。植入物的后缘紧邻硬膜缘和左侧 L5 神经根（⇨）

（右图）不愈合患者轴位 CT 平扫示骨移植物（➡）和椎弓根螺钉中远段（⇨）周围明显的透亮区。在螺钉与纵柱连接处周围见透亮区和骨重塑（⇨）

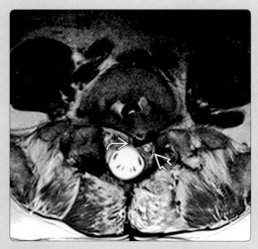
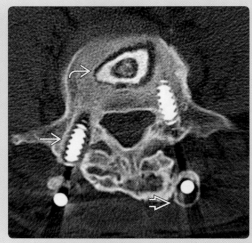

（左图）轴位 CT 平扫示 rh-BMP-2 导致的骨重塑，伴局部椎体骨质吸收（➡）。这一征象并不意味着融合失败，通常会发展为实性融合

（右图）术后轴位 CT 增强示脑脊液漏，表现为大量积液（➡）从椎间盘切除术区和植入物区延伸至椎前间隙，然后到达颈动脉和颈静脉内侧

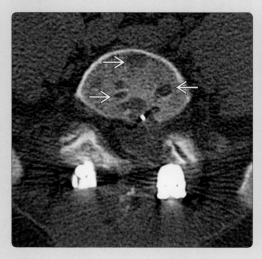
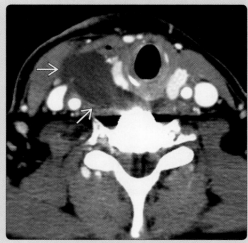

术语

近义词

- 植入物移位、异位、脱出

定义

- 顺列、位置、植入物或固定器放置异常 ± 相关神经功能缺陷、不稳、感染

影像学

一般表现

- 最佳诊断线索
  - 植入物位置异常
- 形态学
  - 边界清楚的皮质骨移植物相对椎体融合部位有移位

X 线表现

- X 线片
  - 对于术中 / 术后快速评估植入物位置非常重要

X 线透视

- 非急性使用；有助于后期不融合的评估

CT 表现

- CT 平扫
  - MDCT 及图像重建可以显示植入物位置、终板完整性、植入物 / 椎体骨折

MR 表现

- T1WI
  - 植入材料表现多样
    - 自体移植物可能因黄骨髓↑ T1 信号→↓ T1 信号（水肿）
    - 同种异体移植物一般是低信号
- T1WI C+
  - 很少用于急性期植入物错位或硬膜外出血；若怀疑感染，则为必需

推荐成像方法

- 最佳成像方法
  - X 线片可确定植入物的位置、腹侧或背侧移位、塌陷
- 成像建议
  - MR：轴位 + 矢状位 T1WI、T2WI、GRE

鉴别诊断

脓肿

- 感染典型的临床和实验室表现（血沉加快，C 反应蛋白升高）

出血

- 急性期→亚急性早期（无↑信号）非特异性 T1 信号

梗死

- 轻度增粗的脊髓内见局灶性的 T2WI 高信号

假关节

- 异常的 T1WI 低信号穿过椎间盘、附件和韧带

病理学

一般表现

- 病因
  - 随着融合节段的增加，植入物移位发生率↑
  - 融合结束于 C7，植入物移位发生率↑
  - 支柱性骨移植物的移位率比椎体间移植高
- 植入物移位率因植入物系列、类型不同有很大差异
  - 颈椎前路椎体切除术后，7% 的患者发生移植物移位
- 植入物不融合
  - 支柱性骨自体移植（5%~27%），同种异体移植（40%）
- 随着手术椎体节段的增加，多节段椎体间移植的不融合发生率高于椎体切除并支柱性骨移植
- 2 节段椎间盘切除术或单节段椎体切除加接骨板有相似的融合率和并发症发生率

临床信息

临床表现

- 常见体征 / 症状
  - 可能无症状，或者只有影像学异常
  - 新发的术后疼痛 / 局灶性功能缺陷
  - 罕见呼吸窘迫

人口统计学

- 年龄
  - 成人
- 性别
  - 男 = 女

转归与预后

- 椎体切除 / 支柱性骨移植术后的融合率（90%）比多节段椎间盘切除 / 椎体间移植术（66%）高
- 前路颈椎融合术邻近既往融合手术部位时，融合成功率降低

治疗

- 植入物移位 / 脱出 / 塌陷可能需要再次手术

（王丰、郎宁 译）

参考文献

1. Paulino Pereira NR et al: Complications and reoperations after surgery for 647 patients with spine metastatic disease. Spine J. 19(1):144-56, 2019
2. Chau AM et al: Current status of bone graft options for anterior interbody fusion of the cervical and lumbar spine. Neurosurg Rev. 37(1):23-37, 2014
3. Jacobs W et al: Systematic review of anterior interbody fusion techniques for single- and double-level cervical degenerative disc disease. Spine (Phila Pa 1976). 36(14):E950-60, 2011
4. Benglis D et al: A comprehensive review of the safety profile of bone morphogenetic protein in spine surgery. Neurosurgery. 62(5 Suppl 2):ONS423-31; discussion ONS431, 2008
5. Boakye M et al: Cervical corpectomy: complications and outcomes. Neurosurgery. 63(4 Suppl 2):295-301; discussion 301-2, 2008
6. Wang JC et al: Graft migration or displacement after multilevel cervical corpectomy and strut grafting. Spine. 28(10):1016-21; discussion 1021-2, 2003

（左图）矢状位 CT 平扫显示移植物不融合的典型表现，L4 椎体切除术区移植物周围透亮影（➡）。L4 椎体骨折碎片向后移位（➡），L3 椎体塌陷伴骨质硬化（➡）

（右图）慢性假关节形成伴不稳定（Charcot 关节）的治疗。椎间融合植入物向后移位进入椎管（➡）。注意后方移植材料（➡）和左椎弓根螺钉（➡）

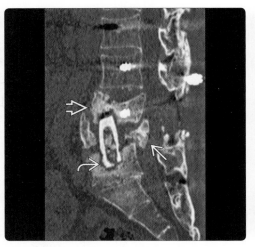
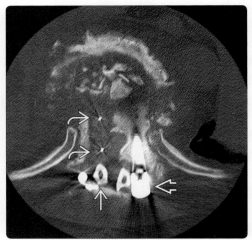

（左图）矢状位 T2WI MR 示 L4-L5 水平椎体间植入物向后移位（➡），腹侧硬膜囊受压变形，并延伸至 L5 神经根区

（右图）轴位 CT 显示骨移植物（➡）推移很远，绕至椎间盘间隙（应放置的位置）前。移植体位于主动脉（➡）和下腔静脉（➡）之间，这是术后意外发现

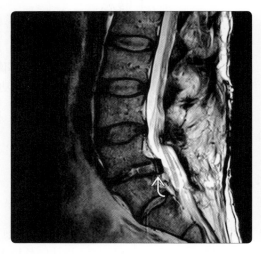
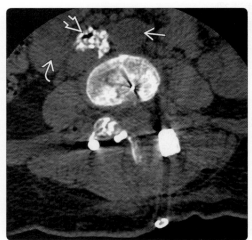

（左图）轴位 T1WI 示沿既往关节突切除及后路椎体间融合术的手术路径形成的异位骨（➡），导致严重的右侧椎间孔狭窄

（右图）腰椎侧位片显示 L4-L5 椎间融合器位置异常并向后脱出进入腹侧骨性椎管内（➡）。患者还行双侧 L4 和 L5 椎弓根螺钉固定融合术

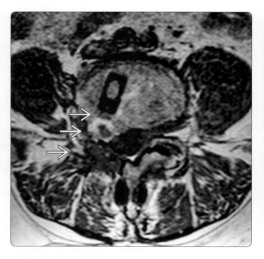
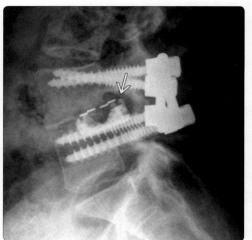

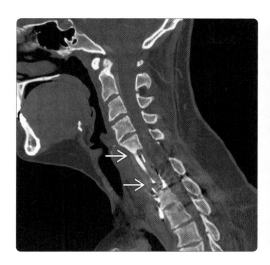

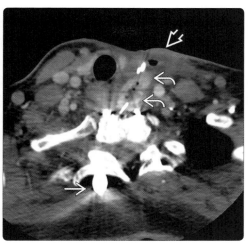

（左图）矢状位 CT 骨窗显示慢性感染合并颈椎植骨融合术的患者可见以植骨融合块为中心的聚合物合成植入物（➡）

（右图）2 年后，同一例患者轴位 CT 增强显示左颈部慢性引流伤口（➡）及横向脱出的移植物（➡），现位于前颈部软组织内。后路内固定（➡）位置尚可

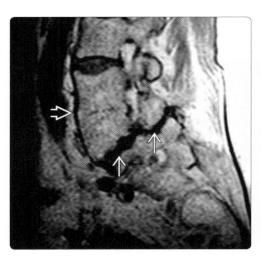

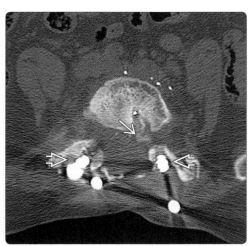

（左图）矢状位 T1WI 示 L5-S1 水平的假关节呈线样低信号从椎间盘水平延伸至附件（➡）。注意 L4-L5 水平实性融合（➡）

（右图）轴位 CT 平扫示后路腰椎椎体间融合术后植入物后移（➡），延伸进入椎间孔内侧。注意由于椎弓根螺钉松动导致的双侧透亮区（➡）

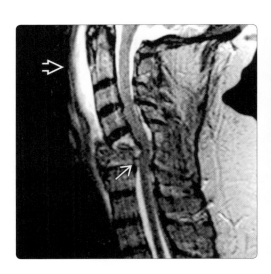

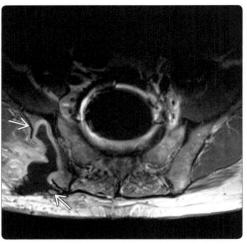

（左图）矢状位 T2WI 示术后感染患者 C5-C6 水平植入物塌陷，伴后凸和半脱位（➡）以及脊髓压迫。注意椎前软组织水肿（➡）

（右图）轴位 T1 C+ MR 显示供区脓肿患者右髂骨供区表现为不规则边缘强化（➡），向邻近外侧软组织延伸

rhBMP-2并发症

要 点

术语
- 重组人骨形态发生蛋白 -2（rhBMP-2）
  - 在手术中应用以加快移植骨融合时间和减少不融合的发病率

影像学
- 骨质溶解表现为椎体终板处边界清晰的透亮影
- MR 显示为沿终板分布的 T1 低信号、T2 高信号圆形病灶
  - 可能类似于术后早期感染的表现
  - 通常累及邻近椎体

主要鉴别诊断
- 异位骨形成
  - 椎间盘外的、异常的异位骨生成
  - 可能是由于 BMP 从载体渗漏到硬膜外间隙→椎管或椎间孔受压
- 骨质吸收 / 骨质溶解
  - 骨质溶解发生率不等（18%~70%）
  - 一般情况下，溶解特征需要 24 个月显现，大多数需要 9 个月
- 融合器下沉 / 移位
  - 术后前 12 周内骨质溶解达到最大程度→融合器移位风险最大
- 血肿 / 血清肿
  - 个别情况下，5% 的后外侧融合术病例需要再次手术探查疼痛的血清肿
- 软组织炎症
  - rhBMP-2 不推荐用于前路颈椎手术
  - ＞20% 的患者颈部肿胀

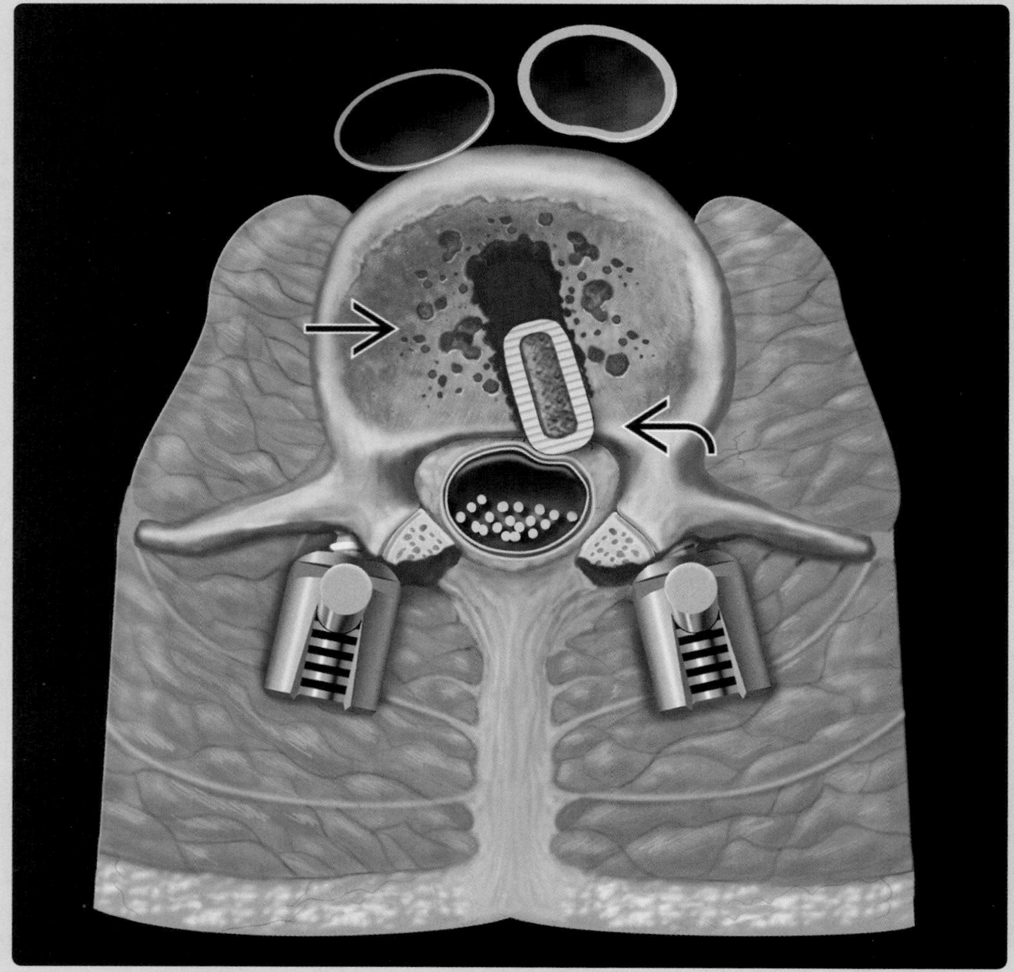

轴位图显示后路腰椎椎体间融合术中重组人骨形态发生蛋白 -2（rhBMP-2）相关的终板溶解（➡）。椎间植入物后移至硬膜外间隙。最大程度的骨质溶解发生在手术后的前 12 周

术语

缩写

- 重组人骨形态发生蛋白 -2（recombinant human bone morphogenetic protein 2, rhBMP-2）

定义

- rhBMP-2
  - 转化生长因子 -β 超家族蛋白成员
  - 在手术中应用以加快移植骨融合时间和减少不融合的发病率
  - 这些类型的蛋白质在细胞增殖、分化、凋亡和胚胎学中都有作用
  - BMP 可诱导未分化的间充质细胞向骨原细胞分化，增强成骨细胞功能
  - BMP 诱导软骨内成骨→未分化的间充质细胞发育成软骨细胞
    - 软骨细胞形成软骨，软骨随后被成软骨细胞吸收
    - 使成骨细胞开始形成新骨
  - BMP 在破骨细胞生成的调节中也有作用
    - 这种调节可以刺激骨质吸收
  - rhBMP-2 在美国作为 INFUSE 骨移植物商业供应（Medtronic）
    - 负载在可吸收明胶海绵上
    - FDA 批准 LT-CAGE（Medtronic）器械可用于前路腰椎椎体间融合术
  - rhBMP-7 作为 OP-1 因子（Olympus Biotch）商用

影像学

一般表现

- 最佳诊断依据
  - 骨质溶解表现为椎体终板处边界清晰的透亮影
    - 可能类似于术后早期感染的表现
  - MR 显示为沿终板分布的 T1 低信号、T2 高信号圆形病灶
    - 通常累及邻近椎体
    - MR 表现会让人怀疑为肿瘤，但是邻近终板受累有助于作出正确的诊断

鉴别诊断

异位骨形成

- 椎间盘外的、异常的异位骨生成
- 可能是由于 BMP 从载体渗漏到硬膜外间隙→椎管或椎间孔受压
  - 某些情况下 >75% 的病例会发生
  - 在后路手术中尤为明显，比如经椎间孔腰椎椎体间融合术（TLIF）
- 大部分患者无症状
  - 有文献报道 TLIF 术后出现有症状的骨生成

骨质吸收 / 骨质溶解

- 这是骨质融合重建过程中的正常反应
- 可能导致力学破坏：融合器移位；终板下沉（6%~22%）；骨折
- 骨质溶解发生率不等（18%~70%）
  - 一般情况下，溶解特征需要 24 个月显现，大多数需要 9 个月
  - 可能累及大面积椎体

融合器移位 / 下沉

- 术后前 12 周内骨质溶解达到最大程度→融合器移位风险最大
  - 融合器移位一般不会发生于 6 个月后
  - 约 30% 的病例出现融合器移位 / 下沉

血肿 / 血清肿

- 个别情况下，5% 的后外侧融合术病例需要再次手术探查疼痛的血清肿
- 距再次手术时间平均为 7.7 天
- 创面红斑、压痛、水肿
- 没有明显的剂量反应

软组织炎症

- rhBMP-2 不推荐用于前路颈椎手术
- >20% 的患者颈部肿胀
- 水肿和炎症→非血肿
- 使用 rhBMP-2 增加吞咽困难
- 费用增加，但结果没有明显改善

（王丰、郎宁 译）

参考文献

1. Liu S et al: Comparative clinical effectiveness and safety of bone morphogenetic protein versus autologous iliac crest bone graft in lumbar fusion: a meta-analysis and systematic review. Spine (Phila Pa 1976). 45(12):E729-E41, 2020
2. Dettori JR et al: Longer follow-up continues to reveal no increased risk of cancer with the use of recombinant human bone morphogenetic protein in spine fusion. Spine J. 19(10):1640-7, 2019
3. Fu R et al: Effectiveness and harms of recombinant human bone morphogenetic protein-2 in spine fusion: a systematic review and meta-analysis. Ann Intern Med. 158(12):890-902, 2013
4. Simmonds MC et al: Safety and effectiveness of recombinant human bone morphogenetic protein-2 for spinal fusion: a meta-analysis of individual-participant data. Ann Intern Med. 158(12):877-89, 2013
5. Carragee EJ et al: A critical review of recombinant human bone morphogenetic protein-2 trials in spinal surgery: emerging safety concerns and lessons learned. Spine J. 11(6):471-91, 2011
6. Garrett MP et al: Formation of painful seroma and edema after the use of recombinant human bone morphogenetic protein-2 in posterolateral lumbar spine fusions. Neurosurgery. 66(6):1044-9; discussion 1049, 2010
7. Mroz TE et al: Complications related to osteobiologics use in spine surgery: a systematic review. Spine (Phila Pa 1976). 35(9 Suppl):S86-104, 2010
8. Agarwal R et al: Osteoinductive bone graft substitutes for lumbar fusion: a systematic review. J Neurosurg Spine. 11(6):729-40, 2009
9. Carragee EJ et al: Pseudomorbidity in iliac crest bone graft harvesting: the rise of rhBMP-2 in short-segment posterior lumbar fusion. Spine J. 9(11):873-9, 2009
10. Valdes MA et al: Recombinant bone morphogenic protein-2 in orthopaedic surgery: a review. Arch Orthop Trauma Surg. 129(12):1651-7, 2009
11. Benglis D et al: A comprehensive review of the safety profile of bone morphogenetic protein in spine surgery. Neurosurgery. 62(5 Suppl 2):ONS423-31; discussion ONS431, 2008
12. McKay WF et al: A comprehensive clinical review of recombinant human bone morphogenetic protein-2 (INFUSE Bone Graft). Int Orthop. 31(6):729-34, 2007

并发症发生率范围和均值 *

类型	发生率范围	发生率均值
骨质吸收 / 骨质溶解	0%~100%	44%
融合器移位	0%~35%	27%
植入物下沉	0%~62%	25%
脊神经根炎		11%
异位骨形成	0%~75%	8%
逆行性射精		7.9%
吞咽困难	3.8%~85%	5.8%
血肿 / 血清肿	1%~9%	4%
伤口裂开	0%~17%	3%
抗体形成	0%~5%	1%

与特定手术相关的并发症 **

手术方式	FDA 和文献评估	备注
后外侧融合术	↑恶性肿瘤风险不确定	有争议：rhBMP-2 可能与癌症风险↑有关，新发癌症病例数较髂嵴骨移植物增加了 1 倍 ***，但其他研究没有显示其相关性 ****
	疼痛和损伤 = 取 ICBG	
	↑早期背部和腿部疼痛	与髂嵴骨移植物相比，术后早期疼痛↑ ***
	伤口问题（2~5× ↑）	
ALIF	↑骨质溶解 / 下沉 / 植入物松动	
	逆行性射精（6%~9%）	
	尿潴留	
	↑迟发性伤口感染	
PLIF	疼痛和损伤 = 取 ICBG	
	异位骨形成（6× ↑）	
	骨质溶解 / 下沉 / 植入物移动（50%~70%）	
	脊神经根炎	
	↑再手术率	
ACDF	↑围手术期死亡率	
	↑围手术期危及生命的事件	
	↑围手术期伤口问题、吞咽困难	
	持续的吞咽困难（2%）	
	终板吸收 / 下沉 / 错位（＞50% 接受治疗的患者）	

ACDF= 颈椎前路减压融合术；ALIF= 前路腰椎椎体间融合术；ICBG= 髂嵴骨移植物；PLIF= 后路腰椎椎体间融合术

* Mroz TE et al: Complications related to osteobiologics use in spine surgery: a systematic review. Spine (Phila Pa 1976). 35(9 Suppl):S86-104, 2010.

** Carragee EJ et al: A critical review of recombinant human bone morphogenetic protein-2 trials in spinal surgery: emerging safety concerns and lessons learned. Spine J. 11(6):471-91, 2011. *** Simmonds M et al: Safety and effectiveness of recombinant human bone morphogenetic protein-2 for spinal fusion: a meta-analysis of individual-participant data. Ann Intern Med. 158:877-89, 2013. **** Dettori JR et al., Spine J. 19(10):1640-1647, 2019.

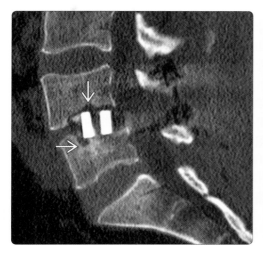

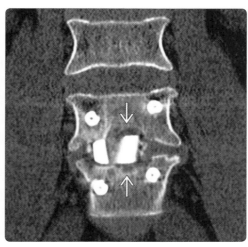

（左图）矢状位 CT 显示 rhBMP-2 相关的骨质溶解，表现为植入物周围透亮影（➡）。这种透亮影也可能由感染或异常运动造成的破坏引起。但是该病例没有硬化或提示感染的软组织肿块，且患者无症状

（右图）同一患者冠状位 CT 显示植入物周围边界清晰的透亮影（➡）。术后前 12 周内骨质溶解达到最大程度，此时植入物移位 / 下沉风险最大

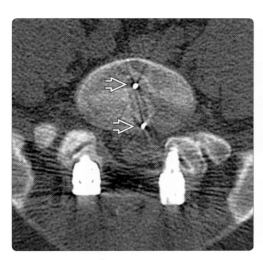

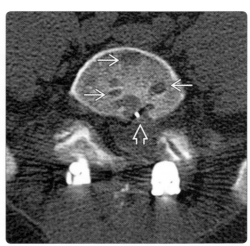

（左图）轴位 CT 平扫显示后路腰椎椎体间融合术后 rhBMP-2 骨质溶解。植入材料用不透射线的标记物标识（➡）

（右图）同一患者轴位 CT 平扫（植入物下缘层面）显示 L5-S1 融合区域的终板和椎体内有边界清晰的透亮影（➡）。植入物用不透射线的标记物标识（➡）

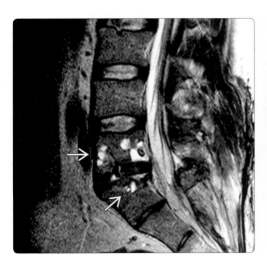

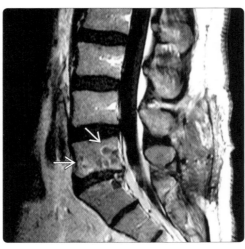

（左图）矢状位 T2 MR 显示 rhBMP-2 骨质溶解表现为 L5 和 S1 椎体多发小囊状 T2 高信号病变（➡）。注意病灶的边缘光滑，与正常骨髓边界清晰，周围无骨髓水肿

（右图）同一患者矢状位 T1 增强扫描显示多个骨质溶解的区域可见强化（➡），说明尽管病变在 T2 上呈囊性表现，但实质上为实性的

术语

- 定义：异常位置骨发育
- 主要发生在 3 种情况下
  - 与 rhBMP-2 相关
  - 与全椎间盘置换术（total disc replacement, TDR）相关
  - 与前路颈椎椎间盘切除术并融合术（anterior cervical discectomy and fusion, ACDF）邻近节段相关

影像学

- 薄层 CT：高密度骨赘延伸至椎管或神经孔致其变窄
- MR 可诊断神经 / 硬膜囊受压
- 如果含有类似邻近脂肪信号的黄骨髓，在 T1WI 上可能难以识别

主要鉴别诊断

- 移植物移位或脱出
- 相邻节段退行性改变

- 骨化性肌炎

病理学

- 骨生物学相关：腰椎手术
  - 当 BMP 从载体渗漏到硬膜外间隙时，可能发生椎间 / 异位骨形成
  - 在一系列单节段 PLIF 术后的发生率为 75%
- 骨生物学相关：颈椎手术
  - rhBMP-2 组发生率为 11%，对照组为 6%

临床信息

- 大多数 HO 无症状，但症状性椎间孔狭窄偶有报道
- HO 可引起新的背痛和神经根病

诊断思路

- 沿 PLIF 或 TLIF 路径的 HO 在轴位图像上可能难以识别，因为它可能被误认为正常椎弓根
- 仔细观察矢状位 CT，椎间盘水平可以看到骨性突起

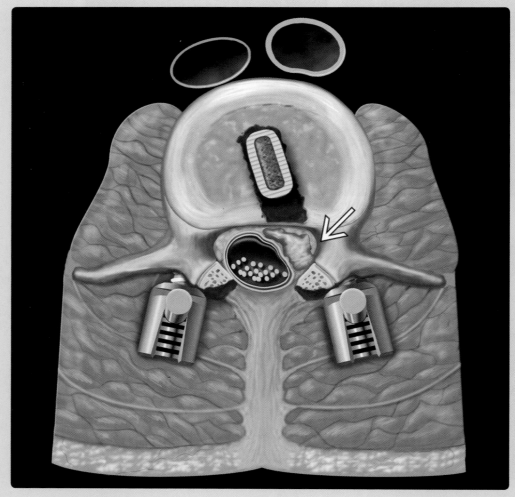

轴位示意图显示后路腰椎椎体间融合术（PLIF）患者异位骨形成。硬膜外间隙内可见骨形成并压迫硬膜囊（➡）。PLIF 手术中异位骨形成与使用 rhBMP-2 来增强骨融合高度相关

术语

近义词

- 异位骨化（heterotopic ossification，HO）
- 异位骨形成
- 椎间盘外骨化

定义

- 异常位置骨发育
- 主要发生在 3 种情况下
  - 与重组人骨形态发生蛋白 -2（rhBMP-2）相关
  - 与全椎间盘置换术（TDR）相关
  - 与前路颈椎椎间盘切除术并融合术（ACDF）邻近节段相关

影像学

一般表现

- 最佳诊断依据
  - 薄层 CT：高密度骨赘或赘生物延伸至椎管或神经孔致其变窄
- 位置
  - 腰椎
  - 在腹外侧硬膜外间隙沿经椎间孔腰椎椎体间融合术（TLIF）/ 后路腰椎椎体间融合术（PLIF）手术路径
  - 起源于关节突复合体，伴不同程度椎间孔狭窄
- 大小
  - 数毫米至数厘米
- 形态
  - 从圆形和边缘光滑到不规则骨赘样多种

CT 表现

- CT 平扫
  - 非正常解剖型骨密度向椎管或神经孔延伸
  - 必须将 HO 和脱出的骨移植物或骨赘区分开
  - 在轴向图像上可能很难识别，因为可能与椎弓根骨密度混在一起
    - 仔细观察矢状位图像，看看是否有异常骨从椎间盘水平向后方延伸

MR 表现

- T1WI
  - 观察硬膜囊和神经孔是否变窄
  - 可能难以确定黄骨髓是否存在于 HO
- T2WI
  - 根据骨 / 黄骨髓成分的不同，信号从低到高不等

推荐成像方法

- 最佳成像方法
  - CT 用于明确 HO 的范围
  - MR 用于诊断神经 / 硬膜囊受压

鉴别诊断

移植物移位或脱出

- 在末端寻找高密度的标记以便识别
- 融合部位未见移植物

邻近节段退行性改变

- 与邻近节段退变相关的骨赘

伴钙化的椎间盘突出

- 起源于椎间隙的局灶性、圆形和 / 或部分钙化的病变

骨化性肌炎

- 与既往肌肉外伤相关
- 钙化中心位于肌肉内
  - 不位于硬膜外间隙

外生骨疣

- 病变的皮质边缘与附件的皮质相连
- 软骨帽（不总是可见的）

骨折碎片

- 与术中创伤相关
- 特别是在脊柱顺列重排的时候

原发性骨源性肿瘤

- 伴骨质破坏和骨质增生的侵袭性病变

病理学

一般表现

- 病因学
  - 骨生物学相关：腰椎手术
    - 当 rhBMP-2 从载体渗漏到硬膜外间隙时，可能会发生椎间 / 异位骨形成
      □ 可能导致椎管和椎间孔狭窄
    - 在一系列单节段 PLIF 术后的发生率为 75%
      □ 77% 的患者融合器放置在距离椎体后缘 2 mm 以内与椎管内骨形成相关
      □ 与症状学没有明确的关系
    - 在一系列 PLIF 和 TLIF 中发生率为 21%
      □ 椎间孔骨形成仅发生在 TLIF 组
      □ 与症状学没有明确的关系
    - 发生异位骨形成的腰椎疾病患者接受 ALIF、PLIF 或 TLIF 治疗
      □ 4.0~12.0 mg BMP/ 节段
    - 值得注意的是，文献显示在不使用 rhBMP-2 的情况下，腰椎椎体间融合术中没有异位骨形成
  - 骨生物学相关：颈椎手术
    - ACDF 邻近节段前方骨形成
      □ rhBMP-2 组发生率为 11%，对照组为 6%
      □ 另一项研究中发生率是 2%
    - 颈椎 ACDF 中 0.6~7.0 mg BMP/ 节段

- TDR
  - 颈椎：ProDisc C（Synthes; West Chester, PA）
    - 45% 的植入物存在显著 HO
    - 4 年内节段性强直占 18%
    - 无临床影响
  - 颈椎：Bryan disc（Spine Experts; Los Angeles, CA）
    - 植入后 5 年融合率为 60%
    - 无新发 HO
    - 强烈反对基于 TDR 的相邻节段保护理论
  - 颈椎：Mobi-C（LDR; Troyes, France）
    - HO 发生率为 8%

分期、分级及分类

- HO 分级
  - 0 级：假体植入后无新的 HO 形成
  - Ⅰ级：节段伴新的 HO 形成但未达椎间隙
  - Ⅱ级：HO 达到椎间隙，但节段性运动不受限
  - Ⅲ级：桥接骨化，活动受限
  - Ⅳ级：节段性融合

临床信息

临床表现

- 常见体征 / 症状
  - 大多数 HO 是无症状的
  - 部分可存在症状性骨生成
    - Wong 等报道了 5 例 PLIF/TLIF 术后发生异位骨形成的患者
      - 有神经症状且 3/5 的患者行翻修手术
    - Chen 等报道了 4 例腰椎 TLIF 后症状性 HO 患者
      - 术后 23~51 个月出现新症状
      - 背痛和神经根病

治疗

- 从有症状到再次手术切除异位骨各不相同

诊断思路

思考点

- 由于硬膜外脂肪和椎间孔脂肪信号相同，因此含黄骨髓的 HO 在 T1WI 上很容易被忽略
- 沿 PLIF 或 TLIF 路径的 HO 在轴位图像上可能难以识别，因为它可能被误认为正常椎弓根
  - 仔细观察矢状位 CT 图像，可以看到异常骨从椎间盘水平向后延伸

（王丰、郎宁 译）

参考文献

1. Feng JT et al: Efficacy and safety of bone substitutes in lumbar spinal fusion: a systematic review and network meta-analysis of randomized controlled trials. Eur Spine J. ePub, 2019
2. Manzur M et al: The rate of fusion for stand-alone anterior lumbar interbody fusion: a systematic review. Spine J. 19(7):1294-1301, 2019
3. Kong L et al: The prevalence of heterotopic ossification among patients after cervical artificial disc replacement: a systematic review and meta-analysis. Medicine (Baltimore). 96(24):e7163, 2017
4. Kang J et al: Factors that may affect outcome in cervical artificial disc replacement: a systematic review. Eur Spine J. 24(9):2023-32, 2015
5. Simmonds MC et al: Safety and effectiveness of recombinant human bone morphogenetic protein-2 for spinal fusion: a meta-analysis of individual-participant data. Ann Intern Med. 158(12):877-89, 2013
6. Singh K et al: Clinical sequelae after rhBMP-2 use in a minimally invasive transforaminal lumbar interbody fusion. Spine J. 13(9):1118-25, 2013
7. Du J et al: Early follow-up outcomes after treatment of degenerative disc disease with the discover cervical disc prosthesis. Spine J. 11(4):281-9, 2011
8. Mannion RJ et al: Promoting fusion in minimally invasive lumbar interbody stabilization with low-dose bone morphogenic protein-2--but what is the cost? Spine J. 11(6):527-33, 2011
9. Quan GM et al: Eight-year clinical and radiological follow-up of the Bryan cervical disc arthroplasty. Spine (Phila Pa 1976). 36(8):639-46, 2011
10. Chen NF et al: Symptomatic ectopic bone formation after off-label use of recombinant human bone morphogenetic protein-2 in transforaminal lumbar interbody fusion. J Neurosurg Spine. 12(1):40-6, 2010
11. Coric D et al: Prospective study of cervical arthroplasty in 98 patients involved in 1 of 3 separate investigational device exemption studies from a single investigational site with a minimum 2-year follow-up. Clinical article. J Neurosurg Spine. 13(6):715-21, 2010
12. Kim PD et al: Ectopic bone formation in the pelvis after combined anterior and posterior fusion of the spine with osteogenic protein-1 use: a case report. J Spinal Disord Tech. 23(3):215-20, 2010
13. Ryu KS et al: Radiological changes of the operated and adjacent segments following cervical arthroplasty after a minimum 24-month follow-up: comparison between the Bryan and Prodisc-C devices. J Neurosurg Spine. 13(3):299-307, 2010
14. Suchomel P et al: Clinical results and development of heterotopic ossification in total cervical disc replacement during a 4-year follow-up. Eur Spine J. 19(2):307-15, 2010
15. Traynelis VC: Ectopic bone. J Neurosurg Spine. 12(1):39, 2010
16. Yi S et al: Difference in occurrence of heterotopic ossification according to prosthesis type in the cervical artificial disc replacement. Spine (Phila Pa 1976). 35(16):1556-61, 2010
17. Beaurain J et al: Intermediate clinical and radiological results of cervical TDR (Mobi-C) with up to 2 years of follow-up. Eur Spine J. 18(6):841-50, 2009
18. Geibel PT et al: The use of recombinant human bone morphogenic protein in posterior interbody fusions of the lumbar spine: a clinical series. J Spinal Disord Tech. 22(5):315-20, 2009
19. Kerr EJ et al: Implant design may influence delayed heterotopic ossification after total disk arthroplasty in lumbar spine. Surg Neurol. 72(6):747-51; discussion 751, 2009
20. Wong DA et al: Neurologic impairment from ectopic bone in the lumbar canal: a potential complication of off-label PLIF/TLIF use of bone morphogenetic protein-2 (BMP-2). Spine J. 8(6):1011-8, 2008
21. Joseph V et al: Heterotopic bone formation with the use of rhBMP2 in posterior minimal access interbody fusion: a CT analysis. Spine (Phila Pa 1976). 32(25):2885-90, 2007
22. Mehren C et al: Heterotopic ossification in total cervical artificial disc replacement. Spine (Phila Pa 1976). 31(24):2802-6, 2006
23. Haid RW Jr et al: Posterior lumbar interbody fusion using recombinant human bone morphogenetic protein type 2 with cylindrical interbody cages. Spine J. 4(5):527-38; discussion 538-9, 2004
24. McAfee PC et al: Classification of heterotopic ossification (HO) in artificial disk replacement. J Spinal Disord Tech. 16(4):384-9, 2003

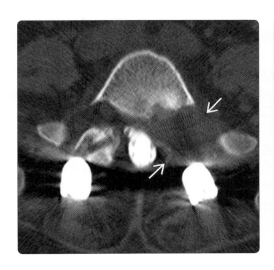
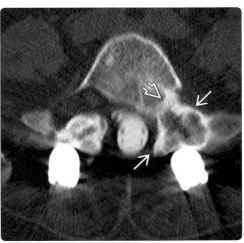

（左图）该关节突切除术和后路融合术后患者异位骨形成类似于椎小关节的外观。最初的 CT 脊髓造影显示 L5 左侧较大的关节突切除术后骨质缺损（➡️）

（右图）2 年后，同一患者的 CT 脊髓造影显示手术缺损区有新的异位骨填充（➡️），其轮廓与之前关节突关节边缘一致。左侧椎间孔狭窄（➡️）源自异位骨

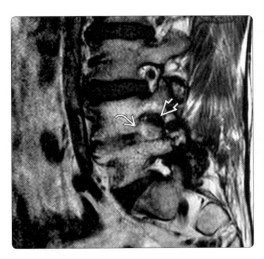
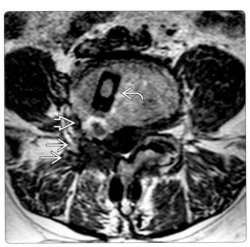

（左图）异位骨形成导致椎间孔重度狭窄。经椎间孔的矢状位 T1WI MR 显示右侧 L4-L5 骨性椎间孔明显狭窄（➡️），并压迫右侧 L4 神经根（➡️）

（右图）轴位 T1WI MR（同一患者）显示既往关节突切除术和后路椎体间融合术（➡️）、移植物（➡️）、异位骨化伴椎间孔狭窄（➡️）。由于骨内存在黄骨髓，异位骨化 T1 信号升高

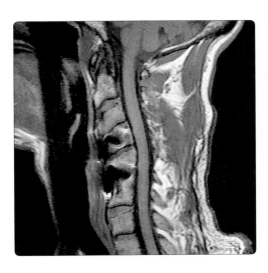
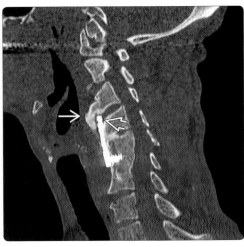

（左图）位于融合部位上方的异位骨化将融合有效地向头侧延长了 1 个节段。矢状位 T1 MR 显示既往 C4-C6 前路融合术的内固定。颈椎前凸不存在；另外，融合部位看起来并不明显。MR 上金属伪影常掩盖此异常

（右图）矢状位 NECT（同一患者）显示异位骨化从 C3 椎体（➡️）向下延伸至覆盖 C4 接骨板的上面。接骨板上缘位置不当并延伸至椎间盘水平（➡️）

放射性脊髓病

要 点

术语

- 慢性进行性放射性脊髓炎（chronic progressive radiation myelitis, CPRM）
- 迟发性放射性脊髓病（delayed radiation myelopathy, DRM）

影像学

- 脊髓梭形肿胀，病灶不规则或局灶性边缘强化（早期）
- 局部脊髓萎缩（晚期）
- 临床症状反映的病变节段比 MR 显示的范围更长

主要鉴别诊断

- 横贯性脊髓炎
- 多发性硬化
- 脊髓梗死
- 星形细胞瘤
- 脊髓空洞

病理学

- 脱髓鞘，小吞噬细胞脂质填充，肿胀的星形胶质细胞，内皮细胞破坏、坏死，局部钙质沉积，髓内血管壁透明变性

临床信息

- 渐进性麻木、无力 ± 括约肌功能障碍1个月→分级放疗几年后
- 多数病例没有明显改善，而是持续进展

诊断思路

- 在先前病灶强化的位置出现后期局灶性萎缩
- 治疗区域出现黄骨髓替代，提示病因
- 脊髓病理变化在 MR 上并不是总能显示

（左图）矢状位 T2WI MR 示头颈部鳞状细胞癌放疗后髓内 T2 异常高信号及椎体黄骨髓替代，是放疗后脊髓和椎体的特征性改变

（右图）矢状位 T1WI C+ MR 证实了放疗后脊髓严重损伤区域的异常脊髓实质强化。还应注意椎体骨髓中明显的 T1 时间缩短，反映脂肪替代

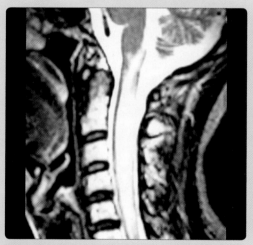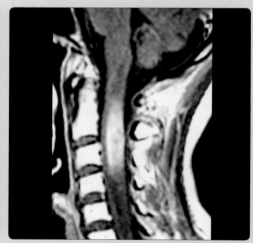

（左图）在严重脊髓肿胀和脊髓损伤区域的轴位 T2* GRE MR 示脊髓异常信号大部分位于中央部的灰质内

（右图）不同水平的轴位 T2* GRE MR 示脊髓肿胀较轻，可能主要反映灰质内的局部水肿

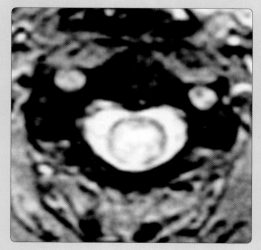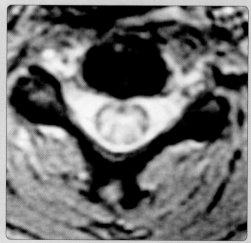

术语

缩略语

- 慢性进行性放射性脊髓炎（CPRM）
- 迟发性放射性脊髓病（DRM）
- 放射性坏死（radiation necrosis, RN）

定义

- 脊髓本身或邻近的肿瘤病变放疗后出现的脊髓神经组织损伤

影像学

一般表现

- 最佳诊断依据
  - 脊髓肿胀 + 髓内增强
- 位置
  - 主要在白质两侧的脊髓丘脑束和背束
  - 出现在放射区域
    - 放射区域常可以通过相邻椎体的黄骨髓替代区分
- 大小
  - 取决于放射区域的大小
  - 临床症状反映的病变节段比 MR 显示的范围更长
- 形态
  - 脊髓梭形肿胀，病灶不规则或局灶性边缘强化（早期）
  - 损伤区域局部脊髓萎缩（晚期）

X 线表现

- X 线片
  - 无诊断价值

CT 表现

- CT 平扫
  - ± 脊髓肿胀
  - 对放射性脊髓病不敏感
- CT 增强
  - ± 脊髓肿胀
  - ± 脊髓强化
  - 对脊髓的评估不如 MR

MR 表现

- T1WI：
  - 脊髓增粗，髓内信号↓（可能很轻微）
  - 晚期局部脊髓萎缩
- T2WI：
  - 脊髓梭形肿胀，髓内信号↑
  - 局部脊髓萎缩，晚期髓内信号↑
- STIR
  - 与 T2WI 相似
  - 放射后椎体黄骨髓替代信号被抑制
- DWI
  - 弥散受限提示缺血性脊髓损伤
- T1WI C+
  - ± 水肿脊髓周围环形或不规则形强化
  - 强化部位即随访检查时的局部萎缩部位

非血管性介入

- 脊髓造影
  - 间接显示脊髓损伤
    - 脊髓肿胀
    - 晚期脊髓萎缩

推荐成像方法

- 最佳成像方法
  - 多方位 MR，包括 T1WI C+
- 成像建议
  - 脂肪饱和 T1WI C+ 序列可使脊髓病变更加明显

鉴别诊断

横贯性脊髓炎

- 进展更迅速的脊髓病变
- 近期病毒感染或免疫接种等临床相关发病诱因

多发性硬化

- 多发病灶 ± 强化
- T2WI 上局灶性片状高信号
- 开始为感觉症状
- 缓解 - 复发的体征和症状

脊髓梗死

- 发病为急性瘫痪
- 灰质病变为主

星形细胞瘤

- 髓内肿物 ± 明显强化
- 发病、进展很慢

脊髓空洞

- 明显的髓内空洞，常为偏心性
- 临床起病比放射性脊髓炎更隐匿

病理学

一般表现

- 病因学
  - 脊髓实质的放射性损伤
  - 通常发生在放射剂量 > 50 Gy 时
    - 也可以出现在放射剂量 < 50 Gy 时
  - 分级计划中每次治疗剂量 > 2 Gy
  - 同时行化疗可能是诱发因素
    - 尤其是鞘内注射
- 伴发异常
  - 放射部位椎体黄骨髓替代

大体病理与手术所见

- 肿胀，水肿，脊髓增粗

镜下所见

- 以脊髓侧束及背束为著的脱髓鞘
- 小吞噬细胞脂质填充
- 星形胶质细胞肿胀
- 内皮细胞损伤
- 髓内血管壁的透明变性
- 坏死
- 病灶局部钙质沉积

临床信息

临床表现

- 常见体征 / 症状
  - 进行性麻木和无力
- 其他体征 / 症状
  - 括约肌功能障碍
- 临床资料
  - 开始为无力，1 个月后麻木 ± 括约肌功能障碍→分级放疗几年后出现
  - 肺癌或鼻咽癌的放疗；淋巴瘤治疗（特别是鞘内注射甲氨蝶呤）为高危因素

人口统计学

- 年龄
  - 任何年龄
- 性别
  - 没有差异
- 流行病学
  - 并发症不常见

转归与预后

- 多数病例无明显好转，持续进展

治疗

- 高压氧疗对部分早期病变有帮助

诊断思路

思考点

- 仔细考虑放射野，分级量表（特别是每次治疗剂量 > 2 Gy）

影像解读要点

- 在先前病灶强化的地方出现后期局灶性萎缩
- 在治疗区域出现椎体黄骨髓替代，提示病因
- 脊髓病理变化在 MR 上并不是总能显示

（王莹、郎宁 译）

参考文献

1. Carausu M et al: Radiation myelitis after pembrolizumab administration, with favorable clinical evolution and safe rechallenge: a case report and review of the literature. J Immunother Cancer. 7(1):317, 2019
2. Khan M et al: Radiation-induced myelitis: initial and follow-up MRI and clinical features in patients at a single tertiary care institution during 20 years. AJNR Am J Neuroradiol. 39(8):1576-81, 2018
3. Keřkovský M et al: Diffusion tensor imaging in radiation-induced myelopathy. J Neuroimaging. 25(5):836-40, 2015
4. Mahta A et al: Radiation induced myelopathy in a patient with tongue cancer: a case report. Acta Oncol. 51(3):409-11, 2012
5. Rogers LR: Neurologic complications of radiation. Continuum (Minneap Minn). 18(2):343-54, 2012
6. Habrand JL et al: [Normal tissue tolerance to external beam radiation therapy: spinal cord.] Cancer Radiother. 14(4-5):269-76, 2010
7. Uchida K et al: Neurological improvement associated with resolution of irradiation-induced myelopathy: serial magnetic resonance imaging and positron emission tomography findings. J Neuroimaging. 19(3):274-6, 2009
8. Umeda M et al: [Gadolinium enhancement of the anterior portion of the lumbosacral roots in a case of post-irradiation lumbosacral radiculopathy.] Rinsho Shinkeigaku. 45(10):758-61, 2005
9. Warscotte L et al: Concurrent spinal cord and vertebral bone marrow radionecrosis 8 years after therapeutic irradiation. Neuroradiology. 44(3):245-8, 2002
10. Okada S et al: Pathology of radiation myelopathy. Neuropathology. 21(4):247-65, 2001
11. Calabro F et al: MRI of radiation myelitis: a report of a case treated with hyperbaric oxygen. Eur Radiol. 10(7):1079-84, 2000
12. Macbeth F: Radiation myelitis and thoracic radiotherapy: evidence and anecdote. Clin Oncol (R Coll Radiol). 12(5):333-4, 2000
13. Maddison P et al: Clinical and MRI discordance in a case of delayed radiation myelopathy. J Neurol Neurosurg Psychiatry. 69(4):563-4, 2000
14. Nieder C et al: Radiation myelopathy: new perspective on an old problem. Radiat Oncol Investig. 7(4):193-203, 1999
15. Rampling R et al: Radiation myelopathy. Curr Opin Neurol. 11(6):627-32, 1998
16. Alfonso ER et al: Radiation myelopathy in over-irradiated patients: MR imaging findings. Eur Radiol. 7(3):400-4, 1997
17. Koehler PJ et al: Delayed radiation myelopathy: serial MR-imaging and pathology. Clin Neurol Neurosurg. 98(2):197-201, 1996
18. Wong CS et al: Radiation myelopathy following single courses of radiotherapy and retreatment. Int J Radiat Oncol Biol Phys. 30(3):575-81, 1994
19. Hirota S et al: Chronological observation in early radiation myelopathy of the cervical spinal cord: gadolinium-enhanced MRI findings in two cases. Radiat Med. 11(4):154-9, 1993
20. Schultheiss TE et al: Invited review: permanent radiation myelopathy. Br J Radiol. 65(777):737-53, 1992
21. Bloss JD et al: Radiation myelitis: a complication of concurrent cisplatin and 5-fluorouracil chemotherapy with extended field radiotherapy for carcinoma of the uterine cervix. Gynecol Oncol. 43(3):305-8, 1991
22. Dische S: Accelerated treatment and radiation myelitis. Radiother Oncol. 20(1):1-2, 1991
23. Jeremic B et al: Incidence of radiation myelitis of the cervical spinal cord at doses of 5500 cGy or greater. Cancer. 68(10):2138-41, 1991
24. Magrini SM et al: Neurological damage in patients irradiated twice on the spinal cord: a morphologic and electrophysiological study. Radiother Oncol. 17(3):209-18, 1990
25. Marcus RB Jr et al: The incidence of myelitis after irradiation of the cervical spinal cord. Int J Radiat Oncol Biol Phys. 19(1):3-8, 1990
26. Dische S et al: Radiation myelitis and survival in the radiotherapy of lung cancer. Int J Radiat Oncol Biol Phys. 15(1):75-81, 1988
27. Goldwein JW: Radiation myelopathy: a review. Med Pediatr Oncol. 15(2):89-95, 1987
28. Hatlevoll R et al: Myelopathy following radiotherapy of bronchial carcinoma with large single fractions: a retrospective study. Int J Radiat Oncol Biol Phys. 9(1):41-4, 1983
29. Fitzgerald RH Jr et al: Chronic radiation myelitis. Radiology. 144(3):609-12, 1982
30. Worthington BS: Diffuse cord enlargement in radiation myelopathy. Clin Radiol. 30(1):117-9, 1979
31. Godwin-Austen RB et al: Observations on radiation myelopathy. Brain. 98(4):557-68, 1975
32. Burns RJ et al: Pathology of radiation myelopathy. J Neurol Neurosurg Psychiatry. 35(6):888-98, 1972

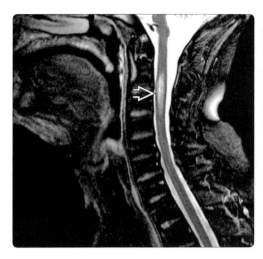
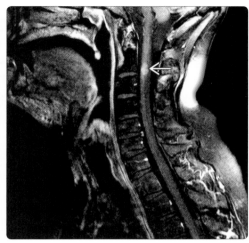

（左图）口腔肿瘤放疗后的矢状位 T2WI FS MR C2-3 水平脊髓异常梭形肿胀及高信号（➡）。注意放疗后的椎体黄骨髓替代，骨髓信号被广泛抑制而呈异常"黑骨髓"

（右图）口腔肿瘤放疗后的矢状位 T1WI C+ FS MR 示 C2 水平脊髓病灶强化（➡）。仍要注意放疗后椎体黄骨髓替代，骨质信号被广泛抑制

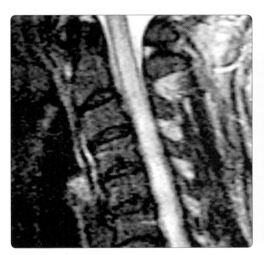
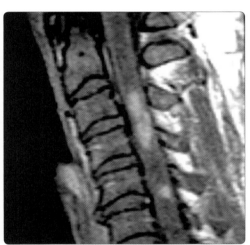

（左图）鼻咽癌患者放疗后的矢状位 T2WI MR 示颈髓弥漫性肿胀并呈高信号

（右图）鼻咽癌患者放疗后的矢状位 T1WI C+ FS MR 示在异常增粗的脊髓内的斑片状强化。还要注意髓内异常强化病灶远端的脊髓水肿低信号

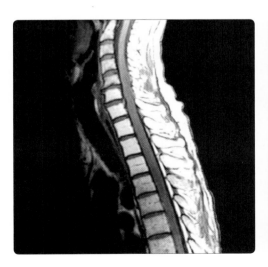
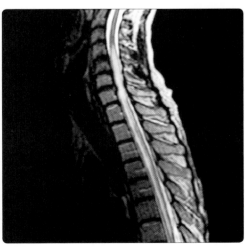

（左图）矢状位 T1WI MR 示广泛的放射性脊髓病，低位颈髓及胸髓明显弥漫性梭形肿胀。放疗的区域是被黄骨髓代替的 C6、C7 和上段胸椎椎体

（右图）黑色素瘤放疗后的矢状位 T2WI MR 示广泛的放射性脊髓病，颈髓及胸髓呈弥漫性高信号

放疗后椎体骨髓改变

术语

- 放疗后椎体骨髓细胞脂肪化

影像学

- 受照射和未受照射的骨髓有明确界限（放疗区域的边缘）
  - 与放疗的位置和放射野相关
- 放疗区域内骨髓 T1WI 信号强度类似皮下脂肪
- 可能显示相关的压缩骨折

主要鉴别诊断

- 正常的脂性骨髓
- 椎体血管瘤

病理学

- 骨髓的变化依据放射的剂量、分级、治疗后的时间而不同

并发症包括骨质减少、骨质疏松、压缩骨折、骨坏死、转移性肿瘤的残留/复发、放射后骨髓炎

临床信息

- 通常无症状
- 放射性坏死，不完全骨折，肿瘤复发或进展引起的疼痛，或神经并发症的发展、恶化

诊断思路

- 均匀脂性骨髓与未经治疗的骨髓分界清晰提示为放疗后改变
- MR 是骨髓成像的首选检查方法
  - T2WI FS、STIR 或 T1WI 序列可评估骨髓病变残留或复发

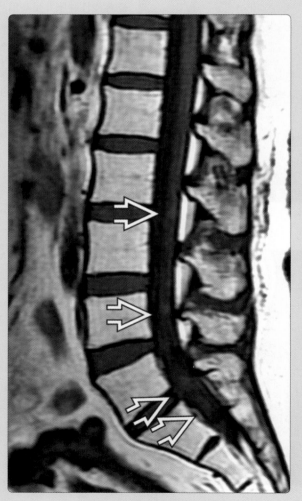

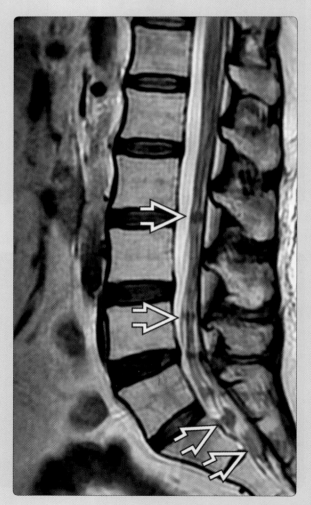

（左）矢状位 T1WI MR（脑恶性胶质瘤脊髓放疗后）示全脊柱放疗后典型的骨髓放射后脂性骨髓转化。多发的硬膜内转移性结节（➡）及马尾神经不明显

（右）矢状位 T2WI MR（恶性胶质瘤硬膜下转移脊髓放疗后）示弥漫性脂性骨髓替代和多发马尾神经内的转移性结节（➡）

术语

定义
- 放疗后椎体骨髓细胞脂肪化

影像学

一般表现
- 最佳诊断依据
  - 放疗区域内骨髓 T1WI 信号强度类似于皮下脂肪
- 位置
  - 同放疗位置
- 大小
  - 与放疗照射野大小一致
- 形态学
  - 骨髓呈均匀高信号
    - 不均匀的疑似残余或复发的骨髓病
  - 受照射和未受照射的骨髓有明确界限（放疗区域的边缘）

X 线表现
- X 线片
  - ± 骨质减少，压缩骨折

CT 表现
- CT 骨窗
  - ± 压缩骨折
  - 不适用于检查骨髓脂质成分

MR 表现
- T1WI
  - 骨髓呈明显高信号（同脂肪信号）
- T2WI
  - 中等信号，同脂肪信号
- PDWI
  - 中等信号，同脂肪信号
- STIR
  - 急性期高信号（水肿）
  - 后期低信号（脂肪替代）
- T1WI C+
  - 急性期轧剂强化
    - 可能继发于血管充血
  - 后期无强化
    - 血管减少，纤维化
- 放疗后 3 周内
  - 无变化或早期骨髓 T1 高信号
    - 高信号代表出血或脂肪替代
  - STIR 高信号
    - 骨髓水肿或坏死
    - 放疗后 9 天为高峰，随后信号减低
- 放疗后 3~6 周
  - T1WI 斑片状不均质信号
  - 椎体中央部围绕椎体静脉区骨髓的信号增高

- 放疗 6 周后
  - T1WI 弥漫均匀高信号
  - 外围带状中等信号
    - 围绕中心高信号的骨髓
    - 可能出现再造血骨髓
  - ＞90% 的放疗后骨髓有此表现

核医学表现
- 骨扫描
  - 边界清晰的局灶性或弥漫性放射示踪剂摄取减少：提示血管减少
- PET
  - 骨髓 18F-FDG 代谢减低
- 99mTc 骨髓扫描
  - 照射区域内局灶性或弥漫性摄取减低

其他检查方法
- 双源 CT
  - 骨量可能减少

推荐成像方法
- 最佳成像方法
  - MR 是骨髓检查的首选方法
- 成像建议
  - T1WI 是检测脂肪替代的最敏感序列
  - STIR 或脂肪饱和 FSE T2WI 是评估骨髓病变残余或复发的最好方法
  - 钆对比剂前后抑脂 T1WI 可提高病灶检出率

鉴别诊断

正常脂性骨髓
- 与年龄相关
- 以脂肪信号为主，常常不均质
- 没有清晰的界限
- ± 压缩骨折
- 骨扫描或 PET 没有摄取异常

椎体血管瘤
- 边界清楚，多呈类圆形
- 基质内含脂肪，通常在 T1WI 和 T2WI 呈高信号
- 明显强化

病理学

一般表现
- 病因学
  - 放射会破坏骨髓造血因子（高度敏感性）
  - 同时有骨质减少
  - 骨髓的变化取决于放射的剂量、分级、治疗后的时间
    - 最早在放疗后 2 周时 MRI 上即可显示脂性骨髓
      - ＞90% 在 2 个月后显示
    - 1.25 Gy 的放射剂量不引起骨髓信号变化
    - 采用 50 Gy 的剂量时，9 年后依旧能看到脂性骨髓信号

□ 细胞成分完全和不可逆转地消失
- 20~30 Gy 的剂量，长期随访可以恢复正常骨髓：
  > 10 年
  □ 部分可在 2~9 年恢复
- 放疗后 11~13 个月时，儿童患者骨髓可以恢复

- **遗传学**
  - 没有遗传倾向
- **伴发异常**
  - 骨质减少
  - 骨质疏松，压缩骨折
  - 骨坏死
    - 正常骨质与坏死骨质边界清晰
    - MR
      □ STIR 或 FS T2WI 高信号
      □ T1WI 低信号
      □ ±CSF 聚集
      □ ± 钆对比剂增强强化
    - X 线，CT
      □ ± 线性横向脊椎内气体，硬化
    - 骨扫描
      □ 没有摄取，除非骨质塌陷
      □ 同复发、转移很难鉴别
      □ 活检确诊
    - 残余或复发转移瘤
      □ 多发明确的病灶
      □ 硬膜外或椎旁软组织受累
      □ 病理性骨折
      □ 脂性骨髓包绕的 T1WI 低信号
      □ STIR 或 FS T2WI 高信号
      □ 治疗后的病变可以不强化
    - 放射后脊髓炎
      □ 放射野内脊髓呈弥漫 T2 高信号
      □ T1WI 略低信号
      □ 脊髓肿胀 ± 不规则小灶性强化（坏死）

镜下所见

- 20 Gy 单剂量放射后建立的鼠模型
- 首先出现细胞因子减少，血窦破坏
  - 与水肿、出血相关
- 早期细胞流入重新填充骨髓
  - 伴脂性骨髓增加
- 继发细胞结构和血窦的减少
  - 脂性骨髓继续增加并纤维化
- 最终造血因子和血窦再生

临床信息

临床表现

- 常见体征 / 症状
  - 通常无症状

- 其他体征 / 症状
  - 疼痛（骨折）
  - 由压缩骨折或肿瘤浸润造成的脊髓病或神经根病
- 临床资料
  - 疼痛发展或加剧，放射性坏死引起的神经性病变，不全骨折，肿瘤复发或进展

人口统计学

- 年龄
  - 儿童和成人
- 性别
  - 男 = 女
- 种族
  - 没有种族差异
- 流行病学
  - 可发生于所有放疗后的患者

转归与预后

- 长期随访证实可恢复正常骨髓：> 10 年
- 取决于原发病变的性质和放疗方式

治疗

- 放疗后必然发生的情况，如果没有并发症则不必治疗
  - 压缩骨折可采用支持措施
  - 脊髓压迫或脊柱不稳定时需手术治疗

诊断思路

思考点

- FS T2WI 、STIR 或强化后 FS T1WI 评估骨髓病变残留或复发

影像解读要点

- 均匀脂性骨髓与未经治疗的骨髓分界清晰提示为放疗后改变

（王莹、郎宁 译）

参考文献

1. Caranci F et al: Magnetic resonance imaging correlates of benign and malignant alterations of the spinal bone marrow. Acta Biomed. 89(1-S):18-33, 2018
2. Meixel AJ et al: From radiation osteitis to osteoradionecrosis: incidence and MR morphology of radiation-induced sacral pathologies following pelvic radiotherapy. Eur Radiol. 28(8):3550-9, 2018
3. Yoo HJ et al: Measurement of fat content in vertebral marrow using a modified dixon sequence to differentiate benign from malignant processes. J Magn Reson Imaging. 45(5):1534-44, 2017
4. Escalas C et al: [Long-term effects of radiation on the spine - results of a cohort of symptomatic survivors of childhood and review of the literature.] Bull Cancer. 102(7-8):684-90, 2015
5. Carmona R et al: Fat composition changes in bone marrow during chemotherapy and radiation therapy. Int J Radiat Oncol Biol Phys. 90(1):155-63, 2014
6. Bolan PJ et al: Water-fat MRI for assessing changes in bone marrow composition due to radiation and chemotherapy in gynecologic cancer patients. J Magn Reson Imaging. 38(6):1578-84, 2013
7. Hwang S et al: Magnetic resonance imaging of bone marrow in oncology, Part 2. Skeletal Radiol. 36(11):1017-27, 2007
8. Tall MA et al: MR imaging of the spinal bone marrow. Magn Reson Imaging Clin N Am. 15(2):175-98, vi, 2007
9. Foster K et al: MRI of the marrow in the paediatric skeleton. Clin Radiol. 59(8):651-73, 2004

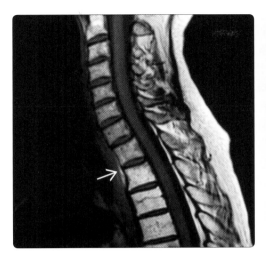 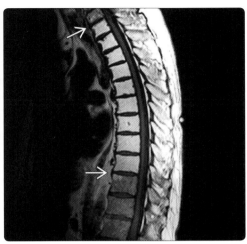

（左图）颈胸椎矢状位 T1WI MR 示胸椎自 T1-2 椎体开始均匀骨髓高信号改变（➡），提示此处为放射野的上边界

（右图）矢状位 T1WI MR 示胸椎放疗后均匀脂性骨髓及其头侧和尾侧明显的边界（➡），对应放疗野的边界

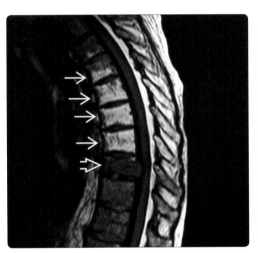 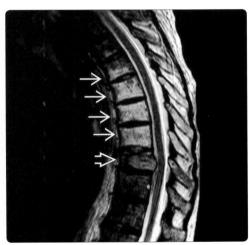

（左图）矢状位 T1WI MR 示脂肪替代的 T5 椎体下部、T6-8 椎体及其后部附件（➡），同几乎完全被转移瘤替代的 T9 椎体（➡）形成对比

（右图）矢状位 T2WI MR 示高信号脂肪替代的 T5 椎体下部、T6-8 椎体及其后部附件（➡）。与此相反，T9 椎体骨髓被转移瘤代替呈低信号（➡）

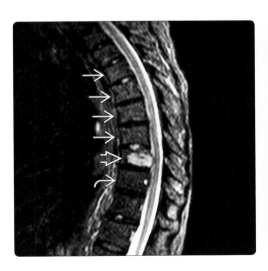 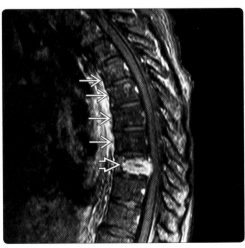

（左图）矢状位 STIR MR 示正常骨髓（➡）和放疗后的骨髓（➡），在抑脂图像上都呈相似的低信号，但是转移瘤仍然呈高信号（➡）

（右图）矢状位 T1WI C+ FS MR 证实了 T5 椎体下部、T6-8 椎体及其后部附件是脂肪替代的骨髓（➡），其信号被抑制并且没有强化，T9 椎体（➡）几乎完全被强化的转移瘤替代

术语

- 鞘内注射化疗后的罕见并发症，短暂性或永久性瘫痪
- 首次发现于因急性淋巴细胞白血病行鞘内注射 MTX 后的患儿

影像学

- 脊髓圆锥和马尾神经前根呈光滑线样强化
- 平扫 T1WI、T2WI 图像显示正常

主要鉴别诊断

- 吉兰 - 巴雷综合征
- CSF 播散转移
- 放疗后神经根病

病理学

- 鞘内注射 MTX 或阿糖胞苷类预防和治疗 CNS 白血病的制剂

- 神经毒性机制尚不很清楚

临床信息

- 下肢软弱无力，常无感觉缺失
- CSF：蛋白升高，单核细胞增多，IgG 合成
- 最常见于超过 1 个剂量鞘内化疗后
- 与神经根增强相关的异常肌电图表现
- 多数患者是儿童，成人少见
- 临床预后程度多变

诊断思路

- 临床信息对建立正确诊断很重要
- 造影对发现马尾异常很有必要

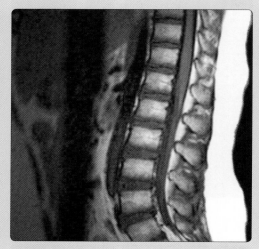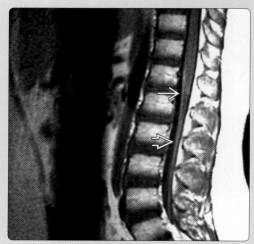

（左图）矢状位 T1WI MR 示正常的圆锥和马尾神经

（右图）矢状位 T1WI C+ MR 示白血病鞘内化疗后出现腿无力症状的患者圆锥腹侧（➡）和马尾神经（➡）呈光滑细线样异常强化

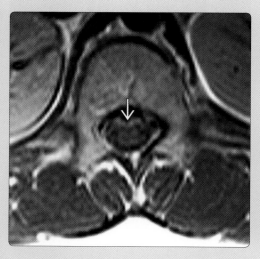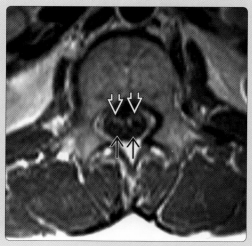

（左图）脊髓圆锥水平的轴位增强 T1WI C+ MR 证实圆锥腹侧和马尾神经（➡）的光滑线样强化

（右图）圆锥水平的轴位增强 T1WI C+ MR 示腹侧马尾神经呈特征性的光滑细线样强化（➡），而背侧马尾神经根没有强化（➡）

术语

定义

- 短暂性或永久瘫痪
- 鞘内注射化疗后的罕见并发症

影像学

一般表现

- 最佳诊断依据
  - 鞘内注射 MTX 化疗后，脊髓圆锥、马尾神经前根呈光滑线样强化
- 位置
  - 腹侧马尾神经和脊髓圆锥

MR 表现

- T1WI
  - 几乎正常；± 轻度马尾神经根弥漫性增粗
- T2WI
  - 几乎正常；± 轻度马尾神经根弥漫性增粗
- T1WI C+
  - 腰椎神经前根、圆锥强化

推荐成像方法

- 最佳成像方法
  - 多方位腰椎增强 MR
- 成像建议
  - 矢状位和轴位 T1WI+C 是关键序列

鉴别诊断

格林 – 巴利综合征

- 与腰椎神经前根病影像表现相似
- 临床病史有助于确诊

CSF 播散转移

- 白血病 / 淋巴瘤，脑肿瘤是最常见的原发灶
- 神经根呈结节样或不规则增粗并强化

放疗后神经根病

- 马尾神经的均匀强化，常涉及腹侧和背侧神经根
- 有放疗史

病理学

一般表现

- 病因学
  - 鞘内注射 MTX 或阿糖胞苷（Ara-C）是预防和治疗儿童 CNS 白血病的标准方法
    - 静脉或鞘内注射阿糖胞苷联合应用鞘内注射 MTX 可能增加神经毒性
    - 多数有症状的患者鞘内注射超过 1 次
  - 神经毒性机制尚不很清楚
  - 可能机制包括
    - MTX 直接或间接性预防为基础的神经毒性
    - 腹侧神经根对鞘内化疗毒性的选择易损性
    - 重力因素增加腹侧神经根旁药物浓度
    - 选择性自身免疫机制下降
    - MTX 治疗造成的叶酸消耗可能会增加中毒风险

临床信息

临床表现

- 常见体征 / 症状
  - 下肢软弱无力，常无感觉缺失
  - 最常见于超过 1 个剂量鞘内化疗后
- 其他体征 / 症状
  - CSF：蛋白升高，单核细胞增多，IgG 合成
  - 生物电诊断（神经根传导，肌电图）→下肢感觉和运动传导改变
    - 经常出现神经根强化

人口统计学

- 年龄
  - 多为儿童，成人罕见

转归与预后

- 临床预后程度多变

治疗

- 静脉注射免疫球蛋白
- 联合应用氢化可的松，减轻 MTX 的神经毒性

诊断思路

思考点

- 临床信息对确诊很重要

影像解读要点

- 造影对确诊很有必要

（王莹、郎宁 译）

参考文献

1. Whalen AM et al: Sacral myeloradiculitis: an uncommon complication of genital herpes infection. Pediatrics. 144(1), 2019
2. Ma YY et al: Guillain-Barré syndrome and severe infection following chemotherapy for peripheral T-cell lymphoma: a case report. Oncol Lett. 8(6):2695-8, 2014
3. Endo K et al: [An adult Guillain-Barré syndrome patient with enhancement of anterior roots on spinal MRI and severe radicular pain relieved by intravenous methylprednisolone pulse therapy: a case report.] Rinsho Shinkeigaku. 53(7):543-50, 2013
4. Pascual AM et al: Anterior lumbosacral polyradiculopathy after intrathecal administration of methotrexate. J Neurol Sci. 267(1-2):158-61, 2008
5. Santos-García D et al: Pure motor lumbosacral radiculopathy after intrathecal chemotherapy. Eur J Neurol. 15(8):e86-7, 2008